T0337376

Cloherty y Stark
MANUAL DE NEONATOLOGÍA

9.ª edición

Editores

Eric C. Eichenwald, MD
Thomas Frederick McNair Scott Professor of Pediatrics
Perelman School of Medicine, University of Pennsylvania
Chief, Division of Neonatology
Children's Hospital of Philadelphia
Philadelphia, Pennsylvania

Anne R. Hansen, MD, MPH
Associate Professor of Pediatrics
Harvard Medical School
Medical Director, Neonatal Intensive Care Unit
Division of Newborn Medicine
Boston Children's Hospital
Boston, Massachusetts

Camilia R. Martin, MD, MS
Weill Cornell Medicine
Chief, Division of Newborn Medicine
NewYork-Presbyterian Komansky Children's Hospital
New York, New York

Ann R. Stark, MD
Professor in Residence of Pediatrics
Harvard Medical School
Director of Faculty Development
Department of Neonatology
Beth Israel Deaconess Medical Center
Boston, Massachusetts

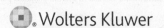

Philadelphia • Baltimore • New York • London
Buenos Aires • Hong Kong • Sydney • Tokyo

Av. Carrilet, 3, 9.ª planta, Edificio D
Ciutat de la Justícia
08902 L'Hospitalet de Llobregat
Barcelona (España)
Tel.: 93 344 47 18
Fax: 93 344 47 16
Correo electrónico: consultas@wolterskluwer.com

Revisión Científica:
Dr. Enrique Alfonso Gómez Sánchez
Médico Pediatra. Maestro y Doctor en Educación Médica
Facultad de Medicina, Universidad Nacional Autónoma de México (UNAM)
Hospital de Pediatría, Centro Médico Siglo XXI, Instituto Mexicano del Seguro Social (IMSS)

Dra. Diana Aideé Guerrero Reséndiz
Pediatra, Urencióloga Pediatra, Médico Adscrito, Profesor adjunto de pregrado
Hospital Infantil de México Federico Gómez
Hospital Español
Universidad La Salle, Facultad Mexicana de Medicina

Dr. Ángel Solana Rojas
Médico Pediatra Neonatólogo
Docente de Pregrado, Facultad de Medicina, UNAM
Médico Especialista, Instituto Mexicano del Seguro Social

Dirección editorial: Carlos Mendoza
Traducción: Wolters Kluwer
Editora de desarrollo: Cristina Segura Flores
Gerente de mercadotecnia: Pamela González
Cuidado de la edición: Olga A. Sánchez Navarrete
Maquetación: Carácter tipográfico/Eric Aguirre • Aarón León • Ernesto Aguirre
Adaptación de portada: ZasaDesign/Alberto Sandoval
Impresión: Mercury - Rochester, New York | Impreso en Estados Unidos

Copyright de la edición en español © 2023 Wolters Kluwer
ISBN de la edición en español: 978-84-19284-65-5
Depósito legal: M-2227-2023

Edición en español de la obra original en lengua inglesa *Cloherty and Stark's Manual of Neonatal Care* de Anne R. Hansen, Ann R. Stark, Eric C. Eichenwald, Camilia R. Martin, publicada por Wolters Kluwer.
Copyright © 2022 Wolters Kluwer.

Two Commerce Square
2001 Market Street
Philadelphia, PA 19103
ISBN de la edición original: 978-1-9751-5952-8

MPP0623

Dedicamos esta edición

al antiguo editor e inspirador del Manual John P. Cloherty

a nuestros cónyuges: Caryn, Jonathan, Brad y Peter

a nuestros hijos: Zachary, Taylor, Connor, Emily, Laura, Jonah, Gregory, Kristen, Linnea, Kathryn, Oliver, Julian y Nathalie

a nuestros nietos: Abe y Sascha

y a los muchos bebés y padres que hemos atendido.

Colaboradores

Elisa Abdulhayoglu, MD, MS, FAAP
Instructor in Pediatrics
Harvard Medical School
Medical Director, Neonatal Intensive Care
Unit
Department of Pediatric Newborn Medicine
Brigham and Women's Hospital
Boston, Massachusetts

Steven A. Abrams, MD
Professor of Pediatrics
Dell Medical School, University of
Texas-Austin
Austin, Texas

Anne Ades, MD, MSEd
Professor of Clinical Pediatrics
Perelman School of Medicine, University of
Pennsylvania
Division of Neonatology
Children's Hospital of Philadelphia
Philadelphia, Pennsylvania

Theresa M. Andrews, RN,
CCRN, SNIII
Registered Nurse
Neonatal Intensive Care Unit
Boston Children's Hospital
Boston, Massachusetts

Carlos A. Bacino, MD, FACMG
Professor and Vice Chair of Clinical Affairs
of Molecular and Human Genetics
Baylor College of Medicine
Chief, Genetics Service
Texas Children's Hospital
Houston, Texas

Alejandra Barrero-Castillero, MD,
MPH
Instructor in Pediatrics
Harvard Medical School
Department of Neonatology
Beth Israel Deaconess Medical Center
Boston, Massachusetts

Xenia T. Bateman, BS, BSN, MSN,
RN, CRNP
Nurse Practitioner
Justin Michael Ingerman Center for
Palliative Care
Children's Hospital of Philadelphia
Philadelphia, Pennsylvania

John T. Benjamin, MD, MPH
Assistant Professor of Pediatrics
Vanderbilt University School of Medicine
Division of Neonatology
Monroe Carell Jr Children's Hospital at
Vanderbilt
Nashville, Tennessee

Jennifer E. Bentley, AuD
Lecturer/Research Audiologist
Speech, Language, and Hearing Sciences
Sargent College, Boston University
Beth Israel Deaconess Medical Center
Boston, Massachusetts

Ann M. Bergin, MB, ScM
Assistant Professor of Neurology
Harvard Medical School
Department of Neurology
Boston Children's Hospital
Boston, Massachusetts

Vinod K. Bhutani, MD
Professor of Pediatrics, Emeritus (Active)
Stanford University School of Medicine
Division of Neonatal-Perinatal &
Developmental Medicine
Stanford Children's Health
Stanford, California

Craig M. Birch, MD
Instructor in Orthopedic Surgery
Harvard Medical School
Department of Orthopedics
Boston Children's Hospital
Boston, Massachusetts

v

Heather H. Burris, MD
Associate Professor of Pediatrics
Perelman School of Medicine, University of Pennsylvania
Division of Neonatology
Children's Hospital of Philadelphia
Philadelphia, Pennsylvania

Denise Casey, RN, CCRN, CPNP
Nurse Practitioner Specialist
Neonatal Intensive Care Unit
Boston Children's Hospital
Boston, Massachusetts

Yee-Ming Chan, MD, PhD
Assistant Professor of Pediatrics
Harvard Medical School
Division of Endocrinology
Boston Children's Hospital
Boston, Massachusetts

Kimberlee E. Chatson, MD
Assistant Professor of Pediatrics—Part Time
Harvard Medical School
Department of Neonatology
Beth Israel Deaconess Medical Center
Boston, Massachusetts

Christine E. Cherella, MD
Instructor in Pediatrics
Harvard Medical School
Division of Endocrinology
Boston Children's Hospital
Boston, Massachusetts

Lori A. Christ, MD
Assistant Professor of Pediatrics
Perelman School of Medicine, University of Pennsylvania
Division of Neonatology
Children's Hospital of Philadelphia
Philadelphia, Pennsylvania

Stephanie L. Clark, MD, MPH, MSHP
Assistant Professor of Clinical Pediatrics
Perelman School of Medicine, University of Pennsylvania
Division of Nephrology
Children's Hospital of Philadelphia
Philadelphia, Pennsylvania

Stacy E. Croteau, MD, MMS
Assistant Professor of Pediatrics
Harvard Medical School
Medical Director, Boston Hemophilla Center
Division of Hematology & Oncology
Boston Children's Hospital
Boston, Massachusetts

Christy L. Cummings, MD
Assistant Professor of Pediatrics
Harvard Medical School
Director of Medical Ethics & Humanities, Newborn Medicine
Associate Director, Neonatal-Perinatal Medicine Fellowship Program
Boston Children's Hospital
Boston, Massachusetts

Patricia Davenport, MD
Instructor in Pediatrics
Harvard Medical School
Division of Newborn Medicine
Boston Children's Hospital
Boston, Massachusetts

Cara D. Dolin, MD, MPH
Assistant Professor of Obstetrics and Gynecology
Perelman School of Medicine, University of Pennsylvania
Department of Obstetrics and Gynecology
Pennsylvania Hospital
Philadelphia, Pennsylvania

Stephanie Dukhovny, MD
Associate Professor of Obstetrics and Gynecology
Oregon Health & Science University School of Medicine
Division of Obstetrics and Gynecology & Perinatology
Portland, Oregon

Kevin Dysart, MD, MBI
Chief, Division of Perinatal/Neonatal Medicine
Nemours Children's Health
Wilmington, Delaware

Eric C. Eichenwald, MD
Thomas Frederick McNair Scott Professor of
Pediatrics
Perelman School of Medicine, University of
Pennsylvania
Chief, Division of Neonatology
Children's Hospital of Philadelphia
Philadelphia, Pennsylvania

Cicely W. Fadel, MD, PhD
Instructor in Pediatrics
Harvard Medical School
Division of Neonatology
Beth Israel Deaconess Medical Center
Boston, Massachusetts

Elizabeth E. Foglia, MD, MSCE
Assistant Professor of Pediatrics
Perelman School of Medicine, University of
Pennsylvania
Division of Neonatology
Children's Hospital of Philadelphia
Philadelphia, Pennsylvania

María V. Fraga, MD
Associate Professor of Clinical Pediatrics
Perelman School of Medicine, University of
Pennsylvania
Division of Neonatology
Children's Hospital of Philadelphia
Philadelphia, Pennsylvania

Selasie Q. Goka, MD
Assistant Professor of Clincal Pediatrics
Perelman School of Medicine, University of
Pennsylvania
Department of Nephrology
Children's Hospital of Philadelphia
Philadelphia, Pennsylvania

Misty Good, MD, MS
Associate Professor of Pediatrics
UNC School of Medicine
Chief, Division of Neonatal-Perinatal
Medicine
UNC Children's Hospital
Chapel Hill, North Carolina

Arin K. Greene, MD
Professor of Surgery
Harvard Medical School
Vascular Anomalies and Pediatric Plastic
Surgery Endowed Chair
Department of Plastic and Oral Surgery
Boston Children's Hospital
Boston, Massachusetts

Munish Gupta, MD, MMSc
Assistant Professor of Pediatrics
Harvard Medical School
Director, Quality Improvement
Department of Neonatology
Beth Israel Deaconess Medical Center
Boston, Massachusetts

Susan Guttentag, MD
Julia Carell Stadler Professor of Pediatrics
Vanderbilt University School of Medicine
Director, Mildred Stahlman Division of
Neonatology
Monroe Carell Jr Children's Hospital at
Vanderbilt
Nashville, Tennessee

Anne R. Hansen, MD, MPH
Associate Professor of Pediatrics
Harvard Medical School
Medical Director, Neonatal Intensive Care
Unit
Division of Newborn Medicine
Boston Children's Hospital
Boston, Massachusetts

L. Dupree Hatch, MD, MPH
Assistant Professor of Pediatrics
Vanderbilt University School of Medicine
Director, Newborn Intensive Care Unit
Division of Neonatology
Monroe Carell Jr Children's Hospital at
Vanderbilt
Nashville, Tennessee

Susanne Hay, MD
Instructor in Pediatrics
Harvard Medical School
Department of Neonatology
Beth Israel Deaconess Medical Center
Boston, Massachusetts

Ashley Hinson, MD
Clinical Director, Levine Children's Cancer and Blood Disorders
Division of Pediatric Hematology/Oncology
Levine Children's Hospital
Charlotte, North Carolina

Adi Hirshberg, MD
Assistant Professor of Obstetrics and Gynecology
Perelman School of Medicine, University of Pennsylvania
Department of Maternal Fetal Medicine/ Obstetrics and Gynecology
Hospital of the University of Pennsylvania
Philadelphia, Pennsylvania

Nancy Hurst, PhD, RN, IBCLC
Director
Patient/Family Education and Lactation/ Milk Bank Services
Texas Children's Hospital
Houston, Texas

Saki Ikeda, MD
Pediatric Infectious Disease Fellow
Department of Infectious Diseases
Baylor College of Medicine
Houston, Texas

Erik A. Jensen, MD, MSCE
Assistant Professor of Pediatrics
Perelman School of Medicine, University of Pennsylvania
Division of Neonatology
Children's Hospital of Philadelphia
Philadelphia, Pennsylvania

Audrey R. Odom John, MD, PhD
Associate Professor of Pediatrics
Perelman School of Medicine, University of Pennsylvania
Chief, Division of Infectious Diseases
Children's Hospital of Philadelphia
Philadelphia, Pennsylvania

Lise Johnson, MD
Assistant Professor of Pediatrics
Harvard Medical School
Department of Pediatric Newborn Medicine
Brigham and Women's Hospital
Boston, Massachusetts

Cassandra D. Josephson, MD
Professor of Pathology and Pediatrics
Emory University School of Medicine
Director of Clinical Research, Emory Center for Transfusion and Cellular Therapies
Emory University Hospital
Atlanta, Georgia

Monica E. Kleinman, MD
Associate Professor of Anesthesia
Harvard Medical School
Medical Director, Medical-Surgical ICU and Critical Care Transport Program
Department of Anesthesia/Critical Care
Boston Children's Hospital
Boston, Massachusetts

Sarah N. Kunz, MD, MPH
Instructor in Pediatrics
Harvard Medical School
Department of Neonatology
Beth Israel Deaconess Medical Center
Boston, Massachusetts

Michelle A. LaBrecque, MSN, RN, CCRN
Clinical Nurse Specialist
Neonatal Intensive Care Unit
Boston Children's Hospital
Boston, Massachusetts

Heena K. Lee, MD, MPH
Instructor in Pediatrics
Harvard Medical School
Director of Nursery Clinical Operations
Department of Neonatology
Beth Israel Deaconess Medical Center
Boston, Massachusetts

Kristen T. Leeman, MD
Assistant Professor of Pediatrics
Harvard Medical School
Associate Medical Director, Neonatal
Intensive Care Unit
Director, Neonatal-Perinatal Medicine
Fellowship Program
Division of Newborn Medicine
Boston Children's Hospital
Boston, Massachusetts

Jonathan C. Levin, MD, MBI
Instructor in Pediatrics
Harvard Medical School
Division of Newborn Medicine &
Pulmonary Medicine
Boston Children's Hospital
Boston, Massachusetts

Philip T. Levy, MD
Assistant Professor of Pediatrics
Harvard Medical School
Division of Newborn Medicine
Boston Children's Hospital
Boston, Massachusetts

Jonathan S. Litt, MD, MPH, ScD
Assistant Professor of Pediatrics
Harvard Medical School
Director, NICU GraDS
Division of Newborn Medicine
Boston Children's Hospital
Boston, Massachusetts

Melinda Markham, MD
Associate Professor of Clinical Pediatrics
Indiana University School of Medicine
Medical Director, Fetal Center
Division of Neonatology
Riley Hospital for Children
Indianapolis, Indiana

Camilia R. Martin, MD, MS
Weill Cornell Medicine
Chief, Division of Newborn Medicine
NewYork-Presbyterian Komansky Children's
Hospital
New York, New York

Kera M. McNelis, MD, MS
Assistant Professor of Pediatrics
UC College of Medicine
Division of Neonatology
Cincinnati Children's Hospital Medical
Center
Cincinnati, Ohio

Felina K. Mille, MD
Assistant Professor of Anesthesiology &
Critical Care Medicine
Perelman School of Medicine, University of
Pennsylvania
Department of Anesthesiology & Critical
Care Medicine
Children's Hospital of Philadelphia
Philadelphia, Pennsylvania

Coralee Del Valle Mojica,
MD, MPH
Assistant Professor of Pediatrics
Perelman School of Medicine, University of
Pennsylvania
Division of Infectious Disease
Children's Hospital of Philadelphia
Philadelphia, Pennsylvania

Julie Moldenhauer, MD, FACOG,
FACMGG
Professor of Clinical Obstetrics and
Gynecology in Surgery
Perelman School of Medicine, University of
Pennsylvania
Director of Obstetrical Services
George Leib Harrison Endowed Chair in
Fetal Therapy
The Center for Fetal Diagnosis and
Treatment
The Children's Hospital of Philadelphia
Philadelphia, Pennsylvania

Sagori Mukhopadhyay, MD, MMSc
Assistant Professor of Pediatrics
Perelman School of Medicine, University of
Pennsylvania
Division of Neonatology
Children's Hospital of Philadelphia
Philadelphia, Pennsylvania

David A. Munson, MD
Professor of Clinical Pediatrics
Perelman School of Medicine, University of Pennsylvania
Medical Director, Newborn Intensive Care Unit
Division of Neonatology
Children's Hospital of Philadelphia
Philadelphia, Pennsylvania

Karen O'Brien, MD
Assistant Professor of Obstetrics and Gynecology
Harvard Medical School
Department of Obstetrics and Gynecology & Maternal Fetal Medicine
Beth Israel Deaconess Medical Center
Boston, Massachusetts

Elizabeth Oh, MD
Instructor in Pediatrics
Harvard Medical School
Department of Neonatology
Beth Israel Deaconess Medical Center
Boston, Massachusetts

Lu-Ann Papile, MD
Professor Emerita
University of New Mexico
Division of Neonatal-Perinatal Medicine
University of New Mexico Health Sciences Center
Albuquerque, New Mexico

Margaret G. Parker, MD, MPH
Associate Professor of Pediatrics
Boston University School of Medicine
Division of Newborn Medicine
Boston Medical Center
Boston, Massachusetts

Ravi M. Patel, MD, MSc
Associate Professor of Pediatrics
Emory University School of Medicine
Division of Neonatology
Children's Healthcare of Atlanta
Atlanta, Georgia

Stephen W. Patrick, MD, MPH, MS
Associate Professor of Pediatrics and Health Policy
Director, Center for Child Health Policy
Vanderbilt University School of Medicine
Division of Neonatology
Monroe Carell Jr Children's Hospital at Vanderbilt
Nashville, Tennessee

Sallie R. Permar, MD, PhD
Nancy C. Paduano Professor and Chair of Pediatrics
Weill Cornell Medicine
Pediatrician-in-Chief
NewYork-Presbyterian Komansky Children's Hospital
New York, New York

Frank X. Placencia, MD, MS
Assistant Professor of Pediatrics
Baylor College of Medicine
Division of Neonatology
Texas Children's Hospital
Houston, Texas

Brenda B. Poindexter, MD, MS
Marcus Professor of Pediatrics
Emory University
System Medical Director for Neonatology
Chief, Division of Neonatology
Children's Healthcare of Atlanta
Atlanta, Georgia

Michael Posencheg, MD
Professor of Clinical Pediatrics
Perelman School of Medicine, University of Pennsylvania
Chief Medical Officer. Department of Neonatology
Penn Presbyterian Medical Center
Philadelphia, Pennsylvania

Mark Puder, MD, PhD
Professor of Surgery
Harvard Medical School
Department of Surgery
Boston Children's Hospital
Boston, Massachusetts

Karen M. Puopolo, MD, PhD
Associate Professor of Pediatrics
Perelman School of Medicine, University of Pennsylvania
Chief, Section on Newborn Medicine
Pennsylvania Hospital
Division of Neonatology
Children's Hospital of Philadelphia
Philadelphia, Pennsylvania

Chitra Ravishankar, MBBS
Professor of Pediatrics
Perelman School of Medicine, University of Pennsylvania
Associate Chief, Division of Cardiology
Children's Hospital of Philadelphia
Philadelphia, Pennsylvania

Rebecca M. Reimers, MD, MPH
Maternal-Fetal Medicine and Clinical Genetics Fellow
Division of Maternal-Fetal Medicine
Brigham and Women's Hospital
Boston, Massachusettss

Lawrence M. Rhein, MD, MPH
Associate Professor and Stoddard Chair of Pediatrics
UMass Chan Medical School
Chief, Division of Neonatology
UMass Memorial Health
Worcester, Massachusetts

Natalie E. Rintoul, MD
Associate Professor of Pediatrics
Perelman School of Medicine, University of Pennsylvania
Medical Director of Neonatal Surgical Service and Neonatal ECMO
Department of Neonatology
Children's Hospital of Philadelphia
Philadelphia, Pennsylvania

Michael E. Russo, MD
Assistant Professor of Clinical Pediatrics
Perelman School of Medicine, University of Pennsylvania
Division of Infectious Diseases
Children's Hospital of Philadelphia
Philadelphia, Pennsylvania

Lauren A. Sanlorenzo, MD, MPH
Assistant Professor of Pediatrics
Vanderbilt University School of Medicine
Division of Neonatology
Monroe Carell Jr Children's Hospital at Vanderbilt
Nashville, Tennessee

Arnold J. Sansevere, MD
Division of Neurology & Chemical/Clinical Neurophysiology
Children's National Hospital
Washington, DC

Matthew A. Saxonhouse, MD
Associate Professor of Pediatrics
Levine Children's Hospital at Atrium Healthcare
Charlotte, North Carolina

Rebecca Simmons, MD
Hallam Hurt Professor of Pediatrics
Perelman School of Medicine, University of Pennsylvania
Division of Neonatology
Children's Hospital of Philadelphia
Philadelphia, Pennsylvania

Tulika Singh, PhD, MPH
Postdoctoral Fellow
Division of Infectious Diseases and Vaccinology
University of California, Berkeley School of Public Health
Berkeley, California

Steven R. Sloan, MD, PhD
Assistant Professor of Pathology
Harvard Medical School
Medical Director, Blood Bank
Department of Laboratory Medicine
Boston Children's Hospital
Boston, Massachusettss

Vincent C. Smith, MD, MPH
Associate Professor of Pediatrics
Boston University School of Medicine
Chief, Division of Newborn Medicine
Boston Medical Center
Boston, Massachusetts

Anne Snow-Gallagher, PhD
Instructor in Psychology
Harvard Medical School
Department of Psychiatry
Boston Children's Hospital
Boston, Massachusetts

Martha Sola-Visner, MD
Associate Professor of Pediatrics
Harvard Medical School
Division of Newborn Medicine
Boston Children's Hospital
Boston, Massachusetts

Janet S. Soul, MDCM, FRCPC
Associate Professor of Neurology
Harvard Medical School
Director, Fetal-Neonatal Neurology Program
Department of Neurology
Boston Children's Hospital
Boston, Massachusetts

Arielle Spellun, MD
Developmental-Behavioral Pediatric Fellow
Division of Developmental Medicine
Boston Children's Hospital
Boston, Massachusetts

Carol Turnage Spruill, MSN, APRN-CNS, CPHQ
Clinical Nurse Specialist
Women, Infants and Children
University of Texas Medical Branch
Galveston, Texas

Lakshmi Srinivasan, MBBS, MTR
Assistant Professor of Pediatrics
Perelman School of Medicine, University of Pennsylvania
Division of Neonatology
Children's Hospital of Philadelphia
Philadelphia, Pennsylvania

Ann R. Stark, MD
Professor in Residence of Pediatrics
Harvard Medical School
Director of Faculty Development
Department of Neonatology
Beth Israel Deaconess Medical Center
Boston, Massachusetts

Jeffrey R. Starke, MD
Professor of Pediatrics
Baylor College of Medicine
Department of Infectious Disease
Texas Children's Hospital
Houston, Texas

Jane E. Stewart, MD, MS
Assistant Professor of Pediatrics
Harvard Medical School
Medical Director, NICU GraDS
Department of Neonatology
Beth Israel Deaconess Medical Center
Division of Newborn Medicine
Boston Children's Hospital
Boston, Massachusetts

Christopher L. Sudduth, MD
Postdoctoral Research Fellow
Harvard Medical School
Department of Plastic and Oral Surgery
Boston Children's Hospital
Boston, Massachusetts

Jonathan M. Swartz, MD, MMSc
Assistant Professor of Pediatrics
Tufts Medical School
Division of Pediatric Endocrinology
Maine Medical Center
Portland, Maine

Sarah N. Taylor, MD, MSCR
Associate Professor of Pediatrics
Yale University School of Medicine
New Haven, Connecticut

Ravi R. Thiagarajan, MBBS, MPH
Professor of Pediatrics
Harvard Medical School
Chief, Division of Cardiovascular Critical Care
Boston Children's Hospital
Boston, Massachusetts

Wendy L. Timpson, MEd, MD
Instructor in Pediatrics
Harvard Medical School
Department of Pediatrics
Beth Israel Deaconess Medical Center
Boston, Massachusetts

Deborah K. VanderVeen, MD
Associate Professor of Ophthalmology
Harvard Medical School
Department of Ophthalmology
Boston Children's Hospital
Boston, Massachusetts

Benjamin C. Warf, MD
Professor of Neurosurgery
Harvard Medical School
Director, Neonatal and Congenital Anomaly
  Department of Neurosurgery
Boston Children's Hospital
Boston, Massachusetts

Ari J. Wassner, MD
Assistant Professor of Pediatrics
Harvard Medical School
Medical Director, Thyroid Center
Division of Endocrinology
Boston Children's Hospital
Boston, Massachusetts

Kristin E. D. Weimer, MD,
PhD, MHS
Assistant Professor of Pediatrics
Duke University School of Medicine
Division of Neonatal Medicine
Duke Children's Hospital & Health Center
Durham, North Carolina

Emily Whitesel, MD
Instructor in Pediatrics
Harvard Medical School
Department of Neonatology
Beth Israel Deaconess Medical Center
Boston, Massachusetts

K. Taylor Wild, MD
Neonatology/Clinical Genetics and
  Metabolism Fellow
Division of Neonatology & Human Genetics
Children's Hospital of Philadelphia
Philadelphia, Pennsylvania

Louise E. Wilkins-Haug, MD, PhD
Professor of Obstetrics, Gynecology and
  Reproductive Biology
Harvard Medical School
Division Director, Maternal Fetal Medicine
  and Reproductive Genetics
Department of Obstetrics and Gynecology
Brigham and Women's Hospital
Boston, Massachusetts

Monica H. Wojcik, MD
Assistant Professor of Pediatrics
Harvard Medical School
Division of Newborn Medicine & Genetics
  and Genomics
Boston Children's Hospital
Boston, Massachusetts

Jill M. Zalieckas, MD, MPH
Assistant Professor of Surgery
Harvard Medical School
Department of Surgery
Boston Children's Hospital
Boston, Massachusetts

Prefacio

Esta edición del *Cloherty y Stark. Manual de neonatología* se ha actualizado y revisado para reflejar los numerosos cambios en los cuidados fetales, perinatales y neonatales que se han producido desde la octava edición.

En el *Manual*, describimos nuestros enfoques actuales y prácticos para la evaluación y el tratamiento de las afecciones del feto y del recién nacido, tal como se practican en servicios clínicos de gran volumen que incluyen la atención prenatal y posnatal contemporánea de lactantes con problemas médicos y quirúrgicos tanto rutinarios como complejos. Aunque basamos nuestra práctica en la mejor evidencia disponible, reconocemos que existen muchas áreas de controversia, que a menudo hay más de un enfoque para un problema y que nuestro conocimiento continúa creciendo. Nuestro compromiso con los valores, incluida la excelencia clínica, la colaboración multidisciplinar, el trabajo en equipo y la atención centrada en la familia, es evidente en todo el libro. El apoyo a las familias se refleja en nuestros capítulos sobre lactancia materna, cuidados del desarrollo, duelo y toma de decisiones y dilemas éticos. Para ayudar a guiar a nuestros lectores, tenemos una sección de puntos clave al principio de cada capítulo.

Muchas personas de todo el mundo han contribuido al avance de la atención a los recién nacidos. Reconocemos especialmente a nuestros profesores, colegas y alumnos de Harvard, donde los cuatro editores se formaron en Medicina Neonatal y ejercieron en las unidades de cuidados intensivos neonatales (UCIN). Estamos muy agradecidos a Clement Smith, Nicholas M. Nelson y Mary Ellen Avery por sus ideas pioneras sobre la fisiología del recién nacido y a todos los antiguos y actuales líderes y miembros del Newborn Medicine Program de Harvard.

Habría sido una tarea imposible sin la ayuda administrativa de Isabelle Smith. También damos las gracias a Wolters Kluwer.

Dedicamos este libro a William D. Cochran por su compromiso con el cuidado de los recién nacidos en los hospitales universitarios de Harvard y por el apoyo personal y los consejos que proporcionó a tantas personas, incluidos los editores. También reconocemos la contribución de nuestro editor fundador, el Dr. John P. Cloherty, cuya colaboración con la actual editora, la Dra. Ann R. Stark, dio lugar a la primera edición hace más de 4 décadas y se reconoce en el título de esta edición. Por último, expresamos nuestro agradecimiento a las enfermeras, residentes, becarios, padres y bebés quienes inspiran y determinan la utilidad de la información contenida en este volumen.

Eric C. Eichenwald, MD
Anne R. Hansen, MD, MPH
Camilia R. Martin, MD, MS
Ann R. Stark, MD

Contenido

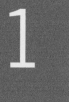

1 Evaluación fetal y diagnóstico prenatal

Rebecca M. Reimers, Stephanie Dukhovny
y Louise E. Wilkins-Haug

PUNTOS CLAVE

- En la actualidad, el clínico dispone de varios métodos diferentes para el diagnóstico prenatal de enfermedades fetales.
- Las anomalías en el tamaño y la tasa de crecimiento del feto pueden tener implicaciones importantes para el pronóstico y la atención perinatal.
- Los métodos para evaluar el bienestar fetal prenatal son fundamentales para la práctica obstétrica.

I. **LA ESTIMACIÓN DE LA EDAD DE GESTACIÓN** es importante tanto para el obstetra como para el pediatra y debe realizarse con un grado razonable de precisión. Las intervenciones obstétricas electivas, como la toma de muestras de vellosidades coriónicas (MVC) y la amniocentesis, deben programarse en forma adecuada. Cuando el parto prematuro es inevitable, la edad de gestación es importante en relación con el pronóstico, la gestión del parto y el plan de tratamiento neonatal inicial.

A. **La estimación clínica** de la edad de gestación suele realizarse en base al primer día de la fecha de última menstruación (FUM). Acompañada de la exploración física, la auscultación de los ruidos cardiacos fetales y la percepción materna de los movimientos fetales también pueden ser útiles.

B. **La ecografía** es el método más preciso para estimar la edad de gestación al principio de la gestación, pero a medida que esta avanza, la estimación basada únicamente en la ecografía puede introducir errores si existe una restricción del crecimiento fetal (RCF). Una vez establecida en base a criterios clínicos y ecográficos, la fecha de parto no debe modificarse más adelante en la gestación. Durante el primer trimestre, la longitud céfalo-caudal del feto puede ser un indicador preciso de la edad de gestación. Después de las 14 semanas, las mediciones del diámetro biparietal (DBP), la circunferencia cefálica (CC), la circunferencia abdominal (CA) y la longitud del fémur fetal se utilizan para estimar la edad de gestación. Los criterios estrictos de medición de las imágenes transversales a través de la cabeza del feto garantizan la precisión. Si la fecha de parto por el FUM difiere de la fecha de parto estimada por la ecografía, existen criterios establecidos para cambiar la fecha de parto. En la tabla 1-1 se enumeran los criterios para cambiar la fecha del parto en función de la diferencia entre la fecha estimada por la FUM y la ecografía.

Tabla 1-1. Estimación de la fecha de parto según la fecha de última menstruación (FUM) y mediciones por ecografía

Rango de edad de gestación por FUM	Cambio de fecha por ecografía para la diferencia de	Método de medición por ecografía
< 8 6/7 semanas	> 5 días	LCC
9 0/7-13 6/7 semanas	> 7 días	LCC
14 0/7-15 6/7 semanas	> 7 días	DBP, CC, CA, LF
16 0/7-21 6/7 semanas	> 10 días	DBP, CC, CA, LF
22 0/7-27 6/7 semanas	> 14 días	DBP, CC, CA, LF
28 0/7 semanas y más	> 21 días	DBP, CC, CA, LF

LCC: longitud céfalo-caudal; DBP: diámetro biparietal; CC: circunferencia cefálica; AC: circunferencia abdominal; LF: longitud del fémur.

Fuente: Basada en American College of Obstetricians and Gynecologists. Opinión del Comité del ACOG Nº 700: methods for estimating due date. *Obstet Gynecol* 2017;129(5):e150-e154.

II. **EL DIAGNÓSTICO PRENATAL DE LAS ENFERMEDADES FETALES** sigue mejorando. Están surgiendo las bases genéticas y de desarrollo de muchos trastornos, junto con una mayor precisión de las pruebas. Existen dos tipos de pruebas: las de tamizaje o cribado y las de diagnóstico. Las pruebas de tamizaje, como una muestra de sangre de la madre o un hallazgo ecográfico, no son invasivas pero son relativamente inespecíficas. Una prueba de tamizaje positiva, unos antecedentes familiares preocupantes o un examen ecográfico que sugiera anomalías o aneuploidía pueden llevar a la paciente y al médico a considerar un procedimiento de diagnóstico. Los procedimientos de diagnóstico, que requieren la obtención de una muestra de tejido fetal o placentario, suponen un pequeño riesgo tanto para la madre como para el feto, pero pueden confirmar o descartar el trastorno en cuestión.

A. **Tamizaje de aneuploidías con ADN libre de células (ADNlc).** La tecnología de secuenciación permite analizar el ADNlc del suero materno para detectar las trisomías 13, 18 y 21 y las aneuploidías de los cromosomas sexuales. Además, algunas plataformas también analizan las microdeleciones y microduplicaciones y los trastornos de un solo gen. El ADN fetal detectado en la sangre materna es de origen placentario, puede detectarse a partir de las 9 semanas y puede analizarse durante todo el embarazo. El ADNlc en la sangre materna se origina en la apoptosis (o muerte celular programada), y la fracción fetal oscila entre 3 y 13%. La edad de gestación, las características fetales y maternas pueden conducir a una fracción fetal baja que puede dar lugar a un resultado de "no llamada" debido a una información insuficiente. Varios laboratorios disponen de pruebas comerciales; todos ellos informan de una alta tasa de detección y una baja tasa de falsos positivos. La tasa de detección del metaanálisis más reciente para la trisomía 21 fue de 99.7%; para la trisomía 18, la tasa de detección fue de 97.9%, y de 99% para la trisomía 13. El tamizaje de ADNlc es la prueba de tamizaje más precisa disponible y también puede ofrecerse a las mujeres de bajo riesgo o con embarazo gemelar. En el caso de las mujeres más jóvenes, el valor predictivo positivo (VPP) es menor debido a la menor prevalencia de aneuploidías en esta población. Por ejemplo, para la trisomía 21, el VPP es de 33% para las mujeres menores de 25 años, en comparación con 87% para las mujeres mayores de 40 años. Del mismo modo, en el caso de los gemelos, la tasa de detección es más baja y la tasa de falsos positivos más alta. Sin embargo, en el caso de gemelos, el tamizaje de ADNlc aún es la prueba de tamizaje más precisa disponible y puede ofrecerse con un asesoramiento genético adecuado. Es importante señalar que el tamizaje de ADN fetal sin células que se ofrece de forma rutinaria se centra en aneuploidías específicas y puede pasar por alto anomalías en otros cromosomas, mosaicismos y muchas variantes del número de copias (VNC). Un estudio estima que hasta 17% de los fetos con una anomalía en la ecografía presentaban anomalías cromosómicas significativas que pueden pasar desapercibidas sólo con el uso del tamizaje de ADN fetal sin células. El ADNlc se considera una prueba de tamizaje, y cualquier resultado positivo de ADN fetal sin células debe ir seguido de una prueba diagnóstica (MVC o amniocentesis) para confirmar el diagnóstico. Además, la prueba recomendada tras encontrar una anomalía estructural fetal en la ecografía es una prueba diagnóstica y no una prueba de tamizaje. El ADNlc también se conoce como prueba prenatal no invasiva (PPNI) y, como se ha mencionado anteriormente, deben recordarse los aspectos de tamizaje frente a los de diagnóstico.

B. **El tamizaje de ADNlc de gen único** está disponible comercialmente para múltiples propósitos. La identificación del estado del Rh fetal para las mujeres con riesgo de isoinmunización puede realizarse con una precisión > 99%, aunque esta prueba no se usa actualmente de forma generalizada con aplicación clínica. Además, existen paneles multigénicos comerciales basados en la secuenciación del ADN materno, el ADN paterno y el ADNlc para detectar muchas afecciones de un solo gen, como la acondroplasia, el síndrome de Noonan, la osteogénesis imperfecta y el síndrome CHARGE (síndrome de coloboma, defectos cardiacos, atresia de coanas, restricción del crecimiento y anomalías genitales y auditivas), entre otros. Las organizaciones nacionales aún no recomiendan el uso del tamizaje de ADNlc de gen único para estos trastornos mendelianos, y la utilidad y los parámetros de tamizaje siguen siendo áreas activas de investigación.

C. **El tamizaje mediante análisis del suero materno** durante el embarazo individualiza el riesgo de una mujer de ser portadora de un feto con un defecto del tubo neural (DTN) o una aneuploidía como la trisomía 21 (síndrome de Down) o la trisomía 18 (síndrome de Edward).

1. **La medición de la alfa fetoproteína sérica materna (AFPSM)** entre las semanas 15 y 22 de gestación permite detectar los DTN. La AFPSM elevada por encima de 2.5 múltiplos de la mediana para la edad de gestación se da en 70 a 85% de los fetos con espina bífida abierta y en 95% de los fetos con anencefalia. En la mitad de las mujeres con niveles elevados, el examen ecográfico revela otra causa, más comúnmente un error en la estimación de la edad de gestación. La ecografía que incorpora signos craneales o intracraneales, como los cambios en la forma de la cabeza (signo del limón) o la deformación del cerebelo (signo del plátano) que son secundarios al DTN, aumenta la sensibilidad de la ecografía para la detección visual de los defectos espinales abiertos.

2. **Tamizaje de aneuploidías en el segundo trimestre: panel AFPSM/prueba prenatal cuádruple.** Los niveles bajos de AFPSM se asocian a anomalías cromosómicas. Los niveles alterados de gonadotropina coriónica humana (hCG), estriol no conjugado (uE3) e inhibina también se asocian a anomalías cromosómicas fetales. En promedio, en un embarazo con un feto con trisomía 21, los niveles de hCG e inhibina son más altos de lo esperado y los niveles

de uE3 están disminuidos. Un panel de suero en combinación con la edad materna puede estimar el riesgo de trisomía 21 en una mujer. En el caso de las mujeres menores de 35 años, 5% tendrá un análisis de suero positivo, pero la mayoría (98%) no tendrá un feto con aneuploidía. Sólo 80% de los fetos con trisomía 21 tendrán un tamizaje cuádruple "positivo" (AFPSM, hCG, uE3, inhibina). La trisomía 18 suele estar caracterizada por niveles bajos de todos los marcadores.

3. **Tamizaje de suero en el primer trimestre.** Los niveles maternos de dos componentes, la proteína plasmática A asociada al embarazo (PAPP-A) y la hCG (libre o total), están alterados en los embarazos con una concepción aneuploide, especialmente la trisomía 21. Al igual que el tamizaje sérico del segundo trimestre, estos valores pueden individualizar el riesgo de una mujer de tener un embarazo complicado por aneuploidía. Sin embargo, estas pruebas deben realizarse en una fase temprana del embarazo (óptimamente entre las semanas 9 y 10) y, aun siendo anormales, detectan menos de la mitad de los fetos con trisomía 21.

4. **Tamizaje de la translucencia nucal en el primer trimestre.** La evaluación ecográfica del pliegue nucal del feto es un marcador sensible de aneuploidía. Si se presta atención a la optimización de la imagen y al control de calidad, los estudios indican una detección de aneuploidía de entre 70 y 80% en los embarazos con una lucencia nucal ampliada en la ecografía. Además, algunos fetos con anomalías estructurales, como defectos cardiacos y trastornos genéticos, como el síndrome de Noonan y otras SRAA, también presentarán una translucencia nucal agrandada.

5. **Tamiz combinado del primer trimestre.** La combinación de los dos marcadores séricos maternos del primer trimestre (PAPP-A y β-hCG), las mediciones de la translucencia nucal, además de la edad materna, detecta 80% de los fetos con trisomía 21 con una baja tasa de positivos en el tamizaje (5% en mujeres menores de 35 años). Este tamiz combinado en el primer trimestre proporciona a las mujeres una evaluación del riesgo más sensible en el primer trimestre.

6. **Tamiz combinado de la trisomía 21 en el primer y segundo trimestres.** Se han desarrollado varios enfoques para aumentar aún más la sensibilidad del tamizaje de la trisomía 21, manteniendo al mismo tiempo una baja tasa de positivos en el tamizaje. Estos enfoques se diferencian principalmente por la divulgación de los resultados del primer trimestre.
   a. **Tamiz integrado.** Se trata de un enfoque no divulgativo que consigue la mayor detección de trisomía 21 (97%) con una baja tasa de positivos en el tamizaje (2%). Implica una ecografía en el primer trimestre y un tamizaje de suero materno tanto en el primero como en el segundo trimestres antes de que se divulguen los resultados.
   b. **Tamizaje secuencial.** Existen dos tipos de herramientas de tamizaje secuencial. Ambas son pruebas de divulgación, lo que significa que dan a conocer los resultados que indican un alto riesgo de trisomía 21 en el primer trimestre, pero luego pasan a examinar a toda la población restante en el segundo trimestre (tamizaje secuencial por etapas) o sólo a un subgrupo de mujeres que se consideran en una zona de riesgo medio (tamizaje secuencial contingente). Con el tamizaje secuencial contingente, las pacientes pueden ser clasificadas como de alto riesgo, de riesgo medio o de bajo riesgo de síndrome de Down en el primer trimestre. Las pacientes de bajo riesgo no vuelven a someterse a más

pruebas de tamizaje, ya que su riesgo de tener un feto con síndrome de Down es bajo. Cuando se comparan los dos tipos de pruebas secuenciales, tienen tasas globales positivas de tamizaje similares, de 2 a 3%, y ambas tienen sensibilidades de > 90% para la trisomía 21 (escalonada, 95%; contingente, 93%).

7. **Uso de la ecografía tras el tamizaje de aneuploidía en suero**
   a. La ecografía del segundo trimestre dirigida a la detección de aneuploidías también ha tenido éxito como herramienta de tamizaje. La aplicación de una ecografía en el segundo trimestre dirigida a la detección de aneuploidías puede disminuir el riesgo *a priori* de la edad materna de tener el síndrome de Down entre 50 y 60%, así como el riesgo transmitido por el tamizaje en suero. La ecografía en el segundo trimestre tras el tamizaje de aneuploidía en el primer trimestre también ha demostrado ser útil para reducir la evaluación del riesgo de trisomía 21.

D. En las mujeres con **antecedentes familiares positivos de enfermedades genéticas**, una prueba de tamizaje positiva o características ecográficas de riesgo, se recomiendan las pruebas diagnósticas. Cuando se realiza una prueba diagnóstica por una anomalía estructural detectada en la ecografía, está indicado un *microarray* cromosómico, que detectará la aneuploidía así como las VNC cromosómicas más pequeñas, también llamadas microdeleciones o duplicaciones. Las VNC patógenas están presentes en 0.4% de los embarazos entre las mujeres que se someten a las pruebas debido a la edad materna avanzada o al estrés materno. Además, la distribución de las VNC patogénicas no difiere según la edad materna, y las mujeres menores de 35 años tienen una mayor incidencia de una VNC sindrómica que de un feto con síndrome de Down. Un *microarray* no detectará translocaciones balanceadas o reordenamientos estructurales, y algunas plataformas pasarán por alto la triploidía. Sin embargo, en los fetos con anomalías ecográficas y un cariotipo normal, el *microarray* será anormal en 6% de los casos adicionales. Si se realiza una prueba diagnóstica invasiva como consecuencia de una prueba de tamizaje positiva, se puede ofrecer un *microarray* cromosómico o un cariotipo o ambos. Cuando se diagnostica prenatalmente una malformación significativa o una enfermedad genética, la información da tiempo al obstetra y al pediatra para educar a los padres, discutir las opciones reproductivas y establecer un plan de tratamiento neonatal inicial antes del parto. En algunos casos, el tratamiento puede iniciarse en el útero.

1. **MVC.** Bajo control ecográfico, se obtiene una muestra de tejido placentario a través de un catéter colocado por vía transcervical o transabdominal. Si se realiza a partir de la 10.ª semana de gestación, la MVC proporciona la detección más temprana posible de un feto genéticamente anormal mediante el análisis de las células del trofoblasto. El MVC transabdominal también puede utilizarse hasta el tercer trimestre cuando no se dispone de líquido amniótico o no puede realizarse la toma de muestras de sangre fetal.

2. **Las mejoras técnicas** en las imágenes ecográficas y en el procedimiento de la TMV han hecho que la tasa de pérdida de embarazos relacionada con el procedimiento se acerque mucho a la tasa de pérdida tras la amniocentesis del segundo trimestre, que es de 0.2%. Las posibles complicaciones de la amniocentesis y la MVC son similares. La MVC, si se realiza antes de las 10 semanas de gestación, puede asociarse a un mayor riesgo de defectos de reducción de las extremidades del feto y malformaciones oromandibulares.
   a. Se pueden realizar preparaciones directas de citotrofoblastos de rápida división, lo que permite realizar un análisis completo del cariotipo en 2 días. Aunque las preparaciones directas minimizan la contaminación de las células maternas, la mayoría de los centros también analizan células de trofoblastos

cultivados, que son embriológicamente más similares al feto. El análisis basado en el cultivo de células tarda de 8 a 12 días más.

b. En cerca de 2% de las muestras de la MVC, pueden estar presentes dos o más poblaciones de células cariotípicamente distintas, lo que se denomina mosaicismo. Dado que las células adquiridas por la MVC reflejan la constitución de la placenta, en estos casos se ofrece la amniocentesis como estudio de seguimiento para analizar las células fetales. Aproximadamente un tercio de los mosaicismos de la MVC se confirman en el feto mediante amniocentesis.

3. **Amniocentesis.** Se extrae líquido amniótico de alrededor del feto a través de una aguja guiada por ecografía. El líquido amniótico extraído (de 20 a 30 mL) es reemplazado por el feto en 24 h. La amniocentesis puede realizarse técnicamente a partir de las 10 a 14 semanas de gestación, aunque la amniocentesis temprana (< 13 semanas) se asocia a una tasa de pérdida del embarazo de 1 a 2% y a una mayor incidencia de pie equino varo. La pérdida del embarazo relacionada con el procedimiento debido a la amniocentesis guiada por ecografía en el segundo trimestre (16 a 20 semanas) se produce en 0.3% de los casos y la pérdida del embarazo en general es de 0.9%. La rotura de membranas puede producirse en 1% de los casos, pero la mayoría reacumula cantidades normales de líquido amniótico en un plazo de 3 semanas y tiene un parto normal.

a. **El líquido amniótico** puede analizarse en busca de varios compuestos, como alfa fetoproteína (AFP), acetilcolinesterasa (AChE) y bilirrubina. Los niveles elevados de AFP junto con la presencia de AChE identifican los DTN con una sensibilidad > 98% cuando la muestra de líquido no está contaminada por sangre fetal. Los niveles de AFP también son elevados cuando el feto presenta defectos de la pared abdominal, nefrosis congénita o atresias intestinales.

b. **Las células fetales** pueden extraerse de la muestra de líquido y analizarse para determinar su composición cromosómica y genética.

   i. Entre las amniocentesis del segundo trimestre, 73% de las anomalías del cariotipo clínicamente significativas están relacionadas con uno de los cinco cromosomas: 13, 18, 21, X o Y. Estas pueden detectarse rápidamente mediante hibridación fluorescente *in situ* (HFIS), con sensibilidades del orden de 90%.

   ii. **El análisis del ADN** permite diagnosticar un número cada vez mayor de enfermedades.

     a) Los rápidos avances en las tecnologías moleculares han proporcionado muchas nuevas oportunidades para el diagnóstico genético, que ahora son aplicables al diagnóstico prenatal. La secuenciación del ADN fetal puede ser diagnóstica específicamente cuando se empareja con muestras de ADN de los padres para su análisis. Si el patrón de anomalías fetales o los antecedentes familiares son claros, puede ofrecerse la secuenciación de un solo gen o las pruebas de deleción/duplicación. Alternativamente, para presentaciones fetales menos específicas, se puede ofrecer un panel de genes o la secuenciación del exoma (que busca los exones que codifican proteínas de más de 20 000 genes). Están surgiendo rápidamente estudios que determinan el rendimiento y la utilidad de la secuenciación del exoma en cohortes prenatales. En los estudios en los que se aplicó la secuenciación del exoma en el marco de las anomalías ecográficas, se llegó a un diagnóstico en 8 a 10% de fetos. En un estudio de fetos con hidropesía fetal (*hidrops fetalis*), 29% de los fetos fuero diagnosticado mediante secuenciación del exoma. El análisis de la secuenciación del exoma difiere entre los laboratorios, lo que puede contribuir a un mayor porcentaje de variantes de significado desconocido, un reto para el asesoramiento prenatal, pero también una oportunidad para explorar la biología del desarrollo. Un diagnóstico específico permite adaptar el tratamiento, planificar el lugar del parto y preparar a la familia, y puede informar a la familia del riesgo de recurrencia si se diagnostica una enfermedad ligada al cromosoma X o autosómica recesiva. Además, se está llevando a cabo un ensayo de terapia en el útero para la α-talasemia, y otros trastornos pueden tener oportunidades de tratamiento a la medida, en el útero, en un futuro próximo.

4. **La toma de muestras de sangre umbilical percutánea (TMSUP)** se realiza bajo guía ultrasónica desde el segundo trimestre hasta el término. La TMSUP puede proporcionar muestras de diagnóstico para estudios citogenéticos, hematológicos, inmunológicos o de ADN; también puede proporcionar acceso para el tratamiento en el útero. Una placenta anterior facilita la obtención de una muestra cerca del lugar de inserción del cordón en la placenta. Por lo general, no es necesaria la sedación del feto. La TMSUP tiene un riesgo de pérdida fetal de entre 1 y 2%, junto con complicaciones que pueden provocar un parto prematuro en otro 5%.

5. **Biopsia de preimplantación o prueba genética preimplantación (PGP).** Durante un proceso de fecundación *in vitro*, en una fase temprana de la gestación (en el día 5 del desarrollo embrionario), antes de la transferencia, se pueden extraer células, sin que se conozca lesión al embrión. La PGP se utiliza para detectar aneuploidías (PGP-A), reordenamientos estructurales (PGP-RE) en familias con translocaciones cromosómicas conocidas y enfermedades monogénicas (PGP-M) para una amplia gama de diagnósticos moleculares autosómicos recesivos, dominantes y ligados al cromosoma X. En el caso de las parejas de riesgo, las pruebas permiten identificar los embriones que probablemente estarían afectados por el trastorno en cuestión, y puede realizarse la transferencia de embriones no afectados. En las mujeres con riesgo de presentar trastornos recesivos ligados al cromosoma X, la determinación de los embriones que contienen cromosomas XX puede permitir la transferencia de embriones femeninos. Un enfoque alternativo es el análisis del segundo cuerpo polar, que contiene el mismo material genético que el óvulo. El beneficio clínico de la PGP-A en los resultados del embarazo es un área de controversia y de investigación en curso. Ensayos recientes en mujeres menores de 35 años no han mostrado ningún beneficio de la PGP-A en la tasa de nacidos vivos. Estudios anteriores en mujeres de edad materna avanzada, mostraron que la PGP-A puede aumentar la tasa de nacidos vivos y disminuir el tiempo hasta el embarazo. En la actualidad, no hay pruebas suficientes para recomendar el uso de la PGP-A de forma rutinaria.

III. LAS ANORMALIDADES DEL TAMAÑO FETAL Y DEL ÍNDICE DE CRECIMIENTO pueden tener implicaciones importantes para el pronóstico y la atención perinatal (véase capítulo 7). Una evaluación fetal adecuada es importante para establecer un diagnóstico y un plan de tratamiento perinatal.

A. **La RCF** puede deberse a condiciones del entorno fetal (p. ej., deficiencias crónicas de oxígeno o nutrientes, o ambas) o a problemas intrínsecos del feto. Es importante identificar a los fetos constitucionalmente normales cuyo crecimiento está alterado para poder iniciar cuanto antes las pruebas prenatales. Debido a que el riesgo de mortalidad se multiplica en el periodo prenatal y durante el parto, los fetos con RCF pueden beneficiarse de un parto prematuro para evitar que nazcan muertos. Una vez que nacen, estos neonatos corren un mayor riesgo de presentar complicaciones inmediatas, como hipoglucemia y hemorragia pulmonar, por lo que deben nacer en un centro debidamente equipado.

Las causas intrínsecas de la RCF incluyen anomalías genéticas (como aneuploidías, microdeleciones o microduplicaciones, o trastornos de un solo gen), malformaciones congénitas e infecciones congénitas (p. ej., citomegalovirus, toxoplasmosis, varicela o rubéola). El diagnóstico prenatal de los fetos anómalos o infectados es importante para poder realizar las intervenciones adecuadas. La evaluación prenatal con una ecografía anatómica detallada y las pruebas de diagnóstico con *microarray* deben considerarse si se diagnostica la RCF antes de las 32 semanas. Asimismo, las pruebas genéticas son relevantes en un feto cuya ecografía presenta una anomalía o polihidramnios, ya que hasta 20% de estos fetos presentan una anomalía cromosómica. El conocimiento previo de que el feto con RCF tiene una anomalía genética (p. ej., trisomía 18) que limita la vida, permite asesorar a los padres antes del nacimiento del niño y puede influir en el manejo del parto.

1. **Definición de RCF.** Se incluye un feto que no alcanza su potencial de crecimiento intrauterino. Los fetos con una estimación ecográfica del peso fetal o CA < 10.° percentil para la edad de gestación se clasifican como RCF; sin embargo, muchos de estos fetos se encuentran en el extremo inferior del espectro de crecimiento pero cumplen su potencial genético (es decir, son "constitucionalmente pequeños").

2. **Diagnóstico de la RCF.** El examen clínico materno detecta alrededor de dos tercios de los casos y lo diagnostica incorrectamente en 50% de las ocasiones. La ecografía mejora la sensibilidad y la especificidad > 80%. La RCF puede diagnosticarse con una sola exploración cuando un feto < 10.° percentil demuestra signos sugestivos de un entorno intrauterino comprometido, como oligohidramnios, una relación cabeza-abdomen elevada en ausencia de patología del sistema nervioso central o una velocimetría Doppler anormal en el cordón umbilical. Las exploraciones seriadas que documentan un crecimiento intrauterino ausente o deficiente, independientemente del percentil de peso, también podrían indicar una RCF. El mayor riesgo de morbilidad/mortalidad se da entre los fetos por debajo del 3.ᵉʳ percentil de peso fetal estimado con perfusión Doppler umbilical anormal y trayectoria de crecimiento seriada retrasada. El uso de perfiles de crecimiento compuestos derivados de una variedad de mediciones ecográficas y repetidos en serie para identificar la restricción individual del potencial de crecimiento fetal sigue siendo controvertido.

B. **Macrosomía.** Los fetos macrosómicos (> 4 000 g) tienen un mayor riesgo de presentar distocia de hombros y lesiones traumáticas al nacer. Condiciones como la diabetes materna, el embarazo postérmino, los síndromes genéticos de sobrecrecimiento y la obesidad materna se asocian a una mayor incidencia de macrosomía. Lamentablemente, los esfuerzos por utilizar una variedad de medidas y fórmulas solo han tenido un éxito modesto en la predicción de esta característica.

IV. **LA MADUREZ FUNCIONAL DE LOS PULMONES** es una variable crítica para determinar la supervivencia neonatal en el feto que, por lo demás, es normal. Se pueden realizar varias pruebas en el líquido amniótico específicamente para determinar la madurez pulmonar (véase capítulo 33). Sin embargo, actualmente no se recomienda la evaluación de la madurez fetal para orientar el momento del parto, ya que no se aconseja el parto por indicación médica antes de las 39 semanas. Incluso con la documentación de la madurez funcional de los pulmones, la morbilidad de los neonatos en el primer trimestre es mayor que la de los nacidos después de las 39 semanas. En los embarazos complicados por enfermedades médicas de la madre, trastornos hipertensivos, diabetes o anomalías fetales, debe sopesarse el riesgo de mortinato frente al riesgo de morbilidad neonatal debido al parto prematuro o a término.

V. EVALUACIÓN DEL BIENESTAR FETAL. El compromiso agudo se detecta mediante estudios que evalúan la función fetal. Algunos se utilizan antes del parto, mientras que otros se emplean para vigilar al feto durante el mismo.

A. **Las pruebas preparto** se basan generalmente en estudios biofísicos, que requieren un cierto grado de madurez neurofisiológica del feto. Las siguientes pruebas no se utilizan hasta el tercer trimestre; los fetos pueden no responder adecuadamente en etapas anteriores de la gestación.

1. La monitorización de los movimientos fetales es el método más sencillo de evaluación fetal. Los fetos tienen normalmente un ciclo de sueño-vigilia, y las madres suelen percibir una variación diurna de la actividad fetal. Los periodos de actividad tienen una duración media de 30 a 40 minutos. Los periodos de inactividad > 1 hora son inusuales en un feto sano y deben alertar al médico y a la paciente sobre la posibilidad de un compromiso fetal. El método de "contar hasta 10" por parte de la madre es el único enfoque de los movimientos fetales que ha sido validado y evaluado como prueba de detección. Se elige la misma hora del día, se anotan los movimientos fetales con la expectativa de conseguir 10 movimientos fetales en 2 horas. El tiempo medio para conseguir 10 movimientos es de 20 minutos (± 18). Si no se consiguen 10 movimientos, debe realizarse una evaluación. Sin embargo, aunque la percepción por parte de la madre de una disminución de los movimientos fetales siempre debería provocar una mayor vigilancia, los detalles de la cuantificación de los movimientos fetales aún no se han establecido.

2. La **prueba sin estrés** (PSE) es un medio fiable de evaluación fetal. Es sencilla de realizar, relativamente rápida y no invasiva, sin molestias ni riesgos para la madre o el feto.

   La PSE se basa en el principio de que la actividad fetal provoca una aceleración refleja de la frecuencia cardiaca. La madurez fetal requerida suele alcanzarse aproximadamente a las 32 semanas de gestación. La ausencia de estas aceleraciones en un feto que las presentó previamente puede indicar que la hipoxia ha deprimido lo suficiente el sistema nervioso central como para inactivar el reflejo cardiaco. Las pruebas reflejan el estado actual del feto y no pueden predecir los acontecimientos futuros ni el resultado neonatal con precisión.

   La prueba se lleva a cabo mediante la monitorización de la frecuencia cardiaca fetal (FCF), mediante un dispositivo ecográfico Doppler, o a través de electrodos situados en la superficie de la piel del abdomen materno. La actividad uterina se registra simultáneamente a través de un tocodinamómetro, la palpación por parte de personal capacitado para la prueba o el informe de la paciente. El resultado de la prueba puede ser reactivo, no reactivo o inadecuado. Los criterios para una prueba reactiva son los siguientes: i) frecuencia cardiaca entre 110 y 160 lpm; ii) variabilidad moderada entre latidos (5 a 25 lpm), y iii) dos aceleraciones de al menos 15 lpm que duren al menos 15 segundos cada una en un periodo de 20 minutos. Una prueba no reactiva se define como menos de dos aceleraciones en 40 minutos. Si no se puede obtener un trazado cardiaco fetal adecuado por cualquier motivo, la prueba se considera inadecuada.

Un resultado reactivo es tranquilizador, ya que el riesgo de muerte fetal en la semana siguiente a la prueba es de aproximadamente 3 de cada 1 000. Los valores predictivos negativos para el nacimiento de un feto muerto en la semana siguiente a la realización de una PSE reactiva son de 99.8%. Una prueba no reactiva suele repetirse más tarde el mismo día o va seguida de otra prueba de bienestar fetal. No se ha establecido la frecuencia con la que debe realizarse la PSN. La PSE se suele obtener semanalmente, aunque se recomienda aumentar las pruebas (de dos veces por semana a diarias) en los casos de alto riesgo.

3. La **prueba de esfuerzo de contracción** (**CST**, por sus siglas en inglés) puede utilizarse como prueba de refuerzo o de confirmación cuando la PSE no es reactiva o es inadecuada, aunque con otras múltiples modalidades de vigilancia fetal, la CST se utiliza ahora raramente.

   El CST se basa en la idea de que las contracciones uterinas pueden comprometer a un feto enfermo. Una unidad fetoplacentaria sana tiene suficiente reserva para tolerar la breve reducción del suministro de oxígeno asociada a las contracciones. En condiciones de hipoxia, la FCF se enlentece de forma característica tras la contracción. Este patrón característico de la frecuencia cardiaca se conoce como *desaceleración* tardía por su relación con la contracción uterina.

   Si no hay contracciones espontáneas, se pueden inducir con oxitocina intravenosa, en cuyo caso la prueba se denomina prueba de *provocación con oxitocina*.

   Una CST es negativa si se producen al menos tres contracciones de al menos 40 segundos cada una en un periodo de 10 minutos sin desaceleraciones tardías asociadas. Una CST es sospechosa si hay desaceleraciones tardías ocasionales o inconsistentes. Una CST negativa es incluso más tranquilizadora que una PSE reactiva, ya que la probabilidad de muerte fetal en la semana siguiente a una CST negativa es de aproximadamente 0.4 por 1 000. Si una CST positiva, con desaceleraciones tardías constantes después de las contracciones, sigue a una PSE no reactiva, el riesgo de muerte fetal es de 88 por 1 000, y el riesgo de mortalidad neonatal también es de 88 por 1 000. Estadísticamente, alrededor de un tercio de las pacientes con una CST positiva requerirá una cesárea por desaceleraciones tardías persistentes en el parto.

4. El **perfil biofísico** (**PBF**) evalúa cuatro parámetros determinados por el examen ultrasonográfico en tiempo real. Se asigna una puntuación de 0 o 2 a la ausencia o presencia de cada uno de los siguientes parámetros: volumen adecuado de líquido amniótico (bolsa de líquido vertical > 2 cm), movimientos respiratorios fetales durante 30 segundos, actividad fetal y tono musculoesquelético fetal normal. Si la PSE es reactiva, añadirá 2 puntos adicionales. Un PBF modificado puede evaluar tanto el estrés agudo (PSE) como el crónico (volúmenes de líquido amniótico). La puntuación total determina el curso de acción. Las pruebas con resultados normales (8 a 10) se repiten a intervalos semanales, mientras los resultados ambiguos o anormales (4 a 6) se repiten el mismo día. Las puntuaciones muy bajas (de 0 a 2) suelen provocar el parto. La probabilidad de que un feto muera en el útero en el plazo de 1 semana después de una prueba normal es aproximadamente la misma que la de un CST negativo, que es de 0.6 a 0.7 por 1 000. Del mismo modo, el valor predictivo negativo de un mortinato en el plazo de una semana después de una PBF normal, una PBF modificada y una TCC negativa es > 99.9%.

5. La ecografía Doppler del **flujo sanguíneo de la arteria umbilical fetal** es una técnica no invasiva para evaluar la resistencia de la placenta. Las placentas con

vasoespasmos o infartos extensos tienen una mayor resistencia al flujo sanguíneo que es particularmente notable en la diástole fetal. La velocimetría de flujo Doppler de la arteria umbilical es la principal herramienta de vigilancia de los embarazos con RCF y utiliza el desplazamiento de frecuencia sistólica máxima (S) y el desplazamiento de frecuencia diastólica final (D). Múltiples estudios han establecido la asociación de un aumento de la morbilidad y la mortalidad que se produce principalmente entre los fetos con RCF con estudios Doppler umbilicales anormales (índice de pulsatilidad > 95.° percentil o flujo diastólico final ausente/invertido). Los análisis de la histología de la placenta con flujo Doppler umbilical anormal han sugerido que la pérdida de 70% de la función se refleja con lecturas de Doppler umbilical ausentes/reversas. Los dos índices de flujo comúnmente utilizados son la relación sistólica:diastólica (S/D) y el índice de resistencia (S-D/S). Se ha demostrado que las mediciones de la velocimetría Doppler de la arteria umbilical mejoran el resultado perinatal sólo en embarazos con un diagnóstico presuntivo de RCF y no deben utilizarse como prueba de tamizaje en la población obstétrica general. El uso de las mediciones de velocimetría Doppler de la arteria umbilical, junto con otras pruebas de bienestar fetal, puede reducir la mortalidad perinatal en el RCF en casi 40%. Las mediciones Doppler de la arteria cerebral media también pueden utilizarse en la evaluación del feto con riesgo de RCF o de anemia. La evaluación ecográfica del ductus venoso puede revelar otras pruebas de la progresión de la insuficiencia uteroplacentaria. La ausencia o incluso la inversión del flujo diastólico final normalmente hacia delante a través de este vaso se considera un hallazgo terminal. Se carece de datos prospectivos modernos de alta calidad que utilicen el Doppler del ductus venoso, pero los estudios retrospectivos apoyan el uso de la monitorización electrónica del feto (MEF), los PBF y los cambios tardíos del Doppler del ductus venoso para determinar el momento del parto con el fin de evitar la mortinatalidad y la parálisis cerebral.

6. **Indicaciones para la vigilancia fetal.** Los embarazos con mayor riesgo de mortinato (hipertensión crónica, diabetes pregestacional, diabetes gestacional mal controlada, restricción del crecimiento, edad materna avanzada, obesidad materna o enfermedad vascular) o nuevo riesgo (disminución de los movimientos fetales, traumatismo abdominal, hemorragia vaginal) son candidatos a la vigilancia fetal. La mayoría de los métodos de vigilancia fetal se inician a las 32 semanas, aunque en el contexto de la RCF, en particular, se suele iniciar antes de las 32 semanas. La frecuencia de la vigilancia suele ser semanal o quincenal, aunque en condiciones de alto riesgo o en las que el estado de la madre está cambiando, puede ser necesaria una vigilancia más frecuente.

B. **La evaluación intraparto del bienestar fetal** es importante en el manejo del parto.

1. **Los eventos intraparto** se asocian a entre 25 y 35% de los casos de parálisis cerebral. La MEF continua se utiliza ampliamente y se ha asociado a una reducción de las convulsiones neonatales. Sin embargo, se ha cuestionado el papel de la MEF en la reducción de la mortalidad perinatal, y no disminuye las tasas de lesiones neurológicas en comparación con la auscultación realizada por personal capacitado. Sin embargo, la MEF ha aumentado la incidencia de partos quirúrgicos. Cuando se utilizan, los monitores registran simultáneamente la FCF y la actividad uterina para una evaluación continua. La monitorización continua o intermitente es aceptable para las pacientes de bajo riesgo.

a. **La FCF** se puede monitorizar de tres maneras. Los métodos no invasivos son la monitorización ecográfica y la monitorización con electrodos de superficie desde el abdomen materno. El método más preciso, pero invasivo, consiste en colocar un pequeño electrodo en la piel de la parte que presenta el feto para registrar directamente el electrocardiograma fetal. La colocación requiere la ruptura de las membranas fetales. Cuando el electrodo se coloca correctamente, se asocia a un riesgo muy bajo de lesión fetal. Aproximadamente 4% de los bebés monitorizados desarrolla una leve infección en el lugar del electrodo, y la mayoría responde a la limpieza local.

b. **La actividad uterina** también puede registrarse de forma indirecta o directa. Se puede colocar un tocodinamómetro en el abdomen materno para registrar el momento y la duración de las contracciones, así como su intensidad relativa. Cuando se necesita una evaluación más precisa, se puede insertar un catéter de presión intrauterina tras la ruptura de las membranas fetales para registrar cuantitativamente la presión de las contracciones. La monitorización invasiva se asocia a una mayor incidencia de corioamnionitis e infección materna posparto.

c. **Los parámetros de la monitorización fetal** que se evalúan son los siguientes:

i. **La frecuencia cardiaca basal** se sitúa normalmente entre 110 y 160 lpm. La línea de base debe ser evidente durante un mínimo de 2 minutos en cualquier segmento de 10 minutos. La bradicardia fetal basal, definida como una FCF < 110 lpm, puede ser el resultado de un bloqueo cardiaco congénito asociado a una malformación cardiaca congénita, o de un bloqueo cardiaco fetal debido a una enfermedad reumatológica de la madre. La taquicardia de base, definida como una FCF > 160 lpm, puede ser el resultado de una fiebre materna, una infección, medicamentos o drogas estimulantes e hipertiroidismo. Las disritmias fetales se asocian típicamente a la FCF > 200 lpm. De forma aislada, la taquicardia es poco predictiva de hipoxemia o acidosis fetal, a menos que se acompañe de una variabilidad reducida entre latidos o de desaceleraciones recurrentes.

ii. **La variabilidad entre latidos** en un feto despierto a término varía constantemente la frecuencia cardiaca de un latido a otro en aproximadamente 5 a 25 lpm debido al sistema nervioso autónomo. La reducción de la variabilidad entre latidos puede deberse a la depresión del sistema nervioso central del feto debido a la inmadurez del mismo, a la hipoxia, al sueño fetal o a medicamentos específicos de la madre, como narcóticos, sedantes, bloqueadores β y sulfato de magnesio intravenoso.

iii. **Las aceleraciones** de la FCF se asocian a la ausencia de hipoxemia fetal, como en el caso de la PSE.

iv. **Las desaceleraciones** de la FCF pueden ser benignas o indicativas de compromiso fetal, dependiendo de su forma característica y del momento en que se producen en relación con las contracciones uterinas.

a) Las desaceleraciones tempranas tienen una forma simétrica y reflejan fielmente las contracciones uterinas en cuanto a su inicio, duración y finalización. Son benignas y suelen ir acompañadas de una buena variabilidad entre latidos. Estas desaceleraciones se observan con mayor frecuencia en el trabajo de parto activo cuando la cabeza del feto está comprimida contra la pelvis, lo que provoca un efecto parasimpático.

b) Las desaceleraciones tardías son disminuciones visualmente aparentes de la FCF asociadas a las contracciones uterinas. El inicio, el nadir y la recuperación de la desaceleración se producen después del inicio, el pico y el final de la contracción, respectivamente. Las desaceleraciones tardías son el resultado de una insuficiencia uteroplacentaria y de una posible hipoxia fetal. Las desaceleraciones tardías repetitivas exigen una actuación.

c) Las desaceleraciones variables cambian en su forma y en su tiempo en relación con las contracciones. Suelen ser el resultado de la compresión del cordón umbilical del feto. Las desaceleraciones variables son motivo de preocupación si son graves, se asocian a una escasa variabilidad entre latidos o se mezclan con desaceleraciones tardías. La compresión del cordón umbilical secundaria a un bajo volumen de líquido amniótico (oligohidramnios) puede aliviarse mediante la amnioinfusión de suero salino en la cavidad uterina durante el parto.

2. **National Institute of Child Health and Human Develpment.** Clasificación de la monitorización de la FCF intraparto.

a. Avalada por el American College of Obstetricians and Gynecologists, en 2008 se introdujo una clasificación de tres niveles de monitorización intraparto para promover una interpretación sistemática y responder a la naturaleza subjetiva de las interpretaciones del monitor fetal. Los trazos de categoría I se consideran reflejos de un feto con un estado acidobásico normal, pero requieren una revisión repetida. Los trazos de categoría III requieren una intervención rápida y, si no se resuelven rápidamente, el parto. En el caso de los trazos de categoría II, pueden abordarse diversos factores precipitantes y, si no se consigue, se recomienda el parto (tabla 1-2).

Tabla 1-2. Clasificación del control intraparto

Categoría I	Los trazos que cumplen estos criterios predicen un equilibrio acidobásico fetal normal en el momento de la observación.	Todos los criterios deben estar presentes: ■ Frecuencia cardiaca basal: 110-160 lpm ■ Variabilidad moderada de la FCF en la línea de base ■ No hay desaceleraciones tardías o variables ■ Las desaceleraciones tempranas pueden estar presentes o ausentes ■ Las aceleraciones pueden estar presentes o ausentes
Categoría II	El rastreo de la FCF no cumple los criterios de la categoría I o III y se considera indeterminado.	
Categoría III	■ Los trazos de categoría III predicen un estado acidobásico fetal anormal en el momento de la observación. ■ Está indicada la evaluación rápida y la intervención.	O bien 1 o bien 2 están presentes: **1.** Ausencia de variabilidad de la FCF en la línea de base y cualquiera de los siguientes factores: ■ Desaceleraciones tardías recurrentes ■ Desaceleraciones variables recurrentes ■ Bradicardia **2.** Patrón sinusoidal

FCF, frecuencia cardiaca fetal.

Lecturas recomendadas

Aagaard-Tillery KM, Malone FD, Nyberg DA, et al. Role of second-trimester genetic sonography after Down syndrome screening. *Obstet Gynecol* 2009;114(6): 1189–1196.

Alfirevic Z, Devane D, Gyte GM. Continuous cardiotocography (CTG) as a form of electronic fetal monitoring (EFM) for fetal assessment during labour. *Cochrane Database Syst Rev* 2006;(3):CD006066.

Alfirevic Z, Gosden CM, Neilson JP. Chorion villus sampling versus amniocentesis for prenatal diagnosis. *Cochrane Database Syst Rev* 2000;(2):CD000055.

American College of Obstetricians and Gynecologists. ACOG Committee Opinion No. 700: methods for estimating due date. *Obstet Gynecol* 2017;129(5): e150–e154.

American College of Obstetricians and Gynecologists. ACOG Practice Bulletin No. 106: intrapartum fetal heart rate monitoring: nomenclature, interpretation, and general management principles. *Obstet Gynecol* 2009;114(1):192–202.

American College of Obstetricians and Gynecologists. ACOG Practice Bulletin No. 226: screening for fetal chromosomal abnormalities. *Obstet Gynecol* 2020;136(4):e48–e69.

American College of Obstetricians and Gynecologists. Fetal growth restriction. ACOG Practice Bulletin, Number 227. *Obstet Gynecol* 2021;137:e16–e28.

Antsaklis A, Papantoniou N, Xygakis A, et al. Genetic amniocentesis in women 20–34 years old: associated risks. *Prenat Diagn* 2000;20(3):247–250.

Ball RH, Caughey AB, Malone FD, et al. First- and second-trimester evaluation of risk for Down syndrome. *Obstet Gynecol* 2007;110(1):10–17.

Lees CC, Marlow N, van Wassenaer-Leemhuis A, et al. 2 year neurodevelopmental and intermediate perinatal outcomes in infants with very preterm fetal growth restriction (TRUFFLE): a randomised trial. *Lancet* 2015;385(9983):2162–2172.

Malone FD, Canick JA, Ball RH, et al. First-trimester or second-trimester screening, or both, for Down's syndrome. *N Engl J Med* 2005;353(19):2001–2011.

Moore TR, Piacquadio K. A prospective evaluation of fetal movement screening to reduce the incidence of antepartum fetal death. *Am J Obstet Gynecol* 1989;160(5, pt 1):1075–1080.

Nicolaides KH, Brizot ML, Snijders RJ. Fetal nuchal translucency: ultrasound screening for fetal trisomy in the first trimester of pregnancy. *Br J Obstet Gynaecol* 1994;101(9):782–786.

Pandya PP, Brizot ML, Kuhn P, et al. First-trimester fetal nuchal translucency thickness and risk for trisomies. *Obstet Gynecol* 1994;84(3):420–423.

Platt LD, Greene N, Johnson A, et al. Sequential pathways of testing after first-trimester screening for trisomy 21. *Obstet Gynecol* 2004;104(4):661–666.

Unterscheider J, Daly S, Geary MP, et al. Optimizing the definition of intrauterine growth restriction: the multicenter prospective PORTO Study. *Am J Obstet Gynecol* 2013;208(4):290.e1–290.e6.

2 Diabetes mellitus materna

Cara D. Dolin

PUNTOS CLAVE

- Con un tratamiento adecuado de las mujeres embarazadas con diabetes, las que tienen un buen control glucémico y una mínima enfermedad microvascular pueden esperar unos resultados del embarazo comparables a los de la población general.
- Las mujeres con diabetes pregestacional tienen un riesgo significativamente mayor de presentar trastornos hipertensivos en el embarazo, como la preeclampsia, que es potencialmente perjudicial para el bienestar tanto de la madre como del feto.
- El momento oportuno y la vía del parto de un feto afectado por la diabetes materna se determinan por el peso fetal estimado por la ecografía, las condiciones maternas y fetales y los antecedentes obstétricos.
- El control de la glucosa antes de la concepción para las mujeres con diabetes pregestacional puede reducir el riesgo de anomalías congénitas hasta casi el de la población general.
- Un control glicémico estricto puede reducir la macrosomía fetal tanto en la diabetes pregestacional como en la gestacional. Centrarse en la glucemia posprandial es más eficaz que la medición exclusivamente preprandial para reducir el sobrecrecimiento fetal.
- Las mujeres con diabetes pregestacional y enfermedad microvascular corren el riesgo de tener un parto prematuro inducido debido al empeoramiento del estado materno o fetal.
- Las mujeres con diabetes pregestacional pueden ver reducidas sus necesidades de insulina después del parto, especialmente si están amamantando.
- Las mujeres con diabetes gestacional tienen mayor riesgo de por vida de desarrollar diabetes.

I. CLASIFICACIÓN DE LA DIABETES EN EL EMBARAZO

A. **Diabetes gestacional.** La diabetes mellitus gestacional (DMG) se define como una intolerancia a la glucosa de gravedad variable diagnosticada por primera vez durante el embarazo. En Estados Unidos (EUA), la mayoría de las mujeres se someten a una prueba de detección de la DMG entre las semanas 24 y 28 de gestación mediante una prueba de glucosa de 50 g de 1 hora (h) de duración. Un resultado positivo de glucosa en sangre ≥ 130 a 140 mg/dL va seguido de una prueba de tolerancia a la glucosa oral (PTG) de 100 g y 3 h de duración. Una prueba positiva se define como dos o más valores elevados en la PTG. Fuera de EUA se utiliza una única prueba diagnóstica consistente en una PTG de 75 g y 2 h para diagnosticar la DMG.

B. **Diabetes pregestacional.** La diabetes preexistente incluye tanto la diabetes de tipo 1 como la de tipo 2. La diabetes tipo 1 se caracteriza por una deficiencia absoluta de insulina causada por la destrucción autoinmune de las células beta del páncreas, lo que conduce a una escasa o nula producción de insulina. La diabetes de tipo 2 se caracteriza por una deficiencia relativa de insulina, causada por la disminución de la secreción de insulina por parte del páncreas y la resistencia a la insulina.

II. EPIDEMIOLOGÍA

A. **Diabetes gestacional.** La DMG afecta a entre 6 y 8% de los embarazos en EUA. Aproximadamente entre 3 y 5% de las pacientes con DMG tienen en realidad una diabetes pregestacional subyacente, pero el embarazo es la primera oportunidad para realizar las pruebas. Los factores de riesgo de la DMG son la obesidad, la edad materna avanzada, la hipertensión, la gestación multifetal y los fuertes antecedentes familiares de diabetes.

B. **Diabetes pregestacional.** Aproximadamente entre 1 y 2% de los embarazos se complican con una diabetes pregestacional. La diabetes pregestacional representa entre 10 y 14% de los casos de diabetes en el embarazo, siendo la más frecuente la debida a la DMG.

III. COMPLICACIONES. Avances en el tratamiento de la diabetes mellitus y los avances

en obstetricia han reducido la incidencia de resultados perinatales adversos en los embarazos complicados por la diabetes mellitus. Con un tratamiento adecuado, las mujeres con un buen control glucémico y una mínima enfermedad microvascular pueden esperar resultados del embarazo comparables a los de la población general. Las mujeres con enfermedad microvascular avanzada, como hipertensión, nefropatía y retinopatía, tienen 25% de riesgo de parto prematuro por empeoramiento del estado materno o preeclampsia. El embarazo no tiene un impacto significativo en la progresión de la diabetes. En las mujeres que comienzan el embarazo con una enfermedad microvascular, la diabetes suele empeorar pero, en la mayoría, la enfermedad vuelve a su estado inicial. El control de la glucosa antes de la concepción puede reducir la tasa de complicaciones a un nivel tan bajo como el observado en la población general.

A. **Complicaciones maternas**

1. Trastornos hipertensivos del embarazo. Las mujeres con diabetes corren un mayor riesgo de presentar trastornos hipertensivos, como la preeclampsia, que puede provocar una importante morbilidad materna y neonatal. Las mujeres con riesgo de presentar preeclampsia, incluidas las que padecen diabetes pregestacional, deben empezar a tomar dosis bajas de aspirina en el segundo trimestre, idealmente antes de las 16 semanas de gestacion.

2. Cetoacidosis diabética (CAD). En las pacientes con diabetes pregestacional, la CAD se produce en 5 a 10% de los embarazos y conlleva un riesgo de 50% de muerte fetal, en especial si se produce antes del tercer trimestre. Es importante destacar que la CAD puede estar presente incluso en caso de hiperglucemia leve (200 mg/dL) y debe excluirse en todas las pacientes con diabetes tipo 1 que presenten hiperglucemia y síntomas como náusea, vómito o dolor abdominal.

B. **Complicaciones fetales y neonatales**

1. Malformaciones congénitas. Una de las complicaciones más importantes es la fetopatía diabética que da lugar a malformaciones congénitas. Las malforma-

ciones congénitas se asocian a 50% de las muertes perinatales entre las mujeres con diabetes, en comparación con 25% entre las mujeres sin diabetes. El riesgo de malformaciones congénitas está relacionado con el perfil glucémico en el momento de la concepción. Una hemoglobina glucosilada (HbA1c) de 7 a 10% se asocia a un riesgo de 3 a 7% de malformaciones congénitas, mientras que $\geq$ 11% se asocia a un riesgo de 10 a 20%. Los tipos de malformaciones más comunes son las malformaciones cardiacas y los defectos del tubo neural.

2. **Sobrecrecimiento fetal.** La diabetes no controlada durante el embarazo puede provocar macrosomía fetal y neonatos grandes para la edad de gestación. El riesgo de macrosomía es de 30% en los embarazos complicados por DMG y de 40% en los complicados por diabetes pregestacional. La hiperglucemia materna provoca un aumento de la transferencia de glucosa a través de la placenta y una hiperglucemia fetal. En respuesta, el feto aumenta la secreción de insulina, lo que conduce a niveles más altos de factor de crecimiento similar a la insulina y de la hormona del crecimiento, que contribuyen al aumento de la deposición de grasa fetal y al sobrecrecimiento del feto. Esta mayor deposición de grasa confiere un riesgo adicional de distocia de hombros, incluso sin macrosomía, con el consiguiente riesgo de lesiones fetales al nacer, incluidas las lesiones del plexo braquial e incluso la muerte. También existe un mayor riesgo de parto (con fórceps) y por cesárea.

3. **Polihidramnios.** El exceso de líquido amniótico no es un hallazgo infrecuente en los embarazos complicados por la diabetes. Puede ser secundario a una diuresis osmótica por hiperglucemia fetal. Se requiere un examen ecográfico cuidadoso para descartar anomalías estructurales, como la atresia esofágica, como etiología, cuando hay polihidramnios.

4. **Nacimiento de un feto muerto.** La muerte fetal es una complicación poco frecuente de la diabetes en el embarazo. Se asocia con mayor frecuencia a un mal control glucémico, anomalías fetales, vasculopatía grave, restricción del crecimiento fetal y preeclampsia.

5. **Hipoglucemia neonatal.** La hiperglucemia fetal o mortinato puede conducir a una hiperplasia pancreática fetal que aumenta el riesgo de hipoglucemia neonatal. Un control estricto de la glucemia tanto antes como durante el parto puede disminuir el riesgo de hipoglucemia neonatal.

6. **Morbilidades neonatales.** Los neonatos nacidos de mujeres con diabetes tienen un mayor riesgo de hiperbilirrubinemia, policitemia, dificultad respiratoria y cardiomiopatía.

IV. GESTIÓN DE LA PRECONCEPCIÓN. El control de la diabetes pregestacional durante el embarazo comienza antes de la concepción. El control estricto de la glucosa es primordial durante el periodo periconcepcional y durante todo el embarazo. El control óptimo de la glucosa requiere una atención coordinada entre endocrinólogos, especialistas en medicina materno-fetal, enfermeras educadoras en diabetes y nutricionistas. Se ha demostrado que el control glucémico previo a la concepción disminuye el riesgo de anomalías congénitas hasta acercarse al de la población general. Sin embargo, casi la mitad de los embarazos no son planificados. Los proveedores de salud que atienden a mujeres en edad reproductiva con diabetes deben preguntar a las pacientes sobre la intención de embarazo en cada visita. Esto permite la oportunidad de optimizar el control glucémico, asegurar que la medicación actual es segura para el embarazo y abordar las complicaciones de la diabetes si se planifica el embarazo, o recomendar la anticoncepción si no se planifica el embarazo.

V. TRATAMIENTO PRENATAL

A. **Evaluación basal.** Además de la atención prenatal de rutina, las mujeres con diabetes pregestacional deben someterse a una evaluación basal para detectar complicaciones de la diabetes.

1. HbA1c. En el primer trimestre, la HbA1c puede ofrecer una evaluación del riesgo de anomalías congénitas al reflejar las concentraciones de glucosa en el ambiente durante el periodo de organogénesis.

2. Examen oftalmológico. La retinopatía puede progresar durante el embarazo debido a la rápida normalización de la concentración de glucosa en el primer trimestre. Las mujeres con retinopatía necesitan exámenes periódicos a lo largo del embarazo y son candidatas a la fotocoagulación con láser según esté indicado.

3. Función renal. La evaluación de la nefropatía diabética puede realizarse mediante un cociente proteína/creatinina o microalbuminuria en orina, seguido de la obtención de una muestra de orina de 24 h para la excreción de proteínas y el aclaramiento de creatinina y si es anormal, también debe evaluarse la creatinina sérica. Dado que la incidencia de preeclampsia es significativamente elevada en las mujeres con diabetes, la identificación de la proteinuria basal puede influir en el diagnóstico de preeclampsia más adelante en el embarazo.

4. Función tiroidea. Las mujeres con diabetes pregestacional, especialmente la de tipo 1, corren el riesgo de presentar una disfunción tiroidea autoinmune. El hipotiroidismo puede tratarse con levotiroxina.

B. **Control de la glucosa.** Para las mujeres con diabetes pregestacional, durante la primera mitad del embarazo, como resultado de náusea y vómito, la hipoglucemia puede ser un problema tan importante como la hiperglucemia. La hipoglucemia, seguida de la hiperglucemia por las hormonas contrarreguladoras, puede complicar el control de la glucosa. La gastroparesia debida a la diabetes de larga duración también puede ser un factor. No parece haber una relación directa entre la hipoglucemia por sí sola y el resultado perinatal adverso. A lo largo del embarazo, las necesidades de insulina aumentan debido a la creciente producción de hormonas placentarias que antagonizan la acción de la insulina. Esto es más evidente a mediados del tercer trimestre y requiere una vigilancia intensiva de la glucemia y un ajuste frecuente de la medicación para controlar la glucemia.

Durante el embarazo, los objetivos glucémicos son una concentración de glucosa en ayunas < 95 mg/dL y valores posprandiales de 1 o 2 h de menos de 140 mg/dL o menor de 120 mg/dL, respectivamente. En el caso de las mujeres con diabetes tipo 1 que utilizan un monitor continuo de glucosa (MCG), el tiempo en el rango puede utilizarse para evaluar el control glucémico con los siguientes objetivos: tiempo en el rango de 63 a 140 mg/dL, objetivo $> 70\%$; tiempo por debajo del rango < 63 mg/dL, objetivo $< 4\%$, con objetivo $< 1\%$ del tiempo < 54 mg/dL; y tiempo por encima del rango > 140 mg/dL, objetivo $< 25\%$.

C. **Tratamiento**

1. La terapia nutricional. La dieta es el pilar del tratamiento de la diabetes en el embarazo. Debe elaborarse un plan nutricional personalizado que incluya las calorías y los carbohidratos complejos adecuados para el crecimiento y el desarrollo normal del feto, al tiempo que se cumplen los objetivos glucémicos. Hay que centrarse en el consumo de una variedad de verduras, cereales integrales, legumbres y fuentes de grasa integrales y saludables.

2. **Terapia farmacológica.** La terapia con insulina es la que más tiempo lleva cumpliendo con la seguridad perinatal y es la primera línea para el tratamiento de la diabetes en el embarazo. Se ha demostrado que los análogos de la insulina humana no atraviesan la placenta. Los hipoglucemiantes orales, como la gliburida y la metformina, sí atraviesan la placenta, con posibles problemas de seguridad a largo plazo; además, no han demostrado ser tan eficaces como la insulina. Se consideran de segunda línea para el tratamiento de la diabetes en el embarazo.

D. Vigilancia fetal

1. **Ecografía fetal temprana.** Una ecografía temprana es importante tanto para asegurar la viabilidad del feto como para registrar con precisión el embarazo.

2. **Estudio anatómico.** Todas las pacientes se someten a un estudio anatómico ecográfico exhaustivo en busca de anomalías estructurales. Se recomienda realizar una ecocardiografía fetal a las mujeres con diabetes de tipo 1 o diabetes de tipo 2 mal controlada, o si existe la preocupación de una anomalía cardiaca congénita en la ecografía anatómica.

3. **Ecografía de crecimiento fetal.** Durante el tercer trimestre, se recomienda al menos una ecografía para evaluar el crecimiento fetal.

4. **Vigilancia prenatal.** La vigilancia fetal semanal o bisemanal mediante pruebas no estresantes o perfiles biofísicos se implementa entre las 28 y 32 semanas de gestación, dependiendo del control glucémico y otras complicaciones.

VI. TRATAMIENTO INTRAPARTO Y POSPARTO

A. Ruta y horario de entrega

1. **Parto prematuro.** El riesgo de parto prematuro espontáneo no aumenta en las pacientes con diabetes, aunque el riesgo de parto prematuro indicado médicamente aumenta en las pacientes con enfermedad microvascular como resultado de la restricción del crecimiento fetal, las pruebas fetales no tranquilizadoras y la hipertensión materna. Los corticoesteroides prenatales para inducir la madurez pulmonar del feto deben emplearse para las indicaciones obstétricas habituales. Los corticoesteroides pueden provocar una hiperglucemia temporal; por lo tanto, puede ser necesario tratar a las pacientes con insulina adicional o con infusiones continuas de insulina intravenosa (IV) hasta que desaparezca el efecto de los esteroides.

2. **El momento del parto.** En el caso de la DMG controlada con dieta y ejercicio, el parto debe planificarse para las semanas 39 a 40. En el caso de la DMG controlada con medicación, el parto debe planificarse para la semana 39. Las mujeres con diabetes pregestacional bien controlada deben dar a luz a las 39 semanas. Si las mujeres tienen complicaciones de la diabetes o un mal control glucémico, puede considerarse la posibilidad de adelantar el parto.

3. **Vía de parto.** El modo de parto está determinado por el peso fetal calculado (PFC), las condiciones maternas y fetales, y los antecedentes obstétricos. El peso fetal calculado por la ecografía en el que se recomienda un parto por cesárea electiva es una cuestión controvertida. El American College of Obstetricians and Gynecologists recomienda que se discuta el parto por cesárea con un PFC > 4 500 g debido al mayor riesgo de distocia de hombros. Por lo demás, el parto por cesárea se lleva a cabo por las indicaciones obstétricas habituales; sin embargo, el riesgo de parto por cesárea es tan alto como 50% para las

mujeres con diabetes. Las mujeres con diabetes pregestacional y enfermedad microvascular avanzada tienen un mayor riesgo de parto por cesárea debido a la mayor incidencia de restricción del crecimiento fetal, preeclampsia y estado fetal no seguro. Una historia de retinopatía que haya sido tratada en el pasado no es necesariamente una indicación de parto por cesárea. Las pacientes con retinopatía proliferativa activa e inestable o con hemorragia activa pueden beneficiarse de un parto por cesárea electivo.

B. **Gestión de la glucemia durante el parto.** La concentración de glucosa en sangre se controla estrictamente durante el parto. Si se planifica una inducción del parto, se indica a las pacientes que tomen la mitad de su insulina basal habitual en la mañana de la inducción. Durante el parto espontáneo o inducido, la concentración de glucosa en sangre se mide cada 1 o 2 h. La concentración de glucosa en sangre superior a 120 o 140 mg/dL se trata con una infusión de insulina de acción corta por vía intravenosa. La insulina intravenosa es de acción muy corta, lo que permite una respuesta rápida a los cambios en la concentración de glucosa. El trabajo de parto activo también puede estar asociado a la hipoglucemia porque el útero en contracción utiliza los combustibles metabólicos circulantes. La monitorización fetal continua es obligatoria durante el parto.

C. **Posparto**

1. Posparto. Durante el periodo posparto inmediato, las pacientes tienen un mayor riesgo de hipoglucemia, especialmente en el entorno posoperatorio con una ingesta oral mínima. Las pacientes con diabetes pregestacional también pueden experimentar un periodo de "luna de miel" inmediatamente después del parto, con necesidades de insulina muy reducidas que pueden durar hasta varios días. La lactancia también se asocia a una utilización significativa de la glucosa y a una posible hipoglucemia. Para las mujeres con diabetes pregestacional, el uso de metformina y gliburida es compatible con la lactancia.

2. Seguimiento a largo plazo. Las mujeres diagnosticadas de DMG tienen un riesgo de 60% de desarrollar diabetes de tipo 2 a lo largo de su vida. Es importante que las mujeres diagnosticadas de DMG se sometan a una prueba de detección de la diabetes de 4 a 12 semanas después del parto y, a continuación, a un tamizaje rutinario de la diabetes cada 1 a 3 años. El riesgo de desarrollar diabetes puede minimizarse si se consigue un peso corporal normal, se sigue una dieta saludable y se practica ejercicio.

Lecturas recomendadas

American College of Obstetricians and Gynecologists. ACOG Practice Bulletin No. 190: gestational diabetes mellitus. *Obstet Gynecol* 2018;131(2):e49–e64.

American College of Obstetricians and Gynecologists. ACOG Practice Bulletin No. 201: pregestational diabetes mellitus. *Obstet Gynecol* 2018;132(6):e228–e248.

American Diabetes Association. 14. Management of diabetes in pregnancy: *Standards of Medical Care in Diabetes—2021*. *Diabetes Care* 2021;44(suppl 1): S200–S210.

Crowther CA, Hiller JE, Moss JR, et al. Effect of treatment of gestational diabetes mellitus on pregnancy outcomes. *N Engl J Med* 2005;352(24):2477–2486.

de Veciana M, Major CA, Morgan MA, et al. Postprandial versus preprandial blood glucose monitoring in women with gestational diabetes mellitus requiring insulin therapy. *N Engl J Med* 1995;333(19):1237–1241.

Feig DS, Donovan LE, Corcoy R, et al; for the CONCEPTT Collaborative Group. Continuous glucose monitoring in pregnant women with type 1 diabetes (CONCEPTT): a multicentre international randomized controlled trial. *Lancet* 2017;390(10110):2347–2359.

Kitzmiller JL, Gavin LA, Gin GD, et al. Preconception care of diabetes. Glycemic control prevents congenital anomalies. *JAMA* 1991;265(6):731–736.

Landon MB, Langer O, Gabbe SG, et al. Fetal surveillance in pregnancies complicated by insulin-dependent diabetes mellitus. *Am J Obstet Gynecol* 1992;167(3):617–621.

Landon MB, Spong CY, Thom E, et al. A multicenter, randomized trial of treatment for mild gestational diabetes. *N Engl J Med* 2009;361(14):1339–1348.

Langer O, Conway DL, Berkus MD, et al. A comparison of glyburide and insulin in women with gestational diabetes mellitus. *N Engl J Med* 2000;343(16):1134–1138.

Metzger BE, Lowe LP, Dyer AR, et al; for the HAPO Study Cooperative Research Group. Hyperglycemia and adverse pregnancy outcomes. *N Engl J Med* 2008;358(19):1991–2002.

Miller EM, Hare JW, Cloherty JP, et al. Elevated maternal hemoglobin A1c in early pregnancy and major anomalies in infants of diabetic mothers. *N Engl J Med* 1981;304(22):1331–1334.

Naylor CD, Sermer M, Chen E, et al; for the Toronto Trihospital Gestational Diabetes Investigators. Cesarean delivery in relation to birth weight and gestational glucose tolerance: pathophysiology or practice style? *JAMA* 1996;275(15):1165–1170.

Parretti E, Mecacci F, Papini M, et al. Third-trimester maternal glucose levels from diurnal profiles in nondiabetic pregnancies: correlation with sonographic parameters of fetal growth. *Diabetes Care* 2001;24(8):1319–1323.

Starikov R, Bohrer J, Goh W, et al. Hemoglobin A1c in pregestational diabetic gravidas and the risk of congenital heart disease in the fetus. *Pediatr Cardiol* 2013;34(7):1716–1722.

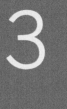

3

Preeclampsia y afecciones hipertensivas relacionadas con el embarazo

Adi Hirshberg

PUNTOS CLAVE

- Los trastornos hipertensivos en el embarazo son una de las principales causas de morbilidad y mortalidad materna, y representan entre 15 y 20% de las muertes maternas en todo el mundo.

- El tratamiento definitivo de la preeclampsia es el parto. Sin embargo, la edad de gestación en el momento del diagnóstico, la gravedad de la enfermedad de la madre, la paridad y el examen cervical (dilatación/desplazamiento) y la madurez pulmonar del feto influyen en el tratamiento obstétrico.

- Debido a los riesgos de empeoramiento de la enfermedad con resultados maternos y neonatales adversos, las pacientes con preeclampsia con características graves deben ser hospitalizadas después del diagnóstico hasta el parto en un centro con recursos maternos y neonatales adecuados, así como con personal fácilmente disponible para proporcionar una estrecha vigilancia y atención.

- Los trastornos hipertensivos del embarazo se asocian a mayor riesgo de desarrollar enfermedades cardiovasculares en etapas posteriores de la vida.

I. CATEGORÍAS DE DESÓRDENES DE HIPERTENSIÓN ASOCIADA CON EL EMBARAZO

A. **Hipertensión crónica.** Hipertensión anterior al embarazo o diagnosticada por primera vez antes de las 20 semanas de gestación.

B. **Hipertensión crónica con preeclampsia superpuesta.** Empeoramiento de la hipertensión y aparición o aumento de la proteinuria, además de una posible trombocitopenia concurrente, o elevación de las transaminasas o de la creatinina después de la semana 20 del embarazo en una mujer con hipertensión crónica conocida. Puede subdividirse en: con o sin características graves.

C. **Hipertensión gestacional.** Hipertensión sin proteinuria y sin síntomas ni pruebas de laboratorio anormales después de las 20 semanas de gestación y vuelve a la normalidad a las 12 semanas posparto (tabla 3-1).

Tabla 3-1. Diagnóstico de preeclampsia *versus* hipertensión gestacional

	Hipertensión gestacional	Preeclampsia sin características graves	Preeclampsia con características graves
HT > 20 semanas	Sí	Sí	Sí
Anteriormente normotensa	Sí	Sí	Sí
PAS	140-159 mm Hg	140-159 mm Hg	≥ 160 mm Hg
PAD	90-109 mm Hg	90-109 mm Hg	≥ 110 mm Hg
Persistente durante 4 h	Sí	Sí	Sí (pero puede diagnosticarse antes para agilizar el trata-miento IV)
Presencia de síntomas	No	No	Sí
Análisis de sangre normales	Sí	Sí	No
Proteinuria: ≥ 300 mg/24 h / Proteínas/creatinina Relación ≥ 0.3 / Prueba de orina ≥ 1+	No	Sí	Sí (pero puede tener una HT grave sin proteinuria)

HT, hipertensión; IV, intravenoso; PAD, presión arterial diastólica; PAS, presión arterial sistólica.

D. **Preeclampsia.** Presiones arteriales > 140 mm Hg sistólica o 90 mm Hg diastólica con proteinuria después de 20 semanas de gestación. Puede subdividirse en con o sin características graves. La preeclampsia puede diagnosticarse en ausencia de proteinuria en el marco de alteraciones de laboratorio, edema pulmonar o cefalea persistente.

E. **Eclampsia.** Actividad convulsiva tónico-clónica generalizada de nueva aparición en una mujer embarazada o que acaba de dar a luz sin antecedentes de un trastorno convulsivo y sin ninguna otra causa. Generalmente, pero no siempre, se asocia con hipertensión o proteinuria o con ambas en el momento de la convulsión.

F. **Síndrome de hemólisis, elevación de enzimas hepáticas y trombocitopenia (HELLP).** Hallazgos clínicos consistentes con hemólisis, pruebas de función hepática elevadas y trombocitopenia.

II. INCIDENCIA Y EPIDEMIOLOGÍA.

Los trastornos hipertensivos en el embarazo son una de las principales causas de morbilidad y mortalidad materna, y representan entre 15 y 20% de las muertes maternas en todo el mundo. La contribución de los trastornos hipertensivos a las muertes relacionadas con el embarazo ha disminuido a cerca de 7% en Estados Unidos (EUA); aunque anteriormente era la segunda causa de mortalidad materna en EUA, después de las complicaciones trombóticas/hemorrágicas, los trastornos hipertensivos se sitúan ahora por debajo de los trastornos cardiovasculares, la infección/sepsis, la cardiomiopatía, la hemorragia y las complicaciones trombóticas. No obstante, siguen contribuyendo de forma importante en los desenlaces adversos maternos y neonatales. La preeclampsia y los trastornos hipertensivos asociados contribuyen a 10% de todos los partos prematuros, la mayoría de los cuales están indicados médicamente para beneficio de la madre.

Más allá de las 20 semanas de gestación, la preeclampsia complica entre 5 y 8% de los embarazos, y la preeclampsia con características graves complica menos de 1% de los embarazos. La eclampsia en sí es mucho menos frecuente, ya que se produce en 0.1% de los embarazos en general, en 2.9% de las pacientes con preeclampsia y en 3.2% de las pacientes con características graves.

Las disparidades raciales son especialmente evidentes en la incidencia y los resultados de los trastornos hipertensivos del embarazo. Las mujeres afroamericanas no solo son más propensas a desarrollar preeclampsia, sino que tienen tres veces más probabilidades de presentar mortalidad relacionada con la preeclampsia y de experimentar una mayor morbilidad, así como mayores tasas de paro cardiaco e insuficiencia cardiaca.

Se han identificado varios factores de riesgo, como se indica en la tabla 3-2. Sin embargo, la mayoría de los casos se dan en mujeres sin factores de riesgo evidentes. Se ha demostrado que la **aspirina en dosis bajas** reduce el riesgo de desarrollar preeclampsia en pacientes con factores de riesgo específicos, como las mujeres con antecedentes médicos de preeclampsia, especialmente cuando tienen menos de 34 semanas, acompañada de un resultado adverso, o preeclampsia en más de un embarazo anterior. La aspirina a dosis bajas también se recomienda para pacientes con otros factores de alto riesgo (embarazo múltiple, hipertensión o diabetes preexistentes, enfermedad renal o enfermedad autoinmune) y también puede considerarse si la paciente tiene más de un factor de riesgo moderado (nuliparidad, obesidad, antecedentes familiares en la madre o la hermana, nivel socioeconómico bajo, edad de 35 años o más). La dosis recomendada es de 81 mg/día, y debe iniciarse después de las 12 semanas de gestación (e idealmente antes de las 16 semanas).

A pesar de ser una de las principales causas de morbilidad materna y fetal en todo el mundo, su etiología sigue siendo desconocida. Se han propuesto muchas teorías, incluida la isquemia uteroplacentaria crónica relacionada con la invasión trofoblástica anormal de las arterias espirales maternas y una respuesta inmunológica materna anormal. Es probable que todo ello acabe provocando un desequilibrio en los factores angiogénicos. El aumento del tromboxano A2 en comparación con la prostaciclina puede conducir a un intenso estado de vasoespasmo sistémico con la consiguiente hipertensión, proteinuria y edema.

III. DIAGNÓSTICO.

La preeclampsia se presenta clásicamente como hipertensión y proteinuria después de las 20 semanas de gestación. Sin embargo, la presencia de proteinuria no es necesaria en caso de hipertensión grave (> 160 mm Hg sistólica o 110 mm Hg diastólica). El espectro clínico de la preeclampsia va de leve a grave. La mayoría de las pacientes tiene una forma no grave de la enfermedad que se desarrolla al final del tercer trimestre. La cantidad de proteinuria no predice el resultado perinatal y no influye en la gravedad de la enfermedad ni en el tratamiento. Algunas

Tabla 3-2. Factores de riesgo de los trastornos hipertensivos

Factores de riesgo
Nuliparidad
Embarazo múltiple
Preeclampsia en un embarazo anterior
Hipertensión crónica preexistente
Diabetes pregestacional y gestacional
Trombofilia
Lupus eritematoso sistémico
Índice de masa corporal > 30 antes del embarazo
Síndrome de anticuerpos antifosfolípidos
Edad materna 35 años o más
Enfermedad renal
Tecnología de reproducción asistida
Apnea obstructiva del sueño

Fuente: Reproducida con permiso del American College of Obstetricians and Gynecologists. Gestational hypertension and preeclampsia. *Obstet Gynecol* 2020;135(6):1492-1495.

pacientes también presentan edema no dependiente (edema de manos y cara), pero esto ya no forma parte de los criterios de diagnóstico de la preeclampsia.

A. **Criterios para el diagnóstico de preeclampsia sin características graves**

1. **La hipertensión** se define como una elevación de la presión arterial hasta 140 mm Hg sistólica o 90 mm Hg diastólica en dos mediciones con un intervalo mínimo de 4 h, entre cada medición. Estas deben realizarse en posición sentada a la altura del corazón, y debe garantizarse el tamaño adecuado del manguito.

2. **Proteinuria** definida como un mínimo de 300 mg de proteína en un periodo de 24 h, una relación proteína/creatinina ≥ 0.3, o una tira reactiva de orina de 2+.

B. **Criterios para el diagnóstico de la preeclampsia con características severas** *no todos los criterios enumerados aquí son necesarios para hacer un diagnóstico.*

1. **Presión arterial** > 160 mm Hg sistólica o 110 mm Hg diastólica con las lecturas diagnósticas tomadas dos veces con al menos 4 h de diferencia. La hipertensión severa puede ser verificada antes de las 4 h si es persistente para ayudar a la administración oportuna de la terapia antihipertensiva.

2. **Síntomas que sugieren disfunción orgánica.** Nuevas alteraciones visuales como escotomas, diplopía, ceguera o cefalea severa persistente. Otros síntomas como el dolor severo y persistente en el cuadrante superior derecho o el dolor

epigástrico severo que no responde a la medicación y que no se atribuye a otra causa médica son sugestivos de distensión de la cápsula hepática o de necrosis hepática y se consideran características severas de la preeclampsia.

3. **Edema pulmonar**

4. **La insuficiencia renal** se define como creatinina sérica > 1.1 mg/dL.

5. **La trombocitopenia** se define como un recuento de plaquetas de < 100 000.

6. **Disfunción hepatocelular.** Transaminasas elevadas (más del doble del límite superior de concentración normal, la aspartato aminotransferasa [AST] suele estar más elevada que la alanina aminotransferasa [ALT]).

Nota: La restricción del crecimiento fetal ya no es un indicador de enfermedad grave ni una indicación para el parto. Sin embargo, dada la isquemia uteroplacentaria crónica, la restricción del crecimiento fetal y el oligohidramnios se observan comúnmente en embarazos complicados por preeclampsia. Esto puede afectar al tratamiento obstétrico.

C. **Síndrome HELLP.** Representa una presentación alternativa y grave de la preeclampsia y refleja disfunción orgánica sistémica. El síndrome HELLP puede aparecer sin hipertensión ni proteinuria (15%). El diagnóstico no requiere que estén presentes todas las anomalías de laboratorio (HELLP parcial).

IV. **COMPLICACIONES.** Las complicaciones de la preeclampsia dan lugar a una tasa de mortalidad materna de aproximadamente 3 por cada 100 000 nacidos vivos en EUA. Se observan tasas más elevadas en centros con recursos limitados. La morbilidad materna puede incluir complicaciones del sistema nervioso central (p. ej., convulsiones, hemorragia intracerebral y ceguera), coagulación intravascular diseminada (CID), insuficiencia o rotura hepática, edema pulmonar y *desprendimiento de placenta* que provoca hemorragia materna o insuficiencia renal aguda o ambas. La mortalidad fetal aumenta notablemente la gravedad del proceso de la enfermedad. La morbilidad fetal puede incluir la muerte del feto, la restricción del crecimiento fetal intrauterino, la acidemia fetal y las complicaciones de la prematuridad.

V. **CONSIDERACIONES SOBRE EL TRATAMIENTO**

A. **El tratamiento definitivo de la preeclampsia es el parto.** Sin embargo, la gravedad de la enfermedad, los antecedentes obstétricos maternos y el examen cervical, la edad de gestación en el momento del diagnóstico y del parto, y la madurez pulmonar del feto influyen en el tratamiento obstétrico. El parto suele estar indicado si hay pruebas fetales no tranquilizadoras en un feto viable o si el estado materno se deteriora independientemente de la edad de gestación o la madurez fetal.

B. **Se debe considerar el parto** para todas las pacientes de 37 o más semanas con cualquier grado de hipertensión gestacional o preeclampsia.

C. En el caso de pacientes con **gestación prematura y preeclampsia sin características graves/hipertensión gestacional**, los embarazos pueden continuar con una estrecha observación, como se indica en la sección VI, hasta las 37 semanas de gestación. El parto antes de las 37 semanas está indicado en caso de progresión a preeclampsia con características graves (25 a 50%), pruebas fetales no tranquilizadoras o inestabilidad materna.

D. Si la paciente tiene preeclampsia con características graves, el tratamiento varía según la gravedad de la enfermedad de la paciente y la edad de gestación, equilibrando el riesgo materno de empeoramiento de la enfermedad con el beneficio fetal de la prolongación de la gestación. Si la paciente tiene > 34 semanas, la recomendación del American College of Obstetricians and Gynecologists (ACOG) es el parto. Antes de las 34 semanas, hay tres opciones de tratamiento: el parto inmediato, la betametasona y el parto, y el tratamiento expectante. El momento del parto se analiza con más detalle en la sección VII.

E. **El tratamiento expectante implica la hospitalización y la vigilancia materna y fetal frecuente.** Esto solo debe llevarse a cabo en pacientes cuidadosamente seleccionadas después de un período inicial de observación para asegurar la estabilidad de la embarazada. La vigilancia de estas pacientes incluye pruebas materno-fetales diarias, signos vitales de rutina y control de síntomas de preeclampsia. Las pacientes pueden incluso recibir medicación antihipertensiva oral para controlar su presión arterial. Las mujeres con hipertensión no controlada a pesar de las dosis máximas de dos medicamentos antihipertensivos, eclampsia, ictus, trombocitopenia, disfunción hepatocelular, edema pulmonar, compromiso de la función renal o síntomas neurológicos persistentes no son candidatas al tratamiento expectante. Dado el riesgo materno con el objetivo de prolongar la gestación, no se recomienda el tratamiento expectante en caso de muerte fetal, anomalía letal o edad de gestación prematura.

F. **El modo de parto no tiene por qué ser una cesárea.** Hay que valorar una serie de factores como la posición fetal, el estado materno, la edad de gestación, los antecedentes obstétricos y el estado cervical, y el estado fetal. En edades de gestación tempranas, no está contraindicada la inducción del parto en pacientes con preeclampsia con características graves; sin embargo, la tasa de éxito es baja. El equipo tratante debe sopesar los riesgos de progresión de la enfermedad frente al tiempo necesario para inducir el parto y prever la tolerancia fetal al mismo.

VI. MANEJO CLÍNICO DE LA HIPERTENSIÓN GESTACIONAL Y PREECLAMPSIA SIN CARACTERÍSTICAS GRAVES

A. **Manejo prenatal.** El manejo de la hipertensión gestacional y la preeclampsia sin características graves es el mismo. El tratamiento conservador de la hipertensión gestacional y la preeclampsia sin características graves suele consistir en la evaluación diaria de la madre para detectar síntomas y movimientos fetales; controles quincenales de la presión arterial, y evaluación semanal del recuento de plaquetas, enzimas hepáticas y creatinina. No se recomienda el reposo estricto en cama ni la restricción de sal.

1. Evaluación de la madre

a. Las mujeres deben **evaluarse para detectar signos y síntomas** de preeclampsia con rasgos severos.

b. La **evaluación inicial de laboratorio** incluye el recuento de plaquetas, las transaminasas, hemoglobina/hematocrito, creatinina y relación proteína/creatinina en orina.

c. Si no se cumplen los criterios de preeclampsia con características graves, deben realizarse estudios de laboratorio a intervalos semanales para evaluar el empeoramiento de la enfermedad.

d. Las **indicaciones maternas para el parto** incluyen una edad de gestación, ≥ 37 semanas; trombocitopenia (< 100 000); deterioro progresivo de la función hepática o renal; desprendimiento de la placenta; edema pulmonar, y persistencia de cefaleas, cambios visuales o dolor epigástrico.

e. Los agentes antihipertensivos no se administran de forma rutinaria porque no se ha demostrado que mejoren el resultado en casos de preeclampsia sin características graves.

f. Cuando esté indicado el parto temprano, el parto por cesárea debe reservarse para las indicaciones obstétricas habituales, prefiriéndose el parto vaginal cuando sea apropiado. El parto por cesárea debe reservarse para los casos en los que las pruebas fetales no sean tranquilizadoras, cuando no sea posible realizar una evaluación fetal adicional o cuando un estado materno que se deteriore rápidamente exija un parto rápido (p. ej., síndrome HELLP con disminución del recuento de plaquetas, desprendimento de placenta, hipertensión refractaria alejada del parto).

2. Evaluación fetal

a. Se debe realizar una ecografía inicial en el momento del diagnóstico para descartar la restricción del crecimiento fetal intrauterino o el oligohidramnios. También puede realizarse una prueba sin estrés (PSE) o un perfil biofísico, según esté indicado.

b. Se recomienda realizar una ecografía cada 3 semanas para comprobar el crecimiento. Se recomiendan las pruebas PSE dos veces por semana con mediciones del índice de líquido amniótico. La frecuencia de estas pruebas puede modificarse en función de los hallazgos observados durante las evaluaciones.

c. Cualquier **cambio en el estado de la madre** debe hacer que se evalúe el estado del feto.

d. Las indicaciones fetales para el parto incluyen pruebas fetales no tranquilizadoras. Si se observa una restricción grave del crecimiento u oligohidramnios o ambos, se recomienda una evaluación adicional del feto con estudios Doppler de la arteria umbilical.

B. Tratamiento intraparto de la preeclampsia

1. El sulfato de magnesio no se recomienda de forma rutinaria para las mujeres con preeclampsia sin características graves o hipertensión gestacional, a menos que se presenten síntomas de empeoramiento de la enfermedad/características graves (hipertensión grave: presión arterial sistólica > 160 mm Hg, presión arterial diastólica > 110 mm Hg; síntomas maternos; anomalías de laboratorio).

2. El tratamiento antihipertensivo no se recomienda a menos que la presión arterial sistólica sea > 160 mm Hg o la presión arterial diastólica sea > 110 mm Hg.

3. Se recomienda la monitorización electrónica continua del feto, dado el potencial de disfunción placentaria en el entorno preeclámptico. La monitorización debe establecerse durante la evaluación inicial, la inducción del parto y el propio parto. No se recomienda la monitorización continua durante los intervalos de tratamiento expectante prolongado. Los patrones que sugieren compromiso fetal incluyen taquicardia persistente, variabilidad mínima o ausente de la frecuencia cardiaca fetal y desaceleraciones tardías recurrentes que no responden a las medidas de reanimación estándar.

4. En general, los pacientes pueden recibir **anestesia epidural** de forma segura si el recuento de plaquetas es > 70 000 y no hay evidencia de CID. Se prefiere la anestesia regional dado el potencial de edema de las vías respiratorias y el fracaso de la intubación. Debe considerarse la colocación temprana de un catéter epidural cuando el recuento de plaquetas es razonable y existe la preocupación de que pueda disminuir. Toda anestesia debe ser administrada por personal debidamente capacitado y con experiencia en el cuidado de mujeres con preeclampsia, dados los cambios hemodinámicos asociados con

esta condición. Debe garantizarse una precarga adecuada para minimizar el riesgo de hipotensión aguda.

5. No se recomienda una fluidoterapia agresiva dado el riesgo de edema pulmonar debido a la fuga capilar. La **monitorización central invasiva** de la madre rara vez está indicada, incluso en el caso de preeclampsia con características graves.

C. **Manejo del posparto.** El estado de la madre puede empeorar inmediatamente después del parto. Sin embargo, los signos y síntomas suelen empezar a resolverse entre 24 y 48 h después del parto y, en la mayoría de las mujeres, suele resolverse en 1 o 2 semanas. La presión arterial puede empeorar en la primera semana después del parto y debe controlarse entre 7 y 10 días después del parto, ya sea mediante una evaluación en persona o un control en casa. Si la paciente desarrolla síntomas de preeclampsia mientras tanto, debe ser evaluada en la consulta o antes en el hospital.

VII. TRATAMIENTO DE LA PREECLAMPSIA CON CARACTERÍSTICAS GRAVES (fig. 3-1)

A. **Momento del parto**

1. Si es prematura o > **34 semanas de gestación**, el parto está indicado. El parto no debe retrasarse para la administración de esteroides en el periodo prematuro tardío.

2. Antes de las 34 semanas, se puede intentar el **tratamiento expectante** a menos que haya evidencia de eclampsia, edema pulmonar, CID, ictus, hipertensión severa incontrolable, feto no viable, resultados anormales de las pruebas fetales, desprendimiento de la placenta o muerte fetal intraparto. En estas situaciones, el objetivo es estabilizar a la madre y luego el parto (véase la fig. 3-1). Si la paciente presenta síntomas persistentes, HELLP, HELLP parcial, restricción del crecimiento fetal con oligohidramnios grave (máxima columna vertical de líquido libre < 2 cm) o flujo diastólico final invertido en los estudios Doppler de la arteria umbilical, parto, rotura prematura de membranas o disfunción renal significativa, el objetivo es administrar betametasona para la maduración pulmonar del feto y planificar el parto después de 48 h. Si la paciente no cumple ninguno de los criterios para el parto, se recomienda la administración de corticoides prenatales y la conducta expectante hasta las 34 semanas. El tratamiento antihipertensivo oral (labetalol o nifedipino) puede utilizarse para controlar la hipertensión en este contexto. El parto puede realizarse antes de las 34 semanas si la paciente presenta indicios de empeoramiento de la enfermedad. Dos ensayos aleatorios realizados en EUA compararon el parto inmediato con el tratamiento expectante en madres con preeclampsia de características graves. Estos ensayos demostraron que el tratamiento expectante permitía prolongar el embarazo unos 7 días con una reducción significativa de las complicaciones neonatales totales de 75 a 33%. La desventaja del tratamiento expectante es que la preeclampsia con características graves puede provocar complicaciones agudas y a largo plazo para la paciente, incluido el deterioro progresivo del estado materno y fetal.

3. Debido a los riesgos de un rápido deterioro, las pacientes con preeclampsia con características graves deben ser hospitalizadas tras el diagnóstico en un centro con recursos maternos y neonatales adecuados, así como con personal fácilmente disponible para proporcionar una estrecha vigilancia y atención.

4. La monitorización hospitalaria debe incluir la evaluación frecuente de los signos vitales y los síntomas, la evaluación fetal diaria (PSE) y la evaluación de laboratorio en serie, cuya frecuencia depende de la estabilidad materna.

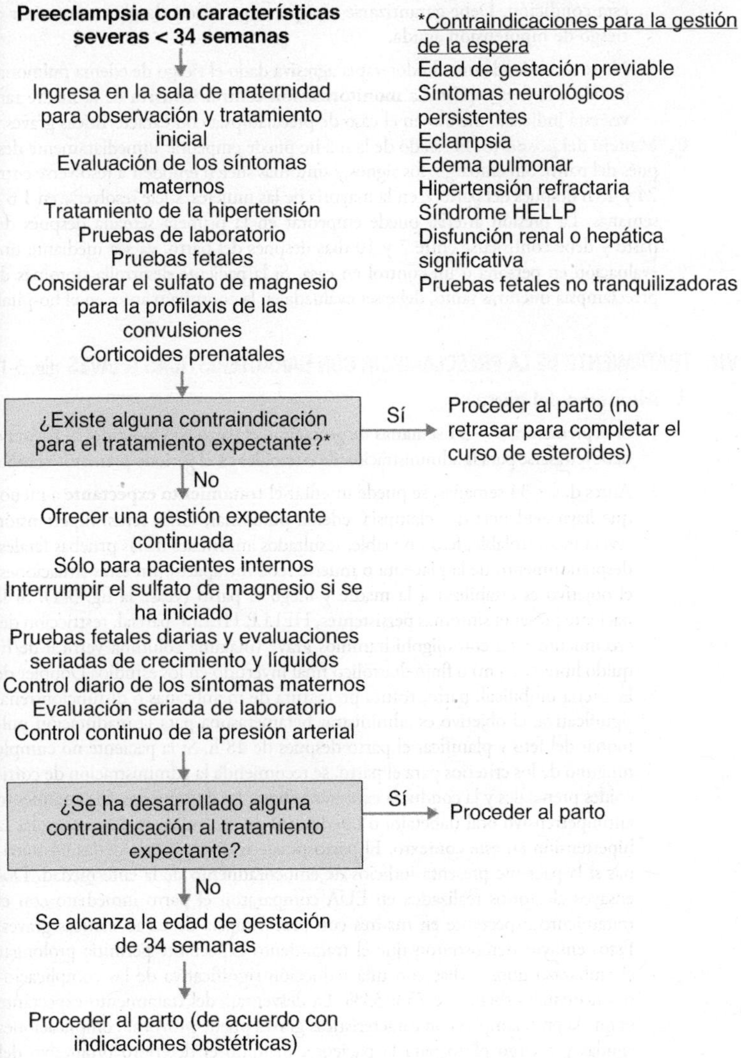

Preeclampsia con características severas < 34 semanas

↓

Ingreso en la sala de maternidad para observación y tratamiento inicial
Evaluación de los síntomas maternos
Tratamiento de la hipertensión
Pruebas de laboratorio
Pruebas fetales
Considerar el sulfato de magnesio para la profilaxis de las convulsiones
Corticoides prenatales

*Contraindicaciones para la gestión de la espera
Edad de gestación previable
Síntomas neurológicos persistentes
Eclampsia
Edema pulmonar
Hipertensión refractaria
Síndrome HELLP
Disfunción renal o hepática significativa
Pruebas fetales no tranquilizadoras

↓

¿Existe alguna contraindicación para el tratamiento expectante?* — **Sí** → Proceder al parto (no retrasar para completar el curso de esteroides)

↓ No

Ofrecer una gestión expectante continuada
Sólo para pacientes internos
Interrumpir el sulfato de magnesio si se ha iniciado
Pruebas fetales diarias y evaluaciones seriadas de crecimiento y líquidos
Control diario de los síntomas maternos
Evaluación seriada de laboratorio
Control continuo de la presión arterial

↓

¿Se ha desarrollado alguna contraindicación al tratamiento expectante? — **Sí** → Proceder al parto

↓ No

Se alcanza la edad de gestación de 34 semanas

↓

Proceder al parto (de acuerdo con indicaciones obstétricas)

Figura 3-1. Manejo de la preeclampsia prematura con características graves.

B. **Manejo intraparto.** El manejo intraparto debe centrarse en el tratamiento de la hipertensión severa para prevenir los accidentes cerebrovasculares y la prevención de las convulsiones.

1. El sulfato de magnesio (normalmente 6 g de carga intravenosa [IV] seguido de una infusión de 2 g/h) se utiliza como profilaxis de las convulsiones en pacientes con preeclampsia con características graves. Las alternativas aceptables son 4 g en bolo intravenoso o infusiones continuas de 1 g/h. Debido a que el

sulfato de magnesio se excreta por los riñones, las pacientes con compromiso renal pueden necesitar una dosis alternativa (p. ej., si la paciente tiene evidencia de una función renal reducida, es decir, creatinina sérica > 1.1 mg/dL la dosis de mantenimiento de sulfato de magnesio puede iniciarse a 1 g/h después del bolo inicial; si la creatinina de la paciente es > 2.5 mg/dL, puede no ser necesaria una dosis de mantenimiento). Se ha sugerido que los pacientes con un índice de masa corporal (IMC) elevado pueden necesitar dosis más altas. La inyección intramuscular (dosis de carga de 10 g seguida de 5 g cada 4 h) puede utilizarse en pacientes sin acceso venoso. El sulfato de magnesio se inicia cuando se toma la decisión de proceder al parto y se continúa durante al menos 24 h después del mismo. El sulfato de magnesio debe continuar durante un parto por cesárea. El sulfato de magnesio ha demostrado ser el agente de elección para la profilaxis de las convulsiones en ensayos clínicos aleatorizados doble ciego contra el placebo y los antiepilépticos convencionales. En pacientes con miastenia gravis o hipocalcemia, el sulfato de magnesio está contraindicado y no debe administrarse. La diuresis debe controlarse cuidadosamente. Se debe considerar un nivel de magnesio en suero si se sospecha de una función renal reducida mientras se administra el sulfato de magnesio. Los signos y síntomas de toxicidad materna incluyen la pérdida de reflejos tendinosos profundos, somnolencia, depresión respiratoria, arritmia cardiaca y, en casos extremos, colapso cardiovascular. Los niveles de magnesio en suero o la interrupción de la infusión pueden estar indicados en presencia de disfunción renal o preocupación por la toxicidad. El gluconato de calcio (10 mL de solución al 10%) puede utilizarse para revertir los signos de sobredosis.

2. **La hipertensión grave** puede controlarse con agentes como la hidralazina intravenosa (dosis de 5 a 10 mg cada 20 min durante dos dosis), el labetalol intravenoso (contraindicado en caso de asma grave o algunas enfermedades cardiacas, 20 a 40 mg intravenosos cada 15 min según sea necesario) o el nifedipino oral (10 a 20 mg cada 20 min). El tratamiento debe administrarse en un plazo de 30 a 60 min en caso de hipertensión grave persistente. Los bloqueadores de los canales de calcio y el sulfato de magnesio pueden utilizarse con seguridad junto con una estrecha vigilancia de los signos vitales de la madre. El nitroprusiato de sodio debe evitarse antes del parto debido a la potencial toxicidad fetal por cianuro. Es importante evitar las reducciones grandes o bruscas de la presión arterial porque la disminución del volumen intravascular y la mala perfusión uteroplacentaria pueden provocar una insuficiencia placentaria aguda y la consiguiente pérdida de seguridad respecto al bienestar fetal.

3. **La monitorización cuidadosa del balance de líquidos** es fundamental porque la preeclampsia se asocia a una disfunción endotelial que conduce a una disminución del volumen intravascular, edema pulmonar y oliguria. La diuresis debe controlarse cuidadosamente, en especial en pacientes con disfunción renal subyacente. Los diuréticos están indicados cuando hay edema pulmonar.

4. **Evaluación de laboratorio.** Puede ser necesaria una evaluación seriada para detectar el empeoramiento de la trombocitopenia, la disfunción renal o hepática, o el síndrome HELLP. Si hay preocupación por la CID, deben evaluarse los parámetros de coagulación y disponer de los productos sanguíneos adecuados si es necesario.

5. **Se recomienda la monitorización continua de la frecuencia cardiaca fetal.** La reducción de la variabilidad de la frecuencia cardiaca fetal también puede ser resultado de la administración materna de sulfato de magnesio.

C. Manejo del posparto

1. Dado que las convulsiones eclámpticas posparto suelen producirse en las primeras 48 h y, por lo general, en las primeras 24 h después del parto, la profilaxis con sulfato de magnesio se mantiene durante al menos 24 h. Se sigue vigilando estrechamente el equilibrio de líquidos. Mientras se administra el sulfato de magnesio, se vigila rigurosamente la presión arterial y la diuresis de la paciente. Se recomienda la evaluación de los reflejos pulmonares y tendinosos profundos en busca de evidencias de edema pulmonar o toxicidad por sulfato de magnesio.

2. Hipertensión > 150 mm Hg sistólica o 100 mg Hg diastólica en al menos dos ocasiones con 4 a 6 h de diferencia necesita ser tratada en el periodo posparto con el inicio de una terapia antihipertensiva oral. Algunas pacientes, aunque estén suficientemente estables para el alta, pueden necesitar medicación antihipertensiva hasta 8 semanas después del parto. Un curso corto de furosemida puede disminuir la necesidad de terapia antihipertensiva posnatal.

3. Normalmente, la presión arterial tiende a disminuir en las primeras 48 h después del parto y a aumentar entre 3 y 6 días después. Se recomienda vigilar estrechamente la presión arterial de las pacientes durante las 72 h posteriores al parto y, de nuevo, entre 7 y 10 días después del mismo, ya sea mediante una evaluación en persona o una monitorización en casa. Si la paciente desarrolla síntomas de preeclampsia, debe ser evaluada en la consulta o en el hospital antes.

4. Aunque los antiinflamatorios no esteroideos (AINE) pueden, en teoría, aumentar la presión arterial y la retención de sodio, estos agentes se prefieren a los analgésicos opioides para el control del dolor posparto. Estudios recientes no han demostrado diferencias en la gravedad o la duración de la hipertensión en pacientes posparto tratadas con AINE.

VIII. TRATAMIENTO DE LA ECLAMPSIA

A. Aproximadamente la mitad de las **crisis eclámpticas** se producen antes del parto (la mayoría de ellas en el tercer trimestre), 20% se produce durante el parto y otro 30% se produce en el periodo posparto, la mayoría en las primeras 48 h después del parto. Aunque no existe una constelación clara de síntomas que permita predecir con exactitud qué pacientes sufrirán un ataque ecláptico, la cefalea es un síntoma anunciador frecuente (~ 80% de los casos de eclampsia), pero la mayoría de las mujeres preeclámpticas con cefalea no desarrollan ataques. La eclampsia puede ocurrir sin hipertensión o proteinuria antes del primer episodio de convulsiones (~ 20%).

B. Las complicaciones son mayores en las mujeres que desarrollan preeclampsia anteparto. Estas complicaciones incluyen la muerte, la hemorragia intracerebral, la neumonía por aspiración, la CID, el edema pulmonar, la insuficiencia renal y el síndrome HELLP.

C. Se deben seguir los **principios básicos de la reanimación materna** en el tratamiento inicial de una crisis convulsiva eclámptica con los objetivos de prevenir lesiones maternas, mantener la oxigenación y minimizar la aspiración. Protección de la vía aérea, suplemento de oxígeno, decúbito lateral izquierdo para evitar la compresión uterina de la vena cava y reducir el riesgo de aspiración, acceso intravenoso y control de la presión arterial. La mayoría de las convulsiones eclámpticas es autolimitada. El parto sólo debe producirse DESPUÉS de la estabilización materna.

D. El sulfato de magnesio debe iniciarse para la **prevención de convulsiones recurrentes**. De las mujeres con convulsiones eclámpticas 10% tendrá una convulsión recurrente después de iniciar el sulfato de magnesio.

E. Durante la convulsión suele observarse una **bradicardia fetal transitoria** o una desaceleración de la frecuencia cardiaca fetal, seguida de una **taquicardia fetal transitoria** con pérdida de variabilidad. Lo ideal es reanimar al feto en el útero. El patrón cardiaco fetal suele mejorar tras la reanimación materna. Si la bradicardia o las desaceleraciones persisten, debe sospecharse un desprendimiento de la placenta.

F. La eclampsia es una indicación para el parto pero no necesariamente una **indicación para el parto por cesárea**. No debe iniciarse ninguna intervención hasta que se garantice la estabilidad materna y la crisis convulsiva haya terminado. El modo de parto debe determinarse en función de la edad de gestación, el examen cervical y la estabilidad materna.

G. Se debe realizar un examen neurológico una vez que la paciente se recupere de la convulsión. Si la convulsión es atípica (en su presentación clínica o en el momento del parto –después de 48 a 72 h posparto–) o si persiste algún déficit neurológico, está indicada la obtención de **imágenes cerebrales**.

H. Si un paciente tiene convulsiones recurrentes mientras recibe sulfato de magnesio, puede administrarse una dosis de recarga de 2 a 4 g de sulfato de magnesio una o dos veces. Si las convulsiones persisten después de dos bolos adicionales de sulfato de magnesio, debe considerarse la posibilidad de añadir lorazepam intravenoso. Los pacientes que tienen crisis convulsivas recurrentes a pesar del tratamiento pueden justificar la consulta a neurología y la evaluación de diagnósticos alternativas.

I. La eclampsia se asocia a menudo con el síndrome de encefalopatía posterior reversible (**EPR**) o el síndrome de vasoconstricción cerebral reversible (**SVCR**). Pueden aparecer cefaleas, cambios visuales, confusión o déficits neurológicos focales. Puede ser necesaria una medicación antihipertensiva y antiepiléptica, y se recomienda un seguimiento neurológico.

IX. PREECLAMPSIA POSPARTO

A. La preeclampsia puede presentarse por primera vez después del parto o puede persistir o empeorar en aquellas que ya han sido diagnosticadas con un trastorno hipertensivo del embarazo. Todas las mujeres deben ser dadas de alta en casa con **educación** sobre los signos y síntomas de la preeclampsia.

B. El periodo posparto temprano es el de **mayor riesgo de ictus** y mortalidad materna.

C. Las mujeres que presentan **hipertensión de nueva aparición** y síntomas como cefalea intensa en el periodo posparto deben recibir **sulfato de magnesio**.

X. RIESGO DE RECURRENCIA.
Las pacientes con antecedentes de preeclampsia tienen un mayor riesgo de padecer enfermedad hipertensiva en un embarazo posterior. El riesgo de recurrencia depende de la gravedad y de la edad de gestación al inicio del primer episodio. El riesgo de recurrencia llega a 40% en las mujeres con preeclampsia antes de las 32 semanas de gestación, frente a 10% o menos en las mujeres con preeclampsia cerca del término de la gestación. La eclampsia también se asocia a 2% de riesgo de recurrencia. Existen diferencias raciales, ya que las mujeres de raza negra presentan mayores tasas de recurrencia. La tasa de recurrencia del síndrome

HELLP es de aproximadamente 5%. Las dosis bajas de aspirina pueden reducir el riesgo de preeclampsia recurrente.

XI. RIESGO CARDIOVASCULAR A LARGO PLAZO. Hasta 20% de las mujeres con trastornos hipertensivos del embarazo desarrollarán hipertensión crónica. Los factores de riesgo son la obesidad, la enfermedad grave y la necesidad de tomar medicamentos para la presión arterial después del parto. Los trastornos hipertensivos del embarazo, independientemente del tipo e incluso sin factores de riesgo conocidos, se asocian a un mayor riesgo de enfermedad cardiovascular (insuficiencia cardiaca y enfermedad coronaria), ictus y mortalidad cardiovascular más adelante. También hay un mayor riesgo de diabetes. Además, las mujeres con preeclampsia recurrente, las mujeres con preeclampsia de inicio temprano y las multíparas con diagnóstico de preeclampsia (aunque no sea recurrente) pueden tener un riesgo aún mayor que las que solo tienen hipertensión gestacional. No está claro el mecanismo por el que la preeclampsia conduce a una futura enfermedad cardiovascular, aunque muchos factores de riesgo de la preeclampsia y la enfermedad cardiovascular se solapan. Hay algunos indicios de que la lactancia materna puede disminuir parte del riesgo cardiovascular. Dado este alto riesgo de morbilidad futura, el Task Force on Hypertension in Pregnancy del ACOG recomienda que las mujeres con antecedentes de preeclampsia en un parto anterior a las 37 semanas o que hayan tenido preeclampsia recurrente se sometan a pruebas anuales de presión arterial, lípidos, glucemia en ayunas e IMC.

XII. TRATAMIENTOS PROPUESTOS

A. No hay pruebas que sean fiables para predecir la aparición o la gravedad de la preeclampsia.

B. Se han evaluado varios ensayos analíticos basados en biomarcadores de factores angiogénicos, como la tirosina cinasa soluble tipo fms (sFLT-1), el factor de crecimiento placentario (FCP) y la endoglina soluble, así como estudios de Doppler de la arteria uterina como herramientas para predecir la preeclampsia de inicio temprano. Las pruebas de cribado, tanto solas como combinadas entre sí, tienen un bajo valor predictivo positivo en las mujeres de bajo riesgo.

C. No hay pruebas suficientes que demuestren la eficacia de las intervenciones nutricionales, como las vitaminas C y E, el aceite de pescado, el ajo, la vitamina D, el ácido fólico o los suplementos de calcio o la restricción de sodio, para reducir el riesgo de preeclampsia.

D. Se está investigando si el uso de metformina, sildenafilo o estatinas puede ser eficaz para prevenir la preeclampsia. Estos agentes solo deben utilizarse en el marco de ensayos clínicos.

XIII. IMPLICACIONES PARA EL RECIÉN NACIDO

A. Los bebés nacidos de madres con preeclampsia severa o preeclampsia superpuesta pueden mostrar evidencia de RCIU y con frecuencia nacen prematuramente. Pueden soportar mal el parto y, por lo tanto, requerir reanimación.

B. Los medicamentos utilizados antes o durante el parto pueden afectar al feto.

    1. A veces se observan secuelas a corto plazo de la hipermagnesemia, como hipotonía y depresión respiratoria. La administración materna de sulfato de magnesio a largo plazo rara vez se ha asociado con anomalías paratiroideas neonatales u otras anomalías de la homeostasis del calcio.

    2. Los medicamentos antihipertensivos, incluidos los antagonistas del calcio, pueden tener efectos fetales, incluida la hipotensión en el lactante. Los medicamentos de uso común, como el labetalol, el nifedipino, la hidralazina y el sulfato de magnesio, no suelen ser una contraindicación para la lactancia. El enalapril también puede utilizarse con seguridad en madres lactantes.

    3. El tratamiento con dosis bajas de ácido acetilsalicílico no parece aumentar la incidencia de hemorragias intracraneales, hematomas asintomáticos, hemorragias en las zonas de circuncisión o hipertensión pulmonar persistente.

    4. Aproximadamente un tercio de los bebés nacidos de madres con preeclampsia de inicio temprano con características graves tienen **recuentos de plaquetas reducidos al nacer**, pero los recuentos suelen aumentar rápidamente hasta alcanzar niveles normales. Alrededor de entre 40 y 50% de los neonatos presentan neutropenia que generalmente se resuelve antes de los 3 días de edad. Estos bebés pueden tener un mayor riesgo de infección neonatal.

Lecturas recomendadas

Altman D, Carroli G, Duley L, et al. Do women with pre-eclampsia, and their babies, benefit from magnesium sulphate? The Magpie Trial: a randomised placebo-controlled trial. *Lancet* 2002;359(9321):1877–1890.

American College of Obstetricians and Gynecologists. ACOG Committee Opinion No. 743: low-dose aspirin use during pregnancy. *Obstet Gynecol* 2018;132(1):e44–e52.

American College of Obstetricians and Gynecologists. ACOG Committee Opinion No. 767: emergent therapy for acute-onset, severe hypertension during pregnancy and the postpartum period. *Obstet Gynecol* 2019;133(2):e174–e180.

American College of Obstetricians and Gynecologists. Gestational hypertension and preeclampsia. *Obstet Gynecol* 2020;135(6):1492–1495.

American College of Obstetricians and Gynecologists. Hypertension in pregnancy. http://www.acog.org/Resources-And-Publications/Task-Force-and-Work-Group-Reports/Hypertension-in-Pregnancy. Accessed May 28, 2016.

Lane-Cordova AD, Khan SS, Grobman WA, et al. Long-term cardiovascular risks associated with adverse pregnancy outcomes: JACC review topic of the week. *J Am Coll Cardiol* 2019;73(16):2106–2116.

Levine RJ, Maynard SE, Qian C, et al. Circulating angiogenic factors and the risk of preeclampsia. *N Engl J Med* 2004;350(7):672–683.

Männistö T, Mendola P, Vääräsmäki M, et al. Elevated blood pressure in pregnancy and subsequent chronic disease risk. *Circulation* 2013;127(6):681–690.

Markham KB, Funai EF. Pregnancy-related hypertension. En: Creasy RK, Resnik R, Iams JD, eds. *Creasy & Resnik's Maternal-Fetal Medicine: Principles and Practice*. 7th ed. Philadelphia, PA: WB Saunders; 2014:756–784.

Moussa H, Arian S, Sibai B. Management of hypertensive disorders in pregnancy. *Womens Health (Lond)* 2014;10(4):385–404.

Sibai BM, Barton JR. Expectant management of severe preeclampsia remote from term: patient selection, treatment, and delivery indications. *Am J Obstet Gynecol* 2007;196(6):514.e1–514.e9.

4

Reanimación en la sala de partos

Elizabeth E. Foglia

PUNTOS CLAVE

- La anticipación y la preparación son la clave del éxito de la reanimación en la sala de partos.
- El objetivo principal durante la reanimación después del nacimiento es apoyar la ventilación.
- Los proveedores deben centrarse en el control térmico y asegurarse de que la temperatura del bebé se mantiene normal durante la transición.

I. PRINCIPIOS GENERALES

A. **Panorama general.** En todos los partos debe estar presente alguien con conocimientos de reanimación neonatal básica, cuya responsabilidad principal sea el recién nacido; también debe haber disponibilidad inmediata de un proveedor capaz de realizar una reanimación completa. En el caso de los bebés de alto riesgo, lo ideal es que el parto sea atendido por personal que posea las habilidades necesarias para realizar una reanimación completa.

El más alto nivel de atención para la reanimación en la sala de partos requiere lo siguiente: i) conocimiento de la fisiología perinatal y de los principios de reanimación; ii) dominio de las habilidades técnicas necesarias, y iii) una clara coordinación, comunicación y trabajo en equipo entre los proveedores. El Programa de Reanimación Neonatal (PRN) de la American Academy of Pediatrics/American Heart Association's ofrece un plan de estudios para garantizar que todos los proveedores de cuidados tengan un enfoque coherente de la reanimación y la formación en equipo. El PRN proporciona un enfoque de la reanimación que tiene éxito en un porcentaje muy elevado de casos y ayuda a los clínicos a identificar rápidamente aquellos casos inusuales en los que pueden ser necesarias intervenciones especializadas. En este capítulo se revisan los principios básicos de la fisiología de la transición y la reanimación neonatal. Las recomendaciones de tratamiento específicas para la reanimación neonatal se actualizan continuamente a medida que surgen nuevas pruebas.

B. **Fisiología perinatal.** Antes del nacimiento, los pulmones del feto están llenos de líquido, el intercambio de gases se produce en la placenta y la circulación fetal está intacta. Inmediatamente después del nacimiento, el recién nacido debe realizar la transición al intercambio gaseoso pulmonar y pasar de la circulación fetal a la posnatal. La aireación de los pulmones a partir de la respiración es el desencadenante clave de este proceso: Los pulmones se expanden, se elimina el líquido pulmonar fetal, se establece un intercambio de aire efectivo y terminan las derivaciones circulatorias de derecha a izquierda. El periodo crítico para estos cambios fisiológicos es durante las primeras respiraciones, que dan lugar a la expansión pulmonar y a la elevación de la presión parcial de oxígeno (PO_2) tanto en los alvéolos como en la circulación arterial. La elevación de la PO_2 desde el nivel fetal de aproximadamente 25 mm Hg hasta valores de 50 a 70 mm Hg se asocia con i) la disminución de la resistencia vascular pulmonar, ii) la disminución de la derivación de derecha a izquierda a través del conducto arterioso, iii) el aumento del retorno venoso a la aurícula izquierda, iv) el aumento de la presión auricular izquierda y v) el cese de la derivación de derecha a izquierda a través del agujero oval. El resultado final es la conversión de un patrón circulatorio fetal a uno transicional y neonatal. La oxigenación arterial sistémica adecuada es el resultado de la perfusión de unos pulmones bien expandidos y ventilados y de una circulación adecuada.

La mayoría de los recién nacidos comienzan a respirar al nacer y pasan con éxito al entorno extrauterino sin intervención. Las condiciones en el momento del parto pueden comprometer la capacidad del recién nacido para lograr hacer esta transición sin problema. Los bebés prematuros o los recién nacidos con anomalías congénitas pueden no ser capaces de respirar de forma independiente o eficaz. Estos pacientes necesitan un apoyo dirigido a sus problemas fisiológicos o anatómicos específicos. Los bebés que experimentan un compromiso antes o durante el parto están deprimidos al nacer. Los fetos humanos responden inicialmente a la hipoxia volviéndose apneicos. Incluso un periodo relativamente breve de privación de oxígeno puede dar lugar a una **apnea primaria**. La recuperación rápida de este estado generalmente se consigue con la estimulación y la exposición al oxígeno adecuadas. Sin embargo, la hipoxia sostenida inducirá una **apnea secundaria**. Este estado puede producirse después del nacimiento o en el periodo periparto. Los bebés nacidos durante este periodo requieren reanimación con ventilación asistida y oxígeno (véase sección III.F).

C. **Objetivos de la reanimación**

1. Minimizar la pérdida de calor inmediata secando y proporcionando calor, con lo cual disminuye el consumo de oxígeno del neonato.

2. Apoyar la transición neonatal aplazando el pinzamiento del cordón umbilical al menos entre 30 y 60 segundos después del nacimiento, estimulando la respiración espontánea y proporcionando presión positiva continua de la vía aérea (CPAP, por sus siglas en inglés) a los bebés que respiran espontáneamente y que muestran signos de dificultad respiratoria.

3. Establecer la expansión pulmonar y la ventilación efectiva utilizando la ventilación con presión positiva (VPP) para los bebés que no respiran de forma espontánea o efectiva.

4. Aumentar la PO_2 arterial proporcionando una ventilación alveolar adecuada. No se justifica el uso **rutinario** de oxígeno añadido, pero esta terapia puede ser necesaria en algunas situaciones.

5. Apoyar un gasto cardiaco adecuado según sea necesario.

II. PREPARACIÓN

A. **Anticipación e intercambio de conocimientos.** La anticipación es fundamental para garantizar que se han realizado los preparativos adecuados para un neonato que probablemente requiera reanimación al nacer. Hasta 10% de los recién nacidos llega a necesitar algún tipo de asistencia al nacer, mientras que < 1% requiere medidas de reanimación exhaustivas. Aunque los factores de riesgo conocidos e identificables aumentan la probabilidad de que un recién nacido requiera reanimación, algunos recién nacidos sin factores de riesgo conocidos requieren reanimación de forma inesperada. Por lo tanto, en cada nacimiento debe haber al menos un proveedor cuya única responsabilidad sea el recién nacido y ser capaz de iniciar la reanimación y realizar la VPP.

B. **Factores de riesgo para la reanimación.** Lo ideal es que el equipo obstétrico notifique al equipo pediátrico con suficiente antelación al parto. Así, los proveedores de cuidados pediátricos tienen posibilidad de revisar la historia clínica y los acontecimientos que pueden derivar en un parto de alto riesgo y prepararse para los problemas específicos que hayan anticipado. Si el tiempo lo permite, los problemas deben discutirse con los padres. Los siguientes acontecimientos antes y durante el parto justifican la presencia de al menos dos proveedores en el parto:

1. Prematuridad (< 37 semanas), posmadurez (> 41 semanas), bajo peso al nacer anticipado (< 2.0 kg) o alto peso al nacer (> 4.5 kg)
2. Anomalías congénitas mayores diagnosticadas prenatalmente
3. Oligohidramnios o polihidramnios
4. Anemia fetal
5. Hidropesía fetal (*hidrops fetalis*)
6. Gestación múltiple
7. Hipertensión materna, preeclampsia o eclampsia
8. Cesárea de emergencia
9. Trazado fetal de categoría II o III
10. Líquido amniótico teñido de meconio
11. Historia de un evento perinatal agudo (p. ej., desprendimiento de la placenta, prolapso del cordón umbilical o hemorragia intraparto)
12. Presentación de nalgas
13. Parto asistido (con ventosa o fórceps) o distocia de hombros
14. Terapia de medicación materna (terapia de magnesio en anestesia general, administración de opioides maternos dentro de las 4 horas siguientes al parto)

C. **Equipo necesario.** Cada sala de partos debe contar con equipos y suministros para realizar una reanimación completa.

1. **Equipo de termorregulación.** Cuna radiante, toallas o mantas calientes, y gorro. En el caso de un bebé de muy bajo peso al nacer, se debe disponer de técnicas de calentamiento adicionales, que pueden incluir el precalentamiento de la sala de partos a 26 °C, envoltura de plástico para cubrir al bebé o el uso de un colchón exotérmico. Cuando se combinen técnicas, debe tenerse cuidado para evitar la hipertermia.

2. **Una fuente de oxígeno mezclado (ajustable entre 21 y 100%)** con un caudalímetro ajustable y una longitud adecuada de tubo. Puede ser conveniente un humidificador y un calentador.

3. **Dispositivo respiratorio capaz de suministrar VPP y oxígeno al 100%.** Resucitador de pieza en T, bolsa de inflado de flujo con válvula de cierre ajustable, o bolsa autoinflable con depósito. Las bolsas deben tener el tamaño adecuado para los neonatos (generalmente alrededor de 750 mL).

4. **Máscara(s) facial(es)** de tamaño adecuado para el bebé que se espera.

5. **Máscara laríngea**

6. **Suministros de succión.** Jeringa de bulbo, catéter de succión (10 o 12 French) y fuente de succión (portátil o de pared).

Tabla 4-1. Suministros para la intubación neonatal

Peso del paciente	Tamaño del tubo endotraqueal (diámetro interno)	Hoja de laringoscopio
< 1 kg	2.5 mm	00 o 0 hoja
1-2 kg	3 mm	0 hoja
> 2 kg	3.5 mm	0 o 1 hoja

Fuente: American Academy of Pediatrics, del original perteneciente a la American Academy of Pediatrics, American Heart Association; Weiner GM, Zaichkin J, eds. *Textbook of Neonatal Resuscitation.* 8th ed. Itasca, IL: American Academy of Pediatrics; 2021.

7. Estetoscopio con cabeza de tamaño infantil o prematuro
8. Suministros de intubación (tabla 4-1)
   a. Laringoscopio con hojas núm. 0 y núm. 1. En el caso de los bebés con un peso extremadamente bajo al nacer, puede ser preferible una hoja núm. 00.
   b. Tubos endotraqueales (diámetros internos de 2.5, 3.0 y 3.5 mm)
   c. Estilete
   d. Cinta o dispositivo de sujeción de tubos y tijeras
9. Caja o carro de emergencia equipado
   a. Medicamentos, incluyendo epinefrina (1:10 000), y cloruro de sodio (NaCl) al 0.9% (solución salina normal)
   b. Bandeja de cateterismo umbilical con catéteres de 3.5 y 5 French
   c. Jeringas (1.0, 3.0, 5.0, 10.0 y 20.0 mL), agujas (18 a 25 G), conectores T y llaves de paso
10. Equipo de monitorización
    a. Pulsioxímetro y sensores
    b. Monitor cardiaco y cables de tamaño adecuado
    c. Monitor/indicador de dióxido de carbono (CO_2) para confirmar la posición del tubo endotraqueal (TE) después de la intubación
11. Incubadora de transporte con fuente de calor a pilas y suministro de oxígeno mixto portátil, si la sala de partos no está cerca de la enfermería
D. **Preparación del equipo.** Antes del parto, los proveedores de reanimación deben preparar el equipo.

1. Asegúrese de que la cuna radiante esté encendida y de que hay mantas calientes disponibles.
2. Conecte una mascarilla de tamaño adecuado al dispositivo respiratorio.
   a. Encienda la fuente de gas y ajuste el flujo a 10 L/minuto.
   b. Ajuste el mezclador de oxígeno a la concentración inicial de oxígeno adecuada. Basándose en las pruebas disponibles, las recomendaciones actuales son utilizar **21% de oxígeno como concentración inicial para los bebés a término** y **entre 21 y 30% de oxígeno** para los bebés prematuros < 35 semanas de gestación.
   c. Ajustar el aparato respiratorio para proporcionar una VPP con una presión inspiratoria máxima (PIM) inicial de 20 cm H_2O y una presión positiva al final de la espiración (PEEP) de 5 cm H_2O.

3. Conecte el catéter de succión a la succión de la pared y ajuste la succión entre 80 a 100 mm Hg.

4. Prepare el equipo de intubación:

   a. Asegúrese de que la luz del laringoscopio es funcional y tiene una hoja adecuada para el peso previsto del recién nacido.

   b. Coloque una sonda endotraqueal adecuada para el peso previsto al nacer (véase tabla 4-1). Se puede utilizar un estilete de intubación si la punta se mantiene al menos a 0.5 cm del extremo distal del tubo endotraqueal.

5. Si la situación clínica sugiere que puede requerirse una reanimación extensa, pueden ser necesarias las siguientes acciones:

   a. Prepare una bandeja de cateterización umbilical para la cateterización venosa.

   b. Prepare epinefrina 1:10 000 y solución salina isotónica para el lavado del catéter y la reposición de volumen.

   c. Compruebe que se cuente con otros medicamentos que puedan necesitarse y que estén listos para su administración.

6. Considere cualquier otro dispositivo de posicionamiento o suministros necesarios para los recién nacidos con anomalías congénitas.

7. En el caso de gestaciones múltiples, prepare un puesto de reanimación totalmente equipado para cada recién nacido.

E. **Precauciones universales.** La exposición a la sangre u otros fluidos corporales es inevitable en la sala de partos. Deben practicarse las precauciones universales utilizando gorros, gafas o anteojos, guantes, y batas impermeables hasta que se corte el cordón umbilical y se seque y envuelva al recién nacido.

III. **DURANTE EL PARTO.** Inmediatamente antes del parto, el equipo de reanimación debe comunicarse con el equipo obstétrico para determinar la edad de gestación, el color del líquido amniótico, si existen factores de riesgo adicionales y el plan previsto para el manejo del cordón umbilical (basado en las condiciones maternas y fetales conocidas).

A. **Inmediatamente después del parto, inicie un proceso de evaluación, decisión y acción (reanimación).** El PRN recomienda que, en el momento del nacimiento, se evalúe al bebé planteando tres preguntas básicas: i) ¿Es una gestación a término? ii) ¿Tiene el bebé un buen tono muscular? iii) ¿Llora o respira? Si la respuesta a cualquiera de estas preguntas es "no", se deben aplicar los pasos iniciales de la reanimación. En el recién nacido, esencialmente todos los problemas de reanimación en el periodo posnatal inicial se producen como resultado de un esfuerzo respiratorio inadecuado o de alguna obstrucción de las vías respiratorias. Por lo tanto, la atención inicial debe centrarse en garantizar una vía aérea y una respiración adecuadas.

B. **Momento del pinzamiento del cordón.** Para la mayoría de los bebés no es necesario ningún paso adicional más allá del secado y la provisión de calor y estimulación inicial. Si el bebé respira espontáneamente al nacer, no se debe pinzar y cortar el cordón hasta que hayan transcurrido al menos entre 30 y 60 segundos. En el caso de los recién nacidos que requieren los pasos iniciales de la reanimación (secado, estimulación), estos pueden realizarse antes del pinzamiento del cordón umbilical.

Cuando los neonatos requieren una reanimación más allá de los pasos iniciales debido a un esfuerzo respiratorio inadecuado o ausente, el cordón umbilical debe pinzarse y cortarse poco después del nacimiento. Se siguen realizando estu-

Tabla 4-2. Saturación de oxígeno preductal objetivo (SpO_2) durante los primeros 10 minutos después del nacimiento

1 minuto	60-65%
2 minutos	65-70%
3 minutos	70-75%
4 minutos	75-80%
5 minutos	80-85%
10 minutos	85-95%

Fuente: American Academy of Pediatrics, American Heart Association; Weiner GM, Zaichkin J, eds. *Textbook of Neonatal Resuscitation.* 8th ed. Itasca, IL: American Academy of Pediatrics; 2021.

dios para evaluar la viabilidad y la eficacia de la reanimación con la circulación umbilical aún intacta.

C. **Evaluar la necesidad y la respuesta a la reanimación.** Evalúe si el recién nacido **respira espontáneamente**, si la **frecuencia cardiaca es > 100 lpm** y si el nivel de saturación de oxígeno es adecuado (tabla 4-2). Si alguna de estas tres características es anormal, tome medidas inmediatas para corregir la deficiencia y vuelva a evaluar cada 15 o 30 segundos hasta que todas las características estén presentes y sean estables. Así, cuando se da el apoyo adecuado, los recién nacidos progresan adecuadamente por sí mismos y se evitan las intervenciones demasiado enérgicas. Algunas intervenciones son necesarias en circunstancias específicas.

D. **Pasos iniciales de la reanimación.** Si el recién nacido tiene un esfuerzo respiratorio o un tono muscular pobres, se deben realizar los pasos iniciales de la reanimación.

1. Asegurar una adecuada termorregulación:

   a. En el caso de los bebés prematuros tardíos y a término, se debe secar al bebé por completo y desechar la ropa de cama húmeda, incluida aquella sobre la que está acostado. El secado debe ser minucioso pero suave, sin frotar enérgicamente o intentar limpiar toda la sangre o el vérnix del bebé. Asegúrese de que el bebé permanezca caliente.

   b. Los recién nacidos prematuros requieren técnicas de calentamiento adicionales, como envolver el cuerpo y las extremidades con una cubierta o bolsa de plástico, aplicar un gorro, o utilizar un colchón exotérmico.

2. Colocar al bebé con la cabeza en posición media, con una ligera extensión del cuello.

3. Aspirar a fondo la boca, la orofaringe y las fosas nasales con una pera de aspiración si hay una obstrucción evidente o el bebé requiere una VPP. La estimulación faríngea profunda con una sonda de succión puede provocar arritmias que probablemente sean de origen vagal, así que debe evitarse.

4. Si el recién nacido está apneico (**apnea primaria**), proporcione estimulación táctil, incluyendo el movimiento vigoroso de las plantas de los pies o el frotamiento de la espalda. Las técnicas de estimulación más vigorosas o de otro tipo no tienen valor terapéutico y son potencialmente perjudiciales. Si la respiración no responde a la estimulación táctil en 30 segundos, debe considerarse

que el bebé está en **apnea secundaria** y debe iniciarse la asistencia respiratoria. En esta situación es mejor exagerar con un diagnóstico de apnea secundaria que continuar con los intentos de estimulación que no tienen éxito.

E. **Oxígeno suplementario o CPAP.** Están indicados para la hipoxemia o la dificultad respiratoria. En el entorno fetal normal, los niveles de saturación de oxígeno están muy por debajo de los necesarios durante la vida extrauterina. Estos niveles no se elevan completamente al rango normal posnatal hasta unos 10 minutos después del nacimiento, y los niveles de saturación de oxígeno de 70 a 80% son normales durante varios minutos, tiempo en el que el bebé puede parecer cianótico, aunque se ha demostrado que la apreciación clínica de cianosis es un indicador poco fiable de la saturación real de oxihemoglobina. Sin embargo, una oxigenación insuficiente o excesiva puede ser perjudicial para el recién nacido.

Si el recién nacido respira espontáneamente con una frecuencia cardiaca > 100 lpm pero parece cianótico o tiene una respiración dificultosa, debe colocarse un pulsioxímetro en la extremidad superior derecha (normalmente la muñeca derecha) lo antes posible tras el nacimiento. Si los niveles medidos están por debajo del rango recomendado para el minuto después del nacimiento (véase tabla 4-2), debe administrarse oxígeno suplementario. El oxígeno suplementario puede administrarse sujetando una fuente de oxígeno cerca de la boca del recién nacido (pero sin ocluir la boca). Las fuentes de oxígeno incluyen tubos de oxígeno, la mascarilla de un dispositivo de pieza en T o una bolsa de inflado de flujo, o el depósito de oxígeno (cola) de una bolsa autoinflable. Una concentración inicial de 30% de fracción inspirada de oxígeno (FiO_2) es adecuada.

La CPAP puede estar indicada en el caso de neonatos con respiración espontánea y respiración dificultosa sostenida, como quejido respiratorio o hipoxemia. Una CPAP inicial de 5 cm H_2O es adecuada. Posteriormente, el oxígeno suplementario y la CPAP deben titularse para mantener los niveles de saturación de oxígeno dentro del rango de referencia basado en el minuto después del nacimiento. La CPAP debe aumentarse con precaución para evitar el riesgo de neumotórax.

F. **VPP.** Debe realizarse si el **bebé está apneico o tiene una frecuencia cardiaca < 100 lpm a pesar de la estimulación táctil**, ya que esto representa una **apnea secundaria**. Al iniciar esta intervención, pida ayuda si su equipo no está presente.

1. La mascarilla debe utilizarse junto con el dispositivo respiratorio. La mascarilla debe cubrir la barbilla y la nariz, pero dejar los ojos al descubierto.

2. Después de colocar la cabeza del recién nacido en la línea media con una ligera extensión, las inflaciones iniciales deben administrarse a una presión máxima que sea adecuada para producir una elevación apropiada del tórax. Una presión máxima inicial de 20 cm H_2O es apropiada. Se debe utilizar una frecuencia de 40 a 60 respiraciones por minuto, y se debe reevaluar al bebé en 15 a 30 segundos.

3. Solución de problemas de VPP. El mejor indicador de una ventilación eficaz es el aumento de la frecuencia cardiaca. Si la frecuencia cardiaca se mantiene en < 100 lpm, los proveedores deben solucionar los problemas de funcionamiento de la VPP para abordar los impedimentos comunes. Después de cada ajuste, los proveedores deben seguir evaluando la elevación del tórax y el aumento de la frecuencia cardiaca.

a. Mascarilla y reposicionamiento. Asegúrese de que no haya fugas alrededor de la mascarilla y cambie la posición del bebé para verificar que no hay obstrucción de las vías respiratorias. El bebé debe estar en una "posición de olfateo", con una ligera extensión del cuello.

b. Succión y apertura de la boca. Succione la boca y las fosas nasales y asegúrese de que la boca esté abierta. La mejor forma de conseguirlo es abriendo primero la boca, colocando la parte inferior de la mascarilla sobre la barbilla y haciendo rodar suavemente la mascarilla sobre el puente de la nariz.

c. **Aumentar la presión.** Si la frecuencia cardiaca se mantiene en < 100 lpm a pesar de estos pasos, es posible que la presión sea inadecuada para airear los pulmones. Es posible que se necesiten presiones máximas de 30 a 40 cm H_2O en el recién nacido a término para airear los pulmones. Una vez que se consigue la elevación del tórax y la frecuencia cardiaca comienza a aumentar, las presiones inspiratorias para las siguientes insuflaciones deben ajustarse para garantizar una elevación del tórax adecuada pero no excesiva. Especialmente en los bebés prematuros, debe hacerse todo lo posible para utilizar las presiones mínimas necesarias para el ascenso del tórax y el restablecimiento de la frecuencia cardiaca.

d. Vía aérea alternativa (véase sección III.G).

4. **Duración de la VPP.** La VPP debe continuarse hasta que las respiraciones sean espontáneas y la frecuencia cardiaca sea > 100 lpm. Si la frecuencia cardiaca es > 100 lpm y va en aumento y el recién nacido parece respirar espontáneamente, la VPP puede interrumpirse gradualmente, sin necesidad de una evaluación clínica continua del esfuerzo respiratorio, la frecuencia cardiaca y la saturación de oxígeno.

G. **Vías respiratorias alternativas.** Deben utilizarse si la VPP mediante mascarilla facial sigue siendo ineficaz, después de solucionar los impedimentos más comunes.

1. **Mascarillas laríngeas.** Son fáciles de colocar y resultan eficaces para ventilar a los recién nacidos > 2 000 g. Deben considerarse cuando la VPP con mascarilla facial no es eficaz y la intubación no tiene éxito o no es posible. Las mascarillas laríngeas deben prepararse especialmente en los casos en los que se prevea una vía aérea difícil o una anomalía facial que pueda interferir con la VPP con mascarilla.

2. **Intubación.** Se recomienda cuando la ventilación con bolsa y mascarilla no es eficaz, cuando se administran compresiones torácicas o cuando el lactante requiere ser transportado por más de una distancia corta después de la estabilización. Incluso en estas situaciones, la ventilación eficaz con bolsa y mascarilla puede realizarse durante largos periodos, y resulta preferible frente a repetidos intentos fallidos de intubación o a intentos por parte de personal no supervisado y no familiarizado con el procedimiento. Cuando se requiere una vía aérea alternativa y sólo se dispone de personal inexperto, debe considerarse la posibilidad de utilizar una mascarilla laríngea. La intubación debe ser realizada rápidamente por una persona experta. Si la ventilación inadecuada fue la única causa de la bradicardia, una intubación exitosa dará como resultado un aumento de la frecuencia cardiaca > 100 lpm y una rápida mejora de la saturación de oxígeno. La detección del CO_2 espiratorio mediante un detector colorimétrico es un medio eficaz para confirmar la colocación adecuada del tubo, especialmente en los recién nacidos más pequeños.

La clave del éxito de la intubación es colocar en una posición correcta tanto al bebé como el laringoscopio y conocer los puntos de referencia anatómicos. Si la barbilla, el esternón y el ombligo del bebé están alineados en un mismo plano y si, tras la inserción en la boca del bebé, el mango y la hoja del laringoscopio se alinean en ese plano y se elevan verticalmente en un ángulo de aproximadamente 60 grados con respecto al tórax del bebé, solo uno de los cuatro puntos de referencia anatómicos será visible para el intubador: de dirección cefálica a caudal, estos incluyen la lengua posterior, la vallécula y la epiglotis, la laringe (tráquea y cuerdas vocales), o el esófago. El intubador que realice con éxito este procedimiento observará la punta del laringoscopio y un punto de referencia y deberá saber entonces si el punto de referencia que se observa es en dirección cefálica o caudales a la laringe. El intubador puede ajustar la posición de la hoja varios milímetros y localizar las cuerdas vocales. El tubo endotraqueal puede entonces insertarse bajo visualización directa (véase capítulo 69).

H. Circulación. Si la frecuencia cardiaca se mantiene en < 60 lpm después de la intubación y 30 segundos de ventilación con oxígeno a 100%, se deben iniciar las **compresiones cardiacas**. La mejor técnica es rodear el tórax con ambas manos, colocando los pulgares juntos sobre el tercio inferior del esternón, con los dedos envueltos y apoyando la espalda. Si el neonato está intubado, esto puede hacerse eficazmente estando de pie en la cabecera de la cama junto a la persona que realiza la ventilación y rodeando el pecho con los pulgares apuntando hacia los pies del neonato. Este método garantiza que otros proveedores de cuidados puedan acceder al bebé para su evaluación o la colocación de un catéter umbilical. Una alternativa a ello es colocarse al lado del bebé y rodear el pecho con ambas manos, una configuración "invertida" respecto al primer método. En cualquiera de los dos métodos se comprime el esternón aproximadamente un tercio del diámetro anteroposterior del tórax a un ritmo de 90 veces por minuto en una proporción de tres compresiones por cada inflado. La VPP a través del tubo endotraqueal debe continuar a un ritmo de 30 respiraciones por minuto, coordinadas después de cada tercera compresión.

De manera periódica (60 segundos), suspender brevemente las compresiones para evaluar la frecuencia cardiaca. Evite las interrupciones frecuentes o prolongadas de las compresiones, ya que estas comprometerán el mantenimiento de la perfusión sistémica y coronaria. Si la frecuencia cardiaca es > 60 lpm, se deben suspender las compresiones torácicas y continuar con la ventilación hasta que la respiración sea espontánea. Si la frecuencia cardiaca es de < 60 lpm, deben continuarse las compresiones cardiacas coordinadas y la ventilación.

Los bebés que necesitan asistencia ventilatoria y circulatoria están muy deprimidos y requieren una reanimación inmediata y enérgica. Esto demanda la colaboración de al menos tres personas capacitadas.

I. Medicamentos y expansión de volumen

1. **Epinefrina.** Si la frecuencia cardiaca se mantiene < 60 lpm a pesar de una ventilación adecuada con oxígeno al 100% y compresiones torácicas, está indicada la **epinefrina**. Para los cálculos rápidos, utilice 1, 2 o 3 kg como estimación del peso al nacer. La epinefrina es un potente agonista adrenérgico y actúa tanto en adultos como en neonatos induciendo una intensa vasoconstricción y mejorando la perfusión arterial coronaria (y cerebral). La dosis recomendada se extrapola a partir de la dosis aparentemente eficaz en adultos y se basa tanto en las respuestas medidas como en la experiencia empírica. La dosis intravenosa (IV) de 0.2 mL/kg (0.02 mg/kg) de una solución de epinefrina de 1:10 000 debe administrarse idealmente a través del catéter venoso umbilical y ser lavada en la circulación central. Esta dosis puede repetirse cada 3 o 5 minutos si es necesario.

2. **Expansión de volumen.** Si se han establecido la ventilación y la oxigenación, pero la presión arterial sigue siendo baja o la perfusión periférica es deficiente, puede estar indicada la expansión de volumen. En la mayoría de los casos, el uso de 10 mL/kg de solución salina normal es eficaz, pero en casos específicos, el uso de sangre completa de emergencia puede ser una mejor opción. Otras indicaciones para la expansión de volumen son la evidencia de hemorragia aguda o la mala respuesta a los esfuerzos de reanimación. La expansión de volumen debe realizarse con precaución en los recién nacidos en los que la hipotensión puede estar causada por daño miocárdico por asfixia más que por hipovolemia. Es importante utilizar las normas adecuadas de presión arterial relacionadas con la

edad de gestación y el peso al nacer para determinar el estado de volumen (véase capítulo 40).

3. En la mayoría de las situaciones, la administración de bicarbonato u otras soluciones reguladoras durante la reanimación inmediata no tiene ningún valor. Dado que todos los medicamentos presentan tanto riesgos como beneficios, la administración de fármacos a través de la vena umbilical debe reservarse para aquellos recién nacidos en los que la bradicardia persiste a pesar de una adecuada administración de oxígeno y ventilación, solo después de establecer una vía aérea adecuada.

4. Vía de administración. La vía intravenosa más accesible para la administración neonatal de medicamentos es la cateterización de la vena umbilical (véase capítulo 69), que tiene posibilidad de realizarse de forma rápida y aséptica. Aunque el catéter lleno de solución salina puede ser avanzado hacia la vena cava inferior (es decir, de 8 a 10 cm), en 60 a 70% de los neonatos el catéter puede quedar encajado en un lugar indeseable o peligroso (p. ej., en la vena hepática, portal o pulmonar). Por lo tanto, el catéter solo debe avanzar aproximadamente 2 o 3 cm más allá de la pared abdominal (4 o 5 cm en total en un neonato a término), justo hasta el punto de fácil retorno de la sangre, hasta una posición que sea la más segura para la inyección de fármacos. En esta posición, la punta del catéter estará dentro o justo debajo del conducto venoso. Es importante que todos los medicamentos pasen por el catéter porque no hay flujo a través del vaso después de la separación del cordón.

IV. SITUACIONES ESPECIALES

A. Aspiración de meconio

1. El recién nacido debe ser evaluado inmediatamente para determinar si es vigoroso, lo cual se define por un fuerte esfuerzo respiratorio, un buen tono muscular y una frecuencia cardiaca > 100 lpm. Los recién nacidos vigorosos deben ser tratados como normales, a pesar de la presencia de líquido teñido de meconio. Si tanto el obstetra como el equipo pediátrico que le atiende están de acuerdo en que el bebé es vigoroso, no es necesario separarlo de su madre tras el nacimiento.

   Si el neonato no es vigoroso, deben administrarse las medidas de reanimación adecuadas, empezando por los pasos iniciales y procediendo a la VPP para la apnea en curso. **No se recomienda la aspiración traqueal rutinaria**, pero es importante mantener la vigilancia ante una posible obstrucción de las vías respiratorias por secreciones espesas y aspirar si es necesario.

2. En el caso de los lactantes con riesgo de síndrome de aspiración de meconio que muestren una dificultad respiratoria inicial, deben monitorizarse los niveles de saturación de oxígeno y mantenerse en el rango normal mediante la administración de un soporte respiratorio adecuado (oxígeno suplementario o CPAP).

B. Choque.
Algunos recién nacidos presentan palidez y choque en la sala de partos (véase capítulo 40). El choque puede ser resultado de una pérdida significativa de sangre intraparto debido a separación de la placenta, hemorragia feto-materna, avulsión del cordón umbilical de la placenta, vasa o placenta previa, incisión a través de una placenta anterior en la zona de la cesárea, transfusión gemelar, o rotura de una víscera abdominal (hígado o bazo) durante un parto difícil. También puede ser el resultado de una vasodilatación o pérdida del tono vascular debido a una septicemia

o a una hipoxemia y acidosis. Estos recién nacidos estarán pálidos, taquicárdico (> 180 lpm), taquipneicos e hipotensos con un mal llenado capilar y pulsos débiles Tras iniciar la asistencia respiratoria, puede ser necesaria una transfusión inme diata con concentrados de hematíes O-negativos y la administración de bolos de solución salina normal si la causa subyacente es la pérdida aguda de sangre. Si no se observa una mejoría clínica, deben buscarse las causas de una mayor pérdida de sangre y continuar con una reposición más enérgica de sangre y posibles coloides. E importante recordar que el hematocrito puede ser normal inmediatamente despué del parto si la pérdida de sangre se produjo de forma aguda durante el periodo in traparto. Excepto en los casos de pérdida de sangre masiva y aguda, no es necesario el uso emergente de la reposición de sangre, y la estabilización aguda puede lograrse con soluciones cristaloides. La solución salina normal es la principal opción de líquido de reposición. Esto permite que haya tiempo para obtener los productos adecuados del banco de sangre, si se necesita posteriormente la reposición de sangre

C. **Fuga de aire.** Si un recién nacido no responde a la reanimación a pesar de que la ventilación, las compresiones torácicas y la medicación son aparentemente eficaces hay que considerar la posibilidad de que se trate de un síndrome de fuga de aire Los neumotórax (unilaterales o bilaterales) y el neumopericardio deben descartarse mediante transiluminación, radiografía de tórax o toracocentesis diagnóstica (véase capítulo 69), y tratarse si están presentes.

D. **Prematuridad.** Los bebés prematuros requieren cuidados especiales adicionales en la sala de partos, incluido el apoyo termorregulador con envoltorios o bolsas de plástico o el uso de colchones exotérmicos para evitar la pérdida de calor debido a que la piel es más fina y a que la relación superficie/peso corporal es mayor. La apnea es más probable a edades gestacionales más bajas, y debe anticiparse la VPP. Los pulmones con deficiencia de surfactante poseen poca distensibilidad, y pueden ser necesarias presiones ventilatorias más altas para la primera respiración y las siguientes. Se recomienda encarecidamente el inicio precoz de la CPAP a un neonato prematuro que respira de manera espontánea pero que presenta dificultad respiratoria en la sala de partos. En el análisis conjunto de los ensayos que incluyeron a recién nacidos extremadamente prematuros, dan prioridad al apoyo no invasivo con CPAP en forma inmediata después del nacimiento (en comparación con la intubación empírica y la ventilación mecánica) fue más eficaz para prevenir la muerte o la displasia broncopulmonar.

E. **Anomalías congénitas.** Las anomalías pueden alterar de manera significativa la transición fisiológica del recién nacido después del nacimiento. La preparación ideal para el parto incluye la identificación de cualquier especialista cuya presencia sea necesaria inmediatamente después del nacimiento, como un otorrinolaringólogo para los recién nacidos con anomalías críticas de las vías respiratorias. Los equipos de reanimación deben adaptar su enfoque a la fisiología prevista asociada a la anomalía específica. Por ejemplo, es probable que los recién nacidos con hipoplasia pulmonar necesiten un mayor apoyo respiratorio para establecer la aireación pulmonar y una ventilación eficaz, y los recién nacidos con hernia diafragmática congénita deben ser intubados de inmediato tras el nacimiento. Los recién nacidos con cardiopatías congénitas cianóticas experimentarán tendencias en la saturación de oxígeno tras el nacimiento que son distintas a las de los recién nacidos sin cardiopatías. Por último, los equipos deben estar preparados para el manejo y la colocación especiales de cualquier anomalía externa (como el mielomeningocele o el onfalocele) para evitar traumas o infecciones.

F. **Exposición materna a opioides.** La reversión de la depresión por narcóticos rara vez es necesaria durante los primeros pasos de la reanimación y no se recomienda. Si la madre ha recibido analgesia narcótica a las pocas horas del parto, el recién nacido puede manifestar depresión respiratoria y requerir asistencia respiratoria continua hasta que el efecto del fármaco desaparezca.

V. MONITORIZACIÓN DE LA REANIMACIÓN. La evaluación y las decisiones relativas a las medidas de reanimación deben guiarse por la evaluación de la respiración, la frecuencia cardiaca y la saturación de oxígeno. Se recomiendan los monitores fisiológicos para proporcionar medidas precisas y fiables de la frecuencia cardiaca y la saturación de oxígeno.

A. **Oximetría de pulso.** Se recomienda cuando se proporciona oxígeno suplementario, CPAP o VPP. Varios estudios han examinado el cambio en los niveles de saturación de oxígeno en los minutos posteriores al nacimiento y han definido rangos de percentiles para bebés no comprometidos nacidos a término. Los datos mejor definidos se han obtenido utilizando lecturas realizadas en un lugar "preductal" (es decir, la muñeca derecha) para evitar el efecto potencialmente confuso de la derivación durante la transición a la circulación posnatal. Una vez que se proporciona ventilación asistida u oxígeno suplementario, la concentración de oxígeno debe ajustarse de forma que el valor de saturación de oxígeno preductal medido se encuentre dentro de un intervalo de referencia específico por minuto (véase tabla 4-2), tal como recomienda el PRN. La mejor referencia disponible es el rango intercuartílico de las saturaciones medidas en bebés sanos a término tras un parto vaginal a nivel del mar.

Los sensores de oximetría de pulso pueden aplicarse inmediatamente después del nacimiento y utilizarse con éxito para proporcionar información sobre la saturación de oxígeno. Puede tardar entre 60 y 90 segundos el obtener una lectura precisa; la pulsioximetría puede fallar si el gasto cardiaco es bajo o la perfusión es deficiente.

B. **Monitor cardiaco (electrocardiograma).** Se recomienda su uso para obtener una medición más precisa de la frecuencia cardiaca durante la reanimación extensa. Las evaluaciones clínicas de la frecuencia cardiaca a partir de la palpación y la auscultación no son precisas durante la reanimación en la sala de partos. La frecuencia del pulso a partir de los oxímetros de pulso tiende a subestimar la frecuencia cardiaca en comparación con los electrocardiogramas en los primeros minutos después del nacimiento, probablemente debido a la mala perfusión. Por lo tanto, si la reanimación avanza hacia la intubación, debe utilizarse un monitor cardiaco para proporcionar un método rápido y preciso de evaluar la frecuencia cardiaca, que es el principal parámetro utilizado para valorar la eficacia de las intervenciones de reanimación. Las derivaciones pueden aplicarse rápido, y la frecuencia cardiaca es factible determinarla en 30 segundos. Los proveedores de cuidados deben ser conscientes de la posibilidad de que se produzca una actividad eléctrica sin pulso en el recién nacido deprimido.

C. **Detectores de CO_2 espiratorio.** Se recomiendan para confirmar la colocación adecuada del tubo endotraqueal en la tráquea tras la intubación.

D. **Puntuaciones de Apgar.** Se asignan convencionalmente después del nacimiento y se registran en la ficha del recién nacido. La puntuación de Apgar consiste en el total de puntos asignados a cinco signos objetivos del recién nacido. Cada signo se evalúa y se le asigna una puntuación de 0, 1 o 2. Normalmente se anotan las puntuaciones totales a los 1 y 5 minutos del nacimiento. Si la puntuación a los 5 minutos es 6 o menos, se anota la puntuación en intervalos sucesivos de 5 minutos hasta que sea > 6 (tabla 4-3). Una puntuación de 10 indica un bebé en perfecto estado; esto es bastante inusual porque la mayoría de los bebés tienen algún grado de acrocianosis.

VI. CUIDADOS POSTERIORES A LA REANIMACIÓN

A. **Principios generales.** Los recién nacidos que reciben reanimación en la sala de partos pueden experimentar un deterioro fisiológico incluso después de que los signos vitales y la exploración física se normalicen. Puede estar indicada la monitorización continua de la temperatura, el estado respiratorio, la presión

Tabla 4-3. Sistema de puntuación Apgar

Signo	Puntuación		
	0	**1**	**2**
Ritmo cardiaco	Ausente	< 100 lpm	> 100 lpm
Esfuerzo respiratorio	Ausente	Lento (irregular)	Buen llanto
Tono muscular	Hipotónico	Cierta flexión de las extremidades	Movimiento activo
Irritabilidad refleja	No hay respuesta	Mueca o gesticulación leve	Tos o estornudos
Color	Cianosis generalizada	Acrocianosis	Sonrosado

Fuente: Adaptada con permiso de Apgar V. A proposal for a new method of evaluation of the newborn infant. *Curr Res Anesth Analg.* 1953;32(4):260-267.

arterial, la glucosa y los electrolitos, y el estado neurológico. El lugar ideal para el recién nacido tras el parto (sala de neonatos o unidad de cuidados intensivos neonatales) depende de la intensidad de la reanimación y del estado clínico del recién nacido tras la reanimación.

B. Cuidados posresucitación después de una reanimación extensa (intubación o compresiones cardiacas). Una vez que se ha establecido una vía aérea adecuada, se ha conseguido una ventilación óptima y la frecuencia cardiaca supera los 100 lpm, el bebé debe ser trasladado a la unidad de cuidados intensivos neonatales. La exploración física, la evaluación de los signos vitales y los resultados de las pruebas, incluida la radiografía de tórax, ayudarán a identificar con mayor claridad las necesidades de intervenciones específicas.

C. Hipotermia terapéutica inducida. Iniciarla dentro de las 6 horas siguientes al nacimiento es el tratamiento estándar para los neonatos nacidos con ≥ 36 semanas de gestación que manifiestan una encefalopatía hipóxico-isquémica (EHI) de moderada a grave, ya que ayuda a mejorar los resultados del neurodesarrollo. El papel del enfriamiento pasivo requiere igualmente una evaluación más completa, pero tiene sentido evitar el calentamiento activo de un neonato para el que se está considerando esta terapia, solo se debe tener cuidado de que la temperatura del lactante no descienda por debajo de unos 33.5 °C. Evitar la **hipertermia** materna o neonatal está justificado y puede prevenir lesiones neurológicas sutiles (véase capítulo 55). La eficacia de la hipotermia terapéutica para mejorar los resultados neurológicos de otras poblaciones es un tema de investigación en curso. Entre ellas se encuentran los lactantes con EHI leve y los prematuros con EHI de moderada a grave. En la actualidad, la hipotermia terapéutica no se recomienda para estas poblaciones.

VII. RETENCIÓN O INTERRUPCIÓN DE LA REANIMACIÓN

A. Retención de la reanimación. La decisión de no iniciar o de limitar la intensidad o la duración de la reanimación puede ser apropiada cuando la supervivencia es improbable o la morbilidad asociada es muy alta. Esto puede considerarse en los límites inferiores de viabilidad o en el contexto de anomalías congénitas importantes. En estos casos, los padres deben ser considerados como los mejores portavoces del recién nacido.

B. **Interrupción de la reanimación.** Si el recién nacido no responde a una reanimación extensiva completa, o lo hace de forma limitada, y se han excluido las causas reversibles, puede ser apropiado interrumpir los esfuerzos de reanimación. Históricamente, esta decisión se consideraba tras 10 minutos de reanimación sin respuesta. Sin embargo, los datos que están apareciendo sugieren que es posible la supervivencia sin un deterioro significativo del neurodesarrollo incluso para algunos recién nacidos con reanimación cardiopulmonar continua superior a 10 minutos después del nacimiento.

A fin de cuentas, no existe una duración uniforme de la reanimación que optimice la supervivencia o los resultados del neurodesarrollo tras una reanimación prolongada en la sala de partos. Por lo tanto, la decisión de interrumpir la reanimación debe ser individualizada, teniendo en cuenta si se han optimizado las intervenciones de reanimación, la disponibilidad de cuidados intensivos avanzados (incluida la hipotermia terapéutica), la edad de gestación del bebé y cualquier circunstancia específica anterior al nacimiento relacionada con la presunta etiología y el momento de los acontecimientos perinatales. Un plazo razonable para discutir la interrupción de la reanimación con la familia y el equipo de reanimación es de unos 20 minutos después del nacimiento.

VIII. **TRABAJO EN EQUIPO DURANTE LA REANIMACIÓN NEONATAL.** La mayoría de las reanimaciones neonatales son realizadas por dos o más proveedores, y cada uno de ellos aporta conocimientos y habilidades específicas a la reanimación. Un aspecto único de los equipos sanitarios es que no son estáticos. Por lo tanto, es posible que los miembros del equipo que asisten a un parto no hayan trabajado juntos anteriormente. Por lo tanto, el trabajo en equipo es esencial para optimizar el rendimiento del equipo durante la reanimación en la sala de partos. Las reuniones informativas iniciales y finales son prácticas recomendadas para facilitar el trabajo en equipo e identificar oportunidades para que los equipos mejoren su rendimiento.

A. **Reunión informativa inicial del equipo.** Una sesión informativa estructurada para el equipo es un aspecto importante de la planificación y la preparación previas a la entrega. Un guion estandarizado o una lista de verificación es una ayuda cognitiva útil para garantizar que la sesión informativa del equipo aborde los siguientes elementos clave:

1. Definir la situación y asegurarse de que el equipo comparte la información esencial.

2. Asignar funciones y definir expectativas claras para el papel de cada proveedor.

3. Posicionar adecuadamente a los miembros del equipo en el entorno.

B. **Reunión informativa final del equipo.** Una reunión informativa final del equipo después de la reanimación ofrece la oportunidad de revisar las decisiones y acciones tomadas durante la reanimación y de identificar tanto los comportamientos exitosos como las oportunidades de mejora. Las sesiones informativas pueden tener lugar inmediatamente después de la reanimación (sesión informativa en caliente) o pueden ser una sesión informativa más estructurada o una revisión de la reanimación programada en un momento posterior (sesión informativa en frío). En los entornos en los que se dispone de grabación de video, los videos ayudan a las sesiones informativas del equipo al proporcionar un registro fiable de la reanimación.

Lecturas recomendadas

Dawson JA, Kamlin CO, Vento M. Defining the reference range for oxygen saturation for infants after birth. *Pediatrics* 2010;125(6):e1340–e1347.

Foglia E, Weiner G, de Almeida MFB, et al; for the International Liaison Committee on Resuscitation Neonatal Life Support Task Force. Duration of resuscitation at birth, mortality, and neurodevelopment: a systematic review. *Pediatrics* 2020;146(3):e20201449.

Hooper SB, te Pas AB, Kitchen MJ. Respiratory transition in the newborn: a three-phase process. *Arch Dis Child Fetal Neonatal Ed* 2016;101:F266–F271.

Kapadia VS, Wyckoff MH. Drugs during delivery room resuscitation—what, when, and why? *Semin Fetal Neonatal Med* 2013;18(6):357–361.

Papile LA, Baley JE, Benitz WE, et al; for the Committee on Fetus and Newborn. Hypothermia and neonatal encephalopathy. *Pediatrics* 2014;133(6): 1146–1150.

Subramaniam P, Ho JJ, Davis PG. Prophylactic nasal continuous positive airway pressure for preventing morbidity and mortality in very preterm infants. *Cochrane Database Syst Rev* 2016;(6):CD001243.

Trevisanuto D, Strand ML, Kawakami MD, et al. Tracheal suctioning of meconium at birth for non-vigorous infants: a systematic review and meta-analysis. *Resuscitation* 2020;149:117–126.

Weiner G, Zaichkin J, eds. *Textbook of Neonatal Resuscitation*. 8th ed. Itasca, IL: American Academy of Pediatrics; 2021.

Welsford M, Nishiyama C, Shortt C, et al. Initial oxygen use for preterm newborn resuscitation: a systematic review with meta-analysis. *Pediatrics* 2019;143(1):e20181828.

Welsford M, Nishiyama C, Shortt C, et al. Room air for initiating term newborn resuscitation: a systematic review with meta-analysis. *Pediatrics* 2019;143(1):e20181825.

5

Hidropesía fetal no inmune

Kevin Dysart y Julie Moldenhauer

PUNTOS CLAVE

- La hidropesía fetal se define como la presencia de líquido extracelular en al menos dos compartimentos del cuerpo del feto.
- Con el uso rutinario de inmunoglobulina Rhesus (Rh) para la prevención de la aloinmunización Rh, entre 85 y 90% de los casos de hidropesía se clasifican como no inmunes.
- El tratamiento se centra en la etiología de la hidropesía, aunque muchos casos siguen siendo idiopáticos.
- Los planes de reanimación neonatal deben tener en cuenta la ubicación y la gravedad de la acumulación de líquido extravascular y evaluar la necesidad de un drenaje inmediato como parte de la reanimación inicial.

I. **DEFINICIÓN.** La hidropesía fetal se define como la presencia de líquido extracelular en al menos dos compartimentos corporales del feto. Estos líquidos incluyen el edema cutáneo (> de 5 mm de grosor), el derrame pericárdico, los derrames pleurales y la ascitis; todos ellos son fácilmente reconocibles en la ecografía prenatal (figs. 5-1 a 5-4). Entre los hallazgos adicionales más frecuentes se encuentran el polihidramnios (bolsa vertical de líquido amniótico más profunda de > 8 cm o índice de líquido amniótico > 24 cm) y la placentomegalia (> 4 cm de grosor en el segundo trimestre o > 6 cm de grosor en el tercer trimestre).

II. **INCIDENCIA.** La incidencia notificada de edema fetal no inmune (NIHF, por sus siglas en inglés) varía entre 1 de cada 1 700 y 1 de cada 3 700 embarazos.

III. **ETIOLOGÍA** (tabla 5-1). La llegada del uso generalizado de la inmunoglobulina Rh para la prevención de la aloinmunización RhD dio lugar a un cambio en las etiologías no inmunes del edema fetal. En 1970, McAfee *et al.* informaron que 82% de los casos de hidropesía fetal estaban relacionados con la aloinmunización de los hematíes, mientras que en una serie más reciente, 95% de los casos de edema se clasificó como no inmunes. La etiología del NIHF es diversa. Bellini *et al.* llevaron a cabo una revisión bibliográfica sistemática de los informes que incluían > 10 casos entre 1979 y 2007. De estos, 51 trabajos cumplieron los criterios de los autores y en ellos participaron 5 437 pacientes. Descubrieron que las malformaciones cardiovasculares representaban la etiología más común, seguida de las causas idiopáticas, las ano-

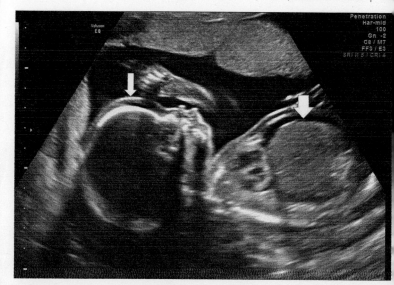

Figura 5-1 Edema del cuero cabelludo (*flecha pequeña*) y ascitis (*flecha más grande*) en un caso de edema fetal no inmune secundaria a parvovirus a las 22 semanas de gestación.

malías cromosómicas y las etiologías hematológicas. Una revisión posterior realizada por los mismos autores utilizando criterios de selección estrictos de las publicaciones entre 2007 y 2013, comprendió 24 trabajos que incluyeron 1 338 pacientes. Se observó una tendencia a la disminución de las anomalías cromosómicas, los problemas torácicos, las malformaciones de las vías urinarias y la transfusión gemelar entre dos periodos consecutivos, mientras que las etiologías de displasia linfática y las causas

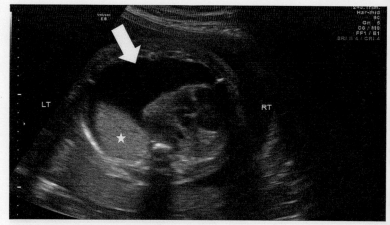

Figura 5-2 Gran derrame pleural izquierdo (*flecha*) en un feto de 28 semanas de gestación con secuestro broncopulmonar (la lesión se indica con una *estrella*).

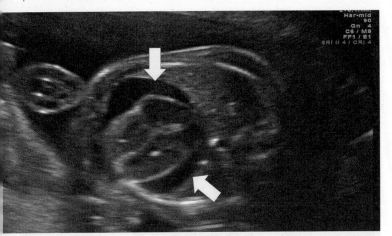

Figura 5-3 Derrame pericárdico (entre las *flechas*) en un gemelo receptor con transfusión gemelar grave a las 24 semanas de gestación.

gastrointestinales aumentaron. En la tabla 5-1 se observan la contribución global de las distintas etiologías de las dos series.

La enfermedad por almacenamiento lisosómico también debe considerarse como una etiología en los casos de NIHF. La incidencia se estima en aproximadamente 5% de todos los casos analizados y entre 15 y 29% de los casos "idiopáticos" de HFNI. Los diagnósticos más comunes incluyen la galactosialidosis, la enfermedad por almacenamiento de ácido siálico, la mucopolisacaridosis tipo VII, la enfermedad de Gaucher y la gangliosidosis GM1.

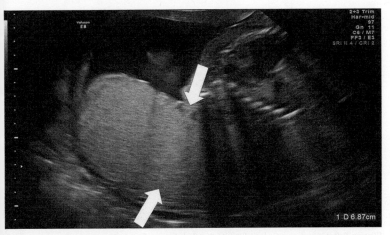

Figura 5-4 Placentomegalia (entre las *flechas*) a las 25 4/7 semanas de gestación asociada a hidropesía fetal no inmune en un feto con defecto del canal aurículo-ventricular desequilibrado y síndrome de heterotaxia.

Tabla 5-1. Etiologías del edema no inmune

Categoría	%	Causas típicas
Cardiovascular	20.1	Corazón izquierdo hipoplásico, anomalía de Ebstein, defecto del cojín endocárdico, bradiarritmias/taquiarritmias
Idiopática	19.8	—
Cromosoma	9.0	45 XO, trisomía 21, trisomía 18
Hematológico	9.3	α-talasemia, hemorragia fetomaterna
Displasia linfática	15.0	Displasia linfática congénita
Infecciones	7.0	Parvovirus, CMV, adenovirus, enterovirus
Torácico	2.3	MAQC, hernia diafragmática, secuestro extrapulmonar, hidrotórax, quilotórax
Transfusión gemelo a gemelo	4.1	Feto donante/receptor (más común)
Sindrómica	5.5	Síndrome de Noonan
Varios	3.6	—
Malformaciones de las vías urinarias	0.9	Obstrucción uretral, síndrome de vientre de ciruela
Errores congénitos de metabolismo	1.3	Enfermedades de almacenamiento lisosómico
Tumores extratorácicos	0.7	Tumores vasculares, teratomas, leucemia, tumores hepáticos, neuroblastoma
Gastrointestinal	1.3	Peritonitis por meconio, obstrucción gastrointestinal

CMV, citomegalovirus; MAQC, malformación adenomatoidea quística congénita; GI, gastrointestinal.

Fuente: De Bellini C, Donarini G, Paladini D, *et al.* Etiology of non-immune hydrops fetalis: an update. *Am J Med Genet* A 2015;167A (5):1082-1088. Copyright © 2015 Wiley Periodicals, Inc. Modificada con el permiso de John Wiley & Sons, Inc.

IV. FISIOPATOLOGÍA. Debido a que la etiología de la HFNI es tan diversa, son pocos los estudios que han abordado la fisiopatología de esta afección. En muchos casos, el retorno linfático del líquido intersticial al espacio vascular es inadecuado o está comprometido. Sin embargo, la etiología de este desequilibrio depende del diagnóstico específico. La obstrucción anatómica está presente en los casos de síndrome de Turner asociado a un higroma quístico o a una displasia linfática, así como en los casos de tumores intratorácicos (malformación congénita de las vías respiratorias pulmonares) que pueden provocar la obstrucción del flujo sanguíneo venoso o arterial debido al desplazamiento del mediastino. Las enfermedades cardiacas estructurales pueden dar lugar a un aumento de la presión cardiaca derecha que conlleva un aumento de la presión venosa central. La anemia fetal grave puede provocar una insuficiencia cardiaca con volumen minuto alto (p. ej., en la infección fetal por parvovirus o en las hemoglobinopatías). Por otra parte, la vasculitis por infección fetal (p. ej., citomegalovirus) puede provocar una pérdida de proteínas intravasculares y una mayor producción de líquido intersticial. La nefrosis congénita conduce a una profunda hipoproteinemia que da lugar a la NIHF. Las complicaciones exclusivas de los gemelos monocoriónicos pueden asociarse a la NIHF, como el síndrome de transfusión gemelo-gemelo (que se observa con mayor frecuencia en el gemelo receptor) o la secuencia de perfusión arterial inversa gemelar (PAIG), en la que el gemelo bomba estructuralmente normal desarrolla hidropesía debido a las demandas de un gran co-gemelo parabiótico.

En una serie de 20 fetos con NIHF, la presión venosa umbilical estaba elevada en el momento de la cordocentesis en 65% de los casos. La corrección de algunas de las lesiones dio lugar a la normalización de la presión venosa en mediciones posteriores, que se acompañó de la resolución de la hidropesía. El autor concluyó que una presión venosa umbilical elevada indicaba un gasto cardiaco inadecuado como causa de la NIHF. La normalización de la presión venosa tras la corrección de la condición fetal invariablemente dio lugar a la supervivencia perinatal.

V. EVALUACIÓN (tabla 5-2). El diagnóstico inicial de NIHF con frecuencia se realiza al momento de practicar una ecografía rutinaria (fig. 5-5). En otras ocasiones, la paciente se queja de una disminución de los movimientos fetales o de un rápido aumento de peso o del perímetro abdominal; estos son signos de polihidramnios importante.

Debe realizarse un examen ecográfico exhaustivo que incluya una evaluación anatómica completa del feto, así como del cordón umbilical y la placenta. También debe evaluarse el volumen de líquido amniótico, y llevarse a cabo un ecocardiograma fetal con énfasis especial en la estructura y el ritmo cardiacos. De igual forma debe medirse la velocidad sistólica máxima de la arteria cerebral media (ACM), ya que un valor elevado > 1.5 de múltiplos de la mediana corregida para la edad de gestación se asocial a la anemia fetal en casos de NIHF.

A continuación debe obtenerse una historia materna completa que incluya la historia reproductiva, la historia médica, la exposición a medicamentos y enfermedades durante el embarazo y una historia familiar detallada. Esto debería incluir consultas sobre la exposición a niños con quinta enfermedad (enfermedad de la "mejilla abofeteada" causada por el parvovirus B19). Los síntomas maternos que indicarían una infección posterior serían fiebre, artralgia y un exantema en la parte superior del cuerpo; sin embargo, hasta un tercio de las infecciones maternas no se acompañan de síntomas. Una historia obstétrica previa de mortinato o de un feto hidrópico debería llevar al investigador a considerar las enfermedades de almacenamiento lisosómico u otros síndromes genéticos como parte del diagnóstico diferencial. Del mismo modo, una relación consanguínea también llevaría a considerar las enfermedades autosómicas recesivas como etiología. Si la pareja es de ascendencia del sudeste asiático, la revisión del volumen corpuscular medio (VCM) materno (< 80 = anormal) debería llevar a una evaluación de α-talasemia y la posibilidad de hemoglobina Bart en el feto.

El siguiente paso en la evaluación diagnóstica suele consistir en un análisis de sangre materna. Las pruebas deben incluir un cribado de anticuerpos anti-células rojas, una prueba rápida para la sífilis y una prueba de Kleihauer-Betke o una tinción de células fetales por citometría de flujo para evaluar la hemorragia fetomaterna.

Tabla 5-2. Evaluación del edema fetal

Evaluación prenatal (feto con vida)	Evaluación prenatal (muerte intrauterina)
■ Antecedentes maternos*	■ Autopsia (+ placenta)
■ Grupo sanguíneo materno y cribado*	■ ADN fetal
■ Ecocardiograma fetal	■ Cultivo de fibroblastos
■ Ecografía obstétrica completa	■ Estudio del esqueleto
■ Doppler de la ACM*	■ Estudios inmunohistoquímicos
■ Análisis del líquido amniótico (PCR viral, cariotipo, FISH, CMA)	■ Fotografías
■ IRM	■ Tejidos congelados

Evaluación posnatal (neonato vivo)	Evaluación posnatal (neonato muerto)
■ Examen físico	■ Autopsia (+ placenta)
■ Ecocardiograma*	■ ADN fetal
■ Ecografía: cabeza y abdomen	■ Cultivo de fibroblastos
■ Cromosomas (cariotipo y microarray)	■ Estudio del esqueleto
■ Cultivos virales	■ Estudios inmunohistoquímicos
■ Gases en sangre*	■ Fotografías
■ Recuento sanguíneo*	■ Tejidos congelados
■ Grupo sanguíneo + Prueba de Coombs*	
■ Electrolitos	
■ Análisis de orina	
■ Análisis de líquido (ascitis, derrame pleural)	
■ Funciones hepáticas	
■ Radiografías	

*Evaluaciones realizadas en edema fetal inmune. En todos los casos, el ADN debe reservarse para estudios genéticos adicionales.

ACM, arteria cerebral media; CMA, microarray cromosómico; FISH, hibridación fluorescente *in situ*; PCR, reacción en cadena de la polimerasa, RM, resonancia magnética.

Fuente: De Bellini C, Donarini G, Paladini D, et al. Etiology of non-immune hydrops fetalis: an update. *Am J Med Genet A* 2015;167A(5):1082–1088. Copyright © 2015 Wiley Periodicals, Inc. Modificada con permiso de John Wiley & Sons, Inc.

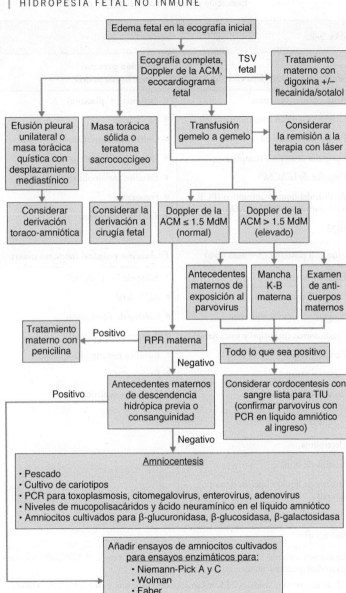

Figura 5-5 Algoritmo para el manejo y tratamiento del edema fetal no inmune. ACM, arteria cerebral media; HFIS, hibridación fluorescente *in situ*; K-B, Kleihauer-Betke; MdM, múltiplos de la mediana; PCR, reacción en cadena de la polimerasa; RPR, reagina plasmática rápida; TIU, transfusión intrauterina; TSV, taquicardia supraventricular.

También suelen ordenarse las serologías maternas (inmunoglobulina G [IgG] e in munoglobulina M [IgM]) para la toxoplasmosis, el citomegalovirus y el parvoviru (toxoplasmosis, rubéola, citomegalovirus y virus de herpes simple [TORCH] panel) Desafortunadamente, estas pruebas pueden ser muy inespecíficas, y esperar su resul tado puede suponer un retraso importante en el tratamiento.

La amniocentesis se justifica para completar la investigación seria. Las muestra deben enviarse para hibridación *in situ* fluorescente (HFIS), cariotipo o microarre glos cromosómicos y pruebas de reacción en cadena de la polimerasa (PCR) para toxoplasmosis, citomegalovirus, parvovirus, adenovirus y enterovirus. El cultivo de los amniocitos se puede mantener en reserva y enviarse posteriormente a laborato rios específicos para investigación adicional de otras etiologías, como la enfermedad de almacenamiento lisosómico, pruebas de hemoglobinopatías o secuenciación del exoma completo. Si los antecedentes familiares son consistentes con un feto/neo nato previamente afectado, la reserva de ADN del afectado anterior en la evaluación familiar a menudo puede ser útil para determinar la etiología.

VI. TRATAMIENTO PRENATAL.

Un número limitado de casos de NIHF pueden ser tratados *in utero*; sin embargo, estos casos se basan en una determinación precisa de la etiología específica (véase tabla 5-1).

A. **Infección por parvovirus.** El parvovirus se ha asociado a una anemia fetal pro funda y a la hidropesía fetal cuando la infección materna se produce antes de las 20 semanas de gestación, con incidencia máxima entre las 21 y las 24 semanas (véase capítulo 48). La presencia de hidropesía en asociación con la infección por parvovirus da lugar a una pérdida fetal de 24% en comparación con 3.4% cuando no hay edema. Además, en los casos de parvovirus con hidropesía, la resolución espontánea se produce en 5.2% de los casos, en comparación con 49.6% de los casos sin edema. En una revisión sistemática reciente, el riesgo de pérdida fetal e hidropesía fetal en mujeres infectadas por parvovirus fue de 7.6 y 9.3%, res pectivamente. Aunque la serología materna (IgM positiva o nueva presencia de un anticuerpo IgG en una paciente que antes era seronegativa) puede utilizarse para confirmar los casos, la amniocentesis para la determinación de la PCR del parvovirus se puede diagnosticar por lo general en 24 a 48 h. El Doppler de la ACM se puede utilizar para confirmar la presencia de anemia fetal cuando hay una velocidad sistólica máxima elevada > de 1.5 múltiplos de la mediana. En una revisión, la transfusión intrauterina de eritrocitos empaquetados se asoció con la supervivencia en 82% de los casos, en comparación con 55% de los fetos no trans fundidos. Sin embargo, se informó que la tasa de pérdida fetal es mucho mayor en los fetos con hidropesía (28.9%) en comparación con los que no la tienen (5.5%).

B. **Otras causas de anemia fetal.** Las TIU también han demostrado ser exitosas en casos de hidropesía fetal secundaria a hemorragia fetomaterna. Si se detecta un descenso recurrente del hematocrito fetal debido a una hemorragia fetoma terna persistente, puede justificarse el abandono de las transfusiones adicionales. La α-talasemia fetal con hemoglobina Bart y NIHF se ha tratado con TIU en serie. En estos casos la terapia transfusional continuada, la quelación y el eventual trasplante de médula ósea son necesarios después del nacimiento debido a la pro ducción anormal de hemoglobina. La edad de gestación también debe tenerse en cuenta al abordar la terapia fetal, ya que el parto con tratamiento neonatal puede ser el plan clínico óptimo.

C. **Otras infecciones.** Otras infecciones bacterianas, parasitarias y virales tratables asociadas a la NIHF son la sífilis, la toxoplasmosis y el adenovirus. La infección fetal por sífilis que da lugar a una NIHF puede revertirse con el tratamiento materno con penicilina; sin embargo, el pronóstico general debido a las complicaciones cerebrales aún es elevado. La NIHF relacionada con la toxoplasmosis fetal se ha resuelto tras la administración materna de pirimetamina, sulfadiazina y ácido folínico, con un buen resultado neurológico a corto plazo. El adenovirus puede causar miocarditis fetal con la consiguiente hidropesía. La administración materna de digoxina ha conseguido aumentar la función miocárdica del feto, con lo que se resuelve el edema.

D. **Arritmias cardiacas.** Tanto las bradiarritmias como las taquiarritmias fetales se han asociado a la hidropesía fetal. Las frecuencias ventriculares de < 50 lpm debidas a lesiones cardiacas estructurales o a la inflamación secundaria a los anticuerpos anti-Ro maternos no son susceptibles de tratamiento. La administración de betamiméticos maternos no ha conseguido aumentar la frecuencia cardiaca fetal. Los intentos de estimulación fetal directa también han fracasado. Tanto el aleteo auricular fetal como la taquicardia supraventricular se asocian a la HFNI. La administración materna de digoxina, seguida de la adición de flecainida o sotalol, a menudo tiene éxito en la conversión a ritmo sinusal, con la consiguiente resolución de la NIHF.

E. **Lesiones pulmonares fetales.** Los derrames pleurales unilaterales (normalmente un quilotórax) o las grandes malformaciones adenomastoideas quísticas (MAQ) o malformaciones pulmonares congénitas de las vías respiratorias (CPAM, por sus siglas en inglés) del pulmón fetal representan lesiones que ocupan espacio y pueden desplazar el mediastino hacia el lado opuesto del tórax fetal. Por lo tanto, estas lesiones pueden causar una obstrucción del retorno venoso, así como una disminución del gasto cardiaco y el posterior desarrollo de la NIHF. En ambas lesiones, la colocación de una derivación toracoamniótica guiada por ultrasonidos ha conseguido reducir el tamaño de la lesión y devolver el mediastino a su posición media. La hidropesía suele resolverse en varias semanas. En las MAQC sólidas con desplazamiento del mediastino y NIHF, la administración de esteroides maternos ha dado lugar a la resolución de la hidropesía. En los casos de secuestro broncopulmonar con NIHF, la terapia láser guiada por aguja para coagular el vaso arterial de alimentación ha favorecido la resolución de la hidropesía.

F. **Transfusión gemelo-gemelo.** El gemelo receptor en el síndrome de transfusión gemelo-gemelo puede presentar NIHF hasta en un 7% de los casos. La fotocoagulación con láser de las anastomosis placentarias consideradas puede resultar en la resolución completa de la NIHF con una supervivencia perinatal de 70 a 80%. La mayoría de los casos de NIHF en gemelos donantes se producen después de una terapia láser exitosa. Se cree que estos casos son el resultado de la anemia aguda que puede producirse durante el procedimiento láser; suele ser transitoria y se resuelve espontáneamente.

VII. COMPLICACIONES MATERNAS DEL EDEMA FETAL (tabla 5-3). La hidropesía fetal a menudo se asocia con el polihidramnios, lo que provoca complicaciones maternas como el síndrome de hipotensión supina, parto prematuro y la rotura prematura de membranas. Si la hidropesía placentaria es importante, se ha descrito una complicación adicional que pone en peligro la vida: el síndrome de Ballantyne (también conocido como síndrome del espejo, triple edema y seudotoxemia). Descrito por primera vez en 1892 en relación con edema secundario a la aloinmunización ma-

Tabla 5-3. Síntomas maternos con el síndrome del espejo

Síntoma	Frecuencia (%)
Edema/aumento de peso	84
Hipertensión	60.1
Anemia	51.3
Disnea o edema pulmonar	30
Ácido úrico/creatinina elevados	20.3
Enzimas hepáticas elevadas	19.4
Oliguria	15
Dolor de cabeza	12.3

Fuente: Modificada de Allarakia S, Khayat HA, Karami MM, *et al.* Características y manejo del síndrome del espejo: una revisión sistemática (1956-2016). *J Perinat Med* 2017;45(9):1013-1021. Copyright © 2017 Walter de Gruyter GmbH, Berlín/Boston.

terna al Rh, en la literatura han aparecido muchas descripciones de casos posteriores secundarios a la NIHF debido a una variedad de etiologías. Una revisión reciente de 113 casos publicados entre 1956 y 2016 observó hallazgos clínicos y de laboratorio similares a los de la preeclampsia (véase tabla 5-3). Sin embargo, a diferencia de la preeclampsia, en la que es la regla la hemoconcentración secundaria a un volumen intravascular reducido, el síndrome del espejo parece estar asociado rutinariamente con un volumen intravascular expandido. El hematocrito y la albúmina maternos son bajos y la pérdida de proteínas urinarias es mínima o nula. Aunque la fisiopatología se desconoce en gran medida, se cree que la hiperplacentosis es la causa principal. Se ha informado de la reversión de los síntomas maternos con la resolución de la hidropesía fetal tras el tratamiento *in utero*. Se han notificado complicaciones maternas graves con edema pulmonar en 25% de los casos; también se ha notificado la progresión a eclampsia. En estas situaciones está indicado el parto.

VIII. CONSIDERACIONES SOBRE EL PARTO. Deben realizarse todos los esfuerzos posibles para determinar la etiología de la NIHF porque, en muchos casos, esto determinará la posibilidad de supervivencia perinatal. También debe tenerse en cuenta el estado de la madre, ya que los signos tempranos del síndrome del espejo justifican que se considere el parto, a menos que pueda identificarse una etiología de la NIHF y tratarse con terapia *in utero*, siempre que el estado de la madre permanezca estable. Los hallazgos de trisomía 18 o de anomalía de Ebstein grave justifican la consulta con el equipo de cuidados paliativos porque es poco probable que se prolongue la supervivencia tras el nacimiento. En los casos de NIHF idiopática, las tasas de mortalidad perinatal se acercan a 50%. La colaboración entre la medicina materno-fetal (MMF) y la neonatología es primordial. En las muertes fetales o perinatales debe ofrecerse la autopsia para ayudar a determinar un diagnóstico y un asesoramiento óptimo sobre el riesgo de recurrencia.

IX. MANEJO NEONATAL DEL EDEMA FETAL

A. **Consulta previa al parto.** La consulta prenatal ambulatoria con neonatología, los servicios de subespecialidad pediátrica y el equipo de cuidados paliativos perinatales debe considerarse en los centros de atención terciaria que cuenten con un servicio de partos MMF. Las consultas prenatales incluyen la discusión de los cuidados posteriores al parto del estado fetal con y sin parto prematuro, la visita a la unidad de cuidados intensivos neonatales y la oportunidad de abordar cuestiones neonatales específicas (reanimación, curso de la hospitalización, resultados y posible plan de parto). Las discusiones de la consulta deben añadirse a los registros maternos para la comunicación entre servicios y en caso de un parto emergente en una fecha posterior. Las instituciones que no puedan proporcionar el nivel necesario de atención materna o neonatal deben considerar el traslado de la madre antes del parto a un centro de atención terciaria, si es posible.

B. **Gestión de la sala de partos.** La preparación del equipo de reanimación debe realizarse mucho antes del parto, siempre que sea posible. Los planes de reanimación deben tener en cuenta la ubicación y la gravedad de las acumulaciones de líquido extravascular y evaluar la necesidad de un drenaje inmediato como parte de la reanimación inicial. Las grandes acumulaciones de líquido pleural o ascitis pueden restringir gravemente la ventilación de los pulmones hasta que se drenen adecuadamente. El drenaje con aguja, guiado por ecografía, de las lesiones torácicas grandes llenas de líquido (CPAM) o de los derrames pleurales justo antes del parto por parte de la MMF puede ser de gran ayuda en el esfuerzo de reanimación neonatal. En la sala de partos debe haber equipos adecuados y personal sanitario con conocimientos de ventilación y procedimientos de emergencia (intubación endotraqueal, toracocentesis, paracentesis, colocación de tubos de toracotomía, colocación de vías umbilicales) (tabla 5-4). Los problemas de salud fetal asociados pueden justificar la presencia de otras subespecialidades (p. ej., cardiología pediátrica, anestesiología pediátrica) para su manejo durante la reanimación (arritmia cardiaca, derrame pericárdico, vía aérea anormal).

C. **Manejo después del parto.** El manejo tras el parto se centra en el tratamiento de la etiología de la hidropesía (si se conoce) y en las medidas para corregir las anomalías asociadas a la misma. Los pacientes con insuficiencia cardiaca suelen padecer insuficiencia respiratoria, anemia, hipoproteinemia, acidosis metabólica, hipotensión, oliguria e hipertensión pulmonar. La inestabilidad hemodinámica es habitual debido a los rápidos desplazamientos de fluidos secundarios al drenaje de fluidos extravasculares y a la presencia de hipoalbuminemia e hipoproteinemia.

D. **El manejo ventilatorio** puede complicarse por la hipoplasia pulmonar, la reacumulación de líquido pleural o ascitis y la hipertensión pulmonar persistente. Puede ser necesaria la colocación de un tubo torácico o peritoneal para evacuar el líquido que se reacumula en el espacio pleural y peritoneal. Debe considerarse la administración de surfactante exógeno si el bebé es prematuro o hay evidencia de enfermedad por deficiencia de surfactante.

E. **El manejo de los fluidos** debe basarse en el "peso seco" calculado del paciente (normalmente el percentil 50 para la edad de gestación). Los fluidos intravenosos de mantenimiento deben comenzar con 40 a 60 mL/kg/día de solución de dextrosa al 10% y ajustarse a los niveles de glucosa sérica. Para el manejo de los fluidos es necesario evaluar con frecuencia la composición de los electrolitos séricos, la orina y el drenaje de fluidos, así como la ingesta y la eliminación total de fluidos.

Tabla 5-4. Equipo y personal sugeridos para la reanimación de la hidropesía fetal

Equipo	Personal
Tres kits de toracocentesis/paracentesis (uno para cada lado del tórax y otro para el abdomen)	Jefe de equipo (neonatólogo)
Un kit de pericardiocentesis (preparar si hay derrame pericárdico conocido)	Un miembro del equipo de reanimación para cada procedimiento anticipado (mínimo de cuatro)
Dos kits de toracotomía (disponibles en caso de neumotórax durante reanimación)	Personal de enfermería para los medicamentos de código y grabación (preferiblemente dos)
Configuración del catéter umbilical (uno para catéter venoso umbilical de emergencia)	Terapeuta respiratorio
Solución salina normal para infusión (evitar 5% de albúmina)	Considerar la posibilidad de un subespecialista pediátrico para las vías respiratorias o estabilización médica previstas
Medicamentos de reanimación: epinefrina (Utilice el peso seco en el percentil 50 para la edad de gestación).	
Sangre tipo O, RhD negativa cruzada con la madre si se sospecha que hay anemia severa	
Jeringas para gases en sangre	
Medicamentos codificados y hoja de códigos	

La ingesta libre de agua y sal debe restringirse en los primeros días porque estos pacientes tienen un alto contenido extravascular de sal y agua. El uso de diuréticos debe ser cauteloso e incluir la monitorización frecuente de los electrolitos.

F. **El manejo hemodinámico** puede requerir el uso de inotrópicos para mejorar el gasto cardiaco. Además de la colocación de líneas venosas y arteriales centrales para su monitorización y manejo, debe obtenerse un ecocardiograma para evaluar la función ventricular, el llenado cardiaco y las presiones pulmonares. La mayoría de los lactantes hidrópicos son normovolémicos, por lo que debe tenerse cuidado de no sobrecargar el volumen si hay evidencia de insuficiencia cardiaca.

G. **El manejo hematológico** incluye la evaluación del hematocrito y los factores de coagulación. La exanguinotransfusión parcial debe considerarse en el paciente anémico con insuficiencia cardiaca (hematocrito < 30%) para mejorar la capacidad de transporte de oxígeno y aumentar el hematocrito.

Lecturas recomendadas

Al-Kouatly HB, Felder L, Makhamreh MM, et al. Lysosomal storage disease spectrum in nonimmune hydrops fetalis: a retrospective case control study. *Prenat Diagn* 2020;40(6):738–745.

Allarakia S, Khayat HA, Karami MM, et al. Characteristics and management of mirror syndrome: a systematic review (1956-2016). *J Perinat Med* 2017;45(9): 1013–1021.

Attwood LO, Holmes NE, Hui L. Identification and management of congenital parvovirus B19 infection. *Prenat Diagn* 2020;40(13):1722–1731.

Bascietto F, Liberati M, Murgano D, et al. Outcome of fetuses with congenital parvovirus B19 infection: systematic review and meta-analysis. *Ultrasound Obstet Gynecol* 2018;52(5):569–576.

Bellini C, Donarini G, Paladini D, et al. Etiology of non-immune hydrops fetalis: an update. *Am J Med Genet A* 2015;167A(5):1082–1088.

Laine GA, Allen SJ, Katz J, et al. Effect of systemic venous pressure elevation on lymph flow and lung edema formation. *J Appl Physiol (1985)* 1986;61(5):1634–1638.

Lindenburg IT, Smits-Wintjens VE, van Klink JM, et al. Long-term neurodevelopmental outcome after intrauterine transfusion for hemolytic disease of the fetus/newborn: the LOTUS study. *Am J Obstet Gynecol* 2012;206(2): 141.e1–141.e8.

Skinner JR, Sharland G. Detection and management of life threatening arrhythmias in the perinatal period. *Early Hum Dev* 2008;84(3):161–172.

6

Traumatismos de nacimiento

Elisa Abdulhayoglu

PUNTOS CLAVE

- El National Vital Statistics Report define las lesiones de nacimiento como "una alteración de la función o estructura corporal del bebé debida a influencias adversas ocurridas al momento del nacimiento".
- Cuando el tamaño del feto, la inmadurez o la mala presentación complican el parto, las fuerzas normales de compresión intraparto pueden provocar lesiones en el recién nacido.
- Un recién nacido con riesgo de haber sufrido una lesión al nacer debe someterse a un examen exhaustivo, que incluya una evaluación neurológica detallada.
- La tasa de lesiones al nacer ha disminuido de forma constante en la última década.
- Las lesiones pueden producirse antes del nacimiento, durante el parto o durante los esfuerzos de reanimación.
- No todas las lesiones en el parto son evitables.
- El pronóstico a largo plazo para la mayoría de las lesiones de nacimiento es la resolución sin lesiones permanentes.

I. **ANTECEDENTES.** El National Vital Statistics Report define las lesiones al nacimiento como "una alteración de la función o la estructura corporal del bebé debida a influencias adversas ocurridas en el momento del nacimiento". Las lesiones pueden producirse antes del nacimiento, durante el parto o la reanimación y pueden ser evitables o inevitables.

A. **Incidencia.** La tasa de lesiones en el parto en 2017, según informó la Agency for Healthcare Research and Quality en julio de 2020, fue de 4.77 por cada 1 000.

B. **Factores de riesgo.** Cuando el tamaño del feto, su inmadurez o su mala presentación complican el parto, las compresiones, contorsiones y fuerzas normales intraparto pueden provocar lesiones en el recién nacido. La instrumentación obstétrica puede aumentar las fuerzas mecánicas, amplificando o induciendo una lesión en el parto. Según el National Vital Statistics Report, en 2018 los partos asistidos con fórceps representaron 0.5% de todos los nacimientos, y los asistidos con ventosa 2.5%. La presentación de nalgas conlleva el mayor riesgo de lesión; sin embargo, el parto por cesárea sin trabajo de parto no evita todas las lesiones de nacimiento. Los siguientes factores pueden contribuir a un mayor riesgo de lesión en el parto:

1. Primiparidad

2. Pequeña estatura materna

3. Anomalías de la pelvis materna

4. Trabajo de parto prolongado o inusualmente rápido

5. Oligohidramnios
6. Mala presentación del feto
7. Uso de la extracción al vacío
8. Versiones y extracción
9. Peso muy bajo al nacer o prematuridad extrema
10. Macrosomía fetal o cabeza fetal grande
11. Anomalías fetales
12. Obesidad materna —índice de masa corporal $> 40 \text{ kg/m}^2$

C. **Evaluación.** Un recién nacido con riesgo de sufrir una lesión al nacer debe ser sometido a un examen exhaustivo que incluya una evaluación neurológica detallada. Los recién nacidos que requieran reanimación después del nacimiento deben ser evaluados porque puede haber lesiones ocultas. Debe prestarse especial atención a la simetría de la estructura y la función, los nervios craneales, la amplitud de movimiento de las articulaciones individuales y la integridad del cuero cabelludo y la piel.

II. TIPOS DE TRAUMAS DE NACIMIENTO

A. **Lesiones en la cabeza y el cuello**

1. **Lesiones asociadas a la monitorización fetal intraparto.** La colocación de un electrodo en el cuero cabelludo del feto o en el corazón fetal para la monitorización ocasionalmente provoca abrasiones o laceraciones superficiales. Estas lesiones requieren un tratamiento local mínimo, si es que lo hay. Un traumatismo facial u ocular puede ser consecuencia de un electrodo mal colocado. Raramente se forman abscesos en el lugar del electrodo.

2. **Hemorragia extracraneal**

   a. *Caput succedaneum*

   i. El *caput succedaneum* es una colección de líquido subcutáneo y extraperióstico que se produce con frecuencia y que en ocasiones es hemorrágica. Tiene márgenes mal definidos y puede extenderse sobre la línea media y a través de las líneas de sutura. Suele extenderse sobre la porción de presentación del cuero cabelludo y suele estar asociada a un moldeado.

   ii. La lesión suele resolverse espontáneamente sin secuelas durante los primeros días después del nacimiento. Rara vez causa una pérdida de sangre significativa o ictericia. Hay informes raros de necrosis del cuero cabelludo con cicatrización.

   iii. El *Vacuum caput* es un *caput succedaneum* con márgenes bien delimitados por la ventosa.

   b. **Cefalohematoma**

   i. Un **cefalohematoma** es una colección subperióstica de sangre resultante de la ruptura de las venas superficiales entre el cráneo y el periostio. La lesión está siempre limitada por las líneas de sutura. Puede ocurrir hasta en 2.5% de todos los nacidos vivos. Es más frecuente en los partos instrumentados.

   ii. Un cefalohematoma extenso puede dar lugar a una hiperbilirrubinemia importante debido a la descomposición de los eritrocitos. La hemorragia rara vez es lo suficientemente grave como para necesitar una transfusión sanguínea. La infección también es una complicación poco frecuente y suele producirse en asociación con la septicemia y la meningitis. Se han

asociado fracturas de cráneo hasta en 10% de los cefalohematomas. Se deb
obtener una resonancia magnética de la cabeza si se presentan síntoma
neurológicos. La mayoría de los cefalohematomas se resuelven en 8 sema
nas. En ocasiones, se calcifican y persisten durante varios meses o años.

iii. El tratamiento se limita a la observación en la mayoría de los casos
La incisión y aspiración de un cefalohematoma puede introducir una
infección y está contraindicada en la mayoría de los casos. La anemia e
la hiperbilirrubinemia deben tratarse según sea necesario.

c. **Hematoma subgaleal**

i. El hematoma subgaleal es una hemorragia bajo la aponeurosis de
cuero cabelludo. Se observa con mayor frecuencia después de partos
asistidos con ventosas o fórceps.

ii. Dado que el espacio subgaleal o subaponeurótico se extiende desde la
crestas orbitales hasta la nuca y lateralmente hasta las orejas, la hemorragia puede extenderse por todo el calvario.

iii. La presentación inicial suele incluir palidez, falta de tono y una hinchazón fluctuante en el cuero cabelludo. El hematoma puede crece
lentamente o aumentar en forma rápida y provocar un choque. Con la
propagación progresiva, las orejas llegan a desplazarse hacia delante y se
produce una hinchazón periorbital. Puede aparecer una equimosis en
el cuero cabelludo. La sangre se reabsorbe lentamente y la hinchazón
se resuelve de manera gradual. La morbilidad puede ser importante en
los lactantes con hemorragia grave que requieren cuidados intensivos
por esta lesión. La tasa de mortalidad es de hasta 14%. La muerte se
atribuye a la importante pérdida de volumen, que provoca choque hipovolémico y coagulopatía.

iv. No existe una terapia específica. El bebé debe ser observado de cerca
para detectar signos de hipovolemia, y el volumen de sangre debe ser
mantenido según sea necesario con transfusiones. También es preciso
proporcionar fototerapia para la hiperbilirrubinemia y considerar la posibilidad de investigar un trastorno hemorrágico. El drenaje quirúrgico
se plantea como una posibilidad solo en caso de deterioro clínico incesante. Un hematoma subgaleal asociado a abrasiones de la piel corre el
riesgo de infectarse, de manera que debe tratarse con antibióticos y, si
se requiere, se realiza un drenaje.

3. **Hemorragia intracraneal** (véase capítulo 54)

4. **Fractura de cráneo**

a. Las fracturas de cráneo pueden ser lineales, normalmente con afectación
del hueso parietal, o deprimidas, involucrando los huesos parietales o frontales. Estas últimas suelen estar asociadas al uso de fórceps. Las fracturas
del hueso occipital se asocian con mayor frecuencia a los partos de nalgas.

b. La mayoría de los neonatos con fracturas de cráneo lineales o deprimidas
son asintomáticos, a menos que haya una hemorragia intracraneal asociada
(p. ej., hemorragia subdural o subaracnoidea). La osteodiastasis occipital es
una separación de las porciones basal y escamosa del hueso occipital que
suele provocar una contusión cerebelosa y una hemorragia importante.
Puede ser una complicación letal en los partos de nalgas. Una fractura
lineal asociada a un desgarro dural puede provocar una herniación de las
meninges y del cerebro, con el desarrollo de un quiste leptomeníngeo.

c. Las fracturas lineales no complicadas no suelen requerir tratamiento. El diagnóstico se realiza mediante una radiografía del cráneo. Debe obtenerse una resonancia magnética de la cabeza si se sospecha una lesión intracraneal o si se desarrollan síntomas neurológicos. Las fracturas de cráneo deprimidas requieren una evaluación neuroquirúrgica. Algunas pueden elevarse mediante técnicas cerradas. Las fracturas de cráneo conminutas o de gran tamaño asociadas a hallazgos neurológicos requieren una evaluación neuroquirúrgica inmediata. Si se observa una fuga de líquido cefalorraquídeo por las fosas nasales o los oídos, debe iniciarse una terapia antibiótica y obtenerse una consulta neuroquirúrgica. Deben realizarse imágenes de seguimiento a las 8 o 12 semanas para evaluar la posible formación de quistes leptomeníngeos.

5. **Fracturas faciales o mandibulares**

   a. Las fracturas faciales pueden ser causadas por numerosas fuerzas, incluyendo el paso natural a través del canal del parto, el uso de fórceps o el nacimiento de la cabeza en presentación de nalgas.

   b. Las fracturas de la mandíbula, el maxilar y los huesos lagrimales justifican una atención inmediata. Pueden presentarse como asimetría facial con equimosis, edema y crepitación o dificultad respiratoria con mala alimentación. Las fracturas no tratadas pueden provocar deformidades faciales con la consiguiente maloclusión y dificultades de masticación. El tratamiento debe iniciarse con prontitud, ya que las fracturas maxilares y lagrimales comienzan a curarse en un plazo de 7 a 10 días, y las fracturas mandibulares se empiezan a reparar a los 10 o 14 días. Las fracturas tratadas suelen curarse sin complicaciones.

   c. La permeabilidad de las vías respiratorias debe monitorizarse estrechamente. Se debe consultar a un cirujano plástico u otorrinolaringólogo y obtener los estudios radiográficos adecuados. Puede ser necesario realizar una tomografía computarizada (TC) de la cabeza o una resonancia magnética para evaluar si se ha producido una alteración de la placa retroorbital o cribiforme. Deben administrarse antibióticos para las fracturas que afecten a los senos paranasales o al oído medio.

6. **Lesiones nasales**

   a. La fractura y la dislocación nasal pueden producirse durante el proceso del parto. La lesión nasal más frecuente es la dislocación del cartílago nasal, que puede ser consecuencia de la presión ejercida por la sínfisis pubiana o el promontorio sacro maternos. La prevalencia notificada de dislocación es < 1%.

   b. Los recién nacidos con un traumatismo nasal importante pueden desarrollar dificultad respiratoria. Al igual que las fracturas faciales, las nasales comienzan a curarse en 7 a 10 días y deben ser tratadas con prontitud. La curación rápida suele producirse una vez iniciado el tratamiento. Si el tratamiento se retrasa, son frecuentes las deformidades.

   c. Una nariz deformada puede parecer dislocada. Para diferenciar la dislocación de una deformación temporal, comprima la punta de la nariz. Con la dislocación del tabique, las fosas nasales se colapsan y el tabique desviado es más aparente. Con una nariz deformada, no se produce desviación nasal. El edema nasal debido a la aspiración repetida puede simular una obstrucción parcial. La permeabilidad puede evaluarse con un mechón de algodón bajo las fosas nasales. El tratamiento implica la protección de las vías respiratorias y la consulta de otorrinolaringología.

   d. Si las dislocaciones nasales se dejan sin tratar, hay un mayor riesgo de deformidad septal a largo plazo.

7. **Lesiones oculares**

   a. Las hemorragias retinianas y subconjuntivales se observan con frecuencia después del parto vaginal. Son resultado de un aumento de la congestión venosa y de la presión durante el parto. La mala colocación de los fórceps puede provocar lesiones oculares y periorbitales, como hifema, hemorragia vítrea, laceraciones, fractura orbital, lesión del conducto lagrimal o de la glándula, y alteración de la membrana de Descemet de la córnea (que puede provocar astigmatismo y ambliopía). El traumatismo ocular significativo se produce en < 0.5% de todos los partos.

   b. Las hemorragias retinianas suelen resolverse en 1 a 5 días. Las hemorragias subconjuntivales se reabsorben en 1 o 2 semanas. No suelen producirse complicaciones a largo plazo. En el caso de otras lesiones oculares, es necesario un diagnóstico y un tratamiento rápidos para garantizar un buen resultado a largo plazo.

   c. Manejo. Debe obtenerse una consulta oftalmológica inmediata cuando exista una preocupación clínica por una lesión ocular o periorbital significativa.

8. **Lesiones en el oído**

   a. Las orejas son susceptibles de ser lesionadas, particularmente con la aplicación de fórceps. Las lesiones más importantes se producen con la mala posición del feto. Pueden producirse abrasiones, hematomas y laceraciones.

   b. Las abrasiones suelen curarse bien con cuidados locales. Los hematomas del pabellón auricular pueden dar lugar al desarrollo de una oreja en forma de "coliflor". Las laceraciones pueden provocar pericondritis. Las lesiones del hueso temporal pueden dar lugar a complicaciones del oído medio e interno, como hemotímpano y desarticulación osicular.

   c. Los hematomas del pabellón auricular deben ser drenados para evitar la organización de coágulos y el desarrollo de la oreja en coliflor. Si el cartílago y el hueso temporal están afectados, debe consultarse a un otorrinolaringólogo. Puede ser necesaria una terapia con antibióticos.

9. **Lesión del esternocleidomastoideo (ECM)**

   a. La lesión del ECM también se conoce como tortícolis congénita o muscular. La etiología es incierta. La causa más probable es un síndrome compartimental del músculo resultante del posicionamiento intrauterino. La tortícolis también puede surgir durante el parto cuando el músculo se hiperextiende y se rompe, con el desarrollo de un hematoma y la subsiguiente fibrosis y acortamiento. La tortícolis congénita puede observarse hasta en 2% de la población de recién nacidos.

   b. La tortícolis puede presentarse al nacer con una masa palpable de 1 a 2 cm en la región del ECM y una inclinación de la cabeza hacia el lado de la lesión. Lo más frecuente es que se observe entre la 1.ª y la 4.ª semana de edad. Puede haber asimetría facial y hemihipoplasia en el lado de la lesión. Un tratamiento rápido puede reducir o corregir la tortícolis.

   c. Otras condiciones pueden imitar la tortícolis congénita y deben ser descartadas. Entre ellas se encuentran las anomalías vertebrales cervicales, el hemangioma, el linfangioma y el teratoma.

   d. El tratamiento de inicio es conservador. El estiramiento del músculo afectado debe comenzar rápidamente y realizarse varias veces al día. Cuanto antes se diagnostique y se inicie el tratamiento, mayor será el porcentaje de recién nacidos que consigan una amplitud de movimiento completa. De los recién nacidos tratados antes de 1 mes de edad, 98% conseguirá una amplitud de movimiento normal en un mes y medio. Se puede utilizar un collarín de ortesis tubular para la tortícolis (OTT) en los bebés de más de

4 meses de edad. Si la tortícolis persiste después de 6 meses de fisioterapia, resulta necesaria la cirugía.

e. En hasta 20% de los pacientes con tortícolis congénita, puede haber displasia congénita de cadera. Se justifica un examen cuidadoso de la cadera con una evaluación adicional según se indique.

f. También debe evaluarse la función visual, incluyendo la alineación, los reflejos rojos y la fijación/seguimiento de la luz. Puede haber debilidad de los músculos oculomotores.

10. Lesión faríngea

    a. Pueden producirse lesiones submucosas faríngeas menores con la aspiración del bulbo posparto. La colocación de una sonda nasogástrica o endotraqueal puede provocar lesiones más graves, como la perforación de la cavidad mediastínica o pleural. Los recién nacidos afectados pueden tener abundantes secreciones y dificultad para tragar, y puede ser difícil hacer avanzar una sonda nasogástrica.

    b. Las lesiones submucosas leves suelen curarse sin complicaciones. Los traumatismos más extensos requieren un diagnóstico y un tratamiento rápidos para su completa resolución.

    c. El diagnóstico de un desgarro retrofaríngeo se realiza mediante una radiografía con material de contraste hidrosoluble. Los lactantes son tratados con antibióticos de amplio espectro y la alimentación oral suele suspenderse durante 2 semanas. El estudio de contraste puede repetirse para confirmar la curación antes de reiniciar la alimentación. Los lactantes con derrames pleurales pueden requerir la colocación de un tubo torácico. Debe obtenerse una consulta quirúrgica, especialmente si la fuga persiste o la perforación es grande.

B. Lesiones del nervio craneal, de la médula espinal y de los nervios periféricos

1. Lesiones de los nervios craneales

    a. Lesión del nervio facial (nervio craneal VII)

        i. La lesión del nervio facial es la lesión nerviosa periférica más común en los neonatos, y se produce hasta en 1% de los nacidos vivos. La incidencia exacta se desconoce, ya que muchos casos son sutiles y se resuelven fácilmente. Entre las causas se incluye la compresión del nervio facial por fórceps (en particular los fórceps medios), la presión sobre el nervio secundaria a que la cara del feto se apoye en el promontorio sacro materno o, raramente, por la presión de una masa uterina (p. ej., un fibroma).

        ii. La lesión del nervio facial provoca una facies de llanto asimétrica.

        a) **La lesión del nervio facial central** es menos frecuente que la lesión del nervio periférico. La parálisis se limita a la mitad inferior o a los dos tercios del lado contralateral, que es liso y no presenta pliegue nasolabial. La comisura de la boca se inclina. El movimiento de la frente y del párpado no se ve afectado.

        b) **La lesión periférica** afecta a todo el lado de la cara y es compatible con una lesión de la neurona motora inferior. El pliegue nasolabial está aplanado y la boca está caída en el lado afectado. El niño es incapaz de arrugar la frente y cerrar el ojo completamente. La lengua no está involucrada.

        c) **La lesión de la rama nerviosa periférica** provoca una parálisis que se limita a un solo grupo de músculos faciales: la frente, el párpado o la boca.

iii. El diagnóstico diferencial incluye el síndrome de Möbius (agenesia nuclear), la hemorragia intracraneal, la hipoplasia congénita del músculo depresor angular y la ausencia congénita de músculos faciales o ramas nerviosas.

iv. El pronóstico de la lesión adquirida del nervio facial es excelente, y la recuperación suele ser completa a las 3 semanas. El tratamiento inicial se dirige a la prevención de las lesiones corneales mediante el uso de lágrimas artificiales y la protección del ojo abierto mediante parches. La electromiografía puede ser útil para predecir la recuperación o los posibles efectos residuales. Lo más probable es que la recuperación sea completa.

b. Lesión recurrente del nervio laríngeo

i. La parálisis del abductor unilateral puede ser causada por una lesión laríngea recurrente secundaria a una tracción excesiva de la cabeza del feto durante el parto de nalgas o a una tracción lateral de la cabeza con fórceps. El nervio laríngeo recurrente izquierdo se ve afectado con mayor frecuencia debido a su mayor longitud. La lesión bilateral del nervio laríngeo recurrente puede ser causada por un traumatismo, pero suele deberse a una hipoxia o a una hemorragia del tronco del encéfalo.

ii. Un neonato con parálisis unilateral del abductor suele ser asintomático en reposo, pero presenta ronquera y estridor inspiratorio con el llanto. La lesión unilateral se asocia ocasionalmente a una lesión del nervio hipogloso y se presenta junto con dificultad para la alimentación y las secreciones. La parálisis bilateral suele provocar estridor, dificultad respiratoria grave y cianosis.

iii. El diagnóstico diferencial de los síntomas similares a una lesión unilateral incluye las malformaciones laríngeas congénitas. Especialmente en caso de la parálisis bilateral, deben descartarse malformaciones intrínsecas del sistema nervioso central (SNC), incluyendo la malformación de Chiari y la hidrocefalia. Si no hay antecedentes de traumatismo en el nacimiento, deben considerarse las anomalías cardiovasculares y las masas mediastínicas.

iv. El diagnóstico puede realizarse mediante laringoscopia directa o flexible de fibra óptica. Una deglución de bario modificada y una consulta de logopedia pueden ser útiles para optimizar la alimentación. La lesión unilateral suele resolverse a las 6 semanas de edad sin intervención ni tratamiento. La parálisis bilateral tiene un pronóstico variable; puede ser necesaria una traqueotomía.

2. Lesiones de la médula espinal

a. El parto vaginal de un bebé con la cabeza o el cuello hiperextendidos, el parto de nalgas y la distocia grave de hombros son factores de riesgo de lesión medular. Sin embargo, las lesiones medulares significativas son raras, con una tasa de prevalencia de < 0.2 por cada 10 000 nacidos vivos. Las lesiones incluyen hematomas epidurales espinales, lesiones de la arteria vertebral, hematomielia cervical traumática, oclusión de la arteria espinal y transección de la médula.

b. La lesión medular se presenta de cuatro maneras:

i. Algunos bebés con lesiones graves de la parte alta de la columna cervical o del tronco del encéfalo se presentan como mortinatos o en mal estado al nacer, con depresión respiratoria, choque e hipotermia. La muerte suele producirse a las pocas horas de nacer.

ii. Los bebés con una lesión en la parte superior o media de la columna vertebral presentan una depresión respiratoria central. Tienen parálisis de las extremidades inferiores, ausencia de reflejos tendinosos profundos y de sensibilidad en la mitad inferior del cuerpo, retención urinaria, y estreñimiento. Puede haber lesiones bilaterales del plexo braquial.

iii. La lesión en la séptima vértebra cervical o inferior puede ser reversible. Sin embargo, en ocasiones llegan a producirse complicaciones neurológicas permanentes, como atrofia muscular, contracturas, deformidades óseas y micción constante.

iv. Las lesiones medulares parciales o las oclusiones de las arterias espinales pueden dar lugar a signos neurológicos sutiles y espasticidad.

c. El **diagnóstico diferencial** incluye la amiotonía congénita, la mielodisplasia asociada a la espina bífida oculta, los tumores de la médula espinal y la hipotonía cerebral.

d. El pronóstico depende de la gravedad y la localización de la lesión. Si se sospecha una lesión de la columna vertebral al nacer, los esfuerzos deben centrarse en la reanimación y la prevención de daños mayores. Hay que inmovilizar la cabeza, el cuello y la columna vertebral. Deben obtenerse consultas de neurología y neurocirugía. Es necesario realizar exámenes cuidadosos y repetidos para ayudar a predecir el resultado a largo plazo. Las radiografías de la columna cervical, la tomografía computarizada y la resonancia magnética pueden ser útiles.

3. Lesiones de la raíz del nervio cervical

a. **Lesión del nervio frénico (C3, C4 o C5)**

i. La lesión del nervio frénico que conduce a la parálisis del diafragma ipsilateral puede ser el resultado de una lesión por estiramiento debido a la hiperextensión lateral del cuello en el momento del nacimiento. Los factores de riesgo son los partos de nalgas y los partos difíciles con fórceps. Se cree que la lesión del nervio se produce donde cruza el plexo braquial. Por lo tanto, aproximadamente 75% de los pacientes también tienen una lesión del plexo braquial. En ocasiones, la inserción de una sonda torácica o una intervención quirúrgica lesionan este nervio.

ii. A menudo se observa dificultad respiratoria y cianosis. Algunos bebés presentan taquipnea persistente y disminución de los ruidos respiratorios en la base pulmonar. Puede haber una disminución del movimiento del hemitórax afectado. Las radiografías de tórax pueden mostrar una elevación del diafragma afectado, aunque esto puede no ser evidente si el bebé está sometido a presión positiva continua de la vía aérea (CPAP, por sus siglas en inglés) o a ventilación mecánica. Si el bebé respira de forma espontánea y no está sometido a CPAP, puede desarrollarse una atelectasia creciente. El diagnóstico se confirma mediante una ecografía o fluoroscopia que muestra un movimiento paradójico (hacia arriba) del diafragma con la inspiración.

iii. El diagnóstico diferencial incluye causas cardiacas, pulmonares y otras causas neurológicas de dificultad respiratoria. Estas pueden evaluarse normalmente mediante un examen cuidadoso y la obtención de imágenes adecuadas. La ausencia congénita del nervio es rara.

iv. El tratamiento inicial es de apoyo. Puede ser necesaria la CPAP o la ventilación mecánica, con cuidados de las vías respiratorias para evitar la atelectasia y la neumonía. La mayoría de los niños se recuperan en 1 o 2 meses sin secuelas permanentes. La plicatura diafragmática se considera en los casos refractarios. La estimulación del nervio frénico es posible para la parálisis bilateral.

b. **Lesión del plexo braquial**

i. La incidencia de la lesión del plexo braquial es de 0.9 por cada 1 000 nacidos vivos. La causa es la tracción excesiva sobre la cabeza, el cuello y el brazo durante el parto. Los factores de riesgo son la diabetes materna, la macrosomía, la distocia de hombros, la mala presentación y los partos instrumentados. La lesión suele afectar a la raíz del nervio, especialmente donde las raíces se unen para formar los troncos nerviosos del plexo.

ii. La parálisis de Duchenne-Erb afecta a los troncos superiores (C5, C6 y ocasionalmente C7) y es el tipo más común de lesión del plexo braquial, representando alrededor de 90% de los casos. La parálisis total del plexo braquial se produce en algunos casos y afecta a todas las raíces desde C5 hasta T1. La parálisis de Klumpke afecta a C7/C8-T1 y es la menos frecuente.

a) **Parálisis de Duchenne-Erb.** El brazo suele estar en aducción y rotación interna del hombro. Hay extensión y pronación en el codo y flexión de la muñeca, con los dedos en la postura característica de "propina del mesero". Los músculos deltoides, infraespinoso, bíceps, supinador y braquiorradial, así como los extensores de la muñeca y los dedos, pueden estar débiles o paralizados. Los reflejos de Moro, bíceps y radial están ausentes en el lado afectado. El reflejo de prensión está intacto. La sensibilidad se ve afectada de forma variable. La parálisis del diafragma se produce en 5% de los casos.

b) **Lesión total del plexo braquial.** Representa cerca de 10% de los casos. Todo el brazo está flácido. Todos los reflejos, incluyendo la prensión y la sensibilidad, están ausentes. Si las fibras simpáticas se lesionan en T1, puede observarse el síndrome de Horner.

c) **Parálisis de Klumpke.** Es la más rara de las parálisis y representa < 1% de las lesiones del plexo braquial. La parálisis de la parte inferior del brazo afecta a los músculos intrínsecos de la mano y a los flexores largos de la muñeca y los dedos. El reflejo de prensión está ausente. Sin embargo, los reflejos del bíceps y del radio están presentes. Hay una alteración sensorial en el lado cubital del antebrazo y de la mano. Como la primera raíz torácica suele estar lesionada, sus fibras simpáticas están dañadas, lo que provoca un síndrome de Horner ipsilateral.

iii. El diagnóstico diferencial incluye una lesión cerebral, que suele tener otros síntomas del SNC asociados. La lesión de la clavícula, la parte superior del húmero y la parte inferior de la columna cervical pueden simular una lesión del plexo braquial.

iv. Deben realizarse radiografías del hombro y del brazo superior para descartar lesiones óseas. Se debe examinar el tórax para detectar una parálisis del diafragma. El tratamiento inicial es conservador. La fisioterapia y los ejercicios pasivos de amplitud de movimiento previenen las contracturas. La inmovilización del brazo afectado no está indicada y debe evitarse. Las férulas para la muñeca y los dedos pueden ser útiles.

v. El pronóstico de recuperación total varía según el grado de la lesión. Si las raíces nerviosas están intactas y no están avulsionadas, el pronóstico de recuperación completa es excelente. Si no se observa una recuperación completa al mes de edad, se justifica la remisión a un programa especializado en lesiones del plexo braquial. La cirugía se ha recomendado con mayor frecuencia cuando hay una falta de función del bíceps a los 3 meses de edad. Los estudios actuales informan de déficits persistentes en hasta 20 o 30% de los recién nacidos afectados.

C. Lesiones óseas

1. **Fractura clavicular** La clavícula es el hueso que más se lesiona durante el parto. Se ha reportado una incidencia de entre 2.7 y 5.7 por cada 1 000 naci-

dos vivos. Muchas fracturas claviculares no se identifican hasta después del alta hospitalaria.

a. Estas fracturas se observan en presentaciones de vértice con distocia de hombros o en partos de nalgas cuando los brazos están extendidos. La macrosomía es un factor de riesgo.

b. Una fractura verde o incompleta puede ser asintomática al nacer. El primer signo clínico puede ser un callo a los 7 o 10 días de edad. Los signos de una fractura completa incluyen crepitación, irregularidad ósea palpable y espasmo del ECM. El brazo afectado puede tener una seudoparálisis porque el movimiento provoca dolor.

c. El diagnóstico diferencial incluye la fractura del húmero o una parálisis del plexo braquial.

d. Se confirma una **fractura clavicular** mediante una radiografía. Si el movimiento del brazo está disminuido, se debe evaluar la columna cervical, el plexo braquial y el húmero. El tratamiento debe dirigirse a disminuir el dolor con analgésicos. Se puede sujetar la manga del bebé a la camisa para limitar el movimiento hasta que se empiece a formar el callo. Se espera una curación completa.

2. **Lesiones en los huesos largos**

a. Las **fracturas de húmero** tienen una prevalencia de 0.2 por cada 1 000 nacidos vivos.

   i. Las fracturas del húmero suelen producirse durante un parto difícil de los brazos en la presentación de nalgas o de los hombros en el vértice. La presión directa sobre el húmero también puede provocar una fractura.

   ii. Una fractura en vara verde puede no notarse hasta que se forme el callo. El primer signo suele ser la pérdida de movimiento espontáneo del brazo, seguida de hinchazón y dolor al movimiento pasivo. Una fractura completa con fragmentos desplazados se presenta como una deformidad evidente. La radiografía confirma el diagnóstico.

   iii. El diagnóstico diferencial incluye la fractura clavicular y la lesión del plexo braquial.

   iv. El pronóstico es excelente y se espera una curación completa. El dolor debe ser tratado con analgésicos.

   a) Una fractura de húmero suele requerir entablillado durante un máximo de 2 semanas. Las fracturas desplazadas en ocasiones requieren de una reducción cerrada y una escayola. Puede observarse una lesión del nervio radial.

   b) El desplazamiento epifisario se produce cuando la epífisis humeral se separa en la capa cartilaginosa hipertrofiada del cartílago de crecimiento. Un desplazamiento severo puede comprometer significativamente el crecimiento. El diagnóstico puede confirmarse mediante ultrasonografía porque la epífisis no está osificada al nacer. El tratamiento incluye la inmovilización de la extremidad.

b. Las **fracturas de fémur** tienen una prevalencia de 0.13 por cada 1 000 nacidos vivos.

   i. Las fracturas femorales suelen producirse tras un parto de nalgas. Los bebés con hipotonía congénita tienen un riesgo incrementado.

   ii. La exploración física suele revelar una deformidad evidente del muslo. En algunos casos, la lesión puede no notarse durante unos días hasta que aparece la hinchazón, la disminución del movimiento o el dolor a la palpación. El diagnóstico se confirma con una radiografía.

iii. Se espera una curación completa sin acortamiento de la extremidad.

    a) Las fracturas, aunque sean unilaterales, deben tratarse con férula e inmovilización. En la mayoría de los casos, se utiliza un arnés d Pavlik. El uso de un yeso espica es menos frecuente.

    b) La separación epifisaria del fémur puede interpretarse erróneament como displasia del desarrollo de la cadera porque la epífisis no est osificada al nacer. El dolor y la sensibilidad a la palpación son más pro bables en la separación epifisaria que en la luxación. El diagnóstico s confirma con una ecografía. El tratamiento incluye la inmovilizació de la extremidad durante 10 a 14 días y analgésicos para el dolor.

D. Lesiones intraabdominales. Los traumatismos intraabdominales en el parto so poco frecuentes.

1. **Lesión hepática**

    a. El hígado es el órgano sólido que se lesiona con más frecuencia durante e parto. La macrosomía, la hepatomegalia y la presentación de nalgas son facto res de riesgo de hematoma hepático o rotura. Se cree que la causa es la presió directa sobre el hígado.

    b. Los hematomas subcapsulares no suelen ser sintomáticos al nacer. Los signo inespecíficos de pérdida de sangre, como la mala alimentación, la palidez, l taquipnea, la taquicardia y la aparición de ictericia, se desarrollan durante lo primeros 1 a 3 días después del nacimiento. Los hematocritos seriados puede sugerir la pérdida de sangre. La ruptura del hematoma a través de la cápsula pro voca la decoloración de la pared abdominal y el colapso circulatorio con choque

    c. El diagnóstico diferencial incluye el traumatismo de otros órganos intraab dominales.

    d. El manejo incluye la restauración del volumen sanguíneo, la corrección d las alteraciones de la coagulación y la consulta quirúrgica para una posible la parotomía. El diagnóstico temprano y la corrección de la pérdida de volume aumentan la supervivencia.

2. **Lesión esplénica**

    a. Los factores de riesgo de lesión esplénica son la macrosomía, el parto d nalgas y la esplenomegalia (p. ej., sífilis congénita, eritroblastosis fetal).

    b. Los signos son similares a los de la ruptura hepática. A veces se palpa un masa en el cuadrante superior izquierdo, y la burbuja estomacal puede esta desplazada medialmente en una radiografía abdominal.

    c. El diagnóstico diferencial incluye la lesión de otros órganos abdominales.

    d. El tratamiento incluye la reposición de volumen y la corrección de los tras tornos de la coagulación. Debe obtenerse una consulta quirúrgica. Si la hemo rragia se ha detenido y el paciente se ha estabilizado, el manejo expectante con observación estrecha es apropiado. Si la laparotomía es necesaria, se intent salvar el bazo para minimizar el riesgo de sepsis.

3. **Hemorragia suprarrenal**

    a. El tamaño relativamente grande de la glándula suprarrenal al nacer puede contribuir a la lesión. Los factores de riesgo son la presentación de nalgas y la macrosomía. De las hemorragias suprarrenales, 90% son unilaterales; 75% se producen en la derecha.

    b. Los hallazgos en la exploración física dependen de la extensión de la he morragia. Los signos clásicos incluyen fiebre, masa en el costado, púrpura y palidez. La insuficiencia suprarrenal puede presentarse con mala alimenta ción, vómito, irritabilidad, apatía y choque. El diagnóstico se realiza con una ecogra fía abdominal.

    c. El diagnóstico diferencial incluye otros traumatismos abdominales. Si se palpa una masa en el flanco, debe considerarse neuroblastoma y tumor de Wilms.

    d. El tratamiento incluye la reposición del volumen sanguíneo. La insuficiencia suprarrenal puede requerir un tratamiento con esteroides. Las hemorragias extensas que requieren intervención quirúrgica son raras.

E. Lesiones de los tejidos blandos

1. **Las petequias y equimosis** se observan con frecuencia en los recién nacidos. Los antecedentes del nacimiento, la localización de las lesiones, su aparición precoz sin desarrollo de nuevas lesiones y la ausencia de hemorragias en otras localizaciones ayudan a diferenciar las petequias y equimosis secundarias a un traumatismo del nacimiento de las causadas por una vasculitis o un trastorno de la coagulación. Si la etiología es incierta, deben realizarse estudios para descartar coagulopatías e infecciones. La mayoría de las petequias y equimosis se resuelven en 1 semana. Si los hematomas son excesivos, puede aparecer ictericia y anemia. El tratamiento es de apoyo.

2. **Las laceraciones y abrasiones** pueden ser secundarias a los electrodos del cuero cabelludo y a la toma de muestras de sangre del cuero cabelludo del feto o a las lesiones durante el parto. Las heridas profundas (p. ej., lesiones por bisturí durante una cesárea) pueden requerir suturas. La infección es un riesgo, sobre todo en el caso de las lesiones del cuero cabelludo y un *caput succedaneum* o hematoma subyacente. El tratamiento incluye la limpieza de la herida y una estrecha observación.

3. **La necrosis grasa subcutánea** no suele reconocerse al nacer. Suele presentarse durante las dos primeras semanas después del nacimiento en forma de placas o nódulos subcutáneos bien delimitados, de forma irregular, firmes y sin focos en las extremidades, la cara, el tronco o las nalgas. La lesión puede ser incolora o tener una decoloración roja o púrpura intensa. Puede haber calcificación. No es necesario ningún tratamiento. Las lesiones suelen resolverse por completo en varias semanas o meses. Sin embargo, es necesario monitorizar los niveles de calcio sérico en los bebés con extensas áreas de necrosis grasa subcutánea, ya que puede desarrollarse una hipercalcemia significativa.

Lecturas recomendadas

Agency for Healthcare Research and Quality. *2017 National Healthcare Quality and Disparities Report.* Rockville, MD: Agency for Healthcare Research and Quality; 2018. https://www.ahrq.gov/research/findings/nhqrdr/nhqdr17/index.html.

Agency for Healthcare Research and Quality. *Pediatric Quality Indicators™ v2020 Benchmark Data Tables.* Rockville, MD: Agency for Healthcare Research and Quality; 2020. https://www.qualityindicators.ahrq.gov/Downloads/Modules/PDI/V2020/Version_2020_Benchmark_Tables_PDI.pdf.

Basha A, Amarin Z, Abu-Hassan F. Birth-associated long-bone fractures. *Int J Gynaecol Obstet* 2013;123(2):127–130.

Borschel GH, Clarke HM. Obstetrical brachial plexus palsy. *Plast Reconstr Surg* 2009;124(1 suppl):144e–155e.

Cashman EC, Farrell T, Shandilya M. Nasal birth trauma: a review of appropriate treatment. *Int J Otolaryngol* 2010;2010:752974.

Chaturvedi A, Chaturvedi A, Stanescu AL, et al. Mechanical birth-related trauma to the neonate: an imaging perspective. *Insights Imaging* 2018;9(1):103–118.

Cisse B, Hussain I, Greenfield JP, et al. Birth trauma to the scalp and skull. In: Greenfield JP, Long CB, eds. *Common Neurosurgical Conditions in the Pediatric Practice.* New York, NY: Springer; 2017:27–33.

Colditz MJ, Lai MM, Cartwright DW, et al. Subgaleal haemorrhage in the newborn: a call for early diagnosis and aggressive management. *J Paediatr Child Health* 2015;51(2):140–146.

Doumouchtsis SK, Arulkumaran S. Are all brachial plexus injuries caused by shoulder dystocia? *Obstet Gynecol Surv* 2009;64(9):615–623.

Doumouchtsis SK, Arulkumaran S. Head trauma after instrumental births. *Clin Perinatol* 2008;35(1):69–83.

Goetz E. Neonatal spinal cord injury after an uncomplicated vaginal delivery. *Pediatr Neurol* 2010;42(1):69–71.

McKee-Garrett T. Delivery room emergencies due to birth injuries. *Semin Fetal Neonatal Med* 2019;24(6):101047.

Moczygemba CK, Paramsothy P, Meikle S, et al. Route of delivery and neonatal birth trauma. *Am J Obstet Gynecol* 2010;202(4):361.e1–361.e6.

Rosenberg AA. Traumatic birth injury. *NeoReviews* 2003;4(10):e270–e276.

Uhing MR. Management of birth injuries. *Clin Perinatol* 2005;32(1):19–38.

7

El recién nacido de alto riesgo: anticipación, evaluación, tratamiento y resultados

Wendy Timpson y Alejandra Barrero-Castillero

PUNTOS CLAVE

- Los profesionales de la salud deben estar preparados para identificar y mitigar las condiciones maternas, placentarias y fetales que suponen riesgos inmediatos y a largo plazo para los recién nacidos.
- La edad de gestación (EG) es uno de los principales factores de riesgo neonatal; su determinación precisa es esencial para informar sobre el tratamiento posnatal.
- Tanto el crecimiento fetal deficiente (pequeño para la edad de gestación [PEG]) como el excesivo (grande para la edad de gestación [GEG]) entrañan un riesgo adicional de complicaciones que deben abordarse en el periodo posnatal inmediato.
- Los determinantes sociales de la salud (DSS) pueden amplificar el riesgo de desarrollo anormal perpetuando las disparidades. Identificarlos y abordarlos puede mejorar la calidad de la atención y los resultados.
- La patología placentaria puede informar sobre el futuro manejo obstétrico y neonatal y se recomienda en todos los casos de parto de alto riesgo.

I. RECIÉN NACIDOS DE ALTO RIESGO.

Suelen nacer en el marco de ciertas condiciones maternas, placentarias o fetales; su presencia debe alertar al personal de enfermería para realizar una monitorización y a prepararse para las complicaciones asociadas. Se recomienda conservar la placenta en todos los casos de parto de alto riesgo, incluidos los que dan lugar a un traslado desde el hospital de nacimiento. La evaluación de la placenta puede ser útil para identificar diagnósticos difíciles, como los fenómenos vasculares del lado materno, y la patología del lado fetal, incluyendo la malperfusión, la sepsis y la viremia. Los siguientes factores se asocian a los recién nacidos de alto riesgo:

A. Características maternas y riesgo asociado para el feto o el neonato

1. Edad en el momento del parto

   a. Edad materna avanzada (EMA). Se define tradicionalmente como mayor de 35 años, aunque los riesgos para el feto y la madre aumentan de manera significativa a partir de los 40 años. Anomalías cromosómicas y congénitas, diabetes gestacional, hipertensión, restricción del crecimiento intrauterino (RCIU), parto prematuro y mortinato.

b. Adolescencia (menores de 18 años). RCIU, bajo peso al nacer, parto prematuro, gastrosquisis.

2. Condiciones médicas

a. Diabetes mellitus. Nacimiento de niños muertos, anomalías congénitas, macrosomía, grande para la edad de gestación (GEG), traumatismo de nacimiento, síndrome de dificultad respiratoria (SDR), hipoglucemia, hipoparatiroidismo funcional (hipocalcemia transitoria, hiperfosfatemia e hipomagnesemia), policitemia y síndrome de hiperviscosidad, hiperbilirrubinemia y mortalidad neonatal. La diabetes pregestacional se asocia específicamente una RCIU secundaria a una enfermedad vascular y acumula un mayor riesgo de anomalías congénitas (véase capítulo 2).

b. Enfermedad tiroidea. Mortinato, bocio, comunicación interauricular, hipotiroidismo, hipertiroidismo, trastornos del neurodesarrollo, incluidos el trastorno por déficit de atención e hiperactividad y el trastorno del espectro autista (véase capítulo 61).

c. Hipertensión (crónica o relacionada con el embarazo). Mortinato, RCIU, parto prematuro, depresión perinatal, encefalopatía hipóxico-isquémica (EHI), policitemia, trombocitopenia, leucopenia.

d. Anemia. Mortinato, RCIU, hidropesía fetal (*hidrops fetalis*), parto prematuro, depresión perinatal, EHI.

e. Isoinmunización (antígenos de los eritrocitos). Mortinato, hidropesía fetal, anemia, ictericia.

f. Trombocitopenia, incluida la aloinmunización (antígenos plaquetarios). Mortinato, hemorragia, incluida la hemorragia intracraneal (HIC).

g. Traumatismos (agudos, crónicos). Mortinato, parto prematuro, desprendimiento de la placenta.

h. Consumo de tabaco/nicotina. Anomalías congénitas (cardiacas, musculoesqueléticas, reducción de extremidades, ausencia o exceso de dígitos, pie equino varo, craneosinostosis, defectos faciales, defectos gastrointestinales, atresia anal, hernia, testículos no descendidos), RCIU, bajo peso al nacer (BPN), parto prematuro, rotura prematura de membranas (RPM), desprendimiento de la placenta, síndrome de muerte súbita del lactante (SMSL).

i. Trastorno por abuso de sustancias (consumo de drogas y alcohol). Anomalías estructurales, nacimiento prematuro, RCIU, fetopatía alcohólica, síndrome de abstinencia neonatal de opioides, SMSL, deficiencias cognitivas y conductuales.

j. Problemas de salud mental de la madre (de los padres) (de nueva aparición y con antecedentes agravados por el ingreso en la unidad de cuidados intensivos neonatales [UCIN]). El ingreso en la UCIN es una experiencia estresante e inesperada para los padres que aumenta el riesgo de psicopatología parental durante el ingreso y después del alta (p. ej., depresión, depresión posparto, ansiedad, trastorno de estrés postraumático). Esto se ha asociado a una alteración del vínculo entre padres e hijos (deterioro del apego), a una menor tasa de lactancia materna, a una menor calidad de la crianza y a efectos adversos en la descendencia, como un retraso en el crecimiento y un mayor riesgo de deterioro socioemocional y conductual durante la infancia y la edad adulta. Los problemas de salud mental de los padres a menudo no se reconocen ni se tratan; sin embargo, el diagnóstico, el tratamiento y el apoyo tempranos mejoran los resultados tanto para el padre afectado como para el niño.

3. Disparidades raciales y étnicas. Estas confieren riesgos adicionales, tanto secundarios a una mayor tasa de complicaciones médicas maternas (enfermedades

crónicas como la diabetes, la obesidad, la hipertensión) y relacionadas con el embarazo (p. ej., parto prematuro), como riesgos directos para el neonato (parto prematuro, BPN, menor tasa de lactancia materna, mayor mortalidad infantil). Aunque los mecanismos exactos no están claros, las pruebas demuestran que las disparidades raciales y étnicas no se deben a diferencias genéticas, sino a factores sociales, ambientales y psicosociales que difieren según la raza o la etnia y hacen que estos grupos corran un riesgo desproporcionadamente mayor.

4. Historia obstétrica

a. **Embarazo anterior complicado por anomalías, parto prematuro, ictericia, SDR o sepsis de inicio temprano.** Riesgo de recurrencia del mismo resultado en embarazos posteriores.

b. **Periodo intergenésico corto (< 18 meses).** Pequeño para la edad de gestación (PEG), parto prematuro.

c. **Fiebre.** La fiebre leve preimplantatoria o la fiebre elevada durante los periodos embrionario y fetal del embarazo aumenta el riesgo de defectos (del tubo neural, del paladar, del esqueleto, de la pared abdominal, de los dientes, del corazón), así como de microftalmia, cataratas, microencefalia, trastornos del neurodesarrollo.

d. **Infección intrauterina.** El síndrome posnatal varía según el diagnóstico específico (toxoplasmosis, "otros", rubéola, citomegalovirus [CMV] y herpes simple [TORCH], VIH, virus del Zika, infecciones bacterianas), pero todos tienen riesgo de RCIU (véase capítulo 48).

e. **Placentación anormal.** La posición anormal de la placenta (previa), el crecimiento vascular (acreta, increta, percreta) y la vasculatura previa aumentan el riesgo de mortinato, restricción del crecimiento fetal, parto prematuro y hemorragia materna y fetal.

f. **Rotura prolongada de membranas.** Sepsis de inicio temprano, infección diseminada por *Candida*.

g. **Rotura prolongada de membranas pretérmino.** Hipoplasia pulmonar, sepsis de inicio temprano, infección diseminada por *Candida*.

B. **Características paternas.** La edad (más de 40 años) se asocia a un mayor riesgo de mortinatos, partos prematuros, BPN, síndromes musculoesqueléticos, paladar hendido, retinoblastoma y trastornos del neurodesarrollo, incluido el trastorno del espectro autista.

C. **Características fetales y riesgo asociado para el feto o el neonato**

1. Gestación múltiple. Anomalías congénitas y malformaciones tempranas, RCIU, síndrome de transfusión gemelo a gemelo, parto prematuro, depresión perinatal, EHI.

2. RCIU. Mortinatos, anomalías cromosómicas, síndromes genéticos, anomalías congénitas, errores innatos del metabolismo, infección intrauterina, depresión perinatal, EHI, hipoglucemia, policitemia, mortalidad neonatal (véase sección V).

3. Grande para la edad de gestación o macrosomía. Anomalías congénitas, distocia de hombros, lesión del plexo braquial, fracturas neonatales, hipoglucemia (véase sección VI).

4. Malposición/presentación. Displasia del desarrollo de la cadera, traumatismo de nacimiento, hemorragia.

5. Anomalía de la frecuencia o del ritmo cardiaco fetal. Insuficiencia cardiaca congestiva, bloqueo cardiaco, hidropesía fetal, depresión perinatal, EHI.

6. **Disminución de la actividad.** Muerte fetal, trastornos del sistema nervioso central (SNC) y neuromusculares, depresión perinatal, EHI.

7. **Polihidramnios.** Anencefalia, trastornos del SNC y neuromusculares, trastornos de la deglución (p. ej., atresia esofágica, micrognatia, masa orofaríngea), quilotórax, hernia diafragmática, onfalocele, gastrosquisis, trisomía, tumores, hidropesía fetal, isoinmunización, anemia, insuficiencia cardiaca, infección intrauterina, incapacidad para concentrar la orina, GEG, parto prematuro.

8. **Oligohidramnios.** Mortinato, PEG, RCIU, anomalías renales, hipoplasia pulmonar, deformaciones, pruebas fetales no tranquilizadoras, muerte neonatal.

D. **Condiciones del parto y riesgo asociado para el feto o el neonato**

1. **Parto prematuro.** Véase sección III.

2. **Parto postérmino.** Véase sección IV.

3. **Fiebre materna.** Sepsis de inicio temprano.

4. **Hipotensión materna.** Mortinato, depresión perinatal, EHI.

5. **Parto rápido.** Traumatismo de nacimiento, HIC, taquipnea transitoria del recién nacido (TTRN).

6. **Parto prolongado.** Mortinato, depresión perinatal, EHI, traumatismo del nacimiento.

7. **Tetania uterina.** Depresión perinatal, EHI.

8. **Líquido amniótico teñido de meconio.** Depresión perinatal, EHI, síndrome de aspiración de meconio, hipertensión pulmonar persistente.

9. **Prolapso del cordón umbilical.** Mortinato, depresión perinatal, EHI.

10. **Cesárea.** RDS, TTRN, laceración, colonización anormal del microbioma, hipotermia.

11. **Analgesia, anestesia o sedación sistémica.** Depresión respiratoria, hipotensión, hipotonía.

E. **Determinantes sociales de la salud.** Incluyen factores sociales, ambientales y psicosociales y factores de estrés que perpetúan las disparidades y aumentan el riesgo para los bebés y las familias. Estos factores se han asociado con el nacimiento prematuro, el bajo peso al nacer, el mayor riesgo de infección, las menores tasas de lactancia materna, el mal seguimiento, las menores puntuaciones cognitivas, las mayores tasas de reingreso y la menor satisfacción con la atención médica. La identificación del riesgo y el tratamiento de los factores de estrés ambiental y psicosocial adversos en una fase temprana de la vida (p. ej., en la fase prenatal y durante la estancia en la UCIN) promueven la equidad infantil y pueden mejorar los resultados. Los factores de estrés ambiental y psicosocial adversos son los siguientes:

1. **Entorno del cuidador y contexto familiar difíciles.** Vivir en la pobreza con necesidades insatisfechas y cargas financieras derivadas de: inseguridad de la vivienda, inseguridad laboral, falta de seguro, problemas de transporte (que pueden verse exacerbados por la carga financiera de la hospitalización, por ejemplo, facturas, aparcamiento, comidas), educación materna deficiente, bajo nivel de alfabetización y de conocimientos de salud, escaso apoyo de la familia y del entorno social, violencia doméstica y ruptura matrimonial. Otros factores de estrés asociados al contexto cultural/étnico de la familia que

pueden aumentar la vulnerabilidad son el estrés de la inmigración, las barreras lingüísticas (familias con conocimientos limitados de inglés [LEP, por sus siglas en inglés]), las creencias culturales y sanitarias, y la modificación de la estructura e identidad familiar.

2. **Ambiente del barrio (ruido, polución y contaminantes).** Violencia y delincuencia en el barrio, mala infraestructura y acceso a los servicios, condiciones laborales insalubres.

3. **Ambiente social.** Racismo sistémico y sesgo implícito, discriminación, determinantes políticos de la salud.

II. CLASIFICACIÓN POR EDAD DE GESTACIÓN (EG) Y PESO AL NACER. Los neonatos deben ser clasificados por su edad de gestación, si es posible, ya que esta suele estar más relacionada con los resultados que el peso al nacer. El peso al nacer adquiere importancia en los casos de crecimiento anormal (PEG o GEG).

A. **Evaluación de la EG**

1. La evaluación basada en la **información obstétrica** se trata en el capítulo 1. Tenga en cuenta que las estimaciones de la EG mediante ecografía en el primer trimestre son precisas en un plazo de 7 días. Las ecografías posteriores son precisas en aproximadamente 11 a 14 (segundo trimestre) y 21 días (tercer trimestre).

2. Los instrumentos estandarizados de examen posnatal pueden ser útiles para **confirmar o complementar** la EG por información obstétrica. El examen Dubowitz para recién nacidos es ligeramente más preciso (± 2.6 semanas), mientras que el Ballard (fig. 7-1) lo es menos (± 4.2 semanas), aunque es bastante más fácil de utilizar. Este método tiene limitaciones, especialmente en la evaluación de las medidas neuromusculares en los recién nacidos enfermos.

3. **Clasificación de los bebés por EG**

   a. **Prematuros.** Nacen antes de las 37 semanas completas de gestación (258 días). Los subgrupos incluyen los siguientes:

   i. **Extremadamente prematuros.** Su nacimiento ocurre antes de cumplir las 28 semanas (195 días).

   ii. **Prematuros.** Nacen antes de cumplir las 34 semanas (237 días).

   iii. **Prematuros tardíos.** Nacen entre las 34 0/7 y 36 6/7 semanas de gestación (238 a 258 días).

   b. **A término.** Nacen entre las 37 0/7 y 41 6/7 semanas de gestación (259 a 293 días).

   i. **A término tempranos.** Son un subgrupo de bebés a término nacidos entre las 37 0/7 y 38 6/7 semanas de gestación (259 a 272 días).

   c. **Postérmino.** Nacen después de 42 semanas de gestación (294 días o más).

4. **Clasificación del peso al nacer.** Aunque no hay un acuerdo universal, las definiciones comúnmente aceptadas son las siguientes:

   a. **Peso normal al nacer (PN).** De 2 500 a 4 500 g.

   b. **BPN.** < 2 500 g.

   Hay que tener en cuenta que, aunque la mayoría de los bebés con bajo peso al nacer son prematuros, algunos son a término pero PEG. Los bebés con BPN pueden subclasificarse de la siguiente manera:

   i. **Muy bajo peso al nacer (MBPN).** < 1 500 g.

   ii. **Peso extremadamente bajo al nacer (PEBN).** < 1 000 g.

   c. **Macrosomía.** Peso al nacer > 4 500 g.

EVALUACIÓN DE LA EDAD DE GESTACIÓN (nueva puntuación de Ballard)

NOMBRE_____ SEXO_____

HOSPITAL NO._____ PESO AL NACER_____

RAZA_____ TALLA_____

FECHA/HORA DE NACIMIENTO_____ CIRC. CEFÁLICA_____

FECHA/HORA DEL EXAMEN_____ EXAMINADOR_____

EDAD EN EL MOMENTO DEL EXAMEN_____

PUNTUACIÓN DE APGAR: 1 MINUTO_____ 5 MINUTOS_____ 10 MINUTOS_____

MADUREZ NEUROMUSCULAR

SIGNO DE MADUREZ NEUROMUSCULAR	PUNTUACIÓN							REGISTRAR LA PUNTUACIÓN AQUÍ
	−1	0	1	2	3	4	5	
POSTURA								
VENTANA CUADRADA (muñeca)	>90°	90°	60°	45°	30°	0°		
REBOTE DEL BRAZO		180°	140°–180°	110°–140°	90°–110°	<90°		
ÁNGULO POPLÍTEO	180°	160°	140°	120°	100°	90°	<90°	
SIGNO DE LA BUFANDA								
TALÓN A OREJA								

PUNTUACIÓN TOTAL DE MADUREZ NEUROMUSCULAR

PUNTUACIÓN
Neuromuscular____
Físico____
Total____

ÍNDICE DE MADUREZ

PUNTUACIÓN	SEMANAS
−10	20
−5	22
0	24
5	26
10	28
15	30
20	32
25	34
30	36
35	38
40	40
45	42
50	44

MADUREZ FÍSICA

SIGNO DE MADUREZ FÍSICA	PUNTUACIÓN							REGISTRAR LA PUNTUACIÓN AQUÍ
	−1	0	1	2	3	4	5	
PIEL	Pegajosa Friable Transparente	Gelatinosa Roja Translúcida	Rosa suave Venas visibles	Descamación superficial o exantema, pocas venas	Agrietada Zonas pálidas Venas raras	Apergaminada Profundamente agrietada Sin vasos	Correosa Agrietada Arrugada	
LANUGO	Ninguno	Escaso	Abundante	Delgado	Zonas calvas	Mayoritariamente calvo		
SUPERFICIE PLANTAR	Talón-punta 40-50 mm: −1 < 40 mm: -2	> 50 mm sin pliegue	Débiles marcas rojas	Solo el pliegue transversal anterior	Pliegues ant. 2/3	Pliegues en toda la planta		
NÓDULO MAMARIO	Imperceptible	Apenas perceptible	Areola plana sin botón mamario	Areola punteada 1-2 mm de botón mamario	Areola elevada 3-4 mm de botón mamario	Areola completa 5-10 mm de botón mamario		
OJO / OÍDO	Párpados fusionados sin apretar: −1 apretados: −2	Los párpados se abren y el pabellón se queda plegado	Pabellón curvo; suave; retroceso lento	Pabellón bien curvado; retroceso suave pero listo	Bien formado y firme; retroceso instantáneo	Desplazamiento del cartílago grueso de la oreja		
GENITALES (Hombre)	Escroto plano, liso	Escroto vacío; rugosidad tenue	Testículos en el canal superior; pliegues escasos	Testículos descendidos; pocos pliegues	Testículos hacia abajo; buenos pliegues	Testículos colgantes; rugosidades profundas		
GENITALES (Mujer)	Clítoris prominente y labios planos	Clítoris prominente y labios menores pequeños	Clítoris prominente y agrandamiento de labios menores	Labios mayor y menor igualmente prominentes	Labio mayor grande; labio menor pequeño	El labio mayor cubre el clítoris y labio menor		

PUNTUACIÓN TOTAL DE MADUREZ FÍSICA

EDAD DE GESTACIÓN (semanas)

Por fechas_____
Por ultrasonido_____
Por examen_____

Figura 7-1 Nueva puntuación de Ballard. (Reimpresa de Ballard JL, Khoury JC, Wedig K, et al. New Ballard Score, expanded to include extremely premature infants. *J Pediatr* 1991;119[3]:417-423. Copyright © 1991 Elsevier. Con permiso.)

III. NACIMIENTO PRETÉRMINO.
Un neonato prematuro es aquel que nace antes de las 37 semanas de gestación. Véase el capítulo 13 para conocer el tratamiento del neonato de bajo peso al nacer.

A. Incidencia. Aproximadamente 10% de todos los nacimientos en Estados Unidos es de bebés prematuros. En 2014, el National Center for Health Statistics completó oficialmente la transición a un nuevo método de cuantificación de la EG, pasando de la práctica anterior de contar desde el último periodo menstrual (UPM) a utilizar la mejor estimación obstétrica (EO) de la gestación en el momento del parto. La tasa de nacimientos prematuros de 2014 fue de 9.57%, tras un descenso constante desde 2007 (10.44%), el primer año del cual se dispone de datos nacionales de EO para esta medición. Sin embargo, en cada año desde 2014, ha habido un aumento constante de la tasa de prematuridad hasta llegar a 10.02% en 2018. La tasa de bebés nacidos prematuros tempranos (< 34 semanas) se ha mantenido más o menos estable desde 2014 en 2.75%. No obstante, la tasa de nacimientos prematuros tardíos (34 a 36 semanas) ha ido subiendo lentamente desde 2014, siendo la más reciente de 7.28% en 2018.

B. **Etiología.** Es desconocida en la mayoría de los casos. El parto prematuro y el bajo peso al nacer se asocian a las siguientes condiciones:

1. **Parto prematuro previo.** Es el factor de riesgo más importante para un parto prematuro posterior. Un solo parto prematuro multiplica por cuatro el riesgo de un parto prematuro posterior.

2. **Bajo estatus socioeconómico (ESE).** Se mide no solo por los ingresos familiares/seguridad financiera y el nivel educativo, sino también por el área geográfica (códigos postales y secciones censales), la percepción del estatus social y la vulnerabilidad ocupacional.

3. **Mujeres negras no hispanas.** Tienen casi tres veces más probabilidades de dar a luz a un bebé MBPN (< 1 500 g) (2.9%) en comparación con las mujeres blancas no hispanas (1%) y las hispanas (1.2%). En 2018, la tasa de parto prematuro para las mujeres negras no hispanas fue de 14.1%. Aunque es significativamente más alta que la de las mujeres blancas no hispanas (9.1%) e hispanas (9.7%), la tasa ha disminuido desde su pico de 18.3% en 2007. Hay pruebas sólidas que sugieren que las disparidades raciales observadas en los nacimientos prematuros y otros resultados que contribuyen a la brecha entre blancos y negros en la mortalidad infantil se deben a los efectos acumulativos del racismo, que llevan a la desventaja socioeconómica y a los factores ambientales y psicosociales.

4. **Tabaco/nicotina.** Su consumo aumenta el riesgo tanto de complicaciones maternas (placenta previa, desprendimiento de la placenta, RPM) como de complicaciones fetales, como la RCIU, que requieren un parto prematuro.

5. **Mujeres menores de 18 años o mayores de 35.** A estas edades se tienen más probabilidades de dar a luz a bebés prematuros o con bajo peso al nacer; la asociación con la edad es más significativa en las mujeres blancas que en las afroamericanas.

6. **Intervalo corto (< 18 meses) entre un embarazo y otro.** Ello aumenta el riesgo de parto prematuro.

7. **Enfermedades maternas agudas y crónicas.** Se asocian a un parto prematuro, tanto si el inicio del trabajo de parto es espontáneo como inducido, ocurriendo este último no pocas veces.

8. **Partos de gestación múltiple.** Suelen ser prematuros (19.5% de los gemelos y 63.1% de los trillizos en Estados Unidos en 2018).

9. **Factores obstétricos.** Las malformaciones uterinas, los traumatismos uterinos, la placenta previa, el desprendimiento de la placenta, los trastornos hipertensivos, el acortamiento cervical prematuro, la cirugía cervical previa, la rotura prematura de membranas y la corioamnionitis contribuyen al parto prematuro.

C. **Problemas asociados al parto prematuro.** Están relacionados con la capacidad limitada de los órganos inmaduros para funcionar en el entorno extrauterino. E riesgo de todas las complicaciones está inversamente asociado a la EG.

1. Respiratorio. Los bebés prematuros pueden experimentar lo siguiente:

   a. **SDR** por deficiencia de surfactante e inmadurez pulmonar (véase capítulo 33).

   b. **Apnea** debida a la inmadurez de los mecanismos de control respiratorio (véase capítulo 31).

   c. **Desarrollo eventual de displasia broncopulmonar (DBP)** (véase capítulo 34).

2. Neurológicos. Los bebés prematuros tienen un mayor riesgo de presentar problemas neurológicos, entre los que se incluyen los siguientes:

   a. **Depresión perinatal y EHI** (véase capítulo 55).

   b. **Hemorragia intraventricular (HIV) y otras HIC** (véase capítulo 54).

   c. **Leucomalacia periventricular** (véase capítulo 54).

3. Cardiovascular. Los recién nacidos prematuros pueden presentar problemas cardiovasculares como los siguientes:

   a. **Hipotensión**
      i. Hipovolemia
      ii. Disfunción cardiaca

   b. **Conducto arterioso persistente (CAP).** Es frecuente y puede provocar sobrecirculación pulmonar e hipotensión diastólica (véase capítulo 41).

4. Hematológico. Las condiciones que conllevan un mayor riesgo para los bebés prematuros son:

   a. **Anemia** (véase capítulo 45).

   b. **Hiperbilirrubinemia** (véase capítulo 26).

5. Líquidos y nutrición. Los recién nacidos prematuros corren un mayor riesgo de tener pérdidas insensibles de agua, hipoglucemia, pérdida excesiva de peso, escasa ganancia de peso y desgaste muscular debido a las demandas catabólicas (véase capítulo 21).

6. Gastrointestinal. Los bebés prematuros tienen un mayor riesgo de retraso en el vaciado gástrico, intolerancia a la alimentación, perforación intestinal espontánea y enterocolitis necrosante (ECN) (véase capítulo 27).

7. Metabólico. Los desequilibrios, especialmente en el metabolismo de la glucosa y el calcio, son más frecuentes en los bebés prematuros (véanse los caps. 24 y 25).

8. Renal. Los riñones inmaduros se caracterizan por su baja tasa de filtración glomerular, así como por su incapacidad para procesar cargas de agua, solutos y ácidos. Esto los pone en riesgo de presentar importantes alteraciones electrolíticas y acidosis metabólica (véanse los caps. 23 y 28).

9. Regulación de la temperatura. Los recién nacidos prematuros son especialmente susceptibles de presentar hipotermia, aunque también puede producirse hipertermia iatrogénica (véase capítulo 15).

10. Inmunológico. Debido a las deficiencias en la respuesta humoral y celular, en parte a causa de la pérdida de oportunidades para el paso transplacentario de los anticuerpos maternos, los bebés prematuros tienen un mayor riesgo de infección que sus homólogos a término.

11. Oftalmológico. La retinopatía del prematuro puede desarrollarse en la retina inmadura, especialmente de los bebés nacidos < 30 semanas o con un peso al nacer < 1 500 g (véase capítulo 67). Los niños prematuros también corren el riesgo de tener miopía en la infancia.

D. **Tratamiento del bebé prematuro** (véase capítulo 13)

1. Tratamiento posnatal inmediato

a. **Parto.** Es preferible que el parto se produzca en un hospital debidamente equipado y dotado de personal. Los recién nacidos muy prematuros o enfermos que requieren el traslado a un nivel de atención superior presentan retrasos en el inicio de la atención especializada necesaria, lo que supone un mayor riesgo de complicaciones a corto y largo plazos.

b. **Reanimación y estabilización.** Para ello se requiere la disponibilidad inmediata de personal y equipos cualificados. La reanimación del recién nacido en el momento del parto debe realizarse de acuerdo con el Programa de Reanimación Neonatal (NRP, por sus siglas en inglés) de la American Academy of Pediatrics. La anticipación y la prevención son siempre preferibles a la reacción a los problemas ya presentes. El suministro de oxígeno de apoyo respiratorio adecuado y el mantenimiento de una temperatura apropiada son objetivos posnatales inmediatos (véase capítulo 4).

2. Tratamiento neonatal

a. **Regulación térmica.** Debe dirigirse a conseguir una zona térmica neutra; es decir, una temperatura ambiental suficiente para mantener la temperatura corporal con un consumo mínimo de oxígeno. En el caso del lactante prematuro pequeño, esto requerirá una cuna de calor radiante (con las ventajas de la accesibilidad del lactante y la respuesta rápida a la temperatura) o una incubadora cerrada (con las ventajas de la disminución de la pérdida insensible de agua) (véase capítulo 15).

b. **Oxigenoterapia y ventilación asistida** (véase capítulo 29).

c. **Terapia de fluidos y electrolitos.** Para su aplicación se debe tener en cuenta la pérdida insensible de agua relativamente alta, al tiempo que se evita la sobrehidratación y se mantienen las concentraciones normales de glucosa y electrolitos en plasma (véase capítulo 23).

d. **Nutrición.** Esta puede complicarse por la incapacidad de muchos lactantes prematuros de tolerar la alimentación enteral, lo que hace necesario el tratamiento con nutrición parenteral. La leche humana se asocia a un menor riesgo de ECN en los lactantes nacidos < 32 semanas de gestación. Es fundamental proporcionar apoyo a la lactancia a las madres de niños prematuros. El inicio temprano de la alimentación enteral de bajo volumen también se asocia a la reducción del riesgo de ECN. La inmadurez de las habilidades de alimentación y la coordinación de la succión, la deglución y la respiración requieren alimentación por sonda y apoyo a la alimentación oral (véase capítulo 21).

e. **Hiperbilirrubinemia.** Aunque es frecuente en los recién nacidos prematuros, suele poder manejarse eficazmente mediante una cuidadosa monitorización de los niveles de bilirrubina y un tratamiento temprano con fototerapia. En casos graves, puede ser necesaria la exanguinotransfusión para prevenir el kernícterus (véase capítulo 26).

f. **Sepsis de inicio temprano.** Aumenta su frecuencia con la disminución de la EG, especialmente cuando la infección materna fue un precipitante del parto prematuro. Todos los recién nacidos prematuros deben ser evaluados cuidadosamente en busca de sepsis (examen físico, +/− hemocultivo, +/− biometría hemática completa [BHC]) con un umbral bajo para iniciar antibióticos de amplio espectro (normalmente ampicilina para cobertura de listeria y genta-

micina para cobertura amplia de grampositivos y gramnegativos) hasta que s
pueda descartar la sepsis. El riesgo de sepsis de aparición tardía (ST) tiene un
fuerte correlación inversa con la EG, lo que hace que se deba vigilar al niñ
muy prematuro. Cuando se evalúe a un lactante prematuro para determina
ST, considere la posibilidad de administrar antibióticos antiestafilocócicos a lo
lactantes que tengan un catéter venoso central, que hayan sido sometidos
múltiples procedimientos y que tengan una hospitalización prolongada, ya qu
ello supone un mayor riesgo de infección nosocomial (véanse los caps. 48 y 49)

g. **CAP.** Es un fenómeno frecuente en los niños prematuros. El cierre espontáneo
es menos frecuente en los nacidos < 28 semanas y puede ser hemodinámicamente
significativo, poniendo a los lactantes en riesgo de robo ductal de la circulació
sistémica y sobrecirculación pulmonar. Definir la importancia hemodinámica y
decidir entre los cuidados de apoyo y la intervención es un reto (véase capítulo 41)

h. **Vacunas.** La vacuna contra la difteria, el tétanos y la tos ferina acelular (DTaF
por sus siglas en inglés); la vacuna antipoliomielítica inactivada (IPV, por su
siglas en inglés); la vacuna neumocócica conjugada multivalente (PCV, por sus siglas en inglés), y la vacuna contra el *Haemophilus influenzae* tipo B (Hib) se
administran en dosis completas a los bebés prematuros en función de su edad
cronológica (es decir, semanas después del nacimiento). Aunque la mayoría de
los bebés prematuros desarrollan niveles protectores de anticuerpos, en genera
tienen una respuesta inmunológica reducida a las vacunas en comparación con
los bebés a término y, por lo tanto, desarrollan una protección óptima si reciben
un refuerzo después de los 12 meses. La administración de la vacuna contra la
hepatitis B (HepB) a los recién nacidos prematuros médicamente estables de
madres negativas al antígeno de superficie de la hepatitis B (HBsAg, por sus
siglas en inglés) puede realizarse con un calendario modificado. La profilaxis
contra el virus sincitial respiratorio (VSR) (para un subgrupo de recién nacidos
prematuros de alto riesgo) y la influenza (para los niños mayores de 6 meses) debe
administrarse según las indicaciones. Dado que la vacuna contra el rotavirus es
una vacuna oral viva, a menudo se pospone hasta después del alta de la UCIN.
Todas las recomendaciones de los Centers for Disease Control and Prevention
(CDC) y del Advisory Committee on Immunization Practices (ACIP) pueden
consultarse en http://www.cdc.gov/vaccines (véanse caps. 48 y 49).

E. **Supervivencia de los recién nacidos prematuros.** Aunque las estadísticas de
supervivencia varían dependiendo de la institución, la región geográfica y el país,
continúa habiendo una tendencia de décadas de mejora de la supervivencia de los
bebés de mayor riesgo: los muy prematuros. Un estudio de la National Institute
of Child Health and Human Development Neonatal Research Network demostró
un aumento de la tasa de supervivencia de los bebés nacidos entre las 22 y las 24
semanas, que pasó de 30% en la primera época (2000 a 2003) a 36% en la última
(2008 a 2011), impulsado principalmente por las mejoras en los bebés de 24
semanas. La supervivencia de las poblaciones de muy prematuros y de MBPN varía
significativamente de 52 a 86% entre los grandes estudios de cohortes internacionales
publicados en los últimos 15 años. La variación entre centros también contribuye
significativamente a las diferencias en los resultados. Por lo tanto, es fundamental
utilizar los datos de resultados más actualizados y localizados disponibles a la hora de
asesorar a las familias sobre los resultados.

F. **Secuelas a largo plazo del nacimiento prematuro.** Los niños prematuros son
vulnerables a un amplio espectro de morbilidades. El riesgo de morbilidad y
mortalidad disminuye de forma constante con el aumento de la EG.

1. **Discapacidad neurológica.** La predicción de la discapacidad neurológica en
el niño muy prematuro sigue siendo difícil de predecir; además, hay pruebas

de que algunas áreas de deterioro observadas a los 2 y 3 años de seguimiento pueden ser dinámicas, mientras que otras son estáticas y persisten. Se ha demostrado que la intervención temprana beneficia los resultados motores y cognitivos, y que estos últimos se extienden hasta la edad preescolar.

a. Deterioro cognitivo. Disfunción ejecutiva, trastornos del lenguaje, bajo rendimiento académico.

b. Deterioro motor. Parálisis cerebral (más comúnmente espástica bilateral), trastorno del desarrollo de la coordinación.

c. Deterioro sensorial. Pérdida de audición, discapacidad visual, problemas de procesamiento sensorial (auditivo, visual, táctil, vestibular y oral) (véanse los caps. 67 y 68).

d. Trastornos del comportamiento y de la salud mental. Trastorno por déficit de atención e hiperactividad (el riesgo es cuatro veces mayor para los bebés de bajo peso al nacer que para los bebés a término), trastorno del espectro autista, ansiedad generalizada, depresión.

2. Retinopatía del prematuro (véase capítulo 67)

3. Enfermedad pulmonar crónica (EPC) (véase capítulo 34)

4. Fracaso del crecimiento (véase capítulo 21)

5. Utilización de la atención sanitaria. Aumento de las tasas de visitas pediátricas por enfermedad, utilización de la sala de emergencias y readmisión en el hospital.

IV. RECIÉN NACIDO POSTÉRMINO

A. Definición. Aproximadamente 6% de los embarazos se extienden más allá de las 40 semanas de gestación; sin embargo, solo una fracción de los nacimientos se producen más allá de las 42 semanas y se consideran postérmino. Esta cifra ha ido disminuyendo desde 0.46% en 2010 hasta 0.3% en 2018, y es factible que se deba a los cambios en las prácticas obstétricas.

B. Etiología. Aunque en algunos casos la posmadurez es el resultado de una fecha inexacta del embarazo, la mayoría de las veces la causa del embarazo prolongado es desconocida. Los factores de riesgo de los embarazos postérmino son los siguientes:

1. ESE materno

2. Embarazo postérmino previo

3. Obesidad

4. Feto masculino

5. Anencefalia. Un eje pituitario-adrenal fetal intacto parece estar implicado en el inicio del parto.

6. Deficiencia de sulfatasa placentaria

C. Riesgos asociados al embarazo postérmino

1. Oligohidramnios

2. Macrosomía

3. Trazado cardiaco fetal no tranquilizador (NRFHT, por sus siglas en inglés)

4. Líquido amniótico teñido de meconio

5. Lesiones de nacimiento

6. Puntuaciones de Apgar bajas

7. Síndrome de aspiración de meconio

D. **Síndrome de posmadurez.** La constelación de hallazgos complica de 20 a 43% de los embarazos postérmino. Los bebés postérmino han empezado a perder peso en el útero, pero suelen tener una longitud y un perímetro cefálico normales. Pueden clasificarse de la siguiente manera, con un riesgo creciente de morbilidad y mortalidad con etapa de avance:

1. **Etapa 1**
   a. Piel seca, agrietada, descamada, suelta y arrugada
   b. Aspecto desnutrido (pérdida de grasa subcutánea y masa muscular)
   c. Disminución del tejido subcutáneo

2. **Etapa 2**
   a. Todas las características de la etapa 1
   b. NRFHT
   c. Líquido amniótico teñido con meconio (LATM), al igual que la piel del feto, las membranas de la placenta y el cordón umbilical

3. **Etapa 3**
   a. Los hallazgos de las etapas 1 y 2
   b. Tinción de meconio en el cordón umbilical y en las uñas debido a la exposición a largo plazo del LATM, que a menudo pasa de verde/marrón a amarillo secundario a la descomposición de la bilis con el tiempo

E. **Manejo.** Los bebés con evidencia de síndrome de posmadurez deben ser evaluados para detectar las condiciones frecuentemente asociadas, incluyendo las siguientes:

1. Anomalías congénitas
2. Depresión perinatal
3. Hipoglucemia
4. Hipocalcemia
5. Policitemia

V. PEG. Lactantes ya sea PEG o afectados por RCIU (véase capítulo 1)

A. **Definición.** Aunque los términos *PEG* y *RCIU* se suelen utilizar indistintamente, se refieren a dos poblaciones sutilmente diferentes. PEG describe a un neonato cuyo peso al nacer o cuya longitud cráneo-talón al nacer es $< 10°$ percentil para la EG o < 2 desviaciones estándar (DE) por debajo de la media para la EG del lactante (aproximadamente el 3.er percentil para la EG). Se han publicado numerosas curvas de nacimiento estandarizadas basadas en grandes poblaciones de lactantes, cada una de ellas con ventajas e inconvenientes (véase capítulo 21). La RCIU describe la disminución de la velocidad de crecimiento del feto, documentada por al menos dos evaluaciones del crecimiento intrauterino (p. ej., un feto que "se cae" de su propia curva de crecimiento). Los bebés que son constitucionalmente PEG tienen un riesgo general menor en comparación con los que tienen RCIU debido a algún proceso patológico. La etiología y el tratamiento de los fetos PEG y RCIU se superponen considerablemente.

B. **Etiología.** Aproximadamente 10% de los embarazos en los países de altos ingresos se ven afectados por la RCIU. Existe una asociación entre los siguientes factores y los bebés PEG/RCI:

1. **Factores maternos.** Entre ellos, se incluyen los constitucionales (genéticamente pequeños), los demográficos (embarazo en la adolescencia y EMA, raza/etnia, ESE, niveles de estrés, depresión), la desnutrición crónica, las anomalías uterinas, las enfermedades crónicas, los factores que interfieren con el flujo y la

oxigenación de la placenta (enfermedades cardiovasculares, enfermedades renales, hipertensión), la diabetes (principalmente de tipo 1), el parto postérmino (RCIU más que PEG), la exposición a teratógenos, incluidos los medicamentos (p. ej., ácido valproico, fármacos antitrombóticos, radiación), el tabaco (correlación directa entre el número de cigarrillos consumidos y el grado de RCIU), y el uso y abuso de otras sustancias como la cocaína y los opioides.

2. **Placentación anormal, reducción de la perfusión uteroplacentaria y enfermedades vasculares maternas asociadas.** Todas estas son responsables de 25-30% de las restricciones del crecimiento fetal. Entre ellas se encuentran la vasculopatía obliterativa del lecho placentario, las malformaciones vasculares y la preeclampsia, que contribuye en gran medida a las restricciones del crecimiento.

3. **Factores anatómicos estructurales de la placenta y el ombligo.** Incluyen la placenta bilobulada, la placenta de baja inserción, el corioangioma, la inserción velamentosa del cordón umbilical y la presencia de una sola arteria umbilical.

4. **Factores fetales.** Incluyen anomalías cromosómicas (las trisomías 13, 18 y 21 contribuyen a 5-20% de los casos de RCIU precoz), síndromes genéticos, malformaciones (p. ej., anomalías del SNC y del sistema óseo), infección congénita (p. ej., rubéola, CMV, toxoplasmosis) (véase capítulo 48), errores congénitos del metabolismo y gestación múltiple.

C. **Tratamiento.** Si se desconoce, debe investigarse la etiología de la condición de PEG/RCIU. La identificación y el tratamiento tempranos de estas condiciones pueden disminuir el riesgo de complicaciones y resultados adversos a largo plazo.

1. **Evaluación.** El examen del recién nacido puede revelar signos de hallazgos cromosómicos, sindromáticos o infecciosos que expliquen la restricción del crecimiento del bebé o su pequeño tamaño.

   a. **Categorización.** La restricción del crecimiento se divide en dos categorías que distinguen la etiología y estratifican el riesgo:

      i. **Retraso del crecimiento asimétrico.** Constituye entre 70 y 80% de la RCIU y es el resultado de complicaciones que afectan a la última parte del embarazo. Estos bebés tienen un perímetro cefálico relativamente normal, cierta reducción de la longitud y una reducción más profunda del peso. Se cree que esto se debe a la redistribución del flujo sanguíneo fetal con preferencia hacia los órganos vitales, principalmente el cerebro; de ahí el término "RCIU ahorrador de cabeza". El índice ponderal ([raíz cúbica del peso al nacer en gramos × 100] / [longitud en centímetros]) o la relación peso-talla es baja (el peso para la EG se ve afectado de forma desproporcionada en comparación con la longitud). Los bebés con este tipo de retraso pueden tener poco tejido subcutáneo, piel suelta que se desprende, un aspecto de desgaste y manchas de meconio.

      ii. **RCIU simétrico.** Estos bebés tienen más probabilidades de presentar problemas fetales intrínsecos importantes (p. ej., anomalías cromosómicas, malformaciones o infecciones congénitas adquiridas al principio del embarazo). Los bebés tienen un perímetro cefálico, una longitud y un peso proporcionalmente pequeños, y su índice ponderal puede ser normal. En comparación con los lactantes con restricción del crecimiento "sin cabeza", los lactantes con restricción del crecimiento simétrico tienen un mayor riesgo de presentar deficiencias en el desarrollo neurológico.

b. **Examen patológico de la placenta.** Puede ser útil para detectar infartos, infecciones congénitas u otras anomalías.

c. **Evaluación de laboratorio.** Puede ser útil para los lactantes sin una causa clara de RCIU. Dada la asociación entre el CMV y las secuelas neurológicas a largo plazo, es razonable obtener pruebas de CMV y considerar el tratamiento para los bebés que son positivos para el CMV con afectación del SNC (como se evidencia por la pérdida de audición y los hallazgos intracraneales o cerebroespinales). Deben revisarse las pruebas prenatales de la madre para detectar infecciones (p. ej., rubéola, sífilis, VIH), teniendo en cuenta el momento en que se producen (las nuevas infecciones pueden presentarse después de las pruebas iniciales de la madre), además de considerar la infección por toxoplasmosis (incluida en muchos programas estatales de cribado de recién nacidos).

2. **Apoyo nutricional y glucémico.** Los lactantes PEG corren el riesgo de presentar hipoglucemia debido a sus escasas reservas de grasa y glucógeno, por lo que deben someterse a una vigilancia de la glucosa antes de la alimentación en las horas posteriores al nacimiento (véase capítulo 24). Suelen necesitar una mayor densidad calórica para lograr un crecimiento compensatorio (véase capítulo 21).

3. **Deterioro de la termorregulación.** Puede ser el resultado de la pérdida de calor secundaria a la reducción de las reservas de grasa subcutánea y a la producción limitada de calor en un contexto de agotamiento nutricional.

4. **Trombocitopenia, leucopenia/neutropenia.** Existe una correlación entre la insuficiencia placentaria y la supresión de la médula ósea neonatal.

5. **Policitemia y síndrome de hiperviscosidad.** Son más frecuentes en los niños con RCIU que en sus homólogos con edad de gestación promedio (EGP), posiblemente debido a la hipoxia fetal prolongada y al aumento de la producción de eritropoyetina.

6. **Deterioro de la función inmunológica.** Puede estar presente en el periodo neonatal y persistir durante la infancia, como lo demuestra la disminución del número de linfocitos T y de células B periféricas.

7. Los bebés con RCIU también corren el riesgo de presentar **hiperbilirrubinemia directa transitoria**, que a menudo es un hallazgo incidental durante el cribado rutinario de la ictericia.

D. **Resultados a largo plazo.** La mortalidad perinatal aumenta tanto en los niños a término como en los prematuros con restricción del crecimiento. El riesgo de mortalidad aumenta con el grado de restricción, con un fuerte incremento en el percentil 6. Los lactantes y niños PEG/RCIU (especialmente los que presentan otros factores de riesgo de SDoH) tienen un mayor riesgo de tener un crecimiento posnatal deficiente y anomalías del neurodesarrollo (menor función cognitiva, motora y del lenguaje) que sus homólogos con EGP. También hay pruebas de que estos bebés corren un mayor riesgo de tener trastornos crónicos en la edad adulta, como enfermedad arterial coronaria, hipertensión y enfermedad renal crónica.

VI. GEG. Lactantes GEG o afectados por **macrosomía** fetal (véase capítulo 1)

A. **Definición.** Por lo general GEG se define como 2 DE por encima de la media de la EG o > percentil 90. La macrosomía se refiere al crecimiento fetal excesivo. Aunque existen umbrales específicos relacionados con la EG, las directrices del American College of Obstetricians and Gynecologists (ACOG) utilizan el peso al nacer > 4 500 g, ya que este umbral conlleva una morbilidad significativamente mayor.

B. Etiología. Una serie de factores para el crecimiento fetal excesivo que por lo general complican el embarazo.

1. **Factores genéticos.** Tamaño constitucionalmente grande (padres grandes); trastornos genéticos asociados a un crecimiento excesivo y temprano (síndromes de Beckwith-Wiedemann, Simpson-Golabi-Behmel, Sotos, y Weaver), y lipodistrofia de Berardinelli. Cada vez hay más pruebas que sugieren que los factores epigenéticos pueden contribuir al crecimiento fetal excesivo.

C. Factores maternos. Incluyen riesgos raciales y étnicos (las madres hispanas tienen más probabilidades de dar a luz a bebés macrosómicos que las madres negras). La EMA, la multiplicidad de embarazos, los embarazos anteriores con GEG y los fetos varones suponen un riesgo de crecimiento excesivo. El síndrome metabólico es la principal causa de GEG/macrosomía, siendo los factores de riesgo específicos la obesidad previa al embarazo, el aumento excesivo de peso de la madre durante el mismo y la diabetes.

D. Complicaciones neonatales. El bebé GEG/macrosómico tiene un mayor riesgo de lo siguiente:

1. **Dificultad respiratoria.** Se debe principalmente a un mayor riesgo de SDR en el contexto de la diabetes materna, aunque también hay un mayor riesgo de SAM.

2. **Nacimientos prematuros.** En algunos estudios de cohorte se ha observado que la tasa de nacimientos prematuros es más elevada en la población GEG que en sus homólogos PEG.

3. **Hipoglucemia.** En el contexto de la hiperglucemia materna, el páncreas fetal produce insulina compensatoria. La hiperinsulinemia relativa transitoria persiste en el neonato más allá de la interrupción de la infusión continua de glucosa placentaria.

4. **Policitemia.** Es más frecuente tanto en los bebés de madres con diabetes como en los de madres euglucémicas. Se supone que el mecanismo es el aumento de la producción de eritropoyetina debido al estrés oxidativo inducido por la hiperglucemia y la hiperinsulinemia.

5. **Depresión perinatal, puntuaciones de Apgar bajas y EHI.**

6. **Lesiones al nacimiento.** Esto incluye la distocia de hombros.

7. **Mortalidad neonatal.** Es mayor en los bebés gravemente afectados por la GEG que en sus homólogos con EGP.

E. Resultados a largo plazo. Hay pruebas que sugieren que los bebés GEG tienen un mayor riesgo de presentar cambios metabólicos a largo plazo que pueden conducir al desarrollo de obesidad y resistencia a la insulina más adelante en la vida.

Lecturas recomendadas

American Academy of Pediatrics Committee on Fetus and Newborn, American College of Obstetricians and Gynecologists Committee on Obstetric Practice. *Guidelines for Perinatal Care.* 8th ed. Elk Grove Village, IL: American Academy of Pediatrics; Washington, DC: American College of Obstetricians and Gynecologists; 2017.

Fenton TR, Kim JH. A systematic review and meta-analysis to revise the Fenton growth chart for preterm infants. *BMC Pediatr* 2013;13(1):59.

Horbar JD, Carpenter JH, Badger GJ, et al. Mortality and neonatal morbidity among infants 501 to 1500 grams from 2000 to 2009. *Pediatrics* 2012;129(6):1019–1026.

Martin JA, Hamilton BE, Osterman MJ, et al. Births: final data for 2018. *Natl Vital Stat Rep* 2019;68(13):1–47.

Nardozza LM, Caetano AC, Zamarian AC, et al. Fetal growth restriction: current knowledge. *Arch Gynecol Obstet* 2017;295(5):1061–1077.

Parker MG, Garg A, McConnell MA. Addressing childhood poverty in pediatric clinical settings: the neonatal intensive care unit is a missed opportunity. *JAMA Pediatr* 2020;174(12):1135–1136.

Sigurdson K, Mitchell B, Liu J, et al. Racial/ethnic disparities in neonatal intensive care: a systematic review. *Pediatrics* 2019;144(2):e20183114.

8 Valoración del historial clínico y el examen físico del recién nacido

Lise C. Johnson

PUNTOS CLAVE

- El examen inicial del recién nacido es una oportunidad importante para detectar anomalías congénitas y evaluar la transición del bebé de la vida fetal a la extrauterina.

- Los problemas descubiertos en la evaluación inicial del recién nacido deben discutirse de forma clara y sensible con los padres, incluyendo cualquier plan de evaluación, seguimiento o tratamiento posterior.

- Todos los futuros padres sueñan con tener un hijo sano y se preocupan por la posibilidad de que su hijo sufra alguna anomalía o enfermedad. La mayoría de los recién nacidos se someten a exámenes físicos normales y pasan sin problemas de la vida fetal a la extrauterina; esto es motivo de alegría y tranquilidad para las familias.

I. **HISTORIA CLÍNICA.** Deben revisarse los antecedentes familiares, maternos, del embarazo, perinatales y sociales (tabla 8-1).

II. **EXAMEN FÍSICO DE RUTINA DEL NEONATO.** Aunque no se dispone de estadísticas, es probable que el primer examen de rutina revele más anomalías que cualquier otro examen físico. Siempre que sea posible, el examen debe realizarse en presencia de los padres para animarles a hacer preguntas sobre su recién nacido y permitir la observación compartida de los hallazgos físicos tanto normales como anormales.

   A. **Examen general.** En el examen inicial, la atención debe dirigirse a determinar i) si existe alguna anomalía congénita; ii) si el bebé ha realizado con éxito la transición de la vida fetal a la extrauterina; iii) hasta qué punto la gestación, el trabajo de parto, el parto, los analgésicos o los anestésicos han afectado al neonato, y iv) si el bebé presenta algún signo de infección o enfermedad metabólica o de otro tipo.

   1. El bebé debe ser desvestido para el examen, idealmente en una habitación bien iluminada que cuente con luces de calentamiento para evitar la hipotermia, la cual ocurre fácilmente en el periodo neonatal.

Tabla 8-1. Aspectos importantes de la historia clínica materna y perinatal

Historia clínica familiar	**Enfermedades hereditarias** (p. ej., trastornos metabólicos, trastornos hemorrágicos, hemoglobinopatías, deficiencia de G6PD, riñones poliquísticos, pérdida auditiva neurosensorial, síndrome de Gilbert, trastornos o síndromes genéticos)
	Trastornos del desarrollo, incluidos los trastornos del espectro autista
	Trastornos que requieren un seguimiento en los miembros de la familia (p. ej., displasia del desarrollo de la cadera, reflujo vesicoureteral, anomalías cardiacas congénitas, arritmias familiares)
Historial clínico materno	**Edad**
	Gravedad y paridad
	Tratamientos de infertilidad necesarios para el embarazo, incluyendo fuente de óvulos y esperma (donante o padre)
	Resultados de embarazos anteriores (interrupciones, abortos espontáneos, muertes fetales, muertes neonatales, prematuridad, malformaciones)
	Sensibilización al grupo sanguíneo y al tipo de sangre
	Enfermedad materna crónica (p. ej., diabetes mellitus, hipertensión, enfermedad renal, enfermedad cardiaca, enfermedad tiroidea, lupus eritematoso sistémico, miastenia grave, trastornos convulsivos)
	Enfermedades mentales de la madre (ansiedad, depresión, antecedentes de depresión posparto, otras enfermedades mentales)
Detección de portadores de trastornos hereditarios	Electroforesis de hemoglobina, talasemias, fibrosis quística, X frágil, AME, tamizaje ampliado de portadores
Detección de enfermedad infecciosa en el embarazo	Estado de inmunidad a la rubéola; sífilis, gonorrea, clamidia, VIH, hepatitis C y el antígeno de superficie de la hepatitis B, cultivo de estreptococos del grupo B (GBS, por sus siglas en inglés); examen de varicela, citomegalovirus y toxoplasmosis; prueba cutánea de la tuberculina (TST, por sus siglas en inglés) y resultados de la prueba de liberación de interferón, así como cualquier tratamiento anterior para la tuberculosis; antecedentes de infección por herpes simple; antecedentes de viajes a zonas endémicas de Zika; cualquier otra infección o exposición reciente; antecedentes de infección por Covid-19
Complicaciones del embarazo	Por ejemplo, la diabetes mellitus gestacional, hipertensión, preeclampsia, infecciones, hemorragias, anemia, trombocitopenia, traumatismos, cirugía, enfermedades agudas, parto prematuro con o sin uso de tocolíticos o glucocorticoides
	(continúa)

Tabla 8-1. Aspectos importantes de la historia clínica materna y perinatal (*continuación*)

Pruebas fetales	**Pruebas genéticas**, incluyendo preimplantación, muestra de vellosidades coriónicas, amniocentesis
	Exámenes de aneuploidía en el primer y segundo trimestre (marcadores séricos, medición del pliegue nucal, pruebas de ADN fetal libre)
	Ecografía (estudio fetal del segundo trimestre, monitorización ecográfica del bienestar fetal)
Exposiciones fetales	**Medicamentos maternos**
	Consumo de tabaco, alcohol, marihuana y sustancias ilegales
Historial clínico intraparto	**Edad de gestación al parto** y método de cálculo (p. ej., ecografía, inseminación artificial o fecundación *in vitro*, último periodo menstrual)
	Principal queja en el momento de la presentación
	Inicio y duración del parto, incluyendo la maduración cervical, la inducción y aumento del trabajo de parto
	Momento de la rotura de membranas y aparición de líquido amniótico (volumen, presencia de meconio, sangre)
	Resultados de la monitorización fetal
	Fiebre intraparto
	Medicamentos intraparto, especialmente antibióticos, analgésicos, anestésicos, sulfato de magnesio, β-bloqueadores, terbutalina
	Complicaciones (p. ej., pérdida excesiva de sangre, corioamnionitis, distocia de hombros)
	Método de entrega
	Momento del pinzamiento del cordón umbilical
	Examen de la placenta
Evaluación del neonato Sala de partos	**Puntuaciones de Apgar**
	Cualquier medida de reanimación
Curso posnatal anterior a la evaluación	**Alimentación**
	Paso de la primera orina y heces
	Complicaciones posnatales (p. ej., inestabilidad de la temperatura, taquipnea transitoria del recién nacido, evaluación de la sepsis)
	Control de la glucosa

(*continúa*)

Tabla 8-1. (*continuación*)

Historial social	**Antecedentes culturales de la familia**
	Estado civil de la madre
	Participación del padre del bebé
	Miembros del hogar
	Edades de los hijos anteriores
	Apoyos sociales identificados
	Determinantes sociales de la salud, entre los que se incluyen ocupaciones materna y paterna y permisos de trabajo parentales planificados, estabilidad de vivienda, seguridad alimentaria, adecuación de los suministros para bebés, problemas de situación migratoria, violencia doméstica actual o pasada
	Inscripción en los servicios sociales, incluidos los programas de apoyo a padres, participación de los servicios de protección de la infancia

AME, atrofia muscular espinal; G6PD, glucosa-6-fosfato deshidrogenasa.

2. Los cuidadores deben establecer un orden coherente para la exploración física, empezando generalmente por el sistema cardiorrespiratorio, que se evalúa mejor cuando el bebé está tranquilo. Si el bebé examinado está inquieto, se le puede ofrecer un dedo enguantado para que lo chupe. La oportunidad de realizar la exploración ocular debe aprovecharse siempre que se observe que el lactante está despierto y alerta.

B. **Signos vitales y mediciones.** Los signos vitales deben tomarse cuando el bebé está tranquilo, si es posible.

1. **Temperatura.** La temperatura en el neonato suele medirse en la axila. La temperatura rectal puede medirse para confirmar una temperatura axilar anormal, aunque suelen tener una correlación bastante estrecha. La temperatura axilar normal está entre 36.5 y 37.4 °C (97.7 y 99.3 °F).

2. **Frecuencia cardiaca.** La frecuencia cardiaca normal en un recién nacido está entre 95 y 160 lpm. La ralentización vagal puede notarse y apreciarse como un signo tranquilizador. Algunos bebés, especialmente los nacidos después de la fecha de nacimiento, pueden tener frecuencias cardiacas en reposo tan bajas como 80 lpm. En estos lactantes debe verificarse una buena aceleración con la estimulación. Una presión arterial normal es un signo tranquilizador de que el gasto cardiaco es adecuado en el contexto de una bradicardia sinusal marcada.

3. **Frecuencia respiratoria.** La frecuencia respiratoria normal en un recién nacido es de entre 30 y 60 respiraciones por minuto. La respiración periódica es habitual en los recién nacidos; las pausas cortas (normalmente de 5 a 10 segundos) se consideran normales. Los episodios de apnea (definidos como 20 segundos o más) asociados a cianosis o bradicardia no son normales en los recién nacidos a término y merecen una evaluación adicional (véase capítulo 31).

4. **Presión arterial.** La presión arterial no se mide de forma rutinaria en los recién nacidos que, por lo demás, están bien. Cuando la medición de la presión arterial está clínicamente indicada, se debe tener cuidado de elegir el tamaño

adecuado del manguito neonatal y documentar la extremidad utilizada en el registro de la presión arterial. Un gradiente entre la presión sistólica de las extremidades superiores e inferiores > 10 mm Hg debe considerarse sospechoso de coartación u otras anomalías de la aorta (véase capítulo 41).

5. **Mediciones.** Se debe medir el peso, la longitud y el perímetro cefálico de todos los recién nacidos poco después del nacimiento. Estas mediciones deben trazarse en curvas de crecimiento estándar para determinar si el recién nacido es adecuado para la edad de gestación (AEG), pequeño para la edad de gestación (PEG) o grande para la edad de gestación (GEG). Los recién nacidos PEG o GEG pueden requerir una evaluación adicional tanto de la etiología como de las secuelas de estas condiciones (véase capítulo 7). Los recién nacidos con un moldeado o un *caput* extensos pueden requerir que se repita la medición del perímetro cefálico unos días después del nacimiento.

C. Sistema cardiorrespiratorio

1. **Color.** El recién nacido sano debe tener un tono rosado rojizo subyacente a la pigmentación natural de la piel, salvo la posible cianosis normal de manos y pies (acrocianosis). La palidez o la rubicundez excesivas deben motivar la medición del hematocrito para detectar anemia relativa (hematocrito < 42%) o policitemia (hematocrito > 65%), respectivamente (véanse capítulos 45 y 46).

2. **Patrón respiratorio.** La mayor parte de la exploración respiratoria neonatal puede realizarse visualmente sin necesidad de utilizar un estetoscopio. En reposo, un recién nacido que haya superado la transición inicial debe mostrar una respiración sin dificultades, sin gruñidos (presión positiva al final de la espiración autogenerada [PEEP, por sus siglas en inglés]), aleteo nasal (disminución de la resistencia de las vías respiratorias) o retracciones intercostales (estabilización de la pared torácica). La enfermedad respiratoria significativa en ausencia de taquipnea es poco frecuente, a menos que el lactante presente también una depresión grave del sistema nervioso central. Ocasionalmente se encuentran estertores, disminución de los ruidos respiratorios, disminución o desplazamiento de los ruidos cardiacos o asimetría de los ruidos respiratorios por auscultación en un recién nacido asintomático y pueden revelar una enfermedad oculta que debe confirmarse con una radiografía de tórax (p. ej., edema pulmonar, neumonía neonatal, neumotórax, neumomediastino, dextrocardia).

3. **Corazón.** El examinador debe observar la actividad precordial; escuchar la frecuencia, el ritmo, la calidad y la intensidad de los ruidos cardiacos y la presencia o ausencia de soplos, y palpar los pulsos femorales.
   a. Se debe determinar si el corazón está en el lado izquierdo o derecho del tórax mediante la palpación del punto de máximo impulso (PMI) y la auscultación.
   b. Las arritmias, la mayoría de las veces debidas a contracciones auriculares prematuras, se escuchan ocasionalmente en la exploración rutinaria del recién nacido. Debe obtenerse un electrocardiograma (ECG) con tira de ritmo para identificar la causa de la arritmia y detectar evidencias de enfermedad estructural.
   c. Se deben auscultar los ruidos cardiacos, prestando atención a la presencia tranquilizadora de un ruido cardiaco de una fracción de segundo (evidencia de la presencia de dos válvulas semilunares), la detección de cualquier galope (un hallazgo ominoso que merece una evaluación adicional) y la detección de chasquidos de eyección, que pueden indicar estenosis de la válvula pulmonar o aórtica o una válvula aórtica bicúspide.

d. Los soplos en los recién nacidos pueden ser engañosos. Los soplos sistólicos se escuchan con frecuencia de forma transitoria en neonatos sin cardiopatía estructural significativa, especialmente cuando el conducto arterioso se está cerrando o en aquellos con estenosis leve de la rama pulmonar. Por otro lado, un recién nacido con una cardiopatía grave y hemodinámicamente significativa puede no presentar ningún soplo. Los soplos diastólicos deben considerarse siempre anormales. En un lactante asintomático con un soplo persistente o preocupante (p. ej., fuerte, áspero, pansistólico o diastólico), la investigación debe incluir un ECG, la medición de la saturación de oxígeno preductal y posductal y la medición de la presión arterial en las cuatro extremidades. También puede considerarse la realización de una radiografía simple de tórax. En consulta con un cardiólogo pediátrico, también puede obtenerse un ecocardiograma si está disponible. Cuando no se disponga de ecocardiografía, deberá obtenerse una prueba de hiperoxia para determinar la presencia de cardiopatía cianótica y la posible necesidad de instaurar prostaglandina E1 (véase capítulo 41).

e. Los pulsos femorales deben palparse, aunque a menudo son débiles en el primer o segundo día después del nacimiento. Los pulsos femorales se aprecian más fácilmente si el bebé está tranquilo. Si hay dudas sobre los pulsos femorales en el momento del alta, la presión arterial en la extremidad superior derecha debe compararse con la de cualquiera de las extremidades inferiores para investigar si hay coartación de la aorta.

D. Tórax

1. Las clavículas deben ser palpadas. En presencia de una fractura de clavícula puede apreciarse crepitación o, con menor frecuencia, un *"step off"*. La palpación de la clavícula debe repetirse siempre en el examen de alta porque algunas fracturas pueden ser más evidentes en el segundo o tercer día de vida. En los exámenes de seguimiento tras el alta hospitalaria, una fractura de clavícula curada puede dejar un bulto firme en el hueso. Las fracturas de clavícula no requieren ningún cuidado especial, más allá de una manipulación suave para evitar el dolor en los primeros días de vida, ya que por lo general se curan sin problemas y sin secuelas. Sin duda, muchas fracturas de clavícula en el periodo neonatal pasan desapercibidas.

2. El tórax debe ser inspeccionado en cuanto a su forma y simetría. Ocasionalmente pueden observarse uno o más pezones accesorios en la línea mamaria. También pueden observarse pequeñas marcas cutáneas periareolares que generalmente se secan y caen en los primeros días de vida. Los botones mamarios palpables debido a la influencia de las hormonas maternas son un hallazgo normal en los recién nacidos a término. En ocasiones, los padres necesitarán que se les asegure que la punta de la apófisis xifoides, que puede ser bastante prominente en el recién nacido, también es un hallazgo normal.

E. Abdomen. La exploración abdominal de un recién nacido difiere de la de los niños mayores en que la observación puede utilizarse con mayor ventaja.

1. Los órganos abdominales anteriores, especialmente el intestino, pueden verse a veces a través de la pared abdominal, especialmente en los bebés delgados o prematuros. La diástasis de rectos abdominales se observa con frecuencia en los neonatos, siendo más evidente durante el llanto. La asimetría debida a anomalías o masas congénitas suele apreciarse por primera vez mediante la observación.

2. Al palpar el abdomen, comience con una suave presión o caricia, moviéndose de los cuadrantes inferiores a los superiores para revelar los bordes del hígado

o del bazo. El borde normal del hígado puede extenderse hasta 2.5 cm por debajo del margen costal derecho. El bazo no suele ser palpable. Recuerde que puede haber *situs inversus*.

3. Una vez que se ha palpado suavemente el abdomen, es posible la palpación profunda, no solo por la falta de musculatura desarrollada sino también porque hay poco alimento y aire en el intestino. Pueden palparse los riñones y apreciarse masas abdominales, aunque el rendimiento clínicamente significativo de esta parte del examen puede ser bajo en la era actual de la ecografía fetal.

4. Se debe inspeccionar el muñón umbilical. Debe identificarse la vena umbilical y una o dos arterias umbilicales. Debe observarse la existencia de secreción, olor o eritema periumbilical, si están presentes. Las hernias umbilicales se observan con frecuencia en los neonatos, pero suelen ser benignas y se resuelven espontáneamente.

F. Genitales y recto

1. Debe comprobarse cuidadosamente la permeabilidad, la posición y el tamaño del ano. En ocasiones, una fístula grande se confunde con un ano normal; tras un examen más detallado, puede observarse que la fístula se encuentra en una posición anterior o posterior a la habitual de un ano normal.

2. El desplazamiento anterior del ano, que puede estar asociado con el estreñimiento, se determina mediante el **índice de posición anal (IPA)**.

$$\text{IPA} = \frac{\text{distancia del ano a la cuartilla vaginal (escroto)}}{\text{distancia del cóccix a la cuartilla vaginal (escroto)}}$$

Un IPA ≤ 0.34 en las niñas y 0.46 en los niños se considera anormal.

3. Hombre

   a. Es normal y habitual que el **prepucio** del recién nacido sea difícil de retraer completamente. La longitud del pene estirado < 2.5 cm es anormal y requiere una evaluación (véase capítulo 63). Si está presente, debe anotarse el grado de hipospadias, así como la presencia y el grado de cordete. La circuncisión debe diferirse a un urólogo siempre que se identifique un hipospadias. Otras variantes comunes que también merecen el aplazamiento de la circuncisión son la cintilla penoscópica y la torsión de 90 grados o más del rafe medio.

   b. El **escroto** es a veces bastante grande porque es un análogo embrionario de los labios femeninos y responde a las hormonas maternas. La hiperpigmentación del escroto debe hacer sospechar la existencia de uno de los síndromes adrenogenitales (véase capítulo 63). El escroto también puede estar agrandado debido a la presencia de un **hidrocele**, que puede identificarse como una masa transiluminada en uno o ambos lados del escroto. Los hidroceles son acumulaciones de líquido peritoneal en el escroto debido a la permeabilidad del *processus vaginalis* en la vida fetal. Son comunes y no requieren una acción inmediata, aunque deben ser vigilados para asegurar su resolución en el primer año de vida. Los **testículos** deben ser palpados. Los testículos deben tener el mismo tamaño y no deben aparecer azules (signo de torsión) a través de la piel escrotal. El tamaño normal de los testículos en un recién nacido a término oscila entre 1.6 (longitud) $\times$ 1.0 cm (anchura) y 2.9 $\times$ 1.8 cm. Aproximadamente entre 2 y 5% de los varones a término tendrán un testículo no descendido al nacer, de manera que se debe dar seguimiento a su descenso en los primeros meses de vida.

4. **Mujer**

a. Deben examinarse los **labios menores** y **mayores**. El tamaño relativo de los labios mayores y los labios menores cambia en las últimas semanas de la gestación y los labios menores pierden prominencia a medida que el feto llega a término. Los labios mayores de las recién nacidas a término suelen estar enrojecidos e hinchados debido a la influencia de las hormonas maternas, que también son responsables de un flujo vaginal claro o blanco en los primeros días de vida. Ocasionalmente, una pequeña cantidad de sangre (seudomenstruación) acompaña a la secreción después de los primeros días de vida, ya que las hormonas maternas en la recién nacida disminuyen.

b. Se debe examinar el **introito vaginal** e identificar el himen. El hallazgo de un himen imperforado, que a veces puede ser difícil de distinguir de un quiste parauretral, debe motivar la remisión a un ginecólogo pediátrico para su tratamiento. Es frecuente encontrar marcas en el himen y su presencia no tiene importancia clínica.

c. Debe observarse el **clítoris**, cuya prominencia disminuye con el aumento de la edad de gestación. La longitud media del clítoris en las recién nacidas a término es de 4.0 mm. El agrandamiento del clítoris (> 1 cm de longitud o 0.5 cm de anchura), en especial cuando hay hiperpigmentación acompañante, debe hacer sospechar un exceso de andrógenos (véase capítulo 63).

G. **Piel.** Existen numerosos hallazgos cutáneos, en su mayoría benignos, que se observan habitualmente en los recién nacidos (véase capítulo 65).

1. **Sequedad.** A veces se acompaña de agrietamiento o descamación de la piel; es frecuente, sobre todo en el recién nacido posmaduro.

2. **Milios.** Son quistes de inclusión llenos de restos de queratina, que se observan como pápulas blancas diminutas y discretas, a menudo solitarias, que suelen aparecer en la cara y el cuero cabelludo. Los milios se resuelven espontáneamente en las primeras semanas o meses de vida.

3. **Hiperplasia sebácea.** Se manifiesta en forma de pequeñas pápulas foliculares de color blanco amarillento que suelen agruparse en la nariz. Estas pápulas se autorresuelven en las primeras semanas de vida.

4. **Eritema tóxico neonatal.** Se produce en cerca de la mitad de los recién nacidos a término. Clásicamente, las lesiones del eritema tóxico son pápulas amarillentas sobre una base eritematosa, lo que da lugar al nombre de dermatitis por picadura de pulga. Las presentaciones pueden variar desde unas pocas lesiones aisladas dispersas hasta áreas extensas, a veces confluentes, de pústulas o pápulas con eritema circundante. Cuando se destapa y se raspa, el contenido de las pápulas y pústulas contendrá eosinófilos en la tinción de Wright o Giemsa. El eritema tóxico suele aparecer en el segundo o tercer día de vida, con altibajos durante unos días, y se resuelve en la primera semana de vida.

5. **Nevus simple o mancha salmón.** Es una malformación capilar que se observa con frecuencia en la frente (normalmente en forma de V), la nuca, los párpados, la nariz o el labio superior. Aunque la mayoría de las manchas salmón de la cara ("besos de ángel") se resuelven alrededor del primer año, las de la nuca ("mordeduras de cigüeña") a veces persisten.

6. **Melanosis pustulosa transitoria neonatal (MPTN).** Es más frecuente en los recién nacidos de pigmentación más oscura y consiste en pústulas frágiles de 2 a 10 mm que contienen neutrófilos, los cuales se rompen espontáneamente, dejando un collarín de escamas y máculas hiperpigmentadas subyacentes, que

se desvanecen en el transcurso de semanas o meses. Con frecuencia, los bebés al nacer presentan las máculas hiperpigmentadas de la MPTN, ya que la fase pustulosa se ha producido presumiblemente en el útero. A veces es necesario distinguir la MPTN de las pústulas bacterianas (normalmente estafilocócicas), que suelen ser más grandes que la MPTN, dan resultados positivos en los cultivos y no están asociadas a las típicas máculas hiperpigmentadas.

7. **Melanocitosis dérmica.** Observada con frecuencia en individuos de piel más oscura y asiáticos, consiste en acumulaciones dérmicas de melanocitos que aparecen como máculas de tamaño variable o parches de piel negra, gris o azul pizarra, con mayor frecuencia en las nalgas, aunque también son posibles muchas otras localizaciones. Es prudente tomar nota de la melanocitosis dérmica en el examen del recién nacido para que no haya confusión en el futuro con los hematomas traumáticos.

8. **Ampollas de succión.** Aparecen ocasionalmente en la mano o el antebrazo de un recién nacido al nacer. Se resuelven sin incidentes y no deben ser motivo de preocupación.

9. **Ictericia.** La presencia de ictericia en la exploración durante las primeras 24 horas de vida no es normal y debe motivar una evaluación adicional. Es común que haya algún grado de ictericia después del primer día de vida (véase capítulo 26).

H. **Ganglios linfáticos.** Los ganglios linfáticos palpables se encuentran en aproximadamente un tercio de los neonatos normales. Suelen tener < 12 mm de diámetro y suelen encontrarse en la zona inguinal, cervical y, ocasionalmente, en la axilar. El exceso de linfadenopatía debe motivar una evaluación adicional.

I. **Extremidades, articulaciones y columna vertebral** (véase capítulo 58)

1. **Extremidades.** Se observan con relativa frecuencia anomalías de los dedos, como polidactilia (especialmente polidactilia postaxial, que a veces es familiar), clinodactilia, o algún grado de palmeado o sindactilia. Deben examinarse los pliegues palmares. Aproximadamente 4% de los individuos tienen un solo pliegue palmar en una mano. Los pliegues palmares únicos bilaterales son menos comunes, pero no deben ser motivo de preocupación a menos que se asocien con otros rasgos dismórficos. Debido a la posición fetal, muchos recién nacidos presentan aducción del antepié, arqueo tibial o incluso torsión tibial. La aducción del antepié, también conocida como *metatarsus adductus*, suele corregirse por sí sola en unas semanas y puede seguirse con ejercicios de estiramiento. Los grados leves de arqueo o torsión de la tibia también son normales. El talipes equinovaro, o pie equino varo, siempre requiere una intervención ortopédica, que debe solicitarse lo antes posible después del nacimiento (véase capítulo 58).

2. **Articulaciones.** Todos los recién nacidos deben ser examinados para detectar la presencia de displasia del desarrollo de las caderas. Los "chasquidos" de cadera pueden buscarse tanto con la maniobra de Barlow, que provoca la dislocación posterior de una cadera inestable, como con la maniobra de Ortolani, que provoca la reducción de la dislocación. Los "chasquidos" de la cadera, debidos al movimiento del *ligamentum teres* en el acetábulo, son mucho más comunes que los "sonidos sordos" de la cadera y no son motivo de preocupación.

3. **Columna vertebral.** Se debe dar la vuelta al bebé y suspenderlo boca abajo con la mano del examinador apoyando el pecho. Debe examinarse la espalda, especialmente las zonas lumbar y sacra. Debe prestarse especial atención a la

búsqueda de senos pilonidales, hallazgos cutáneos o pequeñas hinchazone blandas de la línea media que puedan indicar un pequeño meningocele u otr anomalía (véase capítulo 57). Los hoyuelos sacros simples que terminan en l línea media, un hallazgo común, no necesitan más evaluación a menos qu cumplan los criterios de alto riesgo de disrafismo espinal, como lo es que sea profundos, > 0.5 cm, que estén situados a > 2.5 cm del borde anal o qu estén asociados a otros marcadores cutáneos.

J. Cabeza y cuello

1. Cabeza

a. Cuero cabelludo. Debe inspeccionarse el cuero cabelludo en busca de cor tes, abrasiones o hematomas provocados por el proceso de parto. Debe pres tarse especial atención a las heridas punzantes producidas por la aplicación d los cables del monitor fetal, ya que en ocasiones pueden infectarse y requeri mayor atención. En raras ocasiones, también puede identificarse una aplasia cutis congénita o un nevus sebáceo.

b. Edema. Se debe observar e identificar la hinchazón, distinguiendo entre *caput succedaneum*, **cefalohematomas** y **hemorragia subgaleal**. El *caput suc cedaneum*, a menudo de textura cenagosa, es simplemente una hinchazón de los tejidos blandos debido al proceso de parto. El *caput* se localiza con mayo frecuencia en la zona occipital, aunque también puede tener forma de "sal chicha" en la zona parietal, puede cruzar las líneas de sutura y la mayoría de las veces se resuelve en 1 o 2 días. Los cefalohematomas, más comunes en e contexto de un parto vaginal instrumentado y que suelen afectar a uno de lo huesos parietales, son el resultado de una hemorragia subperióstica y, por lo tanto, no cruzan las líneas de sutura. Los cefalohematomas pueden queda inicialmente ocultos por el *caput* subyacente y se hacen cada vez más evidentes durante los primeros 3 o 4 días de vida. Suelen estar más tensos a la palpa ción que el *caput* y pueden tardar semanas o incluso meses en desaparecer por completo. Los cefalohematomas son una fuente de exceso de bilirrubina, que puede contribuir a la ictericia neonatal. Las hemorragias subgaleales, también asociadas a las extracciones al vacío pero de incidencia mucho más rara, son el resultado de una hemorragia por debajo de la aponeurosis del músculo occipi tofrontal y, clásicamente, dan lugar a una hinchazón muy floja y blanda, que puede fluir libremente desde la nuca hasta la frente. Incluso puede generarse una onda de líquido a través de la hinchazón de una hemorragia subgaleal. Si se sospecha que se trata de una hemorragia subgaleal, se debe vigilar cuidadosa mente al recién nacido para detectar posibles sangrados hemodinámicamente significativos dentro de la hemorragia.

c. Huesos del cráneo. Se deben palpar los huesos del cráneo (occipital, parie tal y frontal) y las líneas de sutura (sagital, coronal, lambdoidal y metópica). La movilidad de las suturas descartará una craneosinostosis. La movilidad puede apreciarse colocando los pulgares en lados opuestos de la sutura y luego empu jando de manera alternada mientras se palpa el movimiento. Debe observarse cualquier moldeado de los huesos del cráneo, que se resuelve en los primeros días de vida. También debe observarse si el cráneo presenta plagiocefalia defor mante y, si está presente, deben darse instrucciones de posicionamiento para ayudar a su resolución. Ocasionalmente, se pueden encontrar craneotabes con la palpación de los huesos del cráneo (por lo general los parietales), dando lugar a una hendidura similar al efecto de presionar una pelota de ping-pong. Los craneotabes generalmente se resuelven en cuestión de semanas sin necesi dad de más evaluaciones si se trata de un hallazgo aislado.

d. Fontanelas. Las fontanelas deben ser palpadas. Mientras el perímetro cefálico sea normal y haya movimiento de las líneas de sutura, hay que prestar poca atención al tamaño (grande o pequeño) de las fontanelas. Las fontanelas muy grandes reflejan un retraso en la osificación ósea y pueden estar asociadas a hipotiroidismo (véase capítulo 61), síndromes de trisomía, desnutrición intrauterina, hipofosfatemia y osteogénesis imperfecta. Las fontanelas deben ser blandas, especialmente cuando el niño está en posición vertical o sentado. Las fontanelas tensas o llenas deben suscitar la preocupación de una presión intracraneal elevada debido a causas como la meningitis o la hemorragia intracraneal aguda.

2. **Ojos.** Los ojos deben examinarse para detectar la presencia de hemorragias esclerales, ictericia, exudado conjuntival, movimiento de los músculos extraoculares, y tamaño, igualdad, reactividad y centrado de las pupilas. Se debe evaluar el reflejo rojo y descartar cataratas. Hay que tener en cuenta que las cataratas pueden causar fotofobia, lo que dificulta la cooperación del niño para mantener los ojos abiertos durante la exploración. Los párpados hinchados a veces hacen imposible el examen de los ojos. Si es así, debe anotarse este hecho para que se examinen los ojos en el seguimiento.

3. **Orejas.** Obsérvese el tamaño, la forma, la posición y la presencia de los conductos auditivos, así como las fosas preauriculares o las marcas de la piel.

4. **Nariz.** Debe inspeccionarse la nariz, observando cualquier deformación por la posición en el útero, la permeabilidad de las fosas nasales o la evidencia de lesión septal.

5. **Boca.** La boca debe ser inspeccionada en busca de hendiduras palatinas. Las **perlas de Epstein** (pequeños quistes de inclusión blancos agrupados alrededor de la línea media en la unión del paladar duro y blando) son un hallazgo frecuente y normal. Otros hallazgos mucho menos comunes son los mucoceles de la mucosa oral, una ránula sublingual, quistes alveolares y dientes natales. También se debe inspeccionar el frenillo lingual y anotar cualquier grado de anquiloglosia.

6. **Cuello.** Dado que los recién nacidos tienen el cuello tan corto, debe levantarse la barbilla para exponer el cuello y realizar una evaluación exhaustiva. El cuello debe ser revisado para ver si hay tortícolis, bocio o afectaciones en los tractos del seno tirogloso y del arco branquial.

K. **Examen neurológico.** Al abordar el examen neurológico del neonato, el examinador debe ser a la vez humilde y ambicioso. Por un lado, las anomalías neurológicas graves pueden ser inapreciables en la exploración del recién nacido. Además, no existen pruebas fehacientes de la importancia pronóstica de la exploración neurológica neonatal. Por otro lado, con un ojo entrenado, se puede hacer una amplia gama de observaciones clínicamente relevantes del sistema neurológico del recién nacido. La clasificación de las observaciones neuroconductuales en cuatro sistemas —autonómico, motor, de estado y de respuesta— permite al clínico captar los matices de la competencia o vulnerabilidad del recién nacido, de su regulación o desregulación, de su madurez o inmadurez, así como identificar los indicios de lesiones o deficiencias neurológicas, si las hubiera.

1. El examen del **sistema autonómico** neonatal incluye la evaluación de la estabilidad de los signos vitales, la estabilidad neurocutánea (color uniforme y apropiado para la etnia *vs.* moteado o cianosis), la estabilidad gastrointestinal

y la presencia o ausencia de temblores o sacudidas mioclónicas. Debe investigarse la presencia de temblores marcados para detectar su causa, como puede ser hipoglucemia, hipocalcemia, hipomagnesemia o síndrome de abstinencia debido a la exposición en el útero a drogas como opioides, cocaína, tabaco o inhibidores selectivos de la recaptación de serotonina (ISRS) (véase capítulo 12). Los estornudos, el hipo y los bostezos frecuentes también pueden considerarse expresiones sutiles de estrés autonómico en el neonato y se observan con mucha frecuencia en los bebés normales a término. Cabe destacar que muchos de los ítems del Finnegan Neonatal Abstinence Score son signos y síntomas de desregulación autonómica.

2. La evaluación del **sistema motor** comienza con la observación del tono de las extremidades y el tono axial, buscando especialmente asimetrías, como las que se observan en las lesiones del plexo braquial. Una mueca asimétrica durante el llanto puede indicar una lesión del séptimo nervio craneal (especialmente si se acompaña de un cierre incompleto del párpado ipsilateral) o una ausencia o hipoplasia congénita del músculo depresor angularis oris, una condición que se hace menos notable con el tiempo. También deben observarse las actividades motoras de autorregulación, como los esfuerzos para llevarse la mano a la boca, la posición carpada, el braceo o el agarre, o las actividades motoras de desregulación, como el arqueo, la agitación o la extensión de la mano. La parte motora de la exploración neurológica se completa con la elicitación de los reflejos primitivos, incluyendo el agarre palmar y plantar, Babinski, la respuesta de Moro, la raíz, la succión, Galant, el reflejo tónico del cuello y el paso, y la observación de la calidad y cantidad de la actividad motora del bebé.

3. Los seis estados de comportamiento del recién nacido son el sueño profundo, el sueño ligero, la somnolencia, el estado de alerta tranquilo, el estado de alerta activo (o el alboroto) y el llanto. Los aspectos del **sistema de estados** que pueden observarse son la claridad de los estados del bebé, la gama de estados que muestra, la forma en que el recién nacido pasa de un estado a otro, la capacidad de proteger el sueño de los estímulos externos, la calidad del llanto y la capacidad de ser consolado.

4. Por último, puede observarse la **capacidad de respuesta** del recién nacido al mundo exterior. En este rubro está la capacidad de relacionarse socialmente, lo cual incluye la capacidad de fijar la vista y seguir una cara y una voz. También puede observarse la respuesta a estímulos inanimados, como la capacidad de fijar la vista y seguir un objeto pequeño y de gran contraste (como una pelota roja brillante) o de responder a un sonido, como una campana o un sonajero.

L. Resumen. Todos los futuros padres esperan un niño sano y se preocupan por la posibilidad de que haya alguna anomalía o enfermedad en su bebé. Tanto si la exploración del recién nacido se realiza con los padres como si se hace a solas en la sala de neonatos, el cuidador debe resumir los resultados de la evaluación inicial para los padres. La mayoría de los recién nacidos se someten a exámenes físicos normales y pasan sin problemas de la vida fetal a la extrauterina; aunque tal vez sea un conocimiento mundano para los proveedores de cuidados, esto es una fuente de alegría y tranquilidad para la familia. Cuando se descubren problemas o anormalidades en la evaluación inicial del recién nacido, es de vital importancia que se discutan con claridad y sensibilidad con los padres, incluyendo cualquier plan de evaluación, control o tratamiento adicional.

Lecturas recomendadas

Brazelton TB, Nugent JK. *Neonatal Behavioral Assessment Scale*. 4th ed. London, United Kingdom: Mac Keith Press; 2011.

Chou J. PediTools: clinical tools for pediatric providers. http://www.peditools.org/. Consultado el 5 de diciembre de 2020.

Eichenfield LF, Frieden IJ, Esterly NB. *Neonatal Dermatology*. 2nd ed. Philadelphia, PA: WB Saunders; 2008.

Hansen A, Lissauer T. Physical examination of the newborn. En: Martin R, Fanaroff A, Walsh M, eds. *Fanaroff & Martin's Neonatal-Perinatal Medicine*. 11th ed. Philadelphia, PA: Elsevier; 2020:440–457.

Mayfield SR, Bhatia J, Nakamura KT, et al. Temperature measurement in term and preterm neonates. *J Pediatr* 1984;104(2):271–275.

Nugent JK, Keefer CH, Minear S, et al. *Understanding Newborn Behavior & Early Relationships: The Newborn Behavioral Observations (NBO) System Handbook*. Baltimore, MD: Paul H. Brookes Publishing; 2007.

Stanford School of Medicine. Newborn Nursery at Lucile Packard Children's Hospital: professional education. http://med.stanford.edu/newborns /professional-education.html. Consultado el 5 de diciembre de 2020.

9

Cuidados del recién nacido sano

Heena K. Lee y Elizabeth Oh

PUNTOS CLAVE

- La atención a la maternidad centrada en la familia ayuda a promover el inicio de la lactancia materna y el establecimiento de vínculos afectivos tempranos.
- La atención rutinaria del recién nacido sano incluye importantes medidas de detección y prevención.
- La estancia en el hospital de la madre y el recién nacido permite identificar problemas tempranos, garantiza que la madre esté preparada para cuidar del bebé en casa y reduce el riesgo de reingreso.
- El nacimiento de un bebé es un momento emocionante para las familias, y el cuidado del recién nacido sano es una oportunidad para establecer el tono de un estilo de vida saludable. El papel del pediatra es fomentar la atención centrada en la familia, educar a la familia en las mejores prácticas y en los exámenes de rutina, e identificar los problemas tempranos.

I. ADMISIÓN EN LA SALA DE NEONATOS

A. Los recién nacidos sanos pueden permanecer con sus madres prácticamente todo el tiempo mientras permanecen en el hospital. Debe hacerse todo lo posible para evitar la separación de la madre y el bebé, en especial durante la primera hora de vida (la "hora de oro"), con el fin de promover el inicio inmediato de la lactancia materna y el establecimiento de un vínculo temprano mediante el contacto piel con piel. Es aceptable retrasar la medición del peso al nacer para dar la oportunidad de amamantar. Estas recomendaciones siguen la iniciativa mundial de hospitales amigos del bebé de la Organización Mundial de la Salud (OMS) y el Fondo de las Naciones Unidas para la Infancia (UNICEF, por sus siglas en inglés) para reforzar las prácticas de maternidad y mejorar la lactancia materna exclusiva. La atención a la maternidad centrada en la familia, en la que la enfermera atiende a la madre y al bebé juntos en la habitación de la madre (atención en pareja), facilita la enseñanza y contribuye a apoyar esta Iniciativa de Hospitales Amigos del Niño. Los criterios de admisión a la sala de neonatos normal o a la atención en pareja con la madre varían según los hospitales. El requisito mínimo suele ser que el bebé tenga una buena apariencia y una edad de gestación de al menos 35 semanas, aunque algunas guarderías pueden especificar un peso mínimo al nacer, por ejemplo, 2 kg.

B. La seguridad en la guardería y en la habitación de la madre es necesaria para proteger la seguridad de las familias y evitar el secuestro de los recién nacidos.

1. Muchas guarderías utilizan sistemas electrónicos de seguridad para el seguimiento de los recién nacidos.

2. Se colocan bandas de identificación (ID) con identificadores coincidentes en el recién nacido, la madre y el padre/pareja/persona de apoyo tan pronto como sea posible después del nacimiento. El transporte de los recién nacidos entre zonas no debe realizarse hasta que se haya confirmado la colocación de los anillos de identificación.

3. Todo el personal debe llevar una tarjeta de identificación con foto, y los padres deben ser instruidos para permitir que el bebé sea llevado solo por alguien que lleve una tarjeta de identificación apropiada.

II. ATENCIÓN TRANSITORIA

A. El periodo de transición suele definirse como las primeras 4 a 6 horas tras el nacimiento. Durante este periodo, la resistencia vascular pulmonar del bebé disminuye, el flujo sanguíneo hacia los pulmones aumenta considerablemente, la oxigenación y la perfusión generales mejoran y el conducto arterioso comienza a contraerse o cerrarse.

B. La interrupción de la transición normal, generalmente debida a complicaciones que se producen en el periodo periparto, provocará signos de angustia en el recién nacido.

C. Los signos más comunes de una transición desordenada son los siguientes:

1. Dificultad respiratoria +/– cianosis

2. Mala perfusión

D. Los cuidados transitorios del recién nacido con buena apariencia pueden tener lugar en la habitación de la madre o en la guardería.

1. Los bebés son evaluados para detectar problemas que pueden requerir un nivel de atención superior, como malformaciones gruesas y trastornos de la transición.

2. El bebé debe ser evaluado cada 30 minutos durante las primeras 2 horas y luego según el protocolo de enfermería durante el resto del periodo de transición. Esta evaluación incluye la valoración de la frecuencia cardiaca, la frecuencia respiratoria y la temperatura; la valoración del color y el tono, y la observación de los signos de retirada de la medicación materna.

3. Cuando se sospecha un trastorno de la transición, un bebé hemodinámicamente estable puede ser observado de cerca en el entorno normal de la guardería durante un breve lapso de tiempo. Los lactantes con signos persistentes de trastorno de la transición requieren el traslado a un nivel de atención superior.

III. CUIDADO DE RUTINA

A. Debe fomentarse que el bebé permanezca en la habitación durante su estancia en el hospital. Cuando sea posible, las evaluaciones físicas, la administración de medicamentos, las pruebas de laboratorio de rutina y el baño deben realizarse en la habitación de la madre. En cuanto a los cuidados maternos centrados en la familia, las proporciones de lactancia no deben exceder de 1:4 parejas madre-bebé.

1. Al ingresar en la guardería, se registra el peso, la circunferencia cefálica y la longitud del bebé. Sobre la base de estas mediciones, el bebé se clasifica como de edad de gestación promedio (EGP), pequeño para la edad de gestación (PEG) o grande para la edad de gestación (GEG) (véase capítulo 7).

2. Si la edad de gestación del bebé es incierta, se puede realizar una evaluación de la edad de gestación utilizando la puntuación de Ballard ampliada (véase capítulo 7).

B. La temperatura del bebé se estabiliza con una de las siguientes modalidades:

1. Contacto piel con piel con la madre.

2. Abrir el calentador radiante en el servocontrol.

C. Las precauciones universales deben utilizarse en todo contacto con el paciente. En 2019, la pandemia mundial planteó preguntas sobre el cuidado de los recién nacidos de madres con infección presunta o confirmada por COVID-19. La American Academy of Pediatrics (AAP), los Centers for Disease Control and Prevention y la OMS han hecho recomendaciones sobre el cuidado de estos bebés, que se describen en el capítulo 48.

D. La OMS recomienda retrasar el primer baño hasta después de las 24 h de vida para prevenir la hipotermia y la hipoglucemia, promover el vínculo afectivo y la lactancia materna, y permitir que el recién nacido se beneficie de las propiedades antisequedad y antibacterianas del vérnix. Después de 24 horas, si el bebé ha demostrado tener una temperatura axilar estable > 36.4 °C (97.5 °F), se puede dar el primer baño con agua tibia del grifo y jabón no medicado.

E. Existen varias prácticas aceptables para el cuidado del cordón umbilical. El cuidado del cordón umbilical en seco suele ser suficiente y no se ha demostrado que aumente las tasas de infección en los países de altos ingresos. Sin embargo, se puede considerar el uso de antisépticos, como el alcohol, el triple tinte o los antibióticos tópicos, si existe la preocupación de que se produzca una infección (véase capítulo 49 para el tratamiento de la onfalitis). Mantener el cordón umbilical seco también favorece un desprendimiento más temprano del muñón umbilical.

IV. MEDICAMENTOS DE RUTINA

A. Todos los recién nacidos deben recibir profilaxis contra la oftalmia neonatal gonocócica en el transcurso de 1 o 2 h tras el nacimiento, independientemente del modo de parto. La profilaxis se administra en forma de una sola tira de pomada de eritromicina al 0.5% bilateralmente en el saco conjuntival (véase capítulo 49). Aunque la pomada de tetraciclina al 1% es igualmente eficaz, no está disponible en Estados Unidos.

B. Debe administrarse una dosis única intramuscular de 0.5 a 1 mg de vitamina K (fitonadiona) a todos los recién nacidos antes de las 6 h de vida para prevenir la hemorragia por deficiencia de vitamina K (HDVK). La dosis más alta suele estar indicada para los recién nacidos cuyo peso al nacer es ≥ 1 500 g, y la dosis más baja para los que tienen un peso al nacer < 1 500 g. No se recomiendan los preparados orales de vitamina K actualmente disponibles porque la hemorragia por deficiencia de vitamina K tardía (que se produce entre las 2 y las 12 semanas de edad) se previene mejor con la administración de vitamina K parenteral (véase capítulo 43).

C. Se recomienda la administración de la primera dosis de la vacuna contra la hepatitis B, sin conservadores y con un solo antígeno, dentro de las primeras 24 horas para todos los neonatos médicamente estables con un peso al nacer de ≥ 2 000 g, incluso si la prueba del antígeno de superficie de la hepatitis B (HBsAg) de la madre es negativa (véase capítulo 48). En el caso de los recién nacidos cuyo peso al nacer sea < 2 000 g, la vacuna contra la hepatitis B debe administrarse al mes de edad o al alta hospitalaria, lo que ocurra primero.

1. La vacuna contra la hepatitis B se administra a las 12 horas de vida cuando el HBsAg materno es positivo o desconocido. Los bebés de madres con HBsAg positivo también necesitan inmunoglobulina contra la hepatitis B (véase capítulo 48).

2. La vacuna se administra, previo consentimiento de los padres, en una única inyección intramuscular de 0.5 mL de Recombivax HB (5 μg) (Merck & Co, Inc, Whitehouse Station, Nueva Jersey) o de Engerix-B (10 μg) (GlaxoSmithKline Biologicals, Rixensart, Bélgica).

3. Los padres deben recibir una declaración de información sobre la vacuna (VIS, por sus siglas en inglés) en el momento de la administración de la misma. La VIS actualizada, en inglés y en otros idiomas, está disponible en http://www.cdc.gov/vaccines/hcp/vis.

V. SELECCIÓN

A. Los resultados de las pruebas de tamizaje prenatal deben revisarse y documentarse en la ficha del bebé en el momento del parto. Las pruebas de tamizaje prenatal de la madre suelen incluir lo siguiente:

1. Grupo sanguíneo, Rh, análisis de anticuerpos

2. Hemoglobina o hematocrito

3. Anticuerpos contra la rubéola

4. HBsAg

5. Prueba serológica para la sífilis

6. Cultivo de estreptococos del grupo B (EGB)

7. Virus de la inmunodeficiencia humana (VIH)

8. Cultivos de gonorrea y clamidia

9. Prueba de tolerancia a la glucosa

10. Resultados de las pruebas prenatales y de la ecografía

B. Detección del riesgo de sepsis neonatal

1. Todas las madres con un cultivo de EGB positivo deben recibir antibióticos intraparto.
   a. La penicilina intravenosa es el agente quimioterapéutico intraparto preferido.
   b. Los antibióticos intraparto alternativos incluyen la ampicilina, la cefazolina (para mujeres alérgicas a la penicilina sin antecedentes de anafilaxia), la clindamicina (para mujeres alérgicas a la penicilina con antecedentes de anafilaxia) o la vancomicina (para mujeres alérgicas a la penicilina con antecedentes de anafilaxia colonizadas por EGB resistente a la clindamicina). La administración de antibióticos ≥ 4 horas antes del parto proporciona una profilaxis neonatal adecuada.

2. Todos los recién nacidos deben ser examinados para detectar el riesgo de enfermedad por EGB adquirida perinatalmente (véase capítulo 49). Los factores de riesgo de sepsis neonatal de aparición temprana incluyen la colonización materna por EGB en el tracto genitourinario o gastrointestinal, la edad de gestación temprana, la profilaxis inadecuada contra el EGB, la temperatura materna intraparto ≥ 38 °C (100.4 °F), la ruptura de membranas > 18 horas, y los signos de corioamnionitis.

3. La calculadora neonatal de septicemia de inicio temprano (SIT) puede ser una herramienta útil para evaluar la probabilidad de sepsis en función de los factores de riesgo maternos y la presentación clínica del bebé. La calculadora de SIT, las recomendaciones y las referencias pueden encontrarse en https://neonatalsepsiscalculator.kaiserpermanente.org

4. La última directriz de los CDC de 2019 puede encontrarse en http://www.cdc.gov/groupbstrep/guidelines

C. Tamizaje de la sangre del cordón umbilical

1. La sangre del cordón umbilical puede conservarse hasta 30 días, dependiendo de la política del banco de sangre.

2. Debe realizarse una prueba del grupo sanguíneo y una prueba de Coombs directa (también conocida como prueba de antiglobulina directa o PAD) a cualquier bebé nacido de una madre que sea Rh negativo, que tenga una prueba de detección de anticuerpos positiva o que haya tenido un bebé anterior con anemia hemolítica positiva a Coombs.

3. Debe obtenerse un grupo sanguíneo y una PAD en cualquier recién nacido si se observa ictericia en las primeras 24 horas de edad o hay una hiperbilirrubinemia inexplicable (véase capítulo 26).

D. Tamizaje de la glucosa

1. Los bebés deben ser alimentados temprano y frecuentemente para prevenir la hipoglucemia.

2. Los bebés de madres con diabetes (véase capítulo 2), los bebés que son PEG o GEG y los bebés prematuros deben ser examinados para detectar hipoglucemia en el periodo neonatal inmediato (véase capítulo 24).

E. Tamizaje metabólico del recién nacido

1. La AAP, March of Dimes y el American College of Medical Genetics recomiendan el tamizaje universal de los recién nacidos en el caso de trastornos específicos para los que se han demostrado los beneficios de la detección oportuna y el tratamiento eficaz de la afección analizada (véase capítulo 60).

2. En Estados Unidos, los programas de tamizaje neonatal funcionan a nivel estatal en los 50 estados, el Distrito de Columbia, Guam, Puerto Rico y las Islas Vírgenes estadounidenses.

3. La U.S. Secretary of Health and Human Services ha establecido el Recommended Uniform Screening Panel (RUSP), que enumera los trastornos que estos programas de tamizaje estatales deben incluir de forma universal. En la actualidad, el RUSP contiene 35 afecciones básicas y 26 secundarias, como el hipotiroidismo congénito, la fenilcetonuria, la galactosemia, las hemoglobinopatías, la fibrosis quística, así como los trastornos de aminoácidos, ácidos grasos y ácidos orgánicos. En https://www.hrsa.gov/advisory-committees/heritable-disorders/ se puede encontrar una lista actualizada de las afecciones examinadas en cada estado.

4. La recolección rutinaria de la muestra se realiza entre las 24 y 48 horas de vida.

5. Si un bebé tiene un resultado de tamizaje anormal, existe una hoja de acción (ACT, de *action*) con un algoritmo de acompañamiento para cada condición y proporciona información a los médicos sobre los próximos pasos para determinar el diagnóstico final: https://www.acmg.net/ACMG/Medical-Genetics-Practice-Resources/ACT_Sheets_and_Algorithms/ACMG/Medical-Genetics-Practice-Resources/ACT_Sheets_and_Algorithms.aspx

F. Tamizaje de la bilirrubina

1. Antes del alta, todos los recién nacidos deben ser examinados para detectar el riesgo de desarrollo posterior de hiperbilirrubinemia significativa. Una medición de la bilirrubina sérica o transcutánea antes del alta, combinada con la evaluación de los factores de riesgo, es la que mejor predice la hiperbilirrubinemia posterior que requiere tratamiento. Puede obtenerse una medición de la bilirrubina total y directa en suero en el momento del examen metabólico del recién nacido.

2. Los factores de riesgo para desarrollar una hiperbilirrubinemia significativa incluyen la enfermedad hemolítica, la prematuridad, la deficiencia de glucosa-6-fosfato deshidrogenasa (G6PD), ciertas etnias (p. ej., la asiática oriental y la mediterránea), la presencia de cefalohematoma o de hematomas significativos, la lactancia materna exclusiva con pérdida de peso y los antecedentes de hermanos con tratamiento de fototerapia.

3. La ictericia durante las primeras 24 horas de vida se considera patológica y justifica un nivel de bilirrubina sérica total y directa.

4. El resultado de la bilirrubina debe trazarse e interpretarse en un nomograma específico de la hora para determinar la necesidad de fototerapia (véase capítulo 26).

5. Una bilirrubina directa > 1.0 si la bilirrubina sérica total es < 5.0 mg/dL, o > 20% de la bilirrubina sérica total si es > 5.0 mg/dL, se considera elevada, y el recién nacido debe ser evaluado por colestasis.

6. Los padres deben recibir información verbal y escrita sobre la ictericia del recién nacido.

G. Examen de audición

1. El tamizaje rutinario de la pérdida de audición en los recién nacidos es obligatorio en la mayoría de los estados (véase capítulo 68), tal y como indican la AAP y el Joint Committee on Infant Hearing.

2. La documentación verbal y escrita de los resultados de la prueba de audición debe proporcionarse a los padres junto con la información de remisión cuando sea necesario.

3. Los bebés de la sala de neonatos también deben ser evaluados para detectar factores de riesgo de pérdida auditiva en la primera infancia que justifiquen una evaluación diagnóstica audiológica adicional, independientemente de los resultados de la prueba de audición. Estos factores de riesgo incluyen las infecciones *in utero* (p. ej., citomegalovirus [CMV], herpes, rubéola, sífilis, toxoplasmosis), trisomía 21, labio leporino/paladar hendido, anomalías craneofaciales, síndromes asociados a la pérdida de audición, antecedentes familiares de pérdida de audición infantil permanente y preocupación de los padres o del médico.

H. Tamizaje de cardiopatías congénitas críticas

1. En 2011, la U.S. Secretary of Health and Human Services recomendó que se añadiera al panel de tamizaje neonatal uniforme el tamizaje de cardiopatías congénitas críticas (CCC) mediante oximetría de pulso. Esto ha sido respaldado por la AAP, la American Heart Association y la American College of Cardiology Foundation (véase capítulo 41).

2. Las CCC son defectos cardiacos congénitos que requieren cirugía o intervención con catéter durante el primer año de vida. En combinación con una exploración física, se ha demostrado que la pulsioximetría aumenta la capacidad de identificar ciertas CCC en los recién nacidos antes del alta hospitalaria y, en algunos recién nacidos, antes de que aparezcan soplos audibles u otros síntomas.

3. El tamizaje por oximetría de pulso (de las saturaciones de oxígeno preductal y posductal) es el que más probablemente ayude a diagnosticar las siguientes siete CCC:

   a. Síndrome del corazón izquierdo hipoplásico
   b. Atresia pulmonar
   c. Tetralogía de Fallot
   d. Retorno venoso pulmonar anómalo total

    e. D-transposición de las grandes arterias

    f. Atresia tricuspídea

    g. Tronco arterioso

4. Otras CCC que pueden no detectarse de forma tan consistente con la oximetría de pulso incluyen la coartación de la aorta, el ventrículo derecho de doble salida, la anomalía de Ebstein, el arco aórtico interrumpido, el ventrículo único y la transposición en L de las grandes arterias.

5. Una pulsioximetría normal no descarta todas las cardiopatías congénitas. Por el contrario, un valor de pulsioximetría bajo no siempre significa una cardiopatía congénita, sino que puede reflejar una circulación posnatal transitoria del recién nacido o un trastorno no cardiaco, como una sepsis o un proceso pulmonar (taquipnea transitoria del recién nacido, síndrome de aspiración de meconio, neumonía, hipertensión pulmonar del recién nacido, neumotórax).

6. Las estrategias recomendadas incluyen el tamizaje entre las 24 y las 48 horas de edad, asegurándose de que el personal esté adecuadamente formado en la medición de la pulsioximetría y utilizando pulsioxímetros de última generación que sean menos sensibles a los artefactos de movimiento. Si un recién nacido es dado de alta antes de las 24 horas de edad, el tamizaje debe realizarse lo más cerca posible del alta.

7. Se utiliza un oxímetro de pulso para obtener la saturación de oxígeno preductal (mano derecha) y la saturación de oxígeno posductal (cualquiera de los pies) simultáneamente o un sitio inmediatamente seguido del otro.

8. Los criterios definidos por la AAP para una prueba de tamizaje positiva que merece una investigación clínica adicional para la CCC incluyen uno de los siguientes:
    a. Cualquier medida de saturación de oxígeno < 90%.
    b. Saturación de oxígeno de 90 a 94% en ambos sitios en tres medidas, cada una separada por 1 hora.
    c. > 3% de diferencia absoluta en la saturación de oxígeno entre los dos sitios en tres medidas, cada una separada por 1 hora.

VI. EVALUACIONES RUTINARIAS

A. El médico debe realizar un examen físico completo dentro de las 24 horas posteriores al nacimiento.

B. Los signos vitales, incluyendo la frecuencia respiratoria, la frecuencia cardiaca y la temperatura axilar, se registran cada 8 a 12 horas.

C. Cada emisión de orina y heces se registra en la ficha del recién nacido. La primera micción debe producirse a las 24 h de vida. La primera evacuación de meconio se espera a las 48 h de vida. Los retrasos en la micción o en las deposiciones son motivo de preocupación y deben investigarse.

D. Los pesos se registran en la ficha del lactante. Hay una calculadora en línea disponible en https://www.newbornweight.org/ para ayudar a trazar estos pesos en curvas específicas para cada hora y evaluar la adecuación de la ingesta del bebé. La pérdida de peso superior a 10 o a 12% del peso al nacer, aunque es común, debe investigarse, especialmente en el caso de los recién nacidos alimentados exclusivamente con leche materna. El apoyo a la lactancia es importante para ayudar a determinar el manejo posterior en el paciente hospitalizado y ambulatorio. Si se considera que la ingesta calórica es adecuada, deben considerarse las causas orgánicas, como la infección o los trastornos metabólicos o tiroideos.

VII. CUESTIONES FAMILIARES Y SOCIALES

A. Se fomenta la visita de los hermanos y es un elemento importante del cuidado centrado en la familia. Sin embargo, se desaconseja la visita de hermanos con fiebre, signos de enfermedad respiratoria o gastrointestinal aguda, o antecedentes de exposición reciente a enfermedades transmisibles.

B. La participación de los trabajadores sociales es útil en circunstancias tales como madres adolescentes, atención prenatal limitada o inexistente, historial de violencia doméstica, abuso de sustancias por parte de la madre, trastorno de salud mental de la madre u otro riesgo mayor de depresión posparto, e historial de participación previa con los servicios de protección infantil o agencia similar.

VIII. ALIMENTACIONES. La frecuencia, la duración y el volumen de cada toma dependerán de si el bebé se alimenta de leche materna o de fórmula. Los detalles de cada sesión de alimentación deben registrarse en la historia clínica del recién nacido.

A. La lactancia materna exclusiva durante los primeros 6 meses de vida del recién nacido ha sido durante mucho tiempo el objetivo de la OMS, el U.S. Department of Health and Human Services, la AAP y el American College of Obstetricians and Gynecologists.

   1. Las madres deben iniciar la lactancia materna lo antes posible después del parto, preferiblemente en la sala de partos, y luego alimentar a demanda, de 8 a 12 veces al día durante la hospitalización del recién nacido (véase capítulo 22).

   2. Se recomienda encarecidamente la consulta con un especialista en lactancia durante la hospitalización posparto para todas las madres lactantes.

B. La fórmula infantil estándar de 19 o 20 kcal/oz, que contiene hierro, se ofrece a los bebés para los que la lactancia materna está contraindicada o a petición de una madre que desea alimentar con fórmula. A menos que esté contraindicado por una fuerte historia familiar, se pueden dar fórmulas que contengan lactosa con proteínas de la leche (suero y caseína) a todos los recién nacidos. Puede ser necesaria una fórmula de mayor densidad calórica si el bebé es prematuro o si está médicamente indicado.

   1. Los bebés alimentados con fórmula se alimentan al menos cada 3 o 4 horas.

   2. Durante los primeros días de vida, el recién nacido sano suele consumir al menos de 0.5 a 1 onza por comida.

IX. LA CIRCUNCISIÓN DE LOS RECIÉN NACIDOS

A. La AAP afirma que las pruebas científicas demuestran los posibles beneficios médicos de la circuncisión masculina en el recién nacido; sin embargo, estos datos no son suficientes para recomendar la circuncisión neonatal rutinaria. Los beneficios potenciales son la disminución de la incidencia de infecciones de la vía urinaria en el primer año de vida, la reducción del riesgo de cáncer de pene y la disminución del riesgo de adquirir infecciones de transmisión sexual, en particular la infección por VIH.

B. Se obtiene el consentimiento informado antes de realizar el procedimiento. Los riesgos y beneficios potenciales del procedimiento se explican a los padres.

   1. La tasa global de complicaciones en la circuncisión de recién nacido es de aproximadamente 0.5%.

   2. La complicación más frecuente es la hemorragia (~ 0.1%), seguida de la infección. Cuando se obtenga el consentimiento, es necesario explorar con los

padres los antecedentes familiares de trastornos hemorrágicos, como la hemo filia y la enfermedad de von Willebrand, o la trombocitopenia materna. Si lo antecedentes familiares son positivos, deben realizarse las pruebas adecuada para excluir un trastorno hemorrágico antes del procedimiento.

3. Los padres deben entender que la circuncisión del recién nacido es un pro cedimiento electivo; la decisión de circuncidar a su hijo es voluntaria y no es médicamente necesaria.

4. Entre las contraindicaciones para la circuncisión en el periodo neonatal inme diato que pueden requerir una consulta adicional se encuentran las siguientes

   a. Estado clínico enfermo o inestable.

   b. Bebés prematuros. La circuncisión debe retrasarse hasta que el bebé tenga e tamaño adecuado para realizar el procedimiento con seguridad.

   c. Diagnóstico de un trastorno hemorrágico congénito. La circuncisión puede llevarse a cabo si el bebé recibe la terapia médica adecuada antes del procedi miento (es decir, infusión de factor VIII o IX).

   d. Pene poco visible o "enterrado".

   e. Anomalías del pene, incluyendo hipospadias, ambigüedad, pene o micro pene. La circuncisión debe retrasarse hasta que la autorice un urólogo pediá trico.

   f. Criptorquidia bilateral. La circuncisión debe retrasarse hasta que el bebé sea evaluado por problemas de ambigüedad genital y de género.

C. Debe proporcionarse una analgesia adecuada para la circuncisión neonatal con técnicas de bloqueo del nervio peneano dorsal o anestesia tópica. En los recién nacidos de bajo peso o prematuros, se prefiere el bloqueo del nervio peneano debido a la mayor incidencia de irritación cutánea y a la rara incidencia de metahemoglobinemia asociada con las cremas analgésicas tópicas.

D. Además de la analgesia, se proporcionan otros métodos de confort al bebé durante la circuncisión.

   1. Como complemento a la analgesia, se puede administrar 24% de sacarosa en un chupete, según el protocolo de la guardería.

   2. Las extremidades superiores del bebé deben envolverse, y el bebé debe colo carse en una tabla de circuncisión acolchada con sujeciones solo en las extre midades inferiores.

   3. La administración de paracetamol después del procedimiento puede aliviar las molestias posteriores a la circuncisión.

E. La circuncisión en el recién nacido puede realizarse mediante uno de los tres métodos siguientes:

   1. Pinza Gomco

   2. Pinza Mogen

   3. Dispositivo Plastibell

F. Se debe dar a todos los padres instrucciones en forma oral o escrita sobre los cuidados posteriores a la circuncisión.

X. PREPARACIÓN DEL ALTA

A. La educación de los padres sobre los cuidados rutinarios del recién nacido debe iniciarse en el momento del nacimiento y continuar hasta el alta. La información escrita, además de la instrucción verbal, puede ser útil y, en algunos casos, es obligatoria. En el momento del alta deben revisarse los siguientes temas relacionados con el recién nacido:

1. Adecuación de la ingesta oral, especialmente en el caso de los recién nacidos amamantados. Esto incluye un mínimo de ocho tomas al día; un pañal mojado por día de edad, constante al sexto día de vida, y al menos una deposición al día.

2. Cuidado rutinario del cordón umbilical y de la piel.

3. Cuidados rutinarios después de la circuncisión (cuando estén indicados).

4. Signos de enfermedad del bebé, como fiebre, irritabilidad, letargo o un patrón de alimentación deficiente.

5. Observación de la ictericia neonatal.

6. Entorno de sueño seguro, como la posición supina para dormir, el uso de sábanas de cuna ajustadas, no tener mantas o materiales sueltos en la cuna, y dormir en proximidad, pero sin compartir la cama.

7. Instalación y uso adecuado de una silla de auto para bebés.

8. Otras cuestiones relacionadas con la seguridad de los bebés, como mantener un entorno sin humo, comprobar los detectores de humo, reducir la temperatura del agua caliente en casa y la higiene de las manos.

B. Preparación para el alta

1. Cada díada madre-bebé debe ser evaluada para determinar el momento óptimo del alta.

2. La estancia en el hospital del recién nacido y de la madre debe ser lo suficientemente larga como para identificar los problemas tempranos y para garantizar que ella pueda y esté preparada para cuidar del bebé en casa.

3. Se debe hacer todo lo posible para promover el alta simultánea de la madre y el bebé.

C. La AAP recomienda que se cumplan los siguientes criterios mínimos de alta antes de que cualquier recién nacido a término (37 0/7 a 41 6/7 semanas de gestación) sea dado de alta del hospital.

1. La evolución clínica y la exploración física no revelan anomalías que requieran una hospitalización continuada.

2. Se documenta que los signos vitales del bebé están dentro de los rangos normales (con variaciones fisiológicas apropiadas) y han permanecido estables durante las 12 horas anteriores al alta.

3. El bebé ha orinado con regularidad y ha hecho al menos una deposición espontánea.

4. El bebé ha completado al menos dos alimentaciones con éxito.

5. No hay un sangrado excesivo en el lugar de la circuncisión durante al menos 2 horas.

6. Se ha evaluado la importancia clínica de la ictericia y se han determinado los planes de manejo y seguimiento adecuados.

7. El bebé ha sido evaluado y monitorizado adecuadamente a fin de detectar si existe sepsis en función de los factores de riesgo maternos.

8. Se han revisado las pruebas de laboratorio de la madre y del niño.

9. Se ha administrado la vacuna inicial contra la hepatitis B al bebé, previo consentimiento de los padres.

10. Se ha actualizado el estado de las vacunas de la madre, incluyendo la de la influenza (durante la temporada de influenza) y la del toxoide tetánico, toxoide diftérico reducido, tos ferina acelular (Tdap).

11. Las pruebas metabólicas, auditivas y de CCC de los recién nacidos se han completado de acuerdo con el protocolo del hospital y la normativa estatal.

12. Se ha demostrado la competencia de los padres para cuidar del recién nacido.

13. Se ha obtenido un asiento de seguridad apropiado para el coche, y los padres han demostrado que colocan al bebé en la posición adecuada y que saben utilizar el asiento.

14. Los miembros de la familia u otras personas de apoyo están disponibles para la madre y el bebé después del alta.

15. Se ha identificado una fuente de atención sanitaria continua dirigida por un médico (centro de salud).

16. Se han evaluado los factores de riesgo familiares, ambientales y sociales.

D. Los recién nacidos prematuros tardíos que tienen entre 35 0/7 y 36 6/7 semanas de gestación suelen ser aptos para ser admitidos en la sala de neonatos sanos o para recibir cuidados en pareja. Sin embargo, corren un mayor riesgo de morbilidad y mortalidad que los recién nacidos a término y es más probable que tengan problemas en el periodo neonatal, como ictericia, inestabilidad de la temperatura, dificultades de alimentación y dificultad respiratoria. Por lo general, no se espera que los recién nacidos prematuros reúnan las competencias necesarias para recibir el alta antes de las 48 horas de edad. Los criterios de alta de la AAP para los niños prematuros tardíos son similares a aquellos desarrollados para los niños sanos a término, con las siguientes adiciones:

1. Se ha determinado la mejor estimación de la edad de gestación con base en la historia clínica y la exploración física.

2. Se ha identificado un centro de salud dirigido por un médico y se ha concertado una visita de seguimiento en las 48 horas siguientes al alta.

3. Cuidadores capacitados han documentado en la ficha una evaluación formal de la lactancia materna al menos dos veces al día desde el nacimiento.

4. El bebé ha demostrado 24 horas de alimentación exitosa con la capacidad de coordinar la succión, la deglución y la respiración mientras se alimenta.

5. Se ha elaborado un plan de alimentación que la familia entiende.

6. El bebé ha pasado una prueba de la silla de seguridad del coche para observar si hay apnea, bradicardia o desaturación de oxígeno, con los resultados documentados en el gráfico.

XI. SEGUIMIENTO

A. En el caso de los recién nacidos dados de alta antes de las 48 horas de vida, debe concertarse una cita con un profesional sanitario en las 48 horas siguientes al alta. Si no se puede garantizar un seguimiento temprano, se debe aplazar el alta temprana.

B. En el caso de los recién nacidos dados de alta entre las 48 y las 72 horas de edad, el seguimiento extrahospitalario del paciente debe realizarse en los 2 o 3 días siguientes al alta. El momento para ello debe establecerse con base en el riesgo de hiperbilirrubinemia posterior, problemas de alimentación u otros problemas.

C. La visita de seguimiento está diseñada para realizar las siguientes funciones:

1. Establecer una relación con el centro de salud y verificar el plan para el mantenimiento de la salud.

2. Evaluar el estado general de salud del bebé, incluyendo el peso, la hidratación y el grado de ictericia, e identificar cualquier problema nuevo.

3. Revisar las pautas de alimentación; fomentar y apoyar la lactancia materna.

4. Revisar que los patrones de heces y orina sean adecuados.

5. Remitir al paciente a un servicio de apoyo a la lactancia si las pautas de alimentación y eliminación no son tranquilizadoras.

6. Evaluar la calidad del vínculo materno-infantil.

7. Reforzar la educación de la madre o familiar.

8. Revisar los resultados de las pruebas de laboratorio pendientes.

9. Realizar las pruebas de tamizaje de acuerdo con la normativa estatal.

10. Evaluar el bienestar de los padres y buscar indicios de depresión posparto de la madre.

Lecturas recomendadas

American Academy of Pediatrics, Section on Breastfeeding. Breastfeeding and the use of human milk. *Pediatrics* 2012;129(3):e827–e841.

American Academy of Pediatrics, Subcommittee on Hyperbilirubinemia. Management of hyperbilirubinemia in the newborn infant 35 or more weeks of gestation [published correction appears in *Pediatrics* 2004;114(4):1138]. *Pediatrics* 2004;114(1):297–316.

Benitz WE; and Committee on Fetus and Newborn. Hospital stay for healthy term newborn infants. *Pediatrics* 2015;135(5):948–953.

Flaherman VJ, Schaefer EW, Kuzniewicz MW, et al. Early weight loss nomograms for exclusively breastfed newborns. *Pediatrics* 2015;135(1):e16–e23.

Puopolo KM, Lynfield R, Cummings JJ; and Committee on Fetus and Newborn, Committee on Infectious Disease. Management of infants at risk for group B streptococcal disease. *Pediatrics* 2019;144(2):e20191881.

Recursos en línea

American Academy of Pediatrics. Breastfeeding. https://www.aap.org/en-us/advocacy -and-policy/aap-health-initiatives/Breastfeeding/Pages/default.aspx. Consultado el 10 de marzo de 2021.

American College of Medical Genetics and Genomics. ACT sheets and algorithms. https://www.acmg.net/ACMG/Medical-Genetics-Practice-Resources / ACT_Sheets_and_Algorithms/ACMG/Medical-Genetics-Practice-Resources / ACT_Sheets_and_Algorithms.aspx. Consultado el 10 de marzo de 2021.

Centers for Disease Control and Prevention. Group B strep (GBS). http://www.cdc. gov/groupbstrep/guidelines. Consultado el 10 de marzo de 2021.

Health Resources and Services Administration. Advisory Committee on Heritable Disorders in Newborns and Children. https://www.hrsa.gov/advisory -committees/heritable-disorders/. Consultado el 10 de marzo de 2021.

Neonatal early-onset sepsis calculator. https://neonatalsepsiscalculator .kaiserpermanente.org. Consultado el 10 de marzo de 2021.

World Health Organization, United Nations Children's Fund. Baby-Friendly Hospital Initiative: Ten steps to successful breastfeeding, from UNICEF and the World Health Organization. https://www.unicef.org/documents/baby-friendly -hospital-initiative. Consultado el 10 de diciembre de 2021.

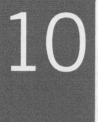

10 Problemas genéticos que se presentan en el cunero

Monica H. Wojcik y Carlos A. Bacino

PUNTOS CLAVE

- Aproximadamente 1 de cada 30 a 40 recién nacidos tiene una malformación congénita.
- La evaluación de la sospecha de un trastorno genético incluye una historia clínica/familiar completa y un examen físico.
- Las pruebas pueden dirigirse a una presunta causa si se identifica un fenotipo específico, aunque la secuenciación del exoma ha surgido como una herramienta de diagnóstico eficaz en una amplia gama de características de presentación.

I. PRINCIPIOS GENERALES

A. Aproximadamente 3% de los recién nacidos tienen una malformación congénita importante, que puede ser genética, y otros requieren una evaluación genética por razones como acidosis, insuficiencia hepática u otras características que sugieren errores congénitos del metabolismo (ECM), convulsiones inexplicables, hipotonía extrema o dificultades de alimentación. Algunos niños pueden tener características físicas consistentes con un síndrome bien conocido, mientras que otros pueden tener anomalías aisladas detectadas prenatal o posnatalmente que parecen no ser sindrómicas. Una evaluación clínica exhaustiva requiere una historia prenatal detallada, una historia familiar, un examen clínico completo que incluya mediciones antropométricas y estudios de imagen como la ecocardiografía y la ecografía abdominal para identificar malformaciones estructurales asociadas. Incluso si se utiliza una estrategia de pruebas sin hipótesis, como los microarreglos cromosómicos (MAC) o la secuenciación del exoma, es fundamental definir el fenotipo para interpretar las variaciones genómicas que se encuentren.

B. Las anomalías congénitas se consideran mayores o menores.

1. **Malformaciones mayores.** Son anomalías estructurales que tienen consecuencias médicas y estéticas. Pueden requerir una intervención quirúrgica. Algunos ejemplos son el paladar hendido y las cardiopatías congénitas, como la tetralogía de Fallot.

2. **Malformaciones menores.** Son anomalías sin relevancia médica o estética. Un ejemplo es el pliegue palmar único transversal, aunque la mayoría de las anomalías menores se limitan a la región de la cabeza y el cuello. Las anomalías

menores pueden ayudar al diagnóstico o al reconocimiento de un síndrome específico. Los bebés con tres o más malformaciones menores tienen un alto riesgo de presentar una malformación mayor (de 20 a 25%) o un síndrome.

C. Las malformaciones mayores y menores suelen formar parte de los patrones.

1. Síndrome. Consiste en un grupo de anomalías que se asocian debido a causas únicas o similares, con causa conocida o desconocida. Los ejemplos incluyen condiciones como el síndrome de Down debido a la trisomía 21 o el síndrome de hidantoína fetal debido al uso materno de fenitoína.

2. Asociaciones. Son grupos de malformaciones que suelen presentarse juntas, como la asociación VACTERL (defectos vertebrales, anales, cardiacos, fístula traqueoesofágica, renales y de los rayos radiales [limb—radial ray]), en la que se requieren al menos tres anomalías para el diagnóstico, o el complejo OEIS (defectos de onfalocele, extrofia de la cloaca, ano imperforado, de la columna vertebral [spinal]). En general, no se conoce la causa genética subyacente de estas asociaciones, aunque estos espectros de anomalías pueden darse en el contexto de un síndrome genético conocido.

3. Defecto del campo de desarrollo. Consiste en un grupo de anomalías resultantes del desarrollo defectuoso de un grupo de células relacionadas (campo de desarrollo). En este caso, las regiones embrionarias implicadas suelen estar relacionadas espacialmente, pero pueden no ser contiguas en el bebé. La holoprosencefalia que afecta al cerebro anterior y a la cara es un ejemplo y es secundaria a una anomalía en un grupo de células que forman el aspecto rostral del mesodermo precordal que, en última instancia, inducirá el desarrollo del cerebro anterior y la cara media.

4. Alteraciones. Son eventos extrínsecos que se producen durante el desarrollo normal. Estos eventos pueden comprometer la circulación fetal y dar lugar a una anomalía congénita importante. Un ejemplo de alteración son las bandas amnióticas, que pueden dar lugar a la amputación de dedos o extremidades.

5. Deformaciones. Pueden producirse cuando las fuerzas físicas actúan sobre estructuras previamente formadas. Ejemplos de deformaciones son el apiñamiento uterino o el oligohidramnios que da lugar a plagiocefalia o a pie equino varo.

II. **INCIDENCIA.** Los Centers for Disease Control and Prevention (CDC) hacen un seguimiento de las tasas de anomalías congénitas en Estados Unidos (http://www.cdc.gov/ncbddd/birthdefects/data.html). En Estados Unidos, aproximadamente 1 de cada 33 niños tiene una anomalía congénita importante, y los bebés con anomalías congénitas y síndromes genéticos representan 20% de las muertes infantiles.

III. **ETIOLOGÍA.** La causa subyacente sigue siendo desconocida en aproximadamente 50% de los niños con anomalías congénitas. En lo que corresponde al 50% restante las causas se han atribuido como sigue: cromosómica (10%), trastornos mendelianos de un solo gen (2 a 3%), multifactorial (20 a 40%) y exposiciones ambientales (3 a 4%). La presencia de múltiples anomalías congénitas y otros rasgos sindrómicos (p. ej., facies dismórfica, retraso del crecimiento, crecimiento deficiente) hace más probable un trastorno genético subyacente. El aumento de los esfuerzos para comprender estas anomalías, incluida la secuenciación genómica, favorece que se establezca una causa subyacente en más casos.

IV. ENFOQUE DEL LACTANTE CON UNA MALFORMACIÓN CONGÉNITA U OTRA SOSPECHA DE TRASTORNO GENÉTICO

A. Una historia clínica completa es un primer paso importante en la evaluación de un bebé con un defecto de nacimiento.

1. Historia clínica prenatal. Esta debe incluir lo siguiente:

   a. Enfermedades crónicas de la madre, incluyendo diabetes (insulinodependiente y no insulinodependiente), convulsiones, hipertensión, distrofia miotónica, fenilcetonuria, enfermedad de Graves (véase la tabla 10-1 para exposiciones prenatales y efectos).

   b. La exposición a fármacos debe incluir los prescritos, como los antihipertensivos (inhibidores de la enzima convertidora de la angiotensina), los medicamentos anticonvulsivos, los agentes antineoplásicos (metotrexato), los abortivos (misoprostol) y el consumo de otras sustancias como el alcohol. El momento de la exposición es importante, ya que los agentes teratogénicos tienden a tener su máximo efecto durante el periodo embrionario, desde el principio de la cuarta semana posfertilización hasta el final de la séptima, con la excepción de las formas graves de holoprosencefalia, en las que la exposición puede producirse alrededor de los 23 días o antes.

   c. Infecciones e inmunizaciones.

   d. Historia social.

   e. Otras exposiciones pueden incluir agentes físicos como los rayos X, las altas temperaturas, los agentes químicos y el tabaco (véase la tabla 10-1).

   f. Estado nutricional.

   g. Problemas de fertilidad y uso de asistencia reproductiva (p. ej., antecedentes de abortos múltiples, fecundación *in vitro* [FIV] o medicamentos para estimular la ovulación). Los trastornos genéticos, como el síndrome de Beckwith-Wiedemann, el síndrome de Silver-Russell y el síndrome de Angelman, que pueden estar causados por defectos de impronta (variantes epigenéticas), se producen con mayor frecuencia en los niños concebidos mediante tecnología de reproducción asistida con inyección intracitoplasmática de espermatozoides (IIE).

   h. Gestaciones múltiples (véase capítulo 11).

   i. Deben obtenerse los resultados de los estudios prenatales, incluidas las ecografías y las imágenes por resonancia magnética (IRM) y los estudios cromosómicos o de microarreglos realizados con muestras obtenidas por amniocentesis, muestreo de vellosidades coriónicas (MVC) o muestreo percutáneo de sangre umbilical. En la actualidad, muchos padres se someten a un tamizaje ampliado de portadores, y estos resultados pueden ser útiles para orientar una evaluación genética posnatal.

   j. Debe documentarse la calidad y la frecuencia de los movimientos fetales. Los movimientos rápidos e intensos podrían deberse a convulsiones fetales, mientras que la disminución de movimientos puede observarse en la atrofia muscular espinal, el síndrome de Prader-Willi y otras miopatías congénitas.

   k. Deben obtenerse los resultados del tamizaje del primer y segundo trimestre, incluidos los tamizajes triples y cuádruples. El tamizaje del primer trimestre combina el uso de la translucencia nucal con los niveles séricos de la proteína plasmática A asociada con el embarazo (PAPP-A, por sus siglas en inglés) y la gonadotropina coriónica humana (GCh o hCG, por sus siglas en inglés) medida con subunidad β libre (β-GCh) o GCh total. El tamizaje del segundo trimestre incluye alfa-fetoproteína (AFP), estriol no conjugado (E 3 nc), β-GCh libre para el tamizaje triple, más inhibina A, como parte del tamizaje cuádruple. Un nivel bajo de alfa-fetoproteína sérica materna (AFPSM) puede observarse en las trisomías 21,

Tabla 10-1. Teratógenos humanos bien reconocidos

Tipo de exposición	Efecto fetal
Fármacos	
Aminopterina/metotrexato	Restricción del crecimiento, hendidura, sindactilia, defectos del esqueleto, craneosinostosis, rasgos dismórficos
Ácido retinoico	Defectos del SNC, microtia, DI, defectos conotruncales: DSV, DSA, TF
Litio	Anomalía de Ebstein
Propiltiouracilo, yodo	Hipotiroidismo
Warfarina	Anomalías esqueléticas, epífisis punteadas, hipoplasia nasal
Inhibidores de la ECA	Defectos craneales, hipoplasia/agenesia renal
Alcohol	Síndrome de alcoholismo fetal o trastornos del neurodesarrollo relacionados con el alcohol
Talidomida	Defectos de reducción de las extremidades
Ácido valproico	Defectos del tubo neural
Fenitoína	Rasgos dismórficos, hipoplasia ungueal, labio y paladar hendidos, DI, restricción del crecimiento
Dietilbestrol	Cáncer de cuello uterino de células claras en la descendencia femenina
Cocaína	Alteraciones vasculares, anomalías del SNC
Misoprostol (Cytotec)	Malformaciones de las extremidades, ausencia de dedos
Estatinas (inhibidor de la HMG-CoA reductasa)	Defectos de las extremidades, anomalías del SNC, enfermedad cardiaca congénita
Condiciones maternas	
Fenilcetonuria materna	Microcefalia, DI
Miastenia grave	Miastenia neonatal
Lupus eritematoso sistémico	Anomalías de la conducción cardiaca
Diabetes	Defectos del tubo neural, agenesia sacra, enfermedad congénita del corazón, anomalías renales, anomalías del esqueleto

(continúa)

Tabla 10-1. (*continuación*)

Tipo de exposición	Efecto fetal
Otras exposiciones	
Radiación	Aborto involuntario, restricción del crecimiento
Exposición prolongada al calor	Microcefalia
Fumar	Restricción del crecimiento
Plomo	Bajo peso al nacer, déficits neuroconductuales y neurológicos
Mercurio	Anomalías del SNC, déficits neuroconductuales y neurológicos
Infecciones	
Varicela	Cicatrices en las extremidades
Citomegalovirus	Microcefalia, coriorretinitis, DI
Toxoplasmosis	Microcefalia, calcificaciones cerebrales, DI
Rubeola	Microcefalia, sordera, cardiopatía congénita, DI

CIV, comunicación interventricular; DI, discapacidad intelectual; DSA, defecto septal auricular; ECA, enzima convertidora de angiotensina; SNC, sistema nervioso central; TF, tetralogía de Fallot.

18 y 13. Una AFPSM elevada puede ser un signo de gestación múltiple, defecto del tubo neural abierto, defecto de la pared abdominal, muerte fetal inminente, nefrosis congénita o epidermólisis bullosa. Una GCh elevada puede observarse con la trisomía 21, mientras que una GCh baja puede ocurrir con las trisomías 18 y 13. El estriol bajo puede observarse en asociación con un feto que tiene el síndrome de Smith-Lemli-Opitz, un síndrome de malformación congénita causado por un metabolismo defectuoso del colesterol.

l. Las pruebas de ADN sin células, anteriormente denominadas pruebas prenatales no invasivas (PPNI) o tamizaje prenatal no invasivo (CPNI), implican el análisis de fragmentos de ADN derivados del tejido trofoblástico presente en el suero materno. La PPNI se utiliza cada vez más en los embarazos de alto y bajo riesgo para la detección temprana y precisa de síndromes de aneuploidía comunes como el síndrome de Down (comúnmente causado por la trisomía 21, con una sensibilidad de 99%), el síndrome de Edwards (comúnmente causado por la trisomía 18, con una sensibilidad de 98%) y el síndrome de Patau (comúnmente causado por la trisomía 13, con una sensibilidad de 99%), además de las aneuploidías de los cromosomas sexuales como el síndrome de Turner. El American College of Obstetricians and Gynecologists recomienda la realización de pruebas de ADN libre de células en cualquier embarazo a partir de las 9 o 10 semanas de edad de gestación para detectar aneuploidías. Dado que esta prueba no distingue las diferencias en la estructura cromosómica, sería necesario un cariotipo para detectar la trisomía 21 frente al síndrome de Down debido a una translocación robertsoniana, información importante para el riesgo de recurrencia de los padres.

m. Las pruebas de ADN libre de células también pueden utilizarse para detectar síndromes de microdeleción comunes, como el síndrome de deleción 22q11.2 (síndrome DiGeorge/velocardiofacial [SVCF]) y el síndrome de Wolf-Hirschhorn. Sin embargo, no se recomienda formalmente debido a la menor prevalencia de estas afecciones en la población general y, por lo tanto, al menor valor predictivo positivo.

n. Las pruebas de ADN libre de células para detectar trastornos monogénicos están disponibles comercialmente, aunque debido a las limitaciones técnicas, por lo general se limitan a condiciones *de novo* o heredadas por el padre. Es probable que en el futuro se amplíe la capacidad del ADN libre de células para detectar condiciones causadas por variantes de un solo nucleótido.

2. **Antecedentes familiares.** Deben incluir las siguientes preguntas:

a. ¿ Se han detectado antes anomalías congénitas o se han hecho diagnósticos genéticos a niños de la familia?

b. ¿Cuál es la ascendencia de los padres? (Algunas afecciones son más frecuentes en poblaciones específicas).

c. ¿Existe consanguinidad o los padres son de la misma zona geográfica? ¿Cuál es el tamaño de la población de la comunidad de los padres? En los casos de trastornos autosómicos recesivos raros, los padres pueden estar emparentados.

d. ¿Hay antecedentes de infertilidad, múltiples abortos espontáneos, múltiples anomalías congénitas, muertes neonatales o niños con retraso del crecimiento? Estos pueden ser secundarios a un reordenamiento cromosómico equilibrado en uno de los padres, pero desequilibrado en la progenie.

3. **Eventos prenatales y perinatales.** Deben evaluarse cuestiones como:

a. ¿Cuál fue la presentación del feto, y cómo y durante cuánto tiempo se enganchó la cabeza? ¿Hubo apiñamiento fetal, como podría ocurrir en una gestación múltiple? ¿Hay anomalías uterinas (p. ej., útero tabicado, miomatosis)? Diversas deformaciones, la sinostosis sagital y el pie equino varo pueden ser causados por limitaciones fetales.

b. ¿Cuál fue el patrón de crecimiento a lo largo de la gestación? ¿Hubo una restricción del crecimiento proporcional o desproporcionada?

c. ¿Cuál fue el modo de parto? ¿Hubo sufrimiento fetal o algún evento que pudiera provocar hipoxemia?

d. Aspecto de la placenta: ¿Hay evidencia de infartos placentarios? ¿El cordón umbilical es normal? La inspección del cordón puede revelar estrechamientos, coágulos o nudos graves.

4. **Eventos neonatales**

a. ¿Cuáles fueron las puntuaciones de Apgar? ¿Fue necesaria la reanimación? ¿Fue necesaria la intubación y la asistencia ventilatoria? ¿Hubo dificultades graves de alimentación que requirieran nutrición parenteral o alimentación por sonda? ¿Hubo convulsiones neonatales? ¿Hubo hipotonía o hipertonía?

B. Examen físico

1. **Medidas antropométricas.** La evaluación de los parámetros de crecimiento es extremadamente valiosa para determinar patrones de crecimiento como restricción, sobrecrecimiento, desproporción, macrocefalia o microcefalia. Además, las mediciones precisas de las estructuras anatómicas y los puntos de referencia pueden ayudar al proceso de evaluación diagnóstica. Algunos ejemplos son la longitud de las orejas, las medidas de los ojos para detectar hipertelorismo o hipotelorismo (ojos muy separados o muy juntos), la longitud de los dedos y la distancia entre los pezones. Existen amplias tablas de referencia para muchas de estas mediciones en niños de todas las edades, incluidos

los niños prematuros a partir de las 27 semanas de gestación (véase "Lectura recomendadas").

2. **Evaluación clínica.** Es necesario realizar una evaluación clínica exhaustiv para documentar la presencia de rasgos dismórficos: forma de la cabeza (p ej., craneosinostosis, trigonocefalia, braquicefalia); forma y posición de la orejas (p. ej., microtia, fosetas o marcas); hipoplasia del tercio medio facia hendidura, micrognatia, cuello corto, y anomalías de las extremidades (p. ej. asimetría, clinodactilia, braquidactilia, polidactilia). Algunos hallazgos físico pueden quedar ocultos por aspectos de los cuidados clínicos, como la posición del tubo endotraqueal y el encintado o la tabla de brazos intravenosos y l cinta sobre las extremidades. En este caso, se debe volver a examinar al beb cuando ya no estén presentes.

3. **Evaluaciones auxiliares.** Incluyen una prueba de audición (prueba de emisiones otoacústicas) que se realiza normalmente antes del alta de la guardería o de la unidad de cuidados intensivos neonatales (UCIN) y una evaluación oftalmológica, que normalmente requiere un subespecialista pediátrico y pued no estar disponible en todas las instituciones.

C. **Estudios de laboratorio** (tabla 10-2)

1. **Estudios cromosómicos.** Se realizan normalmente con sangre total extraída en tubos de heparina sódica (parte superior verde). Los linfocitos T de la sangre se estimulan con mitógenos, se cultivan durante 72 horas, se colocan en portaobjetos y se cariotipan con la ayuda de técnicas de anillamiento, como el anillamiento G con tripsina de Giemsa (GTG). En los neonatos extremadamente enfermos, con inmunosupresión o con recuentos bajos de células T (como en el síndrome de DiGeorge), el crecimiento celular puede verse afectado y fallar la estimulación celular. En este caso, se puede realizar un ensayo de base molecular como el microarreglo cromosómico (MAC) (véase la siguiente discusión). En el pasado, se realizaba una biopsia de piel en sacabocados para obtener los cromosomas de los fibroblastos de la piel, pero esto ya no se hace de forma rutinaria. La desventaja de utilizar fibroblastos de piel es el retraso de hasta varias semanas antes de disponer de un resultado, además de la naturaleza más invasiva de esta prueba; puede ser útil para detectar mosaicismos o si no es posible realizar un análisis de sangre debido a los problemas mencionados anteriormente o después de una transfusión masiva. En general, los estudios cromosómicos pueden detectar hasta 5% de anomalías. En las tablas 10-3 y 10-4 se enumeran los principales hallazgos clínicos de las aneuploidías cromosómicas más comunes.

2. **Estudios de hibridación fluorescente *in situ* (HFIS).** Pueden ser útiles para la detección rápida de aneuploidías. Estos estudios se realizan en células interfásicas no estimuladas y los resultados suelen estar disponibles en unas horas o de un día para otro. El HFIS rápido se utiliza para la evaluación de las trisomías 13 y 18 y para el análisis de los cromosomas sexuales en bebés con genitales ambiguos. Los estudios más específicos, como el HFIS para SRY (la región del cromosoma Y que determina el sexo), requieren más tiempo y se realizan en células metafásicas estimuladas.

3. **MAC.** Es una técnica molecular realizada sobre ADN extraído que permite detectar pérdidas de número de copias de ADN (deleciones) y ganancias de número de copias (duplicaciones, triplicaciones) de pequeñas regiones genómicas, a veces incluso a nivel de un exón. Este estudio se basa en la comparación de un genoma conocido de un individuo normal con la muestra de prueba. El MAC puede detectar entre 14 y 16% más de anomalías que los estudios citogenéticos convencionales (cariotipo normal). Las desventajas de las pruebas de microarre-

Tabla 10-2. Tipos de pruebas genéticas

Prueba	Tiempo de entrega	Tipo de detección	Ventajas	Desventajas
Cariotipo	4-5 días	Síndromes de aneuploidía Variantes estructurales grandes de los cromosomas, incluidas las supresiones, duplicaciones, inversiones y translocaciones balanceadas	Detección rápida de trastornos cromosómicos comunes, como el síndrome de Down, la capacidad de detectar eventos cromosómicos grandes, incluyendo los reordenamientos balanceados	No se puede detectar la VNC cromosómica submicroscópica o variantes a nivel de genes
HFIS	1-3 días	Síndromes de aneuploidía Ciertos síndromes causados por VNC cromosómicas	Detección rápida de trastornos cromosómicos comunes, entre los que se incluyen microdeleción o síndromes de duplicación (áreas mayores de 200 kilobases)	Prueba dirigida que requiere alta sospecha de un trastorno particular; no detecta cuestiones a las que no se está dirigida
Microarreglo cromosómico	2-6 semanas	VNC cromosómicas como las microdeleciones y duplicaciones	Capaz de detectar VNC cromosómicas que no se pueden visualizar en cariotipo	Imposible detectar SNV Muchas plataformas no son capaces de detectar cambios en el nivel de exón
Secuenciación de gen único	4-8 semanas	Trastornos monogénicos causados por SNV e inserciones o supresiones pequeñas (~ 5-10 pares de bases)	Capaz de diagnosticar condiciones monogénicas comunes a bajo costo, modo enfocado a disminuir las variantes de significancia incierta	No se pueden detectar VE en genes individuales y el diagnóstico se limita al gen en cuestión

		Capaz de detectar ciertos tipos de trastornos no generalmente encontrados por la tecnología de secuenciación	Capacidad de diagnóstico limitada a la enfermedad/variante en cuestión
Otras pruebas genéticas individuales	4-8 semanas	Trastornos monogénicos causados por otros tipos de variantes como las expansiones repetidas de tripletes (p. ej., distrofia miotónica) o deleciones de un solo exón (p. ej., atrofia muscular espinal)	Capaz de detectar ciertos tipos de trastornos que generalmente no son encontrados por la tecnología de secuenciación
Prueba de panel de genes	4-8 semanas	Trastornos monogénicos causados por SNV y pequeñas inserciones o supresiones (~ 5-10 pares de bases), ocasionalmente incluye otros tipos de variantes	Capacidad para interrogar múltiples genes a la vez; especialmente útil para trastornos con *locus* heterogeneidad como las encefalopatías epilépticas	El análisis se limita al número de genes en el panel. No se pueden detectar todos los tipos de VE en genes únicos
Secuenciación de exoma	1-2 semanas (tipo rápido, requiere tríos) 8-12 semanas (estándar)	Trastornos monogénicos causados por SNV y pequeñas inserciones o supresiones (indels, ~ 5-10 pares de bases), ocasionalmente variantes de mayor número de copias	Detecta la mayoría de las variantes patógenas causantes de condiciones monogénicas (tienden a estar en las regiones de codificación), la forma rápida puede arrojar resultados en 1-2 semanas	El costo puede ser prohibitivo, especialmente para la forma rápida. No detecta de forma fiable todos los tipos de VE; no puede detectar las variantes profundas no codificadas
Secuenciación de genoma	1-2 semanas (rápido) 8-12 semanas (estándar)	Trastornos monogénicos causados por SNV y las indels. Trastornos monogénicos causados por VE (supresiones, duplicaciones, inserciones, inversiones) o variantes profundas no codificadas y reguladoras. Variantes cromosómicas estructurales y VNC	Capaz de detectar muchos diferentes tipos de variación genómica de patógenos, de SNV/indels a VE y VNC además de variantes profundas no codificadas (intrónicas y reguladoras)	Alto costo y carga analítica

HFIS, hibridación fluorescente *in situ*; SNV, variante de un solo nucleótido; VE, variante estructural; VNC, variante del número de copias.

Tabla 10-3. Anomalías cromosómicas comunes (aneuploidías)

	Trisomía 13/ síndrome de Patau	Trisomía 18/ síndrome de Edward	Trisomía 21/ síndrome de Down	Síndrome de Turner
Crecimiento	Restricción del crecimiento	Restricción del crecimiento	Normal	Leve restricción del crecimiento
Craneofacial	Hipotelorismo, labio y paladar hendidos, orejas pequeñas malformadas, colobomas, microftalmia	Facies triangular, micrognatia, orejas puntiagudas rotadas de implantación baja	Fisuras palpebrales ascendentes, pliegues epicánticos, hipoplasia media del rostro, orejas redondas pequeñas, interposición lingual	Prominencia frontal, línea de cabello posterior baja
Cuello	Corto		Piel corta y redundante	Pterigión corto y palmeado, higroma quístico
Sistema nervioso central	Holoprosencefalia, microcefalia	Microcefalia	Microcefalia	Normal
Neurológica	Hipertonía, convulsiones, apnea	Hipertonía, apnea	Hipotonía	Tono normal, leve retraso del crecimiento
Corazón/pecho	DSA, DSV	Anomalías valvulares múltiples Esternón corto	Canal AV, DSV, DSA	Coartación aórtica
Abdominal	Riñones multiquísticos, riñones en herradura, uréteres dobles	Onfalocele, anomalías renales	Atresia duodenal, enfermedad de Hirschsprung	Riñones en herradura
Extremidades	Polidactilia, displasia ungueal	Dedos superpuestos, hipoplasia ungueal, pies de balancín	Braquidactilia, clinodactilia del 5° dedo, pliegue palmar transversal único	Linfedema de manos y pies, uñas con nacimiento profundo
Piel	Defectos del cuero cabelludo (aplasia cutis)	Disminución del tejido subcutáneo	Piel marmórea	Nevos múltiples

DSA, defecto septal auricular; DSV, defecto septal ventricular; AV, auriculoventricular.

Tabla 10-4. Otras anomalías cromosómicas comunes					
	Síndrome cri-du-chat	Síndrome Wolf-Hirschhorn	Síndrome de deleción 1p36.3	Síndrome Killian/Teschler-Nicola (síndrome mosaico de Pallister)	
Anomalía cromosómica	Supresión de 5p15.2	Supresión de 4p16.3	Supresión de la parte corta distal brazo del cromosoma 1 (1p36.3)	Tetrasomía 12p; mosaicismo para isocromosoma 12p	
Crecimiento	Restricción del crecimiento	Restricción del crecimiento, RC	Restricción del crecimiento RC	Peso normal o aumentado, más tarde desaceleración del crecimiento, macrocefalia	
Craneofacial	Hipertelorismo, cara redonda, orejas de implantación baja, pliegues epicánticos, micrognatia	Hipertelorismo, paladar hendido, glabela prominente con aspecto de casco de guerrero griego	Cejas horizontales finas, hipoplasia facial media, mentón puntiagudo, labio leporino/paladar hendido, fontanela anterior grande	Hipertelorismo, vello escaso en la región frontal lateral, cejas y pestañas, frente prominente, mejillas regordetas, labios gruesos, rasgos toscos	
Piel		Defectos posteriores del cuero cabelludo		Lesiones cutáneas lineales hiper e hipopigmentadas	
Sistema nervioso central	Microcefalia	Microcefalia	Microcefalia	Polimicrogiria	
Neurológica	Llanto agudo característico (como de felino), DI grave	Convulsiones que pueden aumentar con la edad, hipotonía, DI grave	DI moderada-grave/ausencia del habla, convulsiones	Convulsiones, hipotonía, contracturas que se desarrollan más tarde, DI profunda	

(continúa)

Tabla 10-4. Otras anomalías cromosómicas comunes (*continuación*)				
	Síndrome cri-du-chat	Síndrome Wolf-Hirschhorn	Síndrome de deleción 1p36.3	Síndrome Killian/Teschler-Nicola (síndrome mosaico de Pallister)
Corazón		DSA, DSV	Cardiomiopatía	
Abdominal		Malrotación, vesícula biliar ausente		Hernia diafragmática, ano imperforado
Extremidades	Hipoplasia ungueal	Pies de palo, uñas hiperconvexas		Braquidactilia, dedos anchos
Genitourinaria		Hipospadias, criptorquidia, útero ausente		Hipospadias
Otras			Pérdida de audición neurosensorial	El mosaicismo a menudo se encuentra en fibroblastos de la piel y raramente está presente en cromosomas de la sangre
Historia natural	DI severa, comportamiento agresivo, automutilación	Identificación profunda, dificultades importantes de alimentación a veces requieren gastrostomía	DI de moderada a severa, las convulsiones mejoran en 50% de los casos, la pérdida de audición conduce a retrasos en el habla	Identificación profunda, sin habla, convulsiones, contracturas articulares

RC, retraso del crecimiento; DI, discapacidad intelectual; DSA, defecto septal auricular; DSV, defecto septal ventricular.

glo incluyen la no detección de inversiones, translocaciones cromosómicas equilibradas y mosaicismo de bajo nivel. El MAC puede realizarse en muestras de sangre y de cepillo bucal (esta última puede sustituir a la biopsia de piel, y que constituye tejido ectodérmico). En ocasiones, se justifica la realización de estudios de los padres tras el hallazgo de una variante del número de copias para determinar si uno de ellos es portador y para ayudar a interpretar el hallazgo o los hallazgos en el caso de una variante de significado incierto. La consulta con un citogenetista o un especialista en genética clínica es esencial para interpretar los resultados anormales del array. Los síndromes de microdeleción más comunes detectados en los recién nacidos se describen en la tabla 10-5.

4. **Estudios de secuenciación del ADN u otras pruebas específicas de ADN (como la evaluación de las repeticiones de tripletes).** Se utilizan para detectar trastornos monogenéticos y suelen realizarse en sangre recolectada en un tubo de ácido etilendiaminotetraacético (EDTA) o en muestras de hisopo bucal o saliva. Los trastornos monogenéticos pueden transmitirse de forma mendeliana siguiendo patrones autosómicos recesivos, autosómicos dominantes o recesivos, dominantes ligados al cromosoma X. Algunos pueden ser el resultado de mutaciones esporádicas. Muchos de ellos pueden presentarse en los recién nacidos como trastornos potencialmente mortales. Entre ellos se encuentran la atrofia muscular espinal; la hiperplasia suprarrenal congénita (más comúnmente debida a la deficiencia de 21-hidroxilasa); la distrofia miotónica congénita (solo cuando se hereda de una madre afectada); la osteogénesis imperfecta; síndromes de malformaciones múltiples como el síndrome CHARGE (síndrome de **c**oloboma defectos cardiacos [*heart defects*], **a**tresia de coanas, **r**estricción del crecimiento, anomalías **g**enitales y de las orejas [*genital and ear abnormalities*]) (gen *CHD7*), síndrome de Kabuki (genes *KMT2D* o *KDM6A*), o los síndromes Noonan/RASopathy (*PTPN11* y otros), y la poliquistosis renal autosómica recesiva (*PKHD1*). Varios ECM son trastornos mendelianos. Otros trastornos de un solo gen que no suponen una amenaza para la vida y que pueden presentarse en el periodo neonatal son la acondroplasia, debida a mutaciones del *FGFR3*, y la sordera no sindrómica, debida a variantes patógenas en *GJB2* o *GJB6* (también conocidas como conexina 26 y conexina 30).

5. **Secuenciación del exoma.** Implica la secuenciación de todas las regiones codificantes, o exones, del genoma en una sola pasada utilizando la secuenciación masiva en paralelo, una técnica que lee múltiples veces pequeños tramos de ADN, lo que hace que los resultados sean más robustos. El ADN exónico comprende aproximadamente entre 2 y 3% del genoma e incluye unos 20 000 genes (aunque actualmente solo unos 6 000 están asociados con trastornos conocidos). Múltiples estudios sobre la secuenciación del exoma utilizada para diagnosticar a los bebés, en particular a los que se encuentran en la unidad de cuidados intensivos, han informado de rendimientos diagnósticos de 30% si se realiza como probando y de hasta 50% cuando se hace como trío, utilizando el ADN de ambos padres para aumentar la interpretación de la variación de la secuencia genómica. Esta amplia técnica tiene un atractivo especial en el periodo neonatal, donde los fenotipos pueden ser más inespecíficos que en los niños mayores. La aprobación del exoma y los resultados deben ser respaldados por genetistas clínicos o asesores genéticos.

6. **Infecciones.** Se puede sospechar la existencia de infecciones TORCH (toxoplasmosis, otras, rubéola, citomegalovirus, herpes simple) en niños con microcefalia, cataratas, sordera (citomegalovirus, rubéola, toxoplasmosis) y cardiopatía congénita (rubéola). En ese caso, deben solicitarse anticuerpos de inmunoglobulina G (IgG) e inmunoglobulina M (IgM) o pruebas basadas en la reacción en

Tabla 10-5. Microdeleciones cromosómicas comunes detectadas en el periodo neonatal

	Síndrome de Prader-Willi	Síndrome DiGeorge y síndrome velocardiofacial	Síndrome de Williams	Síndrome de Miller-Dieker
Cromosómica y defecto genético	Deleción 15q11q13 70% DUP 20-25% Defecto en el centro de impresión 5%	Deleción 22q11.2	Deleción 7q11.23	Deleción 17p13.3
Gen(es) crítico(s) implicado(s)	SNRPN	TBX1	ELN (elastina)	LIS-1
Crecimiento	Peso normal al nacer, alimentación deficiente, succión deficiente	Baja estatura	Baja estatura	RCIU
Craneofacial	Estrechamiento bitemporal, ojos rasgados	Nariz tubular prominente, orejas pequeñas, paladar hendido, incompetencia velofaríngea (regurgitación nasal)	Plenitud supraorbitaria, patrón estelar del iris, filtro largo, labio inferior evertido	Microcefalia, ahuecamiento bitemporal, surco sobre la frente, orejas de implantación baja
Abdomen		Riñones ausentes/hipoplásicos	Nefrocalcinosis, estenosis de la arteria renal	Atresia duodenal, onfalocele
Sistema nervioso central	DI de moderada a severa	DI leve a moderada	DI leve a moderada	Lisencefalia, agiria, paquigiria, heterotopias, ausencia del cuerpo calloso, DI profunda

Neurológico	Hipotonía severa en las primeras semanas de vida, alimentación deficiente				Hipertonía, espasticidad progresiva, postura descerebrada, convulsiones
Corazón	Normal	Defectos de corazón conotruncal: DSV, DSA, tetralogía de Fallot, arco aórtico interrumpido	Estenosis aórtica supravalvular	Normal	Defectos cardiacos congénitos
Extremidades	Manos y pies pequeños	Dígitos largos	Normal	Normal	
Piel	Pigmentación más clara que los padres (en los casos de supresión)	Normal	Normal	Normal	
Otros		Disfunción de los linfocitos T: infección frecuente	Hipercalcemia		
Historia natural	Obesidad e hiperfagia después de 2-3 años	Duración normal de la vida	Duración normal de la vida		Muerte antes de los 2 años

DUP, disomía uniparental; RCIU, restricción del crecimiento intrauterino; DI, discapacidad intelectual; DSV, defecto septal ventricular; DSA, defecto septal auricular.

cadena de la polimerasa (PCR, por sus siglas en inglés). Los estudios de imagen cerebral y el examen fundoscópico pueden revelar calcificaciones cerebrales o coriorretinitis. En los casos de hidropesía fetal debe considerarse el parvovirus. El diferencial de la hidropesía no inmune también incluye varios trastornos raros de almacenamiento lisosómico (véase capítulo 60).

7. Pruebas metabólicas. Suelen incluirse en los programas de tamizaje neonatal para detectar ECM. En la mayoría de los estados en EUA, el tamizaje obligatorio de los recién nacidos se realiza inicialmente entre las 24 y las 48 horas de vida. March of Dimes y el American College of Medical Genetics and Genomics recomiendan la realización de pruebas de 33 condiciones a través de gotas de sangre seca (como la atrofia muscular espinal o la fibrosis quística, además de las pruebas de audición y el tamizaje de cardiopatías congénitas críticas). La mayoría de las afecciones metabólicas genéticas puede controlarse con medicamentos o dietas especiales, y el tratamiento puede salvar la vida en muchos casos. Otros estudios metabólicos que se tienen en cuenta para el diagnóstico de los ECM son el perfil de acilcarnitina para los trastornos de oxidación de los ácidos grasos, los ácidos orgánicos en orina para las acidemias orgánicas, los ácidos grasos de cadena muy larga para los trastornos peroxisomales (síndrome de Zellweger), el panel de esteroles (síndrome de Smith-Lemli-Opitz asociado con niveles bajos de 7-dehidrocolesterol) y los aminoácidos en plasma para las aminoacidopatías (p. ej., fenilcetonuria, tirosinemia, hiperglicinemia no cetósica), amoniaco en plasma y ácido orótico en orina (trastornos del ciclo de la urea). La brecha aniónica debe medirse en los casos de acidosis; si la brecha aniónica está aumentada, medir el ácido láctico en el plasma total a partir de una muestra de sangre que fluya libremente (idealmente arterial) y medir los ácidos orgánicos en la orina. Es importante tener en cuenta que los ECM pueden no manifestar síntomas hasta que el bebé reciba la alimentación con leche (véase capítulo 60). Los nuevos estudios disponibles para el clínico permiten la detección de múltiples ECM con una única detección en plasma y orina, conocidos como estudios metabolómicos.

D. Evaluaciones auxiliares

1. Estudios de imagen

a. Ultrasonografía. Imágenes cerebrales para detectar malformaciones importantes y hemorragias intracraneales; ecografía abdominal para detectar anomalías hepáticas y renales importantes, presencia y posición de testículos/ovarios, y ecocardiografía para detectar defectos cardiacos.

b. Resonancia magnética cerebral. Para delinear la anatomía del cerebro con mayor detalle.

c. Espectroscopia de resonancia magnética (RM). En bebés con acidosis láctica para evaluar los trastornos mitocondriales.

d. Angiografía por resonancia magnética (ARM). En bebés con malformaciones vasculares y para descartar otras afectaciones como fístulas arteriovenosas, hemangiomas.

e. Estudio del esqueleto. En niños con restricción del crecimiento intrauterino (RCIU), crecimiento lineal deficiente, y especialmente con crecimiento desproporcionado, para evaluar la presencia de displasias esqueléticas. Si hay fracturas, un estudio puede ser valioso para evaluar la osteogénesis imperfecta.

E. Patología anatómica

1. La biopsia muscular en niños con hipotonía grave puede considerarse junto con la biopsia nerviosa para evaluar trastornos como la distrofia muscular congénita, la amioplasia congénita y los síndromes de hipomielinización. A veces, la biopsia muscular puede posponerse hasta que el niño tenga al menos 6 meses de edad

para reunir información de mejor calidad y más completa, aunque como los diagnósticos se hacen cada vez más sobre una base molecular (mediante prueba del exoma y del genoma), las biopsias musculares se realizan muy rara vez.

2. Puesto que ciertos trastornos genéticos se producen debido a mutaciones somáticas, o a cambios genómicos que se producen en una determinada línea celular y que no están presentes en las muestras de sangre periférica que se utilizan habitualmente para las pruebas genéticas, merece la pena considerar la posibilidad de guardar tejido congelado para su secuenciación siempre que un niño con un presunto trastorno genético se someta a una intervención quirúrgica. Por ejemplo, el síndrome de Pallister-Killian (tetrasomía 12p) suele estar presente en las células de la piel, pero no en las muestras de sangre periférica, y el síndrome de Beckwith-Wiedemann y otros síndromes de sobrecrecimiento también pueden ser mosaicos. Esto podría obviar la necesidad de realizar una biopsia de piel por separado para el diagnóstico.

3. Los estudios de autopsia en los mortinatos o en los niños que mueren en el periodo neonatal pueden proporcionar un diagnóstico y ayudar a la orientación y a los riesgos de recurrencia. Debe obtenerse una buena documentación y debe considerarse la realización de radiografías además del examen patológico. La adición de estudios de secuenciación de ADN puede aumentar el rendimiento diagnóstico, aunque la cobertura del seguro puede ser compleja; por lo tanto, se recomienda encarecidamente el almacenamiento de ADN.

4. La patología de la placenta puede ser útil en los bebés con restricción del crecimiento. También se puede enviar una muestra de la placenta para realizar estudios genéticos como el cariotipo.

F. Seguimiento

1. Los bebés con trastornos genéticos, sospechados o confirmados, requieren una estrecha evaluación de seguimiento tras el alta hospitalaria, ya sea para ayudar al diagnóstico o para educar a la familia. Dado que aproximadamente 50% de los pacientes nacidos con anomalías congénitas múltiples no tienen un diagnóstico conocido, el seguimiento puede revelar nuevos hallazgos que contribuirán al diagnóstico final. Esto ayudará a predecir la historia natural y permitirá una evaluación adecuada del riesgo de recurrencia.

2. Los bebés de los que se sospecha que están en riesgo de presentar un retraso del crecimiento deben ser remitidos a servicios de terapia o a programas de intervención en la infancia temprana.

Lecturas recomendadas

Advisory Committee on Heritable Disorders in Newborns and Children. Recommended Uniform Screening Panel. https://www.hrsa.gov/advisory-committees/heritable-disorders/rusp/index.html. Consultada el 6 de octubre de 2020.

ClinGen. https://clinicalgenome.org/. Consultada el 6 de octubre de 2020.

Gripp KW, Slavotinek AM, Hall JG, et al. *Handbook of Physical Measurements*. 3rd ed. New York, NY: Oxford University Press; 2013.

Hennekam R, Krantz I, Allanson J. *Gorlin's Syndromes of the Head and Neck*. 5th ed. New York, NY: Oxford University Press; 2010.

Jones KL, Jones MC, Del Campo M. *Smith's Recognizable Patterns of Human Malformations*. 7th ed. Philadelphia, PA: Elsevier Saunders; 2013.

Meng L, Pammi M, Saronwala A, et al. Use of exome sequencing for infants in intensive care units: ascertainment of severe single-gene disorders and effect on medical management. *JAMA Pediatr* 2017;171(12):e173438.

Online Mendelian Inheritance in Man. http://omim.org/. Consultada el 6 de octubre de 2020.

Rose NC, Kaimal AJ, Dugoff L, et al; for the American College of Obstetricians and Gynecologists' Committee on Practice Bulletins—Obstetrics, Committee on Genetics, Society for Maternal-Fetal Medicine. Screening for fetal chromosomal abnormalities: ACOG Practice Bulletin, Number 226. *Obstet Gynecol* 2020;136(4):e48–e69. doi:10.1097/AOG.0000000000004084.

Toufaily MH, Westgate MN, Lin AE, et al. Causes of congenital malformations. *Birth Defects Res* 2018;110(2):87–91.

11 Nacimientos múltiples

Melinda H. Markham

PUNTOS CLAVE

- Las tasas de nacimientos de gemelos se han mantenido estables en la última década, mientras que los embarazos de gestación múltiple de mayor orden están disminuyendo.
- Las tasas de complicaciones son mayores en los embarazos de gemelos monocigóticos que en los dicigóticos.
- La prematuridad y el bajo peso al nacer son las complicaciones más comunes.
- La ablación con láser es la intervención de elección para el tratamiento de la progresión del síndrome de transfusión fetofetal (STFF).

I. CLASIFICACIÓN

A. **Cigosidad.** Los gemelos monocigóticos (MC) se originan y desarrollan a partir de un único óvulo fecundado (cigoto) como resultado de la división de la masa celular interna del blastocisto. Los gemelos MC son del mismo sexo y genéticamente idénticos. Los gemelos dicigóticos (DC) o fraternos se originan y desarrollan a partir de dos óvulos fecundados por separado. Los trillizos y los embarazos de orden superior (cuatrillizos, quintillizos, sextillizos, septillizos, etc.) pueden ser multicigóticos, MC e idénticos o, raramente, una combinación de ambos.

B. **Placenta y membranas fetales.** La mayor parte de la placenta y las membranas fetales se originan a partir del cigoto. La placenta consta de dos partes: i) una parte fetal más grande derivada del corion velloso y ii) una parte materna más pequeña derivada de la decidua basal. Los sacos coriónico y amniótico rodean al feto. El corion comienza a formarse al tercer día después de la fecundación, y el amnios comienza a formarse entre los días 6 y 8. Las dos membranas acaban fusionándose para formar la membrana amniótica.

1. Los gemelos MC suelen tener una placenta con un corion y dos amnios (**monocoriónicos diamnióticos**) o, raramente, una placenta con un corion y un amnios (**monocoriónicos monoamnióticos**).

2. Si la división temprana se produce antes de la formación del corion y el amnios (días 0 a 3), los gemelos MC pueden tener dos placentas con dos coriones y dos amnios (**dicoriónicos diamnióticos**).

3. Los gemelos DC siempre tienen dos placentas con dos coriones y dos amnios (dicoriónicos diamnióticos); sin embargo, las dos placentas y coriones pueden estar fusionados.

II. EPIDEMIOLOGÍA

A. **Incidencia.** La tasa de nacimientos de gemelos en 2019 fue de 32.1 por cada 1 000 nacidos vivos, disminuyendo 2% respecto a 2018 y 5% respecto al pico de 2014. La tasa de gemelaridad MC se ha mantenido relativamente constante (3.5 por cada 1 000 nacimientos).

1. La tasa de gemelos DC es de aproximadamente 1 de cada 100 nacimientos. Esta tasa está influida por factores como la etnia y la edad materna. La frecuencia de la gemelaridad DC tiene una tendencia genética que se ve afectada por el genotipo de la madre y no por el del padre.

2. La tasa de nacimientos de trillizos y múltiplos de orden superior alcanzó un máximo en 1998 con 194 por cada 100 000 nacidos vivos y ha disminuido de forma constante hasta llegar a 87.7 por cada 100 000 nacidos vivos en 2019.

B. **Factores causales.** Hay dos factores principales que explican el aumento de los nacimientos múltiples desde principios de la década de 1990: i) el aumento del uso de terapias de mejora de la fertilidad, incluidas las tecnologías de reproducción asistida (TRA), como la fecundación *in vitro* (FIV), y las terapias que no son TRA, como los fármacos inductores de la ovulación y la inseminación artificial, y ii) la **edad materna avanzada** en el momento de la maternidad (con un pico de 35 a 39 años), que se asocia con un aumento de los embarazos múltiples. Debido a las numerosas complicaciones maternas, fetales y neonatales asociadas a los embarazos multigestacionales, el enfoque del tratamiento de la infertilidad ha cambiado en los últimos 20 años.

III. ETIOLOGÍA

A. **Embarazos MC.** Son el resultado de la división de un solo óvulo entre los días 0 y 14 después de la fecundación. El tipo de placenta que se forma depende del día de la división del embrión.

1. Una placenta **diamniótica dicoriónica** se produce cuando la división temprana se produce entre los días 0 y 3 antes de la formación del corion (que suele producirse hacia el día 3) y antes de la implantación. La placenta **diamniótica monocoriónica** se produce cuando la división tiene lugar entre los días 4 y 7, momento en el que se ha desarrollado la cavidad del blastocisto y se ha formado el corion. La formación del amnios se produce entre los días 6 y 8, y la división del óvulo después de este tiempo (días 8 a 13) da lugar a una placenta **monocoriónica monoamniótica**. La frecuencia del tipo de placentación es 30% diamniótica dicoriónica, 70% diamniótica monocoriónica y < 1% monoamniótica. A partir del día 14, comienza a formarse la estría primitiva y la división tardía del embrión en este momento da lugar a **gemelos unidos**.

2. **Embarazos DC o multicigotos.** Se producen cuando más de un folículo dominante ha madurado durante el mismo ciclo menstrual y se producen múltiples ovulaciones. El aumento de los niveles de la hormona foliculoestimulante (FSH) en la madre se ha asociado a la gemelaridad DC espontánea. Los niveles de FSH aumentan con la edad materna avanzada (pico a la edad de ~ 37 años). También se ha demostrado que una tendencia familiar a la gemelaridad está asociada a un aumento de los niveles de FSH.

IV. DIAGNÓSTICO. Los sacos gestacionales múltiples pueden detectarse mediante ecografía a partir de la semana 5, y puede detectarse actividad cardiaca de más de un feto a las 6 semanas.

   A. Placentación. La ecografía del primer trimestre o de principios del segundo puede determinar mejor la corionicidad de una gestación múltiple. Entre las semanas 10 y 14, una placenta dicoriónica fusionada puede distinguirse a menudo de una verdadera placenta monocoriónica por la presencia de una membrana divisoria interna o cresta en la superficie placentaria (signo de lambda). El tabique divisorio de una placenta dicoriónica parece más grueso e incluye dos amnios y dos capas coriónicas. Por el contrario, el tabique divisorio de una placenta monocoriónica está formado por dos amnios delgados. Una placenta, fetos del mismo sexo y la ausencia de un tabique divisorio sugieren que se trata de gemelos monoamnióticos, pero la ausencia de un tabique divisorio también puede deberse a una disrupción septal.

   B. Cigosidad. La **tipificación del ADN** puede utilizarse para determinar la cigosidad en gemelos del mismo sexo si se desea esta información. En el periodo prenatal, el ADN puede obtenerse mediante una muestra de vellosidades coriónicas (MVC) o una amniocentesis. En el periodo posnatal, la tipificación del ADN debe realizarse en el tejido del cordón umbilical, en un frotis bucal o en una muestra de biopsia de piel, en lugar de una muestra sanguínea. Hay pruebas de que los gemelos DC, incluso en ausencia de conexiones vasculares, también pueden ser portadores de células madre hematopoyéticas (CMH) derivadas de su gemelo. Lo más probable es que las CMH se transfieran de un feto al otro a través de la circulación materna.

   C. Examen patológico de la(s) placenta(s). Al nacer es importante para establecer y verificar la corionicidad.

V. TAMIZAJE Y DIAGNÓSTICO PRENATAL

   A. Cigosidad. Determina el grado de riesgo de anomalías cromosómicas en cada feto de una gestación múltiple. El riesgo de aneuploidía en cada feto de un embarazo MC es el mismo que el de un embarazo único, y salvo en casos raros de discordancia genética, ambos fetos están afectados. En un embarazo DC, cada gemelo tiene un riesgo independiente de aneuploidía; por lo tanto, el embarazo tiene el doble de riesgo de presentar una anomalía cromosómica en comparación con un embarazo de feto único.

   B. Tamizaje del suero materno en el segundo trimestre. Para mujeres con embarazos múltiples es limitado porque cada feto aporta niveles variables de estos marcadores séricos. Cuando los niveles son anormales, es difícil identificar qué feto está afectado utilizando únicamente esta información.

   C. Ecografía del primer trimestre. Para evaluar la **translucencia nucal** es una prueba más sensible y específica para detectar anomalías cromosómicas. La **ecografía del segundo trimestre** es importante para examinar cada feto en busca de **defectos anatómicos**. La **MVC del primer trimestre y la amniocentesis del segundo trimestre** pueden realizarse con seguridad en los embarazos múltiples y son procedimientos de diagnóstico precisos para determinar la aneuploidía. Las pruebas de ADN fetal libre de células en sangre materna para evaluar las anomalías cromosómicas más comunes no han sido validadas en embarazos con más de un feto.

VI. COMPLICACIONES MATERNAS

A. **Diabetes gestacional.** Algunos estudios han demostrado que la diabetes gestacional es más frecuente en los embarazos gemelares.

B. **Aborto espontáneo** (pérdida fetal < 20 semanas de gestación) se produce hasta en 36% de los embarazos gemelares y en más de 50% de los embarazos de orden superior, con reducción a un embarazo de orden inferior o único al final del primer trimestre (**"gemelo desaparecido"**). Entre las posibles causas se encuentran la implantación anormal, los defectos del desarrollo cardiovascular temprano y las anomalías cromosómicas. Antes de la viabilidad del feto, el tratamiento del co-gemelo superviviente en un embarazo dicoriónico incluye el tratamiento expectante, además de una estrecha vigilancia del parto prematuro, el bienestar fetal y el crecimiento del feto. El tratamiento de la muerte de un feto en un embarazo gemelar monocoriónico es más complicado. El co-gemelo superviviente tiene un alto riesgo de sufrir lesiones isquémicas multiorgánicas y neurológicas que se cree que son secundarias a la hipotensión o a eventos tromboembólicos. Las imágenes fetales mediante ecografía o resonancia magnética (RM) pueden demostrar una lesión neurológica, pero no excluyen un mal resultado si son normales.

C. **Acortamiento del cuello uterino.** Es más frecuente en los embarazos multigestacionales.

D. **Riesgo de desprendimiento de la placenta.** Se incrementa a medida que aumenta el número de fetos por embarazo. En un amplio estudio de cohorte retrospectivo, la incidencia del desprendimiento de la placenta fue de 6.2, 12.2 y 15.6 por cada 1 000 embarazos en los de un solo bebé, gemelos y trillizos, respectivamente.

E. **Rotura prematura de membranas antes de término.** Complica entre 7 y 10% de los embarazos gemelares, en comparación con 2 a 4% de los embarazos únicos. El parto prematuro y el nacimiento se producen en aproximadamente 57% de los embarazos gemelares y en más de 90% de las gestaciones múltiples de orden superior.

F. **La hipertensión inducida por el embarazo (HIP)** y la preeclampsia son 2.5 veces más frecuentes en los embarazos multifetales en comparación con los embarazos únicos.

G. **Parto por cesárea.** Aproximadamente 66% de las pacientes con gemelos y 91% de las pacientes con trillizos tienen un parto por cesárea. La posición de nalgas de uno o más fetos, el prolapso del cordón umbilical y el desprendimiento de la placenta son factores que explican la mayor frecuencia de cesáreas en las gestaciones múltiples.

VII. COMPLICACIONES FETALES Y NEONATALES

A. **Prematuridad y bajo peso al nacer.** La duración media de la gestación es más corta en los embarazos multifetales y se acorta aún más a medida que aumenta el número de fetos. La edad de gestación media en el momento del nacimiento es de 39, 35, 32 y 30 semanas, respectivamente, para los bebés únicos, gemelos, trillizos y cuatrillizos. La probabilidad de un peso al nacer < 1 500 g es 8, 31 y más de 50 veces mayor en los gemelos, trillizos y múltiples de orden superior, respectivamente, en comparación con los únicos.

B. **Restricción del crecimiento intrauterino (RCIU).** El crecimiento fetal es independiente del número de fetos hasta aproximadamente las 30 semanas de gestación, después de lo cual el crecimiento de los múltiples disminuye gradualmente en comparación con los únicos. El RCIU se define como un peso fetal estimado (PFE) inferior al percentil 3 para la edad gestacional o un PFE < percentil 10.[o]

para la edad de gestación con evidencia de compromiso fetal. Los mecanismos son probablemente el apiñamiento uterino, la limitación de la perfusión placentaria, la inserción anómala del cordón umbilical, la infección, las anomalías fetales, las complicaciones maternas (p. ej., la hipertensión materna) y la monocorionicidad. Los gemelos monocoriónicos tienen más probabilidades que los dicoriónicos de sufrir un RCIU y presentan una mayor mortalidad perinatal.

C. **Discordancia de crecimiento fetal.** Se define normalmente como una diferencia de peso al nacer superior al 20% del peso del gemelo mayor. También puede clasificarse como leve ($< 15\%$), moderada (15 a 30%) o grave ($> 30\%$). Entre los factores de riesgo del crecimiento discordante se encuentran la placentación monocoriónica asociada a la inserción del cordón umbilical, la disfunción placentaria, la preeclampsia, la hemorragia anteparto, el síndrome de transfusión fetofetal (STFF), la infección fetal y las anomalías estructurales y cromosómicas del feto. El gemelo más pequeño tiene un mayor riesgo de muerte fetal, muerte perinatal y mayor incidencia de morbilidades posnatales asociadas a la prematuridad.

D. **Muerte fetal intrauterina (MFI).** Se refiere a la muerte del feto después de las 20 semanas de gestación pero antes del parto y se confirma por la evidencia ecográfica de la ausencia de actividad cardiaca fetal. La muerte de un gemelo, que ocurre en 9% de los embarazos múltiples, es menos frecuente en el segundo y tercer trimestres. El riesgo de muerte fetal intrauterina (MFI) es de 3 a 4 veces mayor en los embarazos MC en comparación con los embarazos DC. Dado que casi todos los gemelos MC tienen conexiones vasculares placentarias con circulaciones compartidas resultantes, existe un riesgo significativo (entre 20 y 40%) de lesión neurológica en el co-gemelo superviviente como resultado de una hipotensión grave asociada o de eventos tromboembólicos tras la muerte del co-gemelo. Dado que su circulación no es compartida, la muerte de un gemelo DC suele tener un menor efecto adverso en el co-gemelo superviviente en comparación con la pérdida de un gemelo MC. El gemelo DC se reabsorbe completamente si la muerte se produce en el primer trimestre o queda comprimido entre el saco amniótico de su gemelo y la pared uterina (feto papiráceo). Otras complicaciones que afectan al co-gemelo superviviente son el mortinato, el parto prematuro, el desprendimiento de la placenta y la corioamnionitis. El riesgo de pérdida fetal del segundo gemelo es mucho mayor en los gemelos MC (15%) en comparación con los gemelos DC (3%). En caso de fallecimiento de un gemelo monocoriónico, la decisión sobre el momento del parto del segundo gemelo se basa en factores como la edad de gestación, el bienestar del gemelo superviviente y el estado de la madre. El parto prematuro puede no alterar la morbilidad del gemelo superviviente, ya que se cree que las lesiones neurológicas se producen en el momento de la muerte del segundo gemelo.

E. **Malformaciones congénitas.** Son más frecuentes en los embarazos multifetales. El riesgo en los gemelos MC es aproximadamente de tres a cinco veces mayor que en los gemelos DC o en los únicos, y cada gemelo DC conlleva el mismo riesgo de anomalías congénitas que un único. Los defectos estructurales específicos de los gemelos MC incluyen i) malformaciones tempranas que comparten un origen común con el proceso de gemación, ii) síndromes de alteración vascular y iii) deformaciones.

   1. **Los primeros defectos estructurales** son los siguientes:
      a. Malformaciones caudales (sirenomelia, teratoma sacrococcígeo)
      b. Malformaciones urológicas (extrofia cloacal o vesical)
      c. El espectro de anomalías vertebrales, atresia anal, defectos cardiacos, traqueoesofágicos, renales y de las extremidades (VACTERL, por sus siglas en inglés)
      d. Defectos del tubo neural (anencefalia, encefalocele u holoprosencefalia)
      e. Defectos de lateralidad (*situs inversus*, poliesplenia o asplenia)

2. **Los síndromes de interrupción vascular** pueden producirse al principio o al final de la gestación.

   a. La presencia de grandes anastomosis vasculares entre dos embriones al principio del desarrollo puede provocar una perfusión arterial desigual que dé lugar a la **secuencia de gemelos acárdicos o de perfusión arterial inversa gemelar (TRAP)**. En esta condición, uno de los embriones sólo recibe un flujo sanguíneo de baja presión a través de la arteria umbilical y perfunde preferentemente sus extremidades inferiores. Pueden producirse malformaciones profundas que van desde el amorfismo completo hasta anomalías graves en la parte superior del cuerpo, como anencefalia, holoprosencefalia, rasgos faciales y extremidades rudimentarias y ausencia de órganos torácicos o abdominales. El co-gemelo suele estar bien formado. La acardia es rara, y se produce en 1% de los embarazos gemelares monoamnióticos. La pérdida del embarazo con la secuencia TRAP es de 35 a 50%, y la mortalidad perinatal en el gemelo donante es de 50%, la mayoría de las veces debido a una insuficiencia cardiaca de alto rendimiento. La interrupción de la perfusión al gemelo acárdico en la primera mitad del embarazo puede mejorar significativamente la supervivencia del gemelo donante. Se utilizan múltiples técnicas fetoscópicas, y la tasa de supervivencia del gemelo donante es de 70 a 85%. Tanto la mejor técnica como el momento de la intervención (13 a 15 semanas frente a 16 semanas o más) son inciertos; esto último es objeto de un ensayo multicéntrico en curso.

   b. Las interrupciones vasculares que se producen más tarde en la gestación se deben a eventos embólicos o al intercambio de tejido entre gemelos a través de anastomosis placentarias. Las alteraciones vasculares tardías suelen producirse después de la muerte de un feto. Entre las malformaciones resultantes se encuentran la aplasia cutis, la interrupción de las extremidades, la atresia intestinal, la gastrosquisis, la anorquia o la disgenesia gonadal, la microsomía hemifacial, el síndrome de Goldenhar (defectos facio-auriculares-vertebrales) o la secuencia de Poland (anomalía de la pared torácica y de la extremidad superior ipsilateral). Las anomalías craneales incluyen quistes porencefálicos, hidranencefalia, microcefalia e hidrocefalia.

3. **Deformaciones** como el pie equino varo, la dislocación de cadera y la sinostosis craneal son más frecuentes en los embarazos múltiples como consecuencia del hacinamiento del entorno intrauterino.

4. **Vigilancia.** Los embarazos gemelares deben ser evaluados en busca de trastornos mediante ecografía fetal; se puede considerar la ecocardiografía fetal o la resonancia magnética fetal si la ecografía es preocupante. Las anomalías congénitas son concordantes solo en una minoría de casos, incluso en gemelos MC. Hay que seguir estudiando si determinadas técnicas de reproducción asistida provocan una mayor incidencia de anomalías congénitas.

F. **Anomalías cromosómicas.** Se producen con mayor frecuencia en las gestaciones multifetales. La **edad materna avanzada** contribuye a este mayor riesgo. El riesgo en los gemelos MC es equivalente al de un feto único. El riesgo en los gemelos DC es independiente para cada feto.

G. **Gemelos unidos.** Son el resultado de una división embrionaria incompleta que se produce a finales del día 14 posconcepción. En este momento, se ha producido la diferenciación del corion y el amnios, por lo que los gemelos unidos únicamente se observan en gemelos monocoriales monoamnióticos. Los gemelos unidos son raros y ocurren aproximadamente en 1 de cada 50 000 a 1 de cada 100 000 nacimientos. Los lugares más comunes de fusión son el tórax y el abdomen. La supervivencia es rara cuando hay fusión cardiaca o cerebral. La ecografía o la resonancia magnética fetal pueden definir la anatomía fetal y ayudar a determinar las opciones de tratamiento. El polihidramnios puede afectar hasta 50% de los casos de gemelos unidos y puede requerir la amniorreducción. Se recomienda la cesárea electiva cerca de término. Las decisiones relativas a la separación son complejas y dependen de los factores anatómicos, las anomalías asociadas y los deseos de los padres.

H. STFF. Solo se produce en gestaciones monocoriales.

1. La **fisiopatología** del STFF no se conoce por completo, pero para que se desarrolle la enfermedad se requieren anastomosis vasculares placentarias y un reparto desigual de la placenta. También es frecuente encontrar inserciones anómalas del cordón umbilical, especialmente en el gemelo donante. Las conexiones vasculares se producen en 85% de las placentas monocoriales, pero solo entre 10 y 15% de los embarazos MC se ven afectados por el STFF. Las conexiones vasculares incluyen anastomosis superficiales de arteria a arteria (AA) y de vena a vena (VV) con flujo bidireccional y comunicaciones profundas interfetales de arteria a vena (AV) con flujo unidireccional localizadas en los cotiledones de la placenta que son abastecidos por un feto y drenados por el otro. El número y el tipo de anastomosis afectan a si el intercambio de sangre entre los gemelos es equilibrado o desequilibrado. Se cree que las conexiones AA son protectoras y se asocian a una reducción del riesgo de desarrollar STFF crónico; las anastomosis AV con flujo unidireccional conducen a la derivación de sangre de un gemelo al otro y se asocian a un peor resultado perinatal. Un feto (**el donante**) bombea lentamente sangre a la circulación del otro gemelo (**el receptor**). Las complicaciones en el donante incluyen anemia, hipovolemia y la consiguiente activación del sistema renina-angiotensina-aldosterona, restricción del crecimiento, isquemia cerebral, hipoperfusión e insuficiencia renal, oligohidramnios ("gemelo atrapado"), hipoplasia pulmonar, deformación de las extremidades y alto riesgo de muerte fetal. Las complicaciones en el receptor incluyen policitemia, trombosis, émbolos cerebrales, coagulación intravascular diseminada (CID), polihidramnios, cardiomiopatía progresiva por sobrecarga de volumen e hidropesía fetal.

2. Diagnóstico. Suele realizarse entre las 16 y 26 semanas de gestación, pero el proceso puede producirse a partir de las 13 semanas. Los casos graves de STFF presentan signos antes de las 20 semanas de gestación y tienen una tasa de mortalidad en al menos un feto de 80 a 100% si no se tratan. Los **criterios de diagnóstico** del STFF incluyen la monocoronía, el polihidramnios en el saco de uno de los gemelos (el receptor) y el oligohidramnios en el saco del otro gemelo (el donante), la discrepancia en el tamaño del cordón umbilical, la disfunción cardiaca en el gemelo polihidramniótico, la velocimetría Doppler anormal de la arteria umbilical o del conducto venoso o de ambos, y una discordancia significativa en el crecimiento (> 20%). Estos hallazgos son sugestivos de STFF, aunque no todos son necesarios para el diagnóstico. Se han utilizado varios sistemas de estadificación para clasificar la gravedad y la progresión de la enfermedad y proporcionar criterios para el traslado a un centro de referencia especializado y un marco para evaluar los ensayos terapéuticos. El sistema más utilizado es el de Quintero. Este sistema se basa en una serie de hallazgos ecográficos y no incluye los hallazgos ecocardiográficos fetales. Se han desarrollado criterios de estadificación que incluyen la ecocardiografía fetal y se utilizan en algunos centros.

3. Tratamiento fetal. Las intervenciones dependen de la edad de gestación y del estadio en el que se identifique el STFF. Muchos embarazos con STFF en estadio 1 pueden tratarse de forma expectante, ya que algunos se estabilizarán o remitirán; sin embargo, el riesgo de progresión de la enfermedad hace que el tratamiento sea controvertido. La mayoría de los casos se detectan en el segundo trimestre en estadios más avanzados. La fotocoagulación fetoscópica

con láser de las anastomosis placentarias en los estadios 2 a 4 en < 26 semanas de gestación se ha convertido en el tratamiento estándar. En el emblemático ensayo Eurofetus, que incluyó a 142 mujeres, el tratamiento con láser mejoró la supervivencia perinatal (76 vs. 56%) y disminuyó la leucomalacia periventricular quística (6 vs. 14%), y los bebés tenían más probabilidades de no presentar complicaciones neurológicas a los 6 meses de edad en comparación con la amniorreducción en serie. El éxito de la ablación con láser depende de la identificación de la mayoría, si no de todas, las anastomosis AV problemáticas. Si no se interrumpen las conexiones patológicas, puede producirse una recurrencia del STFF o una secuencia anemia-policitemia en gemelares (TAPS, por sus siglas en inglés). Para minimizar la recurrencia, algunos centros utilizan un método de Solomon, que "conecta los puntos" de las anastomosis ablacionadas a través de la placenta de borde a borde para interrumpir cualquier anastomosis que no se haya visto. Esta técnica se ha asociado a un aumento del desprendimiento de la placenta, pero las tasas de supervivencia en uno o ambos gemelos no varían en comparación con la fotocoagulación selectiva de las anastomosis con láser.

4. El tratamiento neonatal puede incluir la **reanimación** en el momento del nacimiento y la necesidad de apoyo ventilatorio y cardiovascular, el establecimiento rápido de un **acceso intravascular** para la expansión de volumen para tratar la hipotensión, la corrección de la hipoglucemia, la transfusión de glóbulos rojos para tratar la anemia y la **exanguinotransfusión parcial** en el receptor para tratar la policitemia significativa. Debe realizarse una **neuroimagen** para detectar lesiones en el sistema nervioso central (SNC).

I. **La inserción velamentosa del cordón y la vasa previa** ocurren con más frecuencia en los gemelos que en los únicos y aún más en las gestaciones de mayor orden. Los factores que contribuyen a ello pueden ser el apiñamiento de la placenta y la implantación anormal de blastocitos. Todos los tipos de placentación pueden verse afectados. Con la inserción velamentosa del cordón, los vasos están desprotegidos por la jalea de Wharton y son más propensos a la compresión, la trombosis o la interrupción, lo que provoca sufrimiento fetal o hemorragia.

J. La mortalidad perinatal de los gemelos monocoriónicos monoamnióticos alcanza 40% debido a los enredos y la compresión del cordón umbilical, las anomalías congénitas, el parto prematuro y el RCIU. El riesgo de pérdida fetal aumenta con la edad de gestación, por lo que la mayoría de los gemelos monocoriales monoamnióticos nace de forma electiva entre las semanas 32 y 34.

VIII. RESULTADOS

A. **Mortalidad neonatal.** El nacimiento de gemelos se asocia a un mayor riesgo de mortalidad neonatal en comparación con los nacimientos únicos en todas las edades gestacionales. Al igual que en el caso de los nacimientos únicos, el nacimiento prematuro contribuye sustancialmente a la mortalidad. Además, el riesgo de muerte fetal en los embarazos gemelares aumenta a medida que avanza la edad de gestación, por lo que el American College of Obstetricians and Gynecologists recomienda el parto de gemelos sin complicaciones a las 38 semanas de gestación si no se ha producido un parto espontáneo. La prematuridad y el bajo peso al nacer son los factores predominantes que aumentan las tasas de mortalidad y morbilidad de los nacimientos múltiples.

B. **Morbilidad a corto plazo.** La **prematuridad y la restricción del crecimiento** se asocian a un mayor riesgo de morbilidades como la displasia broncopulmonar, la enterocolitis necrosante, la retinopatía del prematuro y la hemorragia intraventricular (HIV) (véanse los capítulos 27, 34, 54 y 67).

C. **La morbilidad a largo plazo.** Como la parálisis cerebral (PC) y otras discapacidades neurológicas, afecta más a los gemelos y a los embarazos múltiples que a los únicos. El riesgo de parálisis cerebral en los embarazos múltiples, en comparación con los embarazos únicos, se multiplica entre 5 y 10 veces. Los gemelos representan entre 5 y 10% de todos los casos de parálisis cerebral en Estados Unidos. La muerte de un gemelo se considera un factor de riesgo independiente para la parálisis cerebral en el gemelo superviviente. Otros factores de riesgo de PC en gemelos son la monocoronía, la discordancia grave de peso al nacer, el STFF y la tecnología de reproducción artificial. Entre los bebés de peso extremadamente bajo al nacer (PEBN), la frecuencia de la PC no es significativamente diferente entre los niños únicos y los gemelos. Además, las frecuencias de la enfermedad pulmonar crónica y de la hemorragia intraventricular no son significativamente diferentes entre los niños únicos y los gemelos ≤ 28 semanas de gestación. Los gemelos tienen un mayor riesgo de presentar problemas de aprendizaje incluso después de controlar la PC y el bajo peso al nacer.

D. **Impacto de las TRA en los resultados.** Los resultados maternos y perinatales adversos se han asociado a las TRA. Sin embargo, es necesario estudiar en qué medida contribuye a este riesgo la mayor frecuencia de nacimientos múltiples tras las TRA (~ 44% con TRA frente a ~ 3% con concepción natural). Los estudios basados en la población de Estados Unidos demuestran un mayor riesgo de resultados perinatales adversos en los nacimientos de gemelos con TRA frente a los fetos únicos y los gemelos sin TRA, incluyendo la prematuridad, el bajo peso al nacer y el muy bajo peso al nacer. Las tasas de cesáreas también aumentan en los gemelos con TRA. Aunque la gestación múltiple se asocia en general a un mayor riesgo de anomalías del desarrollo neurológico, este riesgo es similar en los gemelos concebidos espontáneamente y en los nacidos por TRA, y es independiente del tipo de reproducción asistida. Los estudios que evalúan el mayor riesgo de defectos congénitos entre los nacimientos por TRA han sido inconsistentes. Sin embargo, varios estudios han demostrado que el riesgo de anomalías congénitas es hasta dos veces mayor entre los nacimientos por TRA después de la FIV o la inyección intracitoplasmática de espermatozoides (IIE). Se han notificado anomalías congénitas cardiacas, urogenitales y oculares con las TRA. Además, se han notificado raros trastornos de impronta con las TRA, como el síndrome de Beckwith-Wiedemann (SBW) y el síndrome de Angelman.

E. **Impacto económico.** Los costos sanitarios asociados a los gemelos y a los nacimientos múltiples de mayor orden son sustancialmente mayores que los de los bebés únicos. Los costos se ven influidos en gran medida por los nacimientos prematuros y la contribución de las TRA a las tasas de nacimientos múltiples.

F. **Impacto social y familiar.** El cuidado de los gemelos o de los embarazos múltiples contribuye a aumentar la tensión conyugal, el estrés económico, la ansiedad de los padres y la depresión. Los embarazos múltiples son más propensos a tener complicaciones médicas (p. ej., prematuridad, defectos congénitos, RCIU) que dan lugar a estancias hospitalarias prolongadas y contribuyen a aumentar el estrés emocional y económico de la familia. Los servicios sociales y la asistencia de cuidadores adicionales y miembros de la familia pueden ayudar a los padres a hacer frente a la mayor cantidad de cuidados que requieren los embarazos múltiples. Las organizaciones de padres de bebés múltiples pueden proporcionar asesoramiento y apoyo emocional que puede ayudar aún más a los nuevos padres de bebés múltiples a sobrellevar la situación.

Lecturas recomendadas

American College of Obstetricians and Gynecologists Committee on Practice Bulletins—Obstetrics, Society for Maternal–Fetal Medicine. Practice Bulletin No. 169: multifetal gestations: twin, triplet and higher-order multifetal pregnancies. *Obstet Gynecol* 2016;128(4):e131–e146.

Bliss JM, Carr SR, De Paepe ME, et al. What—and why—the neonatologist should know about twin-to-twin transfusion syndrome. *Neoreviews* 2017;18(1):e22–e32.

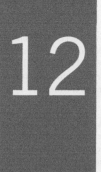

12

Consumo materno de sustancias, exposición del neonato y síndrome neonatal de abstinencia de opioides

Lauren A. Sanlorenzo y Stephen W. Patrick

PUNTOS CLAVE

- El tamizaje verbal estandarizado del consumo de sustancias debería realizarse en todos los embarazos, idealmente en el primer trimestre.
- Todos los hospitales de maternidad deberían contar con un protocolo para examinar, evaluar y tratar a los bebés expuestos a sustancias.
- El síndrome de abstinencia de drogas tras la exposición a opioides durante el embarazo se denomina síndrome de abstinencia neonatal (SAN) de opioides.
- Un opioide (p. ej., morfina, metadona, buprenorfina) debe ser la primera opción para la abstinencia de opioides si se requiere farmacoterapia para el SAN de opioides.

I. CONSUMO DE DROGAS POR PARTE DE LA MADRE

A. **Uso de sustancias ilícitas.** Los datos de la National Survey on Drug Use and Health (NSDUH) de 2019 sugieren que al menos 5.8% de las mujeres embarazadas consume drogas ilícitas durante el embarazo. El uso de drogas ilícitas es más alto entre las mujeres más jóvenes, con la tasa más alta (12.7%) entre las chicas de 15 a 17 años. En general, la tasa de consumo de drogas ilícitas en las mujeres embarazadas es casi un tercio de la población general (16.6%), y es menos probable que las mujeres consuman en el tercer trimestre (3.3%). Esto sugiere que, aunque el consumo de drogas ilícitas en el embarazo es común, quedarse embarazada puede motivar a algunas mujeres a iniciar un tratamiento de los trastornos por consumo de sustancias. La NSDUH informa que las sustancias ilícitas más comunes consumidas en el último mes en Estados Unidos (EUA) como porcentaje de la población mayor de 12 años son la marihuana (11.5%), los psicofármacos de uso ilícito (1.9%), los opioides (1.1%), la cocaína (0.7%), los alucinógenos (0.7%), la metanfetamina (0.4%), los inhalantes (0.3%) y la heroína (0.2%).

B. **Uso y abuso materno de sustancias legales.** El uso de medicamentos recetados durante el embarazo creció casi 70% en las últimas 3 décadas. Las embarazadas utilizan una media de 1.8 medicamentos de prescripción, y los datos sobre el riesgo de efectos fetales son limitados para muchos de ellos. Los medicamentos recetados incluyen antipsicóticos atípicos (p. ej., risperidona), antidepresivos (p. ej., sertralina) y opioides (p. ej., hidrocodona). Además, el NSDUH informa del elevado consumo (en el último mes) de alcohol (4.8%) y de cigarrillos (9.6%) por parte de las mujeres embarazadas. El sitio web de los Centers for Disease Control and Prevention, Treating for Two (http://www.cdc.gov/pregnancy/meds/treatingfortwo/), ofrece información para apoyar un uso más seguro de los medicamentos durante el embarazo.

II. DIAGNÓSTICO DEL CONSUMO DE DROGAS EN EL EMBARAZO. Se debe

obtener una historia médica y social completa de la madre con cada evaluación del recién nacido e incluir el uso de drogas ilícitas, medicamentos recetados, tabaco y alcohol. El American College of Obstetricians and Gynecologists recomienda el uso de una herramienta de detección validada para el uso de drogas, como las 4 P para adultos o la herramienta CRAFFT para adolescentes (tabla 12-1). Este historial puede aumentarse mediante la comunicación con los proveedores de servicios de obstetricia y, cuando esté disponible, con la base de datos del programa estatal de monitorización de medicamentos con receta.

A. Puede ser difícil obtener información precisa sobre el consumo de drogas ilícitas. La literatura disponible para informar la decisión de hacer pruebas es limitada; sin embargo, muchas instituciones se guían por asociaciones no específicas de la madre y el bebé con el uso de drogas ilícitas que incluyen lo siguiente:

1. Maternal
   a. Atención prenatal deficiente o inexistente
   b. Parto prematuro
   c. Desprendimiento de la placenta
   d. Entrega precipitada

2. Bebé
   a. Pequeño para la edad de gestación
   b. Restricción del crecimiento intrauterino
   c. Microcefalia
   d. Ictus neonatal

B. Las pruebas toxicológicas pueden ser útiles para complementar las herramientas de tamizaje verbal estandarizado. Las pruebas deben considerarse cuando hay incertidumbre en el diagnóstico o si van a informar sobre el manejo del bebé. A las mujeres embarazadas en tratamiento por trastorno de uso de sustancias se les realizan pruebas toxicológicas con frecuencia. En este caso, las pruebas toxicológicas del lactante pueden no ser necesarias, ya que no aportarían información adicional. Es importante conocer los requisitos estatales, locales e institucionales de notificación a los organismos de bienestar infantil de los resultados positivos de las pruebas, ya que las leyes pueden interpretarse de forma diferente según las jurisdicciones.

1. Análisis de orina. Es una forma rápida y no invasiva de comprobar la exposición reciente a drogas en el neonato. Por ejemplo, la cocaína aparecerá en la orina hasta 3 días después del consumo más reciente, la marihuana de 7 a 30 días, la metanfetamina de 3 a 5 días y los opioides (incluida la metadona) de 3 a 5 días. Las drogas administradas durante el parto pueden dificultar la interpretación de los resultados.

2. Pruebas de meconio. Proporcionan información sobre el consumo de drogas durante un periodo más largo del embarazo. Sin embargo, la recogida requiere mucho tiempo para el personal de enfermería, las heces pueden perderse y las muestras pueden estar contaminadas.

3. Análisis del cordón umbilical. Puede proporcionar datos similares a los del meconio, aunque la recogida y el almacenamiento del cordón umbilical en el momento del nacimiento pueden requerir muchos recursos.

Tabla 12-1. Herramientas clínicas de detección de consumo prenatal de sustancias

4 P

Padres: ¿alguno de tus padres tuvo problemas con el alcohol u otras drogas?

Pareja: ¿tu pareja tiene algún problema con el consumo de alcohol o drogas?

Pasado: en el pasado, ¿ha tenido dificultades en su vida a causa de alcohol u otras drogas, incluidos medicamentos con receta?

Presente: en el último mes, ¿ha bebido alcohol o consumido otras drogas?

Puntuación: cualquier "sí" debe desencadenar más preguntas.

Ewing H. A practical guide to intervention in health and social services with pregnant and postpartum addicts and alcoholics: theoretical framework, brief screening tool, key interview questions, and strategies for referral to recovery resources. Martínez (CA): The born Free Project, Contra Costa County Department of Health Services; 1990.

CRAFFT: herramienta de detección de consumo de sustancias en adolescentes y adultos jóvenes

C ¿Has viajado alguna vez en COCHE conducido por alguien (incluido tú) que estaba "eufórico" o había consumido alcohol o drogas?

R ¿Alguna vez has consumido alcohol o drogas para RELAJARTE, sentirte mejor contigo mismo o encajar?

A ¿Alguna vez has consumido alcohol o drogas estando SOLO?

F ¿Has OLVIDADO (*FORGET*) alguna vez cosas que hiciste mientras consumías alcohol o droga?

F ¿Tu FAMILIA o AMIGOS te han dicho alguna vez que deberías reducir tu consumo de alcohol o drogas?

T ¿Alguna vez te has metido en PROBLEMAS mientras consumías alcohol o drogas?

Puntuación: dos o más respuestas positivas indican la necesidad de una evaluación adicional.

AVISO A PERSONAL DE LA CLÍNICA Y A LOS REGISTROS MÉDICOS: la información de esta página está protegida por normas federales especiales de confidencialidad (42 CFR Parte 2), que prohíben la divulgación de esta información a menos que se autorice mediante consentimiento específico por escrito.

Estas preguntas forman parte de la pantalla CRAFFT 2.1.

© John R. Knight, MD, Boston Children's Hospital, 2020. Reproducida con permiso del Center for Adolescent Behavioral Health Research (CABHRe), Boston Children's Hospital.

crafft@childrens.harvard.edu. http://www.crafft.org. Para más información y versión en otros idiomas, véase http://www.crafft.org.

Fuente: Reproducida con permiso del American College of Obstetricians and Gynecologists Committee on Health Care for Underserved Women. ACOG Committee Opinion No. 524: opioid abuse, dependence, and addiction in pregnancy. *Obstet Gynecol* 2012;119(5):1070-1076.

C. **Riesgo de infección.** El uso de drogas ilícitas aumenta el riesgo de infecciones en la mujer embarazada y en su bebé, en especial cuando se asocia al uso de drogas intravenosas u otros comportamientos de alto riesgo (p. ej., la prostitución). Debe determinarse el estado de la madre respecto a VIH, hepatitis B, hepatitis C y sífilis, y el lactante debe ser tratado en consecuencia (véanse capítulos 48 y 51).

III. **EXPOSICIÓN A SUSTANCIAS NO OPIOIDES.** El consumo de sustancias no opioides durante el embarazo (tabla 12-2) puede dar lugar a un comportamiento psicomotor anormal en el recién nacido que sea compatible con la toxicidad o la abstinencia.

IV. **SÍNDROME DE ABSTINENCIA NEONATAL DE OPIOIDES TRAS LA EXPOSICIÓN A OPIOIDES EN EL EMBARAZO**

A. La Americana Academy of Pediatrics (AAP) recomienda que todos los hospitales que atienden a lactantes con riesgo de abstinencia tengan políticas establecidas para la detección y el tratamiento de los lactantes que incluyan medidas no farmacológicas como el alojamiento conjunto y la lactancia materna. El síndrome de abstinencia neonatal (SAN) a opioides puede ser consecuencia de una variedad de opioides, incluidos los de prescripción médica (p. ej., hidrocodona), los opioides ilícitos (p. ej., heroína) o la medicación para el trastorno por uso de opioides (p. ej., metadona, buprenorfina). Aunque la medicación para el trastorno por consumo de opioides en el embarazo aumenta el riesgo de que el bebé presente SAN de opioide, el riesgo de parto prematuro o de bajo peso al nacer es menor que con el trastorno por consumo de opioides no tratado. Por ello, el American College of Obstetricians and Gynecologists y la National Academy of Medicine recomiendan el uso de estos medicamentos para el trastorno por consumo de opioides.

B. El riesgo de abstinencia de un bebé y su gravedad varía según el tipo de opioide y la presencia de exposiciones adicionales. La metadona presenta el mayor riesgo, seguido de un riesgo progresivamente menor con la buprenorfina, un opioide de acción prolongada (sulfato de morfina de liberación prolongada) y luego un opioide de acción corta (hidrocodona). El uso adjunto de tabaco, los inhibidores selectivos de la recaptura de serotonina, los antipsicóticos atípicos y las benzodiacepinas aumentan la probabilidad de que se produzca el SAN de opioides o incrementan su gravedad.

C. **Momento de presentación.** La presentación inicial del síndrome de abstinencia depende de cuándo fue la última vez que la mujer consumió el fármaco antes del parto, del metabolismo del lactante y de la vida media del opioide utilizado. Además, por razones inciertas, no todos los bebés desarrollan el síndrome de abstinencia. En consecuencia, la AAP recomienda que todos los lactantes expuestos a opioides sean observados en el hospital para detectar signos de abstinencia durante los 3 a 7 días posteriores al nacimiento, dependiendo de la vida media de la exposición.

D. **Lugar de atención.** Cada vez hay más pruebas que demuestran que los procesos de atención que mantienen a la madre y al bebé juntos (p. ej., el alojamiento en la habitación), promueven el vínculo afectivo y fomentan la lactancia materna, pueden reducir la sintomatología del bebé y disminuir la gravedad del NOWS. En la medida de lo posible, los bebés no deben ser separados de sus madres. La atención en una unidad de alojamiento conjunto es preferible al ingreso en la unidad de cuidados intensivos neonatales (UCIN).

E. **Evaluación.** Los lactantes con riesgo de abstinencia de drogas deben ser evaluados utilizando una herramienta de puntuación disponible. Las herramientas más utilizadas son la Finnegan Neonatal Abstinence Score Tool (NAST) reformada y una modificación de la escala de Finnegan creada a partir del estudio de investigación

Tabla 12-2. Comienzo y duración de los signos clínicos consistentes con la abstinencia después de la exposición a sustancias intrauterinas (excluidos los narcóticos)

Fármaco	Señales	Inicio de los signos	Duración de los signos*
Alcohol	Hiperactividad, llanto, irritabilidad, mala succión, temblores, convulsiones; aparición de signos al nacer, débil patrón de sueño, hiperfagia, diaforesis	3-12 horas	18 meses
Barbitúricos	Irritabilidad, temblores severos, hiperacusia, llanto excesivo, inestabilidad vasomotora, diarrea, inquietud, aumento del tono, hiperfagia, vómito, alteraciones del sueño; inicio primeras 24 h de vida o hasta 10-14 días de edad	1-14 días	4-6 meses con receta
Cafeína	Nerviosismo, vómito, bradicardia, taquipnea	Al nacer	1-7 días
Clordiazepóxido	Irritabilidad, temblores; los signos pueden comenzar en 21 días	Días-semanas	9 meses; 1 mes y medio con receta
Clomipramina	Hipotermia, cianosis, temblores; inicio 12 horas de la edad		4 días con prescripción
Diazepam	Hipotonía, succión débil, hipotermia, apnea, hipertonía, hiperreflexia, temblores, vómito, hiperactividad, taquipnea (madre que recibe terapia con múltiples medicamentos)	Horario: - semanas	8 meses; 10-66 días con prescripción
Etclorvinol	Letargo, nerviosismo, hiperfagia, irritabilidad, succión débil, hipotonía (madre que recibe terapia con múltiples fármacos)		Posiblemente 10 días con receta

(continúa)

Tabla 12-2. Comienzo y duración de los signos clínicos consistentes con la abstinencia después de la exposición a sustancias intrauterinas (excluidos los narcóticos) (*continuación*)

Fármaco	Señales	Inicio de los signos	Duración de los signos*
Glutetimida	Aumento del tono, temblores, opistótonos, llanto agudo, hiperactividad, irritabilidad, cólico		6 meses
Hidroxizina	Temblores, irritabilidad, hiperactividad, nerviosismo, llano agudo, mioclonías, hipotonía, aumento de la respiración y la frecuencia cardiaca, alteraciones de la alimentación, movimientos clónicos, (madre que recibe terapia de múltiples medicamentos)		5 semanas con prescripción
Meprobamato	Irritabilidad, temblores, patrones de sueño alterado, dolor abdominal		9 meses; 3 meses con prescripción
ISRS	Llanto, irritabilidad, temblores, succión débil, dificultad de alimentación, hipertonía, taquipnea, alteraciones del sueño, hipoglucemia, convulsiones	Horario: - días	1-4 semanas

*La prescripción indica que el bebé fue tratado con agentes farmacológicos, y el curso de los signos puede haberse acortado.

ISRS, inhibidores selectivos de la recaptura de serotonina.

Fuente: Hudak ML, Tan RC. Neonatal drug withdrawal. *Pediatrics* 2012;129(2):e540–e560. Copyright © 2012 por la American Academy of Pediatrics.

experimental en humanos Maternal Opioid Treatment: Human Experimental Research (MOTHER). La herramienta modificada de MOTHER dirige la evaluación de los signos clínicos comunes que se ponderan para reflejar la gravedad. Esta puntuación se utiliza para el inicio, el avance y el destete de la farmacoterapia para el SAN de opioides. Comer, Dormir, Consolar (ESC, *Eat, Sleep, Console*) es otra herramienta de puntuación que realiza un seguimiento de los signos clínicos de abstinencia mediante la evaluación de la capacidad del lactante para comer ≥ 1 oz de leche materna/fórmula o amamantar bien, dormir sin alteraciones ≥ 1 hora y poder ser consolado. Si no se cumplen estos criterios, el equipo clínico se reúne, evalúa el entorno y los enfoques no farmacológicos y considera la posibilidad de iniciar o aumentar la farmacoterapia. La ESC es atractiva porque es sencilla y fácil de usar, pero no se ha estudiado fuera de iniciativas de mejora de la calidad.

1. Los signos del SAN de opioides incluyen los siguientes:

    a. Sistema nervioso central/excitabilidad neurológica: temblores, irritabilidad, aumento de la vigilia/alteración del sueño, bostezos y estornudos frecuentes, llanto agudo, aumento del tono muscular, hiperreflexia (p. ej., Moro), convulsiones.

    b. Disfunción gastrointestinal: mala alimentación, succión descoordinada y constante, vómito, diarrea, deshidratación y poco aumento de peso.

    c. Signos autonómicos: sudoración, congestión nasal, fiebre/inestabilidad térmica y piel moteada.

F. Manejo. Los bebés con signos de abstinencia son tratados con base a las puntuaciones NAST/MOTHER/ESC. El tratamiento comienza con medidas no farmacológicas. Involucrar a los cuidadores en la atención no farmacológica promueve el vínculo y es un componente fundamental de la atención. El tratamiento no farmacológico debe ser individualizado para abordar las necesidades conductuales y fisiológicas del lactante. Por ejemplo, un bebé que experimenta una reactividad excesiva a la estimulación visual puede beneficiarse de una habitación poco iluminada, mientras que un bebé con hipertonía puede beneficiarse de envolverlo. Los lactantes con síndrome de abstinencia grave se tratan con un opioide (morfina o metadona) como agente de primera línea. A continuación se describe un ejemplo de cómo utilizar la herramienta de puntuación MOTHER y se muestra en la tabla 12-3.

1. Las intervenciones no farmacológicas se implementan para las puntuaciones de MOTHER < 8.

    a. Disminuir la estimulación reduciendo las luces, el ruido y el tacto.

    b. Promover la autorregulación del bebé fomentando el uso del chupón, la succión no nutritiva y envolviéndolo.

    c. Si es posible realizar alojamiento conjunto.

    d. Fomentar el apego, especialmente piel con piel.

    e. Fomentar la lactancia materna.

2. Las intervenciones farmacológicas se aplican en función de las puntuaciones de MOTHER > 8. Los lactantes son evaluados cada 3 o 4 h antes de las tomas. La revaluación y la "nueva puntuación" se realizan inmediatamente después de una toma o en la hora siguiente a la misma. La farmacoterapia se inicia con una puntuación MOTHER ≥ 13 en la evaluación inicial o si el neonato obtiene una puntuación de 9 a 12 en la nueva evaluación. Los bebés tratados con un opioide deben tener una monitorización cardiaca y respiratoria continua, especialmente en el periodo inicial, para detectar cualquier signo de depresión respiratoria.

    a. La morfina se utiliza como fármaco de primera línea. El intervalo de dosificación es de 3 a 4 h, dependiendo de los cuidados y el horario de alimentación del bebé (p. ej., un bebé que se alimenta cada 4 h podría dosificarse cada 4 h). Sin embargo, el intervalo de dosificación no debe superar las 4 h una vez iniciado el tratamiento.

        i. La dosis de morfina se ajusta en función de la puntuación MOTHER, como se indica en la tabla 12-3.

    b. El destete comienza después de que el lactante esté estable con la dosis de morfina de mantenimiento durante 48 horas.

        i. Si la puntuación de MOTHER es de 0 a 8, destete con 0.02 mg de morfina cada día. El destete se aplaza para las puntuaciones de 9 a 12.

Tabla 12-3. Iniciación, mantenimiento, destete y reintroducción de la morfina en el ensayo de la modificación de escala de Finnegan MOTHER

Proceso de iniciación a la morfina	
Si la puntuación inicial es de 9 a 12, vuelva a revisar después de la alimentación o en una hora.	Si la puntuación es de 9 a 12, se debe iniciar el tratamiento según la puntuación más alta. Si la revaloración es de 0 a 8, no se debe iniciar el tratamiento.
Si la puntuación inicial es ≥ 13	Iniciar el tratamiento sin revaloración.

Dosis de inicio de la morfina: la dosis se administra cada 3-4 horas con la alimentación.	
Puntuación	**Dosis de morfina para la iniciación**
0-8	0
9-12	0.04 mg por dosis
13-16	0.08 mg por dosis
17-20	0.12 mg por dosis
21-24	0.16 mg por dosis
25 o más	0.20 mg por dosis

Mantenimiento de la morfina	
Puntuación	**Dosis de morfina**
0-8	Mantener la dosis, sin cambios.
9-12 (volver a valorar antes de cambiar la dosis)	0.02 mg
13-16	0.04 mg
17-20	0.06 mg

Destete de la morfina: mantener la dosis 48 horas antes de comenzar el destete.	
Puntuación	**Destete de morfina por día**
0-8	0.02 mg
9-12	Aplazar el destete

Aumento de la dosis: si el neonato obtiene una puntuación de 9 a 12, vuelva a valorar después de una toma o en el plazo de una hora.	
Si se revalora 9-12	Aumentar la morfina 0.01 mg por dosis
Si 2 puntuaciones consecutivas 13-16	Aumentar la morfina 0.02 mg por dosis
Si 2 resultados consecutivos 17-20	Aumentar la morfina 0.04 mg por dosis

MOTHER, tratamiento materno con opioides: investigación experimental en humanos.

Fuente: Adaptada de Jones HE, Kaltenbach K, Heil SH, et al. Neonatal abstinence syndrome afther methadone or buprenorphine. *N Engl J Med* 2010;363(24):2320-2331.

Si el lactante tiene una puntuación > 9 durante el proceso de destete el equipo debe valorar si es necesario aumentar la dosis.

   ii. Aumento de la dosis

     a) Si el bebé obtiene una puntuación de 9 a 12, repita la puntuación.

     b) Si la segunda puntuación es de 9 a 12, aumentar la morfina en 0.0 mg por dosis.

     c) Si dos puntuaciones consecutivas son de 13 a 16, aumentar la dosi de morfina en 0.02 mg por dosis.

     d) Si dos puntuaciones consecutivas son de 17 a 20, aumentar la dosi de morfina en 0.04 mg por dosis.

3. Intervenciones educativas.

   a. Los cuidadores y las familias deben recibir educación verbal y escrita sobre el NOWS.

   b. Las familias deben recibir comunicación sobre el plan de atención, un plan de seguridad y la derivación al servicio social, y a la agencia estatal apropiada cuando esté indicado.

V. LA LACTANCIA MATERNA DE LOS BEBÉS EXPUESTOS A SUSTANCIAS.

Además de sus ventajas en los lactantes no expuestos (véase capítulo 22), la lactancia materna de los lactantes expuestos a sustancias puede mejorar el vínculo materno-infantil y puede reducir la gravedad y la duración del síndrome de abstinencia en los lactantes con NOWS.

A. Se fomenta la lactancia materna en las siguientes circunstancias:

1. La madre está en tratamiento por consumo de sustancias y permite a los proveedores del recién nacido discutir el progreso en el tratamiento y los planes para el tratamiento posparto con su proveedor de abuso de sustancias.

2. El proveedor de tratamiento de los trastornos por consumo de sustancias avala que la madre ha sido capaz de alcanzar y mantener la sobriedad prenatalmente.

3. La madre tiene previsto continuar con el tratamiento en el periodo posparto.

4. La madre se ha abstenido de consumir drogas ilícitas o de abusar de sustancias lícitas durante los 90 días anteriores al parto y demuestra la capacidad de mantener la sobriedad en un entorno ambulatorio como el siguiente:

   a. Pruebas toxicológicas de orina materna negativas en el momento del parto, excepto para los medicamentos prescritos.

   b. Ha recibido una atención prenatal constante.

   c. No hay contraindicación médica para la lactancia (como el VIH).

   d. No tomar una medicación psiquiátrica que esté contraindicada durante la lactancia.

   e. Estable con metadona o buprenorfina (independientemente de la dosis).

B. Se desaconseja la lactancia materna en las siguientes circunstancias:

1. Consumo de drogas ilícitas o abuso de sustancias lícitas en el periodo de 30 días anterior al parto. En algunos casos, la lactancia materna puede estar permitida para las madres que hayan consumido drogas ilícitas en los 30 días anteriores si la madre no está consumiendo actualmente y ha iniciado un tratamiento y el equipo de proveedores, incluidos el proveedor del lactante y el proveedor del tratamiento del consumo de sustancias de la madre, lo consideran apropiado.

2. Consumo activo de sustancias mientras no está en tratamiento para el trastorno por consumo de sustancias o negativa a permitir la comunicación con el proveedor de tratamiento por consumo de sustancias.

3. Prueba toxicológica de orina materna positiva para el uso de sustancias lícitas o ilícitas en el momento del parto.

4. No hay confirmación de planes para el tratamiento del uso de sustancias después del parto o la atención pediátrica.

5. Comportamiento errático u otros indicadores de consumo activo de drogas.

6. No hay atención prenatal.

C. Se evalúa la lactancia materna en las siguientes circunstancias:

1. Recaída en el consumo de sustancias ilícitas o en el consumo de sustancias lícitas en el periodo de 90 a 30 días anterior al parto, pero abstinencia durante los 30 días anteriores al parto.

2. Uso concomitante de otros medicamentos recetados (es decir, psicotrópicos).

3. Sobriedad obtenida en un entorno de hospitalización.

4. Consumo aislado de marihuana: la literatura que apoya la lactancia materna en el contexto del consumo de marihuana es limitada; algunos datos sugieren retrasos cognitivos/de desarrollo a largo plazo para los bebés expuestos. Por lo tanto, informamos a la madre de que los efectos del consumo de marihuana no se conocen bien y pueden causar retrasos cognitivos/de desarrollo en su bebé. Si la madre es consciente de este riesgo y desea dar el pecho, se le permite y se le anima a que deje de consumir marihuana.

VI. ALTA.

Los signos clínicos del SAN de opioides pueden durar meses, y los bebés con SAN de opioides tienen 2.5 veces más probabilidades que los bebés a término sin complicaciones de volver a ingresar en el hospital en los 30 días posteriores al alta. Las siguientes intervenciones ayudan a garantizar un alta segura en casa:

A. Seguimiento del pediatra a los pocos días del alta.

B. Visita de la enfermera a domicilio cuando esté disponible.

C. Comunicación con los servicios de protección de la infancia, cuando proceda.

D. Remisión a los servicios de intervención temprana.

E. Educación de los padres.

1. Signos clínicos de SAN de opioides

2. Cómo buscar ayuda

3. Recursos comunitarios pertinentes

F. Lo ideal sería que la atención a los lactantes se coordinara con la atención materna (p. ej., medicina de la adicción, obstetricia).

VII. RESULTADOS A LARGO PLAZO.

Los datos sobre los resultados a largo plazo del consumo de sustancias en el embarazo son limitados, pero se resumen en la tabla 12-4.

Tabla 12-4. Efectos a corto y largo plazos del consumo de sustancias en el embarazo

	Nicotina	Alcohol	Marihuana	Opioides	Cocaína	Metanfetamina
Efectos a corto plazo/resultado del parto						
Crecimiento fetal	Efecto	Fuerte efecto	Sin efecto	Efecto	Efecto	Efecto
Anomalías	No hay consenso sobre el efecto	Fuerte efecto	Sin efecto	Sin efecto	Sin efecto	Sin efecto
Retirada	Sin efecto	Sin efecto	Sin efecto	Fuerte efecto	Sin efecto	*
Neurocomportamiento	Efecto	Efecto	Efecto	Efecto	Efecto	Efecto
Efectos a largo plazo						
Crecimiento	No hay consenso sobre el efecto	Fuerte efecto	Sin efecto	Sin efecto	No hay consenso sobre el efecto	*
Comportamiento	Efecto	Fuerte efecto	Efecto	Efecto	Efecto	*
Cognición	Efecto	Fuerte efecto	Efecto	No hay consenso sobre el efecto	Efecto	*
Idioma	Efecto	Efecto	Sin efecto	*	Efecto	*
Logros	Efecto	Fuerte efecto	Efecto	*	No hay consenso sobre el efecto	Efecto

*Datos limitados o no disponibles.

Fuente: Behnke M, Smith VC. Prenatal substance abuse: short- and long-term effects on the exposed fetus. *Pediatrics* 2013;131(3):e1009–e1024. Copyright © 2013 by the American Academy of Pediatrics.

Lecturas recomendadas

American College of Obstetricians and Gynecologists Committee on Health Care for Underserved Women. ACOG Committee Opinion No. 524: opioid abuse, dependence, and addiction in pregnancy. *Obstet Gynecol* 2012;119(5):1070–1076.

Behnke M, Smith VC. Prenatal substance abuse: short- and long-term effects on the exposed fetus. *Pediatrics* 2013;131:e1009–e1024.

Hudak ML, Tan RC. Neonatal drug withdrawal. *Pediatrics* 2012;129:e540–e560.

Jansson LM. ABM Clinical Protocol #21: guidelines for breastfeeding and the drug-dependent woman. *Breastfeed Med* 2009;4(4):225–228.

Patrick SW, Barfield WD, Poindexter BB; and Committee on Fetus and Newborn, Committee on Substance Use and Prevention. Neonatal opioid withdrawal syndrome. *Pediatrics* 2020;146(5):e2020029074.

Patrick SW, Dudley J, Martin PR, et al. Prescription opioid epidemic and infant outcomes. *Pediatrics* 2015;135(5):842–850.

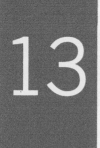

13

Cuidados iniciales del neonato de peso extremadamente bajo al nacer

Lori A. Christ

PUNTOS CLAVE

- Si es posible, los bebés extremadamente prematuros deben nacer en un centro con un servicio de obstetricia de alto riesgo y una unidad de cuidados intensivos neonatales (UCIN) de nivel 3 o 4.
- La uniformidad del enfoque dentro de una institución y el compromiso de proporcionar y evaluar la atención de manera colaborativa entre las disciplinas profesionales pueden ser los aspectos más importantes de los protocolos para la atención de los neonatos de peso extremadamente bajo al nacer (PEBN).
- La atención cuidadosa a los detalles y la monitorización frecuente son los componentes básicos del cuidado del lactante de PEBN porque los cambios críticos pueden ocurrir rápidamente.

I. INTRODUCCIÓN. Los neonatos de peso extremadamente bajo al nacer (PEBN; esto es, < 1 000 g) constituyen un grupo único de pacientes en la unidad de cuidados intensivos neonatales (UCIN). Debido a su inmadurez fisiológica, son extremadamente sensibles a los pequeños cambios en el manejo respiratorio, la presión arterial, la administración de fluidos, la nutrición y prácticamente todos los demás aspectos de los cuidados. La forma óptima de atender a estos bebés sigue siendo determinada por la investigación en curso. Sin embargo, la mejor manera de garantizar la atención más eficaz, con base en la evidencia disponible actualmente, es mediante la aplicación de protocolos estandarizados para la atención del lactante de bajo peso al nacer dentro de cada UCIN. En la tabla 13-1 se expone un enfoque. Los aspectos más importantes de estos protocolos son la uniformidad del enfoque dentro de una institución y el compromiso de proporcionar y evaluar los cuidados de forma colaborativa entre las distintas disciplinas profesionales.

II. CONSIDERACIONES PRENATALES. Siempre que sea posible, los bebés de bajo peso deben nacer en un centro con un servicio de obstetricia de alto riesgo y una UCIN de nivel 3 o 4; el valor de esta práctica en la prevención de la mortalidad y la morbilidad de los bebés de bajo peso al nacer se ha demostrado en varios estudios. Por supuesto, la seguridad del transporte materno debe sopesarse contra los riesgos del transporte de los bebés (véase capítulo 17). Aunque no haya tiempo para un

Tabla 13-1. Elementos de un protocolo para estandarizar la atención del lactante de muy bajo peso al nacer

Consulta prenatal

Educación de los padres

Determinar los objetivos de cuidado de los padres cuando la viabilidad es cuestionable

Definir los límites de la elección de los padres; necesidad de un trabajo en equipo entre cuidadores y padres

Atención en la sala de partos

Definir los límites de los esfuerzos de reanimación

Asistencia respiratoria

Estrategia de ventilación de bajo volumen corriente

Prevención de la pérdida de calor y agua

Estrategia de ventilación

Volumen corriente bajo, tiempo inspiratorio corto

Evitar la hiperoxia y la hipocapnia

Terapia con surfactante según se indique

Definir las indicaciones de la ventilación de alta frecuencia

Líquidos

Uso temprano de incubadora de doble pared humidificada para ayudar a la termorregulación

Uso juicioso de la terapia de líquidos en bolo para la hipotensión

Monitorización cuidadosa del estado de líquidos y electrolitos

Uso de LVC para optimizar el soporte nutricional y de líquidos

Nutrición

Inicio de la nutrición parenteral poco después del nacimiento

Inicio temprano de la alimentación trófica con leche humana

Avance de la densidad alimenticia para proporcionar las calorías adecuadas para el crecimiento

Soporte cardiovascular

Mantenimiento de la presión arterial dentro del rango estándar

Uso de la dopamina como apoyo según lo indicado

Corticosteroides para la hipotensión refractaria

(continúa)

Tabla 13-1. (*Continuación*)

CAP

Evitar la administración de líquidos en exceso

Considerar la posibilidad de un tratamiento médico cuando exista un CAP hemodinámicamente significativo

Considerar la intervención quirúrgica tras el fracaso de la terapia médica

Control de infecciones

Higiene meticulosa de manos y atención a los protocolos de prevención de infecciones

Limitación de las extracciones de sangre, punciones cutáneas

Protocolo de inserción y cuidado de la LVC, minimizar el tiempo de permanencia

Accesos mínimos en LVC

Apoyo a la familia

Comunicación y educación

Tamizaje de la depresión posparto

Promover los cuidados canguro y los cuidados apropiados para el desarrollo

CAP, conducto arterioso persistente; LVC, línea venosa central.

tratamiento completo, la sola administración prenatal de corticoesteroides a la madre reduce el riesgo de síndrome de dificultad respiratoria (SDR) y otras secuelas de la prematuridad y es muy recomendable.

A. **Consulta de neonatología.** Si existe la amenaza de que se produzca el parto de un bebé extremadamente prematuro, un neonatólogo debe consultar con los padres, preferiblemente en colaboración con el equipo de obstetricia. No existen puntuaciones pronósticas fiables que permitan hacer predicciones definitivas sobre los resultados a corto y largo plazos, en parte porque los resultados también se ven afectados por los enfoques variables de la reanimación activa de estos bebés. Los datos actuales más útiles se basan en el análisis de los bebés con PEBN nacidos en las UCIN que participan en la red de investigación neonatal Eunice Kennedy Shriver National Institute of Child Health and Human Development (NICHD). En esta cohorte, la supervivencia libre de discapacidades del neurodesarrollo de los bebés nacidos entre las 22 y 25 semanas de gestación dependía no solo de las semanas de gestación completadas, sino también de: i) el sexo, ii) el peso al nacer, iii) la exposición a esteroides prenatales y iv) la gestación única o múltiple. A partir de este modelo, que posteriormente se validó con datos de la Red Oxford de Vermont (VON, por sus siglas en inglés), el NICHD publicó una herramienta basada en la web para estimar la probabilidad de supervivencia con y sin discapacidad neurosensorial grave (https://www.nichd.nih.gov/about/org/der/branches/ppb/programs/epbo/Pages/epbo_case.aspx). Para utilizar la herramienta, se introducen los datos en cada una de las cinco categorías (edad de gestación estimada, peso al nacer, sexo, exposición a esteroides prenatales y nacimiento único o múltiple). La herramienta calcula las estimaciones de resultados para la sobrevida, y la sobrevida con discapacidades moderadas o graves. Resulta útil utilizar esta herramienta de estimación como guía, en combinación con la experiencia individual, durante las conversaciones prenatales con los padres. Un enfoque general de la consulta es el siguiente:

1. **Sobrevida.** Para la mayoría de los padres, el parto inminente de un bebé extremadamente prematuro es aterrador, y su preocupación inicial casi siempre se centra en la probabilidad de sobrevida del bebé. Estudios recientes han reportado que la sobrevida es posible a una edad de gestación tan baja como las 22 semanas. La red NICHD informó de tasas de supervivencia de 6% a las 22 semanas completas, de 26% a las 23 semanas y de 55 y 72% a las 24 y 25 semanas, respectivamente. Otros estudios han reportado de tasas de sobrevida aún más altas, incluso a las 22 semanas. Las evaluaciones que solo se basan en la mejor estimación obstétrica de la edad de gestación no tienen en cuenta el impacto de otros factores, mientras que las basadas en el peso al nacer (un parámetro determinado con mayor precisión), no consideran plenamente el impacto de la restricción del crecimiento. El uso del estimador del NICHD permite al consultor estimar el impacto y la interacción entre la madurez gestacional, el peso y los demás factores críticos identificados. Aunque es bastante útil como punto de partida, hay que tener en cuenta al menos dos importantes precauciones en los casos individuales. En primer lugar, el peso al nacer debe estimarse para ser discutido prenatalmente, aunque a menudo se dispone de estimaciones fiables a partir de exámenes ultrasonográficos, asumiendo que pueda realizarse un examen técnicamente adecuado. En segundo lugar, puede haber información adicional importante en casos individuales que afecte de manera significativa al pronóstico, como la presencia de anomalías congénitas, infección, restricción crónica del crecimiento o evidencia de deterioro del estado antes del nacimiento. La experiencia clínica y la evidencia actualizada, cuando se disponga de ella, deben servir de guía para interpretar el impacto de tales factores.

2. **Enfoque institucional de la periviabilidad.** Muchas instituciones han llegado a un consenso, basado en los datos que siguen apareciendo, sobre el enfoque de la atención obstétrica y neonatal en una edad de gestación determinada. El consenso entre los equipos de neonatología y obstetricia debe incluir las intervenciones prenatales, así como la reanimación en la sala de partos, y estas intervenciones deben considerarse individualmente y no necesariamente agrupadas. En la tabla 13-2 se presenta un muestra de enfoque.

Sobre esto   En las conversaciones con los padres es importante intentar llegar a una decisión conjunta sobre qué tratamiento sería el mejor para su bebé. Aunque es razonable intentar la reanimación inicial y la estabilización de un recién nacido que es periviable, las opiniones personales de los padres sobre un resultado aceptable para su hijo variarán y, por lo tanto, influirán en las decisiones sobre la reanimación. Esta al nacer ha sido técnicamente posible a edades de gestación tan bajas como las 22 semanas y un peso al nacer tan bajo como los 400 g. En un caso individual, la superposición de problemas médicos distintos de la prematuridad puede hacer que la sobrevida sea extremadamente improbable o imposible incluso a edades de gestación más altas. A la hora de asesorar a los padres es importante tener en cuenta que, aunque la reanimación en la sala de partos por sí sola tiene una alta probabilidad de éxito (no

Tabla 13-2. Muestra de enfoque de la intervención obstétrica y en la sala de partos por edad de gestación

	< 22 semanas	22 0/7-22 6/7	23 0/7-23 6/7	24 0/7-24 6/7	≥ 25 semanas
Esteroides prenatales	No se recomienda	Considerar	Considerar	Recomendar	Recomendar
Tocólisis para permitir administración del CP	No se recomienda	No se recomienda	Considerar	Recomendar	Recomendar
Magnesio para neuroprotección	No se recomienda	No se recomienda	Considerar	Recomendar	Recomendar
Parto por cesárea	No se recomienda	No se recomienda	Considerar	Considerar	Recomendar
Antibióticos para latencia en RPM cuando el parto no es inminente	Considerar después del asesoramiento, si se rechaza el parto	Considerar después del asesoramiento, si se rechaza el parto	Considerar después del asesoramiento, si se rechaza el parto	Recomendar	Recomendar
Ofrecer reanimación/cuidado paliativo	Solo cuidados paliativos	Alentar cuidado paliativo; la reanimación se considera si la familia lo desea	Reanimación y ofrecimiento de cuidado paliativo	Ofrecer reanimación; considerar cuidados paliativos si la familia lo desea	Recomendar, a menos que se presenten otras circunstancias

CP, corticoides prenatales; RPM, rotura prematura de membranas.

absoluta), no garantiza la sobrevida más allá de estos primeros minutos. Los estudios demuestran que las decisiones basadas en el estado aparente al nacer no son fiables en cuanto a la viabilidad o el resultado a largo plazo. También es importante señalar que el inicio de los cuidados intensivos no obliga en modo alguno a continuar con ellos si más tarde se determina que son inútiles o que es muy probable que den lugar a un mal resultado a largo plazo. Los padres deben tener la tranquilidad de que la reanimación inicial siempre va seguida de una reevaluación frecuente en la UCIN. En futuras conversaciones con los padres, los objetivos de los cuidados pueden reorientarse si el grado de inmadurez hace que no se responda a la terapia o si se producen complicaciones catastróficas e irreversibles. Se asesora a los padres en cuanto a que el periodo de mayor vulnerabilidad puede durar varias semanas en los bebés extremadamente prematuros. Una vez discutidas estas consideraciones, se puede hacer una recomendación sobre el enfoque de la reanimación inicial.

3. **Morbilidad neonatal y estancia en la UCIN.** Las decisiones sobre los cuidados y las expectativas de los padres deben basarse no solo en las estimaciones de sobrevida, sino también en la información sobre el pronóstico probable a corto y largo plazos. Antes del parto, se presta especial atención a los problemas que pueden aparecer al nacer o poco después, incluida la necesidad de asistencia respiratoria. Cada vez más, el apoyo incluye únicamente la presión positiva continua de la vía aérea (CPAP, por sus siglas en inglés), pero la ventilación mecánica, al menos durante un periodo corto, sigue siendo necesaria para un porcentaje significativo de bebés en las edades de gestación más bajas. También se debe informar a los padres de la probabilidad de infección en el momento del nacimiento en función de los factores de riesgo perinatal, así como de cualquier plan de examinar en busca de una condición de este tipo y de iniciar un tratamiento antibiótico empírico mientras se esperan los resultados finales del cultivo.

Durante la consulta prenatal, no suele ser posible hablar a detalle de todas las posibles secuelas de la prematuridad extrema. Sin embargo, debe ofrecerse una visión general de las morbilidades que tienen mayor probabilidad de producirse en los bebés de PEBN o que se detectarán durante la hospitalización. Entre ellas se encuentran la apnea del prematuro, la hemorragia intraventricular (HIV), la sepsis y la enterocolitis necrosante nosocomiales, las dificultades de alimentación, los resultados del neurodesarrollo a largo plazo, el riesgo de retinopatía del prematuro y los subsiguientes déficits visuales, así como la necesidad de realizar un tamizaje auditivo y la posible pérdida de audición. Algunas complicaciones no se diagnostican hasta el final del curso hospitalario, pero la perspectiva de toda la hospitalización, incluida una estimación muy aproximada de la duración de la estancia, puede ser útil para algunas familias.

4. **Toma de decisiones compartida.** Los padres son en quienes mejor puede recaer la responsabilidad de la toma de decisiones para su hijo. Como ya se ha comentado, se recomienda un enfoque uniforme de las solicitudes de los padres para intentar o no la reanimación a edades de gestación muy bajas. La mejor práctica es formular las decisiones de forma concertada con los padres, tras proporcionarles información clara, realista y objetiva sobre las posibilidades de éxito de la terapia y su resultado a largo plazo.

Durante la consulta, el neonatólogo debe intentar comprender los deseos de los padres acerca de los esfuerzos de reanimación y el apoyo posterior, especialmente cuando las posibilidades de supervivencia del bebé son escasas. Hay que animar a los padres a que expresen su comprensión del enfoque planificado y sus expectativas para su hijo que va a nacer, ya que la fuerza de sus

deseos puede ayudar a guiar a los cuidadores a la hora de determinar si hay qu
continuar con los intentos de reanimación y durante cuánto tiempo. Mediant
este enfoque, se aclara el papel de los padres en la toma de decisiones, así com
las limitaciones de ese papel. En la práctica, los deseos de los padres sobre l
reanimación son fundamentales para la toma de decisiones cuando la edad d
gestación es < 24 semanas completas. A partir de las 25 semanas, en ausenci
de otros factores, la mayoría de los centros abogan firmemente por una prueb
completa de cuidados intensivos neonatales.

III. ATENCIÓN EN LA SALA DE PARTOS.
El equipo de la sala de partos debe inclui
a un pediatra o neonatólogo con experiencia, sobre todo cuando el feto tiene < 26 se
manas de edad de gestación. El enfoque de la reanimación es similar al de los bebé
más maduros (véase capítulo 4), de acuerdo con las recomendaciones del Program
de Reanimación Neonatal (PRN, o NRP por sus siglas en inglés). Sin embargo, debe
prestarse especial atención a lo siguiente:

A. **Termorregulación.** El neonato de PEBN tiene un alto riesgo de hipotermia, qu
puede provocar estrés por frío. El uso de las siguientes medidas puede optimizar
la termorregulación en el neonato de PEBN: i) envolverlo en una envoltura c
bolsa de polietileno oclusiva, ii) el uso de un colchón exotérmico, iii) fijar la
temperatura de la sala de partos en 25 °C, y iv) el uso de un calentador radiante
superior o una incubadora de techo abierta. Hay que tener cuidado para evitar e
sobrecalentamiento del neonato, especialmente cuando se emplea más de una de
estas modalidades.

B. **Soporte respiratorio.** Los lactantes de bajo peso al nacer requieren cierto grad
de apoyo ventilatorio debido a la inmadurez pulmonar y a la insuficiencia de lo
músculos respiratorios. Debe disponerse de una mezcla de oxígeno y aire para
evitar una hiperoxia prolongada tras la reanimación inicial. La oxigenación debe
monitorizarse mediante una sonda de pulsioximetría colocada en la extremidad
superior derecha ("preductal") durante la reanimación. Se recomienda que la
reanimación se inicie con 21 a 30% de oxígeno; la saturación de oxígeno debe
fijarse como objetivo según las directrices del PRN durante los primeros minutos
tras el nacimiento (véase la tabla 4-2) y, a partir de ahí, la concentración de oxígeno
debe ajustarse para mantener el mismo nivel de saturación que el utilizado para
los cuidados en la UCIN para todos los bebés < 32 semanas. Deben colocarse
cables de electrocardiografía lo antes posible durante la reanimación para medir
con precisión la frecuencia cardiaca y guiar los esfuerzos de reanimación.

La asistencia respiratoria no invasiva debe iniciarse en forma inmediata después del nacimiento. Si el bebé respira espontáneamente, la asistencia respiratoria
inicial puede proporcionarse mediante CPAP; si no ocurre así, debe iniciarse la
ventilación con presión positiva (VPP) y optimizarse según las directrices del
PRN. Durante la VPP se debe tener cuidado de utilizar los volúmenes corrientes
y la presión máxima más pequeños posibles mientras se sigue ventilando adecuadamente al bebé. Se recomienda el uso de un dispositivo de pieza en T (Neopuff Infant T-Piece Resuscitator, Fisher & Paykel Healthcare, Irvine, California) en lugar
de la ventilación con bolsa y máscara o de la administración de CPAP mediante
bolsa y máscara, ya que garantiza una presión positiva al final de la espiración
adecuada y regulada, así como presiones de inflado reguladas. No se ha demostrado que la administración del tratamiento con tensioactivos exógenos antes de la
primera respiración sea más beneficiosa que la administración tras la estabilización
inicial del lactante. Sin embargo, si la intubación es necesaria, el tensioactivo exógeno puede administrarse con seguridad en la sala de partos una vez que se haya

confirmado la posición correcta del tubo endotraqueal. Debe obtenerse un acceso intravenoso (IV), y los fluidos IV se deben administrar tan pronto como se haya estabilizado el estado respiratorio.

Si el bebé no responde a los esfuerzos de reanimación según las directrices del PRN, el equipo debe volver a comprobar que se están administrando eficazmente todas las medidas de apoyo y que se han abordado los factores atenuantes en la medida de lo posible. Si no hay una respuesta positiva a la reanimación después de un tiempo razonable, debe ofrecerse una reorientación de los cuidados hacia las medidas de confort. En todos los casos, la comunicación con los padres debe mantenerse a través de un miembro designado del equipo de atención.

C. **Cuidados tras la reanimación.** Inmediatamente después de la reanimación, el lactante debe ser trasladado a la UCIN en una incubadora caliente. Dentro de los límites prácticos, debe fomentarse la interacción entre los padres y el bebé antes del traslado para facilitar el vínculo entre ambos. En la UCIN, el bebé debe permanecer en una incubadora calefactada, humidificada y de doble pared. La temperatura del bebé debe revisarse y monitorizarse estrechamente. Tan pronto como sea posible, se debe cerrar la unidad de incubadora. El calor y la humedad deben mantenerse según el protocolo institucional para favorecer la termorregulación y reducir las pérdidas insensibles de líquidos.

IV. **CUIDADOS EN LA UNIDAD DE CUIDADOS INTENSIVOS.** La atención cuidadosa a los detalles y la monitorización frecuente son los componentes básicos del cuidado del lactante de PEBN porque los cambios críticos se producen rápidamente. La pérdida insensible de fluidos, la regulación inmadura de la glucosa, el frágil estado pulmonar y la inmadurez y mayor sensibilidad de todos los sistemas orgánicos requieren una estrecha vigilancia. Sin embargo, la monitorización en sí misma puede suponer mayores riesgos porque cada prueba de laboratorio requiere un porcentaje significativo del volumen total de sangre del bebé, los vasos de pequeño calibre pueden ser difíciles de canular sin varios intentos, y la integridad limitada de la piel aumenta la susceptibilidad a las lesiones o infecciones. Entre los aspectos de los cuidados rutinarios que requieren una atención especial durante las primeras semanas de vida se encuentran los siguientes:

A. **Sobrevida.** Los primeros días después del nacimiento, y en particular las primeras 24 a 48 horas, son los más críticos para la sobrevida. Los bebés que requieren un apoyo respiratorio, cardiovascular o significativo de líquidos son valorados continuamente, y sus posibilidades de mantenerse vivos se evalúan como parte de este proceso. Si los cuidadores y los padres determinan que la muerte es inminente, que la continuación del tratamiento es inútil o que es probable que el tratamiento dé lugar a la supervivencia de un niño con un deterioro neurológico profundo, es apropiado recomendar la reorientación de los cuidados hacia medidas paliativas.

B. **Asistencia respiratoria.** La mayoría de los lactantes de PEBN requieren asistencia respiratoria en los primeros días o semanas de vida.

1. **Apoyo no invasivo.** Muchos lactantes de PEBN pueden lograr la estabilidad respiratoria con CPAP no invasiva. Por lo general, se inicia con una presión de 5 a 6 cm de H_2O y se aumenta la presión en incrementos de 1 cm hasta un máximo de 8 cm si las necesidades de oxígeno siguen siendo elevadas. Una de las claves del éxito del tratamiento con CPAP y de la prevención de la atelectasia es garantizar que la CPAP no se interrumpa, ni siquiera brevemente. No se cuenta con evidencia concluyente de que un modo de administración de CPAP sea superior a otro. Si las necesidades de oxígeno aumentan incluso

después de haber alcanzado la presión máxima, o si hay apnea recurrente, est
indicado el uso de surfactante o ventilación mecánica.

2. **Ventilación convencional.** Muchos centros utilizan la ventilación mandatori
sincronizada con presión limitada (SIMV, por sus siglas en inglés), normal
mente en control volumen, como forma principal de ventilación mecánic
(véase capítulo 29). Debe utilizarse el menor volumen corriente posible par
proporcionar una ventilación y una oxigenación adecuadas, en un tiemp
inspiratorio corto. Se debe hacer un esfuerzo especial para evitar la hiperoxi
mediante saturaciones de oxígeno específicas. Varios informes han demostrad
que los límites de saturación de oxígeno para los bebés < 32 semanas d
gestación que requieren oxígeno suplementario deben ser más bajos que lo
utilizados en aquellos que son más maduros, con el fin de limitar el númer
de fluctuaciones de hipoxia-hiperoxia y reducir la incidencia y la gravedad d
la retinopatía del prematuro. La hipótesis es que la limitación de la hiperoxi
también puede reducir la incidencia o la gravedad de la enfermedad pulmona
crónica. Sin embargo, el rango objetivo óptimo de saturación de oxígen
sigue siendo incierto. En un reporte reciente se ha descubierto que un rang
objetivo de 85 a 89% disminuye la retinopatía, pero puede estar asociado
un aumento de la mortalidad, en comparación con un rango de 90 a 94%
También es importante evitar los cambios drásticos de dióxido de carbono y
la hipocapnia, aunque el beneficio potencial de la hipercapnia permisiva como
estrategia ventilatoria sigue siendo objeto de debate.

3. **Tratamiento con surfactante** (véase capítulo 33). La administración d
surfactante debe considerarse fuertemente si el neonato requiere una presió
media en las vías respiratorias de al menos 7 cm H_2O con una concentració
de oxígeno inspirado (FiO_2) de 0.4 o superior en las primeras 2 horas tras e
nacimiento. La primera dosis debe administrarse lo antes posible tras la intuba
ción, de preferencia en las primeras 2 horas tras el nacimiento, aunque con e
aumento del uso de la CPAP como terapia inicial, el momento de la terapia cor
surfactante puede retrasarse. Muchos lactantes tratados con surfactante pueden
pasar rápidamente al soporte con CPAP poco después de la administración de
surfactante. En el caso de los lactantes más grandes y maduros, puede conside
rarse el procedimiento INtubación-SURfactante-Extubación (INSURE), o la
administración mínimamente invasiva de surfactante (MIST).

4. **Ventilación oscilatoria de alta frecuencia (VOAF).** Puede utilizarse en los
lactantes que requieren presiones medias elevadas en las vías respiratorias o
que no consiguen ventilar con un enfoque de SIMV tras la administración
de surfactante. Para los lactantes con síndromes de fuga aérea, especialmente
el enfisema intersticial pulmonar (véase capítulo 38), la ventilación jet de alta
frecuencia puede ser el modo preferido de ventilación.

5. **Citrato de cafeína.** Su administración dentro de los tres primeros días después
del nacimiento en dosis estándar se ha asociado con un menor riesgo de desa
rrollar displasia broncopulmonar (DBP).

6. **Vitamina A.** También se ha demostrado que las inyecciones de vitamina A
durante los primeros 28 días de vida reducen el riesgo de DBP en los lactantes
de PEBN.

C. **Líquidos y electrolitos** (véanse los caps. 23 y 28). Las necesidades de líquidos
aumentan a medida que la edad de gestación disminuye a < 28 semanas. Los
recién nacidos prematuros tienen una mayor relación superficie-peso corporal y
una inmadurez del estrato córneo que provoca una importante pérdida de agua
transepidérmica. La inmadurez renal puede dar lugar a grandes pérdidas urinarias de

líquidos y electrolitos que también deben reponerse. El uso temprano de incubadoras humidificadas reduce significativamente las pérdidas insensibles de fluidos y, por lo tanto, el volumen total administrado necesario para mantener el equilibrio de fluidos, especialmente cuando las intervenciones de cuidado se coordinan para garantizar que la parte superior de la incubadora se abra solo en raras ocasiones.

1. **Vía de administración.** Siempre que sea posible, debe colocarse una vía venosa umbilical poco después del nacimiento, junto con una vía arterial umbilical para los lactantes que requieran mayores niveles de soporte o aquellos con inestabilidad de la presión arterial. Las líneas arteriales se mantienen generalmente durante un máximo de 7 días y luego se sustituyen por líneas arteriales periféricas si es necesario. Debido a un mayor riesgo de infección, el tiempo de permanencia de los catéteres venosos umbilicales (CVU) en la mayoría de los casos se limita a 7 o 10 días. A menudo se sustituyen por catéteres venosos centrales de inserción percutánea (CCIP) si se requiere un acceso intravenoso continuo a largo plazo.

2. **Tasa de administración.** La tabla 13-3 presenta las tasas iniciales sugeridas de administración de líquidos para diferentes edades de gestación y pesos al nacer cuando se utilizan incubadoras humidificadas. El peso, la presión arterial, la diuresis y los niveles séricos de electrolitos deben monitorizarse con frecuencia. La tasa de fluidos se ajusta para evitar la deshidratación o la hipernatremia. Por lo general, los electrolitos séricos deben medirse antes de las 12 h de nacido (6 h en el caso de los lactantes < 800 g) y repetirse cada 6 h hasta que los niveles sean estables. Hacia el segundo o tercer día, muchos lactantes presentan una diuresis y natriuresis marcadas, requiriendo una evaluación y un ajuste frecuentes de los líquidos y los electrolitos. La pérdida insensible de agua disminuye a medida que la piel se desarrolla durante los primeros días de vida.

3. **Composición de los líquidos**

   a. **Dextrosa.** Los líquidos IV iniciales deben consistir en una solución de dextrosa en una concentración suficiente para mantener los niveles de glucosa sérica > 50 mg/dL. A menudo, los lactantes inmaduros no toleran las elevadas tasas de infusión de glucosa (TIG) que pueden resultar de las altas tasas de fluidos intravenosos con concentraciones de dextrosa > 10%. Por lo general, una TIG inicial de 4 a 6 mg/kg/minuto es suficiente, y pueden hacerse progresos a

Tabla 13-3. Tasas sugeridas de administración inicial de líquido y vigilancia de laboratorio*

Peso al nacer (g)	Edad de gestación (semanas)	Velocidad del líquido (mL/kg/día)	Frecuencia de las pruebas de electrolitos
400-600	< 24	100-120	c/6 h
601-800	24-25	100	c/8 h
801-1 000	> 25	80-100	c/12 h

* La producción de orina y los electrolitos séricos deben vigilarse estrechamente para determinar los ajustes óptimos de acuerdo con los requerimientos individuales.

medida que los niveles de glucosa en sangre se toleran hasta 10 mg/kg/minuto para proporcionar una ingesta calórica suficiente durante la primera semana de vida. Si se produce una hiperglucemia, deben administrarse concentraciones más bajas de dextrosa para reducir la TIG a no > 4 mg/kg/minuto; deben evitarse las soluciones hipoosmolares (dextrosa < 5%). Si la hiperglucemia persiste en niveles superiores a 180 a 220 mg/dL con glucosuria, puede iniciarse una infusión de insulina a una dosis de 0.05 a 0.1 unidades/kg/hora y ajustarse según sea necesario para mantener los niveles de glucosa sérica en niveles aceptables (véase capítulo 24).

b. Proteínas. Los lactantes de bajo peso al nacer comienzan a desarrollar un balance nitrogenado negativo casi inmediatamente después del nacimiento. Para evitarlo, la nutrición parenteral debe iniciarse inmediatamente después del ingreso en la UCIN para todos los lactantes de bajo peso al nacer, utilizando una solución madre premezclada de aminoácidos y oligoelementos en dextrosa. Muchas fórmulas de "nutrición parenteral total (NPT) de inicio" también incluyen gluconato de calcio. Las soluciones multivitamínicas no se incluyen en esta nutrición parenteral inicial por cuestiones de caducidad, pero se añaden en las 24 horas siguientes al parto. La solución está diseñada para que la administración de 60 mL/kg/día (la velocidad máxima de infusión utilizada) proporcione 2.5 g de proteínas/kg/día. Las necesidades adicionales de líquidos se cubren con las soluciones descritas anteriormente. La nutrición parenteral personalizada, incluida la infusión de lípidos, se inicia tan pronto como está disponible, generalmente durante el primer día.

4. **Cuidado de la piel.** La inmadurez de la piel y la susceptibilidad a los daños requieren una gran atención al mantenimiento de la integridad de la piel (véase capítulo 65). Los emolientes tópicos o los productos a base de petróleo no se utilizan salvo en situaciones extremas, pero pueden utilizarse cubiertas semipermeables (Tegaderm™ y Vigilon®) sobre las zonas de ruptura de la piel.

D. Soporte cardiovascular

1. **Presión arterial.** Existe un debate sobre los valores aceptables de la presión arterial en los bebés extremadamente prematuros, y hay algunos indicios de que la perfusión cerebral puede verse afectada negativamente a niveles inferiores a una presión arterial media de 30 mm Hg. A falta de datos que demuestren una repercusión en el resultado neurológico a largo plazo, pueden aceptarse valores ligeramente inferiores (media arterial consistente con la edad de gestación) para los lactantes de < 26 semanas de edad de gestación en el periodo de transición tras el nacimiento si el lactante parece bien perfundido, sin evidencia de compromiso de órganos blanco. La hipotensión temprana se debe más a una vasorreactividad alterada que a la hipovolemia, por lo que el tratamiento con bolos de líquido se limita generalmente a 10 o 20 mL/kg, tras lo cual debe iniciarse el apoyo presor. La hidrocortisona puede ser útil en lactantes con hipotensión refractaria a esta estrategia (véase capítulo 40).

Si el bebé respira espontáneamente al nacer, el pinzamiento del cordón umbilical debe retrasarse hasta que hayan transcurrido entre 30 y 60 segundos. Se ha demostrado que esta práctica disminuye la incidencia de hipotensión temprana en los bebés prematuros.

2. **Conducto arterioso persistente (CAP).** La incidencia del CAP sintomático es de hasta 70% en bebés con un peso al nacer < 1 000 g. El soplo puede estar ausente o ser difícil de oír, y los signos físicos de aumento de los pulsos o un precordio activo pueden ser difíciles de discernir. Lo más importante es que

sigue siendo motivo de controversia si un conducto persistente es siempre perjudicial o requiere tratamiento. Los lactantes con un CAP sintomático tienen un mayor riesgo de DBP, pero el cierre temprano no disminuye este riesgo. Estudios recientes sugieren que un gran porcentaje de CAP acabará cerrándose de forma espontánea, y que los riesgos del tratamiento médico o quirúrgico pueden tener un efecto adverso tanto en los resultados agudos como a largo plazo. Esto sugiere que algunos de los resultados atribuidos al CAP podrían estar relacionados con el impacto de las terapias empleadas en un esfuerzo por cerrarlo. Muchos médicos permanecen atentos a la presencia de un CAP, pero retrasan el tratamiento farmacológico hasta que se realiza un ecocardiograma y se observa que el CAP es grande (relación CAP:arteria pulmonar > 1), no restringe el flujo (< 1.5 m/segundo), o se demuestra que está causando una disminución de la función ventricular izquierda y del flujo distal en la aorta descendente. Si el tratamiento médico inicial no consigue eliminar el impacto hemodinámico del CAP, puede considerarse un segundo tratamiento farmacológico (indometacina, ibuprofeno o paracetamol). Se ha demostrado que el tratamiento profiláctico con indometacina reduce la incidencia y la gravedad del CAP y la necesidad de una posterior ligadura. Sin embargo, no se ha comprobado que produzca un cambio en el resultado neurológico o respiratorio a largo plazo. La ligadura quirúrgica (o la oclusión ductal percutánea en algunos centros) rara vez es necesaria y solo debe considerarse si hay pruebas claras de una derivación izquierda a derecha significativa tras el tratamiento médico.

E. **Transfusiones de sangre.** Las transfusiones de concentrados de glóbulos rojos a menudo son necesarias en los lactantes pequeños debido a las grandes pérdidas obligatorias por flebotomía. Los bebés que pesan < 1 000 g al nacer y están moderada o gravemente enfermos pueden recibir hasta 8 o 9 transfusiones en las primeras semanas de vida. La exposición de los donantes puede limitarse con éxito reduciendo las pruebas de laboratorio al nivel mínimo necesario, empleando criterios uniformes estrictos para la transfusión e identificando una unidad específica de sangre para cada paciente que probablemente necesite varias transfusiones (véase capítulo 45). Cada unidad de este tipo puede dividirse para proporcionar hasta ocho transfusiones para un solo paciente durante un periodo de 21 días con una sola exposición del donante. El tratamiento con eritropoyetina junto con una terapia adecuada de hierro dará lugar a una eritropoyesis acelerada, pero no se ha demostrado que reduzca la necesidad de transfusiones y no se utiliza de forma rutinaria en estos pacientes.

F. **Infección y control de la infección** (véase capítulo 49). En general, el nacimiento prematuro se asocia a una mayor incidencia de sepsis de aparición temprana, con una incidencia de 1.5% en los lactantes con peso al nacer < 1 500 g. El estreptococo del grupo B (EGB) sigue siendo un patógeno importante, pero los organismos gramnegativos son ahora los responsables de la mayor parte de las sepsis de aparición temprana en los lactantes que pesan < 1 500 g. Se recomienda el tamizaje de la infección inmediatamente después del nacimiento en los casos en los que existen factores de riesgo perinatal de infección. Los lactantes de bajo peso al nacer son especialmente susceptibles a las infecciones hospitalarias (que se producen en > 72 h después del nacimiento), y cerca de la mitad de ellas se deben a estafilococos coagulasa-negativos. La mortalidad, así como la morbilidad a largo plazo, es mayor entre los lactantes que desarrollan estas infecciones de aparición tardía, especialmente en aquellos con infecciones por gramnegativos o por hongos. Los factores de riesgo de infección de aparición tardía son la mayor duración de la ventilación mecánica, la presencia de catéteres centrales y el apoyo nutricional parenteral.

El riesgo de estas infecciones de aparición tardía (en particular las infeccione asociadas a la vía central) puede reducirse mediante la mejora de las práctica asistenciales. La más importante es la atención meticulosa a la higiene de la manos. El gel a base de alcohol para la higiene de las manos debe estar disponibl en todas las cabeceras de las camas y en otros lugares destacados de la UCIN La observación anónima periódica para vigilar e informar sobre las prácticas d higiene de las manos antes de cualquier contacto entre el cuidador y el pacient puede ayudar a mantener el cumplimiento. La aspiración cerrada se utiliza en lo circuitos respiratorios para disminuir las interrupciones, y se hace todo lo posibl para reducir la duración de la ventilación mecánica. La introducción temprana de l alimentación, preferiblemente con leche humana, minimiza la necesidad de línea centrales y proporciona los beneficios de los factores inmunológicos transmitido por la leche. Cuando las vías centrales son necesarias, puede considerarse la posibi lidad de contar con un observador que supervise la técnica de inserción del CCII e identifique inmediatamente las desviaciones u omisiones respecto a una lista d control estándar. En muchas unidades se emplean equipos dedicados a la inserció de vías centrales que ayudan a estandarizar las técnicas de inserción para reducir e riesgo de infección. Después de la inserción, la atención al cuidado escrupuloso d la vía central para evitar la colonización bacteriana del catéter, así como los cambio de vía estériles, también han demostrado reducir el riesgo de infección bacteriana asociada a la vía central. La necesidad de la vía debe reevaluarse diariamente par reducir el tiempo de permanencia de la vía al mínimo. Unas pruebas de laboratori mínimas, según lo permita el estado del niño, y la agrupación de las extraccione de sangre siempre que sea posible, ayudan a reducir el número de pinchazos en l piel y la manipulación del paciente. Estas prácticas forman parte de un protocol estandarizado para el cuidado de la piel de todos los neonatos que nacen con u peso < 1 000 g. De manera idónea, el establecimiento de una cultura uniforme en la UCIN que rechaza la idea de que estas infecciones son inevitables y foment el orgullo en los cuidados y la cooperación ha contribuido a crear un entorno d cuestionamiento irreprochable entre los profesionales.

G. **Apoyo nutricional** (véase capítulo 21)

1. Manejo inicial. En el caso de los lactantes de bajo peso al nacer, la nutrició parenteral se inicia poco después del nacimiento utilizando una solución pa renteral estándar administrada a una tasa de 60 mL/kg/día (véase la secció IV.C), lo que supone la administración de proteínas de aproximadament 2.5 g/kg/día. En los días siguientes se formulan soluciones parenterales per sonalizadas para aumentar la tasa de administración de proteínas a 4 g/kg/ día. Los lípidos parenterales se inician el día 2 y se avanza cada día hasta u máximo de 3 g/kg/día según lo permitan los niveles de triglicéridos. Un obje tivo de 90 a 110 kcal/kg/día es óptimo para promover el crecimiento mientra se recibe la mayor parte de la nutrición por NPT. La alimentación enteral s inicia tan pronto como el paciente esté clínicamente estable sin evidencia d disfunción significativa de los órganos blanco.

2. Alimentación enteral. El inicio seguro de la alimentación enteral comienz con la introducción de pequeñas cantidades de leche humana (20 mL/kg/día), con el objetivo de preparar el intestino induciendo los factores locales necesario para su funcionamiento normal. En muchas unidades se utiliza leche materna de donante para los lactantes de mayor riesgo si no se dispone de leche ma terna extraída; en las unidades sin disponibilidad de leche materna de donante, las opciones incluyen el uso de fórmula para prematuros o el retraso en el inicio de la alimentación enteral durante 3 o 4 días hasta que se disponga de leche materna extraída o calostro. Estas pequeñas cantidades de alimentación enteral

pueden iniciarse incluso en presencia de una vía arterial umbilical y continuarse durante 3 a 5 días antes del avance. Un enfoque estandarizado del avance de la alimentación puede reducir el riesgo de intolerancia a la alimentación o de enterocolitis necrosante (véanse los caps. 21 y 27). A medida que se avanza en la alimentación, deben vigilarse estrechamente los signos de intolerancia a la alimentación, como la distensión abdominal o la emesis. Cabe destacar que muchas unidades han suspendido la vigilancia rutinaria de los residuos gástricos; de forma aislada, la capacidad de los residuos para predecir un proceso abdominal en evolución es mínima y a menudo conduce a la interrupción de la alimentación. Es importante, pero a menudo difícil, diferenciar la motilidad gastrointestinal característicamente pobre de los lactantes de PEBN de los signos de un trastorno gastrointestinal más grave, como la enterocolitis necrosante (véase capítulo 27). Cada vez hay más pruebas que sugieren que un avance más rápido de la alimentación (30 mL/kg/día) y el enriquecimiento con volúmenes enterales más bajos (40 a 60 mL/kg/día) son seguros, a la vez que minimizan el tiempo necesario para una vía central. La densidad calórica enteral puede aumentarse utilizando un fortificante de leche humana (ya sea de origen bovino o humano) (véase capítulo 21). Esto elimina la caída de la ingesta calórica a medida que la nutrición parenteral se va retirando mientras avanza la alimentación. La suplementación multivitamínica con vitamina D y hierro debe iniciarse una vez que se tengan volúmenes completos de alimentación para lograr un mínimo de 120 kcal/kg/día. Los electrolitos, en concreto el sodio, deben controlarse mientras los lactantes reciben alimentación con leche materna, ya que muchos de ellos necesitan un suplemento de cloruro de sodio para evitar la hiponatremia y mantener un ritmo de crecimiento adecuado.

H. Apoyo a la familia y atención al desarrollo

1. **Estrategias de comunicación.** El nacimiento de un bebé extremadamente prematuro con PEBN genera una gran cantidad de estrés en la unidad familiar. Debe proporcionarse una introducción a los cuidados de los bebés con PEBN y a la UCIN lo antes posible tras el ingreso. Asimismo, deben determinarse las preferencias de comunicación de la familia e incluirse puntos de contacto frecuentes para las actualizaciones médicas, oportunidades para responder a las preguntas y "orientación anticipada" de la UCIN en relación con los próximos exámenes y pruebas. Muchas unidades tienen un programa de actualizaciones sugerido que puede adaptarse a las necesidades de cada familia. Además, debe fomentarse la presencia de los padres durante las rondas, en persona o de manera virtual. Se puede considerar el uso de la tecnología para proporcionar actualizaciones diarias e interacción con los bebés con PEBN cuando las familias no puedan estar presentes físicamente.

2. **Depresión posparto (DPP).** Cada vez se aprecia más el impacto de la DPP en el bienestar familiar. Se fomenta la colaboración entre los equipos de obstetricia y neonatología para garantizar el chequeo continuo de la DPP. Deben proporcionarse recursos adicionales para las familias afectadas por la DPP.

3. **Cuidado tipo canguro.** El cuidado canguro, o el contacto piel con piel entre el bebé y sus cuidadores, debe fomentarse tan pronto como sea médicamente apropiado. Los beneficios para el neonato de PEBN incluyen mejoría en la estabilidad de los signos vitales, la termorregulación y el vínculo entre padres e hijos. Los cuidados canguro también pueden favorecer la lactancia. Se recomienda un protocolo de la unidad para abordar la elegibilidad para el cuidado canguro a fin de maximizar las oportunidades de contacto piel con piel.

4. **Cuidados apropiados para el desarrollo.** El uso adecuado de ayuda para el posicionamiento, la contención y el tacto terapéutico favorece el establecimiento del vínculo entre los padres y el bebé y la estabilidad de los signos vitales, incluso durante los procedimientos en la UCIN.

V. RESUMEN.

El cuidado de los lactantes de bajo peso al nacer en la unidad de cuidados intensivos requiere una vigilancia constante, un ajuste y una colaboración entre las familias y todos los miembros del equipo sanitario. Un programa de mejora continua de la calidad, la estandarización de los cuidados y el consenso pueden optimizar los resultados de los lactantes más pequeños.

Lecturas recomendadas

Baley J; and the American Academy of Pediatrics Committee on Fetus and Newborn. Skin-to-skin care for term and preterm infants in the neonatal ICU. *Pediatrics* 2015;136(3):596–599.

Benitz WE; and the American Academy of Pediatrics Committee on Fetus and Newborn. Patent ductus arteriosus in preterm infants. *Pediatrics* 2016;137(1). doi:10.1542/peds.2015-3730.

Carlo WA, Finer NN, Walsh MC, et al; for the NICHD Neonatal Research Network and the SUPPORT Study Group. Target ranges of oxygen saturation in extremely preterm infants. *N Engl J Med* 2010;362(21):1959–1969.

Dorling J, Abbott J, Berrington J, et al; for the SIFT Investigators Group. Controlled trial of two incremental milk-feeding rates in preterm infants. *N Engl J Med* 2019;381(15):1434–1443.

Finer NN, Carlo WA, Walsh MC, et al; for the NICHD Neonatal Research Network and the SUPPORT Study Group. Early CPAP versus surfactant in extremely preterm infants. *N Engl J Med* 2010;362(21):1970–1979.

Kirpalani H, Bell EF, Hintz SR, et al; for the Eunice Kennedy Shriver NICHD Neonatal Research Network. Higher or lower hemoglobin transfusion thresholds for preterm infants. *N Engl J Med* 2020;383(27):2639–2651.

Morley CJ, Davis PG, Doyle LW, et al; for the COIN Trial Investigators. Nasal CPAP or intubation at birth for very preterm infants. *N Engl J Med* 2008;358(7):700–708.

Rysavy MA, Lei L, Bell EF, et al; for the Eunice Kennedy Shriver National Institute of Child Health and Human Development Neonatal Research Network. Between-hospital variation in treatment and outcomes in extremely preterm infants. *N Engl J Med* 2008;372(19):1801–1811.

Tyson JE, Parikh NA, Langer J, et al; for the National Institute of Child Health and Human Development Neonatal Research Network. Intensive care for extreme prematurity—moving beyond gestational age. *N Engl J Med* 2008;358(16):1672–1681.

Younge N, Goldstein RF, Bann CM, et al; for the Eunice Kennedy Shriver National Institute of Child Health and Human Development Neonatal Research Network. Survival and neurodevelopmental outcomes among periviable infants. *N Engl J Med* 2017;376(7):617–628.

14

Cuidados de apoyo al desarrollo

Lu-Ann Papile y Carol Turnage Spruill

PUNTOS CLAVE

- Las señales de los bebés son la base de todo el manejo y los cuidados de estos.
- Los entornos se modifican para satisfacer las necesidades individuales de los bebés en función de su edad, sus capacidades actuales y su vulnerabilidad.
- Se anima a los padres a que cuiden y nutran a su bebé en la unidad de cuidados intensivos neonatales (UCIN).

I. INTRODUCCIÓN. Los cuidados individualizados de apoyo al desarrollo (CIAD) promueven una cultura que respeta la personalidad de los bebés prematuros y médicamente frágiles a término y optimizan la atención y el entorno en el que se presta la asistencia sanitaria a esta población vulnerable desde el punto de vista del neurodesarrollo. La aplicación de los principios de los CIAD centrados en la familia en un entorno de unidad de cuidados intensivos neonatales (UCIN) facilita la adaptación de la familia y puede mejorar los resultados en el neurodesarrollo.

Los bebés prematuros tienen una incidencia sustancialmente mayor de problemas cognitivos, neuromotores, neurosensoriales y de alimentación que los bebés nacidos a término. Las fluctuaciones en la circulación cerebral que se producen incluso durante los cuidados rutinarios y los volúmenes cerebrales más pequeños de lo esperado de las 36 a 40 semanas de edad posmenstrual (EPM) pueden contribuir a esta mayor morbilidad. Los cambios en la oxigenación cerebral y el volumen sanguíneo medidos con espectroscopia de infrarrojo cercano (NIRS, *near-infrared spectroscopy*) que se producen durante los cambios de pañales con elevación de las piernas y las nalgas, la aspiración del tubo endotraqueal (TE), el reposicionamiento, la evaluación física rutinaria y la alimentación por sonda nasogástrica se han asociado a anomalías cerebrales tempranas del parénquima. El CIAD ayuda a minimizar estas alteraciones.

II. EVALUACIÓN. La identificación de las respuestas al estrés y los comportamientos de autorregulación del bebé en reposo, así como durante los cuidados y procedimientos rutinarios, es esencial para la creación de planes de cuidados que apoyen y promuevan un neurodesarrollo óptimo (tabla 14-1). Lo ideal es vigilar continuamente las señales del lactante y modificar los cuidados según sea necesario para reducir el estrés y promover la estabilidad. Los lactantes a término gravemente enfermos tienen respuestas al estrés y al dolor como las de los prematuros; sin embargo, sus señales suelen ser más fáciles de leer porque tienen comportamientos más maduros.

A. **Respuestas al estrés.** Un perfil de referencia de la tolerancia general de un bebé a diversos estímulos incluye una combinación de signos de estrés: autonómicos, motores, de estado de conducta organizacional y de atención/interacción. Los signos autonómicos

Tabla 14-1. Organización y facilitación neuroconductual

Sistema	Señales de estrés	Señales de estabilidad	Intervenciones
Autonómico			
Respiratorio	Taquipnea, pausas, patrón respiratorio irregular, respiraciones lentas, suspiros o jadeos	Respiración suave y sin esfuerzo; ritmo y patrón regulares	Reducir la luz, el ruido y la actividad junto a la cama (colocar el bíper/teléfono en vibración, bajar el nivel de conversación en la cabecera).
Color	Pálido, moteado, rojo, oscuro o cianótico	Estable, de color rosa en general	Utilizar la contención manual y el chupón durante los exámenes, procedimientos o cuidados.
			Despertar lentamente con voz suave antes de tocarlo para el caso, por ejemplo, de procedimientos, exámenes, y cuidados, a menos de que haya una discapacidad auditiva; emplear transiciones de movimiento lento.
Visceral	Tos repetida, estornudos, bostezos, hipo, náusea, gruñidos y esfuerzo asociado con defecar, escupir	Estabilidad visceral, digestión suave, tolera la alimentación	Acompañar las tomas según la capacidad y las señales del bebé en un entorno debidamente modificado.
Patrones motrices relacionados con la autonomía	Temblores, sobresaltos, espasmos en la cara o cuerpo, extremidades	Temblores, sobresaltos, no se observan espasmos	Reposicionar suavemente mientras se contienen las extremidades cerca del cuerpo si es prematuro.
			Evitar la interrupción del sueño.

(continúa)

Tabla 14-1. Organización y facilitación neuroconductual (*continuación*)

Sistema	Señales de estrés	Señales de estabilidad	Intervenciones
			Posicionamiento adecuado para el desarrollo neuromotor y la comodidad; utilizar elementos para nidificar/limitar o envolver según sea necesario para reducir los temblores, los sobresaltos.
			Gestionar el dolor de forma adecuada.
Motor			
Tono	Ya sea hipertonía o hipotonía; cuerpo, extremidades o cara flácidos; hiperflexión	Tono consistente y fiable para la edad posmenstrual (EPM); movimiento, actividad y postura controlados o con más control	Apoyar los periodos de descanso/reducir la interrupción del sueño, minimizar el estrés, contener o envolver.
Postura	Incapaz de mantener una postura flexionada, alineada y cómoda	Postura mejorada o bien mantenida, con maduración de postura sostenible sin ayuda para apoyarse	Proporcionar barreras, ayudas de posicionamiento, o elementos envolventes para la flexión, contención, alineación y comodidad, según sea apropiado.
Nivel de actividad	Movimientos frecuentes, actividad de agitación frenética, o poco o ningún movimiento	Actividad coherente con el entorno, situación y EPM	Intervenir según sea necesario para el tratamiento del dolor, modificación del entorno, menos estimulación; fomentar el contacto piel con piel; contención.

Estado			
Dormido	Inquieto, con espasmos faciales, movimiento, respiraciones irregulares, inquietud, muecas, gemidos, o emite sonidos; responde al entorno	Periodos de sueño tranquilo y reparador; menos movimiento corporal/facial; poca respuesta al entorno	Cómodo y con posicionamiento adecuado a la edad para dormir con un ambiente tranquilo, poco iluminado, sin interrupciones, excepto necesidad médica.
			Posición con las manos hacia la cara o la boca o para que ellos puedan aprender a conseguirlo esto por sí mismos.
Despierto	Excitación de bajo nivel con ojos desenfocados; expresión hiperalerta de preocupación/pánico; cara de llanto o llanto; evita activamente el contacto visual desviando la mirada o cerrando los ojos; irritabilidad, periodos de vigilia prolongada; difícil de consolar o inconsolable	Ojos alertas, brillantes, con atención centrada en un objeto o persona; llanto robusto; se calma rápidamente con la intervención, consolable en 2-5 minutos	Fomentar la participación de los padres si se desea, ya sea tradicional o piel con piel.
			Puede estar preparado para un breve contacto visual alrededor de las 30-32 semanas sin mostrar señales de estrés.
			Apoyar los momentos de vigilia con actividad adecuada a la EPM en función del estrés y los datos de estabilidad de cada bebé.

(continúa)

Tabla 14-1. Organización y facilitación neuroconductual (*continuación*)

Sistema	Señales de estrés	Señales de estabilidad	Intervenciones
Autorregulación			
Motor	Poco intento de flexionar o replegar el cuerpo, pocos intentos de empujar los pies contra barreras, incapaz de mantener las manos en la cara o boca, chupar un chupón puede ser más estresante que calmante	Las estrategias de autorregulación incluyen el apoyo de los pies contra barreras o a los propios pies/ piernas; manos unidas; mano a boca o cara, agarrando la manta o tubos, metiendo la carrocería/ camión; succión; cambios de posición	Considerar el uso de la manta o el nido para apoyar la regulación de los bebés sacando solo una pequeña parte del cuerpo a la vez mientras se mantiene la mayor parte del cuerpo contenido durante el examen.
			Pedir apoyo a los padres o a la enfermera durante los exámenes, pruebas o procedimientos; envolver o contener según sea necesario para mantener extremidades cerca del cuerpo durante los cuidados o los exámenes y proporcionar barreras para agarre o soporte de los pies.
			Posición para dormir con las manos en la cara o boca.
			Proporcionar el chupón de forma intermitente cuando esté despierto y en momentos distintos a los de los exámenes, cuidados, o procedimientos.
			Dar a los bebés más grandes algo para sostener (tal vez un dedo o una manta).

Estado		
		Animar a los padres a apoyar la habilidad de crianza; enseñar a los padres señales y comportamientos de comunicación; modelar las respuestas apropiadas a las señales.
	Transiciones suaves de alto estado de excitación a estado de alerta tranquilo o dormido; centra atención en un objeto o persona; mantiene estado de alerta tranquilo, sin estrés o con facilidades	Evitar de forma sistemática la interrupción abrupta del comportamiento manifiesto (p. ej., iniciar un examen sin preparar al bebé para la intrusión) despertando lentamente con una voz o toque suave; utilizar iluminación indirecta o proteger los ojos en función de la EPM durante los exámenes o cuidados.
		Ayudar a que se vuelva a dormir o al estado de alerta tranquilo después del manejo.
		Proporcionar estimulación visual auditiva y facial para bebés alertas tranquilos con base en las señales; los bebés prematuros pueden necesitar empezar con un solo modo de estimulación, añadiendo otras en función de las señales.
	Transiciones de estado rápidas, incapacidad de pasar al estado de somnolencia o sueño cuando se estresa, los estados no son claros a los observadores	Envolver o contener para facilitar el control o el mantenimiento del estado.

Fuente: Modificada de Als H. Toward a synactive theory of development: promise for the assessment and support of infant individuality. *Infant Ment Health J* 1982;3(4):229-243; Als H. A synactive model of neonatal behavioral organization: framework for the assessment of neurobehavioral development of the premature infant and his parents in the environment of the neonatal intensive care unit. *Phys Occup Ther Pediatr* 1986;6(3-4):3-55; Hunter JG. The neonatal intensive care unit. En: Case-Smith J, Allen AS, Pratt PN, eds. *Occupational Therapy for Children.* St. Louis, MO: Mosby; 2001:593; Carrier CT, Walden M, Wilson D. The high-risk newborn and family. En: Hockenberry MJ, ed. *Wong's Nursing Care of Infants and Children.* 7th ed. Louis, MO: Mosby; 2003.

de estrés incluyen cambios en el color, la frecuencia cardiaca y los patrones respiratorios, así como cambios viscerales como náusea, hipo, vómito y en evacuaciones. Los signos motores del estrés incluyen muecas faciales, boca abierta, espasmos, hiperextensión de las extremidades, extensión de los dedos, arqueo de la espalda, agitación e hipertonía o hipotonía generalizadas. Las alteraciones del estado que sugieren estrés incluyen transiciones de estado rápidas, estados de sueño difusos, irritabilidad y letargo. Los cambios en la atención o en la disponibilidad interactiva, que se manifiestan cubriendo los ojos/la cara, la aversión a la mirada, el ceño fruncido y la presentación facial de hiperalerta o pánico, representan signos de estrés en los bebés prematuros.

B. **Comportamiento de autorregulación.** Los niños prematuros emplean una serie de conductas de autoconsolación para hacer frente al estrés, entre las que se incluyen apoyarse con las manos o los pies en un objeto como la cama; chupar; llevarse las manos a la cara; adoptar una posición flexionada; arrullarse y agarrarse a las sábanas, los tubos o las propias partes del cuerpo. Dado que los factores de estrés ambiental dolorosos o los procedimientos, sean o no dolorosos, pueden desbordar la capacidad del lactante para autoconsolarse, es necesario que los padres o el personal le den soporte al lactante durante estas actividades.

III. **OBJETIVOS DEL APOYO AL DESARROLLO.** El apoyo al desarrollo requiere que los cuidadores presten atención a las señales (autonómicas, motoras, de estado) y respondan a ellas. Las señales del bebé proporcionan pistas sobre el tipo de intervención que puede ser más eficaz para disminuir el estrés y el costo fisiológico subsiguiente. El cuidador debe aprender a reconocer y responder adecuadamente cuando un bebé comunica estrés, dolor o la necesidad de atención. Una de las prioridades del CIAD es que los bebés experimenten la información auditiva, visual y social sin interrumpir la función e integración autonómica, motora o estatal. Una vez conseguido este objetivo, los bebés pueden empezar a explorar su mundo y a relacionarse con sus padres en intercambios significativos y recíprocos.

A. **Apoyo a la estabilidad del sistema nervioso autónomo (SNA).** Dado que los sistemas autonómico y visceral no pueden ser impactados directamente, las intervenciones se utilizan para mantener o ayudar al bebé a volver a un estado que apoye la estabilidad autonómica. Acurrucar o envolver la contención con las manos (arropamiento facilitado) y el anidamiento con barreras son intervenciones de apoyo que han demostrado ser eficaces. La planificación anticipada de un entorno tranquilo y calmado, el envolvimiento para reducir la excitación motora y el hecho de dejar que las actitudes del bebé guíen el ritmo de los cuidados provocarán comportamientos menos estresantes durante la evaluación, la prestación de los cuidados diarios y algunos procedimientos, lo que dará lugar a una mejor tolerancia autonómica, motora y de estado. La estabilidad autonómica es especialmente importante durante el manejo, no solo para ayudar al bebé a hacer frente a la situación, sino también para permitir al clínico realizar un examen físico o una prueba diagnóstica que refleje el verdadero estado del bebé.

La variabilidad de la frecuencia cardiaca (VFC) se ha utilizado para evaluar la maduración del SNA. En un estudio de lactantes divididos en tres grupos de edad de gestación y atendidos en una UCIN que apoyaba la estabilidad del estado, incluyendo habitaciones de una sola cama, evitando intubación prolongada, una asistencia respiratoria menos invasiva, menos ruido, un contacto temprano piel con piel y un manejo primario mínimo, los lactantes presentaban una mejoría del SNA medida por la disminución de la VFC, independientemente de la edad de gestación al nacer.

B. **Intervención a través del sistema motor.** El apoyo al sistema motor se centra, en primer lugar, en el desarrollo y la función y, en segundo lugar, en la prevención de las deformidades de posición adquiridas o las limitaciones funcionales. La contención o el "arrope facilitado" son útiles para calmar o apoyar durante los cuidados o procedimientos. El reposicionamiento puede ser extremadamente estresante para los bebé prematuros y una manera de ayudar a disminuir este estrés es utilizando las mano para mantener la flexión durante el movimiento o envolviendo al niño mientras s hace un cambio lento de posición. La ayuda en el posicionamiento puede ser nece saria cuando un lactante no es capaz de mantener una postura flexionada y alineada con la orientación de la línea media que también sea cómoda. Los bebés nacidos a término que no pueden mantener una postura o un movimiento apropiados para su edad debido a una enfermedad neuromuscular, anomalías congénitas, la gravedad de una enfermedad o la medicación, pueden desarrollar problemas musculoesquelético o perder la integridad de la piel, lo que hace necesario un soporte de posicionamien to. El movimiento es necesario para el crecimiento y el desarrollo musculoesquelético Por lo tanto, es imperativo que las barreras o los envoltorios proporcionen contención sin ser restrictivos. Es necesario retirar los soportes de posicionamiento a medida que los bebés maduran (alrededor de las 32 semanas) para prepararlos para dormir de manera segura en casa. Los padres pueden observar las prácticas de sueño seguro en la UCIN antes del alta del bebé. Si se requiere un posicionamiento terapéutico o un dispositivo médicamente necesario para un bebé que se acerca al alta, el equipo de la UCIN (incluidos los terapeutas neonatales [TN]) deben colaborar con la familia para crear un plan que garantice un sueño seguro en el hogar.

C. **Crear entornos que cultiven la organización del estado.** Los bebés prematuros tienen menos capacidad para mantener el estado y tienen una transición más variable entre estados en comparación con los bebés a término. Las modificaciones del entorno se hacen para promover estados de atención tranquilos y concentrados y fomentar periodos de sueño bien definido y tranquilo con respiraciones regulares y poco movimiento. Para promover el desarrollo de la organización del estado, es importante evitar actividades que provoquen transiciones de estado bruscas, como despertar a un bebé cambiándolo repentinamente de posición para examinarlo. Hacer saber a un bebé cuando un cuidador se acerca para realizar los cuidados a un lado de la cama utilizando un discurso suave (el nombre del bebé), un tacto suave y la contención mientras se le recoloca lentamente puede aliviar la interrupción brusca del estado. El personal, los padres y otras personas deben ser coherentes en su enfoque y compartir lo que mejor funciona con cada bebé. Los entornos tranquilos y sin perturbaciones durante periodos específicos son esenciales para el desarrollo de los estados de sueño.

IV. **ENTORNO DE APOYO AL DESARROLLO.** Al proporcionar un entorno de apoyo al desarrollo en la UCIN, los cuidadores neonatales colaboran en el desarrollo neurológico y sensorial, minimizando así de manera potencial los problemas de desarrollo posteriores en los bebés prematuros. El lactante a término gravemente enfermo también requiere modificaciones ambientales que reduzcan el estrés y promuevan el sueño y la recuperación. Los entornos pueden modificarse para satisfacer las necesidades actuales y continuas de cada bebé. Cuando sea posible, lo ideal es anticiparse a las necesidades ambientales del bebé antes de su ingreso.

Los entornos a mayor escala y más complejos se producen cuando se remodelan o se diseñan de nuevo las UCIN. Los profesionales de la salud, los arquitectos, los consultores de diseño de interiores, los reguladores de los centros sanitarios y los diseñadores acústicos han revolucionado el entorno de las UCIN con normas de diseño en continua evolución basadas en los resultados de la investigación y la experiencia clínica. La influencia del entorno, como la luz y el sonido, es una preocupación práctica para el desarrollo a corto y largo plazos.

A. **Sonido.** El aumento de los niveles de ruido en la UCIN se asocia con el estrés fisiológico y la inestabilidad autonómica. Los niveles de ruido intensos de 55 a 60 dBA y superiores interrumpen el sueño y pueden afectar al desarrollo cerebral que se produce tanto durante el sueño activo/ligero como durante el sueño tranquilo/profundo. El desarrollo de la organización del estado del sueño también puede verse alterado. Los bebés atendidos en las incubadoras pueden estar expuestos a un mayor ruido ambiental debido a que el personal golpea las paredes de la incubadora o utiliza la parte superior de la incubadora como estante. La música o los dispositivos de grabación colocados dentro de la incubadora también aumentan los niveles de sonido ambiental.

En EUA, el Committee for New NICU Design Standards recomienda no superar una combinación de sonido de fondo continuo y sonido operativo de 45 dB con ponderación A, niveles de respuesta lenta durante 50% del tiempo medido y 65 dB con ponderación A, niveles de respuesta lenta durante 10% del tiempo medido desde casi un metro de distancia de una cama de bebé o visitante.

Un ingeniero acústico que participe en todas las fases de la planificación, el diseño, la construcción y la verificación del nivel sonoro de los edificios nuevos o de las reformas puede garantizar que se cumplan los criterios de reducción del ruido y que se logre el control de ruido deseado. Un programa de CIAD incluye esfuerzos sistemáticos para controlar el sonido de fondo continuo (p. ej., sistemas de calefacción, ventilación y aire acondicionado, máquinas de hielo, fontanería, refrigeración) y el sonido operacional (p. ej., tonos bajos de conversación, suficiente espacio alrededor de la cama, colocación de bípers y teléfonos en modo de vibración, cuidado al abrir y cerrar las ventanillas). Los niveles de sonido de fondo deben medirse ocasionalmente junto con una evaluación de las fuentes de ruido operacional o de trabajo diario que contribuyen a la intensidad del ruido o a los sonidos fuertes repentinos. La monitorización al azar de los niveles sonoros es útil para promover la concienciación y mantener los esfuerzos de reducción del ruido.

La información disponible sobre el impacto de las frecuencias sonoras en los bebés en la UCIN es limitada. Las primeras investigaciones informaron de frecuencias que iban de < 500 a $16\,000$ Hz o más durante 50% del tiempo medido en la UCIN. Dentro del útero, el feto está expuesto a frecuencias de < 500 Hz hasta ya avanzada la gestación, cuando la pared uterina se adelgaza. Alrededor de las 33 semanas, los fetos pueden responder a sonidos de alta frecuencia; sin embargo, se desconocen los efectos de la exposición repetida a lo largo del tiempo. Sin la protección natural del útero materno, la arquitectura en desarrollo y la organización funcional de las conexiones auditivas corticales pueden verse afectadas.

La fuente de sonido más natural para el lactante es la voz de la madre, y el desarrollo auditivo puede verse alterado respecto a la evolución natural que se produce en el útero. Para un desarrollo óptimo, el lactante debe ser capaz de distinguir la voz materna del ruido ambiental. Se ha demostrado que animar a las madres a que lean, hablen o canten a sus bebés a un lado de la cama les ayuda a sentirse tranquilos, disminuye el dolor, mejora los estados de vigilia, promueve el sueño continuado después de los sonidos fuertes y aumenta la exposición al lenguaje al presentar un sonido natural y familiar en contraposición al ruido de la UCIN.

B. **La luz.** La relación entre la luz ambiental y el neurodesarrollo es menos clara. La reducción de la iluminación se asocia a un aumento de la estabilidad autonómica en los bebés prematuros y a una apertura más frecuente de los ojos tanto en los bebés prematuros como en los nacidos a término. Un beneficio adicional para el desarrollo que se obtiene al reducir la luz ambiental suele ser la reducción simultánea del ruido ambiental y la manipulación de los lactantes. Los bebés prematuros pueden experimentar molestias cuando se exponen a una luz intensa debido a que, por un lado, los párpados son muy delgados y no pueden bloquear la luz, y por el otro, el reflejo pupilar es inmaduro. La estimulación visual antes de las 30 a 32 semanas de EPM suele ir acompañada de respuestas de estrés.

El uso de fundas gruesas y acolchadas con material oscuro en el lado que da a l[a] incubadora puede proteger al bebé prematuro de la luz y, al mismo tiempo, propor cionar al personal una iluminación suficiente que permita un funcionamiento segur[o] y eficiente. Durante los procedimientos, se deben utilizar mantas u otros método[s] que no requieran tocar con la mano al bebé para proteger sus ojos de la luz direct[a]. Los antifaces solo deben utilizarse durante la fototerapia. La reducción de la luz en l[a] UCIN no parece afectar la incidencia o progresión de la retinopatía del prematuro n[i] alterar los potenciales evocados visualmente medidos a edad temprana, siendo ambo[s] resultados relativamente a corto plazo. Se desconocen los efectos a largo plazo de l[a] iluminación y la estimulación visual tempranas y atípicas.

Las guías de la American Academy of Pediatrics (AAP) para la atención perina[-]tal recomiendan niveles de luz ambiental ajustables de 10 a 600 lux (1 a 60 pies-vela[s]) en las áreas de bebés. Se recomienda una iluminación de procedimiento que pued[a] controlarse o reducirse según sea necesario para cada cama de la UCIN, y los ojo[s] de los bebés deben estar protegidos cuando se iluminen. Las luces de procedimient[o] deben estar enfocadas, de modo que no alteren la intensidad de la luz alrededor d[e] otros bebés. La AAP también apoya las recomendaciones de la Illuminating Engi[-]neering Society y del Comité de Consenso de 2019 sobre el diseño de las UCIN.

Las UCIN nuevas o renovadas suelen ofrecer una iluminación ambiental de 1[0] a 20 lux. Los niveles de luz utilizados en la investigación de la iluminación cíclic[a] para el ciclo nocturno están dentro de este rango y pueden utilizarse para la variació[n] de la luz en el desarrollo de los ritmos circadianos. La iluminación cíclica puede se[r] beneficiosa para los bebés prematuros, pero se desconoce la edad de gestación en l[a] que la intensidad de la luz, el patrón día/noche y la duración de la luz son seguros [y] beneficiosos. Los bebés prematuros que han sido expuestos a la iluminación cíclic[a] a las 30 semanas de edad de gestación y más allá tienen un mayor aumento de peso[,] una alimentación oral más temprana y unos patrones de descanso/actividad má[s] regulados después del alta que los grupos de control. Sin embargo, la estimulació[n] atípica de un sistema sensorial puede afectar negativamente la función de otr[o] sistema sensorial. Hasta que no se sepa más sobre la exposición a la luz, lo mejor e[s] un enfoque conservador.

C. **Diseño de la UCIN.** Las habitaciones familiares individuales (HFI) favorece[n] e[l] vínculo entre el bebé y su familia y crean un entorno que se adapta fácilmente a la[s] necesidades de cada bebé. No se sabe con certeza si las HFI son más beneficiosas qu[e] el diseño tradicional de estancias abiertas. Una revisión sistemática y metaanálisis d[e] las unidades de HFI *versus* las unidades de estancia abierta encontró que la incidenci[a] de sepsis se reduce y la lactancia materna exclusiva es mayor en las HFI, pero no de[-]tectó diferencias en el desarrollo neurológico a largo plazo. Otra revisión sistemática [y] metaanálisis de las HFI *versus* las unidades de estancia abierta demostró que las HF[I] facilitaban la presencia de los padres, el cuidado piel con piel y la disminución de lo[s] niveles de estrés relacionados con la UCIN en el momento del alta. Independiente[-]mente del diseño, hay que tener muy en cuenta las necesidades de cada bebé par[a] proporcionar un entorno que favorezca resultados óptimos.

V. PRÁCTICAS DE CUIDADOS DE APOYO AL DESARROLLO. El apoyo al desarroll[o] en la UCIN requiere la colaboración y el trabajo en equipo para integrar las necesi[-]dades de desarrollo de los bebés en el contexto del tratamiento médico y los cuidado[s] de enfermería. Esto implica un equipo primario coordinado que incluya a la familia [y] que esté diseñado para trabajar de manera colaborativa en torno al estado de alerta, lo[s] ciclos de sueño, las señales de comunicación, la condición médica y la presencia de l[a] familia del bebé. El objetivo es maximizar el descanso, minimizar el estrés y optimiza[r] la curación y el crecimiento en un marco que apoye la participación de la familia.

A. Posicionamiento. Los objetivos del posicionamiento son facilitar la posición flexionada y en la línea media de las extremidades, estabilizar los patrones respiratorios y disminuir el estrés fisiológico. Las intervenciones incluyen la flexión, la contención, la alineación de la línea media y la comodidad. El uso de "materiales para anidar" (p. ej., rollos de manta suaves, dispositivos de posicionamiento disponibles en el mercado) o de envoltorios es útil para minimizar la abducción de las extremidades superiores e inferiores, la retracción escapular y la hiperextensión cervical típicas de los bebés prematuros. Los bebés más maduros con trastornos neuromusculares o esqueléticos congénitos también pueden necesitar apoyo para el posicionamiento.

La anidación debe dejar suficiente espacio para que el bebé pueda empujar los límites o barreras, a fin de facilitar el desarrollo continuo de los sistemas neuromotor y óseo.

B. Alimentación. La alimentación oral es una tarea compleja que requiere la maduración fisiológica, la coordinación de la mecánica de succión-deglución-respiración y el desarrollo de las habilidades motoras orales. La lactancia materna es el método preferido, y se recomienda la leche materna tanto para los niños prematuros como para los nacidos a término (véase capítulo 22). La transición a la alimentación oral desde la alimentación por sonda requiere una evaluación y un juicio hábiles por parte del cuidador. Un lactante que aprende a alimentarse por el pezón tiene menos probabilidades de desarrollar problemas de alimentación tras el alta. Es importante que el lactante aprenda a alimentarse correctamente y que los familiares puedan alimentar a su hijo.

La progresión a la alimentación oral depende en gran medida de los elementos del CIAD y se produce de forma predecible en varias fases. La succión pre-no nutritiva (pre-SNN) se caracteriza por una succión débil y por la inestabilidad de los sistemas motor, autonómico y de regulación del estado; la SNN se caracteriza por patrones de succión más óptimos y debe fomentarse durante las alimentaciones por sonda. La succión nutritiva suele comenzar aproximadamente a las 33 semanas de EPM y progresa hasta la ingesta oral completa a medida que mejoran la estabilidad autonómica y la coordinación motora oral. Las estrategias para promover la progresión con éxito a través de estas fases incluyen la identificación y la minimización de los signos de estrés fisiológico; la modificación del entorno para favorecer la estabilidad autonómica; la alimentación en una posición flexionada, en la línea media; las técnicas de ritmo, y el uso de tetinas de flujo lento.

Las consideraciones para un plan de alimentación incluyen las oportunidades del lactante para practicar, la preparación del entorno para minimizar los factores de estrés y el uso de las señales de que el lactante está en disposición para alimentarse para iniciar las tomas en lugar de la adhesión estricta a una EPM específica, intervalos de tiempo específicos y duración de la alimentación. Los lactantes alimentados utilizando señales de disposición para la alimentación experimentan un número significativamente menor de acontecimientos adversos durante las tomas, alcanzan antes la alimentación oral completa, son dados de alta antes, ganan la misma cantidad de peso que los controles y demuestran unas tres señales por toma. Además, la alimentación experimental, es decir, la alimentación frecuente durante el día sin tener en cuenta la duración, también da como resultado que la alimentación oral completa se logre en menos tiempo. Dejar una sonda gástrica colocada durante los primeros intentos de alimentación o que se hagan inserciones repetidas puede causar incomodidad e interferir con la progresión de la alimentación o generar aversión oral y posteriores trastornos de la alimentación. Es necesario investigar para conocer mejor los factores de riesgo de los trastornos del comportamiento alimentario asociados con la estimulación nociva aversiva o repetida de la orofaringe y el tracto gastrointestinal.

C. **Tacto**

1. **Contención con las manos o arrope facilitado.** Esta técnica se puede enseñar a los padres poco después del ingreso como una forma suave y cariñosa de conectar con su bebé, que además reduce las respuestas de dolor durante eventos dolorosos y no dolorosos. Se puede enseñar a los padres a tocar a su bebé de forma que sea cariñosa y no genere estrés.

2. **Método canguro.** Conocido también como **contacto piel con piel**, es una técnica que se asocia sistemáticamente a la mejora de los resultados del lactante (es decir, menos complicaciones respiratorias, mayor aumento de peso y regulación de la temperatura) y de la madre (es decir, mayor competencia materna y mayor duración de la lactancia). Las madres que utilizan el método canguro producen un mayor volumen de leche materna que quienes lo hacen de forma tradicional. El cuidado canguro puede iniciarse tan pronto como los bebés estén médicamente estables. Los bebés se sostienen sobre el pecho de su madre o padre llevando solo un pañal y se cubren con una manta y un gorro según sea necesario. Se recomienda un mínimo de una hora de contacto canguro. El protocolo de la UCIN para el método canguro garantiza la seguridad y minimiza la respuesta de estrés del bebé al manejo/colocación. Se debe hacer una monitorización cardiorrespiratoria continua y una observación frecuente para asegurarse de que la posición de la cabeza facilita la apertura de las vías respiratorias. A menudo se necesitan dos personas para que el traslado del bebé al pecho sea menos estresante y seguro, especialmente con tubos, equipo respiratorio, dispositivos de acceso venoso y otros aparatos necesarios en la UCIN.

   El método canguro afecta a varios sistemas sensoriales en desarrollo, como el táctil (piel), el olfativo y el vestibular (subida/bajada del pecho). El tono de voz bajo de los padres será audible para el bebé si se minimiza el ruido ambiental. La capacidad visual del bebé prematuro no se ve afectada porque el contacto visual no es un componente necesario para el método canguro. Los padres pueden estar antes con su bebé de una forma que sirve de apoyo para este y resulta satisfactoria para ellos.

3. **Masaje.** El masaje, ya sea de cuerpo entero o abdominal, es otro tipo de estimulación táctil que puede enseñarse a los padres con el apoyo de un masajista infantil certificado que tenga formación específica para bebés prematuros y a término. El masaje suele considerarse para los lactantes estables a las 32 semanas de EPM aproximadamente, aunque las diferencias individuales pueden determinar cuándo es más beneficioso. El masaje infantil se ha asociado con un mejor incremento ponderal y del sueño, menos inquietud y a una disminución de los días de hospitalización. Los beneficios para el cuidador incluyen un aumento de la confianza en la capacidad de cuidar, un efecto positivo en el apego entre el cuidador y el bebé, y menos depresión posnatal materna. Los efectos adversos de la terapia de masaje son más probables en los bebés que no toleran la estimulación adicional o que son clínicamente inestables.

D. **Colaboración del equipo y continuidad del cuidado.** La atención orientada al desarrollo debe considerarse parte del cuidado rutinario. El plan de desarrollo es complementario al plan médico y utiliza principios de desarrollo, técnicas y modificaciones ambientales para reducir los factores de estrés que desafían la estabilidad fisiológica del bebé a través de la inestabilidad del comportamiento. La naturaleza imprevisible de los cuidados en la UCIN puede reducirse si los cuidadores están familiarizados con la situación clínica y conductual del bebé, le proporcionan cuidados con base en ello, responden rápidamente a las señales y proporcionan información relevante a todos los miembros del equipo del bebé, incluida la familia, para crear un plan de cuidados individualizado.

El equipo de un bebé está conformado por múltiples disciplinas, entre ellas los TN autorizados. Los terapeutas ocupacionales (TO), los fisioterapeutas (FT) y los especialistas en logopedia proporcionan valiosos servicios de neuroprotección y habilitación en la UCIN. Estos TN requieren conocimientos y habilidades avanzadas en la evaluación apropiada para la edad de gestación (estabilidad y señales de estrés), así como de las intervenciones, condiciones y procedimientos médicos, atención centrada en la familia, y los sistemas de neurodesarrollo necesarios para el desarrollo. Las evaluaciones con instrumentos clínicos formalizados ayudan a los TN a evaluar la función motora oral, las habilidades de alimentación, el neurocomportamiento y las habilidades sensoriales y motoras, además de proporcionar una línea de base para medir el progreso y hacer ajustes en el plan.

Los TN promueven la funcionalidad neonatal en las habilidades neuroconductuales, neuromotoras, neuroendocrinas, musculoesqueléticas y sensoriales y psicosociales para apoyar una base de resultados óptimos. Las evaluaciones y los planes se basan en el individuo y pueden comenzar al momento del ingreso con el apoyo ambiental y posicional, la enseñanza a la familia y fomentar que esta se continúe al alta, y las citas de seguimiento del desarrollo.

VI. DOLOR Y ESTRÉS. Las intervenciones no farmacológicas eficaces deben incorporar principios de desarrollo (véase capítulo 70).

VII. APOYO/EDUCACIÓN DE LOS PADRES

A. **CIAD.** La eficacia del CIAD depende de la aplicación de los principios de la atención centrada en la familia durante la estancia en la UCIN, así como en la transición al hogar. Del mismo modo, la educación de los padres es fundamental para que conozcan las señales de su bebé y sepan cómo responder de forma adecuada y cariñosa.

B. **En la UCIN.** El nacimiento prematuro y la hospitalización en la UCIN tienen un impacto negativo en las interacciones entre los padres y el bebé, lo que a su vez se asocia con secuelas de desarrollo adversas a largo plazo. Las interacciones individuales centradas en la familia (es decir, las evaluaciones del desarrollo basadas en la familia, el apoyo y la educación) se han asociado con una reducción del estrés de los padres e interacciones más positivas entre padres y bebés. Las políticas de las UCIN centradas en la familia incluyen la recepción de las familias las 24 h del día, fomentar la participación de las familias en el cuidado de los bebés y la creación de juntas consultivas para los padres, grupos de apoyo a los padres, y alojamientos cómodos para los padres.

C. **Enseñanza al alta.** Dado que el crecimiento y la maduración del cerebro pueden producirse a un ritmo más lento en el entorno extrauterino, los padres deben entender que su bebé puede no comportarse como lo haría un bebé a término cuando haya alcanzado las 40 semanas de EPM. Muchos padres afirman estar mal preparados para el alta de la UCIN en lo que respecta a reconocer los signos de enfermedad, emplear estrategias eficaces para calmar al bebé, ser conscientes del desarrollo típico y del retraso, y utilizar estrategias para promover el desarrollo del bebé. La enseñanza que comienza mucho antes del alta puede ayudar a los padres a estar mejor preparados para asumir su papel de cuidadores principales.

D. **Apoyo a la familia tras el alta.** Los padres afirman sentirse asustados y solos tra el alta de su bebé prematuro de la UCIN, incluso cuando cuentan con los serví cios de una enfermera visitante y especialistas en intervención temprana (IT). E muchas comunidades existen grupos de apoyo para padres de niños prematuro diseñados para proporcionar apoyo emocional y educativo a largo plazo. Ademá existen revistas, libros y materiales en internet relacionados con la crianza de lo niños prematuros. Un enfoque prometedor para facilitar la transición sin fisura a los servicios de la comunidad incluye la derivación al Programa de Inteligenci Emocional obligatorio en EUA a nivel federal antes del alta del bebé y la colabora ción entre los profesionales de la UCIN y de inteligencia emocional para crear u plan de transición que apoye el desarrollo.

E. **Programas de seguimiento de bebés e IT.** El objetivo de un programa de se guimiento es prevenir o minimizar el retraso en el desarrollo mediante la iden tificación temprana de los factores de riesgo y la derivación a los programas d tratamiento adecuados. El seguimiento estrecho es primordial para maximizar lo resultados del desarrollo. Todo centro que atienda a neonatos médicamente frági les y prematuros debe disponer de un programa de este tipo. El grupo de bebés seguir y la frecuencia de las evaluaciones de seguimiento dependen de los recurso del estado y del centro médico. Hacer hincapié en la importancia de las citas d seguimiento antes de salir de la UCIN puede motivar a los padres a asistir y parti cipar en el resultado del desarrollo de su bebé.

Lecturas sugeridas

Browne JV, Jaeger CB, Arvedson JC, et al. Report of the first consensus conference on standards, competencies and recommended best practices for infant and family centered developmental care in the intensive care unit. https://nicudesign.nd.edu/nicu-care-standards/. Accessed September 3, 2020.

Consensus Committee on Recommended Design Standards for Advanced Neonatal Care. Recommended standards for newborn ICU design. https://nicudesign.nd.edu/. Accessed September 15, 2020.

Craig JW, Smith CR. Risk-adjusted/neuroprotective care services in the NICU: the elemental role of the neonatal therapist (OT, PT, SLP). *J Perinatol* 2020;40(4):549–559. doi:10.1038/s41372-020-0597-1.

Spruill CT. Developmental support. En: Verklan T, Walden M, Forest S, eds. *Core Curriculum for Neonatal Intensive Care Nursing*. 6th ed. St. Louis, MO: Elsevier; 2021:172–190.

van Veenendaal NR, Heideman WH, Limpens J, et al. Hospitalising preterm infants in single family rooms versus open baby units: a systematic review and meta-analysis. *Lancet Child Adolesc Health* 2019;3(3):147–157. doi:10.1016/S2352-4642(18)30375-4.

15 Control de la temperatura

Kimberlee E. Chatson

PUNTOS CLAVE

- La hipotermia posnatal inmediata es un problema mundial con una importante carga de morbilidad y mortalidad.
- El neonato prematuro es especialmente vulnerable, y es necesario tomar medidas adicionales para proporcionar un entorno térmico neutro.
- La hipotermia inducida es una nueva modalidad que puede reducir la pérdida neuronal y la subsiguiente lesión cerebral tras una lesión hipóxico-isquémica. Para que sea eficaz, es necesario reconocerla y tratarla a tiempo en los neonatos.

I. **ANTECEDENTES.** La hipotermia neonatal después del parto es un problema mundial, ocurre en todos los climas y, si se prolonga, puede causar daños y afectar a la supervivencia. La termorregulación en los adultos se consigue mediante la actividad metabólica y muscular (p. ej., los escalofríos). Durante el embarazo, los mecanismos maternos mantienen la temperatura intrauterina. Tras el nacimiento, los recién nacidos deben adaptarse a su entorno relativamente frío mediante la producción metabólica de calor, ya que no son capaces de generar una respuesta de escalofrío adecuada. La grasa parda es una fuente de termogénesis en los recién nacidos a término. Es altamente vascularizada; compuesta por muchas mitocondrias, moléculas lipídicas y numerosos capilares, e inervada por neuronas simpáticas. La norepinefrina se libera en respuesta al frío, provocando una vasoconstricción y un aumento del metabolismo. La estimulación de las vías simpáticas también provoca un aumento de la tirotropina que conduce a la liberación de tiroxina (T_4) y triyodotironina (T_3). La T_3 provoca un aumento de la termogenina que, al igual que la norepinefrina, actúa sobre la grasa parda para iniciar la termogénesis química; el calor se produce por la oxidación de los ácidos grasos y el desacoplamiento del trifosfato de adenosina. Cuando se metaboliza la grasa parda, el calor producido calienta directamente los órganos y la sangre, lo que provoca una elevación de la temperatura corporal. Los factores que aumentan el riesgo de hipotermia son la prematuridad, la restricción del crecimiento intrauterino, la asfixia y ciertas anomalías congénitas (p. ej., defectos de la pared abdominal o anomalías del sistema nervioso central). Los neonatos con hipotermia persistente e inexplicable deben ser evaluados para detectar hipotiroidismo.

II. MANTENIMIENTO DE LA TEMPERATURA

A. **Neonatos prematuros.** Estos bebés experimentan un aumento de los mecanismos de pérdida de calor combinado con una menor capacidad de producción de calor. Estos problemas especiales en el mantenimiento de la temperatura los ponen en desventaja. En comparación con los bebés a término, los prematuros tienen lo siguiente:

1. Una tasa más elevada de la superficie de la piel para el peso y una cabeza relativamente grande que es una fuente importante de pérdida de calor si no se cubre con un gorro.

2. Piel muy permeable que provoca una mayor pérdida de agua transepidérmica y, por lo tanto, una mayor pérdida de calor por evaporación.

3. Disminución de la grasa subcutánea, una fuente eficaz de aislamiento.

4. Disminución de la capacidad de mantener una postura flexionada para minimizar la pérdida de calor.

5. Reservas de grasa parda menos desarrolladas (1 a 2% del peso corporal del niño prematuro vs. 4% del peso corporal del niño a término) y disminución de las reservas de glucógeno.

6. Control vasomotor deficiente.

7. Niveles bajos de termogenina y $5'3'$ monodeiodinasa.

8. Menor aumento de tirotropina (especialmente en los neonatos < 30 semanas).

9. Desafíos con una ingesta calórica adecuada para proporcionar nutrientes para la termogénesis y el crecimiento.

B. **Estrés por frío.** En el contexto de la reanimación, los recién nacidos pueden estar sometidos a una hipotermia aguda y responder con un ciclo de vasoconstricción periférica, provocando un metabolismo anaeróbico, acidosis metabólica y vasoconstricción pulmonar. La hipoxemia compromete aún más la respuesta del bebé al frío. Los bebés prematuros son los que corren mayor riesgo de presentar hipotermia y sus secuelas (es decir, hipoglucemia, acidosis metabólica, aumento del consumo de oxígeno). Tras el periodo neonatal inmediato, el problema más común y crónico al que se enfrentan los bebés prematuros, además de la hipotermia real, es la pérdida de calorías derivada del estrés crónico por frío no reconocido, que da lugar a un consumo excesivo de oxígeno y a la incapacidad de ganar peso. Se recomienda el uso de termómetros que permitan la medida de bajas temperaturas (a partir de 29.4 °C [85.0 °F]) debido a que las lecturas de temperatura < 34.4 °C (94.0 °F) pueden pasar desapercibidas con los termómetros de rutina.

C. **Lesión por frío neonatal.** Es una forma extrema y poco frecuente de hipotermia que puede observarse en neonatos de bajo peso al nacer y en neonatos a término con trastornos del SNC. La temperatura central puede caer por debajo de los 32.2 °C (90 °F). Ocurre con más frecuencia en los partos domiciliarios, los partos de emergencia y los entornos en los que el apoyo termorregulador es inadecuado, incluidos los equipos y las prácticas de atención. Estos bebés pueden tener un color rojo intenso debido a que la oxihemoglobina no se disocia a baja temperatura. Pueden presentar palidez central o cianosis. La piel puede mostrar edema y esclerema. Los signos pueden incluir hipotensión; bradicardia; respiración lenta, superficial e irregular; reflejo de succión deficiente; distensión abdominal o vómito; disminución de la actividad; reducción de la respuesta a los estímulos, y disminución de los reflejos. Puede haber acidosis metabólica, hipoglucemia, hipercalemia, azotemia y oliguria. En ocasiones se presenta una hemorragia generalizada, incluida una hemorragia pulmonar. No se tiene un criterio claro de si el calentamiento debe ser rápido o lento. El ajuste de la temperatura de la piel abdominal a 1 °C (33.8 °F) más que la temperatura central o el ajuste a 36.5 °C (97.7 °F) en un calentador radiante producirá un recalentamiento lento. Además del recalentamiento, debe corregirse la hipoglucemia. El bebé puede beneficiarse de un bolo de solución salina normal (10 a 20 mL/kg), oxígeno suplementario y corrección de la acidosis metabólica. Estos bebés no deben ser alimentados hasta que estén eutérmicos y deben ser evaluados y tratados cuidadosamente para detectar posibles infecciones, hemorragias o lesiones.

D. **Hipertermia.** Se define como una temperatura corporal central elevada, que puede ser causada por un entorno relativamente cálido, una infección, deshidratación, disfunción del SNC o medicamentos. Aunque lo que respecta a la infección resulta de interés clínico, deben tenerse en cuenta los factores ambientales que contribuyen a la hipertermia, como la fototerapia, las incubadoras o las mesas de calentamiento, o la proximidad a la luz solar. Cuando la temperatura ambiental es la causa de la hipertermia, el tronco y las extremidades tienen la misma temperatura y el recién nacido parece vasodilatado. Por el contrario, los lactantes con sepsis suelen estar vasoconstrictos y las extremidades están más frías que el tronco.

E. **Hipotermia inducida.** Debido a las pruebas experimentales y clínicas de que la inducción de hipotermia controlada puede reducir la pérdida neuronal y la posterior lesión cerebral tras una lesión hipóxico-isquémica, la hipotermia terapéutica es ahora el tratamiento estándar para estos bebés. Se trata de una terapia sensible al tiempo y debe instituirse dentro de las primeras 6 h después del nacimiento para que sea más eficaz. Cuando haya antecedentes de un acontecimiento perinatal agudo (trazados cardiacos fetales no tranquilizadores, prolapso del cordón umbilical, desprendimiento de la placenta), pH $\leq$ 7.0/déficit de bases $\geq$ 16 en el gas del cordón umbilical o en el gas obtenido en la primera hora de vida, puntuación de Apgar a los 10 minutos $\leq$ 5, o ventilación asistida iniciada en el momento del nacimiento y continuada durante al menos 10 minutos, debe considerarse el enfriamiento pasivo en la sala de partos y durante la estabilización, seguido del traslado a un centro que realice el tratamiento. El rango de temperatura objetivo es de 32.5 a 34.5 °C o 90.5 a 94.1 °F. La temperatura central debe vigilarse cada 15 minutos (véase capítulo 55).

III. **MECANISMOS DE PÉRDIDA DE CALOR.** Existen **cuatro mecanismos principales** de pérdida de calor en los neonatos.

A. **Evaporación.** Esta es la vía más común, que se produce inmediatamente después del nacimiento tanto en los neonatos a término como en los prematuros y en las primeras semanas después del nacimiento en los bebés prematuros < 28 semanas de gestación. El calor se pierde por la conversión del agua en gas. Esto suele ocurrir con la piel y el pelo mojados tras el nacimiento o durante el baño; la ropa, las sábanas o los pañales mojados, o la pérdida insensible de agua de la piel o los pulmones. Las estrategias de prevención incluyen el secado del bebé inmediatamente después del parto, el uso de una bolsa o envoltura de plástico, mantener al bebé y su ropa secos, retrasar el primer baño, y colocar al neonato en una incubadora humidificada.

B. **Radiación.** Esta modalidad se produce cuando los lactantes están cerca pero no en contacto directo con superficies frías, como las paredes/ventanas circundantes frías o los lados de la incubadora. Esta es la vía predominante de pérdida de calor en los neonatos prematuros > 28 semanas y en los bebés a término. Las estrategias preventivas incluyen el aumento de la temperatura ambiental, la colocación de un gorro en la cabeza del neonato, el uso de una bolsa o envoltura de plástico, el uso de incubadoras de doble pared y evitar la colocación de la incubadora o los moisés cerca de ventanas frías o rejillas de ventilación del aire acondicionado.

C. **Conducción.** Se produce cuando los bebés están en contacto directo con superficies frías, como una báscula, un colchón o mantas frías. Las estrategias preventivas incluyen el uso de un colchón exotérmico, el cuidado piel con piel, la colocación del neonato en una cama precalentada en el momento del parto y la colocación de una manta caliente entre el bebé y cualquier superficie fría.

D. **Convección.** La pérdida de calor se produce cuando hay corrientes de aire procedentes de puertas abiertas o aires acondicionados. Las estrategias preventivas incluyen mantener las puertas de las incubadoras cerradas, colocar al bebé prematuro en una incubadora, calentar el aire inspirado y utilizar el servocontrol de la temperatura de la piel.

IV. **ENTORNO TERMONEUTRAL.** Describe un entorno que minimiza la pérdida de calor. Las condiciones de termoneutralidad se dan cuando la producción de calor (medida por el consumo de oxígeno) es mínima y la temperatura central está dentro del rango normal (tabla 15-1).

V. **MANEJO PARA EVITAR LA PÉRDIDA DE CALOR**

A. Neonato sano a término

1. Las directrices estándar de cuidados térmicos incluyen mantener la temperatura de la sala de partos entre 23 y 25 °C o 73 y 77 °F (Programa de Reanimación Neonatal)/25 °C o 77 °F (Organización Mundial de la Salud), secar de inmediato al neonato (especialmente la cabeza) y aplicar un gorro —si se dispone de él— para evitar una pérdida significativa de calor a través del cuero cabelludo, retirar las mantas húmedas y envolver al recién nacido en mantas precalentadas. También es importante precalentar las superficies de contacto y minimizar las corrientes de aire.

2. La exploración en la sala de partos debe realizarse con el bebé bajo un calentador radiante. Para las exploraciones prolongadas debe utilizarse una sonda cutánea con servocontrol para mantener la temperatura de la piel a 37 °C (98.6 °F).

3. Los cuidados piel con piel durante las primeras 1 o 2 h de vida ofrecen un enfoque práctico y eficaz para conseguir un entorno térmico neutro. Este método tiene la ventaja añadida de promover la lactancia materna temprana.

B. Neonato prematuro

1. Deben seguirse las pautas estándar de cuidados térmicos. Cabe destacar que no se ha comprobado que la práctica del pinzamiento tardío del cordón umbilical contribuya a la hipotermia.

2. Las intervenciones adicionales inmediatamente después del nacimiento pueden optimizar la termorregulación.

a. En los bebés extremadamente prematuros deben utilizarse barreras para evitar la pérdida de calor. Estos bebés deben ser colocados en una bolsa de polietileno de manera inmediata después del nacimiento; el cuerpo húmedo se coloca en la bolsa desde el cuello hacia abajo. Las envolturas y bolsas de plástico, que son baratas y están ampliamente disponibles, también son eficaces en los bebés nacidos en < 29 semanas.

b. Se ha comprobado que los colchones de gel son tan eficaces como las bolsas de plástico y las envolturas. Todo ello puede utilizarse en combinación en el momento del parto. El lactante debe colocarse en un colchón térmico (con funda de tela) y envolverse en una bolsa de plástico/envoltura sin secarse. Hay que tener cuidado para evitar la hipertermia.

Tabla 15-1. Temperaturas ambientales térmicas neutras

Edad y peso	Temperatura*	
	Al inicio (°C)	Rango (°C)
0-6 horas		
< 1 200 g	35.0	34.0-35.4
1 200-1 500 g	34.1	33.9-34.4
1 501-2 500 g	33.4	32.8-33.8
> 2 500 g (y > 36 semanas de gestación)	32.9	32.0-33.8
6-12 horas		
< 1 200 g	35.0	34.0-35.4
1 200-1 500 g	34.0	33.5-34.4
1 501-2 500 g	33.1	32.2-33.8
> 2 500 g (y > 36 semanas de gestación)	32.8	31.4-33.8
12-24 horas		
< 1 200 g	34.0	34.0-35.4
1 200-1 500 g	33.8	33.3-34.3
1 501-2 500 g	32.8	31.8-33.8
> 2 500 g (y > 36 semanas de gestación)	32.4	31.0-33.7
24-36 horas		
< 1 200 g	34.0	34.0-35.0
1 200-1 500 g	33.6	33.1-34.2
1 501-2 500 g	32.6	31.6-33.6
> 2 500 g (y > 36 semanas de gestación)	32.1	30.7-33.5
36-48 horas		
< 1 200 g	34.0	34.0-35.0
1 200-1 500 g	33.5	33.0-34.1
1 501-2 500 g	32.5	31.4-33.5
> 2 500 g (y > 36 semanas de gestación)	31.9	30.5-33.3

(continúa)

Tabla 15-1. (continuación)

Edad y peso	Temperatura*	
	Al inicio (°C)	Rango (°C)
48-72 horas		
< 1 200 g	34.0	34.0-35.0
1 200-1 500 g	33.5	33.0-34.0
1 501-2 500 g	32.3	31.2-33.4
> 2 500 g (y > 36 semanas de gestación)	31.7	30.1-33.2
72-96 horas		
< 1 200 g	34.0	34.0-35.0
1 200-1 500 g	33.5	33.0-34.0
1 501-2 500 g	32.2	31.1-33.2
> 2 500 g (y > 36 semanas de gestación)	31.3	29.8-32.8
4-12 días		
< 1 500 g	33.5	33.0-34.0
1 501-2 500 g	32.1	31.0-33.2
> 2 500 g (y > 36 semanas de gestación)		
4-5 días	31.0	29.5-32.6
5-6 días	30.9	29.4-32.3
6-8 días	30.6	29.0-32.2
8-10 días	30.3	29.0-31.8
10-12 días	30.1	29.0-31.4
12-14 días		
< 1 500 g	33.5	32.0-34.0
1 501-2 500 g	32.1	31.0-33.2
> 2 500 g (y > 36 semanas de gestación)	29.8	29.0-30.8
2-3 semanas		
< 1 500 g	33.1	32.2-34.0
1 501-2 500 g	31.7	30.5-33.0
		(continúa)

Tabla 15-1. Temperaturas ambientales térmicas neutras (*continuación*)

Edad y peso	Temperatura*	
	Al inicio (°C)	Rango (°C)
3-4 semanas		
< 1 500 g	32.6	31.6-33.6
1 501-2 500 g	31.4	30.0-32.7
4-5 semanas		
< 1 500 g	32.0	31.2-33.0
1 501-2 500 g	30.9	29.5-32.2
5-6 semanas		
< 1 500 g	31.4	30.6-32.3
1 501-2 500 g	30.4	29.0-31.8

* En general, los bebés más pequeños de cada grupo de peso requerirán una temperatura en la parte más alta del rango de temperaturas. Dentro de cada intervalo de tiempo, los bebés más pequeños requieren las temperaturas más altas.

Fuente: Reimpresa de Fanaroff AA, Klaus MH. The physical environment. En: Fanaroff AA, Fanaroff JM, eds. *Klaus and Fanaroff's Care of the High Risk Neonate*. 6th ed. Philadelphia, PA: Elsevier Saunders; 2013:132-150. Copyright © 2013 Elsevier. Con autorización.

    c. Debe utilizarse una cuna de calor radiante durante la reanimación y la estabilización, y las sondas de temperatura servocontroladas deben colocarse rápidamente en el recién nacido. Debe utilizarse una incubadora con calefacción para el transporte.

    d. Las fuentes de calor externas, incluidos los cuidados piel con piel (> 28 semanas) y los colchones TransWarmer, han demostrado una reducción del riesgo de hipotermia.

3. En la unidad de cuidados intensivos neonatales (UCIN), los lactantes requieren un entorno termoneutral para minimizar el gasto energético y optimizar el crecimiento; el modo piel o el servocontrol pueden configurarse para que el termostato interno de la incubadora responda a los cambios en la temperatura de la piel del lactante a fin de garantizar una temperatura normal a pesar de cualquier fluctuación ambiental. Si no se puede utilizar una sonda cutánea debido a los posibles daños en la piel de los bebés prematuros pequeños, la incubadora debe mantenerse a una temperatura adecuada en modo aire (véase la tabla 15-1).

4. Se ha demostrado que la humidificación de las incubadoras reduce la pérdida de calor por evaporación y disminuye la pérdida insensible de agua; suele utilizarse para los pacientes < 1 200 g o 30 a 32 semanas de gestación durante los primeros 10 a 14 días después del nacimiento. Los riesgos y la preocupación por la posible contaminación bacteriana se han abordado en los diseños actuales de las incubadoras, que incluyen dispositivos de calentamiento que elevan

la temperatura del agua a un nivel que destruye la mayoría de los organismos. En particular, el agua se transforma en un vapor gaseoso y no en una niebla, lo que elimina la gota de agua en el aire como medio de infección.

5. Las camas calefactoras abiertas servocontroladas pueden utilizarse para lo neonatos muy enfermos cuando el acceso es importante. El uso de una tienda de campaña elaborada con plástico o de cremas de barrera como Aquaphor (o aceite de semilla de girasol en entornos con recursos limitados) evitan tanto la pérdida de calor por convección como la pérdida insensible de agua (véase capítulo 23). Debido al riesgo potencial de infección, estas cremas y aceite deben utilizarse con moderación y no por más de 72 h después del parto.

6. Las incubadoras están diseñadas para reducir las cuatro formas de pérdida de calor: evaporación, conducción, radiación y convección. Las incubadoras de doble pared reducen aún más la pérdida de calor, principalmente por radiación y, en menor medida, por conducción.

7. La tecnología actual incluye dispositivos híbridos como el Versalet Incuwarmer (Hill-Rom Air-Shields, Batesville, Indiana) y la Giraffe OmniBed (Ohmeda Medical, Madison, Wisconsin). Ofrecen las características de una cama radiante tradicional y de una incubadora en un solo dispositivo. Esto permite la conversión sin problemas entre los modos, lo que minimiza el estrés térmico y permite un fácil acceso al bebé para los procedimientos de rutina y de emergencia. Los calentadores Panda (GE Healthcare Products, Chicago, Illinois) en el entorno de la sala de partos ofrecen las características de un calentador tradicional con la capacidad añadida de proporcionar oxígeno mezclado al neonato.

8. Los bebés prematuros en condiciones relativamente estables pueden vestirse con ropa y gorros y cubrirse con una manta. Esta intervención ofrece una gama más amplia de temperaturas ambientales seguras. La frecuencia cardiaca y la respiración deben vigilarse continuamente porque la ropa puede limitar la observación.

VI. RIESGOS DE LOS MÉTODOS DE CONTROL DE LA TEMPERATURA

A. **Hipertermia.** Un calentador servocontrolado puede generar un exceso de calor, lo que puede provocar una hipertermia grave si la sonda se despega de la piel del bebé. Las alarmas de temperatura están sujetas a fallos mecánicos.

B. **Infecciones no detectadas.** El servocontrol de la temperatura puede enmascarar la hipotermia, la hipertermia o la inestabilidad de la temperatura asociadas con infección. Un registro de la temperatura ambiental y del núcleo, junto con la observación de otros signos de sepsis, ayudará a detectar las infecciones.

C. **Agotamiento del volumen.** Los calentadores radiantes pueden provocar un aumento de la pérdida insensible de agua. El peso corporal, la diuresis y el balance de fluidos deben vigilarse estrechamente en los bebés atendidos con calentadores radiantes.

Lecturas recomendadas

Fanaroff AA, Klaus MH. The physical environment. In: Fanaroff AA, Fanaroff JM, eds. *Klaus and Fanaroff's Care of the High-Risk Neonate*. 6th ed. Philadelphia, PA: Elsevier Saunders; 2013:132–150.

McCall EM, Alderdice F, Halliday HL, et al. Interventions to prevent hypothermia at birth in preterm and/or low birthweight infants. *Cochrane Database Syst Rev* 2008;(1):CD004210.

Papile LA, Baley JE, Benitz JE, et al; for the American Academy of Pediatrics Committee on Fetus and Newborn. Hypothermia and neonatal encephalopathy. *Pediatrics* 2014;133(6):1146–1150.

Roychoudhury S, Yusuf K. Thermoregulation: advances in preterm infants. *Neoreviews* 2017;18(12):e692–e702.

Sherman TI, Greenspan JS, St. Clair N, et al. Optimizing the neonatal thermal environment. *Neonatal Netw* 2006;25(4):251–260.

16 Seguimiento de los neonatos muy prematuros y de muy bajo peso al nacer

Jane E. Stewart, Anne Snow-Gallagher
y Jonathan S. Litt

PUNTOS CLAVE

Niños nacidos muy prematuros y con muy bajo peso al nacer (MBPN)

- Tienen un alto riesgo de padecer déficits de desarrollo neurológico y anomalías respiratorias, cardiovasculares y de crecimiento.
- Tienen un mayor riesgo de padecer problemas de aprendizaje y problemas de atención que requieren servicios educativos especiales.
- Tienen un mayor riesgo de presentar una función visual y auditiva anormal y requieren evaluaciones adicionales de detección temprana y seguimiento en los primeros años de vida.
- Requieren un seguimiento especializado a largo plazo para vigilar los problemas médicos y de neurodesarrollo para permitir una identificación e intervención tempranas a fin de optimizar sus resultados a largo plazo.
- Exigir una planificación y coordinación de los cuidados que tenga como objetivo integrar al pediatra de atención primaria, a los proveedores de subespecialidades y a los servicios comunitarios, y que aborde las necesidades tanto del niño como de la familia, dado su riesgo de complejidad médica y de desarrollo.

I. **INTRODUCCIÓN.** De los más de 4 millones de niños que nacen cada año en Estados Unidos (EUA), 2% (88 000) nace muy prematuro, lo que se define como < 32 semanas de edad de gestación (EG). Los avances en la atención obstétrica y neonatal han permitido aumentar la supervivencia de estos niños. Las ramificaciones de esta mejora son enormes, ya que estos bebés corren un mayor riesgo de padecer complicaciones a largo plazo, incluidas secuelas del neurodesarrollo, como retraso cognitivo, parálisis cerebral (PC), problemas de coordinación motora fina y gruesa, dificultades de aprendizaje, problemas visuales y auditivos, y problemas médicos, como son los de tipo respiratorio, cardiovascular y de crecimiento. Cuanto más prematuro es un bebé, mayor es el riesgo de que se produzcan estas dificultades. Por ello, es fundamental que estos niños tengan un seguimiento adecuado a largo plazo que incluya una estrecha vigilancia de los problemas más comunes del neonato prematuro.

II. CUESTIONES DE ATENCIÓN MÉDICA

A. **Salud respiratoria** (véase capítulo 34). Los recién nacidos muy prematuros tienen un alto riesgo de padecer enfermedades respiratorias, especialmente durante el primer año de vida. El desarrollo de los pulmones continúa durante el periodo posnatal, y la exposición al volutrauma y al barotrauma junto con la toxicidad del oxígeno (O_2) pueden impedir este proceso. Esto puede dañar el tejido pulmonar y disminuir el flujo sanguíneo pulmonar. La enfermedad pulmonar resultante puede extenderse hasta la edad adulta.

Aproximadamente 23% de los lactantes de muy bajo peso al nacer (MBPN) y 40% de los de peso extremadamente bajo al nacer (PEBN; peso al nacer $< 1\,000$ g) desarrollan displasia broncopulmonar (DBP) (definida como la dependencia de O_2 más allá de los 28 días con la gravedad evaluada a las 36 semanas de edad posmenstrual [EPM]). Los recién nacidos muy prematuros con DBP tienen más probabilidades de padecer dolencias respiratorias a corto y largo plazos, y deben ser monitorizados para detectar morbilidades relacionadas, como exacerbaciones respiratorias agudas, infecciones de las vías respiratorias superiores e inferiores, hipertensión pulmonar, *cor pulmonale* y retraso tanto del crecimiento como del desarrollo. Los neonatos con DBP grave pueden requerir tratamiento con soporte ventilatorio a largo plazo mediante traqueotomía. Lo más habitual es que los niños con una DBP importante sean dados de alta con una combinación de O_2 suplementario, broncodilatadores, esteroides o diuréticos. A largo plazo, los niños con DBP pueden desarrollar síntomas similares a los del asma en la infancia, que no responden uniformemente a los broncodilatadores. En edades posteriores, los supervivientes de DBP también carecen de un crecimiento de recuperación de la función pulmonar y presentan un declive acelerado de la misma. Es importante señalar que los niños nacidos prematuros que no cumplen los criterios para el diagnóstico de DBP también tienen un mayor riesgo de padecer estas morbilidades respiratorias.

Los problemas respiratorios crónicos provocan una mayor utilización de los servicios sanitarios tras el alta de la unidad de cuidados intensivos neonatales (UCIN). Muchos niños prematuros acuden a los médicos de atención primaria y a los especialistas con sibilancias crónicas e infecciones recurrentes de las vías respiratorias. Los niños con menor peso en la gestación y al nacer son los que sufren la mayor carga de enfermedades respiratorias. Los niños con bajo peso al nacer ($< 1\,500$ g) tienen cuatro veces más probabilidades de ser rehospitalizados durante el primer año que los niños con mayor peso al nacer; hasta 60% son rehospitalizados al menos una vez al llegar a la edad escolar. El riesgo incrementado de hospitalización persiste en la edad escolar temprana; 7% de los niños con MBPN es hospitalizado en determinado momento, en comparación con 2% de los niños con mayor peso al nacer. En un estudio reciente sobre niños extremadamente prematuros, 57% de los nacidos entre las 23 y 25 semanas de gestación, y 49% de los nacidos entre las 26 y 28 semanas de gestación requirieron una nueva hospitalización en los primeros 18 meses de vida. Los ingresos durante el primer año de vida se producen con mayor frecuencia por complicaciones de infecciones respiratorias entre los recién nacidos muy prematuros y de bajo peso al nacer.

1. **O_2 en casa.** Algunos neonatos dados de alta de la UCIN con O_2 suplementario pueden dejarlo en los primeros meses tras el alta, mientras que otros pueden permanecer con O_2 durante 2 años o más. Los lactantes con DBP que son dados de alta a casa con O_2 vuelven a ser hospitalizados con el doble de frecuencia durante los primeros 2 años de vida en comparación con los que no lo son.

2. **Virus respiratorio sincitial (VRS).** El VRS es la causa más importante de infección respiratoria en los neonatos prematuros, sobre todo en los que tienen una enfermedad pulmonar crónica. Para minimizar la enfermedad causada por

el VRS, los lactantes de MBPN deben recibir tratamiento profiláctico con e anticuerpo monoclonal palivizumab (Synagis). La American Academy of Pedia trics (AAP) recomienda el tratamiento durante la temporada del VRS durante a menos el primer año de vida para todos los lactantes nacidos < 29 0/7 semana y los nacidos de 29 0/7 a 31 6/7 semanas de gestación con DBP. Para prevenir la enfermedades causadas por los virus respiratorios, se debe aconsejar a las familia sobre la buena higiene de las manos de todos los que están en contacto estrech con los bebés, evitar la exposición a otras personas con infecciones respiratoria (especialmente los niños pequeños durante la temporada de invierno) y evitar l exposición pasiva al humo del cigarrillo. La vacuna contra la gripe también se recomienda para los recién nacidos de MBPN una vez que tengan más de 6 mese de edad cronológica; hasta entonces, los cuidadores que estén en contacto estre cho con el neonato deberían considerar encarecidamente la posibilidad de recibi la vacuna contra la gripe. Los contactos estrechos también deberían asegurarse de que su inmunidad contra los ferina está actualizada.

3. **Viajes en avión.** En general, no se recomiendan los viajes en avión para lo recién nacidos con DBP debido al mayor riesgo de exposición a infecciones y a la menor presión de la cabina, que da lugar a un menor contenido de O_2 en el aire de la cabina. Si la presión parcial de oxígeno (PaO_2) de un recién nacido es ≤ 80 mm Hg, se necesitará un suplemento de O_2 durante el vuelo.

B. **Vacunas.** Los neonatos con MBPN deben recibir sus vacunas pediátricas de rutina de acuerdo con el mismo calendario que los neonatos a término, con la excepción de la vacuna contra el rotavirus y la hepatitis B. La AAP recomienda la vacunación inicial de los neonatos prematuros en el momento del alta hospitalaria o después de ella, si están clínicamente estables y tienen una edad cronológica de entre 6 semanas y 14 semanas y 6 días. Los bebés que crecen sanos y se encuentran médicamente estables deben recibir la vacuna contra la hepatitis B a partir de los 30 días de edad, independientemente de la EG o del peso al nacer. Si el bebé está preparado para ser dado de alta a casa antes de los 30 días de edad, puede administrarse en el momento del alta a casa. Aunque los estudios que evalúan la respuesta inmunológica a largo plazo a las inmunizaciones rutinarias han demostrado que los títulos de anticuerpos son más bajos en los bebés prematuros, la mayoría alcanza títulos en el rango terapéutico.

C. **Crecimiento.** Los bebés con MBPN tienen una alta incidencia de problemas de alimentación y crecimiento por múltiples razones. Los lactantes con DBP grave tienen mayores necesidades calóricas para un aumento de peso adecuado. Muchos de estos bebés también presentan un desarrollo motor oral anormal o retrasado y muestran aversión oral debido a la estimulación oral negativa durante su vida temprana. El crecimiento debe seguirse cuidadosamente según las curvas de crecimiento estandarizadas (Curvas Internacionales de Crecimiento 2006 de la Organización Mundial de la Salud [OMS]) utilizando la edad del niño corregida por la prematuridad durante los primeros 2 años de vida y, posteriormente, utilizando las curvas estandarizadas de los Centers for Disease Control and Prevention (CDC). Para optimizar el crecimiento suele ser necesaria una densidad calórica suplementaria. Durante los primeros 6 a 12 meses de vida, debe considerarse la posibilidad de utilizar fórmulas especializadas para lactantes prematuros con mayor cantidad de proteínas, calcio y fosfato (añadidas a la leche materna o utilizadas solas) en el caso de lactantes con un crecimiento limitado. Los lactantes con PEBN pueden presentar un crecimiento cercano o inferior al 5.º percentil. Sin embargo, si su crecimiento es paralelo a la curva normal, suelen mostrar un patrón de crecimiento saludable. Los lactantes cuya curva de crecimiento se estanca o cuya trayectoria de crecimiento desciende justifican una evaluación adicional para valorar la ingesta calórica. Si el retraso del crecimiento persiste, debe considerarse la posibilidad de consultar a un gastroenterólogo o endocrinólogo para descartar una patología gastrointestinal, como enfermedad por reflujo gastroesofágico grave, o problemas endocrinológicos, como deficiencia de la hormona del crecimiento. También se recomienda vigilar el aumento de peso excesivo con un ajuste de la densidad calórica si el peso se ha normalizado hasta el percentil 50 o demuestra una rápida aceleración en un lapso corto. Hay algunas pruebas que relacionan el aumento rápido de peso de los neonatos de bajo peso al nacer (BPN) con la acumulación excesiva de adiposidad y los riesgos subsiguientes de obesidad en la edad adulta y morbilidades asociadas.

La colocación de una sonda gástrica puede ser necesaria en un pequeño subgrupo de pacientes con problemas graves de alimentación. Los problemas de alimentación prolongados son frecuentes en esta población de niños, y suelen requerir una alimentación especializada y una terapia motora oral para dejar de manera definitiva la alimentación por sonda gástrica.

1. Anemia. Los bebés con MBPN corren el riesgo de padecer anemia por deficiencia de hierro y deben recibir un suplemento de hierro durante los primeros 12 a 15 meses de vida.

2. Raquitismo. Los lactantes de MBPN que han tenido déficits nutricionales en la ingesta de calcio, fósforo o vitamina D tienen un mayor riesgo de raquitismo. Los neonatos con mayor riesgo son los tratados con nutrición parenteral a largo plazo y furosemida y los que tienen una menor absorción de vitamina D debido a la malabsorción de grasas. Los bebés con raquitismo diagnosticados en la UCIN pueden necesitar una suplementación continua de calcio, fósforo y vitamina D durante el primer año de vida. También debe proporcionarse un suplemento de vitamina D (400 UI/día) a todos los lactantes dados de alta a su domicilio que son amamantados o que toman menos de 1 L de fórmula al día, lo que es suficiente para proporcionar 400 UI/día.

D. **Problemas sensoriales.** Los problemas sensoriales que necesitan un seguimiento especial son la visión y la audición.

1. Seguimiento oftalmológico (véase capítulo 67). Los neonatos con retinopatía del prematuro (RP) grave tienen un mayor riesgo de padecer una pérdida de visión significativa o ceguera en caso de desprendimiento de retina. El riesgo de retinopatía grave es mayor en la población de niños con PEBN, en la que la incidencia de ceguera es de 2 a 9%. Los bebés que han necesitado tratamiento con láser o bevacizumab (Avastin®) justifican una estrecha vigilancia adicional para garantizar que la retina del bebé se vascularice completamente sin complicaciones.

Además de la retinopatía del prematuro, otras afecciones oftalmológicas que se observan en los graduados de la UCIN son las siguientes:

a. **Errores de refracción.** Son más frecuentes en los prematuros que en los niños a término. La miopía es el problema más común y puede ser grave. La hipermetropía también es más frecuente en los bebés prematuros. La visión se corrige con gafas.

b. **Ambliopía** (visión reducida causada por la falta de uso de un ojo durante la edad crítica para el desarrollo visual). Es más frecuente en los bebés prematuros, generalmente relacionada con estrabismo, anisometropía o error de refracción bilateral elevado (ametropía bilateral). La ambliopía puede convertirse en permanente si no se trata antes de los 6 a 10 años de edad.

c. **Estrabismo.** También conocido como desalineación de los ojos, es más común en los bebés prematuros, especialmente en aquellos con antecedentes de RP, hemorragia intracraneal o lesión de la materia blanca; la forma más común es la esotropía (ojos cruzados), aunque también se producen la exotropía ("ojo de pared") y la hipertropía (desalineación vertical de los ojos, de modo que un ojo está más alto que el otro). El estrabismo puede tratarse con parches oculares, gotas de atropina, lentes correctoras o cirugía, dependiendo de la causa.

d. Anisometropía. Definida como una diferencia sustancial en el error de refracción entre los dos ojos, se produce con más frecuencia en los bebés prematuros que en los nacidos a término. Como los ojos no pueden acomodarse (enfocar) por separado, el ojo con el mayor error de refracción puede desarrollar ambliopía. El tratamiento de la anisometropía es la corrección de la visión con gafas.

e. En los neonatos que han tenido una RP grave, incluidos los tratados con terapia láser, existe un mayor riesgo de cataratas, glaucoma, desprendimiento de retina tardío, desarrollo anormal de la visión de los colores y déficit del campo visual. Se sabe que los bebés que han recibido tratamiento con bevacizumab intravítreo (Avastin®) presentan un retraso en la maduración de los vasos de la retina. Los posibles resultados a largo plazo de este tratamiento aún se desconocen y se están estudiando actualmente.

f. Todos los niños de MBPN deben tener un seguimiento con un oftalmólogo con experiencia en problemas oftalmológicos relacionados con la prematuridad. En los primeros meses de vida debe realizarse un seguimiento estrecho hasta que los vasos de la retina hayan alcanzado la madurez. Las evaluaciones posteriores deben realizarse entre los 8 y los 12 meses de edad y, después, según la recomendación del oftalmólogo, normalmente de forma anual o, como muy tarde, a los 3 años de edad.

2. **Seguimiento de la audición.** La pérdida de audición se produce aproximadamente entre 2 y 11% de los neonatos de MBPN. La prematuridad aumenta el riesgo de pérdida auditiva tanto neurosensorial como conductiva. Todos los niños de MBPN deben ser examinados en el periodo neonatal y de nuevo antes del año de edad (antes si los padres están preocupados o si el niño tiene otros factores de riesgo de pérdida auditiva) (véase capítulo 68). También hay pruebas de que los bebés con MBPN tienen un mayor riesgo de disincronía auditiva (también llamada neuropatía auditiva) y problemas de procesamiento auditivo central.

3. **Problemas dentales.** Se ha observado que los bebés con MBPN tienen una mayor incidencia de hipoplasia y decoloración del esmalte. La intubación oral prolongada en el periodo neonatal puede provocar una deformación del paladar y de la cresta alveolar que afecta al desarrollo de los dientes. Se recomienda el inicio de la administración rutinaria de fluoruro a los 6 meses de edad, así como la remisión a un dentista pediátrico durante los primeros 12 meses de vida.

III. **RESULTADOS DEL NEURODESARROLLO.** Los recién nacidos prematuros tienen un mayor riesgo de padecer resultados adversos en su desarrollo neurológico en comparación con los recién nacidos a término. Los factores de riesgo de los problemas de desarrollo neurológico son multifactoriales e incluyen factores de riesgo perinatal, así como exposiciones ambientales. Una mayor EG y un mayor peso al nacer se asocian con un menor riesgo de retraso del desarrollo. Los factores de riesgo perinatales para el retraso del desarrollo incluyen DBP, enterocolitis necrosante, sepsis de aparición tardía, RP y neuroimágenes anormales. Los factores de riesgo ambientales para un desarrollo más deficiente son el idioma hablado distinto del inglés, la raza negra, un bajo nivel educativo de los padres y un bajo nivel socioeconómico (NSE). Curiosamente, el impacto de los factores de riesgo perinatales parece disminuir con el tiempo, mientras que la influencia de los factores ambientales se hace más prominente.

A. **Problemas neuromotores.** Los bebés prematuros tienen un riesgo entre 70 y 80 veces mayor de padecer parálisis cerebral en comparación con los nacidos a término. El tipo más común de parálisis cerebral es la diplejía espástica. Resulta alentador que un análisis del desarrollo motor en una gran cohorte de bebés extremadamente prematuros revelara una mejora de la función motora entre los 18 y los 26 meses. Aunque solo entre 10 y 12% de los niños nacidos muy prematuros presentan deficiencias neurológicas graves (como la parálisis cerebral) en la edad escolar, entre 25 y 50% resultan afectados por problemas motores más sutiles. Las anomalías motoras transitorias incluyen movimientos generales (MG) anormales, distonía e inestabilidad postural. Estos trastornos suelen alcanzar un pico durante los primeros 2 a 5 meses después del término y luego se resuelven con el tiempo. Los trastornos de aparición tardía incluyen retrasos en la motricidad fina y gruesa, anomalías neuromotoras persistentes (asimetrías) y problemas de coordinación y planificación motora. Tanto los problemas motores transitorios como los de larga duración en los bebés requieren la evaluación y el tratamiento de fisioterapeutas y terapeutas ocupacionales. Estos servicios suelen prestarse en el hogar a través de los programas locales de intervención temprana. Algunos bebés con parálisis cerebral son candidatos a recibir tratamiento con aparatos ortopédicos u otros equipos de adaptación. Los niños con hemiparesia pueden ser candidatos a una terapia de restricción. Los niños con una espasticidad importante son candidatos al tratamiento con inyecciones de toxina botulínica A (bótox). En caso de espasticidad grave, puede ser útil el tratamiento con baclofeno (oral o a través de un catéter intratecal con una bomba subcutánea). Los niños mayores son candidatos a procedimientos quirúrgicos. Los niños con problemas neurosensoriales requieren la coordinación de servicios clínicos y programas de desarrollo adecuados. En el caso de los niños mayores, es importante consultar con las escuelas y participar en un plan educativo.

B. **Deterioro cognitivo.** El riesgo de deterioro cognitivo en los recién nacidos prematuros se asocia con el grado de prematuridad, la presencia de lesiones cerebrales en las neuroimágenes, un bajo nivel educativo de los padres y el nivel socioeconómico. La capacidad cognitiva suele evaluarse mediante una escala establecida, como la Bayley Scales of Infant and Toddler Development o la Mullen Scales of Early Learning. Existen otros instrumentos, pero sus propiedades psicométricas no son tan sólidas.

En los primeros 2 años de vida, la incidencia de deterioro cognitivo es de 30 a 40% en los bebés extremadamente prematuros y muy prematuros. Los bebés con MBPN tienden a tener puntuaciones algo más bajas en estas escalas que los bebés a término, pero muchos siguen estando dentro del rango normal. El porcentaje de bebés con puntuaciones $>$ 2 desviaciones estándar por debajo de la media es de 5 a 20% para los bebés con MBPN y 14 a 40% para los bebés con PEBN. La mayoría de los estudios refleja el estado de los niños menores de 2 años. Entre los niños de más edad, el porcentaje de niños gravemente afectados parece ser el mismo, pero el porcentaje con fracaso escolar o problemas escolares llega a 50%, con tasas de 20% incluso entre los niños con puntuaciones medias de CI. Cuando se evaluó a los niños entre los 8 y 11 años de edad, los problemas de aprendizaje, en particular los relacionados con las capacidades visuales, espaciales y motoras, la expresión escrita y el funcionamiento verbal, eran más frecuentes en los niños con PEBN (sin problemas neurológicos diagnosticados) en comparación con los niños a término de situación sociodemográfica similar. Más de 50% de los bebés con PEBN necesita algún tipo de asistencia educativa especial, en comparación con $<$ 15% de los bebés sanos a término. Los estudios sobre adolescentes y adultos supervivientes nacidos prematuramente son limitados, pero reflejan problemas constantes, como tasas más bajas de logros educativos, menores ingresos y mayores niveles de desempleo. Sin embargo, un reporte sobre los niños con PEBN evaluados en la adolescencia con medidas de autoestima señaló que no difieren de los controles a término. Es esencial realizar un seguimiento longitudinal adicional de estos niños hasta la edad adulta temprana, evaluando medidas de calidad de vida además de la incidencia de la discapacidad del neurodesarrollo.

La derivación a los **programas de intervención temprana** en el momento del alta de la UCIN permite la identificación temprana de los niños con retrasos y la derivación a la terapia de los especialistas en educación y los logopedas cuando sea apropiado. Los niños con retrasos graves en el lenguaje también pueden beneficiarse de la derivación a programas especiales de comunicación que utilizan tecnología adaptativa para mejorar el lenguaje y la comunicación. Los cuidadores pueden necesitar una ayuda importante no solo para comprender la importancia de las intervenciones especializadas, sino también para orientarse en la idiosincrasia de los programas disponibles. Las presiones de la atención médica administrada, la disponibilidad de especialistas específicos dentro de los programas y la calidad y frecuencia de cada servicio directo que debe prestarse pueden variar significativamente de un programa a otro. Es posible que los padres y cuidadores no conozcan estos factores, y esto a su vez podría afectar a la prestación de servicios cruciales en un periodo de desarrollo crítico de suma importancia.

C. **Dificultades de comunicación social.** Estas son cada vez más preocupantes en la población de niños prematuros. La prematuridad es un factor de riesgo identificado para el trastorno del espectro autista (TEA), con una tasa de prevalencia de 7% basada en un gran estudio prospectivo y un metaanálisis. Los factores de riesgo de TEA en los bebés prematuros incluyen una EG y un peso al nacer menores, hemorragia intracraneal y enfermedad pulmonar aguda y crónica. La relación entre la EG y el riesgo de TEA es significativa, ya que existe una mayor probabilidad de TEA con cada reducción de la semana de prematuridad entre las semanas 25 y 31. La probabilidad de un diagnóstico posterior de TEA es de 22.6% para los bebés nacidos a las 25 semanas de gestación *versus* 6% con 31 semanas de gestación. Esta tendencia es más sólida para las mujeres que para los hombres. La trayectoria del desarrollo de los niños prematuros que desarrollan TEA muestra un patrón de disminución del desarrollo mental entre los 12 y los 24 meses de edad. El perfil de desarrollo de los niños prematuros con más probabilidades de ser diagnosticados de TEA se caracteriza por unas puntuaciones cognitivas bajas a los 6 meses y un mayor declive a lo largo del tiempo. El diagnóstico de TEA suele implicar una evaluación semiestructurada de la comunicación social y las habilidades de juego del niño mediante el Programa de Observación para el Diagnóstico del Autismo (ADOS, por sus siglas en inglés). Los clínicos experimentados pueden realizar diagnósticos fiables a partir del segundo año de vida. En el caso de los niños a los que no se les diagnostica un TEA, las dificultades sociales menos graves pueden incluir dificultades para establecer amistades, mayor retraimiento social y habilidades sociales más pobres. Tras un diagnóstico de TEA, la coordinación con la intervención temprana es fundamental para establecer estrategias de intervención conductual que tengan como objetivo el desarrollo de habilidades de comunicación social y la reducción de intereses limitados y de comportamientos repetitivos y difíciles.

D. **Nacimientos prematuros moderados y tardíos (PMT)** (de 34 a 37 semanas de gestación). Dado que este tipo de nacimientos constituye la mayoría de los bebés prematuros, los problemas de desarrollo a largo plazo en esta población tienen potencialmente una gran influencia en la salud pública. A los 2 años de edad corregida, los niños PMT tenían un rendimiento más pobre en los dominios cognitivo, lingüístico y motor en comparación con los controles nacidos a término. La disparidad fue mayor en el ámbito del lenguaje, en el que los niños PMT tenían tres veces más probabilidades de presentar deficiencias que sus compañeros nacidos a término, con un lenguaje receptivo y expresivo igualmente afectado. También es muy preocupante que los niños PMT parecen tener un riesgo mucho mayor de padecer deficiencias motoras y retrasos en la competencia social.

E. Salud emocional y conductual

1. **Sueño.** Los neonatos prematuros tienen una mayor tasa de problemas de sueño en comparación con los nacidos a término. La causa suele ser multifactorial, con componentes médicos y conductuales. La paciencia y la previsibilidad son requisitos importantes que hay que tener presentes cuando se atiende a los niños prematuros. Es importante recordar a los padres que su bebé debe dormir en posición supina en una cuna o moisés, según las directrices de la AAP para la seguridad del sueño infantil y la reducción del riesgo de síndrome de muerte súbita del lactante (SMSL). Se debe desaconsejar tanto el colecho con los padres como que los bebés duerman en mecedoras o sillas de coche. Los padres pueden beneficiarse de los libros sobre el entrenamiento del sueño o, en los casos más graves, de la remisión a un especialista del sueño.

2. **Problemas de comportamiento.** Los niños con MBPN corren un mayor riesgo de padecer problemas de conducta relacionados con una escasa autorregulación del comportamiento, que pueden incluir un comportamiento hiperactivo/agresivo y problemas de atención; sensibilidades sensoriales, y ansiedad, depresión y síntomas somáticos. Los problemas reportados en los dos primeros años incluyen síntomas somáticos, así como una menor orientación social y escasas habilidades de juego de simulación. En los años de preescolar, los recién nacidos muy prematuros muestran mayores dificultades de comportamiento en la mayoría de los ámbitos, como hiperactividad, problemas de conducta, desregulación emocional, problemas con los compañeros y menor comportamiento prosocial. En la edad escolar, el trastorno psiquiátrico más frecuente es el subtipo inatento del trastorno por déficit de atención e hiperactividad, con una prevalencia estimada de 7 a 23%, seguido de trastornos emocionales como ansiedad (9%) y TEA (3.6 a 8%). Los hallazgos de investigaciones recientes indican que las lesiones parenquimatosas/agrandamiento ventricular durante el periodo neonatal predicen dificultades atencionales sin hiperactividad en estos niños. Los factores de riesgo ambientales para los problemas de conducta incluyen cuestiones como estrés en la familia, depresión materna, dificultades económicas y tabaquismo. La detección de los problemas de conducta se consigue, en la mayoría de los casos, mediante una entrevista con los padres y el uso de escalas desarrolladas para obtener las preocupaciones de los padres y los profesores. El tratamiento depende de la naturaleza del problema y del grado de alteración funcional. Algunos problemas pueden tratarse con programas educativos especiales; otros pueden implicar la derivación a servicios de psicoterapia basados en el comportamiento.

3. **Salud mental de los padres.** Más de 40% de las madres de neonatos prematuros sufre depresión. Más de un tercio de las madres puede experimentar un trastorno de estrés agudo entre los 3 y 5 días posteriores al ingreso de su bebé en la UCIN, y 15% desarrolla un trastorno de estrés postraumático (TEPT) al mes. La ansiedad y la depresión maternas en el periodo posnatal pueden interferir en el apego materno-infantil y se asocian con peores resultados del desarrollo. La salud mental paterna está menos estudiada, pero la evidencia disponible apunta a que los síntomas paternos de ansiedad y depresión predicen una interacción madre-hijo y resultados del desarrollo más pobres. Se recomienda el cribado de los padres de la UCIN para detectar la depresión posparto o el TEPT, cuya identificación ofrece la oportunidad de intervenir para mejorar tanto la salud de los padres como la del niño.

IV. PROGRAMAS DE SEGUIMIENTO DE LACTANTES DE ALTO RIESGO. Establecidos inicialmente como importantes fuentes de datos de garantía de calidad para la atención en la UCIN, los programas de seguimiento se han convertido en un servicio sanitario en sí mismo que proporciona apoyo médico y de desarrollo a los egresados de la UCIN con el objetivo de optimizar los resultados de salud de los neonatos y sus familias. Las actividades pueden incluir lo siguiente:

A. Manejo de las secuelas asociadas con la prematuridad. A medida que los bebés más pequeños sobreviven, aumenta el riesgo de secuelas crónicas. Estas incluyen morbilidades médicas como la DBP, problemas de alimentación y crecimiento deficiente. También pueden incluir problemas neurológicos, conductuales y neurosensoriales como parálisis cerebral, déficits de atención, deficiencias visuales o auditivas, y retrasos en el desarrollo.

B. Evaluación consultiva y derivación. Independientemente de la morbilidad específica en el momento del alta, los egresados de la UCIN requieren vigilancia en busca de la aparición de una variedad de problemas que pueden requerir la derivación y coordinación de múltiples servicios preventivos y de rehabilitación.

C. Seguimiento de los resultados. La información sobre los problemas de salud y el uso de los servicios por parte de los egresados de la UCIN es fundamental tanto para evaluar el efecto de los servicios como para asesorar a los padres sobre el futuro de cada niño.

D. Estructura del programa

1. La población que requiere cuidados de seguimiento difiere con base en cada UCIN y la disponibilidad y calidad de los recursos comunitarios. La mayoría de los programas utiliza como criterio alguna combinación de EG, peso al nacer y complicaciones específicas. Los criterios deben ser explícitos y bien comprendidos por todos los miembros del equipo de la UCIN, con mecanismos desarrollados para identificar y derivar a los niños apropiados.

2. Las visitas dependen de las necesidades del bebé y de los recursos de la comunidad. Algunos programas recomiendan una primera visita a las pocas semanas del alta para evaluar la transición al hogar. Si algún problema agudo no determina otra cosa, se programan visitas futuras para evaluar el progreso en las actividades clave. En ausencia de necesidades de atención aguda, los pacientes suelen ser evaluados a intervalos de 6 meses.

E. Contenido del programa

1. Dado que el objetivo de los cuidados de seguimiento es mejorar la función individual y familiar, el personal debe tener una amplia experiencia, que incluya (i) habilidad clínica en el manejo de las secuelas de la prematuridad; (ii) capacidad para realizar evaluaciones de diagnóstico neurológico y cognitivo; (iii) familiaridad con los problemas pediátricos generales que presentan los bebés prematuros; (iv) capacidad para tratar a niños con problemas médicos, motores y cognitivos complejos; (v) conocimiento de la disponibilidad de programas comunitarios y del proceso de derivación a los mismos, y (vi) facilidad para proporcionar una atención centrada en la familia, culturalmente competente y con conocimiento de los traumas. Las familias necesitarán diversos grados de asesoramiento y orientación.

2. Los métodos para evaluar el progreso de un individuo dependen de la necesidad de una evaluación directa por parte de los profesionales sanitarios y de la calidad de los servicios de atención primaria y de intervención temprana. Existen diversos enfoques indirectos para evaluar el progreso del desarrollo, como las encuestas a los padres, que proporcionan información para identi-

ficar a los niños que presentan retrasos u otros problemas de desarrollo y que justifican una evaluación o una intervención más exhaustiva. Esta estrategia de evaluación inicial puede ser útil cuando a las familias les resulta difícil recorrer la distancia hasta los centros médicos o para reducir los costos del programa. Los miembros del equipo de personal y los consultores recomendados son: pediatra (especialista en desarrollo o neonatólogo), becarios de neonatología o los residentes de pediatría (para formación), neurólogo pediátrico, neumólogo, fisioterapeuta, psicólogo, terapeuta ocupacional, dietista, especialista en habla y lenguaje, y trabajador social.

F. **Consideraciones especiales**

1. Integración de los cuidados. Los niños prematuros suelen recibir atención de múltiples proveedores de subespecialidades y servicios de apoyo comunitarios, además de su pediatra. La atención se integra entre los miembros del equipo y entre los distintos entornos para garantizar que se satisfagan las necesidades y que no se pasen por alto o se dupliquen. Los nuevos modelos de atención integrada sitúan al niño y a la familia en el centro de una red de proveedores y proporcionan herramientas para medir la eficacia, la calidad y el valor de la atención a los niños con complejidad médica y de desarrollo.

2. Función y apoyo de la familia y los padres. Tener un bebé prematuro suele ser una experiencia extremadamente estresante para los padres. Es esencial proporcionar atención especializada en cuanto a evaluación, asesoramiento de apoyo y recursos a las familias que cuidan de un bebé de bajo peso al nacer y prestar especial atención a los problemas de afectividad y ansiedad posparto tras la experiencia potencialmente traumática de tener un bebé en estado crítico. El equipo debe proporcionar orientación conductual especializada y asesoramiento de apoyo, además de facilitar la derivación a proveedores de la comunidad para obtener atención adicional. También es importante abordar las necesidades básicas de las familias, como problemas de seguro médico, descanso, defensa de los servicios en la comunidad, recursos financieros y estrés marital.

Lecturas recomendadas

Bhutta AT, Cleves MA, Casey PH, et al. Cognitive and behavioral outcomes of school-aged children who were born preterm: a meta-analysis. *JAMA* 2002;288(6):728–737. doi:10.1001/jama.288.6.728.

Delobel-Ayoub M, Arnaud C, White-Koning M, et al. Behavioral problems and cognitive performance at 5 years of age after very preterm birth: the EPIPAGE study. *Pediatrics* 2009;123(6):1485–1492.

Eves R, Mendonça M, Baumann N, et al. Association of very preterm birth or very low birth weight with intelligence in adulthood: an individual participant data meta-analysis. *JAMA Pediatr* 2021;175(8):e211058. doi:10.1001/jamapediatrics.2021.1058.

Glass H, Costarino AT, Stayer SA, et al. Outcomes for extremely premature infants. *Anesth Analg* 2015;120(6):1337–1351.

Greenough A. Long-term respiratory consequences of premature birth at less than 32 weeks of gestation. *Early Hum Dev* 2013;89(suppl 2):S25–S27.

Larroque B, Ancel P-Y, Marret S, et al. Neurodevelopmental disabilities and special care of 5-year-old children born before 33 weeks of gestation (the EPIPAGE study): a longitudinal cohort study. *Lancet* 2008;371(9615):813–820.

Pike KC, Lucas JS. Respiratory consequences of late preterm birth. *Paediatr Respir Rev* 2015;16(3):182–188.

Taylor GL, Joseph RM, Kuban KCK, et al. Changes in neurodevelopmental outcomes from age 2 to 10 years for children born extremely preterm. *Pediatrics* 2021;147(5):e2020001040.

Wadhawan R, Oh W, Vohr BR, et al. Neurodevelopmental outcomes of triplets or higher-order extremely low birth weight infants. *Pediatrics* 2011;127:e654–e660.

Wood NS, Costeloe K, Gibson AT, et al. The EPICure study: associations and antecedents of neurological and developmental disability at 30 months of age following extremely preterm birth. *Arch Dis Child Fetal Neonatal Ed* 2005;90(2):F134–F140.

Woodward LJ, Anderson PJ, Austin NC, et al. Neonatal MRI to predict neurodevelopmental outcomes in preterm infants. *N Engl J Med* 2006;355:685–694.

Transporte neonatal

Monica E. Kleinman

PUNTOS CLAVE

- Siempre que sea posible, el transporte de la madre y el feto antes del parto es preferible al transporte posnatal.
- Los recién nacidos transportados por vía aérea están sometidos a tensiones fisiológicas específicas asociadas con la altitud.
- El riesgo del transporte entre centros puede reducirse mediante el uso de equipos de transporte neonatal especialmente capacitados y equipados.

I. **INTRODUCCIÓN.** La regionalización de los servicios perinatales hace necesario el transporte entre centros de los recién nacidos que requieren cuidados intensivos o tratamiento especializado. La mayoría de los expertos coincide en que, siempre que sea posible, es preferible realizar un traslado prenatal seguro y rápido de la madre a un centro con los recursos necesarios antes del parto de un recién nacido de alto riesgo. Desgraciadamente, algunos bebés que requieren atención neonatal experta no son identificables antes del nacimiento, y otros nacen o requieren un parto demasiado rápido para permitir el traslado materno-fetal. Es importante que exista un sistema de derivación oportuna, una comunicación clara de la información y recomendaciones, así como el acceso a personal especialmente capacitado que pueda proporcionar reanimación neonatal y estabilización antes y durante el transporte.

II. INDICACIONES

A. Se debe considerar el transporte interhospitalario si los recursos médicos o el personal necesario para la atención neonatal especializada no están disponibles en el hospital del nacimiento. Dado que no siempre se puede predecir el nacimiento de un bebé de alto riesgo, todos los centros que prestan servicios de maternidad deben garantizar que el personal que atiende a los recién nacidos en la sala de partos o en el periodo posnatal inmediato sea competente en **materia de reanimación y estabilización neonatal básicas**.

B. Traslado al centro neonatal apropiado. Este debe acelerarse tras la estabilización inicial. El personal médico del centro de referencia debe ponerse en contacto con el servicio de transporte de su unidad de cuidados intensivos neonatales (UCIN) afiliada para organizar el traslado y discutir un plan de tratamiento para optimizar el estado del paciente antes de la llegada del equipo de transporte. Dependiendo de las capacidades del hospital de referencia y de la necesidad prevista de reanimación avanzada, algunos programas de transporte neonatal movilizarán un equipo para que esté presente en el momento del parto de un recién nacido de alto riesgo.

C. **Criterios para el traslado neonatal.** Estos dependen de la capacidad del hospital de referencia, tal como se define en la declaración de política de la American Academy of Pediatrics (AAP) sobre los niveles de atención neonatal y según lo dictado por las regulaciones de salud pública locales y estatales. La AAP define los niveles de atención neonatal como se muestra en la tabla 17-1.

Todos los hospitales con servicios de atención neonatal de nivel 1 o 2 deben tener acuerdos con los centros de referencia regionales donde se establezcan los criterios para las consultas perinatales y el traslado neonatal. Entre las condicio-

Tabla 17-1. Niveles de atención neonatal

Nivel de atención	Servicios
Nivel 1 (incluyendo cuneros)	Reanimación neonatal en el parto Cuidados posnatales para recién nacidos a término estables Cuidados posnatales para recién nacidos prematuros tardíos que están fisiológicamente estables Estabilización del recién nacido prematuro o en estado crítico antes de su traslado a un nivel de atención superior
Nivel 2 (cuneros especiales)	Capacidades de nivel 1 más: Atención a los recién nacidos < 32 semanas o > 1 500 g con inmadurez fisiológica o condiciones transitorias relacionadas a la prematuridad Cuidado continuo de los bebés que se recuperan de una situación crítica Suministro de ventilación mecánica por tiempo limitado o presión positiva continua de la vía aérea Estabilización antes del traslado para cualquier bebé que necesite traslado a un nivel de atención superior
Nivel 3 (unidades de cuidados intensivos neonatales)	Capacidades de nivel 2 más: Prestación de soporte vital y de cuidado neonatal intensivo integral Consulta de expertos en subespecialidades médicas y quirúrgicas Ventilación mecánica (todas las formas) Capacidades de diagnóstico por imagen
Nivel 4 (unidades de cuidados intensivos neonatales regionales)	Capacidades de nivel 3 más: Capacidades quirúrgicas especializadas para la reparación de condiciones congénitas o adquiridas Servicios de transporte de cuidados críticos y difusión educativa

Fuente: American Academy of Pediatrics Committee on Fetus and Newborn. Levels of neonatal care. *Pediatrics* 2012;130(3):587-597. Copyright © 2012 por la American Academy of Pediatrics.

nes que suelen requerir el traslado a un centro que ofrece cuidados intensivos neonatales (nivel 3 o 4) se encuentran las siguientes:

1. Prematuridad (< 32 semanas de gestación) o peso al nacer < 1 500 g.

2. Dificultad respiratoria que requiere un apoyo cada vez mayor con presión positiva continua de la vía aérea (CPAP) o altas concentraciones de oxígeno (FiO_2 > 0.6).

3. Insuficiencia respiratoria hipóxica que requiere ventilación mecánica invasiva.

4. Hipertensión pulmonar persistente.

5. Enfermedad cardiaca congénita o arritmias cardiacas.

6. Anomalías congénitas o errores innatos del metabolismo.

7. Encefalopatía hipóxico-isquémica.

8. Convulsiones.

9. Sepsis neonatal que requiere apoyo vasoactivo.

10. Insuficiencia hepática o renal.

11. Complicaciones adquiridas de la prematuridad como enterocolitis necrosante o hemorragia intraventricular.

12. Otras condiciones que pueden ser indicaciones para la consulta de neonatología y el traslado.

    a. Hiperbilirrubinemia grave que puede requerir exanguinotransfusión.

    b. Hijo de madre con diabetes con hipoglucemia u otras complicaciones.

    c. Restricción del crecimiento intrauterino (RCIU) grave.

    d. Peso al nacer entre 1 500 y 2 000 g y edad de gestación entre 32 y 36 semanas.

    e. Procedimientos de diagnóstico o terapias no disponibles en el hospital de referencia, como ecocardiograma (eco), atención quirúrgica especializada u oxigenación con membrana extracorpórea (OMEC).

III. ORGANIZACIÓN DE LOS SERVICIOS DE TRANSPORTE

A. Equipo de transporte de la UCIN hospitalaria o regional. El equipo de transporte de la UCIN hospitalaria o regional debe contar con un **director médico** designado. El equipo de transporte debe seguir guías de práctica detalladas en protocolos y procedimientos escritos fácilmente accesibles que se revisen periódicamente. Un **médico de control**, que puede ser el neonatólogo de guardia o un residente (apoyado por un adjunto), debe supervisar cada transporte de pacientes de manera individualizada. El médico de control debe estar disponible por teléfono para consultar y ayudar en el manejo del bebé durante el transporte. Los programas con capacidades de telemedicina pueden emplear esta tecnología para apoyar a los proveedores de referencia antes de la llegada del equipo de transporte y para informar sobre las decisiones de triaje y disposición.

B. Equipos de transporte. Los equipos de transporte calificados deben estar compuestos por individuos con experiencia en cuidados críticos pediátricos/neonatales y con entrenamiento en las necesidades de los bebés y niños durante el transporte, siendo importante que participen en el cuidado de dichos pacientes con suficiente frecuencia para mantener su experiencia. Dichos equipos suelen estar conformados por 2 o 3 personas capacitadas y pueden incluir uno o más de los siguientes: enfermeros neonatales, enfermeros de cuidados críticos, terapeutas respiratorios, paramédicos y médicos. Los residentes de pediatría de mayor jerarquía y los residentes de subespecialidades pueden participar en los transportes de aquellos servicios que incluyen personal médico en el equipo. Las habilidades del equipo de transporte deben ser evaluadas periódicamente, y la capacitación en procedimientos y simulación debe formar parte de la educación continua de rutina.

C. **Tipos de equipos de transporte**

1. Los equipos de transporte basados en la unidad están formados por personal como enfermeras, terapeutas respiratorios y enfermeras neonatales que participan en la atención rutinaria de los pacientes en la UCIN y se despliegan cuando se recibe una solicitud de transporte. Si el volumen de transporte es bajo, este tipo de personal puede ser el más rentable; sin embargo, cada miembro del equipo tiene pocas oportunidades de adquirir experiencia o mantener las habilidades específicas del transporte.

2. Los equipos dedicados al transporte especializado en el hospital cuentan con personal independiente del de la UCIN, específicamente para el transporte de pacientes hacia y desde el hospital. Estos clínicos no tienen asignados pacientes, aunque pueden ayudar a la UCIN o a otro personal del hospital cuando no están en el transporte. Es necesario un gran volumen de transportes para justificar un equipo de transporte específico, que debe estar formado por personal suficiente para cubrir las 24 horas del día. Esta disposición permite que los miembros del equipo dedicado mantengan las habilidades especializadas para el transporte y facilita la movilización rápida a solicitudes de transporte. Los equipos de transporte especializado de los hospitales suelen transportar a pacientes neonatales y pediátricos.

3. Los equipos de transporte de cuidados críticos generales pueden tener su base en un hospital o no y suelen transportar una serie de tipos de pacientes, incluidos adultos. Su experiencia con neonatos puede ser variable, pero prestan servicios esenciales en zonas sin acceso a equipos neonatales especializados.

D. **Modos de transporte.** Estos incluyen ambulancias terrestres, aviones de rotor (helicópteros) y aviones de ala fija (aviones). El tipo de vehículo que se utilice dependerá de las necesidades individuales de cada programa, concretamente de la distancia de los transportes previstos, la gravedad de los pacientes y el terreno geográfico que haya que cubrir. Algunos hospitales poseen, mantienen y aseguran sus propios vehículos, mientras que otros contratan a proveedores comerciales para obtener vehículos que puedan albergar una incubadora de transporte y el equipo médico adecuado. Aunque el tipo de vehículo elegido para el transporte variará en función de las necesidades de cada programa, los vehículos elegidos deben estar equipados para cumplir con las normas que garantizan la seguridad y la eficiencia del transporte. Los vehículos deben cumplir con todas las directrices locales, estatales y federales para el transporte aéreo o las ambulancias terrestres. Los vehículos deben ser lo suficientemente grandes como para que el equipo de transporte pueda valorar y tratar adecuadamente a los pacientes según sea necesario *en el camino* hacia el hospital receptor y deben estar equipados con un suministro de energía eléctrica adecuado, gases medicinales (con capacidad de reserva, en caso de avería) y sistemas de comunicación. Todo el equipo médico y las camillas deben estar debidamente asegurados, y el personal del equipo de transporte debe utilizar los dispositivos de seguridad adecuados para los pasajeros.

Cada modo de transporte —tierra, ala de rotor y ala fija— tiene ventajas y desventajas.

1. **Transporte terrestre.** Es el más utilizado entre los programas de transporte neonatal. Sus ventajas son un espacio de trabajo más amplio que el de las

ambulancias aéreas, la posibilidad de acomodar a varios miembros del equipo y a los pasajeros (incluidos los padres), y la opción de detener el vehículo para evaluar al paciente o realizar procedimientos.

2. **Transporte por helicóptero.** Puede proporcionar una movilización más rápida y tiene la ventaja de reducir el tiempo de viaje entre el hospital remitente y el receptor, especialmente si hay un helipuerto en el lugar. Los transportes en helicóptero se utilizan generalmente para distancias de hasta ~ 241 km, aunque un servicio de ala de rotor es más caro de operar, tiene limitaciones con respecto al clima y el peso, e inherentemente tiene más consideraciones de seguridad.

3. **Transporte de ala fija.** Es aconsejable para el transporte de pacientes a grandes distancias (más de ~ 241 km por trayecto), es moderadamente caro de operar y requiere un aeropuerto para aterrizar y una ambulancia en cada extremo del vuelo para transportar al paciente entre el aeropuerto y el hospital. Las aeronaves de ala fija tienen menos restricciones por el clima que los helicópteros.

E. **Equipo médico.** El equipo de transporte debe llevar consigo todo el equipo médico, los medicamentos y otros suministros que puedan ser necesarios para estabilizar a un bebé en un hospital de referencia. El personal que conforma el equipo debe utilizar listas de comprobación antes de la salida para asegurarse de que no se olvidan los suministros y equipos vitales. Existen paquetes especialmente diseñados para el transporte neonatal. Los miembros del equipo de transporte deben abastecer estos paquetes u otros contenedores para garantizar que sabrán dónde encontrar rápidamente los artículos necesarios. El peso de los paquetes almacenados debe documentarse para el transporte aéreo (tablas 17-2 a 17-4).

F. **Oxígeno.** Aunque las ambulancias terrestres y aéreas suelen estar equipadas con un suministro adecuado de oxígeno a bordo y aire comprimido para el funcionamiento de los ventiladores mecánicos, el equipo de transporte debe estar familiarizado con la cantidad de oxígeno disponible en las cisternas portátiles de la incubadora en caso de un mal funcionamiento del sistema. El tiempo que un tanque portátil proporcionará oxígeno depende del tamaño del cilindro, la presurización inicial y el caudal de gas, como se muestra en la tabla 17-5 y la fórmula adjunta. Esta información también es relevante para los transportes intrahospitalarios que utilizan tanques de oxígeno portátiles. En general, los tanques de oxígeno deben cambiarse cuando les resten 500 psi.

G. **Cuestiones legales.** El proceso de transporte neonatal puede plantear cuestiones legales, que varían entre los estados. El uso proactivo de acuerdos de traslado puede abordar las funciones y responsabilidades de las instituciones remitentes y receptoras y su personal. Los equipos de transporte deben revisar periódicamente todos los procedimientos de rutina y los formularios de documentación con el asesor jurídico de su hospital para garantizar el cumplimiento de las leyes cambiantes que rigen el transporte de los bebés y de los familiares que los acompañan (si están presentes). El equipo debe tener la posibilidad de ponerse en contacto por teléfono con el asesor jurídico del hospital cuando sea necesario. La normativa federal conocida como Emergency Medical Treatment and Active Labor Act (EMTALA), publicada por los Centros de Servicios de Medicare y Medicaid (CMS, por sus siglas en inglés), describe las responsabilidades de los médicos remitentes y de las instituciones receptoras durante el transporte interhospitalario de emergencia (http://www.cms.gov/Regulations-and-Guidance/Legislation/EMTALA).

H. **Actividades de garantía de calidad y de mejora del desempeño.** Deben realizarse de forma rutinaria utilizando puntos de referencia establecidos siempre que sea posible. El Ground Air Medical qUality Transport (GAMUT) Quality Improvement

Tabla 17-2. Equipo médico del equipo de transporte neonatal

Incubadora de transporte equipada con un ventilador con capacidad neonatal y suministro de gas (tanques de oxígeno y aire comprimido), blender y flujómetro.

Monitores de frecuencia cardiaca, presión arterial invasiva y no invasiva, saturación de oxígeno, CO_2 al final de la espiración y temperatura, con electrodos/sondas/transductores/manguitos asociados

Desfibrilador con ajustes de energía y paletas/almohadillas apropiadas para neonatos

Dispositivo de succión y catéteres de succión

Tubos de alimentación, sondas (p. ej., replogle)

Tubos de oxígeno, mascarillas, cánulas nasales, dispositivos CPAP, dispositivos CPAP de burbujas si se requiere

Tanque de óxido nítrico y equipo de suministro

Bombas de infusión

Colchón con relleno de gel

Glucómetro u otro dispositivo de análisis en el punto de atención

Equipo para vías respiratorias

    Bolsa de autoinflado con manómetro y tubo de oxígeno

    Mascarillas (para bebés prematuros y a término)

    Vías respiratorias orofaríngeas

    Laringoscopios con cánula núm. 00, 0 y 1, con pilas/bombillas adicionales (si se requiere)

    Tubos endotraqueales de tamaño 2.5-4.0 mm

    Pinzas Magill

    Vías respiratorias supraglóticas

Detectores de CO_2 o capnografía de onda

Bandeja de instrumentos para tubos torácicos y catéteres de vasos umbilicales

Tubos torácicos y conectores, válvulas de Heimlich, sistema cerrado de succión y sello de agua

Suministros de acceso vascular, incluidas agujas intraóseas

Suministro de medicamentos, incluyendo agujas y jeringas

Estetoscopio

Guantes, mascarillas, batas desechables, protección ocular

(continúa)

Tabla 17-2. Equipo médico del equipo de transporte neonatal (*continuación*)
Fuente de energía eléctrica, calor y luz
Adaptadores para conectarse a la corriente del hospital y del vehículo
Portapapeles con formularios de datos de transporte, formularios de permiso, notas de progreso y folleto para padres
Guía de medicación para la dosificación y preparación de la infusión
CO_2, dióxido de carbono; CPAP, presión positiva continua de la vía aérea

Collaborative (http://www.gamutqi.org) utiliza la base de datos GAMUT como recurso gratuito para que los equipos de transporte realicen un seguimiento, informen y analicen su desempeño en cuanto a las métricas de calidad específicas del transporte y se comparen con otros programas. La Commission on Accreditation of Medical Transport Systems (http://www.camts.org) realiza encuestas voluntarias de los programas de transporte y concede acreditaciones basadas en rigurosos estándares de seguridad y calidad.

I. **Cobertura de seguro de mala praxis.** Se requiere uno para todos los miembros del equipo. El hospital de tercer nivel debe decidir si el transporte se considera una actividad fuera del centro o una actividad que resulta una extensión del centro, ya que esto puede afectar la cobertura necesaria.

J. **Regulaciones de las ambulancias terrestres y aéreas.** Estas, al igual que los requisitos para los médicos de control que participan con los proveedores de atención prehospitalaria, varían de un estado a otro y pueden entrar en conflicto con los objetivos o procedimientos del equipo de transporte. Por ejemplo, algunos estados exigen que una ambulancia se detenga en el lugar de un accidente no atendido para prestar ayuda hasta que llegue una segunda ambulancia.

K. **Seguridad.** El entorno móvil conlleva riesgos inherentes para los miembros del equipo de transporte y los pacientes. Los programas de transporte deben contar con directrices claras para los padres que deseen acompañar al equipo, incluidas las políticas en caso de que haya preocupación por daño o violencia potencial. Durante el transporte, todo el equipo debe estar asegurado para evitar lesiones a los pasajeros. Del mismo modo, los proveedores y los padres, si están presentes, deben utilizar dispositivos de sujeción adecuados para el vehículo durante el viaje o el vuelo. Existen dispositivos comerciales de sujeción para los recién nacidos transportados en incubadoras, pero no se ha evaluado adecuadamente su resistencia a los choques.

IV. RESPONSABILIDADES DEL HOSPITAL REMITENTE

A. **Identificar el centro de atención terciaria adecuado para el traslado.** Los centros de derivación neonatal tienen distintas capacidades. Es posible que no todas las UCIN de atención terciaria dispongan del tratamiento para enfermedades específicas, como las cardiopatías congénitas, o de terapias como la OMEC. La pronta notificación al hospital receptor permitirá el despliegue oportuno del equipo de transporte y verificará que los servicios requeridos estén disponibles. Cualquier riesgo de enfermedades transmisibles que presente el paciente debe ser comunicado al centro terciario en el momento de solicitar el traslado.

Tabla 17-3. Medicamentos utilizados durante el transporte neonatal

Adenosina

Agua estéril para inyecciones

Albúmina 5%

Ampicilina

Atropina

Bicarbonato sódico 4.2% (0.5 mEq/mL)

Cefotaxima

Cloruro de calcio

Cloruro de potasio

Dexametasona

Dextrosa 10% en agua ($D_{10}W$)

Dextrosa 5% en agua (D_5W)

Dobutamina

Dopamina

Epinefrina (0.1 mg/mL)

Fenobarbital

Fentanilo

Fosfenitoína

Furosemida

Gentamicina

Gluconato de calcio

Heparina

Lidocaína

Lorazepam

Midazolam

Morfina

Naloxona

Pomada ocular de eritromicina

Prostaglandina E_1 (requiere refrigeración)

(continúa)

Tabla 17-3. Medicamentos utilizados durante el transporte neonatal (*continuación*)

Rocuronio
Solución salina normal (0.9% de NaCl)
Surfactante (los productos surfactantes bovinos requieren refrigeración)
Vecuronio
Vitamina K_1

B. **Documentación.** El personal del hospital de referencia debe rellenar los formularios administrativos necesarios para el traslado, que incluyen el consentimiento de los padres. Un resumen del traslado debe documentar la atención prestada al bebé en el hospital de referencia, incluyendo una lista completa de medicamentos. La documentación del equipo de transporte comienza con la llegada del equipo y se debe anotar todo el tratamiento prestado al paciente por el personal del hospital de referencia o por el equipo de transporte.

V. RESPONSABILIDADES DEL EQUIPO DE TRANSPORTE

A. Al recibir la solicitud inicial de traslado, el médico de control debe obtener un resumen lo suficientemente detallado del clínico remitente para decidir la composición adecuada del equipo y del equipo médico necesario, en consulta con el equipo de transporte.

B. El médico de control debe discutir el estado del paciente, los problemas previstos y las posibles terapias con los miembros del equipo de transporte antes de su partida. Esto ofrece la oportunidad de que los miembros del equipo hagan preguntas y determinen si hay algún equipo médico o medicamento adicional que pueda necesitarse.

Tabla 17-4. Presión barométrica y presión parcial de oxígeno con el aumento de la altitud

	Nivel del mar	2 000	4 000	6 000	8 000	10 000
Presión barométrica (torr)	760	706	656	609	565	523
Presión parcial de FiO_2 0.21 (torr)	160	148	138	128	119	110

$$F_iO_2 \text{ necesaria} = \frac{F_iO_2 \times PB_1}{PB_2}$$

FiO_2, fracción de oxígeno inspirado que el paciente está recibiendo actualmente; PB_1, presión barométrica antes del vuelo; PB_2, presión barométrica en altitud.

Tabla 17-5. Características del tanque de oxígeno portátil		
Tipo de cilindro	**Factor de conversión**	**Cantidad de oxígeno cuando está lleno (L)**
D	0.16	350
E	0.28	625
M	1.56	3 000
H o K	3.14	6 500

Fórmula para determinar la duración disponible del suministro de gas:

$$\text{Presión inicial de la botella*} \times \frac{\text{Factor de conversión}}{\text{Velocidad de flujo (L/minuto)}} = \text{Duración del flujo (minutos)}$$

*Máximo del cilindro lleno = 2 200 psi (libras por pulgada cuadrada).

C. Al llegar a la UCIN de referencia, los miembros del equipo de transporte deben presentarse clara y cortésmente al personal del hospital de referencia y a los familiares. Deben llevar la identificación con foto apropiada. Los médicos remitentes o de cabecera deben ser identificados y documentarse sus nombres.

D. La transferencia de la información del paciente debe ser clara. El uso de listas de verificación o plantillas estandarizadas para la comunicación disminuye la probabilidad de omisiones durante la transferencia.

E. El equipo debe trabajar de forma colegiada con el personal del hospital remitente y ser objetivo en su valoración y estabilización. La transferencia de los cuidados del personal del hospital de referencia al equipo de transporte es un proceso gradual que requiere una comunicación clara sobre las funciones y responsabilidades. Cualquier diferencia de opinión relacionada con los cuidados del bebé debe discutirse con el médico de control.

F. Los padres deben tener la oportunidad de ver al bebé antes de que el equipo abandone el hospital de referencia. Al reunirse con la familia, el equipo debe obtener el consentimiento para el traslado y otros procedimientos previstos (incluida la transfusión de sangre, si está indicada) y recabar la información de contacto precisa de los padres.

G. Siempre que sea posible, tras la finalización del transporte, el equipo debe llamar al personal del hospital de referencia para hacer un seguimiento pertinente del estado del paciente y de cómo ha tolerado el transporte al centro terciario.

H. Los equipos de transporte deben considerar un programa activo de educación para el personal del hospital de referencia que podría incluir conferencias, presentaciones en el servicio y revisiones de casos.

VI. MANEJO MÉDICO ANTES DEL TRANSPORTE

A. El médico de control debe apoyar el manejo médico y la estabilización del neonato mientras el equipo de transporte se moviliza y *está en camino*. El alcance de las pruebas diagnósticas y del tratamiento previo al transporte depende de la naturaleza del estado del paciente, así como de los recursos disponibles en el hospital de referencia. En general, las intervenciones previas al transporte deben centrarse en la estabilización respiratoria, cardiaca, neurológica y metabólica.

B. **El manejo previo al transporte debe incluir la atención a lo siguiente:**

1. Establecer y mantener un entorno térmico neutro o permitir el enfriamiento pasivo o activo si el neonato cumple los criterios de hipotermia terapéutica.

2. Garantizar la permeabilidad y la seguridad de las vías respiratorias y apoyar la oxigenación y la ventilación.

3. Apoyo hemodinámico y de perfusión con líquidos o infusiones vasoactivas.

4. Asegurar una adecuada concentración de glucosa en sangre.

5. Obtener un acceso vascular (intravenoso periférico [IVP], catéter venoso umbilical [CVU], catéter arterial umbilical [CAU]) según esté indicado.

6. Obtener los cultivos adecuados y administrar las primeras dosis de antibióticos, si está indicado.

7. Obtener copias de los historiales obstétricos y neonatales para el equipo de transporte, incluyendo copias digitales de los estudios radiográficos.

8. Preparar a los padres para el transporte de su bebé y, si es posible, darles tiempo para visitar a su recién nacido.

VII. MANEJO MÉDICO DURANTE EL TRANSPORTE DE REGRESO

A. **El entorno móvil.** El tiempo que transcurre entre la salida del hospital de referencia y la llegada al hospital de destino es el más vulnerable para el paciente debido a las dificultades que plantean la monitorización, la evaluación y las intervenciones en el entorno móvil. La mayoría de los monitores modernos están construidos para soportar las interferencias de las vibraciones de la carretera y las señales eléctricas de 60 ciclos. La observación directa del paciente puede ser un reto debido al uso de la incubadora, el movimiento del vehículo y el uso de sujeciones por parte de los miembros del equipo de transporte, por lo que es esencial que los dispositivos de monitorización funcionen y sean fácilmente visibles.

B. **Eventos adversos.** Con el movimiento de la ambulancia o del paciente puede ocurrir el desprendimiento de líneas y tubos. La estrategia de prevención más eficaz es asegurar adecuadamente los tubos y las líneas antes del transporte, y los miembros del equipo deben coordinar cuidadosamente los traslados hacia y desde la incubadora para que alguien sea responsable de sostener el tubo endotraqueal si está presente. Los viajes, ya sean por tierra o por aire, implican factores de estrés fisiológico diferentes a los del entorno hospitalario, y puede estar indicado el uso juicioso de la sedación para mantener el confort y la seguridad del paciente y, en particular, para evitar la extubación inadvertida. En caso de un deterioro clínico inesperado, la auscultación puede ser poco fiable debido al ruido de fondo, y la capnografía puede ser más fiable para evaluar la posición del tubo endotraqueal. Si el paciente sigue deteriorándose, puede ser conveniente, durante el transporte terrestre, pedir al conductor que se detenga para que el equipo pueda evaluar con precisión los ruidos respiratorios y realizar las intervenciones necesarias. Las sirenas de las ambulancias y las luces intermitentes solo deben utilizarse en raras circunstancias, ya que aumentan el riesgo de provocar accidentes y no se ha demostrado que ahorren mucho tiempo.

C. **Comunicación.** El equipo de transporte debe notificar al médico de control cual quier cambio significativo en el estado del paciente durante el transporte. En rara ocasiones puede ser conveniente regresar al hospital de referencia o desviarse a ur hospital más cercano si el paciente no responde a las intervenciones. Los teléfonos móviles son los más utilizados para comunicarse durante el transporte, pero debe haber un sistema de respaldo (p. ej., radio) en caso de que no haya servicio de telefonía móvil debido al terreno o a la lejanía. El uso de una conexión de video en ur vehículo de transporte terrestre es factible, pero puede resultar difícil debido a los problemas de conectividad. Si está indicado, el médico de control debe notifica a los servicios de subespecialidad cuya participación pueda necesitarse urgentemente en la atención del paciente a su llegada, como cardiología o cirugía.

VIII. LLEGADA A LA UNIDAD DE CUIDADOS INTENSIVOS NEONATALES

A. El equipo debe entregar al personal de la UCIN un resumen sucinto y completo del estado clínico del bebé y copias de la historia clínica y los estudios radiográficos del hospital de referencia. El uso de un guion estandarizado para el traspaso garantizará que no se omita inadvertidamente información relevante.

B. Un miembro del equipo debe llamar por teléfono a los padres para informarles que su bebé ha llegado sano y salvo.

C. Debe completarse la documentación pertinente relativa al transporte y, cuando proceda, el médico de control debe firmar las órdenes de tratamiento durante el transporte.

D. Todos los medicamentos de transporte deben reponerse inmediatamente y todo el equipo médico debe ser revisado y preparado para los siguientes transportes.

E. Si se produce un incidente adverso durante el transporte, se debe completar la documentación apropiada y se debe notificar a la dirección del equipo de transporte para permitir una investigación y un informe apropiados.

IX. CONDICIONES ESPECÍFICAS Y MANEJO

A. **Neonatos prematuros con síndrome de dificultad respiratoria** (SDR) que no han respondido a la aplicación temprana de CPAP. En estos casos los bebés pueden beneficiarse de la administración de surfactante exógeno. Cuando un bebé prematuro requiere intubación y ventilación mecánica, el equipo de transporte debe considerar la administración de surfactante mientras se encuentra en el hospital de referencia, en lugar de retrasar el tratamiento hasta la llegada al centro de atención terciaria. Lo ideal es obtener una radiografía de tórax después de la intubación y antes de la administración de surfactante para evitar la administración de surfactante en un solo pulmón. El equipo de transporte debe anticiparse a los cambios rápidos en la distensibilidad pulmonar y estar preparado para retirar la asistencia ventilatoria durante los primeros 30 minutos tras la administración de surfactante debido al riesgo de neumotórax. En los equipos de transporte de cuidados críticos no se recomienda la práctica de "INSURE" (*IN*tubación, *SUR*factante, *Ex*tubación).

B. **Insuficiencia respiratoria hipóxica.** El tratamiento debe centrarse en garantizar un reclutamiento pulmonar adecuado mediante estrategias ventilatorias y, en el caso de los recién nacidos prematuros y de algunos recién nacidos a término, la administración de surfactante, al tiempo que se evitan los ajustes perjudiciales del ventilador o la hiperventilación. Aunque la ventilación oscilatoria de alta frecuencia (VOAF), alta frecuencia de flujo interrumpido y la ventilación jet de alta frecuencia son factibles durante el transporte interhospitalario, su uso seguro requiere la capacidad de realizar análisis frecuentes de los gases sanguíneos mediante pruebas en el punto de atención para ajustar la configuración y evitar el riesgo de neumotórax. El transporte de recién nacidos con canulación para OMEC en el centro de referencia puede ser realizado con seguridad por equipos con amplia formación y experiencia, normalmente en colaboración con los perfusionistas o especialistas en OMEC del centro terciario.

C. **Hipertensión pulmonar.** Si el neonato presenta signos de hipertensión pulmonar grave (p. ej., taquicardia, insuficiencia respiratoria con hipoxemia y diferencial de saturación de oxígeno preductal y posductal), los equipos de transporte deben estar preparados para instituir el óxido nítrico inhalado en el hospital de referencia y continuar su administración durante el transporte. Si el óxido nítrico inhalado se ha iniciado en el hospital de referencia, es importante evitar la interrupción durante el transporte debido al riesgo de un rebote de hipertensión pulmonar.

D. **Enfermedad cardiaca.** Lo ideal es que un cardiólogo pediátrico o un especialista en cuidados intensivos cardiacos del centro de atención terciaria esté disponible para hacer recomendaciones sobre los cuidados antes y durante el transporte del neonato. En el caso de los recién nacidos con sospecha de cardiopatía congénita dependiente del conducto, puede iniciarse la administración de prostaglandina E_1 (PGE_1) antes del transporte. Apnea, fiebre e hipotensión son efectos secundarios comunes de la PGE_1 y parecen depender de la dosis. En el pasado se recomendaba de manera rutinaria la intubación endotraqueal para los neonatos que recibían PGE_1. Más recientemente, muchos equipos de transporte han adoptado el enfoque de utilizar dosis bajas de PGE_1 para los recién nacidos sin dificultad respiratoria significativa, acidosis o deterioro de la perfusión. En estos casos, puede no ser necesario asegurar las vías respiratorias antes del transporte, lo que puede ser beneficioso para el equilibrio del flujo sanguíneo pulmonar y sistémico en ciertos neonatos, como los que tienen una fisiología de ventrículo único.

E. **Condiciones quirúrgicas.** Las afecciones quirúrgicas como la gastrosquisis o el onfalocele requieren una cuidadosa atención al posicionamiento del recién nacido para evitar la tensión o la torsión del contenido extraabdominal, así como el uso de cubiertas calientes e hidratadas para evitar la pérdida de calor y líquidos. Los recién nacidos con sospecha de atresia esofágica corren el riesgo de aspiración de secreciones en la bolsa esofágica superior y pueden beneficiarse de la colocación en decúbito prono con la cabeza del colchón de la incubadora elevada, además de un drenaje oral o nasoesofágico. Debe prestarse especial atención a los neonatos transportados por vía aérea (véase la sección X.B) que pueden beneficiarse de la descompresión gástrica si se sospecha que existe una obstrucción intestinal o una afección como una hernia diafragmática congénita.

F. **Encefalopatía neonatal.** Se recomienda la hipotermia terapéutica para mejorar el resultado neurológico en los bebés a término o casi a término con encefalopatía hipóxico-isquémica que cumplen criterios específicos. Las directrices actuales exigen que se inicie el enfriamiento a las 6 horas de vida. El enfriamiento pasivo iniciado en el hospital de referencia puede continuarse durante el transporte; alternativamente, existen ahora varios dispositivos que proporcionan enfriamiento activo servocontrolado en el entorno móvil. La monitorización continua de la temperatura esofágica o rectal es esencial para evitar una hipotermia excesiva.

X. CONSIDERACIONES FISIOLÓGICAS DE LOS TRANSPORTES AÉREOS. La

aeronaves de ala rotatoria no están presurizadas, por lo que la presión interior variar con la altitud. Las aeronaves de ala fija están presurizadas, pero suelen mantener una presión en la cabina equivalente a una altitud de 5 000 a 8 000 pies en la que disminuye la presión barométrica.

A. **Hipoxia alveolar (ley de Dalton).** A medida que aumenta la altitud, la presión barométrica y la presión parcial de oxígeno en el aire disminuyen (véase la tabla 17-4), lo que provoca una reducción de la tensión de oxígeno alveolar. Incluso en los aviones con cabinas presurizadas, dado que la presión de la cabina suele mantenerse a un nivel igual a los 5 000 a 8 000 pies sobre el nivel del mar, puede ser necesario aumentar la FiO_2 suministrada al neonato para compensar. La FiO_2 necesaria en altitud para aproximarse a la misma tensión de oxígeno que el paciente recibe a nivel del mar puede calcularse mediante la fórmula de la tabla 17-4. Si los neonatos con enfermedad pulmonar grave son transportados por vía aérea, puede ser necesario solicitar al piloto que presurice la cabina más cerca del nivel del mar para evitar una hipoxemia grave. En última instancia, la oximetría de pulso y las estimaciones de los gases sanguíneos deben utilizarse para guiar los ajustes de la FiO_2 administrada a fin de mantener un suministro de oxígeno adecuado.

B. **Expansión de los gases (ley de Boyle).** A medida que aumenta la altitud y disminuye la presión barométrica, el volumen de los gases aumenta. Como resultado, los gases atrapados en espacios cerrados se expandirán. Esto puede dar lugar a un pequeño neumotórax o a la distensión normal de gas del tracto gastrointestinal causando un deterioro clínico en un bebé que estaba estable a nivel del suelo. Para evitar la descompensación en vuelo, los neumotórax deben drenarse y, si el paciente está intubado o tiene distensión gástrica, el estómago debe descomprimirse con una sonda nasogástrica antes del transporte aéreo.

XI. SIMULACIÓN EN MEDICINA DE TRANSPORTE. El transporte de bebés en es-

tado crítico implica situaciones de gran estrés en las que es crucial que los miembros del equipo trabajen bien juntos para garantizar la seguridad del paciente y de los miembros del equipo utilizando una comunicación clara y los principios de manejo de recursos en crisis (MRC). La formación basada en la simulación permite a los equipos de alto rendimiento practicar situaciones clínicas críticas en un entorno seguro y es más eficaz si va acompañada de una sesión informativa facilitada.

Lecturas recomendadas

American Academy of Pediatrics. *Guidelines for Air and Ground Transport of Neonatal and Pediatric Patients*. 4th ed. Elk Grove Village, IL: American Academy of Pediatrics; 2016.

American Academy of Pediatrics Committee on Fetus and Newborn. Levels of neonatal care. *Pediatrics* 2012;130(3):587–597.

Insoft RM. Transport of the ventilated infant. En: Goldsmith JP, Keszler M, Karotkin E, et al, eds. *Assisted Ventilation of the Neonate*. 6th ed. Philadelphia, PA: Elsevier; 2017:425–433.

Schwartz HP, Bigham MT, Schoettker PJ, et al. Quality metrics in neonatal and pediatric critical care transport: a national Delphi project. *Pediatr Crit Care Med* 2015;16(8):711–717.

18 Planificación del alta de la unidad de cuidados intensivos neonatales

Vincent C. Smith y Theresa M. Andrews

PUNTOS CLAVE

- Comenzar la planificación del alta poco después del ingreso y continuar hasta que las familias estén preparadas para llevar a su bebé a casa.
- Incorporar los principios de la atención centrada en la familia (ACF) en la medida de lo posible durante el proceso de planificación del alta.
- Incluir un programa estructurado de educación familiar que se adapte a las necesidades y circunstancias específicas de la familia, con evaluaciones frecuentes de los progresos y la capacidad de ajuste según sea necesario.

I. **INTRODUCCIÓN.** El éxito de la transición de la unidad de cuidados intensivos neonatales (UCIN) al domicilio es fundamental para garantizar una transición segura y confiada a casa para los recién nacidos y sus familias. El alta óptima, segura y satisfactoria requiere la participación mutua de la familia y el cuerpo médico en el momento del ingreso y durante la estancia hospitalaria del neonato. En este capítulo se aborda la preparación del bebé para el alta, así como la preparación de la familia para el alta.

La **disposición para el alta** de la UCIN es la consecución de habilidades y conocimientos técnicos, comodidad emocional y confianza en el cuidado del bebé por parte de los cuidadores principales en el momento del alta. La **preparación del alta** de la UCIN es el proceso de facilitar la disposición para el alta a fin de realizar con éxito la transición de la UCIN al hogar. La disposición para el alta es el resultado deseado, y la preparación para el alta es el proceso.

II. **DISPOSICIÓN PARA EL ALTA DEL NEONATO.** La American Academy of Pediatrics (AAP) recomienda que la transición al hogar se produzca cuando el bebé alcance la madurez fisiológica y haya completado todos los exámenes y tratamientos previos al alta.

A. Se considera que los recién nacidos prematuros que crecen sanos están listos para el alta cuando cumplen los siguientes criterios:

1. Es capaz de mantener la temperatura en un entorno abierto.

2. Puede ser alimentado de forma segura y sostenida: por vía oral mediante biberón o pecho sin compromiso respiratorio o por un método alternativo que puede incluir lo siguiente:
   a. Sonda gástrica.
   b. Sonda gástrica/yeyunal.

    c. Sonda nasogástrica.

    d. Sonda nasoyeyunal.

3. Demuestra un incremento de peso constante evidenciado por un aumento de peso medio de 20 a 30 g/día.

4. Sin apnea significativa, bradicardia o desaturación de oxígeno durante un mínimo de 3 a 5 días (véase capítulo 31).

5. Puede dormir con la cabeza de la cama plana sin poner en riesgo la salud y la seguridad, incorporando las recomendaciones de sueño seguro de acuerdo con la AAP.

6. Cuenta con las pruebas de detección e inmunizaciones de rutina completas de acuerdo con las guías de la AAP, así como de las locales y regionales (tabla 18-1)

    a. Para todos los neonatos

      i. Tamiz neonatal (véase capítulo 8).

      ii. Tamiz auditivo (véase capítulo 68).

      iii. Vacunas administradas según las guías de la AAP basadas en la edad crono-lógica, no posmenstrual (http://www.cdc.gov/vaccines y véase capítulo 7).

      iv. Tamiz de cardiopatía congénita crítica (TCCC).

      v. Prueba de Tolerancia en Asiento de auto/cama: antes de ser dados de alta, todos los bebés deben tener un método seguro de transporte.[1]

        a) Realizar una prueba de tolerancia en asiento de auto para todos los bebés < 37 semanas de gestación o con condiciones que puedan comprometer el estado respiratorio (p. ej., enfermedad pulmonar crónica, anomalías de las vías respiratorias y traqueostomía).

        b) Realizar una evaluación del ajuste del asiento de coche para los bebés > 37 semanas pero < 2.5 kg.

    b. Para los neonatos prematuros

      i. Evaluación ecográfica craneal o seguimiento si está indicado.

      ii. Evaluación o seguimiento oftalmológico si está indicado (véase capítulo 67).

Tabla 18-1. Guías para tamizaje, exámenes, tratamiento y seguimiento de rutina en la unidad de cuidados intensivos neonatales (UCIN)

Tamiz neonatal
Criterios
■ Todos los bebés admitidos en la UCIN
Inicialmente
■ A las 24 horas de vida y a más tardar a las 48 horas o en el momento del traslado o del alta (lo que ocurra primero)
■ Obtener el examen previo a cualquier transfusión de sangre antes de las 24 horas de vida

(continúa)

Tabla 18-1. Guías para tamizaje, exámenes, tratamiento y seguimiento de rutina en la unidad de cuidados intensivos neonatales (UCIN) *(continuación)*

Seguimiento

- Día 14 o fecha del alta (lo que ocurra primero)
- Día 30 o fecha del alta (lo que ocurra primero)
- Continúa mensualmente
- En la fecha del alta si han pasado más de 7 días desde el examen anterior

Consideraciones sobre la transfusión

- Si el bebé es transfundido dentro de las 48 horas anteriores a la recolección de la prueba, esta debe repetirse 48 horas después de la transfusión

Ecografía craneal (véase capítulo 54)

Criterios

- Todos los bebés con edad de gestación (EG) < 32 semanas

Inicialmente

- Días 7-10 (en el caso de los neonatos en estado crítico, cuando los resultados de una ecografía anterior puedan alterar el manejo clínico, se debe realizar una ecografía a criterio del clínico)

Seguimiento (mínimo si no se observan anomalías)

- Si no hay hemorragia o solo hemorragia germinal: semana 4 y a las 40 semanas de EPM (o alta si < 40 semanas)
- Si hay hemorragia intraventricular (grado 2+) o intraparenquimatosa: seguimiento al menos semanal hasta que se estabilice (más frecuentemente si la hidrocefalia poshemorrágica es inestable). (También debe realizarse la medición diaria de la circunferencia cefálica en caso de dilatación ventricular)

Nota: Se debe realizar una ecografía a cualquier EG y en cualquier momento si se considera clínicamente indicado

Tamiz audiológico (véase capítulo 68)

Criterios

- Todos los bebés que sean dados de alta de la UCIN para irse a su casa o que tengan 34 semanas de EPM o más en el momento del traslado a un cunero de nivel 2

Momento oportuno

- Examinar a las 34 semanas de gestación o más cuando el bebé está médicamente estable (p. ej., no está sometido a ventilación mecánica o CPAP)

(continúa)

Tabla 18-1. (*continuación*)

■ El tamiz debe realizarse antes del traslado a casa. Si el bebé es trasladado a otro centro antes de que se realice el cribado, la necesidad de realizarlo debe estar claramente documentada en el informe del alta

■ A los bebés que remiten en su última revisión se les debe hacer un cribado de CMV

Evaluación y revisión del ajuste del asiento de auto y la cama

Criterios

■ Todos los bebés que vayan a ser dados de alta de la UCIN para irse a su casa y que hayan nacido con < 37 semanas o con otras condiciones que puedan comprometer el estado respiratorio (p. ej., enfermedad pulmonar crónica, anomalías de las vías respiratorias y traqueostomía) tendrán una prueba de asiento o cama de coche

■ Todos los bebés nacidos con > 37 semanas de EG que pesen < 2 500 g serán sometidos a una prueba de tolerancia del asiento de auto o cama

Momento oportuno

■ Evaluación o examen de idoneidad antes del alta

Examen oftalmológico (véase capítulo 67)

Criterios

■ Todos los neonatos con un peso corporal ≤ 1 500 g o una EG < 31 de 0/7 semanas

■ Neonatos con un peso corporal de entre 1 500 y 2 000 g o una EG de 31 0/7-34 0/7 semanas con una enfermedad de gravedad elevada (p. ej., los que han padecido síndrome de dificultad respiratoria grave, hipotensión que requiere apoyo presor o una intervención quirúrgica en las primeras semanas de vida) según el criterio del neonatólogo que los atiende

Momento oportuno del examen inicial

EG	Edad posmenstrual	Semana después del nacimiento
22	29	7
23	30	7
24	31	7
25	31	6
26	31	5
27	31	4
28	32	4
29	33	4
30	34	4
31+	—	4

(*continúa*)

Tabla 18-1. Guías para tamizaje, exámenes, tratamiento y seguimiento de rutina en la unidad de cuidados intensivos neonatales (UCIN) (*continuación*)

- Si el neonato es trasladado a otra guardería antes de las 4 semanas de edad, recomendar el examen en el hospital receptor

- Si el neonato es dado de alta para irse a su casa antes de las 4 semanas de edad, examine antes del alta

Seguimiento (basado en los resultados del examen más reciente)

- El oftalmólogo examinador debe recomendar exámenes de seguimiento en función de los hallazgos de la retina catalogados según la clasificación internacional. Se sugiere el siguiente calendario:

Etapa	Zona	Seguimiento
Inmaduro (sin RP)	I	≤ 1 semana
Inmaduro	Posterior II	1-2 semanas
Inmaduro	Midanterior II	2 semanas
Inmaduro (sin antec. de RP)	III	3 semanas
I	I	≤ 1 semana
I	II	2 semanas
I	III	2-3 semanas
II	I	≤ 1 semana
II	II	1-2 semanas
II	III	2-3 semanas
III	II	≤ 1 semana
Regresión	I	1-2 semanas
Regresión	II	2 semanas
Regresión	III	2-3 semanas

- El seguimiento después de la resolución de la retinopatía del prematuro depende de la gravedad de la fase activa de la retinopatía del prematuro, pero debe realizarse antes del año de edad. Los siguientes hallazgos justifican la consideración del tratamiento:

Etapa	Zona
I, II o III con enfermedad plus	I
III no enfermedad plus	I
II o III con enfermedad plus	II

(*continúa*)

Tabla 18-1. (*continuación*)

Vacunación contra la hepatitis B (véase capítulo 48) **para las madres negativas a la hepatitis B** (consulte las guías de inmunoprofilaxis contra la hepatitis B del *Libro Rojo* si el estado materno es positivo al HBSAg o se desconoce)

Criterios

- Todos los bebés que reciben el alta de la UCIN para ir a casa

Inicialmente

- Si el peso es ≥ 2 000 g y se encuentra estable: vacunar al nacer o poco después

- Si el peso es ≥ 2 000 y se encuentra inestable: aplazar la vacunación hasta que su estado clínico se haya estabilizado

- Si el peso es < 2 000 g: vacunar a los 30 días o al alta (lo que ocurra primero)

Profilaxis del VSR con Synagis®

Criterios

- La profilaxis del VSR con Synagis® debe considerarse de noviembre a marzo para bebés que cumplan alguno de los siguientes criterios:

  □ EG al nacer < 29 0/7 semanas

  □ EG al nacer 29 0/7-31 6/7 semanas con enfermedad pulmonar crónica definida como necesidad para recibir oxígeno suplementario durante al menos 28 días después del nacimiento

  □ Ciertos tipos de cardiopatías congénitas hemodinámicamente significativas

  □ Anomalía pulmonar o enfermedad neuromuscular que perjudica la capacidad de limpiar las secreciones de las vías respiratorias superiores

  □ Condición de inmunocompromiso profundo

Momento oportuno

- Administrar la primera dosis 48-72 horas antes del alta

Programa de Intervención Temprana (PIT)

Criterios

- Recién nacido que cumple cuatro o más de los siguientes criterios:

  □ PN < 1 200 g

  □ EG < 32 semanas

  □ Ingreso a la UCIN > 5 días

(continúa)

Tabla 18-1. Guías para tamizaje, exámenes, tratamiento y seguimiento de rutina en la unidad de cuidados intensivos neonatales (UCIN) (*continuación*)

☐ Apgar < 5 a los 5 minutos
☐ Restricción del crecimiento intrauterino (RCIU) o pequeño para la edad de gestación (PEG). (Consulte las curvas de crecimiento)
☐ Dificultades crónicas de alimentación
☐ Sospecha de anomalía del sistema nervioso central
☐ Edad materna < 17 años o tres o más partos a la edad materna < 20 años
☐ Educación secundaria <10 años
☐ Enfermedad crónica o discapacidad de los padres que afecta a los cuidados
☐ Falta de apoyos familiares
☐ Alimentación, vivienda y ropa inadecuadas
☐ Investigación abierta o confirmada del servicio de protección ("51-A")
☐ Abuso de sustancias en el hogar
☐ Violencia en el hogar

Momento oportuno

■ Remisión completada antes del alta

antec., antecedentes; CPAP, presión positiva continua de la vía aérea; CMV, citomegalovirus; EPM, edad posmenstrual; HBSAg, antígeno de superficie de la hepatitis B; PN, peso al nacer; RP, retinopatía del prematuro; VSR, virus sincitial respiratorio.

B. A la hora de planificar el alta, es importante tener en cuenta la fragilidad relativa del neonato y la complejidad de sus necesidades de cuidado. Los recién nacidos con necesidades especializadas requieren un plan de cuidados al alta complejo, flexible y continuo. Dado que los medicamentos, las fórmulas especiales y los suplementos dietéticos pueden suponer un reto para los padres, la necesidad de estos artículos debe identificarse con antelación, de modo que puedan obtenerse lo antes posible para optimizar las oportunidades de enseñanza al alta. Si un neonato necesita asistencia respiratoria en el hogar o métodos alternativos de alimentación, remita a una empresa de equipos médicos duraderos (EMD). Un terapeuta respiratorio (TR) o un proveedor con una cualificación similar debe hacer una valoración del hogar para evaluar los enchufes que se encuentran en el área del neonato, medir las aberturas de las puertas, preguntar por la ubicación y la capacidad del panel eléctrico y garantizar un entorno seguro.

III. **PREPARACIÓN DE LOS PADRES AL ALTA.** La AAP recomienda un programa activo para la participación de los padres y la preparación para el cuidado del neonato en casa, los arreglos para la atención de la salud del bebé después del alta en un hogar médico por un clínico u otro profesional de la salud que tenga experiencia en el cuidado de los neonatos de alto riesgo, y un programa organizado de seguimiento y vigilancia para controlar el crecimiento y el desarrollo.

A. Atención centrada en la familia (ACF)

La ACF es el concepto de que los padres son una parte integral del equipo de atención que trabaja en colaboración con los proveedores médicos/quirúrgicos en la toma de decisiones y en la prestación de cuidados al bebé. La ACF puede mejorar los factores de estrés que experimentan las familias debido a su separación del bebé, la incapacidad de experimentar un rol de padre tradicional y la inclusión de múltiples cuidadores en la vigilancia diaria.

1. Los cuatro principios centrales de la ACF son la dignidad y el respeto, el intercambio de información, la participación de la familia en los cuidados y la colaboración con la familia.

2. La ACF puede acortar la duración de la estancia, disminuir el riesgo de reingreso, mejorar los resultados de la lactancia materna, incrementar la confianza de las familias en los cuidados del bebé y aumentar la satisfacción del personal.

3. La ACF debe incorporarse en todos los aspectos de la preparación del alta para las familias.

4. La presencia/participación de la familia en las rondas médicas es una oportunidad fácil para ayudar a promover la ACF y preparar a las familias para la transición a casa.

5. Empezar a identificar a los cuidadores de forma temprana:
   a. La incorporación temprana de los padres como socios y participantes en el cuidado de su bebé, ayuda a la familia a afrontar el estrés y la separación asociados con el cuidado de la UCIN y promueve una transición más fácil al hogar.
   b. Designar al menos dos personas que estén familiarizadas con el cuidado del bebé en caso de que una no esté disponible.

B. Enseñanza para el momento del alta

1. El equipo de planificación del alta incluye lo siguiente:
   a. Familia.
   b. Personal que incluya alguna combinación de los siguientes: enfermeros clínicos, médicos, proveedores de nivel medio (p. ej., enfermeros neonatales de práctica avanzada y asistentes médicos), administradores de casos, trabajador social y otros proveedores (p. ej., proveedor de atención pediátrica primaria o subespecialista), según corresponda.

2. Diversidad e inclusión en la UCIN. La rica diversidad de las familias en la UCIN cubre el espectro de raza/etnia, género, edad, religión, estatus migratorio, identidad y experiencia. Como parte del proceso de alta, hay que ser inclusivo. Existen múltiples enfoques y puntos de vista. Comprométase a comprender la perspectiva de la familia y, en la medida de lo posible, tenga en cuenta esa perspectiva como parte de la planificación del alta.
   a. La composición de las familias de la UCIN está cambiando con un mayor número de personas que se convierten en padres.
   b. Evitar hacer suposiciones sobre los padres con base en la apariencia física o los modales.
   c. Cada vez hay más oportunidades de mejorar la atención a todo tipo de familias en nuestras UCIN. Cada familia ofrece una oportunidad para perfeccionar los cuidados que proporcionamos.

3. Apoyo a las familias con conocimientos limitados del idioma local:
   a. Las familias con un dominio limitado del idioma local corren un mayor riesgo de no entender la enseñanza del alta y de tener malas transiciones a casa.

  b. El apoyo a las familias con conocimientos limitados del idioma local debe incluir lo siguiente:

    i. Utilización de intérpretes debidamente formados para toda la enseñanza del alta.

    ii. Verificación de la comprensión de la enseñanza para el momento del alta y del seguimiento médico necesario con los intérpretes.

    iii. Suministro de materiales complementarios en el idioma preferido de las familias, cuando sea posible.

4. Circunstancias que podrían afectar la planificación del alta y aumentar el riesgo de ingreso.

  a. La planificación del alta debe tener en cuenta las características descriptivas y demográficas de las familias que podrían dificultar el proceso de planificación del alta, incluyendo las siguientes:

    i. Historial de consumo de sustancias por parte de los padres, violencia doméstica, inestabilidad matrimonial.

    ii. Problemas de salud mental, especialmente ansiedad o depresión.

    iii. Estructura familiar no tradicional.

    iv. Expectativas culturales y filosóficas únicas.

    v. Atención prenatal inadecuada.

    vi. Padres adolescentes.

    vii. Bajo nivel socioeconómico.

    viii. Analfabetismo o analfabetismo sanitario funcional.

    ix. Estilo de vida transitorio o migratorio.

5. Otros retos asociados con el proceso de alta. Hay aspectos como la atención clínica y los recursos que varían dentro y entre hospitales, así como entre una región y otra; la atención clínica y la educación de las familias se complican con incoherencias, omisiones y duplicaciones; a menudo existe una comunicación deficiente entre las familias y los profesionales de la salud, así como entre los propios profesionales de la salud. Todos estos factores hacen que no sea posible tener un programa específico de planificación del alta que funcione en todas las situaciones clínicas. Un componente esencial de cualquier programa de planificación del alta es que debe ser estandarizado pero lo suficientemente flexible como para satisfacer las necesidades individuales de la familia y que pueda llevarse a cabo con los recursos locales disponibles.

C. Estructura de la enseñanza para el momento del alta

1. La enseñanza para el momento del alta debe comenzar pronto y distribuirse a lo largo de la hospitalización en la UCIN para evitar que la familia se vea abrumada con un gran volumen de contenidos cerca del final de la hospitalización.

2. El programa educativo debe estar estructurado para incluir todas las habilidades y conocimientos que se espera que dominen, adaptados a su circunstancia específica. Debe ofrecer repetición y oportunidades frecuentes para evaluar el progreso y la capacidad de ajuste según sea necesario.

3. Las listas de comprobación pueden ser útiles para asegurarse de que el contenido educativo es coherente y proporciona a la familia una idea de lo que se espera que domine (tabla 18-2). Una hoja de trabajo de planificación del alta de enfermería permitirá a todo el personal que imparte la educación a la familia ser consciente de los temas que ya se han tratado y de los que hay que cubrir (tabla 18-3).

Tabla 18-2. Ejemplo de lista de comprobación del alta de la familia

Equipamiento para el hogar

Carriola

Portabebés

Mecedora

Columpio infantil

Chupones

Limas de uñas

Suministros para el hogar

Artículos de baño

Detergente para ropa sin colorantes ni fragancias

Juguetes apropiados para el desarrollo (música relajante, móvil, libros de cartón)

Diario para la información importante (hitos, alimentación, preguntas para el médico, etcétera)

Comida para usted/la familia al menos para los primeros días en casa

Ropa para el bebé

Lista accesible de números de teléfono importantes (pediatra, control de intoxicaciones, etcétera)

Otros consejos útiles

Revise el video de RCP si necesita un repaso de la clase de RCP

Si desea mantenerse en contacto con las familias que conoce en la UCIN, puede intercambiar información de contacto

Pregunte al pediatra cuándo es seguro viajar con su bebé

Introduzca las mascotas a su bebé gradualmente

RCP, reanimación cardiopulmonar; UCIN, unidad de cuidados intensivos neonatales

Hoja de trabajo del (la) enfermero(a) para planificación del alta

Nombre del bebé en el hospital: _____ Expediente médico núm.: _____

Nombre del bebé después del alta: _____

Durante la reunión del alta	Fecha	Completado por (iniciales del [la] enfermero[a])	No requerido	La familia se rehusó	Comentarios
Reunión en función del alta				☐	
Otorgamiento a la familia del paquete del alta					
Obtención por parte de la familia de un asiento de automóvil					
Ofrecimiento a la familia de un curso de RCP				☐	
Entrega a la familia de un folleto sobre el "bebé sacudido"					
Elección de pediatra					
A más tardar una semana antes del alta prevista					
Intervención temprana (IT) concertada			☐	☐	
Enfermero(a) visitante concertada (EVC) Agencia:_____ Teléfono: _____ Fax: _____ Fecha prevista de visita: __ / __ / __			☐	☐	
Datos del bebé enviados al programa de seguimiento de lactantes (PSL)			☐	☐	
Seguimiento oftalmológico Dr. _____ Fecha/hora: _____ Teléfono: _____			☐	☐	
Otras citas de seguimiento Especialidad:_____ Dr. _____ Fecha/hora: _____ Teléfono: _____			☐		Otros: ____
Especialidad: _____ Dr. _____ Fecha/hora: _____ Teléfono: _____			☐		
Especialidad: _____ Dr. _____ Fecha/hora: _____ Teléfono: _____			☐		
Palivizumab (Solo en la temporada de virus respiratorio sincitial [VSR]) ¿El paciente cumple los requerimientos? Sí ☐ No ☐					
Hoja de información para padres sobre palivizumab			☐	☐	
Obtención del consentimiento de uso de palivizumab por parte de los padres			☐	☐	
Inyección de palivizumab administrada			☐	☐	
Vacuna contra la hepatitis B Declaración informativa sobre la vacuna contra la hepatitis B proporcionada					

Tabla 18-3. Ejemplo de hoja de trabajo del (la) enfermero(a) para planificación del alta.

			No requerido	La familia se rehúsa	
Obtención del consentimiento para la vacuna de la hepatitis B			☐	☐	
Vacuna contra la hepatitis B			☐	☐	

A más tardar una semana antes de la fecha prevista del alta	Fecha	Completado por (iniciales del [la] enfermero[a])	No requerido	La familia se rehúsa	Comentarios
Enseñanza para el alta Revisión de la alimentación/nutrición				☐	
Revisión de los patrones intestinales y vesicales				☐	
Revisión del uso de la perilla				☐	
Revisión del cuidado en el baño, así como de la piel y del cordón umbilical				☐	
Revisión de la toma de temperatura				☐	
Cuidados de la circuncisión			☐	☐	
Revisión de la protección contra infecciones				☐	
Alimentación El bebé pasó a ser alimentado al alta: (LM/fórmula: _____ kcal/oz: _____)			☐		
La familia recibió un plan de alimentación por escrito			☐		
La familia recibió la receta de la leche/fórmula			☐		
Se entregan a la familia los formularios WIC apropiados			☐	☐	
Medicamentos/equipo médico La familia recibió recetas de alta			☐		
Enseñanza de la administración de medicamentos completada Med: _____ Dosis/frecuencia: _____			☐		
Med: _____ Dosis/frecuencia: _____					
Med: _____ Dosis/frecuencia: _____					
¿Requiere equipo para el hogar? Sí ☐ No ☐					
Si se necesita equipo; administración de casos contactada					

Equipo (p. ej., monitor de O_2)	Información de contacto de la empresa				Fecha de enseñanza completada

A más tardar 1-2 días antes de la fecha prevista del alta	Fecha	Completado por (iniciales del [la] enfermero[a])	No requerido	La familia se rehúsa	Comentarios
Cita con el pediatra Dr. _____ Fecha/hora: _____ Teléfono: _____					
La familia recibe la cartilla de vacunación				☐	

Tabla 18-3. (*Continúa*)

La familia aprendió a administrar los medicamentos del hogar			☐	☐	
Examen auditivo completo Aprobado ☐ Remitido I ☐ D ☐					
Protocolo del asiento de auto completada			☐		
Tamiz neonatal enviado					
La familia asistió a un curso de RCP				☐	
Se ofrece a la familia un video de repaso de la RCP				☐	
Cuándo llamar al médico de su bebé			☐	☐	
Revisión de cuando llamar al médico de su bebé			☐	☐	
Resumen del alta completado por el asistente					Si no es así, razón:
La familia recibió una copia del resumen del alta					Si no es así, razón:
Cuestionario del alta completado por el (la) enfermero(a)					
Enfermeros(as), favor de aportar sus comentarios para mejorar la calidad de este formulario y del proceso de alta:					

Tabla 18-3. (*Continuación*)

D. Demostración de habilidades

1. Proporcionar a los padres oportunidades adecuadas para practicar las habilidades inicialmente bajo supervisión directa y luego con apoyo de supervisión según sea necesario.

2. La repetición y la devolución de las demostraciones (es decir, la técnica del *teach-back*) pueden servir para aumentar la retención del contenido educativo por parte de los padres.

3. Proporcionar información específica y práctica con ejemplos que tengan sentido para las experiencias cotidianas de la familia.

4. Complementar la enseñanza para el alta con otros materiales para reforzarla y aumentar la retención del material. Utilizar laboratorios de simulación cuando estén disponibles.
   a. Preparar la información escrita de forma sencilla, clara y desprovista de jerga médica, con palabras y conceptos complejos definidos en términos precisos.
   b. Algunas familias pueden tener una alfabetización sanitaria funcional limitada; por lo tanto, los pictogramas, las ayudas visuales, los multimedia y la información grabada son útiles para ilustrar los conceptos clave.

E. Contenido de la enseñanza para el alta. Los padres necesitan instrucción en todo lo siguiente:

1. Habilidades técnicas para el cuidado de los bebés.
   a. Lactancia/alimentación con biberón y mezcla de leche materna/fórmula.
   b. Bañar y vestir a un bebé.
   c. Cuidar la piel, el cordón umbilical y los genitales del bebé.
   d. Colocar al bebé en una posición y un entorno seguros para dormir.
   e. Administrar y almacenar correctamente los medicamentos.
   f. Utilizar el equipo médico según corresponda.
   g. Reanimación cardiopulmonar (RCP).

2. **Comportamiento normal y anormal del bebé prematuro.**

   a. Los comportamientos típicos de los bebés prematuros incluyen patrones normales de amamantamiento y alimentación con biberón, función intestinal y vesical, y ciclos de sueño y vigilia del bebé.

   b. Algunos comportamientos típicos y normales de los niños prematuros pueden parecer anormales a quienes no están acostumbrados a ellos. En concreto, los niños prematuros suelen ser menos activos, alertas y receptivos, así como más irritables y con mayor aversión a la mirada que los niños a término.

   c. Cambios en el comportamiento que pueden ser signos de enfermedad y que requieren una estrecha vigilancia: aparente falta de apetito, disminución de la ingesta oral, más somnoliento o menos activo, más irritable o quisquilloso de lo habitual.

   d. Signos físicos que pueden reflejar una enfermedad y que requieren una estrecha vigilancia: alteración de la respiración, piel muy pálida o moteada (con manchas); o un tono muscular más bajo de lo habitual.

   e. Signos y síntomas anormales que deben motivar una discusión con la red médica: vómito o diarrea, pañales secos durante más de 12 horas, ausencia de heces durante más de 4 días, heces negras o de color rojo brillante, una temperatura rectal $> 37.7\ °C$, o una temperatura axilar $> 37.5\ °C$ o $< 36.11\ °C$.

3. **Preparación del entorno doméstico.** Equipamiento y suministros a adquirir en previsión del alta:

   a. Suministros relacionados con la alimentación: extractor de leche, tetinas/botellas, leche de fórmula, suplementador.

   b. Cuna o moisés (de seguridad).

   c. Pañales.

   d. Ropa para bebé.

   e. Termómetro (axilar o frontal de uso común y rectal para ser utilizado cuando sea indicado por un proveedor médico).

   f. Detectores de humo y monóxido de carbono en funcionamiento y extintor de incendios.

   g. Educación para minimizar la exposición del bebé al humo de segunda mano (tabaquismo pasivo).

4. **Orientación anticipada**

   a. Proporcionar una idea realista de cómo será su vida en el hogar durante el periodo inmediato a largo plazo tras el alta, incluyendo lo siguiente:

   i. Número y tipo de visitas médicas previstas para el mantenimiento rutinario de la salud infantil, enfermedades y seguimiento con proveedores de subespecialidades.

   ii. Cómo calmar al bebé que llora y educación sobre el síndrome del bebé sacudido y los daños causados por sacudir, golpear o lanzar al bebé.

   iii. Las familias también pueden recibir orientación anticipada en relación con los posibles problemas de salud mental de los padres, como el trastorno de estrés postraumático, la ansiedad y la depresión, que pueden surgir en el periodo posterior al alta.

5. **Circunstancias especiales**

   a. Los neonatos que vuelvan a casa con oxígeno deben notificar a los proveedores de atención de emergencia locales, incluidos los departamentos de emergencia de los hospitales de la comunidad y los técnicos de emergencias médicas (TEM) locales o los primeros en responder, el estado del niño, sus necesidades médicas y los posibles problemas. Esto ayudará a optimizar la respuesta de emergencia adecuada. Ayudar a la familia a preparar: un resumen sucinto por escrito de las condiciones médicas del bebé y de la medicación actual puede ser extremadamente útil. Es preferible una copia electrónica para que la información pueda actualizarse con facilidad. Se debe notificar por escrito a las compañías locales de servicios, como la compañía telefónica, la electricidad, el combustible y el servicio público encargado de retirar la nieve en las calles, sobre la presencia del niño en el hogar, de modo que asignen prioridad a la reanudación de los servicios si se produce una interrupción.

b. Los miembros de la familia deben anticipar cómo van a manejar una emergencia en el entorno doméstico, incluyendo la respuesta a una emergencia que ponga en peligro la vida por un mal funcionamiento del equipo, la instrucción sobre los procedimientos de emergencia (p. ej., RCP), la disponibilidad de los recursos de la comunidad y la preparación anticipada de una lista de personas u organizaciones relevantes a las que llamar cuando haya alguna duda o preocupación.

c. Los servicios de atención domiciliaria están cada vez más extendidos; sin embargo, su capacidad para prestar servicios pediátricos o neonatales especializados es variable. Consulte al administrador de casos de la UCIN para valorar las necesidades de atención domiciliaria del bebé, revisar el seguro y hacer derivaciones a la comunidad.

F. Cuidados de enfermería a domicilio

1. Los enfermeros de la Visiting Nurse Association (**VNA**) hacen visitas a domicilio para reforzar la enseñanza, realizar evaluaciones sanitarias y psicosociales, y proporcionar tratamientos a corto plazo, así como cuidados de enfermería. Ellos se comunican con el pediatra si se identifican preocupaciones o necesidades.

2. Se puede proporcionar servicio de enfermería privada (**SEP**) o enfermería en bloque (**EB**) a los bebés que son dados de alta a casa con necesidades médicas complejas, como una traqueotomía. Se debe consultar a la administración de casos tan pronto como se sepa que un bebé con necesidades médicas complejas será dado de alta a casa. El administrador de casos remitirá a la compañía de seguros la revisión de los cuidados del bebé para determinar la asignación de horas. Este nivel de atención en el hogar requerirá un seguro secundario. En algunas circunstancias, se aprueban las horas, pero es difícil conseguir enfermeros con la formación y experiencia adecuadas para cubrir esas horas.

G. Evaluación de la familia. La evaluación de la familia es un componente clave para el éxito del proceso de alta. La familia puede aprovechar sus puntos fuertes si se le da la oportunidad de participar en el cuidado de su bebé desde el principio y ser un participante activo en el proceso de alta. La colaboración temprana con la familia fomenta la confianza y disminuye el estrés al aumentar la sensación de control de los padres. La capacidad de proporcionar una educación adecuada a los padres es vital para el éxito de la transición al hogar. Con la planificación temprana, la enseñanza continua y la atención a las necesidades y recursos de la familia, la transición al hogar puede ser fluida, incluso en los casos más complejos. La evaluación de la familia debe abordar las siguientes cuestiones:

1. ¿Quién será el cuidador principal del bebé? ¿En qué medida se asume esta responsabilidad?

2. ¿Cuál es la estructura familiar? ¿Tienen un sistema de apoyo? ¿Es necesario desarrollar o reforzar los apoyos?

3. ¿Existen barreras lingüísticas o de aprendizaje? En caso afirmativo, resuélvalas tan pronto como las identifique.

4. ¿Cómo aprenden mejor? El equipo de enfermería debe maximizar el uso de herramientas educativas, materiales escritos, apoyos visuales y demostraciones.

5. ¿Cómo afectan las experiencias anteriores o actuales con el cuidado del bebé a la capacidad de la familia para supervisar los cuidados tras el alta?

6. ¿Cuáles son las complejidades reales y percibidas de las habilidades requeridas para cuidar al bebé?

7. ¿Cuáles son sus hábitos y estilos de afrontamiento?

8. ¿Tienen los padres algún problema médico o psicológico que pueda repercutir en la capacidad de cuidado?

9. ¿Cuáles son las creencias culturales y cómo puede afectar esto al cuidado del bebé?

10. ¿Cuáles son las preocupaciones financieras? ¿Cambiarán los ingresos de la familia? Si es así, ¿de qué recursos se dispone para compensar?

11. ¿Hay cuestiones relacionadas con las condiciones de vida de la familia que vayan a suponer un reto? Las familias pueden verse abrumadas por el volumen de equipos médicos que se entregarán en el hogar en los días previos al alta. Pida a los padres que describan el área de cuidado del bebé dentro del hogar y otros espacios para el bebé/cuidadores y los suministros. Pídales que tomen fotos para evaluar las opciones de distribución. Discuta las recomendaciones de almacenamiento de suministros, como contenedores de plástico con ruedas, cestas, etcétera.

H. Transferencia o coordinación de la atención

1. El hogar médico

   a. La AAP recomienda que los bebés de alto riesgo reciban su atención primaria dentro de un hogar médico con un proveedor de atención primaria que tenga experiencia en el cuidado de pacientes que han requerido atención en la UCIN.

   b. El hogar médico suele estar conformado por un pediatra, un médico de cabecera y un (una) enfermero(a). La comunicación continua entre el personal de la UCIN y el médico de cabecera comienza mucho antes del alta. Esto proporciona continuidad y facilita una atención médica adecuada tras el alta. La familia debe concertar una cita con el médico de cabecera para 1 o 3 días después del alta, preferiblemente no en el mismo día que sea la cita con el (la) enfermero(a) visitante. (Hay que tener en cuenta que el seguro no paga las visitas del mismo día.)

   c. La comunicación entre el equipo de la UCIN y el proveedor del hogar médico debe incluir, como mínimo, un resumen escrito del alta médica.

   d. Una llamada telefónica o una reunión en persona entre el proveedor de la UCIN y el proveedor médico es apropiada para situaciones médicas o sociales complejas.

2. Resumen del alta

   a. Un formato estandarizado para el resumen del alta mejora la claridad y ayuda a garantizar que toda la información pertinente se incluya y se organice de forma útil. Defina palabras y conceptos complejos con términos precisos.

   b. Contenido sugerido del resumen del alta (tablas 18-4 y 18-5).

      i. Antecedentes maternos pertinentes.

      ii. Historia del nacimiento del bebé.

      iii. Historia neonatal.

      iv. Sinopsis del curso médico-quirúrgico de la UCIN.

Tabla 18-4. Muestra del alta de la unidad de cuidados intensivos neonatales (UCIN)/resumen provisional al alta

1. Nombre del asistente

2. Servicio ("Neonatología")

3. Nombre del paciente tal y como aparece en los registros del hospital

4. Nombre del paciente después del alta (nombre deletreado)

5. Número de expediente médico del paciente

6. Fecha de nacimiento

7. Sexo del paciente

8. Fecha de admisión

9. Fecha del alta

10. Historia

    a. Motivo de ingreso, peso al nacer y edad de gestación.

    b. Antecedentes maternos, incluidos los análisis prenatales, el embarazo, el parto y la historia clínica del nacimiento.

11. Examen físico al alta, incluyendo peso, circunferencia cefálica, y longitud con percentiles al nacimiento y al alta.

12. Resumen del curso hospitalario por sistemas (*conciso*). Incluye resultados de laboratorio pertinentes:

    a. *Respiratorio*: impresión inicial. ¿Se ha administrado surfactante? Nivel máximo de soporte. Días de ventilación, CPAP, oxígeno suplementario. Si es apnea, informe de cómo se trató al paciente, cuándo terminó el tratamiento y si la condición se resolvió.

    b. *Cardiovascular*: diagnósticos/terapias en forma resumida; resultados de ecografías/EGC.

    c. *Líquidos, electrolitos, nutrición*: breve historial de alimentación. Incluir el peso más reciente, longitud y circunferencia cefálica.

    d. *GI*: bilirrubina máxima y terapia utilizada.

    e. *Hematología*: tipo de sangre del paciente, breve resumen de la transfusión, Hct más reciente.

    f. *Enfermedad infecciosa*: recuento de leucocitos, cultivos, colonización si procede, cursos de antibióticos.

    g. *Neurología*: describir los hallazgos en las imágenes de la cabeza.

    h. *Psicosocial*: observaciones relevantes de la función familiar y necesidades psicosociales.

(continúa)

Tabla 18-4. (*continuación*)
i. *Sensorial*
i. *Audiología*: "Resultados de la prueba de audición" (*si no la ha superado, indique la fecha/lugar de la prueba de seguimiento. Si no se hizo, recomendar la prueba antes del alta*).
ii. *Oftalmología*
a) Indique si el bebé no cumple los criterios para el examen ocular.
b) Indique si el bebé aún no ha sido examinado pero requiere un examen.
c) Si se ha detectado alguna vez una RP, incluya el estadio máximo de la misma y la fecha de ese examen.
d) Para todos, incluya la fecha y los resultados del último examen.
e) Si no está maduro, indique los planes de seguimiento, incluyendo la fecha y la hora de la cita programada.
f) Si está maduro, indique el plazo para el seguimiento rutinario.
13. Estado al alta (p. ej., "estable") incluyendo el pronóstico si es reservado.
14. Disposición del alta (p. ej., "hogar", "nivel 2", "nivel 3", "cuidados crónicos").
15. Nombre del pediatra de atención primaria.   Número de teléfono: Número de fax:
16. Cuidados/recomendaciones
a. Alimentación en el momento del alta, incluyendo el volumen, la densidad calórica y la frecuencia (incluya la receta).
b. Medicamentos, incluyendo la dosis de cada medicamento (concentración si es de volumen), vía, frecuencia.
c. Necesidades de equipos y suministros médicos.
d. Desafío del asiento del coche *si está indicado*.
e. Estado del tamiz neonatal, incluyendo fechas y resultados conocidos.
f. Vacunas recibidas, incluyendo las fechas.
g. Citas de seguimiento programadas/recomendadas.
17. Lista de diagnósticos de alta.
CPAP, presión positiva continua de la vía aérea; ECG, electrocardiograma; GI, gastrointestinal; Hct, hematocrito; RP, retinopatía del prematuro.

Tabla 18-5. Hoja de instrucciones adicionales para el alta en EUA

Recursos comunitarios

Centro de Control de Intoxicaciones

- (800) 222-1222

- https://triage.webpoisoncontrol.org/#/exclusions

Línea de estrés para padres

- (800) 632-8188

- https://www.parentshelpingparents.org/parental-stress-line

Línea directa para mujeres maltratadas (24 horas)

- (800) 799-SAFE

- https://www.thehotline.org/

Directorio de recursos nacionales y estatales de la Organización Nacional sobre el Síndrome Alcohólico Fetal (NOFAS)

- http://www.nofas.org/resource-directory

Madres Anónimas en Recuperación (RMA)

- http://www.recoveringmothers.org

Línea nacional de ayuda de la Administración de Servicios de Salud Mental y Abuso de Sustancias

- 1-800-662-AYUDA (4357)

- https://www.samhsa.gov/find-help/national-helpline

Múltiples de América

- https://www.multiplesofamerica.org/

Lactancia materna

Liga de la Leche Internacional

- (877) 452-5324

- https://www.llli.org/

(continúa)

Tabla 18-5. (*continuación*)

Guías para saber en qué momento los padres deben llamar al médico de su bebé
Cualquier cambio repentino en los patrones habituales de comportamiento del bebé
■ Aumento de la somnolencia
■ Aumento de la irritabilidad
■ Mala alimentación
Cualquiera de los siguientes
■ Dificultad respiratoria
■ Coloración azul alrededor de los labios, la boca o los ojos
■ Fiebre (por temperatura rectal) > 37.7 °C o (bajo el brazo) > 37.3 °C o temperatura baja (rectal) < 36.1 °C
■ Vómito o diarrea
■ Pañal seco por > 12 horas
■ Sin movimiento intestinal durante > 4 días
■ Color negro o rojo brillante en las heces

     v. Diagnósticos al alta.
    vi. Estado en el momento del alta.
    vii. Pronóstico si es reservado.
   viii. Plan de alimentación en casa y peso al alta.
    ix. Medicamentos de alta, dosis e intervalos.
     x. Necesidades de equipo médico (p. ej., oxígeno, sonda gástrica).
    xi. Citas de seguimiento concertadas antes del alta o recomendadas pero aún sin concertar.
    xii. Resultados del examen de audición del recién nacido.
   xiii. Fechas de los tamices del recién nacido hechos y (si se conocen) los resultados.
   xiv. Resultados de la prueba del asiento de auto, si procede.
    xv. Vacunas administradas.
   xvi. Resultados de pruebas o laboratorios pendientes.
  xvii. Remisiones a programas de servicios comunitarios (p. ej., agencias de enfermería comunitaria, programas de intervención temprana [PIT]).

3. **Intervención temprana** (Los programas de intervención temprana, exigidos por la Federal Individuals with Disabilities Education Act en EUA, se basan en la comunidad y ofrecen servicios multidisciplinarios para niños desde el nacimiento hasta los 3 años de edad. Para más detalles, véase la tabla 18-1).
   a. Los niños considerados en riesgo biológico, ambiental o emocional son elegibles. Los programas están parcialmente financiados por el gobierno federal y se ofrecen a un precio reducido en función de los ingresos del hogar.

b. Proporcionan servicios multidisciplinares que incluyen terapia física, ocupacional, del habla y de alimentación; educación infantil temprana; servicios sociales, y grupos de apoyo a padres.

c. Los servicios pueden ser a domicilio o en un centro.

4. **Alternativas al alta para irse a casa.** Las alternativas al alta para irse a casa pueden ser temporales o permanentes. La integración del niño en el hogar puede ser difícil debido a las necesidades médicas o a la situación familiar. Las decisiones relativas a la colocación alternativa pueden ser dolorosas para la familia y, por lo tanto, requieren un apoyo adicional. Las alternativas varían mucho de una comunidad a otra y de un estado a otro.

a. Las salas de pediatría para pacientes internados o los cuneros de segundo nivel pueden ser opciones para el bebé que se encuentra estable pero necesita un nivel menos intenso de atención hospitalaria antes de volver a casa. Las salas de pediatría pudieran contar con un espacio para que duerman los padres y los hospitales comunitarios pueden estar más cerca de casa. Ambas opciones ofrecen más oportunidades para que las familias estén juntas y participen en el cuidado de su bebé y lo conozcan.

b. Los hospitales de rehabilitación pediátrica pueden ser apropiados para el neonato de alto riesgo que requiere una atención hospitalaria continua pero menos aguda y una mayor educación para la transición al hogar.

c. Las residencias pediátricas proporcionan una atención ampliada a un nivel calificado.

d. Los alojamientos temporales con cuidados médicos colocan al bebé con necesidades especiales en un entorno doméstico con cuidadores especialmente capacitados. El objetivo es devolver al niño a su familia.

e. Los cuidados paliativos pueden ser institucionales o domiciliarios. Se centra en maximizar la calidad de vida cuando no se espera la curación.

Lecturas recomendadas

American Academy of Pediatrics Committee on Fetus and Newborn. Hospital discharge of the high-risk neonate. *Pediatrics* 2008;122(5):1119–1126.

Broedsgaard A, Wagner L. How to facilitate parents and their premature infant for the transition home. *Int Nurs Rev* 2005;52(3):196–203.

Durbin DR, Hoffman BD; and the Council on Injury, Violence, and Poison Prevention. Child passenger safety. *Pediatrics* 2018;142(5):e20182460.

Green RM, Little GA, eds. *Religion and Ethics in the Neonatal Intensive Care Unit.* New York, NY: Oxford University Press; 2019.

Griffin T. Family-centered care in the NICU. *J Perinat Neonatal Nurs* 2006;20(1):98–102.

Gupta M, Pursley DM, Smith VC. Preparing for discharge from the neonatal intensive care unit. *Pediatrics* 2019;143(6):e20182915.

McGowan EC, Abdulla LS, Hawes KK, et al. Maternal immigrant status and readiness to transition to home from the NICU. *Pediatrics* 2019;143(5):e20182657. doi:10.1542/peds.2018-2657.

Moore KA, Coker K, DuBuisson AB, et al. Implementing potentially better practices for improving family-centered care in neonatal intensive care units: successes and challenges. *Pediatrics* 2003;111(4):e450–e460.

Obregon E, Martin CR, Frantz III IR, et al. Neonatal intensive care unit discharge preparedness among families with limited English proficiency. *J Perinatol* 2019;39(1):135–142.

Smith VC, Dukhovny D, Zupancic JA, et al. Neonatal intensive care unit discharge preparedness: primary care implications. *Clin Pediatr (Phila)* 2012;51(5):454–461

Smith VC, Hwang SS, Dukhovny D, et al. Neonatal intensive care unit discharge preparation, family readiness and infant outcomes: connecting the dots. *J Perinatol* 2013;33(6):415–421.

Smith VC, Mao W, McCormick MC. Changes in assessment of and satisfaction with discharge preparation from the neonatal intensive care unit. *Adv Neonatal Care* 2021;21(5):E144–E151. doi:10.1097/ANC.0000000000000862.

Sneath N. Discharge teaching in the NICU: are parents prepared? An integrative review of parents' perceptions. *Neonatal Netw* 2009;28(4):237–246.

Weiss ME, Lokken L. Predictors and outcomes of postpartum mothers' perceptions of readiness for discharge after birth. *J Obstet Gynecol Neonatal Nurs* 2009;38(4):406–417.

Referencia

1. Bull MJ, Engle WA; and the American Academy of Pediatrics Committee on Injury, Violence, and Poison Prevention, Committee on Fetus and Newborn. Safe transportation of preterm and low birth weight infants at hospital discharge. *Pediatrics* 2009;123(5):1424–1429.

19 Toma de decisiones y dilemas éticos

Frank X. Placencia y Christy L. Cummings

PUNTOS CLAVE

- Por lo general, los padres tienen derecho a tomar decisiones en nombre de sus hijos, en su interés superior, como responsables sustitutos (autoridad y responsabilidad parental).
- La toma de decisiones compartida debe implicar al equipo médico y a la familia (en el grado que deseen) y debe incorporar la evidencia médica más actual junto con los valores y perspectivas de los padres.
- Se necesitan habilidades de comunicación avanzada y competencia relacional para que los clínicos puedan facilitar mejor la toma de decisiones compartida, ayudar a los padres a aclarar o construir valores y mitigar sus propios sesgos potenciales.
- La patria potestad puede ser impugnada cuando las decisiones médicas de los padres se oponen claramente al interés superior de su hijo o se encuentran por debajo del umbral de perjuicio.
- La retención y la retirada de las intervenciones de mantenimiento de la vida se consideran moralmente equivalentes y éticamente aceptables en determinadas situaciones en la unidad de cuidados intensivos neonatales, aunque en la práctica, la retirada puede resultar a veces más difícil para las familias y el personal.
- La consulta al comité de ética puede ser un recurso invaluable y debe buscarse en los casos éticamente difíciles.

I. **ANTECEDENTES.** La práctica de la neonatología requiere la toma de decisiones en todos los aspectos de la atención. La mayoría de los neonatólogos se sienten cómodos tomando decisiones clínicas rutinarias sobre el manejo de la función pulmonar o cardiaca, infecciones, nutrición y cuidados del neurodesarrollo. En cambio, las situaciones clínicas con implicaciones éticas suelen ser más difíciles para los profesionales y las familias. Entre ellas se encuentran las decisiones relativas a las terapias fetales, así como la instauración, la retención o la retirada de la terapia de mantenimiento de la vida en pacientes con condiciones irreversibles o terminales, como la inmadurez extrema, la encefalopatía hipóxico-isquémica grave, ciertas anomalías genéticas o congénitas graves, u otras condiciones que son refractarias a los mejores tratamientos disponibles. La toma de decisiones en neonatología se basa necesariamente en la diversidad cultural, social y religiosa de los médicos, los pacientes y las familias, lo cual de alguna manera se refleja.[1,2] Más recientemente, la atención se ha centrado en el *proceso* de toma de decisiones compartida en la unidad de cuidados intensivos neonatales (UCIN), centrándose en una ética de clarificación de valores.[3,4]

A. Los **principios éticos** que deben considerarse en el proceso de toma de decisiones en la atención en la UCIN incluyen la beneficencia, la no maleficencia, el respeto a la autonomía, la justicia y otros marcos éticos asociados con la relación médico-paciente, como la ética narrativa, la ética feminista o la ética del cuidado.[5,6] Otros principios y marcos que deben considerarse son los siguientes:

   1. Las decisiones sobre el tratamiento deben basarse en el interés superior del niño y en la minimización del daño,[7] libre de consideraciones de raza, etnia, capacidad de pago, prejuicios u otras influencias. La American Academy of Pediatrics (AAP), el sistema judicial y varios especialistas en bioética han adoptado alguna forma de esta norma, aunque sus interpretaciones han diferido.

   2. Los padres del niño suelen ser los fiduciarios (o defensores) legales y morales de su hijo. La relación de los padres con los hijos es de responsabilidad, no de derechos. Dado que los niños son incapaces de tomar decisiones por sí mismos, los padres se convierten en sus sustitutos en la toma de decisiones. Por lo tanto, se debe respetar la autonomía de los padres a la hora de tomar decisiones por sus hijos, siempre que sus decisiones no entren en conflicto con el interés superior de su hijo.[1,2]

   3. El equipo clínico actúa como un defensor que interviene en el mejor interés del paciente utilizando la información médica más actualizada basada en la evidencia. En este papel de defensor del lactante, el médico supervisa las respuestas (decisiones) de los padres de su paciente. Es responsabilidad del equipo clínico implicar al sistema judicial cuando percibe que los intereses del recién nacido se ven amenazados de forma inapropiada por la decisión de los padres.

B. Existe un debate considerable sobre cómo definir el "interés superior" del bebé y desde la perspectiva de quién. La cuestión más controvertida es si el objetivo principal debe ser la preservación de la vida (enfoque vitalista) o el mantenimiento de una determinada calidad de vida (enfoque no vitalista) y quién toma esta decisión. Este debate entra en las decisiones difíciles con más frecuencia a medida que se hace técnicamente posible mantener a bebés más pequeños y enfermos. El personal y los padres a menudo luchan por identificar las opciones médicas y morales y por tomar decisiones basadas en ellas. Estas opciones, incluida la comprensión de lo que define una calidad de vida satisfactoria o significativa, varían sustancialmente entre las familias y los profesionales.

C. Consentimiento informado *versus* permiso parental. La declaración de política del Committee on Bioethics de la AAP de 1995, titulada "Consentimiento informado, permiso parental y asentimiento en la práctica pediátrica" (revisada en 2016), adoptó el concepto de **permiso parental**. Este, al igual que el consentimiento informado, requiere que los padres sean informados de las diversas opciones de tratamiento, así como de sus riesgos y beneficios, y les permite tomar decisiones en cooperación con el médico. Sin embargo, difiere del consentimiento informado en que este se deriva de la obligación compartida por los padres y los médicos de tomar decisiones en el mejor interés del niño, lo que permite al médico proceder con un plan de tratamiento sin el permiso parental (o incluso en contra de los deseos de los padres) si hacerlo es claramente en el mejor interés del niño.[1,2]

II. DESARROLLO DE UN PROCESO PARA LA TOMA DE DECISIONES ÉTICAS. Un proceso éticamente sólido, bien definido y riguroso para la toma de decisiones en casos que involucran un desafío ético es clave para evitar resultados no deseados o la intervención de una agencia estatal o un tribunal. Una UCIN debe definir el proceso de toma de decisiones e identificar a las personas (equipo médico principal, personal de enfermería, subespecialistas, servicios sociales, especialistas en ética, asesores jurídicos del hospital) cuya participación puede necesitarse en ese proceso. Desarrollar este proceso con antelación permite que se produzcan debates saludables entre el personal de la UCIN que incorporen conocimientos, consideraciones éticas y valores independientes de un paciente concreto. Lo ideal es que esta preparación alivie el estrés cuando haya que tomar una decisión real.[8]

A. **Desarrollar un programa educativo con el cual preparar a los cuidadores de la UCIN** para abordar las decisiones difíciles relativas a la atención del paciente. Centrarse en el proceso (quién, cuándo, dónde) así como en el fondo (cómo). Identificar las áreas de consenso y desacuerdo frecuentes dentro de una UCIN y esbozar un enfoque general para esas situaciones puede proporcionar una orientación útil. Se necesitan habilidades de comunicación avanzada y competencia relacional para que el personal clínico pueda facilitar mejor la toma de decisiones compartidas, ayudar a los padres a aclarar o construir valores y mitigar sus propios sesgos potenciales.[3] Estos programas educativos deberían estar disponibles para el personal de la UCIN y discutirse durante la orientación del nuevo personal. El comité de ética del hospital puede servir como recurso educativo para el personal en lo que respecta a cómo abordar la toma de decisiones éticas.[9]

B. **Identificar situaciones éticas comunes** (p. ej., prematuridad extrema, anomalías congénitas múltiples, asfixia grave) que puedan producir conflictos y mantener una serie de conversaciones multidisciplinarias sobre estos modelos como parte de un programa educativo. Estas conversaciones deben incluir una revisión de la evidencia actual y de los principios éticos subyacentes comunes que puedan estar en conflicto, e iluminar las áreas comunes de acuerdo o desacuerdo. Estas conversaciones ayudan a desarrollar un consenso sobre los valores del grupo, promueven la tolerancia de las diferencias individuales y establecen la confianza y el respeto entre los profesionales. El objetivo general es preparar mejor a los cuidadores cuando surjan situaciones reales, reconociendo al mismo tiempo que cada situación será única.

C. **Definir y apoyar el papel de los padres,** que deben ser considerados los principales responsables de la toma de decisiones sobre su hijo, a menos que ellos hayan indicado lo contrario. El grado de implicación deseado por los padres en la toma de decisiones debe explorarse con ellos en conversaciones abiertas y honestas.[4] La presunción ética y legal es que tomarán decisiones que redunden en el interés superior de su hijo (norma del interés superior) y dentro del contexto de los límites legales y sociales aceptados.[1,2] Si los profesionales sanitarios creen que la elección de los padres no redunda en el interés superior del niño o que está por debajo del umbral de daño, tienen la obligación, como defensores del recién nacido, de anular la decisión de los padres.[1,2,7] Aunque se debe hacer todo lo posible para alinear los puntos de vista de los padres y del equipo médico, en caso de que continúe el desacuerdo sobre el curso de tratamiento que es más probable que sirva al interés superior del neonato, se debe consultar al comité de ética, al asesor jurídico y a los servicios sociales del hospital, y puede ser necesaria la intervención del sistema judicial. En esta situación, el médico debe seguir actuando como defensor del niño y mantener una comunicación abierta con los padres.

D. Desarrollar un consenso entre el equipo clínico principal y los consultores antes de reunirse con los padres. Las juntas del equipo antes de las reuniones con la familia ofrecen la oportunidad de que los cuidadores aclaren las dudas, definan las opciones que se ofrecerán a la familia y, con suerte, lleguen a un consenso respecto a las recomendaciones.[8] También permite al equipo establecer quién se comunicará con la familia para ayudar a mantener la coherencia durante la discusión de cuestiones médicas y éticas complicadas. En las consultas largas es habitual que haya una gran variedad de opiniones. Establecer un foro en el que el equipo principal pueda solicitar las opiniones de otros miembros del personal sobre las cuestiones médicas y éticas específicas del caso sirve para múltiples propósitos: i) la identificación de opciones de tratamiento alternativas, ii) la identificación de miembros del personal (médicos, enfermeras, etc.) que se sientan cómodos siguiendo una línea de acción que no concuerda con la línea de los miembros actuales y iii) la creación de un consenso dentro del grupo sobre una línea de acción específica que puede ser presentada al comité de ética del hospital si es necesario. Un enfoque que puede ser útil en estas situaciones es el esquema I-P-O,[8] que incorpora conceptos teóricos existentes para mejorar la toma de decisiones y la comunicación entre los clínicos, así como con las familias. Una intervención propuesta puede situarse en este espectro e identificarse como éticamente **inadmisible, permisible u obligatoria (I-P-O)**. Los tratamientos que se consideren éticamente inadmisibles no deben ser facilitados por los médicos. Los que se consideren éticamente permisibles deben ser explicados a los padres, a menudo con una recomendación específica, y los padres informados deben entonces elegir entre las opciones permisibles. Los tratamientos potenciales considerados éticamente obligatorios deben ser suministrados al paciente, incluso ante la objeción de los padres. Este esquema proporciona una estructura para la conversación ética y la toma de decisiones relacionadas con un paciente específico, así como en la formación de directrices institucionales y nacionales.[8]

E. Identificar los recursos disponibles. Determinar las funciones del servicio social, el capellán, el servicio de cuidados avanzados/cuidados paliativos, el abogado del hospital, las relaciones con el paciente y el comité de ética del hospital. En el debate multidisciplinar deben incluirse personas con un conocimiento general de las políticas hospitalarias existentes sobre situaciones comunes, como las órdenes de "no intentar la reanimación" o la retirada del soporte vital. También deben identificarse una o dos personas clave con experiencia adicional que sean fácilmente accesibles. Estos profesionales deben estar familiarizados con las políticas del hospital, los códigos éticos del hospital y los de organizaciones nacionales, como la AAP o la American Medical Association en EUA, así como las leyes federales y estatales aplicables. Estas personas clave a menudo son miembros del comité de ética del hospital que pueden estar disponibles sin necesidad de realizar una consulta ética formal.[9]

F. Basar las decisiones en la información médica más precisa y actualizada. La buena ética comienza con buenos datos. Tómese el tiempo necesario para acumular los datos pertinentes. Es probable que los servicios de consulta aporten una valiosa información. Sea coherente al formular las mismas preguntas apropiadas en cada entorno clínico. Las respuestas a estas preguntas pueden variar de un caso a otro, pero las preguntas relativas a los principios éticos deben formularse siempre. Sea cauteloso de establecer la certeza como objetivo porque casi nunca es posible alcanzarla en la UCIN. En cambio, un grado razonable de certeza médica suele ser más alcanzable. A medida que aumenta el peso de las consecuencias de una decisión, también se incrementa el rigor de la exigencia de un **grado razonable de**

certeza y la importancia de la participación de los padres en el proceso de toma de decisiones.

G. **Las personas de buena conciencia pueden estar en desacuerdo.** Los cuidadores individuales deben sentirse libres de retirarse del cuidado del paciente si su sentido ético entra en conflicto con la decisión del equipo principal y de los padres. Este conflicto debe tratarse con el director médico o de enfermería de la UCIN. Los padres y los cuidadores deben poder apelar las decisiones a una persona como el director médico de la UCIN o al comité de ética del hospital. Ningún sistema proporcionará la certeza absoluta de que siempre se tomará la decisión "correcta". Sin embargo, un sistema inclusivo, sistemático y basado en un enfoque que establezca un procedimiento para tratar estas cuestiones difíciles tiene más probabilidades de producir decisiones aceptables.

III. ÉTICA MATERNO-FETAL.

El campo de la medicina materno-fetal está evolucionando rápidamente. Los recientes avances en las terapias con células madre, la edición de genes, las imágenes prenatales y las intervenciones fetales han ampliado las oportunidades de tratamiento e incluso de prevención de algunas enfermedades congénitas.[10] Esta evolución plantea cuestiones éticas que deben abordarse. Entre las primeras preguntas están: "¿Cuándo es el feto un paciente?" y "¿Cómo equilibran los clínicos las obligaciones con el feto y con la persona embarazada?".

El feto puede ser considerado paciente cuando se cumplen las dos condiciones siguientes: cuando el feto es presentado al profesional sanitario y cuando existen intervenciones médicas de las que se espera de forma fiable que proporcionen más beneficios que daños al feto. Esto significa que el feto prematuro es un paciente cuando la persona embarazada decide libremente otorgarle esta condición. El feto viable se convierte en paciente cuando la persona embarazada acude a recibir atención médica.[11]

Los profesionales sanitarios tienen la obligación, basada en la beneficencia, de proporcionar a las embarazadas más beneficios que daños,[5,6] y también tienen obligaciones basadas en la autonomía para con ellas, pero estas deben equilibrarse con las que buscan el bienestar del feto, que también es un paciente. De igual forma, la persona embarazada tiene obligaciones basadas en la beneficencia de asumir riesgos razonables para su salud por el bien del feto. Aunque la persona embarazada sigue siendo un agente autónomo, se reconoce ampliamente una obligación moral (pero no legal) hacia su feto. Sin embargo, esta obligación no corresponde al profesional sanitario, sino a la persona embarazada. Los intentos de imponer esta obligación contraviniendo la voluntad de la persona embarazada van en contra de las obligaciones basadas en la beneficencia hacia ella; el equilibrio resultante hace que sea difícil, si no imposible, justificar tales esfuerzos. Por lo tanto, a través de la toma de decisiones compartida, los clínicos deben equilibrar sus obligaciones basadas en la autonomía y la beneficencia para con la persona embarazada con aquellas enfocadas a proteger al feto, a fin de determinar juntos qué alternativa clínica está más justificada desde el punto de vista ético.[5,6,10,11]

IV. NEONATOS EXTREMADAMENTE PREMATUROS.

Casi todas las UCIN se han enfrentado a decisiones en relación con bebés nacidos en el umbral de la viabilidad y a la cuestión de "cuán pequeño es demasiado pequeño". La práctica de reanimar a los bebés extremadamente prematuros presenta difíciles retos médicos y éticos.[4,12-15] La tecnología actual permite que algunos de estos bebés sobrevivan, pero con un gran riesgo de presentar un importante deterioro del desarrollo neurológico. Los padres pueden pedir que los neonatólogos apliquen terapias intensivas a pesar de los malos pronósticos. A los neonatólogos les preocupa que la instauración de esas terapias pueda no ser el curso de acción más apropiado en algunos casos. La declaración de la AAP sobre los cuidados perinatales en el umbral de la viabilidad hace hincapié en varias áreas clave: i) los padres deben recibir información adecuada y actualizada sobre la posible supervivencia del bebé y los resultados a corto y largo plazos; ii) los médicos están obligados a conocer los datos de supervivencia más actuales a nivel nacional y local, y iii) la elección de los padres debe respetarse en la medida de lo posible, siendo la norma la toma de decisiones conjunta por parte de los padres y los médicos.[14] A medida que se adquiera más experiencia con estas situaciones tan difíciles, es probable que un mayor debate y discusión conduzca a un mayor consenso en este ámbito. Las directrices para la reanimación en función de la edad de gestación o el peso al nacer son intencionadamente vagas, ya que son solo algunos de los factores que intervienen en la predicción de los resultados. Al tomar estas decisiones y recomendaciones, los médicos deben tener en cuenta las particularidades de cada embarazo, los valores o creencias individuales obtenidos de los padres o construidos con la ayuda de los médicos,[3,4] así como los datos de resultados locales (véase la calculadora de resultados perinatales del Instituto Nacional de Salud Infantil y Desarrollo Humano: https://www.nichd.nih.gov/research/supported/EPBO/use).

V. LA DECISIÓN DE REORIENTAR EL TRATAMIENTO DE MANTENIMIENTO DE LA VIDA A MEDIDAS DE CONFORT.

Una de las cuestiones más difíciles es decidir cuándo retener o retirar las terapias de mantenimiento de la vida. Las filosofías y los enfoques varían entre cuidadores y UCIN. La declaración de la AAP sobre la no iniciación o la retirada de los cuidados intensivos a los recién nacidos de alto riesgo[12] hace hincapié en varias áreas clave: i) las decisiones sobre la no iniciación o la retirada de los cuidados intensivos deben ser tomadas por el equipo sanitario en colaboración con los padres, que deben estar bien informados sobre el estado y el pronóstico de su bebé; ii) los padres deben participar activamente en el proceso de toma de decisiones; iii) deben proporcionarse cuidados paliativos y compasivos a todos los lactantes, incluidos aquellos a los que no se les proporcionan cuidados intensivos, y iv) es apropiado proporcionar cuidados intensivos cuando se considera que son beneficiosos para el lactante, no cuando pudieran ser perjudiciales, no beneficiosos que son fisiológicamente inútiles.[12]

Un modelo a tener en cuenta hace hincapié en un enfoque objetivo e interdisciplinario para determinar el mejor curso de acción.

A. El objetivo del proceso es **aclarar o ayudar a construir los valores de los padres**[3] e identificar la acción **más conveniente para el bebé**. Los intereses de los demás, incluidos los de la familia y los cuidadores, son menos prioritarios que los del bebé, pero también deben tenerse en cuenta.

B. **Preferencias en la toma de decisiones.** Debe determinarse el grado de participación de los padres en la toma de decisiones, ya que algunos eligen tomarlas por sí mismos, otros prefieren que los clínicos las tomen por ellos, mientras que otros optan por un enfoque equilibrado o "compartido".[4]

C. **La toma de decisiones compartida debe guiarse por los datos.** Los cuidadores deben explorar todas las vías razonables para maximizar la recopilación de datos relevantes para el tema ético en cuestión. Se debe buscar información sobre las terapias alternativas y el pronóstico. Los datos objetivos se evalúan en el contexto de las reuniones del equipo primario. Las consultas de subespecialidades deben obtenerse cuando estén indicadas e incluirse en las deliberaciones del equipo primario.

A menudo, estas consultas pueden añadir aportaciones adicionales para ayudar en las cuestiones que el equipo primario está tratando de abordar. Es importante que las aportaciones de estos consultores se revisen con el equipo primario antes de discutirlas con los padres.

D. **La toma de decisiones compartida debe guiarse por los valores y objetivos de los padres.** Cuando la decisión de retener o retirar el tratamiento médico de mantenimiento de la vida se convierte en el centro de atención, el equipo discute los mejores datos disponibles, sus implicaciones y su grado de certeza. El objetivo debe ser llegar a un **consenso** sobre el mejor plan de cuidados para el bebé y las recomendaciones para los padres. A veces, habrá un fuerte apoyo científico para una opción concreta. En otros casos, habrá que estimar cuál es la mejor línea de actuación. Durante este tiempo, es especialmente importante buscar de manera activa lo que los padres piensan, sienten y comprenden de la situación clínica. Hay que destacar que los distintos cuidadores llegan al consenso a ritmos y tiempos diferentes. Es importante apoyar a cada uno de los participantes a lo largo de este proceso hasta que todos comprendan y acepten el consenso y puedan acordar fácilmente una decisión.

E. **Debe respetarse el papel de los padres como responsables sustitutos de la toma de decisiones.** Esto comienza con una comunicación totalmente transparente. El equipo de atención primaria debe reunirse de manera periódica con los padres para hablar de la evolución del bebé, su estado actual y el plan de cuidados, así como para resumir las discusiones médicas y éticas del equipo. Las opiniones de los padres siempre se tienen en cuenta; es muy probable que influyan en las decisiones cuando no esté claro qué opción (p. ej., continuar o suspender el tratamiento de mantenimiento de la vida) es la que más conviene al niño. No se espera que los padres evalúen los datos clínicos de forma aislada. Incluso en casos de incertidumbre médica, el equipo principal evalúa objetivamente lo que se sabe, así como lo que sigue siendo incierto sobre el estado o el pronóstico del niño, junto con los valores y deseos de los padres. El equipo también debe ofrecer a los padres su mejor valoración y recomendación. Ante una situación de incertidumbre médica real, los deseos de los padres deben apoyarse en deferencia a los del equipo médico principal (zona de discreción de los padres).[4]

F. Los especialistas en ética y derecho están de acuerdo en que no existe ninguna distinción ética entre **la retención y la retirada de los tratamientos de mantenimiento de la vida.** Por lo tanto, un ensayo terapéutico de tratamiento de mantenimiento de la vida es aceptable, y es éticamente permisible que los padres y el personal decidan retirar esos tratamientos si ya no mejoran, o nunca mejoraron, la condición del bebé y, por lo tanto, ya no sirven a su mejor interés.[12] En la práctica, esto puede ser más difícil emocional y psicológicamente para las familias e incluso para el personal. Sin embargo, no utilizar el enfoque de iniciar y luego suspender la terapia que no es beneficiosa puede dar lugar a uno de los dos resultados adversos: i) el tratamiento no beneficioso, posiblemente incluso perjudicial, puede continuarse más tiempo del necesario, y ii) algunos bebés que podrían beneficiarse del tratamiento pueden ser excluidos si se teme que el tratamiento prolongaría innecesariamente la vida de un mayor número de bebés cuya condición no respondería. La President's Commission for the Study of Ethical Problems in Medicine and Biomedical and Behavioral Research sostiene que la retirada del tratamiento de mantenimiento de la vida después de haber demostrado su ineficacia puede estar más justificada que la presunción de inutilidad y, por lo tanto, la retención del tratamiento.[16] Este enfoque apoya el concepto de "ensayo de cuidados intensivos" en el que el personal y la familia acuerdan iniciar el tratamiento de mantenimiento de la vida y suspenderlo si queda claro que la continuación del tratamiento ya no redunda en el interés del neonato. La enmienda de 1984 a la Child Abuse Prevention and Treatment Act (CAPTA) define **el tratamiento como NO indicado desde el punto de vista médico si el niño está en coma irreversible; si únicamente prolongaría la muerte, sin ser eficaz para mejorar o corregir todas las condiciones que amenazan la vida; si resultara inútil en términos de supervivencia, o si fuera prácticamente inútil en términos de supervivencia y fuera inhumano.**[17] Estas condiciones protegen los derechos de los niños al tratamiento a pesar de las condiciones subyacentes o las discapacidades potenciales y apoyan la importancia de las determinaciones de la calidad de vida en la prestación de atención. Pueden surgir conflictos importantes si los cuidadores y los padres no están de acuerdo con los objetivos de los cuidados. Una UCIN debe estar preparada para estas circunstancias.

G. El comité de ética del hospital es útil cuando el equipo primario es incapaz de llegar a un consenso o no está de acuerdo con los deseos de los padres cuando son claramente perjudiciales o se oponen al interés superior del niño. La consulta al comité de ética ayuda a fomentar la comunicación entre todas las partes implicadas y a mejorar la colaboración en la toma de decisiones; este a menudo puede aliviar las tensiones entre los padres y los cuidadores, lo que permite resolver el dilema.[9]

Lecturas recomendadas

Bell EF; for the American Academy of Pediatrics Committee on Fetus and Newborn. Noninitiation or withdrawal of intensive care for high-risk newborns. *Pediatrics* 2007;119(2):401–403. Ratificado en junio de 2015.

Lantos J. Ethical problems in decision making in the neonatal ICU. *N Engl J Med* 2018;379:1851–1860.

Mercurio MR. The ethics of newborn resuscitation. *Semin Perinatol* 2009;33(6):354–363.

Mercurio MR, Cummings CL. Critical decision-making in neonatology and pediatrics: the I-P-O framework. *J Perinatol* 2021;41(1):173–178.

Sullivan A, Cummings C. Historical perspectives: shared decision making in the NICU. *Neoreviews* 2020;21(4):e217–e225.

Referencias

1. American Academy of Pediatrics Committee on Bioethics. Informed consent, parental permission, and assent in pediatric practice. *Pediatrics* 1995;95(3):314–317.

2. Katz AL, Webb SA; and the American Academy of Pediatrics Committee on Bioethics. Informed consent in decision-making in pediatric practice. *Pediatrics* 2016;138(2):e20161485.

3. Lantos J. Ethical problems in decision making in the neonatal ICU. *N Engl J Med* 2018;379:1851–1860.

4. Sullivan A, Cummings C. Historical perspectives: shared decision making in the NICU. *Neoreviews* 2020;21(4):e217–e225.

5. American College of Obstetrics and Gynecology. ACOG Committee Opinion No. 390, December 2007. Ethical decision making in obstetrics and gynecology. *Obstet Gynecol* 2007;110(6):1479–1487.

6. Cummings CL, Mercurio MR. Maternal–fetal conflicts. En: Diekema DS, Mercurio MR, Adam MB, eds. *Clinical Ethics in Pediatrics: A Case-Based Textbook.* Cambridge, United Kingdom: Cambridge University Press; 2011:51–56.

7. Gillam L. The zone of parental discretion: an ethical tool for dealing with disagreements between parents and doctors about medical treatment for a child. *Clin Ethics* 2016;11(1):1–8.

8. Mercurio MR, Cummings CL. Critical decision-making in neonatology and pediatrics: the I-P-O framework. *J Perinatol* 2021;41(1):173–178.

9. Mercurio MR. The role of a pediatric ethics committee in the newborn intensive care unit. *J Perinatol* 2011;31(1):1–9.

10. O'Connell AE, Guseh S, Lapteva L, et al. Gene and stem cell therapies for fetal care: a review. *JAMA Pediatr* 2020;174(10):985–991.

11. McCullough LB, Coverdal JH, Chervenak FA. *Professional Ethics in Obstetrics and Gynecology.* Cambridge, United Kingdom: Cambridge University Press; 2019.

12. Bell EF; for the American Academy of Pediatrics Committee on Fetus and Newborn. Noninitiation or withdrawal of intensive care for high-risk newborns. *Pediatrics* 2007;119(2):401–403. Ratificado en junio de 2015.

13. Mercurio MR. The ethics of newborn resuscitation. *Semin Perinatol* 2009;33(6):354–363.

14. Batton DG; and the American Academy of Pediatrics Committee on Fetus and Newborn. Clinical report—antenatal counseling regarding resuscitation at an extremely low gestational age. *Pediatrics* 2009;124(1):422–427.

15. Cummings J; and the American Academy of Pediatrics Committee on Fetus and Newborn. Clinical report—antenatal counseling regarding resuscitation and intensive care before 25 weeks of gestation. *Pediatrics* 2015;136(3):588–595.

16. President's Commission for the Study of Ethical Problems in Medicine and Biomedical and Behavioral Research. *Deciding to Forego Life-Sustaining Treatment: A Report on the Ethical, Medical, and Legal Issues in Treatment Decisions.* Washington, DC: U.S. Government Publishing Office; 1983.

17. Amendments to Child Abuse Prevention and Treatment Act (CAPTA), 42 USC §5101 (1984).

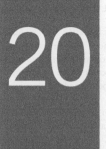

20

Manejo de los cuidados neonatales al final de la vida y seguimiento del duelo

Xenia T. Bateman y David A. Munson

PUNTOS CLAVE

- Las muertes en el periodo neonatal son más frecuentes que en cualquier otro momento de la infancia; la mayoría se producen tras la decisión de retirar el tratamiento de soporte vital.
- Una comunicación clara y colaborativa ayuda a las familias a tomar decisiones eficaces.
- La atención de alta calidad al final de la vida y en el duelo es la extensión natural de un enfoque centrado en la familia en la unidad de cuidados intensivos neonatales (UCIN).
- La combinación de las guías disponibles con las preferencias de la familia garantiza una atención sensible y adecuada al final de la vida y en el duelo.

I. **INTRODUCCIÓN.** A pesar de los avances en la atención neonatal, mueren más niños en el periodo perinatal y neonatal que en cualquier otro momento de la infancia. La mayoría de las muertes neonatales en Estados Unidos se deben a malformaciones congénitas y a trastornos relacionados con la gestación corta y el bajo peso al nacer.

Para muchas familias, una condición letal o que limita la vida puede ser diagnosticada en las primeras etapas del embarazo; por lo tanto, la oportunidad de comenzar el proceso de toma de decisiones se produce antes del ingreso en la unidad de cuidados intensivos neonatales (UCIN). Un plan de cuidados paliativos perinatales es una alternativa a la interrupción del embarazo y proporciona un enfoque estructurado para los padres y el equipo de cuidados a la hora de desarrollar un plan para crear el mejor resultado posible para el bebé y la familia.

Pasar del tratamiento de mantenimiento de la vida a los cuidados al final de la vida en el entorno de la UCIN puede ser un reto para los cuidadores. El equipo asistencial debe equilibrar las cargas y los beneficios de las intervenciones para el bebé y, al mismo tiempo, hacer partícipes a los padres y a la familia extensa de sus esperanzas y temores. Los padres se ven profundamente afectados por la compasión y el trato que reciben de los profesionales sanitarios durante los cuidados al final de la vida. Los padres suelen recordar más lo que se les dijo que los propios acontecimientos. Aunque la muerte de un bebé es un acontecimiento devastador, los conocimientos y la destreza del equipo multidisciplinar pueden influir en gran medida en la capacidad de los padres para afrontar eficazmente su pérdida.

II. PRINCIPIOS Y ÁREAS DE CUIDADOS AL FINAL DE LA VIDA CENTRADOS EN LA FAMILIA.
La prestación de una atención de calidad al final de la vida es un proceso que permite una comunicación clara y coherente a cargo de un equipo multidisciplinar compasivo en un marco de toma de decisiones compartida. La prestación de apoyo físico y emocional y de cuidados de seguimiento permite a los padres iniciar el proceso de curación al volver a casa.

Los valores del final de la vida comprenden la atención centrada en la familia en la UCIN. Estos valores proporcionan orientación y medidas de proceso para evaluar y proporcionar una atención de calidad al final de la vida.

A. Toma de decisiones centrada en el paciente y la familia.

B. Comunicación entre los miembros del equipo multidisciplinar y entre el equipo y los padres y la familia extensa.

C. Apoyo espiritual a las familias.

D. Apoyo emocional y práctico a las familias.

E. Manejo de los síntomas y cuidados paliativos.

F. Continuidad de los cuidados.

G. Apoyo emocional y organizativo al personal sanitario.

III. COORDINACIÓN DE LA ATENCIÓN

A. **Comunicación y colaboración.** El apoyo a la familia en la UCIN depende en gran medida de la comunicación entre la familia y el equipo sanitario y de la relación entre los miembros del equipo de cuidados. Un modelo de atención colaborativa que permita a los médicos, enfermeras y otros miembros del equipo trabajar de forma cooperativa y compartir las decisiones, respetando al mismo tiempo la contribución única de cada profesional, promueve un entorno en el que se puede prestar la mejor atención.

1. Los cuidados prestados al final de la vida son una prolongación de la relación ya existente entre los cuidadores y el bebé y su familia. El personal puede facilitar esta relación de las siguientes maneras:

   a. Comunicarse con las familias mediante reuniones frecuentes con el equipo principal.

   b. Incluir al equipo de atención obstétrica y a otros consultores cuando sea apropiado.

   c. Fomentar las visitas de los hermanos y el apoyo de la familia extensa.

   d. Fomentar y respetar la incorporación de costumbres culturales y espirituales.

   e. Proporcionar un entorno que permita a los padres desarrollar una relación con su bebé; visitarlo, cogerlo en brazos y participar en sus cuidados con la frecuencia deseada y médicamente adecuada.

2. Toda la información médica debe presentarse de forma clara y concisa con el objetivo de transmitir honestidad, transparencia y compasión.

   a. Las recomendaciones claras sobre los objetivos de los cuidados (soporte vital *vs.* cuidados paliativos) por parte del equipo sanitario son adecuadas y pueden aliviar a los padres de parte de la carga de la toma de decisiones en el contexto del final de la vida.

   b. Antes de reunirse con la familia para discutir la reorientación de los cuidados de tratamiento a unos de tipo paliativo, es importante que el equipo multidisciplinar se ponga de acuerdo sobre las opciones médicas y quirúrgicas restantes razonables e identifique las necesidades del paciente y de la familia.

c. Abordar los conflictos dentro del equipo en una fase temprana del proceso utilizando los apoyos profesionales disponibles, como los consultores éticos o espirituales.

d. Se recomienda un portavoz (normalmente el médico de cabecera o un miembro del equipo de la UCIN con el que la familia tenga un fuerte vínculo) para mantener la continuidad de la comunicación.

B. Toma de decisiones centrada en el paciente y la familia

1. En primer lugar, intente averiguar qué entienden los padres y cuáles son sus valores, esperanzas, temores y deseos.

2. La mayoría de los padres quiere participar en la decisión de la transición de los cuidados de tratamiento a los de tipo paliativo; sin embargo, no todos son capaces de participar o quieren sentirse responsables de la decisión final. Confían en que el equipo asistencial interprete la información y ofrezca las opciones de una manera compasiva y sensible que incorpore sus necesidades individuales y el nivel de participación deseado.

3. Los padres deben sentirse apoyados y escuchados independientemente de la decisión que se tome.

4. La calidad de la relación y el estilo de comunicación de los miembros del equipo pueden influir en la capacidad de los padres para comprender la información presentada y llegar a un consenso con el equipo sanitario.

5. La toma de decisiones compartida implica el apoyo y la participación de todo el equipo.

6. Reúnase con la familia en un lugar privado y tranquilo y deje tiempo suficiente para que la familia entienda la información presentada y las recomendaciones del equipo.

a. Proporcione un traductor médico si es necesario.

b. Refiérase al bebé por su nombre.

c. Pregunte a los padres cómo se sienten y cómo perciben la situación.

d. Una vez tomada la decisión de reorientar los cuidados para pasar de las medidas de soporte vital a aquellas que funcionan de manera paliativa, desarrolle un plan específico con la familia que incluya una descripción de cómo se retirará la tecnología de soporte vital y determine su nivel de participación deseado.

e. Es importante describir lo que la familia verá: cambios de color, cambios en los patrones respiratorios.

f. Los signos de angustia también deben ser revisados junto con una descripción de cómo serán manejados.

g. Dé tiempo suficiente para que los padres hagan preguntas a los miembros del equipo.

C. Retirar el tratamiento de mantenimiento de la vida

1. Una vez que se toma la decisión de retirar el tratamiento de mantenimiento de la vida y brindar cuidados paliativos, se debe proporcionar a la familia un entorno tranquilo, privado y que dé cabida a todas las personas que la familia desee incluir, como pueden ser hermanos, abuelos, otros familiares y amigos en la medida en que los cuidados sean seguros y se respeten los deseos de los padres.

2. El personal debe organizarse de manera que una enfermera y un médico estén disponibles para el paciente y su familia en todo momento.

3. Dé a los padres tiempo suficiente para crear recuerdos y experimentar la paternidad. Permítales sostener, fotografiar, bañar y vestir a su bebé antes, durante o después de retirar la ventilación mecánica u otro soporte vital.

4. Discuta el proceso con los padres, incluida la retirada del tubo endotraqueal y el control del dolor y los síntomas. Describa con delicadeza el aspecto que tendrá el bebé y las medidas que tomará el personal para proporcionarle una muerte cómoda y sin dolor. Hágales saber que la muerte no siempre se producirá inmediatamente.

5. Plantee la posibilidad de apoyo espiritual y la incorporación de costumbres espirituales y culturales en el plan de cuidados si así lo desean los padres.

6. El objetivo de los cuidados paliativos es proporcionar una muerte cómoda y sin dolor. Considere con anticipación los medicamentos que puedan ser necesarios, dejando el acceso intravenoso en su lugar. Suspenda los relajantes musculares mucho antes de la extubación, ya que interfieren con la capacidad de evaluar el malestar. Administre sedación y asegúrese de que se ha conseguido una sedación profunda antes de retirar el tubo respiratorio. Si la reducción de los ajustes del respirador o el inicio de la retirada de la cinta del tubo endotraqueal provoca agitación, detenga el procedimiento y administre más sedación antes de continuar.

7. Cuando se extube al bebé, se deben suspender todos los catéteres y equipos intravenosos innecesarios, asegurando al mismo tiempo un acceso suficiente para atender las necesidades actuales.

8. Permita que los padres sostengan a su bebé todo el tiempo que deseen después de suspender el soporte vital. La enfermera y el médico tratante deben estar cerca para ayudar a la familia y evaluar los síntomas y el confort del bebé.

9. Cuando la familia tiene un superviviente de parto múltiple, es importante que el equipo asistencial reconozca la dificultad que esto supondrá tanto en el momento de la muerte como durante el proceso de duelo.

10. La donación de órganos debe ofrecerse antes de la retirada de la tecnología para dar tiempo a realizar la derivación adecuada.

11. La autopsia debe ser discutida antes o después de la muerte a discreción del médico tratante o según el protocolo del hospital.

12. Se recomienda crear una caja de recuerdos que incluya tarjetas de cuna, fotografías, ropa, un mechón de pelo, huellas de pies y manos y cualquier otro recuerdo acumulado durante la vida del bebé. Si la familia no desea verlos o conservarlos en el momento de la muerte, es aconsejable guardarlos en un lugar designado. Aunque los padres suelen cambiar de opinión más tarde y agradecen que se hayan conservado estos objetos, también es importante recordar que algunas familias los rechazan debido a prácticas culturales o espirituales.

13. Asegúrese de que se han tomado fotografías del bebé. Los padres de bebés mellizos o de partos múltiples suelen querer una fotografía de sus hijos juntos o una foto de familia. Es útil que la UCIN disponga de una cámara digital y una impresora. Now I Lay Me Down To Sleep (NILMDTS) es una organización que utiliza fotógrafos profesionales voluntarios y está disponible en muchas comunidades.

D. Apoyo emocional y organizativo al personal

1. Una reunión informativa de todos los miembros del equipo de atención sanitaria después de la muerte de un bebé ofrece una oportunidad para que los implicados en la muerte compartan sus pensamientos y emociones, si así lo desean. Los capellanes y los trabajadores sociales suelen ser buenos recursos de apoyo para el personal y suelen considerarse parte del equipo de atención.

2. La revisión de los acontecimientos que rodean a la muerte ayuda a identificar lo que ha ido bien y las oportunidades de mejora.

3. El apoyo institucional puede incluir un permiso pagado para acudir al funeral, asesoramiento y ceremonias de recuerdo.

4. Reconocer y abordar la respuesta del personal a la situación de duelo en el lugar de trabajo es una parte necesaria de la atención al final de la vida.

5. Muchas instituciones han desarrollado programas formales para apoyar al personal que trabaja con pacientes moribundos. Los programas suelen incluir grupos de apoyo, asesoramiento, talleres de escritura y otras intervenciones. La creación de rituales en torno al momento de la muerte y permitirles tomarse un tiempo para reflexionar antes de volver a atender a los pacientes puede ser útil.

IV. SEGUIMIENTO DEL DUELO

A. Principios generales. El seguimiento del duelo proporciona un apoyo continuo a las familias cuando regresan a casa para continuar con el proceso de duelo. Algunas familias tal vez no deseen ningún contacto con el equipo después de su regreso a casa, mientras que otras pueden desear reuniones o llamadas más frecuentes. Antes de abandonar el hospital, es importante que un miembro del equipo revise el apoyo de seguimiento que se proporcionará. Un paquete de duelo con literatura y un resumen de los programas específicos del hospital es útil para suministrar a la familia recursos para el duelo e información de contacto. La mayoría de los programas incluye llamadas y tarjetas de seguimiento durante la primera semana y de nuevo entre 4 y 6 semanas después de la muerte del bebé. Una reunión de seguimiento con el equipo permite a la familia la oportunidad de revisar los acontecimientos que rodearon la muerte, incluidos los resultados de la autopsia, si esta procede. Además de brindar apoyo a la familia, la reunión permite al equipo evaluar la necesidad de más apoyo y proporcionar referencias que pueden incluir grupos de apoyo o asesoramiento.

B. Atención hospitalaria

1. Un miembro del equipo designado o un coordinador de duelo debe revisar el programa y los materiales de duelo con los padres o un miembro de la familia. A menudo, una persona de apoyo a la familia es la que mejor puede absorber esta información y comunicársela a los padres en el momento adecuado.

2. Describa brevemente el proceso normal de duelo y lo que puede esperar en los días y semanas siguientes.

3. Debe ofrecerse apoyo en lo que respecta a la lactancia, si procede, y elaborarse un plan enfocado a la supresión de la lactancia y el seguimiento.

4. Proporcionar asistencia para realizar los arreglos de entierro, cremación o funeral.

5. El obstetra de la familia, el pediatra y otros apoyos de la comunidad deben ser notificados de la muerte del bebé.

6. Un representante del equipo principal, un trabajador social u otra persona designada con la formación adecuada debe asumir la responsabilidad de coordinar el seguimiento del duelo. Esta persona será responsable de organizar y documentar el proceso de seguimiento.

7. Proporcione asistencia a la familia cuando abandone el hospital sin su hijo. Si es posible, organice un prepago del aparcamiento o un acompañamiento hasta la puerta.

C. Seguimiento tras el alta

1. Póngase en contacto con la familia dentro de la primera semana para darle la oportunidad de hacer preguntas y ofrecerle apoyo. El coordinador de seguimiento designado suele encargarse de realizar la llamada y la documentación. Otros miembros del equipo de atención pueden desear mantener el contacto si han desarrollado una relación estrecha con la familia. Es importante discutir los detalles específicos del seguimiento con la familia antes del alta.

2. Los padres agradecen que se les envíe una tarjeta de pésame, firmada por los miembros del equipo primario, a su casa en las primeras semanas, así como la comunicación a intervalos seleccionados.

3. Programe una reunión de seguimiento con la familia aproximadamente entre 4 y 6 semanas después de la muerte del bebé. El tiempo dependerá de la disponibilidad de los resultados de la autopsia y de la preferencia de los padres. En algunos casos, la familia no querrá volver al hospital ni continuar el contacto. El coordinador se asegurará de que esto quede documentado y organizará el seguimiento de la familia a través de un proveedor de atención primaria u otra agencia comunitaria. Las llamadas de seguimiento pueden seguir realizándose si la familia da su consentimiento.

4. Las reuniones deben incluir una revisión de los acontecimientos que rodean la muerte del bebé, los resultados de la autopsia u otros estudios y las implicaciones para futuros embarazos.

5. Se debe realizar una evaluación para determinar la capacidad de afrontamiento de la familia mientras continúa con el proceso de duelo y se debe derivar a los profesionales u organismos adecuados, incluidos los grupos de apoyo al duelo si es necesario.

6. Envíe una tarjeta e inicie una llamada telefónica en torno al primer aniversario de la muerte del bebé. Este puede ser un momento difícil para la familia. Muchas familias desarrollan sus propios rituales para celebrar la vida de su hijo durante este tiempo. El contacto de los miembros de su equipo de atención es muy apreciado.

7. Planifique futuros encuentros si la familia lo desea.

Lecturas recomendadas

Jones K, Martin R, Murphy S, et al. New understandings of fathers' experiences of grief and loss following stillbirth and neonatal death: a scoping review. *Midwifery* 2019;79:1–15.

Levick J, Fannon J, Bodemann J, et al. NICU bereavement care and follow-up support for families and staff. *Adv Neonatal Care* 2017;17(6):451–460.

National Consensus Project for Quality Palliative Care. *Clinical Practice Guidelines for Quality Palliative Care*. 4th ed. Richmond, VA: National Coalition for Hospice and Palliative Care; 2018. https://www.nationalcoalitionhpc.org/ncp.

Parravicini E. Neonatal palliative care. *Curr Opin Pediatr* 2017;29(2):135–140. doi:10.1097/MOP0000000000000464.

Seig S, Bradshaw W, Blake S. The best interests of infants and families during palliative care at the end of life: a review of the literature. *Adv Neonatal Care* 2018;19(2):E9–E14.

Recursos en línea

Courageous Parents Network. https://courageousparentsnetwork.org. Consultada el 17 de noviembre de 2020.

Resolve Through Sharing* Bereavement Education. https://www.gundersenhealth.org/resolve-through-sharing/. Consultada el 17 de noviembre de 2020.

Texas Pediatric Society. Palliative care toolkit. https://txpeds.org/palliative-care-toolkit. Consultada el 17 de noviembre de 2020.

21 Nutrición

Kera M. McNelis, Brenda B. Poindexter
y Camilia R. Martin

PUNTOS CLAVE

- La leche humana, especialmente la materna, es la mejor nutrición para los bebés a término y prematuros.
- Se requiere un suministro cuidadoso de nutrición enteral y parenteral (NP) para apoyar el crecimiento adecuado del bebé.
- La evaluación del crecimiento es esencial para garantizar una nutrición óptima.
- La nutrición temprana influye en el crecimiento y el neurodesarrollo de la infancia.

I. **INTRODUCCIÓN.** Después del nacimiento, los neonatos a término se adaptan con rapidez, de un suministro intrauterino relativamente constante de nutrientes a una alimentación intermitente de leche. Sin embargo, los recién nacidos prematuros corren un mayor riesgo de experimentar problemas nutricionales. Los recién nacidos prematuros nacen con una acumulación y reservas de nutrientes limitadas debido a su breve estancia en el útero, a la inmadurez de sus vías metabólicas y a la mayor demanda de nutrientes. Además, las afecciones médicas y quirúrgicas que se relacionan de manera habitual con la prematuridad pueden alterar los requerimientos nutricionales y complicar el suministro adecuado de nutrientes. A medida que la supervivencia de los recién nacidos de alto riesgo sigue mejorando, los datos actuales sugieren que la nutrición temprana puede mejorar los resultados a corto y largo plazos.

II. **CRECIMIENTO**

A. **La composición corporal del feto** cambia a lo largo de la gestación, y la acumulación de la mayoría de los nutrientes se produce principalmente a finales del segundo trimestre y a lo largo del tercero. Los bebés nacidos a término suelen tener suficientes reservas de glucógeno y grasa para satisfacer las necesidades energéticas durante la relativa inanición de los primeros días tras el nacimiento. Por el contrario, los recién nacidos prematuros agotarán con rapidez sus limitadas reservas de glucógeno y nitrógeno, se convertirán en hipoglucémicos y catabólicos, a menos que se les proporcione una terapia nutricional adecuada. En la práctica, se suele suponer que la gravedad de la insuficiencia nutricional tiene relación inversa con la edad de gestación al nacer y el peso al nacimiento.

B. El crecimiento posnatal difiere del crecimiento intrauterino en que comienza con un periodo de **pérdida de peso**, principalmente por la pérdida de líquido extracelular. La pérdida de peso posnatal característica en el recién nacido a término es de 5 a 10% del peso al nacer.

1. Los bebés nacidos por cesárea presentan una mayor pérdida de peso en comparación con los nacidos por vía vaginal. Los bebés amamantados también presentan una mayor pérdida de peso en comparación con los alimentados con leche de fórmula.

2. La herramienta de peso del recién nacido, Newt (newbornweight.org) es un método gratuito que permite a los proveedores ver cómo se compara el peso de un recién nacido de 2 a 5 kg en los primeros 30 días con una amplia muestra de recién nacidos, y tiene en cuenta el método de alimentación y el tipo de parto.

3. En los bebés prematuros, la pérdida de peso por la contracción fisiológica del líquido extracelular equivale a una disminución de 0.8 en la puntuación z. Sin embargo, este patrón de pérdida de peso posnatal puede atenuarse en la mayoría de los recién nacidos prematuros con una nutrición optimizada y temprana. Aunque en la actualidad no existe una medida de crecimiento neonatal de gran aceptación que capte tanto la pérdida de peso como la posterior ganancia característica de este periodo, en general, los objetivos en la práctica son limitar el grado y la duración de la pérdida de peso inicial en los neonatos prematuros y apoyar la velocidad de crecimiento una vez recuperado el peso al nacer.

C. Después de alcanzar el peso al nacer, los **datos del crecimiento intrauterino y de la tasa de acumulación de nutrientes** se utilizan como estándares de referencia para evaluar las necesidades de crecimiento y nutrientes del bebé prematuro en crecimiento. Aunque los objetivos de aumento de peso son de 15 a 20 g/kg/día para los lactantes < 2 kg, y de 25 a 35 g/día para los lactantes más grandes, el concepto más importante es mantener el crecimiento individual del bebé a lo largo de su trayectoria en la curva de crecimiento adecuada. Un enfoque personalizado para cada bebé seguirá el cálculo de la velocidad de crecimiento promedio y exponencial durante 5 a 7 días y seguirá las puntuaciones z (puntuación de desviación estándar). Un recurso gratuito disponible para ayudar a los médicos de cabecera en esta estimación es la calculadora de crecimiento para bebés prematuros disponible en Peditools.org. Se utiliza como objetivo de crecimiento en estos parámetros aproximadamente 1 cm/semana de longitud y 1 cm/semana de perímetro cefálico. El aumento de la longitud es un indicador importante del crecimiento, pero depende de una medición precisa. Aunque estos objetivos pueden no ser inicialmente alcanzables en algunos niños prematuros enfermos, replicar el crecimiento del feto a la misma edad de gestación sigue siendo un objetivo adecuado, tal y como recomienda la American Academy of Pediatrics (AAP). Los esfuerzos por minimizar los déficits nutricionales acumulados después del nacimiento comienzan en los primeros días posnatales y requieren un tratamiento combinado con nutrición parenteral (NP) y nutrición enteral.

1. **Método exponencial.** Velocidad de aumento de peso (g/kg/día) = $1\,000 \times \ln$ [peso el último día / peso el primer día(g)] / último día − primer día (días)

2. **Método de la media.** Velocidad de aumento de peso (g/kg/día) = (peso el último día [g] − peso del primer día [g]) / (media de los pesos del primer y último día [kg] / último día − primer día [días])

D. Las mediciones seriadas del peso, la longitud y el perímetro cefálico trazadas en **curvas de crecimiento** proporcionan información valiosa en la evaluación nutricional del neonato prematuro. Existen curvas de crecimiento intrauterino específicas por sexo para cada parámetro. Las tablas de crecimiento revisadas de Fenton combinan el crecimiento intrauterino con la tabla de la Organización Mundial de la Salud (OMS) para construir una tabla de crecimiento de 22 a 50 semanas de edad posmenstrual (EPM). El crecimiento pretérmino se toma de seis países, y la curva de crecimiento se suaviza desde la curva pretérmino hasta la curva de la OMS a 50 semanas. El alisamiento refleja el rápido crecimiento demostrado por los niños prematuros (figs. 21-1A y 21-1B). Las curvas de crecimiento de Olsen se han extraído de una muestra estadounidense amplia y racialmente diversa (figs. 21-2A-D). Las curvas de crecimiento de Aris se han

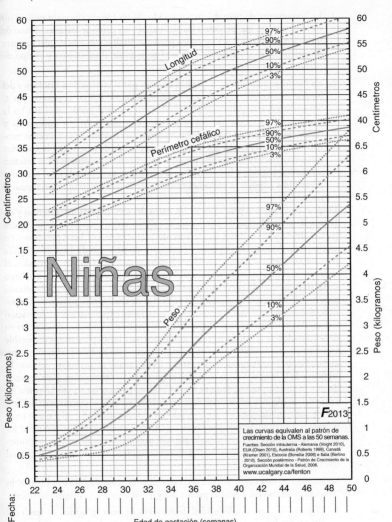

Figura 21-1. A: Tabla de crecimiento de Fenton para niñas. (De Fenton TR, Kim JH. Una revisión sistemática y metaanálisis para revisar la tabla de crecimiento de Fenton para niños prematuros. *BMC Pediatr* 2013;13:59.)

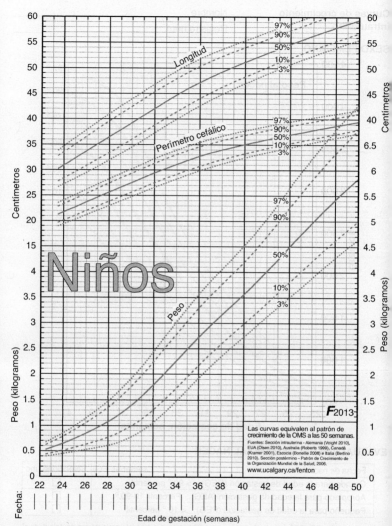

Figura 21-1. B: Tabla de crecimiento de Fenton para niños. (De Fenton TR, Kim JH. Una revisión sistemática y metaanálisis para revisar la tabla de crecimiento de Fenton para niños prematuros. *BMC Pediatr* 2013;13:59.)

Curvas de crecimiento intrauterino

Nombre _____

Registro núm. _____

SEXO FEMENINO

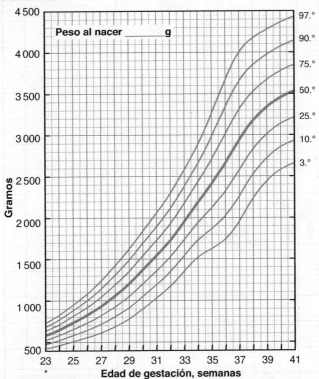

EVALUACIÓN DEL TAMAÑO AL NACER

Fecha de nacimiento: / / (semanas EG)	Seleccione uno
Grande para la edad de gestación (GEG) > 90.º percentil	☐
Apropiado para la edad de gestación (AEG) Percentil 10-90.º	☐
Pequeño para la edad de gestación (PEG) < 10.º percentil	☐

* Los percentiles 3.º y 97.º de todas las curvas para 23 semanas deben interpretarse con cautela dado el tamaño reducido de la muestra.

Figura 21-2. A. Tabla de peso de Olsen para niñas. (Olsen IE, Groveman SA, Lawson ML, et al. New intrauterine growth curves based on United States data. *Pediatrics* 2010;125[2]:e214-e224. https://pediatrics.aappublications.org/content/125/2/e214.long. Consultada el 21 de octubre de 2021. Copyright 2010 por la American Academy of Pediatrics. Datos de Pediatrix Medical Group; and Groveman SA. New preterm infant growth curves influence of gender and race on birth size [tesis de maestría]. Philadelphia, PA: Drexel University; 2008.)

Página 2

Nombre _____

Registro núm. _____

SEXO FEMENINO

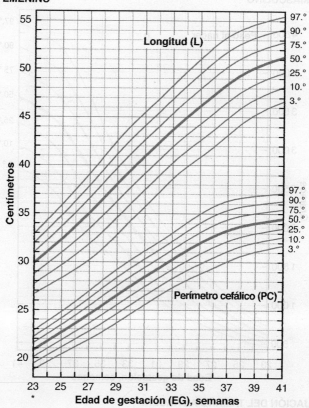

Fecha																
EG (semanas)																
Peso (g)																
L (cm)																
PC (cm)																

* Los percentiles 3.° y 97.° en todas las curvas para 23 semanas deben interpretarse con cautela dado el pequeño tamaño de la muestra.

Figura 21-2. B. Tabla de talla y perímetro cefálico de Olsen para niñas. (Reproducida con autorización de Olsen IE, Groveman SA, Lawson ML, et al. New intrauterine growth curves based on United States data. *Pediatrics* 2010;125[2]:e214-e224. https://pediatrics.aappublications.org/content/125/2/e214.long. Consultado el 21 de octubre de 2021. Copyright 2010 por la American Academy of Pediatrics. Datos de Pediatrix Medical Group; and Groveman SA. New preterm infant growth curves influence of gender and race on birth size [tesis de maestría]. Philadelphia, PA: Drexel University; 2008.)

Curvas de crecimiento intrauterino

Nombre _____

Registro núm. _____

SEXO MASCULINO

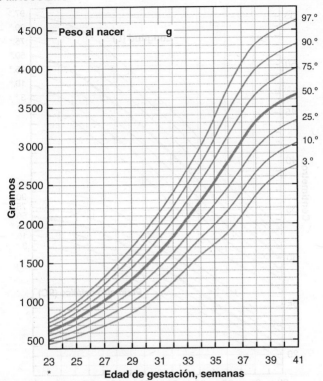

EVALUACIÓN DEL TAMAÑO AL NACER:

Fecha de nacimiento: / / (semanas EG)	Seleccione uno
Grande para la edad de gestación (GEG) > 90.° percentil	☐
Apropiado para la edad de gestación (AEG) Percentil 10-90.°	☐
Pequeño para la edad de gestación (PEG) < 10.° percentil	☐

* Los percentiles 3.° y 97.° de todas las curvas para 23 semanas deben interpretarse con cautela dado el pequeño tamaño de la muestra.

Figura 21-2. C. Tabla de peso de Olsen para niños. (Reproducida con permiso de Olsen IE, Groveman SA, Lawson ML, et al. New intrauterine growth curves based on United States data. *Pediatrics* 2010;125[2]:e214-e224. https://pediatrics.aappublications.org/content/125/2/e214.long. Consultada el 21 de octubre de 2021. Copyright 2010 por la American Academy of Pediatrics. Datos de Pediatrix Medical Group; and Groveman SA. New preterm infant growth curves influence of gender and race on birth size [tesis de maestría]. Philadelphia, PA: Drexel University; 2008.)

Nombre _____

Registro núm. _____

SEXO MASCULINO

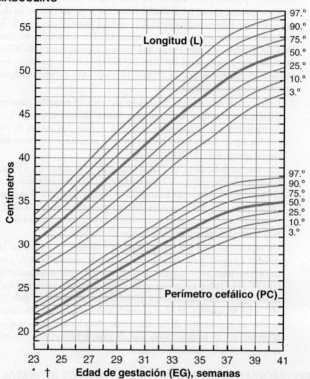

Perímetro cefálico (PC)

Edad de gestación (EG), semanas

Fecha													
EG (semanas)													
Peso (g)													
L (cm)													
PC (cm)													

* Los percentiles 3.º y 97.º de todas las curvas para 23 semanas deben interpretarse con cautela dado el pequeño tamaño de la muestra.

† Curva del perímetro cefálico masculino a las 24 semanas, todos los percentiles deben interpretarse con precaución ya que la distribución de los datos está sesgada a la izquierda.

Figura 21-2. D. Gráfico de longitud y perímetro cefálico de Olsen para niños. (Reproducida con permiso de Olsen IE, Groveman SA, Lawson ML, et al. New intrauterine growth curves based on United States data. *Pediatrics* 2010;125[2]:e214-e224. https://pediatrics.aappublications.org/content/125/2/e214.long. Consultado el 21 de octubre de 2021. Copyright 2010 por la American Academy of Pediatrics. Datos de Pediatrix Medical Group; and Groveman SA. New preterm infant growth curves influence of gender and race on birth size [tesis de maestría]. Philadelphia, PA: Drexel University; 2008.)

extraído de una muestra grande y más contemporánea de EUA. Los datos de los bebés se pueden trazar desde las 23 hasta las 42 semanas de EPM en curvas de peso, talla y perímetro cefálico específicas para cada sexo. También están disponibles las curvas de crecimiento posnatal y las curvas del índice de masa corporal (IMC). Las curvas de crecimiento posnatal siguen a los mismos bebés a lo largo del tiempo (es decir, curvas de crecimiento longitudinal) y están disponibles a partir de una serie de estudios en unidades de cuidados intensivos neonatales (UCIN), del estudio multicéntrico del National Institute of Child Health and Human Development (NICHD) (2000) y del consorcio internacional INTERGROWTH-21st. Sin embargo, estas curvas muestran el crecimiento *real*, no el ideal. El crecimiento intrauterino sigue siendo el patrón de oro para la comparación.

1. Las curvas de crecimiento disponibles incluyen un pequeño número de bebés nacidos entre las 22 y las 24 semanas. Esto es de esperar porque la incidencia de nacimientos a esta edad de gestación es baja. Las curvas de crecimiento pueden seguir siendo útiles para orientar la atención a estos neonatos, al considerar que se trata de una limitación.

2. Cuando un bebé tiene una edad corregida a término, los Centros para el Control y la Prevención de Enfermedades (CDC) recomiendan que se utilice el Patrón de Crecimiento Infantil 2006 de la OMS para el seguimiento del crecimiento. Los recién nacidos deben representarse según la edad corregida y seguirse para recuperar el crecimiento. Los gráficos pueden descargarse de http://www.cdc.gov/growthcharts/who_charts.htm.

3. Un estudio encontró que una puntuación z de peso < -1.0 a las 36 semanas de edad corregida y un descenso < -1.0 en la puntuación z de peso desde el nacimiento hasta las 36 semanas de edad corregida (utilizando las curvas INTER-GROWTH-21st) se relacionó con un riesgo de retraso cognitivo a los 2 años de edad. Otro estudio encontró que el uso de una definición de peso $<$ percentil 10.° a las 36 semanas de edad corregida utilizando la curva de crecimiento de Fenton no es predictivo de un neurodesarrollo adverso. Estos estudios destacan la importancia de las definiciones y la selección de las curvas de crecimiento en la investigación sobre nutrición neonatal.

III. RECOMENDACIONES NUTRICIONALES PARA LOS NEONATOS PREMATUROS

A. Las fuentes para las recomendaciones de nutrientes para los bebés prematuros incluyen el Comité de Nutrición de la American Academy of Pediatrics (AAP-CON), el Comité de Nutrición de la European Society of Paediatric Gastroenterology, Hepatology and Nutrition (ESPGHAN-CON), y en el libro de texto *Nutritional Care of Preterm Infants: Scientific Basis and Practical Guidelines*, 2nd. edition.

B. **Líquidos** (véanse capítulos 13 y 23). El paso inicial en el apoyo nutricional es determinar los requerimientos de líquidos del neonato, que dependen de la edad de gestación, la edad posnatal y las condiciones ambientales. En general, las necesidades básicas de líquidos tienen relación inversa con la edad de gestación al nacer y el peso al nacimiento. Durante la primera semana posnatal, se sabe que los bebés de muy bajo peso al nacer (MBPN) experimentan una mayor pérdida de agua debido a la inmadurez de su piel, que tiene un mayor contenido de agua y una mayor permeabilidad, y a la inmadurez de su función renal, con una menor capacidad para concentrar la orina. Los factores ambientales, como los calentadores radiantes, la fototerapia y las incubadoras, también influyen en las pérdidas insensibles y pueden afectar a los requerimientos de líquidos. Los recién nacidos extremadamente prematuros de 22 a 25 semanas necesitan una cuidadosa atención a las pérdidas insensibles de líquidos y pueden necesitar ajustes frecuentes.

C. **Energía.** Las estimaciones sugieren que los neonatos prematuros en un entorno termoneutral necesitan aproximadamente entre 40 y 60 kcal/kg/día para mantener el peso corporal, suponiendo que se proporcionen las proteínas adecuadas. Se necesitan calorías adicionales para el crecimiento, siendo los neonatos más pequeños los que tienden a mostrar una mayor necesidad, ya que su tasa de crecimiento es la más alta (tabla 21-1). Las tres fuentes, AAP-CON, ESPGHAN-CON y Koletzko *et al.* recomiendan un rango de 105 a 135 kcal/kg/día. En general, la práctica se esfuerza por conseguir una ingesta energética de 110 a 130 kcal/kg/día (tabla 21-2). Los recién nacidos con enfermedades graves o prolongadas suelen necesitar un rango de 130 a 150 kcal/kg/día.

D. **NP para bebés prematuros**

1. **Indicación y objetivos.** La NP proporciona calorías y aminoácidos para evitar un balance energético y nitrogenado negativo. Los objetivos posteriores incluyen la promoción de un crecimiento adecuado mientras se espera la consecución de la autonomía enteral. La NP se inicia el primer día posnatal para los lactantes con MBPN, < 1 500 g de peso al nacer. La NP debe considerarse en los recién nacidos prematuros con mayor peso al nacer si no se prevé una ingesta enteral significativa a los 3 o 5 días de vida.

2. **Administración periférica frente a central**

    a. Las soluciones parenterales pueden infundirse a través de una vena periférica o central. Las soluciones periféricas pueden no representar un apoyo adecuado del crecimiento en los bebés de peso extremadamente bajo al nacer (PEBN, < 1 000 g) debido a la osmolaridad. La NP central permite el uso de soluciones hipertónicas pero conlleva mayores riesgos, en particular la sepsis relacionada con el catéter.

Tabla 21-1. Estimación de los requerimientos energéticos del neonato de bajo peso al nacer

	Estimación media (kcal/kg/día)
Energía gastada	40-60
Tasa metabólica en reposo	40-50*
Actividad	0-5*
Termorregulación	0-5*
Síntesis	15†
Energía almacenada	20-30†
Energía excretada	15
Consumo de energía	90-120

*Energía para el mantenimiento.

†Costo energético del crecimiento.

Fuente: American Academy of Pediatrics, de Kleinman RE, Greer FR, eds. *Pediatric Nutrition*. 8th ed. Elk Grove Village, IL: American Academy of Pediatrics; 2019.

Tabla 21-2. Ejemplos de provisión calórica

Objetivo de fluido total (mL/kg/día)	Dextrosa %	Aminoácidos (g/kg/día)	Lípidos (g/kg/día)	Alimentación enteral	Calorías totales proporcionadas (kcal/kg)	Comentario
105	10	3	1	NVO	56	Aunque no es la ingesta de energía objetivo, esta es una ingesta razonable DDV 1-2.
120	12.5	4	2	NVO	86	Aunque no es la ingesta de energía objetivo, esta es una ingesta razonable DDV 2-3.
160	12.5	4	3	NVO	113	Incluso sin alimentación, la NPT puede suministrar suficiente energía.
160	15	3	2	Leche materna, 35 mL/kg/día	115	
160	7.5	2	3	Leche materna fortificada con 24 kcal/oz, 75 mL/kg/día	114	
140	—	—	—	Leche materna fortificada con 24 kcal/oz, 140 mL/kg/día	112	

DDV, día de vida; NPT, nutrición parenteral total; NVO, nada vía oral.

b. La NP central está garantizada en las siguientes condiciones:

  i. Las necesidades nutricionales superan las capacidades de la NP periférica

  ii. Un periodo prolongado (p. ej., > 7 días) de incapacidad para tomar la alimentación enteral, como en los bebés con enterocolitis necrosante (ECN)

  iii. Falta inminente de acceso venoso periférico

3. Carbohidratos parenterales. La dextrosa (D-glucosa) es la fuente de carbohidratos en las soluciones intravenosas (IV).

a. El valor calórico de la dextrosa es de 3.4 kcal/g.

b. Debido a que la dextrosa contribuye a la osmolaridad de una solución, por lo general, se recomienda que la concentración que se administra a través de las venas periféricas se limite a $\leq 12.5\%$ de dextrosa. Para las infusiones venosas centrales se pueden utilizar concentraciones más altas de dextrosa.

c. Las infusiones de dextrosa suelen denominarse en términos de miligramos de glucosa por kilogramo por minuto (mg/kg/minuto) administrados, lo que expresa la carga total de glucosa y tiene en cuenta la velocidad de infusión, la concentración de dextrosa y el peso del paciente (fig. 21-3).

d. El requerimiento inicial de glucosa para los lactantes a término se define como la cantidad necesaria para evitar la hipoglucemia. En general, esto puede lograrse con tasas de infusión iniciales de aproximadamente 4 a 6 mg/kg/minuto.

e. Las tasas iniciales pueden adelantarse a diario según se tolere. Esto puede lograrse aumentando la concentración de dextrosa, aumentando la velocidad de infusión o mediante una combinación de ambas. La infusión de insulina no debe iniciarse rutinariamente para aumentar la tasa de infusión de glucosa y debe reservarse para el tratamiento de la hiperglucemia.

f. La cantidad de dextrosa que puede tolerar un lactante varía con la edad de gestación y posnatal. Los signos de intolerancia a la glucosa incluyen hiperglucemia y glucosuria secundaria con diuresis osmótica.

Dextrosa %	5	6	7	7.5	8	9	10	11	12	12.5	14	15	20
mL/kg/día													
10	0.3	0.4	0.5	0.5	0.6	0.6	0.7	0.8	0.8	0.9	1.0	1.0	1.4
20	0.7	0.8	1.0	1.0	1.1	1.3	1.4	1.5	1.7	1.7	1.9	2.1	2.8
30	1.0	1.3	1.5	1.6	1.7	1.9	2.1	2.3	2.5	2.6	2.9	3.1	4.2
40	1.4	1.7	1.9	2.1	2.2	2.5	2.8	3.1	3.3	3.5	3.9	4.2	5.6
50	1.7	2.1	2.4	2.6	2.8	3.1	3.5	3.8	4.2	4.3	4.9	5.2	6.9
60	2.1	2.5	2.9	3.1	3.3	3.8	4.2	4.6	5.0	5.2	5.8	6.3	8.3
70	2.4	2.9	3.4	3.6	3.9	4.4	4.9	5.3	5.8	6.1	6.8	7.3	9.7
80	2.8	3.3	3.9	4.2	4.4	5.0	5.6	6.1	6.7	6.9	7.8	8.3	11.1
90	3.1	3.8	4.4	4.7	5.0	5.6	6.3	6.9	7.5	7.8	8.8	9.4	12.5
100	3.5	4.2	4.9	5.2	5.6	6.3	6.9	7.6	8.3	8.7	9.7	10.4	13.9
110	3.8	4.6	5.3	5.7	6.1	6.9	7.6	8.4	9.2	9.5	10.7	11.5	15.3
120	4.2	5.0	5.8	6.3	6.7	7.5	8.3	9.2	10.0	10.4	11.7	12.5	16.7
130	4.5	5.4	6.3	6.8	7.2	8.1	9.0	9.9	10.8	11.3	12.6	13.5	18.1
140	4.9	5.8	6.8	7.3	7.8	8.8	9.7	10.7	11.7	12.2	13.6	14.6	19.4
150	5.2	6.3	7.3	7.8	8.3	9.4	10.4	11.5	12.5	13.0	14.6	15.6	20.8
160	5.6	6.7	7.8	8.3	8.9	10.0	11.1	12.2	13.3	13.9	15.6	16.7	22.2

Figura 21-3. Cuadro para calcular con rapidez la tasa de infusión de glucosa en neonatos. (Reimpresa con permiso de Nature: Chowning R, Adamkin DH. Table to quickly calculate glucose infusion rates in neonates. *J Perinatol* 2015;35:463.)

4. **Proteínas parenterales.** Las soluciones de aminoácidos cristalinos proporcionan la fuente de nitrógeno en la NP.

a. El valor calórico de los aminoácidos es de 4 kcal/g.

b. Las fórmulas de aminoácidos pediátricas están teóricamente mejor adaptadas a las necesidades de los recién nacidos que las fórmulas estándar para adultos, ya que han sido modificadas para mejorar la tolerancia y contienen aminoácidos condicionalmente esenciales. Sin embargo, aún no se ha definido la composición óptima de aminoácidos para la NP neonatal. Se recomienda añadir cisteína porque este aminoácido puede ser condicionalmente esencial en los bebés prematuros.

c. Se ha demostrado que los lactantes de MBPN que no reciben aminoácidos en los primeros días posnatales catabolizan las proteínas corporales a un ritmo de al menos 1 g/kg/día. En estudios de investigación acerca del uso de los primeros aminoácidos han demostrado de modo sistemático una inversión de este catabolismo sin consecuencias metabólicas adversas. Las recomendaciones actuales apoyan la infusión de aminoácidos a una dosis de 3 g/kg/día a partir de las primeras 24 horas después del nacimiento.

5. **Lípidos**

a. Las emulsiones lipídicas aportan 10 kcal/g o 2 kcal/mL. Se prefiere el uso de emulsiones al 20% en lugar de al 10% porque la mayor proporción de fosfolípidos y triglicéridos en la emulsión al 10% interfiere con la eliminación de los triglicéridos del plasma. Las emulsiones al 20% también proporcionan una fuente más concentrada de calorías. Por estas razones, solo se utilizan emulsiones lipídicas al 20%.

b. Los datos actuales sugieren que los recién nacidos prematuros corren el riesgo de sufrir una deficiencia de ácidos grasos esenciales en las 72 h siguientes al nacimiento, si no se les suministra una fuente de grasa exógena. Este estado de deficiencia puede evitarse mediante la administración de 0.5 a 1 g/kg/día de una emulsión lipídica con 100% de aceite de soja o > 2.0 g/kg/día de una emulsión lipídica con aceite de pescado. Una emulsión lipídica mixta enriquecida con aceite de pescado no debe restringirse en cuanto a la dosis, ya que esta se relaciona con la administración de ácidos grasos esenciales.

c. Las recomendaciones dadas por los datos más recientes informan que los neonatos de MBPN deben recibir 2 g/kg/día de lípidos en las primeras 24 h después del nacimiento. Esta tasa debe adelantarse al día siguiente hasta alcanzar el objetivo de 3 g/kg/día.

d. Las emulsiones lipídicas incluyen el aceite de soja puro (Intralipid), las emulsiones lipídicas multicomponentes (SMOFlipid: aceite de soja, triglicéridos de cadena media, aceite de oliva, aceite de pescado) y el aceite de pescado puro (Omegaven).

e. En EUA, Intralipid y Omegaven están aprobados por la Food and Drug Administration (FDA) para su uso en pacientes pediátricos. Omegaven está específicamente aprobado por la FDA para pacientes con colestasis establecida que se relaciona con la NP.

f. SMOFlipid está aprobado por la FDA solo para adultos. Se utiliza fuera de la etiqueta en los bebés.

g. Intralipid carece de ácido araquidónico (AA) y de ácido docosahexaenoico (ADH) y contiene fitosteroles, lo que se cree que contribuye en gran medida a la colestasis relacionada con la nutrición parenteral (CRNP). SMOFlipid tiene un menor contenido de fitosteroles, pero no se ha demostrado en los ensayos clínicos que prevenga el desarrollo de CRNP en pacientes de alto riesgo.

h. A pesar de la mayor cantidad de AA y ADH en SMOFlipid en comparación con Intralipid, el déficit temprano de ADH observado en los bebés prematuros no se mitiga con SMOFlipid, y hay un mayor déficit inducido de AA con las emulsiones lipídicas que contienen aceite de pescado.

i. Los metaanálisis actuales no demuestran el beneficio del uso de SMOFlipid sobre Intralipid para el suministro rutinario de lípidos de mantenimiento en los bebés prematuros.

j. La hipertrigliceridemia puede observarse en las emulsiones lipídicas parentales. No hay un consenso claro sobre lo que constituye la hipertrigliceridemia y, por lo tanto, es razonable excluir los niveles de triglicéridos de los estudios de laboratorio rutinarios. Las emulsiones lipídicas deben infundirse durante un periodo de 24 h para minimizar el riesgo. Debe considerarse la posibilidad de reducir la dosis en los bebés prematuros, si el umbral supera los 250 mg/dL (2.8 mmol/L).

6. **Vitaminas parenterales.** Las formulaciones vitamínicas pediátricas actuales (M.V.I. Pediatric, Hospira, Lake Forest, IL; INFUVITE Pediatric, Baxter, Deerfield, IL) no mantienen los niveles plasmáticos de todas las vitaminas dentro de un rango aceptable para los neonatos prematuros. Sin embargo, no hay productos disponibles en la actualidad que estén diseñados específicamente para los neonatos prematuros. En la tabla 21-3 se ofrecen directrices para el uso de las fórmulas disponibles para lactantes a término y prematuros. Para los lactantes < 2 500 g, la AAP sugiere una dosis de 40% del M.V.I. Pediátrico (INFUVITE Pediátrico) de 5 mL vial/kg/día. Para los lactantes ≥ 2 500 g, la AAP sugiere la dosis de 5 mL de M.V.I. Pediatric (INFUVITE Pediatric) al día. Las vitaminas A y B pueden verse afectadas por la fotodegradación. Esto es en especial preocupante con el uso de la NP a largo plazo, y por esta razón, se debe considerar proteger de la luz las bolsas de plástico y los tubos que contienen la NP.

7. **Electrolitos y minerales parenterales**

   a. Las concentraciones de sodio y potasio se ajustan a diario en función de los requerimientos individuales (véase capítulo 23). Las necesidades de mantenimiento se estiman en aproximadamente 2 a 4 mEq/kg.

   b. El aumento de la proporción de aniones suministrados como acetato ayuda en el tratamiento de la acidosis metabólica en los neonatos de MBPN.

   c. La cantidad de calcio y fósforo que puede administrarse por vía intravenosa está limitada por la precipitación del fosfato cálcico. Desafortunadamente, las variables que determinan la compatibilidad del calcio y el fosfato en la NP son complejas y lo que constituye las concentraciones máximas seguras es controvertido. También debe tenerse en cuenta el contenido de aluminio de estos preparados. Se recomienda una relación molar de calcio y fósforo temprana de 0.8 a 1:1, con transición a una relación molar de 1.3 a 1.5:1 si el recién nacidos requiere NP a la semana de vida con control de laboratorio (tabla 21-4). Sin embargo, a pesar de los esfuerzos por optimizar la ingesta de minerales, los neonatos prematuros que reciben NP prolongada siguen teniendo un mayor riesgo de padecer enfermedades óseas metabólicas (véanse Consideraciones especiales y capítulo 59).

8. **Oligoelementos.** Actualmente, se añaden 1.0 mL/kg de Peditrace (Fresenius Kabi) o 0.2 mL/dL de NeoTrace y 1.5 µg/dL de selenio, a partir de los primeros días de NP. Sin embargo, cuando la NP complementa la nutrición enteral o se limita a < 2 semanas, es posible que solo se necesite zinc.

9. **Otros aditivos**

   a. Carnitina. Facilita el transporte de los ácidos grasos de cadena larga a la mitocondria para su oxidación. Sin embargo, este nutriente no se añade de forma rutinaria a las soluciones de NP porque no se ha demostrado ninguna ventaja clínica en los regímenes de NP a corto plazo. Los bebés prematuros

Tabla 21-3. Ingestas sugeridas de vitaminas parenterales en neonatos

Vitaminas	Requerimientos estimados		Dos mililitros de una monodosis de 5 mL Vial M.V.I. Pediátrico (Hospira), INFUVITE Pediátrico (Baxter)
	Bebés a término ($\geq$ 2.5 kg) (dosis/día)	Bebés prematuros ($\leq$ 2.5 kg)*	
Solubles en lípidos			
A (μg)[†]	700	280	280
D (UI)[†]	400	160	160
E (mg)[†]	7	2.8	2.8
K (μg)	200	80	80
Solubles en agua			
Tiamina (mg)	1.2	0.48	0.48
Riboflavina (mg)	1.4	0.56	0.56
Niacina (mg)	17	6.8	6.8
Pantotenato (mg)	5	2	2
Piridoxina (mg)	1	0.4	0.4
Biotina (μg)	20	8	8
Vitamina B_{12} (μg)	1	0.4	0.4
Ácido ascórbico (mg)	80	32	32
Ácido fólico (μg)	140	56	56

*Dosis/kg de peso corporal al día para los recién nacidos prematuros, sin exceder la dosis diaria para los bebés nacidos a término (> 2.5 kg).

[†]700 μg de equivalente de retinol = 2 300 UI; 7 mg de alfa-tocoferol = 7 UI; 10 μg de vitamina D = 400 UI.

que reciben NP prolongada y sin suplementos corren el riesgo de sufrir una deficiencia de carnitina debido a sus reservas limitadas y a las tasas inadecuadas de síntesis de carnitina. Los lactantes que pueden tolerar la nutrición enteral reciben una fuente de carnitina a través de la leche humana o de la fórmula infantil que contiene carnitina. Sin embargo, en el caso de los neonatos que requieren una NP prolongada (p. ej., > 2 a 4 semanas), se puede

Tabla 21-4. Cronograma de control de los laboratorios de nutrición

	Nutrición parenteral (NP)	Nutrición enteral
Electrolitos	Diariamente, hasta que se estabilice; luego, según indicación clínica	Según indicación clínica (considerar con el uso de diuréticos, historial de electrolitos anormalidad, crecimiento deficiente).
Triglicéridos	Considerar durante el inicio o el avance para bebés con edad de gestación extremadamente baja o crecimiento restringido que reciben tratamiento con nutrición lipídica parenteral.	No indicado
Calcio, fósforo, fosfatasa alcalina	Después de 14 días de NP y según indicación clínica	Considerar en el bajo peso al nacer de bebés de entre 2 y 4 semanas; después, conseguir una alimentación enteral completa y a partir de entonces, según indicación clínica.
Alanina aminotransferasa (ALT), bilirrubina directa	Después de 14 días de NP y según indicación clínica	No indicado

proporcionar una fuente parenteral de carnitina de 10 mg/kg/día hasta que se pueda establecer la nutrición enteral.

    b. Cisteína. No es un componente de las soluciones actuales de aminoácidos cristalinos porque es inestable en el tiempo y formará un precipitado. La cisteína se sintetiza normalmente a partir de la metionina y proporciona un sustrato para la taurina. La cisteína se considera un aminoácido condicionalmente esencial debido a su bajo nivel de actividad enzimática. La suplementación con clorhidrato de L-cisteína disminuye el pH de la solución de NP y puede requerir el uso de acetato adicional para prevenir la acidosis. Sin embargo, el pH más bajo también mejora la solubilidad del calcio y el fósforo, y permite una mejor ingesta de minerales. La cisteína se suplementa de manera rutinaria en la NP a una tasa de aproximadamente 30 a 40 mg/g de proteína.

    c. Glutamina. Es un combustible importante para las células epiteliales intestinales y los linfocitos; sin embargo, debido a su inestabilidad, en la actualidad no es un componente de las soluciones de aminoácidos cristalinos. Los estudios realizados hasta la fecha no han demostrado que su adición a la NP sea útil para el neonato.

E. Nutrición enteral para bebés prematuros

    1. Alimentación enteral temprana. La integridad estructural y funcional del tracto GI depende del suministro de nutrición enteral. Si se interrumpe la alimentación enteral después del nacimiento, el neonato corre el riesgo de tener todas las complicaciones relacionadas con la inanición luminal, como

Tabla 21-5. Recomendaciones para la alimentación por sonda

Peso al nacer (g)	Tasa inicial (mL/kg/día)	Aumento del volumen (mL/kg cada 12 horas)
< 1 250	10-20	10-15
1 251-1 500	20-30	10-15
1 501-1 800	30	15
1 801-2 500	30-40	15-20

El volumen inicial debe administrarse durante al menos 24 horas antes del avance.

Las pautas deben ser individualizadas en función del estado clínico del neonatos/historial de enfermedad presente. Una vez que el volumen de alimentación ha alcanzado aproximadamente 80 mL/kg/día, los bebés con un peso < 1 250 g deben considerarse intervalos de alimentación de cada 2 o 3 h, en lugar de cada 4 h. Una vez que el volumen de alimentación ha alcanzado aproximadamente 60 mL/kg/día, considere aumentar las calorías. Considerar la posibilidad de aumentar el volumen de alimentación con más rapidez que las recomendaciones, una vez establecida la tolerancia de > 100 mL/kg/día, pero no superar los incrementos de 15 mL/kg cada 12 horas en la mayoría de los neonatos que pesan < 1 500 g. El objetivo de volumen recomendado para la alimentación es de 140 a 160 mL/kg/día. Estas directrices no se aplican a los neonatos capaces de alimentarse *ad libitum* (a libre demanda).

el adelgazamiento de la mucosa, el aplanamiento de las vellosidades y la translocación bacteriana. La **nutrición enteral mínima** (también denominada "cebado intestinal" o "alimentación trófica") puede describirse como el uso no nutritivo de volúmenes muy pequeños de leche humana o de fórmula, con el propósito previsto de preservar la maduración intestinal más que el suministro de nutrientes (tabla 21-5). No se pueden obtener conclusiones definitivas sobre cuál es el volumen óptimo para una nutrición enteral mínima.

a. Los beneficios relacionados con la nutrición enteral mínima son los siguientes:

   i. Mejoramiento de los niveles de hormonas intestinales
   ii. Disminución de la intolerancia a la alimentación
   iii. Progresión más temprana a la alimentación enteral completa
   iv. Mejoramiento del aumento de peso
   v. Aumento de la retención de calcio y fósforo
   vi. Disminución de los días de nutrición parenteral

b. Directrices para la nutrición enteral mínima temprana

   i. Comenzar tan pronto como sea posible después del nacimiento, idealmente dentro de las primeras 48 h de vida. Un protocolo de alimentación estandarizado ayudará a lograr este objetivo.
   ii. Utilizar calostro/leche materna de fuerza completa o leche humana de donante pasteurizada (PDHM, por sus siglas en inglés). En los casos en los que el suministro de leche materna sea insuficiente para un volumen de cebado intestinal de 100%, y la PDHM haya sido rechazada o no esté disponible, se puede utilizar una fórmula para prematuros de fuerza completa de 20 kcal/oz. El cebado intestinal puede administrarse como una dosis fija (es decir, 0.5 mL cada 3 horas para neonatos de 800 g al

nacer). De manera alternativa, puede administrarse un volumen bajo por kilogramo (es decir, de 10 a 20 mL/kg/día divididos en ocho alícuotas para neonatos de MBPN).

iii. El cebado intestinal no se utiliza en neonatos con inestabilidad hemodinámica grave, sospecha o confirmación de ECN, evidencia de íleo o signos clínicos de patología intestinal. Los neonatos que reciben tratamiento médico por conducto arterioso persistente pueden recibir cebado intestinal, a discreción del equipo de asistencia.

iv. Los ensayos controlados de cebado intestinal con catéteres arteriales umbilicales (CAU) colocados no han demostrado una mayor incidencia de ECN. Por lo tanto, la presencia de un CAU no se considera una contraindicación para la nutrición enteral mínima. Sin embargo, el estado clínico que acompaña al uso prolongado de un CAU puede servir de contraindicación.

2. **Avance de la alimentación**

   a. Se debe utilizar un protocolo de alimentación estandarizado.

   b. A medida que se incrementan los volúmenes enterales, se calcula y se ajusta la tasa de NP y de líquidos IV para alcanzar los objetivos totales de macronutrientes y líquidos. La ingesta de nutrientes de la NP y la alimentación enteral se calcula para proporcionar suficientes proteínas y energía, y evitar la sobrecarga.

   c. No hay pruebas de que un avance más rápido de la alimentación aumente el riesgo de ECN.

   d. Un moderno y amplio ensayo multicéntrico de control aleatorio descubrió que el avance más rápido de la alimentación enteral (30 mL/kg/día frente a 18 mL/kg/día) en los recién nacidos prematuros de MBPN no supuso una diferencia en la supervivencia o la ECN. El aumento de los volúmenes de alimentación dentro de este rango es aceptable y seguro. Cuanto más rápido se haga avanzar la alimentación, menos tiempo se necesitará la nutrición parenteral total (NPT). Esto tiene la ventaja potencial de reducir las infecciones relacionadas con la vía central y prevenir la colestasis relacionada con la NP.

   e. **Intolerancia a la alimentación.** Los signos de intolerancia a la alimentación incluyen la emesis, la distensión abdominal y el aumento del número de episodios de apnea. A veces está indicada la reducción del volumen de alimentación, el ritmo o incluso el cese de la alimentación. Si estos signos clínicos impiden conseguir una alimentación enteral de volumen completo a pesar de varios intentos de adelantar la alimentación, pueden estar indicados los estudios radiográficos de contraste para descartar una patología subyacente. Los residuos gástricos por sí solos, en ausencia de otros signos físicos y síntomas de intolerancia a la alimentación, no son útiles.

3. **Leche humana.** La leche humana es el estándar de oro de la nutrición, y la leche humana fortificada es la alimentación preferida para los bebés prematuros. La propia leche materna es superior a la leche de donante pasteurizada, con beneficios nutricionales e inmunológicos. El consumo de leche humana ofrece muchas ventajas nutricionales y no nutricionales para el neonato prematuro. La tolerancia a la alimentación mejora, y la incidencia de sepsis y ECN disminuye. El alta temprana se ve facilitada por una mejor tolerancia a la alimentación y menos enfermedades.

   a. La leche humana pretérmino contiene mayores cantidades de proteínas, sodio, cloruro y magnesio que la leche a término. Sin embargo, los niveles de estos nutrientes se mantienen por debajo de las recomendaciones para los prematuros, las diferencias solo persisten durante aproximadamente los primeros 21 días de lactancia, y se sabe que la composición varía.

b. Por estas razones, la leche humana para los bebés prematuros se complementa de forma rutinaria con un fortificante de leche humana (FLH). El uso de FLH se recomienda para los neonatos de MBPN de < 1 500 g y también puede considerarse para los bebés con un peso al nacer de hasta 2 000 g y < 34 semanas de gestación. Existen FLH a base de leche bovina y FLH a base de leche humana líquida de donante. Las pruebas actuales no apoyan de forma concluyente la superioridad de uno de estos fortificantes. La FDA y el Center for Disease Control and Prevention (CDC) recomiendan que no se utilicen preparados en polvo en los bebés prematuros, dado el riesgo de contaminación bacteriana. El contenido en nutrientes de los fortificantes de leche humana está disponible en las páginas web de los fabricantes (Enfamil: https://www.hcp.meadjohnson.com/s/products, Similac: https://abbottnutrition.com/infant-and-new-mother, Prolacta: https://www.prolacta.com/en/products/)

c. El FLH se añade de 2 a 4 kcal/oz. La fortificación debe iniciarse de acuerdo con un protocolo de alimentación estandarizado tan pronto como la alimentación enteral 60 mL/kg/día y antes de alcanzar la meta de alimentación completa.

d. Existe una considerable variabilidad en el contenido de macronutrientes de la leche humana. La fortificación individualizada con FLH a base de leche bovina más allá de la recomendación del fabricante puede ser necesaria para lograr la tasa de crecimiento objetivo. La fortificación dirigida es una práctica emergente que se está investigando ahora que el Analizador de Leche Humana está aprobado por la FDA. La suplementación proteica, con un modular proteico extensamente hidrolizado, puede considerarse para los neonatos de MBPN con el fin de aumentar el contenido proteico a aproximadamente 4.5 g/kg/día, según sea necesario.

e. En el caso de los recién nacidos que reciben un **FLH líquido a base de leche humana de donante**, los fortificantes están diseñados para obtener entre 24 y 30 kcal/oz de leche. El contenido energético y proteico de la leche aumentará con el fortificante más calórico, y el contenido mineral se mantendrá constante. Además, existe un suplemento de crema de leche humana de donante para aumentar la ingesta de energía cuando las necesidades de proteína han sido cubiertas por el FLH a base de leche humana de donante.

f. Cuando no se disponga de leche materna para 100% de la alimentación, se puede ofrecer PDHM a los bebés que se consideren con mayor riesgo de intolerancia alimentaria y ECN. Por lo general, se trata de neonatos de bajo peso al nacer o nacidos con < 32 semanas de gestación. La leche de donante también puede utilizarse para complementar el suministro de la nueva madre en el caso de bebés mayores o más grandes. Según las directrices del hospital, se obtiene el asentimiento o consentimiento de los padres o tutores antes de administrar la PDHM. La leche materna se administra preferentemente, según esté disponible, y la PDHM se utiliza, según sea necesario, para alcanzar los volúmenes deseados. La PDHM suele ofrecerse hasta que se consigue 100% de leche materna o se alcanza un criterio de valoración establecido. Estos criterios de valoración pueden ser alimentaciones de volumen completo durante un determinado periodo (p. ej., durante 30 días) o hasta que se alcance un peso o EPM objetivo (p. ej., EPM de 34 semanas y peso del bebé de > 1 500 a 1 800 g). Una vez que se alcanza el criterio de valoración establecido, el neonato abandona lentamente la PDHM añadiendo de manera gradual la alimentación con fórmula. Este proceso suele durar varios días.

g. Los protocolos para la recolección y el almacenamiento de la leche humana se describen en el capítulo 22.

4. **Método de alimentación.** Estos deben ser individualizados en función de la edad de gestación, el estado clínico y la tolerancia a la alimentación.

a. Alimentación por sonda nasogástrica/orogástrica. La alimentación por sonda nasogástrica se utiliza con más frecuencia porque las sondas orogástricas suelen ser más difíciles de sujetar. Se utilizan en bebés que no han desarrollado un patrón maduro de succión-deglución-respiración.

b. Bolo *versus* continuo. La alimentación suele iniciarse en forma de bolo dividido cada 3 o 4 h. Si hay dificultades con la tolerancia a la alimentación la cantidad de tiempo durante la cual se da una alimentación puede alargarse mediante la administración a través de una bomba de jeringa durante 30 a 120 minutos. Cuando la leche humana se administra mediante infusión continua, puede producirse una entrega incompleta de nutrientes, en particular, la grasa no homogeneizada y los nutrientes del FLH pueden adherirse a la tubería. Las alimentaciones en bolo pequeñas y frecuentes pueden mejorar el suministro y la absorción de nutrientes en comparación con la alimentación continua.

c. Alimentación transpilórica. Existen algunas evidencias de que la alimentación por vía transpilórica se relaciona con una mayor morbilidad y mortalidad, incluyendo una mayor frecuencia de eventos hipoxémicos en neonatos con displasia broncopulmonar (DBP) grave. Esta vía también implica el riesgo de malabsorción de las grasas, ya que pasa por alto las secreciones de lipasa gástrica. Existen indicaciones limitadas, como la evidencia de regurgitación grave y aspiración. Estas sondas deben colocarse bajo fluoroscopia guiada, y la alimentación se realiza de forma continua porque el intestino delgado no puede expandirse como el estómago.

d. La transición a la lactancia materna o al biberón es un proceso gradual.

   i. Deben fomentarse los intentos de succión no nutritiva al pecho antes de las 33 a 34 semanas, si se tolera. La succión temprana y no nutritiva facilita la producción de leche y aumenta la probabilidad de que el bebé siga siendo amamantado en el momento del alta hospitalaria.

   ii. Los bebés que tienen aproximadamente entre 33 y 34 semanas de gestación, que tienen patrones coordinados de succión-deglución-respiración y frecuencias respiratorias < 60 respiraciones por minuto, son candidatos apropiados para introducir la alimentación con seno materno/biberón.

   iii. Los intentos de alimentación oral nutritiva al seno materno deben preceder a los intentos de alimentación oral con el biberón.

5. **Vitaminas y minerales enterales**

  a. Hierro. La AAP recomienda que los lactantes prematuros en crecimiento reciban una fuente de hierro, suministrada a razón de 2 a 4 mg/kg/día, después de las 2 semanas de edad. La AAP sugiere además que los neonatos prematuros que reciben una fórmula fortificada con hierro no necesitan hierro adicional. Sin embargo, las recomendaciones actuales sugieren de 2 a 3 mg/kg/día para los neonatos de MBPN. Se ha sugerido que puede ser necesario > 2 mg/kg/día, cuando se ajustan las pérdidas por flebotomía no compensada y el número de días durante los cuales el recién nacido no recibe hierro debido a la enfermedad o a la intolerancia a la alimentación. Se recomienda la administración de suplementos de hierro hasta que el bebé tenga 12 meses de edad. Las fórmulas fortificadas con hierro y el FLH fortificado con hierro proporcionan alrededor de 2.2 mg/kg/día cuando se administran a razón de 150 mL/kg/día. No se recomienda el uso de fórmulas bajas en hierro.

  b. Se recomienda la administración de suplementos de **vitamina D** de 400 a 1 000 UI/día para todos los bebés prematuros una vez que se toleren los suplementos enterales.

  c. La **vitamina E** es un importante antioxidante que actúa para evitar la peroxidación de los ácidos grasos en la membrana celular. La recomendación para los niños prematuros es de 2.2 a 12 UI de vitamina E/kg/día.

6. **Inmunonutrientes para bebés prematuros**

a. La **glutamina** y la **arginina** son fuentes importantes de combustible y sustratos para los compuestos protectores distales (p. ej., el glutatión y el óxido nítrico, en forma respectiva). Sin embargo, se carece de estrategias de sustitución de estos elementos basadas en la evidencia. Por lo tanto, al igual que con la suplementación de glutamina parenteral, actualmente no hay recomendaciones para la suplementación enteral de glutamina o arginina en los lactantes prematuros.

b. **Ácidos grasos poliinsaturados de cadena larga.** El DHA y el ARA desempeñan un papel importante en el desarrollo de los neurotransmisores y de la visión. Los bebés prematuros tienen deficiencias en DHA y ARA debido a la falta de acumulación durante el tercer trimestre, a la incapacidad de convertir los ácidos grasos precursores y a la ingesta posnatal deficiente. A pesar de una justificación plausible, la suplementación enteral ha demostrado un aumento de los niveles séricos, pero no ha demostrado una mejora de los resultados del neurodesarrollo a largo plazo. Algunos expertos están preocupados por la posibilidad de que se produzcan daños involuntarios, dada la falta de conocimientos sobre la dosis adecuada de ácidos grasos y el equilibrio entre DHA y ARA. No se recomienda la suplementación enteral rutinaria.

c. **Probióticos.** Dada la falta de productos de calidad farmacéutica en EUA y la escasez de estudios sobre probióticos en lactantes < 1 000 g, las pruebas actuales no apoyan la administración rutinaria de probióticos a lactantes prematuros con un peso al nacer de < 1 000 g. La AAP recomienda que los centros que decidan administrar probióticos de forma rutinaria a esta población de alto riesgo obtengan el consentimiento de las familias y supervisen con cuidado los resultados de seguridad. Véase también el capítulo 27.

IV. CONSIDERACIONES ESPECIALES

A. **ECN**

1. El apoyo nutricional del paciente con ECN se centra en proporcionar una NP completa durante la fase aguda de la enfermedad, seguida de la introducción gradual de la nutrición enteral, una vez que el paciente se ha estabilizado y se ha logrado la curación del intestino.

2. **NP.** Durante al menos 5 a 14 días después del diagnóstico inicial de ECN, al paciente no se le administra nada por vía oral (NPO) y recibe NP total. Los objetivos de la NP se delinearon antes, en la sección II.

3. **Inicio de la alimentación.** Si el paciente está clínicamente estable tras el reposo intestinal, la alimentación se introduce por lo general a razón de unos 10 a 20 mL/kg/día, de preferencia con leche materna o PDHM. Los criterios de estabilidad incluyen una hemodinámica y ventilación adecuadas, una exploración abdominal normal, anomalías electrolíticas mínimas, la suspensión de los antibióticos y una radiografía abdominal normal. También puede utilizarse una fórmula estándar para prematuros. En caso de insuficiencia intestinal, pueden utilizarse fórmulas especializadas (p. ej., semielementales o elementales), pero no están diseñadas para satisfacer las mayores necesidades de nutrientes de un bebé prematuro (en particular, de proteínas y minerales).

4. **Avance de la alimentación.** Si se toleran alimentaciones de bajo volumen (10 a 20 mL/kg/día) durante 24 a 48 h, se puede continuar con el avance según

la rutina. La NP suplementaria se continúa hasta que la alimentación enteral proporcione un volumen de aproximadamente 100 a 120 mL/kg/día.

5. **Intolerancia a la alimentación.** Incapacidad de conseguir una alimentación enteral de volumen completo a pesar de varios intentos de adelantar la alimentación, pueden estar indicados los estudios radiográficos de contraste para descartar estenosis intestinales.

B. Neonatos con afecciones quirúrgicas

1. **Enterostomías.** Si se crean una o más enterostomías como resultado de una terapia quirúrgica para la ECN u otra condición gastrointestinal (p. ej., vólvulo, atresia), puede ser difícil lograr una ingesta nutricional completa mediante alimentación enteral. Dependiendo de la longitud y la función del tracto intestinal superior, el aumento del volumen de alimentación o de la densidad nutricional puede dar lugar a problemas de malabsorción, síndrome de vaciado rápido (*dumping*) y retraso de crecimiento.

   a. Realimentación. La salida de la enterostomía intestinal proximal puede realimentarse en la(s) porción(es) distal(es) del intestino a través de la(s) fístula(s) mucosa(s). Esto puede mejorar la absorción de líquidos y nutrientes.

   b. Los recién nacidos con salidas de ostomía pierden zinc y cobre en exceso. Puede estar indicada una suplementación adicional.

   c. Apoyo de NP. Si no se pueden alcanzar los objetivos de crecimiento mediante la alimentación enteral, puede estar indicado el uso continuado de NP suplementaria, dependiendo del estado general del paciente y de la función hepática. La alimentación enteral debe continuarse a la tasa y densidad nutricional más altas toleradas, y la NP suplementaria debe administrarse para lograr los objetivos nutricionales y los resultados de crecimiento como se indicó con anterioridad.

C. DBP. Los recién nacidos prematuros que tienen DBP tienen mayores requerimientos calóricos debido a su mayor gasto metabólico y, al mismo tiempo, tienen una menor tolerancia al exceso de ingesta de líquidos (véase capítulo 34).

1. **Restricción de líquidos.** La ingesta total de líquidos por lo común se restringe a 140 mL/kg/día o menos, dependiendo de la gravedad de la enfermedad pulmonar. En los casos de DBP grave, puede ser necesaria una restricción adicional de 120 mL/kg/día. Se requiere una cuidadosa monitorización cuando se implementan restricciones de líquidos para asegurar una ingesta adecuada de calorías y micronutrientes. Los parámetros de crecimiento también deben controlarse para no comprometer el crecimiento continuo.

2. **Densidad calórica.** Los bebés con DBP pueden necesitar hasta 30 kcal/oz de alimentación para alcanzar los objetivos de crecimiento deseados. Los neonatos con DBP grave deben ser controlados con cuidado para conseguir un crecimiento proporcional.

3. La **alimentación transpilórica** se considera a menudo en los recién nacidos con DBP grave (véase la sección III.E.4.c).

4. **Vitamina A.** La vitamina A es importante para el crecimiento normal y la diferenciación del tejido epitelial, en especial para el desarrollo y el mantenimiento del tejido epitelial pulmonar. Se sabe que los neonatos con MBPN tienen pocas reservas de vitamina A al nacer, una ingesta enteral mínima durante las primeras semanas después del nacimiento, una absorción enteral reducida de vitamina A y una administración parenteral poco fiable. Algunos estudios han sugerido que la administración de suplementos de vitamina A puede reducir el riesgo de DBP en neonatos que pesen < 1 000 g al nacer con 5 000 UI de vitamina A por vía intramuscular tres veces por semana durante las primeras 4 semanas posnatales, comenzando en las primeras 72 horas. Sin

embargo, los datos son contradictorios en cuanto a si la vitamina A reduce el riesgo de DBP. A lo sumo, parece que la vitamina A solo daría lugar a una modesta reducción de la DBP. Los centros tienen una incidencia variable de DBP, por lo que cada centro puede desear equilibrar la modesta disminución de la DBP con la disponibilidad de la medicación y el costo.

D. Enfermedad ósea metabólica. El uso de alimentaciones enterales más tempranas y de NP central, con mayores concentraciones de calcio y fósforo, ha reducido la incidencia de la enfermedad metabólica ósea. Sin embargo, se sigue observando con el uso prolongado de la NP en lugar de la nutrición enteral o la alimentación con fórmulas enterales diseñadas para el neonato a término (véase capítulo 59).

E. Reflujo gastroesofágico (RGE). Los episodios de RGE, monitorizados mediante sondas de pH esofágico, son comunes tanto en los niños prematuros como en los nacidos a término. Sin embargo, la mayoría de los lactantes no presentan compromiso clínico por RGE.

1. **Durante la introducción de la alimentación enteral.** La emesis puede relacionarse durante la introducción y el avance de la alimentación enteral en los bebés prematuros. Los episodios de emesis suelen estar relacionados con la dismotilidad intestinal secundaria a la prematuridad, y responden a las modificaciones del régimen de alimentación.

a. Las reducciones temporales del volumen de alimentación, la prolongación de la duración de la alimentación (a veces hasta el punto de utilizar la alimentación continua), la eliminación de los aditivos nutricionales y el cese temporal de la alimentación enteral son estrategias posibles en función de la evolución clínica del neonato. La alimentación continua con leche humana puede provocar la adherencia de la grasa láctea a la sonda de alimentación y la disminución del crecimiento del bebé. Cuando el bebé haya demostrado tolerancia a la alimentación, se puede volver a la alimentación en bolo. La transición a las alimentaciones en bolo disminuyendo el tiempo de bombeo de forma gradual puede ser útil.

b. En raras ocasiones se utilizan fórmulas especializadas cuando se han probado todas las demás modificaciones de la alimentación sin obtener ninguna mejora. En general, estas fórmulas solo deben utilizarse durante periodos cortos con un control nutricional estricto.

c. Los lactantes que presentan episodios repetidos de emesis sintomática que impiden lograr una alimentación enteral de volumen completo pueden requerir una evaluación para detectar problemas anatómicos como la malrotación o la enfermedad de Hirschsprung. En general, no se realizan estudios radiográficos, a menos que los problemas de alimentación hayan persistido durante 2 o más semanas, o a menos que se produzca emesis biliosa (véase capítulo 62).

2. **Después de conseguir una alimentación enteral completa.** Los niños prematuros que reciben alimentación enteral de volumen completo pueden tener episodios ocasionales de emesis. Si estos episodios no comprometen el estado respiratorio o el crecimiento del recién nacido, no es necesario intervenir más allá de la vigilancia estricta y continua del neonato. Si la emesis sintomática se asocia con compromiso respiratorio, apnea repetida o restricción del crecimiento, están indicadas las maniobras terapéuticas.

a. **Colocación.** Mantener al bebé en posición vertical (p. ej., sobre el hombro del cuidador) durante 20 o 30 minutos después de las tomas puede mejorar los síntomas. La posición semisupina en un asiento para bebés puede aumentar el reflujo.

b. **Intervalos de alimentación.** Acortar el intervalo entre las tomas para dar un menor volumen en cada una de ellas puede mejorar a veces los signos de RGE. A los bebés alimentados por sonda se les puede aumentar la duración de la alimentación.

c. Apnea. Los estudios que utilizan sondas de pH y manometría esofágica no han demostrado una relación entre el RGE y los episodios de apnea.

d. Evitar la exposición al humo del tabaco. Se debe aconsejar a todas las familias que eviten exponer a los bebés al humo del tabaco. Un estudio reveló que la exposición perinatal al humo del tabaco se relacionaba con una mayor frecuencia de eventos de reflujo en la prueba de impedancia esofágica.

e. Agentes de promotilidad. El tratamiento con agentes estimulantes de la motilidad GI no suele ser eficaz y puede presentar riesgos para la salud (prolongación del intervalo QT, arritmias ventriculares, discinesia tardía). Estos agentes no se recomiendan de forma rutinaria. El uso de estos agentes debe consultarse con especialistas gastrointestinales pediátricos, y discutirse con los padres acerca de los riesgos.

F. Posibles complicaciones relacionadas con la NP prolongada

1. **Colestasis.** Esta es más a menudo transitoria que progresiva (véase capítulo 26). Experimentalmente, incluso la NP de corta duración puede reducir el flujo biliar y la formación de sales biliares.

   a. Los factores de riesgo son los siguientes:
   i. Prematuridad
   ii. Duración de la administración de la NP
   iii. Duración del ayuno (la falta de alimentación enteral también produce secreción biliar y colestasis)
   iv. Infección
   v. Administración de estupefacientes

   b. Manejo recomendado
   i. Intentar la alimentación enteral. Incluso una alimentación enteral mínima puede estimular la secreción de bilis.
   ii. Evitar la nutrición excesiva con NP.
   iii. Considerar una estrategia de ahorro de lípidos. Cuando la bilirrubina conjugada es > 1.5 mg/dL, los lípidos de aceite de soja puro pueden reducirse a 1 g/kg. Si se realiza este cambio, puede ser necesario aumentar la tasa de infusión de glucosa de 14 a 16 mg de glucosa/kg/minuto para satisfacer las necesidades energéticas.
   iv. Uso de un producto lipídico alternativo. Una emulsión de triglicéridos de aceite de pescado puro (Omegaven) está aprobada por la FDA para pacientes pediátricos con colestasis relacionada con la NP. Una emulsión multicomponente (SMOFlipid: aceite de soja, triglicéridos de cadena media, aceite de oliva y aceite de pescado) está disponible para uso fuera de etiqueta (véase **Lípidos** en la sección III.D.5), aunque no se ha establecido su eficacia en la prevención o el tratamiento. Se cree que los fitoesteroles son una de las principales toxinas implicadas en la colestasis relacionada con la NP. Los fitoesteroles son un componente de la membrana plasmática de las plantas y están presentes en las emulsiones lipídicas del aceite de soja. Se hallan en concentraciones más bajas en las emulsiones lipídicas multicomponentes, pero solo están en cantidades mínimas en las emulsiones lipídicas de aceite de pescado al 100%. Las emulsiones lipídicas de aceite de pescado no se recomiendan para *prevenir* la colestasis ni para tratar la colestasis transitoria. Se recomienda el control de laboratorio para detectar la deficiencia de ácidos grasos esenciales, la función hepática y la diátesis hemorrágica.

2. **Anomalías metabólicas.** La azotemia, la hiperamonemia y la acidosis metabólica hiperclorémica son poco frecuentes desde la introducción de las actuales soluciones de aminoácidos cristalinos. Sin embargo, estas complicaciones pueden producirse con ingestas de aminoácidos superiores a 4 g/kg/día.

G. Se han diseñado **fórmulas especializadas** para una variedad de trastornos congénitos y neonatales, como la alergia a las proteínas de la leche de vaca, los síndromes de malabsorción y varios errores congénitos del metabolismo. Las indicaciones de las fórmulas especializadas más utilizadas se revisan de manera breve en la tabla 21-6. El contenido de nutrientes de las fórmulas especializadas puede consultarse en la página web del fabricante (Mead Johnson: https://www.hcp.meadjohnson.com/s/products, Abbott: https://abbottnutrition.com/infant-and-new-mother, Nestlé Alfamino: https://www.alfamino.com/products, Nutricia Neocate: https://www.neocate.com/shop/hypoallergenic-formula-and-products/). Sin embargo, es importante tener en cuenta que **estas fórmulas no fueron diseñadas para satisfacer las necesidades nutricionales especiales de los bebés prematuros.** Estas fórmulas se utilizan a veces para indicaciones especiales, como la insuficiencia intestinal tras una ECN. Los lactantes prematuros alimentados con estas fórmulas requieren una evaluación nutricional estricta y un seguimiento para la posible administración de suplementos proteicos, minerales y multivitamínicos (tabla 21-7).

V. CONSIDERACIONES NUTRICIONALES EN LA PLANIFICACIÓN DEL ALTA HOSPITALARIA.
Los datos recientes que describen el crecimiento posnatal en EUA sugieren que un número significativo de neonatos de muy bajo peso al nacer (MBPN) y de extremadamente bajo peso (PEBN) siguen teniendo necesidades de recuperación del crecimiento en el momento del alta hospitalaria. Sin embargo, hay pocos datos que indiquen la alimentación adecuada al neonato pretérmino después del alta.

A. **Seguimiento del crecimiento.** Un plan de alta para cada bebé debe incluir la monitorización de la trayectoria de crecimiento tras el alta. El crecimiento debe ser proporcional, por lo que el aumento de peso por sí solo es un objetivo insuficiente. Los datos de la tasa de crecimiento obtenidos en el hospital suelen remitirse a las clínicas de seguimiento de bebés y al pediatra privado en el caso de los neonatos con MBPN y PEBN.

B. **Leche humana.** El uso de la leche humana y los esfuerzos para la transición a la lactancia materna completa en los antiguos bebés prematuros que siguen necesitando una alimentación de mayor densidad calórica plantea un reto único. Los planes de atención individualizados están indicados para apoyar la transición a la lactancia materna completa y, al mismo tiempo, seguir permitiendo tasas de crecimiento óptimas. Por lo general, esto se consigue mediante una combinación de un número determinado de sesiones de lactancia al día, complementadas con dos o tres tomas de fórmula para prematuros enriquecida con nutrientes. Este método permite al bebé succionar y recibir una alimentación rica en nutrientes. Otro método es continuar con el uso de FLH después del alta. El uso de fórmulas listas para la alimentación ayudará a evitar la exposición a la fórmula infantil en polvo.

C. **Fórmulas infantiles.** Un metaanálisis de ensayos controlados aleatorios concluyó que las **fórmulas enriquecidas con nutrientes después del alta** tienen beneficios limitados para el crecimiento y el desarrollo hasta los 18 meses después del término en comparación con las fórmulas infantiles estándar. En algunos de los ensayos, los neonatos que tomaban fórmulas estándar aumentaban su volumen de ingesta, por lo que compensaban en su mayor parte cualquier nutriente adicional de las fórmulas posteriores al alta. La ESPGHAN sugirió que los bebés prematuros que presenten un peso inferior al normal para su edad en el momento del alta deberían ser alimentados con leche humana enriquecida o con una fórmula especial enriquecida con un alto contenido en proteínas, minerales y oligoelementos, así como con ácidos grasos poliinsaturados de cadena larga (AGPIC) hasta al menos las 40 semanas de edad corregida, pero posiblemente durante otros 3 meses más. En la práctica, se considera que los bebés prematuros son candidatos apropiados para el uso de estas fórmulas,

Tabla 21-6. Indicaciones para el uso de fórmulas infantiles

Condición clínica	Tipo de bebé sugerido Fórmula	Justificación
Alergia a la proteína de la leche de vaca o a la proteína de soja	Proteína ampliamente hidrolizada o aminoácidos libres	Alteración de la digestión/utilización de proteína intacta
Displasia broncopulmonar	Alto contenido energético y nutritivo	Mayor necesidad de energía, restricción de líquidos
Atresia biliar	Semielemental, que contiene TCL reducido (~ 45%), con suplemento de TCM (~ 55%)	Alteración de la digestión intraluminal y absorción de grasas de cadena larga
Quilotórax (persistente)	Reducción significativa del TCL (~ 15%), con suplemento de TCM (~ 84%)	Disminución de la absorción linfática de las grasas
Insuficiencia cardiaca congestiva	Fórmula de alta energía	Disminución de la ingesta de líquidos y sodio; aumento de los requerimientos de energía
Fibrosis quística	Fórmula semielemental, que contiene TCL reducido (~ 45%), con TCM suplementado (~ 55%) fórmula estándar con suplemento de enzimas pancreáticas	Alteración de la digestión intraluminal y absorción de grasas de cadena larga
Galactosemia	Fórmula a base de proteína de soja	Sin lactosa
Reflujo gastroesofágico	Fórmula estándar, Enfamil AR	Considere la posibilidad de proporcionar pequeñas y frecuentes raciones de alimento
Insuficiencia hepática	Fórmula semielemental, que contiene TCL reducido (~ 45%), con suplemento de TCM (~ 55%)	Alteración de la digestión intraluminal y absorción de grasas de cadena larga
Intolerancia a la lactosa	Fórmula baja en lactosa	Alteración de la digestión o utilización de la lactosa
Anomalías linfáticas	Reducción significativa del TCL (~ 15%), con suplemento de TCM (~ 84%)	Alteración de la absorción de grasas de cadena larga
Enterocolitis necrosante	Fórmula para prematuros o fórmula semielemental, si está indicada	Alteración de la digestión
Insuficiencia renal	Fórmula estándar	
	Similac PM 60/40	Bajo contenido de fosfatos, baja carga renal de solutos

TCL, triglicéridos de cadena larga; TCM, triglicéridos de cadena media.

Tabla 21-7. Suplementos dietéticos orales disponibles para bebés

Nutrientes	Producto	Fuente	Contenido energético
Grasa	Aceite TCM (Novartis)	Triglicéridos de cadena media	8.3 kcal/g 7.7 kcal/mL
	Microlípido (Novartis)	Triglicéridos de cadena larga	4.5 kcal/mL
	Aceite de maíz	Triglicéridos de cadena larga	8.6 kcal/g 8 kcal/mL
Carbohidratos	SolCarb (Solace) (para el término solo para bebés)	Maltodextrina	3.8 kcal/g 8 kcal/cdta (polvo)
Proteína	Proteína líquida Abbott	Hidrolizado extenso de caseína	3.6 kcal/g 4 kcal/6 mL

ya sea como aditivo a la leche humana o como única opción de fórmula, una vez que tienen > 2 000 g y 35 semanas de edad corregida. Sin embargo, sigue sin estar claro el tiempo tras el alta en el que deben continuar estas fórmulas. También pueden utilizarse fórmulas a término. Con cualquier plan de alimentación está indicado un seguimiento cuidadoso del crecimiento.

D. Suplementos de vitaminas y hierro al alta

1. Los bebés prematuros que pesan > 2 000 g y tienen 35 semanas de edad de gestación corregida, y se **alimentan con leche materna**, reciben un suplemento diario de 1 mL de multivitaminas pediátricas (M.V.I. Pediatric) sin hierro, y gotas de sulfato ferroso administradas por separado. A menudo, M.V.I. Pediatric con hierro se administra al alta a los neonatos que pesan > 2 000 g para facilitar el cumplimiento de la suplementación por parte de los padres. Este suplemento proporciona 10 mg de hierro/mL, y el bebé crecerá rápidamente hasta alcanzar el objetivo de 2 a 4 mg de hierro/kg/día.

2. Los bebés prematuros que tienen > 2 000 g y 35 semanas de edad de gestación corregida, y que son **alimentados con una combinación** de leche humana y de fórmula, se complementan con gotas de vitamina D de 1 mL para proporcionar 400 UI al día. Las gotas de sulfato ferroso se administran por separado, según sea necesario. El límite máximo de ingesta de vitamina D para los neonatos es de 1 000 UI al día. El neonato tendría que consumir > ¼ de leche de fórmula con el suplemento de 400 UI al día para alcanzar > 1 000 UI al día de vitamina D.

3. Los bebés prematuros que tienen > 2 000 g y 35 semanas de edad de gestación corregida, y que son **alimentados de fórmula**, son suplementados con 0.5 mL (400 UI/mL) de gotas de vitamina D para proporcionar un suplemento de vitamina D de 200 UI/día + 200 UI/día de la fórmula. Las gotas de sulfato ferroso se administran por separado, si es necesario.

4. Los neonatos a término, alimentados exclusivamente con leche materna, se complementan diariamente con 1 mL (400 UI/mL) de gotas de vitamina D, una ve establecida la alimentación. La suplementación con hierro no está indicada hast los 4 meses de edad. La suplementación de hierro más temprana, de 1 mg/kg, est indicada para los bebés a término que cuentan con numerosas extracciones d sangre. Los bebés de bajo peso al nacer deben recibir 2 mg/kg de hierro.

5. Los recién nacidos a término, alimentados con fórmulas infantiles fortificada con hierro, no necesitan vitamina D ni suplementos de hierro. En unas poca semanas, su ingesta de volumen de fórmula debería proporcionar una ingest objetivo de 400 UI al día de vitamina D.

AGRADECIMIENTOS

Este capítulo está dedicado a la memoria de Diane Anderson, PhD, RD, LD. Fue un pionera en el campo de la nutrición neonatal e influyó en la alimentación y el crecimiento de innumerables recién nacidos mediante la atención directa al paciente, la formación de dietistas neonatales, la autoría de múltiples publicaciones y la organización de una conferencia nacional. Su orientación y liderazgo cambiaron de manera inconmensurable el campo de la nutrición neonatal, y se la echa mucho de menos.

Lecturas recomendadas

Agostoni C, Buonocore G, Carnielli VP, et al. Enteral nutrient supply for preterm infants: commentary from the European Society of Paediatric Gastroenterology, Hepatology and Nutrition Committee on Nutrition. *J Pediatr Gastroenterol Nutr* 2010;50:85–91.

Centers for Disease Control and Prevention. *Enterobacter sakazakii* infections associated with the use of powdered infant formula—Tennessee, 2001. https://www.cdc.gov/mmwr/preview/mmwrhtml/mm5114a1.htm. Published April 2002. Accessed January 6, 2022.

Chou JH, Roumiantsev S, Singh R. PediTools electronic growth chart calculators: applications in clinical care, research, and quality improvement. *J Med Internet Res* 2020;22(1):e16204.

Dorling J, Abbott J, Berrington J, et al. Controlled trial of two incremental milk-feeding rates in preterm infants. *N Engl J Med* 2019;381(15):1434–1443.

Fenton TR, Cormack B, Goldberg D, et al. "Extrauterine growth restriction" and "postnatal growth failure" are misnomers for preterm infants. *J Perinatol* 2020;40(5):704–714.

Fenton TR, Kim JH. A systematic review and meta-analysis to revise the Fenton growth chart for preterm infants. *BMC Pediatr* 2013;13:59. http://www.ucalgary.ca/fenton. Accessed October 21, 2021.

Frazer LC, Martin CR. Parenteral lipid emulsions in the preterm infant: current issues and controversies. *Arch Dis Child Fetal Neonatal Ed* 2021;106(6):676–681.

Kleinman RE, Greer FR, eds. *Pediatric Nutrition*. 8th ed. Itasca, IL: American Academy of Pediatrics; 2019.

Koletzko B, Cheah F, Domellöf M, et al, eds. *Nutritional Care of Preterm Infants: Scientific Basis and Practical Guidelines*. 2nd ed. Basel, Switzerland: Karger; 2021.

Olsen IE, Groveman SA, Lawson ML, et al. New intrauterine growth curves based on United States data. *Pediatrics* 2010;125[2]:e214–e224. https://pediatrics.aappublications.org/content/125/2/e214.long. Consultada el 21 de octubre de 2021.

Poindexter B; for American Academy of Pediatrics Committee on Fetus and Newborn. Use of probiotics in preterm infants. *Pediatrics* 2021;147(6):e2021051485.

Rochow N, Raja P, Liu K, et al. Physiological adjustment to postnatal growth trajectories in healthy preterm infants. *Pediatr Res* 2016;79(6):870–879.

Salas AA, Bhatia A, Carlo WA. Postnatal growth of preterm infants 24 to 26 weeks of gestation and cognitive outcomes at 2 years of age. *Pediatr Res* 2021;89(7):1804–1809.

22 Lactancia y medicación materna

Nancy Hurst, Margaret G. Parker y Karen M. Puopolo

PUNTOS CLAVE

- La lactancia materna es beneficiosa para las madres y los recién nacidos.
- Las políticas hospitalarias deben incluir estrategias para promover la no separación de las madres y los recién nacidos y la lactancia materna exclusiva.
- Todos los recién nacidos deben ser vistos por su médico de cabecera a los 3 o 5 días de edad para asegurar la adecuación de la ingesta de leche.

I. **BASES DE LA LACTANCIA MATERNA.** La lactancia materna mejora la participación, la interacción y la vinculación de la madre; suministra nutrientes específicos para apoyar el crecimiento normal del bebé; proporciona factores de crecimiento no nutritivos, factores inmunológicos, hormonas y otros componentes bioactivos que pueden actuar como señales biológicas, y puede disminuir la incidencia y la gravedad de las enfermedades infecciosas, mejorar el desarrollo neurológico, disminuir la incidencia de la obesidad infantil y de algunas enfermedades crónicas, así como disminuir la incidencia y la gravedad de las enfermedades atópicas. La lactancia materna es beneficiosa para la salud de la madre porque se ha demostrado que reduce los riesgos de salud cardiovascular adversa y de diabetes tipo 2, así como el riesgo de cáncer de mama, ovario y endometrio de la madre.

II. **LAS RECOMENDACIONES SOBRE LA LACTANCIA MATERNA PARA BEBÉS SANOS A TÉRMINO INCLUYEN LOS SIGUIENTES PRINCIPIOS GENERALES (CENTERS FOR DISEASE CONTROL AND PREVENTION, AMERICAN ACADEMY OF PEDIATRICS)**

A. Promover políticas hospitalarias que apoyen la lactancia materna exclusiva y la no separación de la madre y el bebé durante la estancia en el hospital, empezando por el contacto inmediato piel con piel después del nacimiento.

B. Fomentar la alimentación frecuente (ocho a 12 tomas por 24 horas) en respuesta a las primeras señales del bebé.

C. Cuando no sea posible la lactancia directa, instruir a la madre para que se extraiga de manera manual, o con un sacaleches, para estimular la producción de leche.

D. No se deben dar suplementos de la leche materna (es decir, agua o fórmula) a menos que esté indicado por el médico.

E. La lactancia materna debe estar bien establecida (unas 2 semanas después del parto) antes de utilizar chupetes.

F. Los alimentos complementarios deben introducirse en torno a los 6 meses y continuar con la lactancia materna hasta el primer año o más.

G. Deben administrarse gotas de vitamina D por vía oral (400 UI diarias) al neonato desde los primeros días después del nacimiento.

H. No se debe suministrar fluoruro suplementario durante los primeros 6 meses después del nacimiento.

III. EL TRATAMIENTO Y EL APOYO SON NECESARIOS PARA EL ÉXITO DE LA LACTANCIA MATERNA

A. Periodo prenatal. Durante el embarazo, todas las madres deben recibir lo siguiente:

1. Información sobre los beneficios de la lactancia materna para las madres y los bebés

2. Información general sobre la importancia de la lactancia materna exclusiva durante la estancia en el hospital de maternidad para sentar las bases de una adecuada producción de leche

B. Periodo posparto temprano. Antes del alta hospitalaria, todas las madres deben recibir lo siguiente:

1. Evaluación de la lactancia por parte de una enfermera de cuidado materno-infantil o especialista en lactancia

2. Información general sobre la lactancia materna acerca de lo siguiente:
   a. Colocación básica del neonato para permitir su correcta fijación al pecho
   b. Frecuencia mínima de alimentación prevista (ocho veces por periodo de 24 horas)
   c. Ingesta de calostro fisiológicamente adecuada (entre 15 y 20 mL en las primeras 24 horas)
   d. Signos de hambre del recién nacido y adecuación de la ingesta de leche
   e. Condiciones comunes de las mamas que se experimentan durante la lactancia temprana y estrategias básicas de manejo
   f. Fuentes de derivación posteriores al alta para el apoyo a la lactancia materna
   g. Evaluación de las necesidades posteriores al alta de un sacaleches y provisión de educación sobre los beneficios de los sacaleches eléctricos dobles, así como el uso y la limpieza del sacaleches.

C. Todos los neonatos amamantados deben ser visitados por un pediatra u otro profesional de la salud en los primeros 3 días después del alta hospitalaria para garantizar una ingesta adecuada de leche, evaluada por el cambio de peso con respecto al nacimiento y la producción de orina y heces. A los 3 o 5 días de vida, el recién nacido debe hacer heces amarillas y con semillas (aproximadamente tres veces al día) y no debe hacer más heces de meconio y mojar al menos seis pañales al día. Se puede acceder a un nomograma validado para evaluar la pérdida de peso del recién nacido en http://www.newbornweight.org/.

1. El apoyo a la lactancia después del alta debe incluir una educación continua sobre el agarre y la posición del bebé, la evaluación del bebé para detectar signos de hambre y la adecuación de la ingesta de leche, así como la información sobre las expectativas y el tratamiento de las afecciones menores del seno/pezón.

2. Si la madre no tiene un sacaleches, se debe hacer una evaluación adicional de las necesidades y proporcionar información y educación como en la sección III.B.2.g.

3. Es de esperar que vuelva a tener el peso que tenía al nacer a los 12 o 14 días de edad y que mantenga un ritmo de crecimiento de al menos 0.5 oz/día (aproximadamente 15 g/día) durante el primer mes.

4. Si el crecimiento del neonato es inadecuado, después de descartar cualquier condición de salud subyacente en el bebé, la evaluación de la lactancia debe incluir la adecuación del apego del neonato al seno materno, la presencia o ausencia de signos de lactogénesis normal (es decir, plenitud del seno, fugas) y los antecedentes maternos de condiciones que pueden afectar la lactancia (p. ej., endocrino, cirugía de mama).

   a. La capacidad de los neonatos para transferir la leche al pecho puede medirse si se pesa al bebé antes y después de alimentarlo, con las siguientes pautas:

      i. Pesar al bebé con pañal antes e inmediatamente después de la alimentación (sin cambiar el pañal).

      ii. Un gramo de aumento de peso del recién nacido equivale a 1 mL de ingesta de leche.

5. Si la transferencia de leche es inadecuada, puede estar indicada la suplementación (de preferencia con leche materna extraída).

6. Si está indicada la administración de suplementos, indique a la madre que se extraiga la leche a mano o con un sacaleches eléctrico doble después de una toma para permitir una estimulación adicional del seno que aumente la producción de leche.

IV. MANEJO DE LOS PROBLEMAS DE LA LACTANCIA MATERNA

A. **Pezones doloridos y sensibles.** La mayoría de las madres experimentan cierto grado de dolor en los pezones, por lo común debido a los cambios hormonales y a la mayor fricción causada por la succión del bebé. Una descripción común de este dolor incluye una aparición intensa de dolor durante el agarre inicial y una rápida disminución de las molestias a medida que aumenta el flujo de leche. La sensibilidad del pezón debería disminuir durante las primeras semanas hasta que no se experimente ninguna molestia durante la lactancia. La lanolina purificada o la leche materna extraída aplicadas con moderación en los pezones después de las tomas pueden acelerar este proceso.

B. **Pezones traumatizados y dolorosos (pueden incluir sangrado, ampollas y fisuras).** Entre las posibles causas están la prensión ineficaz y deficiente al seno, una técnica de succión inadecuada, retirar al bebé del pecho sin interrumpir la succión, y una afección o infección subyacente del pezón (p. ej., eccema, infección bacteriana o fúngica). El tratamiento de este grado de lesión del pezón incluye i) la evaluación de la posición del neonato y la prensión con la corrección de las técnicas inadecuadas y ii) el reconocimiento y el tratamiento de cualquier afección subyacente del pezón. En los casos de pezones traumatizados de gravedad, puede estar indicado el cese temporal de la lactancia materna para permitir la curación. En este caso, es importante instruir a la madre para que mantenga la lactancia con la extracción mecánica o manual hasta que se reanude la lactancia directa.

C. **La congestión** mamaria es una forma grave de aumento de la plenitud mamaria que suele presentarse entre los días 3 y 5 del posparto y que indica el inicio de la producción de leche abundante. La congestión mamaria puede deberse a una estimulación inadecuada o poco frecuente de los pechos, lo que da lugar a unos senos inflamados y duros que están calientes al tacto. El bebé puede tener dificultades para hacer la prensión al seno hasta que se resuelva la congestión. El tratamiento incluye i) la aplicación de compresas húmedo-calientes en el seno, alternado con compresas frías para aliviar el edema del tejido mamario; ii) la extracción manual suave de la leche para ablandar la areola y facilitar el agarre del bebé al pecho; iii) el masaje suave del seno durante la alimentación o la extracción de la leche, y iv) un analgésico o antiinflamatorio suave para aliviar el dolor o reducir la inflamación.

D. **Los conductos lácteos obstruidos** suelen presentarse como un bulto palpable o una zona del seno que no se ablanda durante una sesión de alimentación o extracción. Esto puede ocurrir cuando se omite o se retrasa la alimentación o la extracción de leche. El tratamiento incluye: i) amamantar o extraer leche con frecuencia empezando por la mama afectada; ii) aplicar calor húmedo y masajear el pecho antes y durante la alimentación, y iii) colocar al bebé durante la alimentación de forma que sitúe la barbilla hacia la zona afectada para permitir la máxima aplicación de presión de succión, a fin de facilitar el vaciado del seno.

E. **La mastitis** es una enfermedad inflamatoria o infecciosa de las mamas, que suele afectar a una sola de ellas. Los signos y síntomas incluyen la aparición rápida de fatiga, dolores corporales, cefalea, fiebre y una zona mamaria sensible y enrojecida. Las madres deben consultar a sus proveedores de atención médica para el tratamiento de la sospecha de mastitis. El tratamiento incluye i) la continuación de la lactancia en los pechos afectados y no afectados; ii) la extracción frecuente y eficaz de la leche mediante un sacaleches eléctrico cuando se requiera (no es necesario desechar la leche materna extraída); iii) antibióticos adecuados durante un periodo suficiente (de 10 a 14 días), y iv) medidas de confort para aliviar las molestias mamarias y el malestar general (es decir, analgésicos, calor húmedo o masaje en los senos).

F. **Los bultos en las mamas u otras anormalidades** que no respondan a las recomendaciones generales de la sección IV.A a E anteriores deben discutirse con el médico de cabecera de la madre. En raras ocasiones, el cáncer de mama puede aparecer durante la lactancia, a menudo con un reconocimiento tardío debido a los cambios fisiológicos relacionados con el embarazo y la lactancia.

V. SITUACIONES ESPECIALES.

Ciertas condiciones del neonato, de la madre o de ambos pueden indicar estrategias específicas que requieren un retraso o una modificación de la relación normal de lactancia. Siempre que la lactancia se retrase o se suspenda durante un tiempo, se recomienda el vaciado frecuente del pecho con un sacaleches eléctrico para asegurar el mantenimiento de la lactancia.

A. **Condiciones de los bebés**

1. **La hiperbilirrubinemia** no es una contraindicación para la lactancia materna. Debe prestarse especial atención a que el recién nacido reciba una lactancia materna eficaz para mantener una hidratación adecuada, mejorar la motilidad intestinal y facilitar la excreción de bilirrubina.

2. **Las anomalías congénitas** pueden requerir un tratamiento especial.

   a. Las anomalías craneofaciales (p. ej., labio leporino y paladar hendido, Pierre Robin) suponen un reto para la capacidad del bebé de asirse con eficacia al seno. Se puede utilizar una posición modificada y dispositivos especiales (por ejemplo, un protector de pezones) para conseguir una prensión eficaz. A veces, pueden ser necesarios sistemas especiales de biberón con leche extraída.

   b. Las afecciones cardiacas o respiratorias pueden requerir la restricción de líquidos y una atención especial al ritmo de las tomas, para minimizar la fatiga durante la alimentación.

   c. El frenillo lingual restrictivo (anquiloglosia) puede interferir con la capacidad del bebé para succionar de manera eficaz. La incapacidad del neonato para extender la lengua sobre la línea de las encías inferiores y levantar la lengua para comprimir el tejido mamario subyacente puede comprometer la transferencia efectiva de leche. La frenilectomía puede ser útil en algunos casos.

3. **Los bebés prematuros** reciben grandes beneficios de la lactancia materna y de la recepción de la propia leche de la madre. Hay que animar a las madres a que se extraigan la leche aunque no tengan previsto amamantar directamente a sus hijos, para que estos reciban los componentes nutricionales y no nutricionales únicos de la leche materna.

Aunque la leche materna es la más beneficiosa para los niños prematuros y de alto riesgo, puede utilizarse leche materna de donante pasteurizada cuando no se dispone de leche materna. Cuando se considere la posibilidad de alimentar con leche de donante, el producto debe obtenerse de bancos de leche que se rijan por las directrices establecidas por la Human Milk Banking Association of North America (HMBANA). Estas directrices garantizan una manipulación segura y mantienen la máxima cantidad de componentes activos de la leche humana. Se sugiere obtener el consentimiento de los padres del bebé antes de utilizar la leche de donante.

a. Debe prestarse especial atención a los recién nacidos prematuros tardíos y casi prematuros (de 35 a 37 semanas de gestación) que a menudo son dados de alta del hospital antes de que estén amamantando con eficacia. Las consideraciones de manejo incluyen i) la extracción mecánica de la leche de manera simultánea con la lactancia materna hasta que el lactante se amamante con eficacia; ii) la evaluación sistemática (y la documentación) de la lactancia materna por parte de un observador capacitado, y iii) el pesaje del lactante antes y después de la lactancia materna para evaluar la adecuación de la ingesta de leche y determinar la necesidad de suplementos.

b. En el caso de los niños prematuros que son separados de sus madres, poco después del nacimiento para recibir cuidados neonatales intensivos, se debe animar a las madres a que se extraigan la leche lo antes posible después del nacimiento, de forma óptima en un plazo de 6 a 8 h, y a que continúen con la extracción de leche al menos cada 3 o 4 horas. Cuando el estado del neonato lo permita, se debe animar y apoyar a las madres para que practiquen la toma de contacto piel con piel de forma precoz y frecuente, y coloquen al bebé al pecho para facilitar la estimulación temprana del pezón, con el fin de aumentar el volumen de leche y, en última instancia, permitir la alimentación oral del neonato.

B. **Condiciones maternas relacionadas con la lactogénesis retardada II**

1. Se debe animar a las mujeres con **diabetes** a que amamanten, y muchas encuentran una mejora en su metabolismo de la glucosa durante la lactancia. Se recomienda un seguimiento temprano y estrecho para garantizar el establecimiento de la lactancia y un crecimiento adecuado del bebé, debido a un retraso bien documentado (de 1 a 2 días) en la fase secretora de la lactogénesis.

2. Se ha observado que las mujeres que tienen una **cesárea** o son **obesas** tienen un mayor riesgo de retraso en la lactogénesis II.

3. La enfermedad tiroidea no impide la lactancia, aunque sin un tratamiento adecuado de la afección tiroidea subyacente, la escasa producción de leche (hipotiroidismo) o la pérdida de peso de la madre, la agitación y las palpitaciones del corazón (hipertiroidismo) pueden afectar negativamente a la lactancia. Con un tratamiento farmacológico adecuado, la capacidad de lactancia no parece verse afectada.

4. Las madres con **antecedentes de cirugía mamaria o torácica** pueden amamantar con éxito. La evaluación prenatal debe incluir la documentación del tipo de procedimiento (es decir, aumento, mamoplastia de reducción) y el

enfoque quirúrgico (es decir, submamario, periareolar, trasplante de pezón libre) utilizado para determinar el nivel de seguimiento indicado en el periodo posparto temprano. Se debe prestar atención a la adecuación de la producción de leche y al crecimiento del bebé.

VI. CUIDADO Y MANIPULACIÓN DE LA LECHE MATERNA EXTRAÍDA. Cuando es posible, la lactancia materna directa es la más beneficiosa para la madre y el neonato, ya que proporciona la máxima exposición a los componentes de la leche humana y al microbioma materno, y favorece la interacción entre la madre y el bebé. Sin embargo, cuando la lactancia directa no es posible, la leche materna debe extraerse prestando la debida atención a las técnicas de extracción y almacenamiento. Las técnicas de extracción y almacenamiento de la leche pueden afectar la composición y el contenido bacteriano de la propia leche materna. Las directrices para la extracción y el almacenamiento de la leche varían en función del estado del neonato: si está sano y nació a término (Center for Disease Control and Prevention [CDC]) o si se trata de un bebé prematuro hospitalizado (HMBANA y American Diabetes Asociation [ADA]).

A. **Extracción y recolección de la leche materna.** Las recomendaciones para el inicio y el mantenimiento de la extracción mecánica de la leche para las madres de bebés hospitalizados, dependientes del sacaleches incluyen i) la estimulación del pecho con un sacaleches eléctrico de grado hospitalario combinada con la extracción manual o masaje del seno iniciada dentro de las primeras 6 a 8 horas después del parto; ii) extracción frecuente de leche/extracción manual (cada 3 o 4 horas); iii) extracción de 10 a 15 minutos por sesión durante los primeros días hasta el inicio del aumento del flujo de leche, y iv) un volumen de leche diario objetivo de 800 a 1 000 mL al final de la segunda semana después del parto es óptimo y se relaciona con una mayor duración de la lactancia.

B. **Las directrices para la recolección de la leche materna** incluyen i) la higiene de las manos con agua y jabón o con un desinfectante de manos sin agua antes de cada extracción de leche; ii) la limpieza a fondo de todo el equipo de recolección de leche antes y después de cada uso con jabón y agua caliente o mediante el uso de un lavavajillas; iii) la recolección de la leche en recipientes de vidrio estériles o de plástico duro, y iv) el etiquetado de cada recipiente de leche con la información de identificación del bebé, la fecha y la hora de la extracción de la leche.

C. **Las directrices para la conservación de la leche materna** (basadas en las recomendaciones de HMBANA/ADA para el neonato prematuro hospitalizado, con las recomendaciones de los CDC para los bebés sanos a término, incluidas entre paréntesis) son i) utilizar leche fresca, no refrigerada, en las 4 horas siguientes a su extracción (CDC: 6 a 8 horas); ii) refrigerar la leche inmediatamente después de la extracción, cuando el bebé vaya a ser alimentado en un plazo de 96 horas (CDC: 5 días); iii) congelar la leche cuando el neonato no vaya a ser alimentado o la madre no pueda entregar la leche en el hospital en las 24 horas siguientes a la extracción, y iv) en caso de que la leche congelada se descongele de modo parcial, completar el proceso de descongelación y alimentar con ella al bebé o volver a congelarla. La leche puede almacenarse en un congelador *dentro de* un refrigerador durante 2 semanas, en un congelador *separado* del refrigerador durante 3 a 6 meses, o en un congelador de arcón o vertical durante un máximo de 6 a 12 meses. La leche que se almacena en estas condiciones durante periodos más largos puede ser segura, pero será de menor calidad nutricional debido a la degradación de los lípidos.

Medio ambiente	Temperatura	Leche materna recién extraída	Leche materna congelada	Leche de donante congelada y pasteurizada
Temperatura ambiente	60°-85 °F/ 16°-29 °C	4 horas	4 horas	4 horas
Refrigerador	39 °F/4 °C	96 horas	48 horas	48 horas
Congelador (nevera/congelador de dos puertas)	0 °F/–18 °C	9 meses	9 meses	6-8 meses
Congelador	0 °F/–18 °C	12 meses	12 meses	6-12 meses
Congelador de laboratorio	–94 °F/–70 °C	12 meses	12 meses	6-12 meses

VII. **CONTRAINDICACIONES Y CONDICIONES NO CONTRAINDICADAS PARA LA LACTANCIA MATERNA.** Existen pocas contraindicaciones para la lactancia materna o la extracción de leche materna. Las condiciones de salud de la madre deben ser evaluadas y deben prescribirse los tratamientos apropiados para apoyar la continuación de la lactancia o la mínima interrupción de la misma cuando sea posible. La mayoría de los medicamentos que se administran a la madre pasan a la leche materna en cierta medida; sin embargo, con pocas excepciones, las concentraciones de la mayoría son relativamente bajas y la dosis administrada al neonato no suele tener ningún impacto.

A. Contraindicaciones de la lactancia materna

1. Un bebé con **galactosemia** no podrá ser amamantado o recibir leche materna.

2. Una madre con **tuberculosis activa no tratada** será aislada de su recién nacido para el tratamiento inicial. Puede extraerse la leche para iniciar y mantener su volumen de leche durante este periodo, y una vez que se considere seguro el contacto con su hijo, puede empezar a amamantarlo.

3. Los CDC recomiendan a **las mujeres que dan positivo en las pruebas del VIH en EUA** que no amamanten. Algunas mujeres con cargas virales indetectables con regímenes de medicación estables para el VIH pueden optar por el amamantamiento bajo la dirección de su propio médico infectólogo. Aunque no abogamos por esta práctica, hemos apoyado a algunas mujeres que toman esta decisión bajo supervisión médica.

4. **Algunos medicamentos maternos** están contraindicados durante la lactancia. Los clínicos deben mantener recursos confiables para obtener información sobre la transferencia de medicamentos a la leche humana (véase sección VIII).

B. Condiciones que **no** son contraindicaciones para la lactancia materna

1. Las madres que son positivas al antígeno de superficie de la hepatitis B. Los bebés deben recibir inmunoglobulina contra la hepatitis B y la vacuna contra este padecimiento para minimizar el riesgo de transmisión perinatal.

2. Aunque se ha encontrado el virus de la hepatitis C en la leche materna, no se ha observado la transmisión a través de la lactancia (véase capítulo 48).

3. En los recién nacidos a término, los beneficios de la lactancia materna parecen superar el riesgo de transmisión por parte de las madres positivas al citomegalovirus (CMV). Los neonatos con prematuridad extrema pueden adquirir el CMV a través de la alimentación con leche materna. La congelación de la leche materna puede reducir el riesgo de infección por CMV, pero no se ha demostrado que reduzca el riesgo de síndrome similar a la sepsis. En la actualidad, no hay pruebas suficientes para negar la leche materna a los recién nacidos con prematuridad extrema, en función del riesgo de infección por CMV.

4. Madres con fiebre

5. Madres expuestas o positivas a COVID-19

6. Madres expuestas a agentes químicos ambientales de bajo nivel

7. Aunque el consumo de tabaco no está contraindicado, se debe aconsejar a las madres que eviten fumar en casa y que hagan todo lo posible por dejar de fumar durante la lactancia.

8. Debe evitarse el consumo de alcohol, porque se concentra en la leche y puede inhibir la producción de este alimento a corto plazo. Aunque una pequeña cantidad de bebida alcohólica ocasional es aceptable, debe evitarse la lactancia durante las dos horas siguientes a la misma.

9. Se debe aconsejar a las madres que consumen marihuana que dejen de hacerlo durante la lactancia, ya que esta pasa a los bebés a través de la leche materna.

VIII. MEDICAMENTOS MATERNOS Y LACTANCIA. Es frecuente que surjan preguntas sobre la seguridad del uso de la medicación materna durante la lactancia. Una combinación de las propiedades biológicas y químicas del fármaco, así como la fisiología de la madre y del recién nacido determinan la seguridad de cualquier medicamento individual. Se tiene en cuenta la cantidad de fármaco que se encuentra en la leche materna, la vida media del medicamento en el recién nacido y el efecto biológico de este en él.

A. Propiedades del fármaco que afectan la entrada en la leche materna. El tamaño molecular, el pH, el pKa, la solubilidad en lípidos y las propiedades de unión a proteínas del fármaco afectan la **relación de concentración leche/plasma (M/P)**, que se define como la concentración relativa de la fracción libre de proteínas del medicamento en la leche y en el plasma maternos. El tamaño molecular pequeño, el pH con ligera alcalinidad, la no ionización, la alta solubilidad en lípidos y la falta de unión a las proteínas séricas favorecen la entrada de un fármaco en la leche materna. La vida media del medicamento y la frecuencia de administración del mismo también son importantes; cuanto más tiempo acumulado el fármaco esté presente en la circulación materna, mayor será la probabilidad de que aparezca en la leche materna.

B. Factores maternos. La dosis materna total y el modo de administración (intravenosa *vs.* oral), así como la enfermedad materna (en particular la insuficiencia renal o hepática) pueden afectar la persistencia del fármaco en la circulación materna. Es más probable que los medicamentos tomados en los primeros días posparto pasen a la leche materna, ya que el epitelio alveolar mamario no madura por completo hasta el final de la primera semana posparto.

C. Factores del neonato. La madurez del neonato es el principal factor que determina la persistencia de un fármaco en su organismo. Los bebés prematuros y los bebés a término en el primer mes después del nacimiento metabolizan los fármacos con más lentitud debido a la inmadurez renal y hepática. La dosis total de fármaco a la que se expone el neonato la determinan el volumen de leche ingerido (por kilogramo de peso corporal), la frecuencia de la alimentación (o la frecuencia de la extracción de leche, en el caso de los bebés prematuros) y el grado de absorción del medicamento por el sistema GI del neonato.

IX. DETERMINACIÓN DE LA SEGURIDAD DE LOS MEDICAMENTOS DURANTE LA LACTANCIA.
Varios recursos disponibles evalúan el riesgo de los medicamentos individuales para el neonato. De manera ideal, juzgar la seguridad de un fármaco depende de las mediciones directas de la entrada de este en la leche materna, el nivel y la persistencia del medicamento en el bebé amamantado y la experiencia de la exposición de los neonatos al fármaco. Este tipo de información está disponible para relativamente pocos medicamentos. En ausencia de datos específicos, se emite un juicio sobre la base de las propiedades farmacológicas conocidas del medicamento y los efectos conocidos o previstos del mismo en el bebé en desarrollo. Los médicos que aconsejan a la madre lactante sobre la seguridad de un medicamento en particular deben tener en cuenta los siguientes puntos.

A. **Los recursos pueden diferir en su determinación de la seguridad de los medicamentos durante la lactancia.** Diferentes recursos abordan el tema del uso de fármacos en la lactancia con diferentes perspectivas. Por ejemplo, los fabricantes de medicamentos por lo general no hacen una declaración definitiva sobre la seguridad de los mismos en la lactancia. Los recursos diseñados en específico para abordar la lactancia materna tomarán los datos disponibles y harán una recomendación sobre la seguridad relativa del medicamento con base en sus propiedades bioquímicas.

B. **La seguridad de un medicamento durante el embarazo puede no ser la misma que la seguridad de este durante la lactancia.** En ocasiones, un fármaco que está contraindicado en el embarazo (p. ej., la warfarina o el ibuprofeno) tiene un uso seguro durante la lactancia.

C. **No se dispone de datos definitivos para la mayor parte de los medicamentos o para situaciones clínicas específicas.** En muchos casos, es necesario un juicio clínico individualizado, al tener en cuenta la información disponible, la necesidad de medicación de la madre, la combinación de diferentes fármacos tomados y el riesgo para el neonato tanto de la exposición al medicamento como de la exposición a los sustitutos de la leche materna.

D. La Food and Drug Administration (FDA) de Estados Unidos publicó en 2014 el *Contenido y formato del etiquetado de medicamentos de prescripción y productos biológicos humanos; requisitos para el etiquetado de embarazo y lactancia*, denominado "**Regla de etiquetado de embarazo y lactancia**" (PLLR o regla final). "La PLLR exige cambios en el contenido y el formato de la información que se presenta en el etiquetado de los medicamentos de venta con receta en el formato de la Regla de Etiquetado para Médicos (PLR) a fin de ayudar a los proveedores de atención médica a evaluar los beneficios frente a los riesgos y en el posterior asesoramiento de las mujeres embarazadas y las madres lactantes que necesitan tomar la medicación, lo que les permite tomar decisiones informadas y educadas para ellas y sus hijos. El PLLR elimina las categorías de letras de embarazo-A, B, C, D y X. El PLLR también exige que la etiqueta se actualice cuando la información quede obsoleta" (http://www.fda.gov/Drugs/DevelopmentApprovalProcess/DevelopmentResources/Labeling/ucm093307.htm).

X. RECURSOS

A. **LactMed es la base de datos sobre fármacos y lactancia, resguardada por la U.S. National Library of Medicine's Toxicology Data Network (TOXNET).** Se encuentra en https://www.ncbi.nlm.nih.gov/books/NBK501922/. Esta base de datos incluye información sobre la transferencia esperada de sustancias en la leche materna, la absorción anticipada de sustancias por parte del bebé, datos sobre los niveles en sangre de la madre y del neonato, y los posibles efectos adversos en el neonato. Si se da el caso, se sugieren alternativas terapéuticas. Este recurso no ofrece un sistema de clasificación específico, sino que proporciona una orientación resumida que se basa en los datos disponibles (o en la falta de datos). Todos los datos proceden de la literatura científica y están referenciados por completo; se proporcionan enlaces a PubMed para la literatura citada.

B. **American Academy of Pediatrics, "The Transfer of Drugs and Therapeutics into Human Breast Milk: An Update on Selected Topics",** *Pediatrics* **2013 (reafirmado en 2018).** La Academia Americana de Pediatría ya no publica clasificaciones de seguridad de los medicamentos; remite a los profesionales médicos al recurso web LactMed. Este informe clínico aborda en específico la lactancia materna y el uso de medicamentos antidepresivos, analgésicos recetados, alcohol y drogas de abuso, medicamentos que se utilizan para tratar la dependencia de sustancias, sustancias utilizadas como galactogogos, suplementos herbales comunes, vacunas y sustancias radiactivas que se utilizan en el diagnóstico mediante imágenes.

C. **Hale TW.** *Hale's Medications & Mother's Milk.* **19th ed.** New York, NY: Springer; 2021. Este libro es un listado extenso de cientos de medicamentos de prescripción y de venta libre, radiofármacos, agentes de contraste, anticonceptivos, vitaminas, remedios herbales y vacunas, con referencias primarias citadas para la mayoría. El autor proporciona una clasificación de "Categoría de riesgo para la lactancia" para cada entrada de la siguiente manera: **L1**: el más seguro, **L2**: más seguro, **L3**: moderadamente seguro, **L4**: posiblemente peligroso y **L5**: contraindicado. Muchos medicamentos entran en la **categoría L3**, que se define de la siguiente manera: "No hay estudios controlados en mujeres que amamantan; sin embargo, el riesgo de efectos adversos para un bebé amamantado es posible, o los estudios controlados muestran solo efectos adversos mínimos y no amenazantes. Los medicamentos deben administrarse solo si el beneficio potencial justifica el riesgo potencial para el neonato".

D. **Briggs GG, Towers CV, Forinash AB, eds.** *Briggs Drugs in Pregnancy and Lactation: A Reference Guide to Fetal and Neonatal Risk.* **12th ed.** Philadelphia, PA: Wolters Kluwer Health; 2021. Este libro enumera las principales referencias y revisa los datos de los medicamentos con respecto al riesgo para el feto en desarrollo y el riesgo en la lactancia. Para el uso de medicamentos en el embarazo, el libro proporciona una recomendación de 17 categorías potenciales que se sustentan en los datos disponibles sobre reproducción humana y animal. Para el uso de medicamentos en la lactancia, el libro proporciona una recomendación de siete categorías potenciales que se basan en los datos humanos y farmacológicos disponibles.

E. **Lawrence RA, Lawrence RM.** *Breastfeeding: Una guía para la profesión médica.* **8th ed.** Philadelphia, PA: Elsevier; 2015. Este libro incluye una amplia discusión sobre la farmacología de la entrada de medicamentos en la leche materna. Un apéndice contiene medicamentos listados por categoría (analgésicos, antibióticos, entre otros) y proporciona las calificaciones de seguridad disponibles, así como amplios datos farmacocinéticos para cada medicamento, incluyendo los valores de la relación M/P y la cantidad máxima (miligramo por mililitro) de fármaco encontrado en la leche materna.

F. **The Breastfeeding and Human Lactation Study Center.** El Centro de Estudios mantiene un banco de datos de medicamentos que se actualiza con regularidad. Los profesionales de la salud pueden llamar al (585) 275-0088 para hablar con los miembros del personal sobre la seguridad de un medicamento en particular en la lactancia. El Centro de Estudios solo atenderá llamadas de profesionales de la salud (no de padres). El Centro de Estudios forma parte de la División de Neonatología del Golisano Children's Hospital del University of Rochester Medical Center.

G. **InfantilRisk Center:** http://www.infantrisk.com. Este centro cuenta con personal experto que proporciona información actualizada que se basa en pruebas sobre el uso de medicamentos durante el embarazo y la lactancia. Se puede contactar con ellos en el teléfono (806) 352-2519 de lunes a viernes de 8 a 17 horas (CST, hora estándar central) o en línea en la dirección mencionada.

Lecturas recomendadas

Hale TW. *Hale's Medications & Mother's Milk.* 19th ed. New York, NY: Springer; 2021.

Jones F. *Best Practice for Expressing, Storing and Handling Human Milk in Hospitals, Homes, and Child Care Settings.* 4th ed. Fort Worth, TX: Human Milk Banking Association of North America; 2019.

Lawrence RA, Lawrence RM. *Breastfeeding: A Guide for the Medical Profession.* 8th ed. Philadelphia, PA: Elsevier; 2015.

Parker MG, Stellwagen LM, Noble L, et al. Promoting human milk and breastfeeding for the very low birth weight infant. *Pediatrics* 2021;148(5):e2021054272.

Philipp BL. ABM Clinical Protocol #7: model breastfeeding policy (revision 2010). *Breastfeed Med* 2010;5(4):173–177.

Robbins ST, Meyers R, eds. *Infant Feedings: Guidelines for Preparation of Formula and Breast milk in Health Care Facilities.* 2nd ed. Arlington, VA: American Dietetic Association; 2011. https://safebabybmt.paragondsi.com/wp-content/uploads/2017/01/2011-ADA-Infant-Feedings-Guidelines-for-Preparation-of-Human-Milk-and-Formula-in-Health-Care-Facilities.pdf.

Sachs HC; and the Committee on Drugs. The transfer of drugs and therapeutics into human breast milk: an update on selected topics. *Pediatrics* 2013;132(3):e796–e809. http://pediatrics.aappublications.org/content/pediatrics/132/3/e796.full.pdf.

Section on Breastfeeding. Breastfeeding and the use of human milk. *Pediatrics* 2012;129(3):e827–e841.

Recursos en línea

Academy of Breastfeeding Medicine. http://www.bfmed.org/. Consultado el 16 de septiembre de 2021.

Baby-Friendly USA. http://www.babyfriendlyusa.org/. Consultado el 16 de septiembre de 2021.

Centers for Disease Control and Prevention. Breastfeeding. http://www.cdc.gov/breastfeeding/. Consultado el 16 de septiembre de 2021.

Human Milk Banking Association of North America. http://www.hmbana.org/. Consultado el 16 de septiembre de 2021.

InfantRisk Center. http://www.infantrisk.com. Consultado el 16 de septiembre de 2021.

International Lactation Consultant Association. http://www.ilca.org/. Consultado el 16 de septiembre de 2021.

LactMed database. http://www.ncbi.nlm.nih.gov/books/NBK501922/. Consultado el 16 de septiembre de 2021.

La Leche League International. http://www.llli.org/. Consultado el 16 de septiembre de 2021.

Newborn Weight Tool. Weight loss nomograms. http://www.newbornweight.org/. Consultado el 16 de septiembre de 2021.

U.S. Breastfeeding Committee. http://www.usbreastfeeding.org/. Consultado el 16 de septiembre de 2021.

Wellstart International. http://www.wellstart.org/. Consultado el 16 de septiembre de 2021.

23

Manejo de líquidos y electrolitos

Emily Whitesel

PUNTOS CLAVE

- La transición de la vida fetal a la neonatal está relacionada con cambios significativos en el control homeostático del agua y los electrolitos.
- Las vías de pérdida de agua en el neonato son los riñones, la piel y los pulmones.
- Los bebés prematuros son los más vulnerables al desequilibrio de líquidos y electrolitos.
- La evaluación y el manejo de los requerimientos de líquidos son componentes esenciales de los cuidados del recién nacido.

El manejo cuidadoso de los líquidos y los electrolitos en los recién nacidos a término y prematuros es un factor esencial de los cuidados neonatales. Los cambios en el desarrollo de la composición corporal, junto con los cambios funcionales en los sistemas cutáneo, renal y neuroendocrino, explican los retos del equilibrio de líquidos a los que se enfrentan los neonatólogos a diario. El manejo de los líquidos requiere la comprensión de varios principios fisiológicos.

I. DISTRIBUCIÓN DEL AGUA CORPORAL

A. **Principios generales.** La transición de la vida fetal a la neonatal se relaciona con importantes cambios en el control homeostático del agua y los electrolitos. Antes del nacimiento, el feto recibe un suministro constante de agua y electrolitos de la madre a través de la placenta. Después del nacimiento, el recién nacido asume la responsabilidad de su propia homeostasis de líquidos y electrolitos. La composición corporal del feto cambia durante la gestación, con una menor proporción de peso corporal compuesta por agua a medida que avanza la gestación.

B. **Definiciones**

1. Agua corporal total (ACT) = líquido intracelular (LIC) + líquido extracelular (LEC) (fig. 23-1).

2. El LEC se compone de líquido intravascular e intersticial.

3. Las pérdidas insensibles de agua (PIA) puede estimarse mediante la siguiente ecuación: PIA = ingesta de líquidos − diuresis − (± Δ peso); sin embargo, también hay que tener en cuenta factores desconocidos y no medibles.

C. **Cambios perinatales en el ACT.** Una proporción de diuresis tanto en los recién nacidos a término como en los prematuros (una disminución de 0.8 puntuaciones z) durante los primeros días de vida debe considerarse fisiológica. Sin embargo, la pérdida de peso excesiva debe minimizarse y contrarrestarse proporcionando un apoyo nutri-

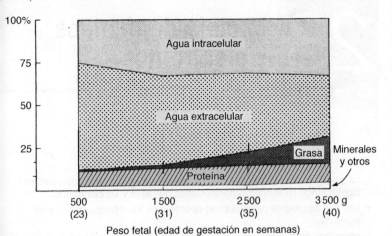

Figura 23-1. Composición corporal en relación con el peso del feto y la edad de gestación. (Reimpresa de Dweck HS. Alimentación del recién nacido prematuro. Líquidos, calorías y métodos de alimentación durante el periodo de retraso del crecimiento extrauterino. *Clin Perinatol* 1975;2[1]:183-202. Copyright © 1975 Elsevier. Con permiso. Datos de Widdowson EM. Crecimiento y composición del feto y del recién nacido. En: Assali NS, ed. *Biology of Gestation.* Vol 2. New York, NY: Academic Press; 1968).

cional adecuado durante esta transición inicial. En las edades de gestación más bajas, el LEC representa una mayor proporción del peso al nacer (véase la fig. 23-1). Por lo tanto, los neonatos de muy bajo peso al nacer (MBPN) pierden un mayor porcentaje de peso al nacimiento para mantener proporciones de LEC equivalentes a las de los neonatos a término. Aunque la sobrecarga de líquidos es una preocupación potencial para la evolución de la enfermedad pulmonar crónica (EPC), el apoyo nutricional es necesario para optimizar el neurodesarrollo, y debe mantenerse un equilibrio cuidadoso entre permitir diuresis fisiológica adecuada y pérdida de peso excesiva.

D. Vías de pérdida de agua

1. **Pérdidas renales.** La función renal madura con el aumento de la edad de gestación. La homeostasis inmadura del sodio (Na) y del agua es común en el neonato prematuro. Entre los factores que contribuyen a la variación de las pérdidas de agua y electrolitos en la orina están los siguientes:

   a. Disminución de la tasa de filtración glomerular (TFG)
   b. Reducción de la reabsorción de Na en los túbulos proximales y distales
   c. Descenso de la capacidad para concentrar o diluir la orina
   d. Disminución de la secreción de bicarbonato, potasio (K) e iones de hidrógeno

2. **Pérdidas renales extra.** En los neonatos con MBPN, la PIA puede superar los 150 mL/kg/día debido al aumento de la temperatura ambiental y corporal, a la ruptura de la piel, a los calentadores radiantes, a la fototerapia y a la prematuridad extrema (tabla 23-1). La pérdida de agua por vía respiratoria aumenta con la disminución de la edad de gestación y con el aumento de la frecuencia respiratoria; en los neonatos intubados, una humidificación inadecuada del gas inspirado puede conducir a un aumento de la PIA. Otras pérdidas de líquido que deben reponerse si la cantidad se considera significativa son las heces (diarrea o drenaje de ostomía), el líquido cefalorraquídeo (por ventriculotomía o punciones lumbares seriadas) y el drenaje por sonda nasogástrica o de toracostomía.

Tabla 23-1. Pérdida insensible de agua (PIA)	
Peso al nacer (g)	**PIA (mL/kg/día)**
750-1 000	82
1 001-1 250	56
1 251-1 500	46
> 1 501	26

Los valores representan la media de PIA para los bebés en incubadoras durante la primera semana de vida. La PIA aumenta con la fototerapia (hasta un 40%), los calentadores radiantes (hasta un 50%) y la fiebre. La PIA disminuye con el uso de gas humidificado con respiradores y escudos térmicos en las incubadoras.

Fuente: Bell EF, Gray JC, Weinstein MR, et al. Efectos del entorno térmico sobre el equilibrio térmico y la pérdida insensible de agua en bebés de bajo peso al nacer. *J Pediatr* 1980;96:452-459; Fanaroff AA, Wald M, Gruber HS, et al. Insensible water loss in low birth weight infants. *Pediatrics* 1972;50(2):236-245, y Okken A, Jonxis JH, Rispens P, et al. Insensible water loss and metabolic rate in low birthweight newborn infants. *Pediatr Res* 1979;13(9):1072-1075.

Están en proceso de diseño las incubadoras para recién nacidos, que tiene como objetivo mejorar el mantenimiento del calor y la humedad, y pueden conducir a una disminución de la PIA (p. ej., la Giraffe Isolette).

II. EVALUACIÓN DEL ESTADO DE LÍQUIDOS Y ELECTROLITOS

A. Historial clínico

1. **Maternal.** El estado de líquidos y electrolitos del recién nacido refleja en parte el estado de hidratación materna y la administración de fármacos. El uso excesivo de oxitocina, diuréticos o líquido intravenoso (IV) hiponatrémico puede provocar hiponatremia materna y fetal. Los esteroides prenatales pueden aumentar la maduración de la piel, con lo que disminuye la PIA y el riesgo de hiperpotasemia.

2. **Fetal/perinatal.** La presencia de oligohidramnios puede relacionarse con disfunción renal congénita, incluyendo agenesia renal, enfermedad renal poliquística o válvulas uretrales posteriores. La hipoxemia grave *in utero* o la asfixia al nacer pueden provocar necrosis tubular aguda.

B. Examen físico

1. **Cambio en el peso corporal.** Los cambios agudos en el peso de un neonato por lo general reflejan un cambio en el ACT. El compartimento afectado dependerá de la edad de gestación y de la evolución clínica del neonato. Por ejemplo, el uso prolongado de agentes paralizantes y la peritonitis pueden provocar un aumento del volumen de líquido intersticial y un aumento del peso corporal, pero una disminución del volumen intravascular. Por lo tanto, el peso debe medirse al menos a diario, teniendo en cuenta la posibilidad de medirlo dos veces al día en el caso de los recién nacidos de edad de gestación extremadamente baja.

2. **Manifestaciones cutáneas y mucosas.** La alteración de la turgencia de la piel, la fontanela anterior hundida y la sequedad de las membranas mucosas son esenciales para observar en el examen físico, pero no son indicadores sensibles del equilibrio de líquidos o electrolitos.

3. **Cardiovascular.** La taquicardia puede ser consecuencia de la hipovolemia o del exceso de LEC (p. ej., insuficiencia cardiaca). El tiempo de llenado capilar puede retrasarse con la reducción del gasto cardiaco o la vasoconstricción periférica. Puede producirse hepatomegalia con un aumento del volumen del LEC. Los cambios en la presión arterial se producen tarde en la secuencia de respuestas a la reducción del gasto cardiaco.

C. **Estudios de laboratorio**

1. Los **electrolitos séricos y la osmolaridad del plasma** reflejan la composición y la tonicidad del LEC. Debe realizarse una monitorización frecuente, hasta cada 6 h, en los neonatos de peso extremadamente bajo al nacer (PEBN) durante los primeros días de vida debido a la elevada PIA.

2. Debe controlarse el **equilibrio de líquidos** con mediciones de entrada y salida. La diuresis normal es de 1 a 3 mL/kg/h. Sin embargo, los lactantes de PEBN suelen pasar por tres fases, con una fase inicial prediurética u oligúrica, seguida de una diuresis, antes de pasar a una fase posdiurética. Con el agotamiento del LEC (deshidratación), la producción de orina puede descender a < 1 mL/kg/h. Sin embargo, en los neonatos con una función renal inmadura, la diuresis puede no disminuir a pesar del agotamiento del volumen del LEC.

3. Los **electrolitos de la orina y la gravedad específica (GE)** pueden reflejar la capacidad renal para concentrar o diluir la orina y reabsorber o excretar el Na. Pueden producirse aumentos de la GE cuando el neonato recibe menos líquidos, tiene una menor producción de orina o derrama glucosa. Ni los electrolitos en orina ni la GE son muy útiles cuando el neonato recibe diuréticos.

4. **La fracción de excreción de Na (FENa)** refleja el equilibrio entre la filtración glomerular y la reabsorción tubular de Na. Sin embargo, su utilidad es limitada en los recién nacidos prematuros, dada la disminución de la reabsorción tubular de Na, y la FENa aumenta con la disminución de la edad de gestación.

$$\text{FENa} = (\text{Na en orina} \times \text{creatinina en plasma}) / (\text{Na en plasma} \times \text{creatinina en orina}) \times 100$$

a. Un nivel < 1% indica factores prerrenales que reducen el flujo sanguíneo renal.
b. El nivel de 2.5% se produce con la lesión renal aguda (LRA).
c. El nivel > 2.5% se observa con frecuencia en bebés < 32 semanas de gestación.

5. Los **valores de nitrógeno ureico en sangre (NUS)** y creatinina sérica (Cr) proporcionan información indirecta sobre el volumen del LEC y la TFG. Sin embargo, estos valores pueden ser difíciles de interpretar porque los niveles iniciales se ven afectados por los niveles maternos y el aclaramiento placentario. Los neonatos prematuros tienen valores elevados al nacer que tienden a descender durante las primeras semanas de vida, lo que hace que los niveles iniciales sean difíciles de evaluar en el contexto del cambio fisiológico. A pesar de estas dificultades, los neonatos corren el riesgo de padecer LRA y la Cr sérica debe evaluarse de inicio y seguirse durante cualquier acontecimiento que pueda suponer un riesgo adicional de LRA, como un conducto arterioso persistente (CAP) hemodinámicamente significativo, sepsis o enterocolitis necrosante (ECN).

6. Las **determinaciones del pH arterial, la tensión de dióxido de carbono (presión parcial de dióxido de carbono [PCO_2])** y el bicarbonato de sodio pueden aportar pruebas indirectas de la depleción del volumen intravascular, ya que una perfusión tisular deficiente provoca una acidosis metabólica con un elevado déficit aniónico (acidosis láctica).

Tabla 23-2. Tratamiento inicial con líquidos*

Peso al nacer (kg)	Dextrosa (g/100 mL)	Tasa de líquidos (mL/kg/día)		
		< 24 horas	24-48 horas	> 48 horas
< 1	5-10	100-150[†]	120-150	140-190
1-1.5	10	80-100	100-120	120-160
> 1.5	10	60-80	80-120	120-160

*Los bebés en incubadoras humidificadas. Los neonatos en incubadoras radiantes suelen requerir mayores tasas de líquidos iniciales.

[†]Los lactantes de MBPN suelen requerir tasas iniciales de administración de líquidos aún más elevadas y una reevaluación frecuente de los electrolitos séricos, la diuresis y el peso corporal.

III. **MANEJO DE LÍQUIDOS Y ELECTROLITOS.** El objetivo del manejo temprano es permitir la pérdida fisiológica de LEC durante varios días de vida, y así minimizar la pérdida de peso, todo ello mientras se mantiene la tonicidad y el volumen intravascular normales, como se refleja en la presión arterial, la frecuencia cardiaca, la diuresis, los niveles de electrolitos séricos y el pH. El manejo posterior de los líquidos debe mantener el equilibrio hídrico y electrolítico, incluidos los requisitos para el crecimiento corporal.

A. **El neonato a término.** El peso corporal disminuye entre 3 y 5% durante los primeros 5 o 6 días. Después, los líquidos deben ajustarse para que los cambios en el peso corporal sean coherentes con la ingesta calórica. Debe vigilarse el estado clínico para detectar una distribución inadecuada del agua (p. ej., edema). No suele ser necesaria la administración de suplementos de sodio durante las primeras 24 horas (h), a menos que sea necesaria la expansión del LEC. Los neonatos a término pequeños para la edad de gestación pueden requerir una suplementación temprana de Na para mantener un volumen adecuado del LEC.

B. **El bebé prematuro.** Anticipe la pérdida de peso durante los primeros días. La tabla 23-2 resume la fluidoterapia inicial. A continuación, ajustar los líquidos para mantener un peso estable hasta que se alcance un estado anabólico y se produzca el crecimiento. Evaluar con frecuencia la respuesta a la terapia de líquidos y electrolitos durante los dos primeros días de vida. **Puede ser necesario realizar una exploración física, una diuresis, una GE y una determinación de electrolitos en suero de inicio con una frecuencia de hasta 6 h en los neonatos de menos de 1 000 g** (véase la secc. VIII.A).

La pérdida de agua a través de la piel y la orina puede superar los 200 mL/kg/día, lo que puede representar hasta **un tercio del ACT.** No es necesario administrar suplementos de Na por vía intravenosa durante las primeras 24 h, a menos que la pérdida de volumen del LEC supere 5% del peso corporal al día (véase capítulo 13).

IV. **ENFOQUE DE LOS TRASTORNOS DEL BALANCE HÍDRICO Y SALINO.** Las anomalías pueden agruparse en trastornos de la **tonicidad** o del **volumen del LEC.** El enfoque conceptual de los trastornos de la tonicidad (p. ej., la hiponatremia) depende de si el recién nacido presenta un LEC normal (euvolemia), un agotamiento del LEC (deshidratación) o un exceso de LEC (edema).

A. Trastornos isonatrémicos

1. **Deshidratación**

   a. Los factores predisponentes suelen ser las pérdidas equivalentes de Na y agua (a través de la toracostomía, el drenaje nasogástrico o la ventriculostomía) o las pérdidas del tercer espacio que acompañan a la peritonitis, la gastrosquisis o el onfalocele. Las pérdidas renales de Na y agua en el neonato de MBPN pueden provocar hipovolemia a pesar de una tonicidad corporal normal.

   b. Diagnóstico. La deshidratación suele manifestarse por la pérdida de peso, la disminución de la diuresis y el aumento de la GE de la orina. Sin embargo, los neonatos de < 32 semanas de gestación pueden no demostrar oliguria en respuesta a la hipovolemia. Pueden coexistir turgencia cutánea deficiente, taquicardia, hipotensión, acidosis metabólica y aumento del NUS. Una FENa baja (< 1%) solo suele observarse en neonatos de > 32 semanas de edad de gestación (véase la secc. II.C.4).

   c. Terapia. Administrar Na y agua para corregir primero los déficits y luego ajustar para igualar las necesidades de mantenimiento más las pérdidas en curso. La deshidratación isonatrémica aguda puede requerir una infusión IV de 10 mL/kg de NS si la pérdida de peso aguda es superior a 10% del peso corporal con signos de bajo gasto cardiaco.

2. **Edema**

   a. Los factores predisponentes son la administración excesiva de líquidos isotónicos, la insuficiencia cardiaca, la sepsis y la parálisis neuromuscular.

   b. Diagnóstico. Los signos clínicos incluyen edema periorbital y de las extremidades, aumento de peso y hepatomegalia.

   c. La terapia incluye la **restricción de Na** (para disminuir el Na total del cuerpo) y la restricción de agua (dependiendo de la respuesta electrolítica).

B. Trastornos hiponatrémicos (tabla 23-3). Considerar la **hiponatremia facticia** debida a hiperlipidemia o la **hiponatremia hipoosmolar** debida a agentes osmóticos. La verdadera hiponatremia hipoosmolar puede entonces evaluarse.

1. **Hiponatremia debida a la disminución del volumen del LEC**

   a. Los factores predisponentes son el uso de diuréticos, la diuresis osmótica (glucosuria), el MBPN con pérdida renal de agua y Na, los trastornos suprarrenales o tubulares de pérdida de sal, las pérdidas GI (vómito, diarrea) y las pérdidas de LEC en el tercer espacio (descamación de la piel, ECN temprana).

   b. Diagnóstico. Con frecuencia se observa disminución de peso, falta de turgencia de la piel, taquicardia, aumento del NUS y acidosis metabólica. Si la función renal es madura, el recién nacido puede presentar disminución de la diuresis, aumento de la GE de la orina y una FENa baja.

   c. Terapia. Si es posible, reducir la pérdida de Na en curso. Administrar Na y agua para reemplazar los déficits y luego ajustar para satisfacer las necesidades de mantenimiento más las pérdidas en curso.

2. **Hiponatremia con volumen de LEC normal**

   a. Los factores predisponentes incluyen la administración excesiva de líquidos y el síndrome de secreción inapropiada de hormona antidiurética (SIADH). Los factores que causan el SIADH incluyen el dolor, la administración de opioides, la hemorragia intraventricular (HIV), la asfixia, la meningitis, el neumotórax y la ventilación con presión positiva.

Tabla 23-3. Trastornos hiponatrémicos

Diagnóstico clínico	Etiología	Terapia
Hiponatremia facticia/seudohiponatremia	Hiperlipidemia	
Hiponatremia hipertónica/hiperosmolar	Manitol	
	Hiperglucemia	
Volumen del LEC normal	Síndrome de secreción inapropiada de hormona antidiurética (SIADH)	Restringir la ingesta de agua.
	Dolor	
	Opioides	
	Exceso de líquidos intravenosos	
Déficit de volumen del LEC	Diuréticos	Aumentar la ingesta de Na.
	Hiponatremia del prematuro de aparición tardía	
	Hiperplasia suprarrenal congénita	
	Desequilibrio glomerulotubular grave (inmadurez)	
	Acidosis tubular renal	
	Pérdidas GI	
	Enterocolitis necrosante (pérdida del tercer espacio)	
Exceso de volumen del LEC	Insuficiencia cardiaca	Restringir la ingesta de agua.
	Bloqueo neuromuscular (p. ej., pancuronio)	
	Sepsis	
LEC, líquido extracelular; Na, sodio.		

b. **Diagnóstico de SIADH.** El aumento de peso suele producirse sin edema. La administración excesiva de líquidos sin SIADH da lugar a una baja GE de la orina y a una elevada diuresis. Por el contrario, el SIADH provoca una **disminución de la diuresis** y un **aumento de la osmolaridad de la orina**. La excreción urinaria de Na en los neonatos con SIADH tiene una amplia variación y refleja la ingesta de Na. El diagnóstico de SIADH presupone que no hay ningún estímulo relacionado con el volumen para la liberación de la hormona antidiurética (ADH), como un gasto cardiaco reducido o una función renal, suprarrenal o tiroidea anormal.

c. Terapia. La **restricción de agua** es terapéutica a menos que i) la concentración sérica de Na sea inferior a alrededor de 120 mEq/L o ii) se desarrollen signos neurológicos como la obnubilación o la actividad convulsiva. En estos casos debe utilizarse **cloruro de sodio (NaCl) hipertónico (3%) (1 a 3 mL/kg de dosis inicial)**. La restricción de líquidos sola puede aplicarse una vez que la concentración sérica de Na sea > 120 mEq/L y los signos neurológicos disminuyan.

3. **Hiponatremia por exceso de volumen del LEC**

a. Los factores predisponentes son la sepsis con disminución del gasto cardiaco, la NEC tardía, la insuficiencia cardiaca, el drenaje linfático anormal y la parálisis neuromuscular.

b. Diagnóstico. Se observa un aumento de peso con edema. La disminución de la diuresis, el aumento del NUS y de la GE de la orina y una FENa baja suelen estar presentes en los lactantes con función renal madura.

c. Terapia. Tratar el trastorno subyacente y **restringir el agua** para aliviar la hipotonicidad. La restricción de Na y la mejora del gasto cardiaco pueden ser beneficiosas.

C. Trastornos hipernatrémicos

1. **Hipernatremia con volumen de LEC normal o deficiente**

a. Los factores predisponentes son el aumento de la pérdida de agua por vía renal y la PIA por vía intravenosa en los lactantes de MBPN. La descamación de la piel puede acelerar la pérdida de agua. La deficiencia de ADH secundaria a la HIV puede exacerbar ocasionalmente la pérdida de agua renal.

b. Diagnóstico. Puede haber pérdida de peso, taquicardia e hipotensión, acidosis metabólica, disminución de la diuresis y aumento de la GE de la orina. La orina puede estar diluida si el recién nacido presenta una diabetes insípida central o nefrogénica.

c. Terapia. Aumentar la **administración de agua libre** para reducir el Na sérico no más rápido que 1 mEq/kg/h. Si aparecen signos de disminución o exceso de LEC, ajustar la ingesta de Na. **La hipernatremia no implica necesariamente un exceso de Na corporal total**. Por ejemplo, **en el neonato de MBPN, la hipernatremia en las primeras 24 h de vida se debe casi siempre a déficits de agua libre** (véase la secc. VIII.A.1).

2. **Hipernatremia con exceso de volumen del LEC**

a. Los factores predisponentes incluyen la administración excesiva de líquidos isotónicos o hipertónicos, en especial ante la reducción del gasto cardiaco.

b. Diagnóstico. Se observa un aumento de peso aunado a un edema. El neonato puede presentar frecuencia cardiaca; presión arterial y diuresis; así como una GE normales, pero FENa elevada.

c. Terapia. Restringir la administración de Na.

V. OLIGURIA. Existe oliguria si el flujo de orina es < 1 mL/kg/h. Aunque el retraso en la micción en un neonato sano no es preocupante hasta las 24 h después del nacimiento, la diuresis en un bebé en estado crítico debe evaluarse a las 8 o 12 h de vida, mediante un cateterismo uretral si está indicado. La disminución de la diuresis puede reflejar factores anormales prerrenales, del parénquima renal o posrenales (tabla 23-4). La LRA neonatal suele ser multifactorial; las causas prerrenales son las más comunes, como la hipotensión, la hipovolemia, la depleción de volumen intravascular y la sepsis. Es importante excluir otras etiologías potencialmente tratables (véase capítulo 28).

Tabla 23-4. Etiologías de la oliguria		
Prerrenales	**Parénquima renal**	**Posrenal**
Disminución de la inotropía	Necrosis tubular aguda	Válvulas uretrales posteriores
	Isquemia (hipoxia, hipovolemia)	
Disminución de la precarga	Coagulación intravascular diseminada	Vejiga neuropática
	Trombosis de la arteria o vena renal	
Aumento de la resistencia periférica	Nefrotoxina	Síndrome del vientre en ciruela pasa
	Malformación congénita	Nefropatía por ácido úrico
	Enfermedad poliquística	
	Agenesia	
	Displasia	

En los neonatos de MBPN, la oliguria puede ser normal en las primeras 24 h de vida (véase la secc. VIII.A.1).

A. **Historial y examen físico.** Examinar los antecedentes maternos y del neonato para detectar diabetes materna (trombosis de las venas renales), asfixia al nacer (necrosis tubular aguda) y oligohidramnios (síndrome de Potter). Debe evaluarse la fuerza del chorro urinario del neonato (válvulas uretrales posteriores), el ritmo y la naturaleza de la administración de líquidos y la diuresis, y el uso de fármacos nefrotóxicos (aminoglucósidos, indometacina, furosemida). La **exploración física** debe determinar la presión arterial y el estado del volumen del LEC; la evidencia de enfermedad cardiaca, masas abdominales o ascitis, y la presencia de cualquier anomalía congénita relacionada con anomalías renales (p. ej., síndrome de Potter, epispadias).

B. **Diagnóstico**

1. **El examen de laboratorio inicial** debe incluir análisis de orina, determinaciones de NUS, Cr y FENa. Esto ayuda al diagnóstico y proporciona valores de referencia para el tratamiento posterior.

2. **El desafío de líquidos,** consistente en un total de 20 mL/kg de SN, se administra en dos infusiones a 10 mL/kg/h si no hay sospecha de cardiopatía estructural o insuficiencia cardiaca. La disminución del gasto cardiaco que no responde a la expansión del LEC puede requerir la institución de agentes presores inotrópicos/cronotrópicos. Algunos pueden considerar dosis bajas de dopamina para intentar aumentar el flujo sanguíneo renal y la diuresis (véase capítulo 40).

3. **Si no hay respuesta al desafío de líquidos,** se puede inducir la diuresis con **furosemida 1 a 2** mg/kg IV.

4. Los pacientes que no responden al aumento del gasto cardiaco y la diuresis deben ser evaluados con una **ecografía abdominal** para definir la anatomía renal, uretral y vesical. Pueden ser necesarias otras formas de imagen, como una cistouretrografía miccional, una pielografía intravenosa o una angiografía (véase capítulo 28).

C. **Manejo.** La oliguria **prerrenal** debe responder al aumento del gasto cardiaco. La obstrucción **posrenal** requiere una consulta urológica, con una posible derivación urinaria y corrección quirúrgica. Si se sospecha una **LRA** parenquimatosa, hay que minimizar la expansión excesiva del LEC y las anomalías electrolíticas. Si es posible, eliminar las causas reversibles del descenso de la TFG, como el uso de fármacos nefrotóxicos.

1. Controlar a diario el peso, la entrada y la salida, y el NUS, la Cr y los electrolitos séricos.

2. Restricción de líquidos. Reponer la pérdida insensible de líquidos más la diuresis. **Retener los suplementos de K** a menos que se desarrolle hipopotasemia. Reemplazar las pérdidas de Na en la orina a menos que se desarrolle un edema.

3. Ajustar la dosis y la frecuencia de los fármacos eliminados por excreción renal. Controlar las concentraciones séricas del fármaco para orientar los intervalos de dosificación del mismo.

4. Peritoneal o hemodiálisis pueden estar indicadas en pacientes cuya TFG disminuye de manera progresiva y causa complicaciones que se relacionan con el volumen del LEC o anomalías electrolíticas (véase capítulo 28).

VI. TRASTORNOS METABÓLICOS ÁCIDO-BASE

A. **Fisiología ácido-base normal.** Las fuentes normales de producción de ácido incluyen el metabolismo de los aminoácidos que contienen azufre y fosfato, así como el ion hidrógeno liberado por la mineralización ósea. Los amortiguadores intravasculares incluyen el bicarbonato, el fosfato y la hemoglobina intracelular. El mantenimiento del pH normal depende de la excreción de ácido volátil (p. ej., ácido carbónico) de los pulmones, del intercambio esquelético de cationes por hidrógeno, y de la regeneración y recuperación renal de bicarbonato. Los riñones contribuyen al mantenimiento del equilibrio ácido-base mediante la reabsorción de la carga filtrada de bicarbonato, la secreción de iones de hidrógeno como acidez titulable (p. ej., H_2PO_4) y la excreción de iones de amonio.

B. **Acidosis metabólica** (véase capítulo 60). La acidosis metabólica es el resultado de una pérdida excesiva de tampón o de un aumento de ácido volátil o no volátil en el espacio extracelular.

1. Brecha aniónica. La acidosis metabólica puede ser el resultado de la acumulación de ácido o de la pérdida de equivalentes de amortiguación. La determinación de la brecha aniónica sugerirá el mecanismo. El Na, el Cl y el bicarbonato son los iones primarios del espacio extracelular y existen en un equilibrio aproximadamente electroneutral. La **brecha aniónica**, calculada como la diferencia entre la concentración de Na y la suma de las concentraciones de Cl y bicarbonato, refleja la composición aniónica no contabilizada del LEC. Una brecha aniónica aumentada indica una acumulación de ácido orgánico, mientras que una brecha aniónica normal indica una pérdida de equivalentes de tampón. Los valores normales del desequilibrio aniónico neonatal son de 5 a 15 mEq/L y varían de manera directa con la concentración de albúmina sérica.

Tabla 23-5. Acidosis metabólica	
Aumento de la brecha aniónica (> 15 mEq/L)	**Brecha aniónica normal (< 15 mEq/L)**
Insuficiencia renal aguda	Pérdida de bicarbonato renal
Errores congénitos del metabolismo	Acidosis tubular renal
Acidosis láctica	Acetazolamida
Acidosis metabólica tardía	Displasia renal
Toxinas (p. ej., alcohol bencílico)	Pérdida GI de bicarbonato
	Diarrea
	Colestiramina
	Drenaje del intestino delgado
	Acidosis por dilución
	Acidosis por hiperalimentación

2. **Acidosis metabólica relacionada con un aumento de la brecha aniónica (> 15 mEq/L).** Los trastornos (tabla 23-5) incluyen la insuficiencia renal, los errores congénitos del metabolismo, la acidosis láctica, la acidosis metabólica tardía y la exposición a toxinas. La acidosis láctica es el resultado de la disminución de la perfusión tisular y del metabolismo anaeróbico resultante en los neonatos con asfixia o enfermedad cardiorrespiratoria grave. La acidosis metabólica tardía suele producirse durante la segunda o tercera semana de vida en los bebés prematuros que ingieren fórmulas con alto contenido de caseína, cuando la ingesta supera la depuración renal; aunque ya no es frecuente ahora que las fórmulas infantiles no tienen caseína, todavía puede producirse, en particular con la nutrición IV.

3. **La acidosis metabólica que se relaciona con una brecha aniónica normal (< 15 mEq/L)** es el resultado de la pérdida de bicarbonato a través del sistema GI o de los riñones (véase tabla 23-5). Los bebés prematuros < 32 semanas de gestación manifiestan con frecuencia una acidosis tubular renal (ATR) proximal o distal. Un pH urinario persistente > 7 en un neonato con acidosis metabólica sugiere una ATR distal, con incapacidad para secretar iones de hidrógeno. La ATR proximal es el resultado de una reabsorción reducida de bicarbonato, aunque el pH urinario de una ATR proximal puede variar.

4. **Terapia.** Siempre que sea posible, **tratar la causa subyacente**. La acidosis láctica causada por un bajo gasto cardiaco o por una disminución del aporte periférico de oxígeno debe tratarse con medidas específicas. Tratar la acidosis metabólica por brecha aniónica normal con la reducción de la tasa de pérdida de bicarbonato (p. ej., al disminuir el drenaje del intestino delgado) o proporcionando equivalentes de tampón. El **bicarbonato de sodio IV o el acetato de sodio** (que es compatible con las sales de calcio [Ca]) se utilizan con más frecuencia para tratar la acidosis grave. Los suplementos amortiguadores ora-

les pueden incluir ácido cítrico (Bicitra) o citrato de Na (1 a 3 mEq/kg/día). Calcule el déficit de bicarbonato a partir de la siguiente fórmula:

$$\text{Déficit} = 0.4 \times \text{peso corporal} \times (\text{bicarbonato deseado} - \text{bicarbonato real})$$

El estado ácido-base del neonato prematuro puede cambiar con rapidez, por lo que se justifica un control frecuente. La capacidad del neonato para tolerar una mayor carga de Na y para metabolizar el acetato es una variable importante que influye en el estado ácido-base durante el tratamiento.

C. **Alcalosis metabólica.** La alcalosis metabólica se caracteriza por una elevación del bicarbonato sérico. Las principales causas de la alcalosis metabólica pueden clasificarse como pérdida de hidrógeno a través del tracto GI (p. ej., emesis, aspiración gástrica, diarrea congénita por cloruros), pérdida renal de hidrógeno (diuréticos de asa o tiazídicos, exceso de mineralocorticoides primarios, síndrome de Bartter/Gitelman, hipercarbia crónica), hipopotasemia grave que da lugar a un desplazamiento de hidrógeno intracelular, administración de álcalis en el contexto de una insuficiencia renal y alcalosis por contracción. La etiología de la alcalosis metabólica puede aclararse mediante la determinación de la concentración de Cl en orina. La alcalosis acompañada de depleción del LEC se relaciona con una disminución del Cl urinario, mientras que los estados de exceso de mineralocorticoides suelen relacionarse con un aumento del Cl urinario (tabla 23-6). Tratar el trastorno subyacente.

VII. **TRASTORNOS DEL EQUILIBRIO DEL POTASIO.** El potasio (K) es el catión intracelular fundamental. Las concentraciones de K en suero no reflejan necesariamente el K corporal total porque la distribución del K extracelular e intracelular también depende del pH de los compartimentos corporales. **Un aumento de 0.1 unidades de pH en el suero da lugar a un descenso de alrededor de 0.6 mEq/L en la concentración sérica de K debido a un desplazamiento intracelular de los iones K.** El K corporal total se regula al equilibrar la ingesta de K (normalmente de 1 a 2 mEq/kg/día) y la excreción a través de la orina y el tracto GI.

Tabla 23-6. Alcalosis metabólica

Cl urinario bajo (< 10 mEq/L)	Cl urinario elevado (> 20 mEq/L)
Terapia diurética (tardía)	Síndrome de Bartter con exceso de mineralocorticoides
Corrección aguda de la acidosis respiratoria crónicamente compensada	Administración de álcalis
Succión nasogástrica	Transfusión masiva de hemoderivados
Vómito	Terapia diurética (temprana)
Diarrea secretora	Hipopotasemia
Cl, cloruro.	

A. **La hipopotasemia** suele ser asintomática; sin embargo, puede provocar arritmias, íleo, defectos de concentración renal y letargo en el recién nacido.

1. **Los factores predisponentes** son el drenaje nasogástrico o por ileostomía, el uso crónico de diuréticos y los defectos tubulares renales.

2. **Diagnóstico.** Obtención de electrolitos séricos, NUS, Cr, así como electrolitos en orina, pH y un electrocardiograma (ECG) para detectar posibles defectos de conducción (intervalo QT prolongado y ondas U).

3. **Terapia.** Reducir las pérdidas renales o gastrointestinales de K. Aumentar de modo gradual la ingesta de K según sea necesario.

B. **Hiperpotasemia.** El nivel normal de K en suero en una muestra de sangre no hemolizada con un pH normal es de 3.5 a 5.5 mEq/L; la hiperpotasemia sintomática puede comenzar con un nivel de K en suero > 6 mEq/L.

1. **Factores predisponentes.** La hiperpotasemia puede producirse de forma inesperada en cualquier paciente, pero debe **anticiparse** y **examinarse** en los siguientes casos:

a. Aumento de la liberación de K secundaria a la destrucción tisular, traumatismos, cefalohematomas, hipotermia, hemorragias, hemólisis intravascular o extravascular, asfixia/isquemia y HIV.

b. Disminución del aclaramiento de K debido a insuficiencia renal, oliguria, hiponatremia e hiperplasia suprarrenal congénita.

c. Asociaciones diversas que incluyen la deshidratación, el peso al nacer < 1 500 g (véase la secc. VIII.A.2), la transfusión de sangre, la administración involuntaria de exceso cloruro de potasio (KCl), la EPC con suplemento de KCl (véase la secc. VIII.B) y la exanguinotransfusión.

2. **Diagnóstico.** Hasta el 50% de los recién nacidos de MBPN nacidos antes de las 25 semanas de gestación manifiestan niveles séricos de K > 6 mEq/L en las primeras 48 h de vida (véase la secc. VIII.A.2). Sin embargo, en el caso de la hiperpotasemia repentina e inesperada en la unidad de cuidados intensivos neonatales (UCIN), debe considerarse un error de medicación. Obtenga electrolitos en suero y orina, pH sérico y concentraciones de Ca. El neonato que tiene hiperpotasemia puede ser asintomático o presentarse con un espectro de signos que incluyen bradiarritmias o taquiarritmias, inestabilidad cardiovascular o colapso. Los hallazgos del ECG progresan con el aumento del K sérico, desde las ondas T en pico (aumento de la tasa de repolarización), las ondas P aplanadas y el aumento del intervalo PR (supresión de la conductividad auricular), hasta el ensanchamiento del QRS y el entorpecimiento (retraso de la conducción en el tejido de conducción ventricular, así como en el propio miocardio) y, por último, la taquicardia supraventricular/ventricular, la bradicardia o la fibrilación ventricular. Los hallazgos del ECG pueden ser el primer indicio de hiperpotasemia (véase capítulo 41).

3. **Manejo.** Una vez diagnosticada la hiperpotasemia, hay que eliminar todas las fuentes de K exógeno (cambiar todas las soluciones IV y analizar el contenido de K), rehidratar al paciente si es necesario y eliminar los factores que promueven la arritmia. Aunque se dispone de pocos estudios sobre la farmacología y el tratamiento de la hiperpotasemia neonatal, el enfoque consta de tres componentes:

a. **Objetivo 1: estabilización de la membrana cardiaca.** Esto puede lograrse mediante la administración de Ca. **El gluconato de Ca (10%) administrado con cuidado a una dosis inicial de 60 a 100 mg/kg/dosis** puede ser el más útil en la UCIN. La dosis puede repetirse según sea necesario. También se ha descrito el tratamiento con solución hipertónica de NaCl en pacientes que son a la vez hipercalémicos e hiponatrémicos, pero no se hace de forma rutinaria. Puede considerarse el uso de agentes antiarrítmicos para la taquicardia ventricular refractaria (véase capítulo 41).

b. Objetivo 2: dilución y desplazamiento intracelular de K

i. El aumento del K sérico en el contexto de la deshidratación debe responder a la reanimación con líquidos.

ii. La insulina aumenta la captación de K intracelular mediante la estimulación directa de la ATPasa Na-K unida a la membrana. Los neonatos son sensibles a los efectos de la insulina, lo que requiere la administración concomitante de glucosa para mantener una concentración normal de glucosa en la sangre y un control frecuente de los niveles de glucosa en suero o en sangre. Esta terapia puede comenzar con un bolo de insulina y glucosa o puede comenzar con una infusión de insulina y glucosa. **Debe iniciarse una infusión continua de insulina por vía IV dentro del rango de 0.01 a 0.1 unidades/kg/h. La proporción habitual es de 1 unidad de insulina por cada 2 a 4 g de dextrosa para una infusión continua. Si se considera un bolo inicial de insulina, la dosis típica es de 0.05 unidades/kg de insulina humana regular en combinación con un bolo de dextrosa. La proporción habitual es de 1 unidad de insulina por cada 5 g de dextrosa para las dosis intermitentes de insulina por vía IV.** Para minimizar el efecto de la unión al tubo intravenoso, la insulina diluida en dextrosa al 10% en agua ($D_{10}W$) puede pasar por el tubo. Los ajustes de la velocidad de infusión de glucosa o insulina en respuesta a la hiperglucemia o hipoglucemia pueden simplificarse si las dos soluciones se preparan de manera individual (véase capítulo 24).

iii. La estimulación β2-adrenérgica actúa al impulsar el K hacia el espacio intracelular mediante la estimulación de la Na-K ATPasa. Aunque existe una escasez de datos neonatales/preterminales, la estimulación β puede ser una terapia eficaz y de gran disponibilidad en el tratamiento de la hiperpotasemia aguda, que parece ser bien tolerada.

iv. La acidosis puede aumentar el K sérico al desplazar el equilibrio del intercambio intracelular de K por iones de hidrógeno, lo que conduce al movimiento de K hacia el espacio extracelular y al empeoramiento de la hiperpotasemia. En teoría, cuando se corrija la acidosis, ocurrirá lo contrario, desplazando de nuevo el K intracelularmente. Si hay acidosis, puede utilizarse **bicarbonato de sodio de 1 a 2 mEq/kg por vía IV**, aunque el cambio de pH resultante puede no ser suficiente para desplazar de modo notable los iones de K. En teoría, cada aumento de 0.1 unidades de pH conduce a una disminución de 0.6 mEq/L en el K sérico. Sin embargo, existen pocas pruebas que apoyen la eficacia en los neonatos, con los riesgos conocidos de la administración de bicarbonato de sodio, incluido el riesgo de HIV en los neonatos prematuros.

c. Objetivo 3: mejorar la excreción de K. Como las terapias anteriores son transitorias, deben tomarse medidas para eliminar el K mientras se estabiliza al recién nacido.

i. El tratamiento con diuréticos (p. ej., **furosemida 1 mg/kg IV**) puede aumentar la excreción de K al aumentar el flujo y la entrega de Na a los túbulos distales. Esta es una forma de eliminar el K del cuerpo con efectividad potencial.

ii. La **exanguinotransfusión** de doble volumen es otra opción que puede salvar la vida (véase capítulo 26) y de la que se ha informado en el pasado. Sin embargo, conlleva sus propios riesgos, requiere experiencia y lleva tiempo prepararla.

iii. Las resinas de intercambio catiónico, como el poliestireno sulfonato de sodio (Kayexalate), proporcionan otro mecanismo a través del cual se puede excretar el K. Funciona al aumentar la excreción de K a través del intestino mediante el intercambio de iones Na por K. Estas resinas pueden administrarse por vía oral o rectal. Sin embargo, se han estudiado sobre todo en adultos, y plantean una serie de problemas de seguridad en la población neonatal. En general, la eficacia en el neonato es cuestionable, y a pesar de que los estudios en animales muestran una mayor seguridad en las suspensiones actualizadas (sin sorbitol), aún existe un gran riesgo de ECN, así como una posible obstrucción intestinal debido a la formación de tapones. Por lo tanto, cualquier uso de Kayexalate en bebés prematuros debe hacerse con precaución extrema. **No se recomienda la administración de Kayexalate por vía oral/PG en neonatos prematuros porque son propensos a la hipomotilidad y corren el riesgo de padecer ECN. Si se considera necesario el uso de Kayexalate, se recomienda la administración rectal de Kayexalate (1 g/kg/dosis) con un tiempo de retención de 15 a 30 minutos.** Esto puede ser eficaz para reducir los niveles séricos de K en alrededor de 1 mEq/L. Hay que tener en cuenta que, debido a su retraso en el inicio de la acción, no debe utilizarse en una situación que requiera una intervención urgente.

El estado clínico, el ECG y el nivel real de K en suero afectan la elección del tratamiento de la hiperpotasemia. La figura 23-2 contiene las directrices para el tratamiento de esta alteración.

VIII. SITUACIONES CLÍNICAS COMUNES

A. Neonato de MBPN

1. Los neonatos de MBPN pasan por tres fases de homeostasis de líquidos y electrolitos: prediurética (primer día de vida), diurética (segundo a tercer día de vida) y posdiurética (cuarto a quinto día de vida). Durante la fase diurética puede producirse una marcada diuresis que conduce a la **hipernatremia** y a la necesidad de realizar determinaciones frecuentes de electrolitos séricos (c 6-8 h) y de aumentar la administración de líquidos parenterales. El aumento de la pérdida de agua libre a través de la piel y la natriuresis relacionada con la dopamina (debido al aumento de la TFG) pueden complicar aún más el tratamiento. La hipernatremia se produce a menudo a pesar de un déficit total de Na en el cuerpo. La falta de una fase diurética enérgica se ha relacionado con un aumento de la incidencia de EPC.

Además, el **deterioro de la tolerancia a la glucosa** puede conducir a la hiperglucemia, lo que requiere la reducción de las tasas de infusión de glucosa parenteral (véase capítulo 24). Esta combinación conduce con frecuencia a la administración de concentraciones reducidas de dextrosa en las soluciones parenterales. Evitar la infusión de soluciones parenterales que contengan < 200 mOsmol/L (es decir, D_3W), para minimizar la hemólisis osmótica local y disminuir así la carga de K renal.

2. Los bebés con MBPN suelen desarrollar una hiperpotasemia no oligúrica en los primeros días de vida. Esto se debe a una TFG relativamente baja com-

Eliminar todas las fuentes de potasio exógeno

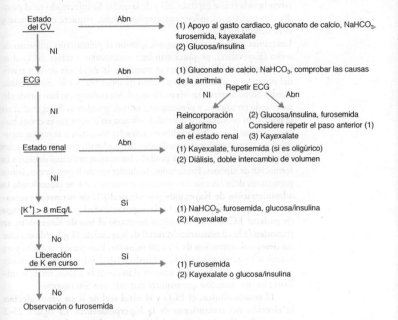

Figura 23-2. Tratamiento de la hiperpotasemia. CV, cardiovascular; Nl, normal; Abn, anormal; NaHCO₃, bicarbonato de sodio; ECG, electrocardiograma; IV, intravenoso; D₁₀W, dextrosa en agua al 10%; GI, gastrointestinal. Para un resultado determinado del algoritmo, administre todo el conjunto de tratamientos etiquetados (1). Si no se consigue reducir el [K⁺] o mejorar el estado clínico, se pasa a la siguiente serie de tratamientos, por ejemplo, (2) y luego (3).

binada con un cambio de K intracelular a extracelular debido a la disminución de la actividad de la Na-K ATPasa. El uso posnatal de glucocorticoides puede inhibir aún más la actividad de la Na-K ATPasa. La infusión de insulina para tratar la hiperpotasemia puede ser necesaria, pero eleva el riesgo de hipoglucemia iatrogénica (véase secc. VII.B para detalles adicionales del tratamiento).

3. **La hiponatremia del prematuro de inicio tardío** se define como la hiponatremia que se produce después de la segunda semana de vida en el bebé prematuro en crecimiento en el contexto de un balance negativo de Na. La incapacidad

de los túbulos renales inmaduros para reabsorber el Na filtrado en un bebé de rápido crecimiento contribuye a esta condición, así como la baja ingesta de Na debido al bajo contenido de Na en la leche materna. El tratamiento con diuréticos para los neonatos con EPC puede agravar estas pérdidas. Se ha descrito una hiponatremia de aparición tardía en hasta la mitad de los bebés prematuros cuyo alimento principal es la leche materna a las 3 o 4 semanas de vida. Deben obtenerse mediciones periódicas de los electrolitos; comenzar 2 semanas después de lograr una alimentación enteral de volumen completo. Si se ve afectado, se debe tratar con un simple suplemento de Na (empezar con 2 mEq/kg/día).

B. EPC grave (véase capítulo 34). La EPC que requiere tratamiento con **diuréticos** suele provocar una **alcalosis metabólica hipopotasémica e hipoclorémica**. Los recién nacidos afectados presentan con frecuencia una acidosis respiratoria crónica con compensación metabólica parcial. Posteriormente, la diuresis vigorosa puede llevar a una depleción del volumen corporal total de K y LEC, lo que causa una alcalosis metabólica superpuesta. Si la alcalosis es grave, puede sobrevenir una alcalemia (pH > 7.45) y provocar una hipoventilación central. Si es posible, reducir de modo gradual la pérdida de Na y K en la orina con la disminución de la dosis de diuréticos o aumentar la ingesta de K mediante la administración de KCl (empezar por 1 mEq/kg/día). En raras ocasiones, se requiere la administración de Cl de amonio (0.5 mEq/kg) para tratar la alcalosis metabólica. El uso prolongado de diuréticos de asa como la furosemida favorece las pérdidas excesivas de Ca en la orina y la nefrocalcinosis. Las pérdidas de Ca en la orina pueden reducirse mediante el tratamiento con diuréticos tiazídicos concomitantes (véase capítulo 34).

Lecturas recomendadas

Baumgart S. What's new from this millennium in fluids and electrolyte management for the VLBW and ELBW prematures. *J Neonatal-Perinatal Med* 2009;2(1):1–9.

Bell EF, Gray JC, Weinstein MR, et al. The effects of thermal environment on heat balance and insensible water loss in low-birth-weight infants. *J Pediatr* 1980;96:452–459.

Bhatia J. Fluid and electrolyte management in the very low birth weight neonate. *J Perinatol* 2006;26(suppl 1):S19–S21.

Bonilla-Félix M. Potassium regulation in the neonate. *Pediatr Nephrol* 2017;32(11):2037–2049. doi:10.1007/s00467-017-3635-2.

Lindower JB. Water balance in the fetus and neonate. *Semin Fetal Neonatal Med* 2017;22(2):71–75. doi:10.1016/j.siny.2017.01.002.

Lorenz JM, Kleinman LI, Ahmed G, et al. Phases of fluid and electrolyte homeostasis in the extremely low birth weight infant. *Pediatrics* 1995;96(3, pt 1):484–489.

Segar JL. A physiological approach to fluid and electrolyte management of the preterm infant: review. *J Neonatal Perinatal Med* 2020;13(1):11–19.

24

Hipoglucemia e hiperglucemia

Alejandra Barrero-Castillero y Rebecca Simmons

PUNTOS CLAVE

- La hipoglucemia neonatal es frecuente en el periodo neonatal, pero sigue siendo controvertida debido a la dificultad para definir la hipoglucemia y los umbrales clínicos para su tratamiento.

- La American Academy of Pediatrics (AAP) recomienda el tamizaje de los asintomáticos de riesgo (prematuros, pequeños para la edad de gestación [PEG], grandes para la edad de gestación [GEG] e hijos de madres con diabetes [HMD]) y el tratamiento de la hipoglucemia una vez reconocida.

- La Pediatric Endocrine Society (PES) afirma que a las 48 o 72 horas de vida, los niveles de glucosa en *plasma* deben ser similares a los de los niños mayores y los adultos (70 a 100 mg/dL).

- La glucosa en *plasma* es el estándar de oro, y las glucosas en sangre total (a menudo medidas a pie de cama) pueden ser alrededor de 15% más bajas que los niveles plasmáticos.

- La hiperglucemia es muy poco frecuente en la sala de neonatos, pero se da con frecuencia en los bebés de muy bajo peso al nacer (MBPN) en la unidad de cuidados intensivos neonatales (UCIN).

La **hipoglucemia** es uno de los problemas metabólicos más comunes que se observan tanto en la sala de neonatos como en la unidad de cuidados intensivos neonatales (UCIN). La confirmación del diagnóstico de hipoglucemia clínicamente significativa requiere la interpretación de los valores de glucosa en sangre en el contexto clínico. La definición de hipoglucemia, así como su importancia clínica y su manejo, siguen siendo controvertidos. Los niveles de glucosa en sangre en las primeras horas de vida suelen ser más bajos que los valores normales de los niños mayores o los adultos; en los neonatos sanos, suelen mantenerse en el rango adecuado iniciando la alimentación poco después del nacimiento. La mayoría de los casos de hipoglucemia neonatal es transitoria, responde fácilmente al tratamiento y se asocia a un pronóstico excelente. Es más probable que la hipoglucemia persistente esté asociada a condiciones endocrinas anormales, en la mayoría de los casos debido a la hiperinsulinemia, y con menos frecuencia como resultado de defectos genéticos o congénitos en el metabolismo de la glucosa, el glucógeno y los ácidos grasos. Las posibles secuelas neurológicas asociadas a la hipoglucemia son preocupantes; sin embargo, los estudios de seguimiento a largo plazo que evalúan los resultados del neurodesarrollo son contradictorios y no es posible cuantificar de forma válida los efectos de la hipoglucemia neonatal en el posterior neurodesarrollo.

La **hiperglucemia** es muy poco frecuente en la sala de neonatos, pero ocurre con frecuencia en los bebés de muy bajo peso al nacer (MBPN) en la UCIN.

I. HIPOGLUCEMIA. La glucosa proporciona entre 60 y 70% de las necesidades energéticas del feto. Casi toda la glucosa fetal procede de la circulación materna mediante el proceso de difusión transplacentaria que mantiene los niveles de glucosa fetal en alrededor de dos tercios de los niveles maternos. El corte del cordón umbilical en el momento del nacimiento interrumpe de manera brusca la fuente de glucosa. Después, el recién nacido debe responder rápidamente mediante la glucogenólisis de las reservas hepáticas, la induc-ción de la gluconeogénesis y el uso de nutrientes exógenos procedentes de la alimentación para mantener unos niveles de glucosa adecuados. Durante esta transición normal y la adaptación a la vida posnatal, los niveles de glucosa del recién nacido caen hasta un punto bajo en las primeras 1 o 2 h de vida (hasta 30 mg/dL) y luego aumentan hasta > 45 mg/dL, estabilizándose en niveles medios de 65 a 70 mg/dL a las 3 o 4 h de edad. Se espera que las concentraciones de glucosa en las primeras 48 h de vida sean más bajas que más adelante.

A. Incidencia. La incidencia de la hipoglucemia varía según la población y la definición utilizada. Además, los niveles de glucosa en sangre cambian de modo notable en las primeras horas de vida, y es necesario conocer la edad exacta del neonato para interpretar el nivel de glucosa y diagnosticar la hipoglucemia. Sin embargo, un estudio prospectivo neozelandés sobre neonatos con riesgo de hipoglucemia (definida como una glucemia < 2.6 mOsm [< 46.8 mg/dL]) demostró que 47% de los neonatos grandes para la edad de gestación (GEG), 52% de los pequeños para la edad de gestación (PEG), 48% de los hijos de madres con diabetes (HMD) y 54% de los prematuros tardíos presentaban hipoglucemia.

B. Definición. En 2011, la American Academy of Pediatrics (AAP) publicó un informe clínico del Committee on Fetus and Newborn centrado en la homeostasis de la glucosa posnatal en los bebés prematuros tardíos y a término. El informe ofrece una guía práctica para la detección y el tratamiento de la hipoglucemia neonatal en las primeras 24 horas de vida. A falta de consenso en la bibliografía sobre las definiciones exactas de hipoglucemia (valores de glucosa o duración), el informe orienta a los médicos para que desarrollen protocolos de tamizaje de la hipoglucemia con el fin de evitar la hipoglucemia prolongada en los neonatos sintomáticos y en los asintomáticos de riesgo. La Pediatric Endocrine Society (PES) también publicó en 2015 unas directrices sobre la hipoglucemia, en las que se especifica que los niveles de glucosa después de 48 horas de vida en los recién nacidos deben ser comparables a los de los adultos (de 70 a 100 mg/dL) y que los bebés de riesgo deben ser evaluados para detectar la hipoglucemia con umbrales más altos (< 60 mg/dL) específicamente de glucosa en *plasma*, que es cerca de 15% más alta que la glucosa en sangre total. Los umbrales para tratar la hipoglucemia dependen de la presencia de síntomas, la edad del neonato en horas y la persistencia de la hipoglucemia.

En el informe de la AAP, los autores recomiendan medir los **niveles de glucosa en sangre** y el tratamiento de lo siguiente:

1. Neonatos sintomáticos con glucosa en sangre < 40 mg/dL con glucosa intravenosa (IV). (Para los síntomas, véase la sección I.D.1.)

2. Neonatos asintomáticos con riesgo de hipoglucemia definidos como prematuros tardíos (34 a 36 6/7 semanas de gestación), PEG a término, HMD o GEG
   a. **Primeras 4 horas de vida**
      i. El primer control < 25 mg/dL (debe hacerse dentro de las primeras horas después del nacimiento), se debe alimentar al bebé y volver a comprobarlo, y si el siguiente nivel, 1 hora después, es < 25 mg/dL, se debe administrar tratamiento con glucosa IV.
      ii. Si el segundo control es de 25 a 40 mg/dL, se puede considerar la alimentación como alternativa a la glucosa IV.

b. **De cuatro a 24 horas de vida**

    i. Glucosa < 35 mg/dL, los bebés deben ser alimentados y la glucosa se vuelve a comprobar en 1 hora.

    ii. Si la glucosa continúa siendo < 35 mg/dL, se debe administrar glucosa IV.

    iii. Si el nuevo control después de la alimentación inicial es de 35 a 45 mg/dL, se puede intentar la alimentación.

    iv. La recomendación es apuntar a una glucosa > 45 mg/dL.

c. Según la PES, a las **48 a 72 horas** de vida, el control de la glucosa debe ser similar al de los niños mayores y los adultos. Los niveles de glucosa en *plasma* deben ser de 70 a 100 mg/dL. Las tiras reactivas a pie de cama tendrán una precisión de ±10 a 15 mg/dL y serán menos precisas en el rango hipoglucémico. Además, las mediciones de glucosa en sangre total a pie de cama suelen ser ~ 5% más bajas que los niveles plasmáticos.

C. Etiología

1. La hipoglucemia hiperinsulinémica provoca una hipoglucemia persistente y recurrente en los recién nacidos, y puede estar asociada a un mayor riesgo de lesión cerebral porque no solo disminuye los niveles de glucosa en suero, sino que también impide que el cerebro utilice fuentes de combustible secundarias al suprimir la liberación de ácidos grasos y la síntesis de cuerpos cetónicos. Algunos casos de hipoglucemia hiperinsulinémica son transitorios y se resuelven en el transcurso de varios días, mientras que otros requieren un tratamiento más agresivo y prolongado.

a. El ejemplo más común de hiperinsulinismo es el **IDM** (véase capítulo 62). Además, los bebés GEG corren el riesgo de padecer hiperinsulinismo. Aunque las mujeres se someten a pruebas de detección de la diabetes gestacional durante el embarazo, algunas tienen una intolerancia a la glucosa leve que está por debajo del umbral para el diagnóstico o desarrollan una intolerancia a la glucosa de inicio tardío, y sus bebés a veces son GEG e hipoglucémicos.

b. **Genética congénita.** El hiperinsulinismo se observa en las mutaciones de los genes que codifican el canal de potasio sensible al trifosfato de adenosina (ATP) de las células beta pancreáticas, como ABCC8 y KCNJ11, que codifican para SUR1 y Kir 6.2. Los niveles elevados de insulina también se asocian a mutaciones de pérdida de función en el gen HNF4A. Se siguen identificando otras mutaciones.

c. **Secundario a otras condiciones**

    i. Asfixia al nacer

    ii. Síndromes como el de Beckwith-Wiedemann (macrosomía, microcefalia leve, onfalocele, macroglosia, hipoglucemia y visceromegalia)

    iii. Trastornos congénitos de la glicosilación y otras condiciones metabólicas

    iv. Eritroblastosis (islotes de Langerhans hiperplásicos) (véase capítulo 26)

    v. Terapia tocolítica materna con agentes beta-simpaticomiméticos (terbutalina)

    vi. Catéter de la arteria umbilical mal posicionado utilizado para infundir glucosa en alta concentración en las arterias celiaca y mesentérica superior T11-T12, estimulando la liberación de insulina del páncreas

    vii. Cese abrupto de la infusión de glucosa alta

    viii. Después de una exanguinotransfusión con sangre que contiene una alta concentración de glucosa

    ix. Tumores productores de insulina (nesidioblastosis, adenoma de células de los islotes o dismadurez de células de los islotes)

2. **Disminución de la producción/almacenamiento**
   a. **Prematuridad** (de 193 bebés prematuros tardíos en un estudio prospectivo de Nueva Zelanda, 54% era hipoglucémico).
   b. **Restricción del crecimiento intrauterino (RCIU)** o **PEG**. De los 152 bebés PEG del estudio de Nueva Zelanda, 52% era hipoglucémico.
   c. Ingesta calórica inadecuada
   d. Retraso en el inicio de la alimentación

3. **Aumento de la utilización o disminución de la producción.** Cualquier neonato con una de las siguientes condiciones debe ser evaluado para detectar hipoglucemia; la glucosa parenteral puede ser necesaria para el manejo de estos neonatos.
   a. **Estrés perinatal**
      i. Sepsis
      ii. Choque
      iii. Asfixia
      iv. Hipotermia (aumento de la utilización)
      v. Dificultad respiratoria
      vi. Después de la reanimación
   b. Después de una exanguinotransfusión con sangre heparinizada que tiene un nivel bajo de glucosa en ausencia de una infusión de glucosa; hipoglucemia reactiva después de una exanguinotransfusión con sangre relativamente hiperglucémica de citrato-fosfato-dextrosa (CPD).
   c. Defectos en el metabolismo de los hidratos de carbono (véase capítulo 60)
      i. Enfermedad por almacenamiento de glucógeno
      ii. Intolerancia a la fructosa
      iii. Galactosemia
   d. Deficiencia endocrina
      i. Insuficiencia suprarrenal
      ii. Deficiencia hipotalámica
      iii. Hipopituitarismo congénito
      iv. Deficiencia de glucagón
      v. Deficiencia de epinefrina
   e. Defectos en el metabolismo de los aminoácidos (véase capítulo 60)
      i. Enfermedad de la orina en forma de jarabe de arce
      ii. Acidemia propiónica
      iii. Acidemia metilmalónica
      iv. Tirosinemia
      v. Acidemia glutárica tipo II
      vi. Aciduria adípica etilmalónica
   f. **Policitemia.** La hipoglucemia puede deberse a una mayor utilización de la glucosa por la mayor masa de eritrocitos. Además, la disminución de la cantidad de suero por gota de sangre puede causar una lectura consistente con la hipoglucemia en las mediciones de sangre total, pero puede dar un nivel de glucosa normal en el análisis de laboratorio del suero (véase capítulo 46).
   g. Tratamiento materno o infantil con **betabloqueadores** (p. ej., labetalol o propranolol). Los posibles mecanismos son los siguientes:
      i. Prevención de la estimulación simpática de la glucogenólisis
      ii. Prevención de la recuperación de la disminución de los ácidos grasos libres y del glicerol inducida por la insulina
      iii. Inhibición de los aumentos inducidos por la epinefrina en los ácidos grasos libres y el lactato después del ejercicio

D. Diagnóstico

1. Los síntomas que se han atribuido a la hipoglucemia son inespecíficos.
   a. Irritabilidad
   b. Temblores
   c. Nerviosismo
   d. Reflejo de Moro exagerado
   e. Llanto agudo
   f. Convulsiones
   g. Letargo
   h. Hipotonía
   i. Cianosis
   j. Apnea
   k. Mala alimentación
   l. Muchos bebés no tienen síntomas

2. Tamizaje. Deben medirse de forma rutinaria los niveles de glucosa en sangre en serie en los recién nacidos que presenten factores de riesgo de hipoglucemia y en los que presenten síntomas que puedan deberse a una hipoglucemia (véase la secc. I.B).

3. Tiras reactivas con medidor de reflectancia. Aunque su uso está muy extendido como herramienta de tamizaje a pie de cama, las tiras reactivas no han demostrado su fiabilidad para documentar la hipoglucemia en los neonatos.
   a. Las tiras reactivas miden la glucosa en sangre completa, que es 15% más baja que los niveles de plasma.
   b. Las tiras reactivas están sujetas a resultados falsos positivos y falsos negativos como tamizaje de hipoglucemia, incluso cuando se utilizan con un medidor de reflectancia.
   c. Los resultados pueden verse afectados por otros factores intrínsecos, como la policitemia, o extrínsecos, como las técnicas de muestreo deficientes.
   d. Para poder diagnosticar una hipoglucemia se requiere una determinación válida de glucosa en el laboratorio; sin embargo, si la muestra espera el análisis en el laboratorio, el nivel de glucosa puede ser falsamente bajo (véase la secc. I.D.4.a).
   e. Si una tira reactiva revela una concentración < 45 mg/dL, el tratamiento no debe retrasarse mientras se espera la confirmación de la hipoglucemia mediante un análisis de laboratorio. Si un neonato presenta cualquier síntoma que pueda deberse a una hipoglucemia o un nivel de glucosa bajo medido por una tira reactiva, el tratamiento debe iniciarse de inmediato después de obtener la muestra de sangre confirmatoria.

4. Diagnóstico de laboratorio
   a. La muestra de plasma del laboratorio debe obtenerse y analizarse rápido para evitar que la medición baje falsamente por la glucólisis. El nivel de glucosa puede descender hasta 6 mg/dL por hora en una muestra de sangre que espera ser analizada.

5. Monitor continuo de glucosa (MCG) subcutáneo ha demostrado ser preciso, pero no ha sido aprobado para su uso en recién nacidos y se ha utilizado sobre todo en entornos de investigación.

6. Evaluación adicional para la hipoglucemia persistente. La mayoría de las hipoglucemias se resuelve en 2 o 3 días. Una tasa de infusión de glucosa (TIG) de más de 8 a 10 mg de glucosa por kilogramo por minuto sugiere una mayor utilización debido al hiperinsulinismo. Esta condición suele ser transitoria, pero, si persiste,

puede ser necesaria una evaluación endocrina para evaluar en específico el hiperinsulinismo u otras causas raras de hipoglucemia, como se indica en la sección I.D.1 Muchas evaluaciones no son productivas porque se hacen demasiado pronto en el curso de un estado hipoglucémico transitorio o las muestras para determinar los niveles hormonales se toman cuando el nivel de glucosa es normal.

a. Muestra de laboratorio crítica. El diagnóstico de la hiperinsulinemia requiere la medición de un nivel de insulina inapropiadamente alto para una glucosa sérica simultánea. La evaluación requiere la extracción de sangre para insulina, cortisol y aminoácidos en un momento en que el nivel de glucosa es < 40 mg/dL. La muestra de laboratorio crítica típica incluye lo siguiente:

   i. Glucosa

   ii. Insulina

   iii. Cortisol. Los niveles de cortisol pueden utilizarse para comprobar la integridad del eje hipotálamo-hipófisis-suprarrenal.

   iv. Niveles de β-hidroxibutirato y de ácidos grasos libres. La medición de los niveles plasmáticos de β-hidroxibutirato y de ácidos grasos libres puede ser útil porque la disminución de los niveles de estas sustancias puede indicar una acción excesiva de la insulina, incluso si los niveles de insulina no están significativamente elevados.

b. Si el nivel de insulina es normal para el nivel de glucosa en sangre, considere la posibilidad de realizar pruebas adicionales como se indica a continuación para evaluar otras causas de hipoglucemia persistente, como defectos en el metabolismo de los carbohidratos (véase secc. I.C.3.c), deficiencia endocrina (véase secc. I.C.3.d) y defectos en el metabolismo de los aminoácidos (véase secc. I.C.3.e).

   i. Hormona del crecimiento

   ii. Hormona adrenocorticotrópica (ACTH)

   iii. Tiroxina (T4) y hormona estimulante del tiroides (TSH)

   iv. Glucagón

   v. Aminoácidos plasmáticos

   vi. Cetonas en la orina

   vii. Sustancia reductora de orina

   viii. Aminoácidos en orina

   ix. Ácidos orgánicos de la orina

   x. Pruebas genéticas para diversas mutaciones como SUR1 y KiR 6.2

7. **Diagnóstico diferencial.** Los síntomas mencionados en la sección I.D.1 pueden deberse a muchas otras causas con o sin hipoglucemia asociada. Si los síntomas persisten después de que la concentración de glucosa esté en el rango normal, deben considerarse otras etiologías. Algunas de ellas son las siguientes:

a. Sepsis

b. Enfermedad del sistema nervioso central (SNC)

c. Exposición tóxica

d. Anomalías metabólicas

   i. Hipocalcemia

   ii. Hiponatremia o hipernatremia

   iii. Hipomagnesemia

   iv. Deficiencia de piridoxina

e. Insuficiencia suprarrenal

f. Insuficiencia cardiaca

g. Insuficiencia renal

h. Insuficiencia hepática

E. Tratamiento. La anticipación y la prevención, siempre que sea posible, son la clave para el manejo de los neonatos con riesgo de hipoglucemia (véase la secc. I.B.2).

1. **Alimentación.** Algunos neonatos asintomáticos con niveles tempranos de glucosa en los 30 (mg/dL) responderán a la alimentación (leche materna o fórmula). Los lactantes de riesgo deben empezar a alimentarse en la primera hora de vida. Debe medirse una glucemia de seguimiento 1 hora después del inicio de la alimentación. Si el nivel de glucosa no se eleva, se requieren infusiones de glucosa por vía IV. No se recomienda la alimentación con agua glucosada. Es preferible la introducción temprana de la alimentación con leche, que a menudo permite elevar los niveles de glucosa a la normalidad, mantener niveles estables y evitar problemas de hipoglucemia de rebote. En el caso de la hipoglucemia persistente, las estrategias de alimentación que pueden ayudar a su manejo incluyen la disminución del intervalo entre las tomas o la adición de calorías o suplementos de carbohidratos (p. ej., SolCarb solo para bebés a término) a las tomas. Estas estrategias pueden ser útiles a veces en los neonatos que se alimentan bien pero tienen niveles de glucosa marginales cuando se les retiran los líquidos IV. Estas recomendaciones se basan en la experiencia clínica y no se han estudiado de manera formal. Es preferible volver a un intervalo de alimentación típico y retirar las calorías adicionales antes del alta, sobre todo en los neonatos GEG.

2. **Lactancia materna.** Los bebés amamantados tienen niveles de glucosa más bajos pero niveles de cuerpos cetónicos más altos que los alimentados con fórmula. El uso de combustibles alternativos puede ser un mecanismo de adaptación durante los primeros días de vida, a medida que aumenta el suministro de leche materna y la capacidad de alimentación del bebé. La lactancia materna temprana mejora la gluconeogénesis y aumenta la producción de precursores gluconeogénicos. Algunos bebés tendrán dificultades para adaptarse a la lactancia materna, y se ha informado de la aparición de hipoglucemia sintomática en recién nacidos amamantados tras el alta hospitalaria. En ocasiones, los niños prematuros tardíos presentan un retraso en la consecución de volúmenes adecuados de alimentación oral y deben medirse sus niveles de glucosa. Es importante documentar que los bebés amamantados se agarran y parecen estar succionando leche, pero no hay necesidad de controlar rutinariamente los niveles de glucosa en los bebés sanos amamantados a término que no tienen factores de riesgo adicionales y son asintomáticos. Aunque están surgiendo datos sobre los posibles beneficios de la extracción manual de calostro para HMD para su almacenamiento antes del parto, esta práctica sigue siendo controvertida y todavía no es un estándar de atención.

3. **Gel de dextrosa.** Desde 2013, tras el ensayo aleatorizado controlado con placebo Sugar Babies, muchas unidades han incorporado a su práctica el uso de la administración de gel de dextrosa al 40% (0.5 mL/kg) para tratar la hipoglucemia leve en los neonatos con riesgo de hipoglucemia, lo que ha demostrado que disminuye los ingresos en la UCIN por hipoglucemia minimizando la separación de la madre y el bebé, el uso de fórmulas y las tasas de alimentación con fórmulas a las 2 semanas de vida. Además, no es invasivo, es seguro y se tolera bien a un bajo costo.

    a. La dosis es gel de dextrosa al 40% 0.5 mL/kg (200 mg/kg) masajeado en la mucosa bucal y animar al bebé a alimentarse (con leche materna o fórmula).

    b. Controlar el nivel de glucosa después de 30 minutos de la administración del gel y de la alimentación.

    c. Si la glucosa está por debajo del umbral puede administrar un gel de dextrosa adicional. Existe una variación de la unidad en el número de administraciones de gel de dextrosa aceptadas antes del ingreso en la UCIN para la terapia IV.

4. **Terapia IV**

   a. Indicaciones

      i. Incapacidad de tolerar la alimentación oral

      ii. Síntomas persistentes de hipoglucemia después de la alimentación

      iii. La alimentación oral no mantiene los niveles normales de glucosa.

      iv. Hipoglucemia grave (véase secc. I.B.2)

   b. Tratamiento urgente

      i. Doscientos miligramos por kilogramo de glucosa durante 1 minuto, para continuar con la terapia. Este tratamiento inicial equivale a 2 mL/kg de dextrosa al 10% en agua ($D_{10}W$) infundidos por vía IV.

   c. Terapia continuada

      i. Infusión de glucosa a un ritmo de 6 a 8 mg de glucosa por kilogramo por minuto (fig. 24-1).

      ii. La TIG se puede calcular utilizando la siguiente fórmula:

$$\frac{\text{TIG en mg/kg/}}{\text{minuto}} = \frac{(\% \text{ concentración de dextrosa} \times \text{mL/kg/día})}{144}$$

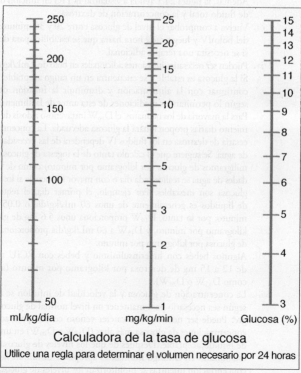

Calculadora de la tasa de glucosa

Utilice una regla para determinar el volumen necesario por 24 horas

mL/kg/día   mg/kg/min   Glucosa (%)

Figura 24-1. Interconversión de unidades de infusión de glucosa. (Reimpresa de Klaus MH, Faranoff AA, eds. *Care of the High-Risk Neonate*. 2nd ed. Philadelphia, PA: WB Saunders; 1979:430. Copyright © 1979 Elsevier. Con permiso.)

Por ejemplo, en un bebé que recibe $D_{10}W$ a 80 mL/kg/día, la TIG sería $\dfrac{(10 \times 80)}{144} = 5.6$ mg/kg/minuto.

Otra forma de calcular la TIG se puede recordar fácilmente:

$$\frac{D \times \text{tasa}}{6 \times \text{peso}}$$

Esto equivale a (% concentración de dextrosa $\times$ mL/hora en la bomba) / (6 $\times$ peso [kg]).

Por ejemplo, para un bebé de 4 kg que recibe 13.3 mL/hora (80 mL/kg/día) de $D_{10}W$, la TIG sería

$$\frac{10 \times 13.33}{6 \times 4} = 5.6 \text{ mg/kg/minuto}$$

Muchos hospitales cuentan ahora con sistemas computarizados de entrada de órdenes de proveedores que calculan automáticamente la TIG.

Además, la figura 24.1 ayuda a visualizar la TIG en función de la meta de fluido total y la concentración de dextrosa.

iii. Vuelva a comprobar el nivel de glucosa entre 20 y 30 minutos después del bolo IV y luego cada hora hasta que se estabilice para determinar si se necesita una terapia adicional.

iv. Pueden ser necesarias infusiones adicionales en bolo de 2 mL/kg de $D_{10}W$.

v. Si la glucosa es estable y se encuentra en un rango aceptable, se puede continuar con la alimentación y disminuir la infusión de glucosa según lo permitan las mediciones de esta antes de la alimentación.

vi. Para la mayoría de los neonatos, el $D_{10}W$ intravenoso a dosis de mantenimiento diarias proporcionará la glucosa adecuada. La concentración necesaria de dextrosa en los fluidos IV dependerá de las necesidades diarias de agua. Se sugiere que el cálculo tanto de la ingesta de glucosa (es decir, miligramos de glucosa por kilogramo por minuto) como de las necesidades de agua se realice cada día o con mayor frecuencia si los niveles de glucosa son inestables. Por ejemplo, el primer día, el requerimiento de líquidos es generalmente de unos 80 mL/kg/día o 0.055 mL/kg/minuto; por lo tanto, $D_{10}W$ proporciona unos 5.6 mg de glucosa por kilogramo por minuto, y $D_{15}W$ a 80 mL/kg/día proporciona 8.25 mg de glucosa por kilogramo por minuto.

vii. Algunos bebés con hiperinsulinismo y bebés con RCIU requerirán de 12 a 15 mg de dextrosa por kilogramo por minuto (a menudo como $D_{15}W$ o $D_{20}W$).

viii. La concentración de glucosa y la velocidad de infusión se aumentan según sea necesario para mantener un nivel normal de glucosa en sangre. Puede ser necesario un catéter venoso central para administrar concentraciones de glucosa más altas ($D_{15}W$ a $D_{20}W$) en un volumen de líquido aceptable. Después de que los niveles de glucosa se hayan estabilizado en el rango normal, es apropiado disminuir la TIG y la concentración mientras se monitorizan los niveles de glucosa antes de la alimentación. Los líquidos IV deben retirarse lentamente mientras se avanza en la alimentación.

5. Históricamente, los proveedores han administrado **hidrocortisona**, 10 mg/kg/día por vía intravenosa en dos dosis divididas, si es difícil mantener los valores de

glucosa en el rango normal a pesar de 12 a 15 mg de glucosa por kilogramo por minuto. La hidrocortisona reduce la utilización periférica de la glucosa, aumenta la gluconeogénesis y aumenta los efectos del glucagón; suele dar lugar a niveles de glucosa estables y adecuados, y puede reducirse rápidamente en el transcurso de unos días. Antes de administrar hidrocortisona, los proveedores podrían considerar la posibilidad de extraer un nivel de cortisol. No utilizamos la hidrocortisona de forma rutinaria para la hipoglucemia.

6. El diazóxido (5 a 15 mg/kg/día en dosis divididas cada 8 a 12 h) puede administrarse por vía oral a los neonatos con hiperinsulinemia persistente bajo la orientación de endocrinología pediátrica. Este fármaco inhibe la liberación de insulina actuando como un agonista específico de los canales de potasio sensibles al ATP en las células beta pancreáticas normales y disminuye la liberación de insulina. Pueden pasar hasta 5 días para que se observe un efecto positivo. Los efectos secundarios incluyen la retención de líquidos que puede provocar una descompensación respiratoria e hipertensión pulmonar. Se recomienda la coadministración con un diurético como la hidroclorotiazida, así como una evaluación de la salud cardiopulmonar (incluyendo ecocardiograma y electrocardiograma [ECG] de referencia) antes de iniciar el diazóxido. Sigue siendo el único fármaco aprobado por la Food and Drug Administration (FDA) de EUA para la hipoglucemia hiperinsulinémica.

7. El glucagón (0.2 mg/kg por vía intramuscular, subcutánea [SC] o intravenosa, con un máximo de 1.0 mg) rara vez se utiliza. Puede administrarse a neonatos con hipoglucemia con buenas reservas de glucógeno, pero es solo una medida temporal para movilizar la glucosa durante 2 o 3 horas en una emergencia hasta que pueda administrarse glucosa IV. El nivel de glucosa a menudo caerá después de que los efectos del glucagón hayan desaparecido, y sigue siendo importante obtener un acceso IV para tratar de manera adecuada a estos recién nacidos. Para los HMD, la dosis es de 0.3 mg/kg (la dosis máxima es de 1.0 mg) (véase capítulo 62).

8. Si el tratamiento médico no controla el nivel de glucosa en sangre, debe considerarse la realización de una tomografía por emisión de positrones (TEP) con 18F-fluoro-L-DOPA para identificar lesiones focales en el páncreas y considerar el tratamiento quirúrgico mediante una **pancreatectomía** subtotal. Debe considerarse la derivación a un centro de subespecialidad con experiencia en estos procedimientos si se sospecha o se confirma un defecto genético del control de la glucosa.

F. **Preparación para el alta.** Los neonatos deben ser capaces de mantener la glucosa en plasma por encima del umbral de glucosa en sangre después de 48 horas de vida, incluso si se pierde una alimentación (> 60 mg/dL o > 70 mg/dL en neonatos de alto riesgo con otros factores de riesgo [por ejemplo, trastorno hipoglucémico conocido]). Para garantizar que los recién nacidos mantengan niveles de glucosa en ayunas > 60 mg/dL, el PSE recomienda *un periodo de ayuno prolongado* de un mínimo de 6 a 8 horas que debe realizarse cerca del alta.

G. **Seguimiento y evaluación a largo plazo.** Se ha informado que los neonatos con hipoglucemia presentan un patrón típico de lesión del SNC, en especial en el córtex parietooccipital y la sustancia blanca subcortical. Sin embargo, a menudo es difícil separar clínicamente la hipoglucemia aislada de la encefalopatía hipóxico-isquémica más hipoglucemia. Algunos clínicos creen que es útil obtener una resonancia magnética (**RM**) en los bebés con hipoglucemia sintomática, pero esto no es todavía un estándar de atención. Se justifica un seguimiento estrecho del estado del neurodesarrollo.

II. HIPERGLUCEMIA. La definición varía, pero en general se define como un nivel de glucosa en sangre total > 125 mg/dL o valores de glucosa en plasma > 150 mg/dL o > 180 mg/dL. La prevalencia de la hiperglucemia en los recién nacidos prematuros se ha descrito entre 43 y 80% en los recién nacidos de MBPN en los estudios en los que se utiliza el MCG en la primera semana después del nacimiento. Este problema no solo es frecuente en los recién nacidos prematuros de baja edad gestacional y bajo peso al nacer que reciben glucosa parenteral, sino que también se observa en otros recién nacidos a término en estado crítico. La hiperglucemia se ha asociado a un aumento de la mortalidad y la morbilidad en el periodo neonatal, y los datos sobre los efectos a largo plazo son limitados. Por lo general, no hay síntomas específicos asociados a la hiperglucemia neonatal, pero los principales problemas clínicos asociados a la hiperglucemia son la hiperosmolaridad y la diuresis osmótica. Una osmolaridad superior a 300 mOsm/L suele provocar una diuresis osmótica (cada aumento de 18 mg/dL en la concentración de glucosa en sangre aumenta la osmolaridad sérica 1 mOsm/L). La deshidratación posterior puede producirse rápidamente en los bebés prematuros pequeños con grandes pérdidas insensibles de líquidos.

El estado hiperosmolar, un aumento de 25 a 40 mOsm o un nivel de glucosa de > 400 mg/dL, puede hacer que el agua se desplace del compartimento intracelular al extracelular. La contracción resultante del volumen intracelular del cerebro puede ser una causa de edema cerebral, convulsiones y hemorragia intracraneal.

A. Etiología

1. **Iatrogénica.** La administración de glucosa parenteral exógena de más de 4 a 6 mg/kg/minuto de glucosa en recién nacidos prematuros que pesan < 1 000 g puede asociarse a hiperglucemia.

2. **Fármacos.** La asociación más común es con los glucocorticoides. Otros fármacos asociados a la hiperglucemia son la cafeína, la teofilina, la fenitoína y el diazóxido.

3. **Los neonatos de peso extremadamente bajo al nacer** (< 1 000 g), posiblemente debido a una respuesta variable a la insulina, a la producción endógena persistente de glucosa hepática a pesar de las elevaciones significativas de la insulina en plasma, o a la resistencia a la insulina que puede deberse en parte a la inmadurez de los sistemas enzimáticos de glucogenólisis. En ocasiones, a estos neonatos se les debe administrar líquidos por encima de los 200 mL/kg/día, y se debe utilizar una concentración mínima de glucosa de 5% de dextrosa para evitar la infusión de una solución hipotónica. Cuando se administra esta cantidad de líquido, el recién nacido recibe una gran carga de glucosa. Las modificaciones del entorno físico (p. ej., incubadoras humidificadas; véanse capítulos 15 y 23) que disminuyen la pérdida de agua libre ayudan a limitar la cantidad de líquido IV necesario para tratar a estos neonatos.

4. **Infusión de lípidos.** Los ácidos grasos libres son gluconeogénicos y, por lo tanto, se asocian a niveles de glucosa más elevados. Las emulsiones de lípidos son un elemento importante para un suministro equilibrado de la nutrición. La reducción o la interrupción de las infusiones de lípidos solo debe considerarse después de que se hayan abordado otros posibles factores de hiperglucemia (es decir, los ajustes de la infusión total de dextrosa y la TIG).

5. **Sepsis,** tal vez debido a la liberación deficiente de insulina, citoquinas o endotoxina, lo que provoca una disminución de la utilización de la glucosa. Las hormonas del estrés, como el cortisol y las catecolaminas, están elevadas en la sepsis. En un neonato que tiene niveles normales de glucosa y luego se

vuelve hiperglucémico sin una carga excesiva de glucosa, la sepsis debe ser la consideración principal.

a. Los recién nacidos prematuros "estresados" que requieren ventilación mecánica u otros procedimientos dolorosos, por la producción persistente de glucosa endógena debido a las catecolaminas y otras "hormonas del estrés". Los niveles de insulina suelen ser adecuados para el nivel de glucosa.

6. Hipoxia, tal vez debido a un aumento de la producción de glucosa en ausencia de un cambio en la utilización periférica.

7. Procedimientos quirúrgicos. La hiperglucemia en este contexto tal vez se debe a la secreción de epinefrina, glucocorticoides y glucagón, así como a la administración excesiva de líquidos IV que contienen glucosa.

8. Diabetes mellitus neonatal. En este trastorno poco frecuente (1 de cada 400 000 nacimientos), los bebés presentan una hiperglucemia significativa y síntomas clínicos graves, como poliuria, deshidratación y cetoacidosis, que requieren un tratamiento rápido con insulina. Puede presentarse como parte de un síndrome o como un hallazgo aislado en los primeros meses de vida, por lo regular < 6. Es característico que se trate de neonatos a término PEG, sin predilección por el sexo, y un tercio tiene antecedentes familiares de diabetes mellitus. Se presentan con glucosuria marcada, hiperglucemia (240 a 2 300 mg/dL), poliuria, deshidratación grave, acidosis, cetonuria leve o ausente, grasa subcutánea reducida y retraso en el desarrollo. Los valores de insulina son absolutos o relativamente bajos para la correspondiente elevación de la glucemia. Alrededor de la mitad de los neonatos tiene una necesidad transitoria de tratamiento con insulina y corre el riesgo de recidiva de la diabetes en la segunda o tercera década. Muchos de los pacientes con diabetes permanente tienen mutaciones que afectan a la regulación de los canales de potasio sensibles al ATP de las células beta pancreáticas. Las mutaciones activadoras del gen KCNJ11, que codifica la subunidad Kir6.2, o del gen ABCC8, que codifica el receptor de sulfonilurea (SUR1), se han implicado en la causa de la diabetes neonatal. Es necesario repetir los valores de insulina en plasma para distinguir la diabetes mellitus transitoria de la permanente. El diagnóstico genético molecular puede ayudar a distinguir a los recién nacidos con diabetes transitoria de los que tienen diabetes permanente, y también puede ser importante para determinar qué neonatos tienen probabilidades de responder al tratamiento con sulfonilureas.

9. La diabetes debida a **lesiones pancreáticas** como la aplasia pancreática o las células beta pancreáticas hipoplásicas o ausentes suele observarse en bebés PEG que pueden tener otros defectos congénitos. Suelen presentarse poco después del nacimiento y su supervivencia es poco frecuente.

10. Hiperglucemia transitoria asociada a la ingestión de una **fórmula hiperosmolar**. La presentación clínica puede simular una diabetes neonatal transitoria con glucosuria, hiperglucemia y deshidratación. La historia de una dilución inadecuada de la fórmula es clave. El tratamiento consiste en la rehidratación, la interrupción de la fórmula hiperosmolar y las instrucciones adecuadas para mezclar la fórmula concentrada o en polvo.

11. La producción hepática de glucosa puede persistir a pesar de los niveles normales o elevados de glucosa.

12. Desarrollo inmaduro de las proteínas transportadoras de glucosa, como la GLUT-4.

B. Tratamiento. El objetivo principal es la prevención y la detección oportuna de la hiperglucemia mediante el ajuste cuidadoso de las TIG y el control frecuente de los niveles de glucosa en sangre y de la orina para detectar la glucosuria. Si está presente, está indicada la evaluación y la posible intervención.

1. Medir los niveles de glucosa en bebés prematuros o con síntomas anormales.

2. Los recién nacidos prematuros de muy bajo peso (< 1 000 g) deben iniciar y mantener una TIG de al menos 4 a 6 mg/kg/minuto para ajustarse a las necesidades basales de glucosa. Los niveles de glucosa y el equilibrio de líquidos deben seguirse de cerca para obtener datos que permitan ajustar la concentración o la velocidad de infusión de glucosa. Deben evitarse los líquidos hipotónicos (soluciones de dextrosa con concentraciones < 5%).
   a. Según corresponda, disminuya la TIG y siga de cerca los niveles de glucosa en sangre.

3. Comenzar la nutrición parenteral lo antes posible en los bebés de bajo peso al nacer. Algunos aminoácidos (mayor consumo de proteínas) favorecen la secreción de insulina.
   a. Alimentar si la condición lo permite. La alimentación puede favorecer la secreción de hormonas que promueven la secreción de insulina.
   b. Muchos neonatos pequeños al inicio serán incapaces de tolerar una determinada carga de glucosa (p. ej., 6 mg/kg/minuto), pero acabarán desarrollando tolerancia si se les presenta la glucosa suficiente para mantener su nivel de glucosa elevado, pero no para causar glucosuria.

4. **Insulina exógena.** No hay consenso sobre cuándo iniciar el tratamiento con insulina, pero se ha utilizado cuando los valores de glucosa superan los 250 mg/dL a pesar de los esfuerzos por reducir la cantidad de glucosa administrada o cuando la restricción prolongada de la glucosa administrada por vía parenteral disminuiría sustancialmente la ingesta calórica total necesaria. Los neonatos pueden ser extremadamente sensibles a los efectos de la insulina. Es conveniente disminuir el nivel de glucosa de manera gradual para evitar cambios rápidos de fluidos. Se utilizan dosis muy pequeñas de insulina, y la cantidad real administrada puede ser difícil de determinar porque parte de la insulina se adsorbe en las superficies de plástico de la vía intravenosa. A diferencia de lo que ocurre en las unidades de cuidados intensivos (UCI) de adultos, donde se ha demostrado que la insulina y el control estricto de la glucosa aumentan la supervivencia, no se recomienda el uso rutinario de insulina en la UCIN. El Informe Cochrane de 2011 sobre las estrategias rutinarias para prevenir la hiperglucemia entre los bebés de MBPN informó que el uso profiláctico de la insulina se asoció con un mayor riesgo de muerte a los 28 días y sin mejoras en los resultados a largo plazo entre los supervivientes. Utilizamos la insulina de forma limitada cuando incluso las TIG bajas (~ 4 mg/kg/minuto) son ineficaces para reducir los niveles de glucosa en sangre por debajo de aproximadamente 250 mg/dL.
   a. Infusión de insulina
   i. La dilución estándar es de 15 unidades de insulina humana regular (0.15 mL) añadidas a 30 mL de solución salina normal para una concentración de 0.5 unidades/mL.
   ii. Antes de iniciar la infusión, purgar la vía intravenosa con un mínimo de dos veces el volumen del tubo de conexión utilizando la solución que contiene insulina para saturar los sitios de unión del plástico.
   iii. Infusión de insulina en bolo
   a) Dosis de 0.05 a 0.1 unidades/kg cada 4 a 6 horas según necesidad (PRN).
   b) Infundir durante 15 minutos mediante una bomba de jeringa.

    c) Vigilar la glucosa cada 30 minutos a 1 hora para un nivel objetivo de 180 mg/dL y no < 100 mg/dL.

    d) Si la glucosa permanece > 200 mg/dL después de tres dosis, considerar la infusión continua de insulina.

  iv. Infusión continua de insulina

    a) La velocidad de infusión es de 0.05 a 0.2 unidades/kg/hora (la dosis inicial habitual es de 0.05 unidades/kg/hora).

$$\text{Velocidad del flujo (mL/hora)} = \frac{\text{dosis [unidades/kg/hora]} \times \text{peso [kg]}}{\text{concentración (unidades/mL)}}$$

Por ejemplo:

La dosis ordenada es de 0.05 unidades/kg/hora, y el bebé pesa 600 g (0.6 kg).

0.05 unidades/kg/hora × 0.6 kg = 0.03 unidades/hora

La concentración es de 0.5 unidades/mL.

$$\text{La velocidad de infusion es: } \frac{0.03 \text{ unidades/hora}}{0.5 \text{ mL}} = (0.06 \text{ mL/hora})$$

    b) Comprobar los niveles de glucosa cada 30 minutos hasta que se estabilicen para ajustar la velocidad de infusión.

    c) Si la glucosa permanece > 180 mg/dL, titule en incrementos de 0.01 unidades/kg/hora.

    d) Si se produce una hipoglucemia, suspender la infusión de insulina y administrar un bolo IV de $D_{10}W$ a 2 mL/kg × 1 dosis.

    e) Controlar el nivel de potasio.

    f) Vigilar la hiperglucemia de rebote.

  b. Insulina subcutánea lispro

    i. Se utiliza raramente, excepto en la diabetes neonatal. Una dosis típica es de 0.03 unidades/kg PRN para glucosa > 200 mg/dL.

    ii. No administrar con más frecuencia que cada 3 horas para evitar la hipoglucemia.

    iii. Rotar los lugares de administración.

    iv. Controlar el nivel de glucosa con frecuencia.

    v. Controlar los electrolitos, incluido el nivel de potasio, cada 6 horas inicialmente.

    vi. La insulina lispro tiene un inicio de acción rápido (de 15 a 30 minutos) y el efecto máximo es de 30 minutos a 2.5 horas.

  c. Las sulfonilureas orales se han utilizado en el tratamiento a largo plazo de los bebés con defectos Kir6.2 y SUR1.

Lecturas recomendadas

American Academy of Pediatrics Committee on Fetus and Newborn. Postnatal glucose homeostasis in late-preterm and term infants. *Pediatrics* 2011;127(3):575–579. doi:10.1542/peds.2010-3851.

Beardsall K, Vanhaesebrouck S, Ogilvy-Stuart AL, et al. Early insulin therapy in very-low-birth-weight infants. *N Engl J Med* 2008;359(18):1873–1884. doi:10.1056/NEJMoa0803725.

Brar PC, Heksch R, Cossen K, et al. Management and appropriate use of diazoxide in infants and children with hyperinsulinism. *J Clin Endocrinol Metab* 2020;105(12):dgaa543. doi:10.1210/clinem/dgaa543.

Harris DL, Weston PJ, Harding JE. Incidence of neonatal hypoglycemia in babies identified as at risk. *J Pediatr* 2012;161(5):787–791. doi:10.1016/j.jpeds.2012.05.022.

Harris DL, Weston PJ, Signal M, et al. Dextrose gel for neonatal hypoglycaemia (the Sugar Babies Study): a randomised, double-blind, placebo-controlled trial. *Lancet* 2013;382(9910):2077–2083. doi:10.1016/S0140-6736(13)61645-1.

Hawkes CP, De Leon DD, Rickels MR. Novel preparations of glucagon for the prevention and treatment of hypoglycemia. *Curr Diab Rep* 2019;19(10):97. doi:10.1007/s11892-019-1216-4.

Hubbard EM, Hay WW Jr. The term newborn: hypoglycemia. *Clin Perinatol* 2021;48(3):665–679. doi:10.1016/j.clp.2021.05.013.

Paulsen ME, Brown SJ, Satrom KM, et al. Long-term outcomes after early neonatal hyperglycemia in VLBW infants: a systematic review. *Neonatology* 2021;118(5):509–521. doi:10.1159/000517951.

Ramel S, Rao R. Hyperglycemia in extremely preterm infants. *Neoreviews* 2020;21(2):e89–e97. doi:10.1542/neo.21-2-e89.

Sinclair JC, Bottino M, Cowett RM. Interventions for prevention of neonatal hyperglycemia in very low birth weight infants. *Cochrane Database Syst Rev* 2011;(10):CD007615. doi:10.1002/14651858.CD007615.pub3.

Stanley CA, Rozance PJ, Thornton PS, et al. Re-evaluating "transitional neonatal hypoglycemia": mechanism and implications for management. *J Pediatr* 2015;166(6):1520–1525.e1.

Thornton PS, Stanley CA, De Leon DD, et al. Recommendations from the Pediatric Endocrine Society for evaluation and management of persistent hypoglycemia in neonates, infants, and children. *J Pediatr* 2015;167(2):238–245. doi:10.1016/j.jpeds.2015.03.057.

25

Anomalías del calcio y el magnesio séricos

Steven A. Abrams

PUNTOS CLAVE

- La hipocalcemia es común en los neonatos prematuros, pero es más probable que los síntomas clínicos, incluida la actividad convulsiva, se produzcan con un nivel de calcio ionizado más alto en los neonatos a término o prematuros tardíos que en aquellos de muy bajo peso al nacer (MBPN).

- El tratamiento intravenoso de la hipocalcemia debe realizarse con precaución y con una monitorización cardiaca continua en los neonatos.

- La hipomagnesemia por lo común se observa con la hipocalcemia y debe ser tratada.

- La hipercalcemia también es frecuente, en especial en los neonatos prematuros extremadamente pequeños, y requiere un ajuste de la ingesta de calcio cuando es grave en los primeros días de vida, aunque los síntomas clínicos son poco frecuentes.

I. HIPOCALCEMIA

A. Principios generales

1. **Definición.** La hipocalcemia neonatal se define como una concentración total de calcio sérico de < 7 mg/dL o una concentración de calcio ionizado de < 4 mg/dL (1 mmol/L). En los neonatos de muy bajo peso al nacer (MBPN), los valores de calcio ionizado de 0.8 a 1 mmol/L son comunes y no suelen asociarse a síntomas clínicos. Incluso valores tan bajos como 0.7 mmol/L se asocian con poca frecuencia a la actividad convulsiva en los neonatos de MBPN. En los recién nacidos de mayor tamaño, como los de > 32 semanas de gestación, los síntomas clínicos, incluidas las convulsiones, pueden aparecer más fácilmente con una concentración de calcio ionizado de 0.8 a 1.0 mmol/L.

2. **Fisiopatología**

   a. Los iones de calcio (Ca^{2+}) en el líquido celular y extracelular (LEC) son esenciales para muchos procesos bioquímicos. En el periodo neonatal, con frecuencia se observan aberraciones significativas de las concentraciones séricas de calcio.

      i. **Regulación hormonal de la homeostasis del calcio.** La regulación de la concentración de calcio en el suero y en el LEC dentro de un estrecho margen es fundamental para la coagulación sanguínea, la excitabilidad neuromuscular, la integridad y la función de la membrana celular y la actividad enzimática y secretora de las células. Las principales hormonas calciotrópicas o reguladoras del calcio son la hormona paratiroidea (PTH) y la 1,25-dihidroxivitamina D (1,25(OH)$_2$D, también denominada *calcitriol*).

ii. Cuando el nivel de calcio ionizado en el LEC disminuye, las células paratiroideas secretan PTH, la cual moviliza el calcio del hueso, aumenta la reabsorción de calcio en el túbulo renal y estimula la producción renal de 1,25(OH)$_2$D. La secreción de PTH hace que el nivel de calcio sérico aumente y el nivel de fósforo sérico se mantenga o disminuya.

iii. La vitamina D se sintetiza a partir de la provitamina D en la piel tras la exposición a la luz solar y también se ingiere en la dieta. La vitamina D se transporta al hígado, donde se convierte en 25(OH)D (también llamada calcidiol), que es la principal forma de almacenamiento de la hormona. Esta se transporta al riñón, donde se convierte en la hormona biológicamente activa 1,25(OH)$_2$D (calcitriol). El calcitriol aumenta la absorción intestinal de calcio y fosfato y moviliza el calcio y el fosfato de los huesos.

3. **Etiología**

   a. **Prematuridad.** Los neonatos prematuros son capaces de generar una respuesta de PTH a la hipocalcemia, pero la capacidad de respuesta de los órganos diana a la PTH puede estar disminuida.

   b. Los hijos de madres con diabetes (HMD) tienen una incidencia de 25 a 50% de hipocalcemia si el control materno es deficiente. Se han implicado la hipercalcitoninemia, el hipoparatiroidismo, el metabolismo anormal de la vitamina D y la hiperfosfatemia, pero la etiología sigue siendo incierta.

   c. La depresión neonatal grave con frecuencia se asocia a hipocalcemia, hipomagnesemia e hiperfosfatemia. La disminución de la ingesta de calcio y el aumento de la carga endógena de fosfato son causas probables.

   d. **Congénita.** La función paratiroidea puede estar ausente en la secuencia de DiGeorge (hipoplasia o ausencia de las estructuras de la tercera y cuarta bolsa branquial) como un defecto aislado en el desarrollo de las glándulas paratiroides o como parte del síndrome de Kenny-Caffey.

   e. **Seudohipoparatiroidismo**

   f. Hiperparatiroidismo materno

   g. La deficiencia de magnesio (incluido el error congénito del transporte intestinal de magnesio) afecta a la secreción de PTH.

   h. Deficiencia grave de vitamina D (la frecuencia en el periodo neonatal es incierta)

   i. Alcalosis y terapia de bicarbonato

   j. La infusión rápida de sangre tamponada con citrato (exanguinotransfusión) quela el calcio ionizado.

   k. Choque o sepsis

   l. La fototerapia puede asociarse a la hipocalcemia al disminuir la secreción de melatonina y aumentar la captación de calcio en el hueso.

   m. En el caso de la hipocalcemia de inicio tardío, la ingesta elevada de fosfato provoca un exceso de fósforo y una disminución del calcio sérico.

B. Diagnóstico

1. **Presentación clínica**

   a. La hipocalcemia aumenta tanto la permeabilidad celular a los iones de sodio como la excitabilidad de la membrana celular. Los signos suelen ser inespecíficos: apnea, convulsiones, nerviosismo, aumento del tono extensor, clonus, hiperreflexia y estridor (laringoespasmo).

   b. La hipocalcemia de inicio temprano en los recién nacidos prematuros suele ser asintomática, pero puede mostrar apnea, convulsiones o anomalías de la función cardiaca, aunque suele ser difícil identificarlas como debidas principalmente al nivel de calcio.

   c. Los síndromes de inicio tardío, por el contrario, con frecuencia se presentan como convulsiones hipocalcémicas. A menudo deben diferenciarse de otras causas de convulsiones neonatales, como los ataques del "quinto día" y las infecciones, incluidas las causadas por el virus del herpes simple (VHS).

2. **Historial**

   a. En el caso de la presentación tardía, lo más habitual es la alimentación con leche de fórmula. Los padres pueden informar de una lactancia materna parcial, pero rara vez, o nunca, de una lactancia materna exclusiva. Los movimientos anormales y el letargo pueden preceder a la actividad convulsiva evidente. En raras ocasiones se puede informar del uso de leche de cabra o de vaca. Los síntomas suelen describirse a partir del tercer al quinto día de vida.

   b. La sobrealimentación también puede identificarse en el historial, aunque puede ser difícil de determinar.

3. **Examen físico**

   a. En algunos casos puede haber hallazgos físicos generales asociados a un trastorno convulsivo en el recién nacido. Por lo general, no hay hallazgos físicos aparentes.

4. **Estudios de laboratorio**

   a. Hay tres fracciones definibles de calcio en el suero: i) calcio ionizado (~ 50% del calcio sérico total); ii) calcio unido a las proteínas séricas, principalmente a la albúmina (~ 40%), y iii) complejo de calcio con aniones séricos, principalmente fosfatos, citrato y sulfatos (~ 10%). El calcio ionizado es la única forma de calcio biológicamente disponible.

   b. Se prefiere la evaluación del estado del calcio utilizando el calcio ionizado, en especial en la primera semana de vida. Los nomogramas de corrección, utilizados para convertir el calcio total en calcio ionizado, no son fiables en el periodo neonatal.

   c. La concentración de calcio reportada como miligramos por decilitro puede convertirse en unidades molares dividiendo entre 4 (p. ej., 10 mg/dL se convierte a 2.5 mmol/L).

   d. **Cambios posnatales en las concentraciones de calcio sérico.** Al nacer, el nivel de calcio sérico umbilical es elevado (10 a 11 mg/dL). En los bebés sanos a término, las concentraciones de calcio disminuyen durante las primeras 24 a 48 h; el nadir suele ser de 7.5 a 8.5 mg/dL. A partir de entonces, las concentraciones de calcio aumentan de manera progresiva hasta alcanzar los valores medios observados en niños mayores y adultos.

   e. Aunque la asociación con la deficiencia de vitamina D es infrecuente, puede estar justificada una evaluación del nivel sérico de 25-hidroxivitamina D tanto materno como neonatal. Los valores < 10 a 12 ng/dL sugieren una deficiencia grave que puede estar asociada con síntomas clínicos en algunos, pero tal vez no en la mayoría de los neonatos.

f. La hipomagnesemia se observa a menudo en asociación con la hipocalcemia de inicio tardío.

5. **Monitorización**

a. Calendario sugerido para el control de los niveles de calcio en neonatos como los de MBPN, los de HMD y los de depresión al nacer que tienen riesgo de desarrollar hipocalcemia:

    i. Calcio ionizado: a las 12, 24 y 48 horas de vida.

    ii. Fósforo sérico total y magnesio sérico total para neonatos con hipocalcemia.

    iii. Otras pruebas de laboratorio, incluyendo las concentraciones séricas de PTH, 25(OH)D y 1,25(OH)$_2$D no son necesarias de forma rutinaria a menos que la hipocalcemia neonatal no se resuelva fácilmente con la terapia de calcio o se sospeche la secuencia de DiGeorge. Es en extremo raro que se mida la 1,25(OH)$_2$D en neonatos.

    iv. Un intervalo QTc electrocardiográfico prolongado es un indicador tradicional que no suele ser clínicamente útil en el periodo neonatal.

6. **Imagen**

a. La ausencia de una sombra tímica en una radiografía de tórax y la presencia de anomalías cardiacas conotruncales pueden sugerir un diagnóstico de síndrome 22q11, también conocido como *CATCH22* o *secuencia de DiGeorge*. La consulta y la evaluación genética pueden ser valiosas si se sospecha esto.

C. Tratamiento

1. **Medicamentos**

a. La terapia con calcio suele ser adecuada para la mayoría de los casos. En algunos de ellos (véase el texto siguiente), está indicada la terapia concurrente con magnesio.

b. La infusión rápida de calcio por vía intravenosa puede causar una elevación repentina del nivel de calcio sérico, provocando bradicardia u otras disritmias. El calcio intravenoso debe administrarse para el tratamiento de crisis hipocalcémicas (p. ej., convulsiones) con una cuidadosa monitorización cardiovascular.

c. La infusión por medio de la vena umbilical puede provocar necrosis hepática si el catéter se aloja en una rama de la vena porta.

d. La infusión rápida por medio de la arteria umbilical puede causar espasmos arteriales y, al menos a nivel experimental, necrosis intestinal, por lo que no está indicada.

e. Las soluciones de calcio intravenosas son incompatibles con el bicarbonato de sodio porque el carbonato de calcio precipitará.

f. La extravasación de soluciones de calcio en los tejidos subcutáneos puede causar necrosis grave y calcificaciones subcutáneas.

    i. **Preparaciones de calcio.** Se prefiere la solución de gluconato de calcio al 10% para uso intravenoso. El jarabe de glubionato de calcio (Neo-Calglucon) es una preparación oral conveniente. Cuando no esté disponible, el gluconato de calcio intravenoso puede administrarse por vía oral. Por lo regular se evita el uso de carbonato de calcio, ya que el pH relativamente alto del estómago del neonato no permite la solubilización del calcio y su absorción.

ii. Si el nivel de calcio ionizado desciende a 1 mmol/L o menos (para bebés ≥ 1 500 g) o a 0.8 mmol/L o menos (para neonatos < 1 500 g), puede iniciarse una infusión continua de calcio intravenoso. En el caso de los recién nacidos con hipocalcemia precoz asintomática, esto puede hacerse utilizando la nutrición parenteral total (NPT). Para su uso sin otros componentes de la NPT, es típica una dosis de 40 a 50 mg/kg/día de calcio elemental.

iii. Puede ser conveniente prevenir la aparición de hipocalcemia en los recién nacidos que presentan compromiso cardiovascular (p. ej., síndrome de dificultad respiratoria grave, asfixia, choque séptico e hipertensión pulmonar persistente). Utilice una infusión continua de calcio, de preferencia mediante un catéter central, para mantener un calcio ionizado de 1.0 a 1.4 mmol/L (< 1 500 g) o de 1.2 a 1.5 mmol/L (≥ 1 500 g).

iv. La terapia de calcio de emergencia (en caso de convulsiones activas o de insuficiencia cardiaca profunda que se cree asociada a una hipocalcemia grave) consiste en 100 a 200 mg/kg de gluconato de calcio al 10% (9 a 18 mg de calcio elemental por kilogramo) por infusión intravenosa durante 10 a 15 minutos.

g. Monitorización de la frecuencia y el ritmo cardiacos y el lugar de infusión durante toda la infusión.

h. Repetir la dosis en 10 a 20 minutos si no hay respuesta clínica.

i. Tras la dosis inicial, el calcio de mantenimiento debe administrarse mediante infusión intravenosa continua.

j. Hipocalcemia asociada a hiperfosfatemia que se presenta después del día de vida (DDV) 3.

i. El objetivo de la terapia inicial es reducir la carga renal de fosfato mientras se aumenta la ingesta de calcio. Reducir la ingesta de fosfato alimentando al neonatos con leche humana o con una fórmula baja en fósforo (la más utilizada es Similac PM 60/40, pero pueden utilizarse otras relativamente bajas en minerales, incluido el grupo de fórmulas Nestlé Good Start).

ii. Evite el uso de fórmulas para prematuros, fórmulas sin lactosa u otras especiales, o fórmulas de transición (NeoSure y EnfaCare). Estas suelen tener altos niveles de fósforo o pueden ser más limitadas en cuanto a la biodisponibilidad del calcio.

iii. Aumentar la ingesta de calcio por vía oral utilizando suplementos (p. ej., 20 a 40 mg/kg/día de calcio elemental añadido a Similac PM 60/40). Este enfoque también puede ser útil para los HMD que son sintomáticos y no tienen una vía intravenosa colocada. Los aglutinantes de fosfato no suelen ser necesarios y su uso puede no ser seguro, en especial en los neonatos prematuros.

iv. Desechar de forma gradual los suplementos de calcio a lo largo de 2 a 4 semanas. Controlar los niveles séricos de calcio y fósforo una o dos veces por semana.

v. El uso de vitamina D o vitamina D activa (1,25(OH)2D) en esta circunstancia no suele ser necesario. Si se obtiene un nivel de 25-hidroxivitamina D en suero y es < 20 ng/mL, deben administrarse 1 000 UI de vitamina D al día y volver a comprobar el valor en 14 o 21 días. Rara vez se necesitan dosis más altas para los neonatos.

k. **Los defectos infrecuentes del metabolismo de la vitamina D** se tratan con análogos de la vitamina D, por ejemplo, dihidrotaquisterol (Hytakerol®) y calcitriol (Rocaltrol®). El rápido inicio de acción y la corta vida media de estos fármacos disminuyen el riesgo de hipercalcemia de rebote. La evaluación endocrina suele estar indicada si se sospecha clínicamente.

II. HIPERCALCEMIA

A. Principios generales

1. Definición

   a. La hipercalcemia neonatal (nivel de calcio total en suero > 11 mg/dL, nivel de calcio ionizado en suero > 1.45 mmol/L) puede ser asintomática y descubrirse de manera incidental durante el tamizaje de rutina. Por otro lado, la presentación de hipercalcemia grave (> 16 mg/dL o calcio ionizado > 1.8 mmol/L) puede requerir una intervención médica inmediata. La hipercalcemia muy leve (calcio sérico de 11 a 12 mg/dL o calcio ionizado de 1.45 a 1.60 mmol/L) es frecuente y no requiere ninguna intervención.

2. Etiología

   a. Desequilibrio en la ingesta o uso del calcio.

   b. El ajuste clínico de la NPT mediante la eliminación completa del fósforo (debido, p. ej., a la preocupación por el exceso de ingesta de sodio o potasio) puede conducir con rapidez a la hipercalcemia, en especial en los neonatos de MBPN. Esto por lo común lleva a valores de calcio ionizado de 1.45 a 1.6 mmol/L.

   c. Prematuridad extrema. La hipercalcemia de moderada a extrema es frecuente en los neonatos < 750 g de peso al nacer con las ingestas minerales habituales de la NPT. Se producen valores de hasta 2.2 mmol/L de calcio ionizado. Esto se debe tal vez a la incapacidad de utilizar el calcio en estos neonatos y puede estar asociado o no a un fósforo sérico elevado.

   d. Hiperparatiroidismo

      i. El hiperparatiroidismo congénito asociado al hipoparatiroidismo materno suele resolverse en varias semanas.

      ii. Hiperparatiroidismo primario neonatal grave (HPPNG). Las paratiroides son refractarias a la regulación por el calcio, produciendo una marcada hipercalcemia (con frecuencia de 15 a 30 mg/dL).

      iii. Hiperparatiroidismo secundario autolimitado asociado a una acidosis tubular renal neonatal.

   e. Hipertiroidismo. La hormona tiroidea estimula la resorción y el recambio óseo.

   f. La hipofosfatasia, una displasia ósea autosómica recesiva, produce una grave desmineralización ósea y fracturas.

   g. Aumento de la absorción intestinal de calcio.

   h. La hipervitaminosis D rara vez puede ser el resultado de una ingestión excesiva de vitamina D por parte de la madre (durante el embarazo) o del neonato. Dado que la vitamina D se almacena ampliamente en la grasa, la intoxicación puede persistir durante semanas o meses (véase capítulo 21).

   i. Disminución del aclaramiento renal de calcio.

   j. La hipercalcemia hipocalciúrica familiar, un trastorno autosómico dominante clínicamente benigno, puede presentarse en el periodo neonatal. La mutación genética se encuentra en el cromosoma 3q21-24.

k. La hipercalcemia neonatal/infantil idiopática se presenta en la constelación del síndrome de Williams (hipercalcemia, estenosis aórtica supravalvular u otras anomalías cardiacas, facies "de gnomo", retraso psicomotor) y en un patrón familiar que carece del fenotipo de Williams. Se ha demostrado un aumento de la absorción de calcio; se han propuesto como posibles mecanismos el aumento de la sensibilidad a la vitamina D y el deterioro de la secreción de calcitonina.

l. La necrosis de la grasa subcutánea es una secuela del traumatismo o de la asfixia. Solo la necrosis más generalizada que se observa en la asfixia se asocia a una hipercalcemia significativa. La inflamación granulomatosa (macrófagos) de las lesiones necróticas puede ser una fuente de síntesis no regulada de $1,25(OH)_2D_3$.

m. Insuficiencia renal aguda por lo regular durante la fase de diuréticos o de recuperación.

B. Diagnóstico

1. **Presentación clínica**

   a. Hiperparatiroidismo: incluye hipotonía, encefalopatía, mala alimentación, vómito, estreñimiento, poliuria, hepatoesplenomegalia, anemia y calcificaciones extraesqueléticas, incluida la nefrocalcinosis.

   b. La hipercalcemia más leve puede presentarse como dificultades de alimentación o crecimiento lineal deficiente.

2. **Historial**

   a. Antecedentes maternos/familiares de hipercalcemia o hipocalcemia, trastornos paratiroideos y nefrocalcinosis

   b. Antecedentes familiares de hipercalcemia o hipercalcemia hipocalciúrica familiar

   c. Manipulaciones de la NPT

3. **Examen físico**

   a. Pequeño para las fechas (hiperparatiroidismo, síndrome de Williams)

   b. Craneotabes, fracturas (hiperparatiroidismo) o displasia ósea característica (hipofosfatasia)

   c. Facies de gnomo (síndrome de Williams)

   d. Soplo cardiaco (estenosis aórtica supravalvular y estenosis pulmonar periférica asociada al síndrome de Williams)

   e. Lesiones induradas, de color rojo azulado (necrosis de la grasa subcutánea)

   f. Evidencia de hipertiroidismo

4. **Evaluación en el laboratorio**

   a. La historia clínica, los niveles minerales de fósforo en suero y orina, y la relación calcio:creatinina en orina (UCa/UCr) deben sugerir un diagnóstico probable.

   i. Un nivel de calcio sérico muy elevado (> 16 mg/dL) suele indicar hiperparatiroidismo primario o, en los neonatos de MBPN, agotamiento del fosfato o incapacidad de utilizar el calcio para la formación de hueso.

   ii. Un nivel bajo de fósforo sérico indica una depleción de fosfato, hiperparatiroidismo o hipercalcemia hipocalciúrica familiar.

   iii. Una U_{Ca}/U_{Cr} muy baja sugiere una hipercalcemia hipocalciúrica familiar.

   b. Los niveles específicos de hormonas séricas (PTH, 25(OH)D) pueden confirmar la impresión diagnóstica en los casos en los que no son evidentes las manipulaciones de la dieta/NPT. La medición de $1,25(OH)_2D$ rara vez está indicada, a menos que la hipercalcemia persista en neonatos ≥ 1 500 g sin otra etiología aparente.

c. Un nivel muy bajo de actividad de la fosfatasa alcalina en suero sugiere hipofosfatasia (confirmado por el aumento del nivel de fosfoetanolamina en la orina).

d. La radiografía de la mano/muñeca puede sugerir hiperparatiroidismo (desmineralización, reabsorción subperióstica) o hipervitaminosis D (rarefacción submetafisaria).

C. Tratamiento

1. Tratamiento médico de urgencia (sintomático o calcio > 16 mg/dL, Ca ionizado > 1.8 mmol/L) en neonatos de > 1 500 g. Los neonatos más pequeños de MBPN deben ser tratados normalmente de forma menos agresiva, al margen del calcio sérico o ionizado.

2. Suspender todas las fuentes de ingesta de calcio, incluida la nutrición parenteral, si el Ca ionizado es > 1.8.

   a. Expansión de volumen con solución salina isotónica. La hidratación y el sodio favorecen la excreción urinaria de calcio. Si la función cardiaca es normal, infundir solución salina normal (10 a 20 mL/kg) durante 15 a 30 minutos.

   b. La furosemida (1 mg/kg por vía intravenosa) induce la calciuria.

3. El fosfato inorgánico puede reducir los niveles de calcio sérico en pacientes hipofosfatémicos al inhibir la resorción ósea y promover la acumulación de mineral óseo.

   a. Los glucocorticoides son eficaces en la hipervitaminosis A y D y en la necrosis grasa subcutánea al inhibir tanto la resorción ósea como la absorción intestinal de calcio; son ineficaces en el hiperparatiroidismo.

   b. Las dietas bajas en calcio y vitamina D son un tratamiento complementario eficaz para la necrosis grasa subcutánea y el síndrome de Williams.

   c. La calcitonina es un potente inhibidor de la resorción ósea. El efecto antihipercalcémico es transitorio pero puede prolongarse si se utilizan glucocorticoides de forma concomitante. Hay poca experiencia reportada en neonatos.

   d. La paratiroidectomía con reimplantación autóloga puede estar indicada para el hiperparatiroidismo neonatal grave persistente.

III. TRASTORNOS DEL MAGNESIO: HIPOMAGNESEMIA E HIPERMAGNESEMIA

A. Etiología

1. La hipermagnesemia suele deberse a una carga exógena de magnesio que supera la capacidad de excreción renal.

   a. Tratamiento con sulfato de magnesio para la preeclampsia materna o el parto prematuro

   b. Administración al recién nacido de antiácidos que contienen magnesio

   c. Exceso de magnesio en la nutrición parenteral

   d. La hipomagnesemia no es frecuente, pero a menudo se observa con la hipocalcemia de inicio tardío

B. Diagnóstico

1. Un nivel elevado de magnesio sérico (> 3 mg/dL) sugiere hipermagnesemia, aunque los síntomas son poco frecuentes con valores séricos < 4 a 5 mg/dL. Los valores de 2.2 a 3 por lo común son reportados por los laboratorios como fuera del rango normal, pero no son patológicos. Un nivel bajo de magnesio sérico < 1.6 mg/dL sugiere hipomagnesemia.

2. Los síntomas hipermagnesémicos graves son inusuales en neonatos con un nivel de magnesio sérico < 6 mg/dL. Los efectos curariformes comunes incluyen apnea, depresión respiratoria, letargia, hipotonía, hiporreflexia, mala succión, disminución de la motilidad intestinal y retraso en el paso del meconio.

3. La hipomagnesemia se suele observar junto con la hipocalcemia en el recién nacido. Los síntomas de la hipomagnesemia también pueden incluir apnea y mal tono motor.

4. Puede observarse hipomagnesemia con el enfriamiento terapéutico en el recién nacido.

5. La hipermagnesemia asintomática de leve a moderada no requiere la medición diaria del magnesio sérico. La monitorización frecuente del magnesio sérico por lo regular solo es necesaria para valores > 5 mg/dL.

C. Tratamiento

1. Las convulsiones hipocalcémicas con hipomagnesemia concurrente deben incluir el tratamiento de la hipomagnesemia.

   a. La preparación preferida para el tratamiento es el sulfato de magnesio. La solución al 50% contiene 500 mg o 4 mEq/mL.

   b. Corregir la hipomagnesemia grave (< 1.6 mg/dL) con 50 mg/kg de sulfato de magnesio por vía intravenosa administrados en 1 o 2 horas. Cuando se administre por vía intravenosa, infundir lentamente y controlar la frecuencia cardiaca. La dosis puede repetirse después de 12 horas. Obtenga los niveles de magnesio en suero antes de cada dosis.

2. A menudo, la única intervención necesaria para la hipermagnesemia es la eliminación de la fuente de magnesio exógena.

3. La exanguinotransfusión, la diálisis peritoneal y la hemodiálisis no se utilizan en el periodo neonatal.

4. En el caso de los bebés hipermagnesémicos, comience a alimentarlos solo después de que se hayan establecido la succión y la motilidad intestinal. En raras ocasiones puede ser necesaria la asistencia respiratoria.

5. La hipermagnesemia leve (magnesio sérico < 4.0) no debe llevar a retener el magnesio fisiológico de la nutrición parenteral intravenosa.

Lecturas recomendadas

Abrams SA; and the American Academy of Pediatrics Committee on Nutrition. Calcium and vitamin D requirements of enterally fed preterm infants. *Pediatrics* 2013;131(5):e1675–e1683.

Abrams SA, Tiosano D. Disorders of calcium, phosphorus, and magnesium metabolism in the neonate. In: Martin RJ, Fanaroff AA, Walsh MC, eds. *Fanaroff and Martin's Neonatal Perinatal Medicine*. 11th ed. Philadelphia, PA: Elsevier Saunders; 2020;1611–1642.

Tsang RC. Calcium, phosphorus, and magnesium metabolism. En: Polin RA, Fox WW, eds. *Fetal and Neonatal Physiology*. 2nd ed. Philadelphia, PA: WB Saunders; 1992;2308–2329.

26 Hiperbilirrubinemia neonatal

Vinod K. Bhutani y Ann R. Stark

PUNTOS CLAVE

- La inspección visual **no** es una medida fiable del nivel de bilirrubina.
- La ictericia antes de las 24 horas es una emergencia médica y puede ser el resultado de una producción excesiva de bilirrubina.
- La medición de la bilirrubina y la identificación de los factores de riesgo, en especial la edad de gestación, durante la hospitalización del parto predice la necesidad de fototerapia y orienta el momento del seguimiento tras el alta.
- La identificación de los factores de riesgo clínico de la neurotoxicidad de la bilirrubina y el reconocimiento de los signos tempranos de la encefalopatía aguda por bilirrubina favorecen la intensificación oportuna del tratamiento.
- La evaluación de los neonatos con niveles elevados prolongados de bilirrubina no conjugada o conjugada después de los 7 días de edad garantiza una intervención rápida para los trastornos tratables.

I. ANTECEDENTES.
Casi todos los recién nacidos tienen un nivel de bilirrubina total (BT) en suero o en plasma > 1 mg/dL en contraste con los adultos, en los que el nivel normal de BT es < 1 mg/dL. Alrededor de 85% de los recién nacidos a término y la mayoría de los prematuros desarrollan ictericia clínica o hiperbilirrubinemia progresiva. Un nivel máximo de BT > 12.9 mg/dL se da en 6.1% de los recién nacidos a término y un nivel de BT > 15 mg/dL se da en solo ~ 3% de los neonatos a término normales.

II. METABOLISMO DE LA BILIRRUBINA.
Los cambios en el nivel de BT son el resultado de los cambios en el equilibrio de la producción y la excreción de bilirrubina.

   A. **Producción de bilirrubina.** La bilirrubina se deriva de la descomposición de las proteínas que contienen hemo en el sistema reticuloendotelial. Un recién nacido normal produce de 6 a 10 mg de bilirrubina/kg/día, mayor que la producción del adulto de 3 a 4 mg/kg/día. La producción fisiológica de bilirrubina se distingue de la debida a la hemólisis y al aumento de la destrucción de eritrocitos.

      1. La hemoglobina de los eritrocitos es la principal proteína que contiene hemo. La hemoglobina liberada por los eritrocitos senescentes en el sistema reticuloendotelial o por una eritropoyesis ineficaz representa entre 80 y 90% de la producción de bilirrubina. Un gramo de hemoglobina produce 34 mg de

bilirrubina. La descomposición de otras proteínas que contienen hemo, como los citocromos y la catalasa, aporta 10 a 20% restante de bilirrubina.

2. **Metabolismo de la bilirrubina.** La enzima microsomal hemo-oxigenasa localizada en el hígado, el bazo y las células nucleadas oxida el anillo hemo de las proteínas que contienen hemo a **biliverdina** (transitoria) y **monóxido de carbono (CO)** (exhalado por el pulmón); el **hierro** que se libera se recicla. La enzima **biliverdina reductasa** reduce rápidamente la biliverdina a bilirrubina. Como la descomposición del hemo produce cantidades equimolares de CO y biliverdina, la producción de bilirrubina puede evaluarse de forma indirecta midiendo la producción de CO.

B. Eliminación y excreción de la bilirrubina

1. **Transporte.** La bilirrubina no es polar, es insoluble en agua y se transporta a las células hepáticas unida a la **albúmina** sérica. Se cree que la bilirrubina unida a la albúmina no es tóxica para el sistema nervioso central (SNC). Es la bilirrubina no conjugada que no está unida a la albúmina (bilirrubina no unida o bilirrubina "libre") la que se considera neurotóxica para los lugares del SNC a los que se dirige. El desplazamiento de la bilirrubina de la albúmina por la acidosis, los fármacos como la ceftriaxona, el alcohol bencílico (un conservador), o los ácidos grasos libres (AGL) en altas proporciones molares de AGL a la albúmina puede aumentar aún más la toxicidad de la bilirrubina.

2. **Captación hepática.** La bilirrubina no polar y liposoluble no conjugada (disociada de la albúmina) atraviesa la membrana plasmática de los hepatocitos y se une principalmente a la **ligandina** citoplasmática (proteína Y) para su transporte al retículo endoplásmico liso para su conjugación en una entidad hidrosoluble.

3. **Conjugación.** En los hepatocitos, la enzima **uridina difosfoglucuronato glucuronosiltransferasa (UGT)** cataliza el proceso de conjugación de la bilirrubina con el ácido glucurónico, dando como resultado principalmente diglucurónidos de bilirrubina y algunos monoglucurónidos que son más solubles en agua que la bilirrubina no conjugada y en su mayoría no son tóxicos para el SNC. Ambas formas de glucurónido de la bilirrubina conjugada se excretan en los canalículos biliares contra un gradiente de concentración.

   a. Las deficiencias heredadas y los polimorfismos del gen de la enzima conjugadora pueden causar hiperbilirrubinemia grave en los recién nacidos. Los polimorfismos en el gen UGT1A1 debidos a diferencias en el número de repeticiones de timina-adenina en el gen promotor disminuyen la expresión de la enzima UGT1A1 y dan lugar a un aumento de los niveles de BT (**síndrome de Gilbert**). Las diferencias de estos polimorfismos en individuos de distinta ascendencia contribuyen a la variación de la capacidad de conjugación y la hiperbilirrubinemia neonatal entre las poblaciones caucásicas, asiáticas y africanas. Además, una mutación en el gen UGT1A1 que es común en los asiáticos orientales contribuye a un mayor riesgo de hiperbilirrubinemia neonatal grave en esa población.

4. **Excreción.** La bilirrubina conjugada se secreta en la bilis y luego se excreta en el tracto gastrointestinal (GI) donde se elimina en las heces. La bilirrubina conjugada no se reabsorbe en el intestino a menos que sea desconjugada por la enzima intestinal β-glucuronidasa presente en la mucosa intestinal neonatal. La reabsorción de la bilirrubina desde el tracto gastrointestinal y su devolución al hígado para su reconjugación se denomina circulación enterohepática. Las bacterias intestinales, presentes en los adultos pero de forma limitada en los

recién nacidos, pueden impedir la circulación enterohepática de la bilirrubina reduciendo la bilirrubina conjugada a urobilina, que no es un sustrato para la β-glucuronidasa.

5. **Metabolismo de la bilirrubina fetal.** La mayor parte de la bilirrubina no conjugada formada por el feto es eliminada por la placenta hacia la circulación materna. En caso de hemólisis fetal grave, la bilirrubina no conjugada se eleva en la sangre del cordón umbilical. Se han observado tasas de aumento de la bilirrubina de > 0.20 a > 0.5 mg/dL/hora tras la separación de la circulación placentaria (p. ej., en bebés gravemente afectados debido a la incompatibilidad de Rh). La formación de bilirrubina conjugada es limitada en el feto debido a la disminución del flujo sanguíneo hepático fetal, la disminución de la ligandina hepática y la disminución de la actividad UGT1A1. La pequeña cantidad de bilirrubina conjugada que se excreta en el intestino del feto suele ser hidrolizada por la β-glucuronidasa y reabsorbida. La bilirrubina por lo regular se encuentra en el líquido amniótico a las 12 semanas de gestación y suele estar ausente a las 37 semanas. El aumento de la bilirrubina en el líquido amniótico se encuentra en la enfermedad hemolítica fetal y en la obstrucción intestinal fetal por debajo de los conductos biliares.

III. HIPERBILIRRUBINEMIA NO PATOLÓGICA (BENIGNA).

El nivel en suero de BT de la mayoría de los recién nacidos a término y pretérmino tardío se eleva a > 2 mg/dL durante la primera semana después del nacimiento. Este nivel suele aumentar en los recién nacidos sanos a término hasta un pico medio de 6 a 8 mg/dL a los 3 o 5 días de edad y luego se resuelve. Un aumento hasta 12.9 mg/dL está dentro del "rango fisiológico", no es neurotóxico y se considera benigno. En los neonatos prematuros tardíos, el pico medio de BT puede oscilar entre 10 y 12 mg/dL el quinto día después del nacimiento y puede seguir aumentando sin tratamiento y sin una anomalía específica del metabolismo de la bilirrubina. Este nivel puede no ser benigno debido a la edad de gestación del neonato, en especial en aquellos de bajo peso al nacer. Tanto en los neonatos a término como en los prematuros tardíos, los niveles de BT pueden no ser < 2 mg/dL hasta las 4 o 6 semanas de edad. Los niveles de BT > 20 mg/dL son inusuales y se dan en $< 2\%$ de la población examinada. La hiperbilirrubinemia exagerada es una "ictericia no fisiológica" y se atribuye a los siguientes mecanismos:

A. **Aumento de la producción de bilirrubina debido a lo siguiente:**
   1. Aumento del volumen de eritrocitos por kilogramo y disminución de la supervivencia de estos (90 frente a 120 días) en los neonatos en comparación con los adultos
   2. Aumento de la eritropoyesis ineficaz y aumento del recambio de proteínas hemo no hemoglobínicas

B. **Captación defectuosa de bilirrubina** del plasma causada por la disminución de la ligandina y la unión de la ligandina por otros aniones.

C. **Disminución del aclaramiento de bilirrubina** debido a la disminución de la actividad UGT1A1. En los neonatos a término, a los 7 días de edad, la actividad de la UGT es de alrededor de 1% de la de los adultos y no alcanza los niveles de los adultos hasta al menos los 3 meses de edad.

D. **Disminución de la excreción** (eliminación) **hepática** de la bilirrubina. Los factores que conducen a la disminución de la eliminación de la bilirrubina incluyen el aumento de la circulación enterohepática causada por los altos niveles de β-glucuronidasa intestinal, una mayor porción de monoglucurónido de bilirrubina que de diglucurónido, la disminución de las bacterias intestinales y de la motilidad intestinal con una mala evacuación del meconio cargado de bilirrubina.

IV. **LA HIPERBILIRRUBINEMIA SIGNIFICATIVA** durante la primera semana después del nacimiento ocurre cuando la BT está dentro de los 2 mg/mL del nivel de fototerapia para la edad del neonato, la edad de gestación y la presencia de factores de riesgo de neurotoxicidad. Esto se asocia a menudo con una mayor tasa de aumento de la bilirrubina ($\geq$ 0.3 mg/dL/hora en las primeras 24 h o $\geq$ 0.2 mg/dL/h después).

A. Se requiere una **evaluación adicional** de la hiperbilirrubinemia significativa para cualquiera de los siguientes casos (tabla 26-1):

1. Inicio de la ictericia antes de las 24 h de edad

2. Elevación de la BT a un nivel que puede requerir fototerapia y un seguimiento más estrecho (tabla 26-2)

3. Ritmo de aumento que puede alcanzar niveles "graves" (> 20 mg/dL) durante la primera semana

4. Signos de enfermedad asociados como mala alimentación, emesis, letargo, pérdida excesiva de peso, apnea, inestabilidad respiratoria o de la temperatura que pueden sugerir signos incipientes de neurotoxicidad aguda por bilirrubina

5. La hiperbilirrubinemia colestática se define por un nivel de bilirrubina sérica directa > 1.0 mg/dL o bilirrubina conjugada $\geq$ 0.3 mg/dL

6. Hiperbilirrubinemia prolongada no conjugada o conjugada a una edad inferior a 7 días en un neonato a término, manifestada por una ictericia persistente

Tabla 26-1. Factores clínicos de riesgo para desarrollar hiperbilirrubinemia significativa

■ Menor edad de gestación (es decir, cada semana adicional de prematuridad)
■ Ictericia a < 24 horas de vida
■ Nivel de BTc/BST de prealta que anticipa la fototerapia
■ Riesgo de hemólisis neonatal, según lo sugerido por la rápida tasa de aumento de la BST o BTc (> 0.3 mg/dL/h a la edad < 24 h y > 0.2 mg/dL/h a partir de entonces)
■ Uso de la fototerapia antes del alta
■ Padres o hermanos que requieren fototerapia o exanguinotransfusión
■ Historial familiar o ascendencia genética que sugiera trastornos hereditarios de los eritrocitos, incluida la deficiencia de G6PD
■ Lactancia materna exclusiva con ingesta subóptima
■ Hematoma en el cuero cabelludo o hematomas importantes
■ Síndrome de Down
■ Niño macrosómico, hijo de madre con diabetes
BST, bilirrubina sérica total; BTc, bilirrubina transcutánea; G6PD, glucosa-6-fosfato deshidrogenasa.

Tabla 26-2. Pautas para el momento del alta y el seguimiento

Umbral de fototerapia menos BTc/BST		Acción recomendada por la AAP en el momento del alta
0.1-1.9	Edad posnatal < 24 horas	Retraso. Considerar la fototerapia; repetir la BST en 4-8 horas.
	Edad posnatal ≥ 24 horas	Medir la BST en 4-24 horas. Opciones: ▪ Retrasar el alta; considerar la fototerapia. ▪ Considerar la fototerapia en casa (según la tabla 26-6). ▪ Alta sin fototerapia; seguimiento estrecho
2.0-3.4	Independientemente de la edad de gestación o posnatal	BST o BTc en 4-24 horas
3.5-5.4	Independientemente de la edad de gestación o posnatal	BST o BTc en 1-2 días
5.4-6.9	Edad posnatal de alta < 72 horas	Seguimiento en 2 días; BTc o BST según criterio clínico
	Edad de alta ≥ 72 horas	Juicio clínico
≥ 7	Edad de alta < 72 horas	Seguimiento en 3 días; BTc o BST según criterio clínico
	Edad de alta ≥ 72 horas	Seguimiento según criterio clínico

AAP, American Academy of Pediatrics; BST, bilirrubina sérica total; BTc, bilirrubina transcutánea.

Fuente: Reproducida con permiso de Kemper AR, Newman BT, Slaughter JL, et al. Clinical practice guideline revision: management of hyperbilirubinemia in the newborn infant 35 or more weeks of gestation. *Pediatrics* 2022:e2022058859. Copyright © 2022 por la American Academy of Pediatrics.

B. Causas de la hiperbilirrubinemia

1. **Aumento de la producción de bilirrubina.** La enfermedad hemolítica es la causa más común de hiperbilirrubinemia (véase capítulo 45). Esto incluye trastornos de los eritrocitos como la isoinmunización (p. ej., incompatibilidad de Rh ABO y de grupos sanguíneos menores), anomalías bioquímicas eritrocitarias como las deficiencias de glucosa-6-fosfato deshidrogenasa (G6PD) o piruvato cinasa, o morfología eritrocitaria anormal como la esferocitosis hereditaria (EH). Otras causas de aumento de la descomposición de los eritrocitos son la sepsis (bacteriana, viral, protozoaria), la descomposición de la sangre acumulada debido a hematomas o cefalohematomas, y la policitemia.

2. **Disminución del aclaramiento de bilirrubina**

   a. Las mutaciones en el gen que codifica el UGT1A1 disminuyen la conjugación de la bilirrubina, reduciendo el aclaramiento hepático y aumentando los niveles de bilirrubina sérica total (BST).

b. El síndrome de Crigler-Najjar, debido a la ausencia de actividad UGT (tipo I) o a la reducción de la actividad UGT (tipo II), provoca una hiperbili rrubinemia grave.

c. El síndrome de Gilbert es el resultado de una mutación en la región promotor. del gen UGT1A1, que reduce la producción de UGT, y es el trastorno hereditario más común de la glucuronidación de la bilirrubina. Aunque el genotipo de Gilber por sí solo no se asocia a un aumento de la hiperbilirrubinemia, puede producirse una hiperbilirrubinemia grave cuando un recién nacido afectado tiene también un aumento de la producción de bilirrubina o de la circulación enterohepática.

d. Los polimorfismos de la proteína transportadora de aniones orgánicos pueden provocar una hiperbilirrubinemia grave, en especial cuando se combinan con una mutación del gen UGT1A1.

e. Puede producirse una disminución del aclaramiento en hijos de madres con diabetes y con hipotiroidismo congénito, galactosemia y otros trastornos metabólicos heredados.

3. **Aumento de la circulación enterohepática.** Los trastornos que conducen a este aumento incluyen la disminución de la ingesta enteral, incluida la insuficiencia de la lactancia materna; la "icteria de la leche materna" (una denominación errónea de la hiperbilirrubinemia no conjugada prolongada en un bebé alimentado con leche materna); o el deterioro de la motilidad GI debido a atresias intestinales, ileo meconial o enfermedad de Hirschsprung.

a. Icteria por lactancia materna (hiperbilirrubinemia por ingesta subóptima). Los neonatos alimentados con leche materna tienen niveles de bilirrubina más elevados el tercer día de edad en comparación con los alimentados con leche de fórmula. La icteria por lactancia materna se produce típicamente con una lactancia subóptima durante la primera semana posnatal que conduce a una ingesta insuficiente, con pérdida de peso, disminución de la frecuencia de las deposiciones y, a veces, hipernatremia. La hiperbilirrubinemia se atribuye principalmente a la disminución de la ingesta de leche que provoca una eliminación más lenta de la bilirrubina y un aumento de la circulación enterohepática.

b. La icteria por leche materna (hiperbilirrubinemia no conjugada prolongada con una ingesta adecuada) es una condición que puede deberse a una predisposición genética y ocurre en aproximadamente 2.4% de todos los neonatos. Suele comenzar después de los primeros 3 a 5 días posnatales, alcanza su punto máximo a las 2 semanas de edad y, si se mantiene la lactancia materna, vuelve de manera gradual a los niveles normales a lo largo de 3 a 12 semanas. Si se interrumpe la lactancia, el nivel de bilirrubina puede descender rápidamente en 48 horas. Si se reanuda la lactancia, la bilirrubina puede aumentar de 2 a 4 mg/dL, pero por lo regular no alcanzará el nivel alto anterior. Los neonatos afectados tienen un buen aumento de peso, resultados normales de las pruebas de la función hepática (PFH) y ninguna evidencia de hemólisis. El mecanismo de la icteria de la leche materna es incierto y puede estar asociado a la enfermedad de Gilbert o quizás a un factor de la leche humana, posiblemente la β-glucuronidasa, que desconjuga la bilirrubina intestinal y favorece su absorción.

4. **Hiperbilirrubinemia en recién nacidos prematuros** (< 35 semanas de edad de gestación). Los neonatos pretérmino son más vulnerables a la hiperbilirrubinemia que los recién nacidos a término. Históricamente, sin acceso a la fototerapia o a la exanguinotransfusión, la incidencia del kernícterus era muy elevada. Con una fototerapia eficaz, la necesidad de exanguinotransfusión es poco frecuente; sin embargo, se están investigando los posibles efectos secundarios oxidantes de la fototerapia en los recién nacidos de muy bajo peso. El tratamiento sugerido para la hiperbilirrubinemia en los neonatos prematuros se basa en el consenso de los expertos (tabla 26-3).

Tabla 26-3. Umbrales de bilirrubina sugeridos para el uso de la fototerapia y la exanguinotransfusión en neonatos prematuros < 35 semanas de edad de gestación

	Fototerapia	Exanguinotransfusión
Edad de gestación (semanas)	Iniciar la fototerapia de bilirrubina sérica total (mg/dL)	Bilirrubina sérica total (mg/dL)
< 28 0/7	5-6	11-14
28 0/7-29 6/7	6-8	12-14
30 0/7-31 6/7	8-10	13-16
32 0/7-33 6/7	10-12	15-18
34 0/7-34 6/7	12-14	17-19

Fuente: Reimpresa con permiso de Nature: Maisels MJ, Watchko JF, Bhutani VK, et al. An approach to the management of hyperbilirubinemia in the preterm infant less than 35 weeks of gestation. *J Perinatol* 2012;32:660-664.

V. PREVENCIÓN DE LA HIPERBILIRRUBINEMIA EN NEONATOS SANOS A TÉRMINO Y PRETÉRMINO TARDÍO.

La guía de práctica clínica (GPC) de la American Academy of Pediatrics (AAP) para el tratamiento de la hiperbilirrubinemia no conjugada en recién nacidos sanos de 35 semanas de gestación y mayores se basa en estos principios generales: reducir la aparición de hiperbilirrubinemia grave (y el posible riesgo de neurotoxicidad de la bilirrubina) y, al mismo tiempo, reducir los daños no deseados del tratamiento excesivo: prevención (incluido el tamizaje de anticuerpos maternos), apoyo a la alimentación, evaluación sistemática del neonato antes del alta, seguimiento estrecho e intervención rápida cuando esté indicada.

A. **La evaluación prenatal de la madre para detectar el riesgo de hemólisis fetal,** principalmente debido a la isoinmunización, es una estrategia de prevención clave. Si el tamizaje de anticuerpos maternos es positivo o se desconoce porque la madre no se sometió a un tamizaje prenatal de anticuerpos, debe realizarse una prueba de antiglobulina directa (PAD; antes conocida como prueba de Coombs) en el neonato en el momento del nacimiento.

B. **La evaluación de la progresión de la ictericia** debe realizarse al menos cada 12 horas después del parto en todos los neonatos hasta el alta y continuarse en el seguimiento. Esto debe ser apoyado por la educación de la familia.

C. Los niveles de **bilirrubina antes del alta** deben medirse entre 24 y 48 horas después del nacimiento o antes del alta si esta ocurre antes. La inspección visual no es una medida fiable del nivel de bilirrubina.

   1. La tuberculosis puede analizarse directamente en la sangre, el suero o el plasma (BST), que puede recogerse mediante una muestra en el talón en el momento del análisis metabólico.

   2. La tuberculosis puede estimarse a partir de las mediciones de la prueba transcutánea (bilirrubina transcutánea [BTc]). La prueba BTc se basa en la correlación espectrofotométrica de la reflectancia de la bilirrubina subdérmica. Esta estimación proporciona una prueba de tamizaje válida y fiable para identificar a los neonatos que requieren una medición de BST y puede reducir el número de extracciones de sangre.

3. Cuando se dispone de más de una medida de BTc o BST, la tasa de aumento puede utilizarse como un posible índice de hemólisis. La hemólisis se sugiere por una tasa de aumento ≥ 0.3 mg/dL/hora en las primeras 24 horas o ≥ 0.2 mg/dL/hora después de 24 horas.

4. Las mediciones de BTc pueden no ser fiables en circunstancias como durante o después de la fototerapia, después de la exposición directa a la luz solar, o en niveles de BST ≥ 15 mg/dL. La BTc puede sobrestimar la BST en los neonatos de pigmentación oscura y subestimar la BST en los neonatos de piel clara. En consecuencia, debe medirse una BST confirmatoria si la BTc es ≥ 13 mg/dL.

5. El aumento del tamizaje y el tratamiento de la hiperbilirrubinemia grave en recién nacidos por lo demás sanos ≥ 35 semanas de edad de gestación se basa en la bilirrubina específica de la hora, la edad de gestación y si el neonato presenta factores de riesgo de neurotoxicidad por bilirrubina. El trazado del nivel de bilirrubina del neonato en la GPC 2022 de la AAP para la necesidad de fototerapia (véase la secc. VI más adelante) puede utilizarse para trazar la progresión de la hiperbilirrubinemia del neonato y determinar el momento de un seguimiento más estrecho (véase la tabla 26-2). La tasa de aumento de la bilirrubina puede proporcionar información adicional sobre la gravedad.

D. **Los factores de riesgo clínicos** de la hiperbilirrubinemia se enumeran en la tabla 26-1. Los neonatos con factores de riesgo requieren un seguimiento más estrecho que los que no los tienen. Para determinar la presencia de estos factores de riesgo específicos es necesario examinar al bebé, evaluar los datos de laboratorio y obtener los antecedentes familiares de trastornos sanguíneos o ictericia neonatal.

E. **Factores de riesgo de neurotoxicidad por bilirrubina.** La presencia de factores de riesgo de neurotoxicidad por hiperbilirrubinemia disminuye el umbral para el tratamiento con fototerapia y el nivel en el que se debe intensificar la atención (tabla 26-4). Los signos clínicos de inestabilidad hemodinámica, sepsis y acidemia indican un posible aumento del riesgo de neurotoxicidad. La edad de gestación baja y la enfermedad hemolítica isoinmune son factores de riesgo tanto de hiperbilirrubinemia significativa como de neurotoxicidad por bilirrubina. Otros factores de riesgo son las condiciones que dan lugar a una mayor disponibilidad de bilirrubina no ligada (es decir, bilirrubina no ligada a la albúmina) e incluyen signos de enfermedad grave y albúmina sérica baja (< 3.0 g/dL).

Tabla 26-4. Factores de riesgo de neurotoxicidad por hiperbilirrubinemia

- Edad de gestación < 38 semanas y este riesgo aumenta con el grado de prematuridad
- Albúmina < 3.0 g/dL
- Enfermedad hemolítica isoinmune (es decir, PAD positiva), deficiencia de G6PD u otras condiciones hemolíticas
- Sepsis
- Inestabilidad clínica significativa en las 24 horas anteriores

PDA, prueba directa de antiglobulina; G6PD, glucosa-6-fosfato deshidrogenasa.

Fuente: reproducida con permiso de Kemper AR, Newman TB, Slaughter JL, et al. Clinical practice guideline revision: management of hyperbilirubinemia in the newborn infant 35 or more weeks of gestation. *Pediatrics* 2022:e2022058859. Copyright © 2022 by the American Academy of Pediatrics.

F. Seguimiento de la bilirrubina. Dado que el nivel máximo de bilirrubina suele producirse entre las 72 y las 96 horas, después de que los recién nacidos sanos sean dados de alta del hospital donde nacieron, el seguimiento es esencial. El manejo y el seguimiento se guían por el nivel de bilirrubina previo al alta y los factores de riesgo, incluida la edad de gestación (véase la tabla 26-2). Los padres deben recibir instrucciones escritas y verbales sobre la necesidad de seguimiento. Un gradiente de BST > 7 mg/dL entre la BST medida y el umbral de BST debe ser tranquilizador para la resolución del nivel elevado de bilirrubina.

G. El monóxido de carbono al final de la espiración (ETCO), corregido al CO ambiental, no mejora la sensibilidad ni la especificidad de la predicción de la hiperbilirrubinemia grave con respecto a la BT sola. Sin embargo, el ETCO puede identificar a los recién nacidos con una producción exagerada de bilirrubina debida a afecciones hemolíticas que necesitan una vigilancia más estrecha y probablemente una intervención más temprana.

VI. EVALUACIÓN DE LOS NEONATOS CON HIPERBILIRRUBINEMIA

A. Historial

1. Historial de la familia

   a. Una historia familiar de ictericia, anemia, esplenectomía o enfermedad temprana de la vesícula biliar sugiere una anemia hemolítica hereditaria (p. ej., esferocitosis, deficiencia de G6PD).

   b. Una historia familiar de enfermedad hepática puede sugerir galactosemia, deficiencia de α1-antitripsina, tirosinosis, hipermetioninemia, enfermedad de Gilbert, síndrome de Crigler-Najjar tipos I y II, o fibrosis quística.

   c. El origen étnico o geográfico (asiático oriental, sudasiático, griego, mediterráneo, árabe, afroamericano, hispano e indio americano) puede sugerir condiciones asociadas a la hiperbilirrubinemia. Un hermano con ictericia o anemia puede sugerir incompatibilidad de grupo sanguíneo o ictericia por leche materna.

2. Historial de embarazo

   a. La enfermedad durante el embarazo puede sugerir una infección viral congénita o toxoplasmosis.

   b. Los hijos de madres con diabetes son más propensos a desarrollar hiperbilirrubinemia (véase capítulo 2).

   c. Los fármacos maternos pueden interferir con la unión de la bilirrubina a la albúmina, haciendo que la bilirrubina sea tóxica a niveles relativamente bajos (sulfonamidas, medicamentos intravenosos con alcohol bencílico), o pueden desencadenar una hemólisis en un neonato con deficiencia de G6PD (sulfonamidas, nitrofurantoína, antipalúdicos).

3. Historial del trabajo de parto y del parto

   a. El traumatismo al nacer puede asociarse a una hemorragia extravascular y a una hemólisis.

   b. El uso de oxitocina puede estar asociado a la hiperbilirrubinemia neonatal, aunque esto es controvertido.

   c. Los neonatos con lesión hipóxico-isquémica pueden tener niveles elevados de bilirrubina; las causas incluyen la incapacidad del hígado para procesar la bilirrubina y la hemorragia intracraneal, y ambos son mecanismos potenciales de deterioro neurológico.

   d. El retraso en el pinzamiento del cordón umbilical puede asociarse a la policitemia neonatal y al aumento de la carga de bilirrubina.

4. **Historial del neonato**

   a. El retraso o la infrecuencia de las deposiciones pueden ser causados por una ingesta calórica deficiente o por una obstrucción intestinal y provocar un aumento de la circulación enterohepática de la bilirrubina.

   b. Una ingesta calórica deficiente puede disminuir la captación de bilirrubina por el hígado.

   c. El vómito pueden deberse a la sepsis, a la estenosis pilórica o a la galactosemia y a algunos errores innatos del metabolismo.

B. **Examen físico.** La ictericia es el resultado del depósito de bilirrubina en la piel, las mucosas, la conjuntiva, la esclerótica y los tejidos subcutáneos. El blanqueamiento de la piel con la presión de los dedos facilita la observación de la ictericia. Sin embargo, la inspección visual no es un indicador fiable del nivel de BT en suero ni de la detección de niveles que aumentan con rapidez, en especial en los neonatos con piel oscura. La ictericia suele progresar en dirección cefalocaudal, empezando por la cara. Los niveles más altos de bilirrubina se asocian típicamente con la ictericia por debajo de las rodillas y en las manos, aunque hay una superposición sustancial de los niveles de bilirrubina asociados con la progresión de la ictericia. La comparación del color de la piel de la cara y de la pierna (flexionando la cadera y acercando las rodillas a la cara) podría sugerir la progresión de la ictericia. Todos los neonatos deben ser evaluados de forma visual para detectar la ictericia al menos cada 12 horas después del parto hasta el alta y, después, por los padres y los médicos durante unos 7 a 10 días hasta su resolución. A los recién nacidos con ictericia se les debe medir la bilirrubina y examinar los siguientes factores contribuyentes:

   1. Edad de gestación baja (< 38 semanas de edad de gestación).

   2. La talla baja para la edad de gestación puede estar asociada a la policitemia y a las infecciones intrauterinas. La microcefalia puede estar asociada a infecciones congénitas.

   3. Sangre extravascular, incluyendo hematomas, cefalohematomas u otras hemorragias cerradas.

   4. Palidez asociada a una anemia hemolítica o a una pérdida de sangre extravascular.

   5. Las petequias pueden sugerir infección congénita, sepsis o eritroblastosis.

   6. La hepatoesplenomegalia puede estar asociada a una anemia hemolítica, una infección congénita o una enfermedad hepática.

   7. Onfalitis u otro signo de infección.

   8. Infección congénita, a veces asociada a coriorretinitis.

   9. Evidencia de hipotiroidismo (véase capítulo 61).

   10. Síndrome de Down

C. Deben realizarse **pruebas de laboratorio adicionales** cuando la BST esté en el umbral o cerca del mismo para iniciar la fototerapia.

   1. Debe revisarse el grupo sanguíneo de la madre, el Rh y el análisis de anticuerpos realizado durante el embarazo, y debe repetirse el análisis de anticuerpos en el momento del parto.

   2. El grupo sanguíneo del neonato, el Rh y la PAD (prueba de Coombs) para evaluar la presencia de una enfermedad hemolítica isoinmune. A los hijos de mujeres con Rh negativo se les debe realizar el grupo sanguíneo, el Rh y la PAD (prueba de Coombs) al nacer. La determinación rutinaria del grupo sanguíneo y la PAD de los bebés nacidos de madres O Rh positivas para determinar el riesgo de incompatibilidad ABO es innecesaria. Estas pruebas están indicadas en los neonatos con hiperbilirrubinemia clínicamente significativa

y pueden considerarse en aquellos en los que el seguimiento es difícil o cuya mayor pigmentación de la piel puede limitar el reconocimiento de la ictericia.

3. **Las mediciones seriadas de BST/BTc** documentarán una progresión natural de la bilirrubinemia neonatal hasta la resolución o la hiperbilirrubinemia benigna (fig. 26-1) o hasta un nivel significativo que requiera intervención (umbrales para la fototerapia). La BST debe medirse si la BTc está dentro de los 3.0 mg/dL del umbral de tratamiento con fototerapia designado, si la BTc supera el umbral de tratamiento con fototerapia o si ≥ 13 a 15 mg/dL. Si se dispone de más de una medida de BTc o BST, la tasa de aumento puede utilizarse para identificar una posible hemólisis. Una tasa de aumento rápida (≥ 0.3 mg/dL/hora en las primeras 24 horas o ≥ 0.2 mg/dL/hora a partir de entonces) es excepcional e indica un aumento de la producción de bilirrubina que suele deberse a la hemólisis. En tales situaciones, debe determinarse una PAD si no se ha hecho previamente y puede incluir una búsqueda de anticuerpos isoinmunes específicos por elución. Si un neonato presenta un alto riesgo de desarrollar una hiperbilirrubinemia significativa y de necesitar fototerapia, pero no se ha alcanzado el umbral y no se puede garantizar un seguimiento adecuado, puede ser razonable retrasar el alta hasta que se pueda garantizar un seguimiento adecuado o hasta que haya pasado el periodo de mayor riesgo (es decir, de 72 a 96 h) y haya disminuido la tasa de aumento de la BST.

4. **Frotis periférico para la morfología de los eritrocitos y el recuento de reticulocitos** para detectar las causas de la enfermedad hemolítica negativa de Coombs (p. ej., la EH). La EH se produce en aproximadamente 1 de cada 2 000 nacimientos y puede pasar desapercibida si solo se utilizan los antecedentes familiares para el tamizaje, ya que muchos casos son *de novo*, y la EH puede ser autosómica recesiva en los recién nacidos de ascendencia japonesa. En un informe, una concentración media de hemoglobina corpuscular ≥ 36.0 g/dL tenía una sensibilidad de 82% y una especificidad de 98% para diagnosticar la EH.

5. La medición del **hematocrito** o de la hemoglobina identificará la policitemia o sugerirá la pérdida de sangre por hemorragia oculta.

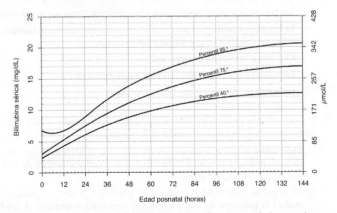

Figura 26-1 Curvas de percentil de bilirrubina específicas para cada hora en los percentiles 40, 75 y 95 (de 0 a 144 horas posnatales) que representan un perfil natural de bilirrubina en 397 395 neonatos a término y prematuros tardíos por lo demás sanos y sin hemólisis manifiesta.

6. Identificación de anticuerpos específicos en los eritrocitos del neonato (si el resultado de la prueba PAD es positivo).

7. La bilirrubina directa o conjugada debe medirse en caso de hiperbilirrubinemia significativa y antes de una intervención. Deben medirse los niveles de bilirrubina total y directa (o conjugada) (véase la secc. IV.A.5) en los neonatos alimentados con leche materna que sigan presentando icteria a las 3 o 4 semanas de edad y en los alimentados con leche de fórmula que sigan presentando icteria a las 2 semanas o con signos de colestasis (heces de color claro y bilirrubina en la orina). Si la bilirrubina directa está elevada, debe obtenerse un análisis de orina y un cultivo de orina; debe comprobarse el estado del recién nacido para detectar hipotiroidismo, tirosinemia y galactosemia, y debe comprobarse la orina para detectar sustancias reductoras (véase la secc. X, colestasis neonatal).

8. En los neonatos con icteria prolongada están indicadas otras pruebas para detectar enfermedades hepáticas, infecciones congénitas, sepsis, defectos metabólicos o hipotiroidismo.

9. La medición de la G6PD puede ser útil cuando los antecedentes familiares sugieren una ascendencia africana, asiática del este/sur, mediterránea o de Oriente Medio/árabe; una hiperbilirrubinemia no fisiológica, o un umbral que probablemente requiera fototerapia. La incidencia de la deficiencia de G6PD entre los varones afroamericanos es de 11 a 13%, constituyendo la subpoblación más afectada entre la población no blanca de Estados Unidos. La actividad de la G6PD debe medirse en cualquier icteria de causa desconocida cuya BST aumente a pesar de una fototerapia eficaz, cuya BST aumente repentinamente o se eleve tras un descenso inicial, o que requiera una intensificación de los cuidados. Si se sospecha fuertemente de una deficiencia de G6PD pero la medición de la actividad de G6PD es normal o cercana a lo normal, en especial en un recién nacido de sexo femenino, la actividad de G6PD debe medirse de nuevo al menos 3 meses después.

D. La hiperbilirrubinemia indirecta (no conjugada) prolongada (7 días o más) debe confirmarse midiendo la BT y la bilirrubina sérica de reacción directa o conjugada (es decir, una medida de bilirrubina fraccionada) para determinar el nivel de bilirrubina indirecta (la diferencia entre la bilirrubina total y la de reacción directa o conjugada). La bilirrubina directa y la bilirrubina no conjugada no son ensayos sinónimos, y cada uno tiene sus valores de rango normal. La mayoría de estos recién nacidos presenta icteria por leche materna, pero otras causas son la enfermedad hemolítica, el hipotiroidismo, la sangre extravascular, la estenosis pilórica con enfermedad de Gilbert y el síndrome de Crigler-Najjar. Algunos estudios limitados sugieren que la exposición prolongada a la hiperbilirrubinemia indirecta podría estar asociada a un mayor riesgo de neurotoxicidad, aunque otros estudios no han encontrado esta asociación.

VII. EDUCACIÓN DE LA FAMILIA Y LOS CUIDADORES.
La atención clínica hace hincapié en la aplicación continua de la evaluación sistemática universal del riesgo de hiperbilirrubinemia grave, el seguimiento estrecho y la intervención rápida. Antes del alta hospitalaria, todos los cuidadores deben recibir orientación institucional con instrucciones escritas y verbales sobre la icteria y el riesgo de kernícterus. Los clínicos deben asegurarse de que los cuidadores sean capacitados y entiendan la información que facilita el cuidado individualizado después del alta, incluyendo la fecha, la hora y el lugar de la cita de seguimiento y, cuando sea necesario, cualquier prescripción y cita para pruebas de seguimiento.

Tabla 26-5. Signos clínicos de neurotoxicidad progresiva por bilirrubina

Signos clínicos	Temprano	Moderado	Avanzado	Resultados neurológicos
Estado mental	Dormido pero excitable	Letargo, mala succión, irritabilidad o nerviosismo	Semicoma, ataques de apnea, convulsiones, incapacidad para alimentarse, coma	A menudo es reversible con una fototerapia oportuna y eficaz
Tono muscular	Hipotonía de leve a moderada	Hipotonía persistente durante el sueño; hipertonía con arqueo de cuello y espalda	Retrocolis persistente u opistótono; ciclismo	A menudo es reversible si se interviene a tiempo con una exanguinotransfusión
Patrón de llanto (atribuido a espasmos dolorosos)	Tono alto cuando se excita	Estridente; difícil de controlar	Llanto inconsolable, débil o ausente	Las intervenciones pueden ser críticas y salvar vidas

Nota: un resultado de la prueba de respuesta auditiva del tronco cerebral recientemente referido durante la fase aguda de la encefalopatía bilirrubínica aguda es un signo de neurotoxicidad progresiva de la bilirrubina.

Fuente: Johnson L, Bhutani VK, Karp K, et al. Clinical report from the pilot USA Kernicterus Registry (1992 a 2004). *J Perinatol* 2009;29(suppl 1):S25-S45. doi:10.1038/jp.2008.211.

VIII. TRATAMIENTO CLÍNICO

A. **El tratamiento de la hiperbilirrubinemia no conjugada** está dirigido a la prevención de la hiperbilirrubinemia grave, definida como BST > 20 g/dL en los recién nacidos a término y prematuros tardíos, y presumiblemente valores más bajos en los neonatos más inmaduros. La suplementación con la ingesta enteral de agua o agua con dextrosa no previene la hiperbilirrubinemia y no disminuye los niveles de BST. Esta se utiliza para guiar todas las intervenciones y se ve modificada por la presencia de **factores de riesgo de neurotoxicidad** clínica (véase tabla 26-4) que aumentan el riesgo de lesión neurológica porque interfieren con la unión de la bilirrubina a la albúmina, aumentan la permeabilidad de la barrera hematoencefálica o hacen que las células cerebrales sean más susceptibles de sufrir daños por la bilirrubina. Una menor edad de gestación también aumenta el riesgo de toxicidad. La intervención en los recién nacidos prematuros se rige por la edad de gestación y posmenstrual.

1. Las decisiones de iniciar la fototerapia o escalar la atención se guían por la edad de gestación, la BST específica de la hora y la identificación de neurotoxicidad clínica por bilirrubina manifestada por signos de encefalopatía (tablas 26-4 y 26-5). La presencia de factores de riesgo de neurotoxicidad por hiperbilirrubinemia o de signos clínicos reduce el umbral para el tratamiento

con fototerapia y el nivel de BST en el que debe escalarse la intervención Otras consideraciones son la inestabilidad clínica (hemodinámica), la sepsis o la acidemia (reciente o antecedente).

2. La edad de gestación más baja y la enfermedad hemolítica isoinmune son factores de riesgo tanto para desarrollar una hiperbilirrubinemia significativa como para la neurotoxicidad de la bilirrubina. Una albúmina sérica baja puede aumentar el riesgo de neurotoxicidad debido a la mayor disponibilidad de bilirrubina no ligada (bilirrubina no ligada a la albúmina). En la actualidad, los datos son insuficientes para guiar la atención clínica utilizando niveles específicos de bilirrubina no ligada. Los expertos consideran que un nivel de albúmina < 3.0 g/dL es un factor de riesgo clave de neurotoxicidad por hiperbilirrubinemia. Se recomienda medir la albúmina para evaluar la necesidad de intensificar los cuidados.

B. **La fototerapia** es la intervención inicial utilizada para tratar y prevenir la hiperbilirrubinemia grave en bebés asintomáticos. La GPC de la AAP de 2022 recomienda la fototerapia eficaz en los umbrales de BST de las figuras 26-2 y 26-3. Estos umbrales se basan en la edad de gestación, los factores de riesgo de

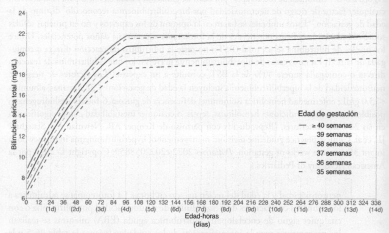

Figura 26-2. Umbrales de fototerapia* por edad de gestación y edad en horas para neonatos con factores de riesgo de neurotoxicidad por hiperbilirrubinemia **NO** reconocidos[†] distintos de la edad de gestación. *Estos umbrales se basan en la opinión de los expertos y no en pruebas sólidas sobre cuándo los beneficios potenciales de la fototerapia superan sus daños potenciales. Utilice los niveles de bilirrubina sérica total (BST); no reste la bilirrubina de reacción directa o conjugada de la BST. En raros casos de hiperbilirrubinemia grave, en los que la bilirrubina de reacción directa o conjugada supere 50% de la BST, consulte a un experto. Téngase en cuenta que es probable que los neonatos menores de 24 horas con una BST igual o superior al umbral de fototerapia tengan un proceso hemolítico y deben ser evaluados para detectar una enfermedad hemolítica como se describe en la recomendación 14. [†]Los factores de riesgo de neurotoxicidad por hiperbilirrubinemia incluyen la edad de gestación < 38 semanas; albúmina < 3.0 g/dL; enfermedad hemolítica isoinmune; deficiencia de glucosa-6-fosfato deshidrogenasa; posiblemente otras condiciones hemolíticas, sepsis, o cualquier inestabilidad clínica significativa en las 24 horas anteriores. (Reproducida con permiso de Kemper AR, Newman BT, Slaughter JL, et al. Clinical practice guideline revision: management of hyperbilirubinemia in the newborn infant 35 or more weeks of gestation. *Pediatrics* 2022:e2022058859. Copyright © 2022 por la American Academy of Pediatrics.)

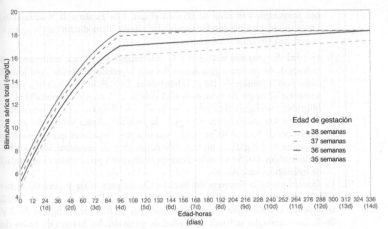

Figura 26-3. Umbrales de fototerapia* por edad de gestación y edad en horas para neonatos con cualquier factor de riesgo de neurotoxicidad por hiperbilirrubinemia reconocido[†] distinto de la edad de gestación. *Estos umbrales se basan en la opinión de los expertos y no en pruebas sólidas sobre cuándo los beneficios potenciales de la fototerapia superan sus daños potenciales. Utilice los niveles de bilirrubina sérica total (BST); no reste la bilirrubina de reacción directa o conjugada de la BST. En raros casos de hiperbilirrubinemia grave, en los que la bilirrubina de reacción directa o conjugada supere 50% de la BST, consulte a un experto. [†]Los factores de riesgo de neurotoxicidad de la hiperbilirrubinemia incluyen la edad de gestación < 38 semanas; albúmina < 3.0 g/dL; enfermedad hemolítica isoinmune; deficiencia de glucosa-6-fosfato deshidrogenasa; posiblemente otras condiciones hemolíticas, sepsis, o cualquier inestabilidad clínica significativa en las 24 horas anteriores. (Reproducida con permiso de Kemper AR, Newman BT, Slaughter JL, et al. Clinical practice guideline revision: management of hyperbilirubinemia in the newborn infant 35 or more weeks of gestation. *Pediatrics* 2022:e2022058859. Copyright © 2022 por la American Academy of Pediatrics.)

neurotoxicidad y la edad del recién nacido en horas. La fototerapia se administra a los neonatos con factores de riesgo clínico de neurotoxicidad por bilirrubina o con cualquier signo de encefalopatía bilirrubínica aguda (EBA) mientras se realizan los preparativos para la intensificación de los cuidados (véanse la tabla 26-5 y la figura 26-4). La BST suele disminuir a las pocas horas de iniciado el tratamiento. La tasa de disminución se incrementa por el aumento de la irradiación y la mayor superficie expuesta.

1. **Mecanismos de reducción de la bilirrubina por fototerapia.** Los fotones de luz en el espectro azul-verde alcanzan la bilirrubina circulante en las estructuras cutáneas y subcutáneas y alteran la estructura de la bilirrubina.

   a. **La isomerización estructural de la bilirrubina** es inducida por la luz (fotones) que convierte irreversiblemente la bilirrubina en lumirrubina, una sustancia más soluble que puede ser excretada en la bilis y la orina sin conjugación.

   b. **La fotoisomerización** convierte rápidamente alrededor de 15% del isómero 4Z,15Z de la bilirrubina en la forma menos tóxica 4Z,15E. Aunque el isómero menos tóxico puede ser excretado en la bilis sin conjugación, el proceso es reversible y la eliminación es lenta. Las pruebas de laboratorio estándar no distinguen entre los isómeros, por lo que los niveles de BT pueden no cambiar, aunque pueden ser menos tóxicos.

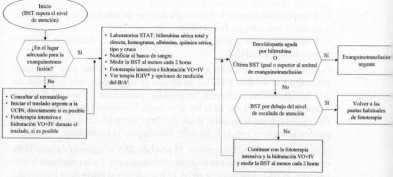

Figura 26-4 Enfoque de la escalada de cuidados. El umbral de intensificación de cuidados es de 2 mg/dL por debajo del umbral de exanguinotransfusión. (Reproducida con permiso de Kemper AR, Newman BT, Slaughter JL, et al. Clinical practice guideline revision: management of hyperbilirubinemia in the newborn infant 35 or more weeks of gestation. *Pediatrics* 2022:e2022058859. Copyright © 2022 por la American Academy of Pediatrics.)

    c. La fotooxidación es un proceso más lento que convierte la bilirrubina en pequeños productos polares que se excretan en la orina y es el mecanismo menos importante de eliminación de la bilirrubina.

2. **Características de los dispositivos de administración de fototerapia.** Entre los múltiples dispositivos disponibles para la fototerapia, los más eficaces se caracterizan por lo siguiente:

    a. Emisión de luz en el estrecho espectro azul-verde a la superficie de la piel (460 a 490 nm; pico ideal a 478 nm), que incluye la región (460 nm) donde la bilirrubina absorbe más fuertemente la luz

    b. Irradiación de al menos 30 µW/cm²/nm (rango, 25 a 35 µW/cm²/nm) en bebés a término y prematuros tardíos

    c. Iluminación de la máxima exposición de la superficie corporal (órbitas y zona genital protegidas)

    d. Se ha demostrado que disminuye la BST durante las primeras 4 a 6 horas de exposición

3. **Características de las fuentes de luz**

    a. Los diodos emisores de luz (LED, por sus siglas en inglés) azul proporcionan una luz óptima de alta intensidad en el espectro de absorción de la bilirrubina, disponibles como dispositivos por encima o por debajo (colchón o almohadilla de fibra óptica) que reducen eficazmente la BST circulante.

    b. Las mantas o almohadillas de fibra óptica pueden colocarse directamente debajo del recién nacido y a veces se utilizan como adyuvantes para mejorar la exposición de la superficie corporal. Debido a su pequeño tamaño, rara vez cubren una superficie suficiente para ser eficaces cuando se utilizan solas en los neonatos a término y, por lo tanto, suelen utilizarse junto con las luces de techo cuando está indicada la intensificación de los cuidados.

    c. Los dispositivos aprobados por la Food and Drug Administration de Estados Unidos que cumplen con las normas de la International Electrotechnical Commission filtran las fuentes de luz para las exposiciones a la radiación y a la luz ultravioleta.

4. Inicio de la administración de fototerapia

    a. La exposición durante la fototerapia debe ser lo más extensa posible, minimizando el área cubierta por el pañal.

    b. Una máscara opaca debe proteger los ojos, evitar la oclusión de la nariz y proporcionar comodidad.

5. Exposición a la luz solar. Aunque la exposición a la luz solar disminuye eficazmente el nivel de BST, los problemas de seguridad, como la exposición a la luz ultravioleta ambiental, las posibles quemaduras solares y los efectos térmicos, impiden el uso de la luz solar como herramienta terapéutica fiable. En entornos de bajos recursos, el uso de filtros apropiados y el control térmico pueden permitir el uso de la luz solar filtrada para la fototerapia.

6. Monitorización de la bilirrubina. El **nivel de BST** se controla durante la fototerapia para documentar la respuesta al tratamiento. En los neonatos hospitalizados, la BST debe medirse en las 12 h siguientes al inicio de la fototerapia. El momento de esta medición y la frecuencia de la monitorización de la BST durante la fototerapia se guían por la edad del neonato, la presencia de factores de riesgo de neurotoxicidad, el nivel de BST y la trayectoria de la BST. Aunque la exposición a la fototerapia produce una degradación inmediata de la bilirrubina, los clínicos pueden medir la BT 2 o 3 h después del inicio de la fototerapia para asegurarse de que está disminuyendo. La BT también se mide 1 o 2 días después de la interrupción de la fototerapia para evaluar el rebote del nivel de BT.

7. Efectos adversos de la fototerapia. En general, la fototerapia se considera segura en los recién nacidos a término y pretérmino tardío. El análisis riesgo-beneficio favorece su uso, y los posibles efectos adversos conocidos son evitables o transitorios. La temperatura se vigila para evitar la inestabilidad térmica. La monitorización de la diuresis y del peso permite la detección temprana de un aumento de la pérdida insensible de agua que puede conducir a la deshidratación. La aparición de heces blandas o cualquier erupción eritematosa, si está presente, suele ser transitoria. Debido al riesgo potencial de lesión o degeneración de la retina observado en animales tras 24 h de exposición a la fototerapia fluorescente y por razones de comodidad del neonato, los ojos se cubren en todos los recién nacidos sometidos a fototerapia.

    a. Síndrome del "bebé de bronce". Algunos neonatos con hiperbilirrubinemia directa (ictericia colestásica) sometidos a fototerapia pueden desarrollar una decoloración transitoria no tóxica de color bronce oscuro en la piel, que se cree que está relacionada con la alteración de la excreción de fotoproductos del pigmento biliar.

8. Debe mantenerse la hidratación y la diuresis para favorecer la excreción urinaria de la lumirrubina. La transición del meconio al aumento de las heces de color amarillo es un indicador de que se están eliminando los metabolitos de la bilirrubina. La alimentación con el pecho o el biberón debe continuar durante la fototerapia, a menos que la BST se acerque al nivel para la exanguinotransfusión; en ese caso, la alimentación no debe interrumpir la fototerapia hasta que la BT haya descendido por debajo de 20 mg/dL. Los neonatos amamantados con una ingesta inadecuada o una pérdida de peso excesiva deben ser complementados con leche materna extraída o fórmula. La lactancia materna, si se interrumpe, debe reanudarse lo antes posible.

Tabla 26-6. Posible elegibilidad de los lactantes dados de alta para la fototerapia domiciliaria

- Edad de gestación ≥ 38 semanas, edad posnatal > 48 horas
- Clínicamente bien con alimentación oral adecuada
- Sin riesgo clínico conocido de hiperbilirrubinemia significativa, aparte del nivel de BST (véase la tabla 26-1)
- No hay factores de riesgo de neurotoxicidad de la bilirrubina discernibles (véase la tabla 26-2)
- Sin uso previo de fototerapia
- Nivel de BST no superior a 1 mg/dL por encima del umbral de tratamiento con fototerapia (véanse las figs. 26-2 y 26-3)
- Un dispositivo de fototerapia basado en LED implementado en casa sin demora
- Capacidad de medición diaria de BST

BST, bilirrubina sérica total; LED, diodo emisor de luz.

Fuente: Datos de Kemper AR, Newman BT, Slaughter JL, et al. Clinical practice guideline revision: management of hyperbilirubinemia in the newborn infant 35 or more weeks of gestation. *Pediatrics* 2022:e2022058859.

9. **La fototerapia en casa** es una opción eficaz (tabla 26-6), menos costosa que la fototerapia hospitalaria y fácil de aplicar con el uso de mantas de fibra óptica LED. Sin embargo, puede no tener la misma irradiancia o superficie de exposición que la fototerapia hospitalaria. Según la GPC de la AAP, para los neonatos que desarrollen una BST por encima del umbral de fototerapia tras el alta hospitalaria, el tratamiento con un dispositivo de fototerapia en casa basado en LED en lugar de la readmisión en el hospital es una opción para aquellos que cumplan los siguientes criterios: i) edad de gestación ≥ 38 semanas, ii) edad posnatal ≥ 48 horas de vida, iii) clínicamente bien con una alimentación adecuada, iv) sin factores de riesgo de neurotoxicidad por hiperbilirrubinemia conocidos (véase tabla 26-4), v) sin fototerapia previa, vi) nivel de BST no superior a 1 mg/dL por encima del umbral de tratamiento con fototerapia (véanse las figs. 26-2, 26-3 y 26-4), vii) se dispondrá de un dispositivo de fototerapia basado en LED en el domicilio sin demora y viii) la BST puede medirse diariamente. Sin embargo, su rentabilidad y seguridad para su uso en neonatos con una tasa de aumento de la bilirrubina imprevisible con hiperbilirrubinemia hemolítica no se ha validado de manera adecuada.

C. **Terapia farmacológica.** Actualmente no existen agentes quimiopreventivos validados para la hiperbilirrubinemia neonatal. La inmunoglobulina intravenosa (IGIV) (0.5 a 1 g/kg de IGIV durante 2 horas, repetida en 12 horas, si es necesario) se ha utilizado en neonatos con enfermedades hemolíticas isoinmunes, en especial la enfermedad Rh. En el caso de la incompatibilidad ABO, puede utilizarse cuando la BST sigue aumentando a pesar de la fototerapia intensiva y se encuentra a 2 o 3 mg/dL del umbral recomendado para la exanguinotransfusión.

Se desconoce el mecanismo de su acción protectora, y se ha informado de una asociación entre el uso de IGIV y la enterocolitis necrosante.

D. Hiperbilirrubinemia excesiva. El aumento de la BST hasta los umbrales de intercambio es una emergencia médica y es necesario iniciar la intensificación de los cuidados, incluida la preparación para una exanguinotransfusión. La intensificación de los cuidados se refiere a la atención intensiva de los bebés con niveles de bilirrubina que aumentan rápidamente y que tal vez necesiten una exanguinotransfusión para evitar el kernícterus (figs. 26-5 y 26-6 y tablas 26-4, 26-5 y 26-6). El umbral de BST para la atención intensiva es 2 mg/dL por debajo del umbral de exanguinotransfusión. El valor de bilirrubina de reacción directa o conjugada no debe restarse del valor de BT al determinar el manejo.

1. El periodo de intensificación de la atención continúa hasta que la BST está por debajo del umbral de intensificación de la atención.

2. El tratamiento óptimo se realiza en una unidad de cuidados intensivos neonatales (UCIN). Si el centro actual no puede realizar una exanguinotransfusión de emergencia, debe consultarse a un neonatólogo de forma urgente y el neonato debe ser trasladado de inmediato a una UCIN que pueda realizar la exanguinotransfusión con fototerapia intensiva continuada.

3. La fototerapia intensiva y la hidratación intravenosa deben iniciarse y continuarse durante el traslado al hospital.

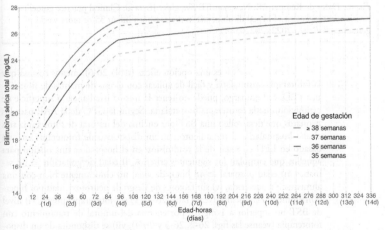

Figura 26-5 Umbrales de exanguinotransfusión* por edad de gestación para neonatos con factores de riesgo de neurotoxicidad por hiperbilirrubinemia NO reconocidos[†] distintos de la edad de gestación. *Estos umbrales se basan en la opinión de los expertos y no en pruebas sólidas sobre cuándo los beneficios potenciales de la intensificación de la atención superan sus daños potenciales. Las *líneas punteadas* para las primeras 24 horas indican incertidumbre debido a la amplia gama de circunstancias clínicas y respuestas a la fototerapia intensiva. Utilice los niveles de bilirrubina sérica total (BST); no reste la bilirrubina directa de la BST. En raros casos de hiperbilirrubinemia grave, en los que la bilirrubina de reacción directa o conjugada supere 50% de la BST, consulte a un experto. [†]Véase la tabla 26-4. (Reproducida con permiso de Kemper AR, Newman BT, Slaughter JL, et al. Clinical practice guideline revision: management of hyperbilirubinemia in the newborn infant 35 or more weeks of gestation. *Pediatrics* 2022:e2022058859. Copyright © 2022 por la American Academy of Pediatrics.)

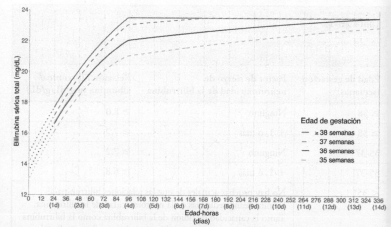

Figura 26-6 Umbrales de exanguinotransfusión* por edad de gestación para neonatos con CUALQUIER factor de riesgo de neurotoxicidad por hiperbilirrubinemia reconocido[†] distinto de la edad de gestación. *Véase el texto que describe la intensificación de los cuidados. Estos umbrales se basan en la opinión de los expertos y no en pruebas sólidas sobre cuándo los beneficios potenciales de la intensificación de los cuidados superan sus daños potenciales. Las *líneas punteadas* para las primeras 24 horas indican incertidumbre debido a la amplia gama de circunstancias clínicas y respuestas a la fototerapia intensiva. Utilice los niveles de bilirrubina sérica total (BST); no reste la bilirrubina directa de la BST. En raros casos de hiperbilirrubinemia grave, en los que la bilirrubina de reacción directa o conjugada supere 50% de la BST, consulte a un experto. [†]Los factores de riesgo de neurotoxicidad de la hiperbilirrubinemia incluyen albúmina < 3.0 g/dL; enfermedad hemolítica isoinmune; deficiencia de glucosa-6-fosfato deshidrogenasa; posiblemente otras condiciones hemolíticas, sepsis, o cualquier inestabilidad clínica significativa en las 24 horas anteriores. (Reproducida con permiso de Kemper AR, Newman BT, Slaughter JL, et al. Clinical practice guideline revision: management of hyperbilirubinemia in the newborn infant 35 or more weeks of gestation. *Pediatrics* 2022:e2022058859. Copyright © 2022 por la American Academy of Pediatrics.)

4. Siempre que sea posible, el neonato debe ingresar directamente en la UCIN en lugar de hacerlo a través del servicio de urgencias para evitar retrasos en la atención.

5. La sangre debe enviarse en STAT para determinar la bilirrubina sérica total y de reacción directa, el recuento sanguíneo completo, la albúmina sérica, la bioquímica sérica y el tipo y la prueba cruzada. Una BTc obtenida antes del uso de la fototerapia puede orientar la urgencia de la atención inicial mientras se esperan los resultados del BST. Tenga en cuenta que la mayoría de los dispositivos de BTc informarán de un valor de "error" para niveles de bilirrubina > 20 mg/dL.

6. La BST debe medirse al menos cada 2 horas desde el inicio hasta el final del periodo de intensificación de cuidados.

7. Cuando la BST es inferior al umbral de intensificación de la atención, el tratamiento debe seguir las directrices habituales.

Tabla 26-7. Uso de la relación bilirrubina/albúmina con la edad de gestación y el riesgo de neurotoxicidad para considerar la exangionotransfusión

Edad de gestación (semanas)	Factor de riesgo de neurotoxicidad de la bilirrubina	Relación bilirrubina/albúmina (mg/dL/g/dL)
≥ 38	Ninguno	≥ 8.0
≥ 38	+ 1, o más	≥ 7.2
35-37	Ninguno	≥ 7.2
35-37	+ 1, o más	≥ 6.8
< 35*	No hay pruebas actuales de que las relaciones bilirrubina/albúmina sean predictivas de la neurotoxicidad de la bilirrubina. Tanto la capacidad de unión de la bilirrubina como la bilirrubina no unida se proponen como biomarcadores en los estudios de investigación.*	

*De Götze T, Blessing H, Grillhösl C, et al. Neonatal cholestasis-differential diagnoses, current diagnostic procedures, and treatment. *Front Pediatr* 2015;3:43.

Fuente: datos de Kemper AR, Newman BT, Slaughter JL, et al. Clinical practice guideline revision: management of hyperbilirubinemia in the newborn infant 35 or more weeks of gestation. *Pediatrics* 2022:e2022058859.

E. **La exanguinotransfusión** es ahora una medida poco frecuente pero que salva la vida y elimina rápidamente la bilirrubina cuando la fototerapia intensificada no logra evitar un aumento de esta hasta niveles potencialmente tóxicos o cuando los recién nacidos presentan signos neurológicos progresivos a una toxicidad aguda moderada o avanzada por bilirrubina (véanse las figs. 26-5 y 26-6). La exanguinotransfusión es el método más eficaz para la eliminación inmediata y rápida de la bilirrubina y puede salvar la vida. En los casos de enfermedad hemolítica isoinmune, la exanguinotransfusión también elimina los anticuerpos y los eritrocitos sensibilizados, que se sustituyen por eritrocitos del donante que carecen del antígeno sensibilizador. La relación bilirrubina/albúmina puede considerarse antes de una exanguinotransfusión en función de la edad de gestación y de la asociación de factores de riesgo de neurotoxicidad clínica por bilirrubina (tabla 26-7).

1. Justo después de una exanguinotransfusión de doble volumen (alrededor de 160 a 180 mL/kg), los valores de BST suelen ser la mitad del valor anterior al procedimiento. Después de 30 a 60 minutos, la bilirrubina extravascular se equilibra rápidamente con el nivel vascular reducido, de modo que los niveles de BST vuelven a ser alrededor de dos tercios de los niveles previos al intercambio. Tras el equilibrio del volumen sanguíneo, se sustituye cerca de 85% de los eritrocitos circulantes.

2. El producto ideal del donante son los eritrocitos empaquetados frescos tipo O Rh-negativo que se resuspenden en plasma AB y se cruzan con el plasma y las células maternas. La unidad se reconstituye hasta alcanzar un hematocrito de 50 a 55%. En la enfermedad hemolítica isoinmune no AB, la sangre no debe contener el antígeno sensibilizador.

3. El volumen solicitado debe tener en cuenta las pérdidas de la vía intravenos. (~ 30 mL) más el doble del volumen sanguíneo estimado del neonato (e decir, dos veces 80 a 90 mL/kg).

4. Durante la administración de la sangre se utiliza un calentador de sangre con control térmico para mantener la temperatura de la sangre del donante : 37 °C. El depósito de sangre se agita para evitar la infusión de un producto sanguíneo estancado o lodoso. La duración total del procedimiento de inter-cambio rara vez supera las 2 horas.

5. Lo ideal es que un experto en exanguinotransfusiones dirija el procedimiento Suele realizarse a través de un catéter venoso umbilical utilizando una técnica de empuje y arrastre en la que se extraen alícuotas de la sangre del paciente y se sustituyen por la sangre del donante. Las alícuotas individuales deben ser de alrededor de 10% o menos del volumen de sangre del neonato, con un volumen máximo de 20 mL para un neonato a término que pesa más de 3 kg y volúmenes menores en aquellos con inestabilidad fisiológica. Como alternativa, en un neo-nato muy pequeño o inestable, puede extraerse sangre de forma constante de un catéter de la arteria umbilical a una velocidad de 2 a 4 mL/kg/minuto mientras se infunde lentamente un volumen equivalente a la misma velocidad a través de un catéter venoso (un procedimiento isovolumétrico). Se pueden utilizar otros accesos vasculares centrales si no se puede acceder a los vasos umbilicales.

6. Albúmina. Algunos clínicos han defendido la infusión de albúmina a 5% entre 1 y 2 horas antes de la exanguinotransfusión en un intento por facilitar la eli-minación de la bilirrubina al promover la entrada de la bilirrubina extravascu-lar en la circulación. Sin embargo, esta intervención no está probada y podría provocar inadvertidamente una sobrecarga hemodinámica en los neonatos con un aumento del volumen intravascular (sobrecarga) o un empeoramiento de la hidropesía. Evitamos el uso de albúmina al 25% en vista de sus efectos secundarios cardiopulmonares y circulatorios en los neonatos.

7. Se debe reanudar la fototerapia escalonada después de la exanguinotransfusión, y la BST se debe monitorizar a las 2, 4 y 6 h después del procedimiento y luego al menos cada 12 a 24 horas hasta que la BT disminuya lo suficiente como para suspender la fototerapia. Puede ser necesario repetir la exanguinotransfusión en caso de aumento de la BST o de recurrencia de los signos neurológicos.

8. Seguimiento clínico. Los neonatos deben ser vigilados para detectar complica-ciones relacionadas con el procedimiento y el uso de productos sanguíneos. Las complicaciones más frecuentes son el desequilibrio circulatorio, la trombocito-penia y las anomalías de la coagulación; la hipoglucemia, la hiperpotasemia y la hipocalcemia, y las anomalías ácido-base. Otras complicaciones menos frecuentes son la enterocolitis necrosante (véase capítulo 27), la trombosis de la vena porta (quizá debida a la colocación del catéter umbilical), la embolia aérea, la tromboembolia, las arritmias cardiacas y las infecciones bacterianas y virales.

IX. **NEUROTOXICIDAD POR BILIRRUBINA.** Tras la entrada y el depósito de bilir-bina en el cerebro se producen secuelas a largo plazo que pueden dar lugar a una neurotoxicidad neurológica de por vida que es estructural o podría ser sutil. La hiper-bilirrubinemia extrema (BST > 25 mg/dL) se asocia a un mayor riesgo en los recién nacidos a término o prematuros tardíos; el nivel de riesgo en los recién nacidos prema-turos es incierto, pero se presume que está en umbrales más bajos. La exanguinotrans-fusión minimiza la gravedad de la lesión y, si es oportuna, puede ser preventiva. La bilirrubina no conjugada que no está unida a la albúmina es una toxina potencial que puede entrar en el cerebro y causar apoptosis o necrosis. Los AGL y ciertos fármacos

(p. ej., la ceftriaxona) pueden desplazar la bilirrubina de la albúmina y favorecer su entrada en el cerebro. Si la barrera hematoencefálica es vulnerable debido a condiciones como la prematuridad o se ve alterada por factores como la hiperosmolaridad, la asfixia y la hipercarbia, la bilirrubina también puede entrar en el cerebro unida a la albúmina. La acidosis afecta la solubilidad de la bilirrubina y favorece su depósito en el tejido cerebral. Las regiones cerebrales típicamente afectadas por la toxicidad de la bilirrubina incluyen los ganglios basales, el cerebelo, la materia blanca y los núcleos del tronco cerebral para la función oculomotora y auditiva. Las manifestaciones neurológicas de la toxicidad por bilirrubina reflejan las áreas del cerebro que se ven afectadas con mayor frecuencia y suelen denominarse trastornos neurológicos inducidos por la bilirrubina o del espectro del kernícterus. A veces son reversibles, pero la mayoría son permanentes.

A. **La EBA** es la manifestación clínica de la toxicidad aguda por bilirrubina que se observa en el periodo neonatal; consta de tres fases:

1. Fase inicial. Los signos son sutiles y pueden incluir letargia, hipotonía, llanto agudo y mala succión. Estos pueden ser reversibles con una intervención oportuna.

2. La fase intermedia se caracteriza por hipertonía de los músculos extensores (rigidez, opistótono y retrocolis), crisis oculógiras, irritabilidad, fiebre y convulsiones y puede provocar la muerte. Los recién nacidos que sobreviven a esta fase suelen desarrollar una encefalopatía crónica por bilirrubina (kernícterus). La exanguinotransfusión y la fototerapia oportunas pueden minimizar la gravedad del daño.

3. Fase avanzada. Los signos incluyen opistótono y retrocolis pronunciados, llanto que puede ser débil o estridente, apnea, convulsiones y coma. Los neonatos afectados mueren por convulsiones intratables o por insuficiencia respiratoria. La fototerapia intensiva y la exanguinotransfusión pueden salvar la vida.

B. **El kernícterus**, encefalopatía bilirrubínica crónica, es la secuela crónica y permanente de la toxicidad de la bilirrubina que se desarrolla durante el primer año después de la lesión. La mayoría de los neonatos que desarrolla kernícterus ha tenido signos de EBA en el periodo neonatal, aunque algunos tienen una historia de alto nivel de BST con pocos signos de EBA o no reconocidos. Los signos clásicos del kernícterus son los siguientes:

1. Parálisis cerebral hipertónica o hipotónica coreoatetósica con alteraciones neuromotoras

2. Pérdida auditiva neurosensorial, caracterizada por una **respuesta auditiva evocada** del tronco cerebral anormal **con una prueba de otoemisiones acústicas normal**

3. Limitación de la mirada hacia arriba

4. Displasia del esmalte dental

5. Aumento de la intensidad de la señal del globo pálido en la resonancia magnética

C. **El síndrome sutil de disfunción neurológica inducida por la bilirrubina** se ha propuesto como un espectro de manifestaciones neurológicas entre neonatos vulnerables que han experimentado una exposición menos extrema a la bilirrubina. Las manifestaciones clínicas neuromotoras incluyen una serie de trastornos sutiles del procesamiento, así como alteraciones objetivas visomotoras, auditivas (a veces aisladas), del habla, la cognición y el lenguaje.

X. COLESTASIS NEONATAL. La colestasis neonatal o hiperbilirrubinemia conjugada se debe a la incapacidad de excretar la bilis. Esto puede ser causado por defectos en la producción de bilis intrahepática, defectos en el transporte transmembrana de la bilis o la obstrucción mecánica al flujo. La hiperbilirrubinemia conjugada se define como un nivel de bilirrubina directa o conjugada > 1 mg/dL de bilirrubina. La bilirrubina directa o conjugada superior a 10% de la bilirrubina sérica/plasmática total (y BST < 5 mg/dL) también se considera el umbral del percentil 95 para los recién nacidos sanos. Los niveles más altos se asocian a menudo con hepatomegalia, esplenomegalia, heces pálidas y orina oscura. Un neonato con ictericia a las 2 semanas de edad debe ser evaluado para detectar colestasis midiendo el nivel de bilirrubina total y directa (o conjugada). El diagnóstico rápido es importante para poder iniciar rápidamente la terapia de los trastornos tratables.

A. Los trastornos asociados a la colestasis neonatal incluyen los siguientes, así como otros no enumerados.

1. **Trastornos obstructivos de la vía biliar.** La atresia biliar es una causa frecuente y debe identificarse rápido para poder intervenir (hepatoportoenterostomía) antes de los 2 meses de edad. Esta afección puede asociarse a *situs inversus*, poliesplenia o asplenia y anomalías cardiacas. Otra causa de colestasis es el síndrome de Alagille, que se caracteriza por un aspecto facial inusual, una anomalía ocular (embriotoxón posterior), anomalías cardiacas (estenosis pulmonar) y anomalías vertebrales (vértebras en mariposa). Los quistes del conducto coledociano son poco frecuentes pero se pueden tratar quirúrgicamente.

2. **Las causas infecciosas** incluyen la sepsis y las infecciones de las vías urinarias, así como aquellas causadas por numerosos organismos virales, bacterianos, espiroquetas y otros.

3. **Los trastornos metabólicos** incluyen deficiencia de α1-antitripsina, fibrosis quística, galactosemia, tirosinemia, enfermedades de almacenamiento (Gaucher, Niemann-Pick), el síndrome de Zellweger, los trastornos mitocondriales y los congénitos de la glicosilación.

4. **Los trastornos inmunológicos** incluyen la enfermedad hepática aloinmune de gestación (antes hemocromatosis neonatal) y el lupus eritematoso neonatal.

5. **Los trastornos endocrinos** incluyen el hipotiroidismo y el panhipopituitarismo.

6. **Trastornos tóxicos.** Una causa frecuente de colestasis en la UCIN se produce en los neonatos incapaces de recibir alimentación enteral que reciben cursos prolongados de nutrición parenteral (NP) que incluyen lípidos. Esta condición suele resolverse con la introducción de la alimentación enteral.

7. **Hemólisis isoinmune.** La hiperbilirrubinemia conjugada se produce en una pequeña proporción de recién nacidos con hemólisis excesiva, como la incompatibilidad ABO/Rh, y puede persistir durante 2 a 6 semanas.

B. Diagnóstico

1. La historia y los hallazgos en la exploración física pueden apoyar un diagnóstico específico y una evaluación urgente. Las heces acólicas sugieren obstrucción.

2. Los estudios de laboratorio para evaluar las pruebas de función pulmonar incluyen la bilirrubina total y directa o conjugada, la alanina aminotransferasa sérica, la aspartato aminotransferasa, la γ-glutamil transpeptidasa, la fosfatasa alcalina y los estudios de coagulación. Deben realizarse estudios de laboratorio específicos basados en los hallazgos de la historia y la exploración física. Entre ellos se encuentran las pruebas para detectar infecciones y trastornos metabólicos, genéticos o endocrinos.

3. La ecografía abdominal puede sugerir atresia biliar por la falta de visualización de la vesícula biliar o la presencia del signo del cordón triangular. Pueden identificarse quistes del conducto coledociano, cálculos biliares o malformaciones vasculares.

4. La gammagrafía hepatobiliar con análogos del ácido iminodiacético marcados con tecnecio puede distinguir la atresia biliar de otras causas de colestasis, como la hepatitis neonatal. La concentración de bilirrubina medida en un aspirado duodenal y comparada con la concentración sérica es una alternativa a la gammagrafía para evaluar la excreción biliar.

5. La biopsia hepática percutánea puede ser necesaria para evaluar la ictericia colestática.

6. Si los estudios apoyan el diagnóstico de atresia biliar, se realiza una colangiografía intraoperatoria. Si se demuestra la obstrucción biliar, se realiza una hepatoportoenterostomía (procedimiento Kasai).

C. **Manejo de la colestasis asociada a la NP.** La mayor parte de la colestasis en la UCIN se debe a la exposición prolongada a la NP (véase capítulo 21).

1. La alimentación enteral, incluso con volúmenes mínimos de 10 mL/kg/día, se inicia lo antes posible. Si se puede establecer la alimentación enteral, los neonatos con colestasis persistente y PFH anormales reciben suplementos de vitaminas liposolubles (vitaminas A, D, E y K). Si la colestasis persiste al aumentar la alimentación enteral, se considera el uso de ursodiol.

2. En los neonatos que no pueden recibir alimentación enteral y que continúan con NP, las pruebas de función pulmonar se controlan de forma semanal. El cobre y el manganeso, metales traza que se excretan en la bilis, se reducen o eliminan. Los autores suspendemos la administración de intralípidos y la sustituimos por aceite de pescado parenteral (Omegaven 10% emulsión de aceite de pescado, 1 g/kg/día-Fresenius Kabi, Homburg, Alemania) en un protocolo de investigación en bebés con enfermedad hepática asociada a NP.

Lecturas recomendadas

Bhutani VK, Konecny CM, Wong RJ. Mechanistic aspects of phototherapy for neonatal hyperbilirubinemia. En: Polin RA, Abman SH, Rowitch DH, et al, eds. *Fetal and Neonatal Physiology*. 6th ed. Philadelphia, PA: Elsevier Saunders; 2022:930–940.

Bhutani VK, Wong RJ. Neonatal hyperbilirubinemia. In: Boardman JP, Groves AM, Ramasethu J, eds. *Avery & MacDonald's Neonatology: Pathophysiology and Management of the Newborn*. 8th ed. Philadelphia, PA: Wolters Kluwer; 2021:731–747.

Götze T, Blessing H, Grillhösl C, et al. Neonatal cholestasis—differential diagnoses, current diagnostic procedures, and treatment. *Front Pediatr* 2015;3:43.

Kemper AR, Newman TB, Slaughter JL, et al. Clinical practice guideline revision: management of hyperbilirubinemia in the newborn infant 35 or more weeks of gestation. *Pediatrics* 2022:e2022058859.

27 Enterocolitis necrosante

Cicely W. Fadel y Misty Good

PUNTOS CLAVE

- La enterocolitis necrosante (ECN) sigue siendo la emergencia quirúrgica más común y devastadora en la unidad de cuidados intensivos neonatales (UCIN).
- La causa es multifactorial y diferente para los neonatos prematuros y a término. La función de barrera intestinal inmadura, la alimentación con fórmula, la disbiosis bacteriana y una respuesta desregulada del huésped son factores clave en la ECN típica del neonato prematuro.
- El diagnóstico se realiza mediante una combinación de signos clínicos y radiográficos y puede confirmarse mediante histopatología.
- El tratamiento incluye descompresión gástrica, reposo intestinal y terapia antimicrobiana de amplio espectro. Puede estar indicado el traslado a un centro quirúrgico.
- Las mejores pruebas actuales para reducir el riesgo de ECN son el uso de esteroides prenatales, las pautas de alimentación enteral estandarizadas, el uso de leche humana, la evitación del bloqueo ácido y la minimización de la exposición a antibióticos empíricos.
- El uso estándar de los probióticos es un área de estudio activa que sigue siendo controvertida debido a la falta de productos de grado farmacéutico aprobados por la U.S. Food and Drug Administration (FDA).

I. ANTECEDENTES.

La **enterocolitis necrosante (ECN)** es la emergencia gastrointestinal (GI) más frecuente y grave del neonato. Su patogénesis es compleja y multifactorial, y su causa sigue sin estar clara. A pesar de los avances en neonatología de las últimas décadas, la mortalidad y la morbilidad secundarias a la ECN siguen siendo elevadas. La práctica clínica actual se dirige principalmente a un diagnóstico rápido y temprano y a la instauración de cuidados intensivos adecuados.

A. Definición.

La ECN se caracteriza por la inflamación y la muerte celular del intestino delgado distal y a menudo del intestino grueso proximal. La patología quirúrgica revela necrosis coagulativa segmentaria de la mucosa con hemorragia focal como evidencia de isquemia. Otras características son el gas intramural (neumatosis intestinal) y la descamación de la mucosa, la submucosa y la muscularis mucosa, lo que contrasta con la integridad de la mucosa preservada en la perforación intestinal espontánea (PIE). Los factores de riesgo universalmente aceptados son la prematuridad, la disbiosis bacteriana y la alimentación con fórmula.

B. **Epidemiología.** A pesar de décadas de investigación, la ECN sigue siendo el trastorno quirúrgico grave más frecuente entre los niños ingresados en una unidad de cuidados intensivos neonatales (UCIN) y es una causa importante de morbilidad y mortalidad neonatal.

1. La **incidencia** de la ECN varía de un centro a otro y de 1 año a otro dentro de los centros. Hay casos endémicos y epidémicos. Se estima que se producen entre 0.3 y 2.4 casos por cada 1 000 nacidos vivos. En la mayoría de los centros, la ECN se produce en 1 a 5% de todos los ingresos en la UCIN y en 5 y 10% de los bebés de muy bajo peso al nacer (MBPN). La mortalidad oscila entre 20 y 40%, pero puede acercarse al 100% en los casos de ECN total. En general, la ECN es responsable de 12% de las muertes en bebés extremadamente prematuros de menos de 27 semanas de edad de gestación.

   Hasta 30% de los casos de ECN dan lugar a la resección quirúrgica del tejido afectado. Sin embargo, el momento de la intervención quirúrgica y el tipo de cirugía siguen siendo controvertidos. La ECN grave que requiere intervención quirúrgica aumenta la duración media de la estancia en 43 días y se asocia a una mayor morbilidad (p. ej., síndrome de intestino corto) y mortalidad.

2. La prematuridad es el principal factor de riesgo. La disminución de la edad de gestación se asocia a un mayor riesgo de ECN. La edad posnatal de inicio está inversamente relacionada con el peso al nacer y la edad de gestación, con una edad media de inicio de 12 días. La edad posmenstrual media de los neonatos con ECN es de entre 30 y 32 semanas.

3. Aproximadamente 10% de los neonatos con ECN son **a término**. Los factores de riesgo para esta población incluyen cardiopatías congénitas con presunta disminución de la perfusión intestinal (p. ej., síndrome del corazón izquierdo hipoplásico, coartación de la aorta), policitemia, exposición intrauterina a la cocaína y anomalías intestinales, como la gastrosquisis. El colon parece ser el lugar más comúnmente afectado en estos bebés.

4. La patogénesis de la ECN es **multifactorial**. Otros factores de riesgo de la enfermedad son la corioamnionitis histológica y clínica, el retraso del crecimiento intrauterino (RCIU), el tabaquismo materno, la policitemia y otras afecciones maternas o neonatales. Los esteroides prenatales mejoran la madurez del tracto gastrointestinal y han demostrado reducir la incidencia de la ECN.

5. El uso prolongado de antimicrobianos empíricos se ha asociado con una mayor aparición de ECN y coincide con otros estudios que documentan una disminución de la diversidad microbiana y un crecimiento excesivo de bacterias potencialmente patógenas (disbiosis) antes de la aparición de la ECN.

6. Aunque las bacterias están implicadas en la patogénesis de la enfermedad, no se ha aislado ningún organismo infeccioso de forma rutinaria, excepto en situaciones de brote relativamente raras. La ECN debe diferenciarse de la colitis infecciosa (viral) o alérgica (intolerancia a la leche).

7. La ECN asociada con la transfusión (ECNAT) se ha descrito en numerosos informes; sin embargo, en varios estudios se ha demostrado que la anemia es probablemente el factor de riesgo de la ECN.

8. Se ha descrito una forma rara y más benigna de ECN: la *neumatosis colónica*. Los neonatos sin factores de riesgo típicos de la ECN se presentan con heces sanguinolentas, signos abdominales y sistémicos mínimos o ausentes, y neumatosis colónica aislada sin afectación del intestino delgado.

9. La mayoría de los neonatos con ECN han recibido alimentación enteral antes de la aparición de la enfermedad. La alimentación con leche artificial aumenta el riesgo de ECN (el riesgo relativo es de 2.8). Sin embargo, hasta 6% de los recién nacidos de menos de 1 250 g de peso al nacer desarrollan la enfermedad a pesar de recibir exclusivamente leche materna.

C. Patogénesis

1. La patogenia de la ECN sigue siendo un enigma. La ECN es una enfermedad multifactorial que resulta de complejas interacciones entre la inmadurez, la lesión de la mucosa y la disbiosis bacteriana. Dado que estos factores afectan a la mayoría de los bebés prematuros, los bebés que desarrollan una ECN también deben presentar una respuesta anormal o desregulada del huésped a los antígenos intestinales.

2. Se han descrito polimorfismos genéticos en pacientes con mayor riesgo de padecer una ECN grave, como en los genes que codifican el receptor tipo toll 4 (TLR4) o la señalización de la interleucina 18 (IL-18). Un polimorfismo materno en el gen secretor fucosiltransferasa 2 (FUT2) conduce a una baja concentración del oligosacárido de la leche humana 2'-fucosilactosa y se ha asociado con una ECN más temprana y grave.

3. La inmadurez intestinal desempeña un papel importante en la patogénesis de la ECN: aumento de la permeabilidad del epitelio intestinal, disminución de la motilidad intestinal, capa de moco más fina, niveles bajos o ausentes de inmunoglobulina A (IgA) secretora y falta de adaptación reguladora del sistema inmunológico de la mucosa intestinal.

4. Los experimentos en animales libres de gérmenes y en ratones *knockout* de TLR4 sugieren fuertemente que el antígeno bacteriano es crítico para el inicio de la inflamación intestinal y el desarrollo de la ECN. En estudios anteriores se utilizó la secuenciación del gen del ARN ribosómico bacteriano de subunidad pequeña 16S (ARNr 16S) o del genoma bacteriano completo de las heces y se descubrió una reducción de la diversidad de las comunidades microbianas con un cambio hacia una mayor abundancia de subgrupos potencialmente patógenos. Aunque no son representativos de la gran mayoría de los casos esporádicos de ECN, la literatura contiene numerosos informes de "brotes" de ECN con detección de diversas bacterias o virus específicos.

5. Una respuesta inflamatoria intestinal desequilibrada parece ser un acontecimiento clave que conduce a la ECN. Aunque los desencadenantes antigénicos específicos pueden variar, la falta de regulación a la baja del receptor inmunológico innato TLR4 en las células epiteliales intestinales y la menor proporción de células reguladoras T de tipo *forkhead box protein* P3 (FOXP3)[+] en la mucosa son ejemplos que pueden explicar por qué el intestino prematuro mal adaptado es propenso a sufrir lesiones inflamatorias y respuestas inmunológicas desreguladas.

6. Las pruebas apoyan el papel fundamental de los mediadores inflamatorios en la patogénesis de la ECN. El **factor activador de plaquetas** (**PAF**, por sus siglas en inglés), la **endotoxina bacteriana**, el lipopolisacárido (LPS), el factor de necrosis tumoral (TNF, por sus siglas en inglés), las interleucinas proinflamatorias y el óxido nítrico son algunos de los mediadores inflamatorios que se

han estudiado en la fisiopatología de la ECN. Tanto los estudios en animales como las muestras de bebés humanos demuestran la asociación de niveles elevados de PAF en bebés con ECN en comparación con los que no tienen ECN. Otros mediadores proinflamatorios, como la ciclooxigenasa 2 (COX-2), las especies reactivas de oxígeno, el TNF alfa (TNF-α), la IL-8, la IL-17 y la IL-18 han sido implicados en la patogénesis de la ECN en ratones y humanos. Estos datos también apuntan a la causa multifactorial de la enfermedad y subrayan la importancia de que no se requiere una estrategia, sino varias, para la prevención de la ECN.

7. Un gran número de otros factores, como bajas puntuaciones de Apgar, el momento y los volúmenes de la alimentación, el cateterismo umbilical, las agresiones hipóxico-isquémicas, la presencia de un conducto arterioso persistente (CAP) o el tratamiento con indometacina o vasopresores, no han sido confirmados uniformemente como contribuyentes fisiopatológicos independientes.

II. DIAGNÓSTICO.
El diagnóstico temprano de la ECN puede ser un factor importante para determinar el resultado. Esto se consigue con un alto índice de sospecha y una cuidadosa observación clínica de los signos inespecíficos en los neonatos de riesgo.

A. **Características clínicas.** Existe un amplio espectro de manifestaciones de la enfermedad. Las características clínicas de la ECN pueden dividirse en signos sistémicos y abdominales. La mayoría de los neonatos presenta una combinación de ambos, aunque suelen predominar los signos abdominales.

1. Signos sistémicos. Dificultad respiratoria, apnea y, en ocasiones, bradicardia, letargo, inestabilidad térmica, irritabilidad, mala alimentación, hipotensión (choque), disminución de la perfusión periférica, acidosis, oliguria o diátesis hemorrágica.

2. Signos abdominales (entéricos). Distensión o sensibilidad abdominal, vómito (de bilis, sangre o ambos), íleo (disminución o ausencia de ruidos intestinales), hematoquecia (heces con mucha sangre), eritema o induración de la pared abdominal, masa abdominal localizada persistente o ascitis.

3. El **curso de la enfermedad** varía entre los bebés. Lo más frecuente es que aparezca i) como una presentación fulminante y rápidamente progresiva de signos consistentes con necrosis intestinal y sepsis o ii) como una presentación lenta y paroxística de distensión abdominal, íleo, y posible infección. Los neonatos con ECN requieren una monitorización constante para detectar un empeoramiento del estado clínico.

B. **Características de laboratorio.** El diagnóstico se sospecha por la presentación clínica, pero debe confirmarse mediante radiografías de diagnóstico, cirugía o autopsia. No hay pruebas de laboratorio disponibles que sean específicas para la ECN; sin embargo, algunas pruebas son valiosas para confirmar las impresiones diagnósticas.

1. Estudios de imagen. La **radiografía** abdominal a menudo revelará un patrón de gas anormal sugestivo de íleo. Deben incluirse tanto las vistas anteroposteriores (AP) como las vistas en decúbito lateral o lateral izquierdo. Estas radiografías pueden revelar edema de la pared intestinal, un asa de posición fija en estudios seriados, la aparición de una masa, neumatosis intestinal (el sello radiológico utilizado para confirmar el diagnóstico), abdomen sin gas que indica ascitis, aire venoso portal o hepático, neumobilia o neumoperitoneo con la aparición de gas bajo el diafragma. Cabe destacar que los bebés de peso extremadamente bajo al nacer (PEBN) suelen presentar distensión abdominal

e íleo. El gas intramural o el neumoperitoneo, o ambos, son las características más comunes después de las 30 semanas de edad posmenstrual. La PIE puede presentarse con neumoperitoneo sin otros signos clínicos. La **ecografía** abdominal puede ser un método más sensible para detectar aire intramural y gas venoso portal en manos experimentadas. Los estudios Doppler pueden confirmar la necrosis intestinal por ausencia de flujo sanguíneo. Estas técnicas son especialmente útiles para confirmar la apariencia radiográfica de la neumatosis intestinal en neonatos de buena apariencia con intolerancia a la alimentación.

2. **Estudios sanguíneos y séricos.** La trombocitopenia, la acidosis metabólica persistente y la hiponatremia grave refractaria constituyen la tríada de signos más común y ayudan a confirmar el diagnóstico. Las mediciones seriadas de la proteína C reactiva (PCR) también pueden ser útiles para el diagnóstico y la evaluación de la respuesta al tratamiento de la ECN grave. Los hemocultivos son positivos en ~ 40% de los casos.

3. **Análisis de las heces en busca de sangre.** Se ha utilizado para detectar a los recién nacidos con ECN basándose en los cambios en la integridad intestinal. Aunque la presencia de sangre en las heces puede ser un indicio de ECN, el análisis rutinario de las heces en busca de sangre oculta no tiene valor para el diagnóstico de ECN. Aproximadamente 60% de los neonatos tendrá heces Hemoccult-positivas en cualquier momento durante la hospitalización sin ninguna evidencia de ECN.

C. **Criterios de estadificación de Bell.** Estos criterios, con la modificación de Walsh y Kliegman, permiten la uniformidad del diagnóstico en todos los centros. La estadificación de Bell no es un continuo; los bebés pueden presentar una ECN avanzada sin signos o síntomas previos.

1. **Estadios IA y IB** (sospecha de ECN). Incluyen signos y síntomas clínicos, incluyendo signos abdominales (heces con sangre, distensión abdominal) y radiografías no diagnósticas.

2. **Estadios IIA y IIB** (NEC definitiva). Incluyen signos clínicos y de laboratorio y neumatosis intestinal (estadio IIA) o gas venoso portal (estadio IIB), o ambos, en las radiografías.
   a. Enfermedad leve.
   b. Enfermedad moderada con toxicidad sistémica.

3. **Estadios IIIA y IIIB** (ECN avanzada). Incluyen signos clínicos más graves y anomalías de laboratorio, neumatosis intestinal, y en ocasiones gas venoso portal, en las radiografías.
   a. Enfermos críticos (p. ej., coagulación intravascular diseminada [CID], choque) y perforación intestinal inminente.
   b. En estado crítico como en la sección II.C.3.a pero con neumoperitoneo.

D. **Diagnóstico diferencial**

1. **Neumonía y sepsis.** Son comunes y frecuentemente se asocian con el íleo intestinal. La distensión abdominal, la decoloración y la sensibilidad características de la ECN deben estar ausentes en los neonatos con íleo no debido a la ECN.

2. **Catástrofes abdominales quirúrgicas.** Incluyen la malrotación con obstrucción (completa o intermitente), la malrotación con vólvulo del intestino medio, la intususcepción, la úlcera, la perforación gástrica y la trombosis de los vasos mesentéricos. La presentación clínica de estos trastornos puede coincidir con la de la ECN. En ocasiones, el diagnóstico solo se realiza en el momento de la laparotomía exploratoria.

3. **PIE.** Es una entidad clínica distinta que se da en aproximadamente 2% de los neonatos de MBPN. A menudo se presenta sin gas abdominal o como un neumoperitoneo asintomático, aunque puede haber otras anomalías clínicas y de laboratorio. La PIE tiende a producirse a una edad posnatal más temprana que la ECN (menos de 10 días de edad), tiene una morbilidad y una mortalidad significativamente menores y no está asociado con la alimentación. El riesgo de PIE aumenta con la exposición posnatal temprana a glucocorticoides y el tratamiento con indometacina para el CAP. El tratamiento simultáneo con glucocorticoides e indometacina aumenta el riesgo de PIE.

4. **Enterocolitis infecciosa.** Es rara en esta población, pero debe considerarse si hay diarrea. Las causas pueden ser virales (p. ej., colitis por citomegalovirus [CMV]) o bacterianas (p. ej., *Campylobacter* sp.). Estos recién nacidos suelen carecer de otros signos sistémicos o entéricos de ECN.

5. Formas graves de **enfermedades metabólicas heredadas** (p. ej., la galactosemia con sepsis por *Escherichia coli*). Pueden dar lugar a una acidosis profunda, choque y vómito, y muchas veces coinciden inicialmente con algunos signos de ECN.

6. **Colitis alérgica** grave. Puede presentarse con distensión abdominal y heces con sangre. Por lo general, estos neonatos tienen un buen aspecto y presentan radiografías abdominales y estudios de laboratorio normales.

7. **Intolerancia a la alimentación.** Es un problema común pero mal definido en los bebés prematuros. A pesar de una función gastrointestinal adecuada en el útero, algunos bebés prematuros tienen periodos de residuos gástricos y distensión abdominal asociados con el avance de la alimentación. La diferenciación de este problema de la ECN puede ser difícil. Puede estar indicada una evaluación cautelosa mediante la suspensión de la alimentación enteral y la administración de nutrición parenteral (NP) y antibióticos durante 48 a 72 horas hasta que este trastorno benigno pueda distinguirse de la ECN. La monitorización seriada de la PCR, el recuento de plaquetas y las radiografías de riñón-uréter-vejiga (KUB, por sus siglas en inglés) pueden ayudar a veces a distinguir la intolerancia alimentaria de la ECN.

E. **Consideraciones diagnósticas adicionales**

1. **Alto índice de sospecha.** Debido a que los signos abdominales tempranos pueden ser inespecíficos, en la actualidad, **un alto índice de sospecha** es el enfoque más fiable para el diagnóstico temprano. El objetivo ha sido evitar que se inicie una cascada que dé lugar a lesiones tisulares, necrosis y secuelas inflamatorias características de la ECN. Se han sugerido varios biomarcadores, como las citocinas inflamatorias, la proteína de unión a ácidos grasos intestinal o hepática (I-FABP o L-FABP, por sus siglas en inglés), las características de la frecuencia cardiaca, la proteómica, los cambios en el microbioma y los algoritmos de aprendizaje automático, pero no han sido muy específicos para la ECN. Tradicionalmente, las anomalías persistentes o que empeoran en los glóbulos blancos (GB), los recuentos de plaquetas, los valores de PCR o los niveles de lactato, o todos ellos juntos, se han utilizado para sugerir una indicación relativa de intervención quirúrgica; los nuevos biomarcadores y algoritmos pueden ayudar con la estratificación del riesgo para identificar a los bebés con una alta probabilidad de enfermedad quirúrgica de forma más precisa y temprana.

2. **Hallazgos radiográficos.** Con frecuencia estos hallazgos son sutiles y confusos. Por ejemplo, la perforación intestinal en los neonatos de muy bajo peso al nacer puede presentarse como un íleo o un abdomen sin gases y, por otro lado, el neumoperitoneo no indica necesariamente una perforación abdominal

por ECN. La revisión seriada de las radiografías con un radiólogo pediátrico está indicada para ayudar en la interpretación y para planificar otros estudios apropiados, que pueden incluir una ecografía abdominal con Doppler.

III. TRATAMIENTO

A. **Manejo médico inmediato** (tabla 27-1). El tratamiento debe comenzar rápidamente cuando se sospecha el diagnóstico de ECN. El tratamiento se basa en cuidados intensivos, reposo intestinal, antibióticos y una vigilancia clínica estrecha, de laboratorio y radiológico.

1. **Función respiratoria.** Se debe realizar una evaluación rápida del estado ventilatorio (examen físico, gasometría arterial) con el suministro de oxígeno suplementario y soporte ventilatorio mecánico según sea necesario.

2. **Función cardiovascular.** Se debe evaluar el estado circulatorio (examen físico, presión arterial) y se debe proporcionar apoyo circulatorio según sea necesario. Puede utilizarse volumen en forma de solución salina normal, plasma fresco congelado o glóbulos rojos empaquetados (GRE) si el volumen circulatorio está comprometido. En algunos casos se requerirá el apoyo farmacológico para garantizar una presión sanguínea y una perfusión tisular adecuadas. El colapso circulatorio inminente se reflejará a menudo en una mala perfusión y oxigenación, aunque la presión arterial pueda mantenerse. A menudo es necesario la monitorización de la presión intraarterial. Cuando se requiere un apoyo farmacológico adicional de la circulación u ocurre falla miocárdica (véase capítulo 40), por lo general está indicado una monitorización adicional de la presión venosa central (PVC).

3. **Función metabólica.** La acidosis metabólica suele responder a la expansión de volumen. El uso de bicarbonato sódico es controvertido y debe reservarse para la acidosis metabólica grave con riesgo de disfunción cardiaca (dosis de 1 a 2 mEq/kg). Debe controlarse el pH sanguíneo y el nivel de lactato; además, deben medirse los niveles de electrolitos séricos, la glucosa en sangre y la función cardiaca y hepática.

4. **Nutrición.** Se interrumpen todas las alimentaciones gastrointestinales y se descomprime el intestino mediante aspiración a través de una sonda nasogástrica u orogástrica de doble luz. La duración de la retención de la nutrición enteral suele coincidir con la duración del tratamiento antibiótico y varía entre 5 y 14 días para la ECN médica y entre 10 y 14 días para la enfermedad quirúrgica. No se dispone de información proveniente de ensayos controlados aleatorios que brinde orientación al respecto, pero un estudio sugiere una realimentación segura una vez que los niveles de PCR se han normalizado. La NP se administra a través de un acceso periférico o central lo antes posible, con el objetivo de proporcionar entre 90 y 110 kcal/kg/día una vez que se toleren las soluciones de aminoácidos y el intralípido. Casi siempre es necesario un catéter venoso central para proporcionar las calorías adecuadas en el neonato de MBPN. Dicho catéter se coloca hasta que los hemocultivos resultan negativos; es entonces cuando se puede administrar NP periférica (véase capítulo 21).

5. **Enfermedad infecciosa.** Se obtienen cultivos de sangre y en ocasiones también de orina, los cuales se envían para su cultivo y sensibilización. El cultivo tradicional y la secuenciación del gen del ARNr 16S de la sangre y el líquido peritoneal de los pacientes con ECN han identificado una variedad de bacterias aerobias y anaerobias grampositivas y gramnegativas, entre las que se

Tabla 27-1. Manejo de la enterocolitis necrosante

Criterios de clasificación de la campana	Diagnóstico	Manejo (se presume la atención habitual a la reanimación respiratoria, cardiovascular y hematológica)
Fase I (sospecha)	Signos clínicos, radiografía no diagnóstica	NVO (ayuno), líquidos intravenosos
		Descompresión gástrica
		Hemograma, electrolitos
		Cultivo de sangre
		Ampicilina y gentamicina × 48 horas
		Radiografía de riñón-uréter-vejiga, cada 8-12 h × 48 horas
		Ecografía abdominal con Doppler
Fase II (definitiva)	Signos clínicos, neumatosis intestinal o gas venoso portal en la radiografía, o ambos .	NVO (ayuno), nutrición parenteral
		Descompresión gástrica
		Hemograma, electrolitos
		Radiografía de riñón-uréter-vejiga (AP y lateral) cada 6-8 h × 24-48 horas, y luego PRN
		Ecografía abdominal con Doppler
		Hemograma, electrolitos
		Cultivo de sangre
		Ampicilina, gentamicina y metronidazol × 10-14 días
		Consulta quirúrgica
Fase III (avanzado)	Signos clínicos	NVO (ayuno), nutrición parenteral
	Enfermo crítico	Drenaje nasogástrico
	Neumatosis intestinal o neumoperitoneo en la radiografía	Descompresión gástrica
		Hemograma, electrolitos
		Radiografía de riñón-uréter-vejiga (AP y lateral) cada 6-8 h × 24-48 horas, y luego PRN
		Ecografía abdominal con Doppler
		Ampicilina, gentamicina y metronidazol
		Consulta quirúrgica
NVO, nada por vía oral; IV, intravenoso; AP, anteroposterior; PRN, por razón necesaria.		

encuentran *Klebsiella pneumoniae*, *E. coli*, *Pseudomonas* sp., *Clostridium* sp. *Bacteroides* sp. y *Staphylococcus* sp. Por lo tanto, está indicada la terapia combinada típica, como ampicilina, gentamicina y metronidazol. Como alternativa, los regímenes de tratamiento incluyen clindamicina, piperacilina-tazobactam o meropenem, a veces en combinación con vancomicina. *Candida* spp. son colonizadores tempranos del intestino del prematuro y pueden identificarse en los recién nacidos prematuros con ECN, especialmente en caso de perforación intestinal y falta de profilaxis antifúngica. No se ha establecido la seguridad y eficacia de un régimen antibiótico concreto en los neonatos con ECN; por lo tanto, ninguno de estos fármacos o combinaciones está etiquetado por la FDA para esta población. Con los cambios en la sensibilidad a los antibióticos, los profesionales deben conocer la flora local predominante en la UCIN, los organismos asociados con la ECN y sus patrones de resistencia, y ajustar la cobertura antibiótica en consecuencia. El tratamiento antibiótico se ajusta en función de los resultados de los cultivos, pero solo entre 10 y 40% de los hemocultivos será positivo, lo que requiere una cobertura continua de amplio espectro en la mayoría de los casos. En los neonatos que requieren cirugía, los cultivos de líquido peritoneal también pueden ayudar a orientar el tratamiento antibiótico adecuado. El tratamiento se mantiene generalmente durante 10 a 14 días en los casos de ECN definitiva (estadio II de Bell o superior). No hay pruebas que apoyen el uso de antibióticos enterales.

6. **Aspectos hematológicos.** El análisis del recuento sanguíneo completo y de la fórmula diferencial es útil en la mayoría de los casos para detectar anemia o trombocitopenia clínicamente significativas. A menudo se transfunden glóbulos rojos para mantener un hematocrito superior a 35%. El tiempo de protrombina, el tiempo parcial de tromboplastina, el fibrinógeno y el recuento de plaquetas deben evaluarse para detectar evidencias de CID. El plasma fresco congelado se utiliza a menudo para tratar los problemas de coagulación.

7. **Función renal.** La oliguria suele acompañar a la hipotensión e hipoperfusión iniciales de la ECN; está indicado medir la diuresis. Además, deben controlarse el nitrógeno ureico en sangre (NUS), la creatinina y los niveles de electrolitos en suero. Debe anticiparse una falla renal inminente por necrosis tubular aguda, necrosis coagulativa o evento vascular, y ajustar la fluidoterapia en consecuencia (véase capítulo 28).

8. **Función neurológica.** La evaluación del estado del neonato puede ser difícil dado el grado de enfermedad, pero hay que estar alerta a los problemas de meningitis y hemorragia intraventricular (HIV) asociadas. Las convulsiones son raras, pero pueden producirse como consecuencia de la meningitis, la hemorragia intraventricular o las alteraciones metabólicas asociadas con la ECN. Estas complicaciones deben anticiparse, de manera que se reconozcan y traten con prontitud.

9. **Función gastrointestinal.** La exploración física y las radiografías seriadas (cada 6 u 8 horas durante los primeros 2 o 3 días) se utilizan para evaluar la progresión de la enfermedad. A menos que se produzca una perforación o una necrosis de espesor total que precipite una peritonitis grave, el tratamiento sigue siendo médico. Sin embargo, la evaluación para la intervención quirúrgica es controvertida y compleja (véase la secc. III.B).

10. **Apoyo a la familia.** Cualquier familia de un bebé en la UCIN puede verse abrumada por la crisis. Los neonatos con ECN presentan un reto especial porque la enfermedad suele provocar un deterioro repentino "sin motivo aparente". Además, la posibilidad inminente de una intervención quirúrgica

y la alta mortalidad y el pronóstico incierto hacen que esta situación sea muy difícil para los padres. El intercambio cuidadoso y anticipado de información favorece una alianza de confianza con la familia.

B. Intervención quirúrgica

1. **Pronta consulta.** Es importante obtener una pronta consulta con un cirujano pediátrico. Esto permite que el cirujano se familiarice con el bebé y proporciona una evaluación adicional por parte de otra persona capacitada. Si no se dispone de un cirujano pediátrico y es probable que la enfermedad avance de forma más grave, el niño debe ser trasladado a un centro de alto nivel con servicio de cirugía pediátrica.

2. **Perforación gastrointestinal.** Es la única indicación absoluta de intervención quirúrgica. Desgraciadamente, no existe un indicador fiable o absoluto de perforación inminente, por lo que es necesario un seguimiento frecuente. La perforación se produce entre 20 y 30% de los pacientes, normalmente entre 12 y 48 horas después del inicio de la ECN, aunque puede ocurrir más tarde. En algunos casos, la ausencia de neumoperitoneo en la radiografía abdominal puede retrasar el diagnóstico, y la paracentesis puede ayudar a establecerlo. En general, un neonato con una distensión abdominal creciente, una masa abdominal, un cuadro clínico que empeora a pesar del tratamiento médico o un asa fija persistente en las radiografías seriadas puede tener una perforación y requerir una intervención quirúrgica.

3. **Necrosis de espesor total del tracto gastrointestinal.** Puede requerir una intervención quirúrgica, aunque este diagnóstico es difícil de establecer en ausencia de perforación. En la mayoría de los casos, el neonato con necrosis intestinal tendrá signos de peritonitis, como ascitis, masa abdominal, eritema de la pared abdominal, induración, trombocitopenia persistente, choque progresivo por pérdidas del tercer espacio o acidosis metabólica refractaria. Una paracentesis puede ayudar a identificar a estos pacientes antes de que se produzca la perforación.

4. Tipo específico de **tratamiento quirúrgico.** Varía según el centro y la extensión de la enfermedad. Incluye drenaje peritoneal, laparotomía con ostomía de derivación sola, laparotomía con resección intestinal y anastomosis primaria, "cierre y espera", o creación de estoma, con o sin procedimiento de segunda vista. En los neonatos muy inestables, la cirugía en la UCIN en lugar del traslado a la sala de operaciones es una opción que se utiliza habitualmente, en especial en las UCIN de una sola sala. La mortalidad en estos casos es alta, tal vez debido al estado crítico de los pacientes antes de la cirugía. El objetivo es extirpar por completo el intestino necrótico preservando la mayor longitud posible del mismo. Si se resecan grandes áreas, se registra la longitud y la posición del intestino restante porque esto afectará el resultado a largo plazo. En caso de "ENC totalis" (necrosis intestinal desde el duodeno hasta el recto), la mortalidad es casi segura, y puede no intentarse la resección.

5. Drenaje peritoneal en lugar de laparotomía. Los ensayos clínicos recientes se han diseñado para informar sobre la decisión de realizar **drenaje peritoneal** con anestesia local en lugar de **laparotomía**. Los primeros datos sugieren que los resultados son equivalentes; sin embargo, aproximadamente la mitad de los pacientes con drenaje peritoneal acaban recibiendo una laparotomía (entre 35 y 74%), lo que puede limitar la validez de los análisis por intención de tratar. El drenaje peritoneal puede ser especialmente útil para los neonatos de bajo peso al nacer ($< 1\,000$ g) y los neonatos extremadamente inestables. Estos lac-

tantes suelen estar sobrerrepresentados en los grupos de estudio de drenaje peritoneal, lo que confunde aún más la interpretación. Los datos preliminares de un reciente ensayo clínico multicéntrico y aleatorizado con 310 neonatos de bajo peso al nacer demostraron que la muerte o el deterioro del desarrollo neurológico (DDN) entre los 18 y los 22 meses fueron equivalentes cuando se agruparon la ECN y la perforación intestinal aislada. Sin embargo, en el caso de los lactantes con un diagnóstico preoperatorio de ECN, es probable que la laparotomía sea beneficiosa (probabilidad posterior bayesiana de beneficio con la laparotomía de 97%).

C. **Manejo a largo plazo.** Una vez que el bebé ha sido estabilizado y tratado eficazmente, se puede reintroducir la alimentación. Este proceso suele iniciarse después de 7 a 14 días de tratamiento, deteniendo la descompresión gástrica. Si los neonatos pueden tolerar la sonda gástrica a la gravedad, las alimentaciones se inician en forma muy lenta mientras se reduce gradualmente la alimentación parenteral. No se dispone de datos concluyentes sobre el mejor método o tipo de alimentación, pero la leche materna es la que mejor se tolera y la preferida. La incidencia de ECN recurrente es de 4%, y la aparición de estenosis también puede complicar los planes de alimentación. La enfermedad recurrente debe tratarse como antes y, por lo general, responderá de forma similar. Si ha sido necesaria una intervención quirúrgica y se ha creado una ileostomía o colostomía, puede realizarse una reanastomosis intestinal de forma electiva tras un periodo adecuado de curación. Si un bebé tolera la alimentación enteral, la reanastomosis puede realizarse tras un periodo de crecimiento en casa. Una intervención quirúrgica más temprana puede estar indicada en los neonatos que no pueden ser alimentados con volumen o fuerza completos debido a la malabsorción y al *dumping* intestinal. Antes de la reanastomosis, es frecuente obtener un estudio con contraste del intestino distal para establecer la presencia de una estenosis que pueda ser resecada en el momento del cierre de la ostomía.

IV. **PRONÓSTICO.** Se dispone de pocos estudios detallados y precisos sobre el pronóstico. En los casos no complicados de ECN, el pronóstico a largo plazo puede ser comparable al de otros neonatos de bajo peso al nacer; sin embargo, los que se encuentran en los estadios IIB y III de la ECN tienen una mayor incidencia de mortalidad (más de 50%), retraso en el crecimiento (lo más preocupante es el retraso en la circunferencia cefálica) y malos resultados en el neurodesarrollo. La ECN que requiere una intervención quirúrgica puede tener secuelas más graves, como mortalidad secundaria a la infección, insuficiencia respiratoria, enfermedad hepática asociada con la NP, raquitismo y retraso significativo del desarrollo.

A. **Secuelas de la ECN.** Pueden estar directamente relacionadas con la gravedad de la enfermedad o con el manejo a largo plazo en la UCIN que suele ser necesario para tratarla. Las secuelas gastrointestinales incluyen dismotilidad, estenosis, fístulas entéricas, síndrome de intestino corto, malabsorción y diarrea crónica, síndromes de vaciado relacionados con la pérdida del íleon terminal y la válvula ileocecal, pérdidas de líquidos y electrolitos con deshidratación rápida, y hepatitis o colestasis relacionadas con la NP a largo plazo. Las estenosis ocurren en 25 a 35% de los pacientes con o sin cirugía y son más comunes en el intestino grueso. Sin embargo, no todas las estenosis son clínicamente significativas y pueden no impedir el avance a volúmenes de alimentación completos. El síndrome del intestino corto se produce en aproximadamente 10 a 20% tras el tratamiento quirúrgico. Las **secuelas metabólicas** incluyen retraso en el crecimiento, enfermedades óseas metabólicas y problemas relacionados con la función del sistema nervioso central (SNC) en el neonato con MBPN. La ECN es un importante factor de predicción de la **morbilidad** duradera **del neurodesarrollo**, independientemente de otros factores. Los supervivientes de la ECN tienen resultados motores y cognitivos que muestran un deterioro significativo, con una media de 11 puntos de CI menos de inteligencia que los niños de control emparejados. Una reciente revisión sistemática sugiere que, aunque la ECN sigue teniendo una alta carga de mortalidad y morbilidad, los resultados pueden haber mejorado en la última década; sin embargo, la interpretación de los datos es complicada debido a las variaciones en los criterios de diagnóstico y en los informes de resultados.

B. **La prevención de la ECN es el objetivo final.** Desgraciadamente, la mejor manera de lograrlo es prevenir el nacimiento prematuro. Si no se puede evitar la prematuridad, hay varias estrategias preventivas que pueden ser beneficiosas.

1. **Inducción de la maduración GI.** La incidencia de la ECN se reduce significativamente tras el tratamiento prenatal con esteroides.

2. **Alimentación exclusiva con una dieta basada en leche humana.** Los bebés prematuros alimentados con leche humana extraída, en comparación con la leche de fórmula, tienen menos riesgo de desarrollar ECN. Se debe animar encarecidamente a las madres a que proporcionen leche extraída a sus bebés prematuros cuando puedan hacerlo. **La leche materna y la leche materna de donante reducen el riesgo de ECN en comparación con la leche artificial.** En varios estudios, los bebés alimentados con leche artificial tuvieron un mayor aumento de peso, longitud y circunferencia cefálica, pero no se encontraron diferencias en las tasas de crecimiento o en los resultados del desarrollo neurológico tras el alta. Los neonatos de MBPN alimentados con leche materna de donante enriquecida con nutrientes tienen un crecimiento y una composición corporal comparables a largo plazo con los alimentados con leche artificial para prematuros durante la hospitalización inicial.

3. **Optimización de la alimentación enteral** (véase capítulo 21). Debido a la falta de ensayos aleatorios de tamaño adecuado en niños de MBPN, actualmente no hay pruebas suficientes para respaldar la alimentación temprana *versus* la tardía o un ritmo óptimo de avance de las alimentaciones. Cabe destacar que las alimentaciones tempranas con avances prudentes y constantes no se han asociado con un aumento de la ECN. A partir de las pruebas disponibles, está claro que la adopción y el cumplimiento estricto de un régimen de alimentación estandarizado concreto reduce el riesgo de ECN; por lo tanto, las UCIN individuales deben acordar un régimen de alimentación y supervisar su cumplimiento.

4. **Probióticos alimentados por vía enteral.** Son un nuevo enfoque potencialmente prometedor para la prevención de la ECN. Los probióticos administrados a los bebés prematuros pueden ayudar a normalizar la colonización de la microflora intestinal. Un metaanálisis Cochrane ha demostrado que los probióticos pueden reducir la incidencia de la ECN hasta en 50% en los lactantes alimentados con probióticos (p. ej., *Lactobacillus GG, Bifidobacterium breve, Saccharomyces boulardii, Lactobacillus acidophilus*) en comparación con los controles. Sin embargo, los estudios incluidos fueron bastante dispares en cuanto al tipo de probióticos y a su uso. Ni el gran ensayo Probiotics in Preterm babies Study (PiPS) del Reino Unido ni el ensayo ProPrems de Australia (en conjunto más de 2 500 bebés) demostraron ninguna reducción de muerte, sepsis o ECN en los bebés de < *28 semanas* de edad de gestación. Además, se han notificado complicaciones infecciosas mortales, como la bacteriemia inducida por probióticos y la mucormicosis secundaria a la contaminación, en asociación con el uso no regulado de suplementos de probióticos vivos.

Por ello, el American Academy of Pediatrics Committee on Fetus and Newborn recomienda no utilizar probióticos de forma rutinaria y universal en la prevención y el tratamiento de la ECN hasta que se disponga de un producto eficaz de calidad farmacéutica con una dosis óptima determinada y un perfil de seguridad a corto y largo plazos.

5. Una serie de **suplementos** nutricionales (p. ej., ácidos grasos poliinsaturados [AGPI], L-arginina); **factores de crecimiento**, como el factor de crecimiento transformante beta (TGF-β) y el factor de crecimiento epidérmico ligado a la heparina (HB-EGF); **moduladores inmunológicos**, como las inmunoglobulinas, los factores trefoil, la lactoperoxidasa, la superóxido dismutasa, la acetilhidrolasa del PAF, la fosfatasa alcalina y los inhibidores del TLR4, y otros han sido explorados en modelos animales e incluso en ensayos clínicos, pero no están listos para su uso clínico rutinario. La **lactoferrina**, una glicoproteína con actividad antimicrobiana de amplio espectro que se encuentra en el calostro y la leche, resultó prometedora en los primeros estudios cuando se administró para la profilaxis de la ECN. Sin embargo, el ensayo de lactoferrina enteral en neonatos (ELFIN, por sus siglas en inglés) realizado en el Reino Unido (> 2 000 bebés) no logró mostrar una reducción de la incidencia o la gravedad de la ECN como resultado secundario. En la actualidad, las mejores pruebas de las estrategias de **prevención de la ECN** son los esteroides prenatales, las pautas de alimentación enteral estandarizadas, la leche humana, la evitación del bloqueo ácido y la minimización de la exposición a los antibióticos empíricos.

Lecturas recomendadas

Blakely ML, Tyson JE, Lally KP, et al. Initial laparotomy versus peritoneal drainage in extremely low birthweight infants with surgical necrotizing enterocolitis or isolated intestinal perforation: a multicenter randomized clinical trial. *Ann Surg* 2021;274(4):e370–e380.

Coggins S, Wynn J, Weitkamp J-H. Infectious causes for necrotizing enterocolitis. *Clin Perinatol* 2015;42(1):133–154.

Cotten CM, Taylor S, Stoll B, et al; for the Eunice Kennedy Shriver National Institute of Child Health and Human Development Neonatal Research Network. Prolonged duration of initial empirical antibiotic treatment is associated with increased rates of necrotizing enterocolitis and death for extremely low birth weight infants. *Pediatrics* 2009;123(1):58–66.

Heath M, Buckley R, Gerber Z, et al. Association of intestinal alkaline phosphatase with necrotizing enterocolitis among premature infants. *JAMA Netw Open* 2019;2(11):e1914996.

McGee M, Unger S, Hamilton J, et al. Adiposity and fat-free mass of children born with very low birth weight do not differ in children fed supplemental donor milk compared with those fed preterm formula. *J Nutr* 2020;150(2):331–339.

Neu J, Walker WA. Necrotizing enterocolitis. *N Engl J Med* 2011;364(3):255–264.

Patel RM, Kandefer S, Walsh MC, et al; for the Eunice Kennedy Shriver National Institute of Child Health and Human Development Neonatal Research Network. Causes and timing of death in extremely premature infants from 2000 through 2011. *N Engl J Med* 2015;372(4):331–340.

Patole S, de Klerk N. Impact of standardised feeding regimens on incidence of neonatal necrotising enterocolitis: a systematic review and meta-analysis of observational studies. *Arch Dis Child Fetal Neonatal Ed* 2005;90(2):F147–F151.

Poindexter B; and the American Academy of Pediatrics Committee on Fetus and Newborn. Use of probiotics in preterm infants. *Pediatrics* 2021;147(6):e2021051485.

Sharif S, Meader N, Oddie SJ, et al. Probiotics to prevent necrotising enterocolitis in very preterm or very low birth weight infants. *Cochrane Database Syst Rev* 2020;10(10):CD005496.

Sharma R, Hudak ML. A clinical perspective of necrotizing enterocolitis: past, present, and future. *Clin Perinatol* 2013;40(1):27–51.

van den Akker CHP, van Goudoever JB, Szajewska H, et al; for the ESPGHAN Working Group for Probiotics, Prebiotics & Committee on Nutrition. Probiotics for preterm infants: a strain-specific systematic review and network meta-analysis. *J Pediatr Gastroenterol Nutr* 2018;67(1):103–122.

Walsh MC, Kliegman RM. Necrotizing enterocolitis: treatment based on staging criteria. *Pediatr Clin North Am* 1986;33(1):179–201.

Warner BB, Deych E, Zhou Y, et al. Gut bacteria dysbiosis and necrotising entero-colitis in very low birthweight infants: a prospective case-control study. *Lancet* 2016;387(10031):1928–1936.

Yee WH, Soraisham AS, Shah VS, et al; for the Canadian Neonatal Network. Incidence and timing of presentation of necrotizing enterocolitis in preterm infants. *Pediatrics* 2012;129(2):e298–e304.

28 Afecciones renales neonatales

Selasie Q. Goka y Stephanie L. Clark

PUNTOS CLAVE

- La tasa de filtración glomerular (TFG) al nacer es menor en los bebés más prematuros y aumenta después del nacimiento en función del grado de prematuridad.

- En los bebés a término, la TFG aumenta rápidamente, duplicándose a las 2 semanas de vida y alcanzando los niveles de un adulto a los 2 años de edad.

- El tratamiento de los neonatos que desarrollan una lesión renal aguda (LRA) debe centrarse en el tratamiento de la etiología subyacente, en evitar nuevas lesiones y en abordar las consecuencias de la disminución de la función renal.

- Las anomalías congénitas del riñón y de las vías urinarias (ACRVU) pueden hacerse evidentes con la ecografía prenatal, descubrirse al nacer o presentarse más tarde en la vida.

Los problemas renales en el neonato pueden ser el resultado de anormalidades específicas heredadas, del desarrollo o el resultado de eventos adquiridos ya sea en el periodo prenatal o posnatal. Por este motivo, la evaluación incluye una revisión detallada de los antecedentes (historia familiar, historia gestacional y acontecimientos neonatales), así como una revisión de las características clínicas y los hallazgos de laboratorio/radiológicos relevantes. Para la evaluación es necesario conocer los procesos de desarrollo y las diferencias en la fisiología renal en el periodo neonatal en comparación con la de edades posteriores.

I. EMBRIOGÉNESIS RENAL Y DESARROLLO FUNCIONAL

A. Embriogénesis. El desarrollo del riñón humano es un proceso autorregulado en el que la función renal dirige múltiples procesos celulares interdependientes de las nefronas y los túbulos en desarrollo. La nefrogénesis requiere un delicado equilibrio de numerosos factores que pueden verse alterados por diversos acontecimientos prenatales genéticos o epigenéticos, o ambos, entre los que se incluyen las deficiencias nutricionales, los insultos tóxicos, la hipertensión, las exposiciones farmacológicas, la prematuridad y el bajo peso al nacer, lo que da lugar a un bajo número de nefronas al nacer. El pronefros, precursor inicial del riñón humano maduro, se desarrolla aproximadamente a las 3 semanas de gestación y da lugar a la formación del mesonefros en la cuarta semana de gestación. El mesonefros, formado por glomérulos vascularizados y elementos tubulares proximales y distales, produce una pequeña cantidad de orina en el segundo mes de gestación. Una parte del conducto mesonéfrico se fusiona con la cloaca, formando finalmente la vejiga urinaria, mientras que el resto es vestigial en las hembras, pero forma parte de los órganos reproductores masculinos en los machos. El metanefros es el último estadio de desarrollo y puede identificarse en torno a la quinta semana de gestación. Tiene dos componentes: la yema ureteral (YU) y el mesénquima metanéfrico. Las señales entre estos componentes inducen una ramificación reiterativa de la YU, que da lugar a los componentes del sistema colector: conducto colector, cálices renales y pelvis, así como los uréteres y el trígono vesical. Estas señales también inducen a las células mesenquimales metanéfricas a migrar más cerca unas de otras y a convertirse en células epiteliales, que se convertirán en nefronas maduras (desde el glomérulo hasta el túbulo contorneado distal) en la punta de cada rama de la YU. Algunas de estas células mesenquimales formarán el intersticio del riñón maduro y parte de la vasculatura. Durante este proceso, el metanefros se eleva progresivamente hasta alcanzar la posición lumbar a las 8 semanas de gestación.

Existen cuatro etapas de desarrollo de la nefrona: la etapa I, en la que aparece la vesícula renal; la etapa II, transformación de la vesícula renal en un cuerpo en forma de coma; la etapa III, etapa del asa capilar, y la etapa IV, etapa de maduración de la nefrona que incluye los túbulos proximales, el asa de Henle, los túbulos distales, y el desarrollo del complejo yuxtaglomerular y parte de las arteriolas aferentes. Durante esta última etapa, el intersticio renal se diferencia en los distintos componentes de la corteza, la médula, etc. La alteración de cualquier parte de esta secuencia conduce a una reducción del número de nefronas. La nefrogénesis humana se completa a las 36 semanas de gestación, con el mayor aumento entre las 18 y las 32 semanas de gestación. El número de nefronas varía entre 300 000 y 1 800 000 (una media de 900 000) nefronas por riñón. La dotación de nefronas al nacer tiene profundas implicaciones para el futuro desarrollo de la enfermedad renal crónica (ERC), especialmente en los niños prematuros, ya que no hay regeneración y la nefrogénesis posnatal, si se produce como sugieren algunos estudios de autopsia, es subóptima. Una vez determinado el número de nefronas, los factores posnatales (como la lesión renal aguda [LRA] o la enfermedad crónica) solo pueden disminuir aún más la población de nefronas.

Los experimentos de selección de genes han mejorado enormemente nuestra comprensión, aunque incompleta, de la morfogénesis del riñón y de las vías urinarias, así como de las anomalías que surgen de las mutaciones o de la modulación epigenética alterada de los genes expresados durante la nefrogénesis. La vía GDNF/c-Ret/Wnt1, por ejemplo, se considera un importante regulador positivo del desarrollo de la YU, que desempeña múltiples funciones cruciales en los movimientos y el crecimiento de las células. En su ausencia, los riñones muestran graves anomalías de ramificación y pueden dar lugar a hipoplasia renal, agenesia renal, conexiones anormales entre uréter y vejiga, etc. Dada la compleja naturaleza de la nefrogénesis, incluso cambios sutiles en el proceso pueden tener graves consecuencias en el desarrollo final del riñón humano. La figura 28-1 muestra algunos de los genes implicados en el desarrollo temprano del riñón.

B. **Desarrollo funcional.** Al nacer, los riñones sustituyen a la placenta como órganos homeostáticos principales, manteniendo el equilibrio de líquidos y electrolitos y eliminando los productos de desecho perjudiciales. Esta transición se produce con el aumento del flujo sanguíneo renal (FSR), la tasa de filtración glomerular (TFG) y la función tubular. Debido a esta transición posnatal, el nivel de la función renal se relaciona más estrechamente con la edad posnatal que con la edad de gestación al nacer.

1. **FSR.** Se mantiene bajo durante el desarrollo fetal, representando solo entre 2 y 3% del gasto cardiaco. En el momento del nacimiento, el FSR aumenta rápidamente hasta alcanzar entre 15 a 18% del gasto cardiaco a las 6 semanas de edad debido a i) una disminución de la resistencia vascular renal, que es

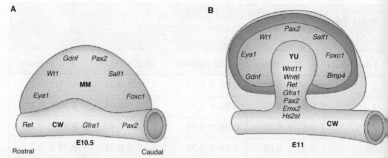

Figura 28-1. Algunos genes implicados en el desarrollo temprano del riñón, modelo de ratón. El desarrollo del riñón comienza con el desarrollo de la yema ureteral (**A**) que se desplaza hacia el mesénquima metanéfrico (**B**); las señales de cada componente inducen el desarrollo continuo hacia el riñón maduro y el sistema colector. MM, mesénquima metanéfrico; CW, conducto de Wolff (también conocido como conducto mesonéfrico); E10.5, día embrionario de ratón 10.5; YU, yema ureteral; E11, día embrionario de ratón 11. (Reproducida con permiso de Nature: Vainio S, Lin Y. Coordinating early kidney development: lessons from gene targeting. *Nat Rev Genet* 2002;3[7]:533–543.)

proporcionalmente mayor en el riñón fetal en comparación con otros órganos; ii) un aumento de la presión sanguínea sistémica, y iii) un aumento del flujo sanguíneo a la corteza externa del riñón.

2. **Filtración glomerular.** Comienza poco después de que se forman las primeras nefronas y la TFG aumenta en paralelo con la edad de gestación y el crecimiento corporal y renal (~ 1 mL/minuto/kg de peso corporal). Una vez formados todos los glomérulos, la TFG sigue aumentando hasta el nacimiento debido a la disminución de la resistencia vascular renal. En los neonatos a término, la TFG aumenta rápidamente, duplicándose a las 2 semanas de vida y alcanzando los niveles de un adulto a los 2 años. Los bebés prematuros tienen una TFG más baja al nacer en comparación con los bebés a término, en parte debido a la menor masa de nefronas en el primer grupo. Sin embargo, su TFG también aumenta después del nacimiento, aunque en un intervalo más largo (tabla 28-1). La TFG está menos autorregulada en el neonato que en los niños mayores. Se controla mediante el mantenimiento de la presión capilar glomerular por el mayor efecto vasoconstrictor de la angiotensina II en la arteriola eferente que en la aferente, donde el efecto se atenúa por la vasodilatación concurrente inducida por prostaglandinas.

3. **Función tubular**

a. **Manejo del sodio (Na+).** La capacidad de los riñones para reabsorber el Na^+ se desarrolla a las 24 semanas de gestación, aunque la reabsorción tubular de Na^+ es baja hasta después de las 34 semanas de gestación. Esto es importante cuando se evalúa a un neonato prematuro porque no podrá reabsorber el sodio al máximo y, por lo tanto, tendrá una fracción de excreción de sodio (FENa; tabla 28-2) elevada. Los bebés muy prematuros no pueden conservar el Na^+ incluso cuando el balance de este es negativo. Es por ello que los bebés prematuros de menos de 34 semanas de gestación suelen desarrollar hiponatremia cuando reciben fórmula o leche materna, incluso en ausencia de lesión o daño renal. La administración de suplementos de Na^+ está justificada en esas situaciones. Después de las 34 semanas de gestación, la reabsorción de Na^+ se vuelve más eficiente, de manera que 99% del Na^+ filtrado puede ser reabsor-

Tabla 28-1. Valores normales de creatinina sérica (mg/dL) en recién nacidos a término y prematuros (media ± DE)

Edad (día)	< 28 semanas	28-32 semanas	32-37 semanas	> 37 semanas
3	1.05 ± 0.27	0.88 ± 0.25	0.78 ± 0.22	0.75 ± 0.2
7	0.95 ± 0.36	0.94 ± 0.37	0.77 ± 0.48	0.56 ± 0.4
14	0.81 ± 0.26	0.78 ± 0.36	0.62 ± 0.4	0.43 ± 0.25
28	0.66 ± 0.28	0.59 ± 0.38	0.40 ± 0.28	0.34 ± 0.2

DE, desviación estándar.

Fuente: De Rudd PT, Hughes EA, Placzek MM, et al. Rangos de referencia para la creatinina plasmática durante el primer mes de vida. *Arch Dis Child* 1983;58:212-215; van den Anker JN, de Groot R, Broerse HM, et al. Assessment of glomerular filtration rate in preterm infants by serum creatinine: comparison with inulin clearance. *Pediatrics* 1995;96:1156–1158.

bido, lo que resulta en un FENa de < 1% si se desafía con hipoperfusión renal (estado prerrenal). Los neonatos a término pueden retener el Na^+ cuando se encuentran en un balance negativo de Na^+ pero, al igual que los prematuros, también están limitados en su capacidad de excretar una carga de Na^+ debido a su baja TFG. Es importante tener en cuenta que, en circunstancias normales, hay una natriuresis que alcanza su punto máximo al cuarto día de vida, tras lo cual se produce un cambio para conservar el sodio para el crecimiento.

Tabla 28-2. Ecuaciones y fórmulas de uso común

$TFGe = ACr \ (mL/min/1.73 \ m^2) = K \times longitud \ (cm)/_{Cr}P$

$TFGe = ACr \ (mL/min/1.73 \ m^2) = {_{Cr}}U \times V \times 1.73/_{Cr}P \times ASC$

$FENa \ (\%) = 100 \times (U_{Na}^+ \times {_{Cr}}P)/(P_{Na}^+ \times {_{Cr}}U)$

$RTP = 100 \times [1 - (U_P \times {_{Cr}}P)/(P_P \times {_{Cr}}U)]$

$GTTK = (U_K^+ \times {_{osm}}P)/P_K^+ \times {_{osm}}U)$

${_{osm}}P \ calculado = 2 \times [Na^+] \ plasmático + (glucosa/18) + (NUS/2.8)$

$Brecha \ aniónica \ sérica = [Na^+] - [Cl^-] - [HCO_3]$

TFGe, tasa de filtración glomerular estimada; ACr, aclaramiento de creatinina; K, 0.33 en prematuros y 0.45 en recién nacidos a término; ${_{Cr}}P$, creatinina plasmática; ${_{Cr}}U$, creatinina urinaria; V, volumen urinario por minuto; ASC, área de superficie corporal; FENa, fracción de excreción de sodio; U_{Na}^+, sodio urinario; P_{Na}^+, sodio plasmático; RTP, reabsorción tubular de fósforo; U_P, fósforo urinario; P_P, fósforo plasmático; GTTK, gradiente transtubular de potasio; U_K^+, potasio urinario; ${_{osm}}P$, osmolaridad plasmática; P_K^+, potasio plasmático; OsmU, osmolalidad urinaria; NUS, nitrógeno ureico en sangre.

b. Manejo del potasio (K^+). La capacidad limitada de los bebés prematuros para excretar grandes cargas de K^+ está relacionada con la disminución de la secreción tubular distal de K^+, resultado de la disminución de la sensibilidad a la aldosterona, la baja actividad de la Na^+-K^+-ATPasa y su baja TFG. Los neonatos prematuros suelen tener niveles de K^+ en suero ligeramente superiores a los de los lactantes y niños mayores. Si se cuestiona el manejo renal del potasio y la posible hiperpotasemia anormal, debe medirse el potasio con precisión mediante una extracción de sangre central (en lugar de un pinchazo en el talón) y debe considerarse la medición del potasio en sangre total.

c. Manejo de bicarbonato de sodio. Dicho manejo está limitado por un bajo umbral de bicarbonato sérico en el túbulo proximal (14 a 16 mEq/L en prematuros, 18 a 22 mEq/L en niños a término), que mejora a medida que se produce la maduración del intercambiador Na^+-H, la H+-ATPasa y, en menor medida, la Na^+-K^+-ATPasa. Esencialmente, los bebés prematuros nacen con una ATR proximal leve que mejora con la edad. Además del manejo tubular proximal del bicarbonato, la producción de amoniaco en el túbulo distal y la síntesis tubular proximal de glutamina están disminuidas. La menor tasa de excreción de fosfato limita la generación de ácido titulable, limitando aún más la capacidad de los recién nacidos para eliminar una carga de ácido. Los neonatos de muy bajo peso al nacer pueden desarrollar una acidosis metabólica leve entre la segunda y la cuarta semanas tras el nacimiento que puede requerir la administración de bases adicionales en forma de bicarbonato o acetato de sodio.

d. Manejo del fósforo en el neonato. En comparación con los niños mayores y los adultos, el manejo del fósforo en el neonato se caracteriza por un patrón de mayor retención de fósforo para apoyar el crecimiento. La ingesta y la carga filtrada de fosfato, la hormona paratiroidea (PTH, por sus siglas en inglés) y los factores de crecimiento modulan el transporte renal de fosfato. El mayor nivel de fosfato y la mayor tasa de reabsorción de fosfato en el neonato no se explican por la baja TFG o la falta de respuesta tubular a los factores extrarrenales (PTH, vitamina D). Es más probable que exista un mecanismo de desarrollo que favorezca la conservación renal del fosfato, en parte debido a los efectos del crecimiento y de la hormona tiroidea, así como al aumento del transportador de fosfato dependiente del Na^+, de forma que se mantenga un balance positivo de fosfato para el crecimiento. La reabsorción tubular de fosfato (RTP) también se ve alterada por la edad de gestación, aumentando de 85% a las 28 semanas a 93% a las 34 semanas y a 98% a las 40 semanas.

e. Manejo del calcio. Los niveles de calcio en el feto y en la sangre del cordón umbilical son más altos que los del neonato. Los niveles de calcio descienden en las primeras 24 horas, pero persisten los niveles bajos de PTH. Este relativo hipoparatiroidismo en los primeros días después del nacimiento puede ser el resultado de esta respuesta fisiológica a la hipercalcemia en el feto normal. Aunque los valores de Ca^+ plasmático total < 8 mg/dL en los bebés prematuros son frecuentes, suelen ser asintomáticos porque el nivel de calcio ionizado suele ser normal. Los factores que favorecen esta fracción normal de Ca^+ ionizado son la menor albúmina sérica y la relativa acidosis metabólica del neonato. La excreción urinaria de calcio es menor en los bebés prematuros y se correlaciona con la edad de gestación. A término, la excreción de calcio en orina aumenta y persiste hasta aproximadamente los 96 meses de edad. La excreción de calcio en orina en los bebés prematuros varía directamente con la ingesta de Na^+, la excreción de Na^+ en orina e inversamente con el calcio en plasma. El estrés neonatal y las terapias como el uso agresivo de líquidos o la administración de furosemida aumentan la excreción de calcio, agravando la tendencia a la hipocalcemia, la hipercalciuria o la nefrocalcinosis (NC).

f. Manejo del agua. El recién nacido tiene una capacidad limitada para concentrar la orina debido a la limitada concentración de urea en el intersticio renal (debido a la baja ingesta de proteínas y al crecimiento anabólico). La consiguiente disminución de la osmolalidad del intersticio conduce a una menor capacidad de concentración y, por lo tanto, a una menor capacidad de reabsorción de agua por parte del riñón neonatal. La concentración urinaria máxima (osmolalidad) es de solo 500 mOsm/L en los bebés prematuros y de 800 mOsm/L en aquellos a término (tabla 28-3). Aunque esto tiene poca importancia en los neonatos que reciben cantidades adecuadas de agua con alimentación hipotónica, puede llegar a ser clínicamente relevante en los que reciben cargas osmóticas más altas. Por el contrario, tanto los bebés prematuros como los nacidos a término pueden diluir su orina normalmente con una osmolalidad urinaria mínima de 35 a 50 mOsm/L. Sin embargo, su baja TFG limita su capacidad de manejar cargas de agua.

Tabla 28-3. Valores urinarios y renales normales en bebés a término y prematuros

	Bebés prematuros < 34 semanas	Bebés a término al nacer	Bebés a término de 2 semanas	Bebés a término de 8 semanas
TFG (mL/minuto/1.73 m^2)	13-58	15-60	63-80	—
Umbral de bicarbonato (mEq/L)	14–18	21	21.5	—
RTP (%)	> 85	> 95	—	—
Capacidad de concentración máxima (mOsmol/L)	500	800	900	1 200
Capacidad de dilución máxima (mOsmol/L)	25-30	25-30	25-30	25-30
Peso específico	1.002-1.015	1.002-1.020	1.002-1.025	1.002-1.030
Varilla de medición	—	—	—	—
pH	5.0-8.0	4.5-8.0	4.5-8.0	4.5-8.0
Proteínas	Neg a 2+ (100 mg/dL)	Neg a 1+ (30 mg/dL)	Neg	Neg
Glucosa	Neg a 2+ (100 mg/dL)	Neg	Neg	Neg
Sangre	Neg	Neg	Neg	Neg
Leucocitos	Neg	Neg	Neg	Neg

TFG, tasa de filtración glomerular; RTP, reabsorción tubular de fosfato; Neg, negativo.

II. EVALUACIÓN CLÍNICA DE LOS RIÑONES Y LAS VÍAS URINARIAS. La evaluación de los riñones y de las vías urinarias implica la revisión de la historia del paciente, la exploración física, y las pruebas de laboratorio y radiológicas adecuadas.

A. Historial clínico

1. **Historial prenatal.** Esto incluye la revisión de cualquier enfermedad materna, el uso de medicamentos o drogas, la exposición a teratógenos conocidos y potenciales y los resultados de las imágenes prenatales.

   a. El uso materno de inhibidores de la enzima convertidora de la angiotensina (IECA), bloqueadores de los receptores de la angiotensina o indometacina disminuye la presión capilar glomerular y la TFG y se ha asociado con la insuficiencia renal neonatal.

   b. La contribución de la orina fetal al volumen de líquido amniótico es mínima en la primera mitad de la gestación (10 mL/hora), pero aumenta significativamente hasta una media de 50 mL/hora y es una contribución necesaria para el desarrollo pulmonar. El oligohidramnios puede indicar una disminución de la producción de orina del feto y puede asociarse con agenesia renal, displasia, poliquistosis renal (PQR) u obstrucción grave de las vías urinarias. En la mayoría de los casos es un signo de mala perfusión fetal debido a una insuficiencia placentaria como la que se observa en la preeclampsia o en la enfermedad vascular materna (véanse capítulos 2 y 4). Por otra parte, el polihidramnios se observa en embarazos complicados por diabetes materna (véase capítulo 2) y en anomalías fetales como la atresia esofágica (véase capítulo 64) o la anencefalia (véase capítulo 57). También puede ser consecuencia de una disfunción tubular renal con incapacidad para concentrar totalmente la orina.

   c. La elevación de la α-fetoproteína en suero/líquido amniótico y el agrandamiento de la placenta se asocian con el síndrome nefrótico congénito.

2. **Antecedentes familiares.** El riesgo de enfermedad renal aumenta si existen antecedentes familiares de anomalías de las vías urinarias, PQR, consanguinidad o trastornos tubulares renales hereditarios. Las enfermedades familiares (síndrome nefrótico congénito, PQR autosómica recesiva [PQRAR], hidronefrosis o displasia) pueden reconocerse en el útero o permanecer asintomáticas hasta una edad avanzada.

3. **Historial del parto.** El sufrimiento fetal, la asfixia perinatal, la sepsis y la pérdida de volumen pueden provocar una lesión isquémica o anóxica. Aunque a menudo el origen es multiorgánico, los riñones neonatales corren un riesgo especial de presentar una lesión isquémica debido a su baja TFG y a la hipoxia relativa en el momento inicial.

4. **Micción.** De los recién nacidos 17% orina en la sala de partos, aproximadamente 90% lo hace a las 24 horas y 99% a las 48 horas. La tasa de formación de orina oscila entre 0.5 y 5.0 mL/kg/hora en todas las edades de gestación. La causa más común del retraso o la disminución de la producción de orina es el registro incorrecto de la micción inicial o la perfusión inadecuada de los riñones. El retraso en la micción también puede deberse a anomalías renales intrínsecas o a la obstrucción de las vías urinarias.

B. Examen físico. Un examen cuidadoso detectará masas abdominales en aproximadamente 0.8% de los neonatos. La mayoría DE estas masas son de origen renal o están relacionadas con el sistema genitourinario (GU). Es importante tener en cuenta en el diagnóstico diferencial si la masa es unilateral o bilateral (tabla 28-4). Puede presentarse edema en los neonatos con síndrome nefrótico congénito (debido a la baja presión oncótica) o por sobrecarga de líquidos si la entrada supera la salida. Los defectos tubulares y el uso de diuréticos pueden causar pérdidas de sal y agua, y

Tabla 28-4. Masas abdominales en el neonato

Tipo de masa	Porcentaje total
Renal	55
Hidronefrosis	
Obstructiva (p. ej., secundaria a una obstrucción de la VUP, la UUP o la UUV)	
No obstructiva	
Riñón displásico multiquístico	
Enfermedad renal poliquística	
Quiste renal simple (grande)	
Displasia quística	
Nefroma mesoblástico	
Ectopia renal	
Trombosis de la vena renal	
Nefroblastomatosis	
Tumor de Wilms	
Genital	15
Hidrometrocolpos	
Quiste de ovario	
Gastrointestinal	20

UUP, unión ureteropélvica; UUV, unión ureterovesical; VUP, válvulas uretrales posteriores.

Fuente: Modificada de Pinto E, Guignard JP. Renal masses in the neonate. *Biol Neonate* 1995;68(3):175-184. Copyright © 1995 S. Karger AG, Basel.

llegar a producir deshidratación. Muchos síndromes congénitos pueden afectar a los riñones; por lo tanto, es necesario realizar una evaluación exhaustiva en aquellos que presentan anomalías renales congénitas. Los hallazgos del examen asociados con las anomalías renales congénitas son variados (tabla 28-5). Puede producirse un neumotórax espontáneo en quienes tienen hipoplasia pulmonar asociada con anomalías renales.

C. **Evaluación de laboratorio.** Las pruebas de función renal deben interpretarse en relación con la edad de gestación y posnatal (véanse las tablas 28-1 y 28-6).

1. El análisis de orina refleja las etapas de desarrollo de la fisiología renal.
   a. **Gravedad específica.** Los bebés a término tienen una capacidad de concentración limitada con una gravedad específica máxima de 1.021 a 1.025.

Tabla 28-5. Síndromes congénitos con componentes renales

Trastornos dismórficos, secuencias y asociaciones	Características generales	Anomalías renales
Secuencia de oligohidramnios (síndrome de Potter)	Facies alterada, hipoplasia pulmonar, posición anormal de las extremidades y de la cabeza	Agenesia renal, obstrucción bilateral grave, displasia bilateral grave, poliquistosis renal autosómica recesiva
Síndrome VATER y VACTERL	Anomalías vertebrales, atresia anal, fístula traqueoesofágica, displasia radial, defectos cardiacos y de las extremidades	Agenesia renal, displasia renal, ectopia renal
Asociación de somitas mullerianas, renales, cervicotorácicas y secuencia de Rokitansky	Falla de los conductos paramesonéfricos, hipoplasia/atresia vaginal y uterina, displasia de los somitas cervicotorácicos	Hipoplasia/agenesia renal, ectopia renal, uréteres dobles
Vientre de ciruela	Hipoplasia del músculo abdominal, criptorquidia	Megauréteres, hidronefrosis, riñones displásicos, vejiga atónica
Espina bífida	Meningomielocele	Vejiga neurógena, reflujo vesicoureteral, hidronefrosis, doble uréter, riñón en herradura
Secuencia de displasia caudal (síndrome de regresión caudal)	Hipoplasia sacra (y lumbar), alteración de la médula espinal distal	Vejiga neurógena, reflujo vesicoureteral, hidronefrosis, agenesia renal
Atresia anal (ano imperforado alto)	Fístula rectovaginal, rectovesical o rectouretral ligada a la médula espinal	Agenesia renal, displasia renal
Hemihipertrofia	Hemihipertrofia	Tumor de Wilms, hipospadias
Aniridia	Aniridia, criptorquidia	Tumor de Wilms
Síndrome de Drash	Genitales ambiguos	Esclerosis mesangial, tumor de Wilms
Orejas pequeñas deformadas o de implantación baja		Agenesia/displasia renal

(*continúa*)

Tabla 28-5. Síndromes congénitos con componentes renales (*continuación*)

Trastornos dismórficos, secuencias y asociaciones	Características generales	Anomalías renales
Autosómico recesivo		
Síndrome cerebrohepatorrenal (síndrome de Zellweger)	Hepatomegalia, glaucoma, anomalías cerebrales, condrodistrofia	Quistes renales corticales
Síndrome de Jeune (distrofia torácica asfixiante)	Caja torácica pequeña, costillas cortas, uniones costocondrales anormales, hipoplasia pulmonar	Displasia tubular quística, glomeruloesclerosis, hidronefrosis, riñones en herradura
Síndrome de Meckel-Gruber (disencefalia esplancnocística)	Encefalocele, microcefalia, polidactilia, criptorquidia, anomalías cardiacas, enfermedad hepática	Riñones poliquísticos/displásicos
Síndrome de Johanson-Blizzard	Alas nasales hipoplásicas, hipotiroidismo, sordera, ano imperforado, criptorquidia	Hidronefrosis, caliectasia
Síndrome de Schinzel-Giedion	Extremidades cortas, facies anormal, anomalías óseas, hipospadias	Hidronefrosis, megauréter
Síndrome de polidactilia de costilla corta	Costillas horizontales cortas, hipoplasia pulmonar, polisindactilia, defectos óseos y cardiacos, genitales ambiguos	Quistes glomerulares y tubulares
Síndrome de Bardet-Biedl	Obesidad, pigmentación de la retina, polidactilia	Nefritis intersticial
Autosómica dominante		
Esclerosis tuberosa	Lesiones fibro-angiomatosas, máculas hipopigmentadas, calcificaciones intracraneales, convulsiones, lesiones óseas	Riñones poliquísticos, angiomiolipoma renal
Síndrome de Melnick-Fraser (síndrome branquio-oto-renal [BOR])	Fosas preauriculares, hendiduras branquiales, sordera	Displasia renal, uréteres duplicados

(continúa)

Tabla 28-5. (*continuación*)

Trastornos dismórficos, secuencias y asociaciones	Características generales	Anomalías renales
Síndrome ungueal-patelar (osteo-oncodisplasia hereditaria)	Uñas hipoplásicas, rótula hipoplásica o ausente, otras anomalías óseas	Proteinuria, síndrome nefrótico
Síndrome de Townes-Brocks	Anomalías del pulgar, del pabellón auricular y de los anillos	Diversas anomalías renales
Ligado a X		
Síndrome oculocerebrorrenal (síndrome de Lowe)	Cataratas, raquitismo, retraso mental	Síndrome de Fanconi
Síndrome oral-facial-digital (OFD) tipo I	Hendiduras orales, alas nasales hipoplásicas, asimetría digital (ligado al X, letal en hombres)	Microquistes renales
Trisomía 21 (síndrome de Down)	Facies anormal, braquicefalia, cardiopatía congénita	Riñón displásico quístico y otras anomalías renales
Síndrome X0 (síndrome de Turner)	Baja estatura, cardiopatía congénita, amenorrea	Riñón en herradura, duplicaciones y malrotaciones del sistema colector urinario
Trisomía 13 (síndrome de Patau)	Facies anormal, labio y paladar hendidos, cardiopatía congénita	Riñones displásicos quísticos y otras anomalías renales
Trisomía 18 (síndrome de Edwards)	Facies anómala, orejas anómalas, dedos superpuestos, cardiopatía congénita	Riñones displásicos quísticos, riñón en herradura, o duplicación
Síndrome XXY, XXX (síndrome de triploidía)	Facies anormal, defectos cardiacos, hipospadias y criptorquidia en los hombres, sindactilia	Diversas anomalías renales
Trisomía parcial 10q	Facies anormal, microcefalia, anomalías en las extremidades y en el corazón	Diversas anomalías renales

Tabla 28-6. Tasa de filtrado glomerular de la inulina en bebés prematuros sanos

Edad	mL/minuto/1.73 m^2
1-3 días	14.0 ± 5
1-7 días	18.7 ± 5.5
4-8 días	44.3 ± 9.3
3-13 días	47.8 ± 10.7
1.5-4 meses	67.4 ± 16.6
8 años	103 ± 12

b. **Excreción de proteínas.** La excreción de proteínas en la orina varía con la edad de gestación; es mayor en los bebés prematuros y va disminuyendo progresivamente con la edad posnatal (véase la tabla 28-3). En los lactantes normales a término, la excreción de proteínas es mínima después de la segunda semana de vida.

c. **Glucosuria.** Está presente con frecuencia en los bebés prematuros < 34 semanas de gestación. La reabsorción tubular de glucosa es < 93% en los bebés nacidos antes de las 34 semanas de gestación en comparación con 99% en los nacidos después de las 34 semanas de gestación. Las tasas de excreción de glucosa son más altas en aquellos nacidos antes de las 28 semanas de gestación.

d. **Hematuria.** Es anormal y rara en el recién nacido a término. Es más frecuente en los prematuros y tiene un amplio diferencial (véase secc. III.F).

e. **Examen del sedimento urinario.** Suele mostrar múltiples células epiteliales (que se cree que son células de la mucosa uretral) durante las primeras 24 a 48 h. En los neonatos con asfixia es frecuente un aumento de las células epiteliales y una hematuria microscópica transitoria con leucocitos. Si estos hallazgos en el sedimento persisten, es necesario realizar más investigaciones. Los cilindros hialinos y de grano fino son comunes en la deshidratación o la hipotensión. Los cristales de ácido úrico son comunes en estados de deshidratación y en muestras de orina concentradas. Pueden verse como manchas de color rosa o marrón rojizo en el pañal (especialmente con los pañales absorbentes modernos).

2. **Método de recolección de orina**

a. **Aspiración suprapúbica.** Realizada bajo guía ecográfica, es el método más fiable (aunque poco práctico) para obtener una recolección de muestras no contaminadas para el cultivo de orina.

b. **Sondaje vesical.** Se utiliza si un neonato no ha evacuado la orina a las 36 o 48 horas y no es aparentemente hipovolémico (véase secc. III.B), si es necesario determinar con precisión el volumen de orina o para optimizar el drenaje de la orina si se sospecha una obstrucción funcional o anatómica.

c. **Recolección de la bolsa.** Es adecuada para la mayoría de los estudios, como las determinaciones de la gravedad específica, el pH, los electrolitos, las proteínas, la glucosa y el sedimento, pero nunca debe utilizarse para el cultivo de orina si se sospecha una infección de las vías urinarias (IVU). El sondaje vesical puede causar un traumatismo de la mucosa uretral; por lo tanto, la recolección de la bolsa es el método preferido si se sospecha de hematuria.

d. Muestras de orina del pañal. Son fiables para la estimación del pH y la determinación cualitativa de la presencia de glucosa, proteínas y sangre.

3. **Evaluación de la función renal**

   a. Creatinina sérica. La medición de esta al nacer refleja la función renal materna. En los neonatos sanos a término, los niveles de creatinina sérica descienden rápidamente desde el valor materno hasta un nivel de 0.2 a 0.4 mg/dL al cabo de 1 o 2 semanas de vida. La creatinina sérica de los bebés prematuros puede aumentar de forma transitoria durante los primeros días y luego se reducirá lentamente a lo largo de semanas o meses, dependiendo del nivel de prematuridad. La tasa de disminución de la creatinina sérica en las primeras semanas es más lenta en los bebés de menor edad de gestación con una TFG más baja (véase la tabla 28-1).

   b. Nitrógeno ureico en sangre (NUS). Este es otro indicador potencial de la función renal. Sin embargo, el NUS puede estar elevado como resultado de un aumento de la producción de nitrógeno ureico en estados hipercatabólicos o de un aumento de la ingesta de proteínas, de la sangre secuestrada, de la descomposición de los tejidos o de la hemoconcentración.

   c. TFG. La TFG puede medirse directamente mediante estudios de aclaramiento de sustancias exógenas (inulina, ácido etilendiaminotetraacético de cromo [Cr-EDTA], iotalamato de sodio) o de sustancias endógenas como la creatinina y la cistatina C. Las consideraciones prácticas, como la toma frecuente de muestras de sangre, la recolección de orina o la infusión de una sustancia exógena, limitan su uso y se utilizan solo con fines de investigación. La TFG se estima con mayor frecuencia a partir de la creatinina sérica y la longitud corporal (véase la tabla 28-2), aunque la ecuación debe utilizarse con precaución porque es estrictamente una estimación con una variabilidad predictiva significativa en la determinación de la verdadera TFG. En la práctica clínica se utilizan cada vez más las nuevas estimaciones que utilizan la cistatina C (tabla 28-7).

   d. Medición de los electrolitos en suero y orina. Se utiliza para guiar el manejo de los líquidos y electrolitos y para evaluar la función tubular renal. Hay que tener en cuenta los valores séricos y el contexto clínico para interpretar las mediciones de electrolitos en orina.

Tabla 28-7. Rango de referencia de la cistatina sérica (mg/L) en recién nacidos a término y prematuros (media ± 2 DE)

Edad	Cistatina C
24-28 semanas	1.48 (0.65-3.37)
29-36 semanas	1.65 (0.62-4.42)
0-3 meses	1.37 (0.81-2.32)
4-11 meses	0.98 (0.65-1.49)

DE, desviación estándar.

Fuente: Finney H, Newman DJ, Thakkar H, et al. Reference ranges for plasma cystatin C and creatinine measurements in premature infants, neonates, and older children. *Arch Dis Child* 2000;82(1):71-75. Copyright © 2000 Royal College of Paediatrics and Child Health.

D. Estudios radiológicos

1. **Ecografía.** Este es el estudio de imagen inicial para delinear la arquitectura del parénquima renal. Se trata de un estudio no invasivo y de bajo costo que puede realizarse a pie de cama y es especialmente útil en neonatos inestables. Puede confirmar fácilmente la presencia de anomalías renales graves observadas en una ecografía prenatal, como la hidronefrosis o la enfermedad renal displásica. Como regla general, la longitud de los riñones en milímetros es aproximadamente la edad de gestación en semanas. Los datos normativos se presentan en la tabla 28-8. Los riñones más grandes pueden sugerir la presencia de hidronefrosis, PQR, riñón displásico multiquístico (RDMQ) o, raramente, síndrome nefrótico congénito o tumores renales. Los riñones más pequeños pueden sugerir displasia o hipoplasia. La corteza renal tiene una ecogenicidad similar a la del hígado o el bazo en el neonato, en contraste con la corteza renal hipoecoica que se observa en adultos y niños mayores. Los riñones hiperecoicos pueden verse en la PQR, la displasia quística, la enfermedad glomeruloquística o la lesión renal. Además, las pirámides medulares en el neonato son mucho más hipoecoicas que la corteza y, por lo tanto, tienen un aspecto más prominente. Las técnicas de flujo Doppler en color tienen una importante variabilidad intraoperatoria, pero pueden visualizar y medir el FSR y el índice de resistencia (IR) de la arteria renal. Los recién nacidos prematuros tienden a tener un IR más alto en comparación con los recién nacidos a término; un IR más alto puede sugerir una enfermedad del parénquima renal y una obstrucción de las vías urinarias.

2. **Cistouretrografía miccional (CUGM).** La CUGM con fluoroscopia es un método excelente para identificar el reflujo vesicoureteral (RVU) y definir la anatomía de la vejiga y del tracto inferior, como en las válvulas uretrales posteriores (VUP). La cistografía con radionúclidos se utiliza a menudo para evaluar el RVU debido a su menor dosis de radiación. Sin embargo, la CUGM produce mejores imágenes estáticas para los defectos anatómicos y se prefiere para la evaluación inicial de la uropatía obstructiva. La mayoría de los radiólogos realiza la CUGM sin sedación, cuyo uso se ha asociado con resultados falsos positivos.

3. **Gammagrafía con radionúclidos.** Resulta útil para demostrar la posición y la función relativa de los riñones en los neonatos que tienen una TFG suficiente. Los isótopos como el tecnecio-99m-ácido dietilentriaminopentacético (99mTc-DTPA, por sus siglas en inglés) o la mercaptoacetiltriglicina (MAG3) son manipulados por la filtración glomerular y pueden utilizarse para evaluar la FSR y la función renal. Junto con la furosemida administrada por vía intravenosa, puede ayudar a diferenciar la hidronefrosis obstructiva de la no obstructiva. Los isótopos que se unen a los túbulos renales, como el tecnecio-99m-ácido dimercaptosuccínico (99mTc-DMSA, por sus siglas en inglés), producen imágenes estáticas de la corteza renal. Esto puede ser útil para evaluar la pielonefritis aguda y la cicatrización renal de los émbolos de la arteria renal o los trastornos vasculares renales y para cuantificar la cantidad de corteza renal en pacientes con displasia e hipoplasia renal. La mayoría de estas técnicas nucleares se basan en la filtración renal y, por lo tanto, son de dudosa utilidad en los recién nacidos muy prematuros.

Tabla 28-8. Dimensiones longitudinales (mm) de los riñones derecho e izquierdo por edad de gestación y sexo

		Edad de gestación	Mediana	Mínimo	Máximo	Percentil	
						5.º	95.º
Mujer	Riñón derecho Riñón izquierdo	≤ 24	28.6	23.7	33.1	23.7	33.1
		25-26	32.7	26.2	41.0	26.4	39.0
		27-28	33.0	27.8	42.4	28.1	41.0
		29-30	36.2	28.4	45.0	29.5	42.1
		31-32	38.4	30.5	45.8	30.8	44.0
		33-34	40.9	32.4	48.1	33.8	47.8
		35-36	42.8	35.3	49.3	35.6	48.4
		Término completo*	41.0	31.0	50.0	37.0	48.0
		≤ 24	28.4	21.4	33.6	21.4	33.6
		25-26	31.8	27.7	37.7	27.7	37.6
		27-28	33.0	27.7	40.0	27.7	39.7
		29-30	36.5	27.4	46.8	29.4	42.6
		31-32	37.9	30.0	44.3	31.6	44.0
		33-34	40.4	34.2	50.0	34.6	49.1
		35-36	43.5	35.2	50.3	36.7	49.0
		Término completo*	42.0	36.0	52.0	38.0	49.0
Hombre	Riñón derecho Riñón izquierdo	≤ 24	25.3	25.0	25.7	25.0	25.7
		25-26	33.3	27.9	36.6	27.9	36.6
		27-28	33.5	23.0	42.4	28.5	40.7
		29-30	36.7	25.4	50.2	30.7	48.4
		31-32	39.3	26.5	56.0	30.0	48.3
		33-34	42.3	34.6	50.6	34.8	50.2
		35-36	43.5	34.9	54.5	38.1	53.0
		Término completo*	42.0	36.0	53.0	38.0	49.0

(*continúa*)

Tabla 28-8. Dimensiones longitudinales (mm) de los riñones derecho e izquierdo por edad de gestación y sexo (*continuación*)

Edad de gestación	Mediana	Mínimo	Máximo	Percentil 5.°	Percentil 95.°
≤ 24	25.4	24.1	26.8	24.1	26.8
25-26	32.3	28.1	36.8	28.1	36.8
27-28	34.0	26.1	40.7	27.5	40.4
29-30	36.6	23.8	54.0	30.2	45.1
31-32	39.7	28.3	52.2	30.8	47.1
33-34	42.2	35.0	50.0	35.5	49.7
35-36	43.5	36.2	52.4	37.5	50.3
Término completo*	44.0	38.0	55.0	39.0	51.0

*Edad de gestación media 39.7 ± 0.7.

Fuente: Modificada con permiso de Springer: Erdemir A, Kahramaner Z, Cicek E, et al. Rangos de referencia para las dimensiones renales ecográficas en bebés prematuros. *Pediatr Radiol* 2013;43(11):1475-1484.

III. PROBLEMAS RENALES CLÍNICOS COMUNES EN NEONATOS

A. **Condiciones diagnosticadas por ecografía prenatal.** Las anomalías congénitas del riñón y de las vías urinarias (ACRVU) representan alrededor de 20% de las anomalías fetales identificadas en el tamizaje ecográfico materno de rutina.

1. Hidronefrosis. Es el hallazgo anormal más común, reportado en > 80% de los casos con una anormalidad renal. Aproximadamente 75% de ellos se confirman posnatalmente.

a. El manejo inicial de un recién nacido con hidronefrosis identificada prenatalmente depende del estado clínico del paciente y de la presunta naturaleza de la lesión.

b. La hidronefrosis unilateral es más frecuente y no se asocia con complicaciones sistémicas o pulmonares si el riñón contralateral es normal. La confirmación ecográfica posnatal puede realizarse de forma electiva aproximadamente a las 2 o 4 semanas de vida, dependiendo de la gravedad. Un examen ultrasonográfico más temprano podría pasar por alto anomalías porque la hidronefrosis puede no detectarse debido a la deshidratación fisiológica. Es importante repetir el estudio si se realiza en los primeros días después del nacimiento.

c. La hidronefrosis bilateral es más preocupante, en especial si hay oligohidramnios o enfermedad pulmonar. En el varón, la evaluación posnatal (ecografía y CUGM) debe realizarse en el primer día para determinar la etiología (VUP, obstrucción de la unión ureteropélvica [UUP], obstrucción de la unión ureterovesical [UUV], síndrome del vientre en ciruela pasa o RVU). En el caso de una obstrucción posvesical como la VUP, la ecografía suele mostrar una pared vesical trabeculada y engrosada. Los uréteres tortuosos concomitantes son un hallazgo ominoso para la función y el desarrollo renal general.

d. Se recomienda la profilaxis antibiótica hasta que la CUGM descarte el RVU. La nitrofurantoína (1 a 2 mg/kg/día) o la trimetoprima-sulfametoxazol (2 mg de trimetoprima más 10 mg de sulfametoxazol por kilo y día) se utilizan para la profilaxis de la IVU en bebés mayores. En los neonatos con edad posgestacional < 48 semanas, la nitrofurantoína puede causar anemia hemolítica y las sulfamidas desplazan la bilirrubina de la albúmina y puede desarrollarse un kernícterus. Debido a estas razones, la amoxicilina (10 mg/kg/día) es el fármaco de elección inicial en recién nacidos con edad posgestacional < 48 semanas (véase secc. III.G).

e. En presencia de RVU, los antibióticos profilácticos a largo plazo han demostrado en un ensayo que reducen el número de IVU sintomáticas. A pesar de la mejora de las infecciones clínicas, no hubo diferencias en la tasa de cicatrización renal entre los niños a los que se les administró profilaxis y los que no. Este hallazgo podría indicar que la displasia renal subyacente suele estar presente durante el desarrollo renal incluso cuando se inicia la profilaxis temprana.

2. Los RDMQ se diagnostican cada vez más por medio de ecografías prenatales de rutina, especialmente los que tienen afectación unilateral. Un RDMQ es aquel compuesto por quistes de diversos tamaños que se asemejan a una "bola de uvas" y parénquima no funcional. Los bebés con RDMQ unilateral suelen ser asintomáticos, y las imágenes funcionales, por definición, muestran que el riñón afectado no tiene función renal. Aunque el riñón afectado puede crecer inicialmente (debido al crecimiento del quiste) durante la infancia, suele involucionar y a menudo deja de ser visible en las imágenes a los 5 años de edad. Aunque anteriormente se recomendaba la extirpación quirúrgica para disminuir el potencial de transformación maligna, los estudios han demostrado que la incidencia de transformación maligna es extremadamente baja, y no hay pruebas de que la extirpación quirúrgica de los RDMQ asintomáticos mejore los resultados a largo plazo. Existe un acuerdo general de que la extirpación quirúrgica está indicada solo en *raras* ocasiones en los casos de infección recurrente o compromiso respiratorio secundario a la compresión abdominal por el riñón anormal. El riñón contralateral puede presentar anomalías, como RVU, y existe un mayor riesgo de hipertensión, por lo que se recomienda un seguimiento continuo.

3. Otras formas de ACRVU pueden diagnosticarse con la ecografía prenatal o poco después del nacimiento. Las lesiones más comunes son los riñones displásicos (con o sin quistes) y la obstrucción del sistema urinario, ya sea a nivel de la UUP, la UUV o por las válvulas de la uretra (VUP). La PQRAR, que se asocia con la fibrosis hepática, puede causar insuficiencia renal en los neonatos. La PQR autosómica dominante (PQRAD) es más común en la población general, pero por lo general no se presenta hasta más tarde en la vida. Las masas renales también pueden diagnosticarse oportunamente (véase la tabla 28-2). La gravedad de la afectación renal en estas enfermedades varía desde el oligohidramnios extremo y el compromiso *in utero* hasta la presentación tardía en la edad adulta. En última instancia, el pronóstico depende de la gravedad de la anomalía, de si el riñón contralateral es viable y de la disfunción de los órganos extrarrenales. En el curso neonatal, el grado de hipoplasia pulmonar dictará la probabilidad de viabilidad del bebé. A largo plazo, la ACRVU sigue

Tabla 28-9. Criterios de lesión renal aguda en neonatos

Escenario	Criterios de creatinina sérica	Criterios de emisión de orina
0	Sin cambios en la CrS o aumento < 0.3 mg/dL	SO > 1 mL/kg/hora
1	Aumento de la CrS de ≥ 0.3 mg/dL en 48 horas o aumento de la CrS hasta 150-199% del valor inicial*	SO > 0.5 mL/kg/hora y ≤ 1 mL/kg/hora
2	Aumento de la CrS a 200-299% de la línea de base	SO > 0.3 mL/kg/hora y ≤ 0.5 mL/kg/hora
3	Aumento de la CrS a ≥ 300% del valor inicial o CrS ≥ 2.5 mg/dL o recepción de diálisis	SO ≤ 0.3 mL/kg/hora

*La creatinina sérica (CrS) de referencia se definirá como el valor más bajo de CrS en los últimos 7 días.

SO, salida de orina.

siendo la causa más común de ERC y de enfermedad renal terminal (ERT) en la infancia.

B. **Lesión renal aguda (LRA).** Antes denominada insuficiencia renal aguda, la LRA se define como una disminución brusca de la filtración glomerular, con o sin anomalías estructurales subyacentes. La afección suele presentarse con una disminución de la diuresis o una elevación de la creatinina sérica, o ambas (tabla 28-9), y otras anomalías electrolíticas. La LRA se correlaciona con la mortalidad, al igual que en los pacientes pediátricos mayores y adultos. Puede ser de naturaleza prerrenal, intrínseca (enfermedad tubular, glomerular o intersticial) o posrenal (obstructiva) y suele ser multifactorial (tabla 28-10).

1. **LRA prerrenal.** Se produce cuando el riñón queda infraperfundido. Las causas más comunes de azotemia prerrenal son pérdida de volumen sanguíneo efectivo, pérdida relativa de volumen intravascular provocada por aumento de las fugas capilares, bajo gasto cardiaco, medicamentos que disminuyen el FSR o síndrome compartimental intraabdominal. Estas condiciones pueden conducir a un daño tubular renal intrínseco si no se corrigen rápidamente.

2. **LRA intrínseca.** Implica daño directo en los glomérulos, el intersticio o los túbulos. En los neonatos, la lesión tubular es más comúnmente causada por isquemia prolongada o severa, nefrotoxinas o sepsis. La lesión glomerular e intersticial primaria es muy rara en los neonatos.

3. **LRA posrenal.** Es el resultado de la obstrucción del flujo urinario en ambos riñones. En los niños, la lesión más común es la VUP; sin embargo, también puede producirse una obstrucción adquirida (por masas, cálculos o bolas de hongos). La función renal puede ser anormal incluso después de la corrección de la obstrucción, y los clínicos deben anticiparse y estar preparados para manejar la diuresis posobstructiva excesiva y las complicaciones asociadas.

La evaluación para determinar la etiología subyacente del aumento de la creatinina o la disminución de la diuresis es fundamental para el tratamiento de la LRA.

Tabla 28-10. Causas de lesión renal aguda en el periodo neonatal

1. Prerrenales

   a. Reducción del volumen circulatorio efectivo

      i. Hemorragia/deshidratación

      ii. Sepsis

      iii. Enterocolitis necrosante

      iv. Enfermedad cardiaca congénita

      v. Hipoalbuminemia

   b. Aumento de la resistencia vascular renal

      i. Policitemia

      ii. Indometacina

      iii. Fármacos adrenérgicos (p. ej., tolazolina)

   c. Hipoxia/asfixia

2. Intrínseca o parénquima renal

   a. Hipoperfusión sostenida que conduce a una necrosis tubular aguda

   b. Anomalías congénitas

      i. Agenesia

      ii. Hipoplasia/displasia

      iii. Enfermedad renal poliquística

   c. Enfermedad tromboembólica

      i. Trombosis de la vena renal bilateral

      ii. Trombosis arterial renal bilateral

   d. Nefrotoxinas

      i. Aminoglucósidos

      ii. Medios de contraste radiográficos

      iii. Uso materno de inhibidores de la ECA o indometacina

3. Obstructivo

   a. Obstrucción uretral

      i. Válvulas uretrales posteriores

      ii. Estenosis

(continúa)

Tabla 28-10. Causas de lesión renal aguda en el periodo neonatal (*continuación*)

b. Ureterocele
c. Obstrucción ureteropélvica/ureterovesical
d. Tumores extrínsecos
e. Vejiga neurógena
f. Síndrome de megavejiga o megauréter

ECA, enzima convertidora de angiotensina.

4. Evaluar los antecedentes de oligohidramnios, asfixia perinatal, trastornos hemorrágicos, policitemia, trombocitosis, trombocitopenia, sepsis o consumo de drogas por parte de la madre. Evaluar la presencia de medicamentos nefrotóxicos. Los fármacos aminoglucósidos como la gentamicina para la sepsis se descartan, los antiinflamatorios no esteroideos (AINE) como el ibuprofeno o la indometacina para el cierre del conducto arterioso persistente (CAP), y los inhibidores de la ECA como el captopril o el enalapril utilizados habitualmente en los neonatos con defectos cardiacos congénitos pueden causar LRA.

5. Colocar una sonda urinaria permanente para medir con precisión la producción.

6. Evaluar los signos y síntomas de agotamiento intravascular (taquicardia, fontanela hundida, escasa turgencia de la piel, sequedad de las mucosas).

7. Si hay edema, la evaluación para conocer si el volumen intravascular está agotado (p. ej., en la hipoalbuminemia) o elevado es útil para determinar la causa y el plan de acción.

8. Una reposición de líquidos con solución salina 0.9% de 10 a 20 mL/kg no solo puede reponer el volumen intravascular, sino que también ayuda a determinar si existe una depleción intravascular. La evaluación de la insuficiencia cardiaca es imperativa antes de la reanimación líquida agresiva para la insuficiencia renal.

9. Se debe realizar una ecografía renal para descartar una obstrucción de la vejiga y evaluar la presencia de ACRVU.

10. La evaluación de laboratorio puede ayudar a determinar la causa subyacente. La tabla 28-11 enumera las pruebas de laboratorio que son útiles para diferenciar la azotemia prerrenal de las causas intrínsecas y obstructivas. Las muestras de las pruebas deben obtenerse antes de la provocación de líquidos, si es posible.

   El manejo de quienes desarrollan una LRA debe centrarse en tratar la causa subyacente, evitar más lesiones y abordar las consecuencias de la disminución de la función renal.

11. Como se ha mencionado, la respuesta a la administración de líquidos no solo proporciona información sobre la causa subyacente de la LRA, sino que también sirve como inicio del plan de tratamiento. Debe buscarse una

Tabla 28-11. Índices de insuficiencia renal en el neonato oligúrico

Índices	Insuficiencia prerrenal	Insuficiencia renal intrínseca
Sodio en orina (mEq/L)	10-50	30-90
Creatinina en orina/plasma	29.2 ± 1.6	9.7 ± 3.6
FENa*	0.9 ± 0.6	4.3 ± 2.2

*Fracción de excreción de sodio (FENa) definida en el capítulo 9.

Fuente: Modificada con permiso de Mathew OP, Jones AS, James E, et al. Neonatal renal failure: usefulness of diagnostic indices. *Pediatrics* 1980;65(1):57-60. Copyright © 1980 por la American Academy of Pediatrics.

evaluación minuciosa de la causa de la depleción de volumen intravascular y administrarse un tratamiento de líquidos adecuado. También debe considerarse la posibilidad de administrar albúmina intravenosa a los pacientes con albúmina sérica baja.

12. Se deben evitar los medicamentos nefrotóxicos para prevenir una mayor agresión y ajustar la dosis de los medicamentos concurrentes en función de la función renal estimada es fundamental para una recuperación temprana. Recuerde que el aumento de la creatinina es una manifestación tardía (y lenta) de la disminución de la TFG. Evitar más lesiones en los riñones dañados podría prevenir complicaciones posteriores.

13. La furosemida puede administrarse para corregir la sobrecarga de líquidos, pero no se ha demostrado que prevenga o disminuya la LRA. Una diuresis adecuada no significa una TFG adecuada o recuperada. Si el paciente responde a la diuresis, debe seguirse una monitorización cuidadosa de los electrolitos y del estado de los líquidos, ya que puede producirse hipopotasemia, alcalosis metabólica o hipovolemia tras varios días de tratamiento en la LRA en curso. La dopamina en dosis bajas o "dosis renal" (2 µg/kg/día) *no* ha demostrado prevenir la LRA, aunque también puede aumentar la diuresis.

14. Si la presión arterial es baja en relación con la congestión vascular y las presiones abdominales, considerar el aumento de la presión arterial con inótropos para aumentar la filtración glomerular (véase capítulo 40).

15. Manejo de las complicaciones

    a. Interrumpir o minimizar la ingesta de potasio (K⁺). Se utiliza una fórmula baja en K⁺ como Similac® PM 60/40 o una solución intravenosa sin K⁺. El tratamiento de la hiperpotasemia (K⁺ > 6 mEq/L) es el siguiente:

    i. Calcio. Se administra en forma de 1 a 2 mL/kg de gluconato de calcio al 10% durante 2 a 4 minutos para la cardioprotección. Se monitoriza el electrocardiograma (ECG).

    ii. El bicarbonato de sodio desplazará el potasio hacia las células y puede reducir temporalmente el K⁺ sérico. Una dosis de 1 mEq/kg administrada por vía intravenosa durante 5 a 10 minutos disminuirá el potasio sérico en 1 mEq/L.

    iii. La glucosa y la insulina también desplazarán el K⁺ a las células para reducir temporalmente los niveles séricos de K⁺. Comience con un bolo de insulina humana regular (0.05 unidades/kg) y dextrosa 10% en agua

(2 mL/kg) seguido de una infusión continua de dextrosa 10% en agua a 2-4 mL/kg/hora e insulina humana regular (10 unidades por 100 mL) a 1 mL/kg/hora. Vigile con frecuencia el nivel de glucosa en sangre. Mantenga una proporción de una o dos unidades de insulina por cada 4 g de glucosa.

iv. Furosemida. Puede administrarse para la caliuresis así como para la natriuresis. Se administra un ensayo de 1 mg/kg de forma intermitente. Evite la depleción de volumen debido a la sobrediuresis.

v. Sulfonato de poliestireno sódico (Kayexalate). Se utiliza a menudo en niños **mayores** según sea necesario (PRN) para disminuir los niveles séricos de K. Sin embargo, dado el riesgo de necrosis intestinal y otros eventos gastrointestinales (GI) graves como la perforación del intestino, Kayexalate® ya no se utiliza de forma rutinaria en los neonatos.

vi. Diálisis. Se considera cuando la hiperpotasemia no puede controlarse con el tratamiento médico anterior. Aunque la hemodiálisis (HD) es la forma más rápida de eliminar el K^+, se puede utilizar la diálisis peritoneal (DP) o la terapia de remplazo renal continua (TRRC) (véase la secc. III.B.15.i más adelante).

b. Manejo de los líquidos. Se basa en el estado de los líquidos del paciente y en la determinación de las pérdidas en curso. A menos que haya deshidratación o estados poliúricos, el volumen debe limitarse a la reposición de las pérdidas insensibles y la diuresis (véase capítulo 23). La incapacidad de prescribir adecuadamente la nutrición debido a la restricción de líquidos o a la sobrecarga significativa de líquidos, o a ambos, es una indicación para la diálisis.

c. Se monitoriza la concentración de sodio (Na^+), teniendo en cuenta el equilibrio de líquidos. La hiponatremia suele ser secundaria al exceso de agua libre y a la incapacidad de los riñones lesionados para reabsorber adecuadamente el Na^+ filtrado. Es necesario vigilar estrechamente los electrolitos, especialmente el sodio, durante el tratamiento con diuréticos o con diálisis.

d. El fósforo se restringe en la LRA, si es necesario, utilizando una fórmula baja en fósforo (p. ej., Similac® PM 60/40). El carbonato de calcio oral puede utilizarse como agente fijador de fósforo cuando se administra con los alimentos.

e. Se administran suplementos de calcio si el calcio ionizado está disminuido o el paciente está sintomático. En los recién nacidos con ERC se administra 1,25-dihidroxivitamina D o su análogo para maximizar la absorción intestinal de Ca^{2+} y prevenir la osteodistrofia renal (véase capítulo 25).

f. La acidosis metabólica suele ser leve, a menos que exista i) una disfunción tubular significativa con una capacidad disminuida de reabsorción de bicarbonato o ii) un aumento de la producción de lactato debido a la disminución de la perfusión por insuficiencia cardiaca o pérdida de volumen hemorrágica (véase la secc. III.B). Utilice bicarbonato de sodio o citrato de sodio para corregir la acidosis metabólica grave.

g. La nutrición es fundamental para el recién nacido en crecimiento. Los neonatos que pueden tomar alimentos por vía oral reciben una fórmula baja en fosfato y potasio con una baja carga de solutos renales (p. ej., Similac® PM 60/40). La densidad calórica puede aumentarse progresivamente mientras se monitorizan los signos de intolerancia, ya que el aumento de la carga de solutos no suele ser bien tolerado. Debe proporcionarse una cantidad adecuada de proteínas a los neonatos con una función renal por lo demás normal, a menos que estén sometidos a TRC o DP. Dado que estas terapias pueden causar pérdidas de proteínas de 1.0 a 1.5 g/kg/día, es necesario un suplemento proteico adicional.

h. Hipertensión (véase secc. III.C).

i. La diálisis está indicada cuando el tratamiento conservador no ha tenido éxito para corregir la sobrecarga grave de líquidos, la hiperpotasemia, la acidosis y la uremia. La nutrición inadecuada debido a la restricción severa de líquidos en el neonato anúrico u oligúrico es una indicación relativa para diálisis. Dado que los aspectos técnicos y los cuidados de apoyo son especializados y exigentes, este procedimiento debe realizarse en centros en los que el personal tenga experiencia en diálisis aguda en niños y neonatos. La DP es la modalidad de diálisis preferida en los neonatos y utiliza el peritoneo como membrana dializadora. El aclaramiento y la eliminación de líquidos se producen con instilaciones repetidas de dializado con dextrosa en la cavidad peritoneal a través de un catéter de DP. La DP en neonatos debe realizarse de manera manual con intercambios individuales debido a los pequeños volúmenes utilizados inicialmente (DP manual). La DP automatizada puede realizarse una vez que el paciente tolere volúmenes de intercambio mayores. En la HD o la TRRC, el pequeño volumen sanguíneo de los neonatos da lugar a un volumen sanguíneo extracorpóreo relativamente grande durante el procedimiento debido al tamaño de los tubos y dializadores disponibles. Por lo general, se requiere un cebado de sangre para cada tratamiento, y el neonato puede experimentar inestabilidad de la temperatura y rápidos cambios de líquidos. Para solucionar esto, se están utilizando en todo el mundo máquinas más nuevas que requieren volúmenes de circuito sanguíneo extracorpóreo más pequeños. Entre ellas se encuentran Aquadex® (adaptada para la atención neonatal en Estados Unidos), CARPEDIEM™ y el sistema de diálisis y ultrafiltración infantil Newcastle (Nidus®). Es necesario establecer un acceso vascular adecuado para estas modalidades y la anticoagulación es necesaria en la mayoría de los casos. Las indicaciones para una modalidad de diálisis específica variarán en función del paciente, la situación clínica y la institución médica, y no se tratan aquí. A pesar de los recientes avances en los dispositivos de diálisis y de una experiencia más amplia, la LRA dependiente de la diálisis en un neonato sigue siendo una enfermedad con una elevada morbilidad y mortalidad.

C. Presión arterial. La presión arterial en el recién nacido es mucho más baja que en los niños mayores y los adultos. Los valores específicos están relacionados con el peso y la edad de gestación. La presión arterial aumenta con la edad posnatal, de 1 a 2 mm Hg/día durante la primera semana y 1 mm Hg/semana durante las siguientes 6 semanas tanto en el niño prematuro como en el nacido a término (fig. 28-2).

1. En las tablas 28-12, 28-13 y 28-14 se muestran los valores normativos de la presión arterial para los neonatos a término y los prematuros. Todos los valores normativos de la presión arterial se basan en aquellas que se midieron en el brazo de los bebés tranquilos. Las presiones en las piernas suelen ser más altas que las del brazo, al igual que las mediciones realizadas durante el llanto o los momentos de angustia.

2. La hipertensión se define como una presión arterial persistente superior al percentil 95.º (dos desviaciones estándar por encima de la media) para la edad posmenstrual. Los signos y síntomas clínicos, que son todos inespecíficos e incluso pueden estar ausentes, incluyen anomalías cardiorrespiratorias como taquipnea, cardiomegalia o insuficiencia cardiaca; hallazgos neurológicos como irritabilidad, letargo o convulsiones; retraso en el desarrollo, o dificultades gastrointestinales. Se debe medir la presión arterial de todos los bebés en la unidad de cuidados intensivos neonatales (UCIN), preferiblemente en el brazo cuando esté tranquilo, con un manguito de tamaño adecuado. Las presiones sanguíneas persistentemente elevadas deben conducir a una evaluación más exhaustiva de las causas.

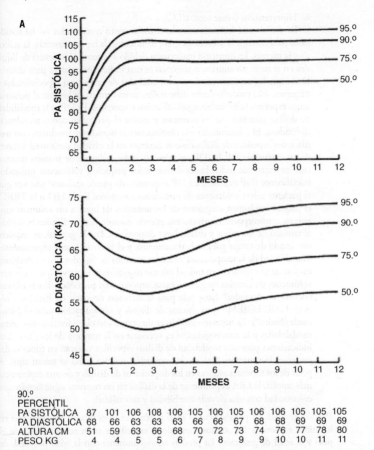

Figura 28-2. Percentiles específicos de edad para la presión arterial (PA). **A:** percentiles específicos por edad de las mediciones de la PA en niños desde el nacimiento hasta los 12 meses de edad; se utilizó la fase IV de Korotkoff (K4) para la PA diastólica. **B:** percentiles específicos de edad de las mediciones de PA en niñas, desde el nacimiento hasta los 12 meses de edad; se utilizó la fase IV de Korotkoff (K4) para la PA diastólica. (Task Force on Blood Pressure Control in Children. Report of the Second Task Force on Blood Pressure Control in Children-1987. *Pediatrics* 1987;79[1]:1-25. Copyright © 1987 por la American Academy of Pediatrics.)

3. La hipertensión neonatal tiene muchas causas (tabla 28-15). Las tres causas más comunes de hipertensión en los recién nacidos son secundarias a trombos en la arteria umbilical, displasia broncopulmonar y enfermedad del parénquima renal. La evaluación incluye la anamnesis y la exploración física, la revisión del estado de los líquidos, la medicación, los antecedentes de colocación de una vía umbilical o arterial y la medición de la presión arterial en las cuatro extremidades. Tanto la hipertensión mediada por la renina como la sobrecarga de líquidos pueden contribuir a las causas renales de la hipertensión. También deben obtenerse análisis de orina, estudios de la función renal, niveles de electrolitos en suero y un examen ultrasonográfico renal. Los estudios de flujo con

B

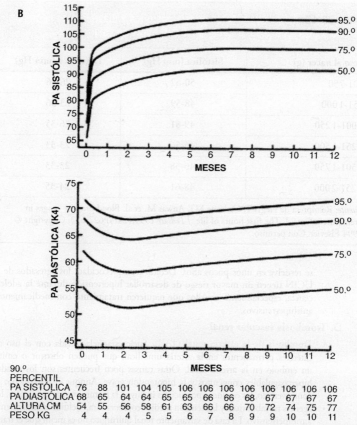

Figura 28-2. (*Continuación*)

90.º PERCENTIL												
PA SISTÓLICA	76	88	101	104	105	106	106	106	106	106	106	106	106
PA DIASTÓLICA	68	65	64	64	65	65	66	66	68	67	67	67	67
ALTURA CM	54	55	56	58	61	63	66	66	70	72	74	75	77
PESO KG	4	4	4	5	5	6	7	8	9	9	10	10	11

Doppler color pueden detectar trombosis vascular aórtica o renal, aunque esta prueba no es fiable en neonatos y conlleva la posibilidad de falsos positivos y falsos negativos. Una gammagrafía renal con DMSA puede detectar infartos arteriales renales segmentarios. Los niveles de renina plasmática son difíciles de interpretar en los neonatos. El ecocardiograma está indicado si se sospecha de coartación y también puede ser útil para determinar si se ha producido hipertrofia ventricular izquierda por hipertensión sostenida.

4. El manejo está dirigido a corregir la causa subyacente siempre que sea posible. La terapia antihipertensiva (tabla 28-16) se administra para la hipertensión sostenida que no está relacionada con la sobrecarga de volumen o los medicamentos concomitantes. La hidralazina se utiliza con mayor frecuencia de forma aguda o como medicación PRN. Un antagonista del calcio como el amlodipino es una primera opción razonable para la hipertensión persistente. Los inhibidores de la ECA, como el captopril, también funcionan bien, pero es necesario monitorizar de cerca los efectos secundarios (p. ej., la hiperpotasemia). Independientemente de la necesidad de medicamentos antihipertensivos, la mayor parte de la hipertensión adquirida en el periodo neonatal

Tabla 28-12. Rangos de presión arterial sistólica y diastólica en neonatos de 500-2 000 g de peso al nacer a las 3-6 horas de vida

Peso al nacer (g)	Sistólica (mm Hg)	Diastólica (mm Hg)
501-750	50-62	26-36
751-1 000	48-59	23-36
1 001-1 250	49-61	26-35
1 251-1 500	46-56	23-33
1 501-1 750	46-58	23-33
1 751-2 000	48-61	24-35

Fuente: Reimpresa de Hegyi T, Carbone MT, Anwar M, et al. Blood pressure ranges in premature infants. I. The first hours of life. *J Pediatr* 1994;124(4):627-633. Copyright © 1994 Elsevier. Con permiso.

se resuelve en unos pocos años. Debido a su precocidad, los egresados de la UCIN tienen un mayor riesgo de desarrollar hipertensión durante la adolescencia, especialmente aquellos que requieren tratamiento con medicamentos antihipertensivos.

D. **Trombosis vascular renal**

1. **Trombosis de la arteria renal (TAR).** Suele estar relacionada con el uso de catéteres permanentes en la arteria umbilical, que pueden obstruir o emitir un émbolo en la arteria renal. Otras causas poco frecuentes son los estados hipercoagulables congénitos y la hipotensión grave. Aunque el tratamiento es controvertido, las opciones potenciales incluyen la trombectomía quirúrgica, los agentes trombolíticos y la atención médica conservadora, incluido el tratamiento antihipertensivo. La tasa de salvamento renal quirúrgico no es mejor que el tratamiento médico. Al igual que ocurre con otras causas de la hipertensión neonatal, los pacientes con TAR unilateral que reciben tratamiento médico conservador suelen ser normotensos a los 2 años de edad, ya no necesitan medicación antihipertensiva y tienen un aclaramiento de creatinina normal, aunque algunos presentan atrofia renal unilateral con hipertrofia contralateral compensatoria. Se han notificado complicaciones a largo plazo con hipertensión o proteinuria, o ambas, y progresión a ERC en la adolescencia (véase capítulo 44).

2. **Trombosis de la vena renal (TVR).** Tiene como condiciones predisponentes la hiperosmolaridad, la policitemia, la hipovolemia y los estados de hipercoagulabilidad, por lo que suele estar asociada con los bebés de madres con diabetes, a la trombofilia heredada o al uso de catéteres venosos umbilicales. La TVR intrauterina puede ocurrir y se presenta con un trombo calcificado en la vena cava inferior (VCI). Los hallazgos clínicos clásicos de la TVR incluyen hematuria macroscópica, riñones agrandados que pueden ser palpables en el examen, hipertensión y trombocitopenia. El diagnóstico de la TVR se confirma mediante ecografía, que suele mostrar un riñón agrandado con hiperecogenicidad homogénea difusa. Los estudios de flujo con Doppler pueden detectar trombos en la VCI o en la vena renal que provocan la au-

Tabla 28-13. Valores estimados de la presión arterial después de 2 semanas de edad en bebés de 26 a 44 semanas de edad posconcepcional

Edad posconcepcional	Percentil 50.º	Percentil 95.º	Percentil 99.º
44 semanas			
PAS	88	105	110
PAD	50	68	73
PAM	63	80	85
42 semanas			
PAS	85	98	102
PAD	50	65	70
PAM	62	76	81
40 semanas			
PAS	80	95	100
PAD	50	65	70
PAM	60	75	80
38 semanas			
PAS	77	92	97
PAD	50	65	70
PAM	59	74	79
36 semanas			
PAS	72	87	92
PAD	50	65	70
PAM	59	72	77
34 semanas			
PAS	70	85	90
PAD	40	55	60
PAM	50	65	70
32 semanas			
PAS	68	83	88
PAD	40	55	60
PAM	49	64	69

(*continúa*)

Tabla 28-13. Valores estimados de la presión arterial después de 2 semanas de edad en bebés de 26 a 44 semanas de edad posconcepcional (*continuación*)

Edad posconcepcional	Percentil 50.°	Percentil 95.°	Percentil 99.°
30 semanas			
PAS	65	80	85
PAD	40	55	60
PAM	48	63	68
28 semanas			
PAS	60	75	80
PAD	38	50	54
PAM	45	58	63
26 semanas			
PAS	55	72	77
PAD	30	50	56
PAM	38	57	63

PAD, presión arterial diastólica; PAM, presión arterial media; PAS, presión arterial sistólica.

Fuente: Reproducida con permiso de Springer: Dionne JM, Abitbol CL, Flynn JT. Hypertension in infancy: diagnosis, management and outcome. *Pediatr Nephrol* 2012;27(1):17-32.

Tabla 28-14. Presión arterial longitudinal normal en bebés a término (mm Hg)

Edad	Niños		Niñas	
	Sistólica	Diastólica	Sistólica	Diastólica
Primer día	67 ± 7	37 ± 7	68 ± 8	38 ± 7
Cuarto día	76 ± 8	44 ± 9	75 ± 8	45 ± 8
1 mes	84 ± 10	46 ± 9	82 ± 9	46 ± 10
3 meses	92 ± 11	55 ± 10	89 ± 11	54 ± 10
6 meses	96 ± 9	58 ± 10	92 ± 10	56 ± 10

Fuente: Reimpresa con permiso de Springer: Gemeilli M, Manganaro R, Mamì C, et al. Longitudinal study of blood pressure during the 1st year of life. *Eur J Pediatr* 1990;149(5):318-320.

Tabla 28-15. Causas de hipertensión en el neonato

1. Vascular

   a. Trombosis de la arteria renal

   b. Trombosis de la vena renal

   c. Coartación de la aorta

   d. Estenosis de la arteria renal

   e. Calcificación arterial idiopática

2. Renal

   a. Uropatía obstructiva

   b. Enfermedad renal poliquística

   c. Lesión renal aguda

   d. Enfermedad renal crónica

   e. Tumor renal

   f. Tumor de Wilms

   g. Glomerulonefritis

   h. Pielonefritis

3. Endocrina

   a. Hipoplasia suprarrenal congénita

   b. Hiperaldosteronismo primario

   c. Hipertiroidismo

4. Neurológica

   a. Aumento de la presión intracraneal

   b. Enfermedad de Cushing

   c. Tumor de la cresta neural

   d. Angioma cerebral

   e. Abstinencia de drogas

5. Pulmonar

   a. Displasia broncopulmonar

(continúa)

Tabla 28-15. Causas de hipertensión en el neonato *(continuación)*
6. Medicamentos
a. Corticoesteroides
b. Cafeína
c. Teofilina
d. Agentes adrenérgicos
e. Fenilefrina
7. Otros
a. Sobrecarga de líquidos/electrolitos
b. Cirugía abdominal
c. Asociada con la oxigenación con membrana extracorpórea (OMEC)

sencia de flujo renal. El tratamiento inicial de la TVR debe centrarse en el mantenimiento de la circulación, los líquidos y el equilibrio electrolítico, al tiempo que se examinan las condiciones clínicas predisponentes subyacentes. La evaluación del estado de coagulación, incluido el recuento de plaquetas, el tiempo de protrombina (TP) y el tiempo de tromboplastina parcial (TTP), está justificada para ayudar a evaluar la seguridad de la anticoagulación. La American Society of Hematology recomienda la anticoagulación para la TVR, normalmente con heparina de bajo peso molecular, por el beneficio potencial de prevenir la hipertensión o un mayor daño renal. El tratamiento trombolítico se recomienda solo para los pacientes con trombosis renal bilateral, en un intento de preservar la función renal. En estos casos, puede utilizarse el activador tisular del plasminógeno recombinante (r-TPA, por sus siglas en inglés) con una monitorización muy estrecha, ya que confiere un alto riesgo de hemorragia. Los neonatos con TVR deben ser objeto de un seguimiento a largo plazo, ya que Ouellette *et al.* han demostrado que tienen un riesgo 15.7 veces mayor de desarrollar hipertensión y 12.3 veces mayor de desarrollar ERC o morir, en comparación con los niños y adolescentes sanos.

E. **Proteinuria.** Es frecuente observar proteinuria en pequeñas cantidades durante las primeras semanas de vida. Después de la primera semana, debe investigarse la proteinuria persistente > 250 mg/m^2/día (véase la tabla 28-3).

1. **Proteinuria leve.** En general, la proteinuria leve refleja una lesión vascular o tubular en el riñón o la incapacidad de los túbulos inmaduros para reabsorber proteínas. La administración de grandes cantidades de coloide puede superar la capacidad de reabsorción de los túbulos renales neonatales y puede provocar una proteinuria leve. La enfermedad glomerular es rara y suele estar asociada con el síndrome nefrótico congénito si se presenta en la guardería. No se requiere ningún tratamiento específico para la proteinuria leve. Hay que tratar la enfermedad subyacente y vigilar la proteinuria hasta que se resuelva.

2. **Proteinuria masiva.** La proteinuria masiva (> 1.5 g/m^2/día), la hipoalbuminemia con niveles de albúmina sérica < 2.5 g/dL y el edema son componentes

Tabla 28-16. Agentes antihipertensivos para el recién nacido

	Dosis	Comentario
Diuréticos		
Furosemida	0.5-1.0 mg/kg/dosis IV, IM, VO	Puede causar hiponatremia, hipopotasemia, hipercalciuria
Clorotiazida	5-15 mg/kg/dosis VO; cada 12 h	
Hidroclorotiazida	1-3 mg/kg/dosis; VO, cada 24 h	
Vasodilatadores		
Hidralazina	0.25-1.0 mg/kg/dosis VO; cada 6-8 h	Puede causar taquicardia
	Máximo 7.5 mg/kg/día	
	0.15-0.6 mg/kg/dosis IV; cada 4 h	
Bloqueadores de los canales de calcio		
Amlodipino	0.05-0.3 mg/kg/dosis VO; cada 12-24 h	Inicio de acción más lento, menos probable de causar hipotensión repentina; puede causar taquicardia
	Máximo 0.6 mg/kg/día	
Nifedipino	0.1-0.25 mg/kg/dosis VO; cada 4-6 h	Puede causar hipotensión repentina; taquicardia
Nicardipina	Titulado, 1-4 µg/kg/minuto en infusión continua	Puede causar taquicardia
Isradipino	0.05-0.15 mg/kg/dosis VO; cada 6 h	Puede causar hipotensión repentina; taquicardia
	Máximo 0.8 mg/kg/día	
Antagonista de los receptores β		
Propranolol	0.5-1.0 mg/kg/dosis PO; cada 8 h	Puede provocar broncoespasmos
	Máximo 8-10 mg/kg/día	
Antagonista de los receptores α o β		
Labetalol	0.5-1.0 mg/kg/dosis PO; cada 8-12 h	Precaución con la insuficiencia cardiaca y la enfermedad pulmonar crónica
	Máximo 10 mg/kg/día	
	0.20-1.0 mg/kg/dosis IV; cada 4-6 h	

(*continúa*)

Tabla 28-16. Agentes antihipertensivos para el recién nacido
(*continuación*)

	Dosis	Comentario
Inhibidor de la ECA		
Lisinopril	0.07-0.6 mg/kg/día VO; cada 24 h	Puede causar oliguria, hiperpotasemia, insuficiencia renal
Captopril	< 3 meses: 0.01-0.5 mg/kg/dosis VO; cada 8 h	
	> 3 meses: 0.15-0.3 mg/kg/dosis VO; cada 8 h	
Enalapril	0.08-0.6 mg/kg/día VO; 12-24 horas	

IV, intravenoso; IM, intramuscular; VO, vía oral; ECA, enzima convertidora de angiotensina.

Fuente: Modificada con permiso de Springer: Starr MC, Flynn JT. Neonatal hypertension: cases, causes, and clinical approach. *Pediatr Nephrol* 2019;34(5):787-799. doi:10.1007/s00467-018-3977-4. Fe de erratas en: Neonatal hypertension: cases, causes, and clinical approach. *Pediatr Nephrol* 2019;34(9):1637.

del síndrome nefrótico congénito. Las pistas prenatales para el diagnóstico incluyen niveles elevados de alfa fetoproteína materna/amniótica y agrandamiento de la placenta. Los niños con formas graves de síndrome nefrótico congénito requieren albúmina y Lasix® intravenosos frecuentes para la eliminación de líquidos, dietas altas en calorías, sustitución de la hormona tiroidea, hierro y vitaminas debido a las pérdidas excesivas de proteínas de unión y, en última instancia, llegan a requerir nefrectomías bilaterales y trasplante renal. Tienen un alto riesgo de infecciones y trombosis debido a las pérdidas de inmunoglobulinas y de proteínas anticoagulantes.

F. **Hematuria.** Se define como > 5 glóbulos rojos (GR) por campo de alta potencia. Es poco frecuente en los recién nacidos y debe investigarse siempre.

1. La hematuria tiene muchas causas (tabla 28-17), incluida la enfermedad hemorrágica del recién nacido si no se han administrado suplementos de vitamina K. El diagnóstico diferencial de la hematuria incluye la tinción de urato del pañal, la mioglobinuria o la hemoglobinuria. Una tira reactiva negativa con sedimento benigno sugiere la presencia de uratos, mientras que una tira reactiva positiva con sedimento negativo para glóbulos rojos indica la presencia de pigmentos de globina. Las hemorragias vaginales ("seudomenstruaciones") en las niñas o una severa dermatitis del pañal son también una posible causa de sangre en el pañal o de una tira reactiva positiva para hemo.

2. La evaluación de la hematuria neonatal depende de la situación clínica. Dependiendo de la situación clínica, se puede considerar la realización de las siguientes pruebas: análisis de orina con examen del sedimento, cultivo de orina, ecografía de las vías urinarias superior e inferior, evaluación de la función renal (creatinina sérica y NUS) y estudios de coagulación.

Tabla 28-17. Etiología de la hematuria en el recién nacido
1. Necrosis tubular aguda
2. Necrosis cortical
3. Enfermedad vascular
a. Trombosis de la vena renal
b. Trombosis de la arteria renal
4. Trastornos de hemorragia y coagulación
a. Coagulación intravascular diseminada
b. Trombocitopenia severa
c. Deficiencia de factores de coagulación
5. Anomalías urológicas
6. Enfermedad glomerular
7. Tumores
a. Tumor de Wilms
b. Neuroblastoma
c. Angiomas
8. Nefrocalcinosis
9. Trauma
a. Aspiración vesical suprapúbica
b. Cateterismo uretral

G. Infección de las vías urinarias

1. Las infecciones de las vías urinarias (IVU) en los recién nacidos pueden presentarse con un espectro de hallazgos que van desde bacteriuria asintomática hasta pielonefritis o sepsis, o ambas. Debe obtenerse un cultivo de orina de todo neonato con fiebre, poco aumento de peso, mala alimentación, ictericia prolongada inexplicable o cualquier signo clínico de sepsis. Una IVU es poco frecuente en las primeras 48 h de vida.

2. El diagnóstico se confirma mediante un cultivo de orina positivo obtenido por aspiración suprapúbica de la vejiga o una muestra cateterizada con un recuento de colonias superior a 1 000 colonias por milímetro. También debe obtenerse un hemocultivo antes de la administración de antibióticos, incluso en bebés asintomáticos con IVU. Aunque la mayoría de los recién nacidos con IVU tienen leucocitos en la orina, puede haber una infección en ausencia de leucocituria.

3. *Escherichia coli* representa aproximadamente 75% de las infecciones. El resto son causadas por otros bacilos gramnegativos (*Klebsiella*, *Enterobacter*, *Proteus*) y

por cocos grampositivos (enterococos, *Staphylococcus epidermidis*, *Staphylococcus aureus*).

4. Es necesario evaluar las vías urinarias mediante ecografía para descartar hidronefrosis, uropatía obstructiva, RVU grave o vejiga neurógena con incapacidad para vaciar la vejiga. El drenaje adecuado o el alivio de la obstrucción son necesarios para un control antibiótico eficaz de la infección. Aunque es controvertido en los niños mayores, es necesario realizar una CUGM en los neonatos tras una IVU para definir las anomalías del tracto inferior y detectar el reflujo. El RVU se produce en 40% de los neonatos con IVU y predomina ligeramente en los varones. Un tratamiento inadecuado, sobre todo en presencia de anomalías urológicas, podría provocar una cicatrización renal con posible desarrollo de hipertensión y pérdida de la función renal.

5. El tratamiento inicial consiste en antibióticos, generalmente una combinación de ampicilina y gentamicina (que debe utilizarse con precaución en el contexto de la LRA), administrados por vía parenteral. La elección final del antibiótico se basa en la sensibilidad del organismo cultivado. El tratamiento se prolonga de 10 a 14 días, y se administra profilaxis con amoxicilina (10 mg/kg/día) hasta que se realice una CUGM. Si hay RVU, debe continuarse el tratamiento profiláctico. En el caso de las infecciones de aparición tardía (> 7 días) en recién nacidos hospitalizados, algunos expertos sugieren utilizar vancomicina en lugar de ampicilina para cubrir la posibilidad de organismos adquiridos en el hospital hasta que se disponga de los resultados definitivos del cultivo.

La decisión de la circuncisión se basa principalmente en la preferencia de los padres. Los datos sobre riesgo de infecciones urinarias, cáncer de pene y protección frente a las infecciones de transmisión sexual en los hombres circuncidados y no circuncidados son insuficientes para recomendar las circuncisiones rutinarias. Las indicaciones médicas para la circuncisión incluyen la retención urinaria debida a adherencias del prepucio o a una fimosis demasiado apretada. La circuncisión debe evitarse en casos de hipospadias, genitales ambiguos y trastornos hemorrágicos (véase capítulo 9).

H. Trastornos tubulares

1. **Síndrome de Fanconi.** Es un grupo de trastornos con disfunción generalizada del túbulo proximal que da lugar a pérdidas urinarias excesivas de aminoácidos, glucosa, fosfato y bicarbonato. La función glomerular suele ser normal.

   a. **Hallazgos clínicos y de laboratorio.** Incluyen lo siguiente:

      i. Hipofosfatemia debida a la pérdida excesiva de fosfato por la orina. En estos pacientes, el PRT es anormalmente bajo. El raquitismo y la osteoporosis son secundarios a la hipofosfatemia y pueden aparecer en el periodo neonatal.

      ii. La acidosis metabólica es secundaria a la pérdida de bicarbonato (acidosis tubular renal [ATR] proximal).

      iii. La aminoaciduria y la glucosuria no dan lugar a signos o síntomas clínicos significativos.

      iv. Estos bebés suelen ser poliúricos y, por lo tanto, corren el riesgo de deshidratación.

      v. Debido al aumento de la excreción por el túbulo distal para compensar el aumento de la reabsorción de sodio, la hipopotasemia también es frecuente y a veces profunda.

b. Etiología. La forma primaria del síndrome de Fanconi es rara en el periodo neonatal y es un diagnóstico de exclusión. Aunque se han descrito casos familiares (principalmente autosómicos dominantes), generalmente es esporádico. La mayoría de las formas secundarias del síndrome en el periodo neonatal están relacionadas con errores congénitos del metabolismo, como la cistinosis, la tirosinemia hereditaria, la intolerancia hereditaria a la fructosa, la galactosemia, la glucogenosis, el síndrome de Lowe (síndrome oculocerebrorrenal) y los trastornos mitocondriales. También se han descrito casos asociados con la toxicidad por metales pesados.

2. **ATR.** Se define como una acidosis metabólica resultante de la incapacidad del riñón para excretar iones de hidrógeno o reabsorber bicarbonato. La ATR puede provocar un crecimiento deficiente. La ATR no puede diagnosticarse en un paciente con diarrea u otras fuentes de pérdidas de bicarbonato por vía gastrointestinal.

   a. ATR distal (tipo I). Es causada por un defecto en la secreción de iones de hidrógeno por el túbulo distal. La orina no puede acidificarse por debajo de un pH de 6. Se asocia con frecuencia a la hipercalciuria, y la NC es común más tarde en la vida. En el periodo neonatal, la ATR distal puede ser primaria, debido a un defecto genético, o secundaria a varios trastornos.

   b. ATR proximal (tipo II). Es un defecto en el túbulo proximal con reducción de la reabsorción de bicarbonato que conduce a la pérdida de bicarbonato. La concentración de bicarbonato sérico disminuye hasta que se alcanza el umbral anormalmente bajo de reabsorción de bicarbonato en el túbulo proximal (generalmente < 16 mEq/L). Una vez alcanzado este umbral, ninguna cantidad significativa de bicarbonato llega al túbulo distal, y la orina puede acidificarse a ese nivel. La ATR proximal puede ocurrir como un defecto aislado o en asociación con el síndrome de Fanconi (véase secc. III.H.1).

   c. ATR hipercalémica (tipo IV; recuérdese que no existe el tipo III). Es el resultado de una alteración combinada de la capacidad del túbulo distal para excretar iones de hidrógeno y potasio. En el periodo neonatal, este trastorno se observa en bebés con deficiencia de aldosterona, síndrome adrenogenital, capacidad de respuesta tubular reducida a la aldosterona o uropatías obstructivas asociadas, como en los pacientes mayores.

   d. Tratamiento de la ATR. Se basa en la corrección de la acidosis con terapia alcalina. El bicitra o bicarbonato sódico, de 2 a 3 mEq/kg/día en dosis divididas, suele ser suficiente para tratar la ATR de tipo I y IV. El tratamiento de la ATR proximal requiere dosis mayores, a veces de hasta 10 mEq/kg/día de bicarbonato. En las formas secundarias de ATR, el tratamiento de la causa primaria suele dar lugar a la resolución de la ATR.

I. **NC.** Se detecta mediante exámenes de ecografía.

1. La NC se asocia generalmente a un estado hipercalciúrico. Los fármacos que se asocian con la NC y el aumento de la excreción de calcio en la orina son los diuréticos de asa, como la furosemida, las metilxantinas, los glucocorticoides y la vitamina D en dosis farmacológicas. Además, la hiperoxaluria, a menudo asociada con la nutrición parenteral, y la hiperfosfaturia facilitan el depósito de cristales de calcio en el riñón.

2. Los cálculos renales y la NC secundaria a la hiperoxaluria/oxalosis primaria, la ATR o las IVU son poco frecuentes en los recién nacidos, aunque estas afecciones pueden presentarse a los pocos meses de nacer.

3. Se dispone de pocos estudios de seguimiento de la NC en bebés prematuros. En general, la función renal no está significativamente alterada y 75% de

los casos se resuelve espontáneamente, a menudo durante el primer año de vida, como demuestra la ecografía. Sin embargo, la resolución puede tardar entre 5 y 7 años, y se ha notificado una disfunción tubular significativa a los 1 o 2 años de edad.

No está claro si la NC requiere un tratamiento específico. Si es posible, deben suspenderse los fármacos como la furosemida que provocan hipercalciuria. El cambio o la adición de diuréticos tiazídicos y de magnesio suplementario en pacientes con displasia broncopulmonar con necesidad de tratamiento diurético a largo plazo puede ser útil. La monitorización de la excreción de calcio en la orina (ratio calcio/creatinina en la orina) ayuda a determinar la respuesta al tratamiento. Debe considerarse la posibilidad de realizar pruebas genéticas en los neonatos con cálculos renales y sin antecedentes de medicamentos que los provoquen.

J. **Enfermedad quística del riñón.** Puede ser el resultado de anormalidades en el desarrollo, como la displasia quística, o de condiciones genéticas. El principal diagnóstico diferencial de la enfermedad renal quística bilateral en el recién nacido incluye la PQRAR, la PQRAD y la enfermedad renal glomeruloquística.

1. En la PQRAR, el defecto genético se ha localizado en el cromosoma 6p21, que codifica un nuevo producto proteico denominado fibrocistina o poliductina. En los niños con PQRAR, los riñones aparecen notablemente agrandados e hiperecogénicos en la ecografía, con un aspecto típico de "tormenta de nieve" con fibrosis hepática concurrente o conductos biliares dilatados, o ambos. En cambio, en los casos de PQRAD y de enfermedad glomeruloquística suelen detectarse quistes macroscópicos, y el hígado no se ve afectado. Los hallazgos clínicos de la PQRAR son variables e incluyen riñones lisos bilaterales agrandados, grados variables de insuficiencia renal, que suele progresar a ERS con el tiempo, e hipertensión grave mediada por renina. Los bebés con una afectación más grave pueden presentar oligohidramnios con hipoplasia pulmonar y síndrome de Potter, pero aquellos pacientes que sobreviven al periodo neonatal pueden ser llevados a un trasplante renal en la infancia o la adolescencia. La PQRAR se asocia siempre a la afectación del hígado, que puede evolucionar a una insuficiencia hepática que requiera un trasplante en la adolescencia. En general, un tercio de los pacientes tendrá principalmente manifestaciones renales, un tercio tendrá sobre todo manifestaciones hepáticas y un tercio tendrá una afectación significativa tanto en los riñones como en el hígado.

2. En la PQRAD se ha identificado un gen anormal (PQR1) situado en el brazo corto del cromosoma 16, y un segundo gen (PQR2) situado en el brazo largo del cromosoma 4. Estos dos genes representan la mayor parte de los pacientes con PQRAD. Las manifestaciones clínicas pueden incluir masas renales bilaterales que suelen ser menos simétricas que en la PQRAR. Debido a su genética dominante, la PQRAD es mucho más común que la PQRAD, incluso en neonatos.

3. Otros síndromes hereditarios que pueden manifestarse como enfermedad quística renal son la esclerosis tuberosa, la enfermedad de von Hippel-Lindau, la displasia torácica asfixiante de Jeune, el síndrome oral-facial-digital de tipo 1, el síndrome de braquimetría-renal, y la trisomía 9, 13 y 18.

K. **Tumores renales.** Son raros en el periodo neonatal. Incluyen el nefroma mesoblástico y la nefroblastomatosis. El diagnóstico diferencial incluye otras causas de masas renales (véase tabla 28-4).

Lecturas recomendadas

Bateman DA, Thomas W, Parravicini E, et al. Serum creatinine concentration in very-low-birth-weight infants from birth to 34-36 wk postmenstrual age. *Pediatr Res* 2015;77(5):696–702.

Dionne JM, Abitbol CL, Flynn JT. Hypertension in infancy: diagnosis, management and outcome. *Pediatr Nephrol* 2012;27(1):17–32.

dos Santos Júnior AC, de Miranda DM, Simões AC. Congenital anomalies of the kidney and urinary tract: an embryogenic review. *Birth Defects Res C Embryo Today* 2014;102:374–381.

Harer MW, Kent AL. Neonatal hypertension: an educational review. *Pediatr Nephrol* 2019;34(6):1009–1018. doi:10.1007/s00467-018-3996-1.

Moghal NE, Embleton ND. Management of acute renal failure in the newborn. *Semin Fetal Neonatal Med* 2006;11(3):207–213.

Monagle P, Cuello CA, Augustine C, et al. American Society of Hematology 2018 guidelines for management of venous thromboembolism: treatment of pediatric venous thromboembolism. *Blood Adv* 2018;2(22):3292–3316. doi:10.1182/bloodadvances.2018024786.

Murugapoopathy V, Gupta IR. A primer on congenital anomalies of the kidneys and urinary tracts (CAKUT). *Clin J Am Soc Nephrol* 2020;15(5):723–731. doi:10.2215/CJN.12581019.

Nguyen HT, Benson CB, Bromley B, et al. Multidisciplinary consensus on the classification of prenatal and postnatal urinary tract dilation (UTD classification system). *J Pediatr Urol* 2014;10(6):982–998. doi:10.1016/j.jpurol.2014.10.002.

Ouellette AC, Darling EK, Sivapathasundaram B, et al. Incidence, risk factors, and outcomes of neonatal renal vein thrombosis in Ontario: population-based cohort study. *Kidney360* 2020;1(7):640–647. doi:10.34067/KID.0000912019.

Vieux R, Hascoet JM, Merdariu D, et al. Glomerular filtration rate reference values in very preterm infants. *Pediatrics* 2010;125(5):e1186–e1192.

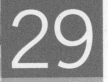

29 Ventilación mecánica

Eric C. Eichenwald y L. Dupree Hatch

PUNTOS CLAVE

- El uso de la asistencia respiratoria no invasiva suele evitar la necesidad de ventilación mecánica en los recién nacidos prematuros con problemas respiratorios.
- La ventilación controlada por volumen y al paciente reduce la duración de la ventilación mecánica y el riesgo de displasia broncopulmonar (DBP) en los bebés prematuros.
- La estrategia de soporte ventilatorio debe dirigirse a la fisiopatología de la afección pulmonar que causa la insuficiencia respiratoria.

I. **PRINCIPIOS GENERALES.** La ventilación mecánica es un procedimiento invasivo de soporte vital con muchos efectos en el sistema cardiopulmonar. El objetivo es optimizar tanto el intercambio de gases como el estado clínico, al tiempo que se protegen los pulmones y otros órganos de los efectos nocivos de la ventilación mecánica. Esto se suele conseguir utilizando la cantidad mínima de concentración de la fracción inspirada de oxígeno (FiO_2) y las presiones del ventilador/volumen corriente (V_T) para garantizar la estabilidad fisiológica. La estrategia del ventilador utilizada para lograr estos objetivos depende, en parte, del proceso de la enfermedad pulmonar del neonato. Los recientes avances en la tecnología de los ventiladores han aportado más opciones para la terapia respiratoria del recién nacido. Como veremos a lo largo de este capítulo, la necesidad de oxígeno indica la FiO_2 necesaria para mantener el nivel de saturación de oxígeno deseado.

II. **SOPORTE VENTILATORIO NO INVASIVO**

   A. Presión positiva continua de la vía aérea (CPAP, por sus siglas en inglés)

   1. La CPAP es la terapia respiratoria más utilizada en los recién nacidos, y su administración suele hacerse mediante un ventilador, un sistema autónomo de administración de CPAP o sistemas de CPAP de "burbujas". Cualquier sistema que se emplee para su administración debe permitir la monitorización continua de la presión administrada y estar equipado con alarmas de seguridad que indiquen cuando la presión esté por encima o por debajo del nivel deseado. Como alternativa, la CPAP puede administrarse mediante un sistema simplificado que proporcione oxígeno mezclado que fluya por las vías respiratorias del neonato, con el extremo del tubo sumergido en ácido acético al 0.25% en una solución de agua estéril hasta la profundidad deseada para generar presión ("CPAP de burbujas"). También existen dispositivos de CPAP

de flujo variable autónomos, en los que la resistencia espiratoria se reduce mediante un "giro fluido" del flujo en la pieza nasal durante la espiración.

2. **Características generales.** Se hace circular un flujo continuo de gas calentado y humidificado a través de las vías respiratorias del bebé, normalmente a una presión establecida de 3 a 8 cm de H_2O, manteniendo un volumen pulmonar al final de la espiración mientras el bebé respira espontáneamente. La mezcla de aire y oxígeno y la presión de las vías respiratorias pueden ajustarse. Los sistemas de CPAP de flujo elevado pueden disminuir el trabajo respiratorio y mejorar el reclutamiento pulmonar en los neonatos que reciben CPAP, pero no se ha demostrado que sean claramente superiores a los medios de administración convencionales. La CPAP suele administrarse mediante puntas nasales o mascarilla nasal; no debe utilizarse en forma endotraqueal porque la alta resistencia del tubo endotraqueal aumenta el trabajo respiratorio, especialmente en los recién nacidos pequeños.

3. **Ventajas**

   a. La CPAP es menos invasiva que la ventilación mecánica y causa menos lesiones pulmonares.

   b. Cuando se utiliza de forma oportuna en los neonatos con síndrome de dificultad respiratoria (SDR), puede ayudar a prevenir el colapso alveolar y de las vías respiratorias, reduciendo así la necesidad de ventilación mecánica.

   c. El uso de la CPAP de primera intención en la sala de partos para bebés inmaduros con respiración espontánea ≥ 24 semanas de gestación disminuye la necesidad de ventilación mecánica y de administración de surfactante. Aunque los ensayos individuales que comparan la CPAP oportuna frente a la ventilación mecánica y el tratamiento con surfactante oportuno muestran tasas similares de displasia broncopulmonar (DBP), los metaanálisis de estos ensayos prospectivos aleatorizados sobre la CPAP oportuna muestran que el uso inicial de la CPAP se asocia a un menor riesgo de muerte o DBP. El éxito de esta estrategia es mayor en los recién nacidos con más de 27 semanas de gestación, pero puede intentarse incluso en las edades de gestación más bajas.

   d. La CPAP disminuye la frecuencia de los episodios apneicos obstructivos y mixtos en algunos neonatos.

   e. Datos limitados sugieren que el uso prolongado de la CPAP hasta las 34 semanas de edad posmenstrual puede aumentar la capacidad residual funcional (CRF) en los recién nacidos prematuros en el momento del alta de la unidad de cuidados intensivos neonatales (UCIN), aunque la importancia clínica es incierta.

4. **Desventajas**

   a. Esta terapia respiratoria no es eficaz en pacientes con apnea central frecuente o con un impulso respiratorio inadecuado.

   b. Proporciona una asistencia respiratoria inadecuada en los neonatos con distensibilidad y resistencia pulmonar gravemente anormales.

   c. Mantener la CPAP nasal o nasofaríngea en bebés grandes y activos puede ser técnicamente difícil.

   d. El tratamiento con CPAP puede provocar distensión gástrica/intestinal y elevación del diafragma, lo que hace necesaria la descompresión mediante una sonda gástrica.

5. **Indicaciones** (véase la secc. III.A)

B. **Ventilación nasal con presión positiva intermitente (VNPPI).** La VNPPI proporciona asistencia respiratoria no invasiva a los niños prematuros que, de otro modo, podrían necesitar intubación endotraqueal y ventilación. A menudo se utiliza como complemento de la CPAP. Durante la VNPPI, las respiraciones con presión positiva se administran a través de puntas nasales o de una máscara y el usuario establece la frecuencia, la presión inspiratoria máxima (PIM), el tiempo de inspiración y la presión positiva al final de la espiración. Algunos dispositivos intentan sincronizar las respiraciones con presión positiva con las inspiraciones espontáneas del niño (VNPPI sincronizada [VNPPIs]).

1. Ventajas

   a. Dadas las similitudes con la CPAP, la VNPPI tiene las ventajas enumeradas anteriormente para el tratamiento con CPAP.

   b. Tras la extubación de la ventilación mecánica, se ha demostrado que la VNPPI comparada con la CPAP nasal reduce el fracaso de la extubación y disminuye el riesgo de reintubación en bebés con SDR. Estos beneficios se han observado de forma más consistente en los estudios de la VNPPIs.

   c. La VNPPI puede intentarse en neonatos con un impulso respiratorio inadecuado o apnea del prematuro cuando la CPAP falla.

2. Desventajas

   a. La VNPPI requiere un ventilador mecánico o un dispositivo similar para su administración.

   b. Al igual que la CPAP, la VNPPI puede provocar distensión gástrica/intestinal y la necesidad de descompresión gástrica.

C. Cánula nasal de alto flujo (CNAF)

1. Muchas unidades utilizan la CNAF como alternativa a los dispositivos convencionales de CPAP o VNPPI. La CNAF permite suministrar presión de distensión a las vías respiratorias del neonato con una interfaz del paciente más sencilla. En lugar de fijar la presión objetivo como en la CPAP o la VNPPI, en la CNAF se fija el flujo y la presión varía en función de una serie de variables.

2. Características generales. La CNAF suele referirse a la administración de oxígeno mezclado, calentado y humidificado a flujos ≥ 2 L/minuto a través de pequeñas puntas binasales. Existen dos dispositivos comerciales para la administración de CNAF a recién nacidos.

3. Ventajas

   a. Las ventajas de la CNAF son la facilidad de uso, una interfaz más sencilla para el paciente y una menor incidencia de averías nasales en comparación con la CPAP convencional.

4. Desventajas

   a. Las desventajas potenciales incluyen una entrega de presión de distensión más variable (tanto baja como alta) y una tendencia a una mayor duración de la asistencia respiratoria en comparación con la CPAP.

   b. La evidencia reciente sugiere que la CNAF es inferior a la CPAP en la prevención de la insuficiencia respiratoria y la intubación en los recién nacidos prematuros cuando se utiliza como modalidad respiratoria primaria.

D. Ventilación no invasiva de alta frecuencia (VNIAF)

1. Durante la VNIAF, las formas de onda oscilatorias de alta frecuencia se superponen a un fondo de presión positiva constante en las vías respiratorias a través de una interfaz no invasiva, como una máscara, unas puntas nasales o un tubo faríngeo. Esta modalidad es similar en concepto a la VNPPI (véase anteriormente).

2. Los datos relativos a la seguridad y la eficacia de la VNIAF son actualmente limitados, y la VNIAF se utiliza en una minoría de unidades.

III. ASISTENCIA VENTILATORIA MECÁNICA INVASIVA

A. A pesar de la gran cantidad de fabricantes, diseños y terminologías de ventiladores, los modos de ventiladores convencionales más utilizados en los recién nacidos pueden entenderse por las siguientes variables:

1. **Método de iniciación de la respiración**

   a. Ventilación no sincronizada. Las respiraciones se inician en un intervalo de tiempo definido por la frecuencia respiratoria establecida y son independientes del esfuerzo respiratorio del paciente.

   b. Ventilación sincronizada o activada por el paciente. Las respiraciones se inician de acuerdo con el esfuerzo respiratorio del paciente. Esto ocurre mediante el uso de un sensor que detecta el esfuerzo inspiratorio del paciente midiendo la presión de las vías respiratorias, el flujo de aire, el movimiento respiratorio o la actividad eléctrica diafragmática (Edi). Estos sensores se encuentran normalmente en el ventilador, en el extremo proximal del tubo endotraqueal o, en el caso del sensor Edi, en una sonda nasogástrica con los sensores colocados a nivel del diafragma.

2. **Método de manipulación de gases durante la inspiración**

   a. Ventilación con presión limitada. Proporciona una PIM constante o preestablecida durante cada respiración y el VT varía en función de la distensibilidad y la resistencia respiratoria.

   b. Ventilación con control de volumen. Proporciona un VT constante o preestablecido durante cada respiración y la PIM varía en función de la distensibilidad y la resistencia respiratoria.

3. **Método de terminación de la respiración**

   a. Ventilación por ciclos de tiempo. La espiración comienza después de que haya transcurrido un tiempo determinado (tiempo inspiratorio).

   b. Ventilación con ciclo de flujo. La espiración comienza cuando el flujo inspiratorio disminuye hasta un porcentaje determinado del flujo inspiratorio máximo (normalmente de 15 a 20%).

   c. Ventilación por volumen. La espiración comienza después de infundir un volumen determinado en el circuito del ventilador; rara vez se utiliza en la ventilación neonatal.

B. Los ventiladores que se utilizan en los recién nacidos con insuficiencia respiratoria van desde los no sincronizados, de presión limitada, con ciclos de tiempo y de flujo continuo, hasta los ventiladores activados por el paciente y dirigidos por el volumen, que se asocian con mejores resultados.

1. **Características generales de los modos de ventilación no sincronizada y de presión limitada.** Se hace circular un flujo continuo de gas calentado y humidificado por las vías respiratorias del neonato; el gas es una mezcla de aire combinado con oxígeno para mantener el nivel de saturación de oxígeno deseado. Se seleccionan la PIM, la presión positiva al final de la espiración (PEEP, por sus siglas en inglés) y el ritmo respiratorio (frecuencia y duración de la inspiración y la espiración).

2. **Ventajas**

   a. El flujo continuo de gas fresco permite al neonato realizar esfuerzos respiratorios espontáneos entre las respiraciones del ventilador (ventilación mandatoria intermitente [VMI]).

   b. Se mantiene un buen control de las presiones respiratorias.

   c. El tiempo inspiratorio (TI) y espiratorio (TE) pueden ser controlados independientemente.

   d. El sistema es relativamente simple, barato y puede ser proporcionado por casi todos los ventiladores.

3. Desventajas

a. El V_T está mal controlado. Por ello, puede aumentar la lesión pulmonar por exceso de V_T (volutrauma).

b. El ventilador no responde a los cambios en la distensibilidad o resistencia respiratoria.

c. Los neonatos de respiración espontánea, que respiran de forma desfasada con la frecuencia respiratoria establecida ("luchando" o "peleando" con el ventilador), pueden recibir una ventilación inadecuada, pueden requerir mayores tasas de sedación/parálisis y tienen un mayor riesgo de fuga de aire.

C. Los modos de ventilación sincronizada y activada por el paciente (asistida/controlada [AC] o soporte de presión) son adaptaciones de los ventiladores convencionales de presión limitada utilizados para los recién nacidos.

1. Características generales. Estos modos combinan las características de los ventiladores de flujo continuo con presión limitada y ciclo de tiempo con un sensor de presión de las vías respiratorias, flujo de aire, movimiento respiratorio o Edi para detectar el esfuerzo respiratorio del paciente. Al medir el inicio de la respiración del paciente, estos ventiladores pueden suministrar respiraciones en sincronía con los esfuerzos respiratorios naturales del bebé. Existen dos formas principales de modos de ventilación sincronizada:

a. VMI sincronizada (VMIS). Suministra respiraciones intermitentes con presión positiva a una frecuencia fija, pero en sincronía con los esfuerzos inspiratorios del bebé. Durante los periodos de apnea, los modos de VMIS siguen suministrando la frecuencia de VMI establecida. El tamaño de la respiración VMI lo determina el médico y puede ser de presión limitada, de volumen dirigido (véase el texto siguiente) o de volumen controlado. Normalmente, la VMI se complementa con respiraciones con presión asistida (VMI/PA). Esto permite a los recién nacidos respirar más rápido que la frecuencia de VMI establecida, con todas las respiraciones por encima de la frecuencia de VMI establecida apoyadas por una cantidad determinada de presión inspiratoria. Como resultado, el ventilador suministra respiraciones con presión positiva más frecuentes, lo que suele permitir una disminución de la PIM y del V_T medio necesarios para un intercambio de gases adecuado.

b. Modos de ventilación totalmente activados por el paciente. Suministran una respiración con presión positiva utilizando el mismo tipo de patrón de inflado cada vez que el ventilador detecta un esfuerzo inspiratorio. Durante la apnea en estos modos, el ventilador suministra una tasa de VMI ("control" o "respaldo") seleccionada por el operador, similar a la de la VMIS. En la ventilación neonatal se utilizan habitualmente dos tipos de ventilación activada por el paciente:

i. En la ventilación A/C, el ventilador suministra una respiración cíclica con cada esfuerzo inspiratorio. El médico establece el tiempo inspiratorio y el PIM (cuando se combina con la ventilación de presión limitada) o el V_T objetivo (cuando se combina con la ventilación controlada por volumen [VCV]). El médico también establece la frecuencia de control o de respaldo para mantener una ventilación minuto adecuada durante los periodos de apnea o hipoventilación.

ii. En la ventilación con presión de soporte (VPS), el ventilador suministra una respiración con ciclo de flujo con cada esfuerzo inspiratorio. La diferencia entre los modos A/C y VPS es que en los modos VPS cada respiración se termina cuando el flujo de gas inspiratorio cae a una proporción predeterminada del flujo máximo (normalmente de 15 a 20%). En consecuencia, el paciente determina los tiempos inspiratorios y espiratorios y la proporción inspiratoria:espiratoria (I:E). Al igual que en la A/C, el médico establece la PIM (cuando se combina con la ventilación de presión limitada) o el V_T objetivo (cuando se combina con la VCV) y la frecuencia de control o de respaldo para mantener una ventilación minuto adecuada durante los periodos de apnea o hipoventilación. Durante los periodos de apnea, el tiempo inspiratorio viene determinado por la constante de tiempo inspiratorio del sistema respiratorio.

c. Tanto la VMIS como los modos de ventilación totalmente activados por el paciente pueden contrarrestar la resistencia impuesta por el tubo endotraqueal y el circuito del ventilador proporcionando un flujo inspiratorio adicional preestablecido por el clínico o de manera automática por el ventilador (compensación automática del tubo) en función del tamaño y la longitud del tubo endotraqueal, las presiones traqueales y la medición del flujo inspiratorio. La tasa de flujo inspiratorio (tiempo de subida o pendiente) determina el tiempo para alcanzar la presión máxima de las vías respiratorias o el V_T objetivo, con tasas de flujo más altas (tiempos de subida o pendientes más cortas) que se traducen en un menor trabajo respiratorio.

2. **Ventajas**

   a. La sincronización de la administración de respiraciones con presión positiva con el esfuerzo inspiratorio del neonato reduce el fenómeno de la respiración desfasada con las respiraciones de VMI ("lucha" contra el ventilador). Esto puede disminuir la necesidad de medicamentos sedantes y ayudar a destetar a los bebés con ventilación mecánica.

   b. La asincronía pronunciada con las respiraciones del ventilador durante la VMI convencional se ha asociado con el desarrollo de fugas de aire y hemorragias intraventriculares. No se sabe si el uso de la VMIS o de la ventilación A/C reduce estas complicaciones.

3. **Desventajas**

   a. Bajo ciertas condiciones, los ventiladores pueden disparar inadecuadamente una respiración (autociclo) debido a artefactos de la señal o fallar en el disparo debido a problemas con el sensor.

   b. Se dispone de pocos datos que comparen la ventilación totalmente activada por el paciente con otros modos de ventilación en los recién nacidos. Algunos estudios pequeños sugieren que, en comparación con la VMIS, los modos de A/C pueden dar lugar a un menor trabajo respiratorio. La VPS puede no ser adecuada para los bebés prematuros pequeños con patrones respiratorios irregulares y constantes de tiempo inspiratorio corto debido a la posibilidad de que la ventilación sea ineficaz, de tiempos inspiratorios cortos y de espacios muertos. Sin embargo, algunos datos sugieren que el uso de los modos de ventilación activados por el paciente en los neonatos prematuros puede disminuir los marcadores de inflamación pulmonar y facilitar una extubación más temprana, cuando se utiliza como modo inicial de soporte ventilatorio mecánico.

4. **Indicaciones.** Aunque no se han establecido las indicaciones absolutas de la VMIS, la A/C y la VPS, aproximadamente la mitad de los neonatólogos de Norteamérica utilizan la VMIS como modo inicial en los recién nacidos prematuros y aproximadamente la mitad utilizan modos totalmente activados por el paciente (A/C y VPS). Existe una gran variación inter- e intraunitaria en el uso de estos modos. Las pruebas obtenidas en pequeños estudios sugieren que los modos activados por el paciente pueden dar lugar a un menor trabajo respiratorio, pero no se conoce ningún beneficio potencial en los resultados a largo plazo.

D. Modos de VCV. Los avances en la tecnología para medir los V_T suministrados han hecho que estos modos sean la terapia óptima de primera línea para los recién nacidos con insuficiencia respiratoria. Solo deben utilizarse ventiladores específicamente diseñados para medir V_T pequeños para proporcionar VCV en los recién nacidos.

1. **Características generales.** Los modos VCV combinan las ventajas de los modos de ventilación con presión limitada con las ventajas de la regulación estrecha del V_T. En los modos VCV, el operador selecciona el V_T objetivo a suministrar en lugar del PIM. Con cada respiración suministrada, el ventilador detecta el V_T suministrado al paciente y ajusta el flujo inspiratorio (o la presión) de la siguiente respiración para "apuntar" al V_T establecido. De esta manera, los modos VCV ofrecen un ajuste respiración a respiración o destete de la PIM a medida que cambia la mecánica respiratoria, como la distensibilidad y la resistencia. Los modos, las características y la terminología de la VCV varían según los fabricantes de ventiladores, pero todos siguen los principios anteriores de "destete automático" de la PIM con los cambios en la mecánica pulmonar. Algunos ejemplos de VCV son los modos que utilizan la función de "garantía de volumen" en los ventiladores neonatales comunes y los modos de control de volumen regulado por presión (CVRP). En los modos VCV, el operador selecciona el V_T objetivo y la PIM máxima. Si se necesita una presión de inflado superior a la PIM máxima para generar el V_T objetivo, solo se administrará la PIM máxima y no se alcanzará el V_T objetivo.

2. **Ventajas**
   a. El flujo inspiratorio (y en consecuencia la PIM) varía automáticamente con la distensibilidad del sistema respiratorio para suministrar el V_T seleccionado, minimizando así la variabilidad de la ventilación minuto y evitando las grandes oscilaciones del V_T que se observan frecuentemente con los ventiladores de presión limitada.
   b. En los ensayos aleatorios, las tasas de muerte o DBP (resultado combinado), hipocarbia, hemorragia intraventricular grave, neumotórax y duración de la ventilación mecánica son menores en los modos de VCV en comparación con los modos de presión limitada en los neonatos prematuros.

3. **Desventajas**
   a. Los modos VCV pueden ser técnicamente complejos y requieren formación y familiaridad para su manejo.
   b. Los ventiladores diseñados principalmente para pacientes adultos pueden no ser capaces de medir y ajustar con precisión los pequeños V_T requeridos en los recién nacidos muy prematuros.
   c. Para medir el V_T con mayor precisión, es necesario un sensor de flujo en el extremo proximal del tubo endotraqueal.
   d. Dado el uso de tubos endotraqueales sin globos en los recién nacidos, es habitual que se produzcan grandes fugas en los tubos endotraqueales, lo que puede afectar a la capacidad del ventilador para detectar el V_T suministrado al bebé. Muchos de los ventiladores neonatales más recientes cuentan con funciones de compensación de fugas que tienen en cuenta esta circunstancia a la hora de administrar el VCV.

4. **Indicaciones.** Si están disponibles, los modos VCV deberían ser los modos de ventilación de primera línea en la mayoría de las patologías neonatales. Los modos VCV son especialmente útiles si la distensibilidad pulmonar cambia en forma rápida, como en los recién nacidos con SDR que reciben tratamiento con surfactante.

E. **Varios modos de ventilación convencional**

1. **Ventilación asistida proporcional (VAP).** Es un modo de ventilación mecánica convencional activado por el paciente en el que el ventilador suministra

una presión de soporte directamente proporcional al esfuerzo inspiratorio del paciente medido por sensores de presión o flujo de aire. Durante la VAP, un mayor esfuerzo inspiratorio del paciente (mayor presión negativa o mayor flujo inspiratorio) conduce a una mayor asistencia del ventilador para "descargar" o aumentar el esfuerzo del paciente y permitir una presión transpulmonar normal, con un menor esfuerzo respiratorio. La VAP es técnicamente más compleja que otros modos de ventilación utilizados de manera habitual, ya que los médicos deben establecer los factores de ganancia o proporcionalidad para determinar la asistencia del ventilador que se administrará en función de los marcadores de esfuerzo inspiratorio. Una de las principales desventajas de la VAP es que supone un impulso respiratorio maduro. En los neonatos prematuros, especialmente los que presentan apnea recurrente, la hipopnea puede dar lugar a un soporte deficiente debido al mecanismo de retroalimentación positiva utilizado en la VAP. Pequeños estudios en poblaciones limitadas de la UCIN sugieren que la VAP es segura para la ventilación a corto plazo en neonatos con impulsos respiratorios maduros, pero no se dispone de datos a largo plazo sobre la seguridad y los resultados. En la actualidad, la VAP se limita principalmente a los entornos de investigación.

2. **Asistencia ventilatoria ajustada neuralmente (NAVA, por sus siglas en inglés).** Es una nueva modalidad de ventilador que utiliza la actividad eléctrica diafragmática (medida por el sensor Edi) para proporcionar respiraciones asistidas por presión con un mecanismo de retroalimentación positiva similar a la VAP anterior. En la NAVA, el ventilador interpreta una mayor actividad eléctrica diafragmática como un mayor esfuerzo inspiratorio del paciente y el ventilador proporciona un apoyo a las respiraciones que es directamente proporcional a esta actividad eléctrica. Los médicos establecen el factor de ganancia o proporcionalidad, conocido como "nivel NAVA", para determinar la cantidad de soporte que el ventilador proporciona para cada respiración en relación con la actividad diafragmática. Al igual que la VAP, la NAVA asume un impulso respiratorio maduro que a menudo no está presente en los bebés prematuros. Hasta el momento, la NAVA solo está disponible en un ventilador aprobado para su uso en Estados Unidos.

3. **Ventilación con liberación de presión en la vía aérea (APRV, por sus siglas en inglés).** Es una modalidad utilizada habitualmente para mejorar la oxigenación en pacientes adultos con SDR agudo. Durante la APRV, se utiliza una CPAP alta (PHIGH) para mantener el reclutamiento alveolar con una breve fase de "liberación" que consiste en una presión positiva más baja en las vías respiratorias (PLOW) durante un breve tiempo (TLOW) utilizado para permitir algo de ventilación. Se permite a los pacientes respirar por encima de las presiones establecidas para proporcionarles ventilación adicional. El uso de la APRV en los recién nacidos se limita a pequeñas series de casos y se desconoce la seguridad o la eficacia de este modo de ventilación. Por lo tanto, el uso de la APRV debe limitarse a los entornos de investigación.

F. **Ventilación de alta frecuencia (VAF).** Es un complemento importante de la ventilación mecánica convencional en los recién nacidos. Hay tres tipos de ventiladores de alta frecuencia aprobados para su uso en recién nacidos en Estados Unidos: un oscilador de alta frecuencia (OAF), un interruptor de flujo de alta frecuencia (IAF) y un ventilador de chorro de alta frecuencia (VCAF).

1. **Características generales.** Los ventiladores de alta frecuencia disponibles son similares a pesar de las considerables diferencias de diseño. Todos son capaces de suministrar frecuencias extremadamente rápidas (de 300 a 1 500 respiraciones por minuto, de 5 a 25 Hz; 1 Hz = 60 respiraciones por minuto), con VT iguales o menores que el espacio muerto anatómico. Estos ventiladores aplican

una presión de distensión continua para mantener un volumen pulmonar elevado; los Vт pequeños se superponen a una frecuencia rápida. Los ventiladores VCAF se emparejan con un ventilador convencional de presión limitada, que puede utilizarse para suministrar respiraciones de "suspiro" intermitentes para ayudar a prevenir la atelectasia. Las respiraciones de suspiro no se utilizan con la ventilación OAF. La espiración es pasiva (es decir, depende de la pared torácica y del retroceso de los pulmones) con las máquinas IAF y VCAF, mientras que la espiración es activa con la OAF. Los mecanismos de intercambio de gases en la OAF no se conocen del todo.

2. **Ventajas**

a. La **VAF** puede lograr una ventilación y oxigenación adecuadas, evitando las grandes oscilaciones de volumen pulmonar que requieren los ventiladores convencionales y que se asocian a lesiones pulmonares. Por ello, la VAF puede ser útil en los síndromes de fuga de aire pulmonar (enfisema intersticial pulmonar [EIP], neumotórax) o en los neonatos que no consiguen una ventilación mecánica convencional.

b. La **VAF** permite utilizar una presión media de la vía aérea (PVAm) elevada para el reclutamiento alveolar y la consiguiente mejora de la compatibilidad ventilación-perfusión (**V̇/Q̇**). Esto puede ser ventajoso en los neonatos con insuficiencia respiratoria grave, que requieren una PVAm elevada para mantener una oxigenación adecuada en un ventilador mecánico convencional.

3. **Desventajas.** A pesar de las ventajas teóricas de la VAF, no se ha demostrado ningún beneficio significativo de este método en el uso clínico rutinario con respecto a la ventilación convencional. Solo un estudio rigurosamente controlado encontró una pequeña reducción de la DBP en neonatos de alto riesgo tratados con ventilación con OAF como modo principal de ventilación. Sin embargo, es probable que esta experiencia no sea aplicable de forma general, ya que otros estudios no han mostrado ninguna diferencia. Estos ventiladores son más complejos y caros. Los estudios iniciales con OAF sugerían un mayor riesgo de hemorragia intraventricular significativa, aunque esta complicación no se ha observado en ensayos clínicos recientes. No se dispone de estudios que comparen los distintos tipos de ventiladores de alta frecuencia; por lo tanto, no se caracterizan las ventajas o desventajas relativas de la OAF, la IAF y la VCAF, si es que las hay.

4. **Indicaciones.** La VAF se utiliza principalmente como terapia de rescate para los neonatos a los que les falla la ventilación convencional. Tanto los ventiladores VCAF como los OAF han demostrado ser superiores a la ventilación convencional en los bebés con síndromes de fuga de aire, especialmente el EIP. Debido al potencial de complicaciones y a la equivalencia con la ventilación convencional en cuanto a la incidencia de DBP, no utilizamos la VAF como modo principal de asistencia ventilatoria en los recién nacidos

IV. INDICACIONES DE ASISTENCIA RESPIRATORIA

A. **Indicaciones.** Las indicaciones para la CPAP en el recién nacido prematuro con SDR incluyen las siguientes:

1. Bebé prematuro recién nacido con mínima dificultad respiratoria y baja necesidad de oxígeno suplementario (para prevenir la atelectasia).

2. Dificultad respiratoria a cualquier edad de gestación y necesidad de FiO_2 > 0.30 por capucha o cánula nasal.

3. Necesidad de FiO_2 > 0.40 por casco cefálico o puntas nasales.

4. Estabilización inicial en la sala de partos para bebés extremadamente prematuros con respiración espontánea (24 a 28 semanas de gestación).

5. Manejo inicial de los recién nacidos prematuros con dificultad respiratoria moderada.

6. Retracciones o angustia, o ambas, clínicamente significativas tras una extubación reciente.

7. En general, los neonatos menores de 72 horas de edad con SDR que requieren una $FiO_2 > 0.30$ a 0.40 con CPAP deben recibir tratamiento sustitutivo con surfactante (véase capítulo 33).

8. Después de la extubación para facilitar el mantenimiento del volumen pulmonar y prevenir el fracaso de la extubación. Aunque la CNAF también puede considerarse para el apoyo posextubación, la CPAP da lugar a una menor probabilidad de reintubación que aquella.

B. **Las indicaciones relativas a la ventilación mecánica** en cualquier neonato son las siguientes:

1. Apnea intermitente frecuente que no responde al tratamiento con metilxantina.

2. Tratamiento oportuno cuando se prevé el uso de ventilación mecánica debido al deterioro del intercambio gaseoso.

3. Aliviar el "aumento del trabajo respiratorio" en un recién nacido con signos de dificultad respiratoria de moderada a grave en ventilación no invasiva.

4. Administración de la terapia con surfactante en bebés con SDR, aunque puede ser transitoria.

C. **Indicaciones absolutas de ventilación mecánica**

1. Apnea prolongada.

2. Presión parcial de oxígeno (PaO_2) < 50 mm Hg, o $FiO_2 > 0.80$. Esta indicación puede no aplicarse al neonato con cardiopatía congénita cianótica.

3. Presión parcial de dióxido de carbono ($PaCO_2$) > 65 mm Hg con acidemia persistente.

4. Anestesia general.

5. Obstrucción de las vías respiratorias superiores que provoca un aumento del trabajo respiratorio que no responde a la terapia médica o a la ventilación no invasiva.

V. CÓMO AFECTAN LOS CAMBIOS DEL VENTILADOR A LOS GASES SANGUÍNEOS

A. **Oxigenación** (tabla 29-1)

1. FiO_2. El objetivo es mantener un suministro adecuado de oxígeno a los tejidos. Por lo general, esto puede lograrse alcanzando una PaO_2 de 50 a 70 mm Hg y da lugar a una saturación de hemoglobina de 88 a 95% (fig. 29-1). El aumento del oxígeno inspirado es el medio más sencillo y directo para mejorar la oxigenación. En los recién nacidos prematuros, el riesgo de retinopatía y toxicidad pulmonar por oxígeno presenta razones para minimizar la PaO_2 y vigilar estrechamente la saturación de oxígeno. Para los neonatos con otras afecciones, la PaO_2 óptima puede ser mayor. La toxicidad pulmonar directa del oxígeno comienza a producirse con valores de FiO_2 superiores a 0.60 o 0.70.

Tabla 29-1. Manipulaciones del ventilador para aumentar la oxigenación

Parámetro	Ventaja	Desventaja
↑ FiO_2	Minimiza el barotraumatismo	No afecta a la correspondencia $\dot{V}/\dot{Q}$.
	Fácil de administrar	Toxicidad directa del oxígeno, especialmente > 0.6.
↑ PIM o V_T	Mejora la compatibilidad $\dot{V}/\dot{Q}$	Lesión pulmonar: ↑ fuga de aire, ↑ DBP.
↑ PEEP	Mantiene el CRF/evita el colapso	Se desplaza a la parte más rígida de la curva de distensibilidad.
	Férulas que obstruyen las vías respiratorias	Puede impedir el retorno venoso y disminuir el gasto cardiaco.
		Aumenta el trabajo espiratorio y el CO_2.
		Aumenta el espacio muerto.
		Unos niveles excesivos pueden aumentar la resistencia vascular pulmonar y empeorar la hipertensión pulmonar.
↑ Ti	Aumenta el PVAm	Disminuye la relación I:E y puede causar atrapamiento de aire.
	"Hora de apertura crítica"	Ventilación minuto más baja para una determinada combinación PIM-PEEP.
		Mayor riesgo de fuga de aire con Ti más largo.
↑ Flujo o ↓ tiempo de subida o pendiente	La onda cuadrada maximiza la PVAm	Mayor fuerza de cizallamiento, más lesiones pulmonares.
		Mayor resistencia de las vías respiratorias a flujos más altos.
↑ Tasa	Aumenta la PVAm mientras se utiliza la PIM inferior	PEEP inadvertida con frecuencias altas o constantes de tiempo prolongadas.

El aumento de cualquier ajuste (excepto la concentración de la fracción inspirada de oxígeno [FiO_2]) da lugar a una mayor presión media de las vías respiratorias. ↑, aumento; $\dot{V}/\dot{Q}$, relación ventilación-perfusión; PIM, presión inspiratoria máxima; V_T, volumen corriente; DBP, displasia broncopulmonar; PEEP, presión positiva al final de la espiración; CRF, capacidad residual funcional; CO_2, dióxido de carbono; Ti, tiempo inspiratorio; PVAm, presión media de la vía aérea; I:E, inspiratorio:espiratorio; ↓, disminución.

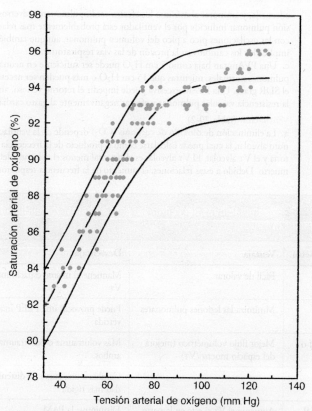

Figura 29-1. Comparación de las mediciones emparejadas de la saturación de oxígeno por oximetría de pulso y de la tensión de oxígeno por electrodo de oxígeno de la arteria umbilical permanente. Las líneas representan ±2 desviaciones estándar. (Modificada de Wasunna A, Whitelaw AG. Pulse oximetry in preterm infants. *Arch Dis Child* 1987;62[9]:957-958. Copyright © 1987.)

2. PVAm

a. La PVAm es el área media bajo la curva de la onda de presión. En la actualidad, la mayoría de los ventiladores muestran la PVAm o pueden estar equipados con un dispositivo para hacerlo; también puede calcularse mediante la siguiente ecuación PVAm = [(PIM − PEEP) (Ti) / Ti + Te] + PEEP. La PVAm se incrementa mediante aumentos de la PEEP, la PIM, el Ti, la velocidad del flujo inspiratorio (tiempo de subida o pendiente) y la tasa; todos estos cambios conducen a una mayor PaO$_2$, pero cada uno de ellos tiene efectos diferentes sobre la PaCO$_2$. Para un aumento determinado de la PVAm, el aumento de la PEEP es el que más incrementa la PaO$_2$.

b. La PVAm óptima es el resultado de un equilibrio entre la optimización de la PaO$_2$, la reducción al mínimo de la toxicidad directa del oxígeno, la minimización del barotrauma y el volutrauma, la consecución de una ventilación adecuada, y aminorar al máximo los efectos cardiopulmonares adversos. La lesión pulmonar inducida por el ventilador está probablemente más relacionada con las oscilaciones pico a pico del volumen pulmonar, aunque también están implicados los cambios en la presión de las vías respiratorias.

c. Una PVAm tan baja como 5 cm H_2O puede ser suficiente en neonatos con pulmones normales, mientras que 15 cm H_2O o más pueden ser necesarios en el SDR grave. Una PVAm excesiva puede impedir el retorno venoso, aumentar la resistencia vascular pulmonar y afectar negativamente al gasto cardiaco.

3. Ventilación (tabla 29-2)

a. La eliminación de dióxido de carbono (CO_2) depende de la ventilación minuto alveolar, la cual puede calcularse como el producto de la frecuencia respiratoria y el VT alveolar. El VT alveolar es el VT total menos el volumen del espacio muerto. Debido a estas relaciones, el aumento de la frecuencia respiratoria o del

Tabla 29-2. Manipulaciones del ventilador para aumentar la ventilación y disminuir la $PaCO_2$

Parámetro	Ventaja	Desventaja
↑ Tasa	Fácil de valorar	Mantiene el mismo espacio muerto/VT
	Minimiza las lesiones pulmonares	Puede provocar una PEEP inadvertida
↑ PIM o VT	Mejor flujo volumétrico (mejora del espacio muerto/VT)	Más volutrauma o barotrauma o ambos
		Cambia a una curva de distensibilidad más rígida
↓ PEEP	Aumenta el VT si está en la parte superior de la curva de distensibilidad	Disminuye la PAM
	Puede disminuir el espacio muerto	Disminuye la oxigenación; puede provocar un colapso alveolar
	Se desplaza a la parte más pronunciada de la curva de cumplimiento	Disminuye el entablillado de las vías respiratorias obstruidas/cerradas
↑ Flujo	Permite un Ti más corto, un Te más largo	Más barotrauma
↑ Te	Permite un mayor tiempo de espiración pasiva ante una constante de tiempo prolongada	Acorta el Ti
		Disminuye la PAM
		Disminuye la oxigenación

$PaCO_2$, presión parcial de dióxido de carbono arterial; ↑, aumento; VT, volumen corriente; PEEP, presión positiva al final de la espiración; PIM, presión inspiratoria máxima; ↓, disminución; PVAm, presión media de la vía aérea; Ti, tiempo inspiratorio; Te, tiempo espiratorio.

V_T debería mejorar la ventilación en condiciones normales. Los aumentos del V_T pueden lograrse aumentando la PIM en los modos de ventilación con presión limitada o aumentando el V_T objetivo en los modos de volumen controlado o VCV. Dado que el V_T es una función de la diferencia entre la PIM y la PEEP, una reducción de la PEEP también puede mejorar la ventilación. Con V_T muy bajos, el volumen del espacio muerto adquiere importancia y puede provocar la retención de CO_2.

b. La $PaCO_2$ óptima varía según el estado de la enfermedad. En el caso de los neonatos muy inmaduros o con fuga de aire, se puede tolerar una $PaCO_2$ de 50 a 60 mm Hg para minimizar las lesiones pulmonares inducidas por el ventilador, siempre que se pueda mantener un pH > 7.20 a 7.25.

VI. ESTADOS DE LA ENFERMEDAD

A. **Efectos de las enfermedades.** La insuficiencia respiratoria puede ser el resultado de numerosas enfermedades a través de una variedad de mecanismos fisiopatológicos. La estrategia ventilatoria óptima debe tener en cuenta la fisiopatología, la evolución prevista y las vulnerabilidades particulares del paciente.

B. **Mecánica pulmonar.** Esta influye en la estrategia de ventilación seleccionada.

1. **La distensibilidad.** Es la rigidez o elasticidad del pulmón y de la pared torácica; es decir, el cambio de volumen (ΔV) producido por un cambio de presión (ΔP), o $\Delta V/\Delta P$. Disminuye con la deficiencia de surfactante, el exceso de agua pulmonar y la fibrosis pulmonar. También disminuye cuando los pulmones están hiperexpandidos.

2. **Resistencia.** Es el impedimento al flujo de aire debido a la fricción entre el gas y las vías respiratorias (resistencia de las vías respiratorias) y entre los tejidos de los pulmones y la pared torácica (resistencia tisular visceral); es decir, el cambio de presión (cm H_2O) dividido entre el cambio de flujo (L/segundo). Casi la mitad de la resistencia de las vías respiratorias se encuentra en las vías respiratorias superiores, incluido el tubo endotraqueal cuando se utiliza. La resistencia es elevada en las enfermedades caracterizadas por la obstrucción de las vías respiratorias, como la aspiración de meconio y la DBP. La resistencia puede aumentar rápidamente si, por ejemplo, las secreciones ocluyen parcialmente el tubo endotraqueal.

3. **Constante de tiempo.** Es el producto de la distensibilidad (mL/cm H_2O) y la resistencia (cm H_2O/mL/segundo). Es una medida del tiempo que se tarda en equilibrar la presión entre la vía aérea proximal y los alvéolos. Las constantes de tiempo espiratorias son algo más largas que las inspiratorias debido al estrechamiento del diámetro y al aumento de la resistencia de las vías respiratorias conductoras durante la espiración. Cuando las constantes de tiempo son largas, como en el caso de la aspiración de meconio, hay que tener cuidado de ajustar los tiempos y frecuencias inspiratorios del ventilador que permitan una inspiración adecuada para suministrar el V_T requerido y una espiración adecuada para evitar una PEEP inadvertida.

4. **Capacidad residual funcional (CRF).** Es una medida del volumen de los pulmones al final de la espiración. La CRF disminuye en las enfermedades que permiten el colapso alveolar, especialmente la deficiencia de surfactante.

5. **Coincidencia $\dot{V}/\dot{Q}$.** Las enfermedades que reducen la superficie alveolar (por atelectasia, exudados inflamatorios u obstrucción) permiten la derivación intrapulmonar de la sangre desaturada. Lo contrario ocurre en la hipertensión pulmonar persistente cuando la derivación extrapulmonar desvía el flujo sanguíneo fuera del pulmón ventilado. Ambos mecanismos dan lugar a la recirculación sistémica de la sangre desaturada.

6. **Trabajo respiratorio.** El trabajo respiratorio es especialmente importante en los bebés más pequeños y en los que padecen enfermedades pulmonares crónicas, cuya elevada resistencia de las vías respiratorias, la disminución de la distensibilidad pulmonar, la flexibilidad de la pared torácica y la debilidad de la musculatura pueden sobrepasar sus necesidades energéticas metabólicas e impedir el crecimiento.

C. **Estados de enfermedad específicos.** Las estrategias ventilatorias óptimas para cinco estados neonatales comunes se describen a continuación y en la tabla 29-3. Antes de iniciar la asistencia ventilatoria, los médicos deben evaluar si existen causas mecánicas de sufrimiento, como el neumotórax o la obstrucción de las vías respiratorias.

1. **SDR** (véase capítulo 33)

a. **Fisiopatología.** El SDR está causado por la deficiencia de surfactante, que provoca un aumento de la tensión superficial alveolar y una grave disminución de la distensibilidad (pulmón rígido). Esto provoca un colapso alveolar difuso con desajuste $\dot{V}/\dot{Q}$ y un aumento del trabajo respiratorio.

b. **Sustitución del surfactante.** El inicio temprano de la CPAP, que suele comenzar en la sala de partos, puede evitar la necesidad de ventilación mecánica y terapia con surfactante en muchos neonatos, incluso a edades tempranas de la gestación. Las estrategias ventilatorias deben anticipar el mayor riesgo de neumotórax debido al aumento de la distensibilidad y a la prolongación de las constantes de tiempo tras la administración de surfactante. En todos los enfoques, un valor de $PaCO_2$ superior al valor fisiológico es aceptable para minimizar la lesión pulmonar inducida por el ventilador.

c. **Estrategia de ventilación**

i. **CPAP.** En los neonatos con afectación leve o moderada que no requieren intubación ni administración de surfactante, la CPAP se utiliza al principio de la evolución de la enfermedad para evitar más atelectasias.

Tabla 29-3. Fisiología pulmonar neonatal por estado de enfermedad

Enfermedad	Distensibilidad (mL/cm H₂O)	Resistencia (cm H₂O/ mL/segundo)	Constante de tiempo (segundos)	CRF (mL/kg)	Compatibilidad V/Q	Trabajo
Término normal	4-6	20-40	0.25	30	—	—
SDR	↓↓	—	↓↓	↓	↓/↓↓	↑
Aspiración de meconio	—/↓	↑↑	↑	↑/↑↑	↓↓	↑
DBP	↑/↓	↑↑	↑	↑↑	↓↓/↓	↑↑
Fuga de aire	↓↓	—/↑	—/↑	↑↑	↓/↓↓-	↑↑
Apnea en bebés de MBPN	↓	—	↓↓	—/↓	↓/—	—/↑

CRF, capacidad residual funcional; $\dot{V}/\dot{Q}$, relación ventilación-perfusión; —, poco o ningún cambio; SDR, síndrome de dificultad respiratoria; ↓, disminución; /, cualquiera de los dos; ↑, aumento; DBP, displasia broncopulmonar; MBPN, muy bajo peso al nacer.

La CPAP se inicia a 5 o 6 cm H_2O y se aumenta hasta un máximo de 7 a 8 cm H_2O. Los niveles más altos de presión de CPAP pueden aumentar el riesgo de neumotórax. La CPAP se titula mediante la evaluación clínica de las retracciones y la frecuencia respiratoria y mediante la observación de la saturación de O_2 y la necesidad de FiO_2. La VNPPI puede utilizarse como alternativa a la CPAP en este contexto. En los neonatos con un SDR más grave, se puede considerar la intubación para la administración de surfactante con extubación rápida seguida de CPAP (técnica INSURE).

ii. **Ventilación mecánica.** Se utiliza cuando el desajuste $\dot{V}/\dot{Q}$ es tan grave que el aumento de la FiO_2 y la CPAP son inadecuados para mantener el intercambio gaseoso o en neonatos que se cansan por el aumento del trabajo respiratorio. Dado que una estrategia de ventilación que evite grandes cambios en el Vᴛ puede reducir la lesión pulmonar inducida por el ventilador, son preferibles los modos de VCV. Todas las estrategias de ventilación asistida deben tener como objetivo proporcionar el menor nivel de soporte ventilatorio durante el menor tiempo posible para mantener una oxigenación y una ventilación adecuadas, minimizando al mismo tiempo las lesiones pulmonares agudas y crónicas secundarias al barotrauma/volutrauma y a la toxicidad del oxígeno.

iii. **Vᴛ.** Este suele fijarse inicialmente en 4 a 6 mL/kg en función del peso del bebé y se ajusta para conseguir una ventilación minuto adecuada. En general, los neonatos que pesan menos de 800 g tienen una mayor cantidad de espacio muerto instrumental y pueden necesitar Vᴛ de 5.5 a 6.0 mL/kg, mientras que los de mayor peso al nacer pueden ser ventilados eficazmente con Vᴛ más cercanas a 4.0 a 4.5 mL/kg. Con la ventilación de presión limitada, la PIM se estima inicialmente por la excursión torácica visible y suele ser de 20 a 25 cm H_2O.

iv. **PEEP.** Esta suele fijarse en 4 a 6 cm H_2O. Puede ser necesaria una PEEP mayor, pero también se corre el riesgo de interferir con el gasto cardiaco.

v. **Flujo.** Los caudales de 7 a 12 L/minuto proporcionan una forma de onda de presión relativamente cuadrada. Cuando la PIM es muy alta (> 35 cm H_2O), pueden ser necesarios flujos mayores. La mayoría de los ventiladores neonatales ajustan los caudales automáticamente para adaptarse a la configuración seleccionada del ventilador.

vi. **Frecuencias.** Las frecuencias en los modos VMI y VMIS suelen fijarse inicialmente en 20 a 40 respiraciones por minuto y se ajustan en función de los resultados de los gases sanguíneos. En los modos totalmente activados por el paciente, las frecuencias de reserva también pueden establecerse en 20 a 40 respiraciones por minuto; las frecuencias más bajas permiten una mejor sincronización paciente-ventilador.

vii. **Retirada gradual.** Con la mejora, la FiO_2 y la PIM o el Vᴛ se reducen primero, alternando con la frecuencia, en respuesta a la evaluación de la excursión torácica, la saturación de oxígeno y los resultados de los gases sanguíneos. En los modos de VCV, la PIM disminuirá automáticamente en respuesta a la mejora de la conformidad; la retirada gradual puede lograrse disminuyendo el nivel deseado de Vᴛ. En los modos activados por el paciente, la frecuencia de respaldo del ventilador no suele modificarse, y se utilizan disminuciones progresivas de la PIM para "retirar gradualmente" el ventilador. La extubación suele tener éxito cuando las frecuencias del ventilador son < 20 a 25 respiraciones por minuto en los modos VMI o VMIS, o la PIM es < 16 a

18 cm H_2O para proporcionar el V_T deseado. Antes de la extubación, debe iniciarse el tratamiento con citrato de cafeína para facilitar la respiración espontánea en los recién nacidos prematuros y aumentar la probabilidad de éxito de la extubación.

viii. **Ventajas y desventajas.** Esta estrategia ventilatoria maximiza el reclutamiento alveolar, pero puede dar lugar a lesiones pulmonares secundarias al volutraumatismo debido al mayor V_T.

ix. La VAF puede iniciarse si la ventilación convencional no consigue mantener un intercambio de gases adecuado con ajustes aceptables. La VAF debe ser utilizada solo por clínicos familiarizados con su uso. Consideramos el uso de la VAF cuando la PVAm necesaria para un intercambio de gases adecuado supera los 10 a 11 cm de H_2O en los bebés pequeños, y los 12 cm de H_2O en los neonatos de mayor tamaño, o si se produce una fuga de aire. Las estrategias difieren en función de si se utiliza VCAF, OAF o IAF. Nosotros preferimos la ventilación con VCAF o OAF por su facilidad de uso y su aplicabilidad en una amplia gama de enfermedades pulmonares y pesos de los neonatos.

a) **Ventilación VCAF.** La VCAF requiere un adaptador especial para un tubo endotraqueal estándar que permita la conexión al puerto de chorro del ventilador.

1) **PIM y PEEP.** Las presiones máximas en el ventilador de chorro se fijan en un inicio aproximadamente 20% más bajas que las utilizadas con la ventilación convencional y se ajustan para proporcionar una vibración torácica adecuada evaluada clínicamente y mediante determinaciones de gases en sangre. La PIM, la PEEP y la FiO_2 se ajustan según sea necesario para mantener la oxigenación. La eliminación de CO_2 depende de la diferencia de presión (PIM – PEEP). Debido a las presiones máximas más bajas requeridas para ventilar, la PEEP debe aumentarse a 8 o 10 cm H_2O si es necesario para mejorar la oxigenación.

2) **Frecuencia.** La frecuencia suele fijarse entre 360 y 420 respiraciones por minuto, con un tiempo de activación de la válvula de chorro inspiratorio de 0.02 segundos.

3) **Ajustes del ventilador convencional.** Una vez que la PEEP del VCAF se ha ajustado correctamente, la frecuencia del ventilador convencional se apaga o se reduce a entre 2 y 10 respiraciones por minuto para ayudar a mantener el reclutamiento alveolar, con la PIM ajustada entre 2 y 3 cm H_2O por debajo de la PIM del chorro. En los síndromes de fuga de aire, no se utilizan las respiraciones de suspiro del ventilador convencional si la PEEP se ajusta lo suficientemente alta para mantener el volumen pulmonar.

4) **Retirada gradual de la ventilación VCAF.** Se lleva a cabo disminuyendo la PIM del chorro en respuesta a las determinaciones de los gases sanguíneos y la necesidad de FiO_2. La PEEP se reduce a medida que se tolera si se utilizan presiones superiores a 10-12 cm H_2O. La frecuencia y el tiempo de activación de la válvula de chorro no suelen ajustarse.

5) **Estrategias.** Aquellas descritas para el VCAF también se aplican a la IAF.

b) **Ventilación OAF.** Con el OAF, los parámetros seleccionados por el operador incluyen la PVAm, la frecuencia y la amplitud del pistón.

1) **PVAm.** En el SDR, la PVAm inicial seleccionada suele ser de 2 a 5 cm H_2O superior a la utilizada en el ventilador convencio-

nal para mejorar el reclutamiento alveolar. La PVAm se ajusta a las necesidades de O_2 y a la expansión pulmonar adecuada en la radiografía de tórax. Debe evitarse la hiperinflación pulmonar que podría afectar negativamente al suministro de oxígeno al reducir el gasto cardiaco.

2) **Frecuencia. Suele fijarse en 10 a 15 Hz** con un tiempo inspiratorio de 33%.

3) **Amplitud o potencia.** Los cambios en la amplitud del pistón (potencia) afectan principalmente a la ventilación. Se ajusta para proporcionar una vibración torácica adecuada, evaluada clínicamente y mediante determinaciones de gases en sangre.

4) **Caudales.** De 8 a 15 L/minuto suelen ser adecuados.

5) **Destete.** Por lo general, primero se retira la FiO_2, seguida de la PVAm en decrementos de 1 a 2 cm H_2O una vez que la FiO_2 cae < 0.6. La amplitud del pistón se ajusta en respuesta a la evaluación de la vibración torácica y a las determinaciones de los gases sanguíneos. La frecuencia no suele ajustarse a menos que no pueda conseguirse una oxigenación o ventilación adecuadas. A diferencia de la ventilación mecánica convencional, la disminución de la frecuencia de las respiraciones en la ventilación OAF mejora la ventilación al aumentar el V_T suministrado. Tanto en la VCAF como en el OAF, los neonatos pueden ser extubados directamente de la VAF o pasar a la ventilación convencional antes de la extubación. Las pruebas limitadas sugieren que los resultados pulmonares son mejores en los bebés extubados directamente desde el OAF sin una prueba de ventilación convencional.

2. **Síndrome de aspiración de meconio (SAM)** (véase capítulo 35)

a. **Fisiopatología.** El meconio aspirado provoca una obstrucción aguda de las vías respiratorias, un marcado aumento de la resistencia de las mismas, atelectasias dispersas con desajuste e hiperexpansión debido a los efectos obstructivos de tipo válvula. A la fase obstructiva le sigue una fase inflamatoria entre 12 y 24 horas después, que provoca una mayor afectación alveolar. La aspiración de otros fluidos (como sangre o líquido amniótico) tiene efectos similares pero más leves.

b. **Estrategia de ventilación.** Debido a los efectos de válvula, la aplicación de presión positiva puede provocar un neumotórax u otra fuga de aire, por lo que el inicio de la ventilación mecánica requiere una cuidadosa consideración de los riesgos y beneficios. Los niveles bajos de PEEP (4 a 5 cm H_2O) ayudan a entablillar las vías respiratorias parcialmente obstruidas y a igualar el emparejamiento. Los niveles más altos pueden conducir a la hiperinflación. Si la resistencia de las vías respiratorias es alta y la distensibilidad es normal, se utiliza una estrategia de velocidad lenta y presión/volumen moderados. Si la neumonitis es más prominente, es factible utilizar frecuencias más rápidas. La sedación o la relajación muscular pueden minimizar los riesgos de fuga de aire en el SAM grave, ya que estos niños grandes pueden generar altas presiones transpulmonares al "luchar" contra el ventilador y la hiperexpansión del mecanismo de válvula causada por su enfermedad. La ventilación activada por el paciente puede evitar la necesidad de relajación muscular y es preferible. El destete puede ser rápido si la enfermedad está relacionada principalmente con la obstrucción de las vías respiratorias o prolongado si se complica con una lesión pulmonar y una inflamación grave.

La VAFO se ha utilizado con éxito en neonatos con SAM que no consiguen la ventilación convencional o que presentan fugas de aire utilizando estrategias similares a las descritas anteriormente. Durante la VAFO, las frecuencias más lentas (8 a 10 Hz) pueden ayudar a mejorar la oxigenación y la ventilación en los casos graves.

3. DBP (véase capítulo 34)

a. Fisiopatología. La DBP es el resultado de la lesión de los alvéolos y las vías respiratorias. La formación de ampollas puede dar lugar a un retroceso deficiente. La fibrosis y el exceso de agua pulmonar pueden provocar una distensibilidad más rígida. Las vías respiratorias pueden estar estrechadas y fibróticas o hiperreactivas. Las vías respiratorias superiores pueden estar sobredistendidas y conducir mal el flujo de aire. La DBP está marcada por atelectasias focales cambiantes, hiperinflación con desajuste, aumentos crónicos y agudos de la resistencia de las vías respiratorias y un aumento significativo del trabajo respiratorio.

b. Estrategia de ventilación. En los neonatos con DBP grave, el objetivo es desconectar a los bebés del ventilador lo antes posible para evitar más lesiones mecánicas y toxicidad del oxígeno, aunque la mejor estrategia es incierta. Si esto no es posible, los ajustes del ventilador deben optimizarse para permitir la reparación de los tejidos, el crecimiento lineal y pulmonar a largo plazo, y la disminución del trabajo respiratorio y el gasto calórico. Algunos centros utilizan la VMIS de presión limitada o de volumen combinado con la VPS para mejorar el trabajo respiratorio y la ventilación. Se utilizan tiempos inspiratorios más largos (de 0.5 a 1.0 segundos), tasas de VMIS más bajas y los consiguientes tiempos espiratorios más largos, ya que las constantes de tiempo son más largas en los neonatos con DBP grave. La PEEP depende del fenotipo del neonato; se necesita una PEEP más alta cuando la afectación de las vías respiratorias es grave. Pueden ser necesarias PIM más altas (30 a 50 cm H_2O) porque los pulmones son rígidos; la alta resistencia impide la transferencia de la mayor parte de esta presión a los alveolos. Debe mantenerse la oxigenación (saturaciones de 90 a 92%), pero se permite la hipercapnia ($PaCO_2$ de 55 a 65 mm Hg) siempre que el pH sea aceptable. Las descompensaciones agudas resultantes del broncoespasmo y la acumulación de líquido intersticial se tratan con el ajuste de la PIM, broncodilatadores, sedación y diuréticos. Las "rachas" agudas de DBP en las que la oxigenación y la resistencia de las vías respiratorias empeoran rápidamente suelen deberse a un colapso mayor de las vías respiratorias y pueden responder a una PEEP más alta (> 7 a 8 cm H_2O). Las frecuentes desaturaciones rápidas secundarias a disminuciones agudas de la CRF con el llanto o el movimiento del bebé responden a cambios en la FiO_2, pero también pueden responder a una PEEP más alta. El destete es lento y difícil, disminuyendo la tasa de VMIS en 1 a 2 respiraciones por minuto o disminuciones de 1 cm H_2O en la PEEP cada día cuando se tolera. Con la mejora de los cuidados médicos y ventilatorios, los recién nacidos con DBP rara vez requieren una traqueotomía para la ventilación crónica.

4. Fuga de aire (véase capítulo 38)

a. Fisiopatología. El neumotórax (aire en el espacio pleural) y la PIE son los síndromes de fuga de aire más comunes. En la PIE, el aire intersticial reduce tanto la distensibilidad como el retroceso de los tejidos. Además, el aire peribronquial y perivascular puede provocar un "bloqueo aéreo" al comprimir las vías respiratorias y el suministro vascular.

b. Estrategia ventilatoria. Dado que el ciclo ventilatorio impulsa el aire hacia el intersticio, el objetivo principal es reducir las respiraciones con presión positiva y proporcionar oxigenación con un aumento de la FiO_2. Si no se tolera la reducción de la PVAm, se prueban otras técnicas. Dado que las constantes de tiempo del aire intersticial son más largas que las de los alveolos, se utiliza la VAF (la mejor opción) o la ventilación convencional de velocidad rápida.

Con la VCAF y la IAF, la PEEP se mantiene en niveles normales, la PIM y la frecuencia se reducen, y se proporcionan pocas respiraciones o ninguna. Con el OAF, la PVAm utilizada inicialmente es la misma que se usa en el ventilador convencional y la frecuencia se fija en 15 Hz. Durante la retirada gradual, la PVAm se reduce progresivamente, tolerando una FiO_2 más alta para limitar la exposición a la PVAm y permitir que las zonas de lesión pulmonar se curen.

5. **Apnea** (véase capítulo 31)

    a. Fisiopatología. En ocasiones, la apnea es lo suficientemente grave como para justificar el soporte ventilatorio, incluso en ausencia de enfermedad pulmonar. Esto puede ser el resultado de una apnea de la prematuridad, una infección o durante o después de una anestesia general.

    b. Estrategia de ventilación. En el caso de los neonatos completamente dependientes del ventilador, el objetivo debe ser proporcionar una ventilación "fisiológica" utilizando una PEEP moderada (3 a 4 cm H_2O), un flujo de gas bajo y una frecuencia normal (30 a 40 respiraciones por minuto), con una PIM o V_T ajustada para evitar la hiperventilación (10 a 18 cm H_2O). El T_I prolongado es innecesario. En el caso de los recién nacidos que requieren un ventilador debido a una apnea intermitente pero prolongada, se prefieren los modos de ventilador activados por el paciente con frecuencias de respaldo bajas (20 a 30 respiraciones por minuto).

VII. COMPLEMENTOS DE LA VENTILACIÓN MECÁNICA

A. **Sedación** (véanse capítulos 69 y 70). Puede utilizarse cuando la agitación o la angustia se asocian con una excesiva labilidad de la oxigenación e hipoxemia. Como se ha comentado, la VMI sincronizada o la ventilación activada por el paciente también pueden ayudar a disminuir la agitación y la labilidad ventilatoria.

B. **Relajación muscular.** La relajación con bromuro de pancuronio (0.1 mg/kg por dosis, repetida según sea necesario) o vecuronio (0.1 mg/kg por dosis) se utiliza en raras ocasiones, pero puede estar indicada en algunos neonatos que siguen respirando de forma desfasada con el ventilador después de que hayan fracasado los intentos de encontrar los ajustes y la sedación adecuados; la necesidad de relajación muscular se reduce en la ventilación activada por el paciente, ya que los neonatos respirarán "en sincronía" con las respiraciones suministradas por el ventilador. Aunque no se dispone de datos inequívocos, el intercambio de gases puede mejorar en algunos bebés tras la relajación muscular. La relajación muscular prolongada conduce a la retención de líquidos y puede dar lugar a un deterioro del cumplimiento. La sedación debe administrarse de forma rutinaria a los neonatos que reciben relajantes musculares.

C. **Monitorización de los gases sanguíneos** (véase capítulo 30). Todos los neonatos que reciben ventilación mecánica requieren monitorización continua de la saturación de oxígeno y mediciones intermitentes de los gases sanguíneos. La monitorización transcutánea de CO_2 también puede utilizarse para disminuir la frecuencia de las mediciones de gases en sangre. Debe realizarse una estrecha vigilancia de la integridad de la piel en el lugar de la monitorización transcutánea de CO_2 debido al mayor riesgo de rotura de la piel o de lesiones térmicas, especialmente en los neonatos prematuros.

VIII. COMPLICACIONES Y SECUELAS. Como tecnología compleja e invasiva, la ventilación mecánica puede dar lugar a numerosos resultados adversos, tanto iatrogénicos como inevitables.

A. Lesión pulmonar y toxicidad por oxígeno

1. DBP. Está relacionada con el aumento de la presión en las vías respiratorias y los cambios en el volumen pulmonar, aunque también contribuyen la toxicidad del oxígeno, la inmadurez anatómica y fisiológica y la susceptibilidad individual. La duración de la ventilación mecánica invasiva es directamente proporcional al aumento del riesgo de DBP.

2. Fuga de aire. Está directamente relacionada con el aumento de la presión en las vías respiratorias. El riesgo aumenta con PVAm superiores a 14 cm H_2O.

B. Mecánica

1. La obstrucción de los tubos endotraqueales puede provocar hipoxemia y acidosis respiratoria.

2. El mal funcionamiento del equipo, en particular la desconexión, no es poco frecuente y requiere sistemas de alarma y vigilancia que funcionen.

C. Complicaciones de la monitorización invasiva

1. Oclusión arterial periférica con infarto (véase capítulo 44).

2. Trombosis aórtica de los catéteres arteriales umbilicales, que ocasionalmente provoca insuficiencia renal e hipertensión.

3. Embolia de catéteres con datos de inflamación, especialmente en las extremidades inferiores, el lecho esplácnico o incluso el cerebro.

D. Anatomía

1. Estenosis subglótica por intubación prolongada; el riesgo aumenta con múltiples reintubaciones.

2. Traqueobroncomalacia adquirida por intubación mecánica prolongada.

3. Surcos palatinos por intubación orotraqueal prolongada.

4. Daños en las cuerdas vocales.

E. Deterioro del neurodesarrollo

1. Cada vez hay más pruebas que demuestran que la duración de la terapia de ventilación mecánica se asocia de forma independiente con un desarrollo alterado del hipocampo y del tronco encefálico, una maduración anormal de la materia blanca, puntuaciones más bajas de la función motora en la edad preescolar y tasas más altas de parálisis cerebral.

Lectura recomendada

Goldsmith J, Karotkin E, Keszler M, et al. *Assisted Ventilation of the Neonate: An Evidence-Based Approach to Newborn Respiratory Care*. 6th ed. Philadelphia, PA: Elsevier; 2017.

30 Gasometría y monitorización de la función pulmonar

Jonathan C. Levin y Lawrence M. Rhein

PUNTOS CLAVE

- La evaluación de la oxigenación y la ventilación es fundamental para valorar la función respiratoria.
- La pulsioximetría es la principal herramienta para la monitorización no invasiva del oxígeno en los recién nacidos.
- Es esencial que la unidad de cuidados intensivos neonatales (UCIN) cuente con una política para guiar las metas en los valores de saturación y los límites de alarma en los bebés tratados con oxígeno suplementario.
- La monitorización de los niveles de dióxido de carbono (CO_2) puede realizarse de forma invasiva o no invasiva, cada una con sus ventajas e inconvenientes.
- La función pulmonar puede evaluarse mediante la visualización gráfica en los ventiladores, así como por medio de pruebas formales de la función pulmonar infantil.

I. PRINCIPIOS GENERALES. Para vigilar la salud respiratoria en el ámbito clínico se utilizan técnicas tanto invasivas como no invasivas. Aunque ambos métodos tienen limitaciones, la monitorización de la oxigenación y la ventilación es fundamental para evaluar la función respiratoria. Las técnicas invasivas, incluida la monitorización de los gases sanguíneos, permiten i) evaluar el intercambio de gas a nivel pulmonar; ii) determinar la saturación de oxígeno de la hemoglobina y el contenido arterial de oxígeno; y iii) evaluar, aunque de forma limitada, la adecuada entrega de oxígeno a los tejidos. Las técnicas no invasivas pueden ser menos específicas, pero permiten determinar más fácilmente las mediciones en serie e identificar las tendencias.

II. USO Y MONITORIZACIÓN DEL OXÍGENO. Las causas de la hipoxemia incluyen: hipoventilación, alteración de la ventilación y la perfusión, trastornos de la difusión y cortocircuitos. En situaciones de hipoxemia o dificultad respiratoria, o ambas, debe iniciarse la monitorización de oxígeno con pulsioximetría lo antes posible, y la concentración de oxígeno debe ajustarse para mantener los valores de saturación dentro de un rango objetivo. la monitorización del uso de oxígeno es necesario tanto para reducir la lesión hipóxica de los tejidos, así como para minimizar la lesión oxidativa de los pulmones o de la retina inmadura del neonato prematuro.

A. Mediciones de la gasometría arterial (GSA). La presión parcial arterial de oxígeno (PaO_2) y de dióxido de carbono ($PaCO_2$) son indicadores directos de la eficiencia del intercambio gaseoso pulmonar en los neonatos con enfermedad pulmonar aguda. La PaO_2 medida en condiciones estables desde un catéter permanente es el "estándar de oro" para la monitorización del oxígeno.

1. **Valores habituales.** La mayoría de las fuentes consideran que entre 50 y 80 mm Hg es un rango objetivo aceptable para la PaO_2 del recién nacido. Los recién nacidos prematuros que requieren asistencia respiratoria pueden presentar grandes oscilaciones en los valores de PaO_2. En tales circunstancias, un único valor de gasometría puede no reflejar con exactitud la tendencia general de la oxigenación.

2. **Toma de muestras.** Para minimizar el muestreo y las variaciones de dilución, las muestras de gases arteriales deben ser recogidas en jeringas de heparina seca que están disponibles comercialmente para este propósito. La mayoría de los analizadores de gases sanguíneos permiten determinar los valores de los gases sanguíneos, así como otros parámetros de la sangre total en muestras de 0.2 a 0.3 mL. Las muestras deben analizarse en 15 minutos o conservarse en hielo si se envían a un laboratorio remoto. La toma de muestras de gases en sangre por punción percutánea se utiliza cuando la necesidad de medición es poco frecuente o no se dispone de un catéter permanente. Sin embargo, la incomodidad de la punción puede provocar agitación y una caída de la PaO_2, de modo que el valor obtenido resulta por debajo del valor verdadero en estado estacionario. Además, la presencia de burbujas de aire dentro de la muestra puede causar una sobreestimación de la PaO_2.

B. **Monitorización no invasiva del oxígeno.** Proporciona datos de tendencia en tiempo real que son especialmente útiles en los neonatos que presentan oscilaciones frecuentes de la PaO_2 y la saturación de oxígeno. Los dispositivos no invasivos también pueden reducir la frecuencia de la toma de muestras de gases en sangre en pacientes más estables.

1. **Pulsioximetría.** Es la principal herramienta para la monitorización no invasiva del oxígeno en los recién nacidos y se ha convertido en el estándar para la monitorización rutinaria del oxígeno en la unidad de cuidados intensivos neonatales (UCIN). Los pulsioxímetros proporcionan una medición continua de la saturación de oxígeno (SpO_2) de la hemoglobina con un alto nivel de precisión ($\pm 3\%$) en comparación con los valores de control medidos por cooximetría, al menos hasta el rango de 70%. Los niveles de SpO_2 reflejan aproximadamente 98% del contenido de oxígeno arterial que está unido a la hemoglobina. Los niveles de SpO_2 entre 85 y 95% generalmente se correlacionan con una PaO_2 de 40 a 55 mm Hg, debido a una curva "desplazada a la izquierda" por la presencia de hemoglobina fetal.

a. **Características generales.** Los oxímetros dependen de las diferentes características de absorción de la hemoglobina oxigenada *versus* la reducida para varias longitudes de onda de la luz. Se miden las diferencias en la transmisión de dos (normalmente rojo e infrarrojo [IR] cercano) o más longitudes de onda a través de los tejidos con flujo sanguíneo pulsátil. A partir de los valores medidos, se calcula la proporción de hemoglobina oxigenada y reducida, y se muestra como porcentaje de saturación. Los pulsioxímetros modernos pueden discriminar eficazmente los valores artificiales de las mediciones válidas. La sensibilidad de la detección de la hipoxemia por parte de los oxímetros de pulso depende del tiempo de promediación de los oxímetros; los tiempos de promediación más cortos detectan la hipoxemia con mayor sensibilidad en comparación con los tiempos de promediación más largos, pero pueden dar lugar a un exceso de alarmas.

b. **Desventajas.** La pulsioximetría no mide la PaO_2 y, por lo tanto, es insensible para detectar la hiperoxemia. Debido a la forma de la curva de disociación de la oxihemoglobina, si la SpO_2 es > 95%, la PaO_2 es imprevisible. En estas condiciones, la PaO_2 puede ser > 100 mm Hg. El movimiento del paciente y la baja amplitud de la onda de pulso de los bebés prematuros pequeños pueden introducir artefactos que den lugar a falsos episodios de desaturación, aunque las modificaciones del software han reducido este problema. Una mala perfusión periférica puede dar lugar a lecturas falsamente bajas. Otras fuentes potenciales de distorsiones son la colocación inadecuada del sensor, la luz de alta intensidad (algunos dispositivos de fototerapia), valores de hemoglobina fetal > 50% y la presencia de carboxihemoglobina o metahemoglobina.

c. **Valores de saturación deseados.** La SpO_2 media en bebés sanos a término es de 97%. Durante la transición neonatal, la SpO_2 alcanza entre 80 y 90% a los 10 minutos de vida. En los recién nacidos prematuros se han realizado múltiples ensayos para definir el rango óptimo de saturación de oxígeno, equilibrando las consecuencias de la hipoxemia, como la muerte, y de la hiperoxemia, como la retinopatía del prematuro (ROP) y la enfermedad pulmonar crónica. En estudios más antiguos que tenían como objetivo los valores de saturación de oxígeno en los recién nacidos prematuros después del periodo neonatal inmediato (oxígeno terapéutico suplementario para la retinopatía del prematuro [STOP-ROP], beneficios de tener objetivos de saturación de oxígeno [BOOST]), los valores de SpO_2 > 95% en los recién nacidos prematuros que recibían oxígeno suplementario se asociaban con una mayor necesidad de oxígeno suplementario prolongado. El metaanálisis posterior de varios ensayos controlados aleatorios multicéntricos bien diseñados (Canadian Oxygen Trial [COT], Surfactant, Positive Pressure, and Oxygen Randomized Trial [SUPPORT] y BOOST-II) concluyó que el objetivo de saturaciones de oxígeno más bajas (85 a 89%) se asocia con un mayor riesgo de mortalidad y enterocolitis necrosante, pero a un menor riesgo de RP y necesidad de oxígeno a las 36 semanas de edad posmenstrual (EPM) en comparación con saturaciones de oxígeno más altas (91 a 95%). Sin embargo, debido al solapamiento significativo de la saturación de oxígeno real entre los dos grupos, estos resultados se interpretan con precaución. Además, los análisis *post hoc* de los datos de los ensayos sugieren que las diferencias en la mortalidad pueden ser más pronunciadas en los neonatos pequeños para la edad de gestación; por lo tanto, existe demasiada incertidumbre para hacer una recomendación clara. La determinación de un objetivo de saturación óptimo en los recién nacidos prematuros puede ser difícil de alcanzar porque algunos bebés pueden ser más vulnerables a la lesión oxidativa y otros a la hipoxia. Estas vulnerabilidades pueden afectar a los órganos diana (p. ej., el ojo, el cerebro y el intestino) de forma diferente y pueden variar con el tiempo con la maduración de los órganos.

Dado que no se sabe con certeza cuál es el objetivo óptimo de oxígeno, es esencial establecer una política para la UCIN. Un enfoque es el siguiente: para los neonatos que requieren oxígeno suplementario, se mantiene la SpO_2 en el rango de 89 a 94% para los bebés < 32 semanas de EPM (límites de alarma del monitor de 88 a 95%), de 90 a 97% para los recién nacidos de 32 a 37 semanas de EPM (límites de alarma de 89 a 98%), y de 92 a 97% (límites de alarma de 91 a 98%) para los neonatos > 37 semanas de EPM. En el caso de los neonatos con hipertensión pulmonar persistente del recién nacido con oxígeno suplementario, el objetivo son saturaciones de 94 a 99%. Si se mantienen estos objetivos, la PO_2 arterial rara vez superará los 90 mm Hg. Otras UCIN pueden tener como objetivo un rango de SpO_2 ligeramente superior y un conjunto más amplio de límites de alarma.

En el futuro, la retroalimentación automatizada de asa cerrada de la monitorización y el ajuste de la suplementación de oxígeno puede mejorar la adherencia a los objetivos aceptados.

C. **Monitorización transcutánea de oxígeno.** Utiliza un electrodo calentado que se aplica a la piel para medir el oxígeno difundido. Sin embargo, debido a la frecuente necesidad de calibración y a la preocupación por las lesiones cutáneas, la pulsioximetría ha suplantado en gran medida esta técnica en la UCIN.

D. **Monitorización de la oxigenación tisular regional.** La monitorización de la oxigenación tisular regional mediante espectroscopia de infrarrojo cercano (NIRS, por sus siglas en inglés) es cada vez más habitual en la UCIN, especialmente durante los estados inconstantes de suministro de oxígeno, como la estabilización inicial, el tratamiento de un conducto arterioso persistente y durante la transfusión de sangre. La NIRS mide la oxigenación de la hemoglobina (de forma similar a la oximetría de pulso) pero no resta las fuentes no pulsátiles y, por lo tanto, representa la hemoglobina oxigenada total de la hemoglobina arterial, capilar y venosa. Como resultado, la NIRS se considera un sustituto de la utilización regional del oxígeno tisular. La mayoría de los estudios han evaluado su uso en la medición de la utilización del oxígeno cerebral, pero se ha reportado la monitorización por NIRS de la oxigenación renal, esplácnica y muscular periférica.

III. EVALUACIÓN DE LA VENTILACIÓN PULMONAR.
La ventilación alveolar se evalúa mediante la medición directa o no invasiva de la $PaCO_2$. En los neonatos prematuros, las fluctuaciones rápidas de la $PaCO_2$ que provocan hipocarbia o hipercarbia, especialmente en los primeros días de vida, aumentan el riesgo de hemorragia intraventricular y leucomalacia periventricular. La hipercapnia permisiva (objetivo de 50 a 55 mm Hg) puede utilizarse como estrategia mínima de ventilación para evitar el traumatismo asociado con el ventilador, facilitar la extubación hacia la ventilación no invasiva y prevenir la displasia broncopulmonar (DBP).

A. **Determinación de los gases sanguíneos.** Al igual que en el caso de la monitorización del oxígeno, un valor de $PaCO_2$ obtenido en estado estacionario a partir de un catéter arterial permanente proporciona el indicador más preciso de ventilación alveolar. Sin embargo, la falta de un catéter limita la disponibilidad de este muestreo para muchos pacientes, especialmente los neonatos con enfermedad pulmonar crónica. La sangre obtenida por punción arterial percutánea es una alternativa, pero puede no reflejar los valores en estado basal debido a las distorsiones introducidas por el dolor y la agitación. Además, la obtención frecuente de muestras de sangre puede aumentar la necesidad de transfusiones de sangre.

1. **Sangre venosa.** La sangre venosa de un catéter central puede ser útil en determinadas circunstancias. Si la ventilación alveolar y la función circulatoria son normales, la $PaCO_2$ venosa suele superar los valores arteriales en 5 a 6 mm Hg. Sin embargo, si existe una hipoventilación significativa o una disfunción circulatoria, esta relación es impredecible.

2. **Gases sanguíneos capilares.** Los valores de $PaCO_2$ y pH obtenidos a partir de muestras de sangre capilar recogidas adecuadamente pueden reflejar fielmente los valores arteriales. Se debe calentar la extremidad y recoger una muestra de sangre que fluya libremente en condiciones estrictamente anaeróbicas sin apretar la extremidad. En los bebés prematuros más pequeños, estas condiciones pueden ser difíciles de conseguir.

3. **Alteraciones respiratorias agudas *versus* crónicas.** Estas pueden determinarse a partir del análisis del pH y la $PaCO_2$ en las evaluaciones de los gases sanguíneos. En las alteraciones agudas de la $PaCO_2$, el pH se verá afectado debido a la amortiguación con bicarbonato e iones de hidrógeno. Una regla general es que en la acidosis respiratoria aguda, por cada 10 mm Hg de aumento de la $PaCO_2$, el pH descenderá aproximadamente 0.08. En la acidosis

Acidosis respiratoria aguda, crónica y mixta

	PaCO$_2$	pH	Bicarbonato
Acidosis respiratoria aguda	> 45 mm Hg	↓ en 0.08 por cada ↑ 10 mm Hg de PaCO$_2$	Normal
Acidosis respiratoria crónica	> 45 mm Hg	↓ en 0.04 por cada ↑ 10 mm Hg de PaCO$_2$	Elevado
Acidosis respiratoria mixta/alcalosis metabólica	> 45 mm Hg	Mayor de lo esperado para la acidosis respiratoria pura	Elevado

PaCO$_2$, presión parcial arterial de dióxido de carbono.

respiratoria crónica, como la que se produce en la DBP, el aumento de la excreción renal de hidrógeno iónico aumenta el bicarbonato sérico y da lugar a una compensación y normalización del pH; en estos casos, por cada 10 mm Hg de aumento de la PaCO$_2$, el pH disminuirá aproximadamente 0.04. Los medicamentos, como los diuréticos, pueden dar lugar a una acidosis respiratoria y una alcalosis metabólica mixtas, con un pH y un bicarbonato más elevados de lo que cabría esperar si solo hubiera una acidosis respiratoria crónica.

B. **Monitorización no invasiva del CO$_2$.** Aunque la medición de la PaCO$_2$ mediante el muestreo y el análisis de la gasometría arterial es el patrón de oro para evaluar la ventilación, la PaCO$_2$ puede ser un valor dinámico y rápidamente cambiante y puede no reflejarse con precisión en una única medición invasiva. La monitorización continua no invasivo ofrece ventajas teóricas respecto a la toma de muestras de sangre intermitente, entre las que se incluyen el reconocimiento más rápido de la hipercarbia o la hipocarbia, la identificación rápida de la extubación no planificada, la monitorización durante el transporte neonatal, la identificación de las tendencias de la PaCO$_2$ después de los cambios en los ajustes o modos del ventilador (en particular los modos de alta frecuencia), la identificación de los cambios basados en la posición del bebé, y la monitorización de la estabilidad de la ventilación después de la extubación. La monitorización no invasiva también puede disminuir la necesidad de realizar extracciones de sangre percutáneas y de colocar catéteres permanentes, reduciendo potencialmente los estímulos dolorosos, el riesgo de infección, el riesgo de anemia y la necesidad de transfusión de sangre.

1. **Monitorizacion subcutánea de CO$_2$ (PtcCO$_2$).** Estima la PaCO$_2$ por medio de mediciones electroquímicas del gas CO$_2$ que se difunde a través del tejido corporal y la piel. Un sensor situado en la superficie de la piel mide el pH de una solución electrolítica que está separada de la piel por una membrana permeable. El sensor se calienta hasta aproximadamente 42 a 43 °C para inducir una hiperemia local, lo que provoca la vasodilatación del lecho capilar dérmico situado debajo del sensor, aumentando el flujo sanguíneo arterial. Esta vasodilatación también facilita la difusión del CO$_2$. La PtcCO$_2$ suele ser ligeramente superior al valor correspondiente de PaCO$_2$ medido debido a dos factores principales. En primer lugar, la elevada temperatura de la piel altera la solubilidad del CO$_2$. En segundo lugar, la hiperemia aumenta el metabolismo de las células de la piel, lo que contribuye a los niveles de CO$_2$. Por lo tanto, alinear los valores

del monitor de $PtcCO_2$ más estrechamente con la $PaCO_2$ puede requerir un algoritmo correctivo.

a. Aunque la monitorización transcutánea se considera generalmente segura, pueden producirse lesiones tisulares en el lugar de medición, como ampollas, quemaduras y desgarros de la piel. Debido a la hiperemia en el lugar donde se aplica la sonda, el lugar de la sonda debe cambiarse (y a menudo recalibrarse) durante la monitorización continua para evitar complicaciones relacionadas con la piel que se producen principalmente cuando el sensor está colocado durante largos lapsos. La monitorización transcutánea debe evitarse en pacientes con mala integridad de la piel o con alergia al adhesivo.

b. Las situaciones clínicas que pueden conducir a una mayor discrepancia entre la $PtcCO_2$ y la $PaCO_2$ incluyen colocación o aplicación incorrecta de la sonda, aumento de la distancia de la sonda a los capilares (como el edema de la pared corporal o el grosor de la piel o el tejido subcutáneo del paciente), acidosis metabólica ($pH < 7.3$), mala perfusión del lugar de colocación de la sonda o hiperoxemia ($PaO_2 > 100$ torr).

c. En el rango normal, la $PtcCO_2$ supera a la $PaCO_2$ en una media de 4 mm Hg, pero este gradiente puede ser más del doble en presencia de hipercapnia.

2. Capnografía. Se refiere a la medición no invasiva de la $PaCO_2$ en las respiraciones exhaladas, expresada como la concentración de CO_2 en el tiempo. La relación de la concentración de CO_2 con el tiempo puede representarse gráficamente como una forma de onda o capnograma (fig. 30-1) y tiene utilidad para determinar la concentración máxima de CO_2 al final de cada respiración tidal, o CO_2 al final de la espiración ($EtCO_2$, por sus siglas en inglés).

La capnografía se utiliza ampliamente en Estados Unidos desde la década de 1980; sus usos clínicos incluyen la evaluación de la gravedad de la enfermedad, la respuesta al tratamiento y la confirmación de la colocación correcta del tubo endotraqueal.

a. La capnografía utiliza la radiación IR y la absorción para detectar el CO_2. Las moléculas de CO_2 absorben la radiación IR a una longitud de onda específica ($4.26 \mu m$), y la cantidad de absorción está relacionada exponencialmente con la concentración de CO_2. Los capnómetros utilizan fotodetectores para detectar los cambios en los niveles de IR en esta longitud de onda para calcular la con-

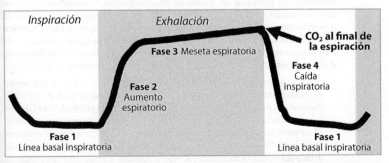

Inspiración   *Exhalación*

CO₂ al final de la espiración

Fase 3 Meseta espiratoria

Fase 4
Caída
inspiratoria

Fase 2
Aumento
espiratorio

Fase 1
Línea basal inspiratoria

Fase 1
Línea basal inspiratoria

Figura 30-1. Capnógrafo del final de la espiración. Representación de la detección del dióxido de carbono (CO_2) espirado mediante un capnógrafo, mostrando las cuatro fases: línea basal inspiratoria, aumento espiratorio, meseta espiratoria y caída inspiratoria. El CO_2 al final de la espiración se mide al final de la meseta espiratoria. Es posible que los recién nacidos con taquipnea no alcancen una meseta espiratoria, con lo que se podría subestimar el CO_2 al final de la espiración.

centración de CO_2 en la muestra; cuanto más IR se absorba y menos se detecte, mayor será la concentración de CO_2 en la muestra. El oxígeno y el nitrógeno no absorben la radiación a esta longitud de onda, por lo que durante la inspiración (cuando el nitrógeno y el oxígeno pasan por el detector) no se absorbe la radiación IR y, por lo tanto, no se genera ninguna señal de CO_2. Durante la espiración, el primer gas que pasa a través del detector será el del espacio muerto y contendrá poco o ningún CO_2; a esto le sigue un aumento de la concentración de CO_2 hasta que se genera una señal de meseta a medida que se exhala y detecta el CO_2 alveolar. La concentración de CO_2 exhalado puede aumentar ligeramente en esta fase. El pico de CO_2 detectado es el $EtCO_2$. Cuando el paciente vuelve a inhalar, la señal cae rápidamente a cero.

b. Los dispositivos de capnografía se clasifican en función de su ubicación para la toma de muestras y, por lo tanto, también en función de los tipos de pacientes para los que son eficaces.

    i. Convencionales. Los dispositivos convencionales miden el CO_2 directamente desde la vía aérea, con el sensor situado en el adaptador de la vía aérea unido al conector del tubo endotraqueal, entre el circuito respiratorio y el tubo endotraqueal. Las señales detectadas se amplifican y se transmiten por cable a un monitor donde se calcula y se muestra la $PaCO_2$. Los sensores convencionales se calientan a una temperatura ligeramente superior a la del cuerpo para evitar la condensación del vapor de agua, ya que esto puede causar lecturas de CO_2 falsamente altas. Las posibles desventajas de la capnografía convencional son la relativa fragilidad de los adaptadores, el aumento del espacio muerto mecánico, el peso adicional sobre la vía aérea y el uso limitado a pacientes intubados.

    ii. Flujo lateral. Los dispositivos de flujo lateral pueden utilizarse tanto en pacientes intubados como no intubados sifonando una pequeña muestra de la respiración exhalada a través del circuito del ventilador o del tubo de la cánula hasta un sensor situado dentro del monitor de CO_2. Incluso se pueden tomar muestras de gases de la cavidad nasal durante la administración de oxígeno mediante una cánula nasal. Los sistemas de flujo lateral utilizados en los lactantes suelen utilizar caudales bajos, de aproximadamente 50 mL/minuto. Estos dispositivos pueden requerir salvaguardias adicionales, incluyendo un sistema de barrido de gases para recoger los gases anestésicos en la muestra si están presentes, y una trampa de agua para recoger la condensación del gas humidificado o las secreciones del paciente. Las desventajas de la capnografía de flujo lateral incluyen la variación de la humedad y la temperatura entre los sitios de muestreo y medición, las caídas de presión a través del tubo que pueden afectar a la medición de CO_2, y un retraso de hasta varios segundos para mostrar la medición.

    iii. Flujo lateral distal. Aunque no se utiliza ampliamente, también se ha descrito el análisis de flujo lateral distal utilizando un tubo endotraqueal de doble luz para tomar muestras en el extremo intratraqueal del tubo endotraqueal.

c. Son varios los factores que limitan la utilidad de las mediciones de $EtCO_2$ en los recién nacidos.

    i. La ventilación mecánica suele utilizar frecuencias relativamente rápidas en comparación con las estrategias de los adultos, y la mayoría de los circuitos de ventilación suministran un flujo de gas fresco continuo durante todo el ciclo respiratorio. Esto limita la capacidad de obtener una verdadera meseta al final de la espiración.

ii. La fuga de aire alrededor de un tubo endotraqueal sin globo puede deprimir las mediciones de $EtCO_2$ en neonatos intubados.

iii. Los gradientes arterioalveolares de CO_2 son elevados en los bebés con enfermedad pulmonar parenquimatosa grave debido a la mala distribución de la ventilación (media de 6 a 10 mm Hg). Como resultado, las mediciones al final de la espiración pueden subestimar significativamente los valores de $PaCO_2$. Sin embargo, en los bebés con una distribución más uniforme de la ventilación, las mediciones al final de la espiración pueden ser útiles para controlar las tendencias.

d. **Confirmación de la colocación de la intubación endotraqueal.** El Neonatal Resuscitation Program recomienda el uso de un detector de CO_2 exhalado (dispositivo colorimétrico o capnógrafo) para confirmar la correcta colocación del tubo durante la intubación endotraqueal.

e. **Monitorización durante la anestesia.** Los estándares de Control Anestésico Básico de la American Society of Anesthesiologists especifican el uso de la monitorización continua del $EtCO_2$ de todos los pacientes, incluidos los recién nacidos, durante la anestesia general con tubo endotraqueal o máscara laríngea.

IV. MONITORIZACIÓN DE LOS GRÁFICOS PULMONARES.

Se comercializan varios dispositivos para realizar pruebas de la función pulmonar a pie de cama en neonatos y niños pequeños. Además, la mayoría de los ventiladores de nueva generación muestran gráficamente diversos parámetros medidos o calculados. A pesar del costo añadido y de la creciente disponibilidad de estas modalidades, se carece de pruebas del efecto beneficioso sobre los resultados neonatales. Se han defendido varias técnicas en estudios limitados.

A. **Mediciones del volumen corriente.** Sirven para ajustar en forma manual los parámetros del ventilador. Alternativamente, dichas mediciones pueden utilizarse para los ajustes del ventilador automatizados por software, diseñados para mantener un rango definido de volumen corriente suministrado (volumen garantizado) o un suministro de volumen corriente consistente empleando una presión máxima mínima en las vías respiratorias (control de volumen limitado por presión). Sin embargo, los problemas técnicos pueden limitar la eficacia de estas modalidades. El volumen corriente medido varía notablemente en los dispositivos de diferentes fabricantes. Estas discrepancias se deben a diferencias en las áreas de medición, a variaciones en la conformidad del sistema de tubos y al uso de diferentes estrategias para compensar las fugas del tubo endotraqueal. Además, algunos algoritmos de software promedian los ajustes del volumen corriente en varias respiraciones. A pesar de estas deficiencias, las mediciones del volumen corriente utilizando el mismo dispositivo de forma consistente a lo largo del tiempo pueden proporcionar información clínicamente útil durante la ventilación mecánica crónica y pueden ser útiles con el destete después del tratamiento con surfactante cuando la distensibilidad pulmonar cambia rápidamente.

B. **Bucles de presión-volumen y flujo-volumen.** La presión positiva al final de la espiración (PEEP) es una herramienta importante en el tratamiento de los neonatos con DBP grave. En estudios de casos limitados, se han utilizado trazos de lazos de presión-volumen y flujo-volumen en tiempo real para guiar la determinación de la PEEP óptima para evitar el colapso de las vías respiratorias y lograr la máxima distensibilidad y minimizar la obstrucción de las vías respiratorias. Sin embargo, los índices que cuantifican la relación flujo-volumen no han sido validados en bebés pequeños. Debido a la rapidez de la respiración, el inicio de la inspiración a menudo se produce antes de que se logre el cierre de la espiración final del bucle. En consecuencia, es difícil obtener trazos "normales" y la aplicación clínica de esta técnica en neonatos pequeños es limitada. Además, los bucles de flujo-volumen anormalmente aplanados pueden sugerir una enfermedad de las vías respiratorias grandes, como la traqueobroncomalacia.

C. **Pruebas de función pulmonar (PFP) para neonatos.** Siguen limitándose a usos principalmente de investigación. Pueden realizarse en bebés intubados o con respiración espontánea. La mayoría de los métodos requiere sedación, a menudo con hidrato de cloral. La compresión torácica rápida de volumen elevado, que consiste en inflar hasta la capacidad vital seguida de una espiración rápida mediante compresión torácica ("abrazo"), se ha utilizado para medir la espirometría y evaluar el volumen espiratorio forzado en 0.5 segundos ($VEF_{0.5}$) y la capacidad vital forzada. La pletismografía corporal, realizada con una mascarilla sellada en una caja corporal, puede estimar la capacidad pulmonar total (CPT) y la capacidad residual funcional (CRF). Estas técnicas se han utilizado para clasificar a los bebés con DBP grave como fenotipos obstructivos o restrictivos.

Lecturas recomendadas

Askie LM, Darlow BA, Finer N, et al. Association between oxygen saturation targeting and death or disability in extremely preterm infants in the neonatal oxygenation prospective meta-analysis collaboration. *JAMA* 2018;319(21):2190–2201.

Manja V, Lakshminrusimha S, Cook DJ. Oxygen saturation target range for extremely preterm infants: a systematic review and meta-analysis. *JAMA Pediatr* 2015;169(4):332–340.

Marin T, Moore J. Understanding near-infrared spectroscopy. *Adv Neonatal Care* 2011;11(6):382–388.

Molloy EJ, Deakins K. Are carbon dioxide detectors useful in neonates? *Arch Dis Child Fetal Neonatal Ed* 2006;91(4):F295–F298.

Pretto JJ, Roebuck T, Beckert L, et al. Clinical use of pulse oximetry: official guidelines from the Thoracic Society of Australia and New Zealand. *Respirology* 2014;19(1):38–46.

Reiterer F, Sivieri E, Abbasi S. Evaluation of bedside pulmonary function in the neonate: from the past to the future. *Pediatr Pulmonol* 2015;50(10):1039–1050.

Shepherd EG, Clouse BJ, Hasenstab KA, et al. Infant pulmonary function testing and phenotypes in severe bronchopulmonary dysplasia. *Pediatrics* 2018;141(5):e20173350.

31 Apnea

Ann R. Stark

PUNTOS CLAVE

- Los episodios de apnea suelen resolverse entre las 36 y 37 semanas de edad posmenstrual (EPM) en los neonatos nacidos a las 28 semanas de gestación o más, pero pueden persistir hasta o más allá de las 40 semanas de EPM en los neonatos más prematuros.
- La cafeína es un tratamiento seguro y eficaz para la apnea.
- La evidencia no apoya el tratamiento del reflujo gastroesofágico para reducir la frecuencia de la apnea.
- Antes del alta, un periodo de 5 a 7 días después de la interrupción del tratamiento con cafeína sin eventos de apnea registrados, predice una baja probabilidad de apnea sintomática recurrente.

I. ANTECEDENTES

A. **Definición.** La apnea se define como el cese del flujo de aire. La apnea es patológica (un episodio de apnea) cuando la ausencia de flujo aéreo es prolongada (normalmente 20 segundos o más) o se acompaña de bradicardia (frecuencia cardiaca < 100 latidos por minuto [lpm]) o hipoxemia que se detecta clínicamente (cianosis) o mediante la monitorización de la saturación de oxígeno. La bradicardia y la desaturación suelen aparecer después de 20 segundos de apnea, aunque suelen producirse más rápidamente en el pequeño prematuro. Si el episodio continúa, puede observarse palidez e hipotonía, y los neonatos pueden no responder a la estimulación táctil. Se desconoce el nivel o la duración de la bradicardia o la desaturación que puede aumentar el riesgo de deterioro del neurodesarrollo.

B. La **clasificación** de la apnea se basa en si la ausencia de flujo de aire se acompaña de esfuerzos inspiratorios continuos y de obstrucción de las vías respiratorias altas. La mayoría de los episodios en los bebés prematuros son mixtos.

1. La apnea central se produce cuando los esfuerzos inspiratorios están ausentes.

2. La apnea obstructiva se produce cuando los esfuerzos inspiratorios persisten en presencia de una obstrucción de las vías respiratorias, generalmente a nivel faríngeo.

3. La apnea mixta se produce cuando la obstrucción de las vías respiratorias con esfuerzos inspiratorios precede o sigue a la apnea central.

C. **Incidencia.** Los episodios de apnea son frecuentes en los neonatos prematuros. La incidencia de la apnea aumenta con la disminución de la edad de gestación. Esencialmente, todos los neonatos < 28 semanas de edad de gestación tienen apnea. Hasta 25% de todos los neonatos prematuros que pesan < 1 800 g (~ 34 semanas de edad de gestación) tienen al menos un episodio de apnea.

1. **Inicio.** En los neonatos que no reciben asistencia ventilatoria, los episodios de apnea suelen comenzar a los 1 o 2 días del nacimiento; si no se producen durante los primeros 7 días, es poco probable que se produzcan posteriormente. Los episodios de apnea pueden manifestarse por primera vez cuando se suspende la ventilación asistida.

2. **Duración.** Los espasmos de apnea persisten durante periodos variables en el periodo posnatal y suelen cesar entre las 36 y 37 semanas de edad posmenstrual (EPM) en los niños nacidos a las 28 semanas de gestación o más. Sin embargo, en los nacidos antes de las 28 semanas de gestación, los episodios suelen persistir más allá de la EPM. Tras la resolución de la apnea, los neonatos prematuros también pueden presentar episodios hipoxémicos intermitentes que no son clínicamente aparentes ni se detectan mediante la monitorización rutinaria. Además, en un estudio en el que se monitorizó a los recién nacidos en su domicilio, se registraron apneas o bradicardias significativas hasta las 43 semanas de EPM en 20% de los neonatos prematuros que no tuvieron episodios durante al menos 5 días antes del alta y en 33% de los que tuvieron episodios observados durante ese periodo (estudio Collaborative Home Infant Monitoring Evaluation [CHIME]). El significado clínico de estos eventos es incierto.

3. **Neonatos a término.** Los episodios de apnea que se producen en los bebés a término o casi a término son siempre anormales y casi siempre están asociados con causas graves e identificables, como la asfixia al nacimiento, hemorragia intracraneana, convulsiones o depresión farmacológica. La ausencia de respiración al nacer sin depresión farmacológica o asfixia suele estar causada por anomalías estructurales irreversibles del sistema nervioso central.

II. PATOGENIA.

Se han propuesto varios mecanismos para explicar la apnea en los bebés prematuros, aunque se desconocen los responsables de este trastorno. También se han asociado muchas condiciones clínicas con los episodios de apnea, y algunas pueden ser causales.

A. **Inmadurez del desarrollo del centro respiratorio** es un factor que probablemente contribuya, ya que los episodios de apnea se producen con mayor frecuencia en los neonatos inmaduros.

1. La aparición de la apnea puede estar relacionada con la función neuronal del tronco del encéfalo. La frecuencia de la apnea disminuye a lo largo de un periodo en el que el tiempo de conducción del tronco del encéfalo de la respuesta auditiva evocada se acorta a medida que aumenta la edad de gestación.

2. La respiración de los neonatos está fuertemente influida por el estado del sueño. El sueño activo o de movimientos oculares rápidos (MOR) se caracteriza por la irregularidad del volumen corriente y la frecuencia respiratoria. El sueño MOR predomina en los niños prematuros y los episodios de apnea son más frecuentes en este estado que en el sueño tranquilo.

B. **Respuesta de los quimiorreceptores**

1. En los neonatos prematuros, la hipoxia provoca una hiperventilación transitoria, seguida de hipoventilación y, a veces, apnea, a diferencia de la respuesta en los adultos. Además, la hipoxia hace que el paciente prematuro sea menos sensible al aumento de los niveles de dióxido de carbono. Esto sugiere que la inmadurez de los quimiorreceptores periféricos puede estar implicada en la patogenia de la apnea. Aunque la mayoría de los neonatos no parecen estar hipoxémicos antes de la aparición de la apnea, la hipoxemia podría desempeñar un papel en la prolongación del episodio.

2. La respuesta ventilatoria a un dióxido de carbono aumentado está disminuida en los niños prematuros con apnea en comparación con un grupo pareado sin apnea y también está disminuida en comparación con los niños a término o los adultos. Esto sugiere la posible contribución de los quimiorreceptores centrales inmaduros a la patogénesis de la apnea.

C. **Reflejos.** Los reflejos activos invocados por la estimulación de la faringe posterior, la inflación de los pulmones, el líquido en la laringe o la distorsión de la pared torácica pueden precipitar la apnea en los neonatos. Estos reflejos pueden estar implicados en la apnea que a veces se asocia, por ejemplo, con el uso enérgico de catéteres de succión en la faringe o con la presencia de líquido en la vía aérea superior durante la alimentación.

D. **Músculos respiratorios.** La ventilación ineficaz puede ser el resultado de una mala coordinación de los músculos inspiratorios (diafragma y músculos intercostales) y los músculos de las vías respiratorias superiores (laringe y faringe).

1. La obstrucción de las vías respiratorias contribuye a los episodios apneicos mixtos y obstructivos. El lugar de esta obstrucción suele ser la faringe superior, que es vulnerable debido al escaso tono muscular, especialmente en el sueño MOR. La flexión pasiva del cuello, la presión sobre el borde inferior de una mascarilla facial y la presión bajo el mentón (todas ellas encontradas durante los procedimientos de la unidad neonatal) pueden obstruir la vía aérea en los neonatos y provocar apnea, especialmente en un neonato prematuro pequeño. La obstrucción espontánea de las vías respiratorias se observa con mayor frecuencia cuando los neonatos prematuros adoptan una posición de flexión del cuello.

2. La obstrucción nasal puede conducir a la apnea, especialmente en los neonatos prematuros que generalmente no cambian a la respiración oral después de la oclusión nasal.

E. El reflujo gastroesofágico es frecuente en los niños prematuros. Sin embargo, no se ha demostrado ninguna asociación entre la apnea de la prematuridad y el reflujo gastroesofágico.

F. Se cree que muchos neurotransmisores inhibidores desempeñan un papel en la patogenia de la apnea.

III. MONITORIZACIÓN Y EVALUACIÓN

A. Todos los recién nacidos de menos de 35 semanas de edad de gestación deben ser monitorizados para detectar episodios de apnea durante al menos la primera semana después del nacimiento, debido al riesgo de episodios de apnea en este grupo. La monitorización debe continuar hasta que no se detecte ningún episodio apneico significativo durante al menos 5 días. Dado que los monitores de apnea por impedancia pueden no distinguir los esfuerzos respiratorios durante la obstrucción de las vías respiratorias de las respiraciones normales, debe monitorizarse la frecuencia cardiaca además de la respiración, o en lugar de ella. La oximetría de pulso debe vigilarse para detectar episodios de desaturación. Incluso con una monitorización cuidadosa, es posible que no se reconozcan algunos episodios prolongados de apnea y bradicardia.

B. Cuando suene la alarma del monitor, se debe responder a la situación del paciente, no al monitor, comprobando si hay bradicardia, cianosis u obstrucción de las vías respiratorias.

C. La mayoría de los episodios de apnea en los neonatos pretérmino responden a la estimulación táctil. Los pacientes que no responden a la estimulación deben ser ventilados durante el episodio con bolsa y mascarilla, comenzando generalmente con una concentración de la fracción inspirada de oxígeno (FiO_2) igual a la FiO_2 utilizada antes del evento para evitar elevaciones marcadas de la tensión arterial de oxígeno.

Tabla 31-1. Evaluación de un neonato con apnea

Causa potencial	Historia o signos asociados	Evaluación
Infección	Intolerancia a la alimentación, letargo, distermia	Biometría hemática completa, cultivos, si procede
Deterioro de la oxigenación	Desaturación, taquipnea, dificultad respiratoria	Monitorización continua de la saturación de oxígeno, medición de los gases sanguíneos arteriales, rayos X del tórax
Trastornos metabólicos	Irritabilidad, temblor, mala alimentación, letargo, depresión del SNC	Glucosa, calcio, electrolitos, tamizaje de recién nacidos
Fármacos	Depresión del SNC, hipotonía, antecedentes maternos	Magnesio; detección de sustancias tóxicas en la orina
Inestabilidad de la temperatura	Letargo	Controlar la temperatura del paciente y del entorno
Patología intracraneal	Examen neurológico anormal, convulsiones	Examen ecográfico craneal

SNC, sistema nervioso central.

D. Luego del primer episodio de apnea, debe evaluarse al neonato en busca de una posible causa subyacente (tabla 31-1); si se identifica una causa, puede iniciarse un tratamiento específico. Hay que estar especialmente atento a la posibilidad de una causa precipitante en los neonatos de más de 34 semanas de edad de gestación. La evaluación debe incluir una anamnesis y una exploración física y puede incluir una gasometría arterial, biometría hemática completa y la medición de los niveles de glucosa, calcio y electrolitos en sangre.

E. Aunque el síndrome de muerte súbita del lactante (SMSL) es más frecuente en los neonatos prematuros, los antecedentes de apnea del prematuro no aumentan este riesgo.

IV. TRATAMIENTO

A. Medidas generales

1. La terapia específica debe dirigirse a una causa subyacente, si se identifica una.

2. No se sabe con certeza cuál es el intervalo óptimo de saturación de oxígeno para los niños prematuros. Sin embargo, debe proporcionarse oxígeno suplementario si es necesario para mantener los valores en el rango deseado (véase capítulo 30).

3. Debe tenerse cuidado para evitar los reflejos que puedan desencadenar la apnea. La aspiración de la faringe debe hacerse con cuidado, y cuando sea apropiado, se deberá vigilar la tolerancia a la alimentación oral.

4. **Las posiciones de extrema flexión** o extensión del cuello deben evitarse para disminuir la probabilidad de obstrucción de las vías respiratorias. La posición prona estabiliza la pared torácica y puede reducir la apnea.

B. **Cafeína. El tratamiento con cafeína, una metilxantina**, reduce notablemente el número de episodios de apnea y la necesidad de ventilación mecánica. El principal mecanismo por el que las metilxantinas pueden disminuir la apnea es el antagonismo de la adenosina, un neurotransmisor que puede causar depresión respiratoria al bloquear tanto su receptor inhibidor A1 como sus receptores excitadores A_{2A}. Los efectos respiratorios incluyen el aumento de la sensibilidad al dióxido de carbono, la disminución de la depresión hipóxica de la respiración y la reducción de la respiración periódica.

En el estudio Caffeine for Apnea of Prematurity (CAP), la supervivencia sin discapacidades del neurodesarrollo entre los 18 y 21 meses de edad, que era el desenlace primario, mejoró en los bebés de 500 a 1 250 g de peso al nacer tratados oportunamente con cafeína en comparación con el placebo. El tratamiento con cafeína también redujo la tasa de displasia broncopulmonar. Por lo tanto, comenzamos el tratamiento con citrato de cafeína en todos los neonatos < 1 250 g de peso al nacer poco después del nacimiento y continuamos hasta que se considere que ya no es necesario para tratar la apnea. En los pacientes prematuros de más de 1 250 g de peso al nacer que requieren ventilación mecánica, los autores comenzaron el tratamiento con cafeína antes de la extubación. En otros neonatos con apnea de la prematuridad, comenzaron con la cafeína para tratar la apnea frecuente o grave.

1. Utilizaron una dosis de carga de 20 mg/kg de citrato de cafeína (10 mg/kg de cafeína base) por vía oral o intravenosa > 30 minutos, seguida de dosis de mantenimiento de 5 a 10 mg/kg en una dosis diaria que comienza 24 horas después de la dosis de carga.

a. Si la apnea continúa en el rango inferior de las dosis de mantenimiento, damos una dosis adicional de 10 mg/kg de citrato de cafeína y aumentamos la dosis de mantenimiento en un 20%.

b. Las concentraciones séricas de cafeína de 5 a 20 μg/mL se consideran terapéuticas. No se midió de manera rutinaria la concentración sérica del fármaco debido al amplio índice terapéutico y a la falta de una relación dosis-respuesta establecida.

c. Por lo general, la cafeína se interrumpe entre las semanas 33 y 34 de EPM si no se producen episodios de apnea durante 5 a 7 días. Como se ha señalado anteriormente, la apnea en los bebés nacidos con menos de 28 semanas de gestación suele persistir más allá de esta EPM, y la cafeína se sigue administrando hasta que se resuelven los episodios. Es probable que el efecto de la cafeína permanezca hasta 1 semana después de haberla suspendido. Se continúa la monitorización hasta que no se detecte apnea durante al menos 5 días después de ese periodo.

2. Los beneficios o riesgos adicionales a largo plazo del tratamiento con cafeína son inciertos. En el ensayo CAP, el aumento de peso fue menor durante las primeras 3 semanas después de la aleatorización en los neonatos tratados con cafeína, pero no a las 4 y 6 semanas, y el perímetro cefálico fue similar en los dos grupos durante el periodo de observación de 6 semanas. La media de los percentiles de los parámetros de crecimiento fueron similares a los 18 y 21 meses de edad corregida.

3. La mayoría de los informes sobre los efectos secundarios de las metilxantinas en los recién nacidos se basan en la experiencia con la teofilina. La cafeína parece ser menos tóxica que la teofilina y es bien tolerada.

C. **La presión positiva continua de la vía aérea (CPAP)** a niveles moderados (4 a 6 cm H_2O) puede reducir el número de episodios de apnea mixtos y obstructivos. Al ayudar a mantener un mayor volumen al final de la espiración, la CPAP puede limitar la profundidad y la duración de la desaturación que se produce durante los episodios de apnea central. La cánula nasal de alto flujo humidificado puede utilizarse para proporcionar un mayor volumen espiratorio final, aunque su efecto sobre la reducción de la frecuencia de la apnea no se ha evaluado específicamente. La ventilación nasal con presión positiva intermitente (VNPPI) puede reducir el fracaso de la extubación debido a la apnea posterior a la ventilación mecánica (véase capítulo 29).

D. Debido a que los resultados de los estudios son contradictorios y no demuestran una reducción sostenida tras la transfusión, aún continúa la controversia de **si las transfusiones sanguíneas reducen la frecuencia de los episodios de apnea** en algunos neonatos. Consideramos una transfusión de eritrocitos empaquetados si el hematocrito es < 25 a 30% y el recién nacido continúa con episodios de apnea y bradicardia frecuentes o graves, el paciente continúa el tratamiento con cafeína (véase capítulo 45).

E. El reflejo gastroesofágico (RGE) se produce con frecuencia en los recién nacidos prematuros que tienen apnea, aunque estos eventos rara vez preceden a un episodio. El tratamiento farmacológico del RGE con agentes que aumentan la motilidad o disminuyen la acidez gástrica no ha demostrado reducir la frecuencia de la apnea y puede ser perjudicial.

F. **La ventilación mecánica** puede ser necesaria si las otras intervenciones no tienen éxito.

V. CONSIDERACIONES SOBRE EL ALTA HOSPITALARIA

A. Por lo general, los autores exigen que no se registren episodios de apnea en los neonatos prematuros durante 5 a 7 días antes del alta, aunque este plazo puede ampliarse en el caso de los neonatos con prematuridad extrema o con episodios graves. Debido a la larga vida media de la cafeína (de 50 a 100 horas) y a los efectos aún más prolongados en algunos neonatos, se suele iniciar este periodo de "conteo regresivo" varios días después de dejar de tomar la cafeína. Generalmente no se incluyen los eventos asociados con la alimentación, aunque los eventos graves durante la alimentación pueden sugerir falta de preparación para el alta. Sin embargo, la monitorización de un periodo libre de apnea no excluye una apnea posterior, como demuestra el estudio CHIME (véase la sección I.C.2 anterior), y la apnea puede tardar más en resolverse en los bebés nacidos en edades de gestación más tempranas.

B. Las enfermedades virales intercurrentes, la anestesia y los exámenes oftalmológicos pueden precipitar la apnea recurrente en los bebés prematuros. Estos recién nacidos deben ser vigilados estrechamente al menos hasta las 44 semanas de EPM. Las inmunizaciones (principalmente a los 2 meses y raramente a los 4 meses) también pueden exacerbar la apnea en los recién nacidos muy prematuros que permanecen en la unidad de cuidados intensivos neonatales.

Lecturas recomendadas

Eichenwald EC; and the American Academy of Pediatrics Committee on Fetus and Newborn. Apnea of prematurity. *Pediatrics* 2016;137(1):1–7.

32 Taquipnea transitoria del recién nacido

Kristen T. Leeman

PUNTOS CLAVE

- La taquipnea transitoria del recién nacido (TTRN) es una causa común de dificultad respiratoria en el periodo neonatal inmediato causada por la retención de líquido pulmonar fetal.
- La TTRN suele ser benigna y autolimitada.
- El tratamiento es de apoyo con oxígeno o presión positiva continua de la vía aérea (CPAP) y los síntomas por lo general se resuelven en 12 a 72 horas.
- Los clínicos deben excluir otras etiologías respiratorias, infecciosas, cardiacas o neurológicas.

I. **DEFINICIÓN.** La taquipnea transitoria del recién nacido (TTRN), descrita por primera vez por Avery y sus colegas en 1966, es una enfermedad pulmonar parenquimatosa con edema pulmonar causada por el retraso en la eliminación del líquido pulmonar fetal. Como su nombre indica, suele ser un proceso benigno y autolimitado. La TTRN se produce en el periodo inmediato posterior al nacimiento y por lo general afecta a los neonatos nacidos a finales de la gestación prematura o a término. El trastorno se caracteriza por taquipnea con signos de dificultad respiratoria leve que incluyen retracciones y cianosis.

II. **FISIOPATOLOGÍA.** En el proceso de transición de la vida fetal a la del neonato, el epitelio pulmonar debe cambiar de un modo secretor que proporciona el líquido pulmonar fetal necesario para el crecimiento y desarrollo normal del pulmón en el útero, a un modo absorbente. Esta transición se facilita por los cambios en el entorno hormonal materno-fetal, incluido un aumento de glucocorticoides y catecolaminas, asociado a los acontecimientos fisiológicos cercanos al final del embarazo y durante el parto espontáneo. Los canales de sodio epiteliales (ENaC) sensibles a la amilorida expresados en la membrana apical del epitelio alveolar desempeñan un papel importante en la eliminación del líquido pulmonar. La estimulación adrenérgica y otros cambios cerca del nacimiento conducen a un transporte pasivo de sodio a través del ENaC, seguido de un transporte activo de sodio hacia el intersticio a través de la bomba basolateral Na^+/K^+-ATPasa. Esto crea un gradiente osmótico y permite el movimiento pasivo de cloruro y agua a través de vías paracelulares e intracelulares fuera del espacio aéreo hacia el intersticio pulmonar. El líquido pulmonar intersticial se acumula en los manguitos perivasculares del tejido y en las fisuras interlobulares y luego se elimina por absorción en los capilares pulmonares y los linfáticos. La interrupción o el retraso en la eliminación y reabsorción del líquido pulmonar fetal genera el edema pulmonar transitorio que caracteriza a la TTRN. Este edema pulmonar provoca taquipnea para compensar la reducción de la distensibilidad pulmonar. La compresión de las vías respiratorias distensibles por el líquido acumulado en el intersticio puede provocar obstrucción de las vías respiratorias, atrapamiento del aire y desajuste de la ventilación-perfusión. La capacidad residual funcional puede reducirse debido a la obstrucción, mientras que el volumen de gas torácico puede aumentar como consecuencia del atrapamiento de aire.

III. EPIDEMIOLOGÍA.

La incidencia de la TTRN es de 0.3 a 0.6% de los partos a término. Los factores de riesgo para la TTRN incluyen el parto por cesárea sin trabajo de parto, el parto antes de las 39 semanas de edad de gestación, la prematuridad, la diabetes materna y la asfixia del parto. La ausencia de los cambios hormonales que acompañan al parto espontáneo puede provocar un retraso o una eliminación anormal del líquido pulmonar fetal. El diagnóstico en gestaciones pretérmino suele complicarse por la presencia de comorbilidades como el síndrome de dificultad respiratoria (SDR). Otros factores de riesgo son el sexo masculino y antecedentes maternos de asma. El mecanismo subyacente a los riesgos asociados al sexo y al asma no está claro, pero puede estar relacionado con una sensibilidad alterada a las catecolaminas que desempeñan un papel en la eliminación del líquido pulmonar. Los polimorfismos genéticos en los receptores β-adrenérgicos de las células alveolares de tipo II se han asociado a la TTRN y pueden influir en la eliminación del líquido pulmonar regulando la expresión de los ENaC, así como explicar la correlación entre la TTRN y las sibilancias en los primeros años de vida. Los neonatos pequeños y grandes según la edad de gestación también tienen un mayor riesgo de presentar TTRN. Las asociaciones entre la TTRN y otros factores obstétricos como la sedación materna excesiva, el parto prolongado y el volumen de fluidos intravenosos maternos han sido menos consistentes. La administración de corticoesteroides prenatales puede reducir las tasas de TTRN en los neonatos prematuros tardíos, aunque hay que tener en cuenta los riesgos frente a los beneficios dada la naturaleza transitoria de la TTRN.

IV. PRESENTACIÓN CLÍNICA.

Los neonatos a término o prematuros tardíos afectados suelen presentar taquipnea (frecuencias respiratorias de 60 a 120 respiraciones por minuto) en las primeras 6 horas tras el nacimiento. La taquipnea puede estar asociada a una dificultad respiratoria de leve a moderada con retracciones, gruñidos, aleteo nasal o cianosis leve que suele responder a un suplemento de oxígeno a < 0.40 de fracción inspirada de oxígeno (FiO_2). La falla respiratoria y la necesidad de ventilación mecánica son raras. Los neonatos pueden presentar un aumento del diámetro antero-posterior del tórax (en forma de tonel) debido a la hiperinflación, que también puede empujar hacia abajo el hígado y el bazo, lo cual permite palparlos. La auscultación suele revelar una buena entrada de aire y pueden apreciarse o no crepitaciones. Los signos de TTRN suelen persistir de 12 a 24 horas en casos de enfermedad leve, pero pueden durar hasta 72 h en los casos más graves.

V. DIAGNÓSTICO DIFERENCIAL.

El diagnóstico de la TTRN requiere la exclusión de otras posibles etiologías de dificultad respiratoria leve o moderada que se presentan en las primeras 6 horas de vida. El diagnóstico diferencial incluye, aunque no de forma exclusiva, la neumonía, la sepsis, el SDR, la hipertensión pulmonar persistente del neonato, la aspiración de meconio, la cardiopatía congénita cianótica, las malformaciones congénitas (p. ej., hernia diafragmática congénita, malformación pulmonar congénita de las vías respiratorias), lesión del sistema nervioso central (hemorragia subaracnoidea, encefalopatía hipóxico-isquémica) que provoca hiperventilación central, neumotórax, policitemia y acidosis metabólica/error congénito del metabolismo.

VI. EVALUACIÓN

A. **Historial y examen físico.** Una anamnesis cuidadosa identifica elementos que pueden ayudar a dirigir la evaluación, como son la prematuridad, los factores de riesgo infecciosos, el meconio o la depresión perinatal. Del mismo modo, los hallazgos en la exploración física, como las anomalías cardiacas o neurológicas, pueden conducir a una investigación más específica.

B. **Evaluación radiográfica.** La radiografía de tórax de un neonato con TTRN es consistente con la retención de líquido pulmonar fetal, con un prominente aumento de la trama perihilar característico (patrón en forma de sol) debido a la congestión de los linfáticos periarteriales que participan en la eliminación del líquido alveolar. Las densidades gruesas y esponjosas pueden reflejar un edema alveolar. También puede observarse hiperreación con ensanchamiento de los espacios intercostales, cardiomegalia leve, fisura interlobar ensanchada y llena de líquido, y derrames pleurales leves. Los hallazgos radiográficos en la TTRN suelen mejorar luego de 12 a 18 horas y se resuelven luego de 48 a 72 horas. Esta rápida resolución ayuda a distinguir el proceso de la neumonía y la aspiración de meconio. La radiografía de tórax también puede utilizarse para excluir otros diagnósticos como el neumotórax, el SDR y las malformaciones congénitas. La ecografía pulmonar puede diferenciar la TTRN del SDR con buena especificidad, pero no es de uso clínico habitual. Cabe destacar que la presencia de un aumento de la vascularidad pulmonar en ausencia de cardiomegalia puede representar un retorno venoso pulmonar anómalo total.

C. **Evaluación de laboratorio.** La biometría hemática completa (BHC) y los cultivos adecuados pueden proporcionar información sobre una posible neumonía o sepsis. Si los factores de riesgo o los datos de laboratorio sugieren una infección, o si la dificultad respiratoria no mejora, deben iniciarse los antibióticos de amplio espectro. Puede utilizarse una gasometría arterial para determinar el grado de hipoxemia y la adecuación de la ventilación. Los neonatos con TTRN pueden presentar una hipoxemia leve y acidosis respiratoria leve que suele resolverse en 24 h. En caso de hipoxemia persistente o grave, o diferencia en la saturación de oxígeno preductal y posductal, debe considerarse la posibilidad de realizar una evaluación cardiaca que incluya un ecocardiograma. La alcalosis respiratoria puede reflejar hiperventilación central debida a una patología del SNC o a un trastorno metabólico. Si el neonato está letárgico y presenta una acidosis metabólica, debe obtenerse un nivel de amoniaco para descartar un error congénito del metabolismo.

VII. TRATAMIENTO.

El tratamiento es principalmente de apoyo con suministro de oxígeno suplementario según sea necesario. Los casos más graves pueden responder a la presión positiva continua de la vía aérea (CPAP) para mejorar el reclutamiento pulmonar. Los neonatos suelen someterse a una evaluación de la infección y se tratan con antibióticos durante 48 h hasta que los hemocultivos sean negativos, aunque cada vez hay más pruebas de que la exposición empírica a los antibióticos puede no ser necesaria si el neonato está en estricta observación y no hay factores de riesgo de infección. Si la taquipnea persiste y se asocia a un aumento del trabajo respiratorio, puede ser necesaria la alimentación por sonda o los líquidos intravenosos para proporcionar nutrición e hidratación. Se ha demostrado que una ingesta de líquidos relativamente restringida disminuye la duración de la asistencia respiratoria en los casos graves de TTRN.

Las estrategias destinadas a facilitar la absorción de líquido pulmonar no han demostrado su eficacia clínica. No se ha demostrado que la furosemida oral disminuya la duración de la taquipnea o la duración de la hospitalización. En un ensayo basado en la hipótesis de que los neonatos con TTRN tienen niveles relativamente bajos de catecolaminas que facilitan la absorción del líquido pulmonar fetal, el tratamiento con epinefrina racémica no modificó la tasa de resolución de la taquipnea en comparación con el placebo.

VIII. COMPLICACIONES. Aunque la TTRN es un proceso autolimitado, el tratamiento de apoyo puede ir acompañado de complicaciones. La CPAP se asocia a un mayor riesgo de fuga de aire. El retraso en el inicio de la alimentación oral puede interferir con el vínculo parental y el establecimiento de la lactancia materna y puede prolongar la hospitalización.

IX. PRONÓSTICO. La TTRN es un proceso autolimitado sin riesgo de recidiva y el pronóstico es excelente. En general, no hay efectos residuales significativos a largo plazo. Sin embargo, los estudios observacionales sugieren una posible relación entre la TTRN y la enfermedad reactiva de las vías respiratorias en la infancia.

Lecturas sugeridas

Alhassen Z, Vali P, Guglani L, et al. Recent advances in pathophysiology and management of transient tachypnea of newborn. *J Perinatol* 2021;41(1):6–16.

Gyamfi-Bannerman C, Thom EA, Blackwell SC, et al; for the NICHD Maternal–Fetal Medicine Units Network. Antenatal betamethasone for women at risk for late preterm delivery. *N Engl J Med* 2016;374(14):1311–1320.

Hagen E, Chu A, Lew C. Transient tachypnea of the newborn. *Neoreviews* 2017;18(3):e141–e148.

Kassab M, Khriesat WM, Anabrees J. Diuretics for transient tachypnea of the newborn. *Cochrane Database Syst Rev* 2015;(11):CD003064.

33 Síndrome de dificultad respiratoria

Susan Guttentag

PUNTOS CLAVE

- El síndrome de dificultad respiratoria (SDR), una enfermedad que afecta a los neonatos prematuros, es causado por un surfactante pulmonar insuficiente.
- Los corticoesteroides prenatales (CPN) administrados a una mujer embarazada en previsión de un parto prematuro y prematuro tardío previenen el SDR.
- El tratamiento consiste en establecer y mantener la capacidad residual funcional mediante la aplicación de presión positiva continua de la vía aérea (CPAP) y la administración de surfactante.

I. **INTRODUCCIÓN.** El síndrome de dificultad respiratoria (SDR), antes conocido como enfermedad de la membrana hialina (EMH), describe una enfermedad típica de los neonatos prematuros que es causada por la insuficiencia de surfactante pulmonar en los alveolos. El surfactante pulmonar es una mezcla compleja de fosfolípidos, lípidos neutros y proteínas específicas del surfactante que es sintetizada, integrada y secretada por las células alveolares de tipo II del pulmón (neumocitos tipo II). Los pequeños bronquiolos y alveolos respiratorios tienen un soporte estructural limitado. La capa líquida protectora que recubre el epitelio establece una alta tensión superficial que es lo suficientemente fuerte como para promover el colapso del espacio aéreo en volúmenes alveolares bajos y para oponerse a la reinflación de los espacios aéreos atelectásicos. El surfactante secretado establece una monocapa de fosfolípidos en la interfaz aire-líquido que reduce la tensión superficial, permitiendo que los bronquiolos y alveolos respiratorios permanezcan abiertos durante todo el ciclo respiratorio. La ausencia o insuficiencia de surfactante puede deberse a la inmadurez del desarrollo de las células alveolares de tipo II; a mutaciones espontáneas o heredadas de los genes relacionados con el surfactante, o a la inactivación del surfactante debido a una inflamación, una modificación química o una lesión pulmonar. La pérdida de la monocapa de surfactante da lugar a una elevada tensión superficial que contribuye a la atelectasia de los alveolos y bronquiolos respiratorios. Los neonatos prematuros son en especial propensos al SDR porque las células alveolares de tipo II no se desarrollan hasta finales del segundo y principios del tercer trimestre, y su número y capacidad de producir surfactante aumentan a lo largo del tercer trimestre. Los avances en las estrategias de tratamiento preventivo y de rescate, incluidos los glucocorticoides prenatales, el surfactante exógeno y la presión positiva continua de la vía aérea (CPAP, por sus siglas en inglés), han reducido en gran medida el impacto del SDR en la morbilidad y la mortalidad neonatales, pero el SDR sigue siendo un problema en particular molesto para los neonatos de PEBN.

II. DIAGNÓSTICO

A. Factores de riesgo

1. **La madurez pulmonar**, que es distinta del desarrollo pulmonar estructural, es el factor de riesgo más importante para el SDR. A las 24 semanas de gestación, el desarrollo pulmonar estructural ha avanzado lo suficiente como para proporcionar un intercambio de gases a través de las células epiteliales y endoteliales del pulmón y una superficie suficiente para satisfacer las necesidades de consumo de oxígeno del neonato de PEBN. Sin embargo, el pulmón fetal en esa gestación tiene un número insuficiente de células alveolares de tipo II para generar suficiente surfactante y evitar el SDR. En cambio, el pulmón fetal a las 36 semanas de gestación suele tener suficientes reservas de surfactante y un mayor número de células alveolares de tipo II para evitar el SDR en la mayoría de los casos. Entre ambos, la preparación del pulmón fetal para la respiración aérea depende del grado de maduración del pulmón, en el que influyen múltiples factores genéticos y ambientales.

2. **Factores que afectan a la maduración del pulmón**

   a. Sexo fetal. Los varones tienen un mayor riesgo de padecer SDR debido a la presencia de andrógenos fetales débiles circulantes que pueden inhibir la producción de fosfolípidos surfactantes.

   b. Diabetes materna. La diabetes materna mal controlada, en ausencia de enfermedad microvascular, se asocia con el SDR debido a una mayor producción de insulina fetal que inhibe la producción de proteínas importantes para la función del surfactante. Por el contrario, una diabetes materna más avanzada, asociada con una enfermedad microvascular que puede limitar el crecimiento fetal, puede ser en cierto modo protectora debido al estrés que provoca en el feto.

   c. Estrés fetal. El estrés del parto, debido a la producción de glucocorticoides maternos endógenos, puede potenciar la maduración pulmonar. Aunque esto puede ser ventajoso a corto plazo, la inflamación a menudo asociada con el parto prematuro puede regular a la baja la producción de muchos componentes del surfactante, aumentando así el riesgo de SDR.

   d. Las mutaciones en los genes que codifican las proteínas relacionadas con el surfactante, en concreto la *SFTPB* (proteína B del surfactante) y la *ABCA3* (proteína A3 vinculante a ATP), provocan un SDR grave, por lo regular en neonatos a término, debido a la disfunción del surfactante o a una producción muy limitada, respectivamente. Los neonatos con estas mutaciones solo pueden responder de manera transitoria a la administración de surfactante exógeno y morirán sin un trasplante de pulmón. Otras mutaciones de ABCA3, que bombea fosfolípidos a los cuerpos laminares, y las mutaciones de la proteína C del surfactante (SFTPC) se asocian con una enfermedad pulmonar intersticial progresiva, a menudo diagnosticada más allá del periodo neonatal.

B. Pruebas prenatales

1. Dado que la edad de gestación es un fuerte predictor del riesgo de SDR, las pruebas invasivas (amniocentesis) para confirmar la madurez pulmonar en muestras de líquido amniótico se reservan para los casos en los que la deficiencia de surfactante, además de otras condiciones fetales, tendría un impacto significativo en la morbilidad y la mortalidad. Estas condiciones incluyen anomalías fetales como la hernia diafragmática congénita y la cardiopatía congénita, en las que es deseable un momento más preciso para el parto de un bebé cercano al término. Aunque el riesgo de resultados

adversos es bajo con la amniocentesis en el tercer trimestre, el uso generalizado de glucocorticoides prenatales ha hecho que este procedimiento sea innecesario para la mayoría de los fetos que se enfrenta a un parto prematuro.

2. Si se indican pruebas de madurez pulmonar, las más disponibles evalúan el componente de lecitina (fosfatidilcolina desaturada) del surfactante. La lecitina es el fosfolípido surfactante más abundante y su producción está regulada por el desarrollo. Sin embargo, también está presente en las membranas celulares, por lo que es necesario corregir la presencia de contaminantes como la sangre materna o el meconio fetal.

   a. La **relación lecitina/esfingomielina (L/E)** mide con precisión la presencia de un lípido neutro en baja abundancia en el surfactante, mientras que el **TDx-FLM II** precisa la presencia de albúmina en la muestra de líquido amniótico. En ambos casos, las muestras contaminadas significativamente por sangre o meconio pueden ser difíciles de interpretar. El riesgo de SDR es bajo cuando la relación L/E es > 2, pero las excepciones notables a esto incluyen la diabetes materna, la eritroblastosis fetal y la asfixia intraparto. En estos casos, una relación L/E > 2 debe interpretarse con precaución o debe utilizarse otra prueba. El TDx-FLM II ha establecido puntos de corte específicos para la edad de gestación, pero en general es predictivo de un bajo riesgo de SDR a partir de > 55 mg de lecitina por gramo de albúmina.

   b. La presencia de fosfatidilglicerol (FG) en el líquido amniótico es también un marcador de madurez pulmonar. Este fosfolípido aparece a edades de gestación más tardías que la lecitina y se comprueba mediante la aglutinación de anticuerpos del FG (**AmnioStat-FLM**).

   c. La presencia de **cuerpos laminares** en muestras de líquido amniótico es una prueba rápida y económica que puede ser útil en entornos con pocos recursos. Los cuerpos laminares son organelos unidos a la membrana en las células alveolares de tipo II que reciben, concentran y almacenan los componentes del surfactante para su secreción regulada. Tras la exocitosis en la membrana plasmática, el surfactante dentro de los cuerpos laminares (no los propios cuerpos laminares unidos a la membrana) se extruye al espacio alveolar y los componentes deben desenredarse y dispersarse para formar la monocapa en la interfaz aire-líquido que reduce la tensión superficial. Los agregados de surfactantes secretados pueden discriminarse mediante microscopía óptica o clasificación celular activada por fluorescencia (FACS, por sus siglas en inglés), y se ha correlacionado la presencia de > 50 000 perfiles de surfactantes por microlitro de líquido amniótico con la madurez pulmonar. Por otra parte, la densidad óptica del líquido amniótico a 650 nm se ha correlacionado con la madurez pulmonar del feto, considerándose maduras las lecturas superiores a 0.15. La absorbencia del líquido amniótico se debe a los componentes fosfolípidos del surfactante.

C. **Diagnóstico.** El SDR debe sospecharse en cualquier neonato prematuro nacido con < 34 semanas de gestación, con signos de dificultad respiratoria que se desarrollan poco después del nacimiento. Estos incluyen taquipnea, retracciones, aleteo nasal, gruñidos y cianosis. La medición de los gases sanguíneos suele mostrar hipoxemia e hipercarbia.

1. Los neonatos con SDR que respiran de manera espontánea pueden superar la atelectasia resultante de la deficiencia de surfactante mediante un conjunto de maniobras fisiológicas para establecer la capacidad residual funcional (CRF)

y optimizar el intercambio de gases. Estos signos/síntomas característicos de la dificultad respiratoria son compartidos por el SDR y otras enfermedades respiratorias que comprometen la función pulmonar.

a. Taquipnea. Una CRF inadecuada conduce a volúmenes corrientes inadecuados. Para mantener la ventilación mínima (el producto del volumen corriente por la frecuencia respiratoria), los neonatos con SDR aumentan la frecuencia respiratoria.

b. Retracciones. Para maximizar la presión inspiratoria negativa y, por lo tanto, el inflado de los pulmones, los recién nacidos afectados utilizan músculos respiratorios accesorios para complementar las contracciones diafragmáticas. La elevada presión inspiratoria negativa atrae la pared torácica altamente flexible de los neonatos prematuros, lo que provoca tiros supraesternales, intercostales y subcostales.

c. Aleteo nasal. Para maximizar la entrada de aire en los pulmones en los bebés que son respiradores nasales obligados, el ensanchamiento de las alas nasales reduce la resistencia al flujo de aire a través de las vías respiratorias superiores.

d. Gruñido. Es una exhalación activa contra una glotis parcialmente cerrada y da lugar a un gradiente de presión a nivel de las cuerdas vocales que proporciona una presión de distensión espiratoria para estabilizar los alveolos abiertos pero pobres en surfactante.

D. Evidencia radiográfica. El SDR en los neonatos prematuros es una enfermedad pulmonar homogénea debida a la deficiencia de surfactante en todo el parénquima pulmonar. Los hallazgos radiográficos típicos incluyen volúmenes pulmonares bajos, microatelectasia homogénea con aspecto de vidrio esmerilado y broncogramas aéreos que representan aire en las vías respiratorias más grandes resaltadas por la microatelectasia circundante.

1. Diagnóstico diferencial

a. Taquipnea transitoria del recién nacido (TTRN) (véase capítulo 32). El exceso de líquido pulmonar fetal puede imitar el SDR y complicarlo. Los signos son indistinguibles del SDR, pero la TTRN suele resolverse rápidamente durante las primeras horas después del nacimiento. Los hallazgos radiográficos característicos de la retención de líquido pulmonar fetal incluyen un prominente aumento de la trama broncovascular perihiliar (patrón de rayos de sol) debido a la congestión de los linfáticos periarteriales que participan en la eliminación del líquido alveolar, y líquido retenido en la fisura lateral del pulmón derecho.

b. Neumonía, en especial debida al estreptococo del grupo B (EGB). Las citoquinas proinflamatorias elaboradas en el curso de una infección pueden inactivar los componentes del surfactante y regular a la baja su producción. Los signos y hallazgos radiográficos de la sepsis/neumonía por EGB son indistinguibles del SDR; por lo tanto, debe considerarse la obtención de hemocultivos y el inicio de antibióticos.

c. Trastornos genéticos. Aunque son más frecuentes en los neonatos nacidos a término y casi a término, la presentación y los hallazgos radiográficos son idénticos a los del SDR. Esta categoría incluye mutaciones de proteínas específicas del surfactante (incluyendo *SFTPB* y *ABCA3*) y trastornos del desarrollo pulmonar, incluida la displasia capilar alveolar con o sin desalineación de las venas pulmonares (*FOXF1*), y enfermedad cerebro-corazón-pulmón (*NKX2-1*). Los signos respiratorios pueden ser evidentes al nacer o desarrollarse de forma insidiosa en un neonato vigoroso a término capaz de reclutar inicialmente de forma espontánea la CRF. Sin embargo, el neonato muestra poca o ninguna respuesta a la administración de surfactante artificial. Existen paneles genéticos que incluyen mutaciones comunes para ayudar a realizar el diagnóstico.

III. PREVENCIÓN. La base de la prevención del SDR es la observación de que las hormonas maternas, en específico los glucocorticoides, mejoran la maduración del surfactante. Numerosos ensayos han demostrado que la administración de corticoesteroides prenatales (CPN) en previsión de un parto prematuro es eficaz para prevenir el SDR. Los CPN modifican la disponibilidad de surfactante, así como la estructura pulmonar, incluido el adelgazamiento de las paredes alveolares. La población objetivo son las mujeres embarazadas de entre 24 y 34 semanas de gestación con parto prematuro, aunque la evidencia emergente sugiere algún beneficio a partir de las 23 semanas de gestación. Se considera que un curso completo de CPN es *la* betametasona a 12 mg intramuscular (IM) c/24 h × 2 dosis *o la* dexametasona 6 mg IM c/12 h × 4 dosis. Los metaanálisis no han demostrado con claridad la superioridad de un fármaco sobre el otro. No existen contraindicaciones para el tratamiento, incluido el trabajo de parto rápidamente progresivo, y los estudios en animales han demostrado efectos en la estructura pulmonar incluso después de una dosis incompleta. Sin embargo, los beneficios del tratamiento previo sobre la madurez pulmonar pueden disminuir si el parto prematuro se detiene y el embarazo continúa más de 1 semana después del uso de CPN. Un segundo ciclo puede ser beneficioso en tales circunstancias, pero la redosificación continuada se ha asociado con resultados deficientes en el neurodesarrollo debido a los efectos nocivos de los glucocorticoides en el desarrollo cerebral. Aunque las espectaculares mejoras en el SDR y la mortalidad causadas por los CPN en el contexto de un parto prematuro anticipado son incuestionables, siguen existiendo preocupaciones sobre los efectos cardiovasculares, metabólicos, endocrinos y del neurodesarrollo de los CPN en el feto y el neonato en desarrollo que siguen impulsando los estudios de dosificación y elección de esteroides. Estas preocupaciones incluyen la observación de que la hipoglucemia neonatal se produce con mayor frecuencia en los neonatos prematuros nacidos después de la exposición a los CPN, al margen de la edad de gestación.

Además de la maduración del sistema surfactante por parte de los CPN, los glucocorticoides también regulan la transcripción de las subunidades del canal de sodio epitelial (ENaC, por sus siglas en inglés) y facilitan la reabsorción del líquido pulmonar fetal en los pulmones de los neonatos prematuros. Debido al gran número de neonatos prematuros tardíos que experimentan enfermedades respiratorias debido a la inmadurez del surfactante y a la retención de líquido pulmonar fetal, se realizó un ensayo controlado aleatorio multicéntrico de una dosis única de CPN en mujeres que amenazaban con dar a luz a las 34 0/7 a 36 6/7 semanas completas de gestación para reducir la morbilidad y la mortalidad respiratoria. Los neonatos nacidos de madres que recibieron CPN experimentaron una reducción en el resultado primario compuesto de resultado respiratorio grave que incluía SDR, TTRN y apnea. Esta reducción fue probablemente atribuible a la reducción de la TTRN.

IV. TRATAMIENTO (véase capítulo 29). Los principios clave del tratamiento del SDR son establecer y mantener la CRF. La función más importante del surfactante pulmonar en los alveolos y bronquiolos respiratorios distales es mantener una baja tensión superficial que permita que estas delicadas vías respiratorias permanezcan permeables a bajos volúmenes pulmonares. Un surfactante inadecuado o disfuncional en los neonatos con SDR conduce a una tensión superficial alveolar inadecuadamente alta, lo que provoca dificultades para reclutar alveolos atelectásicos y una atelectasia progresiva de los espacios aéreos reclutados.

A. La **CPAP** tiene su base fisiológica en los gruñidos que los neonatos con SDR realizan para mantener la CRF. La aplicación de la CPAP a través de cánulas nasales, máscara nasal o máscara facial permite a los pacientes con respiración espontáne reclutar gradualmente espacios aéreos atelectásicos y mantener la permeabilida alveolar al final de la espiración a pesar de la ausencia de surfactante. Los me taanálisis de los ensayos de CPAP realizados entre los años 70 y 80 demostraro la eficacia de la CPAP en bebés prematuros y casi prematuros con SDR. Má recientemente, el uso de la CPAP en neonatos de MBPN y PEBN ha reducido l necesidad de ventilación mecánica sin aumentar la incidencia de displasia bronco pulmonar (DBP).

1. Directrices prácticas

   a. Dispositivo de presión. Las opciones de aplicación incluyen la CPAP d burbujas, los dispositivos de flujo variable y los ventiladores mecánicos. Lo dispositivos de CPAP de burbujas también proporcionan una suave oscila ción de presión positiva que puede ayudar al reclutamiento y a la eliminación de dióxido de carbono (CO_2), además de apoyar a los alveolos. Sea cual se el dispositivo utilizado, se necesitan flujos de 5 a 10 L/minuto para evitar l reinhalación y la hipercarbia.

   b. El desarrollo de dispositivos de humidificación que permiten la administración de oxígeno de alto flujo a través de cánulas nasales ha llevado a su uso como estrategia para proporcionar presión al final de la espiración con una interfaz para el paciente que puede ser menos traumática que las cánulas nasales. Un único estudio en el que se utilizó un balón esofágico para medir las presiones intratorácicas durante flujos elevados sugirió que la presión de la CPAP administrada en centímetros de agua (cm H_2O) se aproximaba al flujo en litros por minuto (L/minuto). Un ensayo que comparó la CPAP nasal con la cánula nasal de alto flujo calentada y humidificada (CNAFCH) en neonatos con una edad de gestación promedio de 33 semanas después de la ventilación mecánica o la CPAP (87%) o como tratamiento inicial (13%) no encontró diferencias en el resultado primario de insuficiencia que requiere intubación dentro de las 72 h del ingreso al estudio. Sin embargo, las limitadas pruebas disponibles sugieren que la CNAFCH debe utilizarse con precaución, en especial como tratamiento inicial en neonatos de PEBN.

   c. Interfaz del paciente. Se puede utilizar una variedad de puntas y máscaras nasales para proporcionar una interfaz oclusiva para la administración de CPAP. La necesidad de oclusión puede provocar una necrosis por presión del tabique nasal que puede ser tan grave como para requerir una intervención quirúrgica. Esto puede aliviarse a menudo alternando las interfaces durante los cuidados rutinarios de enfermería. Las rondas diarias deben incluir una discusión sobre la interfaz y el estado del tabique nasal.

   d. Inicio de la CPAP. Inicie la CPAP nasal a una presión de 5 a 6 cm H_2O y ajústela en función de la radiografía de tórax (objetivo de inflado de 8 a 9 costillas) y de las necesidades de oxígeno. La consecución de una CRF óptima debería dar lugar a una reducción gradual de la fracción inspirada de oxígeno (FiO_2) requerida hasta 0.21 en el pulmón no lesionado con deficiencia pura de surfactante, así como a la normalización de la frecuencia respiratoria. Puede ser necesaria la monitorización de los gases sanguíneos en la fase aguda del reclutamiento, pero una vez que se ha conseguido una ventilación adecuada y se ha establecido el reclutamiento, la monitorización no invasiva suele ser suficiente para guiar el tratamiento.

   e. Estrategias de destete. Dado que el éxito de la aplicación de la CPAP se define por la consecución y el mantenimiento de un CRF normal, el destete del soporte debe centrarse al inicio en la reducción del oxígeno suplementario hasta que las necesidades de oxígeno sean al menos $< 30\%$, y de preferencia $< 25\%$. En el caso del recién nacido prematuro de > 32 semanas de gestación, la interrupción de la CPAP en favor del aire ambiente o del oxígeno por cánula nasal puede considerarse generalmente con una CPAP de 4 a 5 y una concentración de oxígeno $< 25\%$. En el caso de los bebés nacidos con < 32 semanas de gestación, la escasa distensibilidad de la pared torácica por sí sola puede provocar una atelectasia progresiva, por lo que el uso a largo plazo de la CPAP baja puede ser ventajoso, incluso cuando ya no sea necesario el suplemento de oxígeno. Estudios recientes realizados en un solo centro informan de una mejora de los parámetros de crecimiento pulmonar en los neonatos prematuros que reciben un ciclo prolongado de CPAP hasta las 32 semanas de gestación. Pueden producirse atelectasias con el destete gradual y la interrupción de la CPAP debido a la insuficiencia de las reservas de surfactante endógeno o a la escasa distensibilidad de la pared torácica. Los signos de un destete fallido de la CPAP incluyen el aumento de las necesidades de oxígeno y de la frecuencia respiratoria, así como el tiraje.

f. Contraindicaciones. Existen pocas contraindicaciones para el uso de la CPAP. La más importante es la apnea, ya que el éxito de esta terapia depende de que el neonato mantenga la ventilación minuto para la eliminación normal de CO_2. El ensayo de la CPAP está contraindicado en los neonatos con apnea franca en la sala de partos. Sin embargo, aquellos que respiran de manera espontánea con dificultad respiratoria o los que tienen un alto riesgo de desarrollar SDR (< 30 semanas de gestación) pueden beneficiarse de un ensayo de CPAP combinado con el inicio temprano de la terapia con cafeína para minimizar la apnea (véase capítulo 31). La fuga de aire es una contraindicación relativa de la CPAP porque puede empeorar ante la presión positiva continua.

g. Complicaciones

   i. Sobredistensión. Los cambios rápidos en la distensibilidad pulmonar a medida que se reclutan y apoyan las regiones atelectásicas, en especial después de la administración de surfactante, pueden conducir a la sobredistensión de los espacios aéreos. A su vez, esto puede dar lugar a i) volúmenes periódicos inadecuados que conduzcan a la hipercarbia; ii) taponamiento del lecho capilar alveolar, con un desajuste de ventilación-perfusión que conduzca a la hipercarbia y la hipoxemia, y iii) un retorno venoso deficiente que reduzca el gasto cardiaco.

   ii. Fuga de aire. Aunque la sobredistensión por sí sola puede dar lugar a una fuga de aire, lo más frecuente es que esta se deba a grandes cambios en las presiones de las vías respiratorias a nivel del bronquiolo respiratorio, en el que las vías respiratorias pierden su estructura de soporte, lo que conduce a la alteración de la pared de las vías respiratorias. Esto puede ocurrir en el contexto de un neonato que lucha por respirar o que llora contra la CPAP.

   iii. Infradistensión/atelectasia. Si no se establece la CRF, se producirá una necesidad persistente de suplemento de oxígeno y un atelectasia persistente de los espacios aéreos mal apoyados. Esto suele deberse a la dificultad con la interfaz paciente-dispositivo (véase la sección IV.A.1.c) o a una boca abierta que permite la liberación de la presión de distensión. Puede ser útil reposicionar a los pacientes en una posición lateral o prona para apuntalar la mandíbula cerrada, o utilizar correas blandas para la barbilla.

   iv. Traumatismo del tabique nasal (véase la sección IV.A.1.c)

B. Restablecer el surfactante alveolar. La mayoría de los casos de SDR que se encuentra en la unidad de cuidados intensivos neonatales (UCIN) se debe a una deficiencia de surfactante debido a un parto prematuro de un neonato con pulmones inmaduros. El uso generalizado de CPN ha reducido la incidencia y la gravedad del SDR, pero el riesgo sigue siendo alto cuando el parto precipitado u otras circunstancias impiden la administración de CPN. Por fortuna, la maduración del surfactante continúa en el periodo posnatal y a menudo se acelera por el estrés del parto prematuro y los cuidados intensivos. En el caso de los recién nacidos con SDR, el tratamiento con tensioactivos exógenos puede complementar de forma aguda las reservas endógenas insuficientes y participar en el reciclaje natural de surfactantes alveolares para mejorar la producción de las células alveolares de tipo II. La combinación de CPN y administración de surfactante posnatal es más eficaz para reducir la morbilidad y mortalidad del SDR que cualquiera de las dos intervenciones por separado. El tratamiento del SDR en los neonatos prematuros es actualmente la única indicación aprobada por la Food and Drug Administration (FDA) para el uso de surfactante exógeno.

1. **Consideraciones prácticas**

   a. **Profilaxis frente a tratamiento.** La evidencia demuestra una ventaja del tratamiento temprano de los neonatos antes de la aparición de los signos en comparación con la espera para establecer el diagnóstico de SDR. Sin embargo, la profilaxis universal llevaría a intubar a muchos neonatos para que recibieran surfactante que podrían no desarrollar un SDR o que podrían ser tratados con éxito con CPAP hasta que su propia producción de surfactante fuera suficiente. Por lo tanto, se debe considerar el uso de surfactante en los neonatos prematuros intubados por insuficiencia respiratoria, en aquellos con signos tempranos de SDR en el periodo perinatal inmediato después de un ensayo fallido de CPAP, o en los que la CPAP está contraindicada, es decir, la apnea. En un pulmón prematuro normal, el establecimiento de la CRF debería permitir la reducción de la suplementación de oxígeno a < 30%. Por lo tanto, es razonable considerar la administración de surfactante en los neonatos prematuros que necesitan > 30% de oxígeno.

   b. **Preparación de surfactantes.** Los surfactantes disponibles incluyen una variedad de productos derivados de animales que se enriquecen mediante la adición de fosfolípidos, pero conservan el contenido de las proteínas surfactantes hidrofóbicas B y C que contribuyen a la función surfactante (tabla 33-1).

   c. **Dosificación e intervalo de dosificación.** El surfactante se administra para lograr una dosis de fosfolípidos de al menos 100 mg/kg (véase la tabla 33-1). El intervalo de dosificación estándar es cada 12 h durante un máximo de tres dosis. Sin embargo, en ausencia de una respuesta terapéutica o si la respuesta inicial está disminuyendo, debe considerarse la administración antes de las 12 h para minimizar la lesión pulmonar inducida por el ventilador.

   d. **Administración.** El surfactante suele administrarse a los recién nacidos con SDR a través de un tubo endotraqueal (TET) que permanece colocado para la ventilación mecánica o se retira tras la administración del surfactante para reanudar la CPAP. El TET debe asegurarse después de la intubación para evitar una mala posición de este durante la administración. No es necesario realizar una radiografía de tórax antes de la dosificación si el TET está a una profundidad adecuada para la edad de gestación y se pueden confirmar sonidos respiratorios iguales mediante la auscultación. Para minimizar el reflujo por el TET, es preferible la administración a través de una sonda de alimentación estéril insertada en él con la punta en o por encima de su extremo. De manera alternativa, la dosis puede administrarse a través de dispositivos de succión cerrados en línea para permitir la ventilación mecánica continua. Suministrar la dosis en dos o cuatro alícuotas y permitir la recuperación de la ventilación mecánica entre estas puede ayudar a minimizar la obstrucción del TET o de las vías respiratorias grandes por la preparación viscosa de surfactante. La

Tabla 33-1. Información sobre dosificación, fuente y concentraciones de fosfolípidos y proteínas de los preparados surfactantes más utilizados

Nombre comercial	Principio activo	Fuente	Dosificación	Concentración de fosfolípidos	Concentración de proteínas
Survanta	Beractant	Extracto de pulmón bovino	▪ 4 mL/kg (100 mg/kg de fosfolípido) divididos en dosis de cuatro cuartos a través de tubo endotraqueal. Profilaxis: administrar dentro de los 15 minutos del nacimiento en neonatos con riesgo de deficiencia de surfactante. Terapia de rescate: administrar cuando se diagnostica la deficiencia de surfactante. ▪ Puede utilizar hasta cuatro dosis administradas como máximo cada 6 horas	25 mg/mL	< 1 mg/mL (PS-B y PS-C; no contiene PS-A)
Infasurf	Calfactant	Líquido de lavado pulmonar de ternera	▪ 3 mL/kg (105 mg/kg de fosfolípido) a través de tubo endotraqueal para profilaxis o terapia de rescate ▪ Puede utilizar hasta tres dosis administradas con 12 horas de diferencia	35 mg/mL	0.7 mg/mL (PS-B y PS-C; no contiene PS-A)
Curosurf	Poractant alfa	Extracto de pulmón porcino	▪ Dosis inicial: 2.5 mL/kg a través de tubo endotraqueal (200 mg/kg de fosfolípido) ▪ Puede utilizar hasta dos dosis subsecuentes de 1.25 mL/kg administradas con 12 horas de diferencia (volumen máximo de 5 mL/kg)	76 mg/mL	1 mg/mL (PS-B y PS-C; no contiene PS-A)

Fuente: prospecto de Survanta. Columbus, OH: Abbott Nutrition; prospecto de Infasurf. Amherst, NY: ONY Inc; prospecto de Curosurf. Parma, Italia: Chiesi Farmaceutici S.p.A.

PS-A, proteína surfactante A; PS-B, proteína surfactante B; PS-C, proteína surfactante C.

experiencia creciente con el MIST (tratamiento mínimamente invasivo con surfactantes) y la LISA (administración menos invasiva de surfactantes) a través de un fino catéter insertado en la tráquea apoya la eficacia, pero siguen existiendo dudas sobre la seguridad en la población de PEBN. Hay poca experiencia en la administración de surfactante a través de una mascarilla laríngea (ML), y existen pruebas limitadas para su uso en neonatos de < 1 500 g. Los primeros datos indican que los dispositivos de aerosolización para la administración de surfactantes pueden ser beneficiosos.

   e. Complicaciones

      i. Obstrucción de las vías respiratorias. La hipoxemia, la bradicardia y la apnea pueden producirse de forma aguda durante la administración de surfactante debido a la obstrucción de las vías respiratorias grandes hasta que este se distribuye por completo. La administración de dosis divididas y la recuperación en ventilación mecánica minimizan estos eventos transitorios.

      ii. Fuga de aire. Puede haber complicaciones más graves debido al rápido aumento de la distensibilidad pulmonar que se produce cuando el surfactante reduce la tensión superficial, favoreciendo el reclutamiento alveolar. Los neonatos que reciben ventilación mecánica con presión limitada pueden desarrollar neumotórax a medida que aumentan los volúmenes periódicos administrados, ya que la distensibilidad pulmonar disminuye en respuesta al surfactante (véase capítulo 38). Esto puede evitarse pasando a la ventilación mecánica de volumen limitado (véase la sección IV.C.1.b).

      iii. Edema pulmonar hemorrágico. A medida que mejora la distensibilidad, la resistencia vascular pulmonar disminuye y puede dar lugar a una alteración de las fuerzas de Starling que contribuyen al edema pulmonar hemorrágico, por lo común denominado hemorragia pulmonar, en especial en presencia de un conducto arterioso persistente que contribuye a la sobrecirculación pulmonar (véase capítulo 37).

C. Garantizar una adecuada eliminación de CO_2. Aunque la oxigenación deficiente suele ser la característica dominante del SDR, la atelectasia también reduce la superficie de intercambio de gases para el CO_2, y se necesitan estrategias adicionales para manejar la hipercarbia.

  1. Consideraciones prácticas

    a. Tratamiento con cafeína. El uso exitoso de la CPAP nasal para tratar el SDR depende de una respiración espontánea adecuada que se ve facilitada por el uso temprano de cafeína (véase capítulo 31).

    b. Ventilación mecánica (véase capítulo 29). La estrategia óptima de ventilación para los neonatos con SDR incluye la aplicación de suficiente presión positiva al final de la espiración (PEEP, por sus siglas en inglés) para permitir el mantenimiento de la CRF, aplicando las mismas directrices para el uso de la presión al final de la espiración con CPAP. En el caso de los bebés a los que les falla la CPAP, solemos empezar con el mismo nivel de PEEP que proporciona la CPAP nasal porque la administración de presión al final de la espiración a través de un TET es más eficaz que la aplicación no invasiva. Como se ha comentado antes, la optimización de la CRF debería dar lugar a la necesidad de disminuir la concentración de oxígeno suplementario para mantener una saturación de oxígeno adecuada. Al igual que con la CPAP, las complicaciones incluyen la sobredistensión, el volutrauma y la fuga de aire.

    Por lo regular utilizamos formas de ventilación con volumen garantizado en recién nacidos con SDR, en especial durante el periodo de administración de surfactante. En los modos de ventilación con volumen, la presión inspiratoria máxima necesaria para alcanzar el volumen periódico suministrado establecido disminuye a medida que la distensibilidad pulmonar se reduce en respuesta al tratamiento con surfactantes, lo que reduce el volutrauma y las fugas de aire.

D. Resultados. En la era del presurfactante, el SDR en los neonatos prematuros tardíos solía resolverse entre los 2 y los 4 días de vida, a menudo precedido por una diuresis espontánea. La mejora de la mortalidad en los lactantes de PEBN ha sido posible en parte gracias al uso de CPN, la asistencia respiratoria no invasiva con CPAP y la disponibilidad de surfactante exógeno, pero el tiempo de evolución del SDR se ha vuelto más difícil de definir. Además, la frecuente asociación del nacimiento prematuro con la corioamnionitis o la inflamación latente puede afectar al tiempo de resolución. El SDR en los neonatos nacidos con una edad de gestación ≥ 32 semanas y sin otras complicaciones suele resolverse por completo sin secuelas pulmonares a largo plazo. Los neonatos de menos de 32 semanas de edad de gestación corren el riesgo de padecer DBP; el riesgo aumenta a medida que disminuye la edad de gestación (véase capítulo 34).

E. Horizontes de futuro. Las prácticas actuales basadas en la evidencia para prevenir y tratar el SDR son el resultado de muchos ensayos clínicos aleatorios. Sin embargo, siguen existiendo muchas lagunas de conocimiento, como el tipo y la estrategia de dosificación más adecuados para los CPN, las características de los pacientes que mejor se adaptan a las formas de ventilación no invasivas para el SDR y el método óptimo de administración de surfactante no invasivo para reducir las complicaciones asociadas con la intubación de los neonatos de PEBN. Por último, aunque existe un repertorio estable de preparados de surfactante actualmente disponibles para tratar el SDR, los aditivos innovadores (budesonida, proteína D de surfactante humano recombinante) intentan abordar los efectos deletéreos de la inflamación en el pulmón del recién nacido.

Lecturas recomendadas

Barkhuff WD, Soll RF. Novel surfactant administration techniques: will they change outcome? *Neonatology* 2019;115(4):411–422.

Gyamfi-Bannerman C, Thom EA, Blackwell SC, et al. Antenatal betamethasone for women at risk for late preterm delivery. *N Engl J Med* 2016;374(14): 1311–1320.

Jobe A. Surfactant for respiratory distress syndrome. *Neoreviews* 2014;15(6): e236–e245.

34 Displasia broncopulmonar

John T. Benjamin y Erik A. Jensen

PUNTOS CLAVE

- La displasia broncopulmonar (DBP) afecta a entre 30 y 50% de los neonatos con peso extremadamente bajo al nacer y es un importante factor de riesgo para la salud cardiopulmonar y el desarrollo neurológico adversos en la infancia.

- Los rasgos distintivos de la patología pulmonar en la DBP son la detención del desarrollo pulmonar y la reducción de la superficie de intercambio de gases.

- La inmadurez de los pulmones, la inflamación prenatal y posnatal, y las lesiones pulmonares por toxicidad del oxígeno y volutrauma asociadas a la ventilación mecánica, junto con una reparación anormal tras la lesión, contribuyen al desarrollo de la DBP.

- El inicio temprano de la presión positiva nasal continua de la vía aérea y el citrato de cafeína son estrategias probadas para reducir el riesgo de desarrollar DBP.

- Los corticoesteroides, los diuréticos y los broncodilatadores se utilizan de manera habitual para tratar los síntomas respiratorios en la DBP, aunque la evidencia sobre el uso de estos medicamentos es mínima.

- Los neonatos gravemente afectados pueden requerir asistencia respiratoria suplementaria prolongada con oxigenoterapia domiciliaria o ventilación mecánica invasiva mediante traqueotomía.

I. **LA DISPLASIA BRONCOPULMONAR (DBP)** es una de las complicaciones más comunes y graves asociadas al nacimiento muy prematuro. La DBP es una enfermedad cardiorrespiratoria crónica y heterogénea que se desarrolla a lo largo de los primeros meses de vida en los neonatos prematuros tratados con asistencia respiratoria suplementaria durante el periodo neonatal. La DBP predispone a los bebés a presentar una importante morbilidad respiratoria, cardiaca y de desarrollo que puede tener consecuencias adversas para la salud durante la infancia y la edad adulta.

A. **Varios criterios diagnósticos** han sido propuestos para definir la presencia y la gravedad de la DBP. Todos los criterios ampliamente utilizados definen la DBP en función del tratamiento con oxigenoterapia u otro tipo de soporte respiratorio. Los más utilizados definen la DBP en los neonatos muy prematuros según el uso de oxígeno suplementario a las 36 semanas de edad posmenstrual (EPM). En algunos entornos clínicos y de investigación, esta definición se modifica mediante la realización de una prueba de reducción de oxígeno para determinar de forma objetiva la "necesidad" de oxigenoterapia de un neonato. Esta maniobra reduce de forma gradual los caudales de la cánula nasal y los niveles de oxígeno suplementario mientras se controla la saturación de oxígeno (SpO_2). Los pacientes que mantienen con éxito una $SpO_2 > 90\%$ sin oxígeno suplementario no llevan el diagnóstico de DBP.

B. **Para caracterizar la gravedad de la DBP**, una conferencia de consenso de los National Institutes of Health (NIH) de 2001 propuso criterios que clasifican la DBP como leve, moderada o grave en función del nivel de oxigenoterapia y del modo de soporte respiratorio suplementario administrado a las 36 semanas de EPM a los neonatos muy prematuros tratados con oxígeno durante al menos 28 días (tabla 34-1). En 2019, los investigadores de la Neonatal Research Network (NRN) desarrollaron una definición basada en la evidencia que califica la gravedad de la DBP basándose solo en el modo de asistencia respiratoria administrado a las

Tabla 34-1. Criterios de diagnóstico basados en la gravedad de la displasia broncopulmonar (DBP) en neonatos muy prematuros (< 32 semanas de gestación)

Definición de consenso de los NIH de 2001*		Definición de la red de investigación neonatal 2019†	
Gravedad de la DPB	Tratamiento con terapia de O_2 durante ≥ 28 días antes de las 36 semanas de EPM *más* tratamiento con el apoyo que se indica a continuación a las 36 semanas de EPM‡	Severidad de la DPB	Modo de soporte respiratorio más alto administrado a las 36 semanas de EPM**
Leve	Respira al medio ambiente	Grado 1	Cánula nasal con flujo ≤ 2 L/minuto
Moderado	Necesita†† < 30% de O_2	Grado 2	Cánula nasal > 2 L/minuto, nCPAP, VNPPI
Grave	Necesita†† para ≥ 30% de O_2 o presión positiva (VPP, nCPAP)	Grado 3	Ventilación mecánica invasiva

*Tabla adaptada de Jobe AH, Bancalari E. Bronchopulmonary dysplasia. *Am J Respir Crit Care Med* 2001;163(7):1723-1729.

†Tabla adaptada de Jensen EA, Dysart K, Gantz MG, et al. The diagnosis of bronchopulmonary dysplasia in very preterm infants. An evidence-based approach. *Am J Respir Crit Care Med* 2019;200(6):751-759.

‡La asistencia respiratoria administrada en el momento del alta a domicilio se utiliza para definir la gravedad de la DBP si el alta se produce antes de las 36 semanas de EPM.

**Las definiciones de la Neonatal Research Network de 2019 categorizan la gravedad de la DBP según el modo más alto de asistencia respiratoria administrado en una EPM de 36 semanas y 0/7 días, al margen de la duración o el nivel de oxigenoterapia previos.

††En el momento de su desarrollo, aún no se había definido una prueba fisiológica que confirmara la necesidad de oxígeno. Desde entonces, la prueba de reducción de oxígeno se ha utilizado de forma variable para establecer si un neonato "necesita" oxigenoterapia suplementaria.

NIH, National Institutes of Health; EPM, edad postmenstrual; nCPAP, presión positiva nasal continua de la vía aérea; VNPPI, ventilación nasal con presión positiva intermitente; VPP, ventilación con presión positiva.

36 semanas de EPM, al margen de la oxigenoterapia. En una comparación cara a cara, la definición de la NRN de 2019 fue un mejor predictor de la morbilidad respiratoria y neurológica en la primera infancia que la definición de consenso de los NIH de 2001.

II. EPIDEMIOLOGÍA

A. **La incidencia de la DBP** está fuertemente correlacionada con el grado de inmadurez al nacer. Entre 70 y 80% de los neonatos nacidos entre las 23 y 24 semanas de gestación que sobreviven hasta las 36 semanas de EPM son diagnosticados con DBP, en comparación con 20 y 25% de los nacidos a las 28 semanas de gestación y < 10% de los nacidos a las 31 semanas de gestación. Más de 70% de los neonatos nacidos con un peso al nacer < 1 000 g desarrolla DBP, en comparación con < 30% de los nacidos con un peso de 1 000 a 1 500 g.

B. **Aunque la prematuridad es un factor de riesgo importante para la DBP**, las pruebas disponibles indican que la etiología de la DBP es multifactorial. En la tabla 34-2 se enumeran importantes factores de riesgo de DBP, algunos de los cuales se comentan brevemente en el texto siguiente.

1. Factores genéticos. Los estudios de gemelos indican la heredabilidad de la DBP, con 53 a 79% de la varianza en la susceptibilidad a la enfermedad atribuible a factores genéticos. Aunque los Genome Wide Association Studies (GWAS) y la secuenciación del exoma de pacientes con DPB han identificado genes candidatos y presuntas mutaciones, estos resultados son inconsistentes entre las poblaciones estudiadas. Se necesitan estudios adicionales para comprender la predisposición genética a la DBP.

2. Los recién nacidos prematuros con **restricción del crecimiento intrauterino (RCIU)** presentan un alto riesgo de DBP y de disfunción respiratoria persistente hasta la edad escolar. Los **antecedentes maternos de preeclampsia** son un factor de riesgo prenatal adicional para la DBP, al margen del estado de RCIU. Los cambios vasculares anormales en la placenta y la hipoperfusión acompañan a la RCIU y a la hipertensión inducida por el embarazo y pueden tener efectos nocivos en el pulmón en desarrollo que aumentan el riesgo de DBP.

3. Inflamación prenatal y corioamnionitis. Las infecciones intrauterinas son una de las principales causas de parto prematuro y también pueden contribuir a la fisiopatología de la DBP. La asociación entre la corioamnionitis y la DBP es inconsistente entre los estudios; esto puede ser el resultado del uso de diferentes definiciones de corioamnionitis (p. ej., corioamnionitis clínica *vs.* histológica) y la presencia o ausencia de otros factores de riesgo. En un metaanálisis y una metarregresión de estudios clínicos en neonatos prematuros, la exposición a la corioamnionitis se asoció a un mayor riesgo de DBP, pero este efecto se vio modificado por la edad de gestación y el riesgo de síndrome de dificultad respiratoria (SDR).

4. El tabaquismo materno antes del nacimiento es un factor de riesgo para la DBP. Los cambios epigenéticos, la alteración de la función placentaria y el aumento de la inflamación fetal/neonatal son algunos de los mecanismos postulados por los que el tabaquismo puede predisponer a los neonatos a padecer DPB.

5. Suplemento de oxígeno. Algunos estudios, aunque no todos, han demostrado que la reanimación de los recién nacidos en la sala de partos con concentraciones más altas de oxígeno aumenta el riesgo de desarrollar DBP. En un

Tabla 34-2. Factores de riesgo de la displasia broncopulmonar
Factores demográficos
Edad de gestación (relación inversa)
Peso al nacer (relación inversa)
Raza blanca
Sexo masculino
Factores prenatales
Predisposición genética
Restricción del crecimiento intrauterino
Preeclampsia e hipertensión inducida por el embarazo
Corioamnionitis
Tabaquismo materno
Factores posnatales
Oxigenoterapia
Ventilación mecánica
Conducto arterioso persistente
Sepsis neonatal

ensayo controlado aleatorio (ECA) multicéntrico, los neonatos prematuros hospitalizados con un objetivo de SpO_2 más alto (95 a 98%) tenían mayores necesidades de oxígeno suplementario a las 36 semanas (diagnóstico de DBP) y era más probable que necesitaran oxigenoterapia en casa en comparación con los que tenían un objetivo de SpO_2 más bajo (91 a 94%), lo que sugiere que un exceso de oxígeno suplementario puede ser perjudicial para el pulmón en desarrollo. La producción insuficiente de las enzimas antioxidantes superóxido dismutasa, catalasa, glutatión peroxidasa, o la deficiencia de eliminadores de radicales libres como la vitamina E, el glutatión y la ceruloplasmina pueden aumentar la susceptibilidad del pulmón prematuro a la toxicidad del oxígeno.

6. **Volutrauma por ventilación mecánica.** En los neonatos prematuros con insuficiencia respiratoria, la ventilación mecánica puede salvar la vida. Sin embargo, el volutrauma de la ventilación mecánica también puede lesionar el pulmón y predisponer a la DBP. El uso de la presión positiva nasal continua de la vía aérea (nCPAP) poco después del nacimiento en los neonatos con insuficiencia respiratoria evita la intubación y la ventilación en algunos de ellos y reduce el riesgo de desarrollar DBP.

7. **La persistencia de la derivación de izquierda a derecha a través del conducto arterioso persistente (CAP)** es un importante factor de riesgo para el desarrollo de la DBP. Por desgracia, ni la administración profiláctica de indometacina o ibuprofeno para cerrar el CAP ni la intervención quirúrgica agresiva temprana reducen el riesgo de DBP. La intervención quirúrgica puede incluso conducir a peores resultados respiratorios. Aunque algunos neonatos pueden beneficiarse del cierre médico o intervencionista del CAP, no se sabe qué pacientes deben ser tratados ni qué terapia es la más adecuada.

8. **Sepsis posnatal.** Al igual que la inflamación prenatal, la sepsis posnatal es también un factor de riesgo para la DBP. La lesión endotelial, el daño oxidativo y la inflamación asociados a la sepsis pueden conducir a una lesión pulmonar y a un desarrollo pulmonar alterado.

III. PATOGENIA.
Los pulmones de los neonatos prematuros con mayor riesgo de desarrollar DBP se encuentran en las etapas de desarrollo canalicular tardío/sacular temprano. Durante este periodo, los espacios aéreos terminales y la microvasculatura del pulmón inmaduro se expanden mientras se prepara para la alveolarización. El nacimiento prematuro interrumpe la progresión normal de la morfogénesis pulmonar. Las lesiones inflamatorias derivadas de los trastornos prenatales, como la corioamnionitis o el RCIU, y la exposición posnatal a la ventilación mecánica y al exceso de oxígeno ralentizan este proceso, lo que da lugar a una "detención" en la fase sacular del desarrollo pulmonar y a un pulmón simplificado con DBP que es incapaz de realizar un intercambio normal de gases. La DBP afecta tanto al crecimiento del parénquima pulmonar distal como a la microvasculatura. La histopatología pulmonar de los neonatos afectados muestra un número menor de alvéolos dilatados y una red capilar dismórfica. En los bebés con DBP grave, la exposición repetida a volutrauma y a altas concentraciones de oxígeno también puede dar lugar a zonas de hiperplasia celular y fibrosis peribronquial e intersticial, lo que indica una respuesta reparadora a una lesión excesiva en el pulmón.

IV. LA PRESENTACIÓN CLÍNICA
en la DBP puede revelar signos comunes de insuficiencia respiratoria y lesión pulmonar crónica, pero también puede ser tranquilizadora.

A. **La exploración física** puede revelar taquipnea, retracciones y estertores en la auscultación. Sin embargo, los neonatos prematuros con una DBP más leve que reciben suficiente apoyo respiratorio suplementario pueden presentar en la exploración resultados similares a los que no tienen DBP.

B. El análisis de la **gasometría arterial** (GASA) puede demostrar hipoxemia e hipercarbia con una eventual compensación metabólica de la acidosis respiratoria.

C. La **radiografía de tórax** cambia a medida que la enfermedad progresa, pero los hallazgos pueden ser relativamente inespecíficos. El aspecto inicial suele mostrar una opacidad difusa, aumento de las densidades intersticiales y volúmenes pulmonares normales o bajos. En la enfermedad más grave, los cambios crónicos pueden incluir regiones dispersas de opacificación e hiperlucencia con hiperinflación superpuesta.

D. **Evaluación cardiaca.** En pacientes con DBP grave e hipertensión arterial pulmonar (HAP) asociada, el electrocardiograma (ECG) puede mostrar una hipertrofia ventricular derecha persistente o progresiva si se desarrolla *cor pulmonale*. La hipertrofia ventricular izquierda también puede desarrollarse con hipertensión sistémica. El ecocardiograma puede ser normal o mostrar signos de HAP. Si está presente, el chorro regurgitante tricuspídeo (RT) puede utilizarse para estimar las presiones arteriales pulmonares: si está ausente, la derivación bidireccional o de derecha a izquierda de la sangre a través de un

CAP abierto o de un defecto septal ventricular sugiere una resistencia vascular pulmonar elevada. El tabique intraventricular, que por lo regular se inclina hacia el ventrículo derecho, puede aplanarse o incluso inclinarse hacia el ventrículo izquierdo cuando la presión arterial pulmonar se acerca o supera la presión arterial sistémica. La tensión sostenida en el corazón derecho conduce a la hipertrofia del ventrículo derecho.

E. **Pruebas de función pulmonar infantil** (PFPi). El aumento de la resistencia del sistema respiratorio (Rrs, por sus siglas en inglés) y la disminución de la distensibilidad dinámica (Crs, por sus siglas en inglés) son características distintivas de la DBP. Sin embargo, la PFPi no suele utilizarse en la práctica clínica en la unidad de cuidados intensivos neonatales.

V. LOS ESFUERZOS PARA PREVENIR LA DBP Y MINIMIZAR LAS LESIONES PULMONARES durante la hospitalización neonatal son esenciales para mitigar los riesgos de las deficiencias respiratorias a largo plazo en los neonatos muy prematuros. A continuación se presenta un resumen de las terapias basadas en la evidencia para prevenir la DBP.

A. **Terapias farmacológicas**

1. **El citrato de cafeína** (20 mg/kg de dosis de carga y 5 a 10 mg/kg de mantenimiento diario) se inicia poco después del nacimiento en los recién nacidos extremadamente prematuros. El ensayo Caffeine for Apnea of Prematurity (CAP) aportó pruebas sólidas de seguridad y eficacia para la prevención de la DBP. En ese ensayo, la cafeína iniciada durante los primeros 10 días después del nacimiento en neonatos con un peso al nacer de 500 a 1 250 g redujo el riesgo de DBP (riesgo relativo, 0.78; intervalo de confianza [IC] de 95%, 0.70 a 0.86), y produjo mejoras a largo plazo en la función motora y la salud respiratoria. El inicio de la terapia con cafeína dentro de los 3 primeros días después del nacimiento puede dar lugar a la mayor reducción del riesgo de DBP.

2. **La vitamina A intramuscular (IM)** (5 000 UI IM, tres veces a la semana durante los primeros 28 días de edad) redujo el riesgo de DBP en neonatos de peso extremadamente bajo al nacer (riesgo relativo, 0.85; IC de 95%, 0.74 a 0.98) en un gran ECA realizado en la década de 1990. Sin embargo, los datos observacionales recientes no han reproducido estos resultados, y no se observó ningún cambio en la incidencia de DBP durante un periodo de escasez de vitamina A. La suplementación enteral con vitamina A junto con la administración nutricional estándar no ha demostrado prevenir la DBP. Si se dispone de vitamina A IM, la decisión de administrarla debe equilibrar su modesto beneficio potencial entre los neonatos contemporáneos con el alto costo de los preparados disponibles y la necesidad de múltiples inyecciones durante un periodo de 4 semanas.

3. **La dexametasona iniciada** *durante la primera semana posnatal* ("temprana") reduce el riesgo de DBP pero conlleva un riesgo significativo de lesión neurológica a largo plazo y no debe utilizarse.

4. **La dexametasona iniciada** *después de la primera semana posnatal* reduce el riesgo de DBP (riesgo relativo, 0.83; IC de 95%, 0.71 a 0.97). Los efectos neurológicos a largo plazo de este tratamiento "tardío" con esteroides son menos seguros. Las directrices actuales recomiendan reservar el tratamiento con corticoides sistémicos para los neonatos de más de 1 semana de edad que presentan un alto riesgo de desarrollar DBP, con el fin de equilibrar los riesgos y beneficios a corto y largo plazos de este tratamiento. Sin embargo, la

formulación óptima del fármaco, la dosis, la duración y el momento de inicio a partir de la primera semana son inciertos.

5. Se ha demostrado que la hidrocortisona iniciada *durante la primera semana posnatal* reduce el riesgo de desarrollar DBP, pero también puede aumentar el riesgo de sepsis y perforación gastrointestinal en algunos neonatos de alto riesgo. La hidrocortisona iniciada después de la primera semana posnatal no parece reducir el riesgo de DBP.

6. El uso temprano de budesonida inhalada reduce el riesgo de DBP en los neonatos muy prematuros. Sin embargo, el mayor ensayo aleatorizado en el que se estudió esta terapia identificó un mayor riesgo de muerte en aquellos tratados con budesonida, lo que sugiere que los riesgos de esta terapia no superan el beneficio observado para la DBP.

7. Los metaanálisis de pequeños ensayos que evalúan la **azitromicina** y la instilación intratraqueal de **budesonida más surfactante** sugieren un posible beneficio para la prevención de la DBP, pero se necesitan estudios confirmatorios más amplios para determinar la seguridad y la eficacia de estas terapias.

B. Estrategias de apoyo respiratorio

1. El inicio profiláctico de la presión positiva nasal continua de la vía aérea (nCPAP) en lugar de la intubación y la ventilación mecánica rutinarias tras el nacimiento en los recién nacidos extremadamente prematuros proporciona una pequeña reducción del riesgo de muerte o DBP en ellos (riesgo relativo, 0.90; IC de 95%, 0.83 a 0.98). La American Academy of Pediatrics recomienda el uso temprano de nCPAP con la administración selectiva de surfactante para reducir el riesgo de DBP. El uso de la nCPAP da lugar a menos fallas en el tratamiento que la cánula nasal de alto flujo calentado y humidificado en los neonatos extremadamente prematuros y debería utilizarse como modalidad de asistencia respiratoria no invasiva de primera línea. En un gran ECA, la ventilación con presión positiva no invasiva no previno la DBP en mayor medida que la nCPAP.

2. En el caso de los pacientes que requieren intubación y ventilación mecánica, la **ventilación por volumen** en comparación con la ventilación limitada por presión parece reducir la incidencia de DBP (riesgo relativo, 0.68; IC de 95%, 0.53 a 0.87). En comparación con la ventilación mecánica de presión limitada, la ventilación oscilatoria de alta frecuencia (VOAF) también puede reducir el riesgo de DBP, pero a expensas de una mayor tasa de fugas de aire.

C. La administración endotraqueal de surfactante exógeno a los neonatos que reciben ventilación mecánica invasiva reduce el riesgo de mortalidad, la gravedad del SDR y la frecuencia de la oxigenoterapia a los 28 días de edad. En el caso de los recién nacidos muy prematuros que fracasan en los intentos iniciales de asistencia respiratoria no invasiva, la administración de rescate de la terapia con surfactante dentro de las primeras 2 horas después del nacimiento, en comparación con edades posteriores, puede reducir el riesgo de DBP. Las técnicas para la **administración de surfactante menos invasiva (LISA**, por sus siglas en inglés) consisten en la instilación endotraqueal de surfactante exógeno a través de un fino catéter en los neonatos que respiran de manera espontánea, por lo regular durante el tratamiento con nCPAP. Los datos de los ensayos iniciales sugieren que LISA puede reducir aún más el riesgo de DBP en comparación con las prácticas alternativas habituales de asistencia respiratoria temprana (véase capítulo 33).

D. Terapias inefectivas o no probadas para la prevención de la DBP

1. La administración de **corticoides prenatales** a las gestantes con riesgo de parto muy prematuro reduce la morbilidad y la mortalidad neonatal (p. ej., SDR, hemorragia intraventricular, enterocolitis necrosante, sepsis de aparición temprana). Sin embargo, no se ha demostrado que los esteroides prenatales reduzcan el riesgo de DBP.

2. Aunque los datos observacionales muestran una fuerte asociación entre la presencia de un **CAP** y el desarrollo de DBP, no hay pruebas claras que apoyen el cierre médico o intervencionista (p. ej., cirugía, oclusión con catéter) de un CAP como medio para prevenir la DBP.

3. Los diuréticos pueden reducir el edema pulmonar y proporcionar mejoras a corto plazo en la mecánica respiratoria en algunos neonatos muy prematuros, pero no hay datos que indiquen que su uso regular reduzca el riesgo de DBP. Aunque es clínicamente razonable evitar la administración excesiva de líquidos en los neonatos muy prematuros, la limitación de la ingesta de líquidos no ha mostrado un beneficio claro para prevenir la DBP.

4. El óxido nítrico inhalado (NOi) es una terapia eficaz para el tratamiento de la hipertensión pulmonar persistente del recién nacido (HAPPRN) en neonatos a corto y largo plazos. Sin embargo, el NOi no previene la DBP cuando se utiliza como estrategia rutinaria temprana o como terapia de rescate en recién nacidos muy prematuros.

VI. EL TRATAMIENTO DE LOS NEONATOS CON DBP ESTABLECIDA se basa casi por completo en la experiencia clínica, la opinión de los expertos y los estudios de observación. La mayoría de los neonatos con DBP dejará gradualmente de recibir asistencia respiratoria suplementaria en consonancia con los avances en el crecimiento longitudinal, la proliferación alveolar pulmonar y la reparación del pulmón lesionado. Las estrategias que pueden promover la estabilidad clínica y ayudar a la recuperación de los recién nacidos con DBP establecida incluyen varias de las siguientes:

A. Aunque no hay datos sólidos que apoyen el uso rutinario de **diuréticos y broncodilatadores inhalados**, estos tratamientos farmacológicos pueden al menos proporcionar beneficios a corto plazo en algunos neonatos con DBP. Los médicos pueden considerar la posibilidad de realizar ensayos con estos agentes y utilizar medidas como la necesidad de oxígeno, el trabajo respiratorio en la exploración física o evaluaciones objetivas de la mecánica pulmonar para caracterizar la eficacia. Debido a los posibles efectos adversos, sobre todo con los diuréticos (desequilibrio electrolítico, nefrotoxicidad, ototoxicidad), los médicos deben suspender estos agentes si no se observa ninguna evidencia de mejora.

B. Los corticoesteroides sistémicos pueden ayudar a facilitar el destete de la ventilación mecánica invasiva en los neonatos con DBP establecida o utilizarse como tratamiento de rescate para las descompensaciones respiratorias agudas. Se desconoce la seguridad y las consecuencias neurológicas a largo plazo del uso de corticoesteroides sistémicos en lactantes con DBP. Tampoco se sabe si el tratamiento intermitente o prolongado con corticoesteroides inhalados produce beneficios en los neonatos con DBP.

C. Los neonatos con DBP a los que se les retira la asistencia respiratoria pueden necesitar transiciones más lentas a niveles de asistencia más bajos que los que se toleran por lo regular durante la fase temprana y aguda del SDR de su enfermedad. Algunos neonatos pueden necesitar destetes semanales o incluso menos frecuentes en los niveles de presión positiva de la vía aérea o en los caudales de la cánula nasal. El trabajo respiratorio, la capacidad de tolerar los cuidados de enfermería y la fisioterapia y la terapia ocupacional, la estabilidad de los requisitos de la fracción de oxígeno inspirado (FiO₂) y la adecuación del crecimiento pueden servir para determinar la preparación para el destete.

D. **La suplementación nutricional** con una ingesta calórica y proteica suficiente para superar el mayor gasto energético de los neonatos con DBP puede ayudar a promover el aumento de peso y el crecimiento longitudinal. La suplementación de electrolitos puede ser necesaria para corregir las pérdidas derivadas del tratamiento diurético. Algunas evidencias sugieren el posible beneficio de la suplementación con zinc y la terapia física y ocupacional regular para mejorar el crecimiento lineal.

E. **La oxigenoterapia suplementaria prolongada**, con o sin presión positiva de la vía aérea, puede ser necesaria para favorecer la salud respiratoria, el crecimiento y el desarrollo de los lactantes con DBP. Algunos de los lactantes más afectados pueden necesitar traqueotomía y ventilación mecánica durante los primeros años de vida. Entre estos lactantes, una colocación más temprana después de la edad posmenstrual puede mejorar los resultados del desarrollo a largo plazo, posiblemente al facilitar un inicio más temprano y exitoso de las actividades apropiadas para el desarrollo. Sin embargo, se dispone de pocos datos que ayuden a identificar qué lactantes con DBP deben someterse a una traqueotomía y cuál es el momento óptimo.

VII. LA IDENTIFICACIÓN Y EL TRATAMIENTO DE LAS COMPLICACIONES ASOCIADAS A LA DBP pueden ayudar a mitigar los elevados riesgos de morbilidad y mortalidad observados en estos lactantes y mejorar los resultados a largo plazo.

A. **La HAP** se desarrolla en 25% de los neonatos con DBP de moderada a grave y se asocia a un crecimiento deficiente, un desarrollo neurológico adverso y un aumento de la mortalidad. Junto con la simplificación alveolar, el desarrollo pulmonar incompleto en los neonatos extremadamente prematuros se asocia a vasos pulmonares menos numerosos y dismórficos. El enrarecimiento de la vasculatura pulmonar, junto con los episodios recurrentes de remodelación vascular mediada por la hipoxia-hiperoxia, podría dar lugar a un aumento de la resistencia vascular pulmonar y de la HAP. La ecocardiografía puede identificar a los neonatos prematuros con riesgo de padecer HAP a partir de los 7 días de vida. Una vez que se establece el diagnóstico de HAP, se proporciona oxígeno suplementario para mantener una SpO₂ > 92%. La monitorización con ecocardiograma puede ayudar a guiar el tratamiento dirigido a la HAP en estos pacientes. El NOi es útil para tratar las crisis agudas de HAP y puede mejorar la oxigenación en los neonatos con DBP establecida; sin embargo, no se ha determinado su eficacia en el tratamiento a largo plazo de la HAP asociada a la DBP. El sildenafilo, un inhibidor de la fosfodiesterasa-5 (PDE-5), mejora la oxigenación en pacientes con HAP-DBP, y es un agente de primera línea habitual para el tratamiento de la HAP crónica. Cuando la HAP no mejora con el tratamiento de un solo fármaco, pueden ser eficaces otros medicamentos, como los bloqueadores de los receptores endoteliales, como el bosentán, o los análogos de la prostaciclina, como el treprostinil. En los pacientes con DBP con HAP antes de iniciar un segundo agente para la HAP o si esta empeora con el tratamiento dual dirigido a la HAP, el cateterismo cardiaco es útil para evaluar la reactividad vasoactiva, comparar el flujo sanguíneo pulmonar con el sistémico para cuantificar la derivación e identificar anomalías vasculares, como la estenosis de las venas pulmonares.

B. **Obstrucción de las vías respiratorias superiores.** Los traumatismos en el tabique nasal, la laringe, la tráquea o los bronquios son frecuentes tras intubaciones y aspiraciones prolongadas o repetidas en pacientes con DBP. Las anomalías de las vías respiratorias pueden incluir laringotraqueobroncomalacia, granulomas, paresia de las cuerdas vocales, edema y estenosis subglótica. La consulta con especialistas en otorrinolaringología puede ser útil para evaluar las causas de estridor en las vías respiratorias superiores, sibilancias persistentes o fallas repetidas de extubación con broncoscopia de fibra óptica.

C. **La hipertensión sistémica**, a veces con hipertrofia ventricular izquierda, puede desarrollarse en neonatos con DBP que reciben oxigenoterapia prolongada (véase capítulo 28). Aunque la etiología de la hipertensión en estos casos quizás es multifactorial, los cambios en el sistema renina-angiotensina pueden ser importantes. La ecografía renal puede identificar patologías renales y trombosis relacionada con el catéter umbilical en algunos bebés. Las elevaciones persistentes de la presión arterial sistémica requieren tratamiento (véase capítulo 28, secc. sobre Nutrición de electrolitos líquidos, problemas gastrointestinales y renales).

D. **Infecciones.** Muchos niños prematuros con DBP requieren ventilación mecánica invasiva y pueden tener líneas permanentes para nutrición parenteral y monitorización de laboratorio, lo que les pone en riesgo de infecciones respiratorias y sistémicas graves. Los episodios de descompensación clínica deben impulsar la evaluación de una posible etiología infecciosa.

E. **El reflujo gastroesofágico (RGE)** y la microaspiración pueden contribuir a la descompensación pulmonar o al retraso de la recuperación en la DBP. Los fármacos supresores de la acidez y la promotilidad en general son ineficaces en los neonatos prematuros y plantean riesgos de efectos farmacológicos adversos. Pueden ser beneficiosas las estrategias de manejo no farmacológico, como el posicionamiento optimizado, la evitación de volúmenes de alimentación excesivos y la alimentación transpilórica. En niños mayores con RGE grave, la sonda de gastrostomía y la funduplicación pueden reducir el riesgo de aspiración recurrente hasta que la coordinación de la deglución y los mecanismos de protección de las vías respiratorias maduren de manera adecuada y el RGE fisiológico disminuya.

F. **El fracaso del crecimiento** en la DBP puede ser el resultado de una ingesta inadecuada de nutrientes y un gasto energético elevado. Los médicos deben vigilar de cerca las curvas de crecimiento y la ingesta de calorías y micronutrientes. La vigilancia periódica de las proteínas séricas, los electrolitos y otros análisis centrados en la nutrición pueden ayudar a orientar la suplementación dietética. Un crecimiento deficiente, en especial cuando es de nueva aparición o empeora de forma aguda, puede indicar la necesidad de un soporte respiratorio adicional. Es importante destacar que la falla de crecimiento puede persistir incluso después de la aparente resolución clínica de la enfermedad pulmonar en los lactantes con DBP y requiere un seguimiento rutinario durante toda la estancia del recién nacido y el periodo posterior al alta.

VIII. **LA PLANIFICACIÓN DEL ALTA** en los recién nacidos con DBP debe incluir la consecución de la estabilidad cardiorrespiratoria, la obtención de cualquier apoyo de atención domiciliaria y las necesidades de enfermería, y la evaluación de la disposición de los padres (véase capítulo 18). Otras consideraciones adicionales incluyen las siguientes:

A. **Oxigenoterapia domiciliaria.** Más de 30% de los pacientes con DBP son dados de alta a domicilio con oxigenoterapia. El uso de oxígeno suplementario en el domicilio es en especial frecuente entre los neonatos con mayor gravedad de DBP y que presentan HAP. Aunque los criterios para retirar el oxígeno suplementario antes del alta no están bien establecidos, un enfoque razonable es interrumpir la oxigenoterapia cuando la SpO_2 se mantiene de forma consistente $> 92\%$ con niveles bajos de apoyo sin periodos significativos de desaturación. La mayoría de los pacientes dados de alta con oxígeno recibe un flujo de cánula nasal inferior a 1 L/minuto en el momento del alta. Además del equipo para el suministro de oxígeno, antes del alta debe disponerse de un pulsioxímetro o un monitor de apnea/cardiograma para la monitorización domiciliaria.

B. **La enseñanza** y la participación de los padres en el cuidado de los pacientes es vital para una transición fluida del hospital al entorno doméstico. Se debe enseñar a los padres la reanimación cardiopulmonar y a identificar los primeros signos de descompensación. La enseñanza sobre el uso de equipos, la administración de medicamentos, las pautas nutricionales y las vacunas debe comenzar cuando se inicie la planificación del alta.

C. Debe considerarse la posibilidad de **realizar un ecocardiograma antes del alta** en los neonatos que se espera que reciban asistencia respiratoria suplementaria tras el alta y en aquellos con alto riesgo de padecer HAP. Esta información puede ser útil para evaluar los cambios posteriores en el estado clínico como paciente externo.

D. Se debe programar un **examen ocular de seguimiento** según sea necesario. El **tamizaje auditivo ambulatorio** está indicado en los neonatos con DBP debido a la limitada precisión diagnóstica de las pruebas tempranas en esta población.

E. **Manejo subespecializado y multidisciplinar.** Antes del alta, las evaluaciones de referencia por parte de neumología, cardiología y otras subespecialidades que seguirán al bebé como paciente externo pueden ayudar a facilitar la transición a los cuidados domiciliarios. Las conversaciones con el médico de atención primaria que asumirá los cuidados en el ámbito ambulatorio también pueden ser útiles, en especial si se planea el alta con oxigenoterapia domiciliaria.

IX. TERAPIA AMBULATORIA

A. **Oxígeno suplementario.** El oxígeno a domicilio suele suministrarse mediante un tanque o un concentrador de oxígeno. También se proporcionan tanques de oxígeno portátiles para permitir la movilidad. La mayoría de los pacientes con DBP deja de recibir oxígeno a domicilio a los 12 meses de edad. No se dispone de directrices ampliamente utilizadas para el destete del oxígeno en casa, aunque la polisomnografía, la evaluación periódica de la SpO_2, las pruebas de provocación con aire de la habitación y las evaluaciones del estado respiratorio general y del crecimiento pueden ayudar a informar de la decisión de destetar o suspender la oxigenoterapia.

B. **Medicamentos.** Los diuréticos, los esteroides inhalados y los broncodilatadores inhalados pueden utilizarse para el tratamiento ambulatorio de los signos y síntomas respiratorios en pacientes con DBP. Aunque no se dispone de directrices basadas en la evidencia sobre la retirada de estos medicamentos en la DBP, las posibles estrategias de retirada son la reducción gradual de la dosis o la frecuencia, con la transición al uso solo cuando sea necesario para las exacerbaciones agudas. El sildenafilo, el bosentán y los análogos de la prostaciclina, como el treprostinil, pueden utilizarse para el tratamiento de la HAP. Es necesario un seguimiento estrecho con los especialistas en cardiología pediátrica y en neumología para valorar estos medicamentos en el ámbito ambulatorio.

C. **Nutrición adecuada.** El aumento de peso y los cambios en la talla son indicadores sensibles del bienestar y deben vigilarse de manera estrecha. Los neonatos con DBP pueden tener mayores necesidades nutricionales debido al mayor esfuerzo respiratorio y pueden necesitar una mayor suplementación calórica (22 a 30 kcal/oz de fórmula o leche materna fortificada) para permitir un crecimiento óptimo tras el alta.

D. Minimizar la exposición al humo del cigarrillo. Dado que fumar en el hogar aumenta las enfermedades del tracto respiratorio en los niños, se debe disuadir a los padres de los bebés con DBP de fumar y se debe minimizar la exposición del niño a ambientes que contengan humo.

X. RESULTADOS DE LA DBP EN NIÑOS Y ADULTOS

A. **Las tasas de mortalidad** se incrementan entre los niños con antecedentes de DBP y aumentan su frecuencia con una mayor gravedad de la enfermedad. Más de 20% de los neonatos muy prematuros con DBP de grado 3, según los criterios de la NRN de 2019, muere entre las 36 semanas de EPM y los 2 años de edad, en comparación con 2 a 3% de los que tienen una enfermedad menos grave. La presencia de HAP es un factor de riesgo adicional, con tasas de mortalidad a los 2 años que oscilan entre 33 y 48% en estos lactantes.

B. **Morbilidad a largo plazo**

1. **Pulmonar.** La taquipnea, la tos y las sibilancias pueden persistir durante meses en los neonatos con DBP, y estos individuos corren un mayor riesgo de tener malos resultados pulmonares también en edades posteriores. La enfermedad reactiva de las vías respiratorias es frecuente en los pacientes con DBP, así como las hospitalizaciones por bronquiolitis y neumonía. En comparación con los neonatos de control nacidos a término, los niños con DBP presentan un deterioro sustancial de la función pulmonar, como demuestran las medidas anormales de la capacidad vital y el volumen espiratorio forzado en 1 segundo (VEF_1). Los síntomas similares al asma en la infancia son también más frecuentes en los supervivientes de la DBP. Aunque los síntomas clínicos suelen mejorar a medida que los niños con DBP envejecen, las anomalías subyacentes en la función pulmonar y en las imágenes del tórax pueden persistir en la adolescencia y más allá en estos pacientes. Los supervivientes adultos con DBP pueden experimentar un declive más rápido de la pérdida de función pulmonar relacionada con la edad y están predispuestos a padecer una enfermedad pulmonar obstructiva crónica (EPOC) de aparición temprana.

2. **Déficits del neurodesarrollo.** La DBP está fuertemente asociada a los déficits del neurodesarrollo en los niños nacidos prematuros. Los episodios recurrentes de hipoxemia e hipercapnia y la acidosis respiratoria pueden potenciar la lesión cerebral mediada por la hipoxia en estos pacientes. En comparación con los controles prematuros de la misma edad, los pacientes con DBP tienen un mayor riesgo de presentar parálisis cerebral (PC), incluso después de ajustar por leucomalacia periventricular y hemorragia intraventricular mayor. Los déficits motrices que no son PC (tanto de motricidad gruesa como de motricidad fina) también se dan con mayor frecuencia en los niños con DBP en comparación con sus compañeros de la misma edad de gestación, lo que da lugar a una mayor necesidad de servicios de intervención como la terapia ocupacional y la fisioterapia. También pueden producirse déficits cognitivos que persisten desde la primera infancia hasta la edad escolar.

3. **Fracaso en el crecimiento.** Los pacientes con DBP tienen un mayor riesgo de presentar un crecimiento deficiente tras el alta hospitalaria del parto. El grado de retraso del crecimiento a largo plazo es inversamente proporcional a la edad de gestación y tal vez esté influido por la gravedad de la DBP. El mayor trabajo respiratorio, el mal estado nutricional, la exposición a la terapia diurética y a los corticoesteroides sistémicos, y las limitaciones en la actividad física pueden contribuir al mal crecimiento infantil en la DBP.

Lecturas recomendadas

Hansmann G, Sallmon H, Roehr CC, et al; for the European Pediatric Pulmonary Vascular Disease Network. Pulmonary hypertension in bronchopulmonary dysplasia. *Pediatr Res* 2021;89(3):446–455.

Islam JY, Keller RL, Aschner JL, et al. Understanding the short- and long-term respiratory outcomes of prematurity and bronchopulmonary dysplasia. *Am J Respir Crit Care Med* 2015;192(2):134–156.

Jensen EA, Dysart K, Gantz MG, et al. The diagnosis of bronchopulmonary dysplasia in very preterm infants. An evidence-based approach. *Am J Respir Crit Care Med* 2019;200(6):751–759.

Poets CF, Lorenz L. Prevention of bronchopulmonary dysplasia in extremely low gestational age neonates: current evidence. *Arch Dis Child Fetal Neonatal Ed* 2018;103(3):F285–F291.

Thébaud B, Goss KN, Laughon M, et al. Bronchopulmonary dysplasia. *Nat Rev Dis Primers* 2019;5(1):78.

35

Aspiración de meconio

Susanne Hay

PUNTOS CLAVE

- No se recomienda la aspiración rutinaria de los neonatos no vigorosos nacidos por líquido amniótico teñido de meconio (LATM).
- La fuga de aire complica con frecuencia el síndrome de aspiración de meconio (SAM).
- El meconio inhibe la actividad del surfactante endógeno; pueden estar indicadas dosis de rescate de surfactante en el SAM grave.

I. ANTECEDENTES

A. **Causa.** La hipoxia aguda o crónica o la infección pueden provocar el paso de meconio en el útero. En este contexto, el jadeo del feto o del recién nacido puede provocar la aspiración de líquido amniótico contaminado por meconio. La aspiración de meconio antes o durante el parto puede obstruir las vías respiratorias, interferir en el intercambio de gases y provocar una dificultad respiratoria grave (fig. 35-1).

B. **Incidencia.** El líquido amniótico teñido de meconio (LATM) complica alrededor de 4 y 22% de los partos; su incidencia es mayor en los neonatos nacidos postérmino (entre ~ 27 y 38%) y disminuye a medida que se reduce la edad de gestación hasta llegar a un nadir (~ 5%) a ~ 31 semanas de gestación; también es elevada en los neonatos pequeños para la edad de gestación. Entre 3 y 12% de los neonatos nacidos por LATM desarrollan el síndrome de aspiración de meconio (SAM), y entre 30 y 50% de estos bebés requiere presión positiva continua de la vía aérea (CPAP) o ventilación mecánica. La incidencia del SAM varía en función de factores como las tasas de atención obstétrica/cesárea y el riesgo de la población, y la incidencia general parece estar disminuyendo.

II. FISIOPATOLOGÍA.
Derivado de la palabra griega "mekonion" (jugo de amapola), el meconio es un material alquitranado de color negro-verdoso. Es estéril e inodoro y resulta de la acumulación de restos en el intestino del feto. Los componentes del meconio incluyen agua (entre 72 y 80%), células descamadas del intestino y de la piel, mucina gastrointestinal, pelo de lanugo, material graso de la vérnix caseosa, líquido amniótico, secreciones intestinales, glicoproteínas específicas del grupo sanguíneo, bilis y enzimas como la fosfolipasa A_2.

A. **Paso de meconio en el útero.** El LATM se produce con mayor frecuencia en los embarazos a término o postérmino y rara vez antes de las 34 semanas de gestación. El LATM puede ser el resultado de un feto postérmino con niveles crecientes de motilina y una función gastrointestinal normal, de la estimulación vagal producida por la compresión del cordón umbilical o de la cabeza, o del estrés fetal en

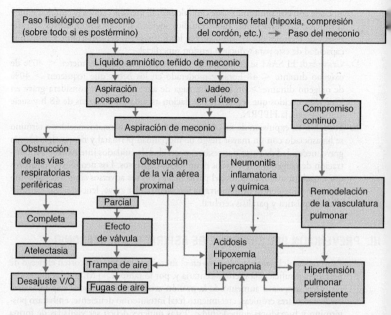

Figura 35-1 Fisiopatología de la aspiración de meconio. V̇/Q̇, relación ventilación-perfusión. (Reimpresa de Wiswell T, Bent RC. Meconium staining and the meconium aspiration syndrome: unresolved issues. *Pediatr Clin North Am* 1993;40[5]:955-981. Copyright © 1993 Elsevier. Con permiso.)

el útero. El líquido amniótico poco teñido se describe como *acuoso*. El líquido moderadamente teñido es opaco sin partículas, y el líquido con meconio espeso con partículas a veces se denomina *sopa de guisantes*. Los neonatos que nacen con meconio espeso pueden requerir una reanimación del parto y un apoyo ventilatorio más intensivos que otros.

B. **Aspiración de meconio.** En presencia de estrés fetal, el jadeo del feto puede provocar la aspiración de meconio antes, durante o justo después del parto. El SAM grave parece estar causado por procesos patológicos intrauterinos, sobre todo hipoxia crónica, acidosis e infección.

C. **Efectos de la aspiración de meconio.** Cuando se aspira en el pulmón, el meconio puede estimular la liberación de citocinas y sustancias vasoactivas que provocan respuestas cardiovasculares e inflamatorias en el feto y el recién nacido. El meconio en sí mismo, o la neumonitis química resultante, obstruye mecánicamente las vías respiratorias pequeñas, provoca atelectasia y puede provocar un efecto de "válvula" con el consiguiente atrapamiento de aire y una posible fuga de aire. El meconio aspirado provoca vasoespasmo, hipertrofia de la musculatura arterial pulmonar e hipertensión pulmonar. Esto puede conducir a una derivación extrapulmonar de derecha a izquierda a través del conducto arterioso o del agujero oval, lo que provoca un empeoramiento del desajuste ventilación-perfusión (V̇/Q̇) y una hipoxemia arterial grave. Cerca de un tercio de los neonatos con SAM desarrollan hipertensión pulmonar persistente del recién nacido (HPPRN), lo que contribuye a la mortalidad asociada con este síndrome (véase capítulo 36). El meconio aspirado también inhibe la función del surfactante. Varios estudios sugieren que los componentes enzimáticos y de esteroles del meconio alteran los fosfolípidos del surfactante y limitan la capacidad de este para reducir la tensión superficial.

D. **Gravedad.** El SAM se considera leve en los neonatos que requieren < 40% de oxígeno durante < 48 horas y moderado en los bebés que requieren > 40% de oxígeno durante > 48 horas sin fuga de aire. El SAM se considera grave en los recién nacidos que requieren ventilación asistida durante más de 48 h y suele asociarse con la HPPRN.

E. **Secuelas.** La expulsión de meconio en el útero en los neonatos nacidos a término se ha asociado con un mayor riesgo de mortalidad perinatal y neonatal, acidemia grave, necesidad de parto por cesárea, necesidad de cuidados intensivos y administración de oxígeno, y resultados neurológicos adversos. Los neonatos prematuros que expulsan meconio antes del parto tienen efectos adversos similares, así como una mayor incidencia de hemorragia intraventricular grave, leucomalacia periventricular quística y parálisis cerebral.

III. PREVENCIÓN DEL SÍNDROME DE ASPIRACIÓN DE MECONIO

A. **Prevención del paso de meconio en el útero.** Las madres que corren el riesgo de presentar insuficiencia uteroplacentaria y, por lo tanto, LATM, son las que padecen preeclampsia o aumento de la presión arterial, enfermedades respiratorias o cardiovasculares crónicas, crecimiento fetal intrauterino deficiente, embarazo postérmino y fumadoras empedernidas. Estas mujeres deben ser vigiladas de forma cuidadosa durante el embarazo.

B. **Amnioinfusión.** El uso de la amnioinfusión en mujeres cuyo trabajo de parto se complica con LATM no reduce la morbilidad neonatal relacionada con la aspiración de meconio, aunque la técnica trata de manera eficaz las desaceleraciones repetitivas de la frecuencia cardiaca fetal variable al aliviar la compresión del cordón umbilical en el trabajo de parto. Un amplio ensayo aleatorio de amnioinfusión para mujeres con líquido espeso teñido de meconio con o sin desaceleraciones variables de la frecuencia cardiaca fetal no mostró ninguna reducción del riesgo de SAM moderada o grave, muerte perinatal o parto por cesárea. Sin embargo, el estudio no tuvo la potencia adecuada para determinar de manera definitiva si la amnioinfusión puede beneficiar al grupo con desaceleraciones variables.

C. **Momento y modo de parto.** La inducción electiva del parto a partir de las 39 semanas de gestación demostró una disminución del SAM, y la inducción del parto se recomienda después de las 41 a 42 semanas de gestación. Los neonatos con SAM tienen más probabilidades de nacer por cesárea, pero la naturaleza causal de esta asociación no está clara.

IV. MANEJO DE LOS NEONATOS QUE NACEN CON MECONIO. La aspiración orofaríngea y nasofaríngea en el periné, así como la intubación traqueal y la aspiración rutinaria del meconio en los lactantes vigorosos, no son eficaces para prevenir el SAM ni para mejorar los resultados y no se recomiendan. Según las Directrices del Programa de Reanimación Neonatal de la American Academy of Pediatrics, se debe hacer hincapié en las intervenciones adecuadas para favorecer la ventilación y la oxigenación según sea necesario, lo que puede incluir la intubación y la aspiración si la vía aérea está obstruida. Si está obstruida, se debe succionar la tráquea utilizando un catéter de succión insertado a través del tubo endotraqueal o succionar directamente a través del

tubo utilizando un aspirador de meconio conectado a una fuente de succión. El nivel de succión debe ser una presión de 80 a 100 mm Hg.

V. MANEJO DEL SÍNDROME DE ASPIRACIÓN DE MECONIO

A. **Observación.** Los bebés nacidos expuestos a LATM corren el riesgo de padecer una neumonía por aspiración de meconio y deben ser observados atentamente para comprobar si tienen dificultad respiratoria.

1. El diagnóstico de SAM se realiza en un neonato con dificultad respiratoria que nace a través de un LATM con los hallazgos característicos de la radiografía de tórax y sin ninguna otra explicación para la dificultad respiratoria. Los hallazgos radiológicos clásicos son infiltrados difusos y asimétricos en forma de parches, áreas de consolidación, a menudo peores a la derecha, e hiperinflación.

2. La monitorización de la saturación de oxígeno durante las primeras horas tras el nacimiento ayuda a evaluar la gravedad del estado del neonato y evita la hipoxemia.

B. **Cuidados del neonato con SAM**

1. Mantener al neonato en un entorno térmico neutro y minimizar la estimulación táctil.

2. Evaluar los niveles de glucosa y calcio en sangre y corregirlos si es necesario. Los neonatos gravemente deprimidos pueden presentar una acidosis metabólica grave que puede ser necesario corregir.

3. Evaluar a los neonatos con hipoxemia para detectar la presencia de HPPRN y tratarla según sea necesario (véase capítulo 36).

4. Proporcionar una terapia específica según sea necesario para la hipotensión y el bajo gasto cardiaco, incluyendo medicamentos cardiotónicos como la dopamina.

5. Proporcionar apoyo circulatorio con solución salina 0.9% o concentrado de eritrocitos en pacientes con oxigenación marginal. En los neonatos con necesidades importantes de oxígeno y ventilación, solemos mantener una concentración de hemoglobina superior a 15 g (hematocrito > 40%).

6. Vigilar de manera estrecha la función renal (véase capítulo 28).

7. Evitar la fisioterapia pulmonar por el posible efecto adverso de exacerbar la HPPRN.

8. Proporcionar succión oral y de las vías respiratorias si es necesario para facilitar la limpieza de estas, pero los beneficios potenciales deben sopesarse con el riesgo de episodios hipóxicos y el subsiguiente empeoramiento de la HPPRN.

C. **Oxigenoterapia.** El tratamiento de la hipoxemia debe realizarse aumentando la concentración de oxígeno inspirado. Por lo regular se requiere un catéter arterial permanente para la toma de muestras de sangre. Es crucial suministrar suficiente oxígeno porque los insultos hipóxicos repetidos pueden provocar una vasoconstricción pulmonar continua y contribuir al desarrollo de la HPPRN.

D. **Ventilación asistida**

1. CPAP. Si las necesidades de fracción de oxígeno inspirado (FiO_2) son superiores a 0.40, puede considerarse la posibilidad de utilizar CPAP. Esta suele ser útil, y las presiones adecuadas se individualizan para cada paciente. Sin em-

bargo, la CPAP puede agravar a veces el atrapamiento de aire y debe utilizarse con precaución si la hiperinflación es evidente clínica o radiográficamente.

2. **Ventilación mecánica** (véase capítulo 29). Los neonatos con enfermedad grave pueden presentar anomalías importantes en el intercambio de gases. La ventilación mecánica está indicada para la retención excesiva de dióxido de carbono (presión parcial arterial de dióxido de carbono [$PaCO_2$] > 60 mm Hg) o para la hipoxemia persistente (presión parcial arterial de oxígeno [PaO_2] < 50 mm Hg).

   a. En estos neonatos, se requieren presiones inspiratorias más altas (alrededor de 30 a 35 cm H_2O) y volúmenes tidales mayores que en aquellos con síndrome de dificultad respiratoria; la presión positiva al final de la espiración (PEEP, por sus siglas en inglés) seleccionada (por lo regular de 4 a 6 cm H_2O) debe depender de la respuesta del individuo. Debe permitirse un tiempo espiratorio adecuado para evitar que el aire quede atrapado detrás de las vías respiratorias parcialmente obstruidas.

   b. Los puntos de partida útiles son un tiempo inspiratorio de 0.4 a 0.5 segundos a un ritmo de 20 a 25 respiraciones por minuto. Algunos neonatos pueden responder mejor a la ventilación convencional a ritmos más rápidos con tiempos inspiratorios tan cortos como 0.2 segundos.

3. La ventilación de alta frecuencia con ventiladores de jet u oscilatorios pueden ser eficaces en los recién nacidos con SAM grave que no mejoran con la ventilación convencional y en los que desarrollan síndromes de fuga de aire. La **oxigenación por membrana extracorpórea (OMEC)** (véase capítulo 39) puede ser necesaria para los neonatos con insuficiencia respiratoria refractaria.

E. **Medicamentos**

1. **Antibióticos.** Puede ser difícil diferenciar entre la neumonía bacteriana y la aspiración de meconio por la evolución clínica y los hallazgos de la radiografía de tórax. Aunque son pocos los neonatos con SAM que presentan infecciones documentadas, el uso de antibióticos de amplio espectro (p. ej., ampicilina y gentamicina) suele estar indicado en los neonatos cuando se observa un infiltrado en la radiografía de tórax. Deben obtenerse hemocultivos para identificar la enfermedad bacteriana, si está presente, y para determinar la duración del tratamiento antibiótico. Un pequeño número de estudios sugiere que no hay diferencias en las tasas de infección tras el tratamiento antibiótico entre los pacientes con SAM.

2. **Surfactante.** La actividad del surfactante endógeno puede ser inhibida por el meconio y el SAM es una causa secundaria de deficiencia de surfactante. La sustitución del surfactante en el SAM mejora la oxigenación, reduce la necesidad de OMEC y está recomendada por el Committee on Fetus and Newborn de la American Academy of Pediatrics.

3. **Corticoesteroides.** No recomendamos el uso de corticoesteroides en el SAM. Este enfoque se ha propuesto para reducir la inflamación inducida por el meconio y para minimizar la vasoconstricción pulmonar mediada por prostaglandinas. Varios pequeños ensayos controlados y aleatorizados demostraron modestas mejoras en la oxigenación y una disminución de la duración de la estancia en la UCIN, pero no hubo diferencias en la mortalidad.

F. **Complicaciones**

1. **Mortalidad.** La supervivencia de los neonatos con SAM sigue mejorando, con estimaciones recientes de tasas de mortalidad más cercanas a 1 o 2%.

2. **Fuga de aire.** El neumotórax o el neumomediastino se producen en cerca de 15 a 33% de los pacientes con SAM, y es necesario un alto índice de sospecha (véase capítulo 38). Debe haber equipo disponible para evacuar un neumotórax.

3. **La HPPRN** se asocia con el SAM en alrededor de un tercio de los casos y contribuye a la mortalidad asociada a este síndrome (véase capítulo 36). En los recién nacidos con hipoxemia significativa, debe realizarse una ecocardiografía para determinar el grado en que la derivación derecha-izquierda contribuye a la hipoxemia general del neonato y para excluir una cardiopatía congénita. En los neonatos gravemente enfermos con SAM y HPPRN, el óxido nítrico inhalado (NOi) reduce la necesidad de OMEC.

4. **Secuelas pulmonares.** Una pequeña proporción de supervivientes requiere oxígeno suplementario al mes, y algunos pueden tener una función pulmonar anormal, incluyendo un aumento de la capacidad residual funcional, reactividad de las vías respiratorias y una mayor incidencia de neumonía.

5. **Retrasos en el desarrollo neurológico.** Puede haber una mayor incidencia de anomalías neurológicas en los neonatos con SAM, aunque esto se basa en pruebas retrospectivas limitadas y la asociación del SAM con la encefalopatía isquémica hipóxica es un posible factor de confusión.

Lecturas recomendadas

Edwards EM, Lakshminrusimha S, Ehret DEY, et al. NICU admissions for meconium aspiration syndrome before and after a National Resuscitation Program suctioning guideline change. *Children (Basel)* 2019;6(5):68.

Kelly LE, Shivananda S, Murthy P, et al. Antibiotics for neonates born through meconium-stained amniotic fluid. *Cochrane Database Syst Rev* 2017;(6):CD006183.

Kitsommart R, Thammawong N, Sommai K, et al. Impact of meconium consistency on infant resuscitation and respiratory outcomes: a retrospective-cohort study and systematic review. *J Matern Fetal Neonatal Med* 2020;34(24):4141–4147.

Vain NE, Batton DG. Meconium "aspiration" (or respiratory distress associated with meconium-stained amniotic fluid?). *Semin Fetal Neonatal Med* 2017;22(4):214–219.

36 Hipertensión pulmonar persistente del recién nacido

Philip T. Levy

PUNTOS CLAVE

- La hipertensión pulmonar persistente del recién nacido (HPPRN) se produce cuando el descenso fisiológico posnatal de la presión arterial pulmonar (PAP) no se produce y la resistencia vascular pulmonar, superior a la sistémica, provoca una derivación de derecha a izquierda e hipoxemia.

- La ecocardiografía es una herramienta esencial para evaluar la gravedad de la hipertensión arterial pulmonar (HAP), el rendimiento ventricular y la hemodinámica de la derivación.

- El tratamiento incluye cuidados cardiorrespiratorios de apoyo, farmacoterapia que promueva la vasodilatación pulmonar y optimización del soporte ventricular.

- El oxígeno y el óxido nítrico inhalado (NOi) son terapias específicas que se basan en la evidencia.

I. **DEFINICIÓN.** La hipertensión pulmonar persistente del recién nacido (HPPRN) es una condición de transición posnatal que resulta del fracaso del descenso normal de la presión arterial pulmonar (PAP) después del nacimiento. La HPPRN se caracteriza por una elevación sostenida de la PAP con un aumento de la poscarga en el ventrículo derecho (VD), lo que puede provocar un remodelado del VD, disfunción ventricular, bajo gasto cardiaco (GC), derivación pulmonar-sistémica y una morbilidad y mortalidad significativas entre los supervivientes, incluyen enfermedad pulmonar crónica y discapacidades del neurodesarrollo. La PAP media (PAPm), calculada a partir del producto de la resistencia vascular pulmonar (RVP) y el flujo sanguíneo pulmonar (FSP) más la presión en cuña capilar pulmonar (PCCP), determina el espectro de la HPPRN.

El diagnóstico de la HPPRN se sospecha en caso de insuficiencia respiratoria hipoxémica grave y deterioro de la oxigenación poco después del nacimiento, y se confirma con un examen clínico, radiográfico y bioquímico exhaustivo y una ecocardiografía. El tratamiento incluye la optimización de las estrategias ventilatorias, el uso de terapia vasodilatadora pulmonar (es decir, óxido nítrico inhalado [NOi]) y el uso de oxigenación por membrana extracorpórea (OMEC) cuando sea apropiado. En conjunto, este enfoque ha mejorado la supervivencia de los neonatos con HPPRN.

II. FISIOLOGÍA Y PATOGENIA

A. **Circulación fetal.** En el feto, la placenta, con gran vascularización y de baja resistencia, sirve como órgano para el intercambio gaseoso, al recibir sangre oxigenada de la circulación materna y contribuir a una menor resistencia vascular sistémica (RVS) fetal. Los pulmones solo reciben una pequeña cantidad de flujo sanguíneo debido al estado de vasoconstricción (RVP alta) de la vasculatura pulmonar fetal.

B. **Circulación de transición.** La transición circulatoria perinatal normal se caracteriza por una rápida caída de la RVP con el alivio de la hipoxia alveolar y la expansión pulmonar que acompaña a la primera respiración. La circulación pulmonar posnatal se convierte en un sistema de baja presión, baja resistencia y alto flujo. La RVS aumenta cuando el pinzamiento del cordón umbilical elimina el flujo placentario de baja resistencia. El aumento del contenido de oxígeno arterial y del pH, la disminución de la presión parcial arterial de dióxido de carbono ($PaCO_2$), un aumento de prostaglandinas vasodilatadoras y la liberación de óxido nítrico (NO) provocan la relajación de la circulación pulmonar y la constricción del conducto arterioso (CA). Estos acontecimientos elevan la RVS en relación con la RVP, provocan el cierre funcional del foramen oval (FO) y señalan la transición perinatal normal en las circulaciones pulmonar y sistémica.

C. **Perfil hemodinámico de la HPPRN.** La fisiología de la HPPRN imita la circulación fetal en la que la RVP supera a la RVS y se produce una derivación hemodinámica de derecha a izquierda a través del FO o el CA. Las interacciones alteradas entre la vasculatura pulmonar y el VD de la HPPRN tienen consecuencias hemodinámicas y, en casos graves, pueden conducir a un fallo del VD, seguido de disfunción del ventrículo izquierdo (VI), disminución del GC, hipoperfusión sistémica, oliguria/anuria, compromiso de órganos blanco y choque.

III. ASOCIACIONES EPIDEMIOLÓGICAS Y FACTORES DE RIESGO. La HPPRN se produce en aproximadamente 2 de cada 1000 nacidos vivos y es más común entre los recién nacidos a término y postérmino.

A. Los factores de riesgo maternos que se han encontrado en relación con la HPPRN incluyen la edad materna avanzada, la diabetes mellitus, la corioamnionitis, la preeclampsia, la infección de las vías urinarias durante el embarazo, la fiebre, el consumo de tabaco y el consumo de inhibidores selectivos de la recaptación de serotonina (ISRS) durante el embarazo.

B. Los bebés varones y los de raza negra, asiática o hispana tienen un mayor riesgo.

C. Los factores de riesgo fetal incluyen condiciones de crecimiento pulmonar restrictivo (p. ej., hernia diafragmática congénita (HDC), oligohidramnios y trastornos neuromusculares) y anemia fetal.

D. Entre los factores de riesgo posnatales están el líquido amniótico teñido de meconio, el síndrome de dificultad respiratoria (deficiencia de surfactante), un tamaño grande para la edad de gestación, postérmino, parto por cesárea (que puede reflejar sufrimiento perinatal), asfixia perinatal, grandes derivaciones de izquierda a derecha (es decir, fístulas de la vena de Galeno o de la arteria coronaria), trastornos del metabolismo del surfactante y anomalías genéticas. Todo ello puede provocar lesiones en el parénquima pulmonar y afectar a las vías moleculares responsables del tono vasomotor pulmonar, lo que conduce a la HPPRN.

La HPPRN se reconoce en 2 a 8% de los recién nacidos prematuros que presentan un síndrome de dificultad respiratoria (SDR) temprano y hasta en el 67% de los recién nacidos prematuros con SDR grave, con una incidencia de HPPRN en los recién nacidos prematuros que está relacionada de manera inversa con la edad de gestación. La presencia de enfermedad pulmonar parenquimatosa y la inmadurez de la vía del NO y de los mecanismos de intercambio de gases pueden desempeñar un papel en su patogenia en el neonato prematuro. Los neonatos prematuros con restricción del crecimiento fetal, la exposición a la rotura prolongada de membranas con hipoplasia pulmonar y la corioamnionitis también tienen un mayor riesgo de desarrollar HPPRN.

IV. CLASIFICACIÓN. Los sistemas de clasificación han agrupado la HPPRN en función de las anomalías de la vasculatura pulmonar (subdesarrollada, mal desarrollada o mal adaptada). Otro enfoque consiste en clasificar la etiología según los principales determinantes de la elevación de la PAP, como se indica a continuación (fig. 36-1).

A. **Mal desarrollo vascular con elevada RVP.** La causa más común de la HPPRN es la remodelación de los vasos pulmonares con engrosamiento de la pared vascular e

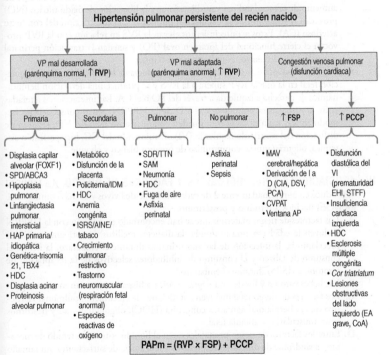

Figura 36-1 Etiologías de la hipertensión pulmonar persistente del recién nacido. VP, vena pulmonar; RVP, resistencia vascular pulmonar; FSP, flujo sanguíneo pulmonar; PCCP, presión en cuña capilar pulmonar; HAP, hipertensión arterial pulmonar; HDC, hernia diafragmática congénita; HMD, hijo de madre con diabetes; ISRS, inhibidor selectivo de la recaptación de serotonina; AINE, antiinflamatorios no esteroideos; SDR, síndrome de dificultad respiratoria; TTRN, taquipnea transitoria del recién nacido; SAM, síndrome de aspiración de meconio; MAV, malformación arteriovenosa; CIA, comunicación interauricular; CIV, comunicación interventricular; DSV, defecto septal ventricular; PCA, persistencia del conducto arterioso, CVPAT, conexión venosa pulmonar anómala total; AP, aortopulmonar; VI, ventrículo izquierdo; EHI, encefalopatía hipóxico-isquémica; STFF, síndrome de transfusión fetofetal; EM, estenosis mitral; EA, estenosis aórtica; CoA, coartación de la aorta; PAPm, presión arterial pulmonar media.

hiperplasia del músculo liso, lo que da lugar a una disminución del área transversa del lecho vascular pulmonar y a una RVP elevada. El músculo liso se extiende hasta el nivel de las arterias intraacinares, lo que impide la dilatación adecuada de la vasculatura pulmonar en respuesta a los estímulos relacionados con el nacimiento y dando lugar a una hipoxemia profunda y a campos pulmonares claros e hiperlúcidos. Las vías de señalización celular también están alteradas. Dependiendo de la etiología, la elevación de la RVP debida al mal desarrollo de la vasculatura pulmonar puede ser irreversible. Estas causas incluyen la displasia capilar alveolar con desalineación de las venas pulmonares, la linfangiectasia intersticial pulmonar, los trastornos del metabolismo primario del surfactante, la HDC o las condiciones genéticas. La predisposición genética puede desempeñar un papel en el riesgo de HPPRN, aunque la recurrencia familiar es poco frecuente. Los informes de casos de HPPRN citan asociaciones con polimorfismos en genes, como ABCA3, deficiencia de proteína B del surfactante, TMEM70 (mitocondrial), CRHR1, ACE y SPINK5 (síndrome de Netherton). Además, la HPPRN asociada a la displasia capilar alveolar se ha relacionado con la mutación de FOXF1. Las causas secundarias asociadas al crecimiento y remodelación pulmonar restrictivos o a la vasoconstricción incluyen la respiración fetal alterada, el oligohidramnios, la agenesia renal (es decir, el síndrome de Potter), la disfunción placentaria y las condiciones metabólicas subyacentes.

B. **Mal adaptación pulmonar con RVP elevada.** En esta categoría, la enfermedad pulmonar parenquimatosa (p. ej., el SDR, la aspiración de meconio y los síndromes de fuga de aire) o los trastornos extraparenquimatosos (sepsis y asfixia perinatal) conducen a una mala adaptación de la vasculatura pulmonar al nacer. En este fenotipo, la vasculatura pulmonar posee estructura normal, pero los mediadores que promueven la vasoconstricción y anulan la vasodilatación dan lugar a una vasorreactividad anormal que afecta a la reducción de la poscarga del VD y a la relación de la RVP con la RVS durante la transición al nacimiento. Estos mediadores contribuyen al vasoespasmo pulmonar, mientras que otros mecanismos suprimen la producción endógena de NO y pueden conducir a la depresión miocárdica mediada por endotoxina y a la vasoconstricción pulmonar mediada por tromboxano. Aunque el vasoespasmo suele ser reversible, el estrés fetal prolongado y la hipoxemia o la asfixia aguda al nacer pueden provocar la remodelación y la muscularización anormal de las arteriolas pulmonares.

C. **La congestión venosa pulmonar y la disfunción del corazón izquierdo** es una etiología menos frecuente. Estos trastornos pueden producir una perfusión excesiva en el pulmón del feto y son los siguientes:

1. Las conexiones venosas arteriales, como las malformaciones de la vena de Galeno o las grandes fístulas de las arterias coronarias, provocan una insuficiencia cardíaca de alto rendimiento que da lugar a una derivación de izquierda a derecha con un aumento de la FSP y la consiguiente disfunción ventricular.

2. Derivaciones intracardiacas y extracardiacas de izquierda a derecha en el contexto de corazones de estructura normal o cardiopatías congénitas que provocan congestión venosa pulmonar y HPPRN.

3. El rendimiento anormal del VI debido a la prematuridad con disfunción diastólica del VI, la asfixia perinatal o la transfusión fetofetal puede conducir a un aumento de la PCCP, a un aumento de la congestión venosa pulmonar y a la HPPRN.

4. La disfunción del VD debida a la constricción intrauterina del CA (conducto arterioso) puede dar lugar a una sobrecirculación pulmonar fetal, a una falla del VD y a una derivación auricular de derecha a izquierda. El tratamiento de la hipertensión arterial pulmonar (HAP) asociada a estas condiciones requiere mejorar la función cardiaca en lugar de simplemente reducir la RVP.

V. DIAGNÓSTICO. La HPPRN debe considerarse en un neonato cianótico.

A. Examen físico. La cianosis es la característica más notable en un lactante con HPPRN. La mayoría de los bebés afectados presentan poco después del nacimiento signos de dificultad respiratoria (es decir, taquipnea, retracciones y quejidos); en los bebés prematuros, pueden presentarse más tarde. En algunos lactantes, el grado de cianosis puede ser sensiblemente diferente entre las regiones perfundidas por la vasculatura preductal y posductal. La exploración cardiaca destaca por un impulso precordial prominente, un segundo ruido cardiaco único o estrechamente dividido y acentuado y, a veces, un soplo sistólico consistente con un chorro de regurgitación tricuspídea (TRJ, por sus siglas en inglés) o un soplo en el conducto arterioso de tipo mecánico.

B. La evaluación diagnóstica suele incluir pruebas de oximetría de pulso, muestreo de gasometría arterial (GASA), radiografía de tórax, electrocardiograma (ECG) y ecocardiograma.

1. **Evaluación de la oximetría de pulso y GASA.** Un gradiente de 10% o más en la saturación de oxigenación entre los valores simultáneos de GASA preductal (extremidad superior derecha) y posductal (extremidad inferior) o las mediciones de saturación transcutánea de oxígeno (SaO_2) documenta la presencia de un shunt hemodinámico derecha-izquierda en el CA y, en ausencia de cardiopatía isquémica, sugiere la presencia de HPPRN. La ausencia de cianosis diferencial o de SaO_2 no excluye la HPPRN, ya que un subgrupo de neonatos con HPPRN puede tener el cierre del CA y su derivación hemodinámica se produce solo en el FO.

2. La **radiografía de tórax** puede parecer normal o mostrar una enfermedad del parénquima pulmonar relacionada, una fuga de aire o una HDC. La silueta cardiotímica es normal o está ligeramente aumentada, y el FSP es normal o está disminuido.

3. El **ECG** suele mostrar un predominio del VD que está dentro del rango considerado normal para la edad. Con menor frecuencia, el ECG puede revelar signos de isquemia o infarto de miocardio.

4. Debe realizarse un **estudio ecocardiográfico** en todos los neonatos con sospecha de HPPRN para excluir una cardiopatía coronaria, documentar la derivación hemodinámica y evaluar la función ventricular. El enfoque más común para evaluar la gravedad de la HAP es la evaluación indirecta de la poscarga elevada del VD y la estimación de la PAP. Una posición de la pared septal ventricular aplanada o inclinada hacia la izquierda en un ecocardiograma sugiere HAP. La PAP también puede estimarse mediante el muestreo Doppler de onda continua de la velocidad del TRJ, si está presente. En ausencia de un TRJ fiable, las estimaciones de los intervalos de tiempo sistólico del VD proporcionan índices complementarios para el tamizaje y el seguimiento seriado.

5. **Rendimiento ventricular.** Pueden utilizarse marcadores cualitativos y cuantitativos de la función del VD y el VI para evaluar el rendimiento ventricular y adaptar los enfoques farmacológicos a la disfunción ventricular. El rendimiento ventricular se caracteriza por tres técnicas distintas: i) el cambio en las dimensiones de la cavidad (es decir, la fracción de eyección del VI y el cambio del área fraccional del VD), ii) el desplazamiento y la velocidad de un solo punto a lo largo de la pared miocárdica (es decir, la excursión sistólica del plano del anillo tricuspídeo y las velocidades Doppler tisulares) y iii) la deformación de un segmento de la pared (es decir, el análisis de la deformación o tensión).

6. **Derivación hemodinámica.** El examen Doppler color es útil para evaluar la presencia de derivación hemodinámica intracardiaca (es decir, FO) o extracar-

diaca (es decir, CA). La evaluación completa es fundamental, ya que cada una podría comprometer aún más la eficacia de la oxigenación al desviar el flujo sanguíneo desoxigenado de la vasculatura pulmonar a la sistémica. La presencia de una derivación exclusiva de derecha a izquierda es siempre anormal e indica una PAP supersistémica, mientras que una derivación bidireccional indica una PAP casi sistémica.

C. **Otras consideraciones diagnósticas.** En cualquier neonato que se piense que tiene HPPRN, es fundamental descartar una CC estructural, que a veces se asocia a una HAP secundaria. Los signos que favorecen la cardiopatía congénita cianógena en lugar de la HPPRN son la hipoxemia fija, la cardiomegalia, el soplo de grado 3+, los pulsos débiles, el precordio activo, el edema pulmonar y una presión arterial de oxígeno (PaO_2) preductal y posductal persistente ≤ 40 mm Hg.

VI. **TRATAMIENTO.** La HPPRN requiere una intervención inmediata y adecuada para revertir la hipoxemia, mejorar la perfusión pulmonar y sistémica, y preservar la función de los órganos blanco. El manejo consiste en cuatro conceptos principales: i) cuidados cardiorrespiratorios de apoyo; ii) vasodilatadores pulmonares para disminuir la poscarga; iii) optimización del soporte ventricular, principalmente de la función del VD, y iv) OMEC si es necesario (véase capítulo 39). Una vez alcanzada la estabilidad, el apoyo cardiorrespiratorio se reduce de manera lenta mientras se vigila de cerca la respuesta del niño. El **índice de oxigenación (IO)**, calculado como $IO = 100 \times$ [presión media de las vías respiratorias $\times$ fracción de oxígeno inspirado (FiO_2)] / PaO_2, se utiliza para evaluar la gravedad de la HPPRN y ayudar a su tratamiento. A continuación, se sugieren indicadores de corte específicos para la iniciación de NOi (IO > 20) y la consideración de soporte de OMEC (IO > 30).

A. **Cuidados cardiopulmonares de apoyo.** Los enfoques cardiopulmonares de apoyo pueden evitar o revertir el aumento de la poscarga del VD.

B. **Corregir las alteraciones metabólicas.** Las anomalías bioquímicas contribuyen a la derivación derecha-izquierda con vasoconstricción pulmonar y alteraciones de la función cardiaca. La corrección de la hipoglucemia y la hipocalcemia proporciona sustratos adecuados para la función miocárdica y respuestas apropiadas a los agentes inotrópicos (véanse los caps. 40 y 41). El mantenimiento de un equilibrio ácido-base neutro con un objetivo ideal de $PaCO_2$ de 40 a 50 mm Hg evita el aumento de la RVP relacionada con la acidosis.

C. **Oxígeno suplementario.** La hipoxia es un potente vasoconstrictor pulmonar. Por lo tanto, mantener la oxigenación (normoxemia) con oxígeno suplementario es el tratamiento más importante para reducir la RVP con elevación anormal. Proporcionar suficiente oxígeno suplementario para mantener una oxigenación adecuada y minimizar la infraperfusión de los órganos blanco y la acidemia láctica. Monitorizar de manera continua la SaO_2 preductal y posductal e insertar un catéter arterial para monitorizar los gases sanguíneos y la presión arterial.

D. **Ventilación mecánica** (véase capítulo 29). La asistencia respiratoria mecánica se instituye cuando la hipoxemia persiste a pesar de la administración máxima de oxígeno suplementario o la insuficiencia respiratoria se demuestra por una hipercapnia y una acidemia marcadas. Un enfoque común es mantener los valores fisiológicos de PaO_2 y $PaCO_2$ pero evitar la hiperventilación. Dado que los neonatos con HPPRN suelen presentar una marcada labilidad, está indicado un enfoque conservador para reducir la asistencia hasta lograr la estabilidad durante 12 a 24 h. Los objetivos sugeridos son SaO_2 > 95%, $PaCO_2$ 40 a 50 mm Hg y pH 7.30 a 7.40. Los factores importantes que hay que tener en cuenta a la hora de elegir una estrategia específica de tratamiento respiratorio son la anomalía subyacente del parénquima pulmonar, si la hay, y la labilidad o estabilidad clínica del bebé.

1. En los neonatos sin enfermedad alveolar pulmonar, la presión intratorácica elevada impide el GC y eleva la RVP. La estrategia óptima para este grupo de neonatos consiste en la ventilación mecánica con una presión rápida y baja, y un tiempo de inspiración corto, en un esfuerzo por minimizar la presión intratorácica elevada y modular los efectos de la ventilación en el retorno venoso pulmonar y el GC.

2. En los neonatos con enfermedad pulmonar parenquimatosa, las estrategias de ventilación deben optimizar el tratamiento de la enfermedad pulmonar primaria. La ventilación oscilatoria de alta frecuencia (VOAF) o el ventilador de alta frecuencia JET (VAFJ) pueden ser más eficaces que la ventilación mecánica convencional en estos bebés.

E. **Sedación y analgesia.** La agitación grave puede provocar la liberación de catecolaminas que activan los receptores α-adrenérgicos pulmonares y favorecen aún más la vasoconstricción pulmonar, la ventilación asincrónica y la hipoxemia. Un analgésico opioide que minimice el dolor, como el fentanilo (1 a 3 µg/kg/h en infusión), es un tratamiento complementario útil. Como alternativa, puede utilizarse sulfato de morfina (0.05 a 0.1 mg/kg/h en infusión) si el neonato no está hipotenso. El midazolam (infusión de 0.05 a 0.1 mg/kg/h) puede proporcionar una sedación complementaria en ausencia de hipotensión sistémica. El bloqueo neuromuscular puede ser útil en algunos pacientes para sincronizar la respiración del neonato con la ventilación mecánica y minimizar sus demandas metabólicas.

F. **Soporte circulatorio** (véase capítulo 40). Es necesario un GC óptimo para garantizar una oxigenación tisular y un contenido de oxígeno venoso mixto adecuados. Las estrategias de tratamiento hemodinámico deben dirigirse a los principales determinantes de la alteración del GC mediante la optimización del volumen circulante para mejorar la precarga, la reducción de la poscarga del VD para disminuir la PAPm y la RVP (p. ej., administración de surfactante, ventilación, medicamentos cardiotrópicos), o el apoyo inotrópico para mejorar la contractilidad. En ausencia de mediciones directas del GC, el apoyo hemodinámico de los neonatos con HPPRN suele guiarse por las presiones sanguíneas (PA) sistólica, diastólica y sistémica media necesarias para elevar la RVP y reducir o eliminar el shunt hemodinámico derecha-izquierda. La RVP en muchos recién nacidos con HPPRN está en la PA sistémica o casi normal, y los objetivos del tratamiento inicial se centran en elevar la PA sistémica a niveles de 50 a 70 mm Hg (sistólica) y 45 a 55 mm Hg (media). A medida que la RVP disminuye, el recién nacido tolera una PA más baja, por lo que es esencial reevaluar de manera continua el estado hemodinámico y revisar el plan de tratamiento.

1. **Precarga y expansión de volumen.** El soporte de volumen intravascular puede ser un tratamiento complementario importante para los neonatos con HPPRN acompañados de condiciones fisiopatológicas relacionadas con el agotamiento del volumen intravascular (p. ej., hemorragia, hidropesía, fuga capilar) o la disminución de la RVS (es decir, choque séptico). Por lo general, se utiliza solución salina normal (solución salina al 0.9% 10 mL/kg en 20 a 30 minutos). La transfusión de glóbulos rojos se utiliza para la anemia relacionada con la hemorragia (hematocrito objetivo > 40%) o para la fuga capilar excesiva.

2. **Tratamiento farmacológico** (tabla 36-1) (véase capítulo 40). El tratamiento farmacológico está dirigido a asegurar un flujo sanguíneo pulmonar y sistémico adecuados y a mantener la función del VI y del VD para optimizar el

GC. La elección de una medicación cardiotrópica inicial o de una combinación de agentes para un recién nacido concreto se basa en el diagnóstico diferencial y en los hallazgos ecocardiográficos, incluida la gravedad de la HAP, la función cardiaca y la fisiología de la derivación. Antes de añadir un tratamiento de segunda o tercera línea, deben discutirse los valores límite superiores de cada medicamento.

a. La dopamina, una catecolamina endógena precursora de la norepinefrina con propiedades simpáticas y neuroendocrinas, es un agente cardiotrópico que por lo común se administra a neonatos con HPPRN. La dopamina tiene efectos tanto ionotrópicos como cronotrópicos, por lo que puede mejorar la disfunción cardiaca y elevar la RVS, pero también puede causar taquicardia. La dopamina suele iniciarse con 2.5 a 5 µg/kg/minuto; la velocidad de infusión se ajusta a una dosis que mantenga la PA media y minimice la derivación de derecha a izquierda. El efecto α_1-adrenérgico de la dopamina a tasas más altas (≥ 5 µg/kg/minuto) puede aumentar la RVP y es poco probable que mejore el FSP debido a sus posibles efectos vasoconstrictores en un lecho vascular pulmonar lábil. Cuando esta complicación potencial se produce con una dosis creciente de dopamina y se relaciona con un deterioro clínico, puede ser útil limitar la dosis de 7.5 a 10 µg/kg/minuto y considerar un agente de segunda línea.

b. La dobutamina, una catecolamina sintética con efectos agonistas directos de los adrenorreceptores, puede utilizarse para la disfunción cardiaca en el contexto de la HPPRN. No tiene impacto en la RVP, pero disminuye la RVS. Aunque la dobutamina no se considera un agente de primera línea para la HPPRN en el contexto de la hipotensión sistémica, una dosis inicial de 2.5 a 5 µg/kg/minuto puede ser útil en neonatos con disfunción cardiaca. A dosis más altas (5 a 10 µg/kg/minuto), la dobutamina puede relacionarse con taquicardia y con un mayor consumo de oxígeno del miocardio, por lo que deben utilizarse otros agentes inotrópicos.

c. La epinefrina es una catecolamina endógena que estimula los adrenorreceptores α_1, α_2, β_1 y β_2 con efectos hemodinámicos dependientes de la dosis. La epinefrina tiene efectos inotrópicos positivos (incluso a dosis bajas, 0.02 µg/kg/minuto) y puede elevar la RVS y puede utilizarse cuando la hipotensión es refractaria a la dopamina. La epinefrina se inicia con una dosis de 0.02 a 0.05 µg/kg/minuto, y la velocidad de infusión se titula para mantener una PA media que minimice la derivación de derecha a izquierda. A dosis más altas, la epinefrina puede elevar la RVP y provocar hiperglucemia, hiperlactatemia y taquicardia; en consecuencia, la velocidad de infusión debe limitarse a 0.1 µg/kg/minuto, y podría considerarse un agente cardiotrópico de segunda línea si fuera necesario.

d. La norepinefrina es un potente agente adrenérgico no selectivo que estimula tanto los receptores α_1- como los α_2-adrenérgicos y, como resultado, se espera que aumente la RVS de forma desproporcionada con respecto a la RVP. Sus efectos β_1 son mínimos y tiene pocos o ningún cambio en la frecuencia cardiaca o en los efectos inotrópicos. Si no hay evidencia de disfunción cardiaca, puede utilizarse norepinefrina (dosis inicial de 0.02 a 0.05 µg/kg/minuto) para los neonatos con HPPRN, ya que hay datos crecientes, aunque limitados, de su asociación con una mejor oxigenación en los neonatos con HPPRN. Se pueden emplear valores de corte similares a los de la epinefrina para la norepinefrina para saber cuándo iniciar un agente de segunda línea.

e. La milrinona, un inhibidor selectivo de la fosfodiesterasa 3, tiene propiedades inotrópicas y vasodilatadoras. En un recién nacido con HPPRN y disfunción cardiaca, la milrinona (dosis: 0.33 a 1 µg/kg/minuto) puede utilizarse con el NOi para aumentar la vasodilatación pulmonar, así como para aumentar de forma independiente el rendimiento sistólico del VD. Dado que la vaso-

Tabla 36-1. Medicamentos cardiotrópicos para el manejo de la hipertensión pulmonar persistente del recién nacido

Agentes cardiotrópicos	Receptores estimulados	RVS	RVP	Contractilidad	VS	FC
Dopamina*	α_1, β_1, β_2, D	↑	↑	↑	↑	↑
Dobutamina*	α_1, β_1, β_2 débil	↓	Sin efecto	↑	↑	↑
Epinefrina*	α_1, α_2, β_1, β_2	↑	↑	↑	↑	↑
Norepinefrina*	α_1, α_2, β_1	↑	↑	Sin efecto	↑	Efecto mínimo
Milrinona	Inhibidor de la PDE III	↓	↓	↑	↑	↑
Vasopresina	V1, V2	↑	↓	Sin efecto	↑	Sin efecto
Hidrocortisona	Mineralocorticoide, glucocorticoide	↑	Sin efecto	Sin efecto	Sin efecto	↑

Considere los umbrales del límite superior y los valores de corte al combinar agentes y añadir un agente de segunda línea. Por ejemplo, dopamina de 7.5 µg/kg/minuto, epinefrina y norepinefrina de 0.1 µg/kg/minuto.

*Los rangos de dosis se basan en evidencia limitada y los efectos pueden variar entre los pacientes.

PA (MAPA)	Dosificación	Objetivo fisiológico	Perlas + Posibles efectos cardiovasculares adversos
↑	2-20 μg/kg/minuto Comienza: 5 μg/kg/minuto	↑ RVS ↑ PAM ↑ Contractilidad	< 2: D (↑ diuresis) 2-6: β₁, D (+ inótropo) > 6: α₁, β₁ (↑ RVS) ↑ RVP a dosis más altas y ↑ FC
↓	5-20 μg/kg/minuto Comienza: 5 μg/kg/minuto	↑ Contractilidad	Utilizar en caso de disfunción cardiaca. Puede causar ↓ RVS Puede causar ↑ FC
↑	0.02-0.5 μg/kg/minuto Comienza: 0.05 μg/kg/minuto	↑ RVS ↑ PAM ↑ Contractilidad	< 0.1 (β₁, β₂) – función ↑ > 0.1 (β₁, β₂ᵦ, α₁, α₂) ↑ RVS Precaución cuando la FC > 160-170 lpm. Acidosis láctica e hiperglucemia
↑	0.02-0.5 μg/kg/minuto Comienza: 0.05 μg/kg/minuto	↑ RVS > RVP ↑ PAM ↓ Presión AP	Si la función es normal, se puede considerar cuando la FC > 160 lpm NE < β₁ actividad < Epi Bueno para el choque séptico No hay impacto en la función
↓	0.2-1 μg/kg/minuto Comienza: 0.33 μg/kg/minuto	↑ Contractilidad ↓ RVS/RVP ↓ PAM	No de primera línea con hipotensión Utilizar con disfunción cardiaca grave y PA estable. ↓ PAP y ↓ RVS Combinar con agente que ↑ RVS.
↑	0.1-1.2 μg/kg/minuto Comienza: 0.1 μg/kg/minuto	↑ RVS ↓ RVP ↑ PAM	↑ RVS y ↓ RVP Aumentar la precarga Posible primera línea (no con disfunción aislada del VI) Vigilar la hiponatremia.
↑	1 mg/kg por dosis c/8 h	↑ RVS ↑ PAM	Agente para la hipotensión refractaria Respuesta retardada de 2 a 8 horas Considere la posibilidad de añadir una segunda línea.

RVS, resistencia vascular sistémica; RVP, resistencia vascular pulmonar; VS, volumen sistémico; PA, presión arterial; PAM, presión arterial media; FC, frecuencia cardiaca; AP, arteria pulmonar; NE, norepinefrina; PDE, fosfodiesterasa; VI, ventrículo izquierdo; Ep, epinefrina.

dilatación sistémica es el efecto adverso más frecuente, la milrinona no debe utilizarse como agente de primera línea para tratar la hipotensión.

f. La arginina vasopresina (AVP), un agonista de los receptores V1, vaso-dilata selectivamente los lechos vasculares coronarios, cerebrales, pulmonares y renales, mientras que provoca vasoconstricción en otros lechos vasculares sistémicos.

g. Los corticoesteroides pueden utilizarse para controlar la hipotensión en los neonatos enfermos. Los mecanismos son multifactoriales; los corticoesteroi-des regulan potencialmente los adrenorreceptores miocárdicos y vasculares. La hidrocortisona, una combinación de mineralocorticoides y glucocorticoides, es el más estudiado. Una dosis típica es de 2 a 4 mg/kg/día, administrada en forma de 1 mg/kg c/8 h. Suele considerarse un agente de tercera línea para aumentar la PA media en neonatos con HPPRN e hipotensión, aunque a veces se añade cuando se alcanza la dosis umbral del agente de primera línea y se está iniciando el agente de segunda línea. La hidrocortisona aumenta la PA sistémica con hipotensión refractaria en un plazo de 2 a 6 h sin comprometer la función cardiaca, sistémica o el flujo sanguíneo de los órganos blanco.

G. Apoyo adicional

1. **Corregir la anemia.** La transfusión de glóbulos rojos en un bebé con anemia optimizará el suministro de oxígeno.

2. **Corregir la policitemia.** La hiperviscosidad relacionada con la policitemia aumenta la RVP, promueve la liberación de sustancias vasoactivas mediante la activación plaquetaria y reduce la perfusión de la microvasculatura pulmonar. Considerar la exanguinotransfusión parcial en un neonato con HPPRN cuyo hematocrito central supere 65% (véase capítulo 46).

3. **Tratamiento antibiótico.** Un recién nacido con HPPRN, en el que se sos-peche una posible infección, debe ser evaluado para detectar una sepsis y administrarle antibióticos según corresponda.

4. La administración de **tensioactivos** es útil en casos de deficiencia secundaria de surfactante (como en el caso del SDR) o deficiencia (es decir, meconio) (véase capítulo 43).

H. Terapia vasodilatadora pulmonar.
La terapia dirigida a la HPPRN se utiliza para los neonatos con HPPRN que no responden a los cuidados generales de apoyo cardiopulmonar. El oxígeno y el NOi son los únicos vasodilatadores pulmonares bien estudiados en neonatos con HPPRN. La eficacia y la seguridad de varios agentes terapéuticos nuevos utilizados en niños y adultos con HAP no se han probado adecuadamente en neonatos con HPPRN.

1. **El NOi** es el principal agente terapéutico para la HPPRN. El **NO** es una sustancia natural producida por las células endoteliales y puede administrarse a través del circuito del ventilador. El NO se difunde en las células musculares lisas, aumenta el monofosfato de guanosina cíclico intracelular (GMPc), relaja el músculo liso vascular y provoca una vasodilatación pulmonar. Dado que el NO se une a la hemoglobina y se inactiva biológicamente, el NOi causa poca o ninguna vasodilatación sistémica o hipotensión. El NOi administrado por ven-tilación convencional o de alta frecuencia en dosis de una a 20 partes por millón (ppm) causa vasodilatación pulmonar pero no sistémica y, por lo tanto, disminuye selectivamente la RVP. En una revisión sistemática, el NOi redujo el uso de OMEC en neonatos a término con insuficiencia respiratoria grave. El NOi es más eficaz cuando se administra tras un reclutamiento alveolar ade-cuado. En los neonatos con enfermedad pulmonar difusa, esto puede lograrse mediante la VOAF o el tratamiento con tensioactivos.

a. **Iniciación.** En los neonatos con HPPRN e insuficiencia respiratoria grave, se administra una dosis inicial de 20 ppm a través del circuito del ventilador y, por lo general, se produce un aumento inmediato de la SaO_2. Una concentración superior a 20 ppm no mejora la respuesta en la HPPRN y puede provocar metahemoglobinemia (MetHb), una toxicidad potencial del tratamiento con NOi.

b. **Destete.** A medida que la oxigenación del neonato mejora, la dosis de NOi debe reducirse de modo gradual para evitar la hipoxemia de rebote. El destete de la concentración de NOi comienza cuando la FiO_2 se desteta a < 0.50 a 0.60 y se disminuye de modo gradual a intervalos no más frecuentes que cada 4 horas, 20 a 15, 15 a 10, 10 a 5 ppm. En este punto, los recién nacidos pueden ser sensibles a disminuciones más pequeñas, por lo que se suele destetar de manera gradual, 1 ppm cada vez, de 5 a 0, observando la SaO_2 a cada cambio antes de seguir destetando.

c. **Toxicidad.** metahemoglobinemia es una complicación potencial de la terapia con NOi, pero es raro que ocurra en concentraciones de 20 ppm o menos. Nuestro enfoque es medir el nivel de metahemoglobina después de 24 horas de tratamiento con NOi; si es $< 1\%$, no se necesitan más mediciones, a menos que haya preocupaciones clínicas o un aumento de la dosis de NOi. Si la metahemoglobina es superior a 1%, se debe intentar reducir la dosis de NOi y dar seguimiento a los niveles.

d. **Sildenafil.** El sildenafilo, un inhibidor de la fosfodiesterasa tipo 5 que favorece la vasodilatación, puede considerarse en entornos con recursos limitados cuando no se dispone de NOi.

2. **OMEC.** La OMEC puede ser un tratamiento que salve la vida de alrededor de 75 a 85% de los neonatos con HPPRN que no consiguen un tratamiento convencional con ventilación asistida, NOi y soporte hemodinámico (véase capítulo 39). Dado que no todos los pacientes con HPPRN responden al NOi y algunos pueden deteriorarse con rapidez, los neonatos graves con HPPRN deben ser tratados en un centro que pueda proporcionar tanto NOi como OMEC.

VII. RESULTADOS POSNEONATALES ENTRE LOS NEONATOS CON HPPRN. La disponibilidad del NOi y de la OMEC ha contribuido a reducir la mortalidad relacionada con la HPPRN entre 7 y 10%. Los supervivientes de la HPPRN siguen corriendo el riesgo de padecer secuelas médicas y del neurodesarrollo. Los neonatos que desarrollan HPPRN tienen un riesgo aproximado de 20% de volver a ser hospitalizados en el plazo de 1 año después del alta. Estos bebés tienen un riesgo de entre 20 y 46% de padecer deficiencias audiológicas, del neurodesarrollo o cognitivas, y deben ser remitidos para el seguimiento del neurodesarrollo infantil.

Lecturas recomendadas

Giesinger RE, McNamara PJ. Hemodynamic instability in the critically ill neonate: an approach to cardiovascular support based on disease pathophysiology. *Semin Perinatol* 2016;40(3):174–188.

Jain A, McNamara PJ. Persistent pulmonary hypertension of the newborn: advances in diagnosis and treatment. *Semin Fetal Neonatal Med* 2015;20(4):262–271.

Ruoss L, Rios D, Levy PT. Updates on management for acute and chronic phenotypes of neonatal pulmonary hypertension. *Clin Perinatol* 2020;47(3):593–615.

Siefkes HM, Lakshminrusimha S. Management of systemic hypotension in term infants with persistent pulmonary hypertension of the newborn: an illustrated review. *Arch Dis Child Fetal Neonatal Ed* 2021;106(4):446–455.

37 Hemorragia pulmonar

Sarah N. Kunz

PUNTOS CLAVE

- La hemorragia pulmonar se produce entre 3 y 5% de los recién nacidos prematuros con síndrome de dificultad respiratoria (SDR).
- La persistencia del conducto arterioso (PCA), significativo desde el punto de vista hemodinámico, es un importante factor de riesgo.
- El tratamiento es principalmente de apoyo.

I. DEFINICIÓN. La hemorragia pulmonar se define en el examen **patológico** como la presencia de eritrocitos en los alvéolos o en el intersticio pulmonar. En los neonatos que sobreviven más de 24 horas predomina la hemorragia intersticial. La hemorragia confluente que afecta al menos a dos lóbulos pulmonares se denomina hemorragia pulmonar *masiva*. Aunque existe menos acuerdo sobre la definición **clínica**, la hemorragia pulmonar suele describirse como la presencia de líquido hemorrágico en la tráquea acompañada de una descompensación respiratoria concurrente que requiere un aumento de la asistencia respiratoria.

II. FISIOPATOLOGÍA. Los mecanismos precisos que subyacen a la hemorragia pulmonar aún son inciertos. La hemorragia pulmonar es con probabilidad el resultado de condiciones heterogéneas que convergen en una vía fisiológica común.

A. Con base en estudios del efluente pulmonar que demuestran una concentración baja relativa de eritrocitos en comparación con la sangre total, se cree que la hemorragia pulmonar es el resultado de un edema pulmonar hemorrágico más que de una hemorragia directa en el pulmón.

B. Una disminución súbita de la presión intrapulmonar, consecuencia de la administración de surfactante exógeno, conduce a un aumento del flujo sanguíneo pulmonar, que puede exacerbar el **edema pulmonar hemorrágico**.

C. La insuficiencia ventricular izquierda aguda, debida a la hipoxia u otras condiciones, puede provocar un aumento de la presión capilar pulmonar y una lesión del endotelio capilar. Esto puede provocar un incremento de la fuga de líquido hacia el intersticio y los espacios aéreos pulmonares.

D. Los factores que alteran la integridad de la barrera epitelio-endotelial en el alvéolo o que modifican la presión de filtración a través de esta membrana pueden predisponer a los neonatos a una hemorragia pulmonar.

E. La coagulopatía puede empeorar la hemorragia pulmonar, pero no se considera el principal factor desencadenante.

III. EPIDEMIOLOGÍA. La hemorragia pulmonar complica la evolución de entre 3 y 5% de los recién nacidos prematuros con ventilación mecánica por el síndrome de dificultad respiratoria (SDR). Sin embargo, los estudios de autopsia demuestran una incidencia mucho mayor de hemorragia pulmonar en los recién nacidos prematuros (> 50%), lo cual es probable que se deba a que la hemorragia limitada al espacio intersticial puede no ser clínicamente aparente antes de la muerte. La mayoría de las hemorragias pulmonares en los recién nacidos prematuros se producen en la primera semana de vida.

IV. FACTORES PREDISPONENTES. La hemorragia pulmonar se ha relacionado con muchas condiciones predisponentes, como la gestación extremadamente prematura, la restricción del crecimiento intrauterino, la asfixia intrauterina e intraparto, la necesidad de reanimación en la sala de partos, el SDR, la persistencia de conducto arterioso (PCA), la infección y la cardiopatía congénita. Los factores de riesgo incluyen condiciones que predisponen al bebé a un aumento de las presiones de llenado del ventrículo izquierdo, a un incremento del flujo sanguíneo pulmonar, a un drenaje venoso pulmonar comprometido y a una contractilidad cardiaca deficiente. Los siguientes factores, que se han implicado en el desarrollo de la hemorragia pulmonar, son en particular notables:

A. **PCA.** La presencia de una PCA es un importante factor de riesgo de hemorragia pulmonar. El aumento del flujo sanguíneo pulmonar y el compromiso de la función ventricular acompañan a la disminución de la resistencia vascular pulmonar, lo que provoca una lesión microvascular pulmonar y un edema pulmonar hemorrágico. En un estudio de cohorte de bebés nacidos con menos de 29 semanas de gestación, el tratamiento farmacológico temprano de la persistencia de conducto arterioso se relacionó con una menor tasa de hemorragia pulmonar.

B. **Surfactante exógeno.** La hemorragia pulmonar puede presentarse como una complicación del tratamiento con surfactante, es probable que se relacione con los cambios en la distensibilidad pulmonar y el aumento del flujo sanguíneo pulmonar. Sin embargo, los beneficios generales del tratamiento con surfactante superan los riesgos.

C. **Sepsis.** La sepsis abrumadora parece aumentar el riesgo de hemorragia pulmonar, es probable que como resultado del aumento de la permeabilidad capilar pulmonar, y potencialmente exacerbada por la trombocitopenia y la coagulopatía relacionadas.

V. PRESENTACIÓN CLÍNICA. El diagnóstico clínico de la hemorragia pulmonar suele hacerse en un neonato con ventilación mecánica cuando se produce una descompensación cardiorrespiratoria súbita en el contexto de la presencia de líquido hemorrágico en el tracto respiratorio superior, ya sea de forma espontánea desde el tubo endotraqueal o al aspirar. La presentación clínica puede ser crítica, y los casos graves pueden presentarse con bradicardia, cianosis y shock hipovolémico. Las secreciones rosadas o teñidas de sangre pueden evolucionar a sangre franca del tracto respiratorio superior. Solo un pequeño porcentaje de las hemorragias pulmonares que se observan en la autopsia son evidentes desde el punto de vista clínico; en ausencia de secreciones hemorrágicas, el deterioro respiratorio suele atribuirse a otras causas.

VI. EVALUACIÓN

A. **Historia clínica y examen físico.** Una anamnesis exhaustiva puede ayudar a identificar los factores predisponentes, como los riesgos de infección o la evidencia de una PCA significativo desde el punto de vista hemodinámico. En la exploración física, los neonatos con hemorragia pulmonar presentan líquido espumoso de color rosa o rojo en las vías respiratorias y signos de descompensación respiratoria. En ausencia de deterioro respiratorio, y en especial cuando se observa sangre poco después de la intubación, el sangrado aislado puede indicar erosión o ulceración en la vía aérea superior y no representar una hemorragia pulmonar.

B. Evaluación radiográfica. El diagnóstico clínico de la hemorragia pulmonar puede ser facilitado por los cambios radiográficos que la acompañan. Los cambios inespecíficos en la radiografía de tórax incluyen infiltrados parcheados difusos u opacificación de uno o ambos pulmones con broncogramas aéreos. La ecografía pulmonar puede ser un complemento útil para diferenciar la hemorragia pulmonar de otras causas de descompensación respiratoria, aunque su uso no está muy generalizado.

C. Estudios de laboratorio. La evaluación de laboratorio suele reflejar un compromiso cardiopulmonar y puede revelar una acidosis relacionada (respiratoria, metabólica o mixta), un descenso del hematocrito y un perfil de coagulación anormal.

VII. TRATAMIENTO. Dado que la patogenia subyacente no está clara, el tratamiento es en gran medida de apoyo. El enfoque general consiste en eliminar el líquido hemorrágico de las vías respiratorias, restablecer una ventilación adecuada y corregir cualquier coagulopatía subyacente.

A. Proporcionar presión positiva al final de la espiración (PEEP). El uso de una PEEP elevada de 6 a 8 cm H_2O ayuda a disminuir el flujo de líquido intersticial hacia el espacio alveolar y contribuye al mejoramiento del intercambio de gases al aumentar la presión media de las vías respiratorias.

B. Restablecer la estabilidad hemodinámica y corregir la acidosis. Corregir la inestabilidad hemodinámica con reanimación de volumen, al incluir la reposición de glóbulos rojos, y considerar la adición de medicamentos vasoactivos según sea necesario. El restablecimiento de una ventilación y una presión arterial adecuadas ayudará a mejorar la acidosis.

C. Corregir la coagulopatía. La transfusión de plasma fresco congelado, crioprecipitado o plaquetas debe ser dirigida por los resultados de la evaluación de laboratorio, según sea apropiado.

D. Considerar un ecocardiograma. Una evaluación ecocardiográfica puede ayudar a evaluar la función ventricular, la necesidad de medicamentos vasoactivos y la posible contribución de una PCA. Considerar el cierre farmacológico o quirúrgico de la PCA si es significativo desde el punto de vista hemodinámico.

E. Identificar otros factores predisponentes. Deben abordarse otros posibles factores contribuyentes, como la sepsis.

F. Estrategia de ventilación. No se sabe con certeza si el uso de la ventilación de alta frecuencia para proporcionar una presión media alta en las vías respiratorias mientras se limitan las excursiones del volumen corriente es más eficaz que la ventilación convencional para minimizar una mayor acumulación de líquido intersticial y alveolar.

G. Limitar la aspiración agresiva de las vías respiratorias.

H. Papel del tratamiento con surfactante. El tratamiento con surfactante después de una hemorragia pulmonar se ha considerado para el tratamiento continuado de la deficiencia primaria de surfactante en el SDR, así como para el tratamiento de la deficiencia secundaria de surfactante resultante del edema hemorrágico de las vías respiratorias. Tras una hemorragia pulmonar, la hemoglobina, las proteínas plasmáticas y los lípidos de la membrana celular presentes en el espacio aéreo pueden inactivar el surfactante. La sustitución de surfactante exógeno puede revertir la inhibición, como se ha demostrado en el contexto de la aspiración de meconio. Los informes y las series de casos sugieren que el surfactante puede reducir la mortalidad y la morbilidad de la hemorragia pulmonar. Sin embargo, una revisión Cochrane de 2020 no identificó ningún ensayo controlado aleatorio que abordara el surfactante para tratar la hemorragia pulmonar y sugiere que se necesitan más estudios para recomendar un cambio en la práctica clínica. El tratamiento debe decidirse caso por caso.

I. **Otras terapias complementarias.** Se ha informado del uso de intervenciones terapéuticas como la epinefrina intratraqueal, la cocaína y la hemocoagulasa, aunque las pruebas de su uso no son concluyentes en este momento.

VIII. **PRONÓSTICO.** El pronóstico es difícil de establecer, en parte debido a la dificultad de establecer un diagnóstico clínico para esta condición. Se pensaba que la hemorragia pulmonar era uniformemente mortal antes de la ventilación mecánica, aunque esto se basaba en el diagnóstico patológico y, por lo tanto, excluía a los bebés con hemorragias más leves que sobrevivían. Pruebas más recientes indican que la mortalidad que se relaciona con la hemorragia pulmonar en los recién nacidos extremadamente prematuros aún es elevada; en un estudio, los recién nacidos de menos de 28 semanas con hemorragia pulmonar tuvieron una tasa de mortalidad de 56.9%, en comparación con 33.7% de los recién nacidos sin hemorragia pulmonar. En otro estudio, el riesgo de muerte o de supervivencia con deterioro neurosensorial a los 18 meses de edad aumentó en los neonatos con hemorragia pulmonar grave.

Lecturas recomendadas

Ahmad KA, Bennett MM, Ahmad SF, et al. Morbidity and mortality with early pulmonary haemorrhage in preterm neonates. *Arch Dis Child Fetal Neonatal Ed* 2019;104(1):F63–F68.

Alfaleh K, Smyth JA, Roberts RS, et al. Prevention and 18-month outcomes of serious pulmonary hemorrhage in extremely low birth weight infants: results from the trial of indomethacin prophylaxis in preterms. *Pediatrics* 2008;121(2):e233–e238.

Aziz A, Ohlsson A. Surfactant for pulmonary haemorrhage in neonates. *Cochrane Database Syst Rev* 2020;(2):CD005254.

38 Fuga de aire pulmonar

Wendy L. Timpson

PUNTOS CLAVE

- El neumotórax se produce con mayor frecuencia en neonatos con enfermedades pulmonares subyacentes que reciben ventilación con presión positiva, aunque también se producen casos espontáneos.
- Debe considerarse la posibilidad de un neumotórax en cualquier neonato con deterioro del estado respiratorio o cardiovascular.
- Los bebés con neumotórax en ventilación con presión positiva suelen requerir la colocación de un tubo de drenaje torácico o un catéter de cola de cerdo.
- El tratamiento conservador puede ser adecuado para los neonatos clínicamente estables con neumotórax.

I. ANTECEDENTES

A. **Factores de riesgo.** Los principales factores de riesgo de fuga de aire son la ventilación mecánica y los trastornos pulmonares. Los factores de riesgo más comunes en los niños prematuros son: oligohidramnios, hipoplasia pulmonar, síndrome de dificultad respiratoria (SDR), sepsis y neumonía. El tratamiento con surfactante para el SDR ha disminuido notablemente la incidencia de neumotórax. Los factores de riesgo más comunes en los recién nacidos a término son: aspiración de meconio, sangre o líquido amniótico, neumonía, y malformaciones congénitas. Las características específicas de la ventilación mecánica asociadas con la fuga de aire en los recién nacidos incluyen una alta presión inspiratoria, un gran volumen tidal y una larga duración inspiratoria.

B. **Patogenia.** Los síndromes de fuga de aire surgen por un mecanismo común. Las presiones transpulmonares que superan la resistencia a la tracción de las vías aéreas terminales no cartilaginosas y los sáculos alveolares dañan el epitelio respiratorio. La reducción de la integridad del epitelio permite que el aire entre en el intersticio, provocando un **enfisema intersticial pulmonar (EIP)**. La elevación persistente de la presión transpulmonar facilita la disección del aire hacia la pleura visceral o el hilio a través de los espacios peribronquiales y perivasculares. En raras circunstancias, el aire puede entrar en las venas pulmonares y provocar una **embolia aérea**. La rotura de la superficie pleural permite que el aire adventicio se descomprima en el espacio pleural, provocando un **neumotórax**. Siguiendo un camino de menor resistencia, el aire puede disecarse desde el hilio hacia el mediastino, dando lugar a un **neumomediastino**, o hacia el pericardio, dando lugar a un **neumopericardio**. El aire en el mediastino puede descomprimirse en el espacio pleural, los planos fasciales del cuello y la piel (**enfisema subcutáneo**) o el retroperitoneo. A su vez, el aire retroperitoneal puede romperse hacia el peritoneo (**neumoperitoneo**) o disecarse hacia el escroto o los pliegues labiales.

1. **Elevación de la presión transpulmonar.** La primera respiración del recién nacido puede provocar una presión inspiratoria negativa de hasta 100 cm H_2O. La ventilación irregular debida a atelectasia, deficiencia de surfactante, hemorragia pulmonar o retención de líquido pulmonar fetal puede aumentar la presión transpulmonar. A su vez, esto conduce a la sobredistensión alveolar y a la rotura. Del mismo modo, la aspiración de sangre, líquido amniótico o meconio puede provocar una sobredistensión alveolar al obstruir las vías respiratorias pequeñas mediante un mecanismo de válvula.

2. **En presencia de una enfermedad pulmonar, la ventilación con presión positiva aumenta el riesgo de fuga de aire.** La elevada presión de las vías respiratorias necesaria para lograr una oxigenación y ventilación adecuadas en los neonatos con mala distensibilidad pulmonar (p. ej., hipoplasia pulmonar, SDR, inflamación, edema pulmonar) aumenta aún más este riesgo. Pueden producirse presiones transpulmonares excesivas cuando las presiones del ventilador no se reducen al mejorar la distensibilidad pulmonar. Esta situación se produce a veces en los neonatos con SDR después del tratamiento con surfactante cuando la distensibilidad aumenta rápidamente. Los recién nacidos prematuros con ventilación mecánica que realizan esfuerzos espiratorios contra las respiraciones del ventilador también tienen un mayor riesgo de neumotórax. Prestar atención a evitar un volumen corriente excesivo puede mitigar este riesgo y se ha demostrado que la ventilación dirigida al volumen reduce el riesgo de neumotórax en los recién nacidos prematuros en comparación con los modos limitados por presión.

3. **Los traumatismos directos en las vías respiratorias también pueden causar fugas de aire.** Los laringoscopios, los tubos endotraqueales, las sondas de aspiración y las sondas de alimentación mal colocadas pueden dañar el revestimiento de las vías respiratorias y proporcionar un portal para la entrada de aire.

II. TIPOS DE FUGAS DE AIRE

A. **Neumotórax.** El neumotórax espontáneo se produce en 0.07% de los recién nacidos de apariencia saludable. Uno de cada 10 neonatos con neumotórax espontáneo es sintomático. La frecuencia de la fuga de aire aumenta a medida que disminuye la edad de gestación, con tasas que alcanzan un máximo de 6.3% en los neonatos de 500 a 1 500 g. Las elevadas presiones inspiratorias y la ventilación desigual que se producen en las fases iniciales del inflado pulmonar pueden contribuir a este fenómeno. El neumotórax es más frecuente en los recién nacidos tratados con ventilación con presión positiva por una enfermedad pulmonar subyacente.

Los **signos clínicos** del neumotórax van desde cambios insidiosos en los signos vitales hasta el colapso cardiovascular completo que suele acompañar a un neumotórax a tensión. El aumento de la presión intratorácica provoca disminución del volumen pulmonar, desplazamiento del mediastino, compresión de las grandes venas intratorácicas y aumento de la resistencia vascular pulmonar. El efecto neto comprende aumento de la presión venosa central, disminución de la precarga y, en última instancia, disminución del gasto cardiaco. Debe considerarse la posibilidad de neumotórax en cualquier neonato que reciba ventilación con presión positiva, en particular los pacientes con ventilación mecánica que desarrollen alteraciones en la hemodinámica, la distensibilidad pulmonar o la oxigenación y la ventilación.

1. **Diagnóstico**

   a. **Examen físico.** Los hallazgos del examen físico pueden incluir lo siguiente:

      i. Signos de dificultad respiratoria como taquipnea, quejido respiratorio, aleteo nasal y retracciones.

      ii. Cianosis.

      iii. Asimetría torácica con expansión del lado afectado.

      iv. Desplazamiento del punto de máximo impulso cardiaco.

      v. Ruidos respiratorios disminuidos o distantes en el lado afectado.

      vi. Alteraciones de los signos vitales. Con pequeñas acumulaciones de aire extrapulmonar, pueden producirse aumentos compensatorios de la frecuencia cardiaca y la presión arterial. A medida que aumenta la cantidad de aire en el espacio pleural, la presión venosa central se eleva y puede producirse hipotensión grave, bradicardia, apnea, hipoxia e hipercapnia.

   b. **Gases sanguíneos arteriales.** Los cambios en las mediciones de gases sanguíneos arteriales son inespecíficos, pero a veces reflejan una disminución de la presión parcial de oxígeno (PO_2) y un aumento de la presión parcial de dióxido de carbono (PCO_2). El pH puede ser bajo al aumentar la PCO_2 o con acidosis metabólica debido a un gasto cardiaco pobre con neumotórax a tensión.

   c. **Radiografía de tórax.** Las vistas anteroposteriores (AP) pueden mostrar un hemitórax hiperlúcido, una separación de la pleura visceral de la parietal, un aplanamiento del diafragma o un desplazamiento del mediastino. Una vista lateral transversal puede detectar pequeñas colecciones de aire intrapleural debajo de la pared torácica anterior; sin embargo, se necesita una vista AP para determinar la lateralidad. Una vista lateral en decúbito, con el lado en el que se sospecha el neumotórax hacia arriba, resulta útil para detectar un neumotórax pequeño y puede ayudar a diferenciar pliegues de piel, enfisema lobar congénito, malformaciones congénitas de las vías respiratorias (adenomatoides quísticas) y ampollas superficiales que ocasionalmente dan la apariencia de aire intrapleural.

   d. **Transiluminación.** Una fuente de luz de fibra óptica de alta intensidad puede demostrar un neumotórax. Esta técnica es menos sensible en bebés con edema de la pared torácica o EIP grave, en bebés extremadamente pequeños con paredes torácicas finas o en bebés a término con paredes torácicas gruesas.

   e. **Aspiración con aguja.** En una situación clínica de rápido deterioro, la toracocentesis puede confirmar el diagnóstico y ser terapéutica (véase secc. II.A.2.b).

2. **Tratamiento.** Tenga en cuenta que antes de cualquier procedimiento debe realizarse un "tiempo muerto" con todos los miembros del equipo para confirmar que el paciente, el diagnóstico y la lateralidad (lado afectado) son correctos (véase capítulo 69, Procedimientos neonatales comunes).

   a. **Terapia conservadora.** La observación minuciosa puede ser suficiente para los bebés que son asintomáticos. El aire extrapulmonar suele resolverse en 24 a 48 horas. El oxígeno solo debe administrarse si el bebé desarrolla hipoxemia y debe dirigirse a los límites de saturación deseados. No hay pruebas que apoyen el uso de oxígeno al 100% para acelerar la resolución del neumotórax. Además, la exposición innecesaria al oxígeno puede provocar lesiones por radicales libres.

   b. **Aspiración con aguja.** La toracocentesis con una aguja "mariposa" o un catéter intravenoso (IV) con una aguja interior es el tratamiento de primera línea para un neumotórax sintomático. La aspiración con aguja puede ser curativa en los neonatos, sobre todo en los que no reciben ventilación con presión

positiva, y suele ser una medida temporal en los recién nacidos con ventilación
mecánica. En los neonatos con compromiso hemodinámico grave, la toracocentesis puede ser un procedimiento que salve la vida.

i. Conecte una aguja de mariposa de 23G o 25G o un catéter intravenoso de 22G o 24G a una jeringa de 10 a 20 mL provista de una llave de
paso de tres vías.

ii. Identifique el segundo espacio intercostal (EIC) en la línea clavicular
media y prepare la piel suprayacente con una solución antibacteriana.

iii. Inserte la aguja firmemente en el EIC justo por encima del borde superior de la tercera costilla para minimizar la posibilidad de lacerar una
arteria intercostal situada en la superficie inferior de las costillas. Haga
avanzar la aguja perpendicularmente a la pared torácica mientras un
asistente aplica una succión continua con la jeringa. Cuando la aguja
entra en el espacio pleural se produce un rápido flujo de aire hacia la
jeringa. Una vez que haya entrado en el espacio pleural, deje de avanzar
la aguja. Esto reducirá el riesgo de perforar el pulmón mientras se eva-
cua el aire restante. Cuando el flujo de aire se detenga, se debe retirar
la aguja y mantener la presión sobre el lugar para minimizar la pérdida
de sangre. La transiluminación inmediatamente antes y después de la
toracocentesis puede ser útil para estimar la eficacia.

iv. Se puede aspirar una fuga de aire continua mientras se inserta un tubo
torácico (véase la secc. II.A.2.c). La aguja "mariposa" puede dejarse en
su sitio o, si se utiliza un catéter intravenoso, puede retirarse la aguja y
dejar el catéter de plástico en su sitio para seguir aspirando. Un trozo
corto de tubo de extensión intravenosa unido al catéter intravenoso a
través de un conector en forma de T permitirá la flexibilidad durante
la aspiración repetida. Es importante recordar que si el neonato respira
espontáneamente, una aguja dejada en su sitio puede servir de conducto para la entrada de aire en el espacio pleural con la presión negativa generada durante la inspiración. Para evitarlo, el tubo de mariposa
debe sujetarse o la llave de paso debe dejarse en la posición "off". Esto
es menos preocupante para los neonatos que reciben ventilación con
presión positiva.

c. **Drenaje por tubo torácico.** El drenaje con tubo torácico suele ser necesario
para evacuar los neumotórax que se desarrollan en los neonatos que reciben
ventilación con presión positiva. Con frecuencia, estas fugas de aire son continuas y pueden provocar un compromiso hemodinámico grave si no se tratan.

i. Inserción de un tubo torácico

a) Seleccione una sonda torácica del tamaño adecuado; las sondas fran-
cesas de tamaño 10 (más pequeñas) y 12 (más grandes) son adecuadas para la mayoría de los bebés.

b) Coloque al bebé con la pared torácica lateral del lado afectado hacia
arriba. Tenga cuidado de observar el pezón ipsilateral para evitar
dañar el tejido mamario durante el procedimiento. Inspeccione la
sonda torácica para medir la profundidad de inserción en relación
con el tamaño del bebé, a fin de asegurarse de que los puertos laterales se colocarán profundamente en la pared torácica.

c) Preparar la zona del pecho con una solución antiséptica. Los tejidos
subcutáneos que recubren la cuarta a sexta costillas en la línea axilar
media pueden infiltrarse con una solución de lidocaína al 1% para
la analgesia, con cuidado de no ocultar los puntos de referencia ne-

cesarios para guiar el procedimiento. Además, debe administrarse un narcótico para el control del dolor.

d) En la línea axilar media a la altura del sexto EIC, paralela a la costilla, realice una pequeña incisión (de 0.5 a 1.0 cm) a través de la piel. Un lugar alternativo es la porción anterosuperior de la pared torácica; sin embargo, este enfoque tiene un riesgo de lesión de la arteria mamaria interna y otros vasos regionales, por lo que se considera la opción menos preferida.

e) Con una pequeña pinza hemostática curva, diseccione el tejido subcutáneo que recubre la costilla. Realice una vía subcutánea hasta el cuarto EIC. Tenga cuidado de evitar la zona del pezón, el músculo pectoral y la arteria axilar.

f) Entre en el espacio pleural con la pinza hemostática cerrada en el cuarto EIC en la intersección de la línea del pezón y la línea axilar anterior. Guíe la punta sobre la parte superior de la costilla para evitar el traumatismo de la arteria intercostal. Empuje la pinza hemostática a través de los músculos intercostales y la pleura parietal. Escuche una ráfaga de aire para indicar la penetración pleural; puede sentirse un "pop". Separe las puntas para ampliar la apertura y deje la pinza hemostática en su sitio. Se puede utilizar un tubo torácico con un trocar en el centro, pero no se recomienda porque aumenta el riesgo de lesión pulmonar o vascular. No es necesario un trocar para penetrar en la pared torácica de los bebés muy prematuros.

g) Agarre el extremo del tubo torácico con las puntas de la pinza hemostática. El tubo torácico y la pinza hemostática deben estar en orientación paralela. Dirija el tubo torácico a través de la incisión de la piel, hacia el orificio pleural y entre las puntas abiertas. Una vez que haya entrado en el espacio pleural, dirija la sonda torácica en sentido anterior y cefálico girando las puntas curvas de la pinza hemostática. Suelte la pinza hemostática y haga avanzar el tubo torácico unos centímetros. Asegúrese de que los orificios laterales del tubo torácico están en el espacio pleural. Dirija el tubo torácico hacia la ubicación del aire pleural. El espacio pleural anterior suele ser el más eficaz para los neonatos en posición supina.

h) Palpe la pared torácica alrededor del lugar de entrada para confirmar que la sonda torácica no está en los tejidos subcutáneos.

i) Conecte el tubo torácico a una válvula de Heimlich (para el transporte) o a un sistema de drenaje pleural como el Pleur-evac®. Aplique presión negativa (10 a 20 cm de H_2O) al sistema de drenaje pleural.

j) Utilizando seda 3-0 o 4-0, cierre la incisión de la piel con una sutura en forma de bolsa alrededor de la sonda o una sutura única interrumpida a cada lado de la sonda. Asegure la sonda torácica envolviendo y luego atando las colas de sutura de la piel alrededor de la sonda.

k) Cubra el lugar de inserción con una gasa de petrolato y un pequeño apósito quirúrgico adhesivo de plástico transparente. Evite el encintado extenso o los apósitos grandes porque interfieren con el examen del tórax y pueden retrasar el descubrimiento de un tubo torácico desplazado.

l) Obtenga radiografías de tórax AP y laterales para confirmar la posición del tubo y comprobar el drenaje del aire pleural.

m) Las radiografías pueden revelar que un tubo torácico es ineficaz para evacuar el aire extrapulmonar. La causa más común de fracaso es la colocación del tubo en el espacio pleural posterior o en el tejido subcutáneo. Otras causas de drenaje ineficaz son los tubos que perforan el pulmón, el diafragma o el mediastino. El aire extrapulmonar que no se encuentra en el espacio pleural, como un neumomediastino o un seudoquiste pulmonar subpleural, no se drenará con un tubo torácico. Las complicaciones de la inserción de un tubo torácico incluyen hemorragia, perforación pulmonar, taponamiento cardiaco y lesión del nervio frénico.

ii. **Inserción de un catéter de cola de cerdo** (*pigtail*). Los catéteres de cola de cerdo pueden ser una forma menos traumática y más rápida de aliviar un neumotórax y pueden ser preferibles a la colocación de un tubo torácico en los bebés prematuros; además, una vez colocados, son menos dolorosos que los tubos torácicos rígidos y su uso podría reducir la exposición a los narcóticos. Este tipo de catéteres se inserta mediante una técnica de Seldinger modificada.

a) Seleccione un catéter de tamaño apropiado; 8 (más pequeño) o 10 (más grande) francés son típicamente adecuados.

b) Coloque al bebé con la pared torácica lateral del lado afectado hacia arriba. Tenga cuidado de observar el pezón ipsilateral para evitar dañar el tejido mamario durante el procedimiento. Inspeccione el catéter para calibrar la profundidad de inserción en relación con el tamaño del bebé, a fin de asegurarse de que los puertos laterales se colocarán profundamente en la pared torácica, observando que el catéter se enroscará de manera espontánea en una posición de "cola de cerdo" al retirar el cable guía de inserción. Algunos catéteres tienen marcas de profundidad que son útiles para determinar la profundidad de inserción deseada, mientras que otros no las tienen, en cuyo caso se puede utilizar un marcador cutáneo estéril.

c) Prepare la zona del pecho con una solución antiséptica. Los tejidos subcutáneos que recubren el sexto EIC en la línea axilar media pueden infiltrarse con una solución de lidocaína al 1% para la analgesia, teniendo cuidado de no ocultar los puntos de referencia necesarios para guiar el procedimiento. Además, hay que administrar un narcótico para controlar el dolor.

d) Introduzca una aguja 18G o un catéter intravenoso 18G en el espacio pleural en la línea axilar media, justo por encima de la sexta costilla para evitar la arteria intercostal que discurre por debajo de esta. Un ayudante debe utilizar una llave de paso de tres vías fijada a una jeringa de 10 o 20 mL para extraer continuamente durante la inserción. La extracción de aire indica la entrada en el espacio pleural; sin embargo, en la mayoría de los casos, la aguja debe avanzarse de 1 a 2 mm más profundo para asegurarse de que el bisel completo ha entrado en el espacio pleural.

e) Inspeccione la aguja guía para identificar la profundidad de inserción que será necesaria para alcanzar el espacio pleural. Se retira la llave de paso de tres vías y se hace avanzar la aguja guía a través del catéter hasta un punto justo más allá de su punta. A continuación se retira la aguja o el catéter intravenoso mientras se mantiene la aguja guía en su sitio, y se hace avanzar un dilatador sobre la aguja. Se introduce el catéter de cola de cerdo en el espacio pleural por encima de la aguja guía y se avanza hasta que la curva del catéter esté dentro del tórax, idealmente colocado en posición anterior y superior.

f) Retire la aguja guía y asegure el catéter con tiras adhesivas estériles en forma de cheurón. Puede conseguirse un anclaje adicional con un adhesivo estéril transparente superpuesto, teniendo cuidado de evitar que se oculte la zona de inserción, ya que debe vigilarse la posición y la evidencia de infección mientras la coleta está en posición.

g) Conecte a un dispositivo de evacuación como en la colocación de un tubo torácico. Confirme la posición correcta y la evacuación adecuada del aire mediante radiografía.

d. Retirada de la sonda torácica o del catéter de cola de cerdo. Cuando la enfermedad pulmonar del neonato haya mejorado y la sonda torácica no haya drenado aire durante 24 a 48 horas, suspenda la aspiración y deje el dispositivo de drenaje bajo sello de agua. Si el examen radiográfico no muestra una reacumulación de aire extrapulmonar en las siguientes 12 a 24 horas, se debe retirar el dispositivo de drenaje. Se administra un narcótico para controlar el dolor antes de la retirada. Para reducir la posibilidad de introducir aire en el espacio pleural, cubra la herida del tórax con un pequeño apósito oclusivo durante la retirada. Retire el dispositivo de drenaje durante la espiración en los lactantes con respiración espontánea y durante la inspiración en los pacientes con ventilación mecánica. Una respiración mecánica manual para los neonatos ventilados puede garantizar la retirada del dispositivo de drenaje durante la fase inspiratoria.

e. Neumotórax persistente refractario a las medidas rutinarias. Es fundamental minimizar la presión positiva para optimizar la cicatrización pleural y reducir el riesgo de fuga de aire continua. La ventilación de alta frecuencia (VAF) puede utilizarse para minimizar el volumen corriente y mejorar las fugas de aire en los neonatos con ventilación mecánica. En los pacientes con fugas de aire graves, a menudo se aumenta el suplemento de oxígeno para poder minimizar la presión media de las vías respiratorias, aunque esta intervención debe equilibrarse con los riesgos de daños por radicales libres secundarios a la exposición al oxígeno en los neonatos muy prematuros. Puede ser necesario recurrir a la radiología intervencionista para colocar catéteres bajo guía ecográfica o fluoroscópica para drenar las acumulaciones de aire que son inaccesibles con las técnicas habituales.

3. Complicaciones

a. Puede producirse un compromiso ventilatorio y circulatorio profundo y, si no se trata, provocar la muerte.

b. Puede producirse una hemorragia intraventricular, posiblemente secundaria a una combinación de presiones cerebrovasculares fluctuantes, deterioro del retorno venoso, hipercapnia, hipoxia y acidosis.

c. Puede producirse una secreción inadecuada de la hormona antidiurética.

B. EIP. El EIP se produce con mayor frecuencia en neonatos extremadamente prematuros con ventilación mecánica y con SDR o sepsis. El aire intersticial puede permanecer localizado, pero por lo regular se extiende y afecta a partes importantes de uno o ambos pulmones. El aire intersticial puede disecarse hacia el hilio y la superficie pleural a través del tejido conectivo adventicio que rodea los vasos linfáticos y pulmonares. Esto puede comprometer el drenaje linfático y el flujo sanguíneo pulmonar. El EIP altera la mecánica pulmonar al disminuir la distensibilidad, aumentar el volumen residual y el espacio muerto, y aumentar el desajuste ventilación-perfusión. La rotura del aire intersticial hacia el espacio pleural y el mediastino puede dar lugar a neumotórax y neumomediastino, respectivamente.

1. **Diagnóstico**

   a. El EIP se desarrolla frecuentemente en las primeras 48 h después del nacimiento.

   b. El EIP puede ir acompañado de hipotensión, bradicardia, hipercarbia, hipoxia y acidosis.

   c. El EIP tiene dos patrones radiográficos: quístico y lineal. Las lucencias lineales irradian desde el hilio pulmonar. Ocasionalmente, los grandes quistes dan la apariencia de un neumotórax.

2. **Tratamiento**

   a. Si es posible, intente disminuir la presión media de las vías respiratorias reduciendo la presión inspiratoria máxima, la presión positiva al final de la espiración (PPFE) y el tiempo inspiratorio. La VFC puede utilizarse en lactantes con EIP para evitar grandes volúmenes tidales. La ventilación dirigida al volumen puede ser un modo útil para minimizar el trauma a medida que cambia la distensibilidad pulmonar.

   b. Colocar al bebé con el pulmón afectado dependiente puede mejorar el EIP unilateral.

   c. Minimice la aspiración endotraqueal y la ventilación manual con presión positiva.

   d. El EIP localizado grave que no ha mejorado con el manejo conservador puede requerir el colapso del pulmón afectado mediante la intubación u oclusión bronquial selectiva o, raramente, la resección quirúrgica.

3. **Complicaciones.** El EIP puede preceder a complicaciones más graves como el neumotórax, el neumopericardio o una embolia pulmonar. También es un presagio de enfermedad pulmonar crónica en el niño muy prematuro.

C. **Neumomediastino.** El aire mediastínico puede desarrollarse cuando el aire intersticial pulmonar se diseca en el mediastino o cuando se produce un traumatismo directo en las vías respiratorias o en la faringe posterior.

1. **Diagnóstico**

   a. **Examen físico.** Los ruidos cardiacos pueden ser distantes.

   b. **Radiografía de tórax.** Las colecciones de aire son centrales y suelen elevar o rodear el timo. Esto da lugar al signo característico de la "vela de spinnaker". El neumomediastino se aprecia mejor en la vista lateral.

2. **Tratamiento**

   a. El neumomediastino tiene poca importancia clínica, y los procedimientos de drenaje específicos suelen ser innecesarios.

   b. En raras ocasiones puede desarrollarse un compromiso cardiorrespiratorio si el aire está bajo tensión y no se descomprime en el espacio pleural, el retroperitoneo o los tejidos blandos del cuello. Esta situación puede requerir un drenaje quirúrgico por mediastinotomía. Si el neonato está ventilado mecánicamente, reduzca la presión media de las vías respiratorias cuando sea posible.

3. **Complicaciones.** El neumomediastino suele estar asociado con otros tipos de fuga de aire.

D. **Neumopericardio.** El neumopericardio es la forma menos frecuente de fuga de aire en los recién nacidos, pero es una causa común de taponamiento cardiaco. El neumopericardio asintomático se detecta ocasionalmente como un hallazgo incidental en una radiografía de tórax. La mayoría de los casos se dan en recién nacidos prematuros con SDR tratados con ventilación mecánica, precedidos de EIP y neumomediastino. La tasa de mortalidad de los neonatos en estado crítico que desarrollan neumopericardio es elevada.

1. **Diagnóstico.** El neumopericardio debe considerarse en los recién nacidos con ventilación mecánica que desarrollan un compromiso hemodinámico agudo o subagudo.

   a. Examen físico. Aunque los bebés suelen presentar de manera inicial taquicardia y disminución de la presión del pulso, pueden aparecer rápidamente hipotensión, bradicardia y cianosis. La auscultación revela ruidos cardiacos apagados, distantes o ausentes. Puede haber un golpe pericárdico (signo de Hamman) o un soplo característico en forma de rueda de molino (*bruit de moulin*).

   b. Radiografía de tórax. Las vistas AP muestran el aire que rodea al corazón. El aire bajo la superficie inferior del corazón es diagnóstico. Sin embargo, las pequeñas colecciones de aire pericárdico pueden no ser fácilmente visualizadas, sobre todo en el neonato con una enfermedad pulmonar significativa que oscurece la silueta cardiaca.

   c. Transiluminación. Una fuente de luz de fibra óptica de alta intensidad puede iluminar la región subesternal. El parpadeo de la luz con la frecuencia cardiaca puede ayudar a diferenciar el neumopericardio del neumomediastino o de un neumotórax medial.

   d. Electrocardiograma (ECG). La disminución de los voltajes, que se manifiesta como un complejo QRS que se encoge, es consistente con el neumopericardio.

2. **Tratamiento.** Si está disponible un especialista en cardiología pediátrica, se debe consultar cuando se haga el diagnóstico.

   a. Manejo conservador. Los neonatos asintomáticos que no reciben ventilación con presión positiva pueden ser tratados de forma expectante. Los signos vitales se monitorizan estrechamente (en especial los cambios en la presión del pulso). Se obtienen radiografías de tórax frecuentes hasta que se resuelva el neumopericardio.

   b. Aspiración con aguja. El taponamiento cardiaco es un evento que amenaza la vida y requiere una pericardiocentesis inmediata.

   i. Prepare la zona subxifoidea con una solución antiséptica.

   ii. Conecte un catéter intravenoso de 20 a 22G con una aguja interior a un trozo corto de tubo de extensión intravenosa que, a su vez, esté conectado a una llave de paso de tres vías y a una jeringa de 20 mL.

   iii. En el espacio subxifoideo, introduzca el catéter en un ángulo de 30 a 45 grados, hacia el hombro izquierdo del bebé.

   iv. Haga que un ayudante aspire con la jeringa mientras se avanza el catéter.

   v. Una vez aspirado el aire, deje de avanzar el catéter.

   vi. Deslice el catéter de plástico sobre la aguja y en el espacio pericárdico.

   vii. Retire la aguja, vuelva a colocar el tubo intravenoso en el centro del catéter de plástico, evacúe el aire restante y retire el catéter.

   viii. Si la fuga de aire persiste, prepare la colocación de un tubo pericárdico.

   ix. Si se aspira sangre, retire inmediatamente el catéter para evitar lacerar la pared ventricular.

   x. Las complicaciones de pericardiocentesis incluyen hemopericardio y laceración del ventrículo derecho o de la arteria coronaria descendente anterior.

   c. Drenaje pericárdico continuo. El neumopericardio suele evolucionar a taponamiento cardiaco y puede reaparecer. Puede ser necesario un tubo pericárdico para el drenaje continuo.

3. **Complicaciones.** Los neonatos ventilados a los que se les drena un neumopericardio por aspiración con aguja tienen frecuentemente (80%) una recurrencia. El neumopericardio recurrente puede ocurrir días después de la aparente resolución del evento inicial.

E. **Otros tipos de fugas de aire**

1. **Neumoperitoneo.** El aire intraperitoneal puede ser el resultado de aire extrapulmonar que se descomprime en la cavidad abdominal. Normalmente, el neumoperitoneo tiene poca importancia clínica, pero debe diferenciarse del aire intraperitoneal resultante de una víscera perforada. En raras ocasiones, el neumoperitoneo puede afectar a la excursión diafragmática y comprometer la ventilación. En estos casos, puede ser necesario el drenaje continuo.

2. **Enfisema subcutáneo.** El aire subcutáneo puede detectarse mediante la palpación de crepitaciones en la cara, el cuello o la región supraclavicular. Las grandes acumulaciones de aire en el cuello, aunque no suelen tener importancia clínica, pueden ocluir u obstruir parcialmente la tráquea compresible y cartilaginosa del niño prematuro.

3. **Embolia aérea sistémica.** La embolia aérea es una complicación poco frecuente pero generalmente mortal de la fuga de aire pulmonar. El aire puede entrar en la vasculatura por una alteración del sistema venoso pulmonar o por una inyección inadvertida a través de un catéter intravascular. La presencia de burbujas de aire en la sangre extraída de un catéter de la arteria umbilical puede ser diagnóstica.

Lecturas recomendadas

Cates LA. Pigtail catheters used in the treatment of pneumothoraces in the neonate. *Adv Neonatal Care* 2009;9(1):7–16.

Clark SD, Saker F, Schneeberger MT, et al. Administration of 100% oxygen does not hasten resolution of symptomatic spontaneous pneumothorax in neonates. *J Perinatol* 2014;34(7):528–531.

Klingenberg C, Wheeler Ki, McCallion N, et al. Volume-targeted versus pressure-limited ventilation in the neonate. *Cochrane Database Syst Rev* 2017;17(10):CD003666.

39 Oxigenación por membrana extracorpórea

Jill M. Zalieckas y Ravi R. Thiagarajan

PUNTOS CLAVE

- La oxigenación por membrana extracorpórea (OMEC) se utiliza para apoyar a los neonatos con insuficiencia respiratoria, circulatoria o cardiaca grave pero reversible y puede utilizarse como complemento de la reanimación cardiopulmonar (RCP) convencional para los neonatos con paro cardiaco (OMEC para apoyar la RCP).
- La OMEC venovenosa (OMEC VV) solo soporta la oxigenación y la ventilación; la OMEC venoarterial (OMEC VA) soporta tanto el intercambio de gases como la circulación.
- Las complicaciones más comunes de la OMEC son: falla mecánica del circuito y los componentes de la OMEC, hemorragia en el lugar de la canulación y visceral, infección, hemorragia intracraneal, e insuficiencia renal.

I. ANTECEDENTES. La oxigenación por membrana extracorpórea (OMEC) es una forma modificada de derivación cardiopulmonar que puede proporcionar intercambio de gases y soporte circulatorio a los neonatos con insuficiencia cardiaca o respiratoria que no responden a las terapias médicas convencionales.

La Extracorporeal Life Support Organization (ELSO), el mayor repositorio de información sobre OMEC en todo el mundo, documenta más de 40 000 ejecuciones de OMEC utilizadas para apoyar a los neonatos en caso de indicación respiratoria, cardiaca y de reanimación cardiopulmonar extracorpórea (RCPe), en todo el mundo, desde el inicio del registro hasta 2020 (tablas 39-1 y 39-2). La mejora de las estrategias ventilatorias y la disponibilidad de óxido nítrico inhalado (ONi) han reducido el uso de OMEC para la insuficiencia respiratoria neonatal.

II. CIRCUITO DE OMEC. Los siguientes componentes son necesarios para proporcionar soporte de OMEC: cánulas de drenaje (venoso) y reinfusión (arterial), bomba de sangre OMEC (de rodillo o centrífuga), oxigenador, y monitores de presión y flujo del circuito. Los circuitos OMEC con bomba de rodillo requieren un depósito (vejiga) para recoger la sangre del drenaje venoso. El intercambiador de calor y los sistemas de ultrafiltración son componentes opcionales. El tipo de bomba y los componentes que conforman un circuito de OMEC varían mucho entre los programas de OMEC.

Tabla 39-1. Resultados de la oxigenación por membrana extracorpórea neonatal por indicación

Indicación neonatal	Total de ejecuciones de OMEC	Sobrevivió al SVe	Supervivencia al alta o al traslado
Respiratorio	32 634	28 627 (87%)	23 860 (73%)
Cardiaco	8 993	6 216 (69%)	3 899 (43%)
RCPe	2 080	1 463 (70%)	883 (42%)

RCPe se refiere a los pacientes neonatales colocados de forma emergente en OMEC durante la reanimación cardiopulmonar.

RCPe, reanimación cardiopulmonar extracorpórea; SVe, soporte vital extracorpóreo.

Fuente: Publicada por la Extracorporeal Life Support Organization. *Extracorporeal Life Support Organization: ECMO and ECLS*. Ann Arbor, MI: Extracorporeal Life Support Organization; 2020. Con permiso.

Tabla 39-2. Recorridos respiratorios neonatales por diagnóstico durante 2015-2020 del Informe 2020 de la Extracorporeal Life Support Organization (ELSO)

Categorías neonatales	Total de carreras	Sobrevivió al alta
SAM	658	91%
HDC	1 331	53%
HPPRN/CFP	533	72%
Sepsis	107	51%
SDR	28	85%
Neumonía	22	45%
Síndrome de fuga de aire	5	80%
Otros	1 337	71%

SAM, síndrome de aspiración de meconio; HCD, hernia diafragmática congénita; HPPRN, hipertensión pulmonar persistente del recién nacido; CFP, circulación fetal persistente; SDR, síndrome de dificultad respiratoria.

Fuente: Extracorporeal Life Support Organization. *Extracorporeal Life Support Organization: ECMO and ECLS*. Ann Arbor, MI: Extracorporeal Life Support Organization; 2020. Datos hasta julio de 2020.

III. INDICACIONES Y CONTRAINDICACIONES

A. **Insuficiencia respiratoria.** Las indicaciones para la OMEC neonatal incluyen la insuficiencia respiratoria potencialmente reversible con una mortalidad de alto riesgo previsto con la continuación de las terapias de apoyo convencionales. La OMEC también puede considerarse para pacientes con fugas de aire potencialmente mortales que no pueden manejarse con un soporte ventilatorio óptimo y drenaje torácico.

1. **Índice de oxigenación (IO).** Es una medida objetiva comúnmente utilizada para medir la gravedad de la insuficiencia respiratoria. Se calcula de la siguiente manera: IO = presión media de la vía aérea (PVAm) × fracción de oxígeno inspirado (FiO_2)/presión parcial de oxígeno arterial (PaO_2) × 100. Es esencial documentar los IO a partir de gasometrías seriadas a lo largo del tiempo porque el IO puede variar. Aunque las indicaciones de OMEC pueden variar entre los centros, los criterios comúnmente utilizados incluyen dos IO de > 40 en una hora, un IO de 60 en ventilación de alta frecuencia o un IO de 40 combinada con inestabilidad cardiovascular. Otros criterios para la OMEC sugeridos por las guías de la ELSO son: i) descompensación aguda con presión parcial de oxígeno arterial < 40 mm Hg en un paciente con insuficiencia respiratoria hipóxica; ii) evidencia de disfunción del ventrículo derecho en neonatos con hipertensión pulmonar, o iii) suministro inadecuado de oxígeno caracterizado por aumento del lactato, acidosis metabólica o disfunción de órganos blanco. En el caso de los neonatos hospitalizados en centros en los que no se dispone de OMEC, un IO de 20 debería provocar la remisión temprana a un centro de OMEC.

2. La cardiopatía congénita debe excluirse mediante ecocardiografía en cualquier recién nacido con hipoxemia grave (véase capítulo 41). En particular, el retorno venoso pulmonar anómalo total (RVPAT) puede simular el síndrome de dificultad respiratoria (SDR) neonatal debido a la congestión pulmonar por el deterioro del drenaje de las venas pulmonares hacia la aurícula izquierda. La reducción del flujo sanguíneo pulmonar en un neonato que recibe asistencia de OMEC venoarterial (OMEC VA) dificulta el diagnóstico de RVPAT y puede requerir un cateterismo cardiaco para establecerlo o descartarlo.

B. **Insuficiencia cardiaca.** La OMEC proporciona apoyo biventricular a los neonatos con insuficiencia cardiaca. Las indicaciones son insuficiencia cardiaca a pesar del soporte hemodinámico máximo y una condición subyacente potencialmente reversible. La OMEC se utiliza para dar soporte a los niños con cardiopatías congénitas, incluso para la estabilización preoperatoria, la falla cardiaca posoperatoria y la hipertensión pulmonar, y el fracaso en el destete de la derivación cardiopulmonar después de la cirugía cardiaca. Otras indicaciones cardiacas de la OMEC son la miocarditis neonatal, la miocardiopatía y el apoyo a un procedimiento de cateterismo cardiaco intervencionista de alto riesgo.

C. **OMEC para apoyar la RCP.** La OMEC puede ofrecerse en centros con un equipo de OMEC de respuesta rápida en el contexto de un paro cardiorrespiratorio presenciado por una causa potencialmente reversible. Los tiempos ideales de respuesta desde el paro hasta la canulación son en < 30 minutos. La reanimación cardiopulmonar requiere un "circuito de cebado claro" fácilmente accesible (cebado con líquidos cristaloides en lugar de con productos sanguíneos) y un equipo de OMEC disponible las 24 h del día. La reanimación cardiopulmonar (RCP) efectiva antes de la canulación es esencial para un resultado favorable.

D. Procedimiento de la técnica de tratamiento *ex utero* intraparto (EXIT) a OMEC. Las indicaciones para este procedimiento incluyen la obstrucción grave de las vías respiratorias por grandes masas en el cuello o tumores mediastínicos, tumores pulmonares y hernia diafragmática congénita (HDC) grave, y se requiere un equipo multidisciplinar que incluya el equipo de OMEC, los especialistas en medicina materno-fetal y el neonatólogo. Los vasos se canulan durante una cesárea mientras el recién nacido permanece con soporte placentario.

E. Contraindicaciones. La OMEC debe ofrecerse solo para condiciones reversibles. Las contraindicaciones incluyen trastornos cromosómicos letales (entre ellos, la trisomía 13 y 18), daño cerebral grave preexistente irreversible, hemorragia intraventricular (HIV) grande o de tipo intraparenquimatosa, hemorragia incontrolable, y vasos demasiado pequeños para la canulación de OMEC. Las contraindicaciones relativas incluyen: peso inferior a 2 kg debido a las limitaciones del tamaño de la cánula (excepto en el caso de las canulaciones torácicas), edad de gestación inferior a 34 semanas debido al mayor riesgo de hemorragia intraventricular, falla orgánica final irreversible, coagulopatía grave, enfermedad pulmonar crónica progresiva y reanimación cardiopulmonar continua durante más de una hora o reanimación cardiopulmonar de mala calidad antes de la asistencia con OMEC.

IV. FISIOLOGÍA

A. Flujo de OMEC. El drenaje venoso a través de la cánula de drenaje de OMEC proporciona precarga a la bomba. En los circuitos de OMEC con bomba de rodillo, el drenaje venoso es pasivo hacia un depósito, mientras que en las bombas centrífugas, la presión negativa creada por el rotor que gira da lugar a un drenaje venoso activo. El cese del drenaje venoso (debido a una mala posición de la cánula, hipovolemia intravascular, taponamiento cardiaco o neumotórax) provoca una disminución de la velocidad de la bomba; en los circuitos de OMEC con bomba de rodillo, esto se produce a través de un servomecanismo. De este modo se evita la presión negativa que puede provocar la entrada de aire en el circuito. Una presión de drenaje negativa excesiva también puede causar hemólisis. El flujo está determinado por el retorno venoso y la velocidad de la bomba OMEC. En los circuitos de OMEC con bomba centrífuga, la resistencia al flujo de salida de la bomba debida a una resistencia vascular sistémica elevada o a una cánula arterial pequeña puede reducir el flujo de OMEC.

B. OMEC VA. La OMEC VA mantiene la función cardiaca y pulmonar y se utiliza para la insuficiencia cardiaca primaria o la insuficiencia respiratoria con insuficiencia cardiaca secundaria. En la OMEC VA, la sangre se drena desde una vena central (normalmente la vena yugular interna), se oxigena y se devuelve a la circulación arterial (arteria carótida común). El gasto cardiaco (GC) total es la suma del GC nativo y el flujo de la bomba generado por el circuito:

$$CO_{total} = CO_{nativo} + CO_{circuito}.$$

C. OMEC venovenosa (OMEC VV). La OMEC VV solo mantiene la función pulmonar y se utiliza para la insuficiencia respiratoria aislada. En la OMEC VV, la sangre se drena desde una vena central, se oxigena y se devuelve a la aurícula derecha, lo que permite que la función cardiaca nativa haga circular esta sangre oxigenada hacia el cuerpo. Una parte de la sangre oxigenada que vuelve al corazón se recircula inmediatamente al circuito de OMEC, mientras que el resto va al lado derecho del corazón, al lecho vascular pulmonar, al lado izquierdo del corazón y a la circulación sistémica. La OMEC VV puede utilizarse en lactantes con insuficiencia respiratoria e inestabilidad hemodinámica, cuando la inestabilidad se atribuye únicamente a la hipoxemia. En este caso, la OMEC VV suele revertir rápidamente la hipoxia y la acidosis y mejorar la hemodinámica. La OMEC VV evita el acceso a la arteria carótida y, por lo tanto, se cree que reduce el riesgo de lesiones neurológicas. Con la OMEC venovenosa de doble luz (VVDL), una cánula de doble luz especialmente diseñada proporciona drenaje y retorno a través de la misma cánula. La OMEC VV requiere que la vena yugular interna sea lo suficientemente grande como para alojar una cánula de doble luz de 12 pulgadas. Cuando la hipotensión, la acidosis metabólica o la insuficiencia cardiaca persisten con la asistencia de OMEC VV, se considera la posibilidad de convertirla en OMEC VA. La conversión a OMEC VA también puede ser necesaria si las dificultades técnicas provocan una recirculación significativa en la cánula venosa.

D. **Suministro de oxígeno.** El suministro de oxígeno es el producto del CO y del contenido de oxígeno arterial. El contenido de oxígeno arterial está determinado por el intercambio de gases en el oxigenador de membrana, el intercambio de gases del pulmón del neonato y el nivel de hemoglobina.

E. **Eliminación del dióxido de carbono (CO_2).** La eliminación de CO_2 se consigue mediante la membrana del circuito de OMEC y el pulmón del paciente. La cantidad de CO_2 eliminada depende de la presión parcial arterial de CO_2 ($PaCO_2$) de la sangre que circula a través de la membrana, la superficie de la membrana y el flujo de gas a través del pulmón de la membrana ("flujo de gas de barrido"). Los parámetros de la OMEC se ajustan a medida que la función pulmonar fisiológica y el volumen corriente mejoran y la $PaCO_2$ disminuye. La eliminación de CO_2 es extremadamente eficiente durante la OMEC, por lo que puede ser necesario añadir CO_2 adicional al circuito para evitar la hipocarbia y la alcalosis respiratoria.

F. **Perfusión cerebral.** El inicio de la OMEC VA restablece rápidamente la perfusión cerebral debida al choque, aunque las cánulas de gran calibre colocadas en la vena yugular interna y en la arteria carótida común para la OMEC pueden perjudicar el drenaje venoso cerebral y la perfusión arterial al cerebro. La circulación colateral a través del círculo de Willis suele mantener el flujo sanguíneo cerebral a ambos lados del cerebro. La arteria carótida se liga con frecuencia después de la decanulación de la OMEC y, aunque a veces se reconstruye, no parece afectar al resultado neurológico.

G. **Perfusión renal.** Durante la OMEC VA, el CO procede en gran medida del flujo no pulsátil hacia el paciente desde el circuito de OMEC. Los modelos animales sugieren que la perfusión renal es similar durante la OMEC VA y la OMEC VV. Sin embargo, la apertura del puente durante la OMEC VA aleja el flujo del paciente y puede asociarse con una disminución de la presión arterial y de la perfusión renal y cerebral.

V. MANEJO

A. **Pre-OMEC.** Como preparación para la canulación, debe estar disponible lo siguiente: acceso venoso central; catéter arterial para la monitorización; equipo de OMEC; sangre y productos sanguíneos cruzados; líquidos intravenosos, y medicamentos para la administración intravenosa, incluyendo sedantes, heparina, antibióticos, medicamentos de reanimación e infusiones de inótropos. La evaluación de laboratorio inicial incluye un recuento sanguíneo completo, un perfil de electrolitos y coagulación, pruebas de función renal y hepática, y un examen ecográfico de la cabeza. Debe obtenerse un ecocardiograma antes de la OMEC para descartar anomalías cardiacas estructurales. Se reúne un equipo de OMEC que incluye a un neonatólogo, un cirujano de canulación, personal de enfermería y un especialista en OMEC, y se asignan las funciones y responsabilidades de los miembros del equipo.

B. **Membrana.** Se utiliza una membrana de tamaño neonatal adecuada. Una membrana muy utilizada es un oxigenador de polimetilpenteno de fibra hueca. El volumen total de un circuito de OMEC neonatal es de 600 mL.

C. **Cebado de OMEC.** Los pacientes sometidos a OMEC de forma urgente pueden iniciarse con un circuito cebado con solución cristaloide en lugar de cebarlo con sangre y hemoderivados. En este caso, la solución cristaloide del circuito de OMEC diluye el volumen sanguíneo del neonato tras el despliegue y provoca una disminución del hematocrito y de la capacidad de transporte de oxígeno. El hematocrito se restablece posteriormente mediante ultrafiltración y transfusión de glóbulos rojos empaquetados (GRE).

D. **Cebado de sangre.** Para la OMEC no urgente, se utiliza un circuito de cebado de sangre. Los componentes para el cebado sanguíneo de un circuito neonatal con bomba de rodillo son 500 mL de GRE (citomegalovirus [CMV] negativo, < 7 días de edad), 200 mL de plasma fresco congelado (PFC), 2 unidades de crioprecipitado y 2 unidades de plaquetas (no concentradas). Se añaden al circuito heparina, bicarbonato sódico y gluconato cálcico. Una vez que el circuito está completamente preparado, se obtienen las siguientes mediciones de laboratorio (rangos objetivo entre paréntesis) del circuito antes de conectar al paciente: pH (7.35 a 7.45), PCO_2 (35 a 45 mm Hg), PO_2 (> 300 mm Hg), HCO_3 (22 a 24 mEq/L), Na^+ (> 125 mEq/L), K^+ (< 8 mEq/L) y Ca^{++} ionizado (> 0.8 mEq/L). La hiperpotasemia del circuito OMEC se trata con la administración de calcio y bicarbonato en el circuito.

E. **Canulación.** La canulación de OMEC la realizan los cirujanos cardiacos o pediátricos a pie de cama, en el laboratorio de cateterismo cardiaco o en el quirófano. La canulación puede realizarse mediante un enfoque de corte o una técnica percutánea. La ecografía puede guiar el acceso a los vasos para la canulación percutánea, y la confirmación del cable puede obtenerse mediante ecocardiografía o fluoroscopia antes de la dilatación del vaso y la inserción de la cánula. Se anestesia al niño y se relaja la musculatura para la canulación, y se administra heparina 50 a 100 unidades/kg antes de la canulación. Los tamaños de cánula adecuados son los siguientes: para el lado venoso, cánula de 8 a 14 French, y para el lado arterial, cánula de 8 a 10 French o una cánula VVDL de 12 a 16 French. Por lo general, se canula primero la vena y luego la arteria, tras lo cual se puede iniciar la OMEC. Una vez que el paciente está en OMEC, confirmamos que tanto la cánula venosa como la arterial están en buena posición mediante una radiografía de tórax y administramos 2 unidades de plaquetas y 2 unidades de crioprecipitado.

F. **Inicio de la OMEC.** Al **iniciar la OMEC**, el neonato puede volverse marcadamente hipertenso. Como la hipertensión y la anticoagulación son factores de riesgo significativos para la hemorragia intracraneal, es esencial el reconocimiento y el tratamiento rápido de la hipertensión. Para tratar la hipertensión puede utilizarse hidralazina de 0.1 a 0.4 mg/kg por dosis o una infusión de nitroprusiato sódico.

G. **Terapia OMEC.** El flujo de la bomba de OMEC es generalmente de 100 a 150 mL/kg/minuto en los recién nacidos. El flujo de gas de barrido se ajusta en función de la gasometría arterial. Se realiza un control de seguridad cada 4 horas. Esta comprobación de seguridad incluye la búsqueda de coágulos de sangre y la inspección del circuito en busca de fugas. Se mantiene la normotermia y se regula la temperatura mediante ajustes en la temperatura del agua del intercambiador de calor. Para el control se utilizan los siguientes estudios de laboratorio: i) pruebas de coagulación (tiempo de coagulación activado [TCA]), tiempo de tromboplastina parcial activado (TTPa) o actividad antifactor Xa; ii) niveles de lactato; iii) recuento sanguíneo completo, plaquetas, electrolitos en sangre total, calcio ionizado y creatinina; iv) antitrombina III (AT III), y v) pruebas de función hepática, fosfatasa alcalina, lactato deshidrogenasa (LDH), bilirrubina, albúmina, prealbúmina y proteínas totales.

H. **Monitorización de los gases sanguíneos.** Los objetivos de la gasometría arterial son $PaO_2 > 60$ mm Hg y $PaCO_2$ 40 a 45 mm Hg. Si la PaO_2 es < 60 mm Hg, se puede aumentar el gas de barrido a la membrana OMEC. Si la fracción de oxígeno suministrado (FDO_2, por sus siglas en inglés) ya está maximizada en 1.0, aumentar el caudal de la bomba de OMEC o incrementar el hematocrito del paciente puede ser útil para aumentar el suministro de oxígeno. En la OMEC VV, puede ser necesario incrementar los ajustes del ventilador para ayudar a la oxigenación y la ventilación.

I. **Anticoagulación.** La anticoagulación se utiliza en todos los pacientes para prevenir la formación de coágulos. La heparina es el anticoagulante más utilizado, aunque las pruebas y los enfoques de gestión varían entre los centros. Cada programa de OMEC debe desarrollar y utilizar una política de gestión de la anticoagulación para proporcionar una anticoagulación segura y eficaz a los pacientes de OMEC. Si se confirma la trombocitopenia inducida por heparina (TIH), puede utilizarse un inhibidor sintético directo de la trombina (argatroban o bivalirudina) como anticoagulante alternativo durante la OMEC.

J. **Productos sanguíneos.** Se mantiene el tiempo de protrombina (TP) en < 17 segundos. Si el TP es > 17 segundos, se administra PFC a una dosis de 20 mL/kg. Los niveles de fibrinógeno se conservan en > 100 mg/dL; para niveles < 100 mg/dL, se administran 1 a 2 unidades por 10 kg de crioprecipitado. Se mantiene el recuento de plaquetas $> 100\,000$ con transfusión de plaquetas. El hematocrito se mantiene $> 35\%$ para facilitar el suministro de oxígeno.

K. **Manejo de las hemorragias.** Las hemorragias en el lugar de la canulación, quirúrgicas y viscerales son comunes en los pacientes con OMEC y pueden requerir un tratamiento quirúrgico. Las anomalías de la coagulación deben identificarse y corregirse rápidamente. El uso de anticoagulantes puede ser pausado hasta que se controle la hemorragia. El ácido ε-aminocaproico (Amicar®) disminuye la incidencia de complicaciones hemorrágicas asociadas con la OMEC, incluyendo la hemorragia intracraneal y posoperatoria. Los efectos adversos incluyen el aumento de la formación de coágulos en el circuito. Se considera que los pacientes con alto riesgo de complicaciones hemorrágicas son los que tienen una edad de gestación inferior a 37 semanas o los que han tenido sepsis, hipoxia prolongada o acidosis (pH 7.1) antes de la OMEC, o HIV de grado 1 o 2. A estos bebés se les puede administrar Amicar profiláctico como dosis de carga (100 mg/kg) seguida de una infusión de 30 mg/kg/hora. Se evalúa al paciente para ver si continúa el riesgo de complicaciones hemorrágicas después de 72 horas de Amicar y, si es así, se sigue aplicando el tratamiento. La hemorragia posoperatoria o el sangrado de los sitios quirúrgicos deben ser manejados por el equipo quirúrgico. El factor VII a 90 µg/kg puede utilizarse en caso de hemorragia grave. Se debe disponer de un circuito de OMEC preparado para cuando se interrumpa la anticoagulación o cuando se administre Amicar o factor VII debido al riesgo de formación de coágulos dentro del circuito de OMEC.

L. **Antibióticos.** Se administra de forma rutinaria antibióticos profilácticos para reducir el riesgo de infección durante el tratamiento con OMEC. Las infecciones se producen en aproximadamente 5% de todos los ciclos de OMEC.

M. **Analgesia y sedación.** Los pacientes son sedados con una combinación de opioides y benzodiacepinas. Normalmente se utilizan infusiones de morfina y midazolam, iniciadas a 0.05 mg/kg/hora y tituladas para conseguir la analgesia y sedación deseadas. El fentanilo puede utilizarse durante la canulación, pero no debe usarse durante la OMEC porque la membrana de la OMEC absorbe el fentanilo, lo que provoca una analgesia subóptima.

N. **Líquidos y nutrición.** La dextrosa y la solución de aminoácidos (nutrición parenteral) pueden administrarse a través del circuito. Los lípidos deben administrarse directamente al paciente y no a través del circuito y no deben superar 1 g/kg/día para evitar la acumulación de lípidos y la embolia en el circuito.

O. **Ultrafiltración.** La ultrafiltración se considera para una diuresis de < 0.5 mL/kg/hora, un balance de fluidos positivo > 500 mL por 24 horas y un tratamiento diurético fallido, y también puede utilizarse para eliminar volumen tras una transfusión de productos sanguíneos. El objetivo es normalizar el balance de fluidos en pacientes que tienen un balance de fluidos positivo excesivo mediante la colocación de un ultrafiltro en línea con el circuito de OMEC.

P. **Imágenes craneoencefálicas.** Los exámenes de ecografía craneal se realizan antes de la OMEC, si es posible, y en serie durante el funcionamiento de la OMEC. Se realizan electroencefalogramas cuando se sospecha de actividad convulsiva. Se puede considerar la posibilidad de realizar una resonancia magnética (RM) del cerebro una vez finalizado el funcionamiento de la OMEC.

Q. **Estrategia del ventilador.** La estrategia del ventilador en la OMEC de VA es una estrategia de protección pulmonar con los objetivos de mantener la capacidad residual funcional (CRF) y reducir la lesión pulmonar inducida por el ventilador. Los centros varían en su enfoque, pero se centran en ajustes que limitan el volutrauma, el barotrauma, el atelectrauma y la toxicidad del oxígeno. Las guías generales incluyen la limitación de la presión inspiratoria máxima (PIM) a 15-20 cm de H_2O, el mantenimiento de una presión positiva al final de la espiración (PPFE) estable (5-10 cm de H_2O), la reducción de la frecuencia respiratoria, la limitación de la FiO_2 a < 0.4 y el mantenimiento del tiempo inspiratorio a 0.5-1 segundo. En la OMEC VV, los parámetros del ventilador se ajustan para lograr un intercambio de gases adecuado porque los propios pulmones del paciente contribuyen a la oxigenación y la ventilación.

La aspiración endotraqueal se realiza de forma rutinaria. Los signos de mejora de la función pulmonar durante la OMEC incluyen i) un mejor intercambio de gases; ii) la resolución gradual del edema pulmonar en las radiografías de tórax, y iii) la mejora de la mecánica pulmonar y el aumento de los volúmenes tidales espirados a medida que se resuelve el edema pulmonar.

R. **Destete y ciclado.** El destete de la OMEC VA implica la reducción gradual del soporte de la OMEC y la evaluación de la hemodinámica y el intercambio de gases logrados por la función cardiaca y pulmonar nativa. Se aumentan los ajustes del ventilador y se reduce el flujo de gas de barrido; el flujo de la bomba de OMEC se reduce a 100 mL/minuto en disminuciones de 10 a 20 mL. Se controla la saturación venosa mixta de oxígeno (SVO_2) y se obtienen gases sanguíneos arteriales y niveles de lactato en serie para evaluar la tolerancia al destete. "Ciclar" significa retirar transitoriamente al paciente del circuito de OMEC. En la OMEC VA, las cánulas venosas y arteriales se sujetan, el puente se abre y el flujo sanguíneo de la OMEC "cicla" del lado arterial al venoso a través del puente, sin perfundir al paciente. En la OMEC VV, los ajustes del ventilador se incrementan por encima de los ajustes de reposo y el flujo de gas de barrido se interrumpe ("se tapa") mientras el circuito sigue fluyendo.

S. **Decanulación.** Cuando la enfermedad cardiaca o pulmonar del paciente ha mejorado lo suficiente como para tolerar un soporte inotrópico mínimo o ajustes moderados del ventilador, consideramos la decanulación. Para los pacientes con insuficiencia respiratoria primaria, nuestros criterios de decanulación son PIM < 30 cm H_2O; PPFE 5 cm H_2O; frecuencia respiratoria 25 respiraciones por minuto; FiO_2 = 0.4; PaO_2 > 60 mm Hg; $PaCO_2$ 40 a 50 mm Hg, y pH < 7.5. En el momento de la decanulación de la OMEC VA, se ligan la arteria carótida común y la vena yugular.

Se considera la interrupción del soporte de OMEC por falta de recuperación cuando el proceso de la enfermedad se vuelve irreversible o cuando hay una hemorragia incontrolable, un evento neurológico (examen neurológico devastador, hemorragia intracraneal significativa) o una falla del sistema multiorgánico.

VI. SITUACIONES ESPECIALES DURANTE EL SOPORTE DE OXIGENACIÓN POR MEMBRANA EXTRACORPÓREA

A. **Cambio de circuito de OMEC.** Consideramos el cambio de todo el circuito de OMEC en las siguientes circunstancias: i) las presiones premembrana superan los 350 mm Hg sin cambios en la presión posmembrana, o el circuito está ampliamente trombosado por inspección visual de los tubos; ii) la eliminación de CO_2 se ve afectada a pesar de la tasa máxima de flujo de gas de barrido y el circuito está ampliamente coagulado; iii) hay una fuga de gas a sangre, y iv) hay un amplio consumo de plaquetas. Un nuevo circuito de OMEC puede ayudar a corregir una coagulopatía persistente o el consumo de plaquetas. Si es necesario cambiar un circuito, se ceba un nuevo circuito, se desconecta al paciente de la OMEC, se corta el circuito antiguo y se conecta el nuevo, teniendo cuidado de mantener el aire fuera del sistema y de mantener estrictas barreras estériles. La hemodinámica y el intercambio gaseoso del paciente se manejan de forma convencional durante el breve lapso en que se desconecta la OMEC.

B. **Biopsia pulmonar.** Las causas irreversibles de la insuficiencia respiratoria, como la displasia capilar alveolar (DCA) u otras formas de hipoplasia pulmonar, no suelen conocerse antes de la asistencia con OMEC. Si la función pulmonar no mejora después de un periodo prolongado (normalmente de 1 a 2 semanas de soporte con OMEC), se puede realizar una biopsia pulmonar a través de una toracotomía. La biopsia pulmonar durante la OMEC y la anticoagulación conlleva un riesgo significativo de hemorragia y debe ser realizada por un equipo quirúrgico pediátrico experimentado.

C. **Insuficiencia cardiaca del lado izquierdo y descompresión de la aurícula izquierda.** Si la contractilidad del ventrículo izquierdo está muy deteriorada, la sangre arterial no será expulsada a través del tracto de salida del ventrículo izquierdo, lo que provocará un aumento tanto de la presión telediastólica del ventrículo izquierdo como de las presiones de la aurícula izquierda. Esto puede dar lugar a un edema pulmonar importante por hipertensión auricular izquierda y a trombosis intravascular e intracardiaca secundaria a la estasis. En estas circunstancias, puede ser necesario descomprimir ("ventilar") la aurícula izquierda hacia el lado venoso del circuito de OMEC. Esto se consigue creando una septostomía auricular en el laboratorio de cateterismo cardiaco o, si el paciente ya está canulado a través del tórax abierto, insertando una cánula directamente en la aurícula izquierda a través de la vena pulmonar.

VII. COMPLICACIONES

A. **Mecánicos.** Los problemas mecánicos más comunes son: coágulos en el circuito (los más frecuentes en el oxigenador, la vejiga y el puente), problemas de la cánula, falla del oxigenador y aire en el circuito. La rotura de los tubos es un problema poco frecuente pero potencialmente importante. Un mal retorno venoso al circuito hace que la bomba se ralentice o se apague. Las causas de un mal retorno venoso del paciente al circuito de OMEC incluyen hipovolemia, neumotórax o fisiología del taponamiento. Las razones mecánicas de un retorno venoso deficiente relacionadas con el circuito de OMEC son: mala posición del catéter, diámetro pequeño del catéter venoso, longitud excesiva de los tubos, tubos doblados y longitud insuficiente de la columna hidrostática (altura del paciente por encima de la cabeza de la bomba). Inicialmente, se administran fluidos mientras se descartan otras razones para el mal retorno.

B. **Cardiovascular.** La inestabilidad hemodinámica durante la OMEC puede ser resultado de hipovolemia, vasodilatación durante la respuesta inflamatoria séptica, arritmias y embolia pulmonar. La sobrecarga de volumen, especialmente en el contexto de una fuga capilar, puede empeorar la distensibilidad de la pared torácica y comprometer aún más el intercambio de gases. Tanto la hipotensión como la hipertensión pueden producirse durante la OMEC neonatal y requieren apoyo vasoactivo para optimizar la presión arterial.

C. **Neurológico.** Las secuelas que provocan daños neurológicos suelen tener su origen en la acidosis y la hipoxia previas al inicio de la OMEC. Las pequeñas hemorragias intracraneales se tratan optimizando los factores de coagulación y utilizando Amicar. Las hemorragias intracraneales más grandes pueden obligar a interrumpir la anticoagulación o el soporte de OMEC. Las convulsiones clínicas también son frecuentes, ya que se producen en 9% de los neonatos sometidos a OMEC y pueden requerir una investigación con electroencefalografía (EEG), una consulta con neurología y tratamiento médico.

D. **Renal.** La insuficiencia renal puede justificar la diálisis, y la sobrecarga de líquidos puede requerir la hemofiltración durante el funcionamiento de la OMEC. Según los datos del registro de la ELSO, la hemofiltración se utilizó en 16% de los casos de OMEC neonatal.

VIII. RESULTADO

A. **Supervivencia.** El registro del 2020 International Summary Extracorporeal Life Support de la ELSO reportó un total de 32 634 ejecuciones de OMEC (84% de supervivencia) en todo el mundo para soporte respiratorio neonatal. Las indicaciones más comunes de OMEC fueron la HDC, la hipertensión pulmonar persistente del recién nacido (HPPRN), el síndrome de aspiración de meconio (SAM), la sepsis y el SDR neonatal (véase la tabla 39-2).

B. **Neurodesarrollo.** El desarrollo neurológico se evaluó 7 años después de la finalización del ensayo colaborativo de OMEC del Reino Unido. Aunque ambos grupos, el de OMEC y el de terapia convencional, tenían problemas de desarrollo y deterioro de los resultados neurológicos, el grupo de OMEC obtuvo mejores resultados en cada tarea. Ambos grupos tenían una pérdida auditiva neurosensorial progresiva y dificultades de aprendizaje y procesamiento. Las habilidades cognitivas no eran diferentes, con un nivel cognitivo dentro del rango normal para 76% de los niños de cada grupo. Entre los supervivientes, 55% en el grupo de OMEC y 50% en el grupo convencional no presentaban discapacidades. Este estudio sugiere que la enfermedad subyacente es la principal influencia en la morbilidad y que el efecto beneficioso de la OMEC persiste después de 7 años. Los neonatos que sobreviven hasta el alta hospitalaria tras la asistencia con OMEC requieren un seguimiento del desarrollo neurológico a largo plazo.

Lecturas recomendadas

Barbaro RP, Paden ML, Guner YS, et al. Pediatric Extracorporeal Life Support Organization Registry International Report 2016. *ASAIO J* 2017;63(4):456–463.

Brogan TV, Lequier L, Lorusso R, eds. *Extracorporeal Life Support: The ELSO Red Book*. 5th ed. Ann Arbor, MI: Extracorporeal Life Support Organization; 2017.

McNally H, Bennett CC, Elbourne D, et al. United Kingdom collaborative randomized trial of neonatal extracorporeal membrane oxygenation: follow-up to age 7 years. *Pediatrics* 2006;117(5):e845–e854.

Short BL, Williams L, eds. *ECMO Specialist Training Manual*. 3rd ed. Ann Arbor, MI: Extracorporeal Life Support Organization; 2010.

Wild KT, Rintoul N, Kattan J, et al. Extracorporeal Life Support Organization (ELSO): guidelines for neonatal respiratory failure. *ASAIO J* 2020;66(5): 463–470.

40 Choque

María V. Fraga

PUNTOS CLAVE

- El choque sigue siendo una causa importante de mortalidad y morbilidad neonatal.

- El diagnóstico temprano y el reconocimiento de la fisiopatología subyacente son la clave del éxito del tratamiento.

- El choque en neonatos puede deberse a un menor tono vascular (choque distributivo), a un volumen sanguíneo inadecuado (choque hipovolémico), a una disminución de la función cardiaca (choque cardiogénico), a una restricción del flujo sanguíneo (choque obstructivo) y a un suministro inadecuado de oxígeno (choque disociativo).

- El tratamiento del choque implica abordar la etiología subyacente y controlar sus efectos cardiovasculares y sistémicos. Para tratar el choque neonatal se utilizan líquidos, inótropos, vasopresores y sustitución de hidrocortisona.

I. **DEFINICIÓN.** El choque se define como una disfunción circulatoria aguda que causa un desequilibrio entre la aportación de oxígeno y nutrientes a los tejidos y la demanda de oxígeno, lo que provoca hipoxia tisular y disfunción celular. El choque sigue siendo una causa importante de mortalidad y morbilidad neonatal. Su pronóstico depende de la duración y la gravedad, así como de la extensión del daño en los órganos vitales. El choque puede ocasionar una morbilidad a largo plazo que incluye un compromiso neurológico grave debido a la isquemia cerebral y a la lesión por reperfusión. Por lo tanto, es esencial reconocer el choque con prontitud e iniciar un tratamiento específico que aborde su fisiopatología subyacente y mantenga la estabilidad hemodinámica. En el recién nacido extremadamente prematuro, la presión arterial (PA) más baja aceptable que puede asociarse con el daño de los órganos finales no está bien establecida; por lo tanto, el momento adecuado para la intervención sigue siendo controvertido.

II. **FISIOPATOLOGÍA DEL CHOQUE NEONATAL.** La disfunción miocárdica, la vasorregulación periférica anormal y la hipovolemia suelen ser los principales procesos fisiopatológicos subyacentes del choque neonatal. Esto se complica a menudo por la insuficiencia suprarrenal relativa que se observa con frecuencia en neonatos prematuros.

El miocardio neonatal tiene menos elementos contráctiles y más tejido conectivo en comparación con los niños mayores. Por lo tanto, es muy sensible a los cambios de poscarga.

La fisiopatología del choque en los recién nacidos es única porque se superpone con la transición fisiológica y los cambios hemodinámicos de la circulación fetal a la circulación neonatal al nacer. La resistencia vascular pulmonar (RVP) suprasistémica puede permanecer elevada, en especial en presencia de hipoxia y acidosis continuas por la sepsis, lo que provoca hipertensión pulmonar persistente (HPP).

Además de la HPP, el choque neonatal puede estar asociado con el cierre del conducto arterioso en una lesión cardiaca congénita dependiente del conducto, lo que requiere la infusión de prostaglandinas para abrir y mantener la permeabilidad del conducto arterioso (PCA).

Las pruebas indican que los niveles de cortisol son bajos en los neonatos enfermos a término, prematuros tardíos y prematuros. La insuficiencia suprarrenal y la disminución de la respuesta vascular a las catecolaminas pueden contribuir al choque resistente a los vasopresores. Se ha comprobado que dosis bajas de corticoides mejoran el estado cardiovascular de los neonatos con choque resistente a los vasopresores, lo que refuerza el papel de la insuficiencia suprarrenal relativa.

III. ETIOLOGÍA.
El choque en los neonatos puede deberse a una disminución del tono vascular (choque distributivo), a un volumen sanguíneo inadecuado (choque hipovolémico), a una disminución de la función cardiaca (choque cardiogénico), a una restricción del flujo sanguíneo (choque obstructivo) y a una capacidad inadecuada de suministro/reparación de oxígeno (choque disociativo). El choque distributivo, con o sin disfunción miocárdica, es la causa más frecuente de hipotensión, en especial en los neonatos prematuros.

A. **Choque distributivo.** Los cambios en el tono vascular de los neonatos pueden ocasionar disminución del flujo a los tejidos debido a lo siguiente:

1. Deterioro de la vasorregulación por aumento o desregulación de la producción de óxido nítrico (NO) endotelial en el periodo transitorio perinatal, en especial en el neonato prematuro

2. Lesión neurológica, como en los pacientes con asfixia perinatal grave, que puede afectar a las vías neurovasculares

3. Liberación de cascadas proinflamatorias relacionadas con la sepsis que causa vasodilatación

4. El choque anafiláctico es más frecuente en los niños y rara vez afecta a los neonatos

B. **Choque hipovolémico.** Las siguientes condiciones pueden reducir el volumen de sangre circulante:

1. Hemorragia placentaria, como en el desprendimiento de placenta o placenta previa

2. Hemorragia feto-materna

3. Transfusión feto-fetal

4. Hemorragia intracraneal

5. Hemorragia pulmonar masiva (a menudo asociada con una PCA)

6. Pérdida de sangre por coagulación intravascular diseminada (CID) u otras coagulopatías graves

7. Fuga de plasma hacia el compartimento extravascular, como se observa en los estados de baja presión oncótica o en el síndrome de fuga capilar (p. ej., en la sepsis)

8. Deshidratación debida a una pérdida excesiva de agua insensible o a una diuresis inadecuada, como se observa comúnmente en neonatos de peso extremadamente bajo al nacer (PEBN)

C. Choque cardiogénico por disfunción miocárdica. La disminución del gasto car
diaco, ya sea por una mala función miocárdica o por la desviación del flujo a travé
de canales accesorios, provoca choque cardiogénico. Algunas causas comunes de
choque cardiogénico neonatal son las siguientes:

1. Enfermedad cardiaca congénita

2. Síndrome de ligadura pos-PCA

3. Asfixia intraparto que provoca depresión miocárdica

4. Miocarditis bacteriana o viral. Las infecciones virales congénitas, como e
enterovirus, tienen más probabilidades de causar miocarditis grave

5. Arritmias fetales o neonatales que comprometen el gasto cardiaco

6. Grandes malformaciones arteriovenosas (MAV), como una MAV intracraneal
que desvíe una cantidad considerable de gasto cardiaco de la circulación sistémica

7. Anomalías metabólicas (p. ej., hipoglucemia) o cardiomiopatía observadas en
bebés de madres con diabetes

D. Choque obstructivo. La restricción del flujo de entrada venoso o del flujo de
salida arterial disminuye con rapidez el gasto cardiaco y provoca choque profundo.
Los tipos de obstrucción del flujo sanguíneo son los siguientes:

1. Obstrucciones venosas

   a. Anomalías cardiacas, incluyendo retorno venoso pulmonar anómalo total,
   cor triatriatum, atresia tricúspide, atresia mitral

   b. Las obstrucciones del flujo de entrada adquiridas pueden producirse por
   aire intravascular o por un émbolo trombótico

   c. Aumento de la presión intratorácica causada por presiones elevadas en las
   vías aéreas, neumotórax, neumomediastino

   d. Taponamiento cardiaco por derrame pericárdico o neumopericardio

2. Obstrucciones arteriales

   a. Anomalías cardiacas, incluyendo estenosis o atresia pulmonar, estenosis o
   atresia aórtica

   b. Anomalías vasculares como coartación de la aorta o arco aórtico interrumpido

   c. Estenosis subaórtica hipertrófica debida a la hipertrofia ventricular observada en bebés de madres con diabetes con compromiso del flujo de salida del
   ventrículo izquierdo (VI)

   d. HPP que causa disminución del flujo pulmonar debido a la alta RVP

E. Choque disociativo. Causado por un suministro inadecuado de oxígeno o una
capacidad inadecuada de liberación de oxígeno.

1. Anemia grave

2. Metahemoglobinemia

IV. DIAGNÓSTICO. Al inicio del choque, la "fase compensada" inicial se caracteriza por
mecanismos compensatorios que aumentan la extracción de oxígeno de los tejidos, lo
que permite mantener una PA adecuada al desviar la sangre de la piel, los músculos y
otros órganos no esenciales. Esta compensación permite que la PA se mantenga dentro
del rango normal y que se conserve la perfusión de los órganos vitales. Durante el
choque compensado, los hallazgos clínicos pueden ser sutiles y difíciles de identificar.
Estos neonatos presentan una disminución del flujo sanguíneo sistémico, pero una PA
normal debido a un aumento transitorio de la resistencia vascular sistémica (RVS).
Presentan una disminución de la perfusión periférica (piel fría y pálida con retraso en

el relleno capilar), taquicardia para mantener el gasto cardiaco, pulsos periféricos débiles y presión de pulso estrecha (PA diastólica elevada), íleo (disminución de la circulación esplácnica) y oliguria (disminución de la perfusión renal). Si el estado clínico que causa el choque no disminuye o si la etiología subyacente es grave (p. ej., neumotórax a tensión repentino), los mecanismos compensatorios suelen ser insuficientes para mantener la PA y se produce una hipotensión sistémica. La "fase no compensada" del choque se caracteriza por la hipotensión y la disminución de la perfusión a los órganos vitales, que puede ser evidente por el desarrollo de acidosis láctica. La falta de perfusión en el cerebro puede provocar cambios en la conciencia y letargo. La falta de perfusión coronaria aumenta el riesgo de paro cardiaco. En los recién nacidos prematuros, la disminución asociada del flujo sanguíneo cerebral y del suministro de oxígeno durante la hipotensión predispone a la aparición de hemorragias intraventriculares/cerebrales y leucomalacia periventricular con discapacidades del desarrollo neurológico a largo plazo. Además, en los neonatos de PEBN, la vasculatura de la corteza cerebral puede responder a la disfunción/choque miocárdico transitorio con vasoconstricción en lugar de vasodilatación, lo que disminuye aún más la perfusión cerebral y aumenta el riesgo de lesiones neurológicas.

La respuesta fisiológica al aumento de la RVS se altera en el choque séptico con la liberación de mediadores inflamatorios que provocan vasodilatación y aumento de la permeabilidad capilar. En estos casos, la hipotensión y la presión de pulso amplia son un indicador temprano de choque.

La monitorización de los signos vitales y de los indicadores de disfunción orgánica puede ser útil para diagnosticar y monitorizar el choque, pero no debe retrasarse el inicio del tratamiento. Los parámetros convencionales utilizados en la práctica clínica son el tiempo de llenado capilar, la diuresis, la frecuencia cardiaca, la presencia de acidosis láctica, la saturación venosa mixta y la diferencia de oxígeno arteriovenosa. Estos signos clínicos son subjetivos e inespecíficos. Incluso si sus valores predictivos, que son deficientes al inicio, mejoran al combinar una o más variables, siguen sin poder proporcionar detalles fisiológicos. La monitorización invasiva de la PA puede ofrecer una evaluación continua en tiempo real del bienestar cardiovascular. Sin embargo, la falta de una definición consensuada de la hipotensión en los neonatos sigue siendo un obstáculo importante para dicha evaluación y no representa una medida precisa de la perfusión tisular. La relación entre la PA y el flujo sanguíneo sistémico es compleja en el neonato de muy bajo peso al nacer (MBPN), en especial en los primeros días de vida. La autorregulación asegura una perfusión adecuada a los órganos vitales en estados de hipoperfusión. Sin embargo, la autorregulación cerebral puede faltar en los bebés de MBPN de forma transitoria al nacer o durante el periodo de enfermedad. A diferencia de los adultos y los pacientes pediátricos, el choque en los recién nacidos suele reconocerse en la fase no compensada por la presencia de hipotensión, que puede ser demasiado tardía. El choque no compensado provoca un suministro inadecuado de oxígeno a los tejidos, de modo que el metabolismo celular se vuelve de manera predominante anaeróbico, al producir ácido láctico y pirúvico. Por lo tanto, la acidosis metabólica suele indicar una circulación inadecuada.

Las investigaciones deben centrarse en identificar la etiología subyacente del choque basándose en los hallazgos clínicos y fisiológicos. Los métodos rutinarios de evaluación utilizados en la población adulta y pediátrica suelen ser invasivos y no son factibles en los neonatos. De ahí la importancia de las tecnologías no invasivas para la monitorización hemodinámica en los neonatos. Dichas evaluaciones pueden incluir ecocardiografía focalizada a pie de cama para evaluar la función cardiaca y las condiciones de carga (precarga y poscarga) y el gasto cardiaco, así como los estudios de laboratorio adecuados para evaluar la presencia de infección, anemia, deshidratación, etc. El flujo en la vena cava superior (VCS) proporciona una excelente evaluación del flujo sanguíneo a la parte superior del cuerpo y se ha utilizado para evaluar la respuesta a las intervenciones terapéuticas para revertir el choque.

Otras tecnologías no invasivas para evaluar el gasto cardiaco en los neonatos, como la cardiometría eléctrica, la bioimpedancia y el monitor de gasto cardiaco ultrasónico (USCOM, *ultrasonic cardiac output monitor*), son herramientas útiles para establecer tendencias y realizar evaluaciones longitudinales.

La espectroscopia de infrarrojo cercano (NIRS, *near-infrared spectroscopy*) puede ayudar a evaluar la perfusión periférica y la oxigenación cerebral. Aunque la utilización de este dispositivo en el tratamiento del choque no se ha estudiado de manera amplia en neonatos, se utiliza con bastante frecuencia en pacientes cardiacos posoperatorios para medir el suministro adecuado de oxígeno, la perfusión de los órganos finales y la respuesta a las intervenciones terapéuticas. La aplicabilidad clínica sigue dependiendo de la monitorización de la tendencia más que de las cifras absolutas. Siguen siendo escasos los datos sobre los neonatos prematuros y a término en los que deberían estar justificadas las intervenciones basadas en NIRS. Además, NIRS todavía no se ha asociado con mejoría de los resultados a corto o largo plazo en la población neonatal.

V. TRATAMIENTO. El tratamiento del choque implica abordar la etiología subyacente; instituir intervenciones orientadas a objetivos y sensibles al tiempo, y manejar sus efectos cardiovasculares y sistémicos. La fisiología cardiovascular neonatal es compleja y dinámica. El objetivo definitivo es restablecer el flujo sanguíneo y el suministro de oxígeno a los tejidos. Para tratar el choque en los neonatos se utilizan líquidos, inótropos, vasopresores y sustitución de hidrocortisona.

A. **Terapia de líquidos.** El enfoque inicial suele ser la administración de cristaloides como la solución salina al 0.9%. Se utiliza una infusión de 10 a 20 mL/kg de solución salina isotónica para tratar la sospecha de hipovolemia. Si el choque se debe a una anemia con o sin pérdida de sangre, las transfusiones de glóbulos rojos o el plasma fresco congelado para la CID pueden ser mejores alternativas a la solución salina al 0.9%. Se ha propuesto el uso de soluciones de albúmina como alternativa a la infusión de suero salino al 0.9%, ya que pueden mejorar las presiones oncóticas intravasculares, pero no hay pruebas de que sean superiores al suero salino al 0.9% y en la actualidad no se recomiendan. A diferencia de los resultados obtenidos con la reanimación líquida agresiva temprana en poblaciones de mayor edad, no hay pruebas suficientes que respalden la expansión temprana de volumen en los neonatos de MBPN. En los neonatos prematuros hipotensos, se recomienda administrar un bolo lento y único de suero salino y, si es necesaria una intervención adicional, iniciar la medicación vasoactiva. La literatura neonatal se limita a pequeños estudios. Se ha demostrado un aumento moderado tanto del flujo de la VCS como del gasto del VI en neonatos con bajo flujo sanguíneo sistémico.

B. **Tratamiento de apoyo.** La corrección de los factores inotrópicos negativos, como hipoxia, acidosis, hipoglucemia y otras alteraciones metabólicas, mejorará el gasto cardiaco. Además, la hipocalcemia se produce con frecuencia en los recién nacidos con insuficiencia circulatoria, en especial en entornos con grandes cantidades de reposición de volumen. En este contexto, la administración de calcio suele producir un efecto inotrópico positivo. El gluconato de calcio a 10% (100 mg/kg) puede infundirse lento si los niveles de calcio ionizado son bajos.

C. Medicamentos

1. **Los inótropos** se utilizan para mejorar la función cardiaca e incluyen lo siguiente:

   a. **Las aminas simpaticomiméticas** se utilizan por lo común en los recién nacidos. Las ventajas son la rapidez de aparición, la capacidad de controlar la dosis y la vida media ultracorta.

   i. **Dopamina** activa los receptores de forma dependiente de la dosis y deben tenerse en cuenta sus efectos sobre la RVP. A dosis bajas (0.5 a 2 μg/kg/min), la dopamina estimula los receptores dopaminérgicos periféricos y aumenta el flujo sanguíneo renal, mesentérico y coronario, con escaso efecto sobre el gasto cardiaco. En dosis intermedias (5 a 9 μg/kg/min), la dopamina tiene efectos inotrópicos y cronotrópicos positivos que aumentan tanto el gasto del VI como la presión arterial media. El aumento de la contractilidad miocárdica puede depender en parte de las reservas de norepinefrina del miocardio.

   ii. **Dobutamina** es una catecolamina sintética con efectos inotrópicos relativamente cardioselectivos. En dosis de 5 a 15 μg/kg/min, la dobutamina aumenta el gasto cardiaco al incrementar el volumen sistólico de forma dependiente de la dosis, con poco efecto sobre la frecuencia cardiaca. La dobutamina puede disminuir la RVS y a menudo se utiliza con la dopamina para mejorar el gasto cardiaco y la RVS en casos de disminución de la función miocárdica, ya que sus efectos inotrópicos, a diferencia de los de la dopamina, son independientes de las reservas de norepinefrina. En un ensayo ciego aleatorizado, el flujo de la VCS aumentó en 35% en los neonatos prematuros que recibieron dobutamina, en comparación con una disminución de 1% en los neonatos tratados con dopamina.

   iii. **Epinefrina** tiene potentes efectos inotrópicos y cronotrópicos en las dosis de 0.05 a 0.3 μg/kg/min. A estas dosis, aumenta el gasto cardiaco y tiene efectos β2-adrenérgicos en la vasculatura periférica con escaso efecto α-adrenérgico, lo que causa menor RVS. No es un fármaco de primera línea en los recién nacidos; sin embargo, puede ser eficaz en pacientes que no responden a la dopamina. La epinefrina es un tratamiento complementario eficaz de la dopamina porque las reservas de norepinefrina cardiaca se agotan con facilidad con infusiones de dopamina prolongadas y de alta velocidad.

   b. **Milrinona** es un inhibidor de la fosfodiesterasa III que aumenta el contenido de adenosín monofosfato cíclico (AMPc) intracelular preferentemente en el miocardio, lo que provoca un aumento de la contractilidad cardiaca. Mejora la función miocárdica diastólica con mayor facilidad que la dobutamina. La milrinona también reduce la RVP y la RVS al aumentar los niveles de AMPc en el músculo liso vascular, lo que a menudo hace necesario el uso de volumen y dopamina.

2. **El tratamiento vasopresor** se utiliza para aumentar la RVS y mejorar la PA, lo que debería restablecer la perfusión de los órganos vitales. Estos medicamentos incluyen los siguientes:

   a. **Dopamina** en dosis elevadas (10 a 20 μg/kg/min) provoca vasoconstricción al liberar norepinefrina de las vesículas simpáticas, además de actuar directo sobre los receptores α-adrenérgicos. Los neonatos tienen reservas reducidas de norepinefrina. El choque resistente a la dopamina suele responder a la norepinefrina o a altas dosis de epinefrina. La norepinefrina puede ser el agente preferido en el choque asociado con una baja RVS.

b. Norepinefrina un potente α-agonista con algunos efectos β1; el agente de primera línea en el choque vasodilatador (caliente) de adultos y pediátrico.

c. Vasopresina se ha estudiado principalmente en adultos para el tratamiento del choque, con una experiencia limitada en neonatos. Es un neuropéptido endógeno que interviene en la regulación posnatal de la homeostasis de los líquidos, pero que también desempeña un papel importante en el mantenimiento del tono vascular. La deficiencia de vasopresina puede producirse en la hipotensión resistente a las catecolaminas en la evolución de la sepsis y de ahí su eficacia comunicada en el choque vasodilatador. No hay datos suficientes sobre el uso de la vasopresina en los neonatos. No se utiliza de forma rutinaria para tratar el choque en los bebés, pero puede ser una opción terapéutica a tener en cuenta en el contexto de una vasorregulación periférica anormal.

3. **Reemplazo de hidrocortisona.** Los corticoesteroides pueden ser útiles en los recién nacidos con hipotensión refractaria a la expansión de volumen y a los vasopresores, en especial en los prematuros. La hidrocortisona estabiliza la PA a través de múltiples mecanismos. Induce la expresión de los receptores adrenérgicos cardiovasculares que se regulan a la baja por el uso prolongado de agentes simpaticomiméticos y también inhibe el metabolismo de las catecolaminas. Después de la administración de hidrocortisona, se produce un aumento rápido de la disponibilidad de calcio intracelular, lo que ocasiona mayor capacidad de respuesta a los agentes adrenérgicos. La respuesta de la PA es evidente a las 2 horas después del tratamiento con hidrocortisona. Para la hipotensión refractaria, la hidrocortisona puede utilizarse a una dosis de 2 a 4 mg/kg/día. Si se observa eficacia, la dosis puede repetirse cada 6 a 8 horas durante 2 a 5 días. En ocasiones, la hipotensión reaparecerá después de suspender el tratamiento con corticoesteroides, lo que requerirá una duración más larga del tratamiento con un destete lento de la dosis.

VI. ESCENARIOS CLÍNICOS TÍPICOS DEL CHOQUE EN NEONATOS

A. Neonato con MBPN en el periodo posnatal inmediato

1. La fisiología incluye un tono vasomotor deficiente, un miocardio inmaduro que es más sensible a los cambios de poscarga y una producción de NO desregulada.

2. Todavía no se sabe qué nivel de PA define la hipotensión en los neonatos de MBPN. En general, una PA media igual a la edad de gestación del bebé en semanas es la definición más utilizada, pero desafortunadamente es la que cuenta con menos pruebas de apoyo.

3. El tratamiento recomendado es dobutamina o dopamina y el uso juicioso de volumen si se sospecha de hipovolemia. Es importante no administrar infusiones de gran volumen debido a su asociación con un mayor riesgo de displasia broncopulmonar y hemorragia intraventricular, según se ha informado en los neonatos prematuros. Se puede considerar hidrocortisona para la hipotensión resistente a dopamina.

B. Lesión hipóxico-isquémica perinatal en neonatos a término

1. La fisiología ocasiona isquemia miocárdica transitoria con disminución del rendimiento sistólico del VI.

2. La hipotermia terapéutica aumenta la RVS/poscarga por vasoconstricción periférica.

3. El agente cardiovascular recomendado debe mejorar la contractilidad cardiaca sin exacerbar la vasoconstricción. La dobutamina suele ser el agente preferido.

4. Se puede considerar que la milrinona proporciona una reducción de la poscarga y efectos inotrópicos.

C. Choque séptico

1. La fisiología implica hipovolemia relativa, disfunción miocárdica, vasodilatación periférica y aumento de las presiones pulmonares secundarias a la acidosis y la hipoxia.

2. Existe una fuerte relación inversa entre la incidencia de sepsis y la edad de gestación y el peso al nacer.

3. El tratamiento incluye la reanimación con volumen con cristaloides (10 a 20 mL/kg) que debe repetirse según sea necesario y la administración de dopamina, norepinefrina o vasopresina. Debe obtenerse un ecocardiograma funcional para evaluar la función cardiaca, el flujo de la VCS, el gasto cardiaco y la derivación intracardiaca. Considerar la oxigenación por membrana extracorpórea (OMEC) en los neonatos de más de 34 semanas de gestación si no responden a estas intervenciones.

D. Neonato prematuro con conducto arterioso persistente

1. La fisiología incluye el "robo" ductal que compromete la perfusión de los órganos vitales y el aumento de la derivación de izquierda a derecha a medida que disminuye la RVP. El alto volumen de retorno venoso pulmonar al corazón izquierdo puede no ser tolerado. La incapacidad del VI inmaduro para aumentar su fuerza de contracción puede provocar disminución del gasto cardiaco, aumento de la presión venosa y, por lo tanto, mayor riesgo de hemorragia pulmonar.

2. Por lo general se presenta con una PA diastólica baja y una PA sistólica normal o elevada.

3. La terapia recomendada debe dirigirse a aumentar el rendimiento sistólico del VI sin aumentar la RVS. La dobutamina parece preferible a la dopamina por estas razones. Sin embargo, todavía no se ha realizado ningún ensayo clínico aleatorizado que compare estas dos estrategias de tratamiento en neonatos prematuros. Las estrategias ventilatorias para aumentar la RVP mediante el aumento de la presión positiva al final de la espiración (PPFE), el mantenimiento de una hipercarbia permisiva y evitar la hiperoxigenación pueden contribuir a la estabilidad hemodinámica hasta que se consiga un tratamiento definitivo.

E. Neonatos prematuros con hipotensión "resistente a los presores"

1. Una parte de los neonatos con MBPN pasan a depender de dosis medias o altas de vasopresores más allá de los primeros días posnatales. Las etiologías incluyen la deficiencia relativa de cortisol, la insuficiencia suprarrenal y la desregulación de los receptores adrenérgicos.

2. Considerar una dosis baja de hidrocortisona (2 a 4 mg/kg/día durante 2 a 5 días en tres o cuatro dosis divididas); algunos centros miden de rutina un nivel de cortisol sérico antes del tratamiento, pero existe una escasa correlación con los niveles de cortisol y el grado de hipotensión en los neonatos de MBPN. Los estudios apoyan la eficacia de la hidrocortisona para elevar la PA

en las 2 horas siguientes a su administración, pero aún no se han investigado los efectos neurológicos a largo plazo de este tratamiento en el neonato de MBPN. Debido a un informe publicado sobre un posible aumento de la incidencia de perforación intestinal en bebés que han sido tratados con indometacina y que también son tratados con hidrocortisona, no se puede recomendar el uso simultáneo de estos fármacos.

Lecturas recomendadas

Boode W-P. Advanced hemodynamic monitoring in the neonatal intensive care unit. *Clin Perinatol* 2020;47(3):423–434.

Davis AL, Carcillo JA, Aneja RK, et al. American College of Critical Care Medicine clinical practice parameters for hemodynamic support of pediatric and neonatal septic shock. *Crit Care Med* 2017;45(6):1061–1093.

De Carcillo JA. A synopsis of 2007 ACCM clinical practice parameters for hemodynamic support of term newborn and infant septic shock. *Early Hum Dev* 2014;90(suppl 1):S45–S47.

Dempsey EM, Barrington KJ. Evaluation and treatment of hypotension in the preterm infant. *Clin Perinatol* 2009;36(1):75–85.

Giesinger RE, McNamara PJ. Hemodynamic instability in the critically ill neonate: an approach to cardiovascular support based on disease pathophysiology. *Semin Perinatol* 2016;40(3):174–188.

Schwarz CE, Dempsey EM. Management of neonatal hypotension and shock. *Semin Fetal Neonatal Med* 2020;25(5):101121.

Seri I, Noori S. Diagnosis and treatment of neonatal hypotension outside the transitional period. *Early Hum Dev* 2005;81(5):405–411.

Short BL, Van Meurs K, Evans JR, et al. Summary proceedings from the cardiology group on cardiovascular instability in preterm infants. *Pediatrics* 2006;117(3 pt 2): S34–S39.

Singh Y, Katheria AC, Vora F. Advances in diagnosis and management of hemodynamic instability in neonatal shock. *Front Pediatr* 2018;6:2.

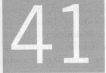

41 Enfermedades cardiacas

Felina K. Mille y Chitra Ravishankar

PUNTOS CLAVE

- La incidencia de cardiopatías congénitas es de 0.6 a 0.8% de todos los nacidos vivos.
- Si no se diagnostican prenatalmente, los pacientes con enfermedades cardiacas congénitas críticas se presentan en el periodo neonatal.
- El reconocimiento y tratamiento rápidos de las cardiopatías congénitas críticas pueden salvar vidas.

I. **INTRODUCCIÓN.** Los resultados de los pacientes con cardiopatías congénitas han mejorado de manera significativa en las últimas décadas. Los avances en ecocardiografía, tratamiento médico, cardiología intervencionista y tratamiento quirúrgico han permitido reducir la morbilidad y la mortalidad, incluso en niños con enfermedades cardiacas más complejas. En la actualidad, muchos pacientes con cardiopatías congénitas significativas se identifican prenatalmente. Un subgrupo de pacientes diagnosticados prenatalmente y los que se identifican después del nacimiento siguen estando en riesgo de inestabilidad significativa, lesión de órganos terminales y muerte. Por lo tanto, el reconocimiento y la estabilización tempranos del neonato con cardiopatía congénita crítica son esenciales. Este capítulo ofrece una visión general de la evaluación inicial y el tratamiento, por parte de neonatólogos y pediatras, de los neonatos y lactantes con sospecha de cardiopatía congénita.

II. **INCIDENCIA Y SUPERVIVENCIA.** La incidencia notificada de cardiopatías congénitas varía entre 0.6 y 0.8% de los nacidos vivos, lo que se traduce en casi 40 000 niños nacidos con cardiopatías congénitas cada año solo en Estados Unidos. Esta incidencia se ha mantenido constante en las últimas décadas. Alrededor de 25% de las cardiopatías congénitas se consideran críticas o requieren intervención en el primer año de vida. Estos defectos, junto con su incidencia relativa, se resumen en la tabla 41-1. Cerca de 70% de los pacientes con cardiopatías congénitas críticas se identifica prenatalmente, pero las lesiones que afectan a los tractos de salida y a la aorta, como la transposición de las grandes arterias y la coartación, pueden pasar desapercibidas durante la obtención rutinaria de imágenes fetales. Los avances en el diagnóstico por imagen, la cirugía cardiaca y los cuidados intensivos han reducido los riesgos quirúrgicos de muchas lesiones complejas; la mortalidad hospitalaria después de todas las formas de cirugía cardiaca neonatal ha disminuido de forma significativa en la última década.

III. **MOMENTO DE PRESENTACIÓN.** Las conexiones fetales normales entre las circulaciones sistémica y pulmonar, el foramen oval permeable (FOP) y la persistencia de conducto arterioso (PCA) se cierran en los primeros días de vida. Además, la resis-

Tabla 41-1. Formas de cardiopatía congénita crítica junto con la incidencia relativa y las asociaciones genéticas

	Incidencia (por 10 000 nacimientos)	Asociaciones
Síndrome del ventrículo izquierdo hipoplásico	2-3	Síndrome de Turner
Estenosis aórtica	3	Síndrome de Turner
Coartación aórtica	4	Síndrome de Turner; síndrome de Williams
Arco aórtico interrumpido	0.2	Deleción 22q11.2
Tetralogía de Fallot (TF)	3	Trisomía 21; considerar deleción 22q11.2 si arco aórtico derecho o TF/atresia pulmonar (AP)/ACAPM
AP con tabique ventricular intacto	0.4-0.8	
Estenosis pulmonar	6-8	Síndrome de Noonan; Alagille
Atresia tricúspide	0.5-1.2	
Anomalía de Ebstein	0.5	
D-transposición de las grandes arterias	2.3-4.7	Raramente sindrómico, deleción 22q11.2 si anomalía del arco aórtico
CVPAT	0.6-1.2	Síndrome de heterotaxia
Defecto completo del canal AV	2	Trisomía 21
Tronco arterial	0.5-1.5	> 20% tiene deleción 22q11.2

ACAPM, arterias colaterales aortopulmonares múltiples; CVPAT, conexión venosa pulmonar anómala total.

tencia vascular pulmonar disminuye de manera significativa a las 72 horas del parto y sigue disminuyendo durante las primeras 6 a 8 semanas de vida. Estos cambios explican el momento más común de presentación de los pacientes con cardiopatía congénita crítica diagnosticados después del nacimiento. El diagnóstico diferencial de los pacientes que se presentan en el periodo posnatal inmediato, neonatal temprano o infantil se resume a continuación y se muestra gráficamente en la figura 41-1. La evaluación diagnóstica, la estabilización y el tratamiento de cada lesión se describen con más detalle más adelante en el capítulo.

A. **Postnatal inmediato.** La cardiopatía congénita crítica debe estar en el diagnóstico diferencial del neonato que se presenta poco después del nacimiento con hipoxemia o choque. En la D-*transposición de las grandes arterias* (D-*TGA*), la aorta nace del

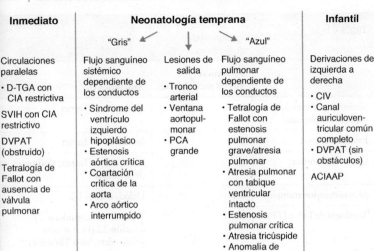

Inmediato	Neonatología temprana			Infantil
	"Gris" ↙	↓	↘ "Azul"	
Circulaciones paralelas	Flujo sanguíneo sistémico dependiente de los conductos	Lesiones de salida	Flujo sanguíneo pulmonar dependiente de los conductos	Derivaciones de izquierda a derecha
• D-TGA con CIA restrictiva	• Síndrome del ventrículo izquierdo hipoplásico	• Tronco arterial • Ventana aortopul- monar	• Tetralogía de Fallot con estenosis pulmonar	• CIV • Canal auriculoven- tricular común completo
SVIH con CIA restrictivo	• Estenosis aórtica crítica	• PCA grande	grave/atresia pulmonar	• DVPAT (sin obstáculos)
DVPAT (obstruido)	• Coartación crítica de la aorta		• Atresia pulmonar con tabique ventricular intacto	ACIAAP
Tetralogía de Fallot con ausencia de válvula pulmonar	• Arco aórtico interrumpido		• Estenosis pulmonar crítica • Atresia tricúspide • Anomalía de Ebstein	

Figura 41-1. Representación esquemática del diagnóstico diferencial de las cardiopatías congénitas en función de la edad de presentación. Los pacientes con D-transposición de las grandes arterias (D-TGA), síndrome de ventrículo izquierdo hipoplásico (SVIH) con comunicación auricular inadecuada y drenaje venoso pulmonar anómalo total obstruido (DVPAT) presentan hipoxemia tras el nacimiento. Las que dependen del flujo sanguíneo ductal sistémico o pulmonar se presentan en el momento de la constricción ductal. Las lesiones de salida provocan insuficiencia cardiaca congestiva (ICC) al disminuir la resistencia vascular pulmonar (RVP) durante los primeros días de vida. Por último, los pacientes con derivaciones izquierda-derecha significativas y arteria coronaria izquierda anómala desde la arteria pulmonar (ACIAAP) se vuelven sintomáticos a medida que la RVP sigue descendiendo durante las primeras semanas de vida. CIA, comunicación interauricular; PCA, persistencia de conducto arterioso; CIV, comunicación interventricular.

ventrículo derecho (VD) y la arteria pulmonar del ventrículo izquierdo (VI). Esto crea dos circulaciones paralelas, y es necesaria la mezcla para que la sangre oxigenada llegue al organismo. El FOP es el principal punto de mezcla y, si su tamaño es inadecuado, el paciente puede presentar hipoxemia profunda. El mantenimiento de la PCA con infusión de prostaglandina E_1 (PGE$_1$) favorece la derivación auricular, pero con frecuencia esto es insuficiente y se requiere una septostomía auricular transcatéter con balón para estabilizar al paciente. Los pacientes con D-TGA y FOP restrictivo pueden presentar una "cianosis diferencial inversa", en la que la saturación preductal es inferior a la posductal. Por lo tanto, es fundamental monitorizar la saturación preductal, que refleja el aporte de oxígeno al cerebro y al corazón.

En la *conexión venosa pulmonar anómala total* (*CVPAT*), las venas pulmonares drenan de forma anómala al sistema venoso sistémico o coronario. Si se obstruye la vía de drenaje, el paciente desarrolla edema pulmonar, hipoxemia asociada, choque y evidencia de hipertensión pulmonar refractaria. Se trata de una urgencia cardioquirúrgica, y el paciente puede requerir asistencia extracorpórea preoperatoria si no se dispone de una intervención cardioquirúrgica inmediata.

Una forma poco frecuente de *tetralogía de Fallot*, caracterizada por la *ausencia de la válvula pulmonar*, provoca insuficiencia respiratoria posnatal precoz en el contexto de una dilatación marcada de la arteria pulmonar y traqueobroncomalacia asociada. El conducto arterioso suele estar ausente en este trastorno, y los pacientes pueden beneficiarse de la posición prona.

B. **Neonatal temprano.** Este grupo de defectos cardiacos incluye aquellos en los que la permeabilidad del conducto arterioso es necesaria para mantener el flujo sanguíneo sistémico (*lesiones obstructivas izquierdas*) o pulmonar (*lesiones obstructivas derechas*). Como resultado de la constricción y cierre ductales esperados, el neonato con flujo sanguíneo sistémico dependiente del conducto desarrollará choque cardiogénico y acidosis. Los pacientes pueden presentar taquipnea, mala alimentación, letargo, apatía y acidosis metabólica. Aquellos con flujo sanguíneo pulmonar dependiente de los conductos se volverán progresivamente hipoxémicos y pueden evolucionar a choque. Los pacientes con grandes lesiones de salida, como *tronco arterioso* y gran *ventana aortopulmonar*, también pueden presentar insuficiencia cardiaca congestiva (ICC) en la primera semana de vida. A medida que disminuye la resistencia vascular pulmonar, la sangre se desvía preferentemente a la circulación pulmonar, lo que puede provocar una hipoperfusión sistémica.

C. **Infantil.** A medida que la resistencia vascular pulmonar sigue disminuyendo durante las primeras 6 a 8 semanas de vida, los recién nacidos con *comunicación interventricular* (*CIV*) de moderada a grande, defectos *del canal auriculoventricular común completo* (*CAVC*) y PCA grandes pueden presentar síntomas de sobrecirculación pulmonar en el contexto de un aumento de la derivación izquierda-derecha.

IV. MANIFESTACIONES CLÍNICAS DE LAS CARDIOPATÍAS CONGÉNITAS. Los hallazgos clínicos clave en el neonato que pueden requerir una evaluación cardiaca incluyen cianosis, ICC, colapso cardiovascular o choque y soplo cardiaco.

A. **Cianosis.** La cianosis (coloración azulada de la piel y las mucosas) es un signo frecuente de cardiopatía congénita en el neonato y representa hipoxemia o disminución de la saturación arterial de oxígeno. Sin embargo, dependiendo de la complexión de la piel, la cianosis clínicamente aparente no suele ser visible hasta que hay > 3 g/dL de hemoglobina desaturada en el sistema arterial. Por lo tanto, el grado de cianosis visible depende tanto de la gravedad de la hipoxemia (que determina el porcentaje de saturación de oxígeno) como de la concentración de hemoglobina. Por ejemplo, consideremos dos recién nacidos con grados similares de hipoxemia, cada uno con una saturación arterial de oxígeno de 85%. El recién nacido policitémico (hemoglobina de 22 g/dL) tendrá 3.3 g/dL (15% de 22 g/dL) de hemoglobina desaturada y presentará una cianosis más visible que el neonato anémico (hemoglobina de 10 g/dL), que solo tendrá 1.5 g/dL (15 de 10 g/dL) de hemoglobina desaturada. La cianosis verdadera o central debe ser un hallazgo generalizado (es decir, no acrocianosis, coloración azulada solo de manos y pies, que es un hallazgo normal en un neonato) y a menudo puede apreciarse mejor en las mucosas.

Dado que la identificación de la cianosis mediante inspección visual puede resultar difícil, en 49 estados de EUA, así como en Washington, D.C., es obligatorio realizar un estudio rutinario de pulsioximetría preductal y posductal antes del alta neonatal. En un metaanálisis de 2012, el tamizaje mediante pulsioximetría tuvo una sensibilidad de 76.5% y una especificidad de 99.9% para identificar cardiopatías congénitas significativas. Hubo pocos falsos positivos, que se redujeron aún más si el estudio se realizó después de las 24 horas de edad. No está claro si las pruebas sistemáticas mediante pulsioximetría ha modificado las tasas de diagnóstico tardío o de mortalidad en pacientes con cardiopatía congénita crítica. El diagnóstico diferencial de la cianosis neonatal incluye patología pulmonar, cardiaca y sistémica (tabla 41-2).

Tabla 41-2. Diagnóstico diferencial de la cianosis en el neonato

Lesiones cardiacas primarias

Disminución del flujo sanguíneo pulmonar, derivación intracardiaca de derecha a izquierda

Estenosis pulmonar crítica

Atresia tricúspide

Atresia pulmonar/tabique ventricular intacto

Tetralogía de Fallot

Anomalía de Ebstein

Conexión venosa pulmonar anómala total con obstrucción

Flujo sanguíneo pulmonar normal o aumentado, mezcla intracardiaca

Síndrome del ventrículo izquierdo hipoplásico

Transposición de las grandes arterias

Tronco arterial

Tetralogía de Fallot/atresia pulmonar

Canal auriculoventricular común completo

Conexión venosa pulmonar anómala total sin obstrucción

Otros complejos monoventriculares

Lesiones pulmonares (derivación intrapulmonar derecha-izquierda)
(véanse los capítulos 32-38)

Enfermedad pulmonar parenquimatosa primaria

Síndromes de aspiración (p. ej., meconio y sangre)

Síndrome de dificultad respiratoria

Neumonía

Obstrucción de las vías aéreas

Estenosis o atresia coanal

Síndrome de Pierre Robin

Estenosis traqueal

Cabestrillo pulmonar

Síndrome de válvula pulmonar ausente

(continúa)

Tabla 41-2. (*continuación*)

Lesiones pulmonares (derivación intrapulmonar derecha-izquierda)
(véanse los capítulos 32-38)

Compresión extrínseca de los pulmones
Neumotórax
Enfisema pulmonar intersticial o lobar
Quilotórax u otros derrames pleurales
Hernia diafragmática congénita
Distrofias o displasias torácicas
Hipoventilación
Lesiones del sistema nervioso central
Enfermedades neuromusculares
Sedación
Sepsis
Malformaciones arteriovenosas pulmonares

Hipertensión pulmonar persistente (véase capítulo 36)

Cianosis con PO₂ normal

Metahemoglobinemia
Policitemia* (véase capítulo 46)

*En caso de policitemia, estos neonatos presentan plétora y congestión venosa en las extremidades distales, lo que da la apariencia de cianosis distal; en realidad, estos neonatos no son hipoxémicos (véase el texto).
PO_2, presión parcial de oxígeno.

B. **ICC.** La ICC en el neonato (o en un paciente de cualquier edad) es un diagnóstico *clínico* basado en la presencia de determinados signos y síntomas, más que en los hallazgos radiográficos o de laboratorio, que pueden corroborar el diagnóstico. La ICC se produce cuando el corazón se esfuerza por satisfacer las demandas metabólicas de los tejidos. Los hallazgos clínicos se deben con frecuencia a mecanismos homeostáticos que intentan compensar este desequilibrio. En fases tempranas, el neonato puede estar taquipneico y taquicárdico, con un aumento del esfuerzo respiratorio, estertores, hepatomegalia y retraso en el llenado capilar. A diferencia de los adultos, rara vez se observa edema. Puede haber diaforesis, dificultades de alimentación y retraso del crecimiento. La *hidropesía fetal* es una forma extrema de ICC intrauterina (véase capítulo 5). Cuando se desarrolla insuficiencia cardiaca en las primeras semanas de vida, el diagnóstico diferencial incluye i) una lesión estructural que causa sobrecarga grave de presión o volumen, ii) una lesión miocárdica primaria que causa disfunción miocárdica o iii) arritmia. En la tabla 41-3 se resumen los diagnósticos diferenciales de ICC en el neonato.

Tabla 41-3. Diagnóstico diferencial de la insuficiencia cardiaca congestiva en el neonato

Sobrecarga de presión

Estenosis aórtica

Coartación de aorta

Sobrecarga de volumen

Derivación de izquierda a derecha a nivel de los grandes vasos

Persistencia de conducto arterioso

Ventana aorticopulmonar

Tronco arterial

Tetralogía de Fallot, atresia pulmonar con múltiples colaterales aorticopulmonares

Derivación izquierda-derecha a nivel de los ventrículos

Comunicación interventricular

Canal auriculoventricular común

Ventrículo único sin estenosis pulmonar (incluye síndrome del ventrículo izquierdo hipoplásico)

Malformaciones arteriovenosas

Sobrecarga combinada de presión y volumen

Arco aórtico interrumpido

Coartación de aorta con comunicación interventricular

Estenosis aórtica con comunicación interventricular

Disfunción miocárdica

Principal

Miocardiopatías

Errores innatos del metabolismo

Genética

Miocarditis

(continúa)

Tabla 41-3. (*continuación*)

Disfunción miocárdica
Secundaria
Taquiarritmias sostenidas
Asfixia perinatal
Sepsis
Obstrucción valvular intrauterina grave (p. ej., estenosis aórtica)
Cierre prematuro del conducto arterioso
Arteria coronaria izquierda anómala procedente de la arteria pulmonar (ACIAAP)

C. **Choque.** La presentación más sensible al tiempo del neonato con cardiopatía congénita es el colapso circulatorio. Los neonatos con cianosis o ICC pueden evolucionar a choque cuando la demanda de oxígeno de los tejidos supera a su aporte. Estos neonatos presentarán hipotensión, acidosis metabólica e insuficiencia cardiorrespiratoria. El diagnóstico diferencial del choque neonatal es amplio, pero debe tenerse en cuenta la cardiopatía congénita. En este caso, el tratamiento de urgencia del choque circulatorio debe preceder a los estudios diagnósticos cardiacos.

D. **Soplo cardiaco.** Los soplos cardiacos son frecuentes en el periodo neonatal. Los soplos fisiológicos pueden escucharse durante la transición de la circulación fetal, en específico en el cierre de la PCA. Otros soplos transitorios incluyen CIV musculares muy pequeñas o estenosis de la rama periférica de la arteria pulmonar debidas a turbulencias del flujo sanguíneo en las ramas de la arteria pulmonar que desaparecen a medida que éstas crecen. Sin embargo, los soplos fuertes, sistólicos y diastólicos pueden representar patología cardiaca y deben ser evaluados. La estenosis de la válvula semilunar (soplos sistólicos de eyección) y la insuficiencia valvular auriculoventricular (soplos holosistólicos sonoros) suelen observarse muy poco después del nacimiento. Por el contrario, los soplos debidos a lesiones de derivación izquierda-derecha (soplo de CIV o soplo continuo de PCA) pueden no oírse hasta la segunda o cuarta semana de vida, cuando la resistencia vascular pulmonar ha disminuido y la derivación izquierda-derecha aumenta. Por lo tanto, la *edad del paciente* cuando se detecta el soplo por primera vez y el *carácter del soplo* proporcionan claves importantes sobre la naturaleza de la malformación.

E. **Ecocardiografía fetal.** Cada vez es más frecuente que nazcan niños con un diagnóstico de probable cardiopatía congénita debido al uso generalizado de la ecografía obstétrica y la ecocardiografía fetal. El diagnóstico prenatal puede orientar los planes de atención prenatal, el lugar y el momento del parto, así como la atención perinatal inmediata del neonato. El momento recomendado para la ecocardiografía fetal es entre las semanas 18 y 20 de gestación, aunque pueden obtenerse imágenes razonables a partir de la semana 16, y la ecografía transvaginal puede utilizarse con fines diagnósticos en fetos del primer trimestre. Las indicaciones de la ecocardiografía fetal se resumen en la tabla 41-4. Sin embargo, es importante tener en cuenta que la mayoría de los casos de cardiopatías congénitas

Tabla 41-4. Indicaciones de ecocardiografía fetal

Indicaciones relacionadas con el feto

Sospecha de cardiopatía congénita en el estudio de ecografía

Anomalía cromosómica fetal

Anomalía anatómica extracardiaca fetal

Arritmia cardiaca fetal

  Bradicardia persistente

  Taquicardia persistente

  Ritmo irregular

Hidropesía fetal no inmune

Indicaciones relacionadas con la madre

Cardiopatías congénitas

Enfermedad metabólica materna

  Diabetes mellitus

  Fenilcetonuria

Enfermedad reumática materna (como lupus eritematoso sistémico)

Exposiciones ambientales maternas

  Alcohol

  Medicamentos teratogénicos cardiacos

    Anfetaminas

    Anticonvulsivos

      Fenitoína

      Trimetadiona

      Carbamazepina

      Valproato

    Isotretinoína

    Carbonato de litio

  Infección viral materna

    Rubéola

Indicaciones familiares

Padres o hijos anteriores con cardiopatía congénita

Padres o hijos anteriores con enfermedad genética asociada con cardiopatía congénita se producen en embarazos sin factores de riesgo conocidos. La coartación de aorta, la CIV pequeña y la comunicación interauricular, la CVPAT y la estenosis aórtica o pulmonar leve son anomalías que la ecocardiografía fetal puede pasar por alto. Es importante tener en cuenta que la PCA esperada puede enmascarar una coartación, y la circulación fetal requiere un FOP para la supervivencia que puede hacer incierta la presencia de una comunicación interauricular. En general, en las cardiopatías congénitas complejas se observa la anomalía principal; sin embargo, la extensión completa de la malformación cardiaca puede determinarse mejor en los exámenes posnatales.

Las taquiarritmias o bradiarritmias fetales (intermitentes o persistentes) pueden detectarse en ecografías obstétricas de estudios de rutina; esto debería motivar la realización de una ecocardiografía fetal más completa para descartar cardiopatías estructurales asociadas, evaluar la función ventricular fetal y definir mejor la arritmia.

La ecocardiografía fetal ha permitido conocer mejor la evolución *in utero* de algunas formas de cardiopatía congénita. Esto, a su vez, ha llevado al desarrollo de la intervención cardiaca fetal. Estos avances representan un nuevo y prometedor método de tratamiento de las cardiopatías congénitas.

V. EVALUACIÓN DEL NEONATO CON SOSPECHA DE CARDIOPATÍA CONGÉNITA

A. Evaluación inicial

1. Exploración física

   a. Inspección. Deben evaluarse de manera minuciosa el aspecto general, el color, la perfusión y el estado mental del recién nacido. Puede observarse cianosis inspeccionando la mucosa oral. El moteado de la piel o un color gris cenizo sugieren compromiso cardiovascular grave y choque. Debe prestarse especial atención al patrón respiratorio, incluyendo la frecuencia, el trabajo respiratorio y el uso de músculos accesorios. La taquipnea puede representar una compensación por edema pulmonar o acidosis metabólica. Es esencial una búsqueda cuidadosa de otras anomalías, ya que 25% de los pacientes con cardiopatía congénita presenta al menos una malformación extracardiaca. En la tabla 41-5 se resumen las malformaciones y síndromes asociados con frecuencia con cardiopatías congénitas.

   b. Palpación. Es imprescindible la palpación de las *extremidades distales* prestando atención a la temperatura y al llenado capilar. Aunque en la sepsis o la deshidratación pueden observarse extremidades frías con retraso en el llenado capilar, este hallazgo también debe hacer sospechar una cardiopatía congénita crítica. Al palpar las extremidades distales, observe la presencia y el carácter de los pulsos distales. La disminución o ausencia de pulsos en las extremidades inferiores sugiere una obstrucción del arco aórtico. La palpación del precordio puede proporcionar información importante que sugiera una cardiopatía congénita. Un precordio hiperdinámico sugiere una derivación izquierda-derecha significativa.

   c. Auscultación. Esta parte del examen debe realizarse de forma sistemática. En primer lugar, escuche la frecuencia cardiaca para determinar si es regular y adecuada para la edad del paciente. En segundo lugar, escuche con atención los ruidos cardiacos. El segundo ruido cardiaco es importante porque su división indica la presencia de dos válvulas semilunares. Esto puede resultar difícil en neonatos con frecuencias cardiacas en reposo rápidas. La presencia de un

Tabla 41-5. Anomalías cromosómicas, síndromes y asociaciones frecuentes relacionadas con cardiopatías congénitas

	Incidencia aproximada o modo de herencia	Características extracardiacas	Características cardiacas
Anomalías cromosómicas			
Trisomía 21 (síndrome de Down)	1/660	Facies (braquicefalia, occipucio aplanado, hipoplasia mediofacial, prognatismo mandibular, fisuras palpebrales oblicuas, pliegues epicánticos, manchas de Brushfield, lengua grande); pliegues simiescos, clinodactilia con quinto dedo corto; hipotonía pronunciada	40-50% tienen defectos cardiacos, CAVC, CIV los más comunes, también TF, CIA, PCA; la cardiopatía congénita compleja es muy rara.
45,X (síndrome de Turner)	1/2 500	Linfedema de manos, pies; baja estatura; cuello corto; facies (triangular con fisuras palpebrales inclinadas hacia abajo, orejas de implantación baja); tórax en escudo	25-45% tienen defectos cardiacos, coartación; la válvula aórtica bicúspide es la más común
Trisomía 13 (síndrome de Patau)	1/5 000	PEG; facies (hipoplasia mediofacial, labio leporino y paladar hendido, microftalmía coloboma, orejas de implantación baja); anomalías cerebrales (microcefalia holoprosencefalia); aplasia cutis congénita del cuero cabelludo; polidactilia	≥ 80% tiene defectos cardiacos; la CIV es la más común.
Trisomía 18 (síndrome de Edwards)	1/3 000 (mujer:hombre = 3:1)	PEG; facies (dolicocéfalo, occipucio prominente, fisuras palpebrales cortas, orejas de implantación baja rotadas posteriormente, mandíbula pequeña); esternón corto; pies de balancín; dedos superpuestos con "puños cerrados"	≥ 95% presenta defectos cardiacos; la CIV más común (a veces múltiple); tejido valvular redundante con regurgitación que a menudo afecta a más de una válvula (enfermedad polivalvular).

Defectos de un solo gen

Síndrome de Noonan	AD	Facies (hipertelorismo, pliegues epicánticos, fisuras palpebrales inclinadas hacia abajo, ptosis); orejas de implantación baja; cuello palmeado corto con nacimiento del cabello bajo; tórax en escudo, criptorquidia en los hombres	50% tiene anomalías cardiacas, por lo general estenosis de la válvula pulmonar, también CIA, CM hipertrófica.
Síndrome de Holt-Oram	AD	Espectro de las anomalías de las extremidades superiores y de la cintura escapular	≥ 50% tiene defecto cardiaco, por lo general CIA o CIV.
Síndrome de Alagille	AD	Colestasis; facies (micrognatismo, frente ancha, ojos hundidos); anomalías vertebrales, anomalías oftalmológicas	Hallazgos cardiacos en 90%. La estenosis pulmonar periférica es la más frecuente.

Síndromes de deleción genética

Síndrome de Williams (deleción 7q11)	1/7 500	PEG, RC; facies ("enana") con fisuras palpebrales cortas, plenitud o hinchazón periorbitaria, puente nasal plano, iris estrellado, surco nasolabial largo, labios prominentes); neonatos quisquillosos con mala alimentación, personalidad amistosa más tarde en la infancia; deficiencia mental característica (motora más reducida que el rendimiento verbal)	Entre 50 y 70% presentan defectos cardiacos, en la mayoría de los casos estenosis aórtica supravalvular; también se producen otras estenosis arteriales, como estenosis del EPP, de la CoA, de la arteria renal y de la arteria coronaria.
Síndrome de DiGeorge (deleción 22q11)	1/6 000	Hipoplasia/aplasia tímica; hipoplasia/aplasia paratiroidea; paladar hendido o incompetencia velofaríngea	AAI y malformaciones conotruncales incluyendo tronco, TF.

(continúa)

Tabla 41-5. Anomalías cromosómicas, síndromes y asociaciones frecuentes relacionadas con cardiopatías congénitas (*continuación*)

	Incidencia aproximada o modo de herencia	Características extracardiacas	Características cardiacas
Asociaciones			
VACTERL		Defectos vertebrales, atresia anal, defectos cardiacos, fístula TE, anomalías radiales y renales, defectos de las extremidades	Aproximadamente 50% tiene un defecto cardiaco, más común en una CIV.
CHARGE		Coloboma, defectos cardiacos, atresia coanal, deficiencia mental y de crecimiento, hipoplasia genital (en hombres), anomalías del oído o sordera	Presenta defectos cardiacos, 50-70%, en su mayoría anomalías conotruncales (TF, DSVD, tronco arterioso).

AAI, arco aórtico interrumpido; AD, autosómica dominante; CAVC, canal auriculoventricular completo; CIA, comunicación interauricular; CIV, comunicación interventricular; CM, cardiomiopatía; CoA, coartación de aorta; DSVD, doble salida ventricular derecha; EPP, estenosis pulmonar periférica; PCA, persistencia de conducto arterioso; PEG, pequeño para la edad de gestación; RC, retraso del crecimiento; TE, traqueoesofágico; TF, tetralogía de Fallot.

galope S3 o S4 es más evidente e indica un neonato en crisis. Un chasquido sistólico de eyección sugiere estenosis valvular aórtica o pulmonar. La presencia y la intensidad de los soplos sistólicos sugieren el tipo y la gravedad del diagnóstico anatómico subyacente. Cuando se asocian a patología, se relacionan con i) estenosis de la válvula semilunar o del tracto de salida, ii) derivación a través de un defecto septal o iii) regurgitación de la válvula auriculoventricular. Los soplos diastólicos son *siempre* indicativos de patología cardiovascular.

2. **Presión arterial en las cuatro extremidades.** La medición de la presión arterial debe realizarse en extremidades superiores e inferiores bilaterales. Las extremidades inferiores deben ser equivalentes porque ambas están situadas distalmente a cualquier obstrucción del arco aórtico. Una diferencia entre las presiones arteriales de las piernas se debe quizá a la toma de muestras y no es indicativa de enfermedad. Los manguitos de presión arterial automatizados son los más utilizados hoy en día, pero en un neonato pequeño con pulsos difíciles de palpar, puede ser necesaria la medición manual de la presión arterial con amplificación Doppler. Una presión sistólica que es $\geq$ 10 a 15 mm Hg más alta en la parte superior del cuerpo en comparación con la parte inferior es anormal y sugiere coartación de la aorta, hipoplasia del arco aórtico o arco aórtico interrumpido. Debe tenerse en cuenta que un gradiente de presión arterial sistólica es bastante específico de una anomalía del arco, pero no sensible; un gradiente de presión arterial sistólica no estará presente en el neonato con una anomalía del arco en el que el conducto arterioso es permeable y no restrictivo. Por lo tanto, la ausencia de un gradiente de presión arterial sistólica en el recién nacido *no* descarta de forma concluyente la coartación u otras anomalías del arco, pero la presencia de un gradiente de presión sistólica significativo es diagnóstica de una anomalía del arco aórtico.

3. **Oximetría de pulso.** Como se ha indicado antes, deben realizarse mediciones de pulsioximetría preductal y posductal en todos los neonatos. Los valores < 95% deben motivar una evaluación cardiaca. Una diferencia de saturación preductal a posductal > 5 a 10% es fuertemente sugestiva de cardiopatía congénita o hipertensión pulmonar grave con derivación de derecha a izquierda a través del PCA.

4. **Radiografía de tórax.** Debe obtenerse una vista frontal y lateral (si es posible) del tórax. En los neonatos, sobre todo en los recién nacidos, puede ser difícil determinar el tamaño del corazón debido a la presencia de timo. No obstante, puede obtenerse información útil de la radiografía de tórax. Además del tamaño del corazón, debe anotarse el *situs* visceral y cardiaco (la dextrocardia y el *situs inversus* suelen ir acompañados de cardiopatías congénitas). A menudo puede determinarse el lado del arco aórtico (derecho o izquierdo); un arco aórtico derecho se asocia con cardiopatía congénita en > 90% de los pacientes. Los campos pulmonares oscuros o poco perfundidos sugieren una disminución del flujo sanguíneo pulmonar, mientras que los campos pulmonares difusamente opacos pueden representar un aumento del flujo sanguíneo pulmonar o una hipertensión auricular izquierda/congestión venosa pulmonar significativa.

5. **Electrocardiograma (ECG).** El ECG neonatal refleja la hemodinámica *in utero* del paciente. Por lo tanto, el ECG neonatal normal destaca por el predominio del ventrículo derecho (fig. 41-2). Debido a que muchas formas de cardiopatía congénita tienen efectos hemodinámicos prenatales mínimos, el ECG es con frecuencia "normal para la edad" a pesar de una patología estructural significativa (p. ej., transposición de las grandes arterias, tetralogía de Fallot). El ECG

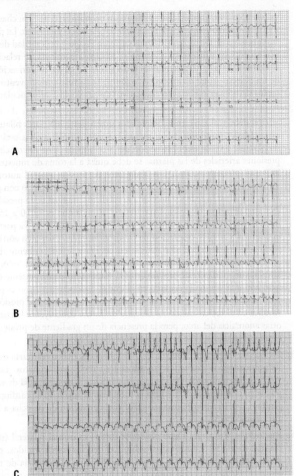

Figura 41-2. A. Electrocardiograma (ECG) neonatal normal que muestra un ligero eje hacia la derecha y una onda p vertical, lo cual es típico de un recién nacido. Al tercer día de vida (DDV), la onda T en V_1 debe girar hacia abajo. **B.** ECG de un paciente con arteria coronaria izquierda anómala desde la arteria pulmonar (ACIAAP) que muestra evidencia de isquemia del lado izquierdo, incluyendo ondas Q en la derivación I y en las derivaciones precordiales laterales con inversión de la onda T en V_3-V_6. **C.** ECG patognomónico de la enfermedad de Pompe que muestra un intervalo PR corto y voltajes masivos consistentes con hipertrofia biventricular con distensión.

evolucionará después del nacimiento en respuesta a los cambios fisiológicos y a los cambios resultantes en el tamaño y grosor de las cámaras. Aunque raras, varias formas de cardiopatías congénitas y adquiridas en el neonato se asocian con hallazgos patognomónicos en el ECG que no deben pasarse por alto (fig. 41-3).

Recién nacido normal

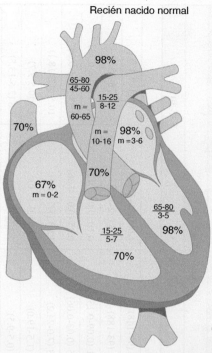

Figura 41-3. Mediciones hemodinámicas típicas obtenidas en el cateterismo cardiaco de un recién nacido a término sin cardiopatía congénita o adquirida. En este diagrama (y en los siguientes), las saturaciones de oxígeno se muestran como porcentajes, y las mediciones características de la presión hemodinámica se muestran en mm Hg. En este ejemplo, la transición de la fisiología fetal a la infantil se ha completado; la resistencia vascular pulmonar ha disminuido, el conducto arterioso se ha cerrado y no existe una derivación significativa en el foramen oval. m, valor medio.

Debido a que la mayoría de los hallazgos en el ECG de un neonato serían anormales en un niño mayor o en un adulto, es esencial consultar las tablas de valores normales específicas por edad para la mayoría de los parámetros del ECG. Consulte las tablas 41-6 y 41-7 para conocer los valores normales del ECG en neonatos a término y prematuros.

Al interpretar un ECG, deben realizarse las siguientes determinaciones: i) frecuencia y ritmo; ii) ejes P, QRS y T; iii) intervalos de conducción intracardiaca; iv) evidencia de agrandamiento o hipertrofia; v) evidencia de enfermedad pericárdica, isquemia, infarto o anomalías electrolíticas, y vi) si el patrón del ECG encaja con el cuadro clínico. Cuando el ECG es anormal, también debe considerarse la colocación incorrecta de las derivaciones; una confirmación sencilla de la colocación de las derivaciones puede hacerse comparando los complejos QRS en la derivación I de las extremidades y la derivación precordial V_6; cada una debe tener una morfología similar si las derivaciones de las extremidades se han colocado correctamente. El ECG del neonato prematuro es algo diferente del ECG del neonato a término (véase la tabla 41-7).

Tabla 41-6. Estándares de electrocardiograma en neonatos

Medida	Edad (días)			
	0-1	1-3	3-7	7-30
Neonatos a término				
Frecuencia cardiaca (lpm)	122 (99-147)	123 (97-148)	128 (100-160)	148 (114-177)
Eje QRS (grados)	135 (91-185)	134 (93-188)	133 (92-185)	108 (78-152)
Intervalo PR, II (segundos)	0.11 (0.08-0.14)	0.11 (0.09-0.13)	0.10 (0.08-0.13)	0.10 (0.08-0.13)
Duración del QRS (segundos)	0.05 (0.03-0.07)	0.05 (0.03-0.06)	0.05 (0.03-0.06)	0.05 (0.03-0.08)
V_1, amplitud R (mm)	13.5 (6.5-23.7)	14.8 (7.0-24.2)	12.8 (5.5-21.5)	10.5 (4.5-18.1)
V_1, S amplitud (mm)	8.5 (1.0-18.5)	9.5 (1.5-19.0)	6.8 (1.0-15.0)	4.0 (0.5-9.7)
V_6, amplitud R (mm)	4.5 (0.5-9.5)	4.8 (0.5-9.5)	5.1 (1.0-10.5)	7.6 (2.6-13.5)
V_6, S amplitud (mm)	3.5 (0.2-7.9)	3.2 (0.2-7.6)	3.7 (0.2-8.0)	3.2 (0.2-3.2)

Prematuros				
Frecuencia cardiaca (lpm)	141 (109-173)	150 (127-182)	164 (134-200)	170 (133-200)
Eje QRS (grados)	127 (75-194)	121 (75-195)	117 (75-165)	80 (17-171)
Intervalo PR (s)	0.10 (0.09-0.10)	0.10 (0.09-1.10)	0.10 (0.09-0.10)	0.10 (0.09-0.10)
Duración del QRS (s)	0.04	0.04	0.04	0.04
V$_1$, amplitud R (mm)	6.5 (2.0-12.6)	7.4 (2.6-14.9)	8.7 (3.8-16.9)	13.0 (6.2-21.6)
V$_1$, S amplitud (mm)	6.8 (0.6-17.6)	6.5 (1.0-16.0)	6.8 (0.0-15.0)	6.2 (1.2-14.0)
V$_6$, amplitud R (mm)	11.4 (3.5-21.3)	11.9 (5.0-20.8)	12.3 (4.0-20.5)	15.0 (8.3-21.0)
V$_6$, S amplitud (mm)	15.0 (2.5-26.5)	13.5 (2.6-26.0)	14.0 (3.0-25.0)	14.0 (3.1-26.3)

Fuente: reimpresa con permiso de Springer: Davignon A, Rautaharju P, Boiselle E, et al. Normal ECG standards for infants and children. *Pediatr Cardiol* 1980;1(2):123-131. Reimpreso de Sreenivasan VV, Fisher BJ, Liebman J, et al. Longitudinal study of the standard electrocardiogram in the healthy premature infant during the first year of life. *Am J Cardiol* 1973;31(1):57-63. Copyright © 1973 Elsevier. Con autorización.

Tabla 41-7. Hallazgos del electrocardiograma en neonatos prematuros (en comparación con nacidos a término)

Tasa
Frecuencia en reposo ligeramente superior con mayor variación circadiana y relacionada con la actividad (bradicardia sinusal hasta 70, con sueño no infrecuentes raro)
Conducción intracardiaca
Duración PR y QRS ligeramente más corta
QT_c máximo < 0.44 s (más largo que en los recién nacidos a término, $QT_c < 0.40$ s)
Complejo QRS
Eje del QRS en el plano frontal más a la izquierda con la disminución de la edad de gestación
Amplitud QRS menor (es posible que sea debido a una menor masa ventricular)
Menor predominio del ventrículo derecho en las derivaciones precordiales torácicas

Fuente: De Thomaidis C, Varlamis G, Karamperis S. Comparative study of the electrocardiograms of healthy fullterm and premature newborns. *Acta Paediatr Scand* 1988;77(5):653-657. Reproducido con permiso de John Wiley & Sons, Inc.

6. Prueba de hiperoxia. Debe considerarse la realización de una prueba de hiperoxia en todos los neonatos con sospecha de cardiopatía congénita crítica, en especial si no se dispone de inmediato de una evaluación ecocardiográfica.

Esta prueba evalúa la existencia de una derivación derecha-izquierda intracardiaca fija. La presión arterial de oxígeno debe medirse en aire ambiente (si se tolera) seguida de mediciones repetidas con el paciente recibiendo oxígeno inspirado a 100%. La presión parcial arterial de oxígeno (PaO_2) debe medirse directo mediante punción arterial. **No puede utilizarse la pulsioximetría**, ya que en un paciente que recibe oxígeno inspirado a 100% puede obtenerse un valor de saturación de oxígeno de 100% con una PaO_2 arterial que oscila entre 80 (anormal) y 680 torr (normal).

Las mediciones deben realizarse tanto en la zona "preductal" como en la "posductal" y debe registrarse el lugar exacto de medición de la PaO_2. Un contenido de oxígeno notablemente más elevado en la parte superior que en la inferior del cuerpo puede ser indicativo de obstrucción del arco aórtico o de hipertensión pulmonar con derivación ductal de derecha a izquierda. La "cianosis diferencial inversa", con una saturación corporal inferior elevada y una saturación corporal superior inferior, se produce en niños con transposición de las grandes arterias con una derivación anormal de la arteria pulmonar a la aorta debido a coartación, interrupción del arco aórtico o resistencia vascular pulmonar suprasistémica.

Cuando un paciente respira oxígeno a 100%, una PaO_2 arterial > 250 torr en las extremidades superiores e inferiores elimina prácticamente la cardiopatía cianótica crítica. Una PaO_2 arterial < 100 torr en ausencia de enfermedad pulmonar evidente se debe con toda probabilidad a una derivación intracardiaca de derecha a izquierda y es prácticamente diagnóstica de cardiopatía congénita cianótica. Los pacientes que presentan una PaO$_2$ arterial entre 100 y 250 torr pueden tener una cardiopatía estructural con mezcla intracardiaca completa y un flujo sanguíneo pulmonar muy aumentado, como se observa en ocasiones en los complejos de ventrículo único, como el síndrome del ventrículo izquierdo hipoplásico. *El neonato que "falla" en una prueba de hiperoxia es muy probable que tenga una cardiopatía congénita que implique flujo sanguíneo sistémico o pulmonar dependiente de los conductos y debe recibir PGE$_1$ hasta que se pueda realizar un diagnóstico ecocardiográfico.*

B. Estabilización y transporte. Los neonatos con sospecha de cardiopatía congénita requieren estabilización temprana, evaluación ecocardiográfica y, a menudo, traslado a un centro médico con capacidad quirúrgica o intervencionista cardiaca.

1. **Reanimación inicial.** En el neonato que presenta signos de disminución del gasto cardiaco o choque, la atención inicial se dedica a los aspectos básicos del soporte vital avanzado. Debe establecerse y mantenerse una vía aérea estable, así como una ventilación adecuada. Es esencial un acceso vascular fiable, que incluya de forma óptima una vía arterial. La reanimación con volumen, el apoyo inotrópico y la corrección de la acidosis metabólica son necesarios para mejorar el gasto cardiaco y la perfusión tisular. Los pacientes con un aporte de oxígeno limitado suelen beneficiarse de la sedación y la parálisis para minimizar la demanda de oxígeno.

2. **PGE$_1$.** El neonato que "fracasa" en una prueba de hiperoxia o se presenta en estado de choque en las tres primeras semanas de vida tiene muchas probabilidades de presentar una cardiopatía congénita. Estos pacientes pueden tener un flujo sanguíneo sistémico o pulmonar dependiente de los conductos o un PCA que ayuda a la mezcla intercirculatoria. *La infusión de PGE$_1$ debe iniciarse tan pronto como se sospeche una cardiopatía congénita crítica, incluso antes de que se realice un diagnóstico anatómico definitivo.*

   La PGE$_1$ causa apnea en 10 a 12% de los neonatos, por lo general en las primeras 6 horas de administración. Por lo tanto, el neonato que será trasladado a otra institución mientras recibe PGE$_1$ puede requerir intubación antes del transporte, y todos los neonatos en infusión de PGE$_1$ requieren monitorización cardiorrespiratoria continua. Además, la PGE$_1$ puede causar vasodilatación periférica e hipotensión. Debe asegurarse una vía intravenosa (IV) separada para la administración de volumen en cualquier neonato que reciba PGE$_1$, en especial en aquellos que requieran transporte.

   La información específica relativa a otras reacciones adversas, dosis y administración de PGE$_1$ se encuentra en la sección VIII.A.

   En raras ocasiones, el estado clínico de un paciente puede empeorar después de iniciar la PGE$_1$. Esto suele deberse a lesiones con hipertensión auricular izquierda: síndrome del ventrículo izquierdo hipoplásico con un FOP restrictivo, drenaje venoso pulmonar anómalo total infradiafragmático (DVPAT), transposición de las grandes arterias con tabique ventricular intacto y un FOP restrictivo, y algunos casos de anomalía de Ebstein (véase secc. VI.B.5). En estas lesiones, el deterioro en la PGE$_1$ es a menudo un hallazgo diagnóstico útil, y deben hacerse planes *urgentes* de ecocardiografía y posible cateterismo intervencionista o cirugía.

3. **Agentes inotrópicos.** Las infusiones continuas de agentes inotrópicos, por lo general las aminas simpaticomiméticas, pueden mejorar el rendimiento miocárdico, así como la perfusión de los órganos vitales y la periferia. Debe tenerse

cuidado de reponer el volumen intravascular antes de instaurar los agentes vasoactivos. La *dopamina* es un precursor de la norepinefrina y estimula los receptores β1, dopaminérgicos y α-adrenérgicos de forma dosis-dependiente. Se puede esperar que la dopamina aumente la presión arterial media, mejore la función ventricular y la diuresis con una baja incidencia de efectos secundarios a dosis < 10 μg/kg/minuto. La *epinefrina* a dosis bajas también puede mejorar la inotropía, en especial en pacientes con función ventricular disminuida, pero debe utilizarse la dosis mínima necesaria para minimizar los aumentos de la demanda miocárdica de oxígeno. Véase la sección VIII.B para detalles de la administración de agentes inotrópicos y agentes farmacológicos adicionales.

4. Transporte. Después de la estabilización inicial, el neonato con presunta cardiopatía congénita a menudo debe ser trasladado a un centro que ofrezca atención subespecializada en cardiología pediátrica y cirugía cardiaca. Un transporte satisfactorio implica dos transiciones en la atención al neonato: i) del personal del hospital remitente al equipo de transporte y ii) del personal del equipo de transporte al personal del hospital receptor. Nunca se insistirá lo suficiente en la necesidad de una comunicación precisa, detallada y completa de la información entre todos estos equipos. Si es posible, el cardiólogo pediátrico que atenderá al paciente debe ser incluido en las discusiones sobre los cuidados mientras el neonato esté todavía en el hospital de referencia.

Debe asegurarse un acceso vascular fiable para el neonato que reciba infusiones continuas de PGE₁ o agentes inotrópicos. Las vías umbilicales colocadas para reanimación y estabilización deben dejarse colocadas para el transporte; el neonato con cardiopatía congénita puede requerir un cateterismo cardiaco por esta vía. Debe prestarse especial atención a las vías aéreas y al esfuerzo respiratorio del paciente antes del transporte. Debe considerarse la intubación, en especial en pacientes con infusión de PGE₁.

5. El estado ácido-base y la administración de oxígeno deben comprobarse con una gasometría arterial antes del transporte. El oxígeno suplementario a 100% o cerca de 100% no suele ser la concentración de oxígeno inspirado de elección para el neonato con cardiopatía congénita (véase la secc. VI para más detalles sobre los cuidados específicos de la lesión). Esto es en especial importante para aquellos neonatos con flujo sanguíneo sistémico ducto-dependiente y mezcla intracardiaca completa con fisiología de ventrículo único, ya que el oxígeno suplementario puede aumentar el flujo sanguíneo pulmonar a expensas del flujo sanguíneo sistémico.

Por último, es importante recordar que la hipotensión es un hallazgo tardío de choque en neonatos. Por lo tanto, es importante observar y tratar antes del transporte otros signos de descompensación incipiente, como la taquicardia persistente y la mala perfusión tisular. Antes de abandonar el hospital de referencia, debe reevaluarse el estado hemodinámico actual del paciente (perfusión distal, frecuencia cardiaca, presión arterial sistémica, estado ácido-base, etc.) y transmitirlo al equipo del hospital receptor.

C. Evaluación del diagnóstico

1. Ecocardiografía. La ecocardiografía transtorácica es la principal herramienta diagnóstica para la definición anatómica en cardiología pediátrica. La ecocardiografía proporciona información sobre la estructura y función del corazón y los grandes vasos de forma oportuna. Aunque no es una prueba invasiva en sí, la realización de un ecocardiograma completo en un recién nacido con sospecha de cardiopatía congénita puede llevar 1 hora o más y, por lo tanto,

puede no ser bien tolerada por un recién nacido enfermo o prematuro. La inestabilidad térmica debida a la exposición durante este tiempo prolongado de examen puede ser un problema en el neonato. La extensión del cuello para la visualización del arco aórtico a través de la escotadura supraesternal puede resultar problemática, sobre todo en neonatos con dificultad respiratoria o con vías aéreas débiles. Por lo tanto, en los neonatos enfermos, es esencial una estrecha vigilancia por parte de un miembro del personal médico distinto del que realiza el ecocardiograma, con atención a los signos vitales, el estado respiratorio, la temperatura, etcétera.

2. **Cateterismo cardiaco**

   a. **Indicaciones** (tabla 41-8). El cateterismo cardiaco neonatal rara vez es necesario para la definición anatómica de estructuras intracardiacas, pero es útil para definir la anatomía de las arterias pulmonares distales, las colaterales aortopulmonares y algunos tipos de anomalías de las arterias coronarias. Cada vez más, el cateterismo se realiza para la terapia dirigida por catéter de lesiones congénitas. Véase en la figura 41-3 las mediciones normales de saturación de oxígeno y presión en recién nacidos obtenidas durante el cateterismo cardiaco.

   b. **Cateterismo intervencionista.** Desde la primera dilatación con balón de la arteria pulmonar comunicada por Kan en 1982, la valvuloplastia con balón se ha convertido en el procedimiento de elección en muchos tipos de lesiones valvulares, extendiéndose incluso a las lesiones críticas en el neonato. La valvuloplastia con balón se considera el tratamiento inicial de elección tanto para la estenosis pulmonar como para la aórtica, con una tasa de éxito inmediato superior a 90% en el neonato. Otros procedimientos de cateterismo neonatal incluyen septostomía auricular con balón, la perforación por radiofrecuencia (RF) de la válvula pulmonar en la atresia pulmonar con tabique ventricular intacto, el cierre con dispositivo de la persistencia de conducto arterioso y, en la era actual, la colocación de endoprótesis en la PCA para defectos con flujo sanguíneo pulmonar dependiente del conducto y como parte del procedimiento híbrido en neonatos con síndrome del ventrículo izquierdo hipoplásico.

VI. CUIDADOS "ESPECÍFICOS DE LA LESIÓN" TRAS EL DIAGNÓSTICO ANATÓMICO

A. **Flujo sanguíneo sistémico dependiente de los conductos.** Con frecuencia denominadas *lesiones obstructivas del lado izquierdo*, este grupo de lesiones incluye un espectro de hipoplasia de las estructuras del lado izquierdo del corazón que van desde la coartación aislada de la aorta al síndrome del ventrículo izquierdo hipoplásico. Estos neonatos pueden presentar colapso cardiovascular al cerrarse el conducto arterioso o, de forma más insidiosa, síntomas de ICC (véase la secc. IV.B). Todos los neonatos con flujo sanguíneo sistémico dependiente del conducto requieren prostaglandina para mantener la permeabilidad del conducto. Los cuidados adicionales varían de acuerdo con cada lesión, pero suelen incluir tratamiento de choque, acceso vascular estable, intubación y ventilación mecánica con presión positiva al final de la espiración para superar la desaturación venosa pulmonar por edema pulmonar, soporte inotrópico, sedación y, en ocasiones, bloqueo neuromuscular para limitar la demanda sistémica de oxígeno.

1. **Estenosis aórtica** (fig. 41-4). Las anomalías de la válvula aórtica pueden variar desde una válvula bicúspide, no obstructiva y funcionalmente normal, hasta una válvula unicúspide, marcadamente deformada y obstructiva de gravedad, que limita en gran medida el gasto cardiaco sistémico. Por convención, la estenosis

Tabla 41-8. Indicaciones de cateterismo neonatal

Intervenciones
Terapéutica
Septostomía auricular con balón
Valvuloplastia pulmonar con balón
Valvuloplastia aórtica con balón*
Embolización con espiral de comunicaciones vasculares anómalas
Perforación por radiofrecuencia de la válvula pulmonar atrésica*
Cierre con dispositivo de la persistencia del conducto arterioso*
Implante de endoprótesis en el conducto arterioso*
Definición anatómica (no visualizada por ecocardiografía)
Arterias coronarias
Atresia pulmonar/tabique ventricular intacto
Transposición de las grandes arterias
Tetralogía de Fallot
Vasos colaterales de la aorta a la arteria pulmonar
Tetralogía de Fallot
Atresia pulmonar
Anatomía de la arteria pulmonar distal
Mediciones hemodinámicas
*Estas intervenciones tienen opciones quirúrgicas alternativas, y su utilización se basa en la experiencia institucional.

aórtica "grave" se define como un gradiente sistólico medio del ventrículo izquierdo a la aorta ascendente de 40 a 50 mm Hg. La estenosis aórtica "crítica" es el resultado de una obstrucción anatómica grave con insuficiencia ventricular izquierda acompañante o choque, independiente al gradiente medido. Los pacientes con estenosis aórtica crítica tienen una obstrucción grave presente en el útero (por lo general debida a una válvula unicúspide, "en plaqueta"), con hipertrofia ventricular izquierda resultante y, con frecuencia, fibroelastosis endocárdica. No son infrecuentes las anomalías del lado izquierdo asociadas, como la valvulopatía mitral y la coartación. Después del cierre de la PCA, el ventrículo izquierdo debe suministrar todo el gasto cardiaco sistémico. Los pacientes pueden desarrollar insuficiencia ventricular izquierda, ICC clínica o choque.

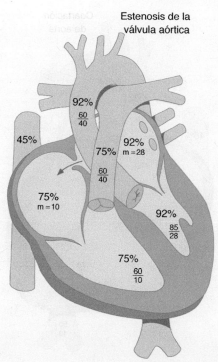

Estenosis de la
válvula aórtica

Figura 41-4. Estenosis crítica de la válvula aórtica con conducto arterioso cerrado. Los hallazgos anatómicos y hemodinámicos típicos incluyen i) una válvula estenótica morfológicamente anormal; ii) dilatación posestenótica de la aorta ascendente; iii) presión telediastólica ventricular izquierda elevada y presiones auriculares izquierdas que contribuyen al edema pulmonar (desaturación venosa pulmonar y arterial leve); iv) derivación de izquierda a derecha a nivel auricular (obsérvese el aumento de la saturación de oxígeno de la vena cava superior a la aurícula derecha); v) hipertensión arterial pulmonar (también secundaria a la presión auricular izquierda elevada) y vi) solo un gradiente modesto (25 mm Hg) a través de la válvula. El bajo gradiente medido (a pesar de la obstrucción anatómica grave) a través de la válvula aórtica se debe a un gasto cardiaco muy limitado, como demuestra la baja saturación venosa mixta de oxígeno (45%) en la vena cava superior. m, valor medio.

Tras la definición anatómica del tamaño del ventrículo izquierdo, la válvula mitral y la anatomía del cayado aórtico mediante ecocardiografía, debe realizarse lo antes posible un cateterismo cardiaco o una intervención quirúrgica para llevar a cabo una valvulotomía aórtica. Con cualquiera de los dos tipos de tratamiento, la evolución del paciente dependerá en gran medida de i) el grado de alivio de la obstrucción, ii) el grado de regurgitación aórtica, iii) las lesiones cardiacas asociadas (en especial el tamaño del ventrículo izquierdo) y iv) la gravedad de la disfunción de los órganos finales secundaria a la presentación inicial (p. ej., enterocolitis necrosante o insuficiencia renal). Todos los pacientes con estenosis aórtica requerirán un seguimiento de por vida, ya que la estenosis recidiva con frecuencia.

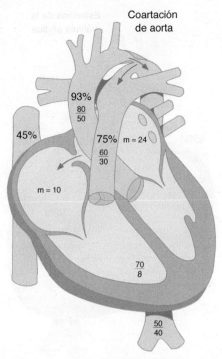

Figura 41-5. Coartación de la aorta en un neonato en estado crítico con conducto arterioso casi cerrado. Los hallazgos anatómicos y hemodinámicos típicos incluyen i) localización "yuxtaductal" de la coartación; ii) válvula aórtica bicomisural (observada en 80% de los pacientes con coartación); iii) presión de pulso estrecha en la aorta descendente y en la parte inferior del cuerpo, y iv) derivación bidireccional en el ducto arterioso. Como en la estenosis aórtica crítica (véase fig. 41-4), existe una presión auricular izquierda elevada, edema pulmonar, derivación izquierda-derecha a nivel auricular, hipertensión arterial pulmonar y solo un gradiente moderado (30 mm Hg) a través de la obstrucción del arco. El bajo gradiente medido (a pesar de la obstrucción anatómica grave) a través del arco aórtico se debe al bajo gasto cardiaco. m, valor medio.

2. **La coartación de aorta** (fig. 41-5) es un estrechamiento anatómico de la aorta descendente, normalmente en el lugar de inserción del conducto arterioso (es decir, "yuxtaórtico"). Son frecuentes otras anomalías cardiacas, como la válvula aórtica bicúspide (presente en 80% de los pacientes) y la CIV (presente en 40% de los pacientes). Además, la hipoplasia u obstrucción de otras estructuras del lado izquierdo, como la válvula mitral, el ventrículo izquierdo y la válvula aórtica, no son raros y deben evaluarse durante la evaluación ecocardiográfica inicial.

En el útero, el flujo sanguíneo sistémico a la parte inferior del cuerpo se realiza a través de la PCA. Después del cierre ductal en el recién nacido con una coartación crítica, el ventrículo izquierdo debe generar repentinamente la presión y el volumen adecuados para bombear todo el gasto cardiaco más allá de un punto de obstrucción significativo. Esta súbita carga de presión puede ser mal tolerada por el miocardio neonatal, y el neonato puede enfermar rápida y de gravedad debido a la hipoperfusión de la parte inferior del cuerpo. *En algunos neonatos, la PGE₁ no consigue abrir el conducto arterioso, por lo que la permeabilidad del conducto y la función ventricular izquierda deben reevaluarse de manera temprana.*

En los neonatos con coartación sintomática, la reparación quirúrgica se realiza tan pronto como el paciente ha sido reanimado y estabilizado médicamente. Por lo general, la intervención se realiza a través de una incisión de toracotomía lateral izquierda, aunque puede ser necesaria una esternotomía media si el arco aórtico es difusamente hipoplásico o si existe una CIV grande coexistente que requiera reparación. Como alternativa, puede colocarse una banda en la arteria pulmonar en el momento de la reparación de la coartación para protegerla de un flujo sanguíneo pulmonar excesivo hasta que pueda tratarse la CIV en una edad posterior.

3. **El arco aórtico interrumpido** (fig. 41-6) consiste en la atresia de un segmento del arco aórtico. Existen tres subtipos anatómicos de arco aórtico interrumpido en función de la localización de la interrupción: distal a la arteria subclavia izquierda (tipo A), entre la arteria subclavia izquierda y la arteria carótida izquierda (tipo B), y entre la arteria innominada y la arteria carótida izquierda (tipo C). El tipo B es el más frecuente. Más de 99% de estos pacientes presenta una CIV; las anomalías de la válvula aórtica y el estrechamiento de las regiones subaórticas son anomalías asociadas.

Los neonatos con arco aórtico interrumpido dependen por completo de una PCA para el flujo sanguíneo de la parte inferior del cuerpo y, por lo tanto, enferman de gravedad cuando se cierra el ducto. El tratamiento inmediato es similar al descrito para la coartación (véase secc. VI.A.2); la infusión de PGE₁ es esencial. Todas las demás medidas de reanimación serán ineficaces si no se restablece el flujo sanguíneo a la parte inferior del cuerpo. Deben monitorizarse las saturaciones de oxígeno pre y posductal. Las altas concentraciones de oxígeno inspirado pueden causar una baja resistencia vascular pulmonar, una gran derivación de izquierda a derecha y una "salida" durante la diástole desde la parte inferior del cuerpo a la circulación pulmonar. Por lo tanto, los niveles de oxígeno inspirado deben reducirse al mínimo, con el objetivo de conseguir saturaciones de oxígeno normales (95%) en la parte *superior* del cuerpo.

La reconstrucción quirúrgica debe realizarse tan pronto como se haya resuelto la acidosis metabólica, mejore la disfunción de los órganos finales y el paciente esté hemodinámicamente estable. La reparación suele implicar un abordaje correctivo a través de una esternotomía media, con reconstrucción del arco (por lo común una anastomosis de extremo a extremo) y cierre de la CIV.

4. **El síndrome del ventrículo izquierdo hipoplásico** (figs. 41-7A y 41-7B) representa un grupo heterogéneo de anomalías anatómicas en las que existe un ventrículo izquierdo de pequeño tamaño con válvulas mitral y aórtica de hipoplásicas a atrésicas. Antes de la intervención quirúrgica, el VD irriga tanto el flujo sanguíneo pulmonar como el sistémico (a través de la PCA), y la proporción del gasto cardiaco que va a cada circuito depende de las resistencias relativas de estos lechos vasculares.

A medida que la resistencia vascular pulmonar comienza a disminuir (véase fig. 41-7A), el flujo sanguíneo se dirige preferentemente a la circulación pulmonar a expensas de la circulación sistémica. A medida que disminuye el flujo sanguíneo sistémico, aumentan el volumen sistólico y la frecuencia cardiaca

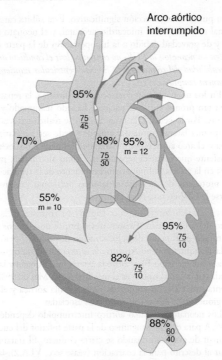

Figura 41-6. Arco aórtico interrumpido con persistencia de conducto arterioso restrictivo. Los hallazgos anatómicos y hemodinámicos comunes incluyen: i) atresia de un segmento del arco aórtico entre la arteria subclavia izquierda y la carótida común izquierda (el tipo más común de arco aórtico interrumpido-ruptura "tipo B"); ii) una mala alineación posterior del septo conal que ocasiona comunicación interventricular grande y un área subaórtica estrecha; iii) una válvula aórtica bicúspide se produce en 60% de los pacientes; iv) presión sistémica en el ventrículo derecho y la arteria pulmonar (debido al defecto del tabique ventricular grande y no restrictivo); v) aumento de la saturación de oxígeno en la arteria pulmonar debido a una derivación de izquierda a derecha a nivel ventricular; vi) "cianosis diferencial" con una menor saturación de oxígeno en la aorta descendente debido a una derivación de derecha a izquierda en el conducto persistente. Obsérvese la presión arterial más baja en la aorta descendente debido a la constricción del conducto; la apertura del conducto con prostaglandina E_1 (PGE_1) causa presiones arteriales iguales en las extremidades superiores e inferiores, pero continúa la "cianosis diferencial". m, valor medio.

como mecanismo para preservar el gasto cardiaco sistémico. El VD se sobrecarga de manera progresiva de volumen con presiones diastólica final y auricular izquierda ligeramente elevadas. El neonato puede presentar taquipnea o dificultad respiratoria, y puede desarrollar hepatomegalia. La mayor proporción de retorno venoso pulmonar en la sangre ventricular mixta provoca una ligera disminución de la saturación arterial sistémica de oxígeno (con frecuencia entre 80 y 90%), y la cianosis visible puede ser leve o estar ausente. No es raro que estos niños sean dados de alta como recién nacidos normales. Uno de los objetivos del tamizaje neonatal mediante pulsioximetría es detectar esta desaturación antes del alta.

En este punto, el descenso continuo de la resistencia vascular pulmonar provoca un aumento progresivo del flujo sanguíneo pulmonar y una dismi-

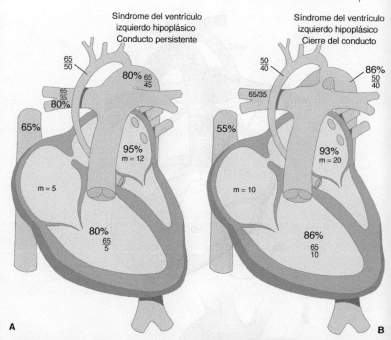

Síndrome del ventrículo
izquierdo hipoplásico
Conducto persistente

Síndrome del ventrículo
izquierdo hipoplásico
Cierre del conducto

Figura 41-7. A. Síndrome del ventrículo izquierdo hipoplásico en un paciente de 24 horas de edad con resistencia vascular pulmonar descendente y conducto arterioso no restrictivo. Los hallazgos anatómicos y hemodinámicos comunes incluyen: i) atresia o hipoplasia del ventrículo izquierdo y de las válvulas mitral y aórtica; ii) aorta ascendente diminuta y arco aórtico transverso, por lo general con una coartación asociada; iii) el flujo sanguíneo coronario suele ser *retrógrado* desde el conducto arterioso a través de la diminuta aorta ascendente; iv) saturación arterial sistémica de oxígeno (en fracción inspirada de oxígeno [FiO₂] de 0.21) de 80%, reflejando flujos sanguíneos sistémicos y pulmonares relativamente equilibrados: las saturaciones de la arteria pulmonar y la aorta son iguales (véase el texto); v) hipertensión pulmonar secundaria al conducto arterioso no restrictivo; vi) hipertensión auricular izquierda mínima, y vii) gasto cardiaco sistémico (obsérvese una saturación de oxígeno de la vena cava superior de 65%) y presión arterial (65/45 mm Hg) normales. **B.** Colapso circulatorio agudo después de la constricción del conducto arterioso en el síndrome del ventrículo izquierdo hipoplásico. Estos neonatos suelen presentar choque con mala perfusión, taquicardia, acidosis y dificultad respiratoria. Las características anatómicas son similares a las de la figura 41-7A, a excepción del estrechamiento del conducto arterioso. Obsérvese i) el bajo gasto cardiaco (evidenciado por la baja saturación venosa mixta de oxígeno en la vena cava superior de 55%); ii) la presión de pulso estrecha; iii) la presión diastólica final auricular y ventricular elevada –la presión auricular izquierda elevada puede causar edema pulmonar (obsérvese la saturación auricular izquierda de 93%)–, y iv) el flujo sanguíneo pulmonar significativamente aumentado, reflejado en una saturación arterial de oxígeno (en FiO₂ de 0.21) de 86%. m, valor medio.

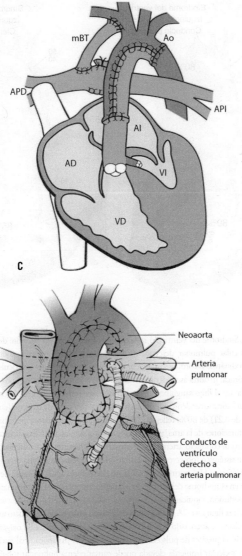

Figura 41-7. Las estrategias paliativas iniciales para el síndrome del ventrículo izquierdo hipoplásico incluyen la paliación de Norwood, que consiste en la anastomosis de la aorta nativa y la válvula pulmonar "neoaórtica", el aumento del arco aórtico con homoinjerto, la septectomía auricular y una fuente restringida de flujo sanguíneo pulmonar mediante una derivación de Blalock-Taussig modificada (**C**) o un conducto ventrículo derecho (VD)-arteria pulmonar (**D**). (**C**, reimpresa con permiso de Lee E. *Pediatric Radiology: Practical Imaging Evaluation of Infants and Children.* Filadelfia, PA: Wolters Kluwer; 2017. **D**, reimpresa con permiso de Rouine-Rapp K, Miller-Hance WC. Transesophageal echocardiography for congenital heart disease in the adult. En: Perrino AC, Reeves ST, eds. *A Practical Approach to Transesophageal Echocardiography.* 2nd ed. Philadelphia, PA: Lippincott Williams & Wilkins; 2008:395.)

nución relativa del gasto cardiaco sistémico. Debido a que el gasto total de VD está limitado por la frecuencia cardiaca y el volumen sistémico, aparece una ICC clínicamente aparente, dilatación y disfunción del VD, regurgitación tricuspídea progresiva, mala perfusión periférica con acidosis metabólica, disminución de la diuresis y edema pulmonar.

De forma alternativa, se produce un deterioro súbito con ICC rápidamente progresiva y choque a medida que el conducto arterioso se constriñe (véase fig 41-7B). Este escenario es más frecuente en ausencia de diagnóstico prenatal. Hay disminución de la perfusión sistémica y aumento del flujo sanguíneo pulmonar que es en gran medida independiente de la resistencia vascular pulmonar. Los pulsos periféricos son débiles o ausentes. La perfusión renal, hepática, coronaria y del sistema nervioso central está comprometida. El flujo sanguíneo coronario (que puede ser exclusivamente retrógrado a través de la PCA) también puede estar comprometido, lo que ocasiona mayor disfunción miocárdica. La gasometría arterial puede representar el mejor indicador de la estabilidad hemodinámica. Una saturación arterial baja (75 a 80%) con pH normal indica un equilibrio aceptable del flujo sanguíneo sistémico y pulmonar con una perfusión periférica adecuada, mientras que una saturación de oxígeno elevada (> 90%) con acidosis representa aumento significativo del flujo pulmonar y disminución del flujo sistémico con una probable disfunción miocárdica y efectos secundarios en otros sistemas orgánicos.

La reanimación de estos neonatos implica el mantenimiento farmacológico de la permeabilidad ductal con PGE_1 y maniobras ventilatorias para *aumentar* la resistencia pulmonar. En general, una acidosis respiratoria leve (p. ej., pH 7.35) es adecuada para la mayoría de estos neonatos. Es importante señalar que la hiperventilación o el oxígeno suplementario no suelen aportar beneficios significativos y pueden ser perjudiciales al provocar una vasodilatación pulmonar y un flujo sanguíneo pulmonar excesivos a expensas del flujo sanguíneo sistémico.

En estos neonatos, la hipotensión suele deberse a un aumento del flujo sanguíneo pulmonar (a expensas del flujo sistémico) más que a una disfunción miocárdica intrínseca. Aunque las dosis pequeñas a moderadas de agentes inotrópicos suelen ser beneficiosas, las *dosis grandes de agentes inotrópicos pueden tener un efecto deletéreo*, dependiendo de los efectos relativos sobre los lechos vasculares sistémico y pulmonar. Las elevaciones selectivas preferenciales del tono vascular sistémico aumentarán de forma secundaria el flujo sanguíneo pulmonar, por lo que se justifica una monitorización cuidadosa de la presión arterial media y de la saturación arterial de oxígeno.

De forma similar al paciente con estenosis aórtica crítica, para que el neonato con síndrome de ventrículo izquierdo hipoplásico se beneficie de una infusión de PGE_1, debe existir al menos un FOP pequeño que permita un flujo sanguíneo sistémico eficaz (drenaje venoso pulmonar) para atravesar el tabique auricular y, en última instancia, entrar en el lecho vascular sistémico a través del conducto arterioso. Un neonato con síndrome de ventrículo izquierdo hipoplásico y un FOP severamente restrictivo o ausente estará gravemente enfermo con cianosis profunda (saturación de oxígeno < 60 a 65%) y no mejorará después de la instauración de PGE_1. *En estos neonatos, es necesaria la dilatación con balón o la colocación de endoprótesis en el tabique interauricular.*

El tratamiento médico puede ser brevemente paliativo; sin embargo, el tratamiento quirúrgico es necesario para la supervivencia de los neonatos con síndrome de ventrículo izquierdo hipoplásico. En la era actual, la intervención quirúrgica implica la reconstrucción por etapas (con un procedimiento neonatal de Norwood, como se muestra en las figuras 41-7C y 41-7D, seguido de las operaciones de Glenn y Fontan más adelante en la infancia y la niñez, respectivamente). En algunos centros o en pacientes con factores de riesgo como prematuridad o bajo peso al nacer, se prefiere un abordaje híbrido con colocación de endoprótesis en la PCA y colocación de bandas arteriales pulmonares bilaterales. Este abordaje también puede utilizarse en pacientes de alto riesgo como puente al trasplante cardiaco. Los resultados tanto de la cirugía reconstructiva como del trasplante cardiaco han mejorado en gran medida las perspectivas de los niños nacidos con esta afección que antes era mortal a 100%.

B. **Flujo sanguíneo pulmonar dependiente de los conductos.** Esta fisiología subyacente es compartida por un grupo diverso de lesiones con el hallazgo común de flujo sanguíneo pulmonar restringido debido a estenosis pulmonar grave o atresia pulmonar. El cierre del conducto arterioso provoca una marcada cianosis.

1. La estenosis pulmonar (fig. 41-8) con obstrucción del flujo sanguíneo pulmonar puede producirse a varios niveles: i) dentro del cuerpo del VD, ii) en la válvula pulmonar (como se muestra en la fig. 41-9) y iii) en las arterias pulmonares periféricas. La estenosis pulmonar grave se define como un gradiente sistólico

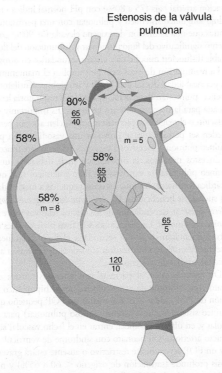

Estenosis de la válvula pulmonar

Figura 41-8. Estenosis crítica de la válvula pulmonar en un neonato con una persistencia de conducto arterioso no restrictivo mientras recibe prostaglandina E$_1$ (PGE$_1$). Los hallazgos anatómicos y hemodinámicos comunes incluyen i) válvula pulmonar engrosada y estenótica; ii) dilatación posestenótica de la arteria pulmonar principal con arterias pulmonares ramificadas de tamaño normal; iii) hipertrofia ventricular derecha (VD) con presión suprasistémica; iv) derivación derecha-izquierda a nivel auricular a través del foramen oval permeable con desaturación sistémica (80%); v) presión suprasistémica del VD con un gradiente de eyección sistólico máximo de 55 mm Hg; vi) presión arterial pulmonar sistémica (debido al conducto permeable no restrictivo), y vii) flujo sanguíneo pulmonar a través de la persistencia del conducto arterial. m, valor medio.

AP/TVI

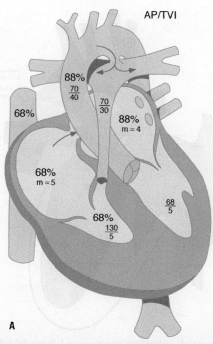

Figura 41-9. A. Atresia pulmonar (AP) con tabique ventricular intacto (TVI) en un neonato con persistencia de conducto arterioso no restrictivo mientras recibe prostaglandina E_1 (PGE_1). Los hallazgos anatómicos y hemodinámicos comunes incluyen i) ventrículo derecho hipertrofiado e hipoplásico; ii) válvula tricúspide y anillo pulmonar hipoplásicos; iii) atresia de la válvula pulmonar sin flujo anterógrado; iv) presión ventricular derecha suprasistémica; v) flujo sanguíneo pulmonar a través del conducto persistente, y vi) derivación de derecha a izquierda a nivel auricular con desaturación sistémica. Muchos pacientes presentan anomalías coronarias significativas con conexiones sinusoidales o fistulosas con el ventrículo derecho hipertenso o estenosis coronarias significativas (no mostradas). m, valor medio.

máximo del VD a la arteria pulmonar de 60 mm Hg o más (véase secc. VI.B.1). Por convención, la estenosis pulmonar "crítica" se define como una obstrucción valvular grave con hipoxemia asociada debida a una derivación de derecha a izquierda en el foramen oval y se produce más raramente. La estenosis pulmonar crítica puede asociarse con hipoplasia del VD o de la válvula tricúspide e hipertrofia significativa del VD. La presión en el VD suele ser superior a la presión ventricular izquierda (es decir, suprasistémica) para poder expulsar la sangre a través del estrechamiento grave. Debido al aumento de la presión del VD desde hace mucho tiempo (en el útero), suele haber un VD hipertrofiado e insensible, con el consiguiente aumento de la presión de llenado de la aurícula derecha. Cuando la presión de la aurícula derecha supera a la de la aurícula izquierda, se produce una derivación de derecha a izquierda en el foramen oval que provoca cianosis e hipoxemia. Puede haber disfunción del VD o regurgitación tricuspídea asociadas.

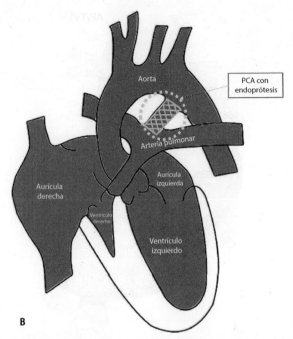

Figura 41-9. B. Esquema de endoprótesis para mantener la permeabilidad de la persistencia de conducto arterioso (PCA) en un paciente con AP/TVI. (**B**, reimpresa con permiso de Springer: Kori MI, Osman K, Khudzari AZM, et al. Computational fluid dynamics application in reducing complications of patent ductus arteriosus stenting. En: Dewi D, Hau Y, Khudzari A, et al, eds. *Cardiovascular Engineering: Technological Advancements, Reviews, and Applications [Series in BioEngineering]*. Singapore: Springer; 2020. Copyright © 2020 Springer Nature.)

Después de la estabilización inicial del paciente y el diagnóstico definitivo mediante ecocardiografía, la valvulotomía transcatéter con balón es el tratamiento de elección para esta lesión. La valvulotomía quirúrgica es una alternativa poco frecuente. A pesar del alivio satisfactorio de la obstrucción durante el cateterismo, la cianosis no suele aliviarse por completo, sino que se resuelve de forma gradual durante las primeras semanas de vida a medida que el VD se vuelve más complaciente, disminuye la regurgitación tricuspídea y hay menos derivación de derecha a izquierda a nivel auricular. Debido a la hipertrofia del tracto de salida subvalvular y a la persistencia de un patrón obstructivo dinámico, a veces se emplea un tratamiento a corto plazo con un bloqueador β. El éxito de la valvuloplastia con balón se asocia con excelentes resultados clínicos entre los pacientes; la necesidad de repetir los procedimientos es < 10%.

2. **La atresia pulmonar con tabique ventricular intacto** (fig. 41-9) es comparable al síndrome del ventrículo izquierdo hipoplásico en el sentido de que existe atresia de la válvula pulmonar con grados variables de hipoplasia del VD y de la válvula tricúspide. Quizá la anomalía asociada más importante sea la presencia de fístulas coronarias camerales, que son conexiones sinusoidales

entre las arterias coronarias y la cámara ventricular derecha. Las arterias coronarias pueden ser muy anormales, con áreas de estenosis o atresia. Por lo tanto la perfusión miocárdica puede depender del VD hipertenso para irrigar las arterias coronarias distales (arterias coronarias dependientes del VD). El alivio quirúrgico de la atresia pulmonar o la descompresión del VD en pacientes con coronarias dependientes del VD puede provocar un infarto del miocardio y la muerte porque la sangre fluiría preferentemente a las arterias pulmonares en lugar de a los segmentos coronarios distales. Como no hay salida del VD, suele haber presión suprasistémica en el VD y cierta regurgitación tricuspídea. Existe una derivación obligatoria de derecha a izquierda a nivel auricular, y el flujo sanguíneo pulmonar depende por completo de una PCA.

Aunque la piedra angular del tratamiento inicial es la infusión de PGE_1 para mantener la permeabilidad ductal, debe crearse una forma más duradera de flujo sanguíneo pulmonar para que el neonato sobreviva.

El cateterismo cardiaco es necesario para definir la anatomía de la arteria coronaria. En pacientes sin anomalías coronarias significativas, el flujo sanguíneo pulmonar se establece mediante perforación de la válvula pulmonar atrésica seguida de valvuloplastia pulmonar con balón. De este modo, se aborda la atresia y algunos pacientes pueden evitar la intervención quirúrgica neonatal. Como alternativa, puede realizarse una valvulotomía pulmonar quirúrgica o un aumento del tracto de salida del ventrículo derecho. Debido a la escasa distensibilidad del VD, el flujo sanguíneo pulmonar puede ser inadecuado y es necesaria una derivación de la arteria sistémica a la pulmonar (con mayor frecuencia una derivación Blalock-Taussig [BT]) o la implantación de una endoprotesis en la PCA para aumentar el flujo sanguíneo pulmonar. En los pacientes con arterias coronarias dependientes del VD y en los que presentan una válvula tricúspide hipoplásica grave, el procedimiento común que se realiza es una derivación de la arteria sistémica a la pulmonar o una endoprótesis.

3. **La atresia tricúspide** (fig. 41-10) implica la ausencia de la válvula tricúspide y, por lo tanto, no hay comunicación directa de la aurícula derecha con el VD. El VD puede estar severamente hipoplásico o ausente. Más de 90% de los pacientes tiene una CIV asociada, que permite el paso de sangre del ventrículo izquierdo al flujo de salida del ventrículo derecho y a las arterias pulmonares. La mayoría de los pacientes presentan algún tipo de estenosis pulmonar adicional. En 70% de los casos, las grandes arterias están alineadas con normalidad con los ventrículos; sin embargo, en 30% restante, las grandes arterias están transpuestas. Es necesaria una comunicación a nivel auricular para que la sangre circule de derecha a izquierda. En pacientes con grandes arterias relacionadas con normalidad, el flujo sanguíneo pulmonar depende del tamaño de la CIV. Si la CIV es pequeña, el paciente necesitará una fuente adicional de flujo sanguíneo pulmonar, como una derivación BT o endoprótesis. Los casos más complejos (p. ej., con transposición) pueden requerir procedimientos paliativos más extensos. Los pacientes con un flujo sanguíneo pulmonar adecuado, con una válvula pulmonar normal y arterias pulmonares adecuadas, pueden desarrollar hipoxemia en las semanas o meses siguientes si la CIV se hace más pequeña, restringiendo así el flujo sanguíneo pulmonar. Los pacientes con un flujo sanguíneo sistémico y pulmonar sin obstrucciones desarrollarán síntomas y signos de sobrecirculación pulmonar en los primeros días o semanas de vida y requerirán la colocación de una banda arterial pulmonar para limitar el flujo sanguíneo pulmonar.

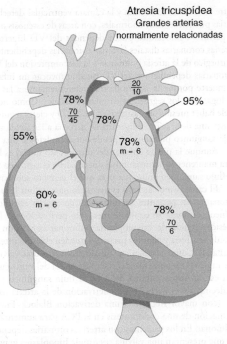

Atresia tricuspídea
Grandes arterias
normalmente relacionadas

Figura 41-10. Atresia tricuspídea con grandes arterias normalmente relacionadas y una pequeña persistencia de conducto arterioso. Los hallazgos anatómicos y hemodinámicos comunes incluyen i) atresia de la válvula tricúspide; ii) hipoplasia del ventrículo derecho; iii) restricción del flujo sanguíneo pulmonar a dos niveles: un defecto de tabique ventricular (por lo general) pequeño y una válvula pulmonar estenótica; iv) todo el retorno venoso sistémico debe pasar por el foramen oval permeable para llegar al ventrículo izquierdo; v) mezcla completa a nivel de la aurícula izquierda, con una saturación de oxígeno sistémico de 78% (en fracción inspirada de oxígeno [FiO_2] de 0.21), lo que sugiere un flujo sanguíneo sistémico y pulmonar equilibrado ("fisiología de ventrículo único"; véase el texto). m, valor medio.

4. **La tetralogía de Fallot** (fig. 41-11) consiste en una obstrucción del flujo de salida del ventrículo derecho, una CIV mal alineada, una "sobreelevación" de la aorta sobre el tabique ventricular e hipertrofia del VD. Existe un amplio espectro de variación anatómica que engloba estos hallazgos, dependiendo en especial de la localización y gravedad de la obstrucción del flujo ventricular derecho. El neonato cianótico grave con tetralogía de Fallot tiene una obstrucción grave muy probable del tracto de salida y una gran derivación de derecha a izquierda a nivel ventricular a través de la CIV grande. El flujo sanguíneo pulmonar puede ser conducto dependiente.

El tratamiento médico inmediato consiste en establecer un flujo sanguíneo pulmonar adecuado, por lo genera con infusión de PGE_1. Antes de la intervención quirúrgica, es necesaria una definición anatómica detallada, en especial en lo que respecta a la anatomía de las arterias coronarias, la pre-

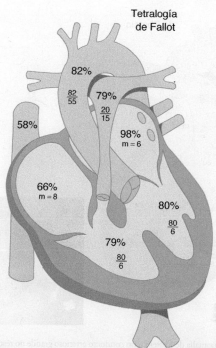

Tetralogía de Fallot

82%

82/55

79%

20/15

58%

98%
m = 6

66%
m = 8

80%

80/6

79%

80/6

Figura 41-11. Tetralogía de Fallot. Los hallazgos anatómicos y hemodinámicos típicos incluyen i) un tabique infundibular desplazado anteriormente, que da lugar a estenosis subpulmonar, un defecto del tabique ventricular grande y desviación de la aorta sobre el tabique muscular; ii) hipoplasia de la válvula pulmonar y de las arterias pulmonares principales y ramificadas; iii) presiones ventriculares derecha e izquierda iguales, y iv) una derivación de derecha a izquierda a nivel ventricular, con una saturación sistémica de oxígeno de 82%. m, valor medio.

sencia de CIV adicionales y las fuentes de flujo sanguíneo pulmonar (vasos colaterales sistémico-pulmonares). Si la ecocardiografía no es capaz de mostrar completamente estos detalles, se realiza una angiografía por tomografía computarizada (ATC) torácica, una IRM o un cateterismo diagnóstico. La reparación quirúrgica del niño asintomático con tetralogía de Fallot suele recomendarse en los primeros 6 meses de vida. El neonato sintomático (es decir, cianótico de gravedad) debe someterse a una intervención neonatal quirúrgica. La decisión de realizar una reparación completa frente a la colocación de una derivación de la arteria sistémica a la arteria pulmonar depende de la institución. En la actualidad, las intervenciones basadas en catéteres, como la colocación de endoprótesis en la PCA o en el tracto de salida del ventrículo derecho, se utilizan con frecuencia para aumentar el flujo sanguíneo pulmonar.

5. **La anomalía de Ebstein** (figs. 41-12A y 41-12B) es una lesión anatómica rara y difícil cuando se presenta en el periodo neonatal. A nivel anatómico, existe un desplazamiento apical de la válvula tricúspide hacia el cuerpo del VD. La válvula tricúspide es con frecuencia regurgitante, lo que ocasiona un marcado agrandamiento de la aurícula derecha y a una derivación derecha-izquierda a nivel auricular; hay poco flujo de avance hacia la circulación pulmonar, lo que

Anomalía de Ebstein

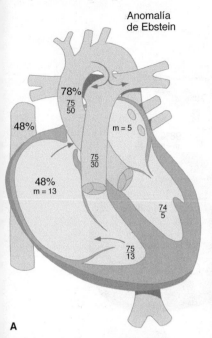

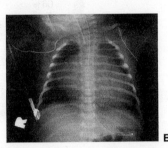

A

B

Figura 41-12. A. Anomalía de Ebstein (con conducto arterioso grande no restrictivo). Los hallazgos anatómicos y hemodinámicos típicos incluyen i) desplazamiento inferior de la válvula tricúspide hacia el ventrículo derecho, que también puede causar obstrucción subpulmonar; ii) ventrículo derecho muscular diminuto; iii) agrandamiento marcado de la aurícula derecha debido a la porción "atrializada" del ventrículo derecho, así como regurgitación tricuspídea; iv) cortocircuito derecha-izquierda a nivel auricular (obsérvese una saturación arterial de oxígeno de 78%); v) cortocircuito izquierda-derecha e hipertensión pulmonar secundaria a una gran persistencia del conducto arterioso que suministra el flujo sanguíneo pulmonar, y vi) bajo gasto cardiaco (obsérvese una baja saturación venosa mixta de oxígeno en la vena cava superior). **B.** Radiografía de tórax en un neonato con anomalía de Ebstein grave y sin flujo sanguíneo pulmonar significativo desde el conducto arterioso. La cardiomegalia se debe a una marcada dilatación de la aurícula derecha. Las marcas vasculares pulmonares están disminuidas debido a la reducción del flujo sanguíneo pulmonar. La hipoplasia pulmonar es frecuente debido al gran tamaño del corazón, que provoca una "lesión ocupante de espacio". m, valor medio.

a menudo causa atresia pulmonar funcional. El pronóstico de los neonatos con cianosis profunda debida a la anomalía de Ebstein es muy malo, pero los resultados han mejorado desde la introducción del procedimiento de Starnes modificado como estrategia paliativa. Para complicar aún más el cuadro clínico, la anomalía de Ebstein suele asociarse con el síndrome de Wolff-Parkinson-White (WPW) y la taquicardia supraventricular (TSV).

El objetivo del tratamiento médico es ayudar al neonato durante el periodo inicial de circulación transitoria. Debido a la elevada resistencia vascular pulmonar, el flujo sanguíneo pulmonar puede estar limitado de gravedad, con hipoxemia profunda y acidosis como resultado. El tratamiento médico incluye la medicación de la hipertensión pulmonar con oxígeno y óxido nítrico inhalado (NOi) (véase capítulo 36). Si existe atresia de la válvula pulmonar, se utiliza PGE_1 para mantener la permeabilidad del conducto arterioso. Sin embargo, la presencia de regurgitación pulmonar complica el tratamiento clínico. Si la presión del VD es alta (> 20), el objetivo es evitar la PGE_1 y cerrar el conducto (farmacológica o quirúrgicamente) para promover el flujo anterógrado a través de la válvula pulmonar. Si la presión del VD es baja, es posible que el VD no pueda expulsar anterógradamente. Este es el grupo con peor pronóstico (regurgitación pulmonar y baja presión del VD). Un factor importante que contribuye a la alta tasa de mortalidad en el neonato con anomalía de Ebstein grave es la hipoplasia pulmonar asociada que está presente (debido al agrandamiento masivo del corazón derecho en el útero, véase fig. 41-12B).

C. **Circulación paralela/transposición de las grandes arterias** (fig. 41-13). La *transposición de las grandes arterias* se define como una aorta que nace del VD y

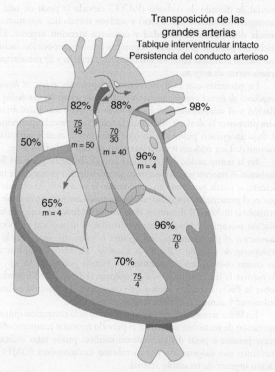

Transposición de las grandes arterias
Tabique interventricular intacto
Persistencia del conducto arterioso

Figura 41-13. Transposición de las grandes arterias con un septo ventricular intacto, una gran persistencia del conducto arterioso (en prostaglandina E_1 [PGE_1]) y comunicación interauricular (estado después de septostomía auricular con balón). Obsérvese lo siguiente: i) la aorta nace del ventrículo derecho anatómico y la arteria pulmonar del ventrículo izquierdo anatómico; ii) "fisiología de transposición", con una mayor saturación de oxígeno en la arteria pulmonar que en la aorta; iii) "mezcla" entre las circulaciones paralelas (véase texto) a nivel auricular (después de septostomía auricular con balón) y ductal; iv) derivación de la aurícula izquierda a la derecha a través de la comunicación interauricular (no mostrada) con igualación de las presiones auriculares; v) derivación de la aorta a la arteria pulmonar a través del conducto arterioso; vi) hipertensión pulmonar debida a un conducto arterioso de gran tamaño. m, valor medio.

la arteria pulmonar del ventrículo izquierdo. Casi la mitad de los pacientes con transposición presentan una CIV asociada.

En la disposición habitual, esto crea "circulaciones paralelas" en las que el retorno venoso sistémico se bombea a través de la aorta de vuelta a la circulación sistémica y el retorno venoso pulmonar se bombea a través de la arteria pulmonar a la circulación pulmonar. Después del nacimiento, los neonatos con transposición dependen de la mezcla entre las circulaciones sistémica y pulmonar paralelas para sobrevivir. En los pacientes con un tabique ventricular intacto, la mezcla se produce principalmente en el FOP. Estos pacientes suelen presentar cianosis clínica en las primeras horas de vida, lo provoca un diagnóstico temprano. Los neonatos con una CIV asociada suelen tener una mezcla algo mejor entre las circulaciones sistémica y pulmonar y pueden no estar tan cianóticos.

En neonatos con transposición de las grandes arterias y tabique ventricular intacto, una PaO_2 arterial muy baja (15 a 20 torr) con una presión parcial arterial de dióxido de carbono ($PaCO_2$) elevada (a pesar de una ventilación y movimiento torácicos adecuados) y acidosis metabólica son marcadores de una mezcla disminuida de gravedad y requieren atención urgente. El tratamiento inicial del paciente gravemente hipoxémico con transposición incluye i) *asegurar una mezcla adecuada* entre los dos circuitos paralelos y ii) *maximizar la saturación venosa mixta de oxígeno.*

En pacientes con FOP restrictivo e hipoxemia grave, *el foramen oval debe ampliarse de forma urgente mediante septostomía auricular con balón.* La hiperventilación y el tratamiento con bicarbonato de sodio son maniobras importantes para promover la alcalosis, disminuir la resistencia vascular pulmonar y aumentar el flujo sanguíneo pulmonar (lo que aumenta la mezcla auricular tras la septostomía). Una acidosis respiratoria es en particular desfavorable.

En la transposición de las grandes arterias, la mayor parte del flujo sanguíneo sistémico es retorno venoso sistémico recirculado. En presencia de una mezcla deficiente, se puede ganar mucho aumentando la saturación venosa mixta de oxígeno, que es el *principal determinante de la saturación arterial sistémica de oxígeno.* Estas maniobras incluyen i) disminuir el consumo sistémico de oxígeno (sedación, ventilación mecánica y bloqueo neuromuscular) y ii) mejorar el aporte de oxígeno (aumentar el gasto cardiaco con agentes inotrópicos, aumentar la capacidad de transporte de oxígeno tratando la anemia). También deben buscarse y tratarse las causas coexistentes de desaturación venosa pulmonar (p. ej., neumotórax). Aumentar la fracción inspirada de oxígeno (FiO_2) al 100% tendrá poco efecto sobre la PaO_2 arterial, a menos que sirva para disminuir la resistencia vascular pulmonar y aumentar el flujo sanguíneo pulmonar.

En la era actual, el tratamiento definitivo es la corrección quirúrgica con una operación de recambio arterial en el periodo neonatal temprano. Si la hipoxemia grave persiste a pesar del tratamiento médico, puede estar indicado el soporte mecánico con oxigenación por membrana extracorpórea (OMEC) o una operación urgente de recambio arterial.

D. Lesiones con mezcla intracardiaca completa

1. El tronco arterial (fig. 41-14) consiste en una única gran arteria que nace del corazón y da origen a las arterias coronarias, las arterias pulmonares y las arterias braquiocefálicas. La válvula troncal suele ser anatómicamente anormal y con frecuencia está engrosada, estenótica o regurgitante. En más de 98% de los casos existe una CIV coexistente. El arco aórtico es derecho en cerca de un tercio de los casos. En 10% de los casos se observan otras anomalías del arco, como hipoplasia, coartación e interrupción. Entre 20 y 40% de los casos

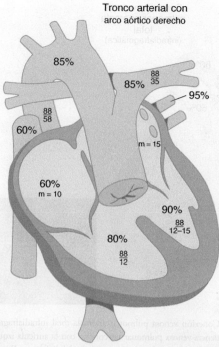

Tronco arterial con
arco aórtico derecho

Figura 41-14. Tronco arterial (con arco aórtico derecho). Los hallazgos anatómicos y hemodinámicos comunes incluyen i) una arteria única que nace conotruncal dando lugar a arterias coronarias (no mostradas), arterias pulmonares y vasos braquiocefálicos; ii) válvula truncal anormal (se muestra la cuadricúspide) con estenosis o regurgitación común; iii) arco aórtico derecho (ocurre en ~ 30% de los casos); iv) comunicación interventricular conoventricular de gran tamaño; v) hipertensión arterial pulmonar con una gran derivación de izquierda a derecha (obsérvese una saturación de oxígeno de la vena cava superior de 60% y una saturación de oxígeno de la arteria pulmonar de 85%), y vi) mezcla completa (del drenaje venoso sistémico y pulmonar) a nivel de los grandes vasos. m, valor medio.

presentan anomalías extracardiacas. Más de 25% de los pacientes con tronco arterial presenta una deleción del cromosoma 22q11.

En ausencia de diagnóstico prenatal, la inmensa mayoría de los neonatos con tronco arterial presenta síntomas de ICC en los primeros días de vida. El flujo sanguíneo pulmonar está aumentado, siendo frecuente una hipertensión pulmonar significativa. En la era actual, la cirugía definitiva consistente en el cierre de la CIV y la colocación de un conducto desde el VD a la arteria pulmonar se realiza en el periodo neonatal.

2. La TAPVC (figs. 41-15A y 41-15B) se produce cuando todas las venas pulmonares drenan en el sistema venoso sistémico. Las conexiones anómalas de las venas pulmonares pueden ser i) supracardiacas (por lo común en una vena vertical posterior a la aurícula izquierda que conecta con la vena innominada izquierda y la vena cava superior), ii) cardiacas (por lo común a la aurícula derecha o al seno coronario), iii) infradiafragmáticas (por lo común al sistema portal) o iv) drenaje mixto.

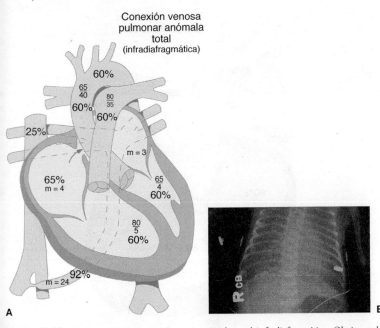

Figura 41-15. A. Conexión venosa pulmonar anómala total infradiafragmática. Obsérvese lo siguiente: i) la confluencia venosa pulmonar no conecta con la aurícula izquierda, sino que desciende para conectar con la circulación portal por debajo del diafragma. Esta conexión suele estar obstruida de gravedad; ii) la obstrucción del drenaje venoso pulmonar provoca presiones venosas pulmonares significativamente elevadas, disminución del flujo sanguíneo pulmonar, edema pulmonar y desaturación venosa pulmonar (92%); iii) presión sistémica a suprasistémica en la arteria pulmonar (en ausencia de una persistencia del conducto arterioso, las presiones de la arteria pulmonar pueden superar las presiones sistémicas cuando existe una obstrucción venosa pulmonar grave); iv) todo el flujo sanguíneo sistémico debe derivarse a través de una ramificación de derecha a izquierda en el foramen oval, y v) saturaciones de oxígeno casi iguales en todas las cámaras del corazón (es decir, mezcla completa a nivel de la aurícula derecha), con hipoxemia grave (saturación sistémica de oxígeno de 60%) y bajo gasto cardiaco (saturación venosa mixta de oxígeno de 25%). **B.** Radiografía de tórax en un neonato de 16 horas con obstrucción infradiafragmática grave al drenaje venoso pulmonar. Obsérvese el edema pulmonar, el corazón pequeño y los pulmones hiperinsuflados (con ventilación mecánica). A pesar de las altas presiones de inflado y de espiración final positiva y de una fracción inspirada de oxígeno (FiO_2) de 1, la gasometría arterial reveló un pH de 7.02, una tensión arterial de dióxido de carbono ($PaCO_2$) de 84 torr y una tensión arterial de oxígeno (PaO_2) de 23 torr. Se indica tratamiento quirúrgico urgente. m, valor medio.

En pacientes con conexión total por debajo del diafragma, la vía está obstruida con frecuencia con flujo sanguíneo pulmonar gravemente limitado, hipertensión pulmonar y cianosis profunda. Esta forma de CVPAT es una urgencia quirúrgica, con efectos beneficiosos mínimos del tratamiento médico. Aunque la PGE_1 mantendrá la permeabilidad ductal, la limitación del flujo sanguíneo pulmonar en estos pacientes no se debe a un flujo anterógrado limitado en el circuito pulmonar, sino más bien a una obstrucción del flujo de salida en las venas pulmonares. La CVPAT obstruida representa una de las pocas urgencias cardioquirúrgicas neonatales que quedan. El reconocimiento oportuno del problema (véase fig. 41-15B) y una intervención quirúrgica rápida (anastomosis quirúrgica de la confluencia venosa pulmonar con la aurícula izquierda) son necesarios para que el neonato sobreviva. Si no se detectan en el periodo prenatal, los neonatos con CVPAT no obstruida se diagnostican con frecuencia mediante pulsioximetría neonatal rutinaria antes del alta. Los pacientes con un grado leve de obstrucción suelen presentar síntomas mínimos y es posible que no los presenten hasta más adelante en la infancia, cuando desarrollan signos y síntomas de ICC.

3. **Ventrículos únicos complejos.** Existen múltiples anomalías complejas que comparten la fisiología común de mezcla completa del drenaje venoso sistémico y pulmonar, frecuentemente con conexiones anómalas de las venas sistémicas o pulmonares y con obstrucción de uno de los grandes vasos (por lo general la arteria pulmonar). En los casos con poliesplenia o asplenia asociadas y anomalías del sitio visceral, se aplica el término *síndrome de heterotaxia*. Fisiológicamente, el flujo sanguíneo sistémico y el flujo sanguíneo pulmonar vienen determinados por el equilibrio de la resistencia anatómica o vascular en las circulaciones sistémica y pulmonar. En un ventrículo único bien equilibrado, la saturación de oxígeno en la arteria pulmonar y la aorta será en esencial la misma (por lo general entre 70 y 80%) con un pH normal en la gasometría arterial ("fisiología del ventrículo único"). Queda fuera del alcance de este capítulo definir con más detalle este grupo heterogéneo de pacientes, aunque todos fallarán en una prueba de hiperoxia, la mayoría tiene ECG significativamente anormales, y el diagnóstico de cardiopatía congénita compleja rara vez es dudoso (incluso antes de la confirmación anatómica con ecocardiografía). Dado que existe una mezcla completa del drenaje venoso y es sencialmente una única cámara de bombeo, el tratamiento inicial es similar al descrito para el síndrome del ventrículo izquierdo hipoplásico o la atresia pulmonar con CIV (véase la secc. VI-A.4).

E. **Lesiones de derivación izquierda-derecha.** En la mayoría de los casos, los neonatos con lesiones de derivación izquierda-derecha no se diagnostican debido a una enfermedad sistémica grave, sino más por el hallazgo de un soplo o síntomas de ICC que suelen aparecer en el periodo neonatal tardío o más allá. La lesión de este grupo que con mayor probabilidad requiere atención en la sala de neonatología la persistencia del conducto arterioso.

1. **La PCA** rara vez causa ICC en recién nacidos a término. Sin embargo, la frecuencia con la que un neonato prematuro desarrolla una derivación hemodinámicamente significativa de izquierda a derecha a través de una PCA es inversamente proporcional a la edad de gestación y al peso (véase capítulo 41).

   La presentación típica de una PCA comienza con un soplo sistólico de eyección áspero que se escucha en todo el precordio, pero con mayor intensidad en el borde esternal superior izquierdo y en las áreas infraclaviculares izquierdas. A medida que disminuye la resistencia vascular pulmonar, la intensidad del soplo aumenta y más tarde se hace continuo (es decir, se extiende hasta el segundo ruido cardiaco). Los pulsos periféricos aumentan de amplitud ("pulsos saltones"), la presión del pulso se ensancha hasta > 25 mm Hg, el impulso precordial se vuelve hiperdinámico y el estado respiratorio del paciente se deteriora (manifestándose como taquipnea o apnea, retención de dióxido de carbono y aumento de la necesidad de ventilación mecánica). Las radiografías seriadas de tórax muestran un aumento del tamaño del corazón, y los pulmones pueden aparecer más radiopacos.

Es importante recordar que esta progresión típica de signos clínicos *no es específica* solo de una PCA hemodinámicamente significativo. Otras lesiones pueden producir pulsos saltones, un precordio hiperdinámico y un agrandamiento cardiaco (p. ej., una fístula arteriovenosa o una ventana aortopulmonar).

El tratamiento médico inicial incluye el aumento de la asistencia ventilatoria, la restricción de líquidos y la terapia diurética. En pacientes sintomáticos, puede utilizarse indometacina, ibuprofeno o paracetamol para el cierre farmacológico de la PCA, que resulta eficaz en alrededor de 80% de los casos. El peso al nacer no afecta a la eficacia del tratamiento médico, y no hay un aumento de las complicaciones asociadas con la cirugía después de un tratamiento médico infructuoso. Las reacciones adversas a la indometacina y el ibuprofeno incluyen oliguria transitoria, anomalías electrolíticas, disminución de la función plaquetaria e hipoglucemia. Las contraindicaciones para el uso de indometacina e ibuprofeno, así como la información sobre dosificación, se indican en el Apéndice A.

La ligadura quirúrgica puede considerarse en neonatos en los que uno o más ciclos de tratamiento farmacológico no consiguen cerrar la PCA sintomático. Sin embargo, las indicaciones para el cierre farmacológico o quirúrgico de una PCA en recién nacidos de peso extremadamente bajo varían de una institución a otra y son controvertidas. Aunque la presencia de una PCA se asocia con el desarrollo de displasia broncopulmonar (DBP) en neonatos de MBPN, los estudios demuestran que el cierre temprano o tardío de la PCA no mejora los resultados en estos lactantes (véase capítulo 13). Cada vez es más posible el cierre transcatéter de la PCA, incluso en neonatos pequeños.

2. **El canal auriculoventricular completo** (fig. 41-16) consiste en una combinación de defectos en i) la porción endocárdica del tabique auricular; ii) la porción de entrada del tabique ventricular, y iii) un único anillo valvular auriculoventricular común. Debido a la gran derivación izquierda-derecha neta, que aumenta a medida que disminuye la resistencia vascular pulmonar, estos neonatos suelen presentar síntomas de sobrecirculación pulmonar a una edad temprana. En ausencia de obstrucción asociada del tracto de salida del VD, las presiones arteriales pulmonares se sitúan en niveles sistémicos y la resistencia vascular pulmonar suele ser elevada, sobre todo en pacientes con trisomía 21.

Alrededor de 70% de los neonatos con canal auriculoventricular completo presenta trisomía 21 (véase tabla 41-5). Los síntomas aparecen durante las primeras semanas de vida a medida que disminuye la resistencia vascular pulmonar y el paciente desarrolla derivación izquierda-derecha creciente. Estos pacientes presentan un hallazgo ECG característico de "eje superior" (eje QRS de 0 a 180 grados; fig. 41-17) que puede ser una pista útil para detectar la presencia de cardiopatía congénita en un neonato con trisomía 21.

La mayoría de los pacientes con canal auriculoventricular completo requerirá tratamiento médico para los síntomas, aunque no está justificado el tratamiento médico prolongado en pacientes con retraso del crecimiento e insuficiencia cardiaca sintomática. La reparación quirúrgica completa se realiza de forma electiva alrededor de los 4 y 6 meses de edad, con una reparación más temprana en pacientes sintomáticos.

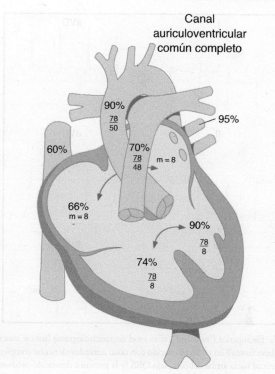

Canal
auriculoventricular
común completo

90%
78
50

95%

60%

70%
78
48
m = 8

66%
m = 8

90%
78
8

74%
78
8

Figura 41-16. Canal auriculoventricular común completo. Los hallazgos anatómicos y hemo-dinámicos típicos incluyen i) defectos del tabique auricular y ventricular grandes de tipo cojín endocárdico; ii) válvula auriculoventricular única; iii) hipertensión arterial pulmonar (debida al defecto del tabique ventricular grande) y iv) derivación bidireccional (con hipoxemia leve) a nivel auricular y ventricular cuando la resistencia vascular pulmonar es elevada en el periodo neona-tal inicial. Con el posterior descenso de la resistencia vascular pulmonar, la derivación pasa a ser predominantemente de izquierda a derecha, con síntomas de insuficiencia cardiaca congestiva. m, valor medio.

3. **La CIV** es la causa más frecuente de ICC después del periodo neonatal inicial. Las CIV de moderadas a grandes adquieren significación hemodinámica a medida que disminuye la resistencia vascular pulmonar y aumenta el flujo sanguíneo pulmonar a través de la derivación de izquierda a derecha a través del defecto. Dado que esto suele tardar de 2 a 4 semanas en desarrollarse, los neonatos a término con CIV sintomática deben ser investigados en busca de anomalías anatómicas coexistentes, como obstrucción del tracto de salida del ventrículo izquierdo, coartación de la aorta o PCA. Los recién nacidos prematuros, que tienen una resistencia vascular pulmonar inicial menor, pueden desarrollar síntomas clínicos de sobrecirculación pulmonar antes o necesitar ventilación mecánica durante más tiempo que los recién nacidos a término.

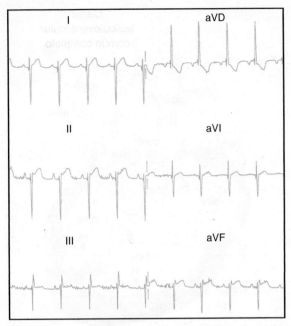

Figura 41-17. Eje superior ("noroeste") visto en el electrocardiograma (solo se muestran las derivaciones del plano frontal) en un recién nacido con canal auriculoventricular completo. Obsérvese la desviación inicial hacia arriba del complejo QRS (y la posterior desviación predominantemente negativa) en las derivaciones I y aVF. Un eje superior (0 a 180 grados) está presente en 95% de los pacientes con defectos del cojín endocárdico.

Las CIV pueden producirse en cualquier parte del tabique ventricular y suelen clasificarse por su localización (fig. 41-18). Los defectos en el tabique membranoso (también llamados conoventriculares) son el tipo más frecuente. El diagnóstico de CIV suele sospecharse de inicio en la exploración física; la ecocardiografía confirma el diagnóstico y localiza el defecto en el tabique ventricular. Dado que un gran número de CIV (hasta 90% dependiendo del tipo anatómico y el tamaño) pueden cerrarse de forma espontánea en los primeros meses de vida, la cirugía suele posponerse más allá del periodo neonatal. En grandes series, solo 15% de todos los pacientes con CIV llegan a ser clínicamente sintomáticos. El tratamiento médico de los síntomas suele incluir diuréticos y suplementos calóricos. En algunos centros se utiliza digoxina. Cuando se produce, el retraso del crecimiento es una indicación para la reparación quirúrgica del defecto.

F. **Cirugía cardiaca en el neonato.** Las mejoras en las técnicas quirúrgicas, el *bypass* cardiopulmonar y los cuidados intensivos del neonato y el lactante han dado lugar a mejoras significativas en la mortalidad quirúrgica y la calidad de vida de los supervivientes. En la actualidad, es práctica habitual realizar reparaciones definitivas o procedimientos paliativos en neonatos con cardiopatías congénitas críticas. Queda fuera del alcance de este capítulo describir los múltiples procedimientos quirúrgicos empleados actualmente en el tratamiento de las cardiopatías congénitas; se remite al lector a la tabla 41-9 y a los textos generales de cirugía cardiaca.

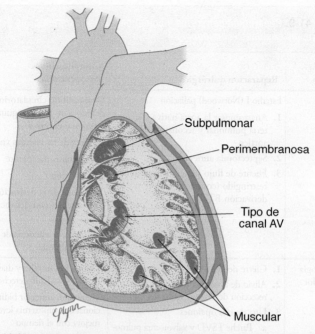

Subpulmonar

Perimembranosa

Tipo de
canal AV

Muscular

Figura 41-18. Diagrama de los tipos de defectos septales ventriculares vistos desde el ventrículo derecho. AV, arteriovenoso. (Reimpresa de Fyler DC, ed. *Nadas' Pediatric Cardiology.* St. Louis, MO: Mosby; 1992. Copyright © 1992 Elsevier. Con permiso.)

Tabla 41-9. Reparación quirúrgica y complicaciones posoperatorias de lesiones comunes

Lesión	Reparación quirúrgica	Complicaciones posoperatorias
Coartación aórtica	1. Anastomosis extendida de extremo a extremo por toracotomía izquierda, si es discreta. 2. Aumento del arco aórtico con parche mediante esternotomía media, si el segmento es largo.	Hipertensión Parálisis de las cuerdas vocales Parálisis del hemidiafragma Quilotórax
PCA	Ligadura quirúrgica*	Parálisis de las cuerdas vocales Parálisis del hemidiafragma Quilotórax Lesión aórtica o de la arteria pulmonar izquierda

(*continúa*)

Tabla 41-9. Reparación quirúrgica y complicaciones posoperatorias de lesiones comunes (*continuación*)

Lesión	Reparación quirúrgica	Complicaciones posoperatorias
SVIH	Estadio I (Norwood) paliación 1. Anastomosar la aorta nativa a la arteria pulmonar y reconstruir el arco aórtico 2. Septectomía auricular 3. Fuente de flujo sanguíneo pulmonar restringido (conducto VD-AP o derivación BTT)	Desequilibrio circulatorio debido a un flujo sanguíneo pulmonar excesivo Parálisis de las cuerdas vocales Enterocolitis necrosante Recoartación Trombosis de la derivación (en pacientes con derivación BTT) Distorsión o estenosis de la arteria pulmonar

Tetralogía de Fallot	1. Cierre de la CIV
	2. Alivio de la obstrucción del TSVD con resección del haz muscular del VD
	3. Una de tres opciones
	  a. Parche TSVD y valvotomía pulmonar
	  b. Aumento transanular con parche del TSVD
	  c. Conducto VD-AP si la arteria coronaria DAI cruza el TSVD
	El FOP suele dejarse abierto
		Disfunción sistólica y diastólica del ventrículo derecho
		Derivación auricular bidireccional con hipoxemia leve; mejora con el tiempo
		CIV residual
		Taquicardia ectópica juncional
		Obstrucción residual del TSVD; estenosis de rama arterial pulmonar
		Bloqueo cardiaco completo

TGA	Funcionamiento del interruptor arterial: 1. Transección de ambas grandes arterias por encima de las válvulas semilunares 2. Translocación de las arterias coronarias a la raíz pulmonar nativa o a la raíz neoaórtica 3. Reanastomosis de la aorta al VI 4. Reanastomosis de la arteria pulmonar al VD con o sin maniobra de LeCompte (arteria pulmonar anterior a la aorta) 5. +/− cierre de la CIV, si procede	Distorsión, oclusión o estenosis de la arteria coronaria EP supravalvular y estenosis de rama de la arteria pulmonar Quilotórax Parálisis del hemidiafragma Bloqueo cardiaco completo con cierre de CIV

(*continúa*)

Tabla 41-9. (*continuación*)

Lesión	Reparación quirúrgica	Complicaciones posoperatorias
Tronco arterial	1. Cierre de la CIV 2. Separación de las arterias pulmonares del tronco común 3. Conducto VD-AP	Hipertensión pulmonar Disfunción sistólica o diastólica del VD CIV residual Bloqueo cardiaco completo
DVPAT	Apertura de la aurícula izquierda y confluencia venosa pulmonar y anastomosis directa de la confluencia a la aurícula izquierda o aurícula izquierda cosida al pericardio que rodea la confluencia venosa pulmonar (reparación sin sutura)	Hipertensión pulmonar Obstrucción venosa pulmonar residual o recurrente Disfunción del nódulo sinusal Arritmias auriculares
Estrategias paliativas para lesiones con flujo sanguíneo pulmonar inadecuado o excesivo	Flujo sanguíneo pulmonar inadecuado: 1. Endoprótesis CAP (procedimiento transcatéter) 2. Derivación BTT: derivación sintética entre la arteria innominada y la rama de la arteria pulmonar 3. Derivación central: derivación anastomótica entre la aorta ascendente y la arteria pulmonar principal (utilizada para favorecer el crecimiento de arterias pulmonares pequeñas, como en la tetralogía de Fallot con atresia pulmonar y ACAPM) Flujo sanguíneo pulmonar excesivo 1. Colocación de la banda arterial pulmonar	Desequilibrio circulatorio debido a un flujo sanguíneo pulmonar excesivo Trombosis de derivación o de endoprótesis Parálisis de las cuerdas vocales Enterocolitis necrosante Parálisis del hemidiafragma Quilotórax Distorsión de la arteria pulmonar

*Si el cierre del dispositivo mediante cateterismo cardiaco no es factible debido al tamaño o la anatomía de la PCA.

DAI, descendente anterior izquierda; ACAPM, arterias colaterales aortopulmonares mayores; AP: arteria pulmonar; BTT, Blalock-Taussig-Thomas; PCA, persistencia de conducto arterioso; CIV, comunicación interventricular; CoA, coartación de aorta; CVPAT, conexión venosa pulmonar anómala total; EP, estenosis pulmonar; FOP, foramen oval permeable; DVPAT, drenaje venoso pulmonar anómalo total; SVIH, síndrome de ventrículo izquierdo hipoplásico; TGA, transposición de grandes arterias; TF, tetralogía de Fallot; TSVD, tracto de salida del ventrículo derecho; VD, ventrículo derecho; VD-AP, ventrículo derecho a arteria pulmonar; VI, ventrículo izquierdo.

Fuente: Datos de Wernovsky G, Erickson LC, Wessel DL. Cardiac emergencies. En: May HL, ed. *Emergency Medicine*. Boston, MA: Little, Brown and Company; 1992.

VII. CARDIOPATÍAS ADQUIRIDAS

A. **La miocarditis** puede aparecer en el neonato como enfermedad aislada o como componente de una enfermedad generalizada con hepatitis o encefalitis asociadas. La miocarditis suele ser el resultado de una infección viral (enterovirus, adenovirus y parvovirus son los más comunes), aunque otros agentes infecciosos como bacterias y hongos, así como afecciones no infecciosas como enfermedades autoinmunes, también pueden causar miocarditis. Aunque la presentación clínica (y, en algunos casos, la biopsia endomiocárdica) establece el diagnóstico, en la mayoría de los casos no es posible identificar el agente etiológico en específico.

El neonato con miocarditis aguda presenta signos y síntomas de ICC (véase la secc. IV.B) o arritmia (véase secc. IX). El curso de la enfermedad suele ser fulminante, pero puede producirse una recuperación completa de la función ventricular si el bebé recibe apoyo y sobrevive a la enfermedad aguda. Los cuidados de apoyo incluyen oxígeno suplementario, diuréticos, agentes inotrópicos, reducción de la poscarga y ventilación mecánica. Los agentes inotrópicos deben utilizarse con precaución porque las arritmias ventriculares son frecuentes. En casos graves, puede considerarse el soporte mecánico del miocardio con ECMO o dispositivos de asistencia ventricular.

B. **La isquemia miocárdica transitoria** con disfunción miocárdica puede ocurrir en cualquier neonato con antecedentes de asfixia perinatal. La disfunción miocárdica puede estar asociada con una enfermedad autoinmune materna como el lupus eritematoso sistémico. A menudo se oye un soplo regurgitante tricuspídeo o mitral. La elevación de la fracción miocárdica ligada (ML) de la creatincinasa sérica o el nivel de troponina cardiaca pueden ser útiles para determinar la presencia de daño miocárdico. El tratamiento de apoyo depende de la gravedad de la disfunción miocárdica.

C. **Las miocardiopatías hipertróficas y dilatadas** representan un complejo de enfermedades raras y multifactoriales, cuya discusión completa va más allá del alcance de este capítulo. El diagnóstico diferencial incluye enfermedades primarias (p. ej., causas genéticas, así como trastornos metabólicos, de almacenamiento y neuromusculares) o secundarias (p. ej., infecciones terminales, isquémicas, endocrinas, nutricionales, fármacos). Se remite al lector a los textos de cardiología pediátrica para una discusión más completa.

La miocardiopatía hipertrófica más frecuente en neonatos es la que se observa en **niños nacidos de madres con diabetes**. Desde el punto de vista ecocardiográfico y hemodinámico, estos neonatos son indistinguibles de los pacientes con otros tipos de miocardiopatía hipertrófica. Se diferencian en un aspecto importante: se espera que su miocardiopatía se resuelva por completo en 6 a 12 meses. La observación de un soplo sistólico de eyección, con o sin ICC, en el hijo de una madre con diabetes, debería plantear la cuestión de una cardiopatía congénita, incluida la miocardiopatía hipertrófica. El tratamiento es de apoyo, abordando los síntomas particulares de ICC del neonato. El propranolol se ha utilizado con éxito en algunos pacientes con obstrucción grave. La mayoría de los pacientes no requiere cuidados específicos ni seguimiento cardiológico a largo plazo (véase capítulo 2).

VIII. FARMACOLOGÍA

A. **PGE$_1$.** La PGE$_1$ se utiliza desde finales de la década de 1970 para mantener farmacológicamente la permeabilidad del conducto arterioso en pacientes con flujo sanguíneo sistémico o pulmonar dependiente del conducto. Debe administrarse

Tabla 41-10. Catecolaminas

Medicamento	Dosis habitual (µg/kg/minuto)	Efecto
Dopamina	1-5	↑ diuresis, ↑ FC (ligeramente), ↑ contractilidad
	6-10	↑ FC, ↑ contractilidad, ↑ PA
	11-20	↑ FC, ↑ contractilidad, ↑ RVS, ↓ PA
Dobutamina	1-20	↑ FC, ↑ contractilidad, ↓ RVS
Epinefrina	0.01-0.50	↑ FC, ↑ contractilidad, ↑ RVS, ↑ PA
Isoproterenol	0.01-1.00	↑ FC, ↑ contractilidad, ↓ RVS, ↓ RVP

FC, frecuencia cardiaca; PA, presión arterial; RVS, resistencia vascular sistémica; RVP, resistencia vascular pulmonar; ↑, aumento; ↓, disminución.

en infusión parenteral continua. La dosis inicial habitual es de 0.01 a 0.05 µg/kg/minuto. La respuesta a la PGE$_1$ suele ser inmediata si la permeabilidad del conducto arterioso es importante para el estado hemodinámico del neonato. La falta de respuesta a la PGE$_1$ puede significar que el diagnóstico inicial era incorrecto, que el conducto arterioso no responde a la PGE$_1$ (por lo general solo en neonatos mayores) o que el conducto está ausente. El lugar de infusión no tiene un efecto significativo sobre la respuesta ductal a la PGE$_1$. Las reacciones adversas a la PGE$_1$ incluyen apnea (10 a 12%), fiebre (14%), rubor cutáneo (10%), hipotensión (< 10%), bradicardia (7%), convulsiones (4%), taquicardia (3%), paro cardiaco (1%) y edema (1%).

B. **Las infusiones de catecolaminas** son el pilar de los tratamientos farmacológicos destinados a mejorar el gasto cardiaco y se tratan con detalle en otra parte de este libro (véase capítulo 40). Las catecolaminas, endógenas (dopamina, epinefrina, norepinefrina) o sintéticas (dobutamina, isoproterenol), actúan estimulando los receptores adrenérgicos miocárdicos y vasculares. Estos agentes deben administrarse como infusiones parenterales continuas. Pueden administrarse en combinación al neonato críticamente enfermo en un esfuerzo por maximizar los efectos positivos de cada agente y minimizar los efectos negativos. Mientras reciben infusiones de catecolaminas, los pacientes deben ser monitorizados de cerca, por lo regular con un monitor electrocardiográfico y un catéter arterial. Antes de iniciar las infusiones de catecolaminas, debe reponerse el volumen intravascular si es necesario, aunque esto puede comprometer aún más una lesión congénita con sobrecarga de volumen coexistente. Las reacciones adversas a las infusiones de catecolaminas incluyen taquicardia (que aumenta el consumo miocárdico de oxígeno), arritmias auriculares y ventriculares, y aumento de la poscarga debido a vasoconstricción periférica (que puede disminuir el gasto cardiaco). Véase la tabla 41-10 para la dosificación recomendada de las catecolaminas.

C. Agentes reductores de la poscarga

1. **Los inhibidores de la fosfodiesterasa**, como la *milrinona*, inhiben selectivamente la fosfodiesterasa nucleotídica cíclica. Estos agentes no glucosídicos y no simpaticomiméticos ejercen su efecto sobre el rendimiento cardiaco aumentando el adenosín monofosfato cíclico (AMPc) en el músculo miocárdico y vascular, pero lo hacen de manera independiente de los receptores β. El AMPc promueve una mejor contracción mediante la regulación del calcio a través de dos mecanismos: i) la activación de la proteína cinasa (que cataliza la transferencia de grupos fosfato desde el adenosín trifosfato [ATP]) que conduce a una entrada más rápida de calcio a través de los canales de calcio y ii) la activación de las bombas de calcio en el retículo sarcoplásmico que resulta en la liberación de calcio.

   Los inhibidores de la fosfodiesterasa tienen tres efectos principales: i) aumento de la inotropía; ii) vasodilatación, con aumento de la capacitancia arteriolar y venosa, y iii) aumento de la lusitropía, o mejora de la relajación durante la diástole.

   Las indicaciones de uso incluyen bajo gasto cardiaco con disfunción miocárdica y resistencia vascular sistémica (RVS) elevada no acompañada de hipotensión grave. Los efectos secundarios han sido mínimos y suelen ser la necesidad de infusiones de volumen (5 a 10 mL/kg) después de la administración de la dosis de carga. Por esto, muchas instituciones evitan la administración de dosis de carga e inician la infusión a la dosis deseada. Véase el Apéndice A para información sobre la dosificación.

   Se ha demostrado que el uso de milrinona después de cirugía cardiaca en la población de pacientes pediátricos aumenta el índice cardiaco y disminuye la RVS sin un aumento significativo de la frecuencia cardiaca. La milrinona es en la actualidad el fármaco de primera línea en el tratamiento del bajo gasto cardiaco en neonatos, lactantes y niños después de un *bypass* cardiopulmonar. Debe tenerse precaución en pacientes con insuficiencia renal.

2. **Otros vasodilatadores** como el nitroprusiato de sodio mejoran el bajo gasto cardiaco principalmente al disminuir la impedancia a la eyección ventricular; estos efectos son en especial útiles después de la cirugía cardiaca en niños y en adultos cuando la RVS es en particular elevada.

   Se han utilizado muchos otros agentes como vasodilatadores arteriales y venosos para tratar la hipertensión, reducir la poscarga ventricular y la RVS y mejorar el gasto cardiaco. Un segundo nitrovasodilatador, la *nitroglicerina*, principalmente *un dilatador venoso*, también tiene un inicio de acción rápido y una vida media corta (∼ 2 minutos). Se puede desarrollar tolerancia tras varios días de infusión continua. La nitroglicerina se utiliza de manera amplia en unidades cardiacas de adultos para pacientes con cardiopatía isquémica; la experiencia en pacientes pediátricos es más limitada. La *hidralazina* se utiliza por lo común para la hipertensión aguda (p. ej., después la reparación de una coartación); su vida media relativamente larga limita su uso en pacientes posoperatorios con hemodinámica lábil. Los *betabloqueadores* (p. ej., propranolol, esmolol, labetalol), aunque son excelentes para reducir la presión arterial, pueden tener efectos deletéreos sobre la función ventricular. *Los antagonistas del calcio de acción central (p. ej., verapamilo, diltiazem) están contraindicados en niños menores de 1 año porque pueden causar hipotensión aguda y grave y bradicardia.* Sin embargo, los antagonistas del calcio de acción periférica, como la nicardipina, se han utilizado con seguridad en neonatos después de cirugía cardiaca. Todos los vasodilatadores intravenosos deben utilizarse con precaución en pacientes con enfermedad pulmonar de moderada a grave; su uso se ha asociado con un aumento de la derivación intrapulmonar y reducciones agudas de la PaO$_2$.

D. **La digoxina** (véase Apéndice A) sigue siendo importante para el tratamiento de la ICC y la arritmia. Una "dosis digitalizadora" (con una dosis total de 30 µg/kg en 24 horas para los recién nacidos a término y de 20 µg/kg en 24 horas para los prematuros) solo suele utilizarse para el tratamiento de las arritmias o la insuficiencia cardiaca grave. La mitad de esta dosis digitalizadora total (DGT) puede administrarse por vía IV, intramuscular (IM) o vía oral (VO), seguida de una cuarta parte de la DGT cada 8 a 12 horas durante las dos dosis restantes. A continuación, puede ajustarse una dosis inicial de mantenimiento (intervalo de 5 a 10 µg/kg/día) según la respuesta clínica del paciente, la función renal y la tolerancia al fármaco (para más detalles, véase el Apéndice A). La dosis de carga puede omitirse en neonatos con síntomas leves, enfermedad miocárdica primaria, disfunción renal o posibilidad de bloqueo auriculoventricular. La dosis de mantenimiento se divide en dosis iguales dos veces al día.

La toxicidad de la digoxina suele manifestarse con molestias gastrointestinales, somnolencia y bradicardia sinusal. La toxicidad por digoxina más grave puede causar bloqueo auriculoventricular de alto grado y ectopia ventricular. A los neonatos con sospecha de toxicidad por digoxina se les debe medir el nivel de digoxina y no administrar más dosis. El nivel terapéutico es < 1.5 ng/mL, con toxicidad probable en niveles > 4.0 ng/mL. Sin embargo, en los recién nacidos en particular, los niveles de digoxina no siempre se correlacionan bien con la eficacia terapéutica o con la toxicidad.

La toxicidad de la digoxina en neonatos suele controlarse mediante la suspensión de nuevas dosis hasta que desaparezcan los signos de toxicidad y la corrección de las anomalías electrolíticas (como hipopotasemia), que pueden potenciar los efectos tóxicos. Las arritmias ventriculares graves asociadas con la toxicidad por digoxina pueden tratarse con fenitoína, 2 a 4 mg/kg en 5 minutos, o lidocaína, 1 mg/kg de dosis de carga, seguida de una infusión de 1 a 2 mg/kg/hora. El bloqueo auriculoventricular no suele responder a la atropina. La bradicardia grave puede ser refractaria a estos tratamientos y requerir una estimulación cardiaca temporal.

El uso de la preparación de anticuerpos Fab (fragmentos de unión a antígeno) específicos de digoxina (Digibind) es poco frecuente y se reserva para los pacientes con evidencia de intoxicación grave por digoxina y síntomas clínicos de arritmia refractaria o bloqueo auriculoventricular.

E. **Los diuréticos** (véase Apéndice A) se utilizan con frecuencia en pacientes con ICC, a menudo en combinación con digoxina. La **furosemida**, 1 mg/kg por dosis, suele producir una diuresis enérgica después de 1 hora de su administración. Si no se observa respuesta en 1 hora, puede administrarse una segunda dosis (el doble de la primera). El uso crónico de furosemida puede producir cálculos en las vías urinarias como resultado de sus efectos calciúricos. Se puede conseguir un efecto diurético más potente utilizando una combinación de una tiazida y un diurético de "asa" como la furosemida. El tratamiento diurético combinado puede complicarse por hiponatremia e hipopotasemia. La administración de suplementos de potasio por VO o IV, o de un antagonista de la aldosterona, suele acompañar al uso de tiazidas o diuréticos de asa para evitar una pérdida excesiva de potasio. Es importante vigilar con cuidado los niveles séricos de potasio y sodio al iniciar o cambiar la dosis de los diuréticos. Cuando se cambie de una dosis de furosemida por vía parenteral a una VO, la dosis debe aumentarse entre 50 y 80%. La furosemida puede aumentar la nefrotoxicidad y ototoxicidad de los antibióticos aminoglucósidos utilizados al mismo tiempo. La discusión detallada de diuréticos alternativos (p. ej., clorotiazida, espironolactona) se encuentra en otra parte del texto (véase Apéndice A).

IX. ARRITMIAS

A. **Evaluación inicial.** Al evaluar a cualquier neonato con arritmia, es esencial valorar al mismo tiempo la electrofisiología y el estado hemodinámico. Si el bebé está mal perfundido o hipotenso, debe asegurarse un acceso intravenoso fiable y emplear un nivel de reanimación adecuado al grado de la enfermedad. Como siempre, el tratamiento de urgencia del choque debe preceder al diagnóstico definitivo. No obstante, debe hacerse hincapié en que rara vez se justifica omitir un ECG de 12 derivaciones en la evaluación de un neonato con arritmia, con la excepción de la fibrilación ventricular o la *torsade de pointes* con inestabilidad hemodinámica acompañante. Estas arritmias suelen requerir desfibrilación inmediata, pero son en extremo raras en neonatos y lactantes pequeños.

El tratamiento adecuado (a corto y largo plazos) depende de un diagnóstico electrofisiológico preciso. La determinación del mecanismo de una alteración del ritmo se realiza con mayor frecuencia a partir de un ECG de 12 derivaciones en el ritmo anormal comparado con el ECG de 12 derivaciones basal del paciente en ritmo sinusal. Aunque las tiras de ritmo generadas a partir de un monitor cardiaco pueden ser una prueba de apoyo útil para el diagnóstico final, por lo general no son diagnósticas y no deben ser la única documentación de la arritmia si es posible.

Las tres grandes categorías de arritmias en neonatos son i) taquiarritmias, ii) bradiarritmias y iii) ritmos irregulares. En la mayoría de los casos puede consultarse un algoritmo para abordar el diagnóstico diferencial de las taquiarritmias (fig. 41-19). Cuando se analiza el ECG en busca del mecanismo de la arritmia, debe adoptarse un enfoque gradual en tres áreas principales: i) *frecuencia* (variable, demasiado rápida o demasiado lenta), ii) *ritmo* (regular o irregular, paroxístico o gradual) y iii) *morfología del QRS*.

B. **Diagnóstico diferencial y tratamiento inicial en el paciente hemodinámicamente estable**

1. **Taquicardias de complejo QRS estrecho**

a. Las **TSV** son las arritmias sintomáticas más frecuentes en todos los niños, incluidos los neonatos. Las TSV suelen tener: i) una frecuencia > 220 latidos por minuto, con frecuencia "fija" sin variación de la frecuencia entre latidos; ii) inicio y terminación rápidos (en ritmos reentrantes), y iii) complejos ventriculares normales en el ECG de superficie. En un inicio, el neonato puede ser asintomático, pero puede volverse irritable, inquieto y rechazar la alimentación. La ICC no suele desarrollarse antes de 24 horas de TSV continua; sin embargo, se observa insuficiencia cardiaca en 20% de los pacientes después de 36 horas y en 50% después de 48 horas.

La TSV en el neonato es casi siempre "reentrante", y afecta a una vía auriculoventricular accesoria y al nódulo auriculoventricular o se debe a un aleteo auricular. Cerca de la mitad de estos pacientes manifestarán preexcitación (onda delta) en el ECG cuando no estén en taquicardia (síndrome de WPW; fig. 41-20). Debe considerarse la evaluación de cardiopatía estructural en todos los neonatos con TSV y está presente en 10 a 15%. Otra causa rara de TSV en un neonato es la taquicardia auricular ectópica, cuyas características distintivas son un eje de onda P anormal, un eje QRS normal y un inicio gradual.

El tratamiento médico a largo plazo de la TSV en el neonato se basa en el diagnóstico electrofisiológico subyacente. El *tratamiento con betabloqueadores* es el tratamiento inicial de elección. El *propranolol* se utiliza como tratamiento

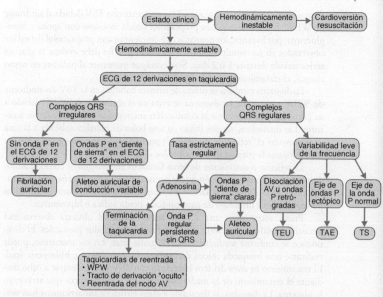

Figura 41-19. Algoritmo para el diagnóstico diferencial a pie de cama de las taquicardias de complejo estrecho, el tipo más frecuente de arritmia en neonatos. Obsérvese que, independiente al mecanismo de la taquicardia, si el paciente está hemodinámicamente inestable, se requieren medidas inmediatas para reanimar al neonato, incluida la cardioversión. Además, el tratamiento con adenosina es útil tanto terapéutica como diagnósticamente. En general, las taquicardias que terminan (aunque sea breve) después de la administración de adenosina son de tipo reentrada. AV, auriculoventricular; ECG, electrocardiograma; TAE, taquicardia auricular ectópica; TEU, taquicardia ectópica de la unión; TS, taquicardia sinusal; WPW, síndrome de Wolff-Parkinson-White.

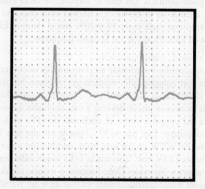

Figura 41-20. Síndrome de Wolff-Parkinson-White. Obsérvese la característica deflexión inicial del QRS "arrastrada" y el intervalo PR corto que puede ocurrir en cualquier derivación; aquí solo se representa la derivación I.

farmacológico inicial y crónico para los pacientes con TSV debida al síndrome de WPW. El tratamiento con propranolol puede asociarse con apnea e hipoglucemia; por lo tanto, los neonatos que comienzan con propranolol deben ser observados en un monitor cardiaco continuo y se les debe evaluar la glucosa sérica seriada durante 1 o 2 días. Si se consigue mantener al paciente en ritmo sinusal, el tratamiento se prolonga de 6 a 12 meses.

La digoxina también se utiliza de manera habitual en la TSV sin síndrome de WPW y sin ICC. La digoxina se evita en el síndrome de WPW debido a su potencial para aumentar la conducción anterógrada a través de la vía accesoria. Las maniobras vagales (hielo en una bolsa de plástico aplicada a la cara para provocar el "reflejo de inmersión") pueden probarse en neonatos estables. Debe evitarse la presión directa sobre los ojos.

La adición o sustitución de otros fármacos antiarrítmicos como la amiodarona sola o en combinación puede ser necesaria y debe hacerse solo en consulta con un cardiólogo pediátrico. El *verapamilo no debe utilizarse* en neonatos porque conlleva un riesgo de paro cardiaco bradicárdica e hipotensiva.

Puede sospecharse una *TSV in utero* cuando el obstetra observa una frecuencia cardiaca fetal muy rápida durante los cuidados prenatales. El diagnóstico se confirma mediante ecocardiografía fetal. En ese momento, puede realizarse una búsqueda inicial de cardiopatías congénitas e hidropesía fetal. El tratamiento *in utero* del feto inmaduro con TSV puede llevarse a cabo mediante el tratamiento de la madre con fármacos antiarrítmicos que atraviesan la placenta. La digoxina, la flecainida y otros fármacos antiarrítmicos han sido terapias exitosas. El fracaso en el control de la taquicardia supraventricular fetal en presencia de hidropesía fetal es una indicación para el parto. El parto por cesárea de un bebé con TSV persistente puede ser necesario porque la frecuencia cardiaca fetal no será un indicador fiable del sufrimiento fetal.

b. **La taquicardia sinusal** en el neonato se define como una frecuencia cardiaca persistente > 2 desviaciones estándar por encima de la media para la edad con complejos ECG normales que incluyen una morfología y un eje de la onda P normales. La taquicardia sinusal es frecuente y se produce en especial en respuesta a acontecimientos sistémicos como anemia, estrés, fiebre, niveles elevados de catecolaminas circulantes e hipovolemia. La taquicardia sinusal es frecuente en el posoperatorio y sus causas incluyen hipovolemia, taponamiento y bajo gasto cardiaco. Un indicio importante de la existencia de taquicardia sinusal, además de su morfología normal en el ECG, es que la frecuencia no es fija, sino que varía entre 10 y 20% con el tiempo. El tratamiento médico consiste en identificar y tratar la causa subyacente.

2. Taquicardia de complejo ancho

a. **La taquicardia ventricular** en el neonato es relativamente rara y suele estar asociada con enfermedades médicas graves como hipoxemia, choque, alteraciones electrolíticas, toxicidad por digoxina y toxicidad por catecolaminas. En raras ocasiones puede deberse a una anomalía del sistema de conducción eléctrica del corazón, como el síndrome de QTc prolongado y los tumores intramiocárdicos. Este patrón ECG puede simular una TSV en pacientes con síndrome de WPW en los que existe conducción anterógrada a través de la vía anómala ("TSV con "aberrancia"). La taquicardia ventricular es un ritmo potencialmente inestable. Debe buscarse y tratarse rápido la causa subyacente. El paciente hemodinámicamente estable debe ser tratado con amiodarona o lidocaína. La cardioversión con corriente continua (dosis inicial de 1 a 2 J/kg) debe utilizarse si el paciente está hemodinámicamente comprometido, aunque con frecuencia será ineficaz en presencia de acidosis. Si existe una acidosis grave (pH < 7.2), debe tratarse con hiperventilación o bicarbonato de sodio antes de la cardioversión.

b. La fibrilación ventricular en el neonato es casi siempre una arritmia agónica. En el ECG se observa un patrón irregular grueso sin complejos QRS identificables. No hay pulsos periféricos ni ruidos cardiacos en la exploración. Debe instaurarse la reanimación cardiopulmonar y realizarse una desfibrilación (dosis inicial de 1 a 2 J/kg). Debe iniciarse la administración de antiarrítmicos y la evaluación de las causas subyacentes.

3. Bradicardia

   a. La bradicardia sinusal en el neonato no es infrecuente, especialmente durante el sueño o durante maniobras vagales, como la defecación. Si la perfusión y la presión arterial del neonato son normales, la bradicardia transitoria no es motivo de gran preocupación. La bradicardia sinusal persistente puede ser secundaria a hipoxemia, acidosis y presión intracraneal elevada. Por último, puede producirse una bradicardia sinusal estable con toxicidad por digoxina, hipotiroidismo o disfunción del nódulo sinusal (normalmente una complicación de la cirugía cardiaca).

   b. Bloqueo cardiaco

   i. El bloqueo auriculoventricular de primer grado se produce cuando el intervalo PR es > 0.16 segundos. En el neonato, el bloqueo auriculoventricular de primer grado puede deberse a una alteración inespecífica de la conducción, a medicamentos (p. ej., digoxina), miocarditis, hipotiroidismo o estar asociado con ciertos tipos de cardiopatías congénitas (p. ej., canal auriculoventricular completo o inversión ventricular). En general, no está indicado ningún tratamiento específico.

   ii. Bloqueo auriculoventricular de segundo grado. El bloqueo auriculoventricular de segundo grado se refiere a un falla intermitente de la conducción del impulso auricular a los ventrículos. Se han descrito dos tipos: i) Mobitz I (fenómeno de Wenckebach) y ii) Mobitz II (falla intermitente en la conducción de las ondas P, con un intervalo PR constante). El bloqueo auriculoventricular de segundo grado puede producirse con aleteo auricular, toxicidad digitálica o una alteración inespecífica de la conducción. No suele ser necesario ningún tratamiento específico, salvo el diagnóstico y tratamiento de la causa subyacente.

   iii. El bloqueo cardiaco completo (BCC) se refiere a la ausencia total de conducción de cualquier actividad auricular a los ventrículos. El BCC suele presentar una frecuencia ventricular lenta y constante, independiente de la frecuencia auricular. El BCC se detecta con frecuencia en el útero como bradicardia fetal. Aunque el BCC puede ser secundario a un traumatismo quirúrgico, el BCC congénito se clasifica en dos categorías principales. Las causas más comunes incluyen i) defectos anatómicos (inversión ventricular o transposición en L de la gran arteria y síndrome de heterotaxia) y ii) exposición fetal a anticuerpos maternos relacionados con enfermedades reumatológicas sistémicas como el lupus eritematoso. La presencia de BCC sin cardiopatía estructural debe alertar al clínico para que investigue si la madre tiene una enfermedad reumatológica. Aunque por lo general se tolera bien, la BCC fetal puede evolucionar a sufrimiento fetal o hidropesía fetal, por lo que puede ser necesario un parto prematuro. Los pacientes con hemodinámica inadecuada después del parto pueden beneficiarse de la estimulación cardiaca inmediatamente después del nacimiento.

4. Ritmos irregulares

   a. **Las contracciones auriculares prematuras (CAP; fig. 41-21)** son frecuentes en neonatos, suelen ser benignas y no requieren tratamiento específico. La mayoría de las CAP presentan una morfología QRS normal (véase fig. 41-21A), lo que las distingue de las contracciones ventriculares prematuras

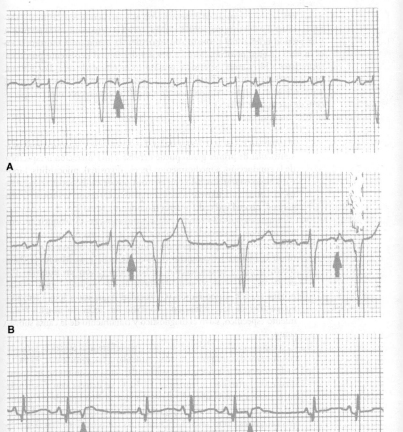

Figura 41-21. Contracciones auriculares prematuras (*flechas*) que provocan **A.** Una despolarización ventricular precoz con un complejo QRS normal. **B.** Despolarización ventricular precoz con "aberración" del complejo QRS. **C.** Bloqueo en el nódulo auriculoventricular. (Reimpresa de Fyler DC, ed., Pediatric Cardiology. *Nadas' Pediatric Cardiology*. Louis, MO: Mosby; 1992. Copyright © 1992 Elsevier. Con permiso.)

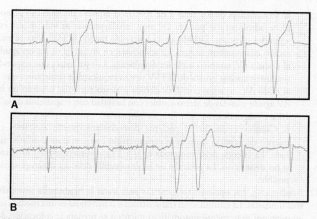

Figura 41-22. Contracciones ventriculares prematuras (PVC). **A.** Las PVC que alternan con latidos sinusales normales (bigeminismo ventricular) no suelen ser indicativas de patología significativa. **B.** Las PVC emparejadas ("en pareja") son un ritmo potencialmente más grave y requieren más investigación.

(CVP). Si las CAP se producen mientras el nódulo auriculoventricular está parcialmente repolarizado, puede observarse en el ECG de superficie un patrón de despolarización ventricular conducido de forma aberrante (véase fig. 41-21B). Si el latido prematuro se produce cuando el nódulo auriculoventricular es refractario (es decir, al principio del ciclo cardiaco, poco después del latido sinusal normal), el impulso no será conducido al ventrículo ("bloqueado") y, por lo tanto, puede dar la apariencia de bradicardia sinusal (véase fig. 41-21C).

b. Las PVC (fig. 41-22) son latidos de "complejo QRS ancho" que se producen cuando un foco ventricular estimula un latido espontáneo antes del latido sinusal normalmente conducido. Las PVC aisladas no son raras en el neonato normal y no suelen requerir tratamiento. Aunque las PVC se producen con frecuencia de forma esporádica, en ocasiones se agrupan, como cada dos latidos (bigeminismo; véase fig. 41-22A), cada tres latidos (trigeminismo), etc. Estas PVC más frecuentes no suelen ser más preocupantes que las PVC aisladas, aunque su mayor frecuencia suele motivar un estudio diagnóstico más exhaustivo. Las PVC pueden ser causadas por toxicidad por digoxina, hipoxemia, alteraciones electrolíticas, catecolaminas o toxicidad por xantinas. Las PVC que se producen en grupos de dos o más (es decir, parejas, tríos, etc.; véase fig. 41-22B) son patológicas y pueden ser un marcador de miocarditis o disfunción miocárdica.

C. Manejo urgente de las arritmias. Es importante disponer con facilidad de un equipo de reanimación antes de proceder a cualquier intervención antiarrítmica. Cuando sea posible, debe conectarse al paciente un aparato de ECG para documentar la conversión a ritmo sinusal.

1. Taquicardia

a. Adenosina. La adenosina se ha convertido en el fármaco de elección para el tratamiento agudo de la TSV estable que no responde a las maniobras vagales. La adenosina bloquea transitoriamente la conducción nodal AV, permitiendo la terminación de los ritmos de reentrada rápida que implican al nodo AV. Debe administrarse por vía IV muy rápida porque su vida media es de 10 segundos o menos. Debido a esta corta vida media, la adenosina es una medicación relativamente segura. La adenosina, en virtud de su acción aguda sobre el nódulo AV, también suele ser diagnóstica. Los pacientes que responden con una interrupción brusca de la TSV tienen taquicardias reentrantes que afectan al nodo AV; aquellos con TSV debida a aleteo auricular tendrán un bloqueo AV agudo y ondas de aleteo visibles con facilidad con reaparición de la TSV en 10 a 15 segundos.

b. **Cardioversión.** En el paciente hemodinámicamente inestable, el tratamiento de primera línea es la cardioversión con corriente continua sincronizada. La energía debe comenzar en 0.5 J/kg y aumentarse en un factor de 2 si no tiene éxito. La posición de la almohadilla debe ser anteroposterior, si es posible.

D. **Bradicardia.** Las opciones terapéuticas para tratar la bradicardia sintomática son más limitadas. La estimulación transcutánea o transvenosa es una medida temporal en neonatos gravemente sintomáticos mientras se prepara la colocación de cables permanentes de marcapasos epicárdico; sin embargo, la estimulación transvenosa en un neonato pequeño es técnicamente difícil y con frecuencia requiere fluoroscopia. Existen varios marcapasos transcutáneos (Zoll), pero debe evitarse su uso a largo plazo debido a las quemaduras cutáneas. Una infusión de isoproterenol puede aumentar de manera temporal la frecuencia ventricular y el gasto cardiaco. Para el neonato con bradicardia transitoria (debida a un aumento del tono vagal) puede utilizarse atropina intravenosa.

Lecturas recomendadas

Allen HD, Shaddy RE, Penny DJ, et al. *Moss and Adams' Heart Disease in Infants, Children, and Adolescents Including the Fetus and Young Adult.* 9th ed. Philadelphia, PA: Wolters Kluwer; 2016.

Almeida-Jones M, Tang NY, Reddy A, et al. Overview of transcatheter patent ductus arteriosus closure in preterm infants. *Congenit Heart Dis* 2019;14(1):60–64.

Boucek DM, Qureshi AM, Goldstein BH, et al. Blalock-Taussig shunt versus patent ductus arteriosus stent as first palliation for ductal-dependent pulmonary circulation lesions: a review of the literature. *Congenit Heart Dis* 2019;14(1):105–109.

Cowan JR, Ware SM. Genetics and genetic testing in congenital heart disease. *Clin Perinatol* 2015;42(2):373–393.

Dohlen G, Chaturvedi RR, Benson LN, et al. Stenting of the right ventricular outflow tract in the symptomatic infant with tetralogy of Fallot. *Heart* 2009;95(2):142–147.

Hoffman JIE, Kaplan S. The incidence of congenital heart disease. *J Am Coll Cardiol* 2002;39(12):1890–1900.

Jonas RA. *Comprehensive Surgical Management of Congenital Heart Disease.* London, United Kingdom: Hodder Arnold; 2004.

Keane JF, Lock JE, Fyler DC. *Nadas' Pediatric Cardiology.* 2nd ed. Philadelphia, PA: WB Saunders; 2006.

Kovalchin JP, Silverman NH. The impact of fetal echocardiography. *Pediatr Cardiol* 2004;25(3):299–306.

Martin GR, Ewer AK, Gaviglio A, et al. Updated strategies for pulse oximetry screening for critical congenital heart disease. *Pediatrics* 2020;146(1):e20191650.

Oster ME, Kochilas L. Screening for critical congenital heart disease. *Clin Perinatol* 2016;43(1):73–80.

Saar P, Hermann W, Müller-Ladner U. Connective tissue diseases and pregnancy. *Rheumatology (Oxford)* 2006;45(suppl 3):iii30–iii32.

Spector LG, Menk JS, Knight JH, et al. Trends in long-term mortality after congenital heart surgery. *J Am Coll Cardiol* 2018;71(21):2434–2446.

Tweddell JS. Advances in neonatal cardiac surgery: recent advances, the low-hanging fruit, what is on the horizon and the next moonshot. *Curr Opin Cardiol* 2016;31(1):109–116.

Tworetzky W, Wilkins-Haug L, Jennings RW, et al. Balloon dilation of severe aortic stenosis in the fetus: potential for prevention of hypoplastic left heart syndrome: candidate selection, technique, and results of successful intervention. *Circulation* 2004;110(15):2125–2131.

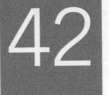

42

Hemoderivados utilizados en el neonato

Steven R. Sloan

PUNTOS CLAVE

- Los hemoderivados o componentes sanguíneos deben transfundirse cuando esté clínicamente indicado para favorecer el aporte de oxígeno y la coagulación.
- Los pacientes inmunodeprimidos, como los que tienen inmunodeficiencias congénitas o los neonatos de muy bajo peso, presentan riesgo de contraer la enfermedad de injerto contra huésped asociada con la transfusión (EICH-AT) y necesitan unidades de eritrocitos y plaquetas irradiadas o con patógenos reducidos.
- Los neonatos con riesgo de contraer citomegalovirus (CMV) deben recibir componentes sanguíneos seguros para CMV. La sangre de donantes sin anticuerpos frente a CMV y los componentes sanguíneos leucorreducidos son seguros frente a CMV.
- Los riesgos de infecciones transmitidas por transfusión son muy bajos. Las intervenciones recientes han reducido el riesgo de contaminación bacteriana de las plaquetas.

I. TRANSFUSIONES DE SANGRE TOTAL Y HEMODERIVADOS

A. **Principios generales.** Existen seis tipos de hemoderivados: concentrados de eritrocitos, plaquetas, plasma congelado, plasma fresco congelado (PFC), crioprecipitado (CRYO) y granulocitos. En algunos casos, como las exanguinotransfusiones neonatales, se utiliza sangre total, por lo general en forma de sangre total reconstituida. Sin embargo, en la mayoría de los demás casos, se prefieren los hemoderivados porque cada componente es específico de una enfermedad, tiene condiciones de almacenamiento óptimas únicas y la terapia con derivados maximiza el uso de las donaciones de sangre. Otros productos sanguíneos son los utilizados para trasplantes de células madre hematopoyéticas, como la sangre del cordón umbilical (SCU), y los derivados purificados a partir de la sangre, como la inmunoglobulina intravenosa (IgIV).

B. **Efectos secundarios**

1. **Enfermedades infecciosas.** Diversas enfermedades infecciosas pueden transmitirse por transfusión sanguínea. En Estados Unidos (EU), VIH, virus de la hepatitis B, virus de la hepatitis C, sífilis, virus linfotrópico T humano de tipo I o II (VLTH I/II), enfermedad de Chagas y virus del Nilo Occidental se detectan mediante cuestionarios sobre los antecedentes del donante y pruebas de laboratorio. La sangre extraída en estados endémicos de babesiosis se analiza para

Tabla 42-1. Riesgos actuales de enfermedades infecciosas por transfusiones sanguíneas

Patógeno	Riesgo por unidad
Virus de la inmunodeficiencia humana (VIH)	1 en 2 135 000
Virus de la hepatitis C (VHC)	1 en 1 935 000
Virus de la hepatitis A	1 en 1 000 000
Virus de la hepatitis B (VHB)	1 en 205 000-488 000
Virus del Nilo Occidental (VNO)	ninguno
Parvovirus B19	1 en 10 000

Fuente: modificada de Stramer SL. Current risks of transfusion-transmitted agents: a review. *Arch Pathol Lab Med* 2007;131(5):702-707; reimpresa con permiso de *Archives of Pathology & Laboratory Medicine*. Copyright 2007. College of American Pathologists.

detectar esa enfermedad. La sangre donada también se ha analizado para detectar el virus del Zika, pero este análisis se ha suspendido porque el riesgo de transmisión del virus del Zika por transfusión es insignificante en Estados Unidos. Para detectar otras enfermedades, como la malaria y la enfermedad de Creutzfeldt-Jakob, solo se utilizan cuestionarios de antecedentes médicos. El riesgo de adquirir una enfermedad infecciosa por transfusión es muy bajo y demasiado bajo para medirlo con precisión, pero se ha calculado en EU y se muestra en la tabla 42-1. Los riesgos varían en función de la prevalencia de la enfermedad y de las pruebas realizadas, por lo que difieren en otros países. Cabe destacar que no se ha notificado que el SARS-CoV-2 se transmita por transfusión sanguínea.

El citomegalovirus (CMV) también puede transmitirse por la sangre, pero es poco frecuente si la sangre está leucorreducida o da negativo en las pruebas de anticuerpos contra el CMV. Los estudios en animales sugieren que la variante de la enfermedad de Creutzfeldt-Jakob (vECJ) también puede transmitirse por transfusión sanguínea, y se han notificado unos pocos casos probables de vECJ transmitida por transfusión en humanos.

C. **Consideraciones especiales**

1. **Sangre de donante relacionado o designado.** La sangre donada por familiares o amigos para pacientes específicos se conoce con frecuencia como sangre de donante relacionado o designado. Las donaciones relacionadas presentan un pequeño aumento de la tasa de transmisión de enfermedades infecciosas. Además, en un caso de enfermedad hemolítica del recién nacido o de trombocitopenia aloinmune neonatal, la sangre del neonato contiene anticuerpos maternos dirigidos contra antígenos heredados paternos en las células sanguíneas. En estos casos, la sangre de los familiares paternos puede contener los mismos antígenos, lo que hace que su sangre sea incompatible con la del neonato. Por último, la sangre de donantes relacionados de familiares puede inducir una respuesta inmune contra el antígeno leucocitario humano (HLA) y otros antígenos contra esos familiares. Esto complicaría la terapia futura si los familiares fueran considerados donantes de otros tejidos para el paciente más adelante en su vida. Por estas razones, algunos centros médicos no ofrecen sangre de donante relacionado.

2. **Sangre de donante relacionado por indicación médica.** Puede extraerse sangre de la madre para un neonato nacido con trombocitopenia aloinmune neonatal o, rara vez, con neutropenia aloinmune neonatal. En estos casos, el plasma neonatal contiene anticuerpos contra antígenos heredados paternalmente en plaquetas o neutrófilos. Las plaquetas o neutrófilos maternos carecen del antígeno correspondiente y sobrevivirían más tiempo en el torrente sanguíneo del paciente.

3. **Leucorreducción.** Los filtros de leucorreducción separan cerca de 99.9% de los leucocitos de los eritrocitos y las plaquetas. Además, la mayoría de las plaquetas recogidas por aféresis se leucorreducen incluso sin filtración adicional. Entre los beneficios de la leucorreducción se incluyen los siguientes:

   a. Disminución de la tasa de reacciones febriles a la transfusión.

   b. Disminución de la tasa de transmisión de CMV a una tasa insignificante.

   c. Potencial para reducir un posible efecto inmunomodulador de las transfusiones de sangre.

   d. Disminución de la inmunización frente a antígenos en los leucocitos como el HLA. Esto solo se ha demostrado en algunos pacientes oncológicos, y se desconoce su importancia en neonatos.

4. **Irradiación.** La enfermedad de injerto contra huésped asociada con la transfusión (EICH-AT) se produce cuando los linfocitos transfundidos generan una respuesta inmune contra el paciente y el sistema inmunológico de este es incapaz de destruir los linfocitos transfundidos. La irradiación del componente sanguíneo impide la proliferación de linfocitos y, por lo tanto, previene la EICH-AT. Algunos neonatos prematuros y niños con algunas inmunodeficiencias congénitas tienen riesgo de presentar EICH-AT. Además, los receptores de sangre de familiares de primer grado tienen riesgo de presentar EICH-AT. Por lo tanto, estas unidades de donantes dirigidas deben irradiarse.

5. **Reducción de patógenos.** En EU se dispone de plaquetas con reducción de patógenos que han sido tratadas con psoraleno y dos tipos de componentes plasmáticos con reducción de patógenos. En otros países se dispone de otras tecnologías de reducción de patógenos. Estos componentes no han sido sometidos a pruebas exhaustivas en neonatos, pero los informes iniciales no muestran reacciones significativas y, en general, son eficaces.

II. CONCENTRADO DE ERITROCITOS

A. Principios generales

1. **Mecanismo.** Los eritrocitos proporcionan capacidad de transporte de oxígeno a los pacientes cuya sangre carece de suficiente capacidad de transporte de oxígeno debido a anemia, hemorragia o hemoglobinopatía. La transfusión para hemoglobinopatías es inusual en el periodo neonatal, cuando la mayoría de los pacientes tendrán cantidades significativas de hemoglobina fetal.

   Existen varios tipos de concentrados de eritrocitos que varían en los conservadores añadidos. Los aditivos químicos retrasan el daño causado por el almacenamiento de los eritrocitos, lo que permite prolongar el tiempo de conservación. Los tipos de concentrados disponibles en la actualidad en EU son los siguientes:

   a. Unidades de solución anticoagulante-conservador. Estas unidades contienen alrededor de 250 mL de una solución concentrada de eritrocitos. El hematocrito de estas unidades suele ser de 70 a 80%. Además, estas unidades contienen

Tabla 42-2. Concentraciones de glucosa (dextrosa) en soluciones aditivas de eritrocitos (mM)

SA-1*	SA-3*	SA-5*	SA-7*	SAGM	PAM	PAGGSM
111	55	45	80	45	40	47

*Food and Drug Administration (FDA) aprobada para su uso en Estados Unidos. SA, solución aditiva; SAGM, solución salina-adenina-glucosa-manitol; PAM, proteína activada por mitógenos; PAGGSM, fosfato-adenina-glucosa-guanosina-salina-manitol.

62 mg de sodio, 222 mg de citrato y 46 mg de fosfato. En la actualidad, tres tipos de unidades están aprobadas para su uso en EU. Son los siguientes:

  i. **Citrato-fosfato-dextrosa.** Contiene 773 mg de dextrosa y tiene una caducidad de 21 días.

  ii. **Citrato-fosfato-doble dextrosa.** Contiene 1 546 mg de dextrosa y tiene una caducidad de 21 días.

  iii. **Citrato-fosfato-dextrosa-adenina.** Contiene 965 mg de dextrosa y 8.2 mg de adenina y tiene una caducidad de 35 días. Esta es la más utilizada de las unidades de solución anticoagulante-conservador, pero se utiliza con poca frecuencia porque la mayoría de los concentrados de eritrocitos se almacenan en aditivos.

  b. Unidades de solución aditiva. La mayoría de los concentrados de eritrocitos utilizadas en EU son unidades aditivas. Cuatro soluciones aditivas están actualmente aprobadas para su uso en EU. Cada una de estas unidades contiene alrededor de 350 mL, tiene un hematocrito promedio de 50 a 60% y una vida útil de 42 días. Los neonatólogos deben estar al tanto de las concentraciones de glucosa en estas unidades (tabla 42-2) porque esto puede afectar de manera significativa la homeostasis neonatal de la glucosa.

2. **Durante el almacenamiento se producen varios cambios en los eritrocitos:**

  a. El pH disminuye de 7.4 a 7.55 a pH 6.5 a 6.6 en el momento de la expiración.

  b. El potasio se libera de los eritrocitos. La concentración plasmática inicial de K^+ es de alrededor de 4.2 mM y aumenta a 78.5 mM en las unidades CPDA-1 en el día 35 y de 45 a 50 mM en las unidades de solución aditiva en el día 42.. Las unidades CPDA-1 contienen cerca de un tercio del volumen de sobrenadante que las unidades aditivas, por lo que la cantidad total de potasio extracelular es similar en todas las unidades de la misma edad.

  c. Los niveles de 2,3-Difosfoglicerol (2,3-DPG) descienden rápido durante las 2 primeras semanas de almacenamiento. Esto aumenta la afinidad de la hemoglobina por el oxígeno y disminuye su eficacia en la entrega de oxígeno a los tejidos. Los niveles de 2,3-DPG se reponen varias horas después de la transfusión.

3. **Toxicidad.** Las concentraciones de todos los elementos en los aditivos son lo suficientemente bajas como para ser seguras para los neonatos. Esto ha sido confirmado por informes de casos y series de casos. Sin embargo, algunos bancos de sangre reducen las concentraciones de aditivos en los concentrados de eritrocitos que se transfunden a neonatos.

B. Indicaciones/contraindicaciones. Las transfusiones de eritrocitos están indicadas en neonatos que presentan signos o síntomas de hipoxia o que requieren una exanguinotransfusión (véase capítulo 45). Se espera que pronto se publiquen resultados sobre los efectos neurológicos a largo plazo de las diferentes estrategias de transfusión de eritrocitos. En este momento, los factores desencadenantes de la transfusión de eritrocitos en prematuros deben basarse en la gravedad de la enfermedad y pueden oscilar entre 8 y 10 g/dL de hemoglobina para los neonatos sanos y hasta 15 g/dL para los prematuros que precisan un apoyo sustancial de oxígeno.

C. **Dosificación y administración.** La dosis habitual para una transfusión simple es de 5 a 15 mL/kg transfundidos a un ritmo de hasta 5 mL/kg/hora. A menos que el paciente esté sangrando activamente, la velocidad no debe aumentarse, pero puede ser necesario disminuirla en algunos pacientes.

D. **Efectos secundarios**

1. **Reacciones transfusionales agudas**

   a. **Sobrecarga de volumen.** Los componentes sanguíneos tienen una presión oncótica elevada, y una infusión rápida puede causar un volumen intravascular excesivo. Esto puede causar un deterioro repentino de los signos vitales. Los neonatos crónicamente anémicos pueden ser en especial susceptibles a la sobrecarga de volumen por transfusiones. Este es quizá el tipo más común de reacción en neonatos.

   b. **Reacciones hemolíticas agudas a la transfusión.** Estas reacciones se deben por lo general a la incompatibilidad de los eritrocitos del donante con los anticuerpos del plasma del paciente. Los anticuerpos que suelen ser responsables de las reacciones hemolíticas agudas de transfusión son las isohemaglutininas (anti-A, anti-B). Estas reacciones son raras en neonatos que no producen isohemaglutininas hasta los 4 a 6 meses de edad. Sin embargo, las isohemaglutininas maternas pueden estar presentes en la circulación neonatal.

      i. **Síntomas.** Los posibles síntomas incluyen hipotensión, fiebre, taquicardia, dolor en el lugar de infusión y hematuria.

      ii. **Tratamiento.** Administrar líquidos y furosemida para proteger los riñones. Si es necesario, tratar la hipotensión con presores y utilizar agentes hemostáticos para la hemorragia; puede ser necesario transfundir eritrocitos compatibles.

   c. **Reacciones alérgicas a la transfusión.** Son inusuales en neonatos. Las reacciones alérgicas se deben a los anticuerpos del plasma del paciente que reaccionan con las proteínas del plasma del donante.

      i. **Síntomas.** Las reacciones alérgicas leves se caracterizan por urticaria y posibles sibilancias. Las reacciones más graves pueden presentarse como anafilaxia.

      ii. **Tratamiento.** Estas reacciones pueden tratarse con antihistamínicos, broncodilatadores y corticoesteroides según sea necesario. Estas reacciones suelen ser específicas de cada donante. Si son graves o reaparecen, pueden lavarse los eritrocitos y las plaquetas.

   d. **Hipocalcemia.** La infusión rápida de componentes, en especial PFC, puede causar hipocalcemia transitoria secundaria a la transfusión de citrato. Esto puede causar hipotensión.

   e. **Hipotermia.** La sangre fría puede causar hipotermia. La transfusión mediante calentadores de sangre puede evitarlo, pero hay que tener cuidado de que la sangre no se enfríe entre el calentador de sangre y el paciente.

   f. **Lesión pulmonar aguda asociada con la transfusión (LPAAT).** Se debe con mayor frecuencia a la presencia de anticuerpos en el plasma del donante que reaccionan con los antígenos de histocompatibilidad (HLA) del paciente. Estas reacciones se presentan en forma de compromiso respiratorio y es más probable que se produzcan con hemoderivados que contengan cantidades significativas de plasma, como plaquetas o PFC. En la actualidad, los centros hematológicos reducen al mínimo las extracciones de estos productos de donante femeninas que desarrollaron anticuerpos anti-HLA durante el embarazo, lo que ha disminuido de manera sustancial la incidencia de estas reacciones.

g. Hiperpotasemia. Las concentraciones de potasio extracelular son insignificantes para transfusiones simples de 5 a 20 mL/kg. Sin embargo, se ha informado de hiperpotasemia asociada con transfusiones secundaria a grandes transfusiones como las exanguinotransfusiones o las transfusiones para cirugía mayor. Para estas transfusiones pueden proporcionarse unidades de eritrocitos frescos o lavados.

h. Las reacciones febriles no hemolíticas a la transfusión se deben por lo general a las citocinas liberadas por los leucocitos de la unidad donante. Se producen con menor frecuencia por transfusiones de unidades leucorreducidas.

i. Puede producirse **contaminación bacteriana**, pero es poco frecuente en las transfusiones de eritrocitos.

j. EICH-AT. Los linfocitos de los hemoderivados del donante pueden generar una respuesta inmune contra el paciente. Los pacientes están en riesgo si son incapaces de generar respuestas inmunes contra los linfocitos transfundidos. Entre estos pacientes se encuentran neonatos prematuros, neonatos con inmunodeficiencias congénitas y pacientes que comparten los tipos HLA con los donantes de sangre, como ocurre a menudo cuando las personas donan sangre para sus familiares. La irradiación de los hemoderivados antes de la transfusión previene la EICH-AT. Los filtros de leucorreducción no eliminan suficientes linfocitos para prevenir la EICH-AT.

k. Es probable que la enterocolitis necrosante NO se deba a las transfusiones a pesar de los múltiples informes de una asociación temporal. Es probable que la anemia en sí, y no las transfusiones, contribuya al riesgo de desarrollar enterocolitis necrosante.

E. Consideraciones especiales. La exposición del donante puede minimizarse reservando una unidad nueva de eritrocitos para un neonato en su primera transfusión. Las transfusiones posteriores pueden utilizar alícuotas de esa unidad hasta que se agote o caduque. Esto es útil para neonatos prematuros que se espera que requieran múltiples transfusiones simples para la anemia del prematuro.

III. PLASMA FRESCO CONGELADO, PLASMA DESCONGELADO

A. Principios generales. Los dos productos de plasma congelado disponibles con más frecuencia son el PFC y el plasma descongelado. Otros productos son el patógeno reducido. Cada uno de estos componentes se utiliza para administrar todos los factores de coagulación. Su contenido es el siguiente:

1. Cada componente tiene alrededor de 1 unidad/mL de cada factor de coagulación, excepto que el plasma descongelado puede tener cerca de dos tercios de los niveles de los factores menos estables: los factores V y VIII.

2. 160 a 170 mEq/L de sodio y 3.5 a 5.5 mEq/L de potasio.

3. Todas las proteínas plasmáticas, incluidas albúmina y anticuerpos.

4. 1 440 g de citrato de sodio.

B. Indicaciones. El plasma está indicado para corregir coagulopatías debidas a deficiencias de factores. Aunque el plasma contiene proteínas y albúminas, estos componentes no están indicados para la expansión del volumen intravascular ni para la sustitución de anticuerpos, ya que otros componentes son más seguros para esas indicaciones (véase capítulo 43).

C. **Dosificación y administración.** De 10 a 20 mL/kg suele ser una dosis adecuada, y puede ser necesario repetirla cada 8 a 12 horas dependiendo de la situación clínica. La transfusión de plasma no debe superar los 5 mL/kg/hora en un paciente que no sangra.

D. **Efectos secundarios.** Muchos de los efectos secundarios de la transfusión de eritrocitos también pueden ocurrir con las transfusiones de plasma, con algunas diferencias en el perfil de riesgo para el plasma:

1. No se producirá hiperpotasemia.

2. Las reacciones hemolíticas agudas que implican hemólisis de los eritrocitos transfundidos son en extremo improbables. Sin embargo, si el plasma contiene anticuerpos incompatibles (p. ej., plasma del grupo O transfundido a un paciente del grupo A), en teoría podría producirse una reacción hemolítica aguda. Por esta razón, el plasma transfundido debe ser compatible con el grupo sanguíneo del paciente.

3. La hipocalcemia inducida por citrato es un riesgo con las infusiones de plasma. Es poco probable que la cantidad de citrato cause hipocalcemia transitoria en la mayoría de las situaciones, pero esto puede ocurrir con infusiones rápidas de grandes cantidades de plasma.

IV. PLAQUETAS

A. **Principios generales.** Las plaquetas pueden prepararse a partir de donaciones de sangre total o mediante aféresis. Si se recogen por aféresis, se obtiene una alícuota para una transfusión neonatal. A menudo, solo se transfunde a los neonatos una parte de una unidad de plaquetas derivadas de sangre total, pero la mayoría de los bancos de sangre no fraccionan las plaquetas derivadas de sangre total. Las plaquetas pueden almacenarse en plasma o en una solución aditiva de plaquetas (SAP). Algunas plaquetas almacenadas en SAP pueden tratarse para reducir el riesgo de patógenos.

B. **Contenido.** Cada unidad de plaquetas derivadas de sangre total contiene al menos 5×10^{10} plaquetas en alrededor de 50 mL de plasma anticoagulado que incluye proteínas y electrolitos. Debido a que las plaquetas se almacenan a temperatura ambiente hasta 7 días, puede haber niveles relativamente bajos de los factores de coagulación V y VIII menos estables. Las plaquetas de aféresis pueden almacenarse en SAP, en cuyo caso estarán presentes concentraciones mínimas de proteínas plasmáticas y la fase líquida consistirá en una solución isotónica amortiguadora de pH.

C. **Indicaciones.** Véase capítulo 47.

D. **Dosificación y administración.** Una dosis de alrededor de 5 mL/kg debería elevar el recuento de plaquetas en cerca de 30 000/mm. Las plaquetas, al igual que otros componentes sanguíneos, deben transfundirse a una velocidad no superior a 5 mL/kg/hora.

E. **Efectos secundarios.** Los efectos secundarios de las transfusiones de PFC también pueden ocurrir con las transfusiones de plaquetas. Además:

1. Las plaquetas tienen más probabilidades de contaminarse con bacterias que provoquen reacciones sépticas porque se almacenan a temperatura ambiente. Por este motivo, los bancos de sangre de EU analizan las unidades en busca de bacterias o tratan las unidades de plaquetas para inactivar las bacterias.

2. Los problemas de inventario pueden limitar la capacidad de hacer coincidir los tipos ABO de plaquetas y pacientes. El plasma ABO incompatible en una unidad de plaquetas rara vez puede causar una reacción transfusional hemolítica. Por esta razón, algunos bancos de sangre eliminan el plasma de

las unidades de plaquetas que contienen anticuerpos incompatibles con el paciente o evitan las plaquetas con títulos elevados de estos anticuerpos.

F. **Consideraciones especiales.** Las plaquetas pueden concentrarse por centrifugación dando como resultado un volumen de 15 a 20 mL y luego necesitan ser resuspendidas. Algunas unidades no se resuspenden con éxito, e incluso si el producto plaquetario parece aceptable, las plaquetas pueden haberse activado y no funcionar de forma correcta en el paciente.

V. GRANULOCITOS

A. **Indicaciones** (véase capítulo 49). Las transfusiones de granulocitos son un tratamiento controvertido que puede beneficiar a pacientes con neutropenia grave o neutrófilos disfuncionales y una infección bacteriana o fúngica que no responde al tratamiento antimicrobiano. La mayoría de los granulocitos se administran en pacientes neutropénicos secundarios a trasplantes de células madre hematopoyéticas (CPH). Sin embargo, los neonatos sépticos con enfermedad granulomatosa crónica también pueden beneficiarse de las transfusiones de granulocitos. Las transfusiones de granulocitos son un tratamiento temporal hasta que el paciente empiece a producir neutrófilos o hasta que pueda instaurarse otro tratamiento curativo.

B. **Dosificación y administración.** 10 a 15 mL/kg. Puede ser necesario repetirlo cada 12 a 24 horas.

C. **Efectos secundarios.** Además de todos los efectos adversos potenciales asociados con las transfusiones de eritrocitos, las transfusiones de granulocitos pueden causar síntomas pulmonares y deben administrarse lento para minimizar las posibilidades de reacciones graves. Además, los granulocitos pueden transmitir el CMV. Por lo tanto, los donantes deben ser serológicamente negativos para CMV si el paciente está en riesgo de enfermedad por CMV.

D. **Consideraciones especiales.** Las extracciones de granulocitos deben programarse de forma especial, y los granulocitos deben transfundirse lo antes posible tras la extracción y, a más tardar, 24 horas después de la misma.

VI. SANGRE TOTAL

A. **Principios generales.** La sangre total contiene eritrocitos y factores de coagulación plasmáticos. Algunos bancos de sangre almacenan algunas unidades como sangre total, pero por lo general es para apoyar a pacientes traumatizados. La sangre total puede reconstituirse a partir de una unidad de concentrado de eritrocitos y PFC.

B. **Indicaciones.** La sangre total suele utilizarse para exanguinotransfusiones neonatales. También puede utilizarse como sustituto de componentes sanguíneos en circuitos de cebado para oxigenación por membrana extracorpórea (OMEC) o derivación cardiopulmonar, pero esto puede provocar un aumento de la retención de líquidos y prolongar los tiempos de recuperación posoperatoria. La sangre total puede ser útil para los neonatos inmediatamente después de la desconexión de un circuito de derivación cardiopulmonar para cirugía cardiaca.

C. **Efectos secundarios.** Todos los efectos adversos de los hemoderivados individuales pueden ocurrir con la sangre total.

D. **Consideraciones especiales.** La sangre total debe transfundirse cuando esté relativamente fresca, ya que la sangre total se almacena entre 1 y 6 °C y los factores de coagulación decaen a esta temperatura. Cuando se utiliza justo después de una derivación cardiopulmonar, la sangre no debe tener más de 2 o 3 días. Cuando se utiliza en otras situaciones, la sangre total no debe tener más de 5 a 7 días.

Las plaquetas de la sangre total se eliminarán rápido luego de la transfusión, y la sangre total reconstituida carece de cantidades significativas de plaquetas.

VII. INMUNOGLOBULINA INTRAVENOSA

A. **Principios generales.** La IgIV es una solución purificada concentrada de inmunoglobulinas con estabilizadores como la sacarosa. La mayoría de los productos contienen más de 90% de inmunoglobulina G (IgG) con pequeñas cantidades de inmunoglobulina M (IgM) e inmunoglobulina A (IgA). Existen varias marcas de IgIV.

B. **Indicaciones.** La IgIV puede tener un efecto inmunosupresor que es útil para trastornos aloinmunes como la trombocitopenia aloinmune neonatal y posiblemente la anemia hemolítica aloinmune. Ambos trastornos se deben a anticuerpos maternos contra antígenos de las células del neonato (véanse capítulos 26 y 47).

La IgIV también puede utilizarse para sustituir a las inmunoglobulinas en pacientes con déficit de inmunoglobulinas, como ocurre en algunos síndromes de inmunodeficiencia congénita.

Algunos estudios han intentado determinar si la IgIV es útil como profilaxis o tratamiento de la sepsis neonatal. Los resultados de estos estudios son dispares, y no existen pruebas suficientes para el uso rutinario de IgIV para la sepsis general (véase capítulo 49).

1. **Inmunoglobulinas hiperinmunes.** Existen inmunoglobulinas de título elevado específicas para varios agentes infecciosos, como el virus de la varicela zóster y el virus sincicial respiratorio. Estas inmunoglobulinas pueden ser útiles para los neonatos con alto riesgo de contraer estas infecciones.

C. **Dosificación y administración.** La IgIV (no específica de la enfermedad) suele administrarse a una dosis de 500 a 1 000 mg/kg. Las dosis para las inmunoglobulinas específicas de la enfermedad deben seguir las recomendaciones del fabricante.

D. **Efectos secundarios.** Las complicaciones poco frecuentes incluyen taquicardia transitoria o hipertensión. Debido a los procesos de purificación, la IgIV actual tiene un riesgo insignificante de transmitir enfermedades infecciosas.

VIII. SANGRE DEL CORDÓN UMBILICAL

A. **Principios generales.** La sangre del cordón umbilical (SCU) es la única sangre derivada de sangre neonatal. La SCU contiene células madre hematopoyéticas (CHP) y se utiliza para trasplantes de CHP. La SCU puede utilizarse para trasplantes autólogos en los que el paciente recibe la misma sangre que donó o puede utilizarse para trasplantes alogénicos en los que la SCU se infunde a una persona que no donó la SCU.

B. **Donaciones de SCU.** La sangre del cordón umbilical se extrae de la placenta y del cordón umbilical inmediatamente después del parto y del pinzamiento del cordón umbilical. Si la madre y neonato están sanos, la sangre del cordón umbilical puede extraerse sin ningún impacto en el neonato.

La SCU puede ser recogida para su procesamiento, congelación y almacenamiento por bancos privados de SCU que cobran a las familias por este servicio. Una unidad de SCU almacenada en un banco privado puede ser utilizada por el neonato que donó la SCU o por otras personas designadas por la familia. La probabilidad de que el neonato necesite la SCU es muy baja, ya que solo podría utilizarla si desarrollara una neoplasia maligna para la que estuviera indicado un trasplante autólogo cuando fuera niño. Una sola unidad de SCU tiene una dosis insuficiente para trasplantes en adolescentes o adultos, aunque se están investigando enfoques para expandir las células de la sangre del cordón umbilical.

Un banco público de SCU puede procesar, congelar y almacenar SCU. Estos bancos no cobran por este servicio. Una unidad de SCU en un banco público está disponible para cualquier paciente que pueda utilizarla y puede ser una valiosa fuente de células madre para un niño con un tumor maligno o para un niño con algunas enfermedades hematológicas congénitas.

C. **Dosificación y administración.** Para los niños más pequeños se utiliza sangre de cordón umbilical total. La sangre del cordón suele infundirse en venas centrales como parte de un protocolo de trasplante de células hematopoyéticas.

D. **Efectos secundarios.** Todos los efectos secundarios de otros componentes sanguíneos pueden darse en los trasplantes de SCU. Sin embargo, el contenido de plasma es bajo y el LPAAT es poco probable. Dado que la SCU no puede leucorreducirse, las reacciones febriles son más frecuentes que con otros hemoderivados. Ya que la SCU no puede irradiarse y que los pacientes están inmunodeprimidos, el riesgo de EICH es significativo.

Lecturas recomendadas

Bianchi M, Orlando N, Valentini CG, et al. Infectious complications in neonatal transfusion: narrative review and personal contribution. *Transfus Apher Sci* 2020;59(5):102951.

Curley A, Stanworth SJ, Willoughby K, et al. Randomized trial of platelet-transfusion thresholds in neonates. *N Engl J Med* 2019;380(3):242–251.

Ferrer-Marin F, Stanworth S, Josephson C, et al. Distinct differences in platelet production and function between neonates and adults: implications for platelet transfusion practice. *Transfusion* 2013;53(11):2814–2821.

Goel R, Josephson CD. Recent advances in transfusions in neonates/infants. *F1000Res* 2018;7:F1000 Faculty Rev-609.

Keir AK, New H, Robitaille N, et al. Approaches to understanding and interpreting the risks of red blood cell transfusion in neonates. *Transfus Med* 2019;29(4):231–238.

Kelly AM, Williamson LM. Neonatal transfusion. *Early Hum Dev* 2013;89(11):855–860.

Whyte RK. Neurodevelopmental outcome of extremely low-birth-weight infants randomly assigned to restrictive or liberal hemoglobin thresholds for blood transfusion. *Semin Perinatol* 2012;36(4):290–293.

43 Hemorragia

Stacy E. Croteau

I. ETIOLOGÍA

A. Deficiencia adquirida del factor de coagulación

1. Hemorragia por deficiencia de vitamina K (HDVK, enfermedad hemorrágica del recién nacido). La carencia de vitamina K afecta tanto a los factores de coagulación procoagulantes II, VII, IX y X como a las proteínas anticoagulantes C y S.

   a. HDVK temprana. Dentro de las 24 horas, etiologías: medicamentos maternos (p. ej., warfarina y anticonvulsivos, incluyendo fenitoína, primidona, fenobarbital).

   b. HDVK clásica. Dentro de 1 semana después del nacimiento, etiologías: idiopática, medicamentos maternos y lactancia.

   c. HDVK tardía. De 2 semanas a 6 meses de edad, etiologías: por lo general secundaria a enfermedades subyacentes (p. ej., atresia biliar, fibrosis quística y otras enfermedades hepáticas con colestasis), alimentación parenteral total, diarrea crónica, terapia antibiótica.

2. Enfermedad hepática

3. Coagulación intravascular diseminada (CID)

   a. Puede deberse a infección, choque, anoxia, enterocolitis necrosante (ECN), trombosis de la vena renal (TVR) o uso de catéteres vasculares.

b. La oxigenación por membrana extracorpórea (OMEC) en neonatos con enfermedad cardiopulmonar crítica es un caso especial de coagulopatía relacionada con el consumo de factores de coagulación en el circuito de derivación más anticoagulación terapéutica (véase capítulo 39).

B. Deficiencias congénitas (hereditarias) del factor de coagulación

1. **Ligada al cromosoma X** (se manifiesta de manera predominante en hombres, las deficiencias leves pueden darse en mujeres, las mujeres afectadas de gravedad deben preocuparse por la heterocigosidad compuesta, el síndrome de Turner, las deleciones parciales del cromosoma X o la inactivación no aleatoria del cromosoma X). **Un tercio de los pacientes con hemofilia grave presentan variantes *de novo*; los antecedentes familiares por sí solos no pueden excluir el diagnóstico.**

   a. Hemofilia A, deficiencia del factor VIII, incidencia 1 de cada 5 000 nacidos vivos hombres.

   b. Hemofilia B (también conocida como enfermedad de Christmas), deficiencia del factor IX, incidencia 1 de cada 25 000 nacidos vivos hombres.

2. **Autosómico dominante**

   a. La enfermedad de von Willebrand (EVW) está causada por una disminución de los niveles (deficiencia) o de la actividad funcional (defectos cualitativos) del factor von Willebrand (FVW). La enfermedad de von Willebrand tipo 1 es el defecto de coagulación hereditario más frecuente, ~ 1 de cada 1 000 puede presentar hemorragias clínicamente significativas. El FVW es un reactante de fase aguda y puede estar elevado en neonatos normales en comparación con niños mayores y adultas no embarazadas debido al estrógeno materno.

   b. La disfibrinogenemia (rara) se debe a variantes estructurales del fibrinógeno.

3. **Autosómico recesivo**

   a. Trastornos hemorrágicos raros por orden de frecuencia: factores XI, VII, V, X, II, fibrinógeno (hipofibrinogenemia) y factor XIII. Los niveles de factor no se correlacionan bien con los síntomas hemorrágicos; los estados heterocigotos pueden causar deficiencia sintomática leve.

   b. La deficiencia de factor XII prolonga el tiempo de tromboplastina parcial (TTP), pero no se asocia con hemorragias.

   c. La deficiencia combinada de los factores V y VIII es causada por una variante del gen transportador, no por mutaciones de los genes de los factores V y VIII.

   d. La deficiencia grave de factor VII o XIII puede presentarse como hemorragia intracraneal en neonatos. La hemorragia del muñón umbilical también es una característica de la deficiencia de factor XIII.

   e. La EVW tipo 3 es la rara ausencia completa del FVW.

   f. La deficiencia del factor de coagulación dependiente de la vitamina K (FCDVK) es la forma hereditaria rara de carboxilación gamma defectuosa, *GGCX* y *VKOR*.

C. Hemorragia relacionada con plaquetas (véase capítulo 47)

1. Los **trastornos cualitativos** incluyen afecciones congénitas (hereditarias) (p. ej., defectos de la reserva de almacenamiento, trombastenia de Glanzmann, síndrome de Bernard-Soulier, EVW de tipo plaquetario) y trastornos adquiridos que resultan del uso materno de agentes antiplaquetarios.

2. Los **trastornos cuantitativos** también pueden ser congénitos o adquiridos:

   a. Trombocitopenia inmune (púrpura trombocitopénica idiopática materna [PTI] o trombocitopenia aloinmune neonatal [TAIN])

   b. Preeclampsia materna o hemólisis, elevación de enzimas hepáticas y descenso de plaquetas (síndrome HELLP) (véase capítulo 3) o insuficiencia vascular uteroplacentaria grave

c. CID

d. Síndromes hereditarios de insuficiencia de la médula ósea, incluida anemia de Fanconi y trombocitopenia amegacariocítica congénita

e. Leucemia congénita

f. Síndromes de trombocitopenia hereditaria, incluido síndrome de plaqueta gris y macrotrombocitopenias (p. ej., trastornos relacionados con MYH9, síndrome de May-Hegglin)

g. Consumo de plaquetas, es decir, trombosis relacionada con catéter, TVR, ECN o anomalías vasculares, como el fenómeno de Kasabach-Merritt (FKM) con hemangioendotelioma kaposiforme (HEK) o angioma en penacho (AP)

h. La trombocitopenia inducida por heparina (TIH) es el resultado del desarrollo de anticuerpos frente al complejo de heparina con factor 4 plaquetario, muy raro en neonatos

D. Otras causas potenciales de hemorragia

1. Las anomalías vasculares pueden causar hemorragias del sistema nervioso central (SNC), gastrointestinales (GI) o pulmonares.

2. Traumatismos (véase capítulo 6)

    a. Rotura de bazo o hígado asociada con parto de nalgas

    b. La hemorragia retroperitoneal o intraperitoneal puede presentarse como equimosis escrotal

    c. Hematoma subdural, cefalohematoma o hemorragia subgaleal (esta última puede estar asociada con la extracción con ventosa)

II. DIAGNÓSTICO DEL NEONATO/LACTANTE CON HEMORRAGIA

A. Historia clínica

1. Antecedentes familiares de hemorragia o coagulación anormales

2. Medicamentos maternos (p. ej., aspirina, fenitoína)

3. Historial de embarazo y parto

4. Antecedentes maternos de trastornos hemorrágicos personales o de un hijo anterior

5. Enfermedad, medicación, anomalías o procedimientos realizados en el lactante

B. Exploración física

La decisión crucial en el diagnóstico y manejo del lactante con hemorragia es determinar si el lactante está enfermo o sano (tabla 43-1).

1. Lactante enfermo. Considerar CID, infección viral o bacteriana, o enfermedad hepática. La lesión hipóxica/isquémica puede provocar CID.

2. Lactante sano. Considerar deficiencia de vitamina K, deficiencias aisladas de factores de coagulación o trombocitopenia inmune. La sangre materna en el tracto GI del lactante no causará síntomas en él.

3. Las petequias, pequeñas equimosis superficiales o hemorragias mucosas sugieren un problema plaquetario o una EVW.

4. Pueden observarse hematomas grandes con anomalías de las plaquetas, del FVW o del factor de coagulación.

5. El agrandamiento del bazo sugiere una posible infección congénita o eritroblastosis.

6. La ictericia sugiere infección, enfermedad hepática o reabsorción de un gran hematoma.

7. Los hallazgos retinianos anormales sugieren infección (véase capítulo 48).

Tabla 43-1. Diagnóstico diferencial de hemorragias en el neonato

Valoración clínica	Estudios de laboratorio			Diagnóstico probable
	Plaquetas	TP	TTP	Diagnóstico
"Enfermo"	D−	A+	A+	CID
	D−	N	N	Consumo de plaquetas (infección, enterocolitis necrosante, tromboembolismo venoso, FKM)
	N	A+	A+	Enfermedad hepática, deficiencias hereditarias del factor de coagulación, contaminación por heparina
	N	N	N	Integridad vascular comprometida asociada con hipoxia, prematuridad, acidosis, hiperosmolaridad, deficiencias hereditarias del factor de coagulación
"Sano"	D−	N	N	Trombocitopenia inmune, infección oculta, tromboembolismo venoso, hipoplasia de la médula ósea (poco frecuente) o enfermedad infiltrativa de la médula ósea
	N	A+	A+	Hemorragias por deficiencia de vitamina K, deficiencias hereditarias del factor de coagulación
	N	N	A+	Deficiencias hereditarias del factor de coagulación
	N	A+	N	Deficiencias hereditarias del factor de coagulación
	N	N	N	Hemorragias debidas a factores locales (traumatismos, anomalías anatómicas), anomalías plaquetarias cualitativas (raras), deficiencias hereditarias de los factores de coagulación

TP, tiempo de protrombina; TTP, tiempo de tromboplastina parcial; D−, disminución; A+, aumento; CID, coagulación intravascular diseminada; N, normal; FKM, fenómeno de Kasabach-Merritt.

Fuente: modificada de Glader BE, Amylon MO. Bleeding disorders in the newborn infant. En: Taeusch HW, Ballard RA, Avery ME, eds. *Diseases of the Newborn.* Philadelphia, PA: WB Saunders; 1991. Copyright © 1991 Elsevier. Con autorización.

Tabla 43-2. Valores normales de las pruebas de estudios de laboratorio en el neonato

Prueba de laboratorio	Neonato prematuro que ha recibido vitamina K	Neonato a término que ha recibido vitamina K	Lactante de 1-2 meses
Recuento de plaquetas/μL	150 000-400 000	150 000-400 000	150 000-400 000
TP (segundos)*	14-22	13-20	12-14
TTP (segundos)*	35-55	30-45	25-35
Fibrinógeno (mg/dL)	150-300	150-300	150-300

*Los valores normales pueden variar de un laboratorio a otro, dependiendo de los reactivos de ensayo utilizados. En los neonatos nacidos a término que han recibido vitamina K, los valores de TP y TTP suelen estar dentro del intervalo "adulto" normal entre varios días (TP) y varias semanas (TTP) de edad. Los neonatos prematuros pequeños (< 1 500 g) tienden a tener TP y TTP más largos que los neonatos más grandes. En lactantes con niveles de hematocrito > 60%, la proporción de sangre y anticoagulante (citrato de sodio 3.8%) en los tubos debe ser de 19:1 en lugar de la proporción habitual de 9:1; de lo contrario, se obtendrán resultados espurios porque la cantidad de solución anticoagulante se calcula para un volumen específico de plasma. No debe utilizarse sangre extraída de catéteres heparinizados. Los mejores resultados se obtienen cuando se deja que la sangre de una venopunción limpia gotee directo en el tubo desde la aguja del equipo de punción venosa en el cuero cabelludo. Disminuyen los niveles de los factores II, VII, IX y X. El neonato a término de 3 días que no recibe vitamina K tiene niveles similares a los de un neonato prematuro. El fibrinógeno, el factor V y el factor VIII son normales en los neonatos prematuros y a término. El factor XIII es variable.

TP, tiempo de protrombina; TTP, tiempo de tromboplastina parcial.

Fuente: datos de los valores normales de laboratorio en el Hematology Laboratory, The Children's Hospital, Boston; Alpers JB, Lafonet MT, eds. *Laboratory Handbook.* Boston, MA: The Children's Hospital; 1984.

C. **Pruebas de laboratorio**

Pueden enviarse muestras de sangre del cordón umbilical para realizar pruebas de coagulación si existe sospecha de trastorno hemorrágico hereditario al nacimiento. Las punciones en el talón y las extracciones arteriales deben evitarse en pacientes con riesgo de diátesis hemorrágica grave; la extracción de sangre por venopunción es el método de elección si no se obtienen muestras de sangre del cordón umbilical (tabla 43-2).

1. La prueba Apt se utiliza para investigar la presencia de sangre materna. Si el neonato se encuentra bien y solo se observa "hemorragia GI", se realiza una prueba Apt en el aspirado gástrico o en las heces para investigar la presencia de sangre materna ingerida durante el trabajo de parto o el parto o procedente de una mama sangrante. Se puede utilizar un sacaleches para recoger leche y confirmar la presencia de sangre en la leche, o se puede aspirar el estómago del neonato antes y después de la lactancia.

   a. **Procedimiento.** Mezclar una parte de heces sanguinolentas o vómito con cinco partes de agua; centrifugar y separar el sobrenadante rosa claro (hemolisado); añadir 1 mL de hidróxido de sodio a 1% (0.25 M) a 4 mL de hemolisado.

b. Resultado. La hemoglobina A (HbA) pasa de rosa a marrón amarillento (sangre materna); la hemoglobina F (HbF) se mantiene rosa (sangre fetal).

2. El frotis de sangre periférica se utiliza para evaluar número, tamaño y granulación de las plaquetas y la presencia de eritrocitos fragmentados, como se observa en la CID. Las plaquetas grandes reflejan una macrotrombocitopenia congénita o plaquetas jóvenes, lo que sugiere una trombocitopenia inmunomediada o destructiva.

3. Recuento de plaquetas. La **hemorragia significativa** por trombocitopenia **es un riesgo mayor con recuentos plaquetarios $\leq 20\,000$ a $30\,000/mm^3$**; sin embargo, pueden observarse hemorragias con recuentos plaquetarios de hasta $50\,000$ plaquetas$/mm^3$ con TAIN. Estos aloanticuerpos contra el antígeno plaquetario HPA1 (también conocido como PLA1) interfieren con el receptor de fibrinógeno de la superficie plaquetaria, la glucoproteína IIb a IIIa causando un deterioro funcional (véase capítulo 47).

4. El tiempo de protrombina (TP) es una prueba del sistema de coagulación "extrínseco", que integra la activación del factor X por el factor VII y el factor tisular. El factor Xa, con el factor Va como cofactor, activa la protrombina (factor II) para formar trombina. La trombina escinde el fibrinógeno para formar fibrina (coágulo).

5. El TTP es una prueba del sistema de coagulación "intrínseco" y de la activación del factor X por los factores XII, XI, IX y VIII, así como por los factores de la vía de coagulación común (factor V, protrombina y fibrinógeno).

6. El fibrinógeno puede medirse en la misma muestra utilizada para TP y TTP (tubo azul claro superior/citrato de sodio). Puede estar disminuido en enfermedades hepáticas y estados consuntivos. En el laboratorio clínico común es un ensayo funcional.

7. Los dímeros D miden los productos de degradación de la fibrina, derivados de la fibrina reticulada generados por la acción de la plasmina sobre la fibrina, que se encuentran en el plasma. El intervalo normal depende de la metodología y del laboratorio del hospital. Los niveles aumentan en pacientes con enfermedad hepática que tienen problemas para eliminar los productos de división de la fibrina, tromboembolismo y CID. Los falsos positivos en dímeros D son comunes en la unidad de cuidados intensivos porque la coagulación trivial de las puntas de los catéteres y otras causas dan resultados positivos en este ensayo sensible.

8. Las pruebas de actividad de los factores y el panel de EVW para pacientes con antecedentes familiares positivos **pueden medirse en la sangre del cordón umbilical o por venopunción después del nacimiento.** Deben tomarse como referencia las normas específicas para cada edad.

9. La prueba del tiempo de sangrado se desaconseja en todos los pacientes, pero en especial en los neonatos. Esta prueba mide la respuesta a un corte estandarizado con una cuchilla de afeitar. El aparato no está bien adaptado a los lactantes y no debe utilizarse nunca. La prolongación no es predictiva de hemorragia quirúrgica.

10. El análisis de la función plaquetaria mediante instrumentos como el PFA100 puede ser útil como prueba de tamizaje para la EVW o la disfunción plaquetaria en algunos entornos, pero se requieren ensayos confirmatorios para las pruebas positivas. Debido a que las pruebas de función plaquetaria se realizan mejor con agujas de gran calibre, si es posible, es preferible realizar la evaluación más adelante en la infancia tardía o en miembros de la familia afectados en lugar de realizar la prueba en neonatos.

III. TRATAMIENTO DE NEONATOS CON ESTUDIOS DE LABORATORIO DE COAGULACIÓN ANORMALES SIN HEMORRAGIA CLÍNICA. En general, se trata a los neonatos *clínicamente enfermos* o que pesan < 1 500 g con plasma fresco congelado (PFC; 10 mL/kg) si el TP o el TTP o ambos son ≥ 2 veces lo normal para la edad y con plaquetas (10 a 15 mL/kg) (véase secc. IV.A.3) si el recuento de plaquetas es ≤ 25 000/mm³ (véase capítulo 47). Esto variará en función de las situaciones clínicas, la tendencia de los valores de laboratorio, la cirugía inminente, etc. Algunos neonatos recibirán plaquetas si su recuento de plaquetas es ≤ 100 000/mm³, sobre todo en TIAN. En casos poco frecuentes, como el FKM, el intento de corregir el recuento de plaquetas en ausencia de hemorragia puede provocar en realidad el agrandamiento de la anomalía vascular subyacente y el empeoramiento de los síntomas.

IV. TRATAMIENTO DE LAS HEMORRAGIAS

A. Terapias de sustitución

1. **Vitamina K₁ (fitonadiona).** Se administra una dosis intravenosa (IV) o intramuscular (IM) de 1 mg en caso de que el lactante no haya recibido vitamina K al nacer. Los lactantes que reciben nutrición parenteral total y los que reciben antibióticos durante más de 2 semanas deben recibir al menos 0.5 mg de vitamina K₁ (IM o IV) a la semana para prevenir el agotamiento de la vitamina K. Si la hemorragia es mínima, debe administrarse vitamina K (en lugar de PFC) en caso de TP y TTP prolongados debidos a deficiencia de vitamina K. El PFC debe reservarse para hemorragias significativas o graves; la corrección con vitamina K puede tardar de 12 a 48 horas.

2. **PFC y crioprecipitado** (véase capítulo 42). El PFC (10 mL/kg) se administra por vía intravenosa para la hemorragia activa y puede repetirse cada 8 a 12 horas según sea necesario. Una alternativa es un goteo de 1 mL/kg/hora, en especial si el equilibrio de líquidos es un problema. El PFC sustituye a todos los factores de coagulación; sin embargo, 10 mL/kg de PFC elevarán transitoriamente las concentraciones del factor solo hasta alrededor de 20% de lo normal en adultos, lo que dependiendo del factor basal puede o no alcanzar un nivel hemostático adecuado. Las deficiencias específicas de factor (factor VIII, factor IX y FVW en particular) deben tratarse con concentrado de factor cuando esté disponible. El crioprecipitado solo contiene factor VIII, FVW, fibrinógeno y factor XIII. Existen concentrados específicos para cada uno de estos una vez realizado un diagnóstico específico.

3. **Plaquetas** (véase capítulo 47). Transfundir 10 mL/kg de plaquetas irradiadas inocuas para CMV en 2 horas. En ausencia de consumo o destrucción de plaquetas (como CID, destrucción inmune o sepsis), 1 unidad de plaquetas de donante aleatorio debería elevar el recuento de plaquetas entre 50 000 y 100 000/mm³ en un neonato. El recuento de plaquetas descenderá a lo largo de 3 a 5 días a menos que aumente la producción de plaquetas. En caso de destrucción plaquetaria aloinmune, deben utilizarse plaquetas maternas o plaquetas de un donante conocido compatible con las plaquetas, si están disponibles. En caso de hemorragia, pueden utilizarse plaquetas de donantes aleatorios.

4. **Sangre total fresca** (véanse capítulos 42 y 45). La sangre total ya no está disponible en la mayoría de las instituciones. La transfusión inicial puede ser de 10 mL/kg, pero debe adaptarse a la situación clínica. Los componentes reconstituidos (PFC, concentrado de eritrocitos, crioprecipitado y plaquetas) son más flexibles y fáciles de dosificar que la sangre total fresca.

5. **Concentrados de factores de coagulación** (véase capítulo 42). Existen concentrados de factores para el fibrinógeno, los factores VIII, IX, VII, X, XIII y el FVW. En el contexto de una hemorragia grave, si hay deficiencia de factor VIII o IX, los niveles de actividad deben elevarse a los niveles normales de un adulto (50 a 100%). Deben utilizarse concentrados de factor VIII o IX si se ha realizado el diagnóstico de hemofilia. Si se considera una EVW grave, debe utilizarse un concentrado de factor VIII derivado de plasma que contenga FVW. El concentrado de FVW recombinante se autorizó en fecha reciente en Estados Unidos, pero no se ha investigado en el contexto neonatal y no está aprobado en niños.

B. **Tratamiento de trastornos específicos**

1. **CID.** El lactante suele parecer enfermo y presentar petequias, hemorragia GI, supuración de los puntos de venopunción, signos de infección, asfixia o hipoxia. El recuento de plaquetas está disminuido; el TP y el TTP están aumentados. El fibrinógeno está disminuido y los dímeros D están aumentados. En el frotis sanguíneo se observan eritrocitos fragmentados. El tratamiento incluye los siguientes pasos:

   a. **Identificar y tratar la causa subyacente** (p. ej., sepsis, ECN, herpes). Este es **siempre** el factor más importante en el tratamiento de la CID.

   b. **Confirmar que se ha administrado vitamina K_1.**

   c. **Administrar plaquetas y PFC** según sea necesario para mantener el recuento de plaquetas $\geq 50\,000/mL$ y controlar la hemorragia. El PFC contiene proteínas anticoagulantes, que pueden ralentizar o detener el consumo en curso.

   d. **En caso de hemorragia persistente**, considere lo siguiente:

      i. Exanguinotransfusión con sangre total citratada fresca o sangre total reconstituida (PRBC, plaquetas, PFC).

      ii. Continuación de la transfusión con plaquetas, PRBC y PFC según sea necesario, especialmente si no es posible el intercambio.

      iii. Administrar crioprecipitado (1 a 2 unidades por 10 kg) para la hipofibrinogenemia.

   e. Para la coagulopatía consuntiva secundaria a trombosis de grandes vasos sin hemorragia concurrente, considerar el tratamiento con infusión de heparina no fraccionada (HNF) **sin bolo** (p. ej., 20 a 25 unidades/kg/hora como infusión continua) para mantener un nivel de HNF de 0.35 a 0.7 unidades/mL. Comprobar los niveles 4 horas después del inicio y 4 horas después de cada cambio de velocidad de infusión. Administrar plaquetas y PFC después del inicio de heparina para mantener recuentos plaquetarios $\geq 50\,000/mL$ y proporcionar proteínas antitrombina y anticoagulantes esenciales para la función de heparina. Cuando la CID se manifiesta como hemorragia y trombosis de forma simultánea, la heparinización es complicada; consultar de inmediato a un hematólogo experto (véase capítulo 44).

2. **HDVK**

   a. Hemorragia sin riesgo vital: tratar con fitonadiona (vitamina K_1) dosis única IV de 250 a 300 µg/kg.

   b. Episodios hemorrágicos graves: puede estar indicada la infusión de PFC (10 a 15 mL/kg) o concentrado de complejo de protrombina (CCP) (50 a 100 unidades/kg).

   c. Si la madre ha sido tratada con fenitoína (Dilantin®), primidona (Mysoline®), metsuximida (Celontin®) o fenobarbital, el neonato puede tener deficiencia de vitamina K y sangrar durante las primeras 24 horas. La madre debe recibir vitamina K₁ 10 mg IM 24 horas antes del parto. La dosis habitual de vitamina K₁ (1 mg) debe administrarse al neonato después del parto y repetirse a las 24 horas.

Lecturas recomendadas

Arnold PD. Coagulation and the surgical neonate. *Paediatr Anaesth* 2014;24(1):89–97.

Cremer M, Sallmon H, Kling PJ, et al. Thrombocytopenia and platelet transfusion in the neonate. *Semin Fetal Neonatal Med* 2016;21(1):10–18.

de Vos TW, Winkelhorst D, de Haas M, et al. Epidemiology and management of fetal and neonatal alloimmune thrombocytopenia. *Transfus Apher Sci* 2020;59(1):102704.

Hanmod SS, Jesudas R, Kulkarni R, et al. Neonatal hemostatic disorders: issues and challenges. *Semin Thromb Hemost* 2016;42(7):741–751.

Jaffray J, Young G, Ko RH. The bleeding newborn: a review of presentation, diagnosis, and management. *Semin Fetal Neonatal Med* 2016;21(1):44–49.

44 Trombosis neonatal
Stacy E. Croteau

PUNTOS CLAVE

- La trombosis neonatal es una causa importante de morbilidad y mortalidad neonatal.
- La presencia de un catéter intravascular es el factor de riesgo más importante de trombosis neonatal y se asocia con más de 90% de los episodios trombóticos. La trombosis de la vena renal es la causa más frecuente de trombosis no asociada con catéteres en neonatos y puede provocar insuficiencia renal a largo plazo.
- La frecuencia y la contribución de los estados protrombóticos heredados y adquiridos a los episodios tromboembólicos en neonatos sigue siendo poco conocida.
- La heparina no fraccionada (HNF) y la heparina de bajo peso molecular (HBPM) (p. ej., enoxaparina) son anticoagulantes profilácticos y terapéuticos de primera línea para los neonatos.
- La trombólisis con activador tisular del plasminógeno (tPA) puede considerarse en caso de trombosis de órganos, extremidades o potencialmente mortal, aunque deben sopesarse con cuidado los riesgos asociados.

I. FISIOLOGÍA

A. Fisiología de la trombosis

1. **La trombina es la principal proteína procoagulante**, que convierte el fibrinógeno en un coágulo de fibrina. Las vías de coagulación intrínseca y extrínseca provocan activación de la protrombina a trombina (factor II).

2. Los inhibidores de la coagulación incluyen antitrombina, cofactores de la heparina, proteína C, proteína S, α2-macroglobulina y el inhibidor de la vía del factor tisular. La actividad de la antitrombina se ve potenciada por heparán sulfato de la superficie endotelial, así como por heparina exógena.

3. La plasmina es la principal enzima fibrinolítica que degrada la fibrina en una reacción que produce productos de degradación de la fibrina y dímeros D. La plasmina se forma a partir del plasminógeno por numerosas enzimas, la más importante de las cuales es el activador tisular del plasminógeno (tPA).

4. En los neonatos, los factores que afectan al flujo sanguíneo, la composición de la sangre (que causa hipercoagulabilidad) y la integridad del endotelio vascular pueden contribuir a la formación de trombos.

B. **Características fisiológicas únicas de la coagulación en neonatos**

1. En el útero, las proteínas de la coagulación son sintetizadas por el feto a partir de las 10 semanas de edad de gestación y no atraviesan la placenta.

2. Las concentraciones de proteínas procoagulantes y anticoagulantes se encuentran en un equilibrio diferente en el neonato en comparación con el niño mayor y el adulto. Los neonatos sanos no muestran tendencias hipercoagulables o hemorrágicas; sin embargo, son vulnerables a hemorragias y trombosis en estado de enfermedad.

3. En comparación con los adultos, los neonatos tienen una menor capacidad para generar trombina, y los valores del tiempo de protrombina (TP) y del tiempo de tromboplastina parcial activada (TPT) son prolongados.

4. También se reducen las concentraciones de la mayoría de las proteínas antitrombóticas y fibrinolíticas, incluidas la proteína C, la proteína S, el plasminógeno y la antitrombina, aunque aumenta la concentración de α2-macroglobulina. La inhibición de la trombina por la plasmina está disminuida en comparación con el plasma adulto.

5. El número de plaquetas y su vida útil parecen ser similares a los de los adultos; sin embargo, las plaquetas neonatales son menos reactivas.

II. EPIDEMIOLOGÍA Y FACTORES DE RIESGO

A. **Epidemiología**

1. La trombosis es más frecuente en el periodo neonatal que en cualquier otra edad de la infancia.

2. La incidencia reportada de trombosis clínicamente significativa entre los neonatos ingresados en la unidad de cuidados intensivos neonatales (UCIN) fue de 24 por 10 000 ingresos en la UCIN.

3. Mortalidad significativa asociada con la trombosis neonatal; ~ 2 a 4% de los neonatos con trombosis mueren como consecuencia directa de la trombosis.

4. La presencia de un **catéter vascular permanente** es el principal factor de riesgo de trombosis arterial o venosa. Los trombos relacionados con catéteres suelen ser asintomáticos, con tasas de entre 20 y 30% entre todos los neonatos con catéteres.

5. El cateterismo arterial umbilical (CAU) parece provocar una obstrucción vascular sintomática grave que requiere intervención en cerca de 1% de los pacientes.

6. Se han asociado múltiples factores de riesgo maternos, perinatales y neonatales con la trombosis en neonatos. Los factores maternos incluyen infertilidad, oligohidramnios, preeclampsia, diabetes, retraso del crecimiento intrauterino (RCIU), ruptura prolongada de membranas, corioamnionitis y trastornos autoinmunes y protrombóticos. Los factores de riesgo perinatales incluyen cesárea de urgencia o parto instrumentado y anomalías de la frecuencia cardiaca fetal. Los factores de riesgo neonatal incluyen cardiopatías congénitas, sepsis, asfixia del parto, síndrome de dificultad respiratoria, deshidratación, policitemia, síndrome nefrítico/nefrótico congénito, enterocolitis necrosante, hipertensión pulmonar y trastornos protrombóticos.

7. Los neonatos sometidos a intervenciones quirúrgicas que afectan al sistema vascular, incluida la reparación de cardiopatías congénitas, presentan mayor riesgo de complicaciones trombóticas. Los cateterismos diagnósticos o intervencionistas también aumentan el riesgo de trombosis.

8. La trombosis de la vena renal es el tipo más frecuente de trombosis patológica no relacionada con catéteres en recién nacidos y representa cerca de 10% de las trombosis neonatales.

B. Estados hipercoagulables hereditarios

1. La magnitud del riesgo que las trombofilias hereditarias aportan a la trombosis neonatal no está clara. El riesgo absoluto de trombosis en el periodo neonatal en todos los pacientes con una trombofilia hereditaria no homocigota es bajo.

2. La trombofilia hereditaria puede asociarse con antecedentes familiares positivos de tromboembolia venosa (TEV), edad temprana de la primera TEV, TEV recurrente y localizaciones atípicas de la TEV.

3. Las deficiencias de las proteínas anticoagulantes (proteína C, proteína S y antitrombina) se asocian con mayor riesgo de TEV. Los pacientes homocigotos para un único defecto o heterocigotos dobles para diferentes defectos pueden presentarse en el periodo neonatal, a menudo con una enfermedad significativa debida a la trombosis. La **púrpura fulminante** es la presentación característica de la deficiencia homocigota de proteína C o S, que se presenta a las pocas horas o días del nacimiento, a menudo con evidencia de daño cerebral *in utero*.

4. El factor V Leiden (resistencia a la proteína C activada) y la mutación del gen de la protrombina (*PT* G20210A) tienen una prevalencia elevada (de 2 a 10%), sobre todo en determinadas poblaciones étnicas, pero parecen presentar bajo riesgo de trombosis en los neonatos.

5. La importancia de la hiperhomocisteinemia y aumento de las concentraciones de lipoproteína (a) en la trombosis neonatal sigue siendo poco conocida.

C. Estados hipercoagulables adquiridos

1. Los anticuerpos antifosfolípidos maternos, incluidos los anticuerpos anticoagulantes lúpicos y anticardiolipina, atraviesan la placenta y pueden provocar un estado hipercoagulable clínicamente significativo en los neonatos. Los neonatos pueden presentar trombosis importantes, incluida púrpura fulminante.

2. Las madres deben ser examinadas para detectar la presencia de anticuerpos autoinmunes como parte de una evaluación de trombofilia en neonatos que presenten trombosis clínicamente significativa no asociada con catéter.

III. CONDICIONES CLÍNICAS ESPECÍFICAS

A. TEV

1. Consideraciones generales

a. La TEV suele producirse en presencia de uno o más factores de riesgo clínicos. Menos de 1% de los eventos tromboembólicos venosos clínicamente significativos en neonatos son idiopáticos. La trombosis venosa espontánea (es decir, no relacionada con catéteres) puede producirse en venas renales, venas suprarrenales, vena cava superior o inferior, vena porta, venas hepáticas y sistema venoso del cerebro.

b. La mayoría de los TEV están asociados con **catéteres venosos centrales (CVC)**. Las complicaciones a corto plazo de la TEV-CVC incluyen la pérdida del acceso, la embolia pulmonar, el síndrome de la vena cava superior y la afectación de órganos específicos.

c. La **trombosis venosa del seno cerebral (TVSC)** puede provocar infarto cerebral y hemorragia.

d. La reparación quirúrgica de cardiopatías congénitas complejas se ha asociado con mayor riesgo de trombosis, en particular de la vena cava superior.

e. La frecuencia de la embolia pulmonar en neonatos enfermos puede subestimarse porque los signos y síntomas son similares a los de las enfermedades pulmonares neonatales comunes.

f. Las complicaciones a largo plazo de la TEV son poco conocidas. La trombosis de la vena cava inferior, si es extensa, puede asociarse con una alta tasa de obstrucción parcial persistente y síntomas como edema de piernas, dolor abdominal, tromboflebitis de las extremidades inferiores, várices y úlceras en las piernas. Otras complicaciones pueden ser quilotórax, hipertensión portal y embolia.

2. **Trombosis venosa asociada con el catéter**
    a. Signos y síntomas
    i. El signo inicial más frecuente de trombosis relacionada con el catéter suele ser la dificultad para infundir a través de la vía o retirarse de esta.
    ii. Otros signos de obstrucción venosa son edema de extremidades, cabeza y cuello, o distensión de las venas superficiales.
    iii. La aparición de trombocitopenia en presencia de un CVC también hace sospechar de trombosis.

    b. Diagnóstico
    i. La **ecografía Doppler** es el principal método de diagnóstico de la TEV. Existen limitaciones con la intervariación entre operadores, la dificultad para realizar la prueba en pacientes con edema, trombosis venosa profunda (TVP) de miembros superiores, vasos intratorácicos y gas intestinal que oscurece los hallazgos abdominales.
    ii. La venografía y la angiografía pulmonar siguen siendo los estándares de oro para el diagnóstico de TEV/embolia pulmonar; sin embargo, la experiencia técnica, el costo, los efectos secundarios relacionados con los medios de contraste, la exposición a la radiación y la mejora de la tecnología estadounidense limitan su uso.

    c. Prevención de la trombosis venosa asociada con el catéter
    i. Se añade heparina no fraccionada (HNF) 0.5 U/mL a todas las infusiones compatibles a través de CVC.
    ii. Los catéteres venosos umbilicales (CVU) deben retirarse tan pronto como sea clínicamente factible y no deben permanecer colocados más de 10 a 14 días. Por lo general se coloca una vía de catéter central de inserción periférica (CCIP) si la necesidad prevista de acceso central es > 7 días.

    d. Tratamiento de la trombosis venosa asociada con catéter
    i. **CVC no funcional.** Si ya no se puede infundir líquido con facilidad a través del catéter, se puede considerar la eliminación de la obstrucción con agentes trombolíticos (p. ej., tPA). Si se identifica una TEV asociada con la vía, lo apropiado es retirar el CVC que no funciona. Las

recomendaciones varían en cuanto al momento de la retirada tras el inicio del tratamiento anticoagulante.

ii. **TEV asociada con la vía en funcionamiento.** En la actualidad se recomienda retirar los CVU y CVC si no son necesarios para los cuidados. Las recomendaciones varían en cuanto al momento del retiro después del inicio de la terapia anticoagulante. Si la vía es necesaria, puede dejarse colocada con el inicio de la anticoagulación terapéutica y vigilar la progresión de la TEV.

3. **Trombosis de la vena renal**

a. La trombosis de la vena renal es más frecuente en neonatos y lactantes pequeños y suele presentarse en la primera semana de vida. Una proporción significativa de los casos parece deberse a la formación de trombos *in utero*. La trombosis de la vena renal ocurre con más frecuencia en neonatos prematuros, riñón izquierdo y hombres.

b. Otros factores de riesgo son asfixia perinatal, hipotensión, policitemia, aumento de la viscosidad sanguínea y cardiopatías congénitas cianóticas.

c. Los síntomas que se presentan en el periodo neonatal incluyen masa en el flanco, hematuria, proteinuria, trombocitopenia y disfunción renal. El diagnóstico se realiza mediante ecografía con Doppler.

d. Las complicaciones pueden incluir hipertensión, insuficiencia renal, hemorragia suprarrenal, extensión del trombo a la vena cava inferior y muerte.

e. Estudios retrospectivos han demostrado que entre 43 y 67% de los neonatos con trombosis de la vena renal presentaban al menos uno o más factores de riesgo protrombótico.

f. El tratamiento se basa por lo general en la extensión de la trombosis.

   i. La trombosis unilateral de la vena renal sin disfunción renal significativa o extensión a la vena cava inferior suele tratarse con cuidados de apoyo y estrecha vigilancia radiológica.

   ii. La trombosis de la vena renal unilateral con disfunción renal o extensión a la vena cava inferior y la trombosis de la vena renal bilateral deben considerarse para anticoagulación terapéutica con HNF o heparina de bajo peso molecular (HBPM) durante una duración total de 6 semanas a 3 meses. Tenga en cuenta que puede ser necesario reducir la dosis de HBPM en pacientes con insuficiencia renal.

   iii. La trombosis venosa renal bilateral con disfunción renal significativa debe considerarse para trombólisis con tPA seguida de anticoagulación con HNF o HBPM.

4. **Trombosis de la vena porta**

a. La trombosis de la vena porta se asocia principalmente a sepsis, onfalitis, exanguinotransfusión y presencia de una CVU.

b. El diagnóstico se realiza mediante ecografía con Doppler; la inversión del flujo portal es un indicio de gravedad.

c. La resolución espontánea es frecuente (30 a 70% de los casos); sin embargo, la trombosis de la vena porta puede asociarse con el desarrollo posterior de hipertensión portal.

d. En la actualidad no hay datos que sugieran que la anticoagulación disminuya el tiempo hasta la resolución o el riesgo de desarrollar hipertensión portal.

5. **TVSC**

a. La TVSC es una causa importante de infarto cerebral neonatal y se asocia con morbilidad significativa que incluye epilepsia, parálisis cerebral y deterioro cognitivo en 10 a 80% de los casos. Las tasas de mortalidad comunicadas oscilan entre 2 y 24%.

b. Las principales características clínicas de la TVSC en neonatos incluyen convulsiones, letargo, irritabilidad y mala alimentación. La mayoría de los casos se presenta entre el primer día y la primera semana de vida.

c. El seno sagital superior, los senos transversos y el seno recto son los afectados con más frecuencia.

d. El infarto hemorrágico es una complicación frecuente de la TVSC que se observa en 50 a 60% de los casos en la imagen inicial.

e. La mayoría de los casos de TVSC neonatal están asociados con afecciones maternas como preeclampsia, diabetes y corioamnionitis, así como a enfermedades sistémicas agudas del neonato.

f. La ecografía y la tomografía computarizada (TC) pueden identificar la TVSC, pero la imagen por resonancia magnética (IRM) con venografía es la modalidad de imagen de elección para la detección óptima de la TVSC y la lesión cerebral asociada.

g. Ningún estudio aleatorizado ha evaluado el tratamiento anticoagulante en la TVSC neonatal. La anticoagulación puede reducir la propagación del trombo; no hay un aumento claro de la morbilidad o mortalidad debido a la anticoagulación. Anticoagulación con HNF o HBPM para TVSC sin hemorragia asociada durante 6 semanas a 3 meses. Si hay hemorragia significativa, anticoagular o proporcionar cuidados de apoyo con monitorización radiológica y añadir anticoagulación si el coágulo se extiende (la toma de decisiones en colaboración depende del contexto clínico).

B. **Trombosis aórtica o arterial clínicamente significativa**

1. **Consideraciones generales**

a. Los trombos arteriales espontáneos en ausencia de catéter vascular son inusuales, pero pueden ocurrir en neonatos enfermos. Las localizaciones potenciales incluyen el arco aórtico, la aorta descendente, la arteria pulmonar izquierda y las arterias iliacas.

b. Las complicaciones agudas de los trombos arteriales relacionados con CVC y espontáneos dependen de la localización y pueden incluir insuficiencia renal, hipertensión, necrosis intestinal, gangrena periférica, insuficiencia de otros órganos y muerte.

c. La trombosis de las arterias cerebrales es una causa importante de infarto cerebral neonatal.

d. Los efectos a largo plazo de los trombos arteriales sintomáticos y asintomáticos no están bien estudiados, pero pueden incluir mayor riesgo de ateroesclerosis e hipertensión renal crónica.

2. **Trombosis aórtica**

a. **Signos y síntomas**

i. Un signo inicial suele ser una disfunción aislada de la CAU.

ii. Los signos clínicos leves incluyen hematuria microscópica o macroscópica en ausencia de transfusiones o hemólisis, hipertensión y disminución intermitente de la perfusión o cambio de color de las extremidades inferiores.

iii. Entre los signos clínicos importantes se incluyen el cambio de color persistente en las extremidades inferiores o la disminución de la perfusión, la diferencia de presión arterial entre las extremidades superiores e inferiores, la disminución o pérdida de pulsos en las extremidades inferiores, la oliguria a pesar de un volumen intravascular adecuado, los signos de enterocolitis necrosante o la insuficiencia cardiaca congestiva.

b. Diagnóstico

   i. La ecografía con Doppler debe realizarse en caso de sospecha de trombosis aórtica, en especial si los signos no se resuelven rápido luego de retirar el catéter arterial.

   ii. El ecocardiograma debe considerarse si existe preocupación por la presencia de trombos dentro del corazón, el arco aórtico o la aorta proximal o si hay evidencia de insuficiencia cardiaca congestiva.

c. Prevención de la trombosis arterial asociada con catéter

   i. Se añade HNF 0.5 a 1 U/mL a todas las infusiones compatibles a través de catéteres arteriales para prolongar la permeabilidad. No se ha demostrado que esto disminuya el riesgo de trombosis asociada.

   ii. Una revisión de la literatura sugiere que las **líneas arteriales umbilicales "altas"** (punta en la aorta descendente por debajo de la arteria subclavia izquierda y por encima del diafragma) son preferibles a las líneas "bajas" (punta por debajo de las arterias renales y por encima de la bifurcación aórtica), con menos complicaciones isquémicas clínicamente evidentes y tendencia a una menor incidencia de trombos asociados. No se observaron diferencias en la incidencia de complicaciones graves, incluidas la enterocolitis necrosante y la disfunción renal.

   iii. Considerar la colocación de una **vía arterial periférica** en lugar de una vía arterial umbilical en neonatos con un peso > 1 500 g.

   iv. Vigilar con atención la aparición de indicios clínicos de formación de trombos cuando exista un CAU, incluidas evaluaciones seriadas del color, los pulsos y la perfusión de las extremidades inferiores; concordancia de las presiones arteriales de las extremidades superiores e inferiores; hipertensión; disminución de la diuresis; búsqueda de hematuria microscópica o macroscópica en la orina, y amortiguación de la onda con dificultad para enjuagar o extraer sangre.

   v. Los CAU deben retirarse tan pronto como sea clínicamente posible. Por lo general, se recomienda que los CAU no permanezcan colocados más de 5 a 7 días. En caso necesario, debe colocarse una vía arterial periférica si se precisa un acceso arterial continuo.

d. Tratamiento de la trombosis aórtica y arterial clínicamente significativa

   i. Los trombos aórticos menores con síntomas leves a menudo pueden tratarse con la extracción rápida de la CAU, causando una rápida resolución de los síntomas.

   ii. En caso de **trombos grandes pero no oclusivos** que no estén acompañados de signos de compromiso clínico significativo, debe retirarse el catéter arterial y considerar la anticoagulación con HNF o HBPM. Está indicado un seguimiento estrecho con ecografías seriadas.

   iii. Los trombos aórticos oclusivos de gran tamaño o acompañados de signos de compromiso clínico significativo deben tratarse de forma agresiva. Si el catéter aún está presente y es permeable, considerar la terapia trombolítica local a través del catéter. Si el catéter ya se ha retirado o está obstruido, se debe considerar un tratamiento trombolítico sistémico. El catéter debe retirarse si sigue colocado y obstruido.

   iv. La trombectomía quirúrgica puede estar indicada en caso de trombosis que ponga en peligro la vida o una extremidad. Una experiencia limitada sugiere que la trombectomía y la posterior reconstrucción vascular pueden ser útiles en casos de trombosis arterial periférica significativa.

3. **Trombosis arterial periférica**

a. Aunque son raras, las oclusiones congénitas de grandes arterias periféricas pueden presentarse con una gama de signos que van desde una extremidad sin pulso mal perfundida hasta una extremidad necrótica negra, dependiendo de la duración y el momento de la oclusión. Los síntomas comunes incluyen disminución de la perfusión, reducción del pulso y palidez. Los fenómenos embólicos pueden manifestarse como lesiones cutáneas o petequias. El diagnóstico se confirma con ecografía de flujo Doppler.

b. Los catéteres arteriales periféricos rara vez se asocian una trombosis significativa. Con frecuencia se observa una perfusión deficiente en la extremidad distal, que suele resolverse con la retirada inmediata de la vía arterial. La HNF de 0.5 a 1 U/mL a 1 o 2 mL/hora suele infundirse de forma continua a través de todas las vías arteriales periféricas. El tratamiento de la trombosis significativa o de la perfusión de las extremidades persistentemente comprometida asociada con un catéter periférico debe consistir en anticoagulación y consideración de trombólisis sistémica para lesiones extensas. Está indicado un seguimiento estrecho con ecografías seriadas.

IV. CONSIDERACIONES DIAGNÓSTICAS

A. **La ecografía con análisis de flujo Doppler es la modalidad diagnóstica más utilizada.** Entre sus ventajas se incluyen su relativa facilidad de realización, su carácter no invasivo y la posibilidad de realizar exploraciones secuenciales para evaluar la progresión de la trombosis o la respuesta al tratamiento.

B. Aunque se utilizan con poca frecuencia, el estudio **radiográfico de la línea y la venografía** pueden ayudar al diagnóstico. La obtención de imágenes después de la inyección de material de contraste a través de un catéter central puede ser diagnóstica de trombos asociados con catéter, aunque un estudio de la línea no proporcionará información sobre la trombosis proximal a la punta del catéter. La venografía con inyección de contraste a través de vasos periféricos puede ser necesaria cuando otros métodos diagnósticos no consiguen demostrar la extensión y gravedad de la trombosis; las trombosis venosas de las extremidades superiores y de la parte superior del tórax pueden ser en especial difíciles de visualizar mediante ecografía.

V. MANEJO

A. **Consideraciones generales**

1. **Precauciones**

a. Es importante señalar que las recomendaciones y los regímenes de dosificación para los tratamientos anticoagulantes y trombolíticos en neonatos se basan en gran medida en los resultados de estudios pediátricos y en adultos. Los pequeños estudios de cohortes neonatales y las series de casos han contribuido al consenso de los expertos.

b. En algunos casos, la conducta expectante es una opción razonable para eventos trombóticos que no ponen en peligro órganos, extremidades o la vida. Los médicos deben sopesar con cuidado los riesgos y beneficios de los tratamientos anticoagulantes y trombolíticos para los episodios trombóticos clínicamente significativos en una población neonatal de alto riesgo.

c. En la práctica, es importante evitar procedimientos como inyecciones intramusculares y punciones arteriales y limitar la manipulación física del paciente (es decir, no realizar fisioterapia) durante el tratamiento anticoagulante o trombolítico. Del mismo modo, es importante evitar la indometacina u otros antiagregantes plaquetarios durante el tratamiento.

d. Vigilar con atención el estado clínico para detectar signos de hemorragia, en particular hemorragia interna e intracraneal.

2. Guías para la elección del tratamiento

   a. Los pequeños trombos arteriales o venosos asintomáticos no oclusivos relacionados con catéteres pueden tratarse a menudo con la retirada del catéter y cuidados solo de apoyo.

   b. Los trombos arteriales o venosos grandes u oclusivos pueden tratarse con anticoagulación con HNF o HBPM. Por lo general, bastan ciclos relativamente cortos de anticoagulación, pero en ocasiones puede ser necesario un tratamiento a largo plazo.

   c. En casos de trombos arteriales o venosos masivos con compromiso clínico significativo, puede considerarse el tratamiento con trombólisis local o sistémica.

3. Contraindicaciones para la anticoagulación y la terapia trombolítica

   a. En general, las **contraindicaciones absolutas** incluyen cirugía del sistema nervioso central o isquemia en los últimos 10 días, procedimientos invasivos en los últimos 3 días, convulsiones en las últimas 48 horas y hemorragia activa grave.

   b. En general, las **contraindicaciones relativas** incluyen recuento de plaquetas $< 50\,000/\mu L$ o $< 100\,000/\mu L$ en neonatos críticamente enfermos, nivel de fibrinógeno < 100 mg/dL, cociente internacional normalizado (INR) > 2, coagulopatía grave e hipertensión.

B. HNF

1. Consideraciones generales

   a. Los neonatos a término suelen tener un aclaramiento más rápido de la heparina y concentraciones más bajas de antitrombina en comparación con los adultos, lo que se traduce en un aumento relativo de la dosis de heparina necesaria para alcanzar concentraciones terapéuticas en los neonatos. También existe una variabilidad significativa entre pacientes en los requisitos de dosificación de heparina. Los neonatos prematuros pueden necesitar una dosis mayor que los neonatos a término y los niños mayores.

   b. Si es posible, la HNF debe infundirse a través de una vía intravenosa (IV) exclusiva que no se utilice para otros medicamentos o líquidos.

   c. Antes de iniciar el tratamiento con HNF o HBPM, se debe obtener un hemograma completo (HC), TP y TPT basales y monitorizarlos de forma seriada durante el curso del tratamiento. La trombocitopenia inducida por heparina (TIH), secundaria a anticuerpos antiplaquetarios asociados con heparina, es una complicación muy rara del tratamiento con heparina en neonatos.

   d. El ajuste de la velocidad de infusión de HNF se basa en la respuesta clínica, la evaluación seriada del trombo (por lo general mediante ecografía) y la monitorización de los parámetros de laboratorio, idealmente el nivel de antifactor Xa. El uso del TPT para monitorizar el efecto de la HNF es problemático en neonatos debido a la significativa variabilidad de las concentraciones de factores de coagulación y a la prolongación basal del TPT.

   e. El nivel de actividad de la heparina es un marcador más fiable de la actividad terapéutica de la heparina. El rango terapéutico objetivo común es un nivel de antifactor Xa de 0.35 a 0.7 U/mL.

   f. La actividad de la heparina depende de la presencia de antitrombina. Considerar la administración de plasma fresco congelado (10 mL/kg) cuando sea difícil conseguir una anticoagulación eficaz con HNF. También puede considerarse la administración de concentrado de antitrombina, aunque la evidencia para su uso en neonatos es limitada.

    i. Los niveles de antitrombina pueden medirse directo para ayudar en la terapia, aunque la administración de antitrombina exógena puede aumentar la sensibilidad a la heparina incluso en pacientes con concentraciones de antitrombina casi normales.

2. **Pautas de dosificación**

    a. La HNF estándar se inicia con un bolo de 75 U/kg IV, seguido de una infusión continua que comienza con 28 U/kg/hora y se titula según las concentraciones y el efecto clínico. Para prematuros < 37 semanas de gestación, puede considerarse una dosificación más baja de 25 a 50 U/kg en bolo seguido de 15 a 20 U/kg/hora.

    b. Los niveles de actividad de la heparina o el TPT deben medirse 4 horas después del bolo inicial y 4 horas después de cada cambio en la dosis de infusión y cada 24 horas una vez que se haya alcanzado una dosis de infusión terapéutica (tabla 44-1).

3. **Duración del tratamiento.** La anticoagulación con HNF puede continuar hasta 10 o 14 días. En general, no se recomiendan los anticoagulantes orales en neonatos, pero se están realizando estudios al respecto. Si se necesita anticoagulación a largo plazo, consultar con hematología y considerar la transición a HBPM.

4. **Reversión de la anticoagulación**

    a. La interrupción de la infusión de HNF revertirá rápido los efectos anticoagulantes del tratamiento con heparina y suele ser suficiente.

    b. Si es necesaria una reversión rápida, puede administrarse sulfato de protamina por vía IV. La protamina puede administrarse en una concentración de

Tabla 44-1. Control y ajuste de la dosis de heparina no fraccionada

TPT (segundo)*	Actividad de la heparina (U/mL)	Bolo (U/kg)	Sostén	Tasa	Revisión
< 50	0-0.2	50	—	+10%	4 horas
50-59	0.21-0.34	0	—	+10%	4 horas
60-85	0.35-0.7	0	—	—	24 horas
86-95	0.71-0.8	0	—	−10%	4 horas
96-120	0.81-1.0	0	30 minutos	−10%	4 horas
> 120	>1	0	60 minutos	−15%	4 horas

*Los valores del tiempo parcial de tromboplastina (TPT) pueden variar según el laboratorio en función de los reactivos utilizados. En general, los valores de TPT de 1.5 a 2.5 veces el valor basal normal para un laboratorio determinado corresponden a concentraciones de actividad de la heparina de 0.35 a 0.7 U/mL.

Fuente: adaptada de Monagle P, Chan AK, Goldenberg NA, et al. Antithrombotic therapy in neonates and children: Antithrombotic Therapy and Prevention of Thrombosis, 9ª ed.: American College of Chest Physicians Evidence-Based Clinical Practice Guidelines. *Chest* 2012;141(2 suppl):e737S-e801S. Copyright © 2012 The American College of Chest Physicians. Con autorización.

Tabla 44-2. Dosis de protamina para revertir la terapia con heparina (basada en la cantidad total de heparina no fraccionada recibida en las 2 horas previas)

Tiempo desde la última dosis de heparina (minutos)	Dosis de protamina (mg/100 U heparina recibida)
< 30	1.0
30-60	0.5-0.75
60-120	0.375-0.5
> 120	0.25-0.375

La dosis máxima es de 50 mg. La velocidad máxima de infusión es de 5 mg/minuto de solución de 10 mg/mL.

Fuente: adaptada de Monagle P, Chan AK, Goldenberg NA, et al. Antithrombotic therapy in neonates and children: Antithrombotic Therapy and Prevention of Thrombosis, 9ª ed.: American College of Chest Physicians Evidence-Based Clinical Practice Guidelines. *Chest* 2012;141(2 suppl):e737S-e801S. Copyright © 2012 The American College of Chest Physicians. Con autorización.

10 mg/mL a una velocidad no superior a 5 mg/minuto. Puede ocurrir hipersensibilidad en pacientes que han recibido insulina que contiene protamina o terapia previa con protamina.

c. Dosificación. Basada en la cantidad total de heparina recibida en las últimas 2 horas como se muestra en la tabla 44-2.

C. HBPM

1. Consideraciones generales

   a. En los últimos años, la **HBPM**, en concreto la enoxaparina (Lovenox), se ha convertido en el **anticoagulante de elección para los neonatos**, con base en la creciente experiencia, así como en las pruebas de seguridad y eficacia en esta población de pacientes.

   b. Existen varias **ventajas de la HBPM** sobre la HNF estándar: farmacocinética más predecible, menor necesidad de monitorización de laboratorio, menor necesidad de constante acceso venoso, dosificación subcutánea dos veces al día (BID), menor riesgo de TIH y posible reducción del riesgo de hemorragia a las dosis recomendadas.

   c. Las concentraciones terapéuticas de antifactor Xa de la HBPM son de 0.50 a 1.0 U/mL, medidos entre 4 y 6 horas después de al menos dos dosis. Una vez alcanzadas las concentraciones terapéuticas, se recomienda monitorizar cada semana la concentración de anti-Xa, el recuento de plaquetas y la creatinina durante la hospitalización.

   d. Existen varias HBPM diferentes y las dosis no son intercambiables. La **enoxaparina (Lovenox)** es la más utilizada en pediatría.

   e. En raras ocasiones se han notificado casos de hemorragia grave, incluida la formación de hematomas en los puntos de inyección, hemorragia gastrointestinal y hemorragia intracraneal, en asociación con el uso de HBPM en neonatos, y deben vigilarse de cerca.

2. Pautas de dosificación (tablas 44-3 y 44-4)

Tabla 44-3. Dosificación inicial de enoxaparina, dependiendo de la edad

Edad	Dosis inicial de tratamiento	Dosis profiláctica inicial
Neonatos prematuros	2 mg/kg por dosis SC c/12 h	0.75 mg/kg por dosis SC c/12 h
Neonatos a término	1.7 mg/kg por dosis SC c/12 h	
1-< 2 meses	1.5 mg/kg por dosis SC c/12 h	
> 2 meses	1.0 mg/kg por dosis SC c/12 h	0.5 mg/kg por dosis SC c/12 h

SC, subcutáneo.

Fuente: reimpresa de Monagle P, Chan AK, Goldenberg NA, et al. Antithrombotic therapy in neonates and children: Antithrombotic Therapy and Prevention of Thrombosis, 9ª ed.: American College of Chest Physicians Evidence-Based Clinical Practice Guidelines. *Chest* 2012;141(2 suppl):e737S-e801S. Copyright © 2012 The American College of Chest Physicians. Con permiso; y Malowany JI, Monagle P, Knoppert DC, et al; para Canadian Paediatric Thrombosis and Hemostasis Network. Enoxaparin for neonatal thrombosis: a call for a higher dose for neonates. *Thromb Res* 2008;122(6):826-830. Copyright © 2007 Elsevier. Con autorización.

3. Reversión de la anticoagulación

   a. La interrupción de las inyecciones subcutáneas suele ser suficiente para revertir la anticoagulación cuando es clínicamente necesario.

   b. Si se necesita una reversión rápida, puede administrarse sulfato de protamina en las 3 a 4 horas siguientes a la última inyección, aunque es posible que la protamina no revierta por completo los efectos anticoagulantes. Administrar 1 mg de sulfato de protamina por cada 1 mg de HBPM administrado en la última inyección.

Tabla 44-4. Control y ajuste de la dosis de enoxaparina en función del nivel del antifactor Xa medido 4 horas después de la dosis de enoxaparina

Nivel de antifactor Xa (U/mL)	Valoración de dosis	Repetición del nivel de anti-Xa
< 0.35	Aumentar la dosis en 25%	4 h después de la siguiente dosis
0.35-0.49	Aumentar la dosis en 10%	4 h después de la siguiente dosis
0.5-1.0	Sin cambios en la dosis	24 horas
1.1-1.5	Disminuir la dosis en 20%	Antes de la siguiente dosis
1.6-2.0	Mantener la dosis durante 3 horas y disminuir la dosis en 30%	Antes de la siguiente dosis y 4 h después de la siguiente dosis
> 2.0	Mantener todas las dosis hasta que el anti-Xa sea de 0.5 U/mL; disminuir la dosis en un 40%	Antes de la siguiente dosis y c/12 h hasta anti-Xa < 0.5 U/mL

Fuente: adaptada de Monagle P, Michelson AD, Bovill E, et al. Antithrombotic therapy in children. *Chest* 2001;119(suppl 1):344S-370S. Copyright © 2001 The American College of Chest Physicians. Con autorización.

D. Trombólisis

1. Consideraciones generales

   a. Los agentes trombolíticos convierten el plasminógeno endógeno en plasmina. Las concentraciones de plasminógeno en neonatos son reducidas en comparación con los valores en adultos y, por lo tanto, la eficacia de los agentes trombolíticos puede verse disminuida. La administración de plasma fresco congelado puede aumentar el efecto trombolítico de estos agentes.

   b. Las indicaciones incluyen trombosis arterial o venosa masiva con evidencia de disfunción orgánica, compromiso de la viabilidad de la extremidad o trombosis potencialmente mortal. Los agentes trombolíticos también pueden utilizarse para restaurar la permeabilidad de catéteres vasculares centrales ocluidos. Las infusiones locales de dosis bajas de agentes trombolíticos también pueden utilizarse para trombosis oclusivas de pequeñas a moderadas cerca de un catéter central.

   c. Existen datos mínimos en poblaciones neonatales en relación con todos los aspectos del tratamiento trombolítico, incluidas indicaciones apropiadas, seguridad, eficacia, elección del agente, duración del tratamiento, uso de heparina y pautas de monitorización. Las recomendaciones de uso se basan por lo general en pequeñas series, informes de casos y consenso de expertos que, en general, sugieren que el tratamiento trombolítico en neonatos puede ser eficaz con complicaciones significativas limitadas.

   d. Considerar la evaluación de hemorragia intraventricular en todos los pacientes antes de iniciar el tratamiento trombolítico.

2. Guías de tratamiento

   a. Preparación para la terapia trombolítica

      i. Colocar cartel en cabecera de cama indicando terapia trombolítica.

      ii. Disponer de trombina tópica en el refrigerador de la unidad.

      iii. Avisar al banco de sangre para garantizar la disponibilidad de crioprecipitado.

      iv. Avisar a farmacia para asegurar la disponibilidad de terapia antifibrinolítica.

      v. Obtener un buen acceso venoso. Considerar la necesidad de un modo de acceso que permita frecuentes extracciones de sangre para minimizar la necesidad de flebotomía.

      vi. Considerar consulta de hematología.

   b. La trombólisis puede lograrse mediante la administración local de agentes trombolíticos en dosis bajas directo sobre la trombosis o cerca de ella a través de un catéter central o mediante la administración sistémica de agentes trombolíticos en dosis más altas. La terapia local suele limitarse a trombosis de tamaño pequeño o moderado. Existen pocos datos que apoyen un método sobre el otro.

   c. El tPA recombinante es el agente trombolítico de elección para los neonatos. La estreptocinasa y la urocinasa también se han utilizado en neonatos, pero se prefiere el tPA (aunque es significativamente más costosa) debido a la mejor lisis del coágulo, el menor riesgo de reacciones alérgicas y la vida media más corta.

   d. Obtener un hemograma basal, TP, TPT y nivel de fibrinógeno antes de iniciar la terapia.

   e. Monitorizar TP, TPT y fibrinógeno cada 4 horas de inicio y después al menos cada 12 a 24 horas. Monitorizar hematocrito y recuento de plaquetas cada 12 a 24 horas. Monitorizar la trombosis por imagen cada 6 a 24 horas.

   f. Esperar que el fibrinógeno disminuya entre 20 y 50%. Si no se observa disminución del fibrinógeno, obtenga dímero D o productos de división del fibrinógeno para demostrar que se ha alcanzado un estado trombolítico.

g. **Mantener un nivel de fibrinógeno > 100 mg/dL y un recuento de plaquetas > 50 000 a 100 000** para minimizar los riesgos de hemorragia clínica. Administrar crioprecipitado 10 mL/kg (o 1 U/5 kg) o plaquetas 10 mL/kg según sea necesario. Si el nivel de fibrinógeno cae < 100, disminuir la dosis de agente trombolítico en un 25%.

h. Si no se observa mejoría del estado clínico o del tamaño de la trombosis después de iniciar el tratamiento, y si los niveles de fibrinógeno permanecen elevados, **considerar la administración de plasma fresco congelado 10 mL/kg**, que puede corregir las deficiencias de plasminógeno y otros factores trombolíticos.

i. **Duración del tratamiento.** El tratamiento trombolítico suele ser breve (de 6 a 12 horas), pero puede ser más prolongado en el caso de trombos refractarios con una monitorización adecuada. En general, la terapia debe equilibrar la resolución del trombo y la mejora del estado clínico frente a los signos de hemorragia clínica.

j. **El tratamiento con HNF concomitante,** por lo general sin la dosis de bolo de carga, debe iniciarse durante o inmediatamente después de finalizar el tratamiento trombolítico.

3. Dosificación (tablas 44-5 y 44-6)

4. Tratamiento de las hemorragias durante la terapia trombolítica

   a. En caso de hemorragia localizada, aplicar presión, administrar trombina tópica y proporcionar cuidados de apoyo. No es necesario interrumpir el tratamiento trombolítico si se controla la hemorragia.

   b. En caso de hemorragia grave, detener la infusión y administrar crioprecipitado (1 U/5 kg).

   c. En caso de hemorragia potencialmente mortal, suspender la infusión, administrar crioprecipitado e infundir un agente antifibrinolítico después de consultar con hematología.

5. Terapia postrombolítica. Considerar iniciar HNF sin la dosis de carga inicial o HBPM. Considerar la interrupción de la anticoagulación si no se produce reacumulación del trombo después de 24 a 48 horas.

E. **Tratamiento de la obstrucción del CVC**

1. Guías de tratamiento

   a. Los catéteres centrales pueden ocluirse debido a trombos o precipitados químicos a menudo secundarios a la nutrición parenteral.

Tabla 44-5. Terapia trombolítica sistémica

Agente	Carga	Infusión	Notas
tPA	Ninguno	0.1-0.6 mg/kg/h durante 6 horas	La duración suele ser de 6 horas; puede continuar durante 12 h o repetirse a las 24 h, aunque la lisis del coágulo continuará durante horas después de interrumpir la infusión. La dosis más baja parece ser tan eficaz como la más alta.

Considerar la terapia con heparina no fraccionada concomitante de 5 a 20 U/kg/hora sin dosis en bolo. La duración óptima del tratamiento es incierta y puede individualizarse en función de la respuesta clínica.

tPA, activador tisular del plasminógeno.

Tabla 44-6. Terapia trombolítica local dirigida a la localización

Agente	Infusión	Notas
tPA	0.01-0.05 mg/kg/hora	La duración del tratamiento depende de la respuesta clínica. Se ha notificado trombólisis sistémica a dosis de 0.05 mg/kg/hora.

Controlar los estudios de laboratorio de forma similar al tratamiento sistémico.

tPA, activador tisular del plasminógeno.

b. Puede utilizarse tPA para la trombosis y ácido clorhídrico (HCl) para el bloqueo químico.

c. **Procedimiento general**

   i. Instile el agente elegido en el volumen necesario para llenar el catéter (hasta 1 o 2 mL) con una presión suave. No debe forzarse el agente si la resistencia es demasiado alta. Si la instilación resulta difícil, puede utilizarse una llave de tres vías para crear vacío en el catéter: conecte el catéter, la jeringa vacía de 10 mL y la jeringa de 1 mL que contiene el agente a la llave de paso. Cree el vacío extrayendo con suavidad varios mililitros de la jeringa de 10 mL mientras la llave de paso de la jeringa de 1 mL está cerrada. Manteniendo la presión, cierre la llave de paso de la jeringa de 10 mL y deje que el vacío del catéter absorba el volumen infundido de la jeringa de 1 mL.

   ii. El uso de HCl para la desobstrucción de catéteres centrales en neonatos se basa en datos clínicos y experiencia limitados y debe realizarse con precaución. Los volúmenes sugeridos para su uso oscilan entre 0.1 mL y 1 mL de solución molar 0.1. Dado que la administración periférica o la extravasación de HCl puede provocar daños graves en los tejidos, debe considerarse la posibilidad de consultar a un cirujano antes de utilizar HCl.

   iii. Esperar de 1 a 2 horas para los agentes tPA y de 30 a 60 minutos para el HCl e intentar extraer líquido a través del catéter.

   iv. Si no se consigue, los pasos anteriores pueden repetirse una vez.

   v. Si no se consigue despejar el catéter luego de dos intentos, deberá retirarse.

2. **Guías de dosificación** (tabla 44-7)

Tabla 44-7. Instilación local de agentes para el bloqueo de catéteres

Agente	Dosificación
tPA	0.5 mg por lumen diluido en SN hasta el volumen necesario para llenar la línea, hasta un máximo de 3 mL
HCl	0.1 M, 0.1-1 mL por lumen

tPA, activador tisular del plasminógeno; SN, solución salina normal; HCl, ácido clorhídrico.

Lecturas recomendadas

Grizante-Lopes P, Garanito MP, Celeste DM, et al. Thrombolytic therapy in preterm infants: fifteen-year experience. *Pediatr Blood Cancer* 2020;67(10):e28544. doi:10.1002/pbc.28544.

Kenet G, Cohen O, Bajorat T, et al. Insights into neonatal thrombosis. *Thromb Res* 2019;181(suppl 1):S33–S36. doi:10.1016/S0049-3848(19)30364-0.

Monagle P, Chan AK, Goldenberg NA, et al. Antithrombotic therapy in neonates and children: Antithrombotic Therapy and Prevention of Thrombosis, 9th ed: American College of Chest Physicians Evidence-Based Clinical Practice Guidelines. *Chest* 2012;141(2 suppl):e737S–e801S.

Monagle P, Cuello CA, Augustine C, et al. American Society of Hematology 2018 guidelines for management of venous thromboembolism: treatment of pediatric venous thromboembolism. *Blood Adv* 2018;2:3292–3316.

Robinson V, Achey MA, Nag UP, et al. Thrombosis in infants in the neonatal intensive care unit: analysis of a large national database. *J Thromb Haemost* 2020;19(2):400–407. doi:10.1111/jth.15144.

45 Anemia

Ravi M. Patel y Cassandra D. Josephson

PUNTOS CLAVE

- Un neonato a término con un hematocrito (Hto) de < 42% debe generar preocupación por la presencia de anemia e inducir a la consideración y evaluación de la etiología.

- Los neonatos presentan un descenso progresivo de la hemoglobina durante las primeras semanas de vida. Este descenso es exagerado en los neonatos muy prematuros, con anemia agravada por hemorragias, flebotomía y eritropoyesis inmadura, y estudios recientes apoyan umbrales de transfusión más conservadores en esta población. Para los neonatos prematuros y a término más maduros, los umbrales óptimos de transfusión son menos seguros.

- El pinzamiento retrasado del cordón umbilical mejora las reservas de hierro y puede reducir la necesidad de transfusión de eritrocitos y la mortalidad en los neonatos prematuros. El ordeño del cordón umbilical debe evitarse en los neonatos extremadamente prematuros, ya que podría aumentar el riesgo de hemorragia intracraneal.

- Todos los neonatos prematuros deben ingerir al menos 2 mg/kg/día de hierro enteral, y los neonatos alimentados con leche materna deben recibir suplementos de hierro al mes de edad. Para los neonatos a término que reciben lactancia materna, la suplementación con hierro enteral de 1 mg/kg/día debe comenzar a los 4 meses de edad. Los neonatos alimentados con leche artificial no necesitan suplementos sistemáticos.

- En la actualidad no se recomienda el uso de agentes estimulantes de la eritropoyesis, dada la falta de beneficios en resultados clínicos importantes en ensayos recientes, aunque se están realizando ensayos adicionales.

I. FISIOLOGÍA HEMATOLÓGICA DEL NEONATO.

Durante el periodo neonatal y los meses siguientes se producen cambios significativos en la masa de los eritrocitos del neonato. La evaluación de la anemia debe tener en cuenta este proceso de desarrollo, así como las necesidades fisiológicas del recién nacido.

A. La anemia fisiológica de la infancia

1. En el útero, la saturación de oxígeno de la aorta fetal es de 45%, las concentraciones de eritropoyetina (Epo) son elevadas y la producción de eritrocitos es rápida. El hígado fetal es el principal lugar de producción de Epo.

2. Después del nacimiento, con la brusca transición de la hipoxia relativa en el útero al entorno extrauterino relativamente rico en oxígeno, la Epo se sitúa por encima de los niveles normales del rango de referencia adulto, pero disminuye con rapidez en los primeros días de vida a medida que aumenta de manera sig-

Tabla 45-1. Nadir de hemoglobina

Característica	Concentraciones de hemoglobina		
	Neonatos a término sanos	Neonatos de muy bajo peso al nacer (1 000-1 500 g)	Neonatos con peso extremadamente bajo al nacer (< 1 000 g)
Nadir de hemoglobina	10 g/dL	8 g/dL	7 g/dL
Edad posnatal	10-12 semanas	4-6 semanas	4-6 semanas

Fuente: reimpresa de Strauss RG. Anemia of prematurity: pathophysiology and treatment. *Blood Rev* 2010;24(6):221-225. Copyright © 2010 Elsevier. Con autorización.

nificativa el aporte de oxígeno a los tejidos. A continuación, las concentraciones de Epo permanecen bajas durante todo el primer mes de vida. La producción de eritrocitos disminuye con rapidez después del descenso de la producción de Epo.

3. La disminución progresiva de las concentraciones de hemoglobina se debe a una combinación de menor supervivencia y menor producción de eritrocitos, junto con un mayor crecimiento somático y una rápida expansión del volumen sanguíneo (tabla 45-1).

4. A pesar de la disminución de las concentraciones de hemoglobina, la proporción de hemoglobina A y hemoglobina F aumenta, y los niveles de 2,3-difosfoglicerato (2,3-DPG) (que interactúa con la hemoglobina A para disminuir su afinidad por el oxígeno, aumentando así la liberación de oxígeno a los tejidos) son elevados. En consecuencia, aumenta el aporte de oxígeno a los tejidos. Esta "anemia" fisiológica no es una anemia funcional, ya que el aporte de oxígeno a los tejidos puede ser adecuado. El hierro de los eritrocitos degradados se almacena.

5. Entre las 8 y las 12 semanas, los niveles de hemoglobina alcanzan su nadir, de 9 a 11 g/dL alrededor de los 2 meses, se estimula la producción renal de Epo y aumenta la producción de eritrocitos (véase tabla 45-1).

6. Pueden detectarse signos de recuperación de la anemia fisiológica alrededor de las 4 a 8 semanas de vida, con aumentos en el recuento de reticulocitos. Después, la hemoglobina aumenta hasta un nivel medio de 12.5 g/dL.

7. Los neonatos que han recibido transfusiones en el periodo neonatal tienen nadires más bajos de lo normal debido a su mayor porcentaje de hemoglobina A.

8. Durante este periodo de eritropoyesis activa, las reservas de hierro se utilizan con rapidez. Las reservas de hierro son suficientes durante 15 a 20 semanas en los neonatos a término. Transcurrido este tiempo, la hemoglobina disminuye si no se administran suplementos de hierro.

B. **La anemia del prematuro** es casi universal en neonato de muy bajo peso al nacer (véase tabla 45-1).

1. Múltiples factores influyen en el desarrollo y la gravedad de la anemia del prematuro.

a. Reservas incompletas de hierro debido a un parto prematuro.

b. Pérdida de sangre relacionada con la flebotomía en pruebas de laboratorio.

   c. Niveles bajos de Epo y eritropoyesis fetal incompleta (por qué los neonatos prematuros suelen tener una hemoglobina más baja que los neonatos a término)

   d. Hemorragia, incluida la hemorragia intraventricular.

  2. El nadir de hemoglobina se alcanza a una edad posnatal más temprana que en un neonato a término debido a lo siguiente:

   a. Menor supervivencia de los eritrocitos.

   b. Crecimiento más rápido. Por ejemplo, un neonato prematuro que aumenta 150 g/semana requiere cerca de un aumento de 12 mL/semana en el volumen sanguíneo total.

   c. Disminución de la masa de eritrocitos y de las reservas de hierro debido a la pérdida de sangre relacionada con la flebotomía.

   d. El nadir de hemoglobina en neonatos prematuros es menor que en neonatos a término porque la Epo es producida por el neonato a término a un nivel de hemoglobina de 10 a 11 g/dL, pero es producida por el neonato prematuro a una concentración de hemoglobina de 7 a 9 g/dL.

II. ETIOLOGÍA DE LA ANEMIA EN EL NEONATO.

La anemia debe considerarse en cualquier neonato a término con un hematocrito (Hto) < 42% el día del nacimiento. Las causas de la anemia pueden clasificarse en tres grandes categorías:

- Pérdida de sangre, que puede ser prenatal (hemorragia fetomaterna) o perinatal (p. ej., hemorragia intracraneal)
- Aumento de la destrucción de eritrocitos (p. ej., hemólisis)
- Disminución de la producción de eritrocitos (p. ej., infección congénita)

A. La **pérdida de sangre** puede presentarse de forma aguda o crónica. En la pérdida aguda de sangre, el neonato puede mostrar compromiso como depresión respiratoria o choque. El Hto puede ser bajo o normal, si la pérdida de sangre es muy reciente, ya que el equilibrio de los mecanismos fisiológicos para aumentar el volumen sanguíneo, como la retención de agua, puede llevar tiempo. En la pérdida crónica de sangre, el Hto puede ser bajo con aumento de reticulocitos, sin evidencia de choque o hipovolemia. En la anemia intrauterina crónica grave, puede haber hidropesía fetal y debe tenerse precaución con la administración de bolos de volumen.

  1. **Causas obstétricas de pérdida de sangre**, incluidas las siguientes malformaciones de la placenta y el cordón:

   a. Desprendimiento de placenta.

   b. Placenta previa.

   c. Incisión de placenta en cesárea.

   d. Rotura de vasos anómalos (p. ej., vasa previa, inserción velamentosa del cordón o rotura de vasos comunicantes en una placenta multilobulada). La hemorragia durante la rotura de membranas debe hacer sospechar esta situación.

   e. Hematoma de la médula causado por várices o aneurisma.

   f. Rotura del cordón (más frecuente en cordones cortos y en cordones inmaduros).

  2. **Pérdida de sangre oculta**

   a. La **hemorragia fetomaterna** puede ser crónica o aguda. Se produce en 8% de los embarazos. El diagnóstico se realiza mediante una tinción de Kleihauer-Betke del frotis materno en busca de células fetales, que puede arrojar el porcentaje de eritrocitos en la circulación materna que son de origen fetal. A continuación, se multiplica por 5 000 mL para estimar el volumen de hemorragia fetal (p. ej., 1% en la tinción equivaldría a 50 mL de pérdida de sangre, que pueden dividirse entre el volumen estimado de sangre infantil [p. ej., 80 mL/kg] para determinar la magnitud de la hemorragia). La transfusión fetomaterna crónica se sugiere por un recuento de reticulocitos > 10%. Muchas afecciones pueden predisponer a este tipo de hemorragia:

   i. Malformaciones placentarias: corioangioma o coriocarcinoma

   ii. Procedimientos obstétricos: amniocentesis traumática, versión cefálica externa, versión cefálica interna, parto de nalgas

   iii. Hemorragia fetomaterna espontánea

  b. Hemorragia fetoplacentaria

   i. Corioangioma o coriocarcinoma con hematoma placentario

   ii. Cesárea, con el bebé sostenido por encima de la placenta

   iii. Cordón nucal tenso o prolapso oculto del cordón

  c. Transfusión feto-fetal

  d. Secuencia anemia policitemia en gemelos (SAPG), una forma rara de transfusión crónica entre gemelos monocoriónicos caracterizada por grandes diferencias de hemoglobina entre gemelos en ausencia de discordancia de líquido amniótico.

3. **La hemorragia posnatal** en el neonato puede deberse a lo siguiente:

  a. Hemorragia intracraneal asociada con lo siguiente:

   i. Trauma

   ii. Prematuridad, en particular prematuridad extrema

   iii. Hipoxia

   iv. Trastornos hemorrágicos, como hemofilia y trombocitopenia aloinmune neonatal (TAIN)

  b. Cefalohematoma masivo, hemorragia subgaleal o *caput succedaneum* hemorrágico

   i. Si se sospecha una hemorragia subgaleal, recomendar el ingreso en la unidad de cuidados intensivos debido al gran espacio potencial para la hemorragia; puede haber onda de fluido y la hemorragia puede extenderse a las órbitas o provocar el desplazamiento hacia delante de las orejas.

  c. Hemorragia retroperitoneal

  d. Rotura de hígado o bazo

  e. Hemorragia suprarrenal o renal

  f. Hemorragia gastrointestinal (la sangre materna ingerida en el parto o en la lactancia debe descartarse mediante la prueba de Apt) (véase capítulo 43).

   i. Hemorragia gástrica por ulceración o irritación de la sonda gástrica, sobre todo si está colocada con succión

   ii. Enterocolitis necrosante (ECN)

  g. Hemorragia umbilical

  h. Causas iatrogénicas. La pérdida excesiva de sangre puede deberse a la toma de muestras de sangre con una reposición inadecuada.

B. **La hemólisis** debe sospecharse con la presencia de un Hto bajo en un neonato a término (< 42%) con aumento del recuento de reticulocitos o con ictericia que se presente en las primeras 24 horas de vida.

1. **Hemólisis inmune** (véase capítulo 26)

  a. Incompatibilidad Rh

  b. Incompatibilidad ABO

  c. Incompatibilidad menor de grupo sanguíneo (p. ej., c, E, Kell, Duffy).

  d. Enfermedad materna (p. ej., lupus), enfermedad hemolítica autoinmune, artritis reumatoide (prueba de Coombs directa positiva en la madre y el neonato, sin anticuerpos contra el antígeno común de los eritrocitos Rh, AB, etc.), o fármacos.

2. **Trastornos hereditarios de los eritrocitos**

    a. Defectos de la membrana de los eritrocitos como esferocitosis, eliptocitosis o estomatocitosis.

    b. Defectos metabólicos: deficiencia de glucosa-6-fosfato deshidrogenasa (G6PD) (la hemólisis neonatal significativa debida a la deficiencia de G6PD se observa con mayor frecuencia en hombres mediterráneos o asiáticos, pero puede darse en otras poblaciones); deficiencia de piruvato cinasa, deficiencia de 5′-nucleotidasa y deficiencia de glucosa-fosfato isomerasa.

    c. Hemoglobinopatías

        i. Síndromes de α- y γ-talasemia

        ii. Anomalías estructurales de las cadenas α y γ

3. **Hemólisis adquirida**

    a. Infección bacteriana o viral

    b. Coagulación intravascular diseminada

    c. Deficiencia de vitamina E y otras anemias nutricionales

    d. Anemia hemolítica microangiopática, hemangioma, estenosis de la arteria renal y coartación grave de la aorta

C. La **disminución de la producción de eritrocitos** se manifiesta por una disminución del Hto, un recuento reducido de reticulocitos y un nivel normal de bilirrubina. Esto es poco frecuente en neonatos a término.

1. **Síndrome de Diamond-Blackfan**

2. **Leucemia congénita** u otra neoplasia maligna

3. **Infecciones,** en especial rubéola y parvovirus (véanse capítulos 48 y 49)

4. **Osteopetrosis,** que causa eritropoyesis inadecuada

5. **Supresión de la producción de eritrocitos** inducida por fármacos

6. **Anemia fisiológica o anemia del prematuro** (véanse seccs. I.A y I.B)

III. ENFOQUE DIAGNÓSTICO DE LA ANEMIA EN EL NEONATO

A. Los **antecedentes familiares** deben incluir preguntas sobre anemia, ictericia, cálculos biliares y esplenectomía.

B. Deben evaluarse los **antecedentes obstétricos**.

C. La **exploración física** puede revelar una anomalía asociada y proporcionar indicios sobre el origen de la anemia.

D. La **pérdida aguda de sangre** causa choque, con cianosis, mala perfusión y acidosis.

E. La **pérdida crónica de sangre** produce palidez, pero el neonato puede presentar solo síntomas leves de dificultad respiratoria o irritabilidad.

F. La **hemólisis crónica** se asocia con palidez, ictericia y hepatoesplenomegalia.

G. Recuento completo de células sanguíneas. Cabe destacar que el Hto en sangre capilar es entre 3.7 y 2.7% superior al Hto venoso. El calentamiento del pie redujo la diferencia.

H. Recuento de reticulocitos (elevado con pérdida crónica de sangre y hemólisis, deprimido con infección y defecto de producción).

I. Frotis sanguíneo (tabla 45-2)

J. Prueba de Coombs y nivel de bilirrubina

Tabla 45-2. Clasificación de la anemia en el neonato

Reticulocitos	Bilirrubina	Prueba de Coombs	Morfología de los eritrocitos	Posibilidades de diagnóstico
Normal o ↓	Normal	Negativo	Normal	Anemia fisiológica del neonato o del prematuro; anemia hipoplásica congénita; otras causas de disminución de la producción
Normal o ↑	Normal	Negativo	Normal	Hemorragia aguda (fetomaterna, placentaria, del cordón umbilical o interna)
↑	↑	Positivo	Microcitos hipocrómicos	Hemorragia fetomaterna crónica
			Esferocitos	Hemólisis inmune (incompatibilidad de grupo sanguíneo o autoanticuerpo materno)
Normal o ↑	↑	Negativo	Esferocitos	Esferocitosis hereditaria
			Eliptocitos	Eliptocitosis hereditaria
			Microcitos hipocrómicos	Síndrome de α- o γ-talasemia
			Eritrocitos espiculados	Deficiencia de piruvato cinasa
			Esquistocitos y fragmentos de eritrocitos	Coagulación intravascular diseminada; otros procesos microangiopáticos
			Células de mordedura (cuerpos de Heinz con tinción supravital)	Deficiencia de glucosa-6-fosfato deshidrogenasa
			Normal	Infecciones; hemorragia cerrada (cefalohematoma)

↓, disminución; ↑, aumento.

Fuente: adaptada con permiso del trabajo del Dr. Glader Bertil, Director de la Division of Hematology-Oncology, Children's Hospital at Standford, California, 1991.

K. **Prueba Apt** (véase capítulo 43) en sangre gastrointestinal de origen incierto.

L. **Preparación Kleihauer-Betke** de la sangre materna. Cabe destacar que un gran volumen (p. ej., 50 mL) de hemorragia de sangre fetal en la circulación materna se mostrará como un porcentaje relativamente pequeño (p. ej., 1%) de células fetales en la circulación materna en la prueba.

M. **Ecografía de abdomen y cabeza**

N. **Pruebas parentales.** El recuento completo de células sanguíneas, el frotis y los índices de eritrocitos son pruebas de estudio útiles. Las pruebas de fragilidad osmótica y las concentraciones de enzimas en los eritrocitos (p. ej., G6PD, piruvato cinasa) pueden ser útiles en casos seleccionados.

O. **Estudios para detectar infecciones** (toxoplasmosis, otras, rubéola, citomegalovirus y herpes simple [TORCH]; véanse capítulos 48 y 49).

P. **Médula ósea** (rara vez utilizada excepto en casos de insuficiencia de médula ósea por hipoplasia o tumor).

IV. TRATAMIENTO

A. **Transfusión** (véase capítulo 42). Estudios aleatorizados recientes han informado las prácticas de transfusión neonatal, con estudios más recientes que apoyan el uso de umbrales de transfusión más restrictivos, incluidos los estudios Transfusion of Prematures (TOP) y Effects of Transfusion Thresholds on Neurocognitive Outcomes (ETTNO), que compararon umbrales de transfusión de hemoglobina más altos y más bajos para neonatos extremadamente prematuros (p. ej., peso al nacer < 1 000 g o edad de gestación < 29 semanas) (tabla 45-3).

1. **Indicaciones de transfusión** (tablas 45-4 y 45-5). La decisión de transfundir debe tener en cuenta tanto la hemoglobina o el Hto como el estado del neonato. Es importante que los clínicos sean conscientes de que el aporte de oxígeno a los tejidos depende de otros factores además de la concentración de hemoglobina, incluidos los objetivos de saturación de oxígeno y el gasto cardiaco.

a. En la tabla 45-4 se muestran las guías de transfusión para neonatos extremadamente prematuros. Se basan en los umbrales más bajos del estudio TOP.

b. Para neonatos que no son extremadamente prematuros, sugerir la transfusión de pacientes asintomáticos con asistencia respiratoria mínima o sin esta a un Hto ≤ 20 a 22% en la mayoría de las circunstancias, ya que éste es el umbral más bajo estudiado en la mayoría de los ensayos aleatorizados en

Tabla 45-3. Rangos de umbral de hemoglobina utilizados en ensayos de transfusión para neonatos prematuros

Umbrales	Estudio en Iowa	Estudio PINT	Estudio TOP	Estudio ETTNO
Liberal	10.0-15.3	8.5-13.5	10.0-13.0	9.3-13.7
Restrictivo	7.3-11.3	7.5-11.5	7.0-11.0	7.0-11.3

Los umbrales son valores de hemoglobina en gramos por decilitro, y los intervalos reflejan la variación basada en la gravedad de la enfermedad respiratoria del neonato y la edad posnatal.

PINT, Premature Infants in Need of Transfusion (Estudio); TOP, Transfusion of Prematures; ETTNO, Effects of Transfusion Thresholds on Neurocognitive Outcomes (Estudio).

Tabla 45-4. Umbrales de hematocrito basados en la evidencia para la transfusión de neonatos extremadamente prematuros con anemia

Edad posnatal	Asistencia respiratoria	Sin asistencia respiratoria
Semana 1	≤ 32%	≤ 29%
Semana 2	≤ 29%	≤ 25%
A partir de la semana 3	≤ 25%	≤ 21%

Para obtener la hemoglobina, dividir el hematocrito (%) entre 2.941. La asistencia respiratoria es ventilación mecánica, presión positiva continua de la vía aérea, cánula nasal ≥ 1 L/minuto o fracción inspirada de oxígeno (FiO_2) > 0.35.

Fuente: basada en los umbrales más bajos del estudio Transfusion of Prematures (Kirpalani H, Bell EF, Hintz SR, et al. Higher or lower hemoglobin transfusion thresholds for preterm infants. *N Engl J Med* 2020;383[27]:2639-2651).

neonatos (véase tabla 45-5); puede utilizar el juicio clínico basado en la causa subyacente, considerando la respuesta reticulocitaria y otros factores, y decidir monitorizar y no transfundir.

c. Los prematuros moderados o tardíos o los neonatos a término pueden ser transfundidos a umbrales como los de la tabla 45-4, aunque estos se evaluaron en neonatos extremadamente prematuros. Algunos estudios sugieren que los neonatos a término y prematuros tardíos se transfunden a umbrales ligeramente superiores a los de los neonatos más moderados o prematuros extremos.

Tabla 45-5. Guías de transfusión sugeridas para determinados neonatos

1. **Sugerir la transfusión de neonatos asintomáticos con asistencia respiratoria mínima o sin ella** a Hto ≤ 20-22%. Los prematuros moderados o tardíos o los neonatos a término pueden transfundirse a los umbrales indicados en la tabla 45-4.

2. **Neonatos con cirugía mayor** (preoperatoria o posoperatoria inmediata): transfundir si Hto ≤ 30%; considerar si < 32-35%.

3. **Neonato pre-OMEC u OMEC, con enfermedad cardiopulmonar grave o choque:** transfundir si Hto ≤ 35%.

4. **Anemia intrauterina crónica:** si es hidrópica, considerar intercambio isovolumétrico. Si no, considerar transfusiones seriadas de pequeño volumen (5-7.5 mL/kg) para evitar la sobrecarga de volumen.

5. **Hemorragia grave o choque hemorrágico:** administrar rápido eritrocitos:plasma/crio:plaquetas en una proporción 2:1:1 o 1:1:1.

Recomendaciones débiles basadas en la opinión de los autores y en las prácticas transfusionales actuales en los centros estadounidenses, junto con estudios seleccionados señalados.

Hto, hematocrito; OMEC, oxigenación por membrana extracorpórea.

d. Neonatos con cirugía mayor (preoperatoria o posoperatoria inmediata)-Transfundir si Hto ≤ 30%; considerar si < 32 a 35%. La administración y demanda de oxígeno pueden verse afectadas por la cirugía. Un estudio demostró que la anemia preoperatoria está asociada con la mortalidad posoperatoria.

e. Neonatos en fase previa a la oxigenación por membrana extracorpórea (pre-OMEC) u OMEC, con enfermedad cardiopulmonar grave o choque: transfundir si Hto ≤ 35%. Los datos sugieren que un umbral más bajo se asocia con reducción del volumen de transfusión de eritrocitos sin aumentar las tasas de complicaciones y que un aumento de las tasas de transfusión se asocia con mayor mortalidad.

f. Anemia intrauterina crónica. Si es hidrópica, considerar la exanguinotransfusión isovolumétrica, en la que se transfunden eritrocitos empaquetados mientras se extrae sangre en neonatos, de forma similar al proceso en la exanguinotransfusión.

  i. Para una exanguinotransfusión isovolumétrica, se infunden eritrocitos empaquetados en una vena (p. ej., periférica o umbilical) mientras se extrae sangre (por lo general de una arteria periférica o umbilical). Si no se dispone de acceso arterial, puede realizarse un método empuje-tracción utilizando la vena umbilical con una llave de paso diseñada para una exanguinotransfusión que permite la extracción y la infusión de sangre con facilidad a través del mismo catéter.

  ii. Para aumentar el Hto, el volumen a intercambiar puede calcularse como [(peso en kilogramos × volumen sanguíneo infantil estimado) (p. ej., 85 mL/kg) × (Hto deseado − Hto observado)] / Hto de eritrocitos empaquetados (esto dependerá del tipo de unidades [p. ej., citrato-fosfato-dextrosa-adenina (CPDA-1) o fórmula aditiva 3 (Hto observado)]. / Hto de eritrocitos empaquetados (esto dependerá del tipo de unidades [p. ej., citrato-fosfato-dextrosa-adenina (CPDA-1) o solución aditiva fórmula 3 (AS3)]). Cabe destacar que las unidades de CPDA-1 tendrán un Hto más alto que las unidades de AS3. Puede ponerse en contacto con el banco de sangre para obtener una estimación del Hto de la unidad asignada al neonato. De lo contrario, considere transfusiones seriadas de pequeño volumen (5 a 7.5 mL/kg) para evitar la sobrecarga de volumen.

g. Hemorragia grave o choque hemorrágico. Transfundir eritrocitos rápido y notificar al banco de sangre la necesidad de producto. Administrar eritrocitos:plasma/crio:plaquetas en una proporción de 2:1:1 o 1:1:1 (alícuota de 10 a 15 mL/kg). Reevaluar y repetir los análisis. Repetir la transfusión en la misma proporción hasta que la hemorragia deje de ser potencialmente mortal. Proporciones basadas en las guías de la Transfusion and Anemia Expertise Initiative (TAXI) para lactantes mayores y niños.

h. Los neonatos con incompatibilidad ABO que no se someten a exanguinotransfusión pueden presentar hemólisis prolongada y requerir una transfusión varias semanas después del nacimiento. Esto puede mejorar con el uso de inmunoglobulina intravenosa (IGIV). Si no presentan una hemólisis suficiente como para requerir tratamiento con fototerapia, por lo general no se anemizarán lo suficiente como para necesitar una transfusión (véase capítulo 26).

2. Hemoderivados y métodos de transfusión (véase capítulo 42)

  a. Eritrocitos empaquetados. El volumen de transfusión suele ser de 10 a 20 mL/kg, siendo el volumen de transfusión más habitual de 15 mL/kg.

  b. El volumen sanguíneo medio de los neonatos es de 80 mL/kg (menor para los neonatos a término y mayor para los prematuros); el Hto de los eritrocitos empaquetados difiere según la unidad de almacenamiento y es de 60 a 80% para CPDA-1 y menor para las unidades AS.

  c. Los eritrocitos **irradiados** se recomiendan en neonatos prematuros con un peso < 1 500 g.

d. La reducción leucocitaria reduce el riesgo de transfusión por citomegalovirus (CMV). Sin embargo, el uso de donantes seronegativos para CMV para la transfusión neonatal junto con la reducción leucocitaria es preferible si el neonato pesa < 1 500 g, dado que los estudios han demostrado un riesgo muy bajo de infección posnatal por CMV con la estrategia combinada. Si no se dispone de eritrocitos negativos al CMV, no debe retrasarse la transfusión y son aceptables los eritrocitos leucorreductores no testados para CMV.

e. Muchas familias solicitan **transfusiones de donantes directos.** La irradiación de células de donantes directos es en especial importante, dada la compatibilidad del antígeno leucocitario humano (HLA) entre familiares de primer grado y el mayor potencial de injerto de linfocitos extraños.

f. La reducción de la exposición del donante puede reducir los riesgos de infección transmitida por transfusión. Debido a la preocupación por el riesgo de exposición múltiple asociado con las transfusiones repetidas en neonatos de MBPN, recomendamos transfundir eritrocitos almacenados de una única unidad reservada para un neonato.

g. No hay ningún beneficio en el uso de eritrocitos frescos para transfusión, ya que un estudio multicéntrico no mostró diferencias en los resultados con los eritrocitos frescos frente a los almacenados.

B. Prevención de la anemia

1. **Suplementos de hierro por vía enteral**

   a. Neonatos a término. Según la recomendación de 2010 de la American Academy of Pediatrics (AAP), los bebés amamantados deben comenzar a recibir suplementos de hierro con 1 mg/kg/día a la edad de 4 meses. Los neonatos no amamantados deben ser enviados a casa desde el hospital con fórmula fortificada con hierro.

   b. Neonatos prematuros. Según la recomendación de la AAP de 2010, todos los neonatos prematuros deben recibir al menos 2 mg/kg/día de hierro enteral, y los bebés alimentados con leche materna deben recibir suplementos de hierro al mes de edad (véase capítulo 21). Las dosis más elevadas de hierro pueden asociarse con un mejor neurodesarrollo, aunque se carece de datos procedentes de estudios aleatorizados.

2. **Retrasar el pinzamiento del cordón umbilical** puede ayudar a reducir la deficiencia de hierro y prevenir la anemia tanto en los neonatos a término como en prematuros.

3. **Los agentes estimulantes de la eritropoyesis,** como la eritropoyetina, pueden ayudar a prevenir la anemia y reducir la necesidad de transfusión de eritrocitos, pero no mejoran los resultados clínicos importantes, por lo que los autores no los recomiendan. Se están realizando estudios adicionales con otros agentes estimulantes de la eritropoyesis, como la darbepoetina.

AGRADECIMIENTOS

Queremos agradecer a Asimenia Angelidou y Helen Christou sus contribuciones en una versión anterior de este capítulo.

Lecturas recomendadas

Baker RD, Greer FR; and the Committee on Nutrition American Academy of Pediatrics. Diagnosis and prevention of iron deficiency and iron-deficiency anemia in infants and young children (0–3 years of age). *Pediatrics* 2010;126(5): 1040–1050.

Bell EF, Strauss RG, Widness JA, et al. Randomized trial of liberal versus restrictive guidelines for red blood cell transfusion in preterm infants. *Pediatrics* 2005;115(6):1685–1691.

Fergusson DA, Hébert P, Hogan DL, et al. Effect of fresh red blood cell transfusions on clinical outcomes in premature, very low-birth-weight infants: the ARIPI randomized trial. *JAMA* 2012;308(14):1443–1451.

Fogarty M, Osborn DA, Askie L, et al. Delayed vs early umbilical cord clamping for preterm infants: a systematic review and meta-analysis. *Am J Obstet Gynecol* 2018;218(1):1–18.

Franz AR, Engel C, Bassler D, et al. Effects of liberal vs restrictive transfusion thresholds on survival and neurocognitive outcomes in extremely low-birth-weight infants: the ETTNO randomized clinical trial. *JAMA* 2020;324(6):560–570.

German KR, Vu PT, Comstock BA, et al; for the Preterm Erythropoietin Neuroprotection Trial Consortium. Enteral iron supplementation in infants born extremely preterm and its positive correlation with neurodevelopment; post hoc analysis of the Preterm Erythropoietin Neuroprotection Trial. *J Pediatr* 2021;238:102.e8–109.e8.

Goobie SM, Faraoni D, Zurakowski D, et al. Association of preoperative anemia with postoperative mortality in neonates. *JAMA Pediatr* 2016;170(9):855–862.

Jopling J, Henry E, Wiedmeier SE, et al. Reference ranges for hematocrit and blood hemoglobin concentration during the neonatal period: data from a multihospital health care system. *Pediatrics* 2009;123(2):e333–e337. doi:10.1542/peds.2008-2654.

Josephson CD, Caliendo AM, Easley KA, et al. Blood transfusion and breast milk transmission of cytomegalovirus in very-low-birth-weight infants: a prospective cohort study. *JAMA Pediatr* 2014;168(11):1054–1062.

Juul SE, Comstock BA, Wadhawan R, et al. A randomized trial of erythropoietin for neuroprotection in preterm infants. *N Engl J Med* 2020;382(3):233–243.

Keene SD, Patel RM, Stansfield BK, et al. Blood product transfusion and mortality in neonatal extracorporeal membrane oxygenation. *Transfusion* 2020;60(2):262–268.

Kirpalani H, Bell EF, Hintz SR, et al. Higher or lower hemoglobin transfusion thresholds for preterm infants. *N Engl J Med* 2020;383(27):2639–2651.

Patel RM, Hendrickson JE, Nellis ME, et al. Variation in neonatal transfusion practice. *J Pediatr* 2021;235:92–99.

Sawyer AA, Wise L, Ghosh S, et al. Comparison of transfusion thresholds during neonatal extracorporeal membrane oxygenation. *Transfusion* 2017;57(9):2115–2120. doi:10.1111/trf.14151.

Strauss RG. Anemia of prematurity: pathophysiology and treatment. *Blood Rev* 2010;24(6):221–225.

Valentine SL, Bembea MM, Muszynski JA, et al; for the Pediatric Critical Care Transfusion and Anemia Expertise Initiative. Consensus recommendations for RBC transfusion practice in critically ill children from the pediatric critical care transfusion and anemia expertise initiative. *Pediatr Crit Care Med* 2018;19(9):884–898.

46

Policitemia
Matthew A. Saxonhouse y Ashley Hinson

PUNTOS CLAVE

- La policitemia del neonato es un nivel de hematocrito > 65%.
- La hiperviscosidad representa un valor superior en más de dos desviaciones estándar a la media.
- La mayoría de los neonatos con policitemia son asintomáticos y no requieren ningún tratamiento.
- Muchos de los síntomas asociados con la hiperviscosidad en el neonato se deben al trastorno subyacente y no al valor elevado de hematocrito.
- La exanguinotransfusión parcial de volumen (ETPV) debe reservarse para los casos en los que los síntomas del neonato se atribuyan a hiperviscosidad.

Muchos neonatos, ya sea en la sala neonatal o en la unidad de cuidados intensivos neonatales (UCIN), pueden nacer con policitemia, definida simplemente como un hematocrito > 65%. Dado que el pinzamiento tardío del cordón umbilical se está convirtiendo en una norma, cada vez más neonatos cumplirán los criterios de policitemia. La mayoría de los neonatos con policitemia son asintomáticos sin hiperviscosidad resultante. A medida que aumenta la viscosidad sanguínea, también lo hace el riesgo de disfunción de órganos finales. Por lo tanto, el clínico a menudo se ve obligado a tomar la decisión de cuándo es apropiado intervenir. La mayoría de los estudios neonatales que evalúan el tratamiento de la policitemia no han identificado una estrategia de tratamiento óptima.

I. DEFINICIONES

A. **La policitemia** se refiere a un valor de hematocrito en un neonato > 65%. Puede ocurrir debido a un aumento en la producción de eritrocitos (policitemia activa) o a una transfusión pasiva de eritrocitos (policitemia pasiva). Las muestras de hematocrito capilar pueden ser hasta 20% más altas que las muestras venosas y no deben utilizarse para hacer un diagnóstico de policitemia. Por lo tanto, solo deben utilizarse valores de hematocrito > 65% de una vena periférica de flujo libre o de una vena umbilical cuando se trate de neonatos con policitemia. Los valores de hematocrito de los neonatos a término aumentan después del nacimiento y alcanzan su valor máximo entre las 6 y 12 horas de vida luego del parto. A continuación, los valores disminuyen y se estabilizan entre las 18 y las 24 horas después del parto.

B. **La hiperviscosidad** del neonato es un valor superior en más de dos desviaciones estándar a la media. Poiseuille describió la viscosidad de la sangre como la relación

Tabla 46-1. Componentes sanguíneos y su efecto en la viscosidad de la sangre

Componente sanguíneo	Efecto en la viscosidad de la sangre
Hematocrito	Principal determinante de la viscosidad de la sangre en el neonato. Tiene una relación logarítmica con la viscosidad a velocidades de cizallamiento. Los mayores cambios se observan a velocidades de cizallamiento más bajas cuando los valores de hematocrito son > 65%.
Leucocitos	Los valores extremadamente altos pueden influir en la viscosidad de la sangre en el neonato.
Plaquetas	No afecta a la viscosidad de la sangre en el neonato.
Proteínas plasmáticas	No afecta a la viscosidad de la sangre en el neonato.

entre la tensión de cizallamiento y la velocidad de cizallamiento y se demuestra mediante la fórmula:

$$n = \frac{(p - p')r^4\pi \text{ (tensión de cizallamiento)}}{8lQ \text{ (velocidad de cizallamiento)}}$$

n = viscosidad de la sangre

p − p′ = gradiente de presión a lo largo del vaso sanguíneo

r = radio del vaso sanguíneo

l = longitud del vaso sanguíneo

Q = flujo sanguíneo

La relación entre los valores de hematocrito y la viscosidad de la sangre es lineal cuando los valores de hematocrito son < 60%, pero aumenta de manera exponencial cuando el hematocrito es > 70%. La viscosidad de un fluido es constante, pero solo cuando ese fluido es homogéneo. La sangre no es homogénea, ya que está compuesta por muchas partículas diferentes. Los factores que afectan a la viscosidad de la sangre se muestran en la tabla 46-1.

En los neonatos, los vasos sanguíneos más grandes tienen velocidades de cizallamiento mayores y, por lo tanto, una viscosidad menor. Los vasos sanguíneos más pequeños tienen velocidades de cizallamiento más bajas y son los más afectados por valores de hematocrito más altos. Sin embargo, la viscosidad de la sangre baja al disminuir el tamaño de los capilares y la viscosidad de la sangre no afecta tanto a los capilares como a las arteriolas y vénulas más pequeñas.

II. INCIDENCIA. La policitemia afecta alrededor de 1 a 5% de neonatos a término.

III. CAUSAS DE LA POLICITEMIA. Los factores de riesgo para el desarrollo de policitemia del neonato se enumeran en la tabla 46-2.

Después del nacimiento, los valores de hematocrito aumentarán de 6 a 12 horas y se estabilizarán a las 24 horas de vida. Un retraso significativo en el pinzamiento del cordón umbilical no provocará hiperviscosidad grave, como demuestra una revisión reciente de 73 neonatos. Retrasos de hasta 5 minutos después del nacimiento

Tabla 46-2. Factores de riesgo asociados con policitemia neonatal

Mecanismo	Causa	Descripción
Transfusión pasiva de eritrocitos	Retraso en el pinzamiento del cordón	Terapia estándar: si se pinza en 1 min, el volumen sanguíneo es de 80 mL/kg; si se pinza en 2 min, el volumen sanguíneo es de 90 mL/kg
	Quitar cordón	Si es contundente
	Transfusión materno-fetal	Diagnosticado por tinción de Kleihauer-Betke en recién nacidos
	Transfusión feto-fetal	Beneficiario afectado
Aumento de la producción de eritrocitos (la hipoxia fetal crónica causa concentraciones elevadas de EPO y, por lo tanto, a una mayor producción de eritrocitos)	Retraso del crecimiento fetal	Restricción del flujo sanguíneo placentario que provoca un estado hipóxico crónico
	Hipertensión materna	Hipertensión crónica, preeclampsia, HELLP
	Neonatos postérmino	
	Hipoxia crónica materna	Enfermedad cardiaca/pulmonar en la madre
	Gran altitud	
	Neonatos de madres con diabetes	Aumento de la eritropoyesis
	Tabaquismo materno	
	Otras afecciones maternas	Edad materna avanzada, enfermedad renal materna
	Trastornos placentarios	Placenta previa, infartos placentarios
Otras condiciones	Grande para la edad gestacional	
	Síndromes genéticos	Hiperplasia suprarrenal congénita, síndrome de Beckwith-Wiedemann, tirotoxicosis neonatal, hipotiroidismo congénito, trisomía 21, trisomía 13, trisomía 18
	Medicamentos maternos	Propranolol
	Sepsis/deshidratación/asfixia perinatal	Menor deformabilidad de los eritrocitos

EPO, eritropoyetina; HELLP, hemólisis, enzimas hepáticas elevadas, plaquetas bajas.

no provocaron la aparición de policitemia grave en comparación con el pinzamiento estándar del cordón.

IV. SÍNTOMAS.
La mayoría de los neonatos con policitemia es asintomático. La policitemia produce síntomas cuando se desarrolla hiperviscosidad, lo que causa alteración de la dinámica del flujo sanguíneo y compromete el flujo sanguíneo a los órganos vitales, provocando daños en los órganos finales. La mayoría de los síntomas asociados con la policitemia se deben a la causa subyacente de la policitemia y no a la hiperviscosidad. En la tabla 46-3 se incluye una lista completa de los síntomas asociados con la policitemia y a la hiperviscosidad.

En cuanto a la enterocolitis necrosante (ECN), no existe una asociación clara entre policitemia y ECN, sino que se debe a la restricción del crecimiento fetal y a las exanguinotransfusiones parciales de volumen (ETPV; véase el texto siguiente).

V. ESTUDIO/DIAGNÓSTICO.
Incluso con la presencia de factores de riesgo, los neonatos a término o prematuros tardíos asintomáticos no necesitan recuentos sanguíneos completos de rutina para evaluar la policitemia. Si hay síntomas y se justifica una muestra de sangre, es aceptable obtener una muestra capilar caliente del talón. Si el hematocrito es > 65%, el valor debe repetirse a partir de una muestra venosa de flujo libre. Los valores de viscosidad sanguínea pueden obtenerse a partir de equipos de laboratorio, pero muchos laboratorios de hospitales centrales no los tienen disponibles y, por lo tanto, no se recomiendan. Si el equipo está presente en su institución, el valor puede ayudar a determinar un verdadero síndrome de hiperviscosidad en un neonato afectado y puede ser de valor clínico.

VI. MANEJO.
El manejo más importante en cualquier neonato con síntomas de policitemia es determinar si existe otra causa subyacente y tratarla de manera eficaz. Si después de una evaluación exhaustiva se determina que el neonato tiene síntomas específicamente relacionados con policitemia e hiperviscosidad, se debe realizar una ETPV. No hay datos que apoyen el uso de bolos de líquido IV en lugar de ETPV para los neonatos sintomáticos. El manejo del neonato policitémico, basado en el valor del hematocrito o los síntomas, se muestra en la tabla 46-4.

VII. ETPV.
Cuando se toma la decisión de realizar una ETPV, debe utilizarse la siguiente fórmula:

$$\frac{(\text{Hto observado} - \text{Hto deseado}) \times (\text{volumen sanguíneo/kg} \times \text{peso en kg})}{\text{Hto observado}}$$

$$\text{Hto} = \text{hematocrito}$$

Debe utilizarse albúmina a 5% o solución salina normal (SN); la mayoría de las instituciones utilizan SN. El hematocrito objetivo debe ser de 50 a 60%. El volumen sanguíneo varía inversamente con el peso al nacer, como se muestra en la figura 46-1. La sangre puede extraerse a través de un catéter arterial umbilical, un catéter venoso umbilical o un catéter arterial periférico (dependiendo de lo que ya esté insertado). Si el neonato no tiene ninguno de los anteriores, la inserción de un catéter venoso umbilical debe realizarse con la intención de retirar el catéter en cuanto finalice el procedimiento. La infusión de SSF al 0.9% puede realizarse a través de un catéter venoso periférico o central.

La realización de una ETPV mejorará los síntomas asociados con la hiperviscosidad. Sin embargo, existen complicaciones (de 0.5 a 3%) asociadas con la ETPV.

Tabla 46-3. Signos y síntomas asociados con policitemia e hiperviscosidad

Sistema de órganos	Signo/síntoma	Importancia clínica
Cardiorrespiratorio	Cianosis, taquipnea, taquicardia, soplo cardiaco, cardiomegalia, insuficiencia cardiaca, aumento de la resistencia vascular pulmonar, hemorragia pulmonar, derrames pleurales, aumento de las marcas pulmonares en la RXT	Disminución del gasto cardiaco debido a la reducción del volumen sistólico o de la frecuencia cardiaca, pero sin cambios en el transporte o el consumo de oxígeno.
Gastrointestinal	Mala alimentación	La circulación enterohepática de los ácidos biliares y la función pancreática exocrina pueden verse afectadas, pero rara vez presentan síntomas clínicos.
Renal	Disminución de la TFG, disminución de la excreción de sodio, hematuria, proteinuria, oliguria, trombosis de las venas renales	Los neonatos con policitemia normovolémica tendrán una reducción de la función renal, mientras que el aumento del volumen sanguíneo tendrá una función renal normal.
Músculo esquelético	Ninguno	No afecta al músculo esquelético.
SNC	Mala alimentación, temblores, nerviosismo, convulsiones, letargo, apnea, hipotonía, trombosis sinovenosa cerebral	Reducción significativa de la velocidad del flujo sanguíneo cerebral debido al aumento del contenido arterial de oxígeno, pero se conserva la autorregulación. Cualquier reducción del flujo sanguíneo cerebral que se manifieste en síntomas suele deberse al trastorno *in utero* o a complicaciones agudas del parto.
Endocrino	Hipoglucemia, hipocalcemia	
Hematología	Trombocitopenia, CID, infartos de órganos, ictericia, hiperbilirrubinemia, hepatoesplenomegalia	La mayoría de las trombosis importantes se debe a otros factores de riesgo asociados y no a la policitemia en sí.

RXT: radiografía de tórax; TFG: tasa de filtración glomerular; SNC: sistema nervioso central; CID: coagulación intravascular diseminada.

Tabla 46-4. Manejo de la policitemia/hiperviscosidad en el neonato

Valor hematocrito venoso	Síntomas	Plan de manejo
60-70%	Ninguno	Hidratación* y volver a comprobar en 4-6 horas
> 65%	Como se indica en la tabla 46-3 y se considera que se debe a la hiperviscosidad	ETPV
> 70%	Ninguno	Hidratación* o ETPV
		Si opta por la hidratación, vuelva a comprobar el hematocrito en 4-6 horas
> 70%	Como se indica en la tabla 46-3 y se considera que se debe a la hiperviscosidad	ETPV

*Hidratación: alimentar al neonato como se haría con un recién nacido a término normal o fecundación *in vitro* si es necesario para otros síntomas.

ETPV, exanguinotransfusión parcial de volumen.

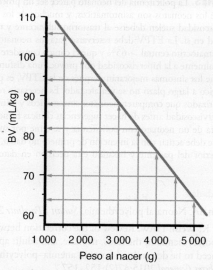

Figura 46-1 Nomograma diseñado para uso clínico, que correlaciona el volumen sanguíneo (VS) por kilogramo con el peso al nacer en neonatos policitémicos. (Reimpresa de Rawlings JS, Pettett G, Wiswell T, et al. Estimated blood volumes in polycythemic neonates as a function of birth weight. *J Pediatr* 1982;101[4]:594-599. Copyright © 1982 Elsevier. Con permiso.)

como hipoglucemia (la más común), bradicardia, apnea, complicaciones relacionadas con el catéter, trombocitopenia, hipocalcemia e hipopotasemia. También se han notificado casos de ECN, colapso cardiovascular, sepsis y hemorragia pulmonar.

VIII. RESULTADOS. Se han realizado múltiples estudios que evalúan los resultados a corto y largo plazos de neonatos con policitemia asintomática e hiperviscosidad sintomática. Los estudios han concluido que la policitemia parece formar parte del proceso de adaptación fetal a la hipoxia aguda y crónica, y que la hipoxia puede provocar lesiones cerebrales irreversibles. Sin embargo, la estrategia de tratamiento óptima para los neonatos sintomáticos sigue siendo controvertida. La realización de una ETPV reducirá el hematocrito y la viscosidad sanguínea y puede revertir muchas de las anomalías fisiológicas asociadas con la policitemia. Sin embargo, la realización de una ETPV no parece cambiar los resultados neurológicos a largo plazo.

Los datos de la mayoría de los estudios de pacientes que evalúan los resultados neurológicos desde los 8 meses hasta los 3 años de vida demostraron resultados neurológicos a largo plazo similares entre los neonatos policitémicos y los neonatos a término normales, incluidos los recién nacidos tratados con ETPV.

Los estudios han demostrado una mayor incidencia de ECN cuando las ETPV se realizaron utilizando una vena umbilical.

Una revisión más reciente evaluó el uso de bolos de fluidos en neonatos policitémicos. Los neonatos > 34 semanas de gestación y con un hematocrito de 65 a 75% fueron elegibles para el estudio. Un grupo recibió un bolo de 25 mL/kg de SSF al 0.9% durante 6 a 8 horas además de la hidratación líquida de mantenimiento y se comparó con neonatos con policitemia y normales que recibieron hidratación líquida de mantenimiento normal. No se observaron diferencias entre todos los grupos.

IX. CONCLUSIONES. La policitemia del neonato parece ser un proceso adaptativo fetal. La mayoría de los neonatos son asintomáticos, y muchos de los síntomas asociados con la hiperviscosidad suelen deberse al trastorno subyacente y no a la policitemia/hiperviscosidad en sí. La ETPV debe reservarse para los neonatos sintomáticos con un valor de hematocrito central > 65% y que el clínico considere que los síntomas se deben principalmente a la hiperviscosidad que provoca una disfunción de los órganos finales. Aunque los síntomas mejorarán después de la ETPV, es posible que el resultado neurológico a largo plazo no se vea afectado. Es necesario realizar más estudios clínicos aleatorizados que comparen neonatos sintomáticos y asintomáticos con policitemia o hiperviscosidad antes de hacer sugerencias clínicas firmes. Por el momento, cuando se trata de un neonato con policitemia y se teme por su hiperviscosidad, el clínico siempre debe actuar con la intención de primero no dañar, teniendo en cuenta el interés superior del paciente y basando esta decisión en datos limitados a largo plazo.

Lecturas recomendadas

Bashir BA, Othman SA. Neonatal polycythemia. *Sudan J Paediatr* 2017;19(2):81–83.

Lucewicz A, Fisher K, Welsh HAW. Review of the correlation between blood flow velocity and polycythemia in the fetus, neonate, and adult: appropriate diagnostic levels need to be determined for twin anemia–polycythemia sequence. *Ultrasound Obstet Gynecol* 2015;47(2):152–157.

O'Reilly D. Polycythemia. In: Hansen AR, Eichenwald EC, Stark AR, et al, eds. *Cloherty and Stark's Manual of Neonatal Care*. Philadelphia, PA: Wolters Kluwer; 2016:624–629.

Ozek E, Soll R, Schimmel MS. Partial exchange transfusion to prevent neurodevelopmental disability in infants with polycythemia. *Cochrane Database Syst Rev* 2010;(1):CD005089.

Rosenkrantz TS, Oh W. Polycythemia and hyperviscosity in the newborn. In: de Alarcón P, Werner E, Christensen RD, eds. *Neonatal Hematology.* New York, NY: Cambridge University Press; 2013:127–140.

Sundaram M, Dutta S, Narang A. Fluid supplementation versus no fluid supplementation in late preterm and term neonates with asymptomatic polycythemia: a randomized controlled trial. *Indian Pediatr* 2016;53(11):983–986.

Visser GL, Tollenaar LSA, Bekker V, et al. Leukocyte counts and other hematological values in twin-twin transfusion syndrome and twin anemia-polycythemia sequence. *Fetal Diagn Ther* 2020;47(2):123–128.

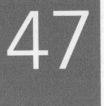

47 Trombocitopenia neonatal

Patricia Davenport y Martha Sola-Visner

- La causa más común de trombocitopenia leve a moderada de aparición temprana en neonatos de buena apariencia es la insuficiencia placentaria, que se manifiesta con frecuencia como un tamaño pequeño para la edad de gestación al nacer. Esta trombocitopenia se resuelve de manera espontánea, por lo general en 10 días, y tiene buen pronóstico. La trombocitopenia en neonatos enfermos suele estar asociada con sepsis o enterocolitis necrosante (ECN) y requiere una intervención rápida.

- Los neonatos con trombocitopenia *grave* en el primer día de vida, sobre todo si tienen buen aspecto, deben someterse a pruebas de trombocitopenia aloinmune neonatal (TAN). Las transfusiones de plaquetas de donantes aleatorios (± inmunoglobulina intravenosa [IGIV]) representan la primera línea de tratamiento para estos neonatos, a menos que las plaquetas del antígeno plaquetario humano (HPA)-1b1b (antes conocidas como PLA-1 negativo) se mantengan en el inventario del banco de sangre y estén disponibles de inmediato para su uso (como ocurre en algunos países europeos o en embarazos afectados conocidos). Si están disponibles, estas plaquetas son el tratamiento de primera línea preferido.

- El riesgo de hemorragia en neonatos trombocitopénicos es multifactorial y no está relacionado con la gravedad de la trombocitopenia. Las pruebas actuales sugieren que la edad de gestación < 28 semanas, la edad posnatal < 10 días y el diagnóstico de ECN son factores predictivos de hemorragia más importantes que el propio recuento de plaquetas.

- Ha habido una variabilidad significativa a nivel mundial en los umbrales de transfusión de plaquetas utilizados en la unidad de cuidados intensivos neonatales (UCIN). En 2019 se publicó el mayor estudio que comparaba umbrales de transfusión de plaquetas liberales frente a restrictivos en neonatos prematuros (Platelets for Neonatal Transfusion-Study 2 [PlaNeT-2]). Este estudio aleatorizó a 660 neonatos trombocitopénicos < 34 semanas de gestación para recibir transfusiones de plaquetas cuando el recuento de plaquetas era < $50 \times 10^3/\mu L$ (umbral alto) o < $25 \times 10^3/\mu L$ (umbral bajo). De manera sorprendente, encontró una incidencia significativa *mayor* de muerte o hemorragia grave en los 28 días siguientes a la aleatorización (resultado primario) en los neonatos asignados al azar al grupo de umbral alto en comparación con el grupo de umbral bajo.

- Un análisis posterior de estratificación del riesgo de estos resultados reveló que los neonatos con un alto riesgo inicial de hemorragia y mortalidad se beneficiaron del umbral de transfusión de plaquetas más bajo tanto (o más) que los neonatos con un bajo riesgo inicial. Por lo tanto, las pruebas actuales respaldan el uso de un umbral de transfusión restrictivo para la mayoría de los recién nacidos en la UCIN.

I. **INTRODUCCIÓN.** La trombocitopenia neonatal se define de forma clásica como un recuento de plaquetas $< 150 \times 10^3/\mu L$ y se clasifica como leve (100 a $149 \times 10^3/\mu L$), moderada (50 a $99 \times 10^3/\mu L$) o grave ($< 50 \times 10^3/\mu L$). Sin embargo, los recuentos de plaquetas en el intervalo de 100 a $149 \times 10^3/\mu L$ son algo más frecuentes entre los neonatos que entre los adultos. El estudio más reciente y amplio sobre recuentos de plaquetas neonatales demostró que los recuentos de plaquetas al nacer aumentan con el avance de la edad de gestación. Es importante destacar que, aunque el recuento medio de plaquetas era $\geq 200 \times 10^3/\mu L$ incluso en los neonatos más prematuros, el percentil 5 era de $104 \times 10^3/\mu L$ para los ≤ 32 semanas de gestación, y de $123 \times 10^3/\mu L$ para los neonatos prematuros tardíos y a término. Estos hallazgos sugieren que puede ser necesario aplicar diferentes definiciones de trombocitopenia a los neonatos prematuros. Por este motivo, un seguimiento cuidadoso y un tratamiento expectante en un neonato de apariencia saludable con trombocitopenia leve y transitoria es un enfoque aceptable, aunque la falta de resolución rápida, el empeoramiento de la trombocitopenia o los cambios en el estado clínico deben motivar una nueva evaluación.

La incidencia de trombocitopenia en neonatos varía de forma significativa en función de la población estudiada. En concreto, aunque la incidencia *global* de la trombocitopenia neonatal es relativamente baja (0.7 a 0.9%), la incidencia entre los neonatos ingresados en la unidad de cuidados intensivos neonatales (UCIN) es bastante elevada (18 a 35%). Dentro de la UCIN, el recuento medio de plaquetas es inferior entre los neonatos prematuros que entre los nacidos a término o casi a término, y la incidencia de trombocitopenia está inversamente correlacionada con la edad de gestación, alcanzando alrededor de 70% entre los neonatos nacidos con un peso $< 1\,000$ g.

II. **ABORDAJE DEL NEONATO TROMBOCITOPÉNICO.** Al evaluar a un neonato trombocitopénico, el primer paso para reducir el diagnóstico diferencial es clasificar la trombocitopenia como de **aparición temprana (en las primeras 72 horas de vida)** o **tardía (después de 72 horas de vida)** y determinar si el neonato está clínicamente enfermo o sano. Es importante que la infección/sepsis se considere siempre en el primer lugar del diagnóstico diferencial (independiente al momento de presentación y del aspecto del neonato) porque cualquier retraso en el diagnóstico y el tratamiento puede tener consecuencias potencialmente mortales.

A. **Trombocitopenia de inicio precoz** (fig. 47-1). La causa más frecuente de trombocitopenia leve a moderada de aparición precoz en un neonato de buena apariencia es la hipoxia intrauterina crónica, por lo general observada en condiciones maternas asociadas con insuficiencia placentaria como hipertensión/preeclampsia o diabetes inducidas por el embarazo. Se manifiesta en el feto como retraso del crecimiento intrauterino (RCIU) y anomalías hematológicas. Esta trombocitopenia es de leve a moderada (recuento de plaquetas entre 50 y $100 \times 10^3/\mu L$), se presenta de inmediato o poco después del nacimiento, alcanza un nadir el cuarto día de vida y se resuelve en un plazo de 7 a 10 días. Si un bebé con antecedentes prenatales compatibles con insuficiencia placentaria y trombocitopenia de leve a moderada permanece clínicamente estable y el recuento de plaquetas se normaliza en 10 días, no es necesario realizar más evaluaciones. Sin embargo, si la trombocitopenia se agrava o persiste más de 10 días, está indicada una investigación adicional.

Una segunda causa común de trombocitopenia neonatal de aparición temprana es la asfixia perinatal. Al igual que ocurre con la hipoxia intrauterina

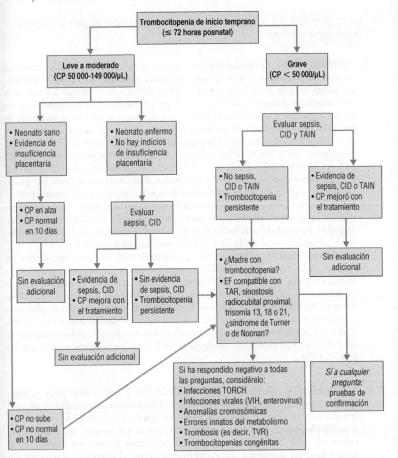

Figura 47-1 Pautas para la evaluación de neonatos con trombocitopenia de inicio temprano (≤ 72 horas de vida). CP, conteo de plaquetas; CID, coagulación intravascular diseminada; TAIN, trombocitopenia aloinmune neonatal; EF, exploración física; TAR, trombocitopenia-radio ausente; TORCH: toxoplasmosis, otros, rubéola, citomegalovirus y herpes simple; TVR, trombosis de la vena renal.

crónica, la trombocitopenia asociada con la asfixia es autolimitada y suele ser de leve a moderada, con recuentos plaquetarios de entre 50 y 100 × 10³/μL. En algunos neonatos, se asocia con coagulación intravascular diseminada (CID), pero en otros, el mecanismo subyacente de la trombocitopenia está menos claro y se cree que es secundario a una disminución de la supervivencia plaquetaria o a la hiporregeneración plaquetaria. El enfriamiento corporal total (hipotermia terapéutica) se ha convertido en una intervención ampliamente aceptada para mejorar el desarrollo neurológico de los neonatos con asfixia perinatal de moderada a grave. El enfriamiento corporal total de los neonatos con asfixia neonatal causa una incidencia aún mayor de trombocitopenia en comparación con los neonatos con solo asfixia. Esto se debe quizá a los cambios inducidos por la hipotermia en la composición del antígeno de superficie de las plaquetas que provocan su rápida eliminación de la circulación.

Es importante destacar que la trombocitopenia asociada con el enfriamiento corporal total de los neonatos asfixiados sigue siendo de leve a moderada y transitoria, aunque el recuento plaquetario nadir se produce ligeramente más tarde que en aquellos con trombocitopenia de la asfixia sola (día 5 frente a día 3).

La trombocitopenia *grave* de aparición temprana en un neonato por lo demás sano debe hacer sospechar una trombocitopenia inmunomediada, ya sea autoinmune (es decir, la madre también tiene trombocitopenia) o aloinmune (la madre tiene un recuento plaquetario normal). Estas variedades de trombocitopenia se tratan en detalle en el texto siguiente. La trombocitopenia de aparición precoz de cualquier gravedad en un neonato a término o prematuro *de aspecto enfermizo* debe llevar a la evaluación de sepsis, infecciones virales o parasitarias congénitas, o CID. La CID se asocia con mayor frecuencia a la sepsis, pero también puede ser secundaria a la asfixia del parto.

Además de estas consideraciones, el neonato afectado debe ser examinado con cuidado para detectar cualquier anomalía radial (sugestiva de síndrome de trombocitopenia-ausencia de radio [TAR], trombocitopenia amegacariocítica con sinostosis radiocubital [ATRUS] o anemia de Fanconi). Aunque la trombocitopenia asociada con Fanconi casi siempre se presenta más tarde en la vida (durante la infancia), se han descrito casos neonatales. En estos pacientes es frecuente encontrar anomalías del pulgar, y las pruebas de fragilidad cromosómica son casi siempre diagnósticas. Si el neonato presenta anomalías radiales con pulgares de apariencia normal, debe considerarse la posibilidad de un síndrome TAR. El recuento de plaquetas suele ser $< 50 \times 10^3/\mu L$, y el recuento de leucocitos es elevado en más de 90% de los pacientes con síndrome TAR, superando a veces los $100 \times 10^3/\mu L$ e imitando una leucemia congénita. Los neonatos que sobreviven al primer año de vida por lo general evolucionan bien porque el recuento de plaquetas mejora de forma espontánea hasta concentraciones normales bajas que se mantienen durante toda la vida. La incapacidad para rotar el antebrazo en la exploración física, en presencia de trombocitopenia grave de aparición temprana, sugiere el diagnóstico poco frecuente de trombocitopenia amegacariocítica congénita con sinostosis radiocubital proximal. El examen radiológico de las extremidades superiores de estos niños confirma la sinostosis proximal de los huesos radial y cubital. Otros trastornos genéticos asociados con trombocitopenia de aparición temprana son trisomía 21, trisomía 18, trisomía 13, síndrome de Turner, síndrome de Noonan y síndrome de Jacobsen. Se han descrito casos de síndrome de Noonan con rasgos dismórficos leves y trombocitopenia neonatal muy grave (que imita la trombocitopenia amegacariocítica congénita). La presencia de hepatomegalia o esplenomegalia es sugestiva de una infección viral, aunque también puede observarse en el síndrome hemofagocítico y en la insuficiencia hepática de diferentes etiologías. Otros diagnósticos, como la trombosis de la vena renal, el síndrome de Kasabach-Merritt y los errores congénitos del metabolismo (en especial la acidemia propiónica y la acidemia metilmalónica), deben considerarse y evaluarse en función de indicaciones clínicas específicas (es decir, hematuria en la trombosis de la vena renal, presencia de un tumor vascular en el síndrome de Kasabach-Merritt).

B. **Trombocitopenia de aparición tardía** (fig. 47-2). Las causas más frecuentes de trombocitopenia de cualquier gravedad que se presenta después de las 72 horas de vida son la sepsis (bacteriana o fúngica) y la enterocolitis necrosante (ECN). Los neonatos afectados suelen tener un aspecto enfermizo y otros signos que sugieren sepsis o ECN. Sin embargo, la *trombocitopenia puede ser el primer signo de presentación de estos procesos y preceder al deterioro clínico.* El tratamiento adecuado

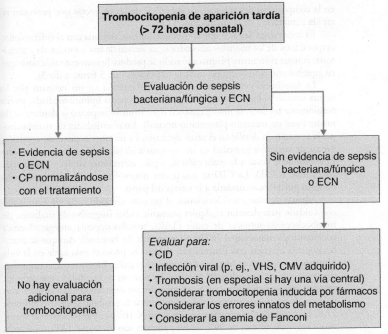

Figura 47-2 Pautas para la evaluación de neonatos con trombocitopenia de inicio tardío (> 72 horas de vida). ECN, enterocolitis necrosante; CP, conteo de plaquetas; CID, coagulación intravascular diseminada; VHS, virus del herpes simple; CMV, citomegalovirus.

(es decir, antibióticos, cuidados respiratorios y cardiovasculares de apoyo, reposo intestinal en caso de ECN y cirugía en caso de ECN quirúrgica) suele mejorar el recuento de plaquetas en 1 o 2 semanas, aunque en algunos neonatos la trombocitopenia persiste durante varias semanas. Las razones subyacentes a esta trombocitopenia prolongada no están claras.

Si se descartan sepsis bacteriana/fúngica y ECN, debe considerarse la posibilidad de infecciones virales como virus del herpes simple, citomegalovirus (CMV) o enterovirus. Estas infecciones suelen ir acompañadas de alteraciones de las enzimas hepáticas. Si el neonato tiene o ha tenido recientemente un catéter venoso central o arterial, las trombosis deben formar parte del diagnóstico diferencial. Por último, debe considerarse la trombocitopenia inducida por fármacos si el bebé está clínicamente bien y recibe heparina, antibióticos (penicilinas, ciprofloxacino, cefalosporinas, metronidazol, vancomicina o rifampicina), indometacina, famotidina, cimetidina, fenobarbital o fenitoína, entre otros. Otras causas menos frecuentes de trombocitopenia de aparición tardía son los errores innatos del metabolismo y la anemia de Fanconi (poco frecuente).

En fecha reciente, se han desarrollado nuevas herramientas para evaluar la producción de plaquetas y ayudar en la evaluación de la trombocitopenia, y es probable que los clínicos dispongan de ellas en un futuro próximo. Entre ellas,

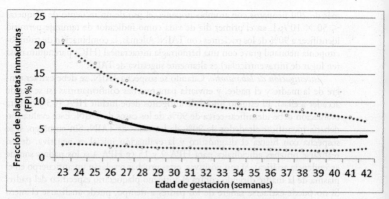

Figura 47-3 Fracción de plaquetas inmaduras (FPI %) el día del nacimiento según la edad de gestación. Las *líneas discontinuas inferior y superior* representan los intervalos de referencia del percentil 5 y 95, y la *línea negra continua* representa la mediana. El eje *y de la derecha* muestra el recuento total de plaquetas, y la *línea continua gris claro* representa el recuento medio de plaquetas el día del nacimiento según la edad de gestación.

la fracción de plaquetas inmaduras (FPI) mide el porcentaje de plaquetas recién liberadas (< 24 horas). La FPI puede medirse en un contador celular hematológico estándar (analizador hematológico Sysmex 2100 XE o XN) como parte del recuento celular completo y puede ayudar a diferenciar las trombocitopenias asociadas con una disminución de la producción de plaquetas de aquellas con un aumento de la destrucción plaquetaria, de forma similar al uso del recuento de reticulocitos para evaluar la anemia. Estudios recientes han establecido rangos normales para la FPI en neonatos de diferentes edades de gestación al nacimiento (fig. 47-3) y han demostrado la utilidad de la FPI para evaluar mecanismos de trombocitopenia y predecir la recuperación plaquetaria en neonatos. El FPI debería ser en especial útil para guiar la evaluación diagnóstica de los neonatos con trombocitopenia de etiología incierta.

III. **TROMBOCITOPENIA INMUNE.** La trombocitopenia inmune se produce debido a la transferencia pasiva de anticuerpos de la circulación materna a la fetal. Existen dos tipos distintos de trombocitopenia inmunomediada: i) trombocitopenia aloinmune neonatal (TAIN) y ii) trombocitopenia autoinmune. En la TAIN, el anticuerpo se produce en la madre contra un antígeno plaquetario humano (HPA) específico presente en el feto, pero ausente en la madre. El antígeno se hereda del padre del feto. El anticuerpo anti-HPA producido en el suero materno atraviesa la placenta y llega a la circulación fetal, provocando la destrucción de las plaquetas, la inhibición del desarrollo de los megacariocitos y la trombocitopenia. En la trombocitopenia autoinmune, el anticuerpo se dirige contra las propias plaquetas de la madre (autoanticuerpos). Los autoanticuerpos maternos también atraviesan la placenta, lo que provoca la destrucción de las plaquetas fetales y trombocitopenia.

A. **TAIN.** La TAIN debe considerarse en cualquier neonato que presente trombocitopenia grave al nacer o poco después, en particular en ausencia de otros factores de riesgo, signos clínicos o anomalías en la exploración física. En un estudio de más de 200 neonatos con trombocitopenia, el uso de un recuento de plaquetas < 50 × 10³/µL en el primer día de vida como indicador de tamizaje permitió identificar a 90% de los pacientes con TAIN. Además, la combinación de trombocitopenia neonatal grave con una hemorragia intracraneal (HIC) parenquimatosa (en lugar de intraventricular) es altamente sugestiva de TAIN.

Investigación de laboratorio. Cuando se sospecha TAIN, se debe extraer sangre de la madre y el padre, y enviarla para pruebas confirmatorias (si se puede acceder a ellas). El estudio inicial de antígenos debe incluir HPA 1, 3 y 5. Esta evaluación debe identificar cerca de 90% de los casos de TAIN. Esta evaluación debería identificar alrededor de 90% de los casos de TAIN. Sin embargo, si se sospecha con fuerza el diagnóstico y la evaluación inicial es negativa, deben realizarse pruebas adicionales para HPA 9 y 15 (y HPA 4 si los padres son de ascendencia asiática). Si son positivas, estas pruebas revelarán un anticuerpo en el plasma de la madre dirigido contra el antígeno plaquetario específico del padre. Si no puede extraerse sangre de los padres a tiempo, puede analizarse el suero neonatal para detectar la presencia de anticuerpos antiplaquetarios. Sin embargo, una baja concentración de anticuerpos en el neonato junto con la unión de los anticuerpos a las plaquetas del neonato puede causar resultados falsos negativos. Debido a la complejidad de las pruebas, las evaluaciones deben realizarse en un laboratorio de referencia experimentado que disponga de un gran número de controles tipificados para la detección de anticuerpos y de la tecnología basada en ADN adecuada para tipificar múltiples antígenos.

Deben realizarse estudios de imagen cerebral (ecografía craneal) tan pronto como se sospeche TAIN, independientemente de la presencia o ausencia de manifestaciones neurológicas, porque los resultados de estos estudios dictarán la agresividad del régimen de tratamiento para el neonato afectado y para los futuros embarazos de la madre. El curso clínico de la TAIN es corto en la mayoría de los casos, y suele resolverse casi por completo en 2 semanas. Sin embargo, para confirmar el diagnóstico, es importante realizar un seguimiento frecuente del conteo de plaquetas hasta alcanzar un recuento normal.

Manejo. El tratamiento de la TAIN varía en función del escenario clínico específico:

1. Sospecha de TAIN en un embarazo desconocido
2. Caso conocido de TAIN
3. Tratamiento prenatal de la mujer embarazada con antecedentes de TAIN
   a. **Manejo del neonato con sospecha de TAIN en un embarazo desconocido.** Con base en datos recientes que demuestran que una gran proporción de neonatos con TAIN responden a **transfusiones de plaquetas de donantes aleatorios, esto se considera ahora la primera línea de tratamiento para neonatos en los que se sospecha TAIN.**
      i. Si el paciente está clínicamente estable y no tiene evidencia de una HIC, se suelen administrar plaquetas cuando el recuento de plaquetas es < 25 × 10³/µL, aunque esto es arbitrario. Además de las plaquetas, si se confirma o se sospecha con fuerza el diagnóstico de TAIN, puede infundirse inmunoglobulina intravenosa (IGIV) (1 g/kg/día durante un máximo de 2 días consecutivos) para aumentar las plaquetas propias del paciente y proteger de manera potencial las plaquetas transfundidas. Dado que en la TAIN el recuento de plaquetas suele descender después del nacimiento, puede infundirse IGIV cuando el recuento de plaquetas se sitúa entre 25 y 50 × 10³/µL para intentar evitar un descenso mayor.

ii. Si el paciente tiene indicios de una HIC, el objetivo es mantener un recuento de plaquetas $> 100 \times 10^3/\mu L$, pero esto puede ser difícil en neonatos con TAIN. En todos estos casos, es importante tener en cuenta que algunos neonatos con TAIN no responden a las plaquetas de donantes aleatorios ni a la IGIV. Por ese motivo, se debe alertar de inmediato al banco de sangre sobre cualquier recién nacido con sospecha de TAIN, y se deben tomar medidas para asegurar una fuente de plaquetas antígeno-negativas (ya sea de donantes HPA-1b1b y 5a5a, que deberían ser compatibles en más de 90% de los casos, o de la madre) lo antes posible si no hay respuesta a las terapias iniciales. Si se utilizan plaquetas maternas, deben concentrarse para disminuir la cantidad de anticuerpos antiplaquetarios (presentes en el plasma de la madre) infundidos al neonato. Las plaquetas también pueden lavarse para eliminar el plasma, pero esto induce más daño a las plaquetas que concentrarlas. Cabe destacar que, en algunos países europeos, las plaquetas HPA-1b1b y 5a5a se mantienen en el inventario del banco de sangre y están disponibles de inmediato para su uso. En esos casos, son preferibles a las plaquetas de donantes aleatorios o IGIV y deberían ser la primera línea de tratamiento.

iii. La metilprednisolona (1 mg/kg dos veces al día durante 3 a 5 días) también se ha utilizado en informes de casos individuales y series pequeñas, pero sólo debe considerarse en circunstancias excepcionales cuando el neonato no responde a las plaquetas aleatorias ni a la IGIV, y no se dispone con facilidad de plaquetas compatibles con el antígeno. No utilizamos ni recomendamos el uso de corticoides de forma rutinaria.

b. **Manejo del neonato con TAIN conocida.** Cuando un neonato de una madre que ha tenido un embarazo previo afectado por TAIN confirmada, debe haber plaquetas genotípicamente compatibles (p. ej., plaquetas HPA-1b1b) disponibles en el banco de sangre en el momento del parto y deben ser la primera línea de tratamiento si el neonato está trombocitopénico.

c. **Tratamiento prenatal de las mujeres embarazadas con antecedentes de TAIN.** Las madres que hayan tenido un neonato con TAIN deben ser seguidas en clínicas obstétricas de alto riesgo durante todos los embarazos futuros. La intensidad del tratamiento prenatal se basará en la gravedad de la trombocitopenia y la presencia o ausencia de HIC en el feto previo afectado. Esto es en especial importante para evaluar el riesgo de desarrollar una HIC en el embarazo actual y minimizar este riesgo. Las recomendaciones actuales implican el tratamiento materno con IGIV (1 a 2 g/kg/semana) ± esteroides (0.5 a 1.0 mg/kg/día de prednisona), comenzando a las 12 o las 20 a 26 semanas de gestación, dependiendo de si el feto previamente afectado presentó una HIC y, en caso afirmativo, en qué momento del embarazo. Los estudios más recientes han demostrado que la combinación de IGIV y corticoides es el tratamiento más eficaz. En cuanto al modo de parto, en la mayoría de los países se recomienda la cesárea electiva, independiente al estado de la HIC, para evitar la HIC.

B. **Trombocitopenia autoinmune.** El diagnóstico de trombocitopenia autoinmune neonatal debe considerarse en cualquier neonato que presente trombocitopenia de aparición temprana y antecedentes maternos de púrpura trombocitopénica inmune (PTI) o de una enfermedad autoinmune (con o sin trombocitopenia). Un estudio retrospectivo de pacientes obstétricas con PTI (que incluía un elevado número de madres con trombocitopenia durante el embarazo) demostró una incidencia relativamente alta de neonatos afectados: de los neonatos, 25% presentaban trombocitopenia al nacer; la trombocitopenia era grave en 9%, y 15% recibió tratamiento para ello. Otros estudios de gran tamaño confirmaron una incidencia de trombocitopenia neonatal grave en esta población que oscilaba entre 8.9 y 14.7%, con HIC en 0.0 a 1.5% de los neonatos afectados. Con base en estos datos, se recomienda que todos los neonatos de madres con enfermedades autoinmunes se sometan a un conteo de plaquetas de tamizaje en el momento del nacimiento o poco después. Si el conteo de plaquetas es normal, no es necesaria ninguna otra evaluación. Sin embargo, si el neonato presenta trombocitopenia leve, el recuento de plaquetas debe repetirse en 2 o 3 días, ya que suele alcanzar su nadir entre los días 2 y 5 después del nacimiento. Si el recuento de plaquetas es $< 25 \times 10^3/\mu L$, la IGIV (1 g/kg, repetida si es necesario) es el tratamiento de primera línea. Deben proporcionarse plaquetas de donantes aleatorios, además de IGIV, si el bebé presenta indicios de hemorragia activa, aunque algunos autores las administran además de IGIV cuando el recuento de plaquetas es $< 25 \times 10^3/\mu L$ y proporcionan IGIV sola para recuentos de plaquetas entre 25 y $50 \times 10^3/\mu L$. Deben obtenerse imágenes craneales (ecografía craneal) en todos los pacientes con recuentos de plaquetas $< 50 \times 10^3/\mu L$ para evaluar la presencia de HIC. Es importante destacar que la trombocitopenia neonatal secundaria a la PTI materna puede durar semanas o meses y requiere un seguimiento a largo plazo y, en ocasiones, una segunda dosis de IGIV a las 4 o 6 semanas de vida.

Tratamiento materno. Incluso si la madre tiene una PTI verdadera, parece que la hemorragia fetal *in utero* es muy rara, en comparación con el riesgo pequeño pero definitivo de dicha hemorragia en la trombocitopenia aloinmune. Por ello, el tratamiento de la PTI durante el embarazo se basa principalmente en el riesgo de hemorragia materna. Un pequeño ensayo prospectivo aleatorizado con dosis bajas de betametasona (1.5 mg/día por vía oral) no consiguió prevenir la trombocitopenia en los neonatos. Tampoco se ha demostrado claramente que la IGIV administrada de manera prenatal a la madre con PTI afecte al recuento plaquetario fetal.

En general, existe poca correlación entre el recuento de plaquetas fetales y el recuento de plaquetas maternas, los niveles de anticuerpos plaquetarios o los antecedentes de esplenectomía materna. Sin embargo, no se recomiendan los intentos de medir el recuento de plaquetas fetales antes del parto debido al riesgo asociado con estos intentos. En cuanto al modo de parto, no hay pruebas de que la cesárea sea más segura para el feto con trombocitopenia que el parto vaginal sin complicaciones. Por este hecho, combinado con la dificultad de predecir la trombocitopenia grave en neonatos y el riesgo muy bajo de hemorragia grave, el 2010 International Consensus Report on the Investigation and Management of Primary Immune Thrombocytopenia concluyó que el modo de parto en pacientes con PTI debe determinarse por indicaciones puramente obstétricas. Sin embargo, deben evitarse las intervenciones que aumentan el riesgo de hemorragia en el feto, como el parto con ventosa o con fórceps.

IV. TRANSFUSIONES DE PLAQUETAS EN LA UCIN.

Múltiples estudios han demostrado que existe una gran variabilidad en las prácticas de transfusión neonatal en Estados Unidos y en todo el mundo. En gran medida, esto se debe a la escasez de pruebas científicas en este campo y a la preocupación por el riesgo de hemorragia (en concreto intracraneal) en los neonatos trombocitopénicos. Sin embargo, varios estudios encontraron una relación muy deficiente entre el grado de trombocitopenia y la incidencia de hemorragias. Es importante destacar que los predictores más potentes de hemorragia en neonatos son la edad de gestación < 28 semanas, la edad posnatal < 10 días y el diagnóstico de ECN, lo que implica que los factores distintos del recuento de plaquetas son los determinantes más importantes del riesgo de hemorragia.

Hasta hace poco, solo un estudio aleatorizado había comparado diferentes umbrales de transfusión de plaquetas en neonatos, y se limitaba a recién nacidos de muy bajo peso al nacer (MBPN) con recuentos de plaquetas entre 50 y 150 × 10³/μL en la primera semana de vida. Este estudio no encontró diferencias en la incidencia o gravedad de las hemorragias intraventriculares (HIV) entre los neonatos transfundidos para cualquier recuento de plaquetas < 150 × 10³/μL y los transfundidos solo para recuentos < 50 × 10³/μL, demostrando así que transfundir a los neonatos de MBPN con recuentos de plaquetas entre 50 y 150 × 10³/μL no reduce el riesgo de HIV. Sin embargo, este estudio no proporcionó ninguna orientación para los neonatos prematuros con trombocitopenia grave o con inicio de trombocitopenia después de la primera semana de vida.

En 2019 se publicó el estudio PlaNeT-2 Platelets for Neonatal Transfusion - Study 2. Este estudio prospectivo, multicéntrico y de gran tamaño aleatorizó a neonatos trombocitopénicos < 34 semanas de gestación para recibir transfusiones de plaquetas cuando el recuento de plaquetas descendía < 50 × 10³/μL (umbral alto) o < 25 × 10³/μL (umbral bajo). El estudio encontró una tasa significativa mayor de muerte o hemorragia grave en los 28 días siguientes a la aleatorización en los neonatos aleatorizados al grupo de umbral alto en comparación con el de umbral bajo (26% frente a 19%, respectivamente). En un análisis de subgrupos, los resultados fueron similares entre los neonatos con una edad de gestación < 28 semanas. Sin embargo, los neonatos con una hemorragia grave en las 72 horas previas o con una hemorragia intraventricular grave en el momento de la aleatorización fueron excluidos del estudio durante 72 horas (después de las cuales pudieron ser incluidos). Así pues, por diseño, PlaNeT-2 no abordó los efectos de las transfusiones de plaquetas en una HIV preexistente. Además, por razones desconocidas, 39% de los neonatos del estudio recibieron al menos una transfusión de plaquetas antes de la inscripción.

Las dudas iniciales sobre la generalización de los resultados a los neonatos de mayor riesgo se disiparon en gran medida debido a un subanálisis posterior de los datos de PlaNeT-2 que evaluó la posible heterogeneidad del efecto del tratamiento. Luego de clasificar a los neonatos incluidos en función de su riesgo inicial de muerte o hemorragia grave (en función de características clínicas como la edad de gestación, la edad posnatal y el diagnóstico), los investigadores descubrieron que los neonatos de *mayor riesgo se beneficiaban del umbral más bajo de transfusión de plaquetas tanto (o más) como los neonatos de menor riesgo*. En conjunto, los datos disponibles en la actualidad respaldan el uso de umbrales de transfusión restrictivos para la mayoría de los neonatos prematuros ingresados en la UCIN.

Aunque en la actualidad se dispone de pruebas de alta calidad como las proporcionadas por PlaNeT-2 para orientar las decisiones de transfusión de plaquetas en neonatos prematuros, los datos para neonatos cercanos al término o de término siguen siendo limitados y se derivan en gran medida de estudios observacionales. Sin embargo, tres estudios retrospectivos que investigaron las transfusiones de plaquetas entre pacientes de la UCIN de todas las edades de gestación y posnatales también encontraron una asociación entre el número de transfusiones de plaquetas y la mortalidad, y concluyeron que parte de esta asociación podría estar relacionada con los efectos de las transfusiones de plaquetas *per se*. Con base en esta evidencia combinada, en la actualidad se propone administrar transfusiones de plaquetas a los neonatos según los criterios mostrados en la tabla 47-1.

Tabla 47-1. Pautas para las transfusiones profilácticas de plaquetas neonatales

Recuento de plaquetas ($\times 10^3/\mu L$)	Guías
En caso de hemorragia activa, transfundir a indicación del médico	
< 25	*Transfundir todo*
25-49	*Transfundir si:* ■ Hemorragia grave en las últimas 48 horas (incluida la hemorragia intraventricular grave) ■ De inmediato antes del procedimiento quirúrgico, incluida la punción lumbar
50-100	*Transfundir si:* ■ TAIN con hemorragia intracraneal ■ En las 24 horas siguientes a una intervención neuroquirúrgica mayor

Guías de administración del producto: Transfundir 10 mL/kg de plaquetas irradiadas inocuas para el CMV en 2 horas.

CMV, citomegalovirus; HIV, hemorragia intraventricular; TAIN, trombocitopenia aloinmune neonatal.

Existe más consenso en cuanto al producto plaquetario que debe transfundirse. La mayoría de los expertos coinciden en que los neonatos deben recibir de 10 a 15 mL/kg de una suspensión de plaquetas estándar, ya sea un concentrado de plaquetas ("plaquetas de donante aleatorio") o plaquetas de aféresis. Cada unidad de plaquetas de donante aleatorio tiene cerca de 50 mL de volumen y contiene alrededor de 10×10^9 plaquetas por 10 μL. No es necesario agrupar más de una unidad de donante aleatorio para una transfusión neonatal, una práctica que solo aumenta la exposición del donante e induce la activación plaquetaria, sin ningún beneficio. El hallazgo en PlaNeT-2 de una mayor incidencia de hemorragias entre los neonatos transfundidos con un umbral de recuento de plaquetas más alto también suscitó preocupación por la posibilidad de que la rápida expansión de volumen causada por la transfusión de plaquetas durante 30 a 60 minutos pudiera contribuir al aumento de hemorragias. Debido a esta preocupación, en la actualidad se recomienda transfundir a los neonatos con 10 mL/kg de plaquetas administradas a lo largo de 2 horas. Un estudio previo demostró una recuperación similar de plaquetas en neonatos transfundidos en 2 horas frente a 30 minutos.

Otras dos consideraciones importantes en neonatología son la prevención de infecciones transmitidas por transfusión y la enfermedad de injerto contra huésped (EICH). La mayoría de los bancos de sangre proporciona a los neonatos productos CMV negativos o leucorreducidos, y ambos reducen de manera significativa (pero no eliminan) el riesgo de CMV transmitido por transfusión. La transfusión de productos sanguíneos CMV-negativos y leucorreducidos previene de forma eficaz la transmisión del CMV a los neonatos de MBPN. Además, se han desarrollado tecnologías de reducción de patógenos para eliminar/inactivar patógenos virales, bacterianos y parasitario en los productos de plaquetas. Estos sistemas (INTERCEPT y MIRASOL) utilizar un compuesto fotoactivo (amotosalen en INTERCEPT y riboflavina en MIRASOL) que impide la replicación del ADN cuando se expone a la luz ultravioleta. Los pacientes neonatales han estado representados de forma escasa en los estudios de ambos sistemas, y existe la preocupación potencial de que se produzcan erupciones cutáneas entre los neonatos que reciban productos con reducción de patógenos que contengan psoraleno (como amotosalen) al tiempo que se someten a fototerapia (con una longitud de onda máxima de 425 nm) para el tratamiento de la hiperbilirrubinemia. Aún son necesarios estudios para determinar los posibles efectos adversos del uso de productos plaquetarios con patógenos inactivados en la población neonatal. La EICH se previene con eficacia irradiando los hemoderivados celulares antes de la transfusión. Cabe destacar que la mayoría de los casos neonatales de EICH se han notificado en neonatos con inmunodeficiencias subyacentes, que reciben transfusiones intrauterinas o de gran volumen (es decir, exanguinotransfusiones dobles), o que reciben hemoderivados de un familiar de primer grado. Todas estas son indicaciones absolutas para irradiar los hemoderivados.

Lecturas recomendadas

Andrew M, Vegh P, Caco C, et al. A randomized, controlled trial of platelet transfusions in thrombocytopenic premature infants. *J Pediatr* 1993;123(2):285–291.

Bussel JB, Sola-Visner MC. Current approaches to the evaluation and management of the fetus and neonate with immune thrombocytopenia. *Semin Perinatol* 2009;33(1):35–42.

Cremer M, Sola-Visner MC, Roll S, et al. Platelet transfusions in neonates: practices in the United States vary significantly from those in Austria, Germany, and Switzerland. *Transfusion* 2011;51(12):2634–2641.

Curley A, Stanworth S, Willoughby K, et al. Randomized trial of platelet-transfusion thresholds in neonates. *N Engl J Med* 2019;380:242–251.

Dannaway D, Noori S. A randomized trial of platelet transfusions over 30 vs 120 minutes: is there an effect on post-transfusion platelet counts? *J Perinatol* 2013;33(9):703–706.

Fustolo-Gunnink S, Fijnvandraat K, van Klaveren D, et al. Preterm neonates benefit from low prophylactic platelet transfusion threshold despite varying risk of bleeding or death. *Blood* 2019;134(26):2354–2360.

Stanworth SJ, Clarke P, Watts T, et al. Prospective, observational study of outcomes in neonates with severe thrombocytopenia. *Pediatrics* 2009;124(5):e826–e834.

48 Infecciones virales

Kristin E. D. Weimer, Tulika Singh
y Sallie R. Permar

PUNTOS CLAVE

- Las infecciones virales de transmisión vertical (de madre a hijo) del feto y el recién nacido por lo general pueden dividirse en tres categorías distintas según los modos de transmisión: infecciones congénitas, periparto y posnatales.

- Aunque, de manera clásica, las infecciones congénitas han respondido al acrónimo TORCH (T = toxoplasmosis, O = otras, R = rubéola, C = citomegalovirus, H = virus del herpes simple), el concepto de obtener "títulos TORCH" para el diagnóstico en un neonato está desfasado con las actuales plataformas de pruebas de diagnóstico viral.

- Cuando se sospechan infecciones congénitas o perinatales, el diagnóstico de cada uno de los posibles agentes infecciosos debe considerarse por separado y se solicita la prueba diagnóstica más rápida adecuada para aplicar la terapia lo antes posible.

- La infección congénita por citomegalovirus (CMV) es la infección congénita más frecuente y una de las principales causas de defectos congénitos y discapacidades pediátricas.

- La infección neonatal por el virus del herpes simple (VHS) se asocia con un alto riesgo de muerte infantil y discapacidades de por vida, aunque la enfermedad puede mejorar de manera considerable con el uso temprano de aciclovir en los casos sospechosos.

- Los brotes mundiales del virus del Zika (ZIKV) en 2015 lo revelaron como el primer flavivirus que provoca una carga significativa de infecciones congénitas que dan lugar a microcefalia, defectos oculares y retrasos en el neurodesarrollo.

- Las infecciones pediátricas por VIH-1 se han reducido de manera notable debido al uso del tratamiento antirretroviral (TAR) materno o infantil, pero las infecciones intercurrentes y el acceso/adherencia incompletos al TAR impiden la eliminación global de la transmisión vertical del VIH-1.

- La infección del neonato después de la exposición a una madre seropositiva al antígeno de superficie de la hepatitis B (HBsAg) puede evitarse mediante una combinación de inmunización activa (vacuna de la hepatitis B) y pasiva del neonato con inmunoglobulina de la hepatitis B (HBIG).

I. INTRODUCCIÓN. Las infecciones virales de transmisión vertical (de madre a hijo) del feto y el neonato pueden dividirse en general en tres categorías distintas según los modos de transmisión. La primera son las **infecciones congénitas**, que se transmiten al feto a través de la placenta en el útero. La segunda categoría son las **infecciones periparto**, que se adquieren intraparto o durante el parto. La última categoría son las **infecciones posnatales**: virus transmitidos en el periodo posparto, por lo general a través de la leche materna. La clasificación de estas infecciones en categorías congénitas y perinatales pone de relieve aspectos de su patogénesis en el feto y el neonato. Cuando estas infecciones se producen en niños mayores o adultos, suelen ser benignas. Sin embargo, si el huésped está inmunodeprimido o si el sistema inmunológico aún no está desarrollado, como ocurre en el neonato, los síntomas clínicos pueden ser bastante graves o incluso mortales. Las infecciones congénitas pueden tener manifestaciones que pueden causar pérdida espontánea del feto o hacerse clínicamente evidentes de forma prenatal mediante ecografía o cuando nace el neonato, mientras que las infecciones perinatales pueden no hacerse clínicamente evidentes hasta después de las primeras semanas de vida.

Aunque, de manera clásica, las infecciones congénitas han respondido al acrónimo TORCH (T = toxoplasmosis, O = otras, R = rubéola, C = citomegalovirus, H = virus del herpes simple), el concepto de obtener "títulos TORCH" para el diagnóstico en un neonato está desfasado con las actuales plataformas de pruebas de diagnóstico viral. Cuando se sospecha de infecciones congénitas o perinatales, el diagnóstico de cada uno de los posibles agentes infecciosos debe considerarse por separado y debe solicitarse la prueba diagnóstica más rápida adecuada para instaurar la terapia lo antes posible. A menudo se obtiene información inútil cuando se intenta el diagnóstico extrayendo una única muestra de suero que se envía para la medición de los títulos "TORCH". Estos anticuerpos de inmunoglobulina G (IgG) se adquieren por transmisión pasiva al feto y se limitan a reflejar el estado serológico materno. Los anticuerpos de inmunoglobulina M (IgM) específicos del patógeno sí reflejan el estado de infección del feto/neonato, pero con una sensibilidad y especificidad variables. La siguiente discusión se divide por patógenos en función del momento habitual de adquisición de la infección (congénita o periparto o posnatal) y en orden aproximado de prevalencia. En la tabla 48-1 se muestra un resumen de las evaluaciones diagnósticas de las infecciones virales por separado.

II. CITOMEGALOVIRUS (CMV) (CONGÉNITO, PERIPARTO Y POSNATAL). El
CMV es un virus de ADN envuelto de doble cadena que provoca una infección de por vida. Pertenece a la familia de los herpesvirus, es altamente específico de especie y debe su nombre al aspecto histopatológico de las células infectadas, que presentan abundante citoplasma e inclusiones tanto intranucleares como citoplasmáticas. El CMV es la infección viral congénita más frecuente. La elevada tasa de infección congénita después de la infección materna y los daños cerebrales y defectos congénitos resultantes han llevado al Institute of Medicine a considerar prioritario el desarrollo de una vacuna contra el CMV.

A. Epidemiología. El CMV está presente en saliva, orina, secreciones genitales, leche materna y sangre/hemoderivados de personas infectadas y puede transmitirse por exposición a cualquiera de estas fuentes. La infección primaria (infección aguda) suele ser asintomática en bebés mayores, niños y adultos, pero puede manifestarse con síntomas similares a los de la mononucleosis, como fiebre prolongada y hepatitis leve. La infección latente es asintomática a menos que el huésped se inmunodeprima. La infección por CMV es muy común, con una seroprevalencia en Estados Unidos (EU) de entre 50 y 85% a la edad de 40 años. Cerca de 40% de las personas gestantes en EU están infectadas, lo que contrasta con la seropositividad de > 90% en las naciones subdesarrolladas. Sin embargo, las tasas de seroprevalencia en EU dependen en gran medida de la distribución racial y la geografía, los estados del sureste son los que presentan tasas de seroprevalencia

Tabla 48-1. Técnicas diagnósticas para el diagnóstico de infecciones perinatales

Patógeno	Prueba de elección	Sensibilidad	Costo	Tiempo de procesamiento
VHS	Cultivo de POB; RCP de sangre o LCR	Alta	Moderado	Cultivo muchos días; RCP horas*
Parvovirus	RCP sangre	Alta	Moderado	Horas*
Parvovirus	IgM	Moderada	Bajo	Días
CMV	RCP orina/saliva	Alta	Moderado	Horas*
CMV	Cultivo de orina por centrifugación (vial de concha)	Alta	Moderado	Días
VIH	RCP del ADN de la sangre si se sabe que la madre está infectada por VIH	Alta	Alto	Horas*
VIH	RCP del ARN del plasma si la madre no recibe tratamiento	Alta	Moderado	Horas*
VHB	HBsAg de la sangre	Alta	Bajo	Horas
VHB	RCP del ADN de la sangre	Alta	Moderado	Horas*
VHC	RCP del ARN del plasma < 12 meses	Alta	Moderado	Horas*
VHC	RIBA o ELISA > 15 meses	Alta	Bajo	Horas*
VVZ	RCP de la lesión cutánea	Moderada	Moderado	Horas
VHE	RCP ARN sangre o LCR	Alta	Moderado	Horas*
VHE	Cultivo de orina, orofaringe, heces	Moderada	Alto	Días
Rubéola	Cultivo de orina	Moderada	Alto	Muchos días
VRS	RCP de secreciones nasofaríngeas	Moderada	Moderado	Horas

(*continúa*)

Tabla 48-1. Técnicas diagnósticas para el diagnóstico de infecciones perinatales (*continuación*)

Patógeno	Prueba de elección	Sensibilidad	Costo	Tiempo de procesamiento
SARS-CoV-2	RCP de secreciones nasofaríngeas	Moderada	Moderado	Horas
VZIK	IgM	Moderada	Bajo	Días

*Las reacciones en cadena de la polimerasa (RCP) en general se realizan en medio día, pero a menudo son una prueba que se envía a un laboratorio central y que requiere días para enviar y recuperar los datos.

VHS, virus del herpes simple; POB, piel, ojos o boca; LCR, líquido cefalorraquídeo; IgM, inmunoglobulina M; CMV, citomegalovirus; VIH, virus de inmunodeficiencia humana; VHB, virus de la hepatitis B; HBsAg, antígeno de superficie de la hepatitis B; VHC, virus de la hepatitis C; RIBA, ensayo inmunotransferencia recombinante; ELISA, ensayo inmunoabsorbente ligado a enzimas; VVZ, virus de la varicela-zóster; VHE, virus de la hepatitis E; VRS: virus respiratorio sincitial; SARS-CoV-2, coronavirus del síndrome respiratorio agudo grave 2; VZIK: virus Zika.

más elevadas en comparación con el resto del país y las mujeres latinas y afroamericanas las que demuestran una mayor seroinmunidad previa a la concepción. La infección primaria por CMV se produce en alrededor de 1 a 4% de las personas gestantes, quizá a través de la transmisión sexual o la exposición a fluidos mucosos de niños pequeños infectados por CMV que excretan grandes cantidades del virus. La infección materna primaria es un escenario de alto riesgo para el feto, con una tasa de transmisión fetal de 30 a 40%. Esta elevada tasa de transmisión fetal en la infección primaria contrasta con la tasa de transmisión de 1 a 2% en mujeres infectadas por CMV antes del embarazo. En este contexto, el virus se transmite luego de la reactivación del virus materno o la reinfección. Se estima que entre la mitad y las tres cuartas partes de las infecciones congénitas se deben a una infección materna no primaria por CMV durante el embarazo, dependiendo de la población. Algunos informes indican que los neonatos que adquieren una infección congénita por CMV en un contexto de ausencia de inmunidad preexistente tienen más probabilidades de ser sintomáticos y de presentar secuelas a largo plazo, pero el riesgo de pérdida de audición es similar en los recién nacidos, hijos de madres con y sin inmunidad preexistente. La transmisión al feto puede producirse en cualquier momento del embarazo, pero es probable que la infección durante la gestación temprana conlleve un mayor riesgo de enfermedad fetal grave.

El CMV congénito se produce entre 0.5 y 1% de todos los nacidos vivos en EU y es la principal causa infecciosa de hipoacusia neurosensorial, retraso del desarrollo y muerte infantil ocasional. De hecho, el CMV contribuye a más casos de sordera infantil que la meningitis bacteriana por *Haemophilus influenzae* en la era prevacunas. Cada año nacen en EU entre 30 000 y 40 000 niños infectados por CMV (al menos 1 de cada 150 nacidos vivos), de los que entre 10 y 15% presentan enfermedad sintomática al nacer. Además, entre 10 y 15% de los neonatos asintomáticos desarrollarán secuelas importantes en el primer año de vida, con mayor frecuencia pérdida de audición. Por lo tanto, más de 5 000 neonatos se ven afectados de gravedad o mueren por infección por CMV en EU cada año (1 de cada 750 nacidos vivos). La infección congénita por CMV es más frecuente entre los recién nacidos expuestos al VIH, y los neonatos coinfectados pueden presentar una progresión más rápida de la enfermedad por VIH-1. Por lo tanto, se aconseja el tamizaje o cribado de la infección congénita por CMV en los neonatos expuestos al VIH.

Por último, solo en casos excepcionales la transmisión perinatal o posnatal del CMV puede provocar una enfermedad neonatal, incluida la infección posnatal de neonatos prematuros con muy bajo peso al nacer (< 1500 g de peso al nacer) y niños con inmunodeficiencias congénitas, como la inmunodeficiencia combinada grave (IDCG). En la unidad de cuidados intensivos neonatales, muchas infecciones posnatales por CMV se debían antes a la transfusión de hemoderivados seropositivos al CMV, lo que se ha eliminado en esencia mediante el uso de hemoderivados seronegativos y leucorreducidos. En la actualidad, la transmisión posnatal a través de la alimentación con leche materna es el modo más común de infección en los neonatos prematuros, que puede provocar una enfermedad similar a la sepsis, neumonitis y enteritis. Algunos estudios sugieren un mayor riesgo de displasia broncopulmonar y trastornos del neurodesarrollo en los neonatos prematuros con MBPN que adquieren el CMV, pero se necesitan estudios prospectivos a gran escala para abordar esta cuestión en su totalidad.

B. **La enfermedad clínica** en la infección congénita puede presentarse al nacer o manifestarse con síntomas más tarde en la infancia. Solo los neonatos prematuros con MBPN o inmunodeprimidos presentarán enfermedad sintomática por adquisición periparto o posnatal del CMV.

1. **La enfermedad congénita sintomática por CMV** puede presentarse como una infección aguda **fulminante** que afecta a múltiples sistemas orgánicos con una mortalidad de hasta 30%. Los **signos** incluyen petequias o púrpura (50 a 79%), hepatoesplenomegalia (40 a 74%), ictericia (40 a 70%), neumonitis (5 a 10%) o "manchas de pastelillo de arándanos" que reflejan hematopoyesis extramedular. Las **anomalías de laboratorio** incluyen niveles elevados de transaminasas hepáticas y bilirrubina (hasta la mitad conjugada), anemia y trombocitopenia. La hiperbilirrubinemia puede estar presente al nacer o desarrollarse con el tiempo y puede persistir más allá del periodo de ictericia fisiológica. Alrededor de un tercio de estos neonatos son prematuros y un tercio presenta retraso del crecimiento intrauterino (RCIU) y microcefalia.

   Una segunda forma de presentación temprana son los neonatos sintomáticos, por lo general con hipoacusia neurosensorial, pero sin complicaciones potencialmente mortales. Estos neonatos también pueden ser pequeños para la edad de gestación (PEG) (40 a 50%) o microcefálicos desproporcionados (35 a 50%) con o sin calcificaciones intracraneales. Estas calcificaciones pueden producirse en cualquier parte del cerebro, pero de manera clásica se encuentran en la zona periventricular. Otros hallazgos de enfermedad del sistema nervioso central (SNC) pueden incluir convulsiones, hipotonía, dilatación ventricular, atrofia cortical y trastornos migratorios como lisencefalia, paquigiria y desmielinización, así como coriorretinitis en cerca de 10 a 15% de los neonatos. La mayoría de los recién nacidos con CMV congénito sintomático presenta al menos una discapacidad. La microcefalia y las anomalías en la imagen de la cabeza son los factores más importantes para predecir de forma temprana anomalías en el desarrollo y disfunciones neurológicas. Estas van desde leves problemas de aprendizaje y lenguaje o hipoacusia leve hasta puntuaciones de CI < 50, anomalías motoras, sordera y problemas visuales. Debido a que la pérdida de audición neonatal es la secuela más frecuente de la infección por CMV, cualquier neonato que no supere la prueba auditiva debe someterse también a un estudio de la infección por CMV en ausencia de un tamizaje universal. Por el contrario, los bebés con infección congénita por CMV documentada deben ser evaluados con frecuencia para la pérdida de audición como neonatos y durante los primeros años de vida y cada año hasta la edad escolar, dado el riesgo de hipoacusia neurosensorial de aparición tardía.

2. **La infección congénita asintomática** al nacer en 5 a 15% de los neonatos puede manifestarse como **enfermedad tardía** en la infancia, a lo largo de los 2 primeros años de vida. Las afecciones incluyen anomalías del desarrollo, pérdida de audición, convulsiones, retraso mental, espasticidad motora y microcefalia adquirida.

3. **La infección periparto y posnatal por CMV** puede producirse i) por exposición intraparto al virus en la vía genital materna; ii) por exposición posnatal a leche materna infectada; iii) por exposición a sangre o hemoderivados infectados, o iv) por vía nosocomial a través de la orina o la saliva. El tiempo transcurrido desde la infección hasta la presentación de la enfermedad varía de 4 a 12 semanas. Casi todos los neonatos a término que se infectan perinatal o posnatalmente permanecen asintomáticos, a excepción de los neonatos inmunodeprimidos de gravedad. Los neonatos prematuros con MBPN pueden desarrollar un síndrome de infección aguda que incluye neutropenia, anemia, trombocitopenia y hepatitis. Los datos sugieren que todos los neonatos, independiente a la edad de gestación, deben someterse a pruebas de audición durante los 2 primeros años de vida si se documenta que han adquirido el CMV.

4. **Neumonitis por CMV.** El CMV se ha asociado con neumonitis que ocurre principalmente en neonatos prematuros < 4 meses de edad. Los síntomas y los hallazgos radiográficos de la neumonitis por CMV son similares a los observados en la neumonía afebril por otras causas en neonatos a término y prematuros, como *Chlamydia trachomatis*, *Ureaplasma urealyticum* y virus respiratorio sincitial (VRS). Los síntomas incluyen taquipnea, tos, coriza y congestión nasal. Puede haber retracciones intercostales e hipoxemia, y puede producirse apnea. Radiográficamente, hay hiperinsuflación, marcas pulmonares difusamente aumentadas, paredes bronquiales engrosadas y atelectasia focal. Un pequeño número de bebés pueden presentar síntomas bastante graves como para requerir ventilación mecánica o un mayor nivel de asistencia respiratoria. Las secuelas a largo plazo incluyen problemas pulmonares recurrentes, como sibilancias, displasia broncopulmonar (definida como dependencia prolongada de oxígeno) y, en algunos casos, hospitalizaciones repetidas por dificultad respiratoria. No está claro si esta presentación refleja una infección congénita o perinatal por CMV. Por el contrario, el solo hallazgo de CMV en las secreciones respiratorias de un neonato prematuro no prueba la causalidad, ya que el CMV está presente en la saliva de los neonatos con infección.

5. **Infección por CMV adquirida por transfusión.** En el pasado, los neonatos que recibían sangre o hemoderivados infectados por CMV podían presentar una morbilidad y mortalidad significativas. Debido a que tanto el sistema inmunológico celular como el humoral de la madre son útiles para prevenir la infección o mejorar la enfermedad clínica, los afectados de mayor gravedad eran los neonatos prematuros y de bajo peso al nacer de mujeres seronegativas para CMV. La mortalidad se estimó en 20% en los neonatos con bajo peso al nacer. Los síntomas se desarrollaron con normalidad entre 4 y 12 semanas después de la transfusión, duraron entre 2 y 3 semanas y consistieron en dificultad respiratoria, palidez y hepatoesplenomegalia. También se observaron anomalías hematológicas, como hemólisis, trombocitopenia y linfocitosis atípica. El CMV adquirido por transfusión es ahora raro en EU, y

se previene utilizando sangre/hemoderivados de donantes seronegativos para CMV o productos filtrados y leucorreducidos (véase capítulo 42).

C. Diagnóstico. La infección por CMV debe sospecharse en cualquier recién nacido que presente síntomas típicos de infección o si existen antecedentes maternos de seroconversión o una enfermedad febril similar a la mononucleosis durante el embarazo o hallazgos ecográficos compatibles con infección por CMV (es decir, intestino ecogénico, calcificaciones intracraneales). El diagnóstico se realiza si se identifica CMV en líquido amniótico u orina, saliva, sangre o secreciones respiratorias del neonato y se define como infección *congénita* si se encuentra en el bebé en las 3 primeras semanas de vida y como infección *periparto* o *posnatal* si es negativa en las 3 primeras semanas y positiva después de las 4 semanas de vida. Dependiendo del momento en que se haya producido la infección en el feto o en el neonato, la sangre es la muestra más temprana en ser positiva y es altamente específica de enfermedad congénita cuando se detecta CMV en la sangre de un neonato cerca del nacimiento; sin embargo, no todos los bebés con infección congénita son virémicos al nacer. Por lo tanto, la detección de CMV en orina o saliva proporciona la mayor sensibilidad para el diagnóstico. Una prueba viral negativa en sangre no puede descartar la infección por CMV, pero una prueba negativa en orina o saliva en un neonato sintomático no tratado durante 4 semanas es muy sensible. En el caso de las muestras de saliva, pueden producirse falsos negativos en neonatos prematuros, quizá debido a una recogida inadecuada del volumen de la muestra. Existen tres técnicas de diagnóstico rápido:

1. **Reacción en cadena de la polimerasa (RCP) del CMV.** El CMV puede detectarse mediante RCP en orina, saliva o sangre. La sensibilidad y especificidad del uso de esta prueba para el diagnóstico es bastante alta para la orina y la saliva, pero una RCP negativa en sangre no descarta la infección. La saliva es la muestra preferida en los neonatos a término debido a su facilidad de recogida. De hecho, se ha validado una plataforma de pruebas de RCP para CMV basada en "manchas" de saliva seca en papel de filtro, que es muy sensible y específica y podría añadirse a las pruebas actuales de tamizaje neonatal que utilizan manchas de sangre seca.

2. **Cultivo por centrifugación o "vial de concha".** El virus puede aislarse de la saliva y en títulos elevados de la orina. Dependiendo de las especificaciones del laboratorio local, la muestra se recoge como fluido o con un hisopo de Dacron, se inocula en un medio de transporte viral y, a continuación, se inocula en un medio de cultivo tisular viral que contiene un cubreobjetos en el que se han cultivado e incubado células de cultivo tisular (MRC5). El CMV viable infecta las células, que a continuación se lisan y tiñen con anticuerpos contra antígenos del CMV. El virus puede detectarse con alta sensibilidad y especificidad entre 24 y 72 horas después de la inoculación. Es mucho más rápido que el cultivo de tejidos estándar, que puede tardar de 2 a 6 semanas en replicarse e identificarse. Un resultado negativo suele descartar la infección por CMV, excepto en neonatos que pueden haber adquirido la infección en las 2 o 3 semanas anteriores.

3. **Antígeno CMV.** Se puede centrifugar la sangre periférica y extender la capa leucocitaria en un portaobjetos. A continuación, se lisan los neutrófilos y se tiñen con un anticuerpo contra el antígeno pp65 del CMV. Los resultados positivos confirman la infección por CMV y la viremia; sin embargo, los resultados negativos no descartan la infección por CMV. Esta prueba solo se utiliza para el seguimiento de la eficacia de la terapia y puede sustituirse por pruebas de RCP cuantitativa en sangre.

a. **CMV IgG e IgM.** La determinación de títulos séricos de anticuerpos frente al CMV tiene una utilidad limitada para el neonato, aunque los títulos negativos de IgG tanto en suero materno como infantil son suficientes para excluir la infección congénita por CMV. Una IgM positiva durante el embarazo sin la detección de IgG específica de CMV debe repetirse para buscar una nueva seroconversión, mientras que una IgM positiva en presencia de IgG debe evaluarse también con un estudio de avidez de IgG de CMV. Una baja avidez de IgG CMV materna indicaría una infección reciente y, por lo tanto, el neonato debería someterse a una prueba de detección del CMV y a un seguimiento estrecho después del nacimiento. La interpretación de un título positivo de IgG en el neonato se complica por la presencia de IgG materna derivada transplacentariamente. Los recién nacidos no infectados suelen mostrar un descenso de IgG en el plazo de 1 mes y no presentan títulos detectables entre los 4 y 12 meses, mientras que los bebés infectados seguirán produciendo IgG. Las pruebas de detección de IgM específica del CMV tienen una especificidad limitada, pero pueden ayudar en el diagnóstico de una infección infantil.

Si se diagnostica una infección congénita por CMV, el neonato debe someterse a una exploración física y neurológica exhaustiva, una ecografía craneal, quizá seguida de una imagen de resonancia magnética (IRM) del cerebro, una exploración oftalmológica y pruebas auditivas repetidas. La evaluación de laboratorio debe incluir un hemograma completo, pruebas de función hepática y, preferiblemente, un examen del líquido cefalorraquídeo (LCR). En los neonatos infectados por CMV con enfermedad sintomática, cerca de 90% con imágenes cerebrales anormales tendrá secuelas en el SNC. Sin embargo, alrededor de 30% de los neonatos con imágenes cerebrales normales también presentarán secuelas. Los recién nacidos con evidencia de afectación neurológica deben considerarse candidatos a tratamiento antiviral.

D. **Tratamiento.** El ganciclovir y el profármaco oral valganciclovir han sido eficaces en el tratamiento y la profilaxis de la diseminación del CMV en pacientes inmunodeprimidos y neonatos. Los primeros estudios de neonatos con enfermedad sintomática por CMV mostraron una fuerte tendencia hacia la eficacia en los bebés tratados con ganciclovir intravenoso (IV), evaluada por la estabilización o mejora de la hipoacusia neurosensorial. Otros estudios indicaron que el tratamiento prolongado de recién nacidos sintomáticos con valganciclovir durante 6 meses mostró mejoras en la pérdida de audición y el retraso del desarrollo durante 6 semanas de tratamiento. La principal toxicidad notificada del tratamiento con valganciclovir es la neutropenia leve. Sin embargo, la aparición de neutropenia fue igual de frecuente entre las 6 semanas y los 6 meses de edad en los neonatos que recibieron el tratamiento prolongado o corto con valganciclovir, lo que indica que la infección viral, y no el tratamiento farmacológico, es la causa principal de la neutropenia observada. Debe advertirse a las familias que, aunque cada vez hay más pruebas de la capacidad del ganciclovir para mejorar los resultados neurológicos a largo plazo, existe la posibilidad de que en el futuro se produzcan efectos sobre el sistema reproductor, ya que en algunos animales tratados con dosis farmacológicas de ganciclovir se detectó atrofia testicular y tumores gonadales. Se están realizando estudios para determinar si el tratamiento mejora los resultados de los bebés infectados con pérdida de audición aislada o de los neonatos asintomáticos. Además, se desconoce la eficacia de iniciar el tratamiento a más de 1 mes de edad en la infección sintomática, lo que demuestra la importancia del diagnóstico temprano. Por último, aunque se recomienda el tratamiento de la infección posnatal por CMV en neonatos muy inmunodeprimidos, se desconoce la eficacia del tratamiento de la infección posnatal sintomática por CMV en neonatos prematuros para mejorar el curso de la enfermedad o el resultado a largo plazo. Por lo tanto, el tratamiento debe ser recomendado y supervisado por un especialista en enfermedades infecciosas pediátricas.

E. Prevención

1. **Tamizaje.** Dado que solo alrededor de 1% de las mujeres adquieren una infección primaria por CMV durante el embarazo y que en la actualidad no existen estrategias de prevención en las personas gestantes que hayan demostrado su eficacia en estudios aleatorizados, en general no se recomienda el estudio de mujeres con riesgo de seroconversión. El aislamiento del virus en el cuello uterino o en la orina de las personas gestantes no pueden utilizarse para predecir la infección fetal. En los casos de infección materna primaria documentada o seroconversión, la prueba RCP cuantitativa del líquido amniótico puede determinar si el feto adquirió la infección. Sin embargo, el asesoramiento sobre un hallazgo positivo de infección fetal es difícil porque cerca de 80% de los fetos infectados solo presentarán enfermedad leve o asintomática. Algunos investigadores han observado que una mayor carga viral de CMV en el líquido amniótico tiende a correlacionarse con un desarrollo neurológico anormal. Un estudio de casos y controles sugirió un beneficio protector frente a la enfermedad neonatal grave mediante la administración prenatal de inmunoglobulina hiperinmune frente al CMV a mujeres con anticuerpos de baja afinidad frente al CMV, pero un estudio controlado aleatorizado posterior no demostró beneficio alguno en la prevención de la infección congénita. Sin embargo, se puede aconsejar a las personas gestantes, y en particular a las que están expuestas a niños pequeños, que reduzcan el riesgo de contraer el CMV. Los Centers for Disease Control and Prevention (CDC) recomiendan que i) las personas gestantes practiquen el lavado de manos con agua y jabón después del contacto con pañales o secreciones orales; no compartan alimentos, utensilios, cepillos de dientes y chupetes con los niños, y eviten la saliva al besar a un niño; ii) las embarazadas que desarrollen una enfermedad similar a la mononucleosis durante el embarazo deben ser evaluadas para detectar la infección por CMV y recibir asesoramiento sobre los riesgos para el feto; iii) las pruebas de detección de anticuerpos pueden confirmar una infección previa por CMV; iv) los beneficios de la lactancia materna superan el riesgo mínimo de contraer CMV, y v) no hay necesidad de realizar pruebas de detección del CMV ni de excluir a los niños excretores de CMV de escuelas o instituciones.

2. **Inmunización.** La inmunización pasiva con inmunoglobulina hiperinmune anti-CMV y la inmunización activa con una vacuna viva atenuada contra el CMV representan tratamientos atractivos para la profilaxis contra las infecciones congénitas por CMV. Sin embargo, los datos de los estudios clínicos no han demostrado una eficacia adecuada de ninguno de estos enfoques con los productos vacunales pasivos y activos actuales. Se han desarrollado dos vacunas vivas atenuadas contra el CMV, pero su eficacia no se ha establecido con claridad. Se estudió una vacuna de subunidades consistente en la principal glicoproteína inmunodominante presente en la superficie del virus, la glicoproteína B (gB), para la prevención de la adquisición materna del CMV tras el parto, pero solo fue eficaz en 50% en la prevención de la adquisición del CMV. El desarrollo actual de vacunas se ha centrado en complejos de glicoproteínas distintos y en la provocación de inmunidad tanto humoral como celular, lo que promete el desarrollo final de una vacuna materna contra el CMV que elimine la transmisión congénita del CMV, de forma muy similar a la vacuna contra el virus de la rubéola.

3. **Alimentación con leche materna.** Aunque la leche materna es una fuente común de infección posnatal por CMV en el neonato, la infección sintomática es rara en los neonatos a término. En este contexto, la protección contra la enfermedad diseminada puede ser proporcionada por la IgG materna derivada transplacentariamente o por los anticuerpos de la leche materna. Sin embargo, la IgG transplacentaria puede ser insuficiente para proporcionar una protección adecuada en los neonatos prematuros. Para las madres de neonatos extremadamente prematuros y de bajo peso al nacer que se sabe que son seropositivas al CMV, la congelación de la leche materna reducirá el título de CMV, pero no eliminará el virus activo. La pasteurización Holder (62.5 °C durante 30 minutos) de la leche materna eliminará la infecciosidad del CMV, pero también disminuye otros componentes inmunológicos y nutricionales de la leche materna. En la actualidad, no existe ningún método recomendado para minimizar el riesgo de exposición al CMV en la leche materna de los neonatos prematuros; la leche materna es la nutrición enteral preferida en los neonatos prematuros. Se necesitan métodos para reducir la adquisición del CMV a través de la alimentación con leche materna para los neonatos prematuros con el fin de eliminar este riesgo para los neonatos.

4. **Restricciones ambientales.** Las estancias infantiles y los hospitales son entornos de alto riesgo potencial para contraer la infección por CMV. No es sorprendente que varios estudios confirmaran un mayor riesgo de infección en los trabajadores de estancias infantiles. Sin embargo, no parece haber un mayor riesgo de infección en el personal hospitalario, lo que indica que la higiene de las manos y las medidas de control de la infección practicadas en los entornos hospitalarios son suficientes para controlar la propagación del CMV a los trabajadores. Desafortunadamente, este control puede ser difícil de conseguir en las estancias infantiles. Se debe sugerir una buena técnica de lavado de manos a las personas gestantes con hijos en estancias y con niños que asisten a estancias infantiles, en especial si se sabe que las mujeres son seronegativas. La determinación de la susceptibilidad al CMV de estas mujeres mediante serología puede ser útil para el asesoramiento.

5. **Restricciones de los productos de transfusión.** El riesgo de infección por CMV adquirida por transfusión en el neonato se ha eliminado casi por completo mediante el uso de donantes con anticuerpos CMV negativos, la congelación de concentrados de eritrocitos en glicerol o la eliminación de los leucocitos. Es en especial importante utilizar sangre de una de estas fuentes en neonatos prematuros, de bajo peso al nacer y en otros pacientes inmunodeprimidos (véase capítulo 42).

III. VIRUS DEL HERPES SIMPLE (VHS: PERINATAL).

El VHS, una infección que dura toda la vida, es un virus de ADN envuelto de doble cadena con dos tipos virológicamente distintos: los tipos 1 (VHS-1) y 2 (VHS-2). Antes, el VHS-2 era la principal causa de lesiones genitales, pero el VHS-1 se ha convertido en el tipo de virus predominante en las lesiones genitales de las mujeres jóvenes. Ambos tipos producen síndromes neonatales clínicamente indistinguibles. El virus puede causar una enfermedad localizada de la piel, los ojos o la boca (POB) del neonato o puede diseminarse por propagación contigua de célula a célula o por viremia. Después de la adsorción y penetración en las células del huésped, se produce la replicación viral, que da lugar a hinchazón celular, necrosis hemorrágica, formación de inclusiones intranucleares, citólisis y muerte celular.

A. **Epidemiología.** La adquisición del VHS provoca una enfermedad de por vida, con reactivación periódica del virus y excreción en las mucosas. Al menos 80% de la población en EU está infectada por VHS-1 en la quinta década de vida, la causa de la enfermedad orolabial recurrente, y una causa creciente de enfermedad genital. Según la 2015-2016 National Health and Nutrition Examination Survey, la seroprevalencia general de VHS-1 y VHS-2 en EU en personas de 14 a 49 años es de 48.1% y de 12.1%, respectivamente, y en la actualidad está disminuyendo con el tiempo. Las mujeres sin exposición previa al VHS tienen 4% de posibilidad de contraer una infección primaria durante el embarazo y 2% de probabilidad de contraer una infección aguda no primaria por VHS-1 o VHS-2 (previamente infectadas por el tipo alternativo de VHS). La mayoría de estas nuevas adquisiciones de VHS será asintomática.

La infección en el neonato se produce como resultado de la exposición directa al virus, con mayor frecuencia en el periodo perinatal por enfermedad genital materna o excreción asintomática del virus. En un estudio, las ulceraciones características de los genitales solo estaban presentes en dos tercios del aparato genital de los que se pudo aislar el VHS. Se estima que hasta 0.4% de todas las mujeres que acuden al parto están excretando virus, y > 1% de todas las mujeres con antecedentes de infección recurrente por VHS excreta VHS de forma asintomática en el parto. Sin embargo, **es fundamental reconocer que más de tres cuartas partes de las madres de recién nacidos con VHS neonatal no tienen antecedentes de brotes de VHS.** Entre 30 y 60% de los neonatos adquirirán la infección por VHS si la infección primaria materna se produce cerca del parto, mientras que < 2% de los bebés se infecta si nacen de una mujer con inmunidad preexistente (enfermedad recurrente). Además, un tercio de los hijos nacidos de madres con VHS-2 o VHS-1 recién adquiridos, aunque ya estén infectados por el otro tipo de VHS (no primario, primer episodio definido por la detección de virus en el aparato genital materno en el momento del parto, pero sin respuesta IgG para el tipo específico de VHS identificado), pueden adquirir la infección por VHS. Esto puede deberse a la presencia de anticuerpos protectores maternos específicos del tipo en el suero del recién nacido o en el canal del parto. Se estima que la incidencia global de infección neonatal por VHS es de 1 por cada 2 000 a 1 por cada 3 000 en EU.

B. Transmisión

1. **La transmisión intraparto** es la causa más frecuente de infección neonatal por VHS. Se asocia en especial con la excreción activa del virus desde el cuello uterino o la vulva en el momento del parto. Hasta 90% de las infecciones neonatales se produce como resultado de la transmisión intraparto. La inmunidad materna y la cantidad y duración de la excreción materna del virus son los principales factores determinantes de la transmisión periparto. Los riesgos de transmisión son mayores con la infección materna primaria durante el embarazo, la infección aguda no primaria por VHS-1 o VHS-2 es el siguiente escenario de mayor riesgo. De hecho, cuando hay anticuerpos maternos, el riesgo de adquisición del VHS, incluso para el neonato expuesto al VHS en el canal del parto, es mucho menor que el de la infección materna primaria. Se desconoce el mecanismo exacto de acción de los anticuerpos maternos en la prevención de la infección perinatal, pero los anticuerpos adquiridos transplacentariamente se asocian con menor riesgo de enfermedad neonatal grave después de la exposición perinatal al VHS. El riesgo de infección intraparto aumenta con la rotura de membranas, en especial cuando esta dura más de 4 horas. Por último, los métodos directos de monitorización fetal, como los electrodos en el cuero cabelludo, aumentan el riesgo de transmisión fetal en caso de excreción activa. Es mejor evitar estas técnicas si es posible en mujeres con antecedentes de infección recurrente o sospecha de enfermedad primaria por VHS.

2. **Transmisión prenatal.** Se ha documentado la infección *in utero* por VHS, pero es poco frecuente. Se han producido abortos espontáneos con infección materna primaria antes de las 20 semanas de gestación, pero se desconoce el verdadero riesgo para el feto de una infección primaria en el primer trimestre. Las infecciones fetales pueden producirse por vía transplacentaria o ascendente y se han documentado tanto en el contexto de una enfermedad materna primaria como, en raras ocasiones, de una recurrente. Puede haber una amplia gama de manifestaciones clínicas, desde afectación cutánea u ocular localizada hasta enfermedad multiorgánica grave, malformaciones congénitas y muerte fetal. Los supervivientes de la enfermedad *in utero* pueden presentar la tríada característica de enfermedad cutánea (lesiones, ulceraciones, cicatrices), oftalmológica (coriorretinitis, atrofia óptica, displasia retiniana) y del SNC (microcefalia, encefalomalacia, hidranencefalia o calcificaciones intracraneales), pero la tríada completa se da en menos de un tercio de los casos con enfermedad congénita.

3. **Transmisión posnatal.** Un pequeño porcentaje de infecciones neonatales por VHS son el resultado de la exposición posnatal al VHS (~ 10%). Las fuentes potenciales incluyen la excreción orofaríngea sintomática y asintomática por parte de los padres, el personal hospitalario u otros contactos, y las lesiones mamarias maternas. Las medidas para minimizar la exposición de estas fuentes se discuten en el texto siguiente.

C. **Manifestaciones clínicas.** La morbilidad y mortalidad del VHS neonatal se correlaciona mejor con tres categorías de enfermedad. Éstas son i) infecciones localizadas en POB; ii) enfermedad del SNC con o sin enfermedad mucocutánea localizada, y iii) infección diseminada con afectación de múltiples órganos.

1. **Infección POB.** Cerca de 50% de los neonatos con VHS presenta enfermedad localizada en la piel, los ojos o las membranas mucocutáneas. Las vesículas suelen aparecer entre el sexto y el noveno días de vida neonatal, pero pueden aparecer hasta las 6 semanas de edad. Puede desarrollarse un grupo de vesículas en la parte del cuerpo que se presenta, donde puede haberse producido un contacto directo prolongado con el virus, o en zonas de traumatismo local (p. ej., por el monitor del cuero cabelludo). Las vesículas aparecen en 90% de los neonatos con infección mucocutánea localizada, y la enfermedad recurrente es frecuente. Existe un alto riesgo de progresión a enfermedad diseminada si no se trata, y puede producirse una morbilidad significativa en estos neonatos a pesar de la ausencia de signos de enfermedad diseminada en el momento del diagnóstico. Todos los bebés con enfermedad POB aparente deben someterse a un estudio de la enfermedad diseminada y del SNC. Los lactantes con queratoconjuntivitis pueden desarrollar coriorretinitis, cataratas y retinopatía. Por lo tanto, el seguimiento oftalmológico y neurológico es importante en todos los neonatos con VHS mucocutáneo. Con un tratamiento antiviral adecuado, la mayoría de estos bebés no presentará morbilidad a largo plazo. Los neonatos con tres o más recurrencias de vesículas, que es probable reflejen un control inmunológico deficiente de la replicación del virus, tienen mayor riesgo de complicaciones neurológicas.

2. **Infección del SNC.** Casi un tercio de los neonatos con VHS presenta meningoencefalitis en ausencia de enfermedad diseminada y solo 60% de estos neonatos tiene vesículas mucocutáneas. Estos bebés suelen ser sintomáticos entre los 17 y 19 días de vida, con letargo, convulsiones, inestabilidad térmica e hipotonía, pero pueden presentarse hasta las 6 semanas de vida. En el con-

texto de la enfermedad diseminada, se cree que el VHS invade el SNC por diseminación hematógena. Sin embargo, puede producirse infección del SNC en ausencia de enfermedad diseminada, con mayor frecuencia en neonatos con anticuerpos neutralizantes del virus derivados del transplante, que pueden proteger frente a la diseminación generalizada, pero no influir en la replicación viral intraneuronal. La mortalidad es alta sin tratamiento, pero es de cerca de 5% con tratamiento. La prematuridad y las convulsiones se asocian con una mayor mortalidad. El tratamiento tardío se asocia con una mayor mortalidad, lo que subraya la necesidad de un tratamiento temprano cuando se sospecha una infección neonatal por VHS. Alrededor de dos tercios de los neonatos supervivientes presentan alteraciones del desarrollo neurológico. Las secuelas a largo plazo de la encefalitis aguda por VHS incluyen microcefalia, hidranencefalia, quistes porencefálicos, espasticidad, ceguera, sordera, coriorretinitis y problemas de aprendizaje.

3. Infección diseminada. Es la forma más grave de infección neonatal por VHS. Representa alrededor de 25% de todos los neonatos con infección neonatal por VHS y puede provocar la muerte en > 80% si no se trata y en casi 30% con tratamiento. La neumonitis y la hepatitis fulminante se asocian con mayor mortalidad. Los neonatos suelen acudir al médico entre los días 10 y 12, pero pueden hacerlo más tarde. Suelen estar afectados el hígado, las glándulas suprarrenales y otros órganos viscerales. Casi dos tercios de los bebés presentan también meningoencefalitis. Los hallazgos clínicos incluyen convulsiones, choque, dificultad respiratoria, coagulación intravascular diseminada (CID) e insuficiencia respiratoria. La erupción vesicular típica puede estar ausente hasta en 20% de los bebés. De los neonatos, 40% de los que sobrevive presenta morbilidad a largo plazo, y hasta 20% tiene alteraciones del neurodesarrollo.

D. Diagnóstico. La infección por VHS debe tenerse en cuenta en el diagnóstico diferencial de los neonatos enfermos con una variedad de presentaciones clínicas. Entre ellas se incluyen anomalías del SNC (letargo, convulsiones, hipotonía, irritabilidad), fiebre, choque, CID, hepatitis u otras enfermedades similares a la sepsis. El VHS también debe tenerse en cuenta en bebés con dificultad respiratoria sin una causa bacteriana evidente, o un curso clínico y hallazgos compatibles con prematuridad. Debe considerarse la posibilidad de infección concomitante por VHS con otros problemas frecuentes del bebé prematuro. El **aislamiento viral** o la **detección del ADN viral mediante RCP** en el contexto clínico adecuado siguen siendo fundamentales para el diagnóstico. Para todos los neonatos con sospecha de enfermedad por VHS, debe obtenerse lo siguiente: i) muestras de hisopos de la boca, nasofaringe, conjuntivas y ano (muestras de superficie) para cultivo o RCP de VHS; ii) muestra de raspado de vesículas cutáneas para cultivo o RCP de VHS; iii) muestra de LCR para RCP de VHS, y iv) sangre total para RCP de VHS. Los efectos citopatógenos del VHS suelen observarse en 1 a 3 días, y los cultivos negativos a los 5 días es probable que sigan siendo negativos. Los cultivos en vial de concha pueden disminuir el tiempo de detección a 24 a 48 horas. Los cultivos son el patrón de oro para el diagnóstico de la enfermedad neonatal por VHS, pero dependen de la recogida adecuada de las muestras, del estadio de la lesión (las lesiones con costra tienen menos probabilidades de dar positivo en el cultivo) y de la experiencia del personal que realiza las pruebas. También existen pruebas de diagnóstico rápido, como la tinción fluorescente directa y los inmunoensayos enzimáticos, pero son un poco menos sensibles que el cultivo. No se han estudiado las características de rendimiento de los estudios de RCP en muestras de piel y mucosas de neonatos, pero pueden utilizarse si no se dispone de cultivo. Para la enfermedad del SNC, la RCP del LCR para el VHS es ahora el método de elección para el diagnóstico. A menudo se observa un nivel elevado de proteínas en el LCR y pleocitosis, pero los valores iniciales pueden estar dentro de los límites normales. Por lo tanto, los exámenes seriados del LCR pueden ser muy importantes. La electroencefalografía y la tomografía computarizada (TC)/IRM también son útiles en el diagnóstico de la meningoencefalitis por VHS. Las pruebas serológicas del neonato no son útiles para diagnosticar la enfermedad neonatal porque los anticuerpos maternos del VHS atraviesan con facilidad la placenta. En el caso de las mujeres, la serología combinada de VHS-1 y VHS-2 tiene poco valor porque muchas mujeres están infectadas por VHS-1 y porque estas pruebas suelen tener un tiempo de respuesta relativamente lento; sin embargo, la obtención de anticuerpos específicos del tipo (VHS-1 o VHS-2) tiene una sensibilidad de 80 a 98% y una especificidad > 96% para identificar la infección materna previa y, por lo tanto, ayudará a evaluar el riesgo del neonato de adquirir el VHS. Las anomalías de laboratorio observadas en la enfermedad diseminada incluyen niveles elevados de transaminasas hepáticas, hiperbilirrubinemia directa, neutropenia, trombocitopenia y coagulopatía. En las radiografías de los recién nacidos con neumonitis por VHS suele observarse un patrón intersticial difuso. Todos los neonatos con VHS deben someterse también a un examen oftalmológico.

E. **Tratamiento.** La terapia antiviral con aciclovir, un análogo de nucleósido que inhibe de forma selectiva la replicación del VHS, es altamente eficaz contra la enfermedad neonatal por VHS, pero el momento de la terapia es crítico. El tratamiento está indicado para todas las formas de enfermedad neonatal por VHS y debe iniciarse de manera empírica en cuanto se sospeche la infección. Los estudios antivirales iniciales se realizaron con vidarabina, que redujo la morbilidad y la mortalidad de los neonatos infectados por VHS. La mortalidad con meningoencefalitis se redujo de 50 a 15% y en la enfermedad diseminada de 90 a 70%. Estudios posteriores demostraron que el aciclovir es tan eficaz como la vidarabina para el tratamiento del VHS neonatal. Además, el aciclovir es un inhibidor selectivo de la replicación viral con efectos secundarios mínimos en el huésped y puede administrarse en volúmenes relativamente pequeños durante tiempos de infusión cortos. La dosis de tratamiento recomendada para todos los tipos de VHS neonatal es de 60 mg/kg/día, dividida cada 8 horas. La duración recomendada del tratamiento es de 14 días para la enfermedad POB y de al menos 21 días para los neonatos con enfermedad del SNC o diseminada. Todos los bebés con enfermedad del SNC deben someterse a una nueva punción lumbar (PL) cerca del final del tratamiento para documentar el aclaramiento. Aquellos con RCP VHS en LCR positiva luego de 21 días de tratamiento deben continuar con aciclovir y someterse a pruebas semanales hasta que den negativo. Los neonatos con afectación ocular deben someterse a una evaluación oftalmológica y a un tratamiento con antivirales oftálmicos tópicos, además del tratamiento parenteral. La terapia oral, como con valaciclovir, no se recomienda para el tratamiento inicial. La terapia supresora con aciclovir oral luego del tratamiento agudo inicial se recomienda ahora a una dosis de 300 mg/m^2 por dosis tres veces al día durante 6 meses para todos los neonatos con VHS neonatal de cualquier tipo. Se ha demostrado que reduce las recurrencias cutáneas y mejora los resultados en el desarrollo. Otros informes han demostrado buenos resultados en neonatos infectados perinatalmente tratados con terapia supresora con dosis más altas de aciclovir oral hasta los 2 años de vida.

F. **Prevención**

1. **Estrategias para el embarazo.** Las personas gestantes seronegativas para el VHS (o seronegativas para el VHS-1 o el VHS-2) deben evitar las relaciones sexuales genitales con una pareja seronegativa conocida para el VHS durante

el tercer trimestre. Para las mujeres que adquieren el VHS primario durante el embarazo o tienen brotes recurrentes, varios estudios han demostrado la eficacia y la seguridad del tratamiento de las embarazadas con infección primaria por VHS clínicamente sintomática con un ciclo de 10 días de aciclovir (terapia oral o IV si la enfermedad es más grave) y una reducción posterior de las cesáreas. El American College of Obstetrics and Gynecology recomienda ofrecer terapia supresora oral a las mujeres con lesiones recurrentes de herpes genital en $\geq$·36 semanas de gestación, lo que disminuye las lesiones activas y, por lo tanto, los partos por cesárea. Sin embargo, se ha producido enfermedad neonatal por VHS en hijos de mujeres en tratamiento supresor. También se recomienda que las mujeres con VHS-2 se sometan a la prueba del VIH, ya que las personas seropositivas al VHS-2 tienen un riesgo dos veces mayor de contraer el VIH que las que son seronegativas al VHS-2.

2. **Estrategias de parto.** El principal problema a la hora de desarrollar estrategias prenatales para la prevención de la transmisión del VHS es la incapacidad de identificar la excreción materna del virus en el momento del parto. La identificación del virus requiere aislamiento en cultivo de tejidos o RCP, por lo que cualquier intento de identificar a las mujeres que puedan estar diseminando el VHS en el momento del parto requeriría un muestreo cervical prenatal y una rápida detección del virus. Desafortunadamente, estos cultivos de tamizaje tomados antes del parto no predicen la excreción activa en el momento del parto. Hasta que se disponga de técnicas más rápidas de detección del VHS, la única recomendación clara que puede hacerse es dar a luz por cesárea si hay lesiones genitales o síntomas prodrómicos al inicio del parto. La eficacia de este enfoque puede disminuir cuando las membranas se rompen más allá de las 4 horas. No obstante, en general se recomienda considerar la cesárea incluso con ruptura de membranas de mayor duración. En el caso de las mujeres con antecedentes de herpes genital previo, debe realizarse un examen cuidadoso para determinar si hay lesiones presentes cuando comienza el parto. Si se observan lesiones, debe proponerse la cesárea. Si no se identifican lesiones, el parto vaginal es apropiado, pero se debe obtener un hisopo cervical para cultivo o RCP y obtener serología materna para determinar si se ha producido una nueva adquisición de una infección no primaria por VHS-1 o VHS-2. A las mujeres con enfermedad clínica conocida o evidencia serológica de infección primaria o no primaria de primer episodio se les puede ofrecer aciclovir cerca del término hasta el parto, permitiendo un parto vaginal si no hay lesiones visibles, pero no se ha establecido el impacto de esta estrategia en la prevención de la enfermedad neonatal.

3. **Manejo del neonato con riesgo de VHS** (tabla 48-2). En este momento, no hay datos que apoyen el uso profiláctico de agentes antivirales o inmunoglobulina para prevenir la transmisión al neonato cuando no hay lesiones activas en el momento del parto. Los recién nacidos por parto vaginal inadvertido en el contexto de lesiones cervicales deben aislarse de otros neonatos en la sala de neonatos, y deben obtenerse hisopos de la orofaringe/nasofaringe, conjuntivas y ano para la detección viral entre las 12 y 24 horas de edad. Los cultivos o RCP positivos para VHS antes de las 12-24 horas de vida pueden deberse a contaminación en el parto y no a infección. Si la madre no tiene antecedentes de VHS, iniciar tratamiento con aciclovir mientras se esperan los resultados de laboratorio. Si se puede identificar a la madre con infección recurrente, el riesgo de tasa de infección neonatal es bajo, y se debe instruir a los padres para que consulten a su pediatra si aparece una erupción u otros cambios clínicos (letargia,

Tabla 48-2. Manejo del neonato de madre con infección genital activa por el virus del herpes simple (VHS)

Infección materna primaria o no primaria de primer episodio (VHS RCP o cultivo de lesión genital positivo, VHS-1 o VHS-2 IgG de tipo específico negativo)

- Considerar la posibilidad de ofrecer una cesárea electiva, independiente al estado de la lesión en el momento del parto, o si la rotura de membranas < 4 horas.

- A las ~ 24 horas de vida
  □ Hisopado de conjuntivas, nasofaringe/orofaringe y ano del neonato para RCP y cultivo.
  □ Recoger sangre para RCP VHS y ALT sérica.
  □ Recoger LCR para RCP de VHS, recuento celular y bioquímica.
  □ Inicio de aciclovir IV a la espera de los resultados de laboratorio.

- Tratar con aciclovir si RCP o cultivo positivo o signos de VHS neonatal (60 mg/kg/día en 3 dosis divididas × 14 [POB] o 21 [diseminado/SNC]).

- Si se confirma la infección primaria o no primaria de primer episodio de la madre, pero sin signos de virus positivo, algunos expertos recomiendan 10 días de tratamiento con aciclovir.

Infección recurrente, activa en el momento del parto (VHS RCP o cultivo de lesión genital positivo, VHS IgG de tipo específico positivo)

- A las ~ 24 horas de vida
  □ Hisopado de conjuntivas, nasofaringe/orofaringe y ano del neonato para RCP y cultivo.
  □ Recoger sangre para la RCP del VHS.
  □ No iniciar la terapia si el bebé está asintomático.

- Tratar con aciclovir si RCP o cultivo positivo o signos de infección por VHS.

RCP, reacción en cadena de la polimerasa; IgG, inmunoglobulina G; ALT, alanina aminotransferasa; LCR, líquido cefalorraquídeo; IV, intravenoso; POB, piel, ojos o boca; SNC, sistema nervioso central.

taquipnea, alimentación deficiente). Se recomienda un seguimiento pediátrico semanal durante el primer mes. Si se detecta que la madre tiene una infección primaria reciente o no primaria, en un primer episodio, y una lesión genital en el momento del parto, algunos expertos recomiendan tratar al neonato durante 10 días con aciclovir, incluso sin sintomatología ni detección del virus en el bebé. Los neonatos con un cultivo positivo o RCP de cualquier localización o la evolución de la sintomatología clínica deben someterse de inmediato a la repetición de los cultivos y al inicio de la terapia antiviral. Antes de iniciar el tratamiento con aciclovir, el neonato debe someterse a frotis conjuntivales, nasofaríngeos y anales para cultivo/RCP, carga viral plasmática y evaluación del LCR para pleocitosis y RCP del ADN del VHS. La evidencia de diseminación debe evaluarse con transaminasas hepáticas, recuentos sanguíneos y pruebas de coagulación para detectar trastornos hematológicos y de coagulación, y una radiografía de tórax si aparecen síntomas respiratorios.

4. **Estrategias posnatales.** Los neonatos y las madres con lesiones por VHS deben estar en aislamiento de contacto. Debe hacerse hincapié en el lavado cuidadoso de las manos y en evitar que el bebé tenga contacto directo con cualquier lesión de los cuidadores. Debe evitarse la lactancia si hay lesiones mamarias, y las mujeres con VHS oral deben llevar mascarilla durante la lactancia. El personal hospitalario con infección orolabial por VHS representa un riesgo bajo para el neonato, aunque debe recomendarse el uso de mascarillas si hay lesiones activas. Por supuesto, debe insistirse de nuevo en el lavado de manos o el uso de guantes. La excepción a estas guías es el personal de enfermería con panadizo herpético. Dado que tienen un alto riesgo de diseminación viral y que la transmisión puede producirse a pesar del uso de guantes, estas personas no deben atender a los neonatos.

IV. PARVOVIRUS B19 (CONGÉNITO).
Los parvovirus son pequeños virus de ADN monocatenario sin envoltura. El ser humano es el único huésped conocido. El receptor celular del parvovirus B19 es el antígeno del grupo sanguíneo P, que se encuentra en los eritrocitos, los eritroblastos, los megacariocitos, las células endoteliales, la placenta y las células cardiacas y hepáticas fetales. Esta especificidad tisular se correlaciona con las localizaciones de las anomalías clínicas (que suelen ser anemia con o sin trombocitopenia y, en ocasiones, miocarditis fetal). La ausencia del antígeno P es muy rara, pero estas personas son resistentes a la infección por parvovirus.

A. **Epidemiología.** La transmisión del parvovirus se produce luego del contacto con secreciones respiratorias, sangre/hemoderivados o por transmisión vertical. Los casos pueden ocurrir de manera esporádica o en brotes (en especial en escuelas a finales de invierno y principios de primavera). El contagio secundario se produce en al menos la mitad de los contactos domésticos susceptibles. La infección es muy común, con 90% de seropositividad en personas de edad avanzada. La prevalencia de la infección aumenta durante la infancia, de forma que alrededor de la mitad de las mujeres en edad fértil son inmunes y la otra mitad son susceptibles a la infección primaria. La tasa anual de seroconversión en estas mujeres es de 1.5%; sin embargo, debido a que la evaluación del estado de infección por parvovirus no forma parte de las pruebas prenatales rutinarias y a que la infección clínica suele ser asintomática, se desconoce la tasa de infección fetal en mujeres que se seroconvierten durante el embarazo. Las mujeres que son madres de niños pequeños, maestras de primaria o trabajadoras en estancias infantiles pueden tener un mayor riesgo de exposición. Desafortunadamente, el momento de mayor transmisibilidad del parvovirus es antes de la aparición de los síntomas o la erupción cutánea. Además, 50% de los contactos contagiosos puede no presentar erupción y 20% puede ser asintomático. El periodo de incubación suele ser de 4 a 14 días, pero puede llegar a 21 días. La erupción y los síntomas articulares aparecen entre 2 y 3 semanas después de la infección. El virus suele propagarse a través de las secreciones respiratorias, que se aclaran en pacientes con eritema infeccioso típico en el momento de la erupción o poco después. La epidemiología de los brotes comunitarios de eritema infeccioso sugiere que el riesgo de infección para los maestros susceptibles es de cerca de 19% (en comparación con 50% para los contactos domésticos). Esto reduce el riesgo de enfermedad fetal por parvovirus B19 en las maestras embarazadas a < 1%. Por lo tanto, no es necesario tomar precauciones especiales en este contexto. De hecho, es probable que exista una infección no aparente generalizada tanto en adultos como en niños, lo que proporciona una tasa de exposición de fondo constante que no puede alterarse.

La tasa global de transmisión vertical del parvovirus de la madre con infección primaria al feto es de alrededor de 30%. El riesgo de pérdida fetal (3 a 6%) es mayor cuando la infección materna se produce en la primera mitad del embarazo y si se desarrolla hidropesía fetal. La muerte fetal suele producirse a las 6 semanas de la infección materna. El riesgo de hidropesía fetal es de alrededor de 1%. Por lo tanto, el parvovirus B19 podría ser la causa de hasta 1 400 casos de muerte fetal o hidropesía fetal cada año en EU.

B. La transmisión se produce de la madre al feto por vía prenatal, por lo que entra en la categoría de infecciones congénitas.

C. Manifestaciones clínicas

1. **Infección congénita.** La mayoría de los casos de infección fetal se resuelven de forma espontánea sin resultados adversos; sin embargo, la infección puede asociarse con aborto espontáneo, hidropesía fetal y muerte fetal. La hidropesía fetal no inmunológica suele ser consecuencia de una anemia aplásica, pero también puede ser secundaria a una miocarditis o a una hepatitis fetal crónica. Los resultados del desarrollo neurológico a largo plazo de los fetos transfundidos *in utero* por hidropesía no están claros: investigaciones recientes sugieren un riesgo de deterioro del desarrollo neurológico a largo plazo, mientras que otros estudios no encuentran diferencias.

2. **Enfermedad en niños.** El parvovirus B19 se ha asociado con diversas erupciones, incluida la típica erupción en forma de "mejilla abofeteada" del eritema infeccioso (quinta enfermedad). En cerca de 60% de los niños en edad escolar con eritema infeccioso, la fiebre aparece entre 2 y 5 días antes de que se manifieste la erupción facial. Los síntomas asociados incluyen dolor de cabeza, dolor de garganta, tos, náusea/vómito/diarrea, coriza/conjuntivitis y artralgia/artritis, pero estos síntomas suelen desaparecer con la aparición de la erupción. La erupción suele ser simétrica y macular; comienza en el tronco y se desplaza de forma periférica hacia los brazos, los glúteos y los muslos, y puede afectar a las palmas de las manos y las plantas de los pies. La erupción puede ser pruriginosa y recurrente, y se cree que está mediada inmunológicamente. Los niños suelen ser más infecciosos antes de la aparición de la erupción. En entornos de grupo como las aulas, la aparición de un niño clínicamente sintomático podría reforzar la necesidad de buenas prácticas de lavado de manos entre las personas gestantes potencialmente seronegativas.

3. **Enfermedad en adultos.** La presentación típica del eritema infeccioso en la edad escolar puede darse en adultos, pero las artralgias y la artritis son más frecuentes. Hasta 60% de los adultos con infección por parvovirus B19 puede presentar inflamación articular aguda, que afecta con mayor frecuencia a las articulaciones periféricas (simétricamente). La erupción cutánea y los síntomas articulares aparecen entre 2 y 3 semanas después de la infección. La artritis puede persistir durante años y puede asociarse con el desarrollo de artritis reumatoide.

4. Manifestaciones menos frecuentes de la infección por parvovirus B19

a. **Infección en pacientes con anemia grave o inmunodepresión.** El parvovirus B19 se ha identificado como causa de anemia persistente y profunda en pacientes con recambio rápido de eritrocitos, incluidos aquellos con anemia falciforme (EC), enfermedad de la hemoglobina C falciforme (HB SC), talasemia, esferocitosis hereditaria y déficits de enzimas celulares, como la deficiencia de piruvato cinasa. El parvovirus B19 también se ha asociado con aplasia aguda y crónica de eritrocitos en pacientes inmunodeprimidos.

b. **Infección fetal.** Aunque el parvovirus B19 presenta variaciones genotípicas, no se ha demostrado ninguna variación antigénica entre los aislados. Los parvovirus tienden a infectar células que se dividen rápido y pueden transmitirse a través de la placenta, lo que supone una amenaza potencial para el feto. Con base principalmente en la demostración de ADN viral en muestras de tejido fetal, el parvovirus B19 es la causa infecciosa más común de hidropesía fetal no inmune y se ha implicado en cerca de 15% de los casos. La presunta secuencia patogénica es la siguiente: infección primaria materna → transferencia transplacentaria del virus B19 → infección de los precursores de eritrocitos → detención de la producción de eritrocitos → anemia grave (Hb < 8 g/dL) → insuficiencia cardiaca congestiva → edema e hidropesía. Además, se ha detectado ADN de B19 en tejidos cardiacos de fetos abortados. El B19 puede causar miocarditis fetal que puede contribuir al desarrollo de hidropesía. Por último, se ha documentado hepatitis fetal con enfermedad hepática grave. Aunque se han descrito raros casos de niños con anomalías fetales e infección por parvovirus, es poco probable que el parvovirus cause anomalías fetales. Por lo tanto, no debe recomendarse el aborto terapéutico en mujeres infectadas por parvovirus durante el embarazo. Por el contrario, el embarazo debe seguirse con cuidado mediante exámenes frecuentes y ecografías para detectar signos de afectación fetal.

D. **Diagnóstico.** El parvovirus B19 no crece en cultivos de tejidos estándar porque el ser humano es el único huésped. La determinación de los niveles séricos de IgG e IgM es la prueba más práctica. La IgG sérica del B19 está ausente en huéspedes susceptibles, y la IgM aparece al tercer día de una infección aguda. La IgM sérica puede detectarse hasta en 90% de los pacientes con infección aguda por B19 en el momento de la aparición de la erupción, y los niveles séricos empiezan a descender entre el segundo y el tercer mes tras la infección. La IgG sérica aparece unos días después de la IgM y persiste durante años. Los niveles de IgM e IgG no son fiables para diagnosticar una crisis aplásica o una infección crónica en pacientes inmunodeprimidos. El ADN viral puede detectarse mediante RCP, con títulos virales elevados presentes durante la infección activa. El ADN viral puede detectarse en suero y líquido amniótico. La viremia de bajo nivel puede persistir durante años y no indica necesariamente una infección reciente. Los antígenos virales pueden detectarse de manera directa en los tejidos mediante radioinmunoanálisis, ensayo inmunoenzimático (ELISA), inmunofluorescencia, hibridación *in situ* de ácidos nucleicos o RCP. Estas técnicas pueden ser valiosas para determinados contextos clínicos, como el examen de tejidos de fetos con hidropesía no inmune o la determinación de la infección (RCP).

E. **Tratamiento.** El tratamiento suele ser de apoyo. La inmunoglobulina intravenosa (IGIV) se ha utilizado con éxito en un número limitado de pacientes con trastornos hematológicos graves relacionados con la infección persistente por parvovirus. La justificación de esta terapia se deriva de las observaciones de que i) la respuesta inmune primaria a la infección por B19 es la producción de IgM e IgG específicas; ii) la aparición de anticuerpos sistémicos coincide con la resolución de los síntomas clínicos, y iii) los anticuerpos específicos previenen la infección. Sin embargo, no se han realizado estudios controlados para establecer la eficacia de la profilaxis o terapia con IGIV para las infecciones por B19. No existen recomendaciones para el uso de IGIV en el embarazo. En la gestación con seguimiento cuidadoso en que la hidropesía fetal está empeorando, pueden considerarse las transfusiones sanguíneas intrauterinas, en especial si la Hb fetal es < 8 g/dL. Debe valorarse el riesgo/beneficio de este procedimiento para la madre y el feto, ya que algunos fetos hidrópicos mejorarán sin intervención. En algunos casos, si también hay miocardiopatía fetal secundaria a infección por parvovirus, la función cardiaca puede ser inadecuada para soportar la transfusión. Es importante intentar identificar otras causas de hidropesía fetal (véase capítulo 26).

F. **Prevención.** Los tres grupos de personas gestantes de interés cuando se considera el riesgo potencial de enfermedad fetal por parvovirus son i) las expuestas a un contacto doméstico infectado, ii) las maestras de escuela y iii) los proveedores de atención sanitaria. En cada una de ellas, la medición de los niveles séricos de IgG e IgM puede ser útil para determinar quién está en situación de riesgo o de infección aguda luego de la exposición al B19. El riesgo de enfermedad fetal por B19 es pequeño para las mujeres embarazadas asintomáticas en comunidades donde se producen brotes de eritema infeccioso. En este contexto, puede que no estén indicadas pruebas diagnósticas ni precauciones especiales. Sin embargo, los contactos domésticos con pacientes de eritema infeccioso aumentan el riesgo de infección aguda por B19 en las embarazadas. El riesgo estimado de infección por B19 en un adulto susceptible con un contacto doméstico es de cerca de 50%. Considerando un riesgo estimado de 5% de enfermedad fetal grave con infección materna aguda por B19, el riesgo de hidropesía fetal es de cerca de 2.5% para las embarazadas susceptibles expuestas a un contacto doméstico infectado durante las primeras 18 semanas de gestación. El manejo de estas mujeres puede incluir lo siguiente:

1. Determinación de la susceptibilidad de la infección aguda mediante IgG e IgM séricas y RCP.

2. En mujeres susceptibles o con infección aguda, **ecografía fetal seriada** para monitorizar el crecimiento fetal y la posible evolución de la hidropesía. Debe realizarse una evaluación Doppler de la velocidad sistólica máxima de la arteria cerebral media fetal porque es un predictor preciso de la anemia fetal.

3. La infección fetal puede diagnosticarse mediante RCP de parvovirus B19 en líquido amniótico. La **IgM fetal, el hematocrito y la RC del ADN del parvovirus** pueden detectarse mediante una muestra de sangre umbilical percutánea (MSUP). Esto puede ser útil para confirmar la etiología del B19 cuando hay hidropesía fetal. Debe comprobarse el hematocrito fetal como preparación para la transfusión de sangre fetal si se sospecha anemia fetal grave en la ecografía.

4. Teniendo en cuenta la alta prevalencia de B19, el bajo riesgo de enfermedad fetal grave y el hecho de que los intentos de evitar los posibles entornos de alto riesgo solo reducen la exposición, pero no la eliminan, no se recomienda excluir del lugar de trabajo a las maestras embarazadas. Se puede adoptar un enfoque similar para las profesionales sanitarias embarazadas en las que la principal exposición será la de los niños infectados que acudan a urgencias o a la consulta del médico. Sin embargo, en la mayoría de los casos, la erupción típica del eritema infeccioso puede estar ya presente, momento en el que la infecciosidad es baja. Además, pueden tomarse precauciones dirigidas a

minimizar la exposición a secreciones respiratorias para disminuir el riesgo de transmisión. Se debe tener especial cuidado en las salas pediátricas donde hay pacientes inmunocomprometidos o pacientes con anemias hemolíticas en los que se sospecha la enfermedad por B19. Estos pacientes pueden diseminar el virus mucho más allá del periodo de síntomas clínicos iniciales, en especial cuando presentan una crisis aplásica. En este contexto, puede existir un riesgo significativo de propagación del B19 a trabajadores sanitarios susceptibles o a otros pacientes con riesgo de crisis aplásica inducida por el B19. Para minimizar este riesgo, los pacientes con crisis aplásicas por infecciones de B19 deben mantenerse en precauciones de contacto, se deben usar mascarillas para el contacto cercano y las profesionales sanitarias embarazadas no deben atender a estos pacientes.

V. VIH (CONGÉNITO Y PERINATAL).

El VIH es un retrovirus de la familia Retroviridae y el agente causante de la infección de por vida y del SIDA, para el que no existe cura. El virus se une a la célula CD4$^+$ del huésped y a un correceptor de quimioquinas, y el núcleo viral penetra en el citoplasma de la célula huésped. El virus utiliza la transcriptasa inversa para sintetizar ADN a partir de su ARN viral, y este ADN viral se integra en el genoma del huésped. Al activarse la célula, el ADN viral se transcribe a ARN y se sintetizan proteínas virales. El virión adquiere su envoltura externa al brotar de la superficie de la célula huésped y es infeccioso para otras células CD4$^+$. El genoma consta de los tres genes que se encuentran en todos los retrovirus (*gag, pol, env*), junto con al menos seis genes adicionales, entre ellos el gp120, necesario para la unión del virus a las células diana. Cuando los linfocitos infectados por VIH se activan, como ocurre en las enfermedades intercurrentes, pueden transcribirse muchos viriones, y la célula puede lisarse o potenciarse la apoptosis, lo que provoca la muerte de la célula huésped. Debido a que los linfocitos T CD4$^+$ son fundamentales para desarrollar una respuesta inmune adecuada frente a casi todos los patógenos, el huésped con recuentos de linfocitos T CD4$^+$ < 200/μL es muy susceptible a las infecciones oportunistas y los tumores malignos que definen el SIDA.

A. **Epidemiología.** El VIH-1 es la principal causa de infección por VIH y de infecciones perinatales por VIH en EU y en todo el mundo. Un virus relacionado, el VIH-2, tiene un curso clínico más benigno y se limita principalmente a África occidental. El ser humano es el único reservorio conocido del VIH-1 y el VIH-2, y el virus latente persiste incluso cuando la carga viral plasmática es indetectable.

1. **A nivel nacional**, los CDC informan de que en actualidad hay 1.2 millones de personas infectadas por el VIH-1 en EU. Aunque la tasa de transmisión ha disminuido en casi dos tercios desde su máximo, la tasa anual de nuevas infecciones, de cerca de 40 000, se ha mantenido relativamente invariable desde finales de la década de 1990. De estas nuevas infecciones, algunos grupos presentan tasas de infección desproporcionadamente altas, como los hombres que tienen relaciones sexuales con hombres (HSH) y los afroamericanos. Es sorprendente que 1 de cada 7 personas infectadas por VIH desconoce su estado de transmisión, lo que frustra los esfuerzos por reducir aún más la transmisión. La disminución de la tasa de mortalidad en los últimos años se atribuye en gran parte al acceso a terapias antirretrovirales más potentes disponibles desde 1996. En el año 2017 se produjeron alrededor de 16 350 muertes en personas con VIH.

Alrededor de 23% de las personas infectadas por VIH en EU son **mujeres**, la mayoría en edad fértil, con tasas más elevadas en las mujeres afroamericanas. Para 85% de estas mujeres, el principal comportamiento de riesgo es el contacto heterosexual con una persona infectada por VIH conocida o un comportamiento de riesgo desconocido (se cree que por contacto heterosexual con una persona de estado serológico positivo desconocido). Sin embargo, en 2011, solo 45% de las mujeres infectadas por VIH recibía atención y solo 32% había logrado la remisión viral. Aunque la introducción de la profilaxis y el tratamiento antirretroviral −zidovudina en 1994 y antirretrovirales potentes en 1996− ha supuesto un enorme éxito en la reducción de la transmisión materno-infantil, se calcula que entre 100 y 200 neonatos siguen contrayendo la infección perinatal por VIH cada año. La gran mayoría de estos neonatos infectados nace de mujeres que desconocían su diagnóstico o acudieron tarde a la consulta prenatal. En la actualidad, los CDC recomiendan la realización rutinaria de pruebas prenatales de exclusión voluntaria, que han demostrado ser mucho más eficaces para identificar a las personas infectadas por VIH que los sistemas en los que se exige el consentimiento informado por escrito. En la actualidad, más de 90% de las mujeres embarazadas infectadas por VIH recibe terapia antirretroviral en el momento del parto o antes.

2. **A nivel global**, la Organización Mundial de la Salud (OMS) estimó que a finales de 2018 había 37.9 millones de personas que vivían con VIH (18.8 millones de mujeres y 1.7 millones de niños menores de 15 años). Las nuevas infecciones por VIH se estimaron en 2018 en 1.7 millones, incluidos 160 000 niños. Las muertes relacionadas con VIH en 2018 fueron 770 000 (100 000 en niños). Todas estas cifras han mejorado mucho desde el pico de la epidemia, lo que refleja la respuesta mundial a la prevención del VIH y el acceso al tratamiento. En la actualidad, alrededor de 68% de las mujeres infectadas por VIH recibe regímenes antirretrovirales (tratamiento antirretroviral [TAR]) durante el embarazo en países con alta prevalencia del VIH, y se recomienda que estas mujeres permanezcan en tratamiento durante todo el periodo de lactancia y más allá. Sin embargo, la adherencia y el mantenimiento en la atención posparto han sido problemáticos. Aunque se ha comprobado que la lactancia materna aumenta la tasa de transmisión perinatal hasta en 14%, la alimentación con leche artificial se asocia con altas tasas de morbilidad y mortalidad por malnutrición y otras infecciones en algunas zonas, como infecciones respiratorias y gastrointestinales. Se ha demostrado que la lactancia materna exclusiva en los primeros 6 meses de vida tiene un menor riesgo de adquisición del VIH-1 en comparación con la alimentación mixta. Además, se ha demostrado que el tratamiento materno con antirretrovirales reduce de forma considerable la transmisión del VIH después del parto. Por lo tanto, en las zonas donde la alimentación con leche artificial no es segura o viable, la OMS recomienda la lactancia materna exclusiva durante los primeros 6 meses de vida y la lactancia materna continuada hasta el año de vida mientras la madre sigue recibiendo tratamiento antirretroviral. En zonas de alta prevalencia del VIH, la infección materna aguda durante el embarazo o la lactancia es un escenario de muy alto riesgo para la adquisición del VIH por parte del neonato y un escenario que no se aborda con estrategias de prevención con base en antirretrovirales. Además, el aumento de la incidencia de la infección por VIH en mujeres jóvenes en algunos países de alta prevalencia del VIH supone un reto especial para seguir reduciendo la adquisición del VIH

por parte de los neonatos, lo que sugiere que solo el desarrollo de una vacuna universal contra el VIH administrada en la infancia eliminará por completo las infecciones pediátricas por VIH. Sin lugar a dudas, el VIH ha supuesto uno de los problemas sanitarios más graves y desafiantes de finales del siglo xx y principios del xxi. Aunque aún quedan muchos retos pendientes en materia de aplicación, acceso, adherencia y seguimiento, se están logrando avances significativos.

B. Transmisión. Existen tres vías principales de transmisión del VIH: el contacto sexual, la inoculación parenteral y la transferencia materno-fetal o materno-neonatal.

1. **Contacto sexual.** Este sigue siendo el principal modo de transmisión del VIH en EU y en todo el mundo. Se ha descubierto que tanto el semen como las secreciones vaginales contienen VIH. El principal comportamiento de riesgo para 85% de las madres de niños con VIH es el contacto heterosexual.

2. **Inoculación parenteral.** La transmisión parenteral del VIH resulta de la inoculación directa de sangre o hemoderivados infectados. Los principales grupos afectados han sido los usuarios de drogas intravenosas y los pacientes que reciben transfusiones o concentrados de factores. El tamizaje de los donantes de sangre para detectar factores de riesgo de infección, las pruebas universales de anticuerpos contra VIH y pruebas virales de la sangre donada, y la preparación especial del factor de coagulación para eliminar el riesgo de contaminación viral han reducido en gran medida la incidencia del VIH adquirido por transfusión. La razón más probable de los falsos negativos en la serología del VIH es la ventana seronegativa que se produce entre el momento de la infección inicial y la producción de anticuerpos antivirales. Las probabilidades de infección por VIH adquirida por transfusión a partir de la transfusión de una única unidad de sangre analizada se han estimado entre 1:250 000 y 1:150 000.

3. **Transmisión congénita y perinatal.** Más de 90% de los casos de SIDA pediátrico se han producido por exposición materna prenatal, en el parto o posnatal a través de la leche materna. La tasa de transmisión del VIH de madres infectadas no tratadas a sus fetos y neonatos se ha estimado entre 15 y 40%. Se ha aislado el VIH de muestras de sangre de cordón umbilical, y los productos de la concepción han demostrado la infección por VIH a partir de las 14 a 20 semanas de gestación; sin embargo, se cree que la mayor parte de la infección se transmite a finales del tercer trimestre o en el parto. Se desconoce el mecanismo de transferencia transplacentaria del VIH, pero el VIH puede infectar líneas celulares de trofoblastos y macrófagos placentarios. Ni la infección ni la cantidad de virus presente en la placenta se correlacionan con la infección congénita. Esto puede sugerir que la placenta en general actúa como barrera protectora frente a la transmisión o, por el contrario, como foco de transmisión potencial. En un estudio de 100 pares de gemelos de madres infectadas por VIH, el gemelo A estaba infectado en 50% de los partos vaginales y en 38% de los partos por cesárea. El gemelo B se infectó en 19% de los partos tanto vaginales como por cesárea. Este estudio, así como el Women and Infants Transmission Study y un metaanálisis de estudios de transmisión sugieren que la infección intraparto se produce correlacionado con la duración de la rotura de membranas y que los partos por cesárea electiva (sin inicio del parto) pueden ser preventivos, en especial si la carga viral materna del VIH no está controlada en el momento del parto.

C. **Enfermedad clínica.** En pacientes no tratados, la pérdida de células CD4$^+$ progresa, la duración media de la fase es asintomática de alrededor de 10 años en adultos. Después de esta fase, el paciente se vuelve sintomático, por lo general con infecciones oportunistas, en especial tuberculosis, y la muerte se produce en un plazo de 5 años.

1. **La infección por VIH en neonatos** se manifiesta con una carga viral de inicio elevada, que disminuye durante los primeros 5 años de vida a medida que se desarrolla el sistema inmunológico. Las guías actuales de EU y la OMS sugieren tratar a todos los bebés diagnosticados de infección por VIH en el primer año de vida para que el sistema inmunológico pueda desarrollarse con normalidad, y muchos expertos continúan el tratamiento para asegurar la supresión del VIH. Aunque los algoritmos anteriores sobre cuándo iniciar el tratamiento en niños infectados por VIH se basaban en la evolución clínica y los porcentajes de células T CD4$^+$, ahora se recomienda que todos los niños infectados sean tratados con un tratamiento antirretroviral combinado (TARC) desde el diagnóstico. De hecho, el uso de regímenes antirretrovirales muy potentes se ha asociado con la remisión viral a largo plazo sin tratamiento en al menos un neonato, el "bebé de Mississippi", que permaneció sin evidencia de replicación viral sin tratamiento durante casi 2 años, lo que permite albergar la esperanza de que en el futuro pueda conseguirse la remisión o curación del VIH con agentes de tratamiento adicionales para reducir el tamaño del reservorio viral latente. La voluntad del cuidador de garantizar que el neonato o el niño reciban todas las dosis todos los días es un componente fundamental del éxito.

2. **VIH en el embarazo.** Las mujeres embarazadas infectadas por VIH deben recibir una atención prenatal supervisada muy cercana, que incluya pruebas de detección de otras infecciones de transmisión sexual (gonorrea, herpes, clamidia, hepatitis B y C, y sífilis), así como pruebas de detección de infección por CMV y toxoplasmosis. La madre también debe someterse a una prueba cutánea de la tuberculina y, cuando proceda, se le deben ofrecer vacunas contra hepatitis B, neumococo e influenza. Si aún no se está en tratamiento antirretroviral, debe iniciarse un régimen de triple fármaco lo antes posible durante el embarazo, con el objetivo de lograr un control virológico completo mucho antes del parto. En general, los regímenes farmacológicos utilizados en personas no embarazadas son similares a los recomendados en el embarazo. Las excepciones a estas recomendaciones incluyen efavirenz, que ha mostrado efectos teratogénicos en estudios con animales; la combinación de didanosina y estavudina, que se ha asociado con casos raros de esteatosis hepática y muerte materna; nevirapina, que ha provocado hepatitis fulminante en mujeres con recuentos de linfocitos CD4$^+$ más elevados; dolutegravir, que se ha relacionado con defectos del tubo neural cuando se inicia antes de la concepción, y los regímenes potenciados con cobicistat, que han disminuido los niveles del fármaco durante el embarazo. Por lo tanto, estos fármacos deben utilizarse con precaución en el embarazo. En fecha reciente, el estudio internacional en curso Promoting Maternal and Infant Survival Everywhere (PROMISE) informó de que el tratamiento triple con lamivudina, zidovudina y lopinavir potenciado con ritonavir (la combinación de lamivudina) o tenofovir, emtricitabina y lopinavir potenciado con ritonavir (la combinación de tenofovir) redujo la transmisión detectada a las 2 semanas de vida al 0.5%, cifra significativamente inferior a la de un régimen de dos fármacos. Sin embargo, ambos regímenes se asociaron con un mayor riesgo de prematuridad infantil, y la rama que contenía tenofovir demostró mayor riesgo de muerte, lo que plantea preocupaciones sobre la seguridad de estos regímenes en áreas con recursos sanitarios limitados para atender de manera adecuada a los neonatos prematuros.

En la actualidad, en EU, la tasa de transmisión vertical es < 2% en las mujeres que son diagnosticadas y toman terapia antirretroviral antes del parto. Esto hace que la transmisión perinatal del VIH sea una enfermedad en esencia prevenible cuando las mujeres reciben asesoramiento y pruebas prenatales y reciben terapia antirretroviral para ellas y sus hijos. La prueba del VIH, aunque ya no requiere consentimiento, no es un componente obligatorio de la atención prenatal; por lo tanto, todo proveedor obstétrico y pediatra debería ofrecer pruebas y asesoramiento a todas las mujeres embarazadas, para que puedan considerar opciones terapéuticas para sí mismas y opciones profilácticas para sus fetos. La profilaxis contra *Pneumocystis jirovecii* y, quizá, contra *Mycobacterium avium intracellulare* también debería considerarse durante el embarazo.

3. **Infección por VIH en niños.** La mayoría de los casos de SIDA pediátrico se dan en neonatos y niños pequeños, lo que refleja la preponderancia de las infecciones congénitas y adquiridas de manera perinatal. Se ha descrito una distribución bimodal de los síntomas: una progresión rápida de los síntomas y la enfermedad en el primer año de vida ("progresores rápidos") o una progresión más lenta con deterioro a los 5 o 6 años de edad. En Norteamérica se estima que entre 15 y 20% de los neonatos son de progresión rápida. Los datos sugieren que los países en vías de desarrollo tienen una presentación bimodal de la enfermedad similar, pero con un aumento del número de progresores rápidos, con 25 a 45% de mortalidad al año, hasta 53% de mortalidad a los 2 años y 62% de mortalidad a los 5 años. El momento de la infección también influye en la gravedad, ya que los niños infectados en los primeros 1 o 2 meses de vida presentan una mortalidad más elevada. A los niños se les deben prescribir regímenes antirretrovirales con el objetivo de mantener un porcentaje de linfocitos $CD4^+ > 15\%$, y muchos expertos sugieren 25%, junto con una carga viral del VIH moderadamente baja o suprimida. En los países desarrollados, la infección pediátrica por VIH debería considerarse una infección crónica tratable, no una enfermedad con una esperanza de vida limitada o una mala calidad de vida.

La presentación clínica difiere en los niños en comparación con los adultos. El neonato infectado por VIH suele ser asintomático, pero puede presentar linfadenopatía o hepatoesplenomegalia. Por lo general, el bebé infectado periparto no desarrolla signos o síntomas hasta pasadas las 2 primeras semanas de vida. Estos incluyen linfadenopatía y hepatoesplenomegalia (como en los adultos), escaso aumento de peso como podría encontrarse en la infección viral crónica y, en ocasiones, anomalías neuromotoras o encefalopatía. Antes de que la terapia antirretroviral estuviera disponible para los niños, entre 50 y 90% de los niños infectados por VIH presentaban afectación del SNC caracterizada por una encefalopatía a menudo clínicamente devastadora. Aunque la presentación clínica puede variar, el retraso o la pérdida de los hitos del desarrollo y la disminución de la función cognitiva son características comunes. No es raro que se diagnostique SIDA a un lactante de entre 2 y 6 meses de edad cuando presenta neumonía por *P. jirovecii*. Se trata de una neumonía intersticial a menudo sin hallazgos auscultatorios. Los pacientes presentan fiebre baja, taquipnea y, a menudo, taquicardia. Se produce una hipoxia progresiva que puede provocar una mortalidad de hasta 90%. Esta es la enfermedad que define el SIDA en el momento de la presentación en 37% de los pacientes pediátricos, con una incidencia máxima a la edad de 4 meses. El tratamiento consiste en trimetoprima-sulfametoxazol intravenoso y esteroides. La profilaxis para prevenir estas infecciones potencialmente mortales es, por supuesto, preferible a la adquisición de la enfermedad. En la actualidad, el Public Health Service recomienda que todos los neonatos infectados por VIH inicien profilaxis de neumonía por *P. jirovecii* al mes de vida. Una segunda afección, quizá exclusiva del SIDA pediátrico, es el desarrollo de una enfermedad pulmonar intersticial crónica, denominada *neumonitis intersticial linfoide* (NIL). La NIL se caracteriza por un infiltrado difuso de linfocitos y células plasmáticas. El curso clínico de la NIL es bastante variable, pero puede ser progresivo, lo que provoca una marcada dificultad respiratoria (taquipnea, retracciones, sibilancias e hipoxemia). Existe una asociación con la infección por el virus de Epstein-Barr, pero su importancia es incierta. Después de la presentación inicial, el pronóstico parece ser más favorable para los niños con infección por VIH sintomática cuando la enfermedad definitoria de SIDA es la NIL. Además de la NIL, las infecciones bacterianas recurrentes son una característica frecuente del SIDA pediátrico, debido en parte a la aparición temprana de disfunción de células B con hipergammaglobulinemia disfuncional. Se dan tanto infecciones focales como diseminadas, la sepsis es la más frecuente. El organismo que suele aislarse del torrente sanguíneo es *Streptococcus pneumoniae*, pero se han recuperado otras bacterias, en especial de pacientes hospitalizados. La enfermedad neumocócica es menos frecuente ahora que las vacunas antineumocócicas conjugadas son el tratamiento estándar para los lactantes en los primeros 6 meses de vida. Otras manifestaciones de la infección por VIH que pueden ser más frecuentes en los niños son la parotitis y la disfunción cardiaca. Los niños mayores presentan las infecciones oportunistas más típicas del SIDA cuando disminuye el recuento de linfocitos T $CD4^+$.

D. **Diagnóstico.** El diagnóstico de la infección por VIH en adultos se realiza mediante la detección de anticuerpos y antígenos específicos del VIH mediante un inmunoensayo con confirmación por análisis Western blot.

La serología tiene un valor limitado en el diagnóstico de la infección por VIH de transmisión vertical en lactantes < 24 meses porque la IgG materna atraviesa la placenta y puede persistir en los lactantes durante el primer año de vida o más. En presencia de una enfermedad definitoria de SIDA y una prueba de anticuerpos positiva, el diagnóstico se realiza incluso si el lactante es menor de 24 meses. Sin embargo, el cuadro es menos claro en los recién nacidos con sintomatología mínima o inexistente. Por lo tanto, deben utilizarse pruebas de detección viral para identificar a los infectados, hijos de madres seropositivas al VIH. Entre ellas se incluyen las siguientes:

1. PCR para ARN viral en plasma, o carga viral. El pilar de las pruebas de diagnóstico viral temprano del neonato nacido de una madre infectada por el VIH sigue siendo la RCP del VIH para detectar tanto el ARN viral como el ADN, se recomienda a menudo una prueba de ADN para evitar posibles problemas de viremia de ARN retrasada/aclarada en el contexto de la terapia profiláctica antirretroviral materna o del bebé. Las muestras de sangre para estas pruebas deben recogerse con anticoagulante, pero no con heparina, para evitar interferencias con la RCP. Las pruebas más antiguas de cultivo viral y detección del antígeno p24 ya no suelen utilizarse. El cultivo es sensible y específico, pero es costoso, técnicamente difícil y pueden pasar semanas antes de obtener resultados. La prueba del antígeno p24 adolece de falta de sensibilidad, sobre todo en neonatos, y puede sustituirse por la detección del antígeno p24 disociado en ácido, que tiene una sensibilidad mucho mayor. La importancia de obtener un diagnóstico temprano es clara: proporcionar incluso a los bebés muy pequeños el beneficio de la terapia antirretroviral, que se espera reduzca la carga viral y es

posible que prevenga o reduzca la carga viral latente en los tejidos, incluido el SNC, así como mantener un número normal de linfocitos T CD4$^+$ a lo largo del desarrollo inmunológico.

2. RCP para detectar ADN viral en células de sangre periférica. Los neonatos expuestos a la infección materna por VIH deben someterse a las siguientes pruebas: ADN o ARN del VIH al nacer (no debe utilizarse el cordón umbilical por el riesgo de contaminación materna), entre los 14 y 21 días, entre 1 y 2 meses de edad y entre los 4 y 6 meses de edad. Se considera que un neonato está infectado si dos muestras de dos momentos diferentes son positivas. Se considera que los recién nacidos que dan positivo en la RCP del ADN o en la RCP del ARN de alto nivel en los 3 primeros días de vida se han infectado *in utero*; se considera que los neonatos que dan negativo en los 3 primeros días y positivo en la prueba del VIH después tienen VIH adquirido en el periparto. Esta diferenciación es relevante porque ofrecer una terapia antirretroviral potente en el momento del parto, incluso en madres no diagnosticadas o no tratadas, puede ser muy eficaz para reducir la transmisión vertical. Se ha demostrado que las pruebas de diagnóstico rápido del VIH en mujeres no diagnosticadas previo al momento del parto, junto con la instauración de una terapia profiláctica, reducen la transmisión. Con base en este tipo de información, los investigadores se están centrando en el intervalo intraparto para ofrecer tratamientos preventivos potentes y rápidamente activos, como la terapia antirretroviral (en especial con nevirapina). Es probable que la transmisión intraparto sea responsable de al menos 50% de las infecciones por VIH en neonatos. Debe ofrecerse la prueba a toda persona que tenga comportamientos de riesgo para la transmisión del VIH y a todas las mujeres embarazadas.

E. **Tratamiento.** El tratamiento antirretroviral constituye la parte más importante del tratamiento de la infección por VIH. Estudios recientes han confirmado que debe ofrecerse a todos los pacientes infectados, independientemente del recuento de linfocitos T CD4$^+$, para mejorar los resultados a largo plazo y reducir la transmisión a personas no infectadas. En la actualidad, la infección por VIH no tiene cura, pero el objetivo de la terapia antirretroviral es suprimir la carga viral del VIH y mantener o reconstituir el número de linfocitos T CD4$^+$. En general, estos agentes son de cuatro clases:

1. Inhibidores nucleósidos o análogos nucleotídicos de la transcriptasa inversa (INTI) (p. ej., zidovudina/AZT). Estos agentes impiden que el ARN viral se transcriba inversamente a ADN; por lo tanto, se puede abortar la infección de las células.

2. Inhibidores de la transcriptasa inversa no análogos de los nucleósidos (ITIN) (p. ej., nevirapina). Estos agentes también actúan impidiendo la transcripción inversa (TI), pero en un lugar ligeramente distinto de la enzima. Suelen ser más potentes que los INTI, pero pueden desarrollar resistencia rápido si no se controla la carga viral.

3. Los inhibidores de la proteasa (IP) actúan impidiendo el procesamiento de las proteínas virales. Estos agentes son bastante potentes, pero están muy ligados a las proteínas y, por lo tanto, atraviesan poco la placenta, lo que los convierte en agentes excelentes para tratar la carga viral materna pero limitar la exposición del feto.

4. Los inhibidores de la integrasa actúan impidiendo la producción de viriones y son cada vez más un componente de la terapia antirretroviral. Por lo general, aunque los regímenes de profilaxis inicial de los neonatos hijos de madres

infectadas por VIH suelen incluir zidovudina con o sin nevirapina (ITIN e INTI, respectivamente), la terapia inicial de un bebé infectado debe incluir dos INTI y un IP o un ITIN, a menudo zidovudina/lamivudina o emtricitabina/lopinavir potenciado con ritonavir.

Otras posibles terapias que se están investigando incluyen otros lugares de acción en el ciclo vital retroviral, como los inhibidores de la fusión, los inhibidores de la entrada viral y las terapias de base inmune. El régimen TAR combinado que se utilizó en el "bebé de Mississippi", que nació de una madre virémica e infectada periparto pero que logró una remisión única a largo plazo cuando el niño se perdió durante el seguimiento y se interrumpió el tratamiento, incluía zidovudina (2 mg/kg cada 6 horas), lamivudina (4 mg/kg dos veces al día), nevirapina (2 mg/kg dos veces al día), y nevirapina se cambió posteriormente a lopinavir potenciado con ritonavir a la semana de vida (antes de la advertencia de la FDA de no empezar a administrar lopinavir potenciado con ritonavir antes de los 14 días de vida debido a casos de bloqueo cardiaco). Así pues, se está evaluando la capacidad de este régimen de tratamiento temprano y agresivo y de otros similares para lograr este tipo de remisión en otros neonatos infectados perinatalmente.

La optimización de la nutrición, las inmunizaciones sistemáticas, la profilaxis contra las infecciones oportunistas (sobre todo *P. jirovecii*), y el rápido reconocimiento y tratamiento de las complicaciones relacionadas con el VIH (p. ej., infecciones oportunistas, disfunción cardiaca) son primordiales para mejorar la longevidad y la calidad de vida de los pacientes infectados por VIH. En el neonato, debe tenerse especial atención a la posibilidad de patógenos de transmisión congénita y perinatal, como la tuberculosis, el CMV, la toxoplasmosis y las infecciones de transmisión sexual, que pueden tener una prevalencia relativamente alta en adultos infectados por VIH.

F. **Prevención.** En este capítulo solo nos centramos en las estrategias de prevención para reducir la **transmisión maternoinfantil** tanto en EU como en el resto del mundo.

1. **A nivel nacional**, los esfuerzos para prevenir la transmisión materno-infantil del VIH han tenido mucho éxito. La información combinada de los estudios aleatorizados del Pediatric AIDS Clinical Trials Group PACTG 076 y PACTG 185 descubrió que las mujeres embarazadas infectadas por VIH que recibieron zidovudina de forma prenatal, intraparto IV a 2 mg/kg durante la primera hora del parto seguida de 1 mg/kg/hora hasta el parto, y a sus neonatos por vía oral a 2 mg/kg cada 6 horas durante las primeras 6 semanas de vida, tuvieron una transmisión notablemente inferior en comparación con los receptores de placebo (8.3% de los lactantes del grupo receptor de zidovudina estaban infectados frente a 25.5% del grupo placebo para 076). Por lo tanto, desde 1994, la norma asistencial ha sido ofrecer el algoritmo 076 como columna vertebral de los regímenes antirretrovirales para mujeres embarazadas. Con el desarrollo del TARC de gran actividad y su uso recomendado durante todo el embarazo, la recomendación de zidovudina intraparto se ha modificado para incluir solo a mujeres con carga viral del VIH > 1 000 copias/mL, carga viral desconocida o problemas de adherencia; sin embargo, el régimen de profilaxis infantil se ha seguido recomendando para todos los neonatos expuestos al VIH. Deben utilizarse regímenes de dos o tres fármacos para la profilaxis del recién nacido si la carga viral materna es > 50 copias/mL en el momento del parto. La cesárea electiva (antes del inicio del parto) puede reducir aún más la transmisión si la carga viral del VIH sigue siendo > 1 000 copias/mL en torno

al parto. La cesárea electiva no aporta ningún beneficio añadido si la carga viral del VIH se suprime por debajo de este valor. Varios estudios han demostrado que una mayor carga viral materna, junto con un menor recuento de células T CD4$^+$, es una fuerte correlación de la transmisión vertical; por lo tanto, es imperativo tratar a las mujeres embarazadas con un régimen antirretroviral optimizado para suprimir la carga viral. También deben realizarse pruebas de resistencia incluso a las mujeres que nunca han recibido tratamiento, ya que se calcula que hasta 15% de las personas no tratadas antes tendrán un aislado de VIH resistente a uno o más antirretrovirales. Se aconseja que la atención a las mujeres embarazadas infectadas por VIH se ofrezca de forma concertada con obstetras, internistas y pediatras con experiencia en la atención a pacientes infectadas por VIH para obtener resultados óptimos. El tratamiento estándar actual en EU consiste en suprimir la carga viral materna hasta niveles no detectables durante el embarazo (y después del embarazo para optimizar la salud materna) utilizando combinaciones de los agentes aprobados para tratar la infección por VIH y que son seguros para su uso durante el embarazo. La tasa de transmisión vertical es < 1% para las mujeres con una carga viral no detectable.

En ocasiones, las madres se enteran por primera vez de que están infectadas por VIH durante el embarazo. Para lograr el mejor resultado posible del embarazo, es preciso contar con una red de apoyo social adecuada; la optimización de la pareja madre-hijo es clave para lograr el mejor resultado posible.

En las mujeres seropositivas debe evitarse cualquier instrumentación, incluidos los electrodos de cuero cabelludo fetal y la toma de muestras de pH, durante el periodo intraparto que pueda exponer al feto a la sangre y las secreciones maternas. Después del parto, se debe aconsejar a la madre que evite que su hijo entre en contacto con su sangre o secreciones. La lactancia materna está contraindicada para las mujeres infectadas por VIH en EU debido a la relativa seguridad de la alimentación alternativa y a la disponibilidad fiable de leche de fórmula y agua potable.

2. **A nivel mundial,** también se han producido avances significativos en la limitación de la infección perinatal por VIH. Un ensayo realizado en Uganda (HIVNET 012) ofreció una dosis única de nevirapina a mujeres en labor de parto infectadas por VIH, seguida de una dosis única de nevirapina a los 3 días de vida de los neonatos. La tasa de transmisión perinatal se redujo de forma notable en el brazo de nevirapina. Se observó que la nevirapina atravesaba con facilidad la placenta, y con el régimen de dos dosis para la pareja madre-hijo, el nivel de nevirapina en la sangre del neonato era superior al necesario para reducir la carga viral del VIH durante al menos 1 semana. Sin embargo, a los 18 meses de edad, la mortalidad infantil en el grupo tratado con nevirapina era igual a la del otro grupo, muy probablemente debido a la transmisión del VIH a través de la lactancia materna. Después, varios estudios establecieron que la continuación de la terapia antirretroviral materna o la profilaxis antirretroviral del recién nacido durante el periodo de lactancia reducía de manera significativa la transmisión posnatal del VIH. Aunque la lactancia materna exclusiva y el destete temprano a los 6 meses de edad cuando era factible y seguro era una estrategia sugerida para reducir la transmisión por la leche materna, el periodo de destete sugerido se amplió hasta después de los 12 meses de edad después de que varios estudios mostraran un aumento de la malnutrición y las enfermedades diarreicas después del destete rápido a los 6 meses de edad. Las guías de la OMS de 2013 para el tratamiento de las mujeres embarazadas,

denominadas "opción B+", recomiendan que a las mujeres seropositivas se les ofrezca tratamiento prenatal con un régimen antirretroviral triple en cuanto se diagnostique la infección y que continúen el tratamiento intraparto, durante el periodo de lactancia y más allá, al tiempo que proporcionan al bebé profilaxis con nevirapina diaria hasta las 6 semanas de edad. Otras recomendaciones son que cada país decida si las mujeres seropositivas deben alimentar a sus hijos de manera exclusiva con leche artificial o amamantarlos con terapia antirretroviral concomitante en función de los riesgos de la lactancia artificial (malnutrición, agua sucia, mayor riesgo de otras infecciones). Si se recomienda la lactancia materna, se debe aconsejar a las mujeres que amamanten de forma exclusiva durante los primeros 6 meses, añadiendo alimentos complementarios a los 6 meses y destetando a los 12 meses, si se dispone de una nutrición adecuada y segura para el bebé en ese momento. En estudios de mujeres de zonas endémicas que no estaban infectadas por VIH en el momento del parto pero que se seroconvirtieron después del parto, algunos recién nacidos se seroconvirtieron casi al mismo tiempo con sus madres. Es posible que los neonatos cuyas madres adquieren la infección primaria por VIH durante la lactancia presenten mayor riesgo de exposición al VIH a través de la leche materna que los que están expuestos al virus en una madre infectada de forma crónica, y es probable que este modo de transmisión sea responsable de una gran proporción de la transmisión actual del VIH infantil. Por lo tanto, la búsqueda de una vacuna universalmente protectora contra VIH para recién nacidos que proporcione inmunidad durante el periodo de lactancia, y que potencialmente permita un refuerzo tardío de la inmunidad antes del inicio de las relaciones sexuales, sigue siendo un esfuerzo importante para acabar con el VIH pediátrico.

VI. HEPATITIS.

La hepatitis viral aguda se define por los siguientes criterios clínicos: i) síntomas compatibles con hepatitis viral; ii) elevación de los niveles séricos de aminotransaminasas a > 2.5 veces el límite superior de la normalidad, y iii) ausencia de otras causas de enfermedad hepática. Se han identificado al menos cinco agentes como causas de hepatitis viral: el virus de la hepatitis A (VHA), el virus de la hepatitis B (VHB), el virus de la hepatitis D (VHD), el virus de la hepatitis C (VHC) (antiguo virus de la hepatitis no A, no B [NANB] postransfusional) y el virus de la hepatitis E (VHE) (virus de la hepatitis NANB entérica y epidémica). Se han notificado muy pocos casos sospechosos de transmisión perinatal del VHA y, en general, no se considera que se transmita de manera vertical, por lo que no se tratará más adelante. El VHD, también denominado agente delta, es un virus defectuoso que requiere coinfección o sobreinfección con el VHB. El VHD está recubierto por el antígeno de superficie de la hepatitis B (HBsAg). Pueden detectarse anticuerpos específicos contra el VHD en personas infectadas, pero no se conoce ninguna terapia para prevenir la infección en pacientes expuestos y positivos al HBsAg. En el caso de los recién nacidos, la terapia dirigida a la prevención de la infección por VHB también debe prevenir la infección por VHD, ya que es necesaria la coinfección.

A. VHB (congénito y periparto).

Este virus de ADN de doble cadena pertenece a la familia Hepadnaviridae y es una de las causas más comunes de hepatitis aguda y crónica en todo el mundo. El virus tiene un antígeno de superficie principal (HBsAg), un antígeno del núcleo, una proteína X reguladora y el antígeno e soluble de la polimerasa viral (antígeno e de la hepatitis B [HBeAg]). La citotoxicidad hepatocelular del VHB está relacionada con la respuesta inmune del huésped y no con el propio virus. El virus es altamente transmisible a través del contacto con sangre o fluidos corporales de individuos infectados.

1. **Epidemiología.** En las poblaciones endémicas, el estado de portador es elevado, y la transmisión perinatal es un acontecimiento frecuente. El riesgo de infección crónica por VHB es inversamente proporcional a la edad, con una tasa de portadores de 90% después de la infección en neonatos. La incidencia global de las infecciones por VHB en EU es relativamente baja. Cada año se producen cerca de 19 000 infecciones agudas, de las que < 1% resultan mortales por enfermedad fulminante. El periodo de incubación de la infección por VHB es de alrededor de 90 días (rango de 45 a 160 días). **Los grupos de alto riesgo de infección por VHB** en EU son los siguientes:

   a. Personas nacidas en zonas endémicas. Nativos de Alaska y de las islas del Pacífico y nativos de China, el sudeste asiático, la mayor parte de África, partes de Oriente Medio y la cuenca del Amazonas; descendientes de personas procedentes de zonas endémicas.

   b. Personas con comportamientos de alto riesgo. HSH, consumo de drogas intravenosas y múltiples parejas sexuales.

   c. Contactos estrechos con personas infectadas por el VHB (parejas sexuales, familiares).

   d. Poblaciones de pacientes seleccionadas, en particular los que reciben múltiples transfusiones de sangre o hemoderivados.

   e. Grupos profesionales seleccionados, incluidos los proveedores de asistencia sanitaria.

2. **La transmisión** se produce por vía percutánea o permucosa a partir de sangre o fluidos corporales infectados. La transmisión del VHB de madres infectadas a sus neonatos puede producirse en el útero (< 2%), en el momento del parto por exposición a sangre materna durante el parto o después del parto. La mayoría de los casos se producen por exposición en el momento del parto. Cuando la infección materna aguda por VHB se produce durante el primero y segundo trimestres del embarazo, el riesgo para los neonatos es menor (~ 10% de transmisión perinatal) porque la antigenemia suele desaparecer a término y hay anticuerpos anti-VHB. Sin embargo, la infección materna aguda por VHB al final del embarazo o cerca del momento del parto puede dar lugar a una tasa de transmisión de hasta 90% en ausencia de profilaxis y es más frecuente en mujeres en las que se detectan tanto HBsAg como HBeAg en sangre, lo que indica un nivel elevado de ADN del VHB en plasma. La lactancia materna no aumenta el riesgo de infección del neonato si se administran las vacunas adecuadas contra la hepatitis B y la globulina hiperinmune contra el VHB (inmunoglobulina contra la hepatitis B [IGHB]).

3. **Enfermedad clínica**

   a. Hepatitis aguda. La probabilidad de desarrollar síntomas de hepatitis aguda depende de la edad, que < 1% de los recién nacidos muestran síntomas y de 30 a 50% de las personas mayores de 5 años muestran síntomas. Los síntomas son inespecíficos e incluyen anorexia, malestar, náusea, hepatitis e ictericia.

   b. Hepatitis crónica. La edad en el momento del diagnóstico es el factor más importante que determina el riesgo de progresión a enfermedad crónica. De los recién nacidos infectados, 90% en el primer año, entre 25 y 50% de los infectados entre 1 y 5 años, y entre 5 y 10% de los niños mayores y adultos infectados evolucionarán a enfermedad crónica. Los pacientes con hepatitis crónica activa tienen mayor riesgo de desarrollar cirrosis y carcinoma hepatocelular, y cerca de 5 000 de estos pacientes mueren cada año en EU por complicaciones hepáticas relacionadas con el VHB (principalmente cirrosis) Sin tratamiento, 25% de los neonatos y niños que adquieren el VHB crónico morirá por complicaciones hepáticas relacionadas con el VHB.

4. **Diagnóstico.** El diagnóstico se realiza por serología específica y por detección de antígenos virales. Las pruebas específicas son las siguientes:

   a. **Determinación del HBsAg.** Por lo general se encuentra 1 a 2 meses después de la exposición y dura un periodo variable.

   b. **Anti-HBsAg.** Aparece tras la resolución de la infección o la inmunización y proporciona inmunidad a largo plazo.

   c. **Antígeno del núcleo de la hepatitis B (anti-HBcAg).** Presente en todas las infecciones por VHB y dura un tiempo indefinido.

   d. **Anti-HBc IgM.** Aparece al principio de la infección, es detectable entre 4 y 6 meses después de la infección y es un buen marcador de infección aguda o reciente.

   e. **HBeAg.** Presente tanto en infecciones agudas como crónicas y se correlaciona con replicación viral y alta infectividad.

   f. **Anti-HBeAg.** Se desarrolla con la resolución de la replicación viral y se correlaciona con la reducción de la infectividad. La infectividad se correlaciona mejor con la positividad del HBeAg, pero cualquier paciente positivo para el HBsAg es potencialmente infeccioso. La infección aguda puede diagnosticarse por la presencia de síntomas clínicos y un HBsAg o IgM anti-HBc positivos. El estado de portador crónico se define como la presencia de HBsAg en dos ocasiones, con 6 meses de diferencia, o la presencia de HBsAg sin IgM anti-HBc.

5. **Tratamiento.** No existe un tratamiento específico para la infección aguda no complicada por VHB en neonatos (o adultos). Los especialistas en enfermedades infecciosas pueden sugerir tratamientos como lamivudina, tenofovir o etanercept para reducir aún más la posibilidad de transmisión, en especial en mujeres con cargas virales de VHB más elevadas. Además, se recomienda el tratamiento de la enfermedad crónica por VHB para disminuir el riesgo de progresión a enfermedad hepática grave.

6. **Prevención.** La principal estrategia para la prevención de la enfermedad neonatal por VHB ha sido utilizar una combinación de inmunoprofilaxis pasiva y activa para los **neonatos** con alto riesgo de infección, así como la inmunización neonatal activa de rutina para proteger contra la exposición posnatal (tabla 48-3). Los neonatos a término y prematuros de alto riesgo de madres HBsAg-positivas deben recibir IGHB y vacunación activa frente al VHB en las primeras 12 horas de vida. Para los recién nacidos que pesen < 2 000 g, esta dosis de vacuna contra el VHB no debe contarse como parte de la serie de vacunas de tres dosis. La vacunación universal se recomienda ahora de forma rutinaria para todos los neonatos, niños y adultos de alto riesgo de EU. El calendario recomendado comienza durante el periodo neonatal y consiste en una serie de tres dosis: la primera se administra a las 24 horas de vida; la segunda dosis se administra entre 1 y 2 meses después, y la tercera dosis se administra a los 6 meses de edad a los hijos de madres con estado serológico positivo al HBsAg o desconocido, y entre los 6 y los 18 meses a los hijos de madres con estado serológico negativo al HBsAg. Para los neonatos con un peso < 2 000 g al nacer de madres con estado serológico negativo al HBsAg, la primera dosis debe retrasarse hasta el mes de edad o el alta, lo que ocurra primero. El *Red Book: 2015 Report of the Committee on Infectious Diseases* de la American Academy of Pediatrics (AAP) es la mejor fuente para la dosificación basada en la edad de gestación

Tabla 48-3. Prevención de la hepatitis B en neonatos

	Inmunización activa: o bien		Inmunización pasiva HBIG
	Recombivax HB (Merck)	Engerix-B (GlaxoSmithKline)	Engerix-B (GlaxoSmithKline)
Neonatos de madres HBsAg negativas	5 µg (0.5 mL)	10 µg (0.5 mL)	—
Neonatos de madres HBsAg-positivas	5 µg (0.5 mL)	10 µg (0.5 mL)	0.5 mL

Ambos regímenes de vacunas activas utilizan un esquema de tres dosis.

HBIG, inmunoglobulina de la hepatitis B; HBsAg, antígeno de superficie de la hepatitis B.

y el peso al nacer. Se han considerado otros métodos de control de la enfermedad, como el nacimiento por cesárea. En un estudio realizado en Taiwán, el nacimiento por cesárea junto con la inmunización materna redujo de forma drástica la incidencia del VHB adquirido perinatalmente de madres muy infectadas. Estos resultados son prometedores y pueden ofrecer una terapia complementaria potencial para situaciones de muy alto riesgo (p. ej., mujeres HBsAg/HBeAg positivas).

Se recomienda que todas las mujeres embarazadas se sometan al estudio del HBsAg. El estudio debe realizarse al principio de la gestación. Si el resultado de la prueba es negativo, no se recomienda ninguna otra evaluación a menos que existan antecedentes de una posible exposición. Cuando exista alguna preocupación sobre un posible contacto infeccioso, desarrollo de hepatitis aguda o comportamiento de alto riesgo en una mujer no inmunizada, debe repetirse la prueba en el momento del parto. Si la madre ha emigrado de una zona endémica, también debe considerarse la IGHB, a menos que se sepa que la madre es HBsAg negativa. La transmisión perinatal puede prevenirse en 95% de los neonatos con una inmunoprofilaxis activa y pasiva adecuada. Para los neonatos de mujeres con una carga elevada de VHB ($> 10^6$), el riesgo de transmisión es de 15 a 30%, incluso con la profilaxis adecuada. El tratamiento de las madres para reducir la carga viral con tenofovir o telbivudina puede disminuir el riesgo de transmisión. La transmisión doméstica del VHB puede producirse con el contacto durante periodos prolongados. Esto es más probable en regiones donde el VHB es endémico. No obstante, esta posibilidad refuerza la necesidad de inmunizar a los niños nacidos de mujeres HBsAg-positivas. Otra posible vía de infección es la leche materna. Esta vía de transmisión parece ser muy rara en los países desarrollados; no se ha documentado un aumento del riesgo de transmisión del VHB por madres lactantes positivas para el HBsAg. Esto es así a pesar de que se detecte HBsAg en la leche materna. Es seguro que el riesgo de infección posnatal a través de la lactancia materna es insignificante en los recién nacidos que han recibido IGHB y la vacuna contra la hepatitis.

Prevención del contagio nosocomial. En el caso de los hijos de madres HBsAg-positivas, debe extraerse la sangre materna con bata y guantes. Por lo demás, pueden utilizarse las precauciones estándar. También se recomienda en gran medida la inmunización del personal sanitario, pero si se produce una exposición en una persona no inmunizada, deben enviarse muestras de sangre para serología de hepatitis y administrarse IGHB lo antes posible, a menos que se sepa que la persona es anti-HBs positivo. Esto debe aplicarse al personal que tenga un contacto estrecho sin las precauciones adecuadas, así como a los expuestos por vía parenteral (p. ej., a través de una aguja contaminada).

B. **VHC (congénita y periparto).** La hepatitis C es un virus ARN monocatenario relacionado con la familia Flaviviridae y es el agente responsable de la mayoría de las hepatitis NANB en receptores de transfusiones o trasplantes de órganos. Al igual que el VHB, la mayor parte de la hepatotoxicidad resultante del VHC se debe a la respuesta inmune celular contra las células infectadas por el virus. Los signos y síntomas de la infección por VHC son los mismos que los del VHA y el VHB.

1. Epidemiología. Se han caracterizado al menos 7 genotipos del VHC basándose en la heterogeneidad de la secuencia del genoma viral, con > 50 subtipos. El VHC se encuentra en todo el mundo, y se han identificado diferentes subtipos en la misma zona. El subtipo 1a es el más común en EU y tiene peor pronóstico que otros subtipos.

a. Transmisión horizontal. El VHC se transmite principalmente por exposición percutánea a la sangre, en la actualidad el consumo de drogas inyectables es el factor de riesgo más frecuente de infección. Además de los usuarios de drogas inyectables y los receptores de transfusiones, los pacientes en diálisis y las parejas sexuales de personas infectadas por el VHC están en riesgo, pero 50% de las personas identificadas no pueden definir un factor de riesgo. La transmisión entre contactos familiares es rara, pero puede producirse con la exposición inadvertida de las mucosas a la sangre.

b. Transmisión vertical. La seroprevalencia del VHC en mujeres embarazadas en EU es < 2%, y la tasa de transmisión perinatal es de 5 a 6% a partir de mujeres seropositivas conocidas en el momento del parto. La tasa de transmisión puede ser mucho mayor y acercarse a 70% cuando la madre embarazada tiene una carga viral elevada. Otros factores que aumentan el riesgo de transmisión son los procedimientos obstétricos (monitorización del cuero cabelludo, etc.), las laceraciones vaginales y la rotura prolongada de membranas. El modo de parto no afecta a la transmisión. El VHC se transmite con mayor frecuencia si la madre también está infectada por VIH, pero esto no se ha evaluado en mujeres con una carga viral del VIH controlada y una carga viral del VHC baja. El modo de transmisión también se desconoce, pero disminuye con la terapia antirretroviral. La detección del VHC por RCP del ARN en la sangre del cordón umbilical sugeriría que, al menos en algunos casos, se produce la transmisión *in utero*, aunque a los 18 meses, algunos de estos neonatos pueden dar negativo por RCP en sangre. También se ha descrito el caso de un bebé infectado por una cepa del VHC diferente de todas las cepas maternas en el momento del parto, lo que sugiere una transmisión *in utero*. Por el contrario, los recién nacidos negativos a la RCP en el momento del nacimiento pueden desarrollar positividad a la RCP más adelante en la infancia, lo que sugiere una infección perinatal. Un estudio descubrió que 50% de las muestras vaginales recogidas a las 30 semanas de gestación de madres VHC-positivas contiene VHC, lo que sugiere la posibilidad de infección por paso a través del canal del parto. El riesgo potencial de la lactancia materna no está bien definido. Se ha detectado el VHC en la leche materna mediante RCP, pero las tasas de transmisión vertical en neonatos amamantados y alimentados con biberón son similares. En la actualidad, los CDC afirman que la infección materna por VHC no es una contraindicación para la lactancia, a menos que la madre presente grietas o sangrado en los pezones. La decisión de amamantar debe discutirse con la madre de forma individual.

2. **Manifestaciones clínicas.** El VHC representa entre 20 y 40% de las hepatitis virales en EU. El periodo de incubación es de 6 a 7 semanas (entre 2 semanas y 6 meses) tras la exposición, y las manifestaciones suelen presentarse de forma insidiosa. Los niveles séricos de transaminasas pueden fluctuar o permanecer crónicamente elevados hasta 1 año. La enfermedad crónica puede desarrollarse hasta en 60% de las infecciones por VHC adquiridas en la comunidad. La cirrosis puede desarrollarse hasta en 30% de los casos de enfermedad crónica, pero puede ser menos probable en pacientes pediátricos.

3. **Diagnóstico.** El diagnóstico del VHC puede realizarse mediante inmunoensayos enzimáticos o quimioluminiscentes de IgG del VHC o pruebas de RCP para el ARN del VHC. En el caso de la IgG del VHC, hay muchos ensayos disponibles, incluidos inmunoensayos de laboratorio, pruebas rápidas en el punto de atención y pruebas caseras. Los inmunoensayos de tercera generación tienen una sensibilidad mínima de 97% y una especificidad de 99%. La mayoría de los pacientes tienen anticuerpos detectables 15 semanas después de la exposición y entre 5 y 6 semanas después de la hepatitis. Las personas que han tenido una infección aguda que se resuelve pasarán a tener anticuerpos negativos. El ARN del VHC es detectable entre 1 y 2 semanas después de la exposición y semanas antes de la aparición de la hepatitis. El ARN del VHC puede persistir de forma intermitente de 6 a 12 meses después de la infección aguda, por lo que una sola prueba negativa no descarta la enfermedad. El genotipado del VHC también está disponible para determinar la terapia antiviral adecuada y se recomienda para todos los niños con infección por VHC confirmada.

a. **Perinatal.** Los anticuerpos maternos pueden persistir hasta 18 meses; por lo tanto, las pruebas serológicas no pueden utilizarse para el diagnóstico. Los bebés nacidos de mujeres seropositivas conocidas deben someterse a pruebas de detección del ARN del VHC mediante RCP entre el primer y el segundo mes de vida, y de nuevo al año, ya que hasta 30% de las infecciones en neonatos pueden resolverse de manera espontánea. Si ambas pruebas son negativas, es probable que el bebé no esté infectado; sin embargo, debe someterse a una prueba de anticuerpos anti-VHC a los 18 meses para confirmar la ausencia de infección.

4. **Tratamiento.** Aunque solo el tratamiento con α-interferón y ribavirina está aprobado para su uso en niños, los nuevos agentes antivirales directos han demostrado ser muy eficaces en el tratamiento de la infección crónica por VHC en adultos y es probable que se recomienden para la infección confirmada en niños. Aunque ninguno de estos agentes ha sido aprobado en el embarazo, podrían ser beneficiosos en el futuro para eliminar la transmisión perinatal.

5. **Prevención.** Los productos sanguíneos se analizan de rutina para detectar anticuerpos contra el VHC. La presencia del anticuerpo es probable que también indique la existencia del virus, y la unidad se descarta si el anticuerpo es positivo. **Por lo tanto, la administración de IGIV al recién nacido expuesto o al receptor de un pinchazo de aguja _no_ aporta ningún beneficio, ya que los productos que contienen anticuerpos se excluyen del lote.** En la actualidad no se recomienda la profilaxis posexposición con agentes antivirales.

C. VHE. El virus de la hepatitis E (VHE) no A-no B (NANB) de transmisión entérica es un virus ARN monocatenario de la familia Hepeviridae y es la causa más común de hepatitis viral en todo el mundo. Se propaga principalmente por el suministro de agua contaminada con heces en zonas endémicas (África, India), pero puede propagarse a través de la sangre/hemoderivados y de persona a persona. Se han documentado epidemias en partes de Asia, África y México, y se ha implicado al marisco como fuente de infección. La incubación dura entre 15 y 60 días. El cuadro clínico en personas con infección es similar al de la infección por VHA, con fiebre, malestar, ictericia, dolor abdominal y artralgia. La infección por VHE tiene una incidencia inusualmente alta de mortalidad en mujeres embarazadas y aumenta el riesgo de pérdida fetal y mortalidad perinatal. El diagnóstico del VHE puede realizarse mediante IgM e IgG anti-VHE, aunque en la actualidad no existen pruebas aprobadas por la FDA. El ARN del VHE también puede detectarse en suero o heces en entornos de investigación o a través de los CDC. El tratamiento suele ser de apoyo. Se desconoce la eficacia de la profilaxis con inmunoglobulinas contra esta forma de hepatitis, pero ya que la infección no es endémica en Estados Unidos, no se espera que los preparados comerciales en este país sean útiles.

D. Virus de la hepatitis G (VHG). El VHG es un virus de ARN monocatenario de la familia Flaviviridae que comparte 27% de homología con el VHC. El VHG puede encontrarse en todo el mundo y se encuentra en cerca de 1.5% de los donantes de sangre en EU. La coinfección con el VHB o el VHC puede alcanzar 20%, lo que sugiere vías de transmisión comunes, como la transfusión o el trasplante de órganos. La transmisión transplacentaria es quizá rara y puede estar asociada con cargas virales maternas más elevadas. La importancia clínica de la infección por VHG no está clara y es difícil de estudiar debido a la elevada asociación con otros virus de la hepatitis. El VHG se diagnostica mediante RCP de ARN en entornos de investigación, y en la actualidad no existe tratamiento ni terapia profiláctica.

VII. VIRUS VARICELA-ZÓSTER (VVZ: CONGÉNITO O PERIPARTO). El agente causante de la varicela es un virus ADN y pertenece a la familia de los herpesvirus. El mismo agente es responsable del herpes zóster (culebrilla); de ahí que este virus se denomine VVZ. La varicela es el resultado de una infección primaria por VVZ, tras la cual el virus puede permanecer latente en los ganglios nerviosos sensoriales. El herpes zóster se produce por la reactivación del virus latente más adelante en la vida o si el huésped se inmunodeprime.

A. Epidemiología. Antes del uso de la vacuna contra la varicela, había alrededor de 3 millones de casos anuales de varicela en EU, la mayoría en niños en edad escolar. Gran parte de los adultos tienen anticuerpos contra el VVZ, lo que indica una infección previa, incluso cuando se cree que no hay antecedentes de varicela. De ello se deduce que la varicela es poco frecuente en el embarazo. La incidencia exacta de la varicela gestacional es incierta, pero sin duda es menor que antes del uso generalizado de la vacuna contra la varicela. Existen recomendaciones para inmunizar a los adultos no inmunes con riesgo de infección, a menos que estén embarazadas. Por otra parte, el zóster es principalmente una enfermedad de adultos. También se desconoce la incidencia del zóster en el embarazo, pero es probable que la enfermedad tampoco sea frecuente. Después de la infección materna por VVZ en el primer trimestre y principios del segundo trimestre, puede producirse una infección fetal. El riesgo global estimado del síndrome de varicela congénita es bajo, con solo 0.4% en las primeras 12 semanas de embarazo, y 2 de 13 a 20 semanas de gestación, y se produce principalmente tras la varicela gestacional, pero puede ocurrir raramente con el zóster materno.

El VVZ es muy contagioso, y la principal vía de transmisión son las gotitas respiratorias de pacientes con varicela. También puede producirse el contagio a través del contacto con lesiones vesiculares. Por lo general, las personas con varicela son contagiosas desde 1 o 2 días antes de la aparición de la erupción hasta que todas las lesiones se han secado y han formado costra. El periodo de incubación de la enfermedad primaria oscila entre 10 y 21 días, y la mayoría de las infecciones se producen entre los 14 y los 16 días. Puede producirse transferencia transplacentaria del VVZ, se cree es secundaria a la viremia materna, pero se desconoce su frecuencia. La varicela aparece en alrededor de 25% de los neonatos cuyas madres desarrollaron varicela durante el periodo periparto. El inicio de la enfermedad suele producirse entre 13 y 15 días después de la aparición de la erupción cutánea materna. El mayor riesgo de enfermedad infantil grave se observa cuando la varicela materna se produce en los 5 días anteriores o 2 días posteriores al parto. En estos casos, no hay tiempo suficiente para que el feto adquiera anticuerpos específicos del VVZ derivados transplacentariamente. Los síntomas suelen comenzar entre 5 y 10 días después del parto, y la mortalidad esperada es elevada, de hasta 30%. Cuando la transmisión *in utero* del VVZ se produce antes del periodo periparto, no hay repercusiones clínicas evidentes en la mayoría de los fetos; sin embargo, puede producirse un síndrome de varicela congénita.

B. **Manifestaciones clínicas**

1. **Síndrome de varicela congénita.** Existe una fuerte asociación entre la varicela gestacional y un espectro de defectos congénitos que constituyen un síndrome único. Los hallazgos característicos incluyen lesiones cutáneas (cicatriciales), defectos oculares (cataratas, coriorretinitis, síndrome de Horner, microftalmos, nistagmo), anomalías de las extremidades (hipoplasia ósea y muscular), anomalías del SNC (atrofia cortical, convulsiones, discapacidad intelectual), RCIU y muerte fetal o muerte prematura. El síndrome aparece con mayor frecuencia con la infección materna por VVZ entre las semanas 7 y 20 de gestación.

2. **Zóster.** Es raro en recién nacidos pequeños, pero puede producirse como consecuencia de una infección fetal *in utero* por VVZ. Del mismo modo, los niños que desarrollan zóster pero no tienen antecedentes de varicela muy probablemente adquirieron el VVZ en el útero. El zóster en la infancia suele ser autolimitado, y solo se indica un tratamiento sintomático en niños por lo demás sanos.

3. **Varicela neonatal.** Los síntomas pueden variar desde una enfermedad leve similar a la varicela hasta una infección diseminada grave. La enfermedad leve se debe quizá a la presencia de anticuerpos maternos contra el virus. La infección materna entre 5 días antes y 2 días después del parto provoca la infección más grave, con hasta 30% de mortalidad. La varicela que aparece entre 10 y 28 días después del parto suele ser leve. Sin embargo, todos los neonatos tienen riesgo mucho mayor de infección grave que los bebés de más edad y los niños. Se ha detectado ADN de varicela en la leche materna mediante RCP, pero la transmisión es incierta. Se recomienda dar pecho a los neonatos infectados o expuestos a la varicela porque los anticuerpos de la leche materna pueden ser protectores.

C. **Diagnóstico.** El diagnóstico de la varicela congénita y neonatal suele hacerse clínicamente, basándose en la erupción característica, los síntomas y los antecedentes de exposición.

1. **Varicela congénita.** Después de la infección materna, el riesgo de síndrome variceloso congénito puede determinarse *in utero* mediante RCP del VVZ en líquido amniótico o sangre fetal con ecografía para la detección de anomalías fetales. Unos resultados normales en ambos casos indican un bajo riesgo de varicela congénita. Las pruebas deben realizarse como mínimo 5 semanas después de la infección materna. El diagnóstico posnatal puede realizarse con base en los antecedentes y los signos/síntomas. Los neonatos con varicela congénita no suelen eliminar el virus, y la determinación de anticuerpos específicos contra el VVZ suele verse dificultada por la presencia de anticuerpos maternos. Sin embargo, la persistencia de anticuerpos IgG contra el VVZ > 7 meses sugiere una infección fetal.

2. **Varicela neonatal.** Con la enfermedad neonatal, la presencia de una erupción vesicular típica y los antecedentes maternos de varicela periparto o exposición posparto son todo lo que se necesita para hacer el diagnóstico. La confirmación de laboratorio puede hacerse mediante i) cultivo del virus en líquido vesicular, LCR o tejido, aunque la sensibilidad de este método no es óptima porque el virus es bastante lábil; ii) demostración de un aumento de cuatro veces en el título de anticuerpos contra el VVZ mediante el ensayo de anticuerpos fluorescentes contra antígeno de membrana o mediante ELISA, y iii) también puede detectarse antígeno a partir de células de la base de una vesícula, bucal o salival mediante anticuerpos inmunofluorescentes o detección por RCP. Esta última es sensible, específica y rápida y debería ser el método preferido de diagnóstico cuando hay vesículas presentes. La confirmación del VVZ en una lesión debe ir seguida de la medición de la carga viral plasmática del VVZ para disponer de una base de referencia que permita seguir el efecto de la terapia, si se aplica.

D. **Tratamiento.** Es poco probable que los lactantes con infección congénita, resultante de la transmisión *in utero* antes del periodo periparto, presenten enfermedad viral activa, por lo que no está indicada la terapia antiviral. Sin embargo, los neonatos con varicela perinatal adquirida por infección materna cerca del momento del parto presentan riesgo de desarrollar una enfermedad grave. En este caso, se recomienda por lo general el tratamiento con aciclovir (30 mg/kg/día divididos cada 8 horas durante 7 a 10 días). Para las exposiciones, incluida la infección materna entre 5 días antes y 2 días después del parto, debe administrarse VariZIG, un producto de gammaglobulina hiperinmune, en las 96 horas siguientes a la exposición. Alternativamente, si no se dispone de VariZIG, puede administrarse IGIV a una dosis de 400 mg/kg como profilaxis posexposición, ya que contendrá anticuerpos anti-VZV.

E. **Prevención**

1. La **vacunación** de mujeres que no son inmunes a la varicela debería disminuir la incidencia de varicela congénita y perinatal. Las mujeres no deben recibir la vacuna si están embarazadas o en los 3 meses anteriores al embarazo. Si esto ocurre de forma inadvertida, las mujeres deben ser inscritas en el National Registry. Además, debe considerarse la posibilidad de administrar aciclovir durante 7 días a las mujeres seronegativas expuestas a la varicela durante el embarazo. Aunque el aciclovir atraviesa la placenta, se desconoce si el tratamiento materno reduce el riesgo de síndrome variceloso congénito.

2. **Manejo de la varicela en la estancia infantil.** El riesgo de propagación horizontal de la varicela después de la exposición en la estancia infantil parece ser

bajo, quizá debido a una combinación de factores, incluyendo i) la protección pasiva resultante de los anticuerpos derivados transplacentariamente en hijos nacidos de madres inmunes a la varicela y ii) la breve exposición con una falta de contacto íntimo. No obstante, se producen brotes en las estancias, por lo que deben tomarse medidas para minimizar el riesgo de propagación nosocomial. Se debe aislar a los neonatos infectados en una habitación separada o tomar precauciones contra la transmisión aérea y por contacto hasta que todas las lesiones estén secas y con costra. Para los pacientes con neumonía varicelosa, las precauciones se utilizan mientras dure la enfermedad. Las visitas y los cuidadores deben limitarse a personas con antecedentes de varicela. Puede administrarse VariZIG a todos los demás neonatos expuestos, pero puede no administrarse a los neonatos a término cuyas madres tengan pruebas de inmunidad a la varicela. Los neonatos con < 28 semanas de gestación deben recibir VariZIG o IVIG tras la exposición, independiente del estado de la madre. El personal expuesto sin antecedentes de varicela y estado de inmunización desconocido debe someterse a pruebas de detección de anticuerpos contra el VVZ. En la estancia infantil ordinaria, todos los neonatos expuestos serán dados de alta antes de que puedan resultar infecciosos. En ocasiones, un lactante expuesto necesita permanecer en la sala de neonatos durante más del periodo de incubación de 8 días y, en esta circunstancia, puede ser necesario el aislamiento (de los días 8 a 21 después de la exposición). En la unidad de cuidados intensivos neonatales, los neonatos expuestos son por lo general cohortados y aislados de los nuevos ingresos en los 8 días siguientes a la exposición. Si se produce una exposición anteparto en los 21 días siguientes al ingreso hospitalario de una madre sin antecedentes de varicela, la madre y el neonato deben ser dados de alta lo antes posible del hospital. Si la exposición se produjo 6 días o menos antes del ingreso, y la madre es dada de alta en un plazo de 48 horas, no es necesario tomar ninguna otra medida. En caso contrario, las madres hospitalizadas entre 8 y 21 días después de la exposición deben mantenerse aisladas de la sala de neonatos y de otros pacientes. El personal sin antecedentes de varicela debe evitar el contacto con una madre potencialmente infectada. Si se produce una exposición inadvertida, deben realizarse pruebas serológicas para determinar la susceptibilidad, y debe evitarse el contacto posterior hasta que se demuestre la inmunidad. Si la madre en riesgo de infección no ha desarrollado la varicela 48 horas después de que el miembro del personal haya estado expuesto, no es necesario tomar ninguna otra medida. De manera alternativa, si un miembro del personal susceptible se expone a cualquier persona con lesiones de varicela activas o en el que aparezca una erupción de varicela en las 48 horas siguientes a la exposición, deberá restringirse el contacto de dicho miembro del personal con cualquier paciente entre los días 8 y 21 posteriores a la exposición. El personal sin antecedentes de varicela debe someterse a pruebas serológicas y, si no es inmune, debe vacunarse. Para las madres en las que se ha producido varicela en los 21 días anteriores al parto, si hubo resolución de la fase infecciosa antes de la hospitalización, no es necesario el aislamiento materno. El neonato debe ser aislado de otros neonatos (habitación con la madre). Si la madre tiene lesiones de varicela activas en el momento del ingreso en el hospital, aislar a la madre y administrar VariZIG al neonato si la enfermedad materna comenzó < 5 días antes del parto o en los 2 días posteriores al parto (no es eficaz a 100% y puede considerarse el uso adicional de aciclovir). El neonato debe aislarse de la madre hasta que deje de ser infeccioso. Si otros neonatos estuvieron expuestos, puede administrarse VariZIG; estos neonatos pueden requerir aislamiento si siguen hospitalizados al día 8 después de la exposición.

VIII. ENTEROVIRUS (CONGÉNITOS). Los enterovirus son virus ARN pertenecientes a la familia Picornaviridae. Existen más de 100 serotipos que solían subclasificarse en cuatro grupos principales (grupo A de los enterovirus, grupo B de los enterovirus, ecovirus y poliovirus), pero ahora se agrupan en cuatro especies (enterovirus A, B, C y D) en función de sus similitudes genéticas. La infección es común y se produce en todo el mundo. El ser humano es el único reservorio conocido y los cuatro grupos causan la enfermedad en el neonato. Las infecciones se producen durante todo el año, con un pico de incidencia entre junio y octubre. Los virus se excretan por las vías aéreas altas y el tracto gastrointestinal. En la mayoría de los niños y adultos, las infecciones son asintomáticas o producen una enfermedad febril inespecífica.

A. **Epidemiología.** La mayoría de las infecciones en neonatos está causada por coxsackievirus B y echovirus. Entre 20 y 30% de las infecciones neonatales se adquieren por vía transplacentaria, mientras que el resto se produce intraparto o posnatalmente a través de la exposición a sangre, secreciones o heces maternas. El modo de transmisión parece ser principalmente transplacentario, aunque esto no se conoce tan bien en el caso de los echovirus. Las manifestaciones clínicas se observan con mayor frecuencia con la transmisión en el periodo perinatal.

B. **Manifestaciones clínicas.** La infección intrauterina por enterovirus puede provocar aborto espontáneo, muerte fetal y enfermedad neonatal. Los síntomas en el neonato suelen aparecer entre 3 y 7 días después del nacimiento. Hasta 60% de las madres de neonatos infectados refiere una enfermedad febril durante la última semana de embarazo. La presentación clínica varía desde una enfermedad febril leve inespecífica hasta una enfermedad grave potencialmente mortal. Los neonatos con enfermedad grave suelen presentar miocarditis o hepatitis fulminante. Los recién nacidos con enfermedad miocárdica suelen presentar encefalitis y hepatitis, y suele estar asociada con los virus Coxsackie del grupo B. La hepatitis fulminante suele cursar con hipotensión, hemorragias profusas y falla multiorgánica, y suele estar asociada con los echovirus. En caso de miocarditis, la mortalidad es de alrededor de 50%. La mortalidad de la enfermedad sepsis-like es en esencia de 100%. La mayoría (70%) de las infecciones graves por enterovirus en neonatos está causada por el *echovirus* 11. En la mayoría de los casos, el resultado neonatal está correlacionado con los anticuerpos neutralizantes maternos adquiridos y, por lo tanto, con el momento de la infección materna.

C. **Diagnóstico.** La tarea principal en las infecciones sintomáticas por enterovirus es diferenciar entre sepsis viral y bacteriana, y meningitis. En casi todos los casos, debe iniciarse una terapia presuntiva para una posible enfermedad bacteriana. Puede ser útil obtener una historia cuidadosa de una enfermedad viral materna reciente, así como la de otros miembros de la familia, en particular hermanos pequeños, y en especial durante los meses de verano y otoño. La principal ayuda diagnóstica de laboratorio por lo general disponible en este momento es el cultivo viral o la RCP. El material para los cultivos debe obtenerse de nariz, garganta, heces, sangre, orina y LCR, y de sangre, orina, heces o LCR para la RCP. Por lo general, pueden detectarse indicios de crecimiento viral en el plazo de una semana, aunque en algunos casos se requiere más tiempo. El serotipo puede determinarse mediante secuenciación genómica parcial, tinción con anticuerpos específicos del serotipo o ensayo de neutralización de aislados virales.

D. **Tratamiento.** En general, el tratamiento de la enfermedad enteroviral sintomática en el neonato es solo de apoyo. No se conocen agentes antivirales específicos aprobados que sean eficaces contra los *enterovirus*. Sin embargo, la protección contra la enfermedad neonatal grave parece correlacionarse con la presencia de anticuerpos transplacentarios específicos. Además, la administración de inmunoglobulina sérica parece ser beneficiosa en pacientes con agammaglobulinemia que presentan infección crónica por enterovirus. Dadas estas observaciones, se ha recomendado la administración de dosis altas de inmunoglobulina sérica a los neonatos con infecciones graves por enterovirus potencialmente mortales. También puede ser beneficioso retrasar el momento del parto si se sospecha una infección materna aguda por enterovirus, siempre que no existan contraindicaciones maternas o fetales. Esto se hace para permitir el paso transplacentario de anticuerpos maternos. La presentación clínica en recién nacidos con un síndrome similar a la sepsis evoluciona con frecuencia a choque, hepatitis fulminante con necrosis hepatocelular y CID. En las fases iniciales del tratamiento, la terapia antibiótica de amplio espectro está indicada para la posible sepsis bacteriana. Más adelante, con el reconocimiento de una enfermedad viral progresiva, puede ser útil algún tipo de profilaxis antibiótica para suprimir la flora intestinal. Se ha recomendado la neomicina (25 mg/kg cada 6 horas). Los fármacos diseñados para prevenir la adhesión del *enterovirus* a la célula huésped (p. ej., pleconaril) se están estudiando para la sepsis enteroviral neonatal, pero no están disponibles clínicamente.

IX. RUBÉOLA (CONGÉNITA).

Este virus ARN específico del ser humano pertenece a la familia de los togavirus. Provoca una infección leve y autolimitada en niños y adultos susceptibles, pero sus efectos en el feto pueden ser devastadores.

A. **Epidemiología.** Antes de la inmunización generalizada a partir de 1969, la rubéola era una enfermedad común en la infancia: De la población, 85% era inmune al final de la adolescencia y casi 100% entre los 35 y 40 años. Las epidemias se producían cada 6 a 9 años, y las pandemias aparecían con un ciclo mayor y más variable. Durante las pandemias, las mujeres susceptibles presentaban un riesgo importante de exposición a la rubéola, lo que provocaba un elevado número de infecciones fetales. Se calcula que una epidemia mundial entre 1963 y 1965 provocó 11 000 muertes fetales y 20 000 casos de síndrome de rubéola congénita (SRC). Se ha estudiado el riesgo relativo de transmisión fetal y el desarrollo del SRC en función de la edad de gestación. Con infección materna en las 12 primeras semanas de gestación, la tasa de infección fetal era de 81%. La tasa descendió a 54% en las semanas 13 a 16, a 36% en las semanas 17 a 22 y a 30% en las semanas 23 a 30. Durante las últimas 10 semanas de gestación, la tasa de infección fetal volvió a aumentar: 60% en las semanas 31 a 36 y 100% a partir de la semana 36. La infección fetal puede producirse en cualquier momento del embarazo, pero la infección en las primeras semanas de gestación puede dar lugar a múltiples anomalías orgánicas. Cuando la transmisión materno-fetal se produjo durante las 10 primeras semanas de gestación, 100% de los fetos infectados presentaba defectos cardiacos y sordera. Se detectó sordera en un tercio de los fetos infectados entre las semanas 13 y 16, pero no se encontraron anomalías cuando la infección fetal se produjo después de la semana 20 de gestación. También hay informes de casos de transmisión vertical con reinfección materna y la infección posnatal puede producirse por contacto directo o a través de gotitas.

La introducción de la vacuna muy eficaz contra la rubéola en 1969 redujo de manera drástica el número de casos de SRC a < 1 caso por año para el año 2000, y los casos restantes se dieron principalmente en la población inmigrante. De hecho, la rubéola se declaró eliminada en EU en 2004 y en América en 2015. Sin embargo, la rubéola sigue siendo endémica en muchas partes del mundo donde la vacuna contra la rubéola no es universal, lo que origina casos continuos de SRC. Además, la disminución de las tasas de vacunación en EU ha ocasionado casos esporádicos y reservorios potenciales para la transmisión.

B. **Manifestaciones clínicas.** La infección por rubéola congénita puede provocar aborto espontáneo, infección fetal, mortinatalidad o RCIU. En general, el SRC se caracteriza por la constelación de cataratas, hipoacusia neurosensorial y cardiopatía congénita. Sin embargo, la rubéola puede infectar todas las partes del cuerpo y persistir durante largos periodos. Los defectos cardiacos más frecuentes son el conducto arterioso persistente y la estenosis de la arteria pulmonar. Las características tempranas comunes del SRC son RCIU, retinopatía, microftalmia, meningoencefalitis, anomalías electroencefalográficas, hipotonía, anomalías dermatoglíficas, hepatoesplenomegalia, púrpura trombocitopénica, lucencias óseas radiográficas y diabetes mellitus. Además, la rubéola es una causa conocida de autismo. La aparición de algunas de las anomalías del SRC puede retrasarse meses o años. Se han descrito muchas otras complicaciones poco frecuentes, como miocarditis, glaucoma, microcefalia, panencefalitis crónica progresiva, hepatitis, anemia, hipogammaglobulinemia, hipoplasia tímica, anomalías tiroideas, criptorquidia y poliquistosis renal. En un estudio de seguimiento de 20 años de 125 pacientes con rubéola congénita de la epidemia de la década de 1960 se observó que la enfermedad ocular era el trastorno más frecuente (78%), seguido de los déficits auditivos neurosensoriales (66%), el retraso psicomotor (62%), las anomalías cardiacas (58%) y el retraso mental (42%).

C. **Diagnóstico**

1. **Infección materna.** El diagnóstico de la rubéola aguda en el embarazo requiere pruebas serológicas. Esto es necesario porque los síntomas clínicos de la rubéola son inespecíficos y pueden observarse con la infección por otros agentes virales (p. ej., *enterovirus*, sarampión y parvovirus humano). Además, un gran número de personas puede tener una infección subclínica. Existen varios estudios sensibles y específicos para la detección de anticuerpos específicos de la rubéola. Es posible aislar el virus de la nariz, la garganta o la orina, pero es costoso y poco práctico en la mayoría de los casos. Los **síntomas** suelen comenzar entre 2 y 3 semanas después de la exposición e incluyen malestar general, fiebre baja, dolor de cabeza, coriza leve y conjuntivitis entre 1 y 5 días antes de la aparición de la erupción. La erupción es un exantema macular o maculopapular de color rosa salmón que comienza en la cara y detrás de las orejas y se extiende hacia abajo durante 1 o 2 días. La erupción desaparece entre 5 y 7 días después de su aparición, y es frecuente la linfadenopatía cervical posterior. Cerca de un tercio de las mujeres pueden presentar artralgias sin artritis. En las mujeres con sospecha de infección aguda por rubéola, la confirmación puede hacerse demostrando un aumento de cuatro veces o más en los títulos séricos de IgG cuando se miden en el momento de los síntomas y alrededor de 2 semanas después. En caso de duda sobre la interpretación de los resultados de la prueba, debe pedirse consejo al laboratorio que realiza la prueba y a una consulta de enfermedades infecciosas.

2. **Exposición materna reconocida o sospechada.** Cualquier persona que se sepa que ha sido inmunizada con la vacuna de la rubéola después de su primer cumpleaños se considera por lo general inmune. Sin embargo, es mejor determinar la inmunidad midiendo la IgG específica de la rubéola, que se ha convertido en una práctica habitual en la atención obstétrica. Si se sabe que una mujer expuesta a la rubéola es seropositiva, es inmune y se considera que el feto no corre riesgo de infección. Si se sabe que la mujer expuesta es seronegativa, debe obtenerse una muestra de suero entre 3 y 4 semanas después de la exposición

para determinar el título. Un título negativo indica que no se ha producido infección, mientras que un título positivo indica infección. Las mujeres con un estado inmunológico incierto y una exposición conocida a la rubéola deben obtener muestras de suero lo antes posible después de la exposición. Si esto se hace en un plazo de 7 a 10 días luego de la exposición, y el título es positivo, la paciente es inmune a la rubéola y no es necesario realizar más pruebas. Si el primer título es negativo o se determinó en suero tomado > 7 a 10 días después de la exposición, es necesario repetir las pruebas (~ 3 semanas después) y realizar un seguimiento clínico cuidadoso. Cuando tanto el estado inmunológico como el momento de la exposición son inciertos, las muestras de suero para la determinación del título deben obtenerse con un intervalo de 3 semanas. Si ambos títulos son negativos, no se ha producido infección. De manera alternativa, la infección se confirma si se observa una seroconversión o una cuadruplicación del título. Si los resultados de los títulos no son concluyentes, es necesario realizar más pruebas y un estrecho seguimiento clínico. En esta situación, puede ser útil la determinación específica de IgM. Debe hacerse hincapié en que todas las muestras de suero deben ser analizadas de forma simultánea por el mismo laboratorio cuando se trata de determinar cambios en los títulos con el tiempo.

3. **Infección por rubéola congénita**

   a. **Diagnóstico prenatal.** El riesgo de anomalías fetales graves es mayor con la infección materna aguda por rubéola durante las primeras 16 semanas de gestación. Sin embargo, no todas las infecciones al inicio de la gestación provocan resultados adversos en el embarazo. Cerca de 20% de los fetos puede no estar infectados cuando la rubéola materna se produce en las primeras 12 semanas de gestación, y hasta 45% de los fetos puede no estar infectado cuando la rubéola materna se produce cerca de las 16 semanas de gestación. Desafortunadamente, no existe un método infalible para distinguir los fetos infectados de los no infectados al principio del embarazo, pero se está investigando el diagnóstico *in utero*. Un método que se ha utilizado con cierto éxito es la determinación de IgM específica en sangre fetal obtenida por muestreo percutáneo de sangre del cordón umbilical. También se ha utilizado con éxito la detección directa del antígeno y el ARN de la rubéola en una muestra de biopsia de vellosidades coriónicas. Aunque estas técnicas son prometedoras, su uso puede verse limitado por la sensibilidad y la especificidad o por la falta de disponibilidad generalizada.

   b. **Diagnóstico posnatal.** Las guías para el establecimiento de la infección congénita por rubéola o SRC en neonatos han sido resumidas por los CDC. El diagnóstico de la infección congénita se realiza mediante uno de los siguientes métodos:

      i. Aislamiento/detección del virus de la rubéola (orofaringe, orina). Avisar con antelación al laboratorio porque es necesario preparar un medio de cultivo especial. Hay varios ensayos RCP disponibles de manera comercial para el ARN de la rubéola, pero ninguno que haya sido autorizado por la FDA hasta la fecha. El virus también puede detectarse en muestras de sangre y cataratas.

      ii. Detección de IgM específica de la rubéola en sangre del cordón umbilical o neonatal en los primeros 6 meses de vida.

      iii. Títulos específicos de rubéola persistentes a lo largo del tiempo (es decir, no hay disminución del título como se espera para la IgG materna derivada transplacentariamente). Si, además, existen defectos congénitos, se realiza el diagnóstico de SRC.

D. Tratamiento. No existe un tratamiento específico para la rubéola materna o congénita. La enfermedad materna es casi siempre leve y autolimitada. Si la infección materna primaria se produce durante los primeros 5 meses de embarazo, deben discutirse con la madre las opciones de interrupción del embarazo. Más de la mitad de los neonatos con rubéola congénita pueden ser asintomáticos al nacer. Si se sabe que la infección se ha producido después de la semana 20 de gestación, es poco probable que se desarrollen anomalías, y los padres deben estar tranquilos. No obstante, deben repetirse las evaluaciones auditivas durante la infancia. Se requiere un seguimiento más estrecho si se sospecha una infección en la primera semana de gestación o se desconoce el momento de la infección. Esto se aplica tanto a los neonatos asintomáticos como a los que presentan un SRC evidente. La principal razón para realizar un seguimiento estrecho es identificar anomalías de aparición tardía o trastornos progresivos, como el glaucoma. Desafortunadamente, no existe un tratamiento específico para detener la progresión de la mayoría de las complicaciones del SRC.

E. Prevención. El principal medio de prevención del SRC es la inmunización de todas las personas susceptibles. Se recomienda la inmunización de todas las personas no inmunes a partir de los 12 meses de edad. La documentación de la inmunidad materna es un aspecto importante del buen manejo obstétrico. Cuando se identifica a una mujer susceptible, se le debe tranquilizar sobre el bajo riesgo de contraer la rubéola, pero también se le debe aconsejar que evite el contacto con cualquier persona de la que se sepa que tiene una infección aguda o reciente por rubéola. Las personas con infección posnatal suelen excretar el virus durante una semana antes y una semana después de la aparición de la erupción. Por otra parte, los neonatos con infección congénita pueden excretar el virus durante muchos meses, por lo que debe evitarse el contacto durante el primer año. Desafortunadamente, una vez que se ha producido la exposición, poco se puede hacer para alterar las probabilidades de enfermedad materna y, después, fetal. No se ha demostrado que la globulina hiperinmune disminuya el riesgo de rubéola materna después de la exposición o la tasa de transmisión fetal y no se recomienda para la profilaxis posexposición rutinaria luego de la exposición a la rubéola en el embarazo. Sin embargo, puede ofrecerse a las embarazadas expuestas a la rubéola al principio del embarazo que no deseen interrumpirlo. En estos casos hay que destacar la falta de eficacia demostrada. Las mujeres susceptibles que no se infecten deben vacunarse poco después del embarazo. Se han notificado casos de artritis aguda en mujeres inmunizadas en el periodo inmediato posterior al parto, y un pequeño porcentaje de estas mujeres desarrollaron anomalías articulares o neurológicas crónicas o viremia. El virus de la cepa vacunal también puede eliminarse en la leche materna y transmitirse a los recién nacidos, algunos de los cuales pueden desarrollar viremia crónica. No se recomienda la inmunización durante el embarazo debido al riesgo teórico para el feto, y debe evitarse la concepción durante los 3 meses siguientes a la inmunización. Se han producido inmunizaciones involuntarias durante el embarazo, y se ha documentado infección fetal en un pequeño porcentaje de estos embarazos; sin embargo, no se ha identificado ningún caso de SRC. De hecho, se ha cerrado el registro de rubéola en los CDC, con las siguientes conclusiones: el número de inmunizaciones inadvertidas durante el embarazo es demasiado pequeño para poder afirmar con certeza que no se produzcan resultados adversos en el embarazo, pero parece que son muy raras. Por lo tanto, se sigue recomendando que la inmunización no se lleve a cabo durante el embarazo, pero cuando se ha producido, se puede asegurar que el riesgo para el feto es escaso.

X. VRS (NEONATAL). El VRS es un paramixovirus de ARN envuelto que es la principal causa de bronquiolitis y enfermedad grave o incluso mortal de las vías aéreas inferiores, en especial en los neonatos prematuros. Las afecciones que aumentan el riesgo de enfermedad grave son las cardiopatías congénitas cianóticas o complicadas, la hipertensión pulmonar, las enfermedades pulmonares crónicas y los estados inmunodeprimidos.

A. Epidemiología. El ser humano es la única fuente de infección. El VRS se propaga por las secreciones respiratorias en forma de gotitas o fómites, que pueden sobrevivir en superficies ambientales durante horas. Los trabajadores de hospitales contagian a los recién nacidos, en especial en los meses de invierno y principios de primavera en climas templados. La excreción viral dura de 3 a 8 días, pero en recién nacidos muy pequeños puede durar semanas. El periodo de incubación es de 2 a 8 días.

B. Diagnóstico. El diagnóstico rápido se realiza mediante RCP o pruebas de antígeno inmunofluorescente de las secreciones respiratorias. Esta prueba puede tener hasta 95% de sensibilidad y es bastante específica. Muchos centros ofrecen pruebas RCP múltiples que detectan varios virus respiratorios en una sola prueba. Sin embargo, con la mayor sensibilidad de las pruebas RCP, hasta 25% de los niños asintomáticos da positivo. El cultivo viral suele requerir de 3 a 5 días. Las pruebas de anticuerpos no se recomiendan para el diagnóstico en neonatos pequeños debido a la baja sensibilidad y a la escasa respuesta inmune frente al VRS en los neonatos.

C. Tratamiento. El tratamiento es principalmente de apoyo, con hidratación, oxígeno suplementario y ventilación mecánica según sea necesario. Existe controversia sobre si el tratamiento broncodilatador nebulizado es beneficioso, pero tras estudios recientes, ya no se recomienda. Además, no se recomiendan los corticoesteroides. La ribavirina se ha comercializado para el tratamiento de neonatos con infección por VRS porque tiene actividad *in vitro*; sin embargo, nunca se ha demostrado repetidamente su eficacia en estudios aleatorizados. Esto hace que sea importante considerar caso por caso el riesgo de la ribavirina (vía aerosol, efectos secundarios potencialmente tóxicos para el personal sanitario y costo elevado). El uso del anticuerpo monoclonal anti-RSV, palivizumab, puede considerarse para el tratamiento en consulta con un especialista en enfermedades infecciosas para los neonatos afectados de mayor gravedad e inmunodeprimidos, pero no ha demostrado mucha eficacia en este contexto.

D. Prevención. El palivizumab (Synagis), un anticuerpo monoclonal humanizado de ratón que se administra por vía intramuscular, ha sido aprobado por la FDA para la prevención de la enfermedad por VRS en niños menores de 2 años con enfermedad pulmonar crónica o que tenían < 35 semanas de gestación. El palivizumab es fácil de administrar, tiene un volumen bajo y se administra justo antes y cada mes a lo largo de la temporada del VRS (por lo general de mediados de noviembre a marzo/abril). Debido a que el fármaco es costoso y su protección incompleta, la AAP ha formulado las siguientes recomendaciones sobre qué recién nacidos de alto riesgo deben recibir palivizumab, actualizadas por última vez en 2014 (reafirmadas en 2019):

1. Neonatos que han requerido terapia por enfermedad pulmonar crónica nacidos < 32 semanas de gestación durante su primer año de vida, y para una segunda temporada si siguen necesitando apoyo respiratorio hasta 6 meses antes de la siguiente temporada de VRS.

2. Neonatos nacidos con < 29 semanas de gestación sin enfermedad pulmonar crónica durante su primer año de vida.

3. Niños de 24 meses o menos con cardiopatía congénita acianótica hemodinámicamente significativa, incluidos los que reciben medicación para controlar la insuficiencia cardiaca congestiva, tienen hipertensión pulmonar grave o reciben un trasplante de corazón.

4. Neonatos con anomalías anatómicas pulmonares de las vías aéreas o trastorno neuromuscular durante su primer año de vida.

5. Neonatos gravemente inmunodeprimidos (como IDCG) hasta los 24 meses de edad.

6. Neonatos con fibrosis quística sintomática con evidencia de enfermedad pulmonar crónica o compromiso nutricional en los 2 primeros años de vida.

Si se documenta un brote de VSR en una unidad de alto riesgo (p. ej., la unidad de cuidados intensivos pediátricos), se debe hacer hincapié en las prácticas adecuadas de control de infecciones. No se ha documentado la necesidad ni la eficacia de la profilaxis con anticuerpos en estas situaciones. Cada unidad debe evaluar el riesgo para sus neonatos expuestos y decidir sobre la necesidad de tratamiento. Si el paciente permanece hospitalizado, es posible que solo sea necesaria una dosis. Palivizumab no interfiere con el calendario de vacunación rutinario.

E. **Los preparados de anticuerpos no se recomiendan para lo siguiente:**

1. Prematuros sanos > 29 semanas de gestación sin otros factores de riesgo.

2. Pacientes con cardiopatía hemodinámicamente insignificante.

3. Recién nacidos con lesiones corregidas de manera adecuada mediante cirugía, a menos que sigan necesitando medicación para la insuficiencia cardiaca congestiva.

Los futuros anticuerpos monoclonales anti-RSV con vidas medias más largas pueden estar disponibles en EU a un precio inferior al del producto actual y ser comparables a los costos actuales de las vacunas. Por lo tanto, las recomendaciones pueden cambiar una vez que se disponga de nuevos productos de prevención con anticuerpos monoclonales. También se están realizando esfuerzos considerables para desarrollar vacunas contra el VRS que puedan provocar respuestas potentes de anticuerpos neutralizantes en mujeres embarazadas y neonatos pequeños.

XI. SÍNDROME RESPIRATORIO AGUDO SEVERO CORONAVIRUS 2 (SARS-COV-2) (PERINATAL, NEONATAL).

El SARS-CoV-2 es un virus ARN envuelto de la familia Coronaviridae que se ha propagado rápido por todo el mundo y ha provocado una pandemia mundial de > 100 millones de casos y 2 millones de muertes entre 2019 y 2020. Se trata de un virus zoonótico que se identificó por primera vez en Wuhan, China, y que es probable que haya surgido de murciélagos en 2019. Se sabe que otros coronavirus de esta familia causan resfriados comunes, infecciones gastrointestinales en el ganado, así como brotes con síndrome respiratorio agudo grave similar. En los neonatos, este virus causa tos, fiebre y dificultad para respirar. Aunque las complicaciones incluyen neumonía, dificultad respiratoria y sepsis o neumotórax, a principios de 2021 no se habían notificado muertes neonatales.

A. **Epidemiología.** El SARS-CoV-2 se propaga en la comunidad y en ambientes cerrados principalmente por aerosolización y gotitas respiratorias en el aire y también puede propagarse a través de fómites. El periodo medio de incubación oscila entre 4 y 6 días. El número reproductivo estimado (R_0) de 2 a 3 define el número esperado de casos derivados de un caso. En comparación con otros patógenos respiratorios, el SARS-CoV-2 es más transmisible que la influenza, pero menos que la viruela, la tos ferina, la rubéola, las paperas y el sarampión. Los eventos de superdifusión se han definido en reuniones de grupo en las que una persona altamente infecciosa puede infectar a más R_0 que la media. Los altos niveles de transmisión en la comunidad se deben a una gran proporción de personas con infección leve o asintomática. Aunque algunos niños pueden presentar una excreción prolongada de ARN viral de hasta 1 mes, no está claro si esto influye en el potencial de transmisión viral.

El principal grupo de riesgo de enfermedad grave por coronavirus 2019 (COVID-19) son los adultos mayores. Los neonatos tienen un riesgo menor de enfermedad grave en comparación con los adultos, pero un riesgo ligeramente mayor de COVID-19 grave en comparación con los niños. En los adultos, los hombres tienden a ser más vulnerables a la enfermedad grave que las mujeres.

La secuenciación viral ha revelado que las reinfecciones son posibles a partir de los 3 meses de la infección original. La gravedad de la enfermedad después de la reinfección y los correlatos de la protección están aún por definir. Con la transmisión en curso, están apareciendo nuevas variantes de SARS-CoV-2 en todo el mundo, y no está claro si la inmunidad de la infección previa y la inmunización pueden proteger contra estas cepas emergentes.

B. **Transmisión (perinatal, congénita, posnatal).** Los neonatos rara vez pueden infectarse por el SARS-CoV-2, ya sea durante el parto por ingestión o aspiración de secreciones vaginales, en el útero debido a la placenta y el líquido amniótico infectados, o posnatalmente por exposición a un contacto familiar enfermo. Se han descrito varios casos de transmisión perinatal como resultado de infecciones maternas cercanas al término, en las que los neonatos presentan hisopos nasofaríngeos RCP positivos y síntomas en los 10 días siguientes al nacimiento (aparición tardía). Los neonatos de madres con COVID-19 tienen mayor riesgo de ingreso en la unidad de cuidados intensivos neonatales y 5% requiere reanimación en el parto.

Con menor frecuencia, los informes de casos describen pruebas de transmisión congénita con positividad de la RCP en hisopos nasofaríngeos o rectales, presencia de IgM e IgG específicas del virus y síntomas el día del nacimiento. Un caso describió una alta carga viral en placenta, líquido amniótico antes de la rotura de membranas, así como positividad de RCP en múltiples muestras neonatales incluyendo sangre y líquido de lavado broncoalveolar a las pocas horas del parto. Esto sugiere que la transmisión transplacentaria es posible con una infección materna tardía en la gestación, aunque el riesgo global parece muy bajo. De hecho, la mayoría de las infecciones neonatales se debe a la exposición ambiental y solo 30% a la transmisión vertical.

Sin embargo, las infecciones son más graves en el embarazo y las infecciones maternas en etapas tempranas de la gestación también pueden plantear riesgos para la salud del feto, como sufrimiento fetal, bajo peso al nacer, preeclampsia y parto prematuro. Una mayor edad y condiciones preexistentes como una masa corporal elevada, hipertensión y diabetes también están relacionadas con la COVID-19 grave en el embarazo.

C. **Enfermedad/manifestaciones clínicas.** La gran mayoría de los recién nacidos de madres con COVID-19 en el momento del parto se mantiene bien y no está infectada. En los neonatos sintomáticos, los signos respiratorios, la fiebre y los síntomas gastrointestinales son los más comunes. Las manifestaciones neurológicas se identifican en casi una quinta parte de los recién nacidos infectados. En 2 de cada 3 recién nacidos se observan anomalías pulmonares como opacidades en vidrio deslustrado y opacidades intersticiales-alveolares. Los signos respiratorios incluyen taquipnea, retracciones intercostales, rinitis y cianosis. En una revisión de 97 neonatos con síntomas de COVID-19, no se observó síndrome de dificultad respiratoria aguda. Los signos gastrointestinales relevantes incluyen dificultades de alimentación, vómito y diarrea. Los signos neurológicos pueden manifestarse como hipertonía o hipotonía, irritabilidad, letargo y apnea. Los signos cardiológicos incluyen taquicardia e hipotensión. Los hallazgos de laboratorio fueron anormales solo en 14% de los casos revisados, con linfopenia, elevación de las enzimas hepáticas y aumento de marcadores inflamatorios como la proteína C reactiva y la procalcitonina. Aunque gran parte de la fisiopatología de COVID-19 en adultos se debe a una mayor respuesta inflamatoria, es menos probable que los neonatos desarrollen este tipo de respuestas inflamatorias.

Se necesitan más estudios para definir la presentación y el pronóstico de la enfermedad en neonatos. Los datos actuales indican que hasta un tercio de los neonatos y lactantes COVID-19 positivos sintomáticos requieren cuidados intensivos y una quinta parte es ventilado de forma mecánica. Las estimaciones de infecciones asintomáticas en neonatos oscilan entre 20 y 32%. En general, los neonatos hospitalizados tienen buen pronóstico después de una media de 10 días de hospitalización. La duración media de los síntomas en los niños es de 5 días desde el inicio, con resolución de la enfermedad y prueba RCP negativa a los 15 días del inicio.

A diferencia de los adultos, algunos niños pueden desarrollar un síndrome inflamatorio multisistémico (SIM-C) entre 2 y 4 semanas después de la infección aguda por COVID-19. Según la OMS y los CDC, este síndrome se define por fiebre, marcadores inflamatorios elevados, afectación multisistémica y exclusión de otras posibles causas. Aunque las características clínicas del SIM-C se asemejan al síndrome de choque de la enfermedad de Kawasaki, la epidemiología difiere en que el SIM-C se da en niños mayores y no suele presentarse en neonatos. La fisiopatología de esta inflamación posviral y el impacto desproporcionado en los niños negros e hispanos no se conocen bien.

D. Diagnóstico en neonatos

1. **Diagnóstico molecular.** La RT-RCP en tiempo real para detectar ácidos nucleicos viales a partir de una muestra de hisopo nasofaríngeo es en la actualidad la prueba confirmatoria más fiable para detectar el SARS-CoV-2. Esta prueba detecta el ARN viral correspondiente a la espiga o a las proteínas de la nucleocápside y puede utilizarse en otros fluidos biológicos como saliva, esputo, líquido broncoalveolar y heces. Un resultado negativo en una muestra de sangre no excluye la infección por SARS-CoV-2. Según la AAP, se recomienda realizar pruebas a los neonatos a las 24 y 48 horas de vida, ya que se han notificado casos de positividad de la RCP a las 48 horas después de una prueba negativa anterior. Para los neonatos con una prueba positiva, se recomiendan dos pruebas negativas consecutivas a intervalos de 48 a 72 horas para establecer la resolución de la infección viral.

2. **Serología.** Para determinar las infecciones recientes, se pueden medir las IgG e IgM específicas del SARS-CoV-2, aunque esto no confirma la infección activa. Pueden observarse concentraciones elevadas de IgG del SARS-CoV-2 en neonatos, incluso con resultados negativos de la RT-RCP, debido a la transferencia pasiva de IgG materna a través de la placenta. Se han notificado IgM del SARS-CoV-2 en neonatos, lo que puede ser indicativo de infección reciente. Sin embargo, un resultado negativo en la prueba de IgM no puede utilizarse para descartar una infección reciente. Las pruebas serológicas pueden ser más valiosas para la vigilancia serológica de las infecciones por SARS-CoV-2 que para el diagnóstico como parte de los esfuerzos en curso para acabar con la pandemia.

3. **Pruebas de influenza y coinfecciones.** Los neonatos con sospecha de infección por SARS-CoV-2 también deben someterse a pruebas simultáneas de influenza, debido a las posibilidades de diagnóstico erróneo y coinfección, en especial durante la temporada de influenza. Es necesario detectar y confirmar rápido la etiología infecciosa debido a las diferencias en el tratamiento. La detección de otros patógenos respiratorios, como VSR y *Mycoplasma pneumoniae*, no excluye la infección concurrente con SARS-CoV-2.

E. **Tratamiento.** En la actualidad, no existen diversas opciones de tratamiento para la COVID-19 en neonatos. Los antivirales se han probado en particular en adultos y no en bebés. El tratamiento recomendado para los neonatos es principalmente de apoyo para tratar los síntomas.

F. **Prevención.** En ausencia de opciones de tratamiento, se hace especial hincapié en la prevención de la infección en neonatos. Las medidas higiénicas se centran en la reducción del tiempo de contacto con personas con infección/madre, el uso de mascarillas para personas con infección, ya que los recién nacidos no pueden ponerse mascarillas, y la desinfección ambiental.

1. **Estrategias de parto.** Si la madre está activamente infectada, se recomienda que lleve una mascarilla quirúrgica durante el parto. Aunque la opinión de los expertos en los primeros días de la pandemia recomendaba la cesárea para prevenir la transmisión de COVID-19 de madre a hijo, la evidencia no lo apoya. Ya que los resultados de la madre y el recién nacido según el modo de parto, los estudios observacionales sugieren que las cesáreas solo deben realizarse cuando exista una indicación para ello y no únicamente para prevenir la transmisión de COVID-19. De hecho, los resultados maternos y neonatales pueden ser peores con la cesárea que con el parto vaginal normal.

Después del parto, las madres pueden optar por separarse de manera temporal del neonato, o este puede permanecer en la habitación con las madres aplicando medidas de prevención de infecciones. Esto incluye el uso de *isolettes*, manteniendo ≥ 6 pies de distancia aceptan el cuidado del bebé, uso de mascarilla materna y el lavado de manos. Estos neonatos deben estar aislados de otros bebés. En ausencia de cualquier separación madre-hijo o medida de prevención de la infección, hay cuatro veces más probabilidades de infecciones de inicio tardío por SARS-CoV-2 en los neonatos, aunque con el uso de mascarilla materna, la higiene de las manos y la desinfección regular de las superficies de la piel, los neonatos con contacto piel con piel con las madres infectadas por COVID-19 en el momento del parto no desarrollaron la enfermedad. Además, la AAP recomienda a todo el personal sanitario que se ponga equipo de protección personal para proteger al neonato y al personal sanitario.

2. **Lactancia materna y cuidados posnatales.** La AAP apoya el alojamiento de la madre después del parto y la lactancia de los neonatos a pesar de la infección materna, siempre que la madre use una mascarilla, se desinfecte las manos y se limpie el pecho antes de la lactancia o de los cuidados rutinarios. Aunque se ha encontrado ARN viral en la leche materna, no se han aislado virus infecciosos y, por lo tanto, los beneficios de la alimentación del neonato y del vínculo madre-hijo superan los riesgos potenciales con las precauciones higiénicas adecuadas. Si un neonato se encuentra en la unidad de cuidados intensivos neonatales y la madre no puede estar presente en ese entorno debido a su estado infeccioso, la madre debe extraerse la leche materna después de tomar precauciones de higiene de las manos y los cuidadores no infectados pueden alimentar al neonato. Luego del alta, se recomienda a los cuidadores que apliquen medidas de higiene en el hogar, como lavarse las manos y la

cara con frecuencia; desinfectar el material de uso diario, el suelo y los muebles con alcohol de uso médico a 75% o desinfectantes clorados; ventilar bien las ventanas, y desinfectar a alta temperatura los chupetes y biberones.

3. Vacunación. En términos de vacunación activa, las vacunas de ARNm, las vacunas vectorizadas por adenovirus y las vacunas inactivadas han recibido en fecha reciente autorización de emergencia para su uso en adultos en varios países. Hasta ahora, estas vacunas solo se han probado rigurosamente en adultos y, a partir de 2021, todavía no se recomienda su uso en niños o bebés. Las plataformas vectorizadas por ARNm y adenovirus son plataformas novedosas que no tienen precedentes de uso en el calendario de inmunizaciones pediátricas. Serán necesarios ensayos clínicos de desescalado de edad para determinar la seguridad y eficacia en neonatos. Sin embargo, las plataformas de vacunas de subunidades proteicas, que demuestran un sólido perfil de seguridad e inmunogenicidad en neonatos (es decir, tos ferina acelular y hepatitis B), aún están en desarrollo para el SARS-CoV-2. Además, recientemente se ha demostrado la transferencia transplacentaria eficaz de IgG materna del SARS-CoV-2 al neonato, lo que respalda las estrategias de inmunización materna para proteger a los neonatos, aunque indica que habrá que evaluar la interferencia de anticuerpos maternos en el desarrollo de la vacunación infantil.

Como alternativa a las estrategias de inmunización activa, las inmunoglobulinas pasivas y las terapias con plasma convaleciente también han recibido autorización de emergencia para su uso en adultos. Sin embargo, se carece de pruebas en recién nacidos. Por lo tanto, en este momento no se recomienda la inmunización pasiva de neonatos.

XII. **VIRUS ZIKA (VZIK) (CONGÉNITO, PERINATAL, NEONATAL).** El VZIK es un virus ARN envuelto de la familia Flaviviridae, junto con otros patógenos humanos como el virus del dengue (VDEN), el virus del Nilo Occidental, el virus de la fiebre amarilla y el virus de la encefalitis japonesa de la misma familia. Entre 2015 y 2016, el VZIK causó una epidemia en América, que comenzó en el noreste de Brasil y se extendió rápido por todo el continente. En la mayoría de los adultos, el VZIK provoca una enfermedad febril de corta duración y el síndrome de Guillain-Barré en 1 de cada 10 000 adultos. Sin embargo, los neonatos soportan la principal carga de enfermedad de este virus por transmisión congénita. El grupo de síntomas resultante en los neonatos, conocido como síndrome congénito del Zika (SCZ), incluye microcefalia, defectos del desarrollo neural y cardiovascular, convulsiones, disfagia, deficiencias motoras y visuales, y un desarrollo más lento del lenguaje en el primer año de vida. El brote de 2015 a 2016 de VZIK en una población susceptible provocó 11 000 casos de microcefalia solo en Brasil. Estas afecciones provocan discapacidad y morbilidad de por vida más allá del periodo neonatal.

A. **Epidemiología.** El VZIK causa brotes explosivos impulsados por la enfermedad transmitida por mosquitos que pueden alcanzar > 60% de una población en un lapso de 4 a 7 meses. El R_0 varía de forma amplia en función de las condiciones ambientales para la transmisión y la susceptibilidad de la población, oscilando entre 1.3 y 12. El periodo medio de incubación de la enfermedad por ZVIK es de 6 días, y los tiempos medios de seroconversión y eliminación del virus son de 9 a 10 días. Sin embargo, ha habido varios informes de viremia prolongada en el embarazo, y ahora se sabe que el VZIK puede persistir hasta 3 veces más en mujeres embarazadas en comparación con mujeres no embarazadas. En la mayoría de los adultos, los síntomas duran de 2 a 7 días y son leves (fiebre, erupción cutánea, conjuntivitis, artralgia, mialgia y cefalea). Sin embargo, una gran proporción de las infecciones por VZIK son asintomáticas, incluso durante el embarazo. Las estimaciones sobre la prevalencia de las infecciones asintomáticas varían en función de la población y oscilan entre 29 y 82% de todas las infecciones por VZIK.

La amenaza de epidemias de VZIK es mayor en las zonas tropicales, donde la transmisión durante todo el año puede ser factible debido a un clima favorable para los mosquitos. Mientras que las zonas templadas, como EU y Europa, tendrán el riesgo de que se importen casos relacionados con viajes desde zonas tropicales durante las estaciones más cálidas. En general, los arbovirus se propagan de manera estacional después de las lluvias, que favorecen el crecimiento de los mosquitos. Sin embargo, a medida que aumentan las temperaturas con el cambio climático, el hábitat de los mosquitos se aleja de los trópicos. Se prevé que este cambio puede hacer que unas 1 000 millones de personas susceptibles adicionales corran el riesgo de presentar futuros brotes a finales de siglo. Las futuras epidemias de VZIK son probables porque los monos urbanos de las zonas tropicales pueden servir de reservorio animal para la reemergencia una vez que la inmunidad de rebaño de la población del reciente brote disminuya. Como resultado, se sabe que los flavivirus relacionados, como el VDEN, reaparecen en ciclos de 3 a 5 años.

B. **Transmisión (congénita y perinatal).** Las mujeres embarazadas pueden infectarse a través de mosquitos portadores del VZIK o por transmisión sexual. El virus puede atravesar la placenta o ascender por el tracto uterino para transmitirse al feto. Sin embargo, la mayoría de las transmisiones congénitas se producen por infecciones durante el embarazo debidas a picaduras de mosquitos. Los estudios revelan que uno de cada 10 embarazos infectados por el VZIK puede dar lugar a microcefalia y lesiones cerebrales. La transmisión congénita puede producirse durante cualquier trimestre del embarazo, y el riesgo de defectos congénitos adversos es mayor en el primer trimestre. Sin embargo, se están detectando anomalías del neurodesarrollo de aparición tardía en varios niños en apariencia sanos al nacer, lo que sugiere que esta tasa de transmisión congénita basada en resultados anormales al nacer puede ser una subestimación.

La infección materna sintomática no se asocia con un mayor riesgo de defectos congénitos en comparación con la infección materna asintomática. Sin embargo, una viremia prolongada de > 30 días luego de la infección está relacionada con resultados fetales y neonatales más adversos en comparación con las madres infectadas por VZIK sin viremia prolongada. En el caso de las infecciones maternas en las 2 semanas previas al parto, el virus puede pasar al neonato en el momento del parto. Las infecciones perinatales por VZIK son similares a las de niños y adultos, y pueden provocar erupción maculopapular, conjuntivitis, artralgia y fiebre. Es posible que esta vía de transmisión no provoque los defectos del desarrollo observados con la transmisión congénita, aunque se desconoce la tasa de transmisión perinatal y el espectro clínico de la enfermedad. Es posible que se produzcan infecciones posnatales en la infancia por picaduras de mosquitos, aunque hay pocos datos sobre las consecuencias a largo plazo de este hecho, dado lo reciente de la epidemia de VZIK. La exposición de los neonatos a los mosquitos suele ser menor que la de los grupos de mayor edad, que se mueven más en el entorno. Además, aunque algunos informes de casos indican que la leche materna puede contener ARN viral o virus infecciosos en menos casos, el riesgo de transmisión del VZIK por la leche materna es bajo. Según los CDC y la OMS, los beneficios de la lactancia materna superan los riesgos de transmisión del VZIK por esta vía.

C. Enfermedad/manifestaciones clínicas

1. **Seguimiento de la enfermedad fetal.** Se recomiendan ecografías repetidas para seguir el desarrollo neurológico del feto y evaluar la restricción del crecimiento en un embarazo positivo para el VZIK. La microcefalia fetal o el retraso en el aumento del perímetro cefálico suelen detectarse a partir de mediados o finales del segundo trimestre y justifican una evaluación adicional. La microcefalia fetal se basa en mediciones *in utero* según el estándar de crecimiento fetal INTERGROWTH-21 para el perímetro cefálico al nacer. Obsérvese que la microcefalia detectada *in utero* puede no predecir necesariamente la microcefalia posnatal, por lo que se requieren mediciones posnatales de la cabeza y el crecimiento. Los daños en el neurodesarrollo relacionados con el VZIK se han caracterizado por calcificaciones intracraneales, superposición de huesos y suturas craneales fetales, ventriculomegalia, herniación de tejido cerebral, trombosis en los senos cerebrales y anomalías en la corteza, el cuerpo calloso, el cerebelo y el tronco encefálico. Las características anatómicas asociadas pueden incluir artrogriposis y microftalmia. Además, también se ha observado restricción del crecimiento fetal intrauterino en infecciones por VZIK durante el embarazo. Debido a que la microcefalia puede sesgar las mediciones del diámetro biparietal y el perímetro cefálico, el peso y el crecimiento fetales deben calcularse utilizando la longitud del fémur y el perímetro abdominal para la edad de gestación. La evidencia de anomalías en la ecografía es una indicación para una evaluación adicional mediante resonancia magnética.

2. **SCZ en neonatos.** El SCZ define un conjunto de defectos congénitos y anomalías congénitas relacionadas con la fisiopatología derivada del neurotropismo del VZIK durante el desarrollo fetal. Aunque en los últimos años se ha descrito una serie de síntomas relacionados con el VZIK, cinco características clave han predominado en estos informes y distinguen al VZIK de otras anomalías congénitas. Según los CDC, la infección congénita por VZIK puede definirse por: "1) microcefalia grave con cráneo parcialmente colapsado; 2) cortezas cerebrales delgadas con calcificaciones subcorticales; 3) cicatrices maculares y moteado pigmentario focal de la retina; 4) contracturas congénitas, y 5) marcada hipertonía temprana y síntomas de afectación extrapiramidal". Al nacer, la microcefalia se define como un perímetro cefálico inferior al percentil 3 para la edad gestacional y el sexo. Las secuelas a largo plazo de la microcefalia consisten en convulsiones, disfunciones visuales y auditivas, y discapacidades del desarrollo. Datos recientes de niños normocefálicos de 6 a 42 meses expuestos al virus VZIK *in utero* sugieren que la puntuación z del perímetro cefálico al nacer está directamente asociada con anomalías anatómicas y neurocognitivas. Es importante destacar que, a medida que los bebés expuestos al VZIK *in utero* del brote de 2015 a 2016 sigan creciendo, habrá más que aprender sobre el espectro clínico de la enfermedad debida a la infección congénita por el VZIK.

Otras anomalías neurales relacionadas con la infección por VZIK *in utero* incluyen trastornos estructurales del cerebro, hidrocefalia y trastornos de la migración neuronal. Estos defectos neuronales pueden causar hiperreflexia, irritabilidad, temblores, disfunción del tronco encefálico y disfagia.

Los daños oculares pueden producirse en la retina y, en particular, en una zona central conocida como mácula. Los defectos oculares incluyen moteado pigmentario focal, atrofia coriorretiniana, lesiones retinianas, colobomas del iris, glaucoma congénito, microftalmia, subluxación del cristalino, cataratas y calcificaciones intraoculares. El nervio óptico también puede estar dañado debido a hipoplasia, ahuecamiento y atrofia. Por último, también se han identificado defectos cardiacos en 40% de los neonatos expuestos al VZIK *in utero*, lo que indica la necesidad de realizar ecocardiografías posnatales durante el seguimiento de los neonatos.

3. **Defectos retrasados del desarrollo.** En los 3 o 4 años de seguimiento de los niños expuestos al VZIK *in utero*, se han relacionado defectos adicionales del desarrollo con el VZIK en niños que estaban en apariencia sanos al nacer. El retraso en las habilidades lingüísticas, detectado mediante la prueba Bayley III, se ha señalado como el atributo del desarrollo más afectado en múltiples estudios, con hasta 37% de los niños expuestos *in utero* afectados a los 15 meses de edad. Una serie de casos encontró retrasos en el rendimiento motor y la cognición en 24 y 5% de los niños, respectivamente, a los 15 meses de edad. Asimismo, una cohorte prospectiva informó de que 25% de los neonatos que presentaba puntuaciones normales de audición y visión al nacer desarrolló anomalías entre los 7 y los 32 meses de edad. Sin embargo, las trayectorias de desarrollo de los neonatos también pueden resolverse con el tiempo. En 49% de los recién nacidos con anomalías del neurodesarrollo en el primer mes de vida, las puntuaciones del neurodesarrollo se encontraban en el rango normal al repetir las pruebas en el segundo o tercer año de vida. Estos resultados subrayan la importancia del seguimiento a pesar de la evaluación clínica inicial. Todavía se están realizando estudios para identificar las consecuencias a largo plazo de la exposición *in utero* al VZIK.

D. Diagnóstico

1. **Diagnóstico molecular.** Las mujeres embarazadas que viven en zonas de brotes con síntomas o antecedentes de exposición a viajes pueden someterse a una prueba RCP para detectar la presencia de ARN viral específico de la proteína de la envoltura. El ARN viral se detecta de forma fiable en la sangre a medida que el virus se disemina en el organismo a través de la circulación. Aunque el diagnóstico por RCP es más eficaz en la infección aguda (7 a 10 días), los CDC apoyan la realización de pruebas más prolongadas en el embarazo debido a la posibilidad de viremia prolongada en el embarazo. La breve ventana de positividad de la RCP ha supuesto un reto para el diagnóstico de infecciones recientes cuando las pacientes embarazadas acuden a consulta más de 10 días después de los síntomas.

2. **Serología.** Los diagnósticos basados en anticuerpos se consideran menos fiables que la prueba RCP porque los anticuerpos contra el VZIK y los VDEN relacionados pueden dar reacciones cruzadas entre sí debido al grado de similitud entre los virus. Las pruebas serológicas suelen tener una sensibilidad y especificidad bajas a la hora de discriminar los anticuerpos contra el VZIK y el VDEN porque estos virus suelen ser coendémicos y las poblaciones suelen tener una exposición previa al VDEN relacionado. Aunque los anticuerpos IgM solo están presentes brevemente después de la infección, un diagnóstico basado en IgM de los CDC ha obtenido la autorización de uso de emergencia, para ser aplicado junto con la prueba RCP. Las personas gestantes que viven en zonas de brotes con síntomas o antecedentes de exposición a viajes pueden someterse a pruebas para detectar la presencia de IgM específica del VZIK hasta 12 semanas después de la exposición. Sin embargo, estudios recientes sugieren que la IgM específica del VZIK puede encontrarse mucho tiempo después de la infección en algunas personas, lo que disminuye el valor de esta prueba para identificar infecciones recientes. En consecuencia, una IgM negativa no descarta una infección reciente por VZIK. Por último, la prueba de neutralización del virus se considera el patrón oro para distinguir una infección previa por VZIK y VDEN, cuando se

analizan los sueros para la neutralización del VZIK y de los cuatro serotipos del VDEN. Sin embargo, la prueba de neutralización requiere una gran capacidad de laboratorio, es laboriosa y no distingue infección aguda/reciente, solo más allá de 3 meses desde la exposición.

E. **Tratamiento.** En la actualidad, no hay tratamientos disponibles para el SCZ. Las recomendaciones de atención para neonatos con infección congénita por VZIK son principalmente evaluaciones clínicas y manejo de apoyo de las complicaciones y disfunción del SNC.

1. **Evaluación inicial al nacer.** En el momento del nacimiento deben realizarse exámenes físicos y visuales completos, respuesta auditiva automatizada del tronco encefálico y ecografía craneal. Los neonatos con sospecha de exposición *in utero* al VZIK pueden someterse a pruebas de detección de ARN o IgM del VZIK, aunque la prueba molecular es más eficaz a los 10 o 14 días de la infección aguda y no existe un diagnóstico infantil fiable. Deben descartarse otras infecciones congénitas (toxoplasmosis, rubéola, CMV, VHS, sífilis, VVZ, parvovirus) y causas genéticas de déficits estructurales y funcionales.

2. **Seguimiento en los primeros 6 meses de vida.** Los CDC recomiendan las siguientes evaluaciones mensuales en los primeros 6 meses de vida: examen visual, tamizaje del desarrollo y mediciones de los parámetros de crecimiento. Puede ofrecerse asesoramiento adicional a la familia en previsión de las necesidades de apoyo psicosocial y ayuda para establecer un entorno doméstico optimizado para la prestación de cuidados.

3. **Orientación clínica adicional.** Los neonatos con SCZ también pueden requerir consultas de neurología, oftalmología y endocrinología para identificar posibles disfunciones motoras centrales, disfunciones auditivas, alteraciones visuales corticales, disfunciones hipotalámicas o hipofisarias y otras anomalías del neurodesarrollo. Pueden ser necesarias consultas con gastroenterología, neumología y otorrinolaringología para evaluar más a fondo la disfagia y las dificultades de aspiración. Se recomienda la derivación a especialistas en desarrollo, especialista en lactancia, nutricionista, logopeda terapeuta ocupacional, fisioterapeuta y servicios familiares/sociales para proporcionar apoyo en el cuidado de un neonato con SCZ.

F. **Prevención.** En ausencia de opciones terapéuticas viables, la prevención de la infección durante el embarazo es una estrategia clave para proteger la salud de los neonatos.

1. **Minimizar la exposición al VZIK por mosquitos.** Los CDC recomiendan a las embarazadas que no viajen a zonas con circulación actual del VZIK, y mantienen un mapa actualizado de las zonas con circulación del VZIK. Si no se puede evitar viajar o vivir en una zona con VZIK, se aconseja a las embarazadas que minimicen las picaduras de mosquitos cubriéndose la piel, utilizando repelentes de insectos registrados por la Environmental Protection Agency, usando aire acondicionado, durmiendo con mosquiteras y alojándose en lugares con mosquiteras en puertas y ventanas. Las pruebas sugieren que incluso los hogares con ventiladores experimentan menos enfermedades transmitidas por mosquitos. También se pueden aplicar medidas de control de mosquitos en interiores y exteriores eliminando las fuentes de agua estancada.

2. **Minimizar la exposición por transmisión sexual.** Los CDC recomiendan que las embarazadas que vivan en zonas afectadas por el VZIK o tengan parejas que viajen a ellas utilicen siempre preservativos o se abstengan de mantener relaciones sexuales durante toda la gestación. Esto es en especial importante,

ya que el semen puede presentar una diseminación prolongada del ARN viral en comparación con otros fluidos corporales. La mediana de tiempo hasta la pérdida de detección del ARN del VZIK en suero es de 11 días en suero, 34 días en orina y 42 días en semen. En particular, 95% de los hombres eliminan el ARN viral del semen en 4 meses, lo que sugiere que en algunas parejas se prolonga la duración del riesgo de transmisión sexual del VZIK.

3. **Vacunación.** A pesar de los 5 años transcurridos desde el importante brote inicial del VZIK en las Américas, no existe ninguna vacuna autorizada contra el VZIK. El principal candidato a vacuna es una vacuna de ADN que se ha estancado en estudios clínicos de fase 2b de seguridad e inmunogenicidad debido a la falta de circulación viral en curso a nivel mundial para probar el candidato. Las plataformas de vacunas de virus vivos atenuados han demostrado ser inmunógenas para la fiebre amarilla y los VDEN relacionados. Sin embargo, estas plataformas suelen estar en contradicción con su uso durante el embarazo, el periodo de mayor riesgo de transmisión congénita del VZIK. Dado que la IgG materna específica del VZIK puede transferirse eficazmente a través de la placenta, la inmunización materna puede ser una forma valiosa de proteger al recién nacido. Además de la inmunización activa, la profilaxis pasiva con inmunoglobulinas puede ser una posibilidad para las embarazadas en el futuro.

Lecturas recomendadas

American Academy of Pediatrics. FAQs: management of infants born to mothers with suspected or confirmed COVID-19. https://services.aap.org/en/pages/2019 -novel-coronavirus-covid-19-infections/clinical-guidance/faqs-management -of -infants-born-to-covid-19-mothers/. Consultado el 30 de enero de 2021.

De Bernardo G, Giordano M, Zollo G, et al. The clinical course of SARS-CoV-2 positive neonates. *J Perinatol* 2020;40(10):1462–1469. doi:10.1038/s41372-020-0715-0.

Kimberlin DW, Baley J; for Committee on Infectious Diseases, Committee on Fetus and Newborn. Guidance on management of asymptomatic neonates born to women with active genital herpes lesions. *Pediatrics* 2013;131(2):383–386. doi:10.1542/peds.2012-3217.

Kimberlin DW, Brady MT, Jackson MA, et al, eds. *Red Book: 2015 Report of the Committee on Infectious Diseases*. 30th ed. Elk Grove Village, IL: American Academy of Pediatrics; 2015.

Kimberlin DW, Jester PM, Sánchez PJ, et al. Valganciclovir for symptomatic congenital cytomegalovirus disease. *N Engl J Med* 2015;372(10):933–943. doi:10.1056/NEJMoa1404599.

Mofenson LM. Antiretroviral drugs to prevent breastfeeding HIV transmission. *Antivir Ther* 2010;15(4):537–553.

49

Infecciones bacterianas y fúngicas

Sagori Mukhopadhyay y Karen M. Puopolo

I. SEPSIS BACTERIANA Y MENINGITIS

A. **Introducción.** La sepsis bacteriana y la meningitis siguen siendo causas importantes de morbilidad y mortalidad en los neonatos, en especial en los prematuros. Aunque las mejoras en los cuidados intensivos neonatales han disminuido el impacto de la sepsis de inicio precoz (SIP) en los neonatos a término, los prematuros siguen presentando un alto riesgo tanto de SIP como de sus secuelas. Los neonatos con muy bajo peso al nacer también tienen riesgo de presentar sepsis de aparición tardía (adquirida en el hospital). Los neonatos que sobreviven a la sepsis pueden presentar secuelas neurológicas graves debido a la infección del sistema nervioso central (SNC), lesiones de la sustancia blanca por inflamación sistémica, así como por hipoxemia secundaria derivada del choque séptico, hipertensión pulmonar persistente y enfermedad pulmonar parenquimatosa grave.

B. **Epidemiología de la SIP.** La SIP se define por el aislamiento de organismos patógenos en cultivos de sangre o líquido cefalorraquídeo (LCR) entre 0 y 6 días después del nacimiento. La incidencia global de la SIP en Estados Unidos (EU) ha disminuido de manera significativa desde que los Centers for Disease Control and Prevention (CDC) publicaron por primera vez en 1996 recomendaciones para la profilaxis antibiótica intraparto (PAI) contra el estreptococo del grupo B (EGB). Los estudios realizados en el siglo XXI muestran que la incidencia global de la SIP es de ≤ 1 caso por cada 1 000 nacidos vivos. La incidencia es dos veces mayor entre los neonatos moderadamente prematuros que entre los nacidos a término y más elevada entre los neonatos con MBPN (< 1 500 g), con informes recientes que oscilan entre 10 y 15 casos por cada 1 000 nacidos con MBPN.

C. **Factores de riesgo de la SIP.** La patogenia de la SIP es la de una colonización ascendente del aparato genital materno y del compartimento uterino con flora gastrointestinal y genitourinaria, y la posterior transición a una infección invasiva del feto o del neonato. Las características maternas e infantiles asociadas con el desarrollo de la SIP se han estudiado de forma más rigurosa con respecto a la SIP por EGB. Los factores maternos predictivos de la enfermedad por EGB incluyen la colonización materna por EGB documentada, fiebre intraparto (> 38 °C) y otros signos de infección intraamniótica (corioamnionitis), y la ruptura prematura de membranas (RPM) (> 18 horas). Los factores de riesgo neonatal incluyen prematuridad (< 37 semanas de gestación) y bajo peso al nacer (< 2 500 g). Este riesgo de infección se reduce con la administración de antibióticos intraparto.

D. **Presentación clínica de la SIP.** La enfermedad de aparición temprana puede manifestarse como bacteriemia asintomática, sepsis generalizada, neumonía o meningitis. Los signos clínicos de la SIP suelen manifestarse en las primeras horas de vida; más de 90% de los neonatos son sintomáticos entre las 24 y 48 horas de vida. La dificultad respiratoria es el síntoma más frecuente. Los síntomas respiratorios pueden variar en gravedad desde taquipnea leve y gruñidos, con o sin necesidad de oxígeno suplementario, hasta insuficiencia respiratoria. La hipertensión pulmonar persistente del recién nacido (HPPRN) también puede acompañar a la sepsis. Otros signos menos específicos de sepsis son irritabilidad, letargo, inestabilidad térmica, mala perfusión e hipotensión. En el choque séptico más grave puede producirse coagulación intravascular diseminada (CID) con púrpura y petequias. Los síntomas gastrointestinales pueden incluir mala alimentación, vómito e íleo. La meningitis puede presentarse con actividad convulsiva, apnea y sensorio deprimido, pero puede complicar la sepsis sin síntomas neurológicos específicos, lo que subraya la importancia de la punción lumbar (PL) en la evaluación de la sepsis.

Otros diagnósticos que deben tenerse en cuenta en el periodo neonatal inmediato en el neonato con signos de sepsis son taquipnea transitoria del neonato, síndrome de aspiración de meconio, hemorragia intracraneal, enfermedad viral congénita y cardiopatía cianótica congénita. En los neonatos de más de 24 horas de vida, el cierre del conducto arterioso en el contexto de una anomalía cardiaca dependiente del conducto (como la coartación crítica de la aorta o el síndrome del ventrículo izquierdo hipoplásico) puede simular una sepsis. Otros diagnósticos que deben tenerse en cuenta en el neonato que se presenta más allá de las primeras horas de vida con un cuadro similar a la sepsis son la obstrucción intestinal, la enterocolitis necrosante (ECN) y los errores congénitos del metabolismo.

E. **Evaluación del neonato sintomático para la SIP.** La **evaluación de laboratorio** del neonato sintomático sospechoso de SIP incluye como mínimo un hemocultivo. Los marcadores de inflamación, como el hemograma completo (**HC**) con diferencial, la proteína C reactiva (PCR) y la procalcitonina (PCT) se obtienen de manera habitual, aunque existe controversia sobre el uso óptimo de estas pruebas. Otras anomalías de laboratorio pueden incluir hiperglucemia o hipoglucemia, pruebas de función hepática y renal anormales y acidosis metabólica. La trombocitopenia, así como los indicios de CID (elevación del tiempo de protrombina, del tiempo parcial de tromboplastina y del cociente internacional normalizado; disminución del fibrinógeno) pueden encontrarse en los recién nacidos más graves, sobre todo en los prematuros. En los neonatos con una fuerte sospecha clínica de sepsis, debe realizarse una **PL para determinar el recuento celular, la concentración de proteínas y glucosa, la tinción de Gram y el cultivo del LCR** antes de administrar antibióticos, si el estado clínico del bebé lo permite. La PL puede aplazarse hasta después de la administración de antibióticos si el bebé está clínicamente inestable o si los resultados posteriores del cultivo o la evolución clínica demuestran la presencia de sepsis. Los neonatos con síntomas respiratorios deben someterse a una **radiografía de tórax**, así como a otras evaluaciones indicadas, como la gasometría arterial. Las anomalías radiográficas causadas por retención de líquido pulmonar fetal o atelectasia suelen desaparecer en 48 horas. La **neumonía neonatal** se presenta con anomalías radiográficas focales o difusas persistentes y grados variables de dificultad respiratoria. La neumonía neonatal (en especial la causada por el EGB) puede ir acompañada de una deficiencia primaria o secundaria de surfactante.

F. *Tratamiento de la SIP.* La **terapia antibiótica empírica** incluye una amplia cobertura para los organismos que se sabe que causan SIP, por lo general un antibiótico β-lactámico y un aminoglucósido. En nuestras instituciones, utilizamos ampicilina y gentamicina como terapia inicial. Añadimos una cefalosporina de tercera generación (cefepima o ceftazidima) al tratamiento empírico de los neonatos en estado crítico en los que existe una fuerte sospecha clínica de sepsis para optimizar el tratamiento de los organismos gramnegativos entéricos resistentes a la ampicilina, principalmente *Escherichia coli* resistente a la ampicilina (véanse las recomendaciones terapéuticas en la tabla 49-1). Los **tratamientos de apoyo para la sepsis** incluyen uso de ventilación mecánica, terapia con surfactante exógeno para la neumonía y síndrome de dificultad respiratoria (SDR), soporte de volumen y presor para la hipotensión y la mala perfusión, y anticonvulsivos para las convulsiones. La **ecocardiografía** puede ser beneficiosa en el neonato cianótico enfermo de gravedad para determinar si existe hipertensión pulmonar significativa o insuficiencia cardiaca. Los neonatos nacidos a las ≥ 34 semanas con hipertensión pulmonar sintomática pueden beneficiarse del tratamiento con óxido nítrico inhalado (**NOi**). Puede ofrecerse oxigenación por membrana extracorpórea (**OMEC**) a los neonatos ≥ 34 semanas si se produce insuficiencia respiratoria y circulatoria a pesar de todas las medidas convencionales de cuidados intensivos. En general, la OMEC no está disponible para neonatos < 34 semanas de gestación y < 2 kg de peso corporal (véase capítulo 39).

Desde la década de 1980 se han estudiado diversas **inmunoterapias complementarias** tanto para la SIP como para la SIT con el fin de mejorar la respuesta inmunológica o como moduladores de la respuesta inmune. Las exanguinotransfusiones de doble volumen, las infusiones de granulocitos, el tratamiento con factor estimulante de colonias de granulocitos (G-CSF) y factor estimulante de colonias de granulocitos macrófagos (GM-CSF), la lactoferrina y los probióticos se han investigado con resultados variables y, en general, no se recomiendan. En un estudio internacional, multicéntrico, aleatorizado y controlado con placebo sobre la administración de inmunoglobulina intravenosa (IGIV) a neonatos con sepsis presunta o probada, no se observaron cambios en el resultado primario de

Tabla 49-1. Regímenes antibióticos empíricos y definitivos para sepsis y meningitis

Terapia empírica	
SIP	Ampicilina y aminoglucósido
	Preocupación por meningitis: agregar cefalosporina de espectro extendido o carbapenem
	Alto riesgo de infección por Escherichia coli *resistente a la ampicilina*: adición de cefalosporina de espectro extendido
SIT	Información óptima sobre la microbiología local de la SIT
	Regímenes típicos:
	■ Oxacilina/aminoglucósido
	■ Vancomicina/aminoglucósido
	■ Vancomicina/cefepima

Terapia definitiva
(después de la identificación del organismo y la disponibilidad de la sensibilidad a los antibióticos)

Organismo	Antibiótico*	Bacteriemia	Meningitis[†]
EGB	Ampicilina *o* penicilina G	10 días	14-21 días
Escherichia coli	Ampicilina *o* cefalosporina *o* aminoglucósido	10-14 días	21 días
	Infección meníngea: tratamiento combinado con ampicilina o cefalosporina y aminoglucósido. El aminoglucósido puede suspenderse cuando el LCR es estéril		
Klebsiella	Cefalosporina *o* aminoglucósido	10-14 días	21 días
	Infección meníngea: tratamiento combinado con cefalosporina y aminoglucósido. El aminoglucósido puede suspenderse cuando el LCR es estéril		
Enterobacter,[‡] *Serratia, Pseudomonas, Citrobacter*	*Infección no meníngea*: β-lactamasa de espectro extendido *o* cefepima; más aminoglucósido.	10-14 días	21 días
	Infección meníngea: carbapenem		

(continúa)

Tabla 49-1. (*Continuación*)

Terapia definitiva
(después de la identificación del organismo y la disponibilidad de la sensibilidad a los antibióticos)

Organismo	Antibiótico*	Bacteriemia	Meningitis[†]
Organismos gramnegativos productores de BLEE	Carbapenem (± aminoglucósido) *Se recomienda encarecidamente consultar a un especialista en enfermedades infecciosas*	10-14 días	21 días
Enterococos**	Ampicilina *o* vancomicina; más gentamicina	10 días	21 días
Listeria	Ampicilina y gentamicina	10-14 días	14-21 días
ECON	Vancomicina	7 días	14 días
Staphylococcus aureus[††]	Nafcilina u oxacilina	10-14 días	21 días
SARM	Vancomicina	10-14 días	21 días

*Todos los regímenes definitivos recomendados presuponen que se dispone de datos de sensibilidad para la elección de los antibióticos. Debe elegirse el antibiótico de espectro más estrecho posible. Los ciclos de tratamiento se cuentan a partir del primer hemocultivo y cultivo de LCR negativos documentados. En las infecciones de aparición tardía, todos los ciclos de tratamiento presuponen la retirada de los catéteres centrales. En las infecciones ECON, el clínico puede optar por conservar el catéter durante el tratamiento antibiótico, pero si los cultivos repetidos siguen siendo positivos, los catéteres deben retirarse.

[†]En casos de meningitis, deben repetirse las punciones lumbares para garantizar la esterilidad del LCR antes de reducir el antibiótico a monoterapia. El total de cursos de tratamiento de la meningitis se cuenta a partir del momento en que los hemocultivos y los cultivos de LCR son estériles.

[‡]*Enterobacter* y especies de *Citrobacter* tienen cefalosporinasas inducibles, codificadas cromosómicamente. Las cefalosporinas distintas de la cefepima de cuarta generación no deben utilizarse para tratar infecciones por estos organismos, **incluso si** los datos iniciales de sensibilidad antibiótica *in vitro* sugieren sensibilidad a las cefalosporinas de tercera generación. Existen algunos informes en la literatura sobre *Enterobacter* resistente a la cefepima.

**Los enterococos son resistentes a todas las cefalosporinas. Las cepas de enterococos resistentes a la ampicilina son frecuentes en los hospitales y requieren tratamiento con vancomicina. El tratamiento de las cepas resistentes a la vancomicina (enterococos resistentes a la vancomicina) requiere la consulta con un especialista en enfermedades infecciosas.

[††]Las bacteriemias no complicadas por *S. aureus* sensible a la meticilina y SARM pueden tratarse solo durante 10 días si se han retirado los catéteres centrales. Las bacteriemias persistentes pueden requerir tratamiento durante 3-4 semanas. Las bacteriemias complicadas por infecciones profundas como osteomielitis o artritis infecciosa suelen requerir drenaje quirúrgico y tratamiento durante un máximo de 6 semanas. El uso de agentes adicionales como linezolid, daptomicina y rifampicina para erradicar la infección persistente por *S. aureus* o para tratar cepas de *S. aureus intermedias a la vancomicina* (SAIV) y *resistentes a la vancomicina* (SARV) requiere la consulta con un especialista en enfermedades infecciosas.

SIP, sepsis de inicio precoz; SIT, sepsis de inicio tardío; EGB, estreptococo del grupo B; LCR, líquido cefalorraquídeo; BLEE, β-lactamasa de espectro extendido; ECON, estafilococos coagulasa-negativos; SARM, *S. aureus* resistente a la meticilina.

muerte o discapacidad grave a los 2 años de edad, ni en una serie de resultados secundarios, incluidos los segundos episodios de sepsis. No se recomienda la IGIV para el tratamiento de la sepsis neonatal.

G. **Evaluación del neonato asintomático con riesgo de SIP.** Hay una serie de factores clínicos que sitúan a los bebés en riesgo de SIP. Estos factores también identifican a un grupo de neonatos asintomáticos (véase el texto siguiente) que pueden tener colonización o bacteriemia que los pone en riesgo de desarrollar SIP sintomático. Los hemocultivos son la determinación definitiva de la bacteriemia. Se ha evaluado la capacidad de varias pruebas de laboratorio para predecir cuáles de los neonatos en riesgo desarrollarán sepsis sintomática o confirmada por cultivo, pero ninguna prueba tiene una sensibilidad y especificidad adecuadas.

1. **Hemocultivos.** Con los avances en el desarrollo de sistemas de cultivo de lectura continua asistidos por computadora, la mayoría de los hemocultivos serán positivos en un plazo de 24 a 36 horas de incubación si hay organismos presentes. La mayoría de las instituciones, incluida la nuestra, tratan de forma empírica a los neonatos con sepsis durante un mínimo de 36 a 48 horas con el supuesto de que los cultivos positivos verdaderos darán positivo en ese periodo. Debe colocarse al menos 1 mL (y hasta 3 mL) de sangre en un frasco de hemocultivo pediátrico aeróbico. El uso de dos frascos de cultivo para cada evaluación de sepsis ayuda a distinguir la bacteriemia verdadera de los contaminantes. Dependiendo del escenario clínico, lo óptimo es un frasco de cultivo aeróbico y otro anaeróbico, a pesar de que la mayoría de los sistemas de hemocultivo no proporcionan frascos de cultivo anaeróbico específicos para pediatría. Algunos organismos causantes de SIP (como *Bacteroides fragilis*) solo crecen en condiciones anaerobias; entre 5 y 15% de las SIP probadas en cultivos en recién nacidos prematuros se deben a especies estrictamente anaerobias cuando se realizan hemocultivos anaerobios. La ECN también puede complicarse por bacteriemia anaerobia. Además, el EGB, los estafilococos y muchos organismos gramnegativos crecen de forma facultativa, y el uso de dos frascos de cultivo aumenta la probabilidad de detectar bacteriemia de bajo nivel con estos organismos.

2. **Leucocitos.** El recuento de leucocitos y la fórmula leucocitaria están disponibles con facilidad y se utilizan de manera habitual para evaluar tanto a neonatos sintomáticos como asintomáticos con riesgo de sepsis. La interpretación del recuento leucocitario neonatal se ha visto comprometida por el impacto de las diferencias mediadas por la edad de gestación, la edad posnatal, el tipo de parto y las condiciones maternas. La fiebre materna, la asfixia neonatal, el síndrome de aspiración de meconio, el neumotórax y la enfermedad hemolítica se han asociado con neutrofilia; la hipertensión inducida por el embarazo y la preeclampsia maternas se asocian con neutropenia neonatal, así como con trombocitopenia.

Un hallazgo común a todos los datos de recuento de leucocitos neonatales publicados es la forma de "montaña rusa" de las curvas de recuento de leucocitos y recuento absoluto de neutrófilos (RAN) y de relación entre neutrófilos inmaduros y totales (I/T) en las primeras 72 horas de vida. Esto sugiere que la interpretación óptima de los datos de recuento de leucocitos para predecir la SIP debe tener en cuenta el aumento y la disminución naturales de los recuentos de leucocitos durante este periodo. Estudios recientes apoyan el uso de los hemogramas solo después de las primeras horas de vida, cuando se sitúan en el contexto clínico adecuado y se utilizan como parte de un algoritmo para evaluar el riesgo de sepsis en los neonatos. El recuento de leucocitos y los RAN son más predictivos de infección cuando estos valores son bajos (recuento de leucocitos < 5 000 y RAN < 1 000). Un recuento de leucocitos elevado (> 20 000) no es preocupante ni tranquilizador en los neonatos. La relación I/T es más informativa si se mide > 4 horas después del nacimiento; los valores bajos (< 0.15) son tranquilizadores, mientras que los valores elevados (> 0.3) se asocian con SIP. La combinación de RAN bajo y relación I/T elevada es la combinación de índices de leucocitos más predictiva de SIP.

Aunque los estudios demuestran que ningún componente del recuento de leucocitos es muy sensible en los neonatos a término y prematuros tardíos para predecir la sepsis, existen pocos datos que orienten la interpretación del recuento de leucocitos en los neonatos de MBPN con riesgo de SIP. El recuento de leucocitos y sus componentes pueden tener más valor en el neonato de MBPN o en la evaluación de la infección de aparición tardía, en especial si se interpreta en relación con los valores obtenidos antes de la preocupación por la infección.

3. **RCP.** La RCP es un marcador inespecífico de inflamación o necrosis tisular. Las elevaciones de la RCP se encuentran en la sepsis bacteriana y la meningitis. Una única determinación de RCP en el momento del nacimiento carece de sensibilidad y especificidad para la infección. Las determinaciones seriadas de RCP en el momento del hemocultivo, entre 12 y 24 horas y 48 horas después se han utilizado para tratar a los neonatos con riesgo de SIP y SIT. Algunos centros utilizan determinaciones seriadas de la RCP para determinar la duración del tratamiento antibiótico de los recién nacidos con sepsis clínica con cultivo negativo, a pesar de la ausencia de datos que respalden la eficacia de esta práctica.

4. **Medición de citocinas.** Los avances en la comprensión de las respuestas inmunes a la infección y en la medición de pequeñas moléculas peptídicas han permitido investigar la utilidad de estas moléculas inflamatorias para predecir la infección en neonatos de riesgo. Los niveles séricos de interleucina 6, interleucina 8, interleucina 10, interleucina 1β, G-CSF, factor de necrosis tumoral alfa (TNF-α) y PCT, así como las mediciones de marcadores inflamatorios de superficie celular como CD64, se han correlacionado de forma variable con la sepsis probada por cultivo, clínica y viral. La necesidad de realizar mediciones seriadas y la disponibilidad de estudios específicos limitan ahora el uso de marcadores de citocinas en el diagnóstico de la infección neonatal. La PCT está cada vez más disponible en entornos clínicos y se correlaciona con la infección bacteriana; sin embargo, se produce un aumento natural de los niveles de PCT en las horas posteriores al nacimiento en todos los neonatos, los rangos normales varían con la edad de gestación y, al igual que la RCP, los niveles de PCT aumentan en respuesta a señales inflamatorias no infecciosas. Además, la mayoría de los estudios de biomarcadores se han realizado en neonatos sintomáticos y en evaluación por sepsis. Ninguno de ellos ha demostrado aún su utilidad para predecir la infección en recién nacidos con buena apariencia inicial.

5. **Otras estrategias.** La **prueba de aglutinación de partículas de látex en orina para EGB** sigue estando disponible en algunas instituciones; nosotros no utilizamos esta prueba debido a su escaso valor predictivo. La prueba de partículas de látex en LCR tanto para EGB como para *E. coli* K1 puede ser útil para evaluar el LCR después de la instauración de un tratamiento antibiótico.

6. **PL.** El uso de la PL rutinaria en la evaluación de **neonatos asintomáticos** con riesgo de SIP sigue siendo controvertido. Un estudio realizado entre 1988 y 1992 identificó 4 neonatos entre 169 849 nacidos vivos que presentaban meningitis de inicio precoz confirmada por cultivo en ausencia de síntomas y en ausencia de bacteriemia. Múltiples estudios de la década de 1990 no identificaron meningitis entre los neonatos a término asintomáticos considerados en riesgo de SIP. Estudios contemporáneos demuestran que la meningitis de aparición precoz en ausencia de bacteriemia es rara. Los datos de vigilancia de los CDC en EU de 2006

a 2015 encontraron que la meningitis por EGB de inicio temprano confirmada por cultivo ocurrió en ausencia de bacteriemia por EGB a una tasa de alrededor de 1 caso en 400 000 nacidos vivos. Este estudio no hizo comentarios sobre el estado clínico del neonato en estos raros casos. Las actuales guías nacionales de EU y Gran Bretaña para la evaluación de los neonatos con riesgo de SIP respaldan el uso selectivo de la PL cuando existe una fuerte sospecha clínica de sepsis o en específico de meningitis. No realizamos PL para la evaluación de **neonatos a término asintomáticos** con riesgo de SIP. **Nuestra política actual es realizar PL** solo en i) lactantes con hemocultivos positivos y ii) lactantes sintomáticos con alto riesgo de SIP cuyo estado sea lo suficientemente estable como para tolerar la PL y iii) en raras ocasiones, lactantes con hemocultivos negativos que reciban tratamiento empírico para el diagnóstico clínico de sepsis.

Cuando se realiza PL después de la administración de antibióticos, se realiza una evaluación clínica de la presencia de meningitis, teniendo en cuenta los resultados del hemocultivo, el recuento celular del LCR, los niveles de proteínas y glucosa, así como el escenario clínico. Recomendamos enviar dos muestras de LCR separadas para el recuento celular del mismo PL en estas circunstancias para tener en cuenta el papel de la posible fluctuación en las mediciones del recuento celular del LCR. La interpretación de los valores de leucocitos en LCR puede suponer un reto. Los **recuentos normales de leucocitos en LCR** en neonatos a término no infectados son variables, y la mayoría de los estudios informan de una media de < 20 células/mm^3, con rangos de hasta 90 células, y niveles muy variables de células polimorfonucleares en el diferencial. Un estudio reciente evaluó los parámetros del LCR entre neonatos sin infección bacteriana o viral en sangre o LCR, en muestras de LCR con < 500 eritrocitos mm^3. Este estudio informó de una media de leucocitos en LCR de 3/mm^3 con un límite superior de referencia de 14 células; no se encontraron diferencias significativas entre los neonatos a término y los prematuros. Otro estudio sobre meningitis de inicio precoz y probada por cultivo demostró una sensibilidad y especificidad de solo 80% para valores de leucocitos en LCR > 20. La presencia de sangre en el LCR, debida a una hemorragia subaracnoidea o intraventricular, o a la contaminación sanguínea de las muestras de LCR por PL "traumáticas", puede causar recuentos celulares anormales que pueden deberse a la presencia de sangre en el LCR más que a una verdadera infección. No se ha demostrado que el ajuste del recuento de leucocitos en resultados de PL "traumáticos" (aquellos con > 500 eritrocitos/mm^3) mediante diferentes algoritmos mejore sustancialmente la sensibilidad y especificidad del recuento de leucocitos en la predicción de meningitis confirmada por cultivo.

H. **Enfoque para la evaluación del neonato nacido a las ≥ 35 semanas de gestación con riesgo de SIP.** La evaluación del riesgo de SIP entre los neonatos a término y prematuros tardíos es una tarea clínica habitual en los centros de maternidad. Dependiendo de la estructura local de la atención neonatal, la evaluación de la SIP puede ser realizada por residentes de pediatría, pediatras comunitarios, hospitales neonatales, matronas o especialistas en cuidados intensivos neonatales. El uso de un protocolo escrito para guiar la evaluación puede garantizar la coherencia entre los cuidadores. Dicha guía debe i) establecer criterios para la evaluación de la SIP, ii) especificar las normas de las pruebas de laboratorio y iii) proporcionar orientación para la administración empírica de antibióticos. La American Academy of Pediatrics (AAP) publicó dos declaraciones de consenso actualizadas sobre el manejo de la SIP en 2018, una para neonatos nacidos ≥ 35 semanas y la otra < 35 semanas de gestación. Se recomiendan tres enfoques básicos para evaluar a los neonatos nacidos ≥ 35 semanas de gestación (tabla 49-2). Cada enfoque tiene sus ventajas y limi-

Tabla 49-2. Evaluación del riesgo de SIP entre neonatos nacidos ≥ 35 0/7 semanas de gestación

	Enfoque por categoría	Calculadora de sepsis neonatal de inicio precoz*	Solo observación
Factores de riesgo considerados	■ Signos de enfermedad clínica del neonato (sin especificar) ■ Temperatura materna intraparto ≥ 38 °C ■ Profilaxis antibiótica intraparto inadecuada en una madre colonizada por EGB	■ EG al nacer ■ Temperatura materna intraparto más elevada ■ Duración de la RPM ■ Estado EGB materno ■ Tipo y duración de los antibióticos intraparto ■ Estado clínico del neonato durante las primeras 6-12 horas de vida	■ Signos de enfermedad clínica del neonato (sin especificar) ■ Temperatura materna intraparto ≥ 38 °C ■ Profilaxis antibiótica intraparto inadecuada en una madre colonizada por EGB
Estado clínico del neonato	La determinación de lo que constituyen "signos de enfermedad clínica del neonato" se deja a la determinación del centro local	Orientación sobre el contenido y la duración de los signos vitales y los detalles del estado clínico proporcionados por la herramienta de decisión para determinar si el neonato tiene buen aspecto, es equívoco o está clínicamente enfermo	La determinación de lo que constituye "signos de enfermedad clínica del neonato" se deja a la determinación del centro local

(continúa)

Tabla 49-2. Evaluación del riesgo de SIP entre neonatos nacidos ≥ 35 0/7 semanas de gestación (continuación)

	Enfoque por categoría	Calculadora de sepsis neonatal de inicio precoz*	Solo observación
Acciones clínicas recomendadas	■ Se recomiendan hemocultivos y antibióticos empíricos en neonatos □ Con enfermedad clínica □ Nacidos de madres con temperatura intraparto ≥ 38 °C/100.4 °F ■ Observación clínica durante 24-36 horas en el hospital del parto para los neonatos de madres con profilaxis inadecuada contra el EGB	Las medidas recomendadas se basan en la estimación final del riesgo en el momento del nacimiento, así como en la estimación del riesgo ajustada en función del estado clínico	■ Se recomiendan hemocultivos y antibióticos empíricos en neonatos con enfermedad clínica ■ Los neonatos de riesgo que parecen estar bien al nacer deben someterse a evaluaciones clínicas seriadas y estructuradas desde el nacimiento hasta las 36-48 horas de edad y someterse a una evaluación SIP si aparecen signos de enfermedad

*Calculadora de sepsis neonatal de inicio precoz en https://neonatalsepsiscalculator.kaiserpermanente.org/.

SIP, sepsis de inicio precoz; EGB, estreptococo del grupo B; EG, edad de gestación; RPM, ruptura prematura de membranas.

Fuente: adaptado de Puopolo KM, Benitz WE, Zaoutis TE; for Committee on Fetus and Newborn; Committee on Infectious Diseases. Management of neonates born at ≥ 35 0/7 weeks' gestation with suspected or proven early-onset bacterial sepsis. *Pediatrics.* 2018;142(6):e20182894.

taciones, y cada uno dará lugar a diferentes proporciones de neonatos sometidos a evaluación de laboratorio y tratados de manera empírica con antibióticos. En nuestras instituciones, utilizamos el enfoque de la calculadora de riesgo de sepsis neonatal (https://neonatalsepsiscalculator.kaiserpermanente.org). La calculadora de riesgo de sepsis es una herramienta de decisión clínica basada en dos modelos de predicción multivariante desarrollados utilizando una cohorte de > 600 000 neonatos con ≥ 34 semanas de gestación. Esta herramienta adopta una perspectiva bayesiana, comenzando con el riesgo basal en la población, y actualizando el riesgo de SIP individual del neonato utilizando datos objetivos disponibles en el momento del nacimiento, combinados con la evolución del estado clínico del lactante en las primeras 6 a 12 horas posnatales. Los datos objetivos considerados incluyen la edad de gestación, la temperatura materna intraparto máxima durante el parto, la duración del RPM, el estado de colonización materna por EGB y la duración y el tipo de exposición materna intraparto a los antibióticos. El estado clínico del neonato se evalúa mediante parámetros específicos de los signos vitales, así como por la necesidad de oxígeno suplementario o asistencia respiratoria, inestabilidad hemodinámica y signos de encefalopatía/depresión perinatal. El rendimiento diagnóstico de la calculadora y la seguridad para la gestión clínica de la SIP se comunicaron en un estudio que incluyó > 200 000 nacidos vivos, realizado en un gran sistema integrado de asistencia sanitaria. El estudio encontró una reducción significativa en el uso de antibióticos empíricos sin cambios en la detección de casos confirmados por cultivo o en los reingresos hospitalarios. El uso de la calculadora de riesgo de sepsis debe tener en cuenta tres cuestiones. En primer lugar, el sitio web de la calculadora ofrece diferentes opciones para tener en cuenta las diferencias en el riesgo basal de SIP dentro de una población específica de neonatos. En segundo lugar, los umbrales para acciones clínicas específicas proporcionados en el sitio web de la calculadora pueden no ser universalmente apropiados; la herramienta puede utilizarse mejor teniendo en cuenta la estructura local de la atención neonatal. Por último, y lo que es más importante, los modelos multivariantes se obtuvieron utilizando una cohorte que refleja la práctica obstétrica en EU. Es poco probable que estos modelos puedan aplicarse a entornos de bajos recursos.

I. **Algoritmo para la evaluación del neonato nacido con < 35 semanas de gestación con riesgo de SIP.** Los neonatos prematuros tienen un riesgo significativamente mayor de SIP confirmada por cultivo y de mortalidad por SIP en comparación con los nacidos a término. En un estudio multicéntrico de > 40 000 neonatos con MBPN nacidos entre 2009 y 2014, a 78% de los neonatos con MBPN y a 88% de los neonatos con un peso corporal extremadamente bajo (EBPN, peso corporal < 1 000 g) se les administraron antibióticos empíricos en los 3 días siguientes al nacimiento debido al riesgo de SIP. Los criterios de parto pueden utilizarse para identificar a los neonatos prematuros nacidos en un contexto con una exposición mínima a los factores que favorecen la patogénesis de la SIP (fig. 49-1). Para cumplir los criterios de parto pretérmino de bajo riesgo, deben aplicarse todos los criterios de bajo riesgo. Los neonatos nacidos por parto inducido por indicaciones maternas o fetales están expuestos a los factores que promueven la patogénesis del SIP; el estado clínico del neonato y la adecuación de la profilaxis indicada contra el EGB deben determinar la necesidad de descartar la SIP. Los neonatos prematuros con mayor riesgo de SIP son los que nacen debido a la preocupación por una infección intraamniótica (corioamnionitis clínica); un estudio de 15 433 neonatos nacidos < 29 semanas de gestación en centros de los National Institutes of Child Health and Human Development (NICHD) Neonatal Research Network (NRN) demostró que los hijos de mujeres con preocupación clínica por una infección confirmada posnatal mediante la identificación de corioamnionitis histológica en la patología

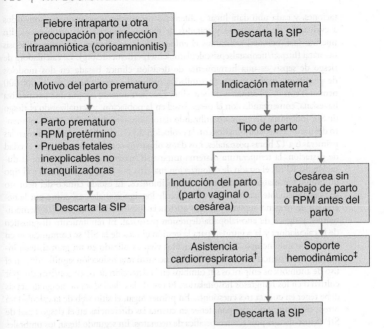

Figura 49-1 Evaluación del riesgo de sepsis de inicio precoz (SIP) en neonatos nacidos ≤ 34 6/7 semanas de gestación. *Ejemplos de indicaciones maternas no infecciosas para el parto pueden incluir preeclampsia; enfermedad crónica materna como anemia falciforme, insuficiencia renal o cáncer. El parto programado por retraso del crecimiento fetal también puede incluirse en esta categoría. †Soporte cardiorrespiratorio incluye la necesidad de oxígeno suplementario > 1 hora después del nacimiento, presión positiva continua de la vía aérea (CPAP), ventilación mecánica o necesidad de soporte hemodinámico. ‡El soporte hemodinámico incluye soporte de volumen o presor por mala perfusión o presión arterial baja (sin indicación clara como anemia aguda). RPM, ruptura prematura de membranas. (Reproducida de Mukhopadhyay S, Sengupta S, Puopolo KM. Challenges and opportunities for antibiotic stewardship among preterm infants. *Arch Dis Child Fetal Neonatal Ed* 2019;104[3]:F327-F332. Copyright © 2019 Autor(es), con permiso de BMJ Publishing Group Ltd.)

placentaria son los que tienen mayor riesgo de SIP. Las guías de la AAP apoyan el cuidado de los neonatos prematuros de bajo riesgo con una estrecha vigilancia y sin el inicio rutinario de antibióticos empíricos. Utilizamos un algoritmo local basado en la figura 49-1. Comparamos 727 neonatos de MBPN tratados en nuestro centro antes y 381 neonatos de MBPN tratados después de la adopción de este enfoque. Observamos disminuciones significativas en el inicio de antibióticos empíricos entre los 381 neonatos, sin acontecimientos adversos.

J. **Organismos específicos causantes de la SIP.** Las especies bacterianas responsables de la SIP varían según la localidad y el periodo. En EU, desde la década de 1980, el EGB ha sido la principal causa de la SIP neonatal. A pesar de la implantación de la PAI del EGB basada en el cribado, sigue siendo la principal causa de SIP en neonatos a término. Sin embargo, coincidiendo con el aumento del uso de la PAI por EGB, las bacterias entéricas gramnegativas se han convertido en la principal causa de SIP en neonatos prematuros. Los bacilos entéricos causantes de SIP incluyen *E. coli*, otras enterobacteriáceas (*Klebsiella, Pseudomonas, Haemophilus* y especies de *Enterobacter*) y el anaerobio *B. fragilis*. Los organismos menos comunes que pueden causar una enfermedad grave de aparición temprana incluyen *Listeria monocytogenes* y *Citrobacter diversus*. Los estafilococos y los enterococos pueden encontrarse en la SIP, pero suelen causar sepsis nosocomial y se tratan bajo ese epígrafe en el texto siguiente. Las especies fúngicas pueden causar SIP principalmente en neonatos muy prematuros; esto también se trata por separado en el texto posterior.

1. **EGB.** El EGB (*Streptococcus agalactiae*) coloniza con frecuencia los sistemas genital y gastrointestinal humanos y el sistema respiratorio superior en neonatos pequeños. Además de causar enfermedades neonatales, el EGB es una causa frecuente de infección vías urinarias (IVU), corioamnionitis, endometritis posparto y bacteriemia en mujeres embarazadas. Existen pruebas que sugieren que la colonización vaginal con un alto inóculo de EGB durante el embarazo contribuye al parto prematuro.

   a. **Microbiología.** Los EGB son diplococos facultativos que se cultivan con facilidad en medios selectivos de laboratorio. Los EGB se identifican principalmente por el antígeno de carbohidratos del grupo B de Lancefield y se subtipifican en 10 serotipos distintos (tipos Ia, Ib, II a IX) mediante el análisis de la composición de polisacáridos capsulares. Los datos de serotipos de 1 743 pacientes neonatales con enfermedad por EGB se describieron como parte del informe de vigilancia multiestatal de los CDC. Más de 99% de las enfermedades neonatales en EU fueron causadas por los tipos Ia, Ib, II, III, IV y V de EGB. Los EGB de tipo III están asociados con el desarrollo de meningitis y causaron 27% de las enfermedades por EGB de aparición temprana y 56% de las enfermedades por EGB de aparición tardía.

   b. **Patogénesis.** La infección neonatal por EGB se adquiere en el útero o durante el paso por el canal del parto. Debido a que no todas las mujeres están colonizadas con EGB, la colonización documentada con EGB es el predictor más fuerte de SIP por EGB. Entre 20 y 30% de las mujeres estadounidenses están colonizadas por EGB en un momento determinado. Un estudio longitudinal de la colonización por EGB en una cohorte de mujeres principalmente jóvenes y sexualmente activas demostró que 45% de las mujeres en un inicio negativas al EGB adquirieron la colonización en algún momento durante un periodo de 12 meses. En ausencia de PAI, cerca de 50% de los neonatos nacidos de madres colonizadas por EGB están colonizados por este organismo al nacer. Entre 1 y 2% de todos los neonatos colonizados desarrollan la enfermedad invasiva por EGB, con factores clínicos como la edad de gestación y la duración de la RPM que contribuyen al riesgo para cualquier neonato individual (véase el texto posterior). La falta de anticuerpos protectores específicos de polisacáridos capsulares de origen materno se asocia con el desarrollo de la enfermedad invasiva por EGB. Otros factores que predisponen al neonato a la enfermedad por EGB no se conocen tan bien, pero las deficiencias relativas en el complemento, la función de los neutrófilos y la inmunidad innata pueden ser importantes. Los EGB expresan múltiples determinantes de virulencia asociados con la colonización epitelial, la invasión del tejido del huésped y la evasión inmunológica; entre ellos se incluyen la cápsula de polisacáridos, el ácido lipoteicoico, las proteínas de superficie y las adhesinas, las proteínas pili y la betahemolisina y otras toxinas secretadas, muchas de las cuales se expresan junto con sistemas reguladores de dos componentes que responden al entorno.

Tabla 49-3. Factores de riesgo de sepsis por estreptococo del grupo B (EGB) de inicio precoz en ausencia de profilaxis antibiótica intraparto

Factor de riesgo	*Odds Ratio* (IC 95%)
Colonización materna por EGB	204 (100-419)
PN < 1 000 g	24.8 (12.2-50.2)
PN < 2 500 g	7.37 (4.48-12.1)
RPM prolongado > 18 horas	7.28 (4.42-12.0)
Corioamnionitis	6.42 (2.32-17.8)
Fiebre intraparto > 37.5 °C	4.05 (2.17-7.56)

RPM, ruptura prematura de membranas; IC, intervalo de confianza; PN, peso al nacer.

Fuente: datos de Benitz WE, Gould JB, Druzin MML. Risk factors for early-onset group B streptococcal sepsis: estimation of odds ratios by critical literature review. *Pediatrics* 1999;103(6):e77.

c. **Factores de riesgo clínicos para SIP por EGB** (tabla 49-3). La bacteriuria por EGB durante el embarazo se asocia con una colonización intensa del tracto rectovaginal y se considera un factor de riesgo significativo de SIP. La raza negra y la edad materna < 20 años se asocian con mayores tasas de SIP por EGB, aunque no está del todo claro si esto refleja solo mayores tasas de colonización por EGB en estas poblaciones. La gestación múltiple no es un factor de riesgo independiente de SIP por EGB.

d. **Prevención de la infección por EGB.** Múltiples estudios han demostrado que el uso de penicilina o ampicilina intraparto reduce de forma significativa la tasa de colonización neonatal con EGB y la incidencia de enfermedad por EGB de inicio temprano. La PAI para la prevención de la SIP por EGB puede administrarse a mujeres embarazadas durante el parto con base en i) factores de riesgo específicos de infección por EGB de aparición temprana o ii) los resultados del cribado anteparto de mujeres embarazadas para la colonización por EGB. A partir de 1996, los CDC publicaron guías que recomendaban el uso de la PAI para prevenir la SIP neonatal por EGB. Las guías actualizadas por el American College of Obstetricians and Gynecologist (ACOG) y la AAP se publicaron de 2019 a 2020. Estas guías recomiendan el cribado universal de las mujeres embarazadas para GBS mediante cultivo de hisopo vaginal-rectal a las 36 0/7 a 37 6/7 semanas de gestación y la gestión de PAI con base en los resultados del cribado. Las mujeres embarazadas con bacteriuria por EGB documentada durante el embarazo o que hayan dado a luz antes a un bebé que haya desarrollado enfermedad invasiva por EGB no necesitan someterse al cribado, ya que a estas mujeres se les debe administrar la PAI **independientemente del estado actual de colonización por EGB**. La PAI también se recomienda para todas las mujeres que se presenten en trabajo de parto prematuro con estado de EGB desconocido. Para las mujeres en trabajo de parto en ≥ 37 semanas de gestación con estado EGB desconocido, se recomienda PAI si se produce fiebre materna intraparto ≥ 100.4 °F/38 °C, o si la duración de RPM es ≥ 18 horas antes del parto, y puede considerarse en ausencia de estos factores si se sabía que la mujer estaba colonizada por EGB en un embarazo anterior. La penicilina, ampicilina y cefazolina administradas > 4 horas antes del parto se consideran PAI adecuadas. No hay datos que apoyen de manera directa la eficacia de cualquier otro antibiótico que no sea penicilina, ampicilina o cefazolina para la PAI contra el EGB, resaltando el desafío de proveer PAI adecuada a 10% de mujeres que reportan alergia a la penicilina. El ACOG recomienda considerar la realización de pruebas cutáneas para confirmar los antecedentes de alergia de las mujeres embarazadas, y documentar los antecedentes de alergia en las solicitudes de laboratorio para garantizar las pruebas de sensibilidad antibiótica de los aislados de EGB. Debido a que una proporción significativa de aislados de EGB (15 a 40%) son resistentes a los antibióticos macrólidos, se recomienda que cualquier aislado de EGB identificado en el cribado de mujeres alérgicas a la penicilina sea sometido a pruebas de sensibilidad a los antibióticos, incluyendo pruebas específicas de resistencia inducible a la clindamicina. Para la mujer con una alergia a la penicilina que no ponga en peligro la vida, la cefazolina es el antibiótico recomendado para la PAI. Si una mujer tiene antecedentes documentados de alergia anafiláctica a la penicilina o a las cefalosporinas (incluyendo urticaria, angioedema o dificultad respiratoria), se recomienda clindamicina si el aislado colonizador es totalmente susceptible a este antibiótico; de lo contrario, se recomienda vancomicina. Sin embargo, a efectos del tratamiento de neonatos, la administración de clindamicina o vancomicina no se considera una PAI adecuada.

e. Estado actual de EGB SIP. Antes del uso generalizado de la PAI, la incidencia de SIP por EGB en EU en 1993 fue de 1.7 casos por cada 1 000 nacidos vivos. En 2018, la incidencia de EGB SIP fue de 0.25 casos por cada 1 000 nacidos vivos; no se produjo ninguna diferencia significativa en la incidencia durante los 10 años anteriores. Existe una disparidad racial continua con la incidencia entre los neonatos de raza negra en alrededor de 3 veces mayor que la de los neonatos de raza blanca. Cerca de una cuarta parte de todos los casos de SIP por EGB se producen en la actualidad en neonatos nacidos con menos de 37 semanas de gestación. Con el uso del cribado prenatal, hemos informado de que la mayoría de los casos de SIP por EGB en neonatos a término se producen ahora en neonatos nacidos de mujeres con cribados prenatales negativos para la colonización por EGB; 40% de los casos identificados en la vigilancia de los CDC de 2006 a 2015 se produjeron en neonatos nacidos de madres con pruebas prenatales negativas. Estos "falsos negativos" pueden deberse a una técnica de cultivo inadecuada o a la adquisición de EGB entre el momento del cultivo y el inicio del parto. El cultivo bacteriano prenatal para identificar la colonización materna por EGB sigue siendo el método de cribado recomendado. Existen múltiples pruebas de amplificación de ácidos nucleicos (PAAN) para la identificación rápida de EGB a partir de hisopos vaginales-rectales en el punto de atención, o a partir de cultivos bacterianos después de un periodo de crecimiento en caldo de enriquecimiento. El ACOG recomienda en la actualidad el uso de PAAN para pruebas en el punto de atención (donde estén disponibles) solo para mujeres que se presentan en trabajo de parto con estado desconocido de EGB. Debido a la preocupación por los resultados falsos negativos cuando se usa de esta manera, se sigue recomendando la PAI si se desarrollan factores de riesgo durante el trabajo de parto. El uso de PAAN después de un periodo de 18 a 24 horas de cultivo de caldo de enriquecimiento es una práctica aceptable. Sin embargo, si es necesario realizar pruebas de sensibilidad a los antibióticos debido a la alergia materna a la penicilina, se requiere el procesamiento completo de la muestra mediante subcultivo en placas de agar.

f. **Evaluación de los neonatos después de la PAI materna por EGB.** Todos los enfoques actuales para la evaluación del riesgo de SIP en neonatos a término y prematuros tienen en cuenta el estado de EGB materno y el contenido y el momento de administración de los antibióticos intraparto. **Solo la administración de penicilina, ampicilina o cefazolina ≥ 4 horas antes del parto constituye una PAI adecuada.**

g. **Tratamiento de neonatos con enfermedad invasiva por EGB.** Cuando se identifica el EGB como el organismo causante de la SIP, el tratamiento antibiótico debe limitarse a ampicilina o penicilina G sola. La dosificación se basa en la gestación al nacer y la edad posnatal (tabla 49-4). La duración total de la terapia debe ser de al menos 10 días para la sepsis sin foco, de 14 a 21 días para la meningitis y de 28 días para la osteomielitis. Las infecciones óseas y articulares que afectan a la cadera o el hombro requieren drenaje quirúrgico además de tratamiento antibiótico.

h. **Infección recurrente por EGB.** Las infecciones recurrentes por EGB no son raras, con incidencias notificadas que oscilan entre 1 y 6%. Los neonatos no suelen tener una respuesta específica de anticuerpos luego de la infección por EGB, y el EGB puede aislarse de las superficies mucosas de los bebés incluso después de un tratamiento antibiótico adecuado para la enfermedad invasiva. En ocasiones, se produce una reinfección con una nueva cepa de EGB. El tratamiento de las infecciones recurrentes por EGB es el mismo que para la infección primaria, salvo que se recomienda realizar pruebas de sensibilidad de la cepa de EGB a la penicilina si no se realizan de forma rutinaria.

Tabla 49-4. Terapia antibiótica para el EGB neonatal

	EG ≤ 34 semanas		EG > 34 semanas	
	EPN ≤ 7 días	EPN > 7 días	EPN ≤ 7 días	EPN > 7 días
Bacteriemia				
Ampicilina	50 mg/kg cada 12 horas	75 mg/kg cada 12 horas	50 mg/kg cada 8 horas	50 mg/kg cada 8 horas
Penicilina G	50 000 U/kg cada 12 horas	50 000 U/kg cada 8 horas	50 000 U/kg cada 12 horas	50 000 U/kg cada 8 horas
Meningitis				
Ampicilina	100 mg/kg cada 8 horas	75 mg/kg cada 6 horas	100 mg/kg cada 8 horas	75 mg/kg cada 6 horas
Penicilina G	150 000 U/kg cada 8 horas	125 000 U/kg cada 6 horas	150 000 U/kg cada 8 horas	125 000 U/kg cada 6 horas

EGB, estreptococo del grupo B; EG, edad de gestación; EPN, edad posnatal.

Fuente: adaptada con permiso de American Academy of Pediatrics: from Table 4.2. Antibacterial drugs for neonates (< 28 postnatal days of age). En: Kimberlin DW, Brady MT, Jackson MA, et al, eds. *Red Book: 2018 Report of the Committee on Infectious Diseases.* 31st ed. Itasca, IL: American Academy of Pediatrics; 2018:915-919; permiso transmitido a través de Copyright Clearance Center, Inc.

La rifampicina, que elimina la colonización en otras infecciones como la enfermedad meningocócica, no erradica de forma fiable la colonización mucosa por EGB. Además, ni la PAI materna por EGB ni la administración neonatal de antibióticos previenen el desarrollo de la enfermedad primaria por EGB de inicio tardío (infección que se produce ≥ 7 días de vida).

2. *E. coli* **y otros bacilos gramnegativos entéricos.** Con la implantación de la PAI contra el EGB, una **proporción cada vez mayor** de casos de SIP son causados por organismos gramnegativos. La cuestión de si las políticas de PAI contra el ECG están contribuyendo a un aumento absoluto de la **incidencia** de SIP causada por organismos gramnegativos y, en particular, de organismos gramnegativos resistentes a la ampicilina, es un tema de controversia en curso. **Sin embargo, se han notificado aumentos de la SIP no causada por bacterias gramnegativas y de la SIP resistente a la ampicilina en neonatos con MBPN.** En un informe de datos NICHD NRN de 2015 a 2017, 83 de *E. coli* SIP entre los neonatos prematuros fueron resistentes a la ampicilina. Cerca de 8% de los aislados de todos los casos de SIP fueron resistentes tanto a la ampicilina como a la gentamicina. Las tendencias en la microbiología de la SIP quizá varían en cierta medida según la región geográfica y el centro, y pueden estar influidas por las prácticas obstétricas locales, así como por la variación local en la flora bacteriana materna autóctona.

a. **Microbiología y patogénesis.** *E. coli* son bacilos gramnegativos aerobios que se encuentran de manera universal en el sistema intestinal humano y comúnmente en la vagina y las vías urinarias humanos. Existen cientos de tipos antigénicos lipopolisacáridos (ALPS), flagelares y capsulares diferentes de *E. coli,* pero las infecciones por SIP *E. coli,* en particular las que se complican con meningitis, se deben principalmente a cepas con la cápsula polisacárida de tipo K1. Las cepas de *E. coli* con el antígeno K1 son resistentes al efecto bactericida del suero humano normal; se ha demostrado que las cepas que poseen tanto un APS completo como la cápsula K1 evaden en específico tanto la bacteriolisis mediada por complemento como la muerte mediada por neutrófilos. Se ha demostrado que el antígeno K1 es un factor primario en el desarrollo de meningitis en un modelo de infección por *E. coli* en ratas. La cápsula K1 es un inmunógeno deficiente y, a pesar de que esta cepa está muy extendida en la población, el neonato suele disponer de pocos anticuerpos maternos protectores. Además del antígeno K1, las fimbrias superficiales, o pili, se han asociado con la adherencia a las superficies vaginales y uroepiteliales y también pueden funcionar como un mecanismo de virulencia en la SIP.

b. **Tratamiento.** Cuando existe una fuerte sospecha clínica de sepsis en un neonato críticamente enfermo, debe considerarse la posibilidad de *E. coli* resistente a la ampicilina. En este contexto, se recomienda añadir una cefalosporina de tercera o cuarta generación, como ceftazidima o cefepima. La bacteriemia por *E. coli* debe tratarse con un total de 14 días de antibiótico según las sensibilidades identificadas. La meningitis por *E. coli* se trata con un ciclo de 21 días de un antibiótico apropiado según los datos de sensibilidad.

3. *L. monocytogenes.* Aunque poco común, *L. monocytogenes* merece una mención especial debido a su papel único en el embarazo. *L. monocytogenes* son bacterias grampositivas, β-hemolíticas y móviles que con frecuencia causan enfermedades en los animales y con más frecuencia infectan a los seres humanos a través de la ingestión de alimentos contaminados. Estas bacterias no causan enfermedades significativas en adultos inmunocompetentes, pero pueden provocar enfermedades graves en adultos mayores, en pacientes inmu-

nocomprometidos, en mujeres embarazadas y sus fetos, y en neonatos. Existen pruebas epidemiológicas humanas y en modelos animales preclínicos que indican que *L. monocytogenes* es en especial virulenta durante el embarazo. La bacteria invade con facilidad la placenta y puede infectar al feto en desarrollo por infección ascendente, invasión tisular directa o diseminación hematógena, causando aborto espontáneo o parto prematuro, y a menudo enfermedad fulminante de aparición temprana. Al igual que el EGB, *L. monocytogenes* también puede causar infección neonatal de aparición tardía, cuya patogénesis no se conoce del todo. Más de 90% de las infecciones de aparición tardía se complican con meningitis. La listeriosis es una enfermedad de declaración obligatoria: la incidencia anual de infección confirmada por laboratorio en EU es de 0.24 casos/100 000 habitantes, pero se calcula que la incidencia real es al menos el doble. La mayoría de los casos se dan en personas de 65 años o más. Se cree que las mujeres embarazadas tienen una tasa de ataque 10 veces superior a la de las personas no embarazadas, pero la verdadera incidencia de la listeriosis en el embarazo es difícil de determinar porque muchos casos no se diagnostican cuando provocan el aborto espontáneo del feto prematuro. En 2014, 15% de los casos en la vigilancia activa de los CDC se asociaron con el embarazo. La etnia hispana se encontró en 47% de los casos. La muerte fetal se asoció con 24% de los casos reportados, mientras que 6% de los casos reportados resultaron en la muerte de un neonato vivo. Se estima que la frecuencia de SIP neonatal entre los nacidos vivos causada por *Listeria* es de alrededor de 1 a 2 casos por cada 100 000 nacidos vivos. Cada año se notifican en EU alrededor de dos a tres brotes de listeriosis de gravedad variable cuyas fuentes incluyen queso, melones, leche pasteurizada, huevos duros y germinados. La infección en mujeres embarazadas puede no reconocerse o causar una enfermedad febril leve con o sin síntomas gastrointestinales antes de provocar la pérdida del embarazo o un parto prematuro.

a. Microbiología y patogénesis. *L. monocytogenes* se distingue de otros bacilos grampositivos por su motilidad tumultuosa, que es más prominente a temperatura ambiente. Los organismos pueden ser gramvariables y, dependiendo de la fase de crecimiento, también pueden parecer cocos, por lo que en inicio pueden diagnosticarse de forma errónea en una tinción de Gram. *L. monocytogenes* es un patógeno intracelular que puede invadir células y persistir en células fagocíticas (monocitos, macrófagos). *Listeria* posee una variedad de factores de virulencia, incluyendo proteínas de superficie que promueven la invasión celular, y enzimas (listeriolisina O, fosfolipasa) que aumentan la capacidad del organismo para persistir intracelularmente. En el examen patológico de los tejidos infectados por *Listeria*, se observan granulomas miliares y áreas de necrosis y supuración. El hígado está muy afectado. En la respuesta del huésped a la listeriosis intervienen tanto la destrucción mediada por células T como la mediada por complemento de inmunoglobulina M (IgM). Las deficiencias en estas dos ramas del sistema inmunológico del neonato pueden contribuir a la virulencia de *L. monocytogenes* en el neonato; del mismo modo, se hipotetiza que la disminución local de la respuesta inmune en el útero gestante puede explicar la proliferación de la bacteria en la placenta.

b. Tratamiento. La SIP debida a *L. monocytogenes* se trata con ampicilina y gentamicina durante 14 días; la meningitis se trata durante 21 días. *L. monocytogenes* es resistente a las cefalosporinas. En caso de meningitis, se recomienda repetir a diario las PL hasta conseguir la esterilización del LCR. Se recomienda un tratamiento adicional con rifampicina o trimetoprima-sulfametoxazol, así como la obtención de imágenes cerebrales si el organismo persiste en el LCR durante más de 2 días. *L. monocytogenes* puede persistir en las heces de los neonatos prematuros incluso después de un tratamiento sistémico adecuado de la infección; por lo tanto, deben observarse medidas adecuadas de control de la infección para prevenir la propagación nosocomial del organismo.

4. **Otros organismos responsables del SIP.** Las bacterias causantes de SIP varían con el tiempo y la localidad. Más allá del EGB y *E. coli*, hay una serie de patógenos que causan SIP en los EU en la era del PAI para el EGB. Los estreptococos *viridans* (especies como *Streptococcus bovis*, *Streptococcus mitis*, *Streptococcus oralis* y *Streptococcus sanguis*, que forman parte de la flora oral), los enterococos y *S. aureus* son los siguientes en frecuencia. Una variedad de organismos gramnegativos (*Klebsiella*, *Haemophilus*, *Enterobacter* y especies de *Pseudomonas*) y el anaerobio *B. fragilis* causan la mayoría de las infecciones restantes. Los organismos gramnegativos, en especial *E. coli* y *Klebsiella*, predominan en algunos países asiáticos y sudamericanos.

K. **SIT.** La sepsis neonatal de aparición tardía se define como la que se produce entre 7 y 90 días después del nacimiento. La SIT puede dividirse en dos entidades distintas: la enfermedad que se produce en neonatos a término por lo demás sanos en la comunidad y la enfermedad que afecta a los neonatos prematuros en la unidad de cuidados intensivos neonatales (UCIN). Esta última suele denominarse infección adquirida en el hospital porque los factores de riesgo de SIT en los neonatos prematuros están relacionados con las necesidades de sus cuidados (es decir, la presencia de vías centrales) y las bacterias que causan la SIT suelen adquirirse en la UCIN. A efectos epidemiológicos, las infecciones por SIT que se producen en neonatos de MBPN en la UCIN se definen como aquellas que se producen > 72 horas después del nacimiento. Esta sección está dedicada principalmente a la SIT en la población de la UCIN, pero merece la pena mencionar la enfermedad en **neonatos a término y casi a término por lo demás sanos**. En estos neonatos, la SIT está causada principalmente por especies gramnegativas como *E. coli* y especies de *Klebsiella* y EGB. Las causas de bacteriemia en neonatos mayores (como *Streptococcus pneumoniae* y *Neisseria meningitidis*) son menos frecuentes. Los **factores de riesgo de la enfermedad por EGB de aparición tardía** no están tan bien definidos como en el caso de la enfermedad de aparición precoz, pero al igual que esta, están relacionados con la prematuridad, la edad materna temprana, la colonización del neonato a partir de fuentes maternas y comunitarias (o, con menor frecuencia, hospitalarias) y la falta de anticuerpos protectores de origen materno. El uso de PAI para el EGB no ha tenido un impacto significativo en la tasa de EGB SIT; se informó que la incidencia de EGB SIT fue de 0.31 casos por cada 1 000 nacidos vivos entre 2006 y 2015. Los neonatos prematuros representan un número desproporcionado de infecciones de inicio tardío por EGB, con alrededor de 40 a 50% de los casos de EGB de inicio tardío que ocurren en neonatos nacidos en < 37 semanas de gestación y un riesgo creciente asociado con la disminución de la edad de gestación en el momento del parto. La SIT por EGB se complica más a menudo con meningitis que la enfermedad de aparición temprana y está causada de manera predominante por cepas polisacáridas del serotipo III. Aunque la mortalidad de la SIT por EGB es baja (de 1 a 5% en neonatos a término y prematuros, respectivamente), las secuelas de los supervivientes de meningitis por EGB pueden ser graves. Un estudio de la meningitis por EGB que se produjo en neonatos nacidos con ≥ 36 semanas de gestación entre 1998 y 2006 reveló que una cuarta parte de todos los neonatos murieron o sobrevivieron con un deterioro neurológico significativo.

La **bacteriemia por gramnegativos** se asocia con frecuencia a la IVU. Diferentes series informan de que entre 20 y 30% de las IVU en neonatos menores de 1 mes se complican con bacteriemia. La mortalidad es baja si se trata con prontitud, y las secuelas son escasas a menos que se produzca meningitis. *L. monocytogenes* también puede causar una enfermedad de inicio tardío, que suele aparecer a los 30 días de vida y tiene una elevada tasa de letalidad de hasta 30%. La listeriosis de aparición tardía se complica con frecuencia con meningitis, pero a diferencia de la meningitis por EGB de aparición tardía, la morbilidad y las secuelas a largo plazo son raras si la enfermedad se diagnostica y trata a tiempo.

Los neonatos a término con SIT suelen acudir al pediatra privado o al servicio de urgencias con fiebre o mala alimentación y letargo. En la mayoría de los centros, la evaluación del bebé menor de 3 meses incluye como mínimo un hemograma con fórmula leucocitaria, análisis de orina, recuento de células del LCR, glucosa y proteínas, y cultivos de sangre, orina y LCR. En algunos centros se utilizan la radiografía de tórax y la PCT. Se han publicado diferentes criterios para identificar a los lactantes pequeños febriles con un riesgo de infección invasiva lo suficientemente bajo como para justificar el tratamiento ambulatorio. Los neonatos con menos de 1 mes de vida suelen ser hospitalizados para recibir tratamiento empírico intravenoso (IV) que incluye cobertura para el EGB, *Listeria* y organismos gramnegativos (normalmente ampicilina y cefotaxima).

L. **Epidemiología de la SIT en prematuros.** La mayor parte de la SIT se produce en la UCIN entre los neonatos con bajo peso al nacer. Los datos de la NICHD NRN de 2008 a 2012 hallaron que 24% de los neonatos con MBPN tuvieron al menos un episodio de infección confirmado por hemocultivo más allá de los 3 días de vida. La incidencia de infección varió con la edad de gestación al nacer, oscilando entre 46% a las 23 semanas y 12% a las 28 semanas de gestación. Los datos de NRN de 2000 a 2011 revelaron una disminución en la incidencia de SIT entre los recién nacidos MBPN de 41 a 34%, pero la SIT atribuible se mantuvo sin cambios en 18%. La mortalidad entre los neonatos de MBPN fue de 39% entre aquellos con infecciones fúngicas de aparición tardía.

M. **Factores de riesgo de SIT.** Varios factores clínicos se asocian con mayor riesgo de SIT. La incidencia de SIT está inversamente relacionada con el PN. El riesgo de desarrollar SIT asociada con catéteres centrales, nutrición parenteral y ventilación mecánica aumenta con la mayor duración de estas terapias.

N. **Microbiología de la SIT.** Casi la mitad de los casos de SIT son causados por ECON en EU. En el estudio NRN 2000 a 2011, 20% de los casos de SIT fueron causados por otros organismos grampositivos (*S. aureus*, *Enterococcus*, EGB), 19% por organismos gramnegativos (*E. coli*, *Klebsiella*, *Pseudomonas*, *Enterobacter* y *Serratia*) y 6% por especies fúngicas (*Candida albicans* y *Candida parapsilosis*). La distribución de los organismos causantes de SIT puede variar de manera significativa en los distintos centros. El conocimiento de las variaciones locales en la microbiología de la SIT es importante para determinar el tratamiento antibiótico empírico adecuado para el neonato agudamente enfermo en el que se sospecha una SIT.

1. **ECON.** Los ECON son un grupo heterogéneo de organismos grampositivos con una estructura similar a la de *S. aureus*, pero estos organismos carecen de proteína A y tienen diferentes componentes de la pared celular. *Staphylococcus epidermidis* es la principal causa de enfermedad en la UCIN. Los ECON colonizan de manera universal la piel de los pacientes de la UCIN. Se cree que causan bacteriemia al colonizar primero las superficies de los catéteres centrales. Se ha implicado a una adhesina polisacárida de superficie (PSA), así

como a otros componentes de superficie, en la adhesión y colonización de la superficie del catéter; la consiguiente producción de biopelícula y limo inhibe la capacidad del huésped para eliminar el organismo. La mayoría de las ECON son resistentes a la penicilina, a las penicilinas semisintéticas y a la gentamicina, y el tratamiento empírico de la SIT en la UCIN suele incluir vancomicina. La enfermedad por ECON rara vez es mortal, incluso para el neonato con MBPN, y rara vez, o nunca, causa meningitis o enfermedad localizada. Sin embargo, la enfermedad ECON puede causar inestabilidad sistémica que resulta en el cese temporal de la alimentación enteral o la intensificación del soporte ventilatorio y se asocia con una hospitalización prolongada y un peor resultado del desarrollo neurológico.

2. *S. aureus*. *S. aureus* es un organismo grampositivo encapsulado que elabora múltiples adhesinas, enzimas asociadas con la virulencia y toxinas para causar una amplia gama de enfermedades graves, como bacteriemia, meningitis, celulitis, onfalitis, osteomielitis y artritis. *S. aureus* se distingue de ECON por la producción de coagulasa y por la presencia de proteína A, un componente de la pared celular que contribuye a la virulencia al unirse a la porción Fc del anticuerpo inmunoglobulina G (IgG) y bloquear la opsonización. La SIT causada por *S. aureus* puede provocar una morbilidad significativa. La enfermedad suele complicarse con infecciones focales (en neonatos suelen observarse infecciones de tejidos blandos, huesos y articulaciones) y se caracteriza por una bacteriemia persistente a pesar de la administración de antibióticos. Las infecciones articulares suelen requerir drenaje quirúrgico abierto y pueden provocar destrucción articular y discapacidad permanente. El tratamiento del *S. aureus* sensible a la meticilina (SASM) requiere el uso de penicilinas semisintéticas como nafcilina u oxacilina. Puede añadirse rifampicina en caso de bacteriemia persistente, además de eliminar un cuerpo extraño potencialmente infectado en el paciente, como un catéter permanente. No se recomienda el tratamiento con vancomicina para el SASM para evitar la aparición de resistencias y porque las penicilinas semisintéticas tienen mayor actividad bactericida.

El **S. aureus resistente a la meticilina (SARM)** es un patógeno cada vez más reconocido en las UCIN. Un estudio multicéntrico de neonatos hospitalizados en 328 centros de EU entre 1997 y 2012 descubrió que la infección por *S. aureus* se producía en alrededor de 5 de cada 1 000 neonatos, y que entre una cuarta y una tercera parte se debía al SARM. Un estudio de la NRN de neonatos nacidos con un peso corporal de 400 a 1 500 g entre 2006 y 2008 halló que 3.7% presentaba una pérdida de peso debida a *S. aureus*; cerca de un tercio de estas infecciones se debían a SARM. La mortalidad fue considerable y se produjo en cerca de 25% de los neonatos infectados por SASM o SARM. La resistencia a las penicilinas semisintéticas está mediada por la adquisición cromosómica del gen *mecA*, que se encuentra en diferentes tipos de elementos de casete cromosómico estafilocócico *mec* (SCC*mecA*). El gen *mecA* codifica una proteína de unión a penicilina (PUP) modificada con una baja afinidad por la meticilina. Una vez adquirida, la PUP modificada sustituye a proteínas similares en la membrana celular bacteriana y provoca resistencia a todos los antibióticos β-lactámicos. La aparición de infecciones por SARM en las UCIN parece coincidir con el aumento de estas infecciones tanto en los entornos hospitalarios generales como en la comunidad. Los aislados de SARM pueden agruparse en SARM de origen hospitalario (SARM-OH) o SARM de origen comunitario (SARM-OC). El SARM-OH se caracteriza por una resistencia uniforme a todos los antibióticos comunes, excepto a la vancomicina, y la mayoría de los

SARM-OH son portadores de SCC*mec* de tipo II o III. Los aislados adquiridos en la comunidad suelen ser resistentes solo a los antibióticos β-lactámicos y a la eritromicina, y suelen ser portadores de SCC*mec* de tipo IV o V. Distinguir entre los dos tipos de organismos puede ser importante para determinar el origen de los brotes epidémicos de SARM en unidades individuales, así como para desarrollar medidas eficaces de control de la infección. Sin embargo, sea cual sea el origen del microorganismo, este puede propagarse rápido dentro de la UCIN por transmisión nosocomial en las manos de los cuidadores. Para prevenir la propagación y la persistencia del microorganismo, pueden ser necesarias medidas de control de la infección que incluyan la identificación de los neonatos colonizados mediante vigilancia rutinaria y cohortes y el aislamiento de los pacientes colonizados. En nuestro centro, administramos mupirocina nasal a los neonatos colonizados por SARM para disminuir la carga de colonización, si el lactante requiere asistencia respiratoria o acceso venoso central. Los recién nacidos a término y los prematuros mayores de 2 meses pueden tratarse con baños de clorhexidina para disminuir (o prevenir) la colonización por SARM. Las infecciones por SARM suelen requerir tratamiento con **vancomicina**. Al igual que ocurre con el SASM, las infecciones por SARM pueden complicarse con afectación de tejidos profundos y bacteriemia persistente que puede requerir desbridamiento quirúrgico para su resolución. Aunque no puede utilizarse como agente único, la rifampicina puede ser un tratamiento complementario útil para la infección persistente por SARM. Se recomienda consultar a un especialista en enfermedades infecciosas sobre la utilidad de añadir nuevos antibióticos grampositivos (el antibiótico oxazolidinona linezolid o el antibiótico lipopéptido daptomicina) para erradicar la bacteriemia persistente por SARM.

3. Enterococos. Antes clasificados como miembros de los estreptococos del grupo D, tanto el *Enterococcus faecalis* como el *Enterococcus faecium* causan SIT en neonatos prematuros. Estos organismos se asocian con los catéteres permanentes; son organismos encapsulados que producen tanto biopelícula como limo y pueden adherirse a las superficies de los catéteres y persistir en ellas, como se describe en el texto anterior para los ECON. Aunque la enfermedad puede complicarse con meningitis y en ocasiones se asocia con ECN, la SIT enterocócica se asocia con una mortalidad global baja. Los enterococos son intrínsecamente resistentes a las cefalosporinas y pueden ser resistentes a la penicilina G y la ampicilina; el tratamiento requiere el efecto sinérgico de un aminoglucósido con ampicilina o vancomicina. Los enterococos resistentes a la vancomicina (ERV) presentan un problema importante en los entornos de cuidados intensivos de adultos, y también se han producido brotes en las UCIN. El linezolid, la daptomicina y la quinupristina/dalfopristina (Synercid) tienen una actividad variable contra los ERV. El linezolid está aprobado para su uso en neonatos y es eficaz contra *E. faecalis* y *E. faecium* resistentes a la vancomicina. El ERV de origen *faecium* puede tratarse con quinupristina/dalfopristina, pero esta combinación no es eficaz contra *E. faecalis*. Las decisiones sobre el tratamiento deben tomarse en consulta con expertos en enfermedades infecciosas. Los brotes de ERV también pueden requerir la instauración de medidas de control de la infección (vigilancia para identificar a los recién nacidos colonizados, aislamiento y cohorte de los colonizados) para controlar la propagación y persistencia del microorganismo.

4. **Organismos gramnegativos.** La SIT causada por organismos gramnegativos se complica por una mayor tasa de mortalidad en las cohortes notificadas en comparación con la sepsis por grampositivos. *E. coli* se trató en el apartado de SIP (véase la sección I.J.2).

   a. *Pseudomonas aeruginosa.* Aunque es responsable de menos de 5% de las pérdidas de vida en cohortes de NRN de neonatos con bajo peso corporal, la mortalidad asociada con sepsis por *P. aeruginosa* en estos neonatos es elevada (entre 50 y 75% en las cohortes notificadas). Varios factores bacterianos, como el LPS, la cápsula mucoide, las adhesinas, las invasinas y las toxinas (sobre todo la exotoxina A), contribuyen a su extrema virulencia en neonatos prematuros, así como en adultos debilitados y víctimas de quemaduras. Tanto el LPS como la cápsula mucoide ayudan al organismo a evitar la opsonización y las proteasas secretadas inactivan el complemento, las citocinas y la inmunoglobulina. La fracción lipídica A del LPS (endotoxina) provoca los aspectos típicos de la septicemia por gramnegativos (es decir, hipotensión, CID). La exotoxina A es antigénicamente distinta de la toxina diftérica, pero actúa por el mismo mecanismo: la proteína de la muerte del adenovirus (ADP)-ribosilación del factor de elongación eucariota 2 provoca la inhibición de la síntesis de proteínas y la muerte celular. *P. aeruginosa* está presente en el sistema intestinal de alrededor de 5% de los adultos sanos, pero coloniza a los neonatos prematuros en tasas mucho más elevadas debido a la adquisición nosocomial de la bacteria. La selección de la bacteria, probablemente debido a la resistencia de las *Pseudomonas* a los antibióticos más comunes, también desempeña un papel en la colonización; la exposición prolongada a antibióticos intravenosos es un factor de riesgo de SIT con *Pseudomonas*. Las *Pseudomonas* pueden encontrarse en reservorios ambientales de las unidades de cuidados intensivos (UCI) (es decir, lavabos, equipos respiratorios), y los brotes de enfermedad nosocomial se han relacionado tanto con fuentes ambientales como con la propagación a través de las manos del personal sanitario. El tratamiento requiere una combinación de dos agentes activos frente a *Pseudomonas*, como ceftazidima, piperacilina/tazobactam, gentamicina o tobramicina. En general, se prefiere un antibiótico basado en β-lactámicos combinado con un aminoglucósido; sin embargo, tanto las β-lactamasas de espectro extendido (BLEE) como las β-lactamasas constitutivas de tipo AmpC se han descrito en especies *Pseudomonas* (véase el texto posterior), y el tratamiento debe guiarse por las pruebas de sensibilidad antibiótica del aislamiento. Una encuesta sobre las prácticas de los neonatólogos en el tratamiento de la SIT revela que los antibióticos utilizados de forma empírica con más frecuencia son vancomicina y gentamicina. Cuando un neonato se presenta como enfermo de gravedad o cuando el bebé se agrava durante o después del tratamiento antibiótico estándar, debe considerarse la cobertura empírica frente a *Pseudomonas* hasta que se disponga de los resultados del hemocultivo.

   b. **Especies de *Enterobacter*.** Al igual que *E. coli*, especies de *Enterobacter* son bacilos gramnegativos que contienen LPS, componentes normales de la flora colónica que pueden causar sepsis grave en neonatos con bajo peso corporal. Los aislados más frecuentes son *Enterobacter cloacae* y *Enterobacter aerogenes*. *Enterobacter sakazakii* ha recibido publicidad debido a los brotes de enfermedad causados por la contaminación de fórmulas infantiles en polvo con ese organismo. Especies de *Enterobacter* representan menos de 5% del total de SIT en los datos de las UCIN, pero existen múltiples informes de brotes epidémicos de *Enterobacter* resistentes a las cefalosporinas en las UCIN. Especies de *Enterobacter* contienen β-lactamasas inducibles codificadas cromosómicamente (cefalosporinasas codificadas por AmpC), y el tratamiento con cefalosporinas de tercera generación, incluso si el aislado inicial parece ser sensible, puede dar lugar a la aparición de organismos resistentes a las cefalosporinas. Además, se han descrito cepas de *Enterobacter, Citrobacter* y *Serratia* productoras de AmpC constitutivas de alto nivel y derogadas de forma estable. La cefalosporina de cuarta generación cefepima es relativamente estable frente a las β-lactamasas de tipo AmpC. En especies de *Enterobacter* también se han notificado BLEE (que se comentan en el texto siguiente). Dada la creciente preocupación por la resistencia a las cefalosporinas entre los expertos en enfermedades infecciosas, por lo general se recomienda cefepima o meropenem y gentamicina para el tratamiento de las infecciones causadas por especies de *Enterobacter*. Las medidas de control de la infección y la restricción del uso de cefalosporinas pueden ser eficaces para controlar los brotes de organismos resistentes.

O. **Síntomas y evaluación de la SIT.** El letargo, el aumento del número o la gravedad de los episodios de apnea, la intolerancia a la alimentación, la inestabilidad de la temperatura o el aumento de la asistencia respiratoria pueden ser signos tempranos de SIT o pueden formar parte de la variabilidad en la evolución del neonato con MBPN. La dificultad para distinguir entre ambos explica en parte la frecuencia de la evaluación de la SIT; en un estudio del NICHD, a 62% de los neonatos con MBPN se les realizó al menos un hemocultivo después del día de vida 3. Con síntomas leves y una baja sospecha de sepsis, es razonable evaluar a los neonatos con pruebas de laboratorio como un hemograma con fórmula leucocitaria y RCP para determinar si está justificado un hemocultivo y antibióticos empíricos. Los valores normales de estas pruebas pueden variar; un recuento de leucocitos muy bajo o muy alto, un recuento de anticuerpos anormales bajo y una elevación persistente de la RCP se asocian con infección. Los cambios agudos de los valores previos documentados para dichas pruebas pueden ser más informativos para un neonato concreto. Si las pruebas de laboratorio son anormales o el estado del paciente empeora, debe administrarse un tratamiento antibiótico empírico. Si la sospecha de SIT es baja o el estado clínico no es grave, la práctica habitual es obtener solo hemocultivos. Sin embargo, lo ideal sería obtener también cultivos de orina y LCR antes de iniciar la terapia antibiótica, tanto para guiar la terapia empírica como para asegurar la atribución adecuada y los estudios de seguimiento (como imágenes renales si hay una IVU). Un estudio de infección de aparición tardía en neonatos con MBPN subraya la importancia de **realizar una PL en la evaluación de la SIT** en esta población. A dos tercios de una cohorte de > 9 000 neonatos se les realizó uno o más hemocultivos después de las 72 horas de vida; a un tercio se le realizó una PL. Se diagnosticó meningitis probada por cultivo en 134 neonatos (5% de aquellos en los que se realizó una PL) y en 45 de 134 casos el hemocultivo coincidente fue negativo. Los urocultivos también deben tenerse en cuenta antes de iniciar un tratamiento antibiótico empírico, en especial en el caso de bebés mayores sin acceso venoso central. Los urocultivos deben obtenerse mediante cateterismo o aspirado suprapúbico (ASP) guiado por ecografía en neonatos con MBPN; los urocultivos obtenidos por otros medios es probable que contengan especies contaminantes. Una IVU verdadera se define como el crecimiento de un único patógeno a > 10 000 UFC/mL a partir de una muestra obtenida por cateterismo.

Si un neonato prematuro antes sano y convaleciente presenta principalmente un aumento de la apnea con o sin síntomas de infección de las vías aéreas altas (VAA), debe considerarse de manera adicional la posibilidad de una fuente viral de infección. Debe enviarse un aspirado traqueal o nasofaríngeo para su análisis rápido y cultivo a fin de descartar el virus respiratorio sincitial (VRS), parainfluenza, influenza A y B, e infecciones emergentes como SARS-CoV-2, según proceda. Además, debe considerarse la detección del citomegalovirus (CMV) en la orina de los neonatos prematuros alimentados con leche materna, ya que la infección posnatal por CMV adquirida a través de la leche materna puede cursar con un síndrome similar a sepsis.

P. **Tratamiento de SIT.** La tabla 49-1 enumera los regímenes antibióticos sugeridos para organismos seleccionados. Un estudio sobre la **retirada de la vía central** en caso de SIT probada por cultivo demostró que los neonatos bacteriémicos experimentan menos complicaciones de infección si las vías centrales se retiran rápidamente después de la identificación de un cultivo positivo. Esto es en especial cierto en el caso de las infecciones causadas por *S. aureus* y organismos gramnegativos.

Las **BLEE** son enzimas bacterianas codificadas por plásmidos que confieren resistencia a diversas penicilinas y cefalosporinas. Se distinguen de las enzimas de tipo AmpC, por lo general codificadas cromosómicamente, por su sensibilidad al clavulanato. Cada vez es más frecuente que los patógenos gramnegativos nosocomiales que suelen colonizar y causar enfermedades en neonatos de MBPN (como *E. coli, Enterobacter, Klebsiella, Pseudomonas* y *Serratia*) alberguen estas enzimas de resistencia. Los organismos BLEE se han convertido en un problema importante en las UCI de adultos. Múltiples informes de EU e internacionales documentan un impacto creciente de los organismos productores de BLEE en las UCIN. Los factores de riesgo para la adquisición de organismos BLEE incluyen la baja edad de gestación y el uso de cefalosporinas de tercera generación. Las recomendaciones actuales para controlar los brotes de estos microorganismos incluyen la restricción del uso de cefalosporinas de tercera generación y las mismas medidas de control de la infección (vigilancia sistemática de la colonización, cohortes y aislamiento de los neonatos colonizados) que son necesarias para el control del SARM. Los carbapenems, la cefepima y la piperacilina/tazobactam son los más eficaces en la actualidad, mientras que las tasas de resistencia a los aminoglucósidos y las fluoroquinolonas son cada vez mayores.

En los entornos hospitalarios se han descrito **organismos productores de carbapenemasas y otros organismos multirresistentes a fármacos (OMRF)**. La resistencia a los carbapenemasas puede producirse en organismos gramnegativos por la adquisición de enzimas específicas o por la reducción de la afluencia de carbapenemasas causada por la pérdida de porinas proteicas de la membrana externa en organismos BLEE. En EU, la mayoría de los organismos productores de carbapenemasas contienen *Klebsiella pneumoniae* carbapenemasa (KPC) mediada por transposón, pero otras enzimas como metalobactamasa de Nueva Delhi (MND), metalobactamasa codificada por integrón de Verona (MIV), imipenemasa (IMP) y enzimas similares a la oxacilinasa-48 (OXA-48) son comunes fuera de EU y se incluyen en la vigilancia de los CDC. El reconocimiento temprano de estos organismos es fundamental, tanto para el tratamiento individual adecuado como para prevenir la propagación nosocomial. Las normas de laboratorio para la identificación de *Enterobacteriaceae* resistentes a los carbapenemes (ERC) incluyen la susceptibilidad reducida a meropenem, ertapenem, doripenem o imipenem y la resistencia a todas las cefalosporinas de tercera generación. El tratamiento actual de las infecciones por la mayoría de los organismos productores de carbapenemasas puede requerir el uso de la polimixina B, un antibiótico con una toxicidad significativa. Los informes recientes de infecciones hospitalarias por *Acinetobacter baumannii* extremadamente resistente a los fármacos plantean el espectro de la infección por organismos para los que no existe un tratamiento eficaz, lo que subraya la importancia de las buenas prácticas de control de infecciones y el uso responsable de los antibióticos en todos los entornos de cuidados intensivos.

Q. Prevención de la SIT. Además de una mortalidad significativa, la SIT se asocia con una hospitalización prolongada, un desarrollo neurológico adverso en la infancia y, en general, peores resultados en los neonatos con MBPN en comparación con los que no están infectados. Se han estudiado varias estrategias para reducir las tasas de SIT. Entre ellas se incluyen la administración de fármacos y productos biológicos específicos para la profilaxis de infecciones, la restricción de antibióticos y las políticas de vigilancia para prevenir las infecciones resistentes a los antibióticos, así como la implementación de múltiples prácticas de atención para prevenir las infecciones del torrente sanguíneo asociadas con la vía central (ITSVC).

1. **IGIV.** Se han realizado múltiples estudios sobre la administración profiláctica de IGIV para tratar la deficiencia relativa de inmunoglobulina en neonatos con bajo peso corporal y prevenir la pérdida de peso. Un metaanálisis de los mismos no demostró una disminución significativa de la mortalidad u otros resultados graves y, en general, no se recomienda.

2. **G-CSF.** Se ha demostrado que el G-CSF resuelve la neutropenia asociada con la preeclampsia y, por lo tanto, puede disminuir la tasa de SIT en esta población de neonatos. Un estudio de GM-CSF en neonatos prematuros con diagnóstico clínico de enfermedad de inicio precoz no mejoró la mortalidad, pero se asoció con la adquisición de menos infecciones nosocomiales durante las 2 semanas siguientes.

3. **Vancomicina profiláctica.** Un metaanálisis de varios estudios sobre la administración de dosis bajas de vancomicina a neonatos con MBPN demostró que la administración de vancomicina profiláctica reducía la incidencia de infecciones asociadas tanto con la SIT total como a la ECON, pero no mejoraba la mortalidad ni la duración de la hospitalización. Se ha estudiado la solución profiláctica de vancomicina IV con cierto éxito en la disminución de la infección por ECON. En la actualidad no se dispone de catéteres impregnados de antibióticos para neonatos con MBPN. Existe la preocupación de que el uso generalizado de vancomicina de estas formas provoque una mayor aparición de organismos resistentes a la vancomicina.

4. **Probióticos.** Múltiples estudios clínicos en todo el mundo han evaluado la administración de fórmulas probióticas en la prevención tanto de la muerte como de la ECN. Dos recientes metaanálisis en red de 45 y 63 estudios controlados aleatorizados en neonatos prematuros concluyeron que la administración de probióticos reducía de manera significativa el riesgo de muerte o ECN. Entre los más eficaces se encontraban los probióticos combinados que incluían tanto *Lactobacillus* como especies de *Bifidobacterium*. Sin embargo, los resultados para la prevención de la sepsis fueron inconsistentes entre los dos estudios: un estudio que no especificó la definición de sepsis como resultado encontró una reducción con especies de *Lactobacillus* más prebiótico en comparación con placebo, y el otro definió la sepsis como sepsis confirmada por cultivo y no encontró ningún efecto significativo. Algunos expertos consideran que estas pruebas son lo suficientemente sólidas como para ofrecer fórmulas probióticas a todos los neonatos prematuros sin realizar más ensayos controlados con placebo. Otros argumentan que la falta de productos probióticos estandarizados y regulados y la relativa falta de datos entre los neonatos de bajo peso al nacer sugieren que es necesario realizar más estudios.

5. **Lactoferrina.** La lactoferrina es la principal proteína del suero, tanto en la leche humana como en la de vaca. Presente en altas concentraciones en el calostro humano, la lactoferrina es importante para la defensa inmunológica innata contra los patógenos microbianos, actuando mediante el secuestro del

hierro y afectando a la integridad de la membrana microbiana. Un estudio aleatorizado controlado con placebo de administración oral de lactoferrina bovina con o sin un preparado probiótico de *Lactobacillus* demostró una reducción de 70% en la incidencia de SIT entre neonatos con MBPN. Sin embargo, un estudio más amplio de 2203 neonatos muy prematuros aleatorizados a lactoferrina bovina enteral o placebo no encontró diferencias significativas en los resultados de la infección de inicio tardío probada o sospechada por cultivo. Se están estudiando las cuestiones relativas a los diferentes regímenes de dosificación y el efecto diferencial en función de la dieta neonatal, pero hasta que futuros estudios establezcan la eficacia, no se recomienda la administración de suplementos de lactoferrina para la prevención de la SIT.

6. El establecimiento de una alimentación enteral temprana en los neonatos de MBPN puede tener el mayor efecto en la reducción de la SIT al reducir la exposición a la nutrición parenteral y permitir un menor uso de catéteres centrales. La **alimentación con leche materna** también puede ayudar a disminuir las tasas de infección nosocomial entre los neonatos con MBPN, tanto por sus numerosas propiedades protectoras de las infecciones (es decir, inmunoglobulina A secretora, lactoferrina, lisozima) como por ayudar al establecimiento de la alimentación enteral. La revisión sistemática de los estudios sobre la alimentación con leche materna y el riesgo de SIT no ha podido establecer de forma rigurosa que la leche materna prevenga la SIT entre los neonatos con MBPN, pero múltiples estudios pequeños apoyan el papel de la leche materna en la prevención de la ECN.

7. Administración de antibióticos. Los CDC definen la administración de antibióticos como "el esfuerzo por medir y mejorar la forma en que los antibióticos son prescritos por los médicos y utilizados por los pacientes". Con el objetivo de minimizar la selección de bacterias resistentes, la administración de antibióticos también reduce la exposición de los pacientes a antibióticos innecesarios o subóptimos. Los CDC proporcionan los elementos básicos de la administración de antibióticos (https://www.cdc.gov/antibiotic-use/core-elements/hospital.html). Las estrategias para la administración de antibióticos en las UCIN requieren una aportación local que se base en la evidencia existente para un uso óptimo de los antibióticos. Las estrategias incluyen la aplicación rigurosa de medidas de control de infecciones, protocolos escritos para el diagnóstico y tratamiento de infecciones, la creación de un equipo multidisciplinar para supervisar la elección y duración de la prescripción de antibióticos, y la medición del uso de antibióticos y los resultados de los pacientes a lo largo del tiempo. La limitación del uso de antibióticos de amplio espectro en las UCI neonatales, pediátricas y de adultos se ha asociado de forma inconsistente con la disminución de las tasas de colonización de los pacientes por organismos resistentes a los antibióticos. El reciclaje de los antibióticos utilizados para el tratamiento empírico no ha conseguido prevenir las bajas neonatales ni influir en los patrones de colonización. **Sin embargo, la aparición generalizada de SARM, ERV y organismos gramnegativos multirresistentes ha hecho que los expertos en enfermedades infecciosas sean más conscientes del riesgo del uso empírico de vancomicina y cefalosporinas de tercera generación.** Algunos estudios sugieren que la sustitución de la vancomicina por oxacilina en el tratamiento empírico de la SIT no es probable que cause una morbilidad significativa en los neonatos con MBPN debido a la baja virulencia de los ECON y puede disminuir la adquisición y propagación de ERV y otros organismos resistentes a los antibióticos. El uso empírico de oxacilina puede combinarse mejor con la vigilancia rutinaria de la UCIN para la colonización por SARM.

8. **Prácticas de vigilancia.** La preocupación por la aparición de SARM, ERV y organismos gramnegativos multirresistentes ha suscitado un mayor interés por el efecto de la vigilancia continua para detectar la colonización neonatal. Múltiples informes documentan el uso combinado de cultivos de vigilancia bacteriana, cohortes, aislamiento y, en algunos casos, intentos de descolonización para controlar los brotes de infección con patógenos específicos dentro de las UCIN. El impacto de las prácticas de vigilancia continua y longitudinal es menos seguro. Se ha demostrado que el uso continuado de un programa semanal de vigilancia de SARM puede ayudar a prevenir la propagación de SARM de paciente a paciente, pero no eliminará por completo la introducción de SARM en la UCIN, quizá debido a la prevalencia de este patógeno en la población general. La vigilancia puede ayudar en la elección de antibióticos empíricos para el riesgo de SIT. Los programas de vigilancia deben ir acompañados de prácticas estrictas de higiene de manos para lograr un impacto óptimo, incluido el refuerzo de las políticas de lavado de manos; el uso rutinario de desinfectantes de manos sin agua, y la restricción de uñas artificiales, uñas naturales de más de 1/4 de pulgada de longitud, esmalte de uñas, y el uso de anillos, relojes y pulseras en el entorno de la UCIN.

9. **Aplicación de las mejores prácticas recomendadas para prevenir las ITSVC.** Muchas de las infecciones del torrente sanguíneo que se producen en neonatos con MBPN están asociadas con la presencia de catéteres venosos centrales. Las ITSVC se definen como infecciones del torrente sanguíneo confirmadas por cultivo que se producen en presencia de un catéter central y para las que no existe otra fuente evidente de infección (es decir, exposiciones perinatales en SIP o perforación intestinal en NEC). El reconocimiento de una variación significativa entre las UCIN en la incidencia de estas infecciones ha llevado a esfuerzos para definir prácticas de atención óptimas asociadas con tasas más bajas de infección.

En la actualidad se dispone de múltiples recursos para orientar las prácticas asistenciales óptimas para la prevención de las ITSVC. Los componentes básicos de los paquetes de prevención de las ITSVC se muestran en la tabla 49-5. La California Perinatal Quality Care Collaborative (CPQCC) resume y ofrece una revisión crítica de las prácticas basadas en la evidencia para la prevención de infecciones neonatales en su conjunto de herramientas, **"Neonatal Hospital Acquired Infection Prevention"**, disponible en https://www.cpqcc. org/content/neonatal-hospital-acquired-infection-prevention.

II. INFECCIONES BACTERIANAS ANAEROBIAS.

Las bacterias anaerobias constituyen una parte importante de la flora oral, vaginal y gastrointestinal. Aunque muchos anaerobios son de baja virulencia, unos pocos organismos anaerobios pueden causar tanto SIP como SIT. Estos organismos incluyen especies de *Bacteroides* (principalmente *B. fragilis*), *Peptostreptococcus* y *Clostridium perfringens*. La ECN o la perforación intestinal pueden complicarse por sepsis anaerobia sola o en una infección polimicrobiana. Además de la bacteriemia, *B. fragilis* puede causar abscesos abdominales, meningitis, onfalitis, celulitis en el lugar de los monitores del cuero cabelludo fetal, endocarditis, osteomielitis y artritis en el neonato.

A. **Tratamiento de las infecciones anaerobias.** La bacteriemia o la meningitis se tratan con antibióticos intravenosos; los abscesos y otras infecciones focales suelen requerir drenaje quirúrgico. *B. fragilis* es un bacilo gramnegativo y, aunque las especies de *Bacteroides* orales son sensibles a la penicilina, *B. fragilis* suele requerir

Tabla 49-5. Componentes de la prevención neonatal de las ITSVC

Higiene de las manos

- Antes y después de cualquier contacto con el paciente
- Antes y después de ponerse los guantes
- Antes de la colocación o ajuste de la vía central

Prácticas de cuidado de la vía central

- Máximas precauciones de barrera/procedimiento estéril para la inserción
- Procedimientos formalizados de uso diario y mantenimiento del vendaje
- Preparación de líquidos parenterales en farmacia bajo campana de flujo laminar
- Normas sobre el calendario de cambios de los conjuntos de administración
- Revisión diaria de la necesidad de vía central

Criterios de diagnóstico y prácticas de notificación

- Optimizar las prácticas de obtención e interpretación de los resultados de los hemocultivos
- Recopilar datos precisos para determinar las ITSVC por cada 1 000 días de línea
- Comunicar los datos y las tendencias de ITSVC a los cuidadores locales
- Comparar los datos locales con las normas nacionales apropiadas

ITSVC, infecciones del torrente sanguíneo asociadas con la vía central.

Fuente: datos de Bowles S, Pettit J, Mickas N, et al. Neonatal Hospital-Acquired Infection Prevention. https://www.cpqcc.org/sites/default/files/2007HAIToolkit.pdf y O'Grady NP, Alexander M, Dellinger EP, et al. Guidelines for the prevention of intravascular catheter-related infections. The Hospital Infection Control Practices Advisory Committee, Center for Disease Control and Prevention, U.S. *Pediatrics* 2002;110(5)e51.

tratamiento con fármacos como metronidazol, clindamicina, cefoxitina o imipenem. Las cepas ocasionales de *B. fragilis* también son resistentes a cefoxitina o imipenem; hasta una cuarta parte de todas las cepas de EU son ahora resistentes a la clindamicina. La mayoría de las demás cefalosporinas y la vancomicina son ineficaces contra *B. fragilis*. *Peptostreptococcus* y *Clostridia* son organismos grampositivos sensibles a la penicilina G. La ECN y las perforaciones intestinales se tratan con cobertura anaerobia para el espectro de organismos que pueden complicar estas enfermedades. Los regímenes habituales incluyen ampicilina, gentamicina con clindamicina/metronidazol para la cobertura anaerobia, o piperacilina-tazobactam sola o con un aminoglucósido. Los estudios en curso están evaluando la seguridad de un régimen frente a otros.

B. **Tétanos neonatal.** Este síndrome es causado por el efecto de una neurotoxina producida por la bacteria anaerobia *Clostridium tetani*. La infección puede producirse por invasión del cordón umbilical debido a prácticas insalubres en el parto o en el cuidado del cordón umbilical. Históricamente ha sido una causa importante de mortalidad neonatal en los países de recursos medios y bajos (PRMB). Se calcula que en 1988 se produjeron 787 000 muertes por tétanos neonatal en todo el mundo. Desde 1989, la Organización Mundial de la Salud (OMS) ha fijado múltiples fechas objetivo para la eliminación mundial del tétanos neonatal. La eliminación se ha logrado en muchos PRBM, pero el tétanos neonatal persiste en regiones remotas y asoladas por la pobreza, asociado con la falta de inmunización materna adecuada contra el toxoide tetánico y a la insalubridad de los partos. La OMS y los CDC estiman que se produjeron 25 000 muertes en todo el mundo por tétanos neonatal en 2018. Esta enfermedad es rara en EU debido a la inmunización materna y a las prácticas de control de infecciones; se notificaron 3 casos a los CDC entre 2009 y 2017. Los neonatos infectados desarrollan síntomas de 4 a 14 días después de la infección marcados por hipertonía y espasmos musculares, incluido el trismo y la consiguiente incapacidad para alimentarse. El tratamiento consiste en la administración de inmunoglobulina antitetánica (IGT) (500 U intramuscular) y penicilina G (100 000 U/kg/día divididas cada 4 a 6 horas) o metronidazol (30 mg/kg/día divididos cada 6 horas), así como cuidados de apoyo con ventilación mecánica, sedantes y relajantes musculares. Puede administrarse IGIV si no se dispone de IGT. El tétanos neonatal no produce inmunidad frente al tétanos, y los recién nacidos requieren inmunizaciones antitetánicas estándar luego de la recuperación.

III. INFECCIONES FÚNGICAS

A. **Candidiasis mucocutánea.** Las infecciones fúngicas en el neonato a término se limitan por lo general a la enfermedad mucocutánea por *C. albicans*. Las especies de *Candida* son flora comensal normal más allá del periodo neonatal y rara vez causan enfermedad grave en el huésped inmunocompetente. La inmadurez de las defensas del huésped y la colonización por *Candida* antes del establecimiento completo de la flora intestinal normal contribuyen probablemente a la patogenicidad de *Candida* en el neonato. La colonización oral y gastrointestinal con *Candida* se produce antes del desarrollo de candidiasis oral (aftas) o dermatitis del pañal. La *Candida* puede adquirirse a través del canal del parto o a través de las manos o el pecho de la madre. Se ha documentado la transmisión nosocomial en el entorno de estancias infantiles, como la transmisión a partir de biberones y chupetes.

La **candidiasis oral** en el recién nacido pequeño se trata con un medicamento antifúngico oral no absorbible, que tiene las ventajas de su escasa toxicidad sistémica y el tratamiento concomitante del sistema intestinal. La suspensión oral de **nistatina** (100 000 U/mL) es el tratamiento estándar (se aplica 1 mL a cada lado de la boca cada 6 horas durante un mínimo de 10 a 14 días). Lo ideal es continuar el tratamiento durante varios días después de la resolución de las lesiones. El fluconazol (6 mg/kg IV o vía oral [VO] una vez seguido de 3 mg/kg IV/VO cada día) puede utilizarse para la candidiasis oral grave si el tratamiento oral con nistatina no es eficaz. El **fluconazol** sistémico también es muy eficaz en el tratamiento de la candidiasis mucocutánea crónica en el huésped inmunodeprimido. Los neonatos con candidiasis crónica grave refractaria al tratamiento deben ser evaluados para detectar una inmunodeficiencia congénita o adquirida subyacente.

La candidiasis oral en el **neonato** se asocia a menudo con candidiasis superficial o ductal en el pecho de la madre. El tratamiento simultáneo de la madre y el neonato es necesario para eliminar la infección cruzada continua. La lactancia de los neonatos a término puede continuar durante el tratamiento. A las madres con candidiasis ductal mamaria que extraen leche materna para neonatos con MBPN se les debe aconsejar que no la extraigan hasta que se haya instaurado el tratamiento. La *Candida* puede ser difícil de detectar en la leche materna porque la lactoferrina inhibe el crecimiento de la *Candida* en cultivo. La congelación no elimina la *Candida* de la leche materna extraída.

La **dermatitis del pañal por** *Candida* se trata de manera eficaz con agentes tópicos como la pomada de nistatina a 2%, la pomada de miconazol a 2% o la crema de clotrimazol a 1%. A menudo se recomienda el tratamiento concomitante con nistatina oral para eliminar la colonización intestinal, pero no está bien estudiado. Es razonable utilizar un tratamiento oral y tópico simultáneo para la dermatitis del pañal candidósica refractaria.

B. **Candidiasis sistémica.** La candidiasis sistémica es una forma grave de infección nosocomial en neonatos prematuros. Los datos de SIT entre una cohorte de 5 100 neonatos con MBPN atendidos en centros NRN de 2006 a 2011 encontraron que 2% desarrolló infección fúngica. Entre los bebés infectados, se aislaron especies fúngicas en 6% de todos los casos de SIT, las especies de *Candida* fueron responsables de 86% de estos casos. Casi 40% de los neonatos con infección fúngica fallecieron. La candidiasis invasiva se asocia con peores resultados generales en el neurodesarrollo y mayores tasas de retinopatía umbral del prematuro, en comparación con los neonatos de control emparejados. La colonización del tracto gastrointestinal de los neonatos con bajo peso al nacer suele preceder a la infección invasiva, y los **factores de riesgo de colonización y enfermedad invasiva** son similares. Los factores epidemiológicos específicos de *Candida* SIT más significativos en los estudios de cohortes del NICHD fueron el estado de MBPN, la presencia de catéter central, el retraso en la alimentación enteral y los días de exposición a antibióticos de amplio espectro. Otros factores clínicos incluidos en un modelo clínico predictivo reciente para la candidiasis invasiva entre los neonatos de MBPN incluyen la presencia de dermatitis candidiásica del pañal, parto vaginal, menor edad de gestación e hipoglucemia y trombocitopenia significativas. El uso de bloqueadores H_2 o esteroides sistémicos también se han identificado como factores de riesgo independientes para el desarrollo de infección fúngica invasiva.

1. **Microbiología.** La candidiasis diseminada es causada principalmente por *C. albicans* y *C. parapsilosis* en neonatos prematuros, pero la infección por *Candida tropicalis*, *Candida lusitaniae*, *Candida guilliermondii*, *Candida glabrata* y *Candida krusei* se registra con menor frecuencia en neonatos. La patogenicidad de *C. albicans* está asociada con la producción variable de varias toxinas, incluida una endotoxina. *C. albicans* puede adquirirse tanto perinatal como posnatalmente. En los últimos años, *C. parapsilosis* se ha convertido en la segunda causa más común de candidiasis neonatal diseminada. Los estudios sugieren que *C. parapsilosis* es principalmente un patógeno nosocomial en el sentido de que se adquiere a una edad más tardía que *C. albicans* y se asocia con la colonización de las manos de los trabajadores sanitarios. En los estudios del NICHD, las especies fúngicas (principalmente *C. albicans* frente a *C. parapsilosis*) no predijeron de forma independiente la muerte o el posterior deterioro del neurodesarrollo, y un retraso en la retirada de los catéteres centrales se asoció con mayores tasas de mortalidad por *Candida* SIT independientemente de la especie. *Candida auris* ha surgido como un nuevo patógeno que suele ser multirresistente,

en concreto a los azoles, difícil de identificar mediante métodos de laboratorio estándar y que se asocia con una elevada mortalidad. A nivel internacional se han descrito casos neonatales cuyo tratamiento incluye una terapia combinada con micafungina y anfotericina B.

2. **Manifestaciones clínicas.** Puede producirse una candidiasis debida a una infección *in utero*. La candidiasis cutánea congénita puede presentarse con afectación cutánea grave, generalizada y descamativa. La candidiasis pulmonar puede ocurrir de forma aislada o con infección diseminada y se presenta como una neumonía grave. Sin embargo, la mayoría de los casos de candidiasis sistémica se presentan como SIT en neonatos prematuros, la mayoría en asociación con la administración previa de antibióticos. Las características clínicas iniciales de la **candidiasis invasiva de aparición tardía** suelen ser inespecíficas y pueden incluir letargo, aumento de la apnea o necesidad de mayor asistencia respiratoria, mala perfusión, intolerancia alimentaria e hiperglucemia. Tanto el recuento total de leucocitos como el diferencial pueden ser normales al principio de la infección, y aunque la trombocitopenia es una característica constante, no se encuentra de manera universal en el momento de la presentación. El cuadro clínico es en un inicio difícil de distinguir de la sepsis causada por infección por ECON y contrasta con la aparición abrupta de choque séptico que suele acompañar a la SIT causada por organismos gramnegativos. La candidemia puede complicarse con meningitis y abscesos cerebrales, así como con afectación de órganos terminales como los riñones, el corazón, las articulaciones y los ojos (endoftalmitis). La tasa de letalidad de la candidiasis diseminada es elevada en relación con la encontrada en las infecciones por ECON y aumenta en presencia de afectación del SNC.

3. **Diagnóstico.** *Candida* puede cultivarse a partir de sistemas de hemocultivo pediátricos estándar; el tiempo hasta la identificación de un cultivo positivo suele ser de 48 horas, aunque la identificación tardía (más allá de las 72 horas) se produce con más frecuencia que con las especies bacterianas. Los tubos aislantes especializados en hongos pueden ayudar en la identificación de la infección fúngica si se sospecha, ya que permiten el cultivo directo en medios selectivos, pero no son necesarios para identificar la candidemia. Tanto el cultivo fúngico como la tinción fúngica (preparación KOH) de la orina obtenida mediante ASP pueden ser útiles para realizar el diagnóstico de candidiasis sistémica. Las muestras obtenidas mediante obtención de orina en bolsa o cateterismo vesical son difíciles de interpretar porque pueden contaminarse con facilidad con especies colonizadoras. Hemos obtenido orina mediante ASP de neonatos con MBPN bajo control ecográfico a pie de cama para garantizar la máxima seguridad. Antes de iniciar el tratamiento antifúngico, debe obtenerse LCR para recuento celular y cultivo fúngico si el estado del neonato lo permite.

4. **Tratamiento.** La candidiasis sistémica se trata con **anfotericina B**, 1 mg/kg/ día durante 14 días después de un hemocultivo documentado negativo, si no hay evidencia de meningitis u otra infección de órgano final. De lo contrario, la duración recomendada del tratamiento para la candidemia neonatal que afecte al SNC u otro foco de órgano final es de 3 semanas o más, en espera de la resolución de la infección específica de órgano final. Se aconseja consultar con especialistas en enfermedades infecciosas en casos de infección diseminada. Todas las cepas comunes de *Candida*, excepto algunas cepas de *C. lusitaniae*, *C. glabrata* y *C. krusei*, son sensibles a la anfotericina. Este medicamento se asocia con una variedad de toxicidades inmediatas y retardadas de-

pendientes de la dosis en niños mayores y adultos y puede causar flebitis en e
lugar de la infusión. Las reacciones febriles a la infusión no suelen producirse
en el neonato con bajo peso corporal (aunque pueden producirse alteraciones
renales y electrolíticas), y comenzar a administrar a los neonatos la dosis más
alta de 1 mg/kg desde el inicio del tratamiento. La medicación se administra
durante 2 horas para minimizar el riesgo de convulsiones y arritmias durante
la infusión. Cuando se elimina la infección de la sangre, la orina o el LCR
se puede pasar al tratamiento con fluconazol 12 mg/kg/día en los casos de
aislados susceptibles. El fluconazol es seguro para su uso en neonatos, pero no
debe utilizarse hasta que se haya completado la especiación porque *C. krusei*
y *C. glabrata* son con frecuencia resistentes al fluconazol. Existe una mayor
experiencia en neonatos con MBPN con preparaciones liposomales de anfotericina B; debido a las preocupaciones relativas a la infección de la vía urinaria
y del SNC y a los resultados generales, en la actualidad no se recomienda el
uso de anfotericina liposomal en neonatos. La enfermedad del SNC puede
tratarse solo con anfotericina desoxicolato no liposomal; solo debe añadirse un
segundo agente adicional, por lo general una **equinocandina o fluconazol, si
el tratamiento inicial con anfotericina no es eficaz.** La flucitosina consigue
una buena penetración en el SNC, pero solo está disponible para administración enteral, y la toxicidad en la médula ósea y el hígado limitan la utilidad
del fármaco.

La **retirada de los catéteres centrales colocados** cuando se identifica
candidemia es esencial para la erradicación de la infección. El retraso en la
retirada del catéter se asocia con una candidemia persistente y a un aumento
de la mortalidad.

La **evaluación adicional** del neonato con candidiasis invasiva debe incluir ecografía cerebral, renal, hepática y esplénica para descartar la formación
de abscesos fúngicos y examen oftalmológico para descartar endoftalmitis. En
los recién nacidos con fungemia persistente a pesar de la retirada del catéter
y el tratamiento adecuado, está justificado realizar un ecocardiograma para
descartar endocarditis o formación de vegetación.

5. Prevención. Minimizar el uso de antibióticos de amplio espectro y bloqueadores H_2 puede ser útil para prevenir la candidiasis diseminada. Los CDC recomiendan cambiar las infusiones de suspensiones lipídicas cada 12 horas para
minimizar la contaminación microbiana; las soluciones de nutrición parenteral
y las mezclas lipídicas deben cambiarse cada 24 horas. Desde 2001 se han publicado varios estudios aleatorizados controlados con placebo sobre la **administración profiláctica de fluconazol** para prevenir la infección fúngica invasiva
en neonatos con MBPN. Todos los estudios demostraron una disminución de
las tasas de colonización por especies fúngicas, y la mayoría también demostró
una disminución de las tasas de infección fúngica invasiva. Las preocupaciones
iniciales de que la aplicación generalizada de un régimen de profilaxis con fluconazol daría lugar a la colonización o infección con especies de *Candida* menos
sensibles al fluconazol no se han confirmado. Un estudio sobre el impacto de
la profilaxis con fluconazol en los resultados del neurodesarrollo a largo plazo
no reveló problemas de seguridad. Sin embargo, no hay pruebas de que la
profilaxis con fluconazol afecte a la mortalidad general o a los resultados del
desarrollo neurológico. Un ensayo aleatorizado controlado con placebo de 361
neonatos con un peso corporal < 750 g tratados con profilaxis de fluconazol
durante 42 días demostró una disminución estadísticamente significativa de
la enfermedad fúngica invasiva (de 9% en el grupo placebo a 3% en el grupo

de tratamiento), pero ningún impacto en el resultado combinado de muerte o candidiasis y ningún impacto en el resultado del neurodesarrollo. A la luz de estos hallazgos, las UCIN individuales deben sopesar las consecuencias potencialmente graves de la infección fúngica invasiva (en los estudios de NRN de neonatos con MBPN nacidos entre 2004 y 2007, casi tres cuartas partes de los que tuvieron sepsis fúngica por SIT murieron o sobrevivieron con un deterioro significativo del neurodesarrollo), así como la frecuencia de la infección fúngica por SIT en una UCIN individual a la hora de tomar la decisión de implementar una política de profilaxis con fluconazol. El uso específico de la profilaxis con fluconazol en recién nacidos con múltiples factores de riesgo (p. ej., aquellos con un peso corporal < 1 000 g que reciben antibióticos de amplio espectro a largo plazo) puede ser el tratamiento óptimo en lugar de un uso determinado solo por el peso corporal.

IV. INFECCIONES BACTERIANAS FOCALES

A. **Infecciones cutáneas.** El neonato puede desarrollar una variedad de erupciones cutáneas asociadas tanto a enfermedad bacteriana sistémica como focal. Los organismos responsables incluyen todas las causas habituales de SIP (EGB, bacilos gramnegativos entéricos y anaerobios), así como organismos grampositivos que colonizan en específico la piel: estafilococos y otros estreptococos. La colonización de la piel del neonato se produce con organismos adquiridos de la flora vaginal, así como del medio ambiente. La **sepsis** puede ir acompañada de manifestaciones cutáneas como erupciones maculopapulares, eritema multiforme y petequias o púrpura. Las **infecciones localizadas** pueden surgir en cualquier lugar de la piel traumatizado: en el cuero cabelludo en lesiones causadas por monitores fetales intraparto o muestras de gases en sangre, en el pene y tejidos circundantes debido a la circuncisión, en las extremidades en lugares de venopunción o colocación de vías intravenosas y en el muñón umbilical (onfalitis). Pueden producirse infecciones cutáneas pustulosas generalizadas debidas a *S. aureus*, en ocasiones de forma epidémica; los abscesos focales pueden estar causados por SARM.

1. La **celulitis** suele producirse en zonas traumatizadas de la piel, como se ha indicado en el texto anterior. El eritema localizado o la supuración en un neonato a término (p. ej., en la zona de un electrodo del cuero cabelludo) pueden tratarse con un lavado cuidadoso y antisepsia local con pomada antibiótica (pomada de bacitracina o mupirocina) y una estrecha vigilancia. La celulitis en puntos de acceso intravenoso o venopunción en prematuros debe tratarse de forma más agresiva debido al riesgo de diseminación local y sistémica, en especial en el neonato con MBPN. Si el neonato prematuro con una celulitis localizada tiene buen aspecto, se debe obtener un hemograma y un hemocultivo y administrar antibióticos intravenosos para proporcionar cobertura principalmente a la flora cutánea (es decir, oxacilina o nafcilina y gentamicina). Si el SARM es motivo de preocupación, la nafcilina debe sustituirse por vancomicina. Si los hemocultivos son negativos, el neonato puede ser tratado durante un total de 5 a 7 días con resolución de la celulitis. Si crece un microorganismo a partir del hemocultivo, debe realizarse una punción lumbar para descartar meningitis y una exploración física cuidadosa para descartar osteomielitis o artritis séptica acompañantes. El tratamiento depende del organismo identificado (véase la tabla 49-1).

2. **Pustulosis.** La pustulosis infecciosa suele ser causada por *S. aureus* y debe distinguirse del eritema tóxico neonatal benigno y de la melanosis pustulosa tran-

sitoria. Las pústulas se encuentran con mayor frecuencia en las axilas, la ingle y la zona periumbilical; tanto el eritema tóxico como la melanosis pustulosa transitoria tienen una distribución más generalizada. Las lesiones pueden destaparse después de limpiarlas de forma estéril con povidona yodada o clorhexidina a 4%, y aspirar el contenido y analizarlo mediante tinción de Gram y cultivo. La tinción de Gram de las pústulas infecciosas revelará neutrófilos y cocos grampositivos, mientras que la tinción de Wright de las lesiones de eritema tóxico revelará de forma predominante eosinófilos y ningún (o unos pocos) organismo contaminante. La tinción de Gram de las lesiones de melanosis pustulosa transitoria revelará neutrófilos, pero ningún organismo. Los cultivos de las erupciones benignas serán estériles o cultivarán organismos contaminantes como *S. epidermidis*. El tratamiento de la pustulosis causada por *S. aureus* se adapta al grado de afectación y al estado del neonato. Unas pocas lesiones en un neonato sano a término pueden tratarse con mupirocina tópica y terapia oral con medicamentos como amoxicilina/clavulanato, dicloxacilina, clindamicina o cefalexina, dependiendo de la sensibilidad antibiótica del organismo. Las lesiones más extensas, la enfermedad sistémica o la pustulosis que aparecen en el neonato prematuro requieren terapia intravenosa con nafcilina u oxacilina.

Algunas cepas de *S. aureus* producen toxinas que pueden causar **lesiones bullosas o el síndrome de la piel escaldada**. Los cambios cutáneos se deben a la diseminación local y sistémica de la toxina. Aunque los hemocultivos sean negativos, deben administrarse antibióticos por vía intravenosa (nafcilina u oxacilina) hasta que se detenga la progresión de la enfermedad y las lesiones cutáneas sanen.

Los pediatras que diagnostican pustulosis infecciosa en un recién nacido menor de 2 semanas de edad deben notificar el caso al hospital de nacimiento; **los brotes epidémicos debidos a la adquisición nosocomial en las estancias de neonatos** suelen reconocerse de este modo porque la erupción puede no aparecer hasta después del alta hospitalaria. Esto ha cobrado especial importancia con la aparición de infecciones por SARM entre neonatos < 1 mes en la comunidad. Cuando se detectan brotes de este tipo en la sala de neonatos o en la UCIN, debe consultarse a los expertos en control de infecciones del hospital. Las medidas apropiadas pueden incluir cultivos de vigilancia de los miembros del personal y los neonatos y la creación de cohortes de bebés colonizados.

3. **Onfalitis.** La onfalitis se caracteriza por eritema o induración de la zona periumbilical con secreción purulenta del muñón umbilical. La infección puede progresar a celulitis generalizada de la pared abdominal o fascitis necrosante; se han descrito complicaciones como peritonitis, arteritis umbilical o flebitis, trombosis de la vena hepática y absceso hepático. Los organismos responsables incluyen especies grampositivas y gramnegativas. El tratamiento consiste en una evaluación completa de la sepsis (hemograma, hemocultivo, punción lumbar) y tratamiento empírico intravenoso con oxacilina o nafcilina y gentamicina. En caso de progresión grave de la enfermedad, debe considerarse una cobertura de gramnegativos de espectro más amplio con una cefalosporina o piperacilina/tazobactam. Como se indica en la sección II.B, la invasión del muñón umbilical por *C. tetani* en condiciones de saneamiento deficiente puede provocar tétanos neonatal en el neonato de una madre no inmunizada. Una revisión Cochrane de estudios que investigaron la aplicación de antisépticos como la clorhexidina en el cordón umbilical frente a dejarlo seco no observó diferencias en los resultados de onfalitis y mortalidad neonatal en entornos de ingresos altos, pero informó de una reducción significativa de estos resultados en PRBM.

B. Conjuntivitis (oftalmia neonatorum). Esta afección se refiere a la inflamación de la conjuntiva durante el primer mes de vida. Los agentes causantes incluyen medicamentos tópicos (conjuntivitis química), bacterias y virus del herpes simple. La conjuntivitis química es más frecuente con la profilaxis ocular con nitrato de plata, no requiere tratamiento específico y suele resolverse en 48 horas. Las causas bacterianas incluyen *Neisseria gonorrhoeae*, *Chlamydia trachomatis*, así como estafilococos, estreptococos y organismos gramnegativos. En EU, donde se practica la profilaxis sistemática del parto contra la oftalmia neonatal, la incidencia de esta enfermedad es muy baja. En los países en desarrollo, a falta de profilaxis, la oftalmia neonatal sigue siendo una de las principales causas de ceguera.

1. **Profilaxis de la conjuntivitis infecciosa.** La solución de nitrato de plata a 1% (1 a 2 gotas en cada ojo), la pomada oftálmica de eritromicina a 0.5% o la pomada de tetraciclina a 1% o la pomada de cloranfenicol a 1% (tira de 1 cm en cada ojo), y la solución de povidona yodada a 2.5% (solución acuosa, 1 gota en cada ojo) administrada en la primera hora posnatal son eficaces en la prevención de la oftalmia neonatal. En un estudio en el que se comparó el uso de estos tres agentes realizado en Kenia, la povidona yodada demostró ser ligeramente más eficaz contra *C. trachomatis* y otras causas de conjuntivitis infecciosa, e igual de eficaz contra *N. gonorrhoeae* y *S. aureus*. La povidona yodada se asoció con menos conjuntivitis no infecciosa y es menos costosa que los otros dos agentes; además, este agente no se asocia con el desarrollo de resistencia bacteriana. Sin embargo, en la actualidad no se dispone de un preparado oftálmico de solución de povidona yodada en EU. En nuestra institución, donde la mayoría de las madres reciben atención prenatal y las incidencias de clamidia y gonorrea son bajas, utilizamos pomada de eritromicina. El nitrato de plata o la povidona yodada es el agente preferido en zonas donde la incidencia de *N. gonorrhoeae* productora de penicilinasa es elevada.

2. **N. gonorrhoeae.** Las mujeres embarazadas deben someterse al cribado de *N. gonorrhoeae* como parte de la atención prenatal rutinaria. Las mujeres de alto riesgo o sin atención prenatal deben someterse al cribado en el momento del parto. Si se sabe que la madre tiene una infección por *N. gonorrhoeae* no tratada, el recién nacido debe recibir **ceftriaxona 25 a 50 mg/kg IV o IM (sin superar los 125 mg)**.

La conjuntivitis gonocócica se presenta con quemosis, edema del párpado y exudado purulento a partir de 1 a 4 días después del nacimiento. Puede producirse opacificación de la córnea o panoftalmitis. La tinción de Gram y el cultivo de raspados conjuntivales confirmarán el diagnóstico. El tratamiento de los neonatos con conjuntivitis gonocócica no complicada solo requiere una dosis única de ceftriaxona (25 a 50 mg/kg IV o IM, sin superar los 125 mg). El tratamiento tópico adicional es innecesario. Sin embargo, los neonatos con conjuntivitis gonocócica deben ser hospitalizados y sometidos a pruebas de detección de enfermedades invasivas (es decir, sepsis, meningitis, artritis). Los abscesos del cuero cabelludo pueden ser consecuencia de la monitorización fetal interna. El tratamiento de estas complicaciones es ceftriaxona (25 a 50 mg/kg/día IV o IM cada 24 horas) o cefotaxima (25 mg/kg IV o IM cada 12 horas) durante 7 días (10 a 14 días en caso de meningitis). Si no se dispone de cefotaxima y la ceftriaxona está contraindicada debido a la hiperbilirrubinemia o al tratamiento concomitante con líquidos IV que contengan calcio, puede considerarse la cefepima; se sugiere consultar a un especialista en enfermedades infecciosas. El neonato y la madre deben someterse a prueba de detección de infecciones por clamidia coincidentes.

3. **C. trachomatis.** Las mujeres embarazadas deben someterse a pruebas de detección de **C. trachomatis** como parte de la atención prenatal rutinaria. No está indicada la profilaxis de neonatos hijos de madres con infección clamidia no tratada. La conjuntivitis por clamidia es la causa más común de conjuntivitis infecciosa en EU. Se presenta con grados variables de inflamación, secreción amarilla e hinchazón de los párpados entre 5 y 14 días después de nacimiento. Puede producirse cicatrización conjuntival, aunque no suele afectar a la córnea. Para detectar *Chlamydia* en muestras conjuntivales se utilizan pruebas de hibridación de ADN o cultivos en vial de concha. Las PAAN están disponibles comercialmente y son más sensibles que la hibridación directa o los métodos de cultivo y han sustituido en gran medida a otros métodos en la práctica clínica. Las PAAN solo pueden utilizarse para muestras conjuntivales con verificación local de las normas del laboratorio clínico, ya que en la actualidad no están aprobadas por la U.S. Food and Drug Administration (FDA) para esta indicación. La conjuntivitis clamidial se trata con **eritromicina base o etilsuccinato oral 50 mg/kg/día divididos en cuatro dosis durante 14 días**, o con **azitromicina 20 mg/kg/día en una dosis única durante 3 días.** El tratamiento tópico por sí solo no es adecuado y es innecesario cuando se administra una terapia sistémica. Se ha notificado una asociación del tratamiento con eritromicina y azitromicina con estenosis pilórica hipertrófica infantil en lactantes menores de 6 semanas. Se debe vigilar a los neonatos para detectar esta afección. La eficacia del tratamiento es de alrededor de 80%, y los neonatos deben ser evaluados por si fracasa el tratamiento y es necesario un segundo ciclo de tratamiento. Los recién nacidos también deben ser evaluados para detectar la presencia concomitante de neumonía por clamidia. El tratamiento de la neumonía es el mismo que el de la conjuntivitis, además de los cuidados respiratorios de apoyo necesarios.

4. **Otras conjuntivitis bacterianas.** Otras causas se diagnostican por lo general mediante cultivo del exudado ocular. *S. aureus*, *E. coli* y *Haemophilus influenzae* pueden causar conjuntivitis que suelen tratarse con facilidad con pomadas oftálmicas locales (eritromicina o gentamicina) sin complicaciones. Los casos muy graves causados por *H. influenzae* pueden requerir tratamiento parenteral y evaluación para sepsis y meningitis. *P. aeruginosa* puede causar una forma rara y devastadora de conjuntivitis que requiere tratamiento parenteral.

C. Neumonía. El diagnóstico de la **neumonía neonatal** es difícil. Es difícil distinguir clínicamente la neumonía bacteriana neonatal primaria (desde el nacimiento) de la sepsis con compromiso respiratorio, o por radiografía de otras causas de dificultad respiratoria (enfermedad de la membrana hialina, retención de líquido pulmonar fetal, aspiración de meconio, aspiración de líquido amniótico). Las opacificaciones focales persistentes en la radiografía de tórax debidas a neumonía neonatal son raras, y su presencia debe llevar a considerar causas no infecciosas de opacificación pulmonar focal (como lesiones quísticas congénitas o secuestro pulmonar). Las causas de neumonía bacteriana neonatal son las mismas que para la SIP, y el tratamiento antibiótico suele ser el mismo que para la sepsis. A la hora de realizar el diagnóstico de neumonía neonatal deben tenerse en cuenta el riesgo de infección basal del neonato, los estudios radiográficos y de laboratorio y, lo que es más importante, la evolución clínica.

El diagnóstico de la **neumonía nosocomial o asociada con el ventilador** en neonatos dependientes del ventilador debido a una enfermedad pulmonar crónica u otra enfermedad es igual de difícil. El cultivo de secreciones traqueales en neonatos con ventilación mecánica crónica puede producir una variedad de organismos, incluidas todas las causas de SIP y SIT, así como organismos gramnegativos (a menudo resistentes a los antibióticos) que son endémicos en una UCIN concreta. Debe distinguirse entre colonización de las vías aéreas y traqueítis o neumonía verdaderas. Los resultados de los cultivos deben tenerse en cuenta junto con el estado respiratorio y sistémico del recién nacido, así como los estudios radiográficos y de laboratorio, a la hora de establecer el diagnóstico de neumonía nosocomial.

Ureaplasma urealyticum merece una mención con respecto a los neonatos con ventilación crónica. Este organismo micoplásmico coloniza con frecuencia la vagina de las mujeres embarazadas y se ha asociado con corioamnionitis, aborto espontáneo y parto prematuro, e infección del recién nacido prematuro. La infección por *Ureaplasma* se ha estudiado como factor que contribuye al desarrollo de la enfermedad pulmonar crónica, pero el papel del organismo y el valor del diagnóstico y el tratamiento no están claros y son controvertidos. *Ureaplasma* requiere condiciones de cultivo especiales y crece en un plazo de 2 a 4 días. Se han desarrollado diagnósticos basados en la reacción en cadena de la polimerasa (RCP), pero no están ampliamente disponibles. No se identificará en un cultivo bacteriano rutinario. Un estudio aleatorizado controlado con placebo que incluyó a 121 neonatos nacidos entre las semanas 24 y 28 de gestación evaluó el impacto de la profilaxis con azitromicina; la azitromicina erradicó el *Ureaplasma* de los neonatos colonizados por el microorganismo. Entre los 22 y los 26 meses de seguimiento, no hubo diferencias en la mortalidad o la morbilidad respiratoria ni en la mortalidad o el deterioro del desarrollo neurológico entre los neonatos que recibieron azitromicina o placebo. En la actualidad no existen pruebas que respalden el uso del tratamiento con *Ureaplasma* para prevenir la displasia broncopulmonar.

D. IVU. Las IVU pueden ser secundarias a bacteriemia, o la bacteriemia puede ser secundaria a una IVU primaria. La IVU es una causa frecuente de infección entre los recién nacidos febriles menores de 3 meses. La incidencia es mayor entre los hombres no circuncidados. Entre los recién nacidos de la comunidad que presentan una IVU febril, la prevalencia de reflujo vesicoureteral (RVU) de alto grado (grado 5) diagnosticado en la cistouretrografía miccional (CUGM) posterior es de alrededor de 1%. La incidencia de IVU entre neonatos con MBPN en la UCIN está mucho menos documentada. Los organismos causantes más comunes son gramnegativos, como *E. coli*, pero los enterococos y los estafilococos también pueden causar IVU, en especial entre los neonatos con MBPN en la UCIN. El cultivo de orina no se recomienda de forma rutinaria como parte de la evaluación de la SIP, pero es una parte esencial de la evaluación de la SIT (véase secc. I.N). Los síntomas de presentación más comunes en los neonatos a término y prematuros de más edad son fiebre, letargo y mala alimentación; los neonatos prematuros de menos edad presentarán SIT. El diagnóstico se realiza mediante análisis de orina y urocultivo. El cultivo de la orina obtenida de una bolsa de recogida o de un pañal tiene poco valor, ya que suele estar contaminada con flora cutánea y fecal. Las muestras deben obtenerse mediante sondaje vesical o ASP con técnica estéril. La guía ecográfica puede ser útil para realizar un ASP en el neonato con MBPN. El tratamiento empírico en los neonatos a término y prematuros es el mismo que para los SIT (véase sección I.P); la elección del antibiótico y la duración del tratamiento se guían por los resultados de los cultivos de sangre, orina y LCR. Si **solo** el urocultivo es positivo en un neonato a término, el tratamiento se completa con terapia oral una vez que el recién nacido está afebril. La duración del tratamiento en ausencia de un hemocultivo o un cultivo de LCR positivos es de 10 a 14 días.

La AAP recomienda que los neonatos con IVU se sometan a una ecografía renal después de un primer episodio de IVU. Si la ecografía renal es anormal, o tras un segundo episodio de IVU, se recomienda la realización de una CUGM para identificar cualquier anomalía anatómica o funcional subyacente (p. ej., RVU) que pueda haber contribuido al desarrollo de la IVU. Por lo general, los neonatos han recibido profilaxis de la IVU con amoxicilina (10 a 20 mg/kg una vez al día) después de completar el tratamiento de la IVU hasta que se realizan estudios de imagen y han continuado con la profilaxis si se documenta RVU. Varios metaanálisis recientes han encontrado poco o ningún valor en la profilaxis antibiótica para el RVU de bajo grado, aunque sigue siendo ampliamente utilizada y se recomienda solo para el RVU de alto grado (grado 5).

E. **Osteomielitis y artritis séptica.** Estas infecciones focales son raras en los neonatos y pueden ser el resultado de una siembra hematógena en el contexto de una bacteriemia o de una extensión directa desde una fuente cutánea de infección. Los microorganismos más frecuentes son *S. aureus*, EGB y gramnegativos, incluido *N. gonorrhoeae*. Los síntomas incluyen eritema localizado, hinchazón y dolor aparente o falta de movimiento espontáneo de la extremidad afectada. La cadera, la rodilla y la muñeca suelen estar implicadas en la artritis séptica, y el fémur, el húmero, la tibia, el radio y el maxilar son las localizaciones óseas más comunes de la infección. La evaluación debe ser como en el caso de la sepsis, incluidos los cultivos de sangre, orina y LCR, y el cultivo de cualquier lesión cutánea purulenta. A veces es posible la aspiración con aguja de una articulación infectada, y la radiografía simple y la ecografía pueden ayudar al diagnóstico. El tratamiento empírico se realiza con nafcilina u oxacilina y gentamicina, o vancomicina si se trata de SARM, y después se adapta a los organismos identificados. Las infecciones articulares suelen requerir drenaje quirúrgico; el material puede enviarse para tinción de Gram y cultivo en la cirugía. La duración del tratamiento es de 3 a 4 semanas. Las lesiones articulares o del cartílago de crecimiento pueden provocar una discapacidad importante.

Lecturas recomendadas

Benjamin DK Jr, Hudak ML, Duara S, et al. Effect of fluconazole prophylaxis on candidiasis and mortality in premature infants: a randomized clinical trial. *JAMA* 2014;311(17):1742–1749.

Greenberg RG, Kandefer S, Do BT, et al. Late-onset sepsis in extremely premature infants: 2000–2011. *Pediatr Infect Dis J* 2017;36(8):774–779.

Kaufman D, Boyle R, Hazen KC, et al. Fluconazole prophylaxis against fungal colonization and infection in preterm infants. *N Engl J Med* 2001;345(23):1660–1666.

Morgan RL, Preidis GA, Kashyap PC, et al. Probiotics reduce mortality and morbidity in preterm, low-birth-weight infants: a systematic review and network meta-analysis of randomized trials. *Gastroenterology* 2020;159(2):467–480.

Newman TB, Puopolo KM, Wi S, et al. Interpreting complete blood counts soon after birth in newborns at risk for sepsis. *Pediatrics* 2010;126(5):903–909.

Puopolo KM, Benitz WE, Zaoutis TE; for the Committee on Fetus and Newborn; Committee on Infectious Diseases. Management of neonates born at ≤34 6/7 weeks' gestation with suspected or proven early-onset bacterial sepsis. *Pediatrics* 2018;142(6):e20182896.

Puopolo KM, Benitz WE, Zaoutis TE; for the Committee on Fetus and Newborn; Committee on Infectious Diseases. Management of neonates born at ≥35 0/7 weeks' gestation with suspected or proven early-onset bacterial sepsis. *Pediatrics* 2018;142(6):e20182894.

Puopolo KM, Lynfield R, Cummings JJ; for the Committee on Fetus and Newborn; Committee on Infectious Diseases. Management of infants at risk for group B streptococcal disease. *Pediatrics* 2019;144(2):e20191881.

Schrag SJ, Farley MM, Petit S, et al. Epidemiology of invasive early-onset neonatal sepsis, 2005 to 2014. *Pediatrics* 2016;138(6):e20162013.

Stoll BJ, Puopolo KM, Hansen NI, et al. Early-onset neonatal sepsis 2015 to 2017, the rise of *Escherichia coli*, and the need for novel prevention strategies. *JAMA Pediatr* 2020;174(7):e200593.

50

Toxoplasmosis congénita

Coralee Del Valle Mojica y Audrey R. Odom John

PUNTOS CLAVE

- La toxoplasmosis puede adquirirse por transmisión alimentaria, de animal a humano o de madre a hijo. Con menor frecuencia, la infección puede adquirirse de un donante infectado en el contexto de un trasplante de órganos o una transfusión de sangre.

- En Estados Unidos (EU), la infección congénita se produce entre 1/1 000 y 1/10 000 nacidos vivos (entre 500 y 5 000 casos al año).

- El riesgo de infección intrauterina aumenta con la edad de gestación, pero los efectos sobre el feto son más graves cuando la infección fetal se produce en una fase más temprana de la gestación.

- La toxoplasmosis congénita suele seguir una infección primaria aguda durante el embarazo o a la reactivación de una infección latente en madres inmunodeprimidas.

- La toxoplasmosis congénita requiere un tratamiento prolongado durante 1 año para mejorar los resultados del desarrollo y reducir las secuelas neurológicas y oculares.

I. **EPIDEMIOLOGÍA.** *Toxoplasma gondii*, un parásito protozoario intracelular obligado, es un importante patógeno humano, en especial para el feto, el neonato y los pacientes inmunodeprimidos.

A. **Transmisión.** *T. gondii* existe en tres formas infecciosas: taquizoito, bradizoitos (quistes tisulares) y ooquistes. El taquizoito es la forma de replicación activa responsable de los síntomas durante la infección aguda. Luego de la infección aguda, las formas bradizoíticas latentes persisten asintomáticas en los tejidos, con riesgo de reactivación futura. El hospedador definitivo de *T. gondii* es el gato, en el que la infección suele ser asintomática. Los hospedadores intermediarios son todos los animales de sangre caliente y el ser humano. Los quistes tisulares, que son infecciosos, se forman en el hospedador intermediario, en especial en el cerebro, los ojos y los músculos. Por lo general, los gatos se infectan al ingerir quistes de un hospedador intermediario infectado, desprendiendo finalmente ooquistes de su lumen intestinal al medio ambiente. Los gatos pueden desprender hasta 10 millones de ooquistes al día durante > 2 semanas después de una infección inicial, y los ooquistes permanecen infecciosos en el suelo hasta 18 meses. Otros animales pueden infectarse al ingerir estos ooquistes.

Los seres humanos adquieren la infección por *T. gondii* a través de la ingestión de ooquistes infectados procedentes del medio ambiente (alimentos o agua contaminados), la ingestión de quistes tisulares presentes en la carne cruda o poco cocinada (más frecuente en el mundo desarrollado), de un donante de órganos infectado en el contexto de un trasplante de órganos y por vía transplacentaria (infección congénita). En raras ocasiones, la toxoplasmosis se transmite por transfusión sanguínea. Los factores de riesgo asociados con la infección aguda en EU incluyen el consumo de carne picada cruda de vacuno o cordero; carne producida localmente, curada, seca o ahumada; trabajar con carne, y beber leche de cabra sin pasteurizar. Las ostras y almejas crudas también se han asociado con la transmisión. El agua no tratada se ha señalado como fuente de importantes brotes en todo el mundo. La prevalencia de la infección por *T. gondii* varía de manera amplia entre los distintos países y zonas geográficas y aumenta con la edad. En EU, las personas de 70 a 79 años tienen hasta cinco veces más probabilidades de ser seropositivas a *T. gondii*, en comparación con las personas de 18 a 29 años. La seroprevalencia de *T. gondii* ha disminuido de forma constante durante las dos últimas décadas en EU, pasando de 16% en 1988-1994 a 10.1% en 2009-2010. En todo el mundo, entre 10 y 80% de las mujeres en edad fértil poseen inmunoglobulina G (IgG) frente a *T. gondii*. Las mujeres sin anticuerpos preexistentes, incluida la mayoría de las estadounidenses, tienen riesgo de contraer toxoplasmosis aguda durante el embarazo.

El riesgo de seroconversión durante el embarazo también varía según la localización geográfica. Las tasas oscilan entre 1.5% en Francia, un país de alta prevalencia, y 0.17% en Noruega. La incidencia de seroconversión materna durante el embarazo en EU se estima en < 1 de cada 1 000. El tratamiento oportuno de la toxoplasmosis aguda durante el embarazo parece reducir tanto la tasa de transmisión de madre a hijo como la probabilidad de pérdida fetal o de secuelas neurológicas y oculares graves.

B. **Incidencia.** La incidencia notificada de toxoplasmosis congénita en EU ha disminuido durante los últimos 20 años de un máximo de 20 por 10 000 a 1 por 10 000. Se estima que en EU nacen cada año entre 500 y 5 000 niños con toxoplasmosis congénita. En EU se estima que cada año nacen entre 500 y 5 000 niños con toxoplasmosis congénita.

II. FISIOPATOLOGÍA

A. **Infección posnatal.** Los niños y adultos inmunocompetentes son susceptibles a la toxoplasmosis primaria aguda. Tanto la inmunidad humoral como la inmunidad celular son importantes en el control de la infección. La mayoría de las infecciones por *T. gondii* en huéspedes inmunocompetentes es asintomática. Cuando se presentan, los síntomas suelen ser leves y pueden incluir linfadenopatía, malestar, fiebre y cefalea. Las manifestaciones graves de la infección, como encefalitis, miocarditis, neumonía y hepatitis, son menos frecuentes en personas con inmunidad adaptativa intacta. También se ha descrito coriorretinitis en casos adquiridos posnatalmente. En huéspedes inmunocompetentes, la infección por *T. gondii* proporciona protección de por vida.

B. **Infección congénita.** La infección congénita se adquiere con mayor frecuencia como resultado de una toxoplasmosis materna aguda durante el embarazo o en los 3 meses anteriores a la concepción. Con menor frecuencia, la toxoplasmosis congénita puede ser el resultado de la reactivación de la enfermedad en una madre inmunodeprimida. La parasitemia materna circulante provoca la invasión de la placenta y el posterior paso de *T. gondii* a la circulación y los tejidos fetales.

El riesgo de infección intrauterina aumenta con la edad de gestación. Un análisis demostró que el riesgo de transmisión al feto era de 6% a las 13 semanas, de 40% a las 26 semanas y de 72% a las 36 semanas, aunque la gran mayoría de estas madres (> 94%) recibió tratamiento antiparasitario. Como ocurre con muchas otras infecciones congénitas, cuanto antes se produzca la infección en la gestación, más profundo será el impacto potencial sobre el feto en desarrollo. Por ejemplo, solo 9% de los neonatos presenta enfermedad clínicamente sintomática cuando la seroconversión materna se produce a las 36 semanas de gestación, en comparación con 61% de los recién nacidos a las 13 semanas de gestación. La infección al principio del embarazo puede provocar la muerte fetal intrauterina y el aborto espontáneo. Casi todos los bebés infectados durante el tercer trimestre serán asintomáticos, lo que representa entre 67 y 80% de los neonatos infectados prenatalmente.

Las pacientes embarazadas inmunodeprimidas (es decir, aquellas con infección por VIH no controlada, neoplasias hematológicas o en tratamiento inmunosupresor) previamente infectadas por *T. gondii* pueden ser incapaces de suprimir la replicación del parásito. En estos casos, puede producirse una infección fetal tras la reactivación de bradizoítos latentes con la consiguiente parasitemia circulante.

III. INFECCIÓN MATERNO-FETAL

A. Manifestaciones clínicas

1. La infección materna suele ser asintomática (> 90%). Los síntomas pueden incluir fatiga, linfadenopatía indolora y corioretinitis.

2. Los hallazgos fetales en la ecografía incluyen restricción del crecimiento intrauterino, hidropesía fetal, intestino ecogénico, hepatoesplenomegalia, ascitis, hidrocefalia, derrames pericárdicos o pleurales y calcificaciones del cerebro, el bazo y el hígado.

B. Diagnóstico

1. Pruebas maternas recomendadas

   a. **Tamizaje: inmunoglobulina M (IgM) e IgG en suero**

   i. La detección y cuantificación de anticuerpos en mujeres embarazadas puede determinar la presencia y el momento de la infección. La serología realizada al principio del embarazo (es decir, en el primer trimestre) es más útil para determinar si la infección se adquirió durante el embarazo que la serología realizada después de las 18 semanas de gestación.

   ii. Toxoplasma IgG e IgM: Las pruebas iniciales pueden realizarse en un laboratorio comercial que no sea de referencia. Los resultados negativos o IgG positivos e IgM negativos (indicativos de infección previa) excluyen de manera razonable la infección durante el embarazo actual si se realizan antes del tercer trimestre. Un resultado positivo o equívoco de IgM debe confirmarse en un laboratorio de referencia (p. ej., el Palo Alto Medical Foundation Toxoplasma Serology Laboratory en EU [http://www.pamf.org/serology]).

   iii. La IgM específica de toxoplasma puede presentarse a las 2 semanas de la infección y alcanza su máximo al mes. Por lo general se vuelve negativa dentro de 6 a 9 meses, pero puede persistir por más de 1 año. Un laboratorio de referencia puede ayudar a determinar si un paciente con una IgM positiva adquirió la infección en fecha reciente o en un pasado lejano.

    b. Pruebas de confirmación de una prueba IgM positiva o equívoca en un laboratorio de referencia: IgG, IgM, inmunoglobulina A (IgA) e inmunoglobulina E (IgE). Una serie de pruebas de IgG puede ayudar a diferenciar la infección aguda de la remota:

        i. Prueba de avidez de toxoplasma IgG utilizada junto con la prueba de aglutinación diferencial (AC/HS). Los anticuerpos de alta avidez se desarrollan al menos entre 12 y 16 semanas después de la infección. Si son positivos durante los primeros meses del embarazo, estos anticuerpos indican que la infección se produjo antes de la concepción. AC/HS compara los títulos de IgG de los sueros frente a taquizoítos fijados con formalina (HS) frente a taquizoítos fijados con acetona (AC). Los antígenos AC detectan anticuerpos IgG agudos formados solo durante la fase aguda de la infección.

        ii. Los anticuerpos IgA e IgE se vuelven indetectables más rápido después de una infección aguda, en comparación con los IgM.

  2. Pruebas fetales

    a. La ecografía se recomienda mensualmente en las mujeres con sospecha de toxoplasmosis aguda adquirida durante o justo antes de la gestación.

    b. La reacción en cadena de la polimerasa (RCP) del líquido amniótico se recomienda para diagnosticar la infección fetal en los siguientes casos: si no puede excluirse una infección aguda o una infección adquirida durante el embarazo; si existen pruebas de anomalías fetales en la ecografía, o si una mujer embarazada está significativamente inmunodeprimida con riesgo de reactivación. El momento óptimo para la realización de una RCP en líquido amniótico es > 18 semanas de gestación. La edad de gestación en el momento de la infección primaria materna influye de manera significativa en la sensibilidad y el valor predictivo negativo (VPN) de las pruebas moleculares. La sensibilidad de las pruebas de RCP es mayor cuando la infección materna se produce entre las semanas 17 y 21 de gestación (93% de sensibilidad) que antes. Pueden encontrarse niveles elevados de ADN del parásito en los casos en los que la infección se produjo antes en la gestación o las secuelas son más graves. Debido a que el intervalo de precisión es amplio y que la transmisión del parásito de la madre al feto puede retrasarse, una RCP negativa en líquido amniótico no excluye por completo la infección fetal a menos que la infección materna se haya producido muy pronto en la gestación (< 7 semanas [100% de VPN]).

C. Tratamiento. Si se confirma o se sospecha que la toxoplasmosis materna se ha producido en < 18 semanas de gestación, se recomienda el tratamiento con espiramicina para reducir la probabilidad de transmisión de madre a hijo. Si la infección fetal es muy probable (infección > 18 semanas de gestación) o parece que ya se ha producido (RCP positiva en líquido amniótico o hallazgos consistentes en ecografía fetal), se recomienda el tratamiento con pirimetamina, sulfadiazina y ácido folínico en un esfuerzo por prevenir o tratar la infección fetal.

  1. La espiramicina puede prevenir la transmisión placentaria de *T. gondii*, pero es insuficiente para la infección fetal porque no atraviesa la placenta. Existe cierta controversia sobre su eficacia porque no se han realizado estudios prospectivos claramente diseñados. La espiramicina es un antibiótico macrólido que parece reducir o retrasar la transmisión vertical al feto a través de concentraciones altas de fármaco en la placenta. La espiramicina debe continuarse hasta el parto en pacientes con RCP negativa en líquido amniótico debido al riesgo teórico de que la transmisión fetal se produzca más adelante en el embarazo. La espiramicina está disponible en EU como nuevo fármaco en investigación a través de la U.S. Food and Drug Administration.

2. **Pirimetamina, sulfadiazina y ácido folínico.** Se recomienda la terapia combinada para tratar la infección fetal o prevenir la transmisión al feto cuando la infección materna se produce en $\geq$ 18 semanas de gestación. La pirimetamina tiene potencial teratogénico y no debe utilizarse antes de las 18 semanas de gestación. Los pacientes deben someterse a un hemograma completo (HC) durante el tratamiento debido a su potencial para la supresión de la médula ósea.

3. Para las mujeres con infección adquirida $\geq$ 6 meses antes de la gestación, no se recomienda ningún tratamiento, con excepción de las mujeres inmunodeprimidas de gravedad y en riesgo de reactivación.

IV. INFECCIÓN NEONATAL

A. **Manifestaciones clínicas. Se reconocen cuatro patrones de presentación para la toxoplasmosis congénita.**

1. **Infección subclínica/asintomática.** La mayoría de los neonatos con toxoplasmosis congénita (entre 70 y 90%) es asintomático al nacer. Sin embargo, si no se tratan, la mayoría desarrollará déficits visuales o del sistema nervioso central (SNC), incluidos trastornos auditivos, problemas de aprendizaje o discapacidades intelectuales a lo largo de meses o años.

2. **Enfermedad sintomática neonatal.** Los signos de enfermedad congénita al nacer incluyen erupción maculopapular, linfadenopatía, hepatoesplenomegalia, ictericia, neumonitis, diarrea, hipotermia, petequias y trombocitopenia. Los síntomas de enfermedad del SNC incluyen calcificaciones cerebrales, hidrocefalia, convulsiones, anomalías del líquido cefalorraquídeo (LCR), meningoencefalitis y coriorretinitis.

3. **La aparición retardada** es más frecuente en niños prematuros y se produce en los 3 primeros meses de edad. Puede comportarse como una enfermedad sintomática neonatal.

4. **Secuelas o recaída durante la infancia o la niñez de una infección no tratada antes.** La coriorretinitis se desarrolla hasta en 85% de los adolescentes/adultos jóvenes con infección congénita no reconocida ni tratada con anterioridad.

B. **Diagnóstico diferencial.** Los hallazgos clínicos y de laboratorio se comparten con otras infecciones congénitas "TORCH" causadas por rubéola, citomegalovirus, sífilis, virus del herpes simple neonatal, VIH, enterovirus y virus de la coriomeningitis linfocítica (VCML). Otros trastornos a tener en cuenta son la hepatitis B, la varicela, la sepsis bacteriana, las enfermedades hemolíticas, los trastornos metabólicos, la trombocitopenia inmune, la histiocitosis y la leucemia congénita.

C. **Diagnóstico.** La toxoplasmosis congénita debe evaluarse en neonatos con síntomas clínicos consistentes, después de una infección materna por *T. gondii* durante el embarazo o en caso de inmunodeficiencia materna e infección crónica conocida por *T. gondii*. El diagnóstico puede realizarse por serología, RCP y patología (menos frecuente). En la actualidad, la gran mayoría de los estados de EU no realizan pruebas de detección ni notifican la toxoplasmosis congénita.

1. **Serología de toxoplasma.** Las pruebas de IgM, IgA e IgG deben realizarse en un laboratorio de referencia con experiencia especial en serologías de *T. gondii* (es decir, Palo Alto Medical Foundation Toxoplasma Serology Laboratory).

Deben obtenerse pruebas de tinción Sabin-Feldman (IgG), ensayo de inmunoaglutinación IgM (ISAGA) y ensayo inmunoenzimático (ELISA) IgA del neonato. Además, deben realizarse pruebas serológicas en la madre posparto, en un esfuerzo por determinar si parece haber estado infectada durante la gestación.

a. La IgG aparece entre 1 y 2 semanas después de la infección, alcanza su máximo entre 1 y 2 meses y persiste durante toda la vida. El anticuerpo IgG transplacentario desaparece entre los 6 y 12 meses de edad. Una IgG positiva a los 12 meses de edad es diagnóstica de toxoplasmosis congénita.

b. Un anticuerpo IgM o IgA positivo al menos 10 días después del nacimiento también es diagnóstico. Los antecedentes de la base de datos del Palo Alto Medical Foundation Toxoplasma Serology Laboratory demostraron que en los lactantes con toxoplasmosis congénita no tratada, la IgM era positiva 86.6% de las veces, la IgA 77.4% de las veces, y cuando se tenían en cuenta tanto la IgM como la IgA, 93.3% eran positivas. En la toxoplasmosis congénita, la producción de anticuerpos varía de manera significativa y se ve afectada por el tratamiento.

2. **RCP de *T. gondii*.** Deben realizarse pruebas moleculares de sangre, LCR y orina en todos los neonatos con sospecha de infección. Una RCP positiva es diagnóstica de infección. Cuando los resultados de la RCP del LCR se combinaron con los resultados de los anticuerpos IgM e IgA para el diagnóstico de la toxoplasmosis congénita, aumentó la sensibilidad del diagnóstico. Lo ideal es obtener muestras antes de iniciar el tratamiento antiparasitario.

3. **Hallazgos en LCR.** Puede observarse leucocitosis, proteínas elevadas e hipoglucorraquia en el LCR. Se ha descrito eosinofilia en LCR.

4. **Hallazgos patológicos.** La tinción con inmunoperoxidasa específica de *T. gondii* puede realizarse en cualquier tejido. La presencia de antígenos extracelulares y la respuesta inflamatoria circundante son diagnósticas.

5. **Examen oftalmológico** al nacer y cada 3 meses hasta los 18 meses de edad, seguido de revisión cada 6 a 12 meses hasta los 18 años.

6. Detección de la pérdida de audición mediante respuesta auditiva del tronco encefálico u otoemisiones acústicas antes de los 3 meses de edad; evaluación audiológica completa antes de los 24 meses de edad.

7. Análisis de rutina. Los niveles anormales de hemograma, enzimas hepáticas y bilirrubina también pueden observarse en la enfermedad diseminada.

8. **Imagen cerebral.** La tomografía computarizada (TC) craneal sin contraste es el estudio preferido. Un estudio informó de una clara relación entre las lesiones en la TC, los signos neurológicos y la fecha de la infección materna.

a. La TC o la imagen por resonancia magnética (IRM) pueden detectar calcificaciones no observadas por ecografía; ser únicas o múltiples, y observarse otras anomalías.

b. La hidrocefalia suele deberse a una obstrucción periacueductal. La hidrocefalia masiva puede desarrollarse rápido (< 1 semana).

9. La consulta multidisciplinar puede facilitar el tratamiento del paciente. Por lo general, se requiere la consulta especializada de las siguientes personas:

a. Enfermedades infecciosas

b. Oftalmología

    c. Neurocirugía

    d. Pediatría del neurodesarrollo

D. Tratamiento

1. Medicamentos. Para la toxoplasmosis congénita, la terapia combinada durante 1 año se ha asociado con una menor incidencia de secuelas neurológicas, cognitivas, auditivas y oculares. La terapia también acelera la resolución de los síntomas agudos. Los pacientes deben ser pesados cada semana y la dosificación debe ajustarse en consecuencia. También debe realizarse un seguimiento semanal de la toxicidad. El tratamiento en el primer año de vida se asocia con mejores resultados clínicos. Los neonatos infectados que no reciben tratamiento o que reciben tratamientos breves tienen un alto riesgo de desarrollar nuevas lesiones coriorretinianas más adelante, junto con otras secuelas a largo plazo.

    a. **Pirimetamina** 2 mg/kg una vez al día durante 2 días, después 1 mg/kg una vez al día durante 6 meses, y después 1 mg/kg tres veces a la semana (en días alternos) para completar 1 año de terapia.

    b. **Sulfadiazina** 50 mg/kg cada 12 horas durante 1 año.

    c. **Ácido folínico** 10 mg tres veces por semana, administrado hasta 1 semana después de terminar la pirimetamina.

    d. Puede añadirse **prednisona** (0.5 mg/kg cada 12 horas) si las proteínas del LCR superan 1 g/dL o si hay coriorretinitis activa con lesiones muy próximas a la mácula.

2. Acontecimientos adversos

    a. Los efectos adversos más comunes de la pirimetamina (un inhibidor de la dihidrofolato reductasa) son neutropenia, trombocitopenia y anemia. El hemograma debe controlarse cada semana. Se debe considerar la suspensión temporal de la pirimetamina si el recuento absoluto de neutrófilos (RAN) cae por debajo de 500.

    b. Los efectos adversos de la sulfadiazina incluyen hemólisis en recién nacidos con deficiencia de glucosa-6-fosfato deshidrogenasa (G6PD), supresión de la médula ósea, insuficiencia renal e hipersensibilidad.

    c. Se recomienda el mismo régimen de tratamiento antiparasitario para los neonatos de madres coinfectadas tanto por el VIH como por *T. gondii*. Sin embargo, la combinación de estos antiparasitarios con antirretrovirales como la zidovudina puede aumentar el riesgo de toxicidad para la médula ósea.

3. Se recomienda la derivación ventricular para la hidrocefalia cuando sea necesario.

V. RESULTADOS. El estudio National Collaborative Congenital Toxoplasmosis (NCCT) ha informado de los resultados en una serie de niños con infección congénita. El tratamiento prolongado durante 1 año se ha asociado con una mejora de los resultados en muchos niños con infección congénita. Todos los niños que murieron tenían una infección grave al nacer.

A. Coriorretinitis. De los niños con enfermedad neurológica asintomática o leve al nacer, 91% no desarrolló nuevas lesiones oculares tras el tratamiento. De aquellos con enfermedad neurológica moderada o grave al nacer, 64% de los niños no desarrolló lesiones nuevas o recurrentes. Con tratamiento, la coriorretinitis suele resolverse en 1 o 2 semanas y no recae durante la terapia. Pueden producirse recaídas después del tratamiento, a menudo durante la adolescencia. La discapacidad visual es una secuela importante, incluso con tratamiento, en 85% de los pacientes que tenía enfermedad grave al nacer y en 15% de los neonatos con enfermedad leve o asintomática.

B. **Resultados neurológicos.** Todos los pacientes neurológicamente asintomáticos o con afectación leve al nacer que fueron tratados durante 1 año tuvieron una función cognitiva, neurológica y auditiva normales. Más de 72% de los pacientes con enfermedad neurológica de moderada a grave que fueron tratados durante 1 año tuvieron resultados cognitivos o neurológicos normales, y ninguno tuvo pérdida de audición.

C. **Estos** resultados mejoran de forma significativa en comparación con estudios anteriores de pacientes no tratados o tratados durante poco tiempo.

Lecturas recomendadas

Almeria S, Dubey JP. Foodborne transmission of *Toxoplasma gondii* infection in the last decade. An overview. *Res Vet Sci* 2020;135:371–385.

Dunay IR, Gajurel K, Dhakal R, et al. Treatment of toxoplasmosis: historical perspective, animal models, and current clinical practice. *Clin Microbiol Rev* 2018;31(4):e00057–17.

Khan K, Khan W. Congenital toxoplasmosis: an overview of the neurological and ocular manifestations. *Parasitol Int* 2018;67(6):715–721.

Maldonado YA, Read JS; and the American Academy of Pediatrics Committee on Infectious Diseases. Diagnosis, treatment, and prevention of congenital toxoplasmosis in the United States. *Pediatrics* 2017;139(2):e20163860.

Maleki B, Ahmadi N, Olfatifar M, et al. Toxoplasma oocysts in the soil of public places worldwide: a systematic review and meta-analysis. *Trans R Soc Trop Med Hyg* 2021;115(5):471–481.

McLeod R, Boyer K, Karrison T, et al; and the Toxoplasmosis Study Group. Outcome of treatment for congenital toxoplasmosis, 1981–2004: the National Collaborative Chicago-Based, Congenital Toxoplasmosis Study. *Clin Infect Dis* 2006;42(10):1383–1394.

Olariu TR, Press C, Talucod J, et al. Congenital toxoplasmosis in the United States: clinical and serologic findings in infants born to mothers treated during pregnancy. *Parasite* 2019;26:13.

Peyron F, McLeod R, Ajzenberg D, et al. Congenital toxoplasmosis in France and the United States: one parasite, two diverging approaches. *PLoS Negl Trop Dis* 2017;11(2):e0005222.

Pinto-Ferreira F, Caldart ET, Pasquali AKS, et al. Patterns of transmission and sources of infection in outbreaks of human toxoplasmosis. *Emerg Infect Dis* 2019;25(12):2177–2182.

Pomares C, Montoya JG. Laboratory diagnosis of congenital toxoplasmosis. *J Clin Microbiol* 2016;54(10):2448–2454.

51

Sífilis
Lakshmi Srinivasan

PUNTOS CLAVE

- La prevención de la sífilis congénita depende de la identificación y el tratamiento adecuado de las mujeres embarazadas con sífilis.
- Las tendencias de la sífilis congénita siguen las de las tasas de sífilis primaria y secundaria entre las mujeres, que han ido en aumento.
- Las mujeres y los lactantes con sífilis deben ser evaluados para detectar el VIH y otras infecciones de transmisión sexual (ITS).
- Los métodos de tamizaje inverso son cada vez más populares, pero tienen altas tasas de falsos positivos y necesitan pruebas adicionales para confirmar o descartar el diagnóstico.
- Los lactantes afectados pueden ser asintomáticos al nacer pero presentar síntomas más adelante.
- La penicilina G parenteral sigue siendo el fármaco preferido para la prevención y el tratamiento de la sífilis materna y congénita.
- Las manifestaciones tardías de la sífilis congénita pueden prevenirse con un tratamiento oportuno.

I. **INTRODUCCIÓN.** La sífilis es una infección de transmisión sexual causada por la espiroqueta *Treponema pallidum*. Las mujeres embarazadas con sífilis pueden transmitirla al feto a través de la placenta o al neonato en el momento del nacimiento. La infección congénita puede tener graves consecuencias para el feto y el recién nacido, como muerte perinatal, parto prematuro, bajo peso al nacer, anomalías congénitas, sífilis congénita activa y secuelas a largo plazo, como sordera y trastornos neurológicos. La prevención de la sífilis congénita depende de la identificación y el tratamiento adecuados de las mujeres embarazadas con sífilis.

II. **MANIFESTACIONES CLÍNICAS**

A. **Sífilis congénita.** La infección congénita puede provocar muerte fetal, hidropesía fetal o prematuridad y presentarse con una serie de síntomas y signos en los nacidos vivos. Para efectos de reporte, la sífilis congénita incluye los casos de sífilis adquirida de manera congénita en lactantes y niños, así como los mortinatos sifilíticos.

1. La mayoría de los lactantes afectados es asintomática al nacer, pero los signos clínicos suelen desarrollarse en los primeros 1 a 3 meses de vida. Los signos de **sífilis congénita precoz** (menores de 2 años) incluyen hepatoesplenomegalia,

linfadenopatía, erupción maculopapular cobriza en manos y pies, edema, condilomas planos, secreción nasal acuosa (mocos), neumonía, ictericia, anemia hemolítica, trombocitopenia y anomalías esqueléticas (osteocondritis, periostitis, seudoparálisis).

2. **La sífilis congénita tardía** se presenta en un niño mayor no tratado (de más de 2 años) con estigmas esqueléticos como protuberancia frontal, maxilar corto, arco palatino alto, dientes de Hutchinson (incisivos centrales en forma de clavija), nariz en silla de montar, arqueamiento anterior de las espinillas y articulaciones de Clutton (edema simétrico e indoloro de la articulación de la rodilla). Las manifestaciones tardías incluyen queratitis intersticial (de 5 a 20 años) y sordera neurosensorial (de 10 a 40 años). La **neurosífilis** puede presentarse en cualquier estadio. El tratamiento oportuno previene la aparición de manifestaciones tardías de la sífilis congénita.

3. **Diagnóstico diferencial.** Los síntomas y signos de la sífilis congénita en neonatos son similares a los de otras infecciones neonatales, como la toxoplasmosis, el herpes simple, el citomegalovirus, la rubéola y la sepsis neonatal. Los datos clínicos de la madre, los hallazgos físicos y las pruebas de laboratorio pueden ayudar a establecer el diagnóstico.

B. Sífilis materna

1. **El estadio primario (sífilis primaria)** se manifiesta por uno o más chancros (úlceras induradas indoloras) en el lugar de la inoculación, por lo regular los genitales, el ano o la boca, a menudo acompañados de linfadenopatía regional indolora. Estas lesiones altamente infecciosas aparecen unas 3 semanas después de la exposición y se curan de manera espontánea en pocas semanas.

2. **El estadio secundario (sífilis secundaria)** se produce en alrededor de 25% de los pacientes no tratados, entre 3 y 6 semanas después de la aparición del chancro. Se caracteriza por una erupción maculopapular polimorfa generalizada, que afecta las palmas de las manos y las plantas de los pies pero no la cara. También puede aparecer dolor de garganta, fiebre, cefalea, linfadenopatía difusa, mialgias, artralgias, alopecia, condilomas planos y placas en las mucosas. Los síntomas se resuelven por completo sin tratamiento en 3 a 12 semanas. Sigue un periodo de latencia. La mayoría de las mujeres se presenta en esta fase.

3. **La sífilis latente** se define como el periodo posterior en el que los pacientes dan positivo en las pruebas serológicas sin manifestaciones clínicas de la enfermedad. La **sífilis latente precoz** se refiere al periodo dentro del año de la infección. La **sífilis latente tardía** se refiere al periodo posterior a 1 año de la infección inicial (o si se desconoce el momento de la infección).

4. **El estadio terciario (sífilis terciaria)** suele aparecer entre 4 y 30 años después del estadio secundario en alrededor de un tercio de los pacientes no tratado y se caracteriza por lesiones granulomatosas (lesiones benignas pero destructivas de los tejidos), sífilis cardiovascular, en especial inflamación de los grandes vasos, o neurosífilis. Se cree que estas lesiones se deben a una reacción inmunológica pronunciada.

5. **La neurosífilis** puede aparecer en cualquier fase de la enfermedad, en especial en pacientes con VIH. Las manifestaciones incluyen meningitis sifilítica, uveítis, convulsiones, atrofia óptica y, más adelante, demencia y enfermedad de la columna posterior (*tabes dorsalis*).

III. EPIDEMIOLOGÍA. La sífilis congénita es el resultado del paso transplacentario de *T. pallidum* o del contacto con lesiones infecciosas durante el parto. La transmisión transplacentaria de *T. pallidum* puede producirse durante todo el embarazo. El riesgo de transmisión al feto se correlaciona con la proximidad de la infección materna: cuanto más reciente es la infección materna, más probable es la transmisión al feto. Durante la sífilis primaria y secundaria, la probabilidad de transmisión de una mujer no tratada al feto es en extremo alta, cercana a 100%. Después de la fase secundaria, la probabilidad de transmisión al feto disminuye de forma constante hasta alcanzar entre 10 y 30% en la latente tardía.

Las tendencias de la sífilis congénita suelen seguir las de la sífilis primaria y secundaria entre las mujeres, con un desfase de 1 a 2 años. Aunque las tasas de sífilis congénita disminuyeron de 2008 a 2012, los casos aumentaron 87% de 2012 a 2016, de 8.4 a 15.7 casos por 100000 nacidos vivos. En 2017 se notificó el mayor número de casos (918) en 20 años. El aumento de los casos de sífilis congénita durante este periodo refleja un aumento nacional de las tasas de sífilis entre las mujeres en edad reproductiva.

Los factores asociados con el riesgo de sífilis congénita incluyen la falta de atención sanitaria prenatal, la infección materna por VIH y el consumo de drogas ilícitas por parte de la madre. Los escenarios clínicos que contribuyen a la aparición de la sífilis congénita incluyen: la falta de atención prenatal; la no realización de una prueba serológica para sífilis (STS, por sus siglas en inglés) durante el embarazo; una STS negativa en el primer trimestre, sin repetición de la prueba más adelante en el embarazo; una STS materna negativa alrededor del momento del parto en una mujer recientemente infectada por sífilis pero que aún no había convertido su STS; error de laboratorio en la notificación de los resultados de la STS; retraso en el tratamiento de una mujer embarazada identificada como portadora de sífilis, e incumplimiento o fracaso del tratamiento en una mujer embarazada infectada.

IV. PRUEBAS DIAGNÓSTICAS DE LA SÍFILIS

A. **Sífilis confirmada.** El diagnóstico definitivo se establece mediante la demostración de espiroquetas de *T. pallidum* por microscopía de campo oscuro, reacción en cadena de la polimerasa (PCR) o prueba inmunohistoquímica (IHC), o tinciones especiales de muestras de lesiones, secreción nasal, placenta, cordón umbilical o material de autopsia.

B. **Diagnóstico probable de sífilis** (véase la tabla 51-1 para la interpretación de la STS).

1. **Las pruebas no treponémicas** incluyen la prueba de reagina plasmática rápida (RPR) y la prueba en portaobjetos del laboratorio de investigación de enfermedades venéreas (VDRL). Ambas miden los anticuerpos dirigidos contra un antígeno lipoidal de *T. pallidum* o su interacción con los tejidos del huésped; ofrecen resultados semicuantitativos rápidos, miden un título de referencia e identifican una infección reciente/nueva y la respuesta al tratamiento. Los títulos suelen aumentar con cada nueva infección y disminuir tras un tratamiento eficaz. Una disminución sostenida de cuatro veces en el título de la prueba no treponémica dentro de los 6 a 12 meses de tratamiento demuestra una terapia adecuada; un aumento similar después del tratamiento sugiere reinfección. Los valores de RPR suelen ser superiores a los de VDRL y los resultados no son intercambiables; cualquiera de los dos debe medirse de manera sistemática en la madre y el lactante y a lo largo del tratamiento.

Tabla 51-1 Interpretación de las pruebas treponémicas y no treponémicas

Prueba no treponémica (RPR, VDRL)	Prueba treponémica (FTA-ABS, TP-PA, TP-EIA, TP-CIA)	Resultado	¿Evaluación adicional?
Reactivo: título bajo (<1:8)	No reactivo	1. Probable falso positivo 2. Infección primaria precoz 3. Estado seropositivo de una antigua infección tratada (> 1-2 años antes)	Vuelva a hacer la prueba en 2-4 semanas para ver si los títulos aumentan.
No reactivo	No reactivo	1. Probable verdadero negativo 2. Fenómeno de la prozona	Prueba RPR/VDRL en otras diluciones para descartar prozona.
Título reactivo: alto o cuadruplicado	Reactivo	Probable verdadero positivo	Tratar; medir los títulos de RPR/VDRL en serie para garantizar una disminución de cuatro veces.
No reactivo	Reactivo	Otras enfermedades espiroquetales (Lyme, pian, pinta) A veces, la sífilis tratada previamente	Realizar una segunda prueba treponémica dirigida a un antígeno diferente de *Treponema pallidum*.

RPR, reagina plasmática rápida; VDRL, laboratorio de investigación de enfermedades venéreas; FTA-ABS, prueba de absorción de anticuerpos treponémicos fluorescentes; TP-PA, aglutinación de partículas de *T. pallidum*; TP-EIA, inmunoensayo enzimático de *T. pallidum*; TP-CIA, inmunoensayo de quimioluminiscencia de *T. pallidum*.

Las pruebas no treponémicas son positivas en alrededor de 80% de los casos de sífilis primaria, casi 100% de los casos de sífilis secundaria y 75% de los casos de sífilis latente y terciaria. En la sífilis secundaria, el resultado de la prueba RPR o VDRL suele ser positivo en un título > 1:16. En el primer ataque de sífilis primaria, la prueba RPR o VDRL no suele ser reactiva 1 año después del tratamiento, mientras que en la sífilis secundaria (y en la mayoría de las sífilis congénitas), la prueba no suele ser reactiva aproximadamente 2 años después del tratamiento. En la sífilis latente o terciaria, la prueba RPR o VDRL puede volverse no reactiva 4 o 5 años después del tratamiento o puede no volverse nunca completamente no reactiva ("reacción serofast").

Las **pruebas falsas negativas** pueden producirse en la sífilis primaria precoz y en la sífilis latente tardía o congénita tardía. El fenómeno prozona, otra causa de pruebas no treponémicas falsas negativas, ocurre cuando se produce una reacción negativa o débilmente positiva debido a concentraciones de anticuerpos muy elevadas. En este caso, la dilución del suero dará lugar a una prueba positiva.

En 1% de los casos se producen **falsos positivos** debido a causas como el embarazo, enfermedades autoinmunes y del tejido conectivo (lupus eritematoso sistémico [LES]), infecciones virales (virus de Epstein-Barr [VEB], hepatitis, varicela), consumo de drogas por vía intravenosa (IV), endocarditis, tuberculosis, paludismo, errores de laboratorio y contaminación por jalea de Wharton. Los pacientes suelen tener títulos bajos (1:8 o menos) y pruebas treponémicas no reactivas.

Una prueba no treponémica reactiva en un paciente con síntomas clásicos indica un diagnóstico presuntivo; sin embargo, cualquier prueba no treponémica positiva debe confirmarse mediante una prueba treponémica para excluir un resultado falso positivo.

2. Las pruebas treponémicas incluyen la prueba de absorción de anticuerpos treponémicos fluorescentes (FTA-ABS), la prueba de aglutinación de partículas de *T. pallidum* (TP-PA), el inmunoensayo enzimático de *T. pallidum* (TP-EIA) y el inmunoensayo de quimioluminiscencia de *T. pallidum* (TP-CIA). Este tipo de pruebas se correlacionan mal con la actividad de la enfermedad y siguen siendo positivas de por vida en 75 al 85% de los pacientes ("cicatriz serológica"), incluso después de un tratamiento exitoso; no deben utilizarse para evaluar la respuesta al tratamiento. En ocasiones se producen falsos positivos en las pruebas treponémicas, sobre todo en otras enfermedades espiroquetales como la enfermedad de Lyme, el pian, la pinta, la leptospirosis y la fiebre por mordedura de rata; las pruebas no treponémicas no suelen ser reactivas en estos casos.

Tradicionalmente, las pruebas treponémicas se utilizan para confirmar los resultados positivos de las pruebas no treponémicas. Sin embargo, varios laboratorios utilizan un enfoque de tamizaje inverso (TP-EIA o TP-CIA) debido a la facilidad de automatización de las pruebas. Las pruebas TP-EIA y TP-CIA pueden asociarse a altas tasas de falsos positivos en poblaciones de bajo riesgo y en especial en mujeres embarazadas, y requieren pruebas adicionales. Si son positivas, se realiza una prueba no treponémica que, si también es reactiva, confirma la sífilis. Si la prueba no treponémica es negativa, se realiza una segunda prueba treponémica (TP-PA) para resolver los resultados discordantes (fig. 51-1).

C. **Pruebas de laboratorio en la neurosífilis.** Los pacientes con neurosífilis pueden presentar un aumento de la concentración de proteínas en el líquido cefalorraquídeo (LCR), un aumento del recuento de leucocitos en el LCR o una prueba VDRL reactiva en el LCR. Los parámetros sugeridos para los valores anormales incluyen un recuento de glóbulos blancos en LCR > 15 glóbulos blancos/mm^3 o proteínas en LCR > 120 mg/dL durante los primeros 30 días de vida. Después de este tiempo, se considera anormal un recuento de glóbulos blancos en LCR > 5 glóbulos blancos/mm^3 o una proteína en LCR > 40 mg/dL. El VDRL LCR es altamente específico (su resultado positivo es diagnóstico) pero insensible (su resultado negativo no excluye la neurosífilis). Una excepción a la alta especificidad en neonatos es que los anticuerpos de inmunoglobulina G (IgG) no treponémicos pueden atravesar la barrera hematoencefálica y dar un falso positivo en la prueba VDRL en LCR. Algunos expertos recomiendan la prueba FTA-ABS para las pruebas de LCR porque es más sensible que la prueba VDRL; sin embargo, la contaminación con sangre durante la punción lumbar puede dar lugar a un resultado falso positivo en la prueba FTA-ABS de LCR. Un resultado negativo de la prueba FTA-ABS en LCR es una buena prueba contra la neurosífilis. La prueba RPR no debe utilizarse para el análisis del LCR.

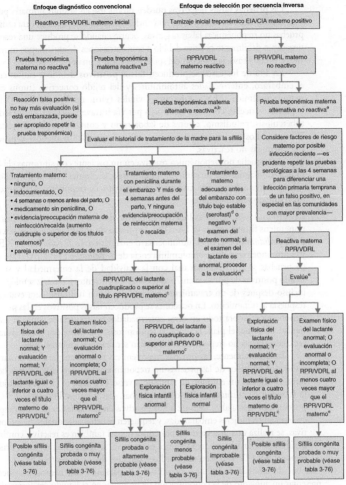

RPR indica reagina plasmática rápida; VDRL, laboratorio de investigación de enfermedades venéreas.

[a] Aglutinación de partículas de *Treponema pallidum* (TP-PA) (que es la prueba treponémica preferida), absorción fluorescente de anticuerpos treponémicos (FTA-ABS) o prueba de microhemaglutinación de anticuerpos contra *T. pallidum* (MHA-TP).

[b] Prueba de detección de anticuerpos contra el virus de la inmunodeficiencia humana (VIH). Los lactantes de madres infectadas por el VIH no requieren una evaluación o un tratamiento diferente para la sífilis.

[c] Un cambio cuádruple en el título equivale a un cambio de dos diluciones. Por ejemplo, un título de 1:64 es cuatro veces mayor que uno de 1:16, y un título de 1:4 es cuatro veces menor que uno de 1:16. Cuando se comparan títulos, debe utilizarse el mismo tipo de prueba no treponémica (p. ej., si la prueba inicial fue una RPR, la prueba de seguimiento también debe ser una RPR).

[d] Los títulos estables de VDRL 1:2 o menos y de RPR 1:4 o menos después de 1 año de tratamiento exitoso se consideran seropositivos bajos.

[e] Biometría hemática completa (BHC) y recuento de plaquetas; examen del líquido cefalorraquídeo (LCR) para recuento de células, proteínas y VDRL cuantitativo; otras pruebas según indicación clínica (p. ej., radiografías de tórax, radiografías de huesos largos, examen oftalmológico, pruebas de función hepática, neuroimagen y respuesta auditiva del tronco encefálico).

Figura 51-1. Algoritmos de los enfoques convencional y de secuencia inversa para el diagnóstico de la sífilis. (American Academy of Pediatrics; American Academy of Pediatrics. Syphilis. En: Kimberlin DW, Barnett ED, Lynfield R, et al, eds. *Red Book: 2021 Report of the Committee on Infectious Disease.* 32ª ed. Itasca, IL: American Academy of Pediatrics; 2021:729-743.)

V. EVALUACIÓN Y TRATAMIENTO DE LA SÍFILIS CONGÉNITA. Ningún recién nacido debe ser dado de alta del hospital hasta que se haya determinado el estado serológico de sífilis de la madre. No se recomienda el tamizaje de rutina del suero del recién nacido o de la sangre del cordón umbilical en lugar del tamizaje de la sangre materna debido a los potenciales resultados falsos negativos.

A. Todo lactante nacido de una madre con una prueba no treponémica reactiva debe tener lo siguiente:

1. Examen físico completo en busca de indicios de sífilis congénita.

2. Prueba cuantitativa no treponémica (RPR o VDRL). Debe realizarse la misma prueba en el suero del neonato y en el de la madre para comparar los títulos. El título del lactante debería empezar a disminuir a los 3 meses y dejar de ser reactivo a los 6 meses si el anticuerpo se ha adquirido de forma pasiva. Si el bebé se infectó, el título no disminuirá y puede aumentar. Las pruebas pueden ser negativas al nacer si la infección se adquirió al final del embarazo. En este caso, la repetición de la prueba más adelante confirmará el diagnóstico.

3. Prueba treponémica para confirmar el diagnóstico.

4. Examen patológico de la placenta o del cordón umbilical mediante tinción fluorescente específica con anticuerpos antitreponémicos, si se dispone de ella.

5. Examen microscópico de campo oscuro o tinción directa con anticuerpos fluorescentes de lesiones o fluidos corporales sospechosos (p. ej., secreción nasal).

6. Todo niño con riesgo de sífilis congénita debe someterse a una evaluación completa de la infección por VIH.

7. El enfoque del diagnóstico y el tratamiento de los lactantes evaluados por sífilis congénita depende de i) la identificación de la sífilis materna; ii) la adecuación del tratamiento materno; iii) la respuesta serológica materna al tratamiento; iv) la comparación de los títulos serológicos maternos y del lactante, y v) los hallazgos en la exploración física del lactante.

B. Evaluación y tratamiento de lactantes < 1 mes

1. Los Centers for Disease Control and Prevention (CDC) recomiendan clasificar a los lactantes en una de las cuatro categorías siguientes:

a. **Sífilis congénita probada o altamente probable**

i. Criterios de diagnóstico

a) Exploración física anormal compatible con sífilis congénita O

b) Título no treponémico cuatro veces superior al título de la madre, por ejemplo, título de la madre 1:2 o 1:4, neonato 1:8 o 1:16 (nota: la ausencia de un título cuatro veces o superior no excluye la sífilis congénita). O

c) Prueba de campo oscuro positiva o PCR de las lesiones o del fluido corporal

ii. Evaluación recomendada

a) Análisis de LCR para VDRL, recuento de células y concentración de proteínas

b) Biometría hemática completa (BHC) con diferencial y recuento de plaquetas

c) Otras pruebas clínicamente indicadas, como radiografías de huesos largos, radiografía de tórax, pruebas de función hepática, neuroimagen, examen oftalmológico y respuesta auditiva del tronco encefálico

    iii. Regímenes recomendados
- **a)** Penicilina G cristalina acuosa 50 000 unidades/kg por dosis cada 12 horas durante los 7 primeros días de vida y cada 8 horas a partir de entonces durante un total de 10 días
- **b)** Penicilina procaínica G 50 000 unidades/kg por dosis IM diaria durante 10 días

b. Posible sífilis congénita
    i. Criterios de diagnóstico
- **a)** Neonato con exploración física normal Y
- **b)** Título serológico cuantitativo no treponémico sérico igual o inferior a cuatro veces el título materno Y uno de los siguientes:
  - **1)** Tratamiento materno no administrado, inadecuado o carente de documentación
  - **2)** La madre fue tratada con un régimen sin penicilina (p. ej., eritromicina).
  - **3)** Tratamiento materno administrado < 4 semanas antes del parto

    ii. Evaluación recomendada
- **a)** Análisis de LCR para VDRL, recuento de células y proteínas
- **b)** Biometría hemática completa (BHC) con fórmula leucocitaria y recuento de plaquetas
- **c)** Radiografías de huesos largos

    iii. Regímenes recomendados
- **a)** Penicilina G cristalina acuosa 50 000 unidades/kg por dosis cada 12 horas durante los 7 primeros días de vida y cada 8 horas a partir de entonces durante un total de 10 días
- **b)** Penicilina procaínica G 50 000 unidades/kg por dosis intramuscular (IM) diaria durante 10 días.
- **c)** Penicilina benzatínica G 50 000 unidades/kg por dosis IM en una sola dosis **solo** si la evaluación es por completo normal (hemograma con diferencial y plaquetas, análisis de LCR con VDRL, recuento de células y concentración de proteínas, y radiografías de huesos largos) y el seguimiento es seguro. Si alguna parte de la evaluación del lactante es anormal o no interpretable (p. ej., muestra de LCR contaminada con sangre), o si el seguimiento no es seguro, debe administrarse el ciclo completo de 10 días de penicilina G acuosa o procaínica.

c. Sífilis congénita menos probable
    i. Criterios de diagnóstico
- **a)** Neonato con exploración física normal Y
- **b)** Título sérico cuantitativo no treponémico igual o inferior a cuatro veces el título materno Y
- **c)** La madre fue tratada durante el embarazo con un régimen adecuado de penicilina > 4 semanas antes del parto Y
- **d)** No hay pruebas de reinfección o recaída materna

    ii. Evaluación recomendada
- **a)** No se recomienda ninguna evaluación.

    iii. Régimen recomendado
- **a)** Penicilina G benzatínica 50 000 unidades/kg por dosis IM en dosis única
- **b)** En el caso de un lactante cuyos títulos no treponémicos de la madre hayan disminuido al menos cuatro veces después de una terapia adecuada para la sífilis precoz o se hayan mantenido estables con títulos

bajos (RPR < 1:4), un enfoque alternativo consiste en no tratar al lactante pero realizar un seguimiento estrecho cada 2 o 3 meses hasta que la prueba no treponémica sea no reactiva.

d. Sífilis congénita improbable

  i. Criterios de diagnóstico

  a) Neonato con exploración física normal Y

  b) Título serológico cuantitativo no treponémico sérico igual o inferior a cuatro veces el título materno Y

  c) Tratamiento materno adecuado antes del embarazo Y

  d) El título no treponémico materno se mantuvo bajo y estable (serofast) antes y durante el embarazo y en el momento del parto (VDRL < 1:2 o RPR < 1:4).

  ii. Evaluación recomendada

  a) No se recomienda ninguna evaluación.

  iii. Régimen recomendado

  a) No se requiere tratamiento; sin embargo, algunos expertos recomiendan una dosis única de penicilina G benzatínica 50 000 unidades/kg IM, en particular si el seguimiento es incierto.

C. Evaluación y tratamiento de lactantes y niños mayores de 1 mes. Los lactantes y niños identificados con una STS reactiva deben ser examinados minuciosamente y se deben revisar los registros de serología y tratamiento maternos para determinar si el niño tiene sífilis congénita o adquirida.

  1. Evaluación recomendada

  a. Análisis de LCR para VDRL, recuento de células y concentración de proteínas

  b. BHC con diferencial y recuento de plaquetas

  c. Otras pruebas según indicación clínica, incluidas radiografías de huesos largos, radiografía de tórax, pruebas de función hepática, ecografía craneal, examen oftalmológico y respuesta auditiva del tronco encefálico.

  d. Todo lactante o niño con riesgo de sífilis congénita debe someterse a una evaluación completa y a pruebas de detección de la infección por VIH.

  e. Si se diagnostica sífilis adquirida, el niño debe ser evaluado por posible abuso sexual.

  2. Tratamiento recomendado

  a. Penicilina G cristalina acuosa 200 000 a 300 000 unidades/kg/día IV, administradas como 50 000 unidades/kg cada 4 a 6 horas durante 10 días.

  b. Si el lactante o niño no presenta manifestaciones clínicas de sífilis congénita y la evaluación (incluido el examen del LCR) es normal, puede considerarse el tratamiento con hasta tres dosis semanales de penicilina G benzatínica, 50 000 unidades/kg IM.

  c. Algunos expertos también sugieren administrar una dosis única de penicilina G benzatínica 50 000 unidades/kg IM tras el tratamiento IV de 10 días.

VI. DETECCIÓN Y TRATAMIENTO DE LA SÍFILIS EN EMBARAZADAS

A. La prevención y detección eficaz de la sífilis congénita depende de la identificación de la sífilis en mujeres embarazadas. El tamizaje serológico rutinario de las mujeres embarazadas debe realizarse durante la primera visita prenatal. Los CDC recomiendan la realización de pruebas adicionales a las 28 semanas de gestación y en el momento del parto para las mujeres con mayor riesgo o que viven en comunidades con una mayor prevalencia de infección por sífilis. Cuando una mujer se presenta en trabajo de parto sin antecedentes de atención prenatal o si se desconocen los resultados de pruebas anteriores, se debe realizar una STS en el momento del parto y no se debe dar el alta al bebé hasta que se conozcan los resultados. En mujeres de muy alto riesgo, debe considerarse la posibilidad de repetir la STS 1 mes después del parto para detectar a la paciente infectada justo antes del parto pero que aún no se había seroconvertido. Todas las STS no treponémicas positivas en mujeres embarazadas deben confirmarse con una prueba treponémica. Si la prueba treponémica es negativa, una prueba no treponémica positiva es tal vez un falso positivo; se puede considerar repetir la prueba treponémica en 2 a 4 semanas en pacientes de alto riesgo para evaluar la seroconversión.

B. Las mujeres embarazadas con una STS no treponémica reactiva confirmada por una STS treponémica reactiva deben ser tratadas al margen de la etapa del embarazo, a menos que el tratamiento adecuado previo esté claramente documentado y los títulos no treponémicos de seguimiento hayan disminuido al menos cuatro veces.

C. El tratamiento adecuado para las mujeres embarazadas se define como "la finalización de un régimen a base de penicilina", de acuerdo con las directrices de tratamiento de los CDC, adecuado para el estadio de la infección, iniciado 30 o más días antes del parto.

D. Tratamiento de las mujeres embarazadas con sífilis

1. **Sífilis primaria, secundaria y latente precoz (sin neurosífilis).** La penicilina benzatina G 2.4 millones de unidades IM en una sola dosis es el tratamiento preferido. Algunos expertos recomiendan una segunda dosis de 2.4 millones de unidades IM una semana después de la primera dosis.

2. **Sífilis latente tardía y sífilis terciaria (sin neurosífilis).** Penicilina G benzatina 7.2 millones de unidades administradas en tres dosis de 2.4 millones de unidades IM a intervalos de 1 semana.

3. **Neurosífilis.** Penicilina G cristalina acuosa 18 a 24 millones de unidades diarias administradas como 3 a 4 millones de unidades IV cada 4 horas durante 10 a 14 días. Si puede garantizarse el cumplimiento, puede utilizarse un régimen alternativo de penicilina G procaínica 2.4 millones de unidades IM diarias más probenecid 500 mg por vía oral cuatro veces al día durante 10 a 14 días. Al final de estas terapias, algunos expertos recomiendan penicilina G benzatina 2.4 millones de unidades IM semanalmente durante un máximo de 3 semanas.

4. Pacientes alérgicos a la penicilina. No existen alternativas probadas a la penicilina para la prevención de la sífilis congénita. Si una mujer embarazada infectada tiene antecedentes de alergia a la penicilina, se le pueden realizar pruebas cutáneas contra los determinantes mayores y menores de la penicilina. Si los resultados de estas pruebas son negativos, puede administrarse penicilina bajo supervisión médica. Si los resultados de las pruebas son positivos o no están disponibles, se debe desensibilizar a la paciente y luego administrarle penicilina. La desensibilización debe realizarse en consulta con un experto y en un centro donde se disponga de tratamiento de urgencia.

5. La reacción de Jarisch-Herxheimer (fiebre, escalofríos, cefalea, mialgias y exacerbación de las lesiones cutáneas) puede producirse tras el tratamiento de la sífilis en mujeres embarazadas. El sufrimiento fetal, el parto prematuro y la muerte fetal son raros pero posibles. Las pacientes deben ser conscientes de la posibilidad de tales reacciones, pero la preocupación por tales complicaciones no debe retrasar el tratamiento.

6. Debe realizarse un seguimiento mensual de toda madre tratada por sífilis durante el embarazo. Una disminución sostenida de cuatro veces en el título no treponémico debe observarse con un tratamiento exitoso.

7. Todos los pacientes con sífilis deben ser evaluados para otras infecciones de transmisión sexual (ITS), como clamidia, gonorrea, hepatitis B y VIH.

8. Las embarazadas infectadas por el VIH deben recibir el mismo tratamiento que las embarazadas seronegativas, salvo que el tratamiento de la sífilis primaria y secundaria y de la sífilis latente precoz puede ampliarse a tres dosis semanales de penicilina benzatina G 2.4 millones de unidades IM por semana.

VII. SEGUIMIENTO DE NEONATOS TRATADOS POR SÍFILIS CONGÉNITA.

Todos los neonatos con pruebas no treponémicas reactivas deben recibir exámenes cuidadosos de seguimiento y títulos no treponémicos cada 2 a 3 meses hasta que la prueba se vuelva no reactiva. En el neonato que no fue tratado debido a la baja probabilidad de infección, o infectado pero tratado de manera adecuada, los títulos de anticuerpos no treponémicos deben disminuir a la edad de 3 meses y ser no reactivos a la edad de 6 meses. A los 6 meses, si la prueba no treponémica no es reactiva, no es necesario realizar más evaluaciones ni tratamientos. Los neonatos tratados que presenten títulos persistentes o crecientes de la prueba no treponémica entre los 6 y los 12 meses deben ser reevaluados mediante un examen del LCR y tratados en consulta con un experto. El retratamiento con un ciclo de 10 días de un régimen de penicilina G puede estar indicado. Los neonatos cuyas evaluaciones iniciales del LCR sean anormales deben someterse a una nueva punción lumbar aproximadamente cada 6 meses hasta que los resultados sean normales. Una prueba VDRL de LCR reactiva o índices de LCR anormales que persistan y no puedan atribuirse a otra enfermedad en curso requieren un retratamiento por posible neurosífilis y deben tratarse en consulta con un experto. Las pruebas treponémicas no se utilizan para evaluar la respuesta al tratamiento en la sífilis congénita; los anticuerpos treponémicos maternos transferidos de forma pasiva pueden causar seropositividad persistente hasta 15 meses.

VIII. CONTROL DE INFECCIONES

A. **Aislamiento del paciente hospitalizado.** El *Red Book 2018* recomienda precauciones estándar para todos los pacientes, incluidos los lactantes con sífilis congénita sospechada o comprobada. Se deben utilizar guantes cuando se atienda a pacientes con sífilis congénita, primaria y secundaria con lesiones cutáneas y mucosas (que pueden ser contagiosas) hasta que hayan transcurrido 24 horas de tratamiento.

B. **Medidas de control.** Todas las personas que hayan tenido contacto cercano sin protección con un paciente con sífilis congénita temprana (antes de la identificación de la enfermedad o durante las primeras 24 horas de tratamiento) deben ser examinadas clínicamente para detectar la presencia de lesiones 2 a 3 semanas después del contacto. Se puede considerar el tratamiento inmediato para las exposiciones de alto riesgo. Las pruebas serológicas deben realizarse y repetirse 3 meses después del contacto o antes si aparecen síntomas.

C. Los CDC de Atlanta (Georgia) y los departamentos de salud estatales en Estados Unidos ofrecen asistencia y orientación sobre las pruebas y el tratamiento de la sífilis.

Lecturas recomendadas

American Academy of Pediatrics. Syphilis. En: Kimberlin DW, Barnett ED, Lynfield R, et al, eds. *Red Book: 2021 Report of the Committee on Infectious Disease.* 32nd ed. Itasca, IL: American Academy of Pediatrics; 2021:729–743.

Centers for Disease Control and Prevention. Congenital syphilis (*Treponema pallidum*). https://ndc.services.cdc.gov/conditions/congenital-syphilis/. Accessed November 27, 2021.

Centers for Disease Control and Prevention. *Sexually Transmitted Disease Surveillance 2016.* Atlanta, GA: U.S. Department of Health and Human Services; 2017.

Curry SJ, Krist AH, Owens DK, et al; for the U.S. Preventive Services Task Force. Screening for syphilis infection in pregnant women. US Preventive Services Task Force reaffirmation recommendation statement. *JAMA* 2018;320(9):911–917.

Workowski KA, Bolan GA; and the Centers for Disease Control and Prevention. Sexually transmitted diseases treatment guidelines, 2015. *MMWR Recomm Rep* 2015;64(RR-3):1–137.

52 Tuberculosis

Saki Ikeda y Jeffrey R. Starke

PUNTOS CLAVE

- La Organización Mundial de la Salud (OMS) estima que 1.2 millones de niños desarrollaron tuberculosis (TB) en 2019, con un saldo de 205 000 muertes (32 000 fueron niños infectados por el VIH).
- La infección por tuberculosis se determina mediante la prueba cutánea de tuberculina (TST) de Mantoux o una prueba de liberación de interferón γ (IGRA).
- La TB congénita verdadera con transmisión de la madre al feto en el útero es bastante rara, pero puede producirse de varias formas: diseminación hematógena a través de la vena umbilical, aspiración de líquido amniótico infectado o ingestión de otros materiales infectados.
- Los signos y síntomas clínicos de la tuberculosis congénita varían en función de la intensidad de la transmisión y de la localización de la enfermedad.

I. EPIDEMIOLOGÍA E INCIDENCIA.

Mycobacterium tuberculosis es el agente etiológico que causa la tuberculosis (TB). El organismo produce un espectro de entidades clínicas con diferentes enfoques diagnósticos y de manejo. Antes de cualquier discusión sobre la TB, resulta útil definir estas entidades (tabla 52-1).

Más de una cuarta parte de la población mundial está infectada por *M. tuberculosis*. Cada año, al menos 10 millones de personas desarrollan la enfermedad de la tuberculosis y, como resultado, 1.5 millones de personas mueren. La Organización Mundial de la Salud (OMS) estima que 1.2 millones de niños desarrollaron tuberculosis en 2019, con un saldo de 205 000 muertes (32 000 ocurrieron en niños infectados por el VIH).

A principios del siglo xx, la tuberculosis era una entidad común en Estados Unidos. La llegada de medicamentos antituberculosos o antifímicos eficaces en la década de 1950 dio lugar a un descenso de la prevalencia de la TB hasta mediados de la década de 1980. En ese momento, el declive de los servicios de salud pública, la epidemia de VIH, el aumento de la inmigración procedente de países con alta prevalencia y el incremento de la transmisión en entornos de congregación provocaron un repentino aumento de los casos (20% de aumento general y 40% de aumento entre los niños). Este repunte alcanzó su punto máximo en 1992 con 26 673 casos anuales notificados. Una vez que se promulgaron mayores medidas estratégicas de salud pública a principios de la década de 1990, la incidencia disminuyó, en 2019, a 8 920 casos.

En Estados Unidos, la mayoría de los pacientes infectados por TB se encuentran en determinados grupos de alto riesgo, que se enumeran en la tabla 52-2. Aproximadamente 70% de los casos de TB en Estados Unidos se produce en personas nacidas en el extranjero. Estas son examinadas y tratadas solo para la enfermedad tuberculosa antes de inmigrar; el tratamiento de la infección tuberculosa requiere que reciban atención después de su llegada a Estados Unidos, lo que puede ser difícil debido a la falta de seguro y de un centro médico. Las personas que viajan a Estados Unidos con visados de visitante no se someten a pruebas de detección de TB. Por

Tabla 52-1. Definiciones

Exposición a la tuberculosis	Se produce cuando una persona ha estado en contacto con un caso de tuberculosis contagiosa en los últimos 3 meses. Una persona expuesta puede o no tener la infección o la enfermedad.
Infección tuberculosa (primoinfección)	Se produce cuando un individuo tiene un resultado positivo en la prueba cutánea de la tuberculina (definida en la tabla 52-3) o un resultado positivo en el ensayo de liberación de interferón γ (definido en el texto), un examen físico normal y una radiografía de tórax que es normal o muestra indicios de calcificaciones cicatrizadas. Un individuo infectado no tratado puede desarrollar la enfermedad tuberculosa en un futuro próximo o lejano.
Enfermedad tuberculosa	Se produce cuando una enfermedad evidente (signos, síntomas o cambios radiográficos) es causada por *Mycobacterium tuberculosis*.
Enfermedad tuberculosa congénita	Se produce cuando un neonato se infecta con *M. tuberculosis* en el útero o durante el parto y desarrolla la enfermedad posteriormente. Esto se determina por la presencia de una tinción positiva para bacilos acidorresistentes o un cultivo del neonato, con exclusión de una posible transmisión posnatal, o lesiones en la primera semana de vida, complejo hepático primario o granulomas hepáticos caseificantes, o infección tuberculosa de la placenta o el tracto genital materno.
Enfermedad tuberculosa adquirida posnatalmente	Se produce cuando un neonato se infecta después del parto, ya sea por inhalación de *M. tuberculosis* de un cuidador contagioso o por ingestión de *M. tuberculosis* a través de la leche materna o de vaca infectada, y desarrolla signos, síntomas o pruebas radiográficas de enfermedad tuberculosa.

Tabla 52-2. Grupos de alto riesgo de infección tuberculosa

Personas nacidas en el extranjero procedentes de países con alta prevalencia
Personas con antecedentes familiares de infección o enfermedad tuberculosa
Personas que viajan a países de alta prevalencia
Internos de centros penitenciarios
Consumidores de drogas ilegales
Familias migrantes
Personas sin hogar

lo tanto, muchas mujeres nacidas en el extranjero corren el riesgo de desarrollar la enfermedad tras su llegada a los Estados Unidos. Para muchas mujeres jóvenes, su primera visita de atención médica después de su llegada es durante su embarazo o en el parto, y esta puede ser la mejor oportunidad para diagnosticar y manejar su infección o enfermedad de TB.

II. TRANSMISIÓN Y PATOGENIA.

La transmisión de *M. tuberculosis* suele producirse cuando un individuo expectora núcleos de gotitas infecciosas, que pueden permanecer en el aire durante horas. Los individuos cuyo esputo presenta bacilos ácido-alcohol resistentes (BAAR) son los más propensos a ser infecciosos. Los individuos con bacilos ácido-alcohol resistentes negativos pero con cultivo positivo suelen ser menos infecciosos que los que tienen bacilos ácido-alcohol resistentes positivos, pero muchos pueden transmitir el organismo. Los fómites y otras secreciones raramente causan transmisión.

Los neonatos y los niños con TB pulmonar no suelen producir una tos lo suficientemente eficaz como para expectorar los núcleos de gotitas necesarios para propagar la enfermedad y suelen tener una carga baja de organismos; de ahí que la TB infantil se denomine a menudo "enfermedad paucibacilar". En consecuencia, los niños rara vez infectan a otras personas. Sin embargo, los adolescentes con enfermedad pulmonar de reactivación o los niños que presentan rasgos característicos de la enfermedad de tipo adulto (lesiones pulmonares cavitarias con tos efectiva) pueden ser contagiosos. Además, los niños con TB congénita verdadera suelen tener una gran carga pulmonar de organismos y pueden transmitir la infección al personal sanitario, especialmente si están intubados. A las 2 semanas de iniciar un tratamiento eficaz, un paciente de cualquier edad con TB susceptible a los fármacos suele dejar de ser contagioso, pero un paciente con TB multidrogorresistente (TB-MDR) puede seguir siendo infeccioso durante semanas o meses después de iniciar el tratamiento.

Una vez inhalados los núcleos de gotitas, los bacilos de *M. tuberculosis* aterrizan en los alvéolos, donde se multiplican libremente y son consumidos por los macrófagos alveolares. En algunos individuos, el sistema inmunológico es capaz de eliminar la infección sin tratamiento. En otros, *M. tuberculosis* subvierte los intentos de degradación de los macrófagos alveolares y se replica en el interior de los macrófagos durante varias semanas. A medida que los bacilos se multiplican, con frecuencia son transportados a los ganglios linfáticos regionales por los macrófagos alveolares y pueden propagarse por vía hematógena a otros lugares, como las vértebras, el peritoneo, las meninges, el hígado, el bazo, los ganglios linfáticos y el tracto genitourinario, entre otros. La mayoría de los pacientes son asintomáticos durante este periodo y no suelen presentar signos radiológicos de la enfermedad. La excepción son los neonatos, que corren un riesgo mucho mayor de evolucionar rápidamente a enfermedad sintomática debido a la inmadurez de su sistema inmunológico. Aunque los adultos sanos infectados por *M. tuberculosis* tienen entre un 5 y un 10% de probabilidades de desarrollar la enfermedad tuberculosa a lo largo de su vida, la mayoría de los que lo hacen —incluidas las mujeres embarazadas— desarrollan la enfermedad en los primeros 1 a 2 años tras la infección. Los neonatos y niños pequeños infectados pero no tratados tienen 40% de probabilidades de desarrollar la enfermedad en un plazo de 6 a 9 meses. El riesgo tanto para la madre como para el niño es mayor cuando la madre se ha infectado recientemente. Cualquier afección que deprima la inmunidad celular (infección por VIH, diabetes mellitus, mal estado nutricional, fármacos modificadores de la respuesta biológica [como los fármacos inhibidores del factor de necrosis tumoral alfa] o dosis elevadas de corticoesteroides) aumenta el riesgo de progresión de la infección a la enfermedad en adultos y niños.

En los niños pequeños, los organismos tienden a extenderse a los ganglios linfáticos hiliares y mediastinales regionales, que se agrandan si la inflamación es intensa. Los ganglios linfáticos pueden comprimir o erosionar los bronquios, lo que con frecuencia provoca una atelectasia distal o una infección del parénquima, causando la lesión denominada de "colapso-consolidación". Sin embargo, el sello distintivo de la TB infantil es la linfadenopatía intratorácica con o sin enfermedad parenquimatosa subsecuente.

A. Infección tuberculosa. La infección tuberculosa se define como la presencia de una respuesta inmunológica a antígenos relacionados con *M. tuberculosis*. **La infección tuberculosa se determina mediante el uso de la prueba cutánea de la tuberculina (TST) de Mantoux o una prueba de liberación de interferón γ (IGRA).**

1. **La TST** es una prueba de hipersensibilidad retrasada para determinar si el paciente reacciona a un derivado proteico purificado (PPD) de *M. tuberculosis*. La hipersensibilidad de tipo retrasado suele desarrollarse entre 3 a 9 semanas después de que se produzca la infección tuberculosa; la TST será negativa antes de este tiempo. El PPD se coloca por vía subcutánea, normalmente en el antebrazo izquierdo. Luego de 48 a 72 horas, se examina la zona en busca de induración y se mide y registra su grado. La TST se interpreta como positiva dependiendo de la medida de la induración, así como de los factores de riesgo que pueda tener el paciente (tabla 52-2).

2. **Las IGRA** son análisis de sangre que detectan la producción de interferón γ, una sustancia química liberada de forma rutinaria por las células inmunológicas cuando combaten los organismos de la TB. Las IGRA incluyen controles positivos y negativos y, dado que no existe un "*gold* estándar" para la infección tuberculosa, sus umbrales de positividad se han determinado a partir de estudios en adultos con tuberculosis positiva en cultivo. Estas pruebas ayudan a determinar si alguien ha sido infectado por *M. tuberculosis*, pero no diferencian entre infección y enfermedad. Existen dos IGRA aprobados para uso clínico en los Estados Unidos: la prueba QuantiFERON-TB Gold Plus (QIAGEN, Germantown, Maryland) y la prueba T-SPOT.*TB* (Oxford Immunotec, Abingdon, Reino Unido). Aunque el PPD contiene cientos de antígenos micobacterianos, las IGRA utilizan solo dos o tres que son específicos de *M. tuberculosis*. Las IGRA no producen reacciones cruzadas entre *Mycobacterium bovis* y bacilo de Calmette-Guérin (BCG) (el organismo utilizado en las vacunas antituberculosas) ni con el complejo *Mycobacterium avium*, la micobacteria no tuberculosa ambiental más común. Dado que estos dos organismos son responsables de la mayoría de los resultados falsos positivos de la TST, las IGRA resultan más específicas. Otra ventaja de los IGRA es que solo requieren una visita al médico para la extracción de sangre. Sin embargo, requieren capacidades de laboratorio específicas y son más caras que la TST. Aunque las IGRA son más específicas para la infección por *M. tuberculosis* que la TST, no parecen ofrecer una mayor sensibilidad. Las IGRA pueden utilizarse para diagnosticar la infección tuberculosa tanto en adultos como en niños.

III. TB MATERNA. Existe un conjunto de estudios extensos en la era moderna que examinan el impacto del embarazo en la TB y viceversa; la mayoría de la literatura es anterior a la década de 1960. Antes de la disponibilidad de medicamentos antituberculosos, la tuberculosis tenía un mal pronóstico tanto para el feto como para la madre. En la actualidad, con una terapia eficaz, la madre con TB puede curarse y el feto o el bebé pueden salvarse de la enfermedad. Los profesionales de la salud deben examinar a todas las embarazadas para detectar factores de riesgo de infección o enfermedad tuberculosa en una visita prenatal temprana; se han elaborado cuestionarios para facilitar este examen. Las mujeres pertenecientes a grupos de alto riesgo, como los enumerados en la tabla 52-2, o en contacto con un caso actual o previo de TB, deben someterse inmediatamente a una prueba de la tuberculina o a una prueba de inmunoglobulina gaseosa. Existen pruebas sólidas de que el embarazo no altera la respuesta a la TST y de que esta no afecta negativamente a la mujer ni al feto. Del mismo modo, los resultados de IGRA no parecen

Tabla 52-3. Definiciones de la prueba cutánea de la tuberculina (TST) positiva

≥ 5 mm induración	10-14 mm induración	≥ 15 mm induración
Personas que viven con VIH	Personas que emigraron de un país de alta prevalencia en los últimos 5 años	Personas sin factores de riesgo de enfermedad tuberculosa
Contactos recientes de casos de tuberculosis contagiosa	Consumidores de drogas inyectables	
Individuos con cambios radiográficos torácicos sugestivos de enferme-dad tuberculosa	Residentes y empleados de los siguientes centros de alto riesgo: ■ Prisiones/cárceles ■ Asilos geriátricos/centros de cuidados de larga duración para personas mayores ■ Hospitales y otros centros sanitarios ■ Instalaciones residenciales para enfermos de VIH/SIDA ■ Refugios para personas sin hogar	
Pacientes con trasplante de órganos o inmuno-deprimidos (que reci-ban el equivalente a 15 mg/día de prednisona o más)	Personal del laboratorio de micobacteriología Personas con alguna de las siguientes condiciones clínicas de alto riesgo: ■ Silicosis ■ Diabetes mellitus ■ Insuficiencia renal crónica ■ Trastornos hematológicos (p. ej., leucemia y linfoma) ■ Carcinoma de cabeza, cuello o pulmón ■ Pérdida de peso (> 10% del peso corporal ideal) ■ Cualquier neonato, niño o adolescente en contacto con un adulto de alto riesgo	

verse afectados por el embarazo. La TB del tracto genital femenino se ha asociado con entre 0.2 y 21% de los casos de infertilidad, dependiendo de las tasas locales de TB. Esto concierne a las trompas de Falopio, afectadas en la mayoría de los casos, los ovarios y la cavidad endometrial (50 a 70%). La afectación cervical y vaginal es rara. La TB genital femenina se presenta clínicamente como infertilidad a consecuencia de una obstrucción tubárica o de adherencias de la cavidad uterina. Esto puede complicar la fecundación *in vitro* (FIV), y el cribado de la TB debe considerarse cuando una mujer de un país con alta carga de TB o con otros factores de riesgo requiera FIV.

A. **Manejo de la infección tuberculosa materna.** Si una mujer embarazada presenta una TST positiva, según se define en la tabla 52-2, o una IGRA positivo, debe someterse a una evaluación de la enfermedad tuberculosa, que incluye una anamnesis y un examen físico completos, así como una radiografía de tórax con protección abdominal. La radiografía de tórax no debe posponerse hasta después del parto, ya que el feto puede ser protegido ante el procedimiento y el pronóstico para la madre y el neonato suele ser peor si la tuberculosis no se detecta durante el embarazo. Una vez excluida la enfermedad tuberculosa, se considera el momento oportuno para el tratamiento de la infección tuberculosa en la madre. Si es probable que la madre se haya infectado recientemente o esté inmunodeprimida de algún modo, el tratamiento de la infección tuberculosa de la madre debe iniciarse durante el embarazo. Si la mujer no pertenece a estos grupos de alto riesgo, algunos expertos recomiendan que su tratamiento espere hasta después del parto. El tratamiento más común de la infección tuberculosa para la mujer embarazada ha sido 300 mg de isoniazida (INH) al día. Se sabe que la INH provoca una neuropatía periférica debida a la depleción de vitamina B_6 (piridoxina), por lo que las embarazadas que tomen INH deben recibir también esta vitamina.

1. Cuando la mujer embarazada tiene infección tuberculosa, se recomienda que se investigue al resto del hogar y a la familia extensa en busca de infección y enfermedad tuberculosa. El propósito es encontrar, diagnosticar y tratar a un individuo potencialmente infeccioso al que el niño podría estar expuesto después del parto, minimizando así el riesgo de transmisión al neonato y a otras personas. Sin embargo, si esto no ha ocurrido en el momento del parto, no se debe retrasar el alta del niño a casa, a menos que se identifique a un miembro sintomático de la familia. Aunque los departamentos de salud locales suelen encargarse de la identificación de contactos cuando se detecta un caso de tuberculosis, debido a la insuficiencia de recursos la mayoría no prestan este servicio cuando la embarazada solo tiene infección tuberculosa y esta investigación se deja en manos de otros profesionales sanitarios. Cuando la madre está recibiendo tratamiento para la infección tuberculosa y no se detecta ningún caso actual de tuberculosis, no es necesario tratar al neonato para la infección o la enfermedad tuberculosa.

B. **Tratamiento de la tuberculosis pulmonar materna** (fig. 52-1)

1. Síntomas. Si la prueba de la tuberculina o la IGRA resultan positivas en una mujer embarazada, la evaluación clínica de la enfermedad tuberculosa debe incluir una anamnesis y una exploración física minuciosa. Los pacientes con TB pulmonar suelen quejarse de alguna combinación de fiebre, tos, pérdida de peso, fatiga o, menos frecuentemente, hemoptisis. Sin embargo, las mujeres embarazadas pueden tener relativamente menos síntomas de lo que podría sugerir la extensión de la enfermedad en la radiografía de tórax. La TB extrapulmonar puede aparecer en casi cualquier parte del cuerpo, pero las localizaciones más frecuentes son los ganglios linfáticos cervicales o supraclaviculares, los huesos y las articulaciones, el peritoneo, las meninges o el aparato genitourinario. El "síntoma" más común de la TB genitourinaria femenina es la dificultad para concebir, pero también es frecuente que se produzcan patrones anormales de sangrado mens-

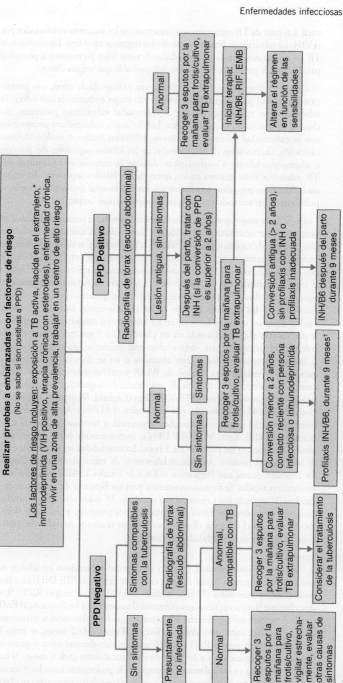

Figura 52-1. Diagnóstico y tratamiento de la tuberculosis en la mujer embarazada. PPD, derivado proteico purificado; TB, tuberculosis; INH, isoniazida; RIF, rifampicina; EMB, etambutol.

*Aunque no se conocen efectos teratogénicos de la isoniazida, algunos expertos recomiendan esperar hasta el 2° trimestre antes de iniciar el tratamiento de la infección tuberculosa.

Contenido de la figura:

Realizar pruebas a embarazadas con factores de riesgo
(No se sabe si son positivas a PPD)

Los factores de riesgo incluyen: exposición a TB activa, nacida en el extranjero,* inmunodeprimida (VIH positivo, terapia crónica con esteroides), enfermedad crónica, vivir en una zona de alta prevalencia, trabajar en un centro de alto riesgo

PPD Positivo
Radiografía de tórax (escudo abdominal)

- Lesión antigua, sin síntomas → Después del parto, tratar con INH (si la conversión de PPD es superior a 2 años)
- Normal
  - Síntomas → Recoger 3 esputos por la mañana para frotis/cultivo, evaluar TB extrapulmonar
  - Sin síntomas
- Anormal → Recoger 3 esputos por la mañana para frotis/cultivo, evaluar TB extrapulmonar → Iniciar terapia: INH, RIF, EMB → Alterar el régimen en función de las sensibilidades

- Conversión menor a 2 años, contacto reciente con persona infecciosa o inmunodeprimida → Profilaxis INH/B6, durante 9 meses
- Conversión antigua (> 2 años), sin profilaxis con INH o profilaxis inadecuada → INH/B6 después del parto durante 9 meses

PPD Negativo

- Síntomas compatibles con la tuberculosis → Radiografía de tórax (escudo abdominal)
  - Anormal, compatible con TB → Recoger 3 esputos por la mañana para frotis/cultivo, evaluar TB extrapulmonar → Considerar el tratamiento de la tuberculosis
  - Normal
- Sin síntomas → Presuntamente no infectada → Recoger 3 esputos por la mañana para frotis/cultivo, vigilar estrechamente, evaluar otras causas de síntomas

trual. Las tasas de TB extrapulmonar aumentan en los pacientes coinfectados por el VIH. La tuberculosis materna tiene efectos negativos en el feto. Las madres con TB no tratada tienen más probabilidades de tener hijos prematuros o pequeños para la edad de gestación. También es más probable que tengan óbitos.

2. **Hallazgos radiográficos.** Debe realizarse una radiografía de tórax, con protección abdominal para resguardar al feto, a toda mujer embarazada con infección tuberculosa no tratada para descartar enfermedad tuberculosa pulmonar, incluso si su condición es asintomática. Los hallazgos radiográficos compatibles con la enfermedad tuberculosa incluyen infiltrados focales o multinodulares, cavitación, disminución de la expansión de los lóbulos superiores del pulmón y adenopatías hiliares o mediastínicas. Aunque la mayoría de los adultos con TB pulmonar tiene lesiones en los ápices de los lóbulos superiores, las mujeres embarazadas presentan una mayor tendencia a mostrar lesiones en otras áreas pulmonares, presentando una imagen radiográfica algo "atípica".

3. **Cultivo.** Toda mujer embarazada en la que se sospeche la presencia de tuberculosis pulmonar necesitará una evaluación microbiológica, que suele consistir en tres muestras de esputo a primera hora de la mañana que se tiñen para detectar bacterias acidorresistentes, se analizan con una prueba de amplificación de ácidos nucleicos, como la PCR, y se cultivan para detectar micobacterias. Debido al lento crecimiento del *M. tuberculosis*, se pueden necesitar hasta 6 semanas para detectar el organismo en medios sólidos y las pruebas convencionales de sensibilidad a los fármacos pueden tardar varias semanas más. Si se utilizan medios líquidos, como es habitual en los laboratorios modernos, el organismo se detecta con mayor frecuencia en un plazo de 2 a 3 semanas. Si se sospecha enfermedad extrapulmonar, deben obtenerse muestras apropiadas, incluida la biopsia de tejido de los lugares afectados si no se dispone de secreción o excreción, y enviarse para tinción de BAAR y cultivo micobacteriano. En la mayoría de los centros, se dispone de una técnica de diagnóstico molecular para ayudar al diagnóstico. Xpert MTB/RIF Ultra (Cepheid, Sunnydale, California) es una PCR anidada en tiempo real que analiza el ADN de *M. tuberculosis*, así como el material genético que confiere resistencia al fármaco de primera línea rifampicina (RIF). Xpert MTB/RIF Ultra es menos sensible que el cultivo, pero ofrece resultados en un plazo de 2 a 3 horas. La sensibilidad mejora en los casos de baciloscopia positiva. Además, el laboratorio de tuberculosis de los Centers for Disease Control and Prevention (CDC) de Estados Unidos realiza pruebas moleculares rápidas de farmacorresistencia para los fármacos de primera línea y muchos de segunda línea en cepas del complejo *M. tuberculosis*. Estas pruebas moleculares pueden dar falsos negativos o falsos positivos, y los datos deben interpretarse en el contexto clínico y confirmarse mediante métodos de cultivo para las pruebas de sensibilidad a los fármacos.

4. **Tratamiento**

   a. **Adultas no embarazadas.** Cuando se sospecha tuberculosis en adultas no embarazadas, la terapia inicial consiste en cuatro fármacos: RIF, INH, pirazinamida (PZA) y etambutol (EMB), también conocida como terapia RIPE. Si se descubre que la paciente tiene una enfermedad susceptible a los fármacos, el EMB puede eliminarse del régimen en ese momento. Los demás fármacos se mantienen durante 2 meses como periodo de inducción. Después de 2 meses, se retira la PZA del régimen, pero la INH y la RIF se mantienen durante otros 4 meses en una fase de continuación. La duración total del tratamiento es de 6 meses. Si hay lesiones cavitarias en los pulmones, la terapia suele prolongarse hasta los 9 meses. Si se detecta resistencia al fármaco, se recomienda consultar a un experto en el tratamiento de la tuberculosis. Si hay manifestaciones extrapulmonares o la paciente no responde rápidamente al tratamiento estándar, puede ser necesario prolongar el curso del tratamiento. Todos los regímenes de tratamiento de la enfermedad tuberculosa deben administrarse mediante terapia de observación directa (TOD), una intervención en la que los medicamentos son administrados al paciente por un profesional sanitario o un tercero capacitado, a menudo un empleado del departamento de salud local, quien observa en persona o por video y documenta que el paciente ingiere cada dosis de medicación.

b. **Mujeres embarazadas.** El tratamiento en mujeres embarazadas difiere en que el régimen inicial suele incluir solo RIF, INH y EMB. A veces se excluye la PZA porque hay menos datos sobre su seguridad durante el embarazo, pero la mayoría de los expertos en TB incluyen la PZA en el régimen inicial y la Organización Mundial de la Salud (OMS) recomienda su uso durante el embarazo. La piridoxina se añade para prevenir la neuropatía periférica asociada con el uso de INH durante el embarazo, como ya se ha mencionado. Los fármacos de primera línea se consideran seguros para el feto y los riesgos de una enfermedad mal tratada superan con creces los riesgos del tratamiento. Los fármacos antituberculosos que suelen estar contraindicados para las embarazadas son la kanamicina, la amikacina y la capreomicina (pérdida de audición); las fluoroquinolonas no se administran sistemáticamente a las embarazadas debido a la falta de datos adecuados sobre su seguridad, pero pueden utilizarse en caso de sospecha de farmacorresistencia o si no se tolera uno o varios de los fármacos de primera línea. Si se detecta una farmacorresistencia que requiera el uso de medicamentos con efectos fetales desconocidos o adversos, se recomienda consultar a un experto en tuberculosis.

c. **Otras consideraciones.** Los medicamentos antituberculosos se presentan en pequeñas cantidades en la leche materna, en promedio en un 5 a 10% de las concentraciones séricas. El tratamiento de la infección o enfermedad tuberculosa en la madre no es una contraindicación para la lactancia. Dado que la leche materna también tiene concentraciones muy bajas de piridoxina, se recomienda administrar piridoxina a cualquier neonato que también esté tomando INH o cuya madre esté tomando el fármaco.

Las mujeres embarazadas con tuberculosis pulmonar pueden contagiar por vía aérea. Mientras estén hospitalizados, todos los pacientes sospechosos de padecer tuberculosis pulmonar deben ser aislados inicialmente por vía aérea en una sala con presión de aire negativa. Todo el personal debe llevar mascarillas de respiración N95 probadas. La mayoría de los hospitales exigirán que el paciente permanezca en aislamiento hasta que se hayan obtenido tres frotis de esputo con BAAR negativos consecutivos a primera hora de la mañana. Si se descubre que un paciente tiene TB-MDR, debe permanecer aislado durante toda su estancia en el hospital.

En todos los casos de *sospecha* de tuberculosis, se debe notificar rápidamente al departamento de salud local para iniciar el rastreo de contactos con el fin de encontrar a las personas recién infectadas, así como a otras personas que puedan tener tuberculosis, para que puedan recibir tratamiento y detener la transmisión a otras personas.

IV. TUBERCULOSIS DEL FETO O DEL NEONATO

A. Tuberculosis congénita

1. **Patogenia.** La TB congénita verdadera con transmisión de la madre al feto *in utero* es bastante rara, pero puede producirse de varias formas: diseminación hematógena a través de la vena umbilical, aspiración de líquido amniótico infectado o ingestión de otros materiales infectados. Si la madre tiene tuberculosis o se infecta durante el embarazo, los organismos pueden diseminarse por

vía hematógena a la placenta y, desde allí, pueden propagarse al feto a través de la vena umbilical. Sin embargo, la infección placentaria no garantiza la transmisión al feto; del mismo modo, la ausencia de organismos en la placenta no asegura que el niño no se infecte. Los depósitos habituales de propagación hematógena siguen el trayecto de la vena umbilical. Con frecuencia se infecta el hígado, donde se desarrolla un foco primario dentro de los ganglios linfáticos periportales. Los organismos pueden propagarse más allá del hígado y entrar en la circulación sistémica principal a través del foramen oval permeable o en la circulación pulmonar a través del ventrículo derecho. Se pueden infectar múltiples sitios de forma inicial o secundaria con respecto a los focos hepáticos o pulmonares iniciales. La lesión definitiva de la TB congénita es el complejo primario hepático con granulomas hepáticos caseificantes. La TB congénita puede diseminarse e incluir infiltración de la médula ósea, osteomielitis, linfadenitis mesentérica y tubérculos y granulomas de las glándulas suprarrenales, el tracto gastrointestinal, el bazo, los riñones, las meninges y la piel.

Si la placenta desarrolla una lesión caseosa que se rompe en el líquido amniótico, los focos primarios pueden encontrarse en los pulmones o en el tracto gastrointestinal. La enfermedad puede diseminarse de forma secundaria a otros sistemas de órganos. En raras ocasiones, la diseminación puede ser rápida y masiva, y el feto presentará un síndrome similar a la sepsis. El feto puede inhalar o ingerir los organismos, que pueden propagarse al oído medio y causar la enfermedad a través de la trompa de Eustaquio al tragar.

2. Síntomas. Los signos y síntomas clínicos de la TB congénita varían en relación con la intensidad de la transmisión así como con la ubicación de la enfermedad. Ocasionalmente, los síntomas se observan en el nacimiento, pero es más frecuente que comiencen entre la semana 1 a 3 de vida porque los organismos son aerobios obligados y se desarrollan mejor en el entorno posnatal, rico en oxígeno. La presentación inicial puede ser similar a la sepsis o a una infección congénita y debe sospecharse si un neonato enfermo no responde a los antimicrobianos empíricos y tiene una evaluación poco reveladora. La hepatoesplenomegalia y la dificultad respiratoria son los dos signos y síntomas más comunes, seguidos de la fiebre.

3. Hallazgos radiográficos. La radiografía de tórax suele ser anormal, y la mitad de los neonatos presentan un patrón de enfermedad miliar (pero este patrón puede no desarrollarse hasta pasados varios días o semanas de la enfermedad). Otros neonatos presentan adenopatías e infiltrados parenquimatosos.

4. Consideraciones adicionales. Debido a que los dos tipos de pruebas disponibles para detectar la infección por TB, la TST y las IGRA, dependen de un sistema inmunológico en pleno funcionamiento, con frecuencia son negativas en neonatos y lactantes con infección o enfermedad por TB. Las pruebas negativas de infección nunca deben considerarse para descartar infección o enfermedad tuberculosa en un neonato o lactante sometido a evaluación por estas afecciones.

Todos los neonatos en los que se sospeche TB congénita deben permanecer en aislamiento aéreo mientras se realiza la evaluación, ya que los casos confirmados suelen presentar una afectación pulmonar extensa; se han notificado casos de transmisión de *M. tuberculosis* de un paciente con infección congénita a un trabajador sanitario, pero no directamente a otros neonatos, con excepción de transmisiones debidas a equipos respiratorios contaminados. Los familiares del neonato infectado congénitamente también deben someterse a un cribado radiográfico, ya que pueden presentar signos subclínicos pero radiográficos de enfermedad tuberculosa aún no diagnosticada.

La investigación de la TB congénita debe incluir la evaluación de los factores de riesgo de TB de la madre, y la sospecha debe ser alta si la madre ha tenido neumonía, bronquitis, enfermedad meníngea, dificultad para quedarse embarazada, patrón inusual de sangrado uterino o endometritis antes, durante o después del embarazo. La placenta debe ser examinada por un patólogo y debe ser cultivada para *M. tuberculosis*. Si no se dispone de la placenta, se debe examinar a la madre y considerar la posibilidad de realizar una dilatación y legrado uterinos, ya que las muestras endometriales suelen dar resultados positivos en los cultivos. El neonato debe ser evaluado para la confirmación microbiológica de la enfermedad mediante frotis de BAAR y cultivo de fluidos o tejidos corporales, incluidos aspirados gástricos, líquido del oído medio, médula ósea, biopsia de tejido y aspirados traqueales. También debe examinarse el líquido cefalorraquídeo (LCR), ya que la meningitis tuberculosa se produce en un tercio de los casos de TB congénita.

V. TRANSMISIÓN POSNATAL DE LA *TUBERCULOSIS MICOBACTERIANA*. Las personas con infección tuberculosa no son contagiosas, por lo que no existe riesgo para el neonato si la madre tiene infección tuberculosa sin enfermedad. Ocasionalmente, un bebé estará expuesto posnatalmente a un visitante o cuidador con TB, incluida la madre del niño, otro contacto doméstico o incluso un trabajador de la guardería. El manejo recomendado en estos casos incluye la evaluación del neonato en busca de evidencia clínica de TB mediante un examen físico y una radiografía de tórax (vistas posteroanterior y lateral). Los neonatos con adquisición posnatal de *M. tuberculosis* suelen presentar los mismos síntomas que los neonatos con infección congénita. Sin embargo, suelen presentarse mas tardíamente, entre 1 y 6 meses de edad, y carecen del foco hepático primario que se observa en la tuberculosis congénita. Si un bebé presenta indicios de enfermedad tuberculosa, debe aplicarse la misma evaluación clínica, precauciones de aislamiento y el tratamiento usados, como cuando se sospecha de TB congénita.

VI. TRATAMIENTO DE LA TB NEONATAL. Una vez que se *sospecha* el diagnóstico de TB congénita o posnatal, el tratamiento debe iniciarse rápidamente. Debido a la rareza de estas afecciones, los datos relativos a la farmacocinética de los fármacos antituberculosos en neonatos son limitados. RIF, INH, PZA y un EMB o un aminoglucósido como la amikacina constituyen el régimen inicial sugerido. Los neonatos y lactantes tienen un alto riesgo de desarrollar enfermedad diseminada o meningitis, por lo que a menudo se utiliza amikacina en lugar de EMB debido a su actividad bactericida y mejor penetración en el sistema nervioso central (SNC) a través de las meninges inflamadas. Si el neonato no tolera la medicación oral, pueden administrarse RIF, amikacina y levofloxacina por vía intravenosa; en estos casos debe consultarse a un experto en el manejo de la TB. Si el organismo es susceptible a los medicamentos de primera línea, el régimen inicial de cuatro fármacos debe continuarse durante los 2 primeros meses de tratamiento, seguido de tratamiento con INH y RIF durante 7 a 10 meses adicionales, lo cual suma una duración total del tratamiento de 9 a 12 meses. Si se sospecha meningitis tuberculosa, la EMB debe sustituirse por amikacina y deben administrarse 2 mg/kg/día de prednisona (o corticoesteroide equivalente) durante las primeras 4 a 6 semanas, con una disminución lenta para prevenir el desarrollo de hidrocefalia o infartos causados por vasculitis. La TB neonatal debe tratarse siempre con la ayuda de un experto en TB.

A. **Pronóstico.** El pronóstico de la TB neonatal —en particular de la TB congénita verdadera— es reservado, y la tasa de mortalidad, incluso con un tratamiento eficaz, es de 25 a 50%. El diagnóstico y la instauración de un tratamiento eficaz suelen retrasarse porque la TB congénita es poco frecuente. El inicio clínico suele producirse varias semanas después del nacimiento, sin haber diagnosticado la enfermedad tuberculosa de la madre y puede ser difícil confirmar la enfermedad en el neonato y en la madre. El daño pulmonar en el neonato puede ser extenso y dar lugar a atelectasias o a un cuadro de bronquiolitis obliterante. Los recién nacidos suelen presentar un retraso del crecimiento, incluso cuando suelen ingerir las calorías adecuadas, debido a las necesidades energéticas creadas por la enfermedad. Son frecuentes las alteraciones electrolíticas, en particular la hiponatremia causada por la secreción inadecuada de hormona antidiurética o el desgaste renal de sal. Cuando hay meningitis tuberculosa pueden producirse diversas complicaciones neurológicas, como pérdida de audición, deficiencias visuales, retraso global del desarrollo, convulsiones, hemiparesia y anomalías cognitivas.

VII. MANEJO DE UN NEONATO EXPUESTO. El *Red Book*, 2018, de la American Academy of Pediatrics incluye recomendaciones para el manejo de un neonato o lactante expuesto a un contacto con infección tuberculosa o enfermedad tuberculosa:

A. **La madre (o el contacto familiar) tiene indicios de infección tuberculosa y los resultados de la radiografía de tórax son normales.** Si la madre o el contacto familiar son asintomáticos, no es necesaria la separación. La madre suele ser candidata para el tratamiento de la infección tuberculosa tras el periodo posparto inicial. El neonato no necesita ninguna evaluación o terapia especial. Debido a la delicada susceptibilidad del neonato pequeño y a que el resultado positivo de la madre en la prueba de la tuberculina o en la IGRA podría ser un marcador de un caso no reconocido de tuberculosis contagiosa en el hogar, los demás miembros de la familia deberían someterse a una prueba de la tuberculina o a una IGRA y a una evaluación adicional si son positivos; sin embargo, esta evaluación no debería retrasar el alta hospitalaria del neonato. La madre puede amamantar a su hijo.

B. **La madre (o contacto familiar) presenta signos y síntomas clínicos o hallazgos anormales en la radiografía de tórax compatibles con la tuberculosis.** Los casos en que se sospeche o se demuestre la presencia de tuberculosis en la madre (o en un contacto familiar) deben notificarse inmediatamente al departamento de salud local, y la investigación de todos los miembros de la familia debe comenzar lo antes posible. Si la madre posiblemente tiene tuberculosis, el neonato debe ser evaluado para detectar tuberculosis congénita, y la madre debe someterse a la prueba de VIH. Si la madre tiene una radiografía de tórax anormal, ella y el bebé deben estar separados hasta que ella haya sido evaluada y, si se sospecha de TB, hasta que ambos estén recibiendo la terapia antituberculosa adecuada. Una vez que el recién nacido esté recibiendo INH, la separación no es necesaria a menos que la madre (o el contacto familiar) tenga una posible TB-MDR o una mala adherencia al tratamiento, y no sea posible la TOD. Si se sospecha que la madre tiene TB-MDR, debe consultarse a un experto en el tratamiento de la TB. Cuando la madre y el niño estén juntos, la madre debe llevar mascarilla y estar dispuesta a adoptar todas las medidas adecuadas de control de la infección. Por lo general, el contacto entre una madre potencialmente contagiosa y su hijo debe ser breve y producirse en una habitación muy bien ventilada. Las mujeres con tuberculosis farmacosensible que hayan sido tratadas adecuadamente durante 2 o más semanas y que no se consideren contagiosas pueden dar el pecho.

Una vez excluida la TB congénita, se administra INH hasta que el bebé tenga 3 o 4 meses de edad (algunos expertos recomiendan 6 meses), momento en el que debe realizarse una TST. Si el resultado de la TST es positivo, debe reevaluarse al lactante en busca de tuberculosis. Si se excluye la tuberculosis en un bebé con un resultado positivo en la prueba de la tuberculina, se debe continuar administrando solo INH durante un total de 9 meses. El lactante deb ser evaluado mensualmente durante el tratamiento para detectar signos de en fermedad o crecimiento deficiente. Si el resultado de la prueba de la tuberculina es negativo a los 3 o 4 meses de edad y la madre (o el contacto familiar) tien una buena adherencia y respuesta al tratamiento y ya no es contagiosa, deb suspenderse la INH.

C. **La madre (o contacto en el hogar) tiene una TST o IGRA positiva y hallazgos anormales en la radiografía de tórax, pero sin evidencia de enfermedad tuber culosa.** Si la radiografía de tórax de la madre (o del contacto familiar) es anorma pero no indica tuberculosis y los antecedentes, la exploración física y el frotis de esputo no indican tuberculosis, puede considerarse que el lactante tiene un riesgo bajo de infección por *M. tuberculosis* y no es necesario separarlo de la madre (o del contacto familiar). La madre y el lactante deben recibir atención de seguimiento, y la madre debe recibir tratamiento para la infección tuberculosa. Los demás miembros de la familia deben someterse a una prueba de la tuberculina o a una IGRA y a una evaluación adicional.

VIII. **BCG.** Las vacunas BCG se encuentran entre las más antiguas. Se trata de cepas atenuadas de *M. bovis*, un pariente cercano de *M. tuberculosis*. La cepa BCG original creada en el Instituto Pasteur se ha perdido, pero antes se envió a diferentes laboratorios que han mantenido cada uno su propia cepa. Como resultado de los diferentes métodos de propagación utilizados en estos laboratorios, existen muchas cepas de BCG que difieren significativamente en propiedades importantes. La mayoría de las pruebas indica que la vacunación con BCG previene entre 60 y 90% de la tuberculosis diseminada y la meningitis tuberculosa en neonatos y niños pequeños. No hay pruebas consistentes de que la vacuna prevenga la enfermedad pulmonar en personas mayores. Las vacunas BCG siguen utilizándose en la mayoría de los países con alta prevalencia.

En Estados Unidos, el uso de la vacuna BCG es limitado. En la actualidad, los CDC recomiendan considerar la vacunación con BCG a niños que presentan una prueba negativa de la tuberculina y que no puedan separarse de un adulto con TB no tratada o tratada de forma "ineficaz", o con TB-MDR, según se defina por la resistencia al menos a la INH y la RIF.

La vacuna suele administrarse por vía intradérmica y produce una pústula en el lugar de la inyección antes de dar lugar a una cicatriz permanente. Las posibles reacciones adversas incluyen ulceración local y linfadenitis regional. Estos efectos adversos no son necesariamente inmediatos. En huéspedes normales, pueden tardar semanas o meses en desarrollarse y resolverse. En huéspedes inmunocomprometidos, las lesiones pueden tardar años en desarrollarse y resolverse. Los individuos gravemente inmunodeprimidos pueden desarrollar una enfermedad diseminada por la vacuna BCG. En consecuencia, la BCG no se recomienda para niños infectados o expuestos al VIH, pacientes con inmunodeficiencia congénita o neoplasia maligna o pacientes con fármacos inmunomoduladores como corticoesteroides, quimioterapia o radioterapia. Todos los efectos adversos deben notificarse al fabricante de la vacuna.

Debe tenerse en cuenta que, tras la vacunación con BCG, el niño puede desarrollar una reacción positiva a la prueba de la tuberculina. Algunos estudios han demostrado que la mayoría de los niños que recibieron una vacuna BCG en la infancia tendrán una TST negativa entre los 5 y los 10 años de edad. Sin embargo, las vacunas BCG no inducen un resultado positivo en la prueba IGRA (tablas 52-4 y 52-5).

Tabla 52-4. Medicamentos de uso común para el tratamiento de la tuberculosis

Fármacos y formas farmacéuticas	Actividad	Dosificación	Dosis máxima	Categoría en el embarazo	Efectos secundarios	Otros
Isoniazida (INH) Comprimidos ranurados: 100 mg 300 mg Solución intravenosa	Bactericida	10-15 mg/kg/día O 20-30 mg/kg/dosis 2 veces por semana tras 2 meses de tratamiento	300 mg	C	Neuropatía periférica Transaminasemia leve Hepatitis Hipersensibilidad	Requiere suplementos de piridoxina (25-50 mg/día) si el paciente presenta alguno de los siguientes síntomas: 1. Alimentación con seno materno, embarazo o madre lactando 2. Deficiencias nutricionales 3. Infección sintomática por VIH 4. Dieta deficiente en carne y leche
Rifampicina (RIF) Cápsulas: 150 mg 300 mg Solución intravenosa	Bactericida	15-20 mg/kg/día (la misma dosis cuando se administra 2 veces por semana)	600 mg	C	Vómito Hepatitis Reacción similar a la influenza Trombocitopenia Prurito	Decolora la orina y otras secreciones (color naranja) Produce ineficacia de los anticonceptivos orales

Pirazinamida (PZA) Comprimidos ranurados: 500 mg	Bactericida	30-40 mg/kg/día O 50 mg/kg/dosis 2 veces por semana	2 g	C	Hepatitis Hiperuricemia Artralgia Trastorno gastrointestinal	Hiperuricemia y arralgias más prominentes en adolescentes y adultos
Comprimidos de etambutol (EMB): 100 mg 400 mg	Bacteriostático (excepto a dosis altas)	15-25 mg/kg/día	2.5 g	C	Neuritis óptica Disminución de la discriminación cromática rojo-verde Alteraciones GI Hipersensibilidad	No atraviesa bien la barrera hematoencefálica, por lo que no se recomienda para el tratamiento de la meningitis tuberculosa
Amikacina Solución intravenosa	Bactericida	15-30 mg/kg IV o IM	1 g	D —	Toxicidades auditivas y vestibulares Nefrotoxicidad	Puede utilizarse en lugar del etambutol en el tratamiento de la meningitis tuberculosa

GI, gastrointestinal; IM, intramuscular; IV, intravenoso; TB, tuberculosis.

Tabla 52-5. Puntos clave del resumen

La tuberculosis en Estados Unidos es más frecuente entre las personas nacidas en países de alta prevalencia o que viajan con frecuencia a ellos.

Los signos y síntomas de presentación de la tuberculosis neonatal incluyen un episodio similar a una sepsis que no responde a antibióticos empíricos o una presentación consistente con una infección congénita para la que no se puede encontrar otra causa.

Criterios de diagnóstico de la tuberculosis congénita:

1. Lesiones tuberculosas probadas, como tinción o cultivo positivos

2. Una de las siguientes:

   a. Lesiones en la primera semana de vida

   b. Complejo hepático primario o granulomas hepáticos caseificantes

   c. Infección tuberculosa de la placenta o del tracto genital materno

   d. Exclusión de la posibilidad de transmisión posnatal

Todos los neonatos sospechosos de padecer tuberculosis congénita deben ser puestos en aislamiento aéreo, y todos los visitantes deben ser sometidos a pruebas de detección de la enfermedad tuberculosa.

Todos los casos sospechosos de enfermedad tuberculosa deben notificarse al departamento de salud para iniciar una investigación de los contactos.

El neonato con posible tuberculosis congénita debe ser evaluado para detectar enfermedad diseminada y meningitis.

El tratamiento debe incluir siempre lo siguiente:

- Rifampicina
- Isoniazida
- Pirazinamida
- Debe utilizarse un aminoglucósido si se sospecha meningitis tuberculosa. Si la evaluación del LCR es negativa para meningitis, puede utilizarse etambutol.
- Debe añadirse piridoxina si la paciente toma exclusivamente leche materna.

La terapia debe adaptarse en función de las pruebas de susceptibilidad al fármaco del paciente o de la madre.

Todo el tratamiento debe administrarse mediante terapia de observación directa (TOD).

LCR, líquido cefalorraquídeo.

Lecturas recomendadas

Aliyu MH, Aliyu SH, Salihu HM. Female genital tuberculosis: a global review. *Int J Fertil Womens Med* 2004;49(3):123–136.

American Academy of Pediatrics. Tuberculosis. En: Kimberlin D, Brady M, Jackson M, et al, eds. *Red Book: 2018-2021 Report of the Committee on Infectious Diseases*. 31st ed. Itasca, IL: American Academy of Pediatrics; 2018:829–853.

Centers for Disease Control and Prevention. Report of expert consultations on rapid molecular testing to detect drug-resistant tuberculosis in the United States. https://www.cdc.gov/tb/topic/laboratory/rapidmoleculartesting/default.htm. Revisada el 1 de septiembre de 2012. Consultada el 27 de diciembre de 2020.

Centers for Disease Control and Prevention. Slide sets—epidemiology of pediatric tuberculosis in the United States, 1993–2017. http://www.cdc.gov/tb/publications/slidesets/pediatricTB/default.htm. Actualizada en diciembre de 2020. Consultada el 27 de diciembre de 2020.

Centers for Disease Control and Prevention. Tuberculosis data and statistics. https://www.cdc.gov/tb/statistics/default.htm. Actualizada en octubre de 2020. Consultada el 27 de diciembre de 2020.

Mondal SK, Dutta TK. A ten-year clinicopathological study of female genital tuberculosis and impact on fertility. *JNMA J Nepal Med Assoc* 2009;48(173):52–57.

Starke J; and the Committee on Infectious Diseases. Interferon-γ release assays for diagnosis of tuberculosis infection and disease in children. *Pediatrics* 2014;134(6):e1763–e1773.

Tal R, Lawal T, Granger E, et al. Genital tuberculosis screening at an academic fertility center in the United States. *Am J Obstet Gynecol*. 2020;223(5):737.e1–737.e10.

53 Enfermedad de Lyme

Michael E. Russo

PUNTOS CLAVE

- No hay pruebas de un síndrome congénito de la enfermedad de Lyme.
- No hay pruebas de que la *Borrelia burgdorferi* se transmita en la leche humana.
- Las embarazadas que desarrollen la enfermedad de Lyme deben recibir tratamiento.
- La mejor forma de prevenir la enfermedad de Lyme es evitar las zonas infestadas de garrapatas, utilizar repelentes de garrapatas y vigilar si estas se adhieren y retirarlas de inmediato.

I. **ENFERMEDAD DE LYME.** Esta es la enfermedad transmitida por vectores más reportada en Estados Unidos. El organismo causante en Norteamérica es la espiroqueta *Borrelia burgdorferi sensu stricto*, que se transmite al ser humano a través de la picadura de garrapatas *Ixodes*. En Estados Unidos, los casos de enfermedad de Lyme se correlacionan con la distribución de la garrapata vectora y los principales reservorios: *Ixodes scapularis* y el ratón de patas blancas en el Este y el Medio Oeste e *Ixodes pacificus* y la ardilla gris occidental en el Oeste. La mayoría de los casos en Estados Unidos se concentra a lo largo de la costa atlántica, desde Maine hasta Virginia, y en el Medio Oeste, en Wisconsin y Minnesota. De manera esporádica se dan casos raros desde el norte de California hasta el noroeste del Pacífico. La enfermedad de Lyme también se da en el este de Canadá y en partes de Europa, China, Japón y Rusia. En Eurasia hay dos genotipos adicionales (*Borrelia afzelii* y *Borrelia garinii*) que causan la enfermedad de Lyme pero con una variación en la presentación clínica. En Estados Unidos, los humanos tienen más probabilidades de infectarse en los meses de verano, de junio a agosto. Las garrapatas deben permanecer adheridas al menos entre 36 y 48 horas para transmitir la infección. El periodo de incubación desde la picadura de la garrapata hasta la aparición de lesiones cutáneas oscila entre 3 y 30 días, con una mediana de 11 días.

Las manifestaciones clínicas de la enfermedad de Lyme suelen dividirse en tres fases: localizada precoz, diseminada precoz y diseminada tardía. En el estadio **localizado precoz** se presenta una lesión anular, eritematosa y no pruriginosa conocida como *eritema migrans* en el lugar de la picadura de garrapata, por lo regular en el plazo de 1 a 2 semanas. A lo largo de varios días, la lesión se agranda hasta alcanzar los 5 cm o más de diámetro y, en ocasiones, desarrolla un aclaramiento central que le confiere el aspecto clásico de "diana". La fase localizada temprana puede presentarse con o sin síntomas constitucionales como fiebre, malestar, cefalea, mialgia y artralgia. Los pacientes con enfermedad **diseminada temprana** pueden presentar múltiples lesiones de eritema migratorio debido a la espiroquetemia, semanas después de la picadura inicial de la garrapata. Estas lesiones suelen ser más pequeñas que la lesión solitaria primaria observada en la enfermedad localizada temprana. Otras manifestaciones de la enfermedad diseminada temprana (que se producen semanas o meses después de la infección inicial) pueden incluir afectación neurológica (meningitis linfocítica, parálisis de nervios craneales —en especial el VII— o radiculopatía periférica) y carditis (bloqueo auriculoventricular y disfunción miocárdica). Los pacientes también pueden presentar síntomas constitucionales leves durante esta fase. La enfermedad **diseminada tardía** se produce meses o años después del inicio de la infección y se manifiesta principalmente como una artritis monoarticular recidivante intermitente de grandes articulaciones, en especial la rodilla.

Las infecciones posnatales en neonatos son en extremo raras, tal vez debido a la falta de exposición a las garrapatas, así como a los cuidados frecuentes que permitirían identificarlas y eliminarlas antes de que pueda producirse la transmisión.

Los primeros informes de casos suscitaron preocupación por un posible síndrome congénito de la enfermedad de Lyme análogo al observado con otras infecciones espiroquetales como la sífilis. Sin embargo, múltiples estudios epidemiológicos prospectivos y retrospectivos y encuestas en regiones endémicas no han apoyado una asociación entre la infección materna y los resultados adversos fetales o neonatales. Cabe destacar que *I. scapularis* puede transmitir *Babesia microti*, que en raras ocasiones puede afectar al feto; se han descrito unos 10 casos de babesiosis congénita en el primer o segundo mes de vida.

No hay pruebas de que *B. burgdorferi* se transmita en la leche humana ni en ningún otro fluido corporal.

II. DIAGNÓSTICO.

La enfermedad de Lyme precoz es un diagnóstico clínico que se realiza al reconocer la clásica lesión eritematosa migratoria en pacientes que viven o visitan una zona endémica. Con frecuencia, los individuos aún no han desarrollado una respuesta de inmunoglobulina M (IgM), por lo que las pruebas serológicas no suelen desempeñar ningún papel en esta fase, a menos que se analicen muestras agudas y de convalecientes para confirmar casos atípicos.

Las pruebas serológicas solo están indicadas cuando hay antecedentes recientes de haber vivido o viajado a una zona endémica de la enfermedad de Lyme y los síntomas son compatibles con la enfermedad diseminada temprana o tardía, como ya se ha descrito antes. Las pruebas serológicas estándar en estos casos implican un algoritmo de dos niveles que utiliza un ensayo inmunoenzimático (EIA, por sus siglas en inglés) inicial para detectar anticuerpos IgM o inmunoglobulina G (IgG) seguido de un Western blot de confirmación si el EIA es positivo. Son frecuentes los falsos positivos en las pruebas serológicas debidos a infección/colonización con microbios de reacción cruzada o a enfermedades autoinmunes. Además, las respuestas IgM e IgG de infecciones resueltas pueden persistir durante meses o décadas. Se han desarrollado algoritmos modificados de dos pasos que utilizan dos EIA con objetivos diferentes combinados entre sí, pero su utilidad en comparación con el algoritmo tradicional sigue siendo un área en estudio. La reacción en cadena de la polimerasa (RCP) para la detección de *B. burgdorferi* tiene una utilidad en extremo limitada fuera del análisis del líquido sinovial en ciertos casos de artritis de Lyme en los que el diagnóstico es incierto a pesar de que las pruebas serológicas sean positivas.

III. TRATAMIENTO DE MADRES Y RECIÉN NACIDOS.

Las pacientes diagnosticadas con enfermedad de Lyme durante el embarazo deben ser tratadas de acuerdo con las directrices consensuadas, actualizadas más recientemente en 2020, de la Infectious Diseases Society of America (IDSA), la American Academy of Neurology (AAN) y el American College of Rheumatology (ACR). Los agentes específicos utilizados y su duración varían en función de la edad del paciente y de la manifestación clínica y quedan fuera del ámbito de este capítulo. Los regímenes de tratamiento son los mismos para las pacientes embarazadas que para las no embarazadas, salvo que la doxiciclina está contraindicada. En el raro caso en el que un bebé se infecte posnatalmente, el tratamiento en general sería el mismo que para otros niños, aparte de cualquier contraindicación específica de edad o condición para la ceftriaxona o largas duraciones de doxiciclina. Cabe destacar que, en 2018, la American Academy of Pediatrics concluyó que las preocupaciones previas sobre los efectos adversos de la doxiciclina en la dentición no se han confirmado y recomendó que la doxiciclina puede usarse antes de los 8 años de edad para cualquier indicación para duraciones ≤ 21 días.

A. **Aislamiento.** Se recomiendan las precauciones estándar de aislamiento.

B. **Recién nacido de madre con enfermedad de Lyme confirmada en el embarazo.** Se debe tranquilizar a las madres porque la enfermedad de Lyme no parece afectar a los neonatos, tanto si la madre fue tratada como si no lo fue. El neonato no requiere ninguna evaluación o tratamiento específico; si presenta hallazgos preocupantes para una infección congénita, las investigaciones deben dirigirse hacia otras causas comunes.

C. **Prevención de la enfermedad de Lyme.** La prevención se basa en evitar las zonas infestadas de garrapatas, utilizar repelentes adecuados y examinar y retirar las garrapatas lo antes posible tras la picadura. Una dosis única de doxiciclina como profilaxis después de una picadura de alto riesgo (la garrapata puede ser identificada como una especie de *Ixodes*, la picadura ocurrió en un área endémica, y ha estado adherida ≥ 36 horas) puede ser considerada dentro de las 72 horas siguientes a la retirada de la garrapata. Una discusión detallada de las estrategias de prevención y profilaxis se puede encontrar en las directrices IDSA/AAN/ACR 2020 antes mencionadas. No se recomienda el tamizaje de embarazadas que vivan en zonas endémicas o no endémicas.

Lecturas sugeridas

American Academy of Pediatrics. Lyme disease. En: Kimberlin DW, Brady MT, Jackson MA, et al., eds. *Red Book: 2018 Report of the Committee on Infectious Diseases*. 31st ed. Itasca, IL: American Academy of Pediatrics; 2018:515–523.

Gerber MA, Zalneraitis EL. Childhood neurologic disorders and Lyme disease during pregnancy. *Pediatr Neurol* 1994;11(1):41–43.

Handel AS, Hellman H, Hymes SR. Two neonates with postnatally acquired tickborne infections. *Pediatrics* 2019;144(6):e20191937.

Lantos PM, Rumbaugh J, Bockenstedt LK, et al. Clinical practice guidelines by the Infectious Diseases Society of America (IDSA), American Academy of Neurology (AAN), and American College of Rheumatology (ACR): 2020 guidelines for the prevention, diagnosis and treatment of Lyme disease. *Clin Infect Dis* 2021;72(1):e1–e48.

Saetre K, Godhwani N, Maria M, et al. Congenital babesiosis after maternal infection with *Borrelia burgdorferi* and *Babesia microti*. *J Pediatric Infect Dis Soc* 2018;7(1):e1–e5.

Strobino BA, Abid S, Gewitz M. Maternal Lyme disease and congenital heart disease: a case-control study in an endemic area. *Am J Obstet Gynecol* 1999;180(3, pt 1):711–716.

Strobino BA, Williams CL, Abid S, et al. Lyme disease and pregnancy outcome: a prospective study of two thousand prenatal patients. *Am J Obstet Gynecol* 1993;169(2, pt 1):367–374.

Williams CL, Strobino BA, Weinstein A, et al. Maternal Lyme disease and congenital malformations: a cord blood serosurvey in endemic and control areas. *Paediatr Perinat Epidemiol* 1995;9(3):320–330.

54

Hemorragia intracraneal y lesión de la sustancia blanca/leucomalacia periventricular

Janet S. Soul

PUNTOS CLAVE

- Los estudios seriados de ecografía craneal (EC) son los mejores para detectar y tratar la hemorragia de la matriz germinal/hemorragia intraventricular (HIV) y sus complicaciones (en especial la dilatación ventricular progresiva) y la leucomalacia periventricular (LPV), y la resonancia magnética (RM) cerebral a término puede proporcionar información pronóstica adicional para los neonatos prematuros.

- Los neonatos con HIV de gran tamaño corren el riesgo de desarrollar dilatación ventricular progresiva, que debe vigilarse cuidadosamente con mediciones seriadas del tamaño ventricular mediante EC y tratarse con punciones lumbares (PL) o intervenciones quirúrgicas para reducir el volumen de líquido cefalorraquídeo (LCR) y, en el mejor de los casos, evitar la colocación de una derivación ventriculoperitoneal (VP) y mejorar el pronóstico a largo plazo.

- Pueden producirse convulsiones, pero a menudo son subclínicas; por lo tanto, debe obtenerse una monitorización con electroencefalograma con videorregistro continuo para los recién nacidos con hemorragia intraventricular, parenquimatosa, subaracnoidea o hemorragia subdural (HSD) de gran tamaño.

- Una gran hemorragia intracraneal (HIC) de cualquier tipo es una emergencia que requiere una rápida estabilización con reposición de volumen, presores y soporte respiratorio, según sea necesario, y neuroimagen urgente (idealmente RM o EC) y consulta neuroquirúrgica, y evitar la PL hasta que se obtenga la neuroimagen.

- Debido a la exposición a la radiación, la tomografía computarizada (TC) debe reservarse para situaciones **urgentes** en las que no se disponga de RM o ecografía.

VISIÓN GENERAL

La incidencia de la hemorragia intracraneal (HIC) varía entre 2 y > 30% en recién nacidos, dependiendo de la edad de gestación (EG) al nacer y del tipo de HIC. La hemorragia dentro del cráneo puede producirse en las siguientes localizaciones:

1. Externa al cerebro en los espacios epidural, subdural o subaracnoideo

2. En el parénquima del cerebro o cerebelo

3. En los ventrículos desde la matriz germinal subependimaria o el plexo coroideo (tabla 54-1)

La incidencia, la patogenia, la presentación clínica, el diagnóstico, el tratamiento y el pronóstico de la HIC varían según la localización y el tamaño de esta y la EG del recién nacido. A menudo existe una combinación de dos o más tipos de HIC porque una HIC en una localización a menudo se extiende a un compartimento adyacente; por ejemplo, la extensión de una hemorragia parenquimatosa al espacio subaracnoideo o a los ventrículos, como un infarto hemorrágico talámico con hemorragia intraventricular (HIV) asociada.

El diagnóstico suele depender de la sospecha clínica cuando un recién nacido presenta signos neurológicos típicos, como convulsiones, irritabilidad, nivel de conciencia deprimido o déficits neurológicos focales referibles al cerebro o al tronco encefálico. El diagnóstico se confirma con un estudio de neuroimagen adecuado. La resonancia magnética (RM) es la modalidad de imagen óptima para casi todos los tipos de HIC, pero por lo regular se prefiere la ecografía craneal (EC) para los recién nacidos prematuros y los recién nacidos en estado crítico que no están estables para el traslado a la RM. Cuando se obtiene RM, la imagen ponderada por susceptibilidad (IPS) es una secuencia utilizada para identificar la HIC, y la angiografía por resonancia magnética (ARM) y la venografía por resonancia magnética (VRM) también se utilizan a veces para investigar las contribuciones vasculares

Tabla 54-1. Hemorragia intracraneal (HIC) neonatal por localización (primaria, secundaria)

Tipo (localización) de la hemorragia	Fuente principal del HIC	Incidencia relativa en PT frente a T
1. Hemorragia subdural y epidural	Primaria > secundaria	T > PT
2. Hemorragia subaracnoidea (HSA)	Secundaria > primaria*	Desconocido*
3. Hemorragia intraparenquimatosa		
Cerebral	Secundaria > primaria	PT > T
Cerebelo	Secundaria > primaria	PT > T
4. Matriz germinal/hemorragia intra-ventricular	Primaria > secundaria	PT > T

*Incidencia real desconocida, la HSA de primarias pequeña puede ser más frecuente de lo que se reconoce tanto en recién nacidos pretérmino (PT) como a término (T).

a la HIC. Para evitar la exposición de los recién nacidos a la radiación ionizante asociada a la tomografía computarizada (TC), esta solo debe utilizarse para estudios de imagen urgentes cuando no se disponga o no sea posible realizar ni RM ni EC. El parámetro de práctica de la American Academy of Neurology (AAN) establece que todos los recién nacidos con una EG al nacer < 30 semanas deben someterse a una EC rutinaria entre los 7 y los 14 días y, de forma óptima, debe repetirse entre las 36 y las 40 semanas de edad posmenstrual. Las directrices de la American Academy of Pediatrics (AAP) publicadas en 2020 recomiendan una EC entre los 7 y los 10 días para todos los neonatos ≤ 30 semanas y aquellos > 30 semanas con factores que los sitúen en mayor riesgo de lesión cerebral y señalan que puede ser necesario un cribado más temprano si hay signos de lesión cerebral significativa. Para los < 30 semanas recomiendan repetir la EC a las 4 o 6 semanas de vida y a la edad equivalente a término o antes del alta hospitalaria.

El tratamiento varía según el tamaño y la localización de la HIC y los signos neurológicos que presente. En general, solo las hemorragias muy grandes con signos clínicos requieren intervención quirúrgica para extirpar la propia HIC. En el caso de una HIC de gran tamaño, puede ser necesario el uso de presores o la reposición de volumen (con solución salina al 0.9%, albúmina o concentrado de hematíes) debido a la pérdida significativa de sangre. Lo más habitual es que el tratamiento se centre en tratar las complicaciones de la HIC, como las convulsiones o la hidrocefalia poshemorrágica (HPH). Aunque es más probable que una HIC de gran tamaño provoque una mayor morbilidad o mortalidad que una pequeña, la presencia y gravedad de la lesión parenquimatosa suele ser el factor predictivo más importante del resultado neurológico.

La tabla 54-1 ilustra la HIC neonatal por localización, y si cada tipo de HIC es predominantemente fuente primaria o secundaria de hemorragia, y la incidencia relativa en recién nacidos prematuros o a término.

I. HEMORRAGIAS SUBDURAL Y EPIDURAL

A. Etiología y patogenia. La patogenia de la hemorragia subdural (HSD) está relacionada con la rotura de las venas y los senos cerebrales que drenan y ocupan el espacio subdural. El moldeado vertical, la elongación fronto-occipital y las fuerzas de torsión que actúan sobre la cabeza durante el parto pueden provocar la laceración de las valvas durales del *tentorium cerebelli* o del *falx cerebri*.[1] Estas laceraciones pueden dar lugar a la rotura de la vena de Galeno, el seno sagital inferior, el seno recto o el seno transverso, y por lo regular provocan una HSD en la fosa posterior. La presentación de nalgas también predispone a la osteodiastasis occipital, una fractura deprimida del hueso o huesos occipitales, que puede provocar la laceración directa del cerebelo o la rotura del seno occipital. La HSD clínicamente significativa en la fosa posterior puede ser consecuencia de un traumatismo en el recién nacido a término, pero ocurre con poca frecuencia. La HSD pequeña y clínicamente intrascendente ("HSD de parto") es bastante común en partos sin complicaciones. La verdadera incidencia en recién nacidos aparentemente sanos no está clara. Una HSD supratentorial suele ser el resultado de la rotura de venas superficiales puente sobre la convexidad cerebral. Otros factores de riesgo para la HSD incluyen aquellos que aumentan la probabilidad de fuerzas significativas sobre la cabeza del recién nacido, como el tamaño grande de la cabeza, pelvis rígida (p. ej., en una madre primípara o multípara mayor), presentación no vértice (nalgas, cara, etc.), parto o alumbramiento muy rápido o prolongado, parto instrumentado difícil o, raramente, una diátesis hemorrágica. En el periodo posnatal, la HSD y la hemorragia epidural (HE) casi siempre se deben a un traumatismo craneal directo o a una sacudida; por lo tanto, hay que sospechar una lesión no accidental en los casos de presentación aguda de HSD o HE más allá del periodo perinatal. Sin embargo, hay que tener cuidado de no confundir un derrame crónico antiguo de una HIC relacionada con el nacimiento con una HIC aguda adquirida de manera posnatal. La interpretación cuidadosa de los estudios de neuroimagen, en particular la RM, debe ayudar a distinguir la HSD o la HE muy agudas del derrame crónico.

B. **Presentación clínica.** Cuando la acumulación de sangre es rápida y grande, como ocurre con la ruptura de grandes venas o senos, la presentación sigue poco después del nacimiento y evoluciona rápidamente. Esto es en particular cierto en la HSD infratentorial, en la que la compresión del tronco encefálico puede provocar rigidez nucal u opistótono, obnubilación o coma, apnea, otros patrones respiratorios anormales y pupilas no reactivas o movimientos extraoculares anormales. Con aumento de la presión intracraneal (PIC), puede haber abombamiento de la fontanela o suturas muy abiertas. Cuando la hemorragia es importante, puede haber signos sistémicos de hipovolemia y anemia. Cuando las fuentes de la hemorragia son venas pequeñas, puede haber pocos signos clínicos durante una semana, momento en el que el hematoma alcanza un tamaño crítico, se impone sobre el parénquima cerebral y produce signos neurológicos o se desarrolla hidrocefalia. En los neonatos con HSD pueden producirse convulsiones, sobre todo en la convexidad cerebral. Con la HSD de la convexidad cerebral, también puede haber signos cerebrales focales sutiles y alteraciones leves de la conciencia, como irritabilidad. La hemorragia subaracnoidea (HSA) quizás coexiste en la mayoría de los casos de HSD neonatal en el compartimento supratentorial, como demuestra un examen del líquido cefalorraquídeo (LCR). Por último, un derrame subdural crónico puede desarrollarse de manera gradual a lo largo de meses, presentándose como un crecimiento anormalmente rápido de la cabeza, con la circunferencia occipitofrontal (COF) cruzando los percentiles en las primeras semanas o meses tras el nacimiento.

C. **Diagnóstico.** Este debe sospecharse sobre la base de la historia y los signos clínicos y confirmarse con un estudio de neuroimagen. La RM es el estudio de elección para diagnosticar HSD o HE, pero la TC puede utilizarse en casos de urgencia aguda si la RM no puede obtenerse rápido, por ejemplo, un recién nacido inestable con PIC elevada que puede requerir intervención neuroquirúrgica. Aunque la EC puede ser valiosa para evaluar al recién nacido enfermo en su cabecera, las **imágenes de las estructuras adyacentes al hueso (es decir, el espacio subdural) suelen ser inadecuadas mediante EC.** La RM ha demostrado ser bastante sensible a las hemorragias pequeñas y puede ayudar a establecer el momento de la HIC; también es superior para detectar otras lesiones, como contusiones, infartos tromboembólicos o lesiones hipóxico-isquémicas que pueden producirse por hipovolemia/anemia graves u otros factores de riesgo de lesiones parenquimatosas. **Cuando hay sospecha clínica de una gran HSD, no debe realizarse una punción lumbar (PL) hasta que se haya obtenido una neuroimagen.** Una PL puede estar contraindicada si hay una gran hemorragia en la fosa posterior o en el compartimento supratentorial. Si se detecta una pequeña HSD, debe realizarse una PL para descartar una infección en el recién nacido con convulsiones, estado mental deprimido u otros signos sistémicos de enfermedad, ya que las pequeñas HSD suelen ser clínicamente silentes.

D. **Tratamiento y pronóstico.** La mayoría de los recién nacidos con HSD no requiere intervención quirúrgica y puede ser manejada con cuidados de soporte y tratamiento de cualquier convulsión acompañante. Los recién nacidos con una rápida evolución de una gran HSD infratentorial requieren una rápida estabilización con reposición de volumen (líquidos o hemoderivados o ambos), presores y asistencia respiratoria, según sea necesario. En cualquier recién nacido con signos de disfunción progresiva del tronco encefálico (es decir, coma, apnea, disfunción de los nervios craneales), opistótono o fontanela tensa y abombada, debe realizarse una TC craneal urgente y una consulta neuroquirúrgica. La evacuación quirúrgica abierta del coágulo es el tratamiento habitual para la minoría de recién nacidos con una gran HSD en cualquier localización acompañada de anomalías neurológicas tan graves o hidrocefalia obstructiva. Cuando el cuadro clínico es estable y no existe deterioro de la función neurológica ni aumento inmanejable de la PIC, el tratamiento de la HSD de la fosa posterior debe centrarse en cuidados de apoyo y exámenes seriados de RM rápida (o TC si no se dispone de RM) en lugar de la intervención quirúrgica. Debe considerarse la realización de pruebas de laboratorio para descartar sepsis o una diátesis hemorrágica en caso de HSD de gran tamaño, en especial si no hay antecedentes de traumatismo u otro factor de riesgo de HSD de gran tamaño. Debe vigilarse al recién nacido por si desarrolla hidrocefalia, que puede aparecer de forma retardada tras una HSD. Por último, los derrames subdurales crónicos pueden ocurrir raramente y presentarse semanas o meses después con un crecimiento anormal de la cabeza. El pronóstico de los recién nacidos con HSD no quirúrgico suele ser bueno, siempre que no haya otras lesiones o enfermedades neurológicas significativas. El pronóstico también es bueno en los casos en los que la evacuación quirúrgica inmediata del hematoma es satisfactoria y no hay otras lesiones parenquimatosas.

E. **HE.** La HE es poco frecuente en recién nacidos en comparación con neonatos mayores y niños. La HE parece estar correlacionada con traumatismos (p. ej., parto instrumentado difícil), y se encontró un gran cefalohematoma o fractura craneal en aproximadamente la mitad de los casos de HE notificados. La extirpación o aspiración de la hemorragia se llevó a cabo en la mayoría de los casos notificados, y el pronóstico fue bastante bueno excepto cuando había otra HIC o patología parenquimatosa. Es probable que la mayoría de los casos de HE clínicamente silente no se comuniquen y no requieran intervención quirúrgica. Al igual que ocurre con la HSD, una HE pequeña debe vigilarse cuidadosamente con pruebas de imagen seriadas —de preferencia RM— para asegurarse de que no se produce un aumento progresivo de la HE u otras hemorragias o lesiones cerebrales.

II. HEMORRAGIA SUBARACNOIDEA

A. **Etiología y patogenia.** La HSA es una forma común de HIC entre los recién nacidos, aunque la verdadera incidencia de pequeñas HSA sigue siendo desconocida. La HSA primaria (es decir, la HSA no debida a la extensión de una HIC en un compartimento adyacente) es quizá frecuente pero clínicamente insignificante. En estos casos, la HSA puede pasar desapercibida por falta de signos clínicos. Por ejemplo, el LCR hemorrágico o xantocrómico puede ser el único indicio de una hemorragia de este tipo en recién nacidos a los que se realiza un examen del LCR para descartar sepsis. La HSA de pequeño tamaño es quizás el resultado del "traumatismo" normal asociado al proceso del parto. El origen de la hemorragia suele ser la rotura de venas puente del espacio subaracnoideo o la de pequeños vasos leptomeníngeos. Por el contrario, una hemorragia subpial es un subtipo focal de HSA que se produce sobre todo en recién nacidos a término y tal vez está causada por un traumatismo local que provoca una compresión u oclusión venosa, a menudo asociada a un parto asistido con fórceps o ventosa. La HSA neonatal es muy diferente de la HSA en adultos, donde la fuente de la hemorragia suele ser arterial y, por lo tanto, produce un síndrome clínico mucho más emergente. La HSA aislada debe distinguirse de la extensión subaracnoidea de la sangre de una hemorragia de la matriz germinal (HMG)/HIV, que se produce con mayor frecuencia en el recién nacido prematuro. La HSA también puede ser el resultado de la extensión de una HSD o de una contusión cerebral (hemorragia parenquimatosa).

B. **Presentación clínica.** Al igual que con otras formas de HIC, la sospecha clínica de HSA puede surgir debido a la pérdida de sangre o a la disfunción neurológica. Solo en raras ocasiones la pérdida de volumen sanguíneo es tan grande como para provocar resultados catastróficos. Más a menudo los signos neurológicos se manifiestan como convulsiones, irritabilidad u otra alteración leve del estado mental, en particular con la HSA o la hemorragia subpial que se produce sobre las convexidades cerebrales. Una HSA pequeña puede no dar lugar a ningún signo clínico manifiesto, excepto convulsiones en un bebé que, por lo demás, tiene buen aspecto. En estas circunstancias, las convulsiones pueden diagnosticarse de manera errónea como movimientos anormales u otros eventos clínicos.

C. **Diagnóstico.** Las convulsiones, la irritabilidad, el letargo o los signos neurológicos focales deben motivar una investigación para determinar si existe una HSA (u otra HIC). El diagnóstico se establece mejor con una RM cerebral, o mediante PL, para confirmar o diagnosticar una HSA pequeña. La TC puede ser adecuada para diagnosticar la HSA, pero como en el caso de la HSD/HE, es preferible una RM para evitar la radiación de la TC y para una visualización óptima de cualquier otra patología parenquimatosa. Por ejemplo, la HSA puede producirse en el contexto de una lesión cerebral hipóxico-isquémica o de una meningoencefalitis, patologías que se detectan mejor con la RM que con la TC o la EC. La EC no es sensible para la detección de HSA pequeñas, por lo que solo debe utilizarse si el paciente está demasiado inestable para su traslado a RM/TC.

D. **Tratamiento y pronóstico.** El tratamiento de la HSA suele requerir solo terapia sintomática, como terapia anticonvulsiva para los espasmos (véase capítulo 56) y alimentación nasogástrica o líquidos intravenosos si el recién nacido está demasiado aletargado para alimentarse por vía oral. La mayoría de los recién nacidos con HSA pequeña evoluciona bien sin secuelas reconocidas. En raras ocasiones, una HSA muy grande causará una presentación catastrófica con depresión profunda del estado mental, convulsiones o signos del tronco encefálico. En estos casos, deben realizarse transfusiones de sangre y tratamiento cardiovascular, y puede ser necesaria una intervención neuroquirúrgica. Es importante establecer mediante RM si existe una lesión cerebral hipóxico-isquémica coexistente u otra neuropatología significativa que pudiera dar lugar a un mal pronóstico neurológico a pesar de una intervención quirúrgica. A veces se desarrolla hidrocefalia tras una HSA de moderada a grave, por lo que en estos recién nacidos debe realizarse una EC de seguimiento, sobre todo si hay signos de aumento de la PIC o de crecimiento anormalmente rápido de la cabeza.

III. HEMORRAGIA INTRAPARENQUIMATOSA

A. Etiología y patogenia

1. La hemorragia cerebral primaria es infrecuente tanto en los recién nacidos a término como en los prematuros, mientras que la hemorragia cerebelosa se encuentra en 5 a 10% de las muestras de autopsia en el recién nacido prematuro. Una hemorragia intracerebral primaria puede producirse rara vez por la rotura de una malformación arteriovenosa o un aneurisma, por un

trastorno de la coagulación (p. ej., hemofilia, trombocitopenia) o por una causa desconocida. Más comúnmente, la hemorragia intraparenquimatosa cerebral (HIP) se produce como evento secundario, en particular la hemorragia en una región de lesión cerebral hipóxico-isquémica. Desde el lado venoso de la circulación cerebral, la HIP puede producirse como resultado de un infarto venoso (ya que estos infartos suelen ser hemorrágicos), ya sea en relación con una gran HMG/HIV (prematuro > término; véase la secc. IV) o como resultado de una trombosis venosa sinusal (término > prematuro). Desde el lado arterial, puede producirse una hemorragia secundaria en un infarto arterial embólico (poco frecuente) o en áreas de lesión cerebral hipóxico-isquémica por hipoxia-isquemia global (término > pretérmino). A veces puede producirse una hemorragia secundaria en una zona de leucomalacia periventricular (LPV) necrótica (pretérmino > término). Puede producirse una HIP en recién nacidos sometidos a terapia de oxigenación por membrana extracorpórea (OMEC). Por último, la HIP cerebral puede ser el resultado de una extensión de una gran HIC en otro compartimento, como una gran HSA o HSD, como ocurre en raras ocasiones con traumatismos importantes o alteraciones de la coagulación, y a veces puede ser difícil identificar la fuente original de la hemorragia.

2. La hemorragia intracerebelosa es más frecuente en los recién nacidos prematuros que en los nacidos a término y puede pasar desapercibida en la EC rutinaria porque su incidencia es mayor en los estudios neuropatológicos que en los clínicos. El uso de vistas de la mastoides y la fontanela posterior durante la EC aumenta la probabilidad de detección de la hemorragia cerebelosa (y la HSA de la fosa posterior). La RM es incluso más sensible que la EC para la detección de pequeñas HIP, HSA o HSD en la fosa posterior. Es difícil determinar la fuente original de la hemorragia cerebelosa; por lo tanto, la proporción de hemorragia cerebelosa primaria frente a secundaria no está clara. La HIP intracerebelosa puede ser una hemorragia primaria o ser el resultado de un infarto hemorrágico venoso o de la extensión de una HMG/HIV o una HSA (prematuro > término). Los pequeños focos de hemorragia cerebelosa de patogenia incierta pueden detectarse mediante RM con más frecuencia que mediante EC. La HIP cerebelosa puede producirse raramente como extensión de una HSA/HSD de gran tamaño en la fosa posterior relacionada con un traumatismo (término > prematuro).

B. **Presentación clínica.** La presentación de la HIP es similar a la de la HSD, en la que el síndrome clínico depende del tamaño y la localización de la HIP. En el recién nacido prematuro, la HIP suele ser clínicamente silente en cualquiera de las fosas intracraneales, a menos que la hemorragia sea bastante grande. En el recién nacido a término, la hemorragia intracerebral suele presentarse con signos neurológicos focales como convulsiones, asimetría del tono/movimientos o preferencia de la mirada, junto con irritabilidad o disminución del nivel de conciencia. Una hemorragia cerebelosa grande (± HSD/HSA) se presenta como se ha descrito en la sección I y debe tratarse como una HSD grande de la fosa posterior.

C. **Diagnóstico.** La RM con IPS es la mejor modalidad de imagen para la HIP, pero la EC puede utilizarse en el recién nacido prematuro o cuando es necesaria una imagen rápida a pie de cama. La TC puede utilizarse para la evaluación urgente cuando la RM no está disponible rápidamente, pero la exposición a la radiación de la TC debe evitarse siempre que sea posible. En particular, la TC es insensible a la detección de pequeñas HIC en la fosa posterior debido a los artefactos de los huesos del cráneo circundantes. La RM es superior para demostrar la extensión y la edad de la hemorragia y la presencia de cualquier otra anomalía parenquimatosa. Además, la ARM/VRM puede ser útil para demostrar una anomalía vascular o una trombosis venosa sinusal. Así pues, la RM tiene más probabilidades que la TC o la EC de establecer la etiología de la HIP y determinar con precisión el pronóstico a largo plazo para el recién nacido a término. En el caso de los recién nacidos prematuros, la EC a través de la mastoides y la fontanela posterior mejora la detección de hemorragias en la fosa posterior.

D. Tratamiento. El tratamiento agudo de la HIP es similar al de la HSD y la HSA, en las que la mayoría de las hemorragias pequeñas solo requiere tratamiento sintomático y apoyo, mientras que una HIP grande con compromiso neurológico grave debe motivar una intervención neuroquirúrgica. Es importante diagnosticar y tratar cualquier patología coexistente, como infección o trombosis venosa sinusal, ya que estas afecciones subyacentes pueden causar lesiones adicionales que pueden tener un mayor impacto en el resultado a largo plazo que la propia HIP. Una HIP grande, en especial en asociación con una HIV o una HSA/HSD, puede causar hidrocefalia, por lo que el crecimiento de la cabeza y el estado neurológico deben vigilarse durante días o semanas tras la HIP. Deben obtenerse imágenes de seguimiento mediante RM o EC en caso de HIP de gran tamaño, tanto para establecer la gravedad y extensión de la lesión como para descartar hidrocefalia o malformación vascular remanente.

E. Pronóstico. El pronóstico a largo plazo depende en gran medida de la localización y el tamaño de la HIP y de la EG del recién nacido. Una HIP pequeña puede tener relativamente pocas o ninguna consecuencia neurológica a largo plazo. Una HIP cerebral grande puede dar lugar a epilepsia, hemiparesia u otro tipo de parálisis cerebral (PC), dificultades de alimentación y trastornos cognitivos que van desde problemas de aprendizaje a discapacidad intelectual significativa, dependiendo de la localización y el tamaño de la lesión parenquimatosa. La hemorragia cerebelosa focal en el recién nacido a término suele tener un pronóstico relativamente bueno, aunque puede dar lugar a signos cerebelosos de ataxia, hipotonía, temblor, nistagmo y déficits cognitivos leves. La HIP cerebelosa pequeña y unilateral puede provocar solo déficits menores en recién nacidos prematuros o a término. Por el contrario, una HIP cerebelosa extensa que destruya una parte significativa del cerebelo (es decir, una lesión cerebelosa bilateral significativa) en un recién nacido prematuro puede provocar una discapacidad cognitiva y motora grave.

IV. HEMORRAGIA DE LA MATRIZ GERMINAL/HEMORRAGIA INTRAVENTRICULAR

A. Etiología y patogenia. La HMG/HIV se encuentra sobre todo en el recién nacido pretérmino, donde la incidencia es actualmente de 15 a 20% en los nacidos con < 32 semanas de EG, pero es infrecuente en el recién nacido a término. La etiología y la patogenia son diferentes en los recién nacidos a término y en los prematuros.

1. **En el recién nacido a término,** la HIV primaria suele originarse en el plexo coroideo o en asociación con trombosis venosa (± sinusal) e infarto talámico y, con menor frecuencia, en el pequeño remanente de la matriz germinal subependimaria. Es probable que la patogenia de la HIV en el recién nacido a término esté relacionada con la asfixia perinatal, la trombosis venosa, el traumatismo (p. ej., por un parto difícil) u otros factores de riesgo. Un estudio sugirió que la HIV podría producirse de forma secundaria a un infarto hemorrágico venoso en el tálamo en 63% de los recién nacidos a término, por lo demás sanos, con HIV clínicamente significativa. En estos casos, puede haber

trombosis de las venas cerebrales internas, pero en ocasiones puede haber una trombosis sinovenosa más extensa.

2. En el recién nacido prematuro, la HMG/HIV se origina en los frágiles vasos en involución de la matriz germinal subependimaria, situada en el surco caudotalámico. Existen numerosos factores de riesgo perinatales que contribuyen a la patogenia de la HIV, incluidos factores maternos como infección/inflamación y hemorragia, falta de esteroides prenatales, factores externos como el modo de parto o el transporte neonatal a otro hospital, y factores genéticos cada vez más reconocidos que predisponen a algunos recién nacidos a la HIV.[1] Todos estos factores de riesgo intravasculares, vasculares y extravasculares contribuyen a la patogenia de la HMG/HIV, aunque los factores de riesgo intravasculares son quizá los más importantes y también los más susceptibles de esfuerzos preventivos (tabla 54-2).

a. Los factores de riesgo intravascular que predisponen a la HMG/HIV incluyen isquemia/reperfusión, aumentos del flujo sanguíneo cerebral (FSC), FSC fluctuante y aumentos de la presión venosa cerebral. Es probable que la compresión de la cabeza del feto durante el parto provoque un aumento significativo de la presión venosa. De hecho, la incidencia de HMG/HIV es mayor en los recién nacidos prematuros con un parto de mayor duración y en los partos vaginales que en los partos por cesárea. La isquemia/reperfusión se produce con frecuencia cuando se corrige la hipotensión. Esta situación suele producirse poco después del nacimiento, cuando un recién nacido prematuro puede presentar hipovolemia o hipotensión que se trata con infusión de coloide, solución salina al 0.9% o soluciones hiperosmolares como el bicarbonato de sodio, en especial si se infunde rápido. De hecho, los estudios del modelo

Tabla 54-2. Factores en la patogenia de la hemorragia de la matriz germinal/hemorragia intraventricular[1]

Factores intravasculares	Isquemia/reperfusión (p. ej., infusión de volumen tras hipotensión)
	FSC fluctuante (p. ej., con ventilación mecánica)
	Aumento de la presión venosa cerebral (p. ej., con presión intratorácica elevada, en general por el ventilador)
	Aumento del FSC (p. ej., con hipertensión, anemia, hipercarbia)
	Disfunción plaquetaria y alteraciones de la coagulación
Factores vasculares	Capilares tenues, involutivos y de gran diámetro luminal
Factores extravasculares	Soporte vascular deficiente
	Actividad fibrinolítica excesiva
FSC, flujo sanguíneo cerebral.	

de cachorro beagle demostraron que la isquemia/reperfusión (hipotensión precipitada por la extracción de sangre seguida de infusión de volumen) produce de forma fiable HMG/HIV. Se ha demostrado que las fluctuaciones breves del FSC están asociadas a la HMG/HIV en recién nacidos prematuros. En un estudio seminal de 1983, los recién nacidos con grandes fluctuaciones en la velocidad del FSC mediante ecografía Doppler tenían muchas más probabilidades de desarrollar HMG/HIV que los recién nacidos con un patrón estable de velocidad del FSC. Las grandes fluctuaciones por lo regular se producían en recién nacidos que respiraban de forma desincronizada con el ventilador, pero también se han observado en recién nacidos con una gran persistencia del conducto arterioso (PCA) o hipotensión, por ejemplo. También se cree que los aumentos de la presión venosa cerebral contribuyen a la HMG/HIV. Las fuentes de estos aumentos incluyen estrategias ventilatorias en las que la presión intratorácica es elevada (p. ej., presión positiva continua alta de la vía aérea), neumotórax y aspiración traqueal. Con todos estos factores intravasculares relacionados con cambios en el flujo sanguíneo arterial y venoso cerebral, es probable que el papel de una **circulación cerebral pasiva a la presión** sea importante. Varios estudios han demostrado que los recién nacidos prematuros, en particular los recién nacidos asfixiados, tienen una capacidad disminuida para regular el FSC en respuesta a los cambios de la presión arterial (de ahí lo de "pasiva a la presión"). Se ha demostrado que en los recién nacidos prematuros en estado crítico se produce con frecuencia una circulación cerebral pasiva a la presión, aunque fluctúa con el tiempo.[2] El deterioro de la autorregulación cerebral expone al recién nacido a un mayor riesgo de rotura de los frágiles vasos de la matriz germinal ante aumentos significativos de la presión arterial o venosa cerebral y, en particular, cuando la isquemia precede a dicho aumento de presión. Los aumentos sostenidos del FSC pueden deberse a convulsiones, hipercarbia, anemia e hipoglucemia, que dan lugar a un aumento compensatorio del FSC y contribuyen al riesgo de desarrollar HMG/HIV. Por último, el deterioro de la coagulación y la disfunción plaquetaria son también factores intravasculares que pueden contribuir a la patogenia o la gravedad de la HMG/HIV.

b. Los factores vasculares que contribuyen a la HMG/HIV incluyen la naturaleza frágil de los vasos en involución de la matriz germinal. No hay mucosa muscular ni adventicia, y los vasos tienen un diámetro relativamente grande y paredes finas, factores todos ellos que los hacen en especial susceptibles a la rotura.

c. Los factores de riesgo extravasculares para la HMG/HIV incluyen un soporte extravascular deficiente con un desarrollo fibrilar astrocítico mínimo y una proteína ácida fibrilar glial deficiente para sostener los frágiles capilares de la matriz germinal. También es probable que exista una actividad fibrinolítica excesiva relacionada con el sistema proteolítico extracelular en la matriz subependimaria de los recién nacidos prematuros.

B. **Patogenia de las complicaciones de la HMG/HIV.** Las dos complicaciones principales de la HMG/HIV son el **infarto hemorrágico periventricular (IHPV)** y la **dilatación ventricular poshemorrágica (DVP). El riesgo de ambas complicaciones aumenta con el incremento del tamaño de la HIV, ocurriendo sobre todo con la HIV de grado 3** (tabla 54-3). La patogenia de estas dos complicaciones se discute aquí.

1. **El IHPV** se consideraba originalmente una extensión de una gran HIV y muchos clínicos y gran parte de la bibliografía aún la denominan HIV de grado 4. Aunque

Tabla 54-3. Clasificación de la hemorragia de la matriz germinal (HMG)/hemorragia intraventricular (HIV)[1]

Sistema de clasificación	Gravedad de la HMG/HIV	Descripción de los resultados
Papile	I	HMG aislada (sin HIV)
	II	HIV sin dilatación ventricular
	III	HIV con dilatación ventricular
	IV	HIV con hemorragia parenquimatosa
Volpe	I	HMG sin HIV o con HIV mínima (< 10% de volumen ventricular)
	II	HIV que ocupa 10-50% del área ventricular en vista parasagital
	III	HIV que ocupa > 50% del área ventricular en vista parasagital, en general distiende el ventrículo lateral (*en el momento del diagnóstico de la HIV*).
	Notación separada	Ecodensidad periventricular (localización y extensión)

esta denominación aún se utiliza, los estudios neuropatológicos han demostrado que el hallazgo de una lesión hemorrágica grande, a menudo unilateral o asimétrica, dorsolateral al ventrículo lateral **no es una extensión de la HIV original, sino un infarto hemorrágico venoso independiente de la HIV.** Los estudios neuropatológicos demuestran la apariencia en forma de abanico de un infarto venoso hemorrágico típico en la distribución de las venas medulares que drenan en la vena terminal, como resultado de la obstrucción del flujo en la vena terminal por la gran HIV ipsilateral. Las pruebas que apoyan la obstrucción venosa subyacente a la patogenia del IHPV incluyen la observación de que el IHPV se produce en el lado de la HIV más grande, y los estudios ecográficos Doppler demostraron una marcada disminución o ausencia de flujo en la vena terminal en el lado de la HIV grande. Otra prueba neuropatológica de que el IHPV es una lesión separada de la HIV original es que el revestimiento ependimario del ventrículo lateral que separa la HIV y el IHPV a veces permanece intacto, lo que demuestra que la HIV no se "extendió" al parénquima cerebral adyacente. Por lo tanto, el IHPV es una complicación de una HIV grande, razón por la cual algunos autores se refieren a él como una lesión separada en lugar de denotar al IHPV como un grado "más alto" de la HIV (es decir, una HIV de grado 4).

2. **La DVP progresiva o la HPH (la terminología varía)** pueden producirse días o semanas después de la aparición de la HMG/HIV. No todas las dilataciones ventriculares progresan a una hidrocefalia establecida que requiera tratamiento; de ahí que los términos se utilicen con significados un poco di-

ferentes (véase la secc. IV.C.3 para la evolución clínica de la DVP). La patoge nia de la *DVP progresiva* puede estar relacionada en parte con un deterioro de la reabsorción del LCR o la obstrucción del acueducto o de los forámenes de Luschka o Magendie por coágulos de partículas. Sin embargo, es probable que otros mecanismos desempeñen un papel más importante en la patogenia de la DVP. Tras una hemorragia intraventricular se observan niveles elevados de TGF-β1 en el LCR, sobre todo en recién nacidos con DVP; el TGF-β1 regula al alza los genes de las proteínas de la matriz extracelular que elaboran una "cicatriz" que puede obstruir el flujo del LCR o su reabsorción. Además, se ha propuesto que las pulsaciones arteriales restringidas (p. ej., debido a la disminución de la distensibilidad intracraneal) subyacen a la hidrocefalia cró nica en modelos hidrodinámicos de hidrocefalia. La **patogenia de la lesión cerebral resultante de la DVP** quizás está relacionada en gran parte con la hipoxia-isquemia regional y la distensión mecánica de la sustancia blanca periventricular, según numerosos estudios en animales y humanos. Además, la presencia de hierro no unido a proteínas en el LCR de los recién nacidos con DVP puede conducir a la generación de especies reactivas de oxígeno que, a su vez, contribuyen a la lesión de los oligodendrocitos inmaduros de la sustancia blanca. La lesión cerebral asociada a la DVP/HPH es sobre todo una lesión bilateral de la materia blanca cerebral (LMB) similar a la LPV tanto en lo que respecta a su neuropatología como al resultado a largo plazo.

C. Presentación clínica

1. **La HMG/HIV en el recién nacido prematuro suele ser clínicamente silente** y, por lo tanto, solo se detecta cuando se realiza una EC rutinaria. La gran ma yoría de estas hemorragias se produce en las 72 horas siguientes al nacimiento, de ahí la recomendación habitual de realizar una EC rutinaria en los 3 o 4 días siguientes al nacimiento en recién nacidos con una EG < 32 semanas. Los recién nacidos con HIV muy grandes (a menudo bilaterales) pueden presentar fontanela llena, anemia, disminución del nivel de conciencia y de los movimientos espontáneos, hipotonía, movimientos oculares anormales o desviación oblicua. En raras ocasiones, un recién nacido presentará un dete rioro neurológico rápido y grave con fontanela llena o tensa, obnubilación o coma, hipotonía grave y falta de movimientos espontáneos, y postura tónica generalizada que se cree que es una convulsión pero que no tiene un correlato electrográfico mediante electroencefalograma.

2. **El recién nacido a término con HIV suele presentar signos como con vulsiones, apnea, irritabilidad o letargo, vómito con deshidratación o fontanela llena.** La ventriculomegalia suele estar presente en el momento del diagnóstico de la HIV en un recién nacido a término. En un principio, la HIV puede ser clínicamente silente, de modo que un recién nacido puede ser dado de alta tras el nacimiento y presentar los signos clínicos antes mencionados en la primera semana tras el nacimiento.

3. **La DVP puede desarrollarse a lo largo de días o semanas tras una HIV** y puede presentarse con desgarro de las suturas, disminución del nivel de conciencia, aumento de la apnea o empeoramiento del estado respiratorio, dificultades de alimentación y, por último, crecimiento anormalmente rápido de la cabeza (superación de los percentiles en la tabla de crecimiento), fonta nela abultada o alteración de la mirada hacia arriba o del signo del ocaso. Sin embargo, la DVP suele ser relativamente asintomática en los recién nacidos prematuros porque la PIC suele ser normal en esta población, en especial con una dilatación lentamente progresiva, y los signos de DVP son en gran medida

inespecíficos. Así, las EC seriadas son fundamentales para el diagnóstico de la DVP en recién nacidos prematuros con HIV conocida. Un estudio retrospectivo de recién nacidos con un peso al nacer < 1 500 g que desarrollaron una HIV y sobrevivieron al menos 14 días mostró que 50% de ellos no mostrará dilatación ventricular, 25% desarrollará dilatación ventricular no progresiva (o ventriculomegalia estable) y 25% desarrollará DVP. La incidencia de DVP aumenta con la gravedad de la HMG/HIV; es infrecuente en las HIV de grado 1 a 2 (hasta 12%), pero se da hasta en 75% de los recién nacidos con HIV de grado 3 ± IHPV (véase tabla 54-3). La incidencia de DVP también es mayor en la EG más joven. El agrandamiento ventricular puede aumentar de manera rápida (en pocos días) o lenta (en semanas). Cerca de 40% de los recién nacidos con DVP tendrá una resolución espontánea de la DVP sin ningún tratamiento. El restante 60% en general requiere tratamiento médico o quirúrgico, del cual ~ 15% no sobrevive.

D. Diagnóstico

1. El diagnóstico de HMG/HIV en el recién nacido prematuro se realiza casi siempre mediante EC portátil en tiempo real. El umbral para obtener una EC de cribado varía de 30 a 32 semanas de EG entre las distintas instituciones. Puede considerarse la realización de una EC en recién nacidos con más de 32 semanas de EG que presenten factores de riesgo como asfixia perinatal o neumotórax a tensión, o signos neurológicos anormales, como se ha descrito antes. Muchos centros realizan estudios rutinarios de EC en los días 7, 30 y 60 (o justo antes del alta) para los recién nacidos con < 30 a 32 semanas de EG (o peso al nacer < 1 500 g). Para los recién nacidos inestables en los que la EC puede cambiar el manejo, debe obtenerse una EC en los primeros días tras el nacimiento. En un recién nacido muy enfermo y de muy bajo peso al nacer, puede ser necesaria una primera EC en las 24 horas siguientes al nacimiento, ya que una HIV de gran tamaño con patología intracraneal adicional (p. ej., IHPV) puede ser un factor importante a la hora de considerar los objetivos de la asistencia. Además, una HIV grande en recién nacidos muy enfermos y muy prematuros requerirá estudios de EC de seguimiento más tempranos para determinar si existe una dilatación ventricular rápidamente progresiva, lo que ocurre con más frecuencia en los recién nacidos más pequeños y más prematuros. Los recién nacidos con HMG/HIV requieren una EC más frecuente que los recién nacidos sin HMG/HIV para vigilar complicaciones como DVD e IHPV y otras lesiones como LPV (véase secc. V) o hemorragia cerebelosa. Además, cualquier recién nacido prematuro que presente nuevos signos neurológicos o un factor de riesgo significativo de HIV (como neumotórax, sepsis, hipotensión súbita o pérdida de volumen de cualquier etiología) más adelante en el curso de la unidad de cuidados intensivos neonatales (UCIN) debe someterse a una EC.

2. La clasificación de la HMG/HIV es importante para determinar el tratamiento y el pronóstico. En la tabla 54-3 se describen dos sistemas ampliamente utilizados para clasificar la HMG/HIV, cuya gradación debe asignarse basándose en la EC más temprana obtenida cuando la propia HIV es de tamaño máximo. En particular, el agrandamiento de los ventrículos observado días o semanas después de una HMG/HIV de grado 1 o 2 **no** convierte a la HIV en una HIV de grado 3. En este caso, el agrandamiento ventricular ("dilatación") suele representar DVP o ventriculomegalia secundaria a pérdida de volumen parenquimatoso. Dada la variabilidad en los sistemas de clasificación y en la interpretación de la EC, una descripción detallada de los hallazgos de

la EC es más informativa que la mera asignación de un grado de HMG/HIV. En específico, la descripción debe incluir lo siguiente:

a. Presencia o ausencia de hemorragia en la matriz germinal

b. Lateralidad (o bilateralidad) de la hemorragia

c. Presencia o ausencia de hemorragia en cada ventrículo, incluido el volumen de la hemorragia en relación con el tamaño del ventrículo

d. Presencia o ausencia de ecogenicidad (sangre u otra anomalía) en el parénquima cerebral, incluidos la localización y el tamaño de la ecogenicidad

e. Presencia o ausencia de dilatación ventricular, con mediciones de los ventrículos si están dilatados

f. Presencia o ausencia de cualquier otra HIC (p. ej., HSA) o anomalías parenquimatosas (cerebrales o cerebelosas).

3. En el recién nacido a término, la HIV suele diagnosticarse cuando se realiza una EC o una RM debido a convulsiones, apnea o estado mental anormal. La EC es suficiente para detectar la HIV, pero la RM cerebral es superior para demostrar otras lesiones que pueden asociarse a la HIV en recién nacidos a término, como la lesión cerebral hipóxico-isquémica o el infarto hemorrágico talámico, con o sin trombosis venosa sinusal, en especial cuando se incluyen secuencias ponderadas por difusión, susceptibilidad y VRM (véase tabla 54-3).

E. Prevención. La prevención de la HMG/HIV debe ser el objetivo principal; la disminución de la incidencia de HMG/HIV desde la década de 1980 quizás está relacionada con numerosas mejoras en la atención materna y neonatal, aunque la incidencia solo ha seguido disminuyendo de manera modesta en la última década.[3] Aunque se ha demostrado de forma clara que la administración prenatal de **glucocorticoides** disminuye la incidencia de HMG/HIV, no se ha confirmado de modo concluyente que el fenobarbital, la vitamina K y el sulfato de magnesio prenatales prevengan la HMG/HIV. La prevención posnatal de la HMG/HIV debe dirigirse a minimizar los factores de riesgo descritos en la sección IV.A. En particular, las infusiones de soluciones coloides o hiperosmolares deben administrarse lentamente cuando sea posible, y todos los esfuerzos deben dirigirse a evitar la hipotensión y las grandes fluctuaciones o aumentos sostenidos de la presión arterial o la presión venosa cerebral. El ibuprofeno profiláctico y la indometacina administrados para cerrar la PCA se han asociado a una reducción de la HIV grave y el IHPV en algunos estudios, pero no se ha demostrado ninguna diferencia en los resultados neurológicos a largo plazo, y el uso rutinario de estos medicamentos solo para la prevención de la HIV sigue siendo controvertido. La eliminación de la fluctuación del FSC relacionada con la ventilación mecánica puede lograrse mediante la administración de medicación sedante. Esta recomendación se basa en el ensayo aleatorizado que demostró una marcada reducción de la incidencia de HMG/HIV en recién nacidos prematuros con fluctuación del FSC a los que se paralizó químicamente durante las primeras 72 horas tras el nacimiento, en comparación con los recién nacidos a los que no se paralizó. Los fármacos paralizantes no suelen utilizarse debido a los numerosos riesgos asociados a esta intervención, pero debe proporcionarse sedación en caso necesario. Algunas UCIN han instituido un conjunto de prácticas asistenciales para prevenir la HIV y minimizar las lesiones cerebrales, y varias publicaciones demuestran que estos esfuerzos de mejora de la calidad pueden tener éxito.

F. Tratamiento. El tratamiento de la HMG/HIV en el recién nacido prematuro consiste en gran medida en cuidados de soporte y en la monitorización y tratamiento de las complicaciones de la HMG/HIV. En ocasiones, el tamaño de la HMG/HIV puede aumentar durante los primeros días; por lo tanto, una atención precoz adecuada puede evitar el aumento de tamaño de la HIV. Los cuidados de apoyo deben dirigirse a mantener estable la perfusión cerebral mediante el mantenimiento de la presión arterial, el volumen circulante, la glucosa, los electrolitos y los gases sanguíneos normales. Pueden ser necesarias transfusiones de concentrado de hematíes en casos de HIV de gran tamaño para restablecer el volumen sanguíneo y el hematocrito normales. Deben corregirse la trombocitopenia o las alteraciones de la coagulación.

1. El tratamiento de la HIV en el recién nacido a término está dirigido a los cuidados de apoyo y las convulsiones durante la fase aguda. Sin embargo, como la HIV sintomática en este grupo de recién nacidos suele ser grande, la DVP se desarrolla en muchos de ellos y **puede requerir PL seriadas o tratamiento quirúrgico final en hasta 50% de estos casos.** Por lo contrario, las HIV pequeñas pueden darse en neonatos con cardiopatías congénitas o tratados con OMEC, a menudo detectadas mediante ecografía de cribado (similar a los neonatos prematuros); por lo tanto, el riesgo de DVP es bajo en este subgrupo de neonatos.

2. El tratamiento de la DVP consiste en una monitorización cuidadosa del tamaño del ventrículo mediante EC seriadas y una intervención adecuada cuando sea necesario para reducir la acumulación de LCR, como PL para extraer LCR o intervenciones quirúrgicas para extraer LCR o desviar su flujo (fig. 54-1).

   Cerca de la mitad de los recién nacidos con HIV no presentará DVP, sobre todo aquellos con HIV de grados 1 a 2. En los casos de **DVP lentamente progresiva** a lo largo de semanas, puede ser suficiente una estrecha vigilancia del estado clínico (en particular de la COF, la fontanela y las suturas) y del tamaño de los ventrículos (mediante EC seriada). Hasta en 25% de los neonatos, el agrandamiento muy lento de los ventrículos con estabilización posterior representa el desarrollo gradual de ventriculomegalia atrófica por DVP más que una acumulación excesiva de LCR. **Es fundamental utilizar la EC seriada para determinar cuáles recién nacidos presentan una dilatación progresiva que requiere tratamiento frente a aquellos con una ventriculomegalia estable.**

   a. Cuando la EC seriada muestra una DVP persistente, suele ser necesario intervenir, sobre todo si el recién nacido muestra signos clínicos relacionados con la DVP (p. ej., empeoramiento del estado clínico, fontanela abombada, ensanchamiento de las suturas, aumento anormalmente rápido de la COF). Muchos centros iniciarán la intervención basándose en el agrandamiento de los ventrículos sin signos clínicos, como se describe con detalle en el siguiente texto. Obsérvese que los datos no son claros en cuanto al umbral exacto para iniciar la intervención o la mejor estrategia de tratamiento que mejorará el resultado neurológico a largo plazo. Se han probado muchas estrategias y tratamientos diferentes, como se describe enseguida.

   Los objetivos de la terapia son reducir el volumen de LCR de los ventrículos dilatados y eliminar los productos sanguíneos, ya que ambos pueden contribuir a la patogenia de la lesión cerebral (véase la secc. IV.B.2) y evitar la necesidad de una derivación permanente. Muchos estudios de investigación clínica han demostrado que la extracción de LCR mejora la perfusión cerebral, el metabolismo oxidativo y la función neurofisiológica en recién nacidos con DVP. Sin embargo, muchos estudios y ensayos de intervención han sido ineficaces, o no han demostrado una mejora de los resultados a largo plazo o lograr evitar la derivación ventriculoperitoneal (VP), a pesar de la aparente mejora en las medidas de resultado a corto plazo.

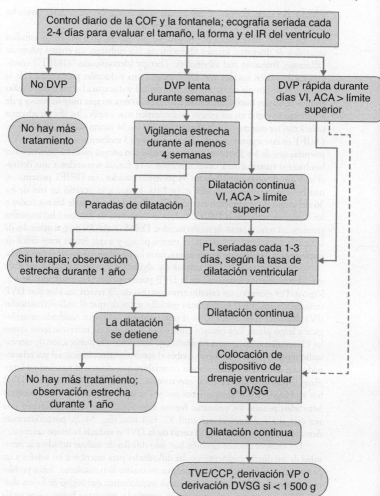

Figura 54-1 Algoritmo sugerido para el tratamiento de la dilatación ventricular poshemorrágica (DVP) tras una hemorragia intraventricular (HIV). COF, circunferencia occipito-frontal; IR, índice de resistencia; IV, índice ventricular; ACA, anchura del cuerno anterior; PL, punción lumbar; DVSG, derivación ventriculosubgaleal; TVE/CCP, tercera ventriculostomía endoscópica combinada con cauterización del plexo coroideo; VP, ventriculoperitoneal.

Por ejemplo, la acetazolamida y la furosemida son inhibidores de la anhidrasa carbónica que pueden utilizarse para disminuir la producción de LCR, por lo que se probaron en un ensayo clínico. Aunque hubo una pequeña disminución de la tasa de colocación de derivaciones VP o de muerte, pareció haber un peor resultado neurológico a largo plazo. Además, su uso combinado suele producir alteraciones electrolíticas y nefrocalcinosis que requieren tratamiento. Por estas razones, el uso conjunto de acetazolamida y furosemida ha caído en desuso y rara vez se utilizan estos agentes.

La terapia fibrinolítica por sí sola no previno la DVP en cinco estudios separados de diferentes agentes fibrinolíticos. Sin embargo, un ensayo piloto de DRainage, Irrigation and Fibrinolytic Therapy (denominado "DRIFT") continuo en 24 recién nacidos con DVP mostró una reducción prometedora de la incidencia de cirugía de derivación, mortalidad y discapacidad en comparación con los controles históricos. Dicho esto, cuando esta terapia muy intensiva y de alto riesgo se probó en un ensayo multicéntrico más amplio, los efectos adversos parecieron ser mayores que los beneficios. De los 34 recién nacidos tratados con DRIFT en este segundo ensayo, dos murieron y 13 recibieron una derivación VP, mientras que de los 36 recién nacidos tratados con terapia estándar (derivaciones lumbares o ventriculares), cinco murieron y 14 fueron sometidos a una derivación. Cabe destacar que 12 de los 34 pacientes tratados con DRIFT presentaron una hemorragia intraventricular secundaria, lo que solo ocurrió en tres de los 36 del grupo de tratamiento estándar. El análisis de los datos de los resultados a los 2 años mostró que la DRIFT redujo la incidencia de discapacidad cognitiva grave en un subconjunto de recién nacidos. Debido a que los riesgos generales de la terapia fueron mayores que en el ensayo piloto, y a que esta es muy difícil de implementar y realizar de forma segura, no se ha adoptado de forma generalizada.

Numerosos estudios en animales y algunos datos en humanos sugieren que el tratamiento temprano de la DVP puede mejorar los resultados neurológicos. Por ejemplo, un estudio retrospectivo de 73 recién nacidos con DVP tratada sugería que el tratamiento iniciado antes de que el índice ventricular (IV) alcanzara el percentil 97 + 4 mm producía un mejor resultado neurológico a largo plazo. Los ensayos clínicos en humanos de intervenciones como las PL seriadas o los agentes fibrinolíticos anteriores a la publicación de este estudio mostraron efectos dispares sobre el resultado neurológico, tal vez relacionados en parte con las numerosas covariables que afectan al resultado a largo plazo, como la lesión cerebral preexistente antes de la aparición de la DVP. Sin embargo, es posible que estos ensayos tampoco hayan logrado demostrar beneficios porque los neonatos fueron aleatorizados de manera normal una vez que el IV alcanzó el percentil 97 + 4 mm (fig. 54-2), potencialmente demasiado tarde para alterar el curso de la DVP o reducir la lesión cerebral.

Los ensayos clínicos también han sido difíciles de realizar debido a la necesidad de un diseño multicéntrico, las dificultades para inscribir a los sujetos y las preferencias tradicionales de los médicos en cuanto al tratamiento. Estos problemas quedaron demostrados en un ensayo multicéntrico que asignó de forma aleatoria a los neonatos a una intervención ventricular temprana frente a una tardía (Early vs. Late Ventricular Intervention Study [ELVIS]; ISRCTN 43171322), en el que el periodo de inscripción fue de 2006 a 2016 y los resultados se publicaron en 2019. Para este ensayo, los neonatos prematuros fueron aleatorizados para recibir tratamiento para la DVP en el grupo de intervención temprana: las mediciones ventriculares alcanzaron una anchura del cuerno anterior (ACA) > 6 mm y un IV > percentil 97.° (+ 2 desviación estándar [DE]), o en el grupo de intervención tardía: ACA > 10 mm e IV > percentil 97.° + 4 mm (véanse las medidas en la fig. 54-2). Aunque el grupo de intervención temprana se sometió a más PL y reservorios, comenzando en una mediana de 1 día después de la aleatorización (frente a 6 días para el grupo de intervención tardía), no hubo diferencias significativas en las medidas de resultado primarias de colocación de derivación VP o muerte. El resultado del neurodesarrollo mediante el examen de Bayley a los 2 años tampoco mostró diferencias significativas entre los grupos de tratamiento, publicado en 2020. Los autores observaron que los predictores de peores resultados incluían la gravedad de la HIV y la hemorragia cerebelosa

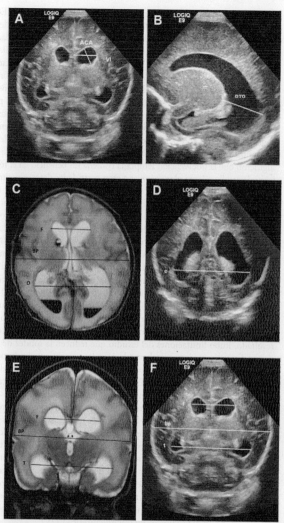

Figura 54-2 Demostración de diferentes medidas y proporciones ventriculares. Imágenes de ecografía craneal (EC) y resonancia magnética (RM) cerebral de varón de 1 semana de edad nacido a las 30 semanas de gestación. **A** y **F.** EC coronal a nivel del foramen de Monro. **B.** EC parasagital. **C.** Vista axial de RM T2. **D.** EC coronal a nivel del cuerno occipital. **E.** Vista coronal de RM T2. Las dimensiones de la RM están en mayúsculas. BP, biparietal; F, cuerno bifrontal; O, cuerno bioccipital; T, cuerno bitemporal. Las dimensiones de la EC están en minúsculas: bp, biparietal; f, cuerno bifrontal; o, cuerno biccipital; t, cuerno bitemporal. Relación de Evans = F/PA por RM o f/pa por EC. Relación de los cuernos frontal y temporal = (F + T / 2) / PA por RM o (f + t / 2) / pa por EC. Proporción del cuerno frontal y occipital (FOHR) = (F + O / 2) / PA por RM o (f + o / 2) / pa por EC. ACA, anchura del cuerno anterior; IV, índice ventricular; DTO, distancia tálamo-occipital. (Reimpresa de El-Dib M, Limbrick DD Jr, Inder T, et al. Management of post-hemorrhagic ventricular dilatation in the infant born preterm. *J Pediatr* 2020;226:16.e3-27.e3. Copyright © 2020 Elsevier. Con permiso).

extensa; por lo tanto, realizaron un análisis *post hoc* ajustado por la EG al nacer, la gravedad de la HIV y la hemorragia cerebelosa. Con este análisis, descubrieron que la intervención temprana reducía el riesgo de muerte/discapacidad, con una razón de probabilidades de 0.24 (intervalo de confianza de 95%, 0.07 a 0.87; $P = 0.03$). También analizaron el resultado del desarrollo con respecto a la colocación o no de una derivación VP, tanto para los grupos de intervención temprana como los de intervención tardía. Este análisis mostró que los neonatos del grupo de intervención tardía que necesitaron una derivación VP tenían una puntuación cognitiva y motora de Bayley significativamente inferior en comparación con los que no necesitaron dicha derivación, mientras que no hubo diferencias para el grupo temprano con o sin derivación VP. Por lo tanto, a pesar de que no se mostraron diferencias en el resultado primario del ELVIS, los análisis *post hoc* sugirieron que la intervención temprana confería un beneficio en el resultado del neurodesarrollo a largo plazo, similar a gran parte de los datos experimentales.

Un estudio observacional de cohortes realizado de manera simultánea con el ELVIS comparó neonatos tratados con abordaje temprano (EA, por sus siglas en inglés) en centros holandeses con neonatos tratados con abordaje tardío (AT) en un centro canadiense. El EA requería de nuevo PL o reservorio cuando las mediciones ventriculares alcanzaban un ACA > 6 mm o un IV > +2 DE, y después una intervención neuroquirúrgica permanente según fuera necesario, mientras que el AT requería signos clínicos de PIC antes de la intervención, y la primera intervención era a menudo una derivación VP (71%). Los resultados mostraron que el grupo de EA tenía un IV máximo más pequeño, menos complicaciones y una mayor tasa de resultados normales en comparación con el grupo de AT. Aunque este resultado proporciona más pruebas de apoyo de que una intervención más temprana produce un mejor resultado, hubo limitaciones del estudio que reducen la solidez de las conclusiones. Estas limitaciones estaban relacionadas con diferencias importantes en los dos grupos, ya que los neonatos EA eran mayores y más grandes al nacer, presentaban menos signos de PIC y una tasa de mortalidad neonatal más baja. La mayor tasa de mortalidad en el grupo AT se produjo incluso después de la inserción de la derivación, potencialmente relacionada con la prematuridad extrema y otras enfermedades. Es probable que existieran otras diferencias en las poblaciones y el tratamiento entre centros/países que podrían haber contribuido a las diferencias observadas en los resultados. Por último, es difícil determinar si algunos sujetos sometidos al EA nunca habrían requerido una intervención o la colocación de una derivación si no se hubieran tratado, mientras que 71% del grupo de AT tuvo una intervención neuroquirúrgica como primera intervención (frente a 2% del grupo de EA). Los resultados de estos ensayos y estudios demuestran los importantes retos que plantea la realización de ensayos clínicos de tratamiento de la DVP.

La medición del índice de resistencia (IR) puede ser útil para orientar el tratamiento de la DVP. El IR es una medida de la resistencia al flujo sanguíneo; un IR elevado indica una baja distensibilidad intracraneal con posible disminución de la perfusión cerebral. Dado que la disminución persistente o intermitente de la perfusión cerebral puede contribuir a la lesión cerebral isquémica, la medición del IR puede ayudar a guiar el tratamiento de la DVP. El IR se calcula midiendo las velocidades sistólica y diastólica del flujo sanguíneo mediante ecografía Doppler (por lo regular en la arteria cerebral anterior) y utilizando la fórmula:

$$IR = \frac{(\text{sistólica} - \text{diastólica})}{\text{sistólica}}$$

donde "sistólica" se refiere a la velocidad sistólica del flujo sanguíneo y "diastólica" a la velocidad diastólica del mismo. Los valores normales de IR son < 0.7 en los recién nacidos, y los valores basales > 0.9 a 1.0 indican que el flujo diastólico al cerebro está comprometido. Los valores de IR > 1 indican una inversión del flujo durante la diástole y un deterioro potencialmente significativo de la perfusión, lo que sitúa al recién nacido en alto riesgo de lesión cerebral isquémica continuada. Un aumento significativo del IR con respecto a los valores basales del IR cuando se aplica una compresión suave de la fontanela puede indicar compromiso hemodinámico y la necesidad de extraer LCR. Según un estudio, un aumento > 30% del IR con la compresión en comparación con el IR basal, o un IR basal > 0.9, pueden ser indicaciones de extracción de LCR. Obsérvese que la interpretación del IR debe tener en cuenta la presencia de otras condiciones que pueden afectar al flujo sanguíneo sistólico o diastólico, como una PCA grande, un compromiso cardiovascular significativo, el uso de ventilación de alta frecuencia, u OMEC.

b. Con base en las pruebas antes descritas, se puede utilizar una combinación del estado clínico del recién nacido, el tamaño ventricular (utilizando medidas estandarizadas como el ACA y el IV) y la forma mediante EC seriada, el IR mediante ecografía Doppler (o la medición de la PIC mediante manometría si no se dispone de ecografía Doppler) y la respuesta a la extracción de LCR para determinar el tipo y la frecuencia de los procedimientos de extracción de LCR con el fin de reducir el volumen intraventricular de LCR y reducir el riesgo de lesión cerebral isquémica (véase la fig. 54-1).[4] En las figuras 54-3 y 54-4 se muestra una herramienta clínica sugerida para el seguimiento de medidas como el ACA y el IV y se sugieren recomendaciones para la monitorización y el tratamiento de la HPH. Las PL terapéuticas para extraer LCR pueden realizarse cada 1 a 3 días, extrayendo de 10 a 15 mL de LCR por kilogramo de peso corporal, dependiendo de la tasa de dilatación ventricular progresiva y de la eficacia de la extracción de LCR. La presión de apertura puede medirse en el momento de las PL terapéuticas para ayudar a guiar la terapia, en particular si no se dispone de EC. Una EC realizada antes y después de la extracción del LCR puede ser útil para apoyar el diagnóstico de DVP y determinar el efecto de la extracción del LCR en la disminución del tamaño ventricular o la mejora de la perfusión cerebral (véase fig. 54-1).

c. Si el tratamiento médico no consigue reducir el tamaño del ventrículo o la DVP progresa rápido, está indicada la intervención quirúrgica, sobre todo si hay signos clínicos de aumento de la PIC. Debe colocarse una derivación ventriculosubgaleal (DVSG), un dispositivo de acceso ventricular (reservorio) o un drenaje ventricular externo. Se prefiere una DVSG porque (al igual que un drenaje ventricular) ofrece un drenaje continuo de LCR y, por lo tanto, la posibilidad de mantener un tamaño ventricular y una perfusión cerebral normales frente a la extracción intermitente de LCR mediante derivaciones espinales o ventriculares. Una DVSG puede ser suficiente para un drenaje adecuado del LCR en el espacio subgaleal durante días, semanas o más, aunque a veces proporciona un drenaje insuficiente o se obstruye por partículas. Si el drenaje de LCR por la DVSG es insuficiente, puede extraerse LCR de forma intermitente mediante una aguja colocada en el depósito de la DVSG (o dispositivo de acceso ventricular) cada 1 a 3 días, como en el caso de las PL seriadas. El volumen intraventricular de LCR también puede reducirse punteando la colección de líquido subgaleal que a veces se forma en la parte superior de la cabeza del recién nacido con un DVSG. Muchos neurocirujanos prefieren menos los drenajes ventriculares externos debido al riesgo de infección, en especial si el catéter no se

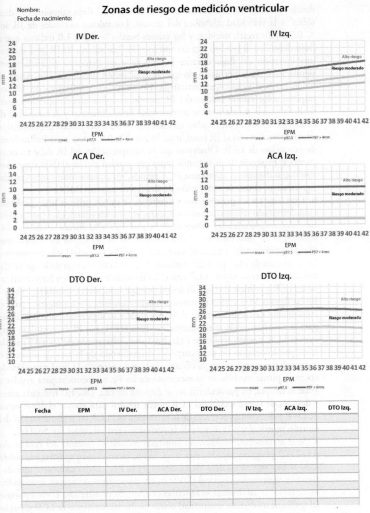

Figura 54-3 Una práctica herramienta clínica para monitorizar las medidas ventriculares más utilizadas. Las medidas individuales pueden representarse en milímetros en la tabla, así como en la edad posmenstrual (EPM) correspondiente en el gráfico para identificar la zona de riesgo. IV, índice ventricular; ACA, anchura del cuerno anterior; DTO, distancia tálamo-occipital. (Reimpresa de El-Dib M, Limbrick DD Jr, Inder T, et al. Management of post-hemorrhagic ventricular dilatation in the infant born preterm. *J Pediatr* 2020;226:16-27.e3. Copyright © 2020 Elsevier. Con permiso).

tuneliza de modo subcutáneo, aunque también tienen la ventaja de proporcionar un drenaje *continuo* (en lugar de intermitente) del LCR.

d. Si la DVP ha persistido durante > 4 semanas a pesar de las intervenciones médicas/quirúrgicas, o la DVSG es insuficiente para el drenaje del LCR, por lo regular será necesaria una intervención quirúrgica per-

Zona verde	Zona amarilla	Zona roja
Criterios clave: Tamaño ventricular con • IV ≤ 97.° percentil y • ACA ≤ 6 mm Y Ausencia de los siguientes criterios clínicos: • Crecimiento PC > 2 cm por semana • Suturas separadas • Fontanelas abultadas Tratamiento: • Observación en la UCIN • EC dos veces por semana hasta que se estabilice durante 2 semanas y después cada 1-2 semanas hasta las 34 semanas EPM • RM a plazo equivalente	Criterios clave: Tamaño ventricular con • IV > 97.° percentil y • ACA > 6 mm o DTO > 25 mm Y Ausencia de los siguientes criterios clínicos: • Crecimiento PC > 2 cm por semana • Suturas separadas • Fontanelas abultadas Tratamiento: • Derivación a un centro regional para revisión neuroquirúrgica • Considerar PL 2-3 veces • EC 2-3X a la semana hasta estable durante 2 semanas luego cada 1-2 semanas hasta 34 semanas EPM • Intervención neuroquirúrgica cuando no se produce estabilización • RM a plazo equivalente	Criterios clave: Tamaño ventricular con • IV > 97.° percentil + 4mm y • ACA > 10 mm o DTO > 25 mm O Cualquiera de los siguientes criterios clínicos: • PC > 2 cm por semana • Suturas separadas • Fontanelas abultadas Tratamiento: • Considerar PL 2-3 veces • Intervención neuroquirúrgica que incluya medidas temporales o derivación VP • RM a plazo equivalente

Considerar las alteraciones en NIRS (es decir, disminución de la oxigenación cerebral) o ecografía Doppler (es decir, aumento del índice de resistencia) como información adicional que puede sugerir deterioro de la perfusión cerebral y necesidad más urgente de intervención.

Figura 54-4 Propuesta de estratificación del riesgo y tratamiento de lactantes con dilatación ventricular poshemorrágica (DVP). IV, índice ventricular; ACA, anchura del cuerno anterior; PC, perímetro cefálico; UCIN, unidad de cuidados intensivos neonatales; EC, ecografía craneal; EPM, edad posmenstrual; DTO, distancia tálamo-occipital; PL, punción lumbar; VP, ventriculoperitoneal; NIRS, espectroscopia del infrarrojo cercano. (Reimpresa de El-Dib M, Limbrick DD Jr, Inder T, et al. Management of post-hemorrhagic ventricular dilatation in the infant born preterm. *J Pediatr* 2020;226:16.e3-27.e3. Copyright © 2020 Elsevier. Con permiso).

manente. Una derivación VP permanente cuando los recién nacidos pesan > 1 500 a 2 000 g y están estables como para someterse a esta intervención quirúrgica. Si el recién nacido pesa < 1 500 g, se necesitará una DVSG, un drenaje externo o un dispositivo de acceso ventricular (si no se ha colocado ya) hasta que el recién nacido sea lo suficientemente grande como para someterse a la colocación de una derivación VP. Como alternativa, puede intentarse una **tercera ventriculostomía endoscópica combinada con cauterización del plexo coroideo (TVE/CCP)** en lugar de una derivación VP en centros que tengan experiencia con este procedimiento, ya que evita las complicaciones asociadas a una derivación permanente. El éxito de una TVE es más probable si no hay cicatrices en la cisterna prepontina, si el acueducto está obstruido, si el neonato es mayor y si se realiza una cauterización del plexo coroideo. Dependiendo de estos factores, puede producirse un fracaso en hasta 60% de los casos, por lo regular a los 6 meses de la intervención, en cuyo caso será necesario colocar una derivación VP.

e. En raras ocasiones, sin intervención neuroquirúrgica, la DVP reaparecerá **semanas o meses después a pesar de la aparente resolución en el periodo neonatal.** La monitorización del crecimiento de la cabeza y la fontanela debe continuar tras el alta hospitalaria durante el primer año de vida (véase fig. 54-1).

G. Pronóstico de la HMG/HIV

1. El pronóstico a largo plazo de los recién nacidos con HMG/HIV varía de manera considerable en función de la gravedad de la HIV, las complicacio-

nes de la HIV u otras lesiones cerebrales, el peso/EG al nacer y otras afecciones que afectan al resultado neurológico. Varios estudios muestran que los recién nacidos prematuros con HIV de grado 1 a 2 tienen un mayor riesgo de PC o deterioro cognitivo en comparación con los que no presentan HIV. Un estudio mostró que > 50% de los adolescentes nacidos con < 32 semanas de EG tenía dificultades escolares, siendo la HIV un factor de riesgo importante. En los recién nacidos muy prematuros, una HIV pequeña puede causar la pérdida de las células progenitoras neurales residuales que quedan en la matriz germinal. Dicho esto, es probable que estos trastornos cognitivos estén relacionados, al menos en parte, con una LMB cerebral coexistente (es decir, LPV; véase la secc. V), que presenta muchos de los mismos factores de riesgo que la HMG/HIV. Se ha demostrado que los recién nacidos con ventriculomegalia por EC con o sin HMG/HIV tienen un mayor riesgo de padecer deficiencias neurológicas a largo plazo, tal vez porque la ventriculomegalia leve es una consecuencia de la LMB que da lugar a cierta atrofia cerebral. Ha sido difícil definir las contribuciones separadas de la HMG/HIV pequeña y la LMB, en especial porque estas lesiones coexisten con frecuencia, y esta última a menudo no se detecta con la EC. Los recién nacidos con HIV de grado 3 tienen claramente un mayor riesgo de deterioro cognitivo y motor, aunque con frecuencia presentan complicaciones de la hemorragia intraventricular u otras lesiones neuropatológicas, como la LPV, que quizá contribuyan de forma significativa a su evolución neurológica. En particular, los recién nacidos con HIV de grado 3 y los que presentan IHPV ("HIV de grado 4") suelen agruparse en los estudios de resultados. Muchos consideran que la RM es superior a la EC para la detección, clasificación y pronóstico de la HMG/HIV y de cualquier complicación asociada a la LMB periventricular, aunque la EC seriada (incluida la EC entre las semanas 35 y 42) también puede ser suficiente.[5,6] Un ensayo sobre el beneficio de la EC en la edad a término frente a la RM mostró un mayor costo de la RM con un beneficio modesto en términos de mayor precisión pronóstica y menor ansiedad de los padres.[7]

2. Los recién nacidos con una o ambas de las dos complicaciones principales de la HIV, es decir, IHVP y DVP, tienen un riesgo mucho mayor de padecer deficiencias neurológicas que los que solo presentan HIV. Los recién nacidos con DVP/HPH que requieren una intervención significativa a menudo manifiestan diparesia espástica y alteraciones cognitivas debido a la LMB periventricular bilateral. Los recién nacidos con un IHPV localizado y unilateral suelen desarrollar una hemiparesia espástica que afecta al brazo y la pierna con deficiencias cognitivas mínimas o leves. La cuadriparesia y los déficits cognitivos significativos (incluido el retraso mental) son más probables si el IHPV es extenso o bilateral, o si también coexiste una LPV, lo que es frecuente. Además de las deficiencias cognitivas y motoras, los recién nacidos con HPH o IHPV graves corren el riesgo de desarrollar deficiencias visuales cerebrales y epilepsia.

3. El pronóstico de la HIV en recién nacidos a término está relacionado con factores distintos de la HIV por sí sola, ya que la HIV pequeña no complicada en esta población tiene un pronóstico favorable. Es probable que esto esté relacionado en gran parte con la ausencia de células progenitoras neurales remanentes en la matriz germinal a la edad a término que podrían resultar lesionadas o destruidas por la HMG/HIV pequeña. Los recién nacidos con antecedentes de traumatismo o asfixia perinatal, o con pruebas de neuroimagen de infarto hemorrágico talámico, lesión cerebral hipóxico-isquémica u otras lesiones parenquimatosas, presentan un alto riesgo de déficit cognitivo o motor significativo y epilepsia.

V. LESIÓN DE LA SUSTANCIA BLANCA/LEUCOMALACIA PERIVENTRICULAR

A. Etiología y patogenia. La LPV es una lesión que se encuentra predominantemente en el recién nacido prematuro y es la lesión neuropatológica subyacente a gran parte de las deficiencias y discapacidades cognitivas, motoras y sensoriales de los niños nacidos de forma prematura. La verdadera incidencia de esta lesión se desconoce en gran medida porque la detección de la forma leve de esta lesión es difícil mediante neuroimagen convencional y porque no se ha definido de manera rigurosa el umbral para determinar una anomalía de la señal clínicamente importante en la sustancia blanca cerebral. LMB es un término que se utiliza cada vez más en lugar de LPV; LMB es un término algo más amplio que LPV ya que denota la lesión difusa de la sustancia blanca cerebral que se extiende más allá de las regiones periventriculares definidas en los estudios neuropatológicos y ultrasonográficos iniciales y es más a menudo una lesión no quística. La LPV quística es infrecuente, con una tasa de < 1% de los recién nacidos prematuros nacidos entre 2000 y 2002 con un peso al nacer ≤ 1 500 g en un centro. Un término aún más abarcador, *encefalopatía del prematuro*, fue propuesto por Volpe[8] para incluir los hallazgos de anomalías neuronales en estructuras de materia gris demostradas por estudios de neuropatología y neuroimagen además de la LMB. Este término aún no es de uso generalizado en la literatura, pero refleja la creciente evidencia de que los recién nacidos prematuros sufren una lesión cerebral que afecta a muchas estructuras de la sustancia gris además de la sustancia blanca cerebral, y una alteración del desarrollo cerebral además de la lesión. Hay que tener en cuenta que la LMB con un patrón de imagen similar a la LPV en el recién nacido prematuro se ha descrito en ocasiones en recién nacidos a término, en especial en aquellos con cardiopatías congénitas.

La **neuropatología característica** de la LPV fue descrita por primera vez en detalle por Banker y Larroche[9] en su informe clásico de 1962 sobre los hallazgos histológicos en 51 especímenes de autopsia. Ellos describieron las características clásicas de la LPV para incluir áreas bilaterales de necrosis focal, gliosis, e interrupción de axones, con los llamados "palos y bolas de retracción". Se observó que la distribución topográfica de las lesiones se encontraba en la sustancia blanca periventricular dorsolateral a los ventrículos laterales, principalmente anterior al cuerno frontal (a nivel del foramen de Monro) y lateral a los cuernos occipitales. Observaron que se producía un episodio "anóxico" grave en 50 de 51 recién nacidos, que las lesiones se observaban de manera sistemática en la localización de la zona limítrofe de la irrigación vascular y que 75% del grupo había nacido de forma prematura. De este modo, sugirieron dos características clave de la patogenia de la LPV, a saber, i) hipoxia-isquemia que afecta a las regiones de la cuenca de la sustancia blanca y ii) una vulnerabilidad particular de la sustancia blanca periventricular del cerebro prematuro. Estudios neuropatológicos posteriores han ampliado estas observaciones iniciales, demostrando que, en muchos casos, la LPV consiste en áreas tanto de necrosis focal (que evoluciona a quistes) como de gliosis difusa de la sustancia blanca. Los estudios neuropatológicos han demostrado que los focos necróticos pueden ser bastante pequeños, del orden de < 1 a 5 mm, por lo que no son detectables por la mayoría de las técnicas de imagen. La lesión difusa de la sustancia blanca consiste en astrocitos hipertróficos y pérdida de oligodendrocitos, y va seguida de una disminución general del volumen de mielina de la sustancia blanca cerebral. En particular, el análisis volumétrico por RM demuestra una reducción significativa de los volúmenes de materia gris cortical y subcortical (más que del volumen de materia blanca) en recién nacidos y niños prematuros. Estos estudios de RM han sido confirmados por estudios neuropatológicos que demuestran que existe una pérdida neuronal significativa y gliosis en el tálamo, los ganglios basales y la corteza cerebral asociada a la LMB en recién nacidos prematuros. Por lo tanto, estos datos cuantitativos de RM y neuropatológicos confirman la noción de que la DVP o la LMB implican una lesión destructiva y de desarrollo mucho más difusa en el cerebro en desarrollo que implica anomalías neuronales y de la sustancia blanca, de ahí la *encefalopatía del prematuro*.[8]

Patogenia de la LPV. Esta lesión distintiva de la LPV que se encuentra en la sustancia blanca inmadura de los recién nacidos prematuros es quizás el resultado de la interacción de múltiples factores patogénicos. **Hasta la fecha se han identificado varios factores principales: i) hipoxia-isquemia; ii) vulnerabilidad intrínseca de la sustancia blanca cerebral del recién nacido prematuro, y iii) infección/inflamación.** Estos tres factores principales se analizan brevemente a continuación: en primer lugar, Banker y Larroche[9] sugirieron originalmente que la LPV se producía en las regiones de las zonas de borde vascular de la sustancia blanca cerebral y que, por lo tanto, cabría esperar que la isquemia afectara preferentemente a estas zonas. Autores posteriores han definido mejor estas zonas utilizando la inyección *post mortem* de los vasos sanguíneos para demostrar la presencia de zonas vasculares fronterizas y terminales en la sustancia blanca periventricular, donde se encuentra la LPV. La hipótesis es que se trata de zonas de borde que son vulnerables a la lesión isquémica en momentos de compromiso vascular. Además, existen pruebas que sugieren la presencia de una circulación pasiva a presión en un subgrupo de recién nacidos prematuros, lo que predispone aún más a estos recién nacidos a una lesión cerebral hipóxico-isquémica.[2]

En segundo lugar, Banker y Larroche[9] propusieron por primera vez la hipótesis de que la sustancia blanca periventricular del recién nacido prematuro puede ser más vulnerable a la anoxia que el cerebro maduro. La vulnerabilidad madurativa de la sustancia blanca periventricular se sugiere por el hallazgo de que la LPV se produce con mucha más frecuencia en el recién nacido prematuro que en el nacido a término. En específico, la observación de que la lesión difusa de la LPV afecta al oligodendrocito (con la consiguiente pérdida de mielina) con relativa preservación de otros elementos celulares sugiere que el oligodendrocito inmaduro es la célula más vulnerable a la lesión. Los oligodendrocitos inmaduros son susceptibles de sufrir lesiones y muerte celular apoptótica por ataque de radicales libres y por mecanismos excitotóxicos mediados por receptores de glutamato. En particular, se postula que la apoptosis es el mecanismo de muerte celular por un ataque isquémico moderado, como cabría esperar en la mayoría de los casos de DVP; la necrosis es el resultado de eventos isquémicos graves. Así pues, existen pruebas celulares y bioquímicas que respaldan la hipótesis original de que la sustancia blanca cerebral del recién nacido prematuro muestra una vulnerabilidad madurativa a la lesión hipóxico-isquémica.

Por último, estudios epidemiológicos y experimentales sugieren un papel de la infección y la inflamación en la patogenia de la LPV. Los estudios epidemiológicos han mostrado una asociación entre la infección materna, la rotura prolongada de membranas, los niveles de interleucina-6 en la sangre del cordón umbilical y una mayor incidencia de la LPV, lo que lleva a la hipótesis de que la infección materna puede ser un factor etiológico en el desarrollo de la LPV. Los trabajos experimentales han demostrado que ciertas citocinas, como el interferón-γ, tienen un efecto citotóxico sobre los oligodendrocitos inmaduros. Sin embargo, las citocinas también pueden secretarse en el contexto de hipoxia-isquemia (en ausencia de infección). Además, la infección o las citocinas pueden provocar isquemia-reperfusión, lo que puede causar más lesiones a los oligodendrocitos. Por lo tanto, existen múltiples vías por las que la infección/inflamación podría causar o contribuir a la patogenia de la LPV, y las interacciones entre las dos vías patogénicas de hipoxia-isquemia e infección/inflamación son complejas.

B. **Presentación clínica y diagnóstico.** La LPV es por lo regular una lesión clínicamente silenciosa que evoluciona en días o semanas con pocos o ningún signo neurológico externo hasta semanas o meses más tarde, cuando se detecta espasticidad por primera vez o a una edad aún más tardía cuando los niños presentan dificultades cognitivas en la escuela. En la DVP de moderada a grave, el observador cuidadoso puede detectar algún indicio de espasticidad en las extremidades inferiores a la edad de término o antes. Sin embargo, la **LPV suele diagnosticarse en el periodo neonatal mediante EC o RM.** La evolución de la ecogenicidad en la sustancia blanca periventricular durante las primeras semanas tras el nacimiento, con o sin quistes ecolúcidos, es la descripción clásica de la LPV mediante EC. La ventriculomegalia debida a la pérdida de volumen por atrofia de la sustancia blanca periventricular suele ser evidente al cabo de unas semanas. La ventriculomegalia aislada se asocia a un mayor riesgo de PC, lo que sugiere que la ventriculomegalia sin anomalía de la señal de la sustancia blanca detectable radiológicamente puede indicar la presencia de LPV con pérdida de volumen de sustancia blanca.

Los estudios que correlacionan la EC y los datos de autopsia han demostrado que la incidencia de la LPV está infravalorada por la EC, la técnica más utilizada para diagnosticar anomalías cerebrales en el recién nacido prematuro. Se ha demostrado que la RM es más sensible que la EC para la detección de la LPV, en especial la forma no quística.[5] La LMB no quística detectada mediante RM en el periodo neonatal se manifiesta como una intensidad de señal alta en la sustancia blanca cerebral mediante RM ponderada en T2 y una intensidad de señal baja mediante secuencias ponderadas en T1. En cuanto a los estudios de EC, no existe una medida universalmente aceptada de la gravedad o extensión de la anomalía de la señal por RM que defina la LMB. Aunque una mayor gravedad de la LMB se correlaciona con una mayor incidencia de déficits posteriores del neurodesarrollo, existe una amplia gama de resultados para la LMB leve, moderada y grave, y no se ha determinado el umbral para definir la LMB clínicamente significativa. Por ejemplo, un estudio informó de una intensidad de señal alta excesiva difusa (denominada DEHSI, por sus siglas en inglés) en la sustancia blanca mediante RM a término en 80% de los recién nacidos de 23 a 30 semanas de EG. Aunque existía cierta correlación entre este hallazgo de RM y un retraso leve del desarrollo a los 18 meses de edad, el impacto de la DEHSI en el resultado neurológico parece ser modesto, y no está claro si la DEHSI representa una lesión o una alteración del desarrollo, por ejemplo, un retraso de la mielinización. Las directrices de la AAN y la AAP no recomiendan el uso rutinario de la RM para detectar LMB u otras lesiones, aunque se ha reconocido la utilidad clínica de la RM para detectar lesiones cerebrales asociadas a la prematuridad.[5,7] Aunque también se ha debatido el momento de realizar la RM, tal vez sea más útil realizarla cerca de la edad a término, si se va a obtener una durante el periodo neonatal. En el caso de un neonato mayor o un niño nacido prematuramente que presente alteraciones cognitivas, motoras o sensoriales, la RM cerebral es la modalidad de imagen más útil para confirmar la sospecha clínica de LMB. En neonatos mayores y niños, la RM cerebral puede mostrar uno o más de los siguientes hallazgos: señal anormal dentro de la sustancia blanca cerebral o disminución del volumen de la misma, un cuerpo calloso delgado, ventrículos agrandados con aspecto cuadrado en los cuernos frontales o espacios extraaxiales del LCR agrandados. Puede haber señal anormal o volumen reducido de los núcleos subcorticales, pero esto puede ser difícil de apreciar sin medidas cuantitativas.

C. **Prevención/tratamiento.** En la actualidad no existen medicamentos o tratamientos disponibles para el tratamiento específico de la LPV durante el periodo neonatal. Los esfuerzos actuales se dirigen a la prevención basada en el conocimiento de los diversos factores de riesgo y mecanismos patogénicos antes descritos. La prevención y el tratamiento rápido de la infección (incluido el parto rápido en caso de corioamnionitis) también pueden minimizar la LPV, aunque ningún estudio ha demostrado de forma concluyente el efecto de dichas intervenciones. Debe intentarse mantener una perfusión cerebral normal mediante una gestión cuidadosa de la hemodinámica sistémica (p. ej., la presión arterial), el volumen intravascular, la oxigenación y la ventilación, y evitando cambios bruscos en la hemodinámica sistémica. Debe tenerse en cuenta que existe controversia sobre el manejo de la presión arterial en el recién nacido prematuro y que una presión arterial normal no implica una perfusión cerebral normal, dadas las conocidas alteraciones de la autorregulación de la presión cerebral en algunos recién nacidos prematuros.[2] En 166 recién nacidos prematuros se realizó un ensayo controlado aleatorizado sobre el manejo dirigido de la saturación de oxigenación tisular cerebral ($rStO_2$) en las primeras 72 horas tras el nacimiento. Descubrieron que la monitorización mediante espectroscopia de infrarrojo cercano (NIRS, *near-infrared spectroscopy*) de la $rStO_2$ con intervenciones específicas para mantener la $rStO_2$ cerebral en un rango de 55 a 85% reducía el tiempo que los recién nacidos prematuros pasaban hipóxicos (principalmente) o hiperóxicos en 58%, con una tendencia a reducir la mortalidad y las lesiones cerebrales graves (NCT01590316). Aunque este resultado a corto plazo parecía muy prometedor, no hubo diferencias significativas en el resultado del neurodesarrollo en los 115 sujetos supervivientes evaluados a los 2 años de edad. Actualmente se está llevando a cabo un ensayo más amplio ($N = 1\,600$) de este enfoque para manejar la oxigenación cerebral (NCT03770741), que se espera que finalice en 2022.

Se han probado estudios prometedores de estrategias neuroprotectoras para prevenir o minimizar la DVP en modelos animales y pueden trasladarse a los recién nacidos humanos. Se han realizado ensayos clínicos con eritropoyetina (EPO) para mejorar los resultados neurológicos en recién nacidos prematuros (NCT00413946, NCT01378273). Aunque los datos de RM a término en un subgrupo de recién nacidos mostraron un efecto beneficioso en la microestructura de la sustancia blanca, ninguno de estos ensayos mostró un efecto beneficioso de la EPO en el resultado del desarrollo neurológico a los 2 años. Es posible que estudios y ensayos adicionales aún arrojen un resultado positivo, ya que las observaciones de estudios anteriores de la Epo sugieren que puede ser necesario evaluar el resultado en la edad escolar o probar diferentes dosis o duraciones del tratamiento con EPO.

Para reducir el riesgo de lesiones cerebrales y promover el desarrollo, la recuperación temprana y la rehabilitación, se han defendido los cuidados para el desarrollo, la manipulación mínima y la provisión de terapias físicas y de otro tipo en la UCIN. El tratamiento de la LPV tras el alta de la UCIN está dirigido a proporcionar servicios de intervención temprana para promover el desarrollo normal; identificar cualquier deficiencia cognitiva, social, emocional, sensorial o instituir las terapias apropiadas.

D. **Pronóstico. La LPV es la causa principal de las deficiencias cognitivas, conductuales, motoras y sensoriales que se encuentran en los niños nacidos con < 32 semanas de EG.** Existe una incidencia de hasta 50% o más de las dificultades escolares en niños nacidos prematuramente que se debe en gran parte a la LPV, siendo el IHPV la otra lesión cerebral que contribuye de manera significativa a las discapacidades neurológicas. La incidencia de trastornos cognitivos aumenta cor la menor EG, con la gravedad de la lesión cerebral y con otros factores de riesgo que se sabe que están asociados a la LPV, como la sepsis grave o la enfermedad pulmonar. Los niños nacidos prematuros tienen tasas mucho más altas de dificultade: académicas; un metaanálisis reciente mostró que estos niños tienen puntuacione: significativamente peores en casi todos los componentes de las habilidades de lectura y matemáticas. También corren un mayor riesgo de padecer trastornos sociales, conductuales y emocionales, como autismo, trastorno por déficit de atención con hiperactividad (TDAH), ansiedad y depresión, aunque en tasas mucho más bajas que las dificultades académicas. Las frecuencias de los trastornos sociales, conductuales y emocionales son mucho más difíciles de estimar, dada la variabilidad en el diagnóstico según la herramienta de prueba, la cultura y las capacidades cognitivas. A pesar de estas estadísticas al parecer nefastas, una minoría sustancial, incluso de los neonatos más prematuros, tendrá un coeficiente intelectual normal en la edad escolar. Además, los adultos nacidos prematuros suelen valorar su calidad de vida muy positivamente y por encima de las valoraciones de sus padres y médicos.

Los niños con LPV grave pueden desarrollar epilepsia, aunque la epilepsia está más comúnmente relacionada con lesiones con deterioro neuronal directo significativo, como una gran HIV/IHPV que con la LPV. Los niños con lesión talámica como parte de un IHPV o HPH pueden tener un mayor riesgo de desarrollar espasmos infantiles y otros tipos de epilepsia generalizada.

De forma similar a la cognición, la incidencia de la PC es mucho mayor en los niños nacidos de forma extremadamente prematura, presentándose hasta en 10% de los niños nacidos con < 27 semanas de EG, pero en < 4% de los niños nacidos con 32 semanas. La diparesia espástica es la forma más común de PC en niños nacidos prematuramente porque la LPV por lo regular afecta a la sustancia blanca periventricular más cercana a los ventrículos. Los axones que sirven a las extremidades inferiores se sitúan más cerca del ventrículo, los axones de las extremidades superiores se sitúan laterales a ellos y los axones de la musculatura facial se sitúan más alejados del ventrículo. Así pues, la LPV produce un tono anormal (por lo regular espasticidad) y debilidad sobre todo en las extremidades inferiores, mientras que las extremidades superiores y la cara muestran anomalías más leves. Los niños con LPV leve pueden tener una diparesia espástica leve que mejora o se resuelve con la edad, pero siguen teniendo un alto riesgo de dificultades académicas y socioemocionales. Cuando la LPV es más grave o generalizada, puede producir cuadriparesia. Los niños con IHPV suelen tener una hemiparesia que afecta al brazo y la pierna contralateral, pero si el IHPV es muy grande, a menudo hay LPV que afecta al hemisferio opuesto, dando lugar a una triplegia (hemiparesia + diparesia) o cuadriparesia asimétrica.

Aunque los recién nacidos prematuros pueden tener retinopatía del prematuro que afecte a su visión, la LPV y otras lesiones cerebrales por sí solas pueden provocar estrabismo, nistagmo, déficit del campo visual y dificultades perceptivas, que pueden no reconocerse hasta la edad escolar o más tarde. En particular, los campos visuales inferiores pueden verse afectados por la LPV porque las radiaciones ópticas que subsisten en el campo visual inferior pasan a través de la sustancia blanca dorsolateral a los cuernos occipitales con frecuencia afectados por la LPV. Los niños con LMB pueden manifestar defectos perceptivos visuales u otros trastornos visuales de orden superior que empeoran su función cognitiva y escolar, por lo que es en particular importante detectarlos. Dado que los déficits del campo visual y otros tipos de alteraciones visuales cerebrales pueden ser difíciles de detectar, es importante realizar un seguimiento rutinario de la función visual para la detección oportuna de estos problemas.

Referencias

1. Volpe JJ, Inder TE, Darras BT, et al, eds. *Volpe's Neurology of the Newborn*. 6th ed. New York, NY: Elsevier; 2018.

2. Soul JS, Hammer PE, Tsuji M, et al. Fluctuating pressure-passivity is common in the cerebral circulation of sick premature infants. *Pediatr Res* 2007;61(4):467–473.

3. Stoll BJ, Hansen NI, Bell EF, et al. Trends in care practices, morbidity, and mortality of extremely preterm neonates, 1993-2012. *JAMA* 2015;314(10):1039–1051.

4. El-Dib M, Limbrick DD Jr, Inder T, et al. Management of post-hemorrhagic ventricular dilatation in the infant born preterm. *J Pediatr* 2020;226:16.e3–27.e3.

5. Kwon SH, Vasung L, Ment LR, et al. The role of neuroimaging in predicting neurodevelopmental outcomes of preterm neonates. *Clin Perinatol* 2014;41(1):257–283.

6. Hintz SR, Barnes PD, Bulas D, et al. Neuroimaging and neurodevelopmental outcome in extremely preterm infants. *Pediatrics* 2015;135(1):e32–e42.

7. Edwards AD, Redshaw ME, Kennea N, et al. Effect of MRI on preterm infants and their families: a randomised trial with nested diagnostic and economic evaluation. *Arch Dis Child Fetal Neonatal Ed* 2018;103(1):F15–F21.

8. Volpe JJ. Brain injury in premature infants: a complex amalgam of destructive and developmental disturbances. *Lancet Neurol* 2009;8(1):110–124.

9. Banker BQ, Larroche JC. Periventricular leukomalacia of infancy. A form of neonatal anoxic encephalopathy. *Arch Neurol* 1962;7:386–410. doi:10.1001/archneur.1962.04210050022004.

55

Asfixia perinatal y encefalopatía hipóxico-isquémica

Anne R. Hansen y Janet S. Soul

PUNTOS CLAVE

- La hipotermia terapéutica es el único tratamiento probado para la encefalopatía hipóxico-isquémica (EHI) y debe iniciarse en las 6 horas siguientes al nacimiento para obtener la máxima eficacia.

- El enfriamiento pasivo es seguro y eficaz para iniciar la hipotermia en el entorno comunitario con una estrecha vigilancia y gestión de la temperatura.

- Las convulsiones son frecuentes y a menudo subclínicas (solo electrográficas), pero los movimientos o posturas anormales pueden no ser convulsiones; por ello, la monitorización prolongada por electroencefalograma convencional con videorregistro continuo aún es el estándar oro para detectar y diagnosticar con precisión las convulsiones neonatales.

- El tratamiento cuidadoso de la ventilación, la oxigenación, la perfusión, el estado metabólico y el equilibrio de líquidos es fundamental para optimizar el resultado neurológico.

I. **LA ASFIXIA PERINATAL** es una afección que se produce durante la primera y la segunda fases del parto, en la que la alteración del intercambio gaseoso provoca acidosis fetal, hipoxemia e hipercarbia. Se identifica por la acidosis fetal medida en la sangre arterial umbilical. Aunque la definición más aceptada de acidosis fetal es un pH < 7.0, el pH de la arteria umbilical que define la asfixia no es el principal determinante de la lesión cerebral. Los siguientes términos pueden utilizarse en la evaluación de un recién nacido a término con riesgo de lesión cerebral en el periodo perinatal:

A. **Hipoxia perinatal, isquemia y asfixia** son términos fisiopatológicos que describen, respectivamente, una disminución del oxígeno (O_2), del flujo sanguíneo y del intercambio gaseoso en el feto o el recién nacido. Estos términos deben reservarse para circunstancias en las que existan datos objetivos prenatales, perinatales y posnatales que respalden su uso.

B. La **depresión perinatal/neonatal** es un término clínico descriptivo que se refiere al estado del neonato en la exploración física en el periodo posnatal inmediato, es decir, en la primera hora tras el nacimiento. Las características clínicas de los neonato con esta afección pueden incluir un estado mental deprimido con disminución de la actividad espontánea e hipotonía, o alteraciones de la respiración espontánea y de la función cardiovascular. Este término no hace ninguna asociación con el estado prenatal o posnatal posterior (es decir, más allá de la primera hora), el examen físico, las pruebas de laboratorio, los estudios de imagen o los electroencefalogramas (EEG). Alrededor de la primera hora tras el nacimiento, encefalopatía neonatal es el término descriptivo preferido para los neonatos con un estado mental persistentemente anormal y hallazgos asociados.

C. La **encefalopatía neonatal** es un término clínico y no etiológico que describe un estado neuroconductual anormal consistente en una alteración del nivel de conciencia (disminución del nivel de conciencia o estado de hiperalerta) y por lo regular otros signos de disfunción del tronco encefálico o motora. **No** implica una etiología específica ni lesiones neurológicas irreversibles, ya que puede estar causado por afecciones reversibles como la medicación materna o la hipoglucemia.

D. **Encefalopatía hipóxico-isquémica (EHI)** es un término que describe la evidencia clínica de encefalopatía como se ha definido antes, con datos objetivos que apoyan un mecanismo hipóxico-isquémico (HI) como causa subyacente de la encefalopatía.

E. La **lesión cerebral por HI** se refiere a la neuropatología atribuible a hipoxia o isquemia evidenciada por neuroimagen (ecografía craneal [EC], resonancia magnética [RM], tomografía computarizada [TC]) o anormalidades patológicas (*post mortem*). Los marcadores bioquímicos de lesión cerebral como la creatincinasa cerebral ligada (CC-CL) y la enolasa neuronal específica (ENE) no se utilizan de forma rutinaria en la práctica clínica (véase la secc. VIII.B).

El diagnóstico de EHI o lesión cerebral por HI no es de exclusión, pero descartar otras etiologías de disfunción neurológica es una parte crítica de la evaluación diagnóstica. Al hacer un diagnóstico de EHI se debe documentar la siguiente información en el historial clínico:

1. Antecedentes prenatales: complicaciones del embarazo con énfasis en los factores de riesgo asociados con la depresión neonatal, cualquier antecedente familiar pertinente

2. Antecedentes perinatales: aspectos relacionados con el trabajo de parto y el parto, incluido el trazado de la frecuencia cardiaca fetal (FCF), el perfil biofísico, los factores de riesgo de sepsis, el pH del cuero cabelludo o del cordón umbilical (especificar si es arterial o venoso), eventos perinatales como el desprendimiento de la placenta, las puntuaciones de Apgar, el esfuerzo de reanimación y la gasometría posnatal inmediata

3. Datos posnatales
   a. Examen físico de admisión con énfasis en el examen neurológico y la presencia de cualquier rasgo dismórfico
   b. Evolución clínica, incluida la presencia (y el momento de aparición) o ausencia de convulsiones, oliguria, disfunción cardiorrespiratoria y tratamiento (p. ej., necesidad de medicación presora, asistencia respiratoria)
   c. Pruebas de laboratorio, incluyendo gases en sangre, electrolitos, evidencia de lesión en órganos finales distintos del cerebro (riñón, hígado, corazón, pulmón, sangre, intestino), y posible evaluación de errores innatos del metabolismo
   d. Estudios de imagen cerebral
   e. EEG y cualquier otro dato neurofisiológico (p. ej., potenciales evocados)
   f. Patología placentaria

II. **INCIDENCIA.** La frecuencia de la asfixia perinatal es de cerca de 1.5% de los nacidos vivos en los países de ingresos altos con cuidados obstétricos/neonatales avanzados y está inversamente relacionada con la edad de gestación y el peso al nacer (PN). Ocurre en 0.5% de los recién nacidos vivos > 36 semanas de gestación y es responsable de 20% de las muertes perinatales (50% si se incluyen los mortinatos).

Se observa una mayor incidencia en los recién nacidos de madres con diabetes o con toxemia, los cuales presentan retraso del crecimiento intrauterino, presentación de nalgas y los recién nacidos posdatados.

III. ETIOLOGÍA.

En los recién nacidos a término, la asfixia puede producirse en el periodo preparto o intraparto como resultado de una alteración del intercambio gaseoso a través de la placenta que conduce a un aporte inadecuado de O_2 y a la eliminación de dióxido de carbono (CO_2) e hidrógeno (H^+) del feto. En muchos casos no hay certeza sobre el momento o la gravedad de la asfixia. La asfixia también puede producirse en el periodo posparto, por lo regular como consecuencia de anomalías pulmonares, cardiovasculares o neurológicas.

A. **Los factores que aumentan el riesgo de asfixia perinatal son los siguientes:**

1. Deterioro de la oxigenación materna

2. Disminución del flujo sanguíneo de la madre a la placenta

3. Disminución del flujo sanguíneo de la placenta al feto

4. Alteración del intercambio gaseoso a través de la placenta o a nivel del tejido fetal

5. Aumento de las necesidades fetales de O_2

B. **Las etiologías de la hipoxia-isquemia pueden ser múltiples e incluyen las siguientes:**

1. Factores maternos: hipertensión (aguda o crónica), hipotensión, infección (incluida la corioamnionitis), hipoxia por trastornos pulmonares o cardiacos, diabetes, enfermedad vascular materna y exposición *in utero* a la cocaína

2. Factores placentarios: placentación anormal, desprendimiento, infarto, fibrosis o hidropesía

3. Ruptura uterina

4. Accidentes del cordón umbilical: prolapso, enredo, nudo verdadero, compresión

5. Anomalías de los vasos umbilicales

6. Factores fetales: anemia (p. ej., por hemorragia feto-materna), infección, cardiomiopatía, hidropesía, insuficiencia cardiaca/circulatoria grave

7. Factores neonatales: cardiopatía congénita cianótica, hipertensión pulmonar persistente del recién nacido (HPPRN), miocardiopatía, otras formas de choque neonatal cardiogénico o séptico, insuficiencia respiratoria debida a síndrome de aspiración de meconio, neumonía neonatal, neumotórax u otras etiologías

IV. FISIOPATOLOGÍA

A. Los acontecimientos que se producen durante el curso normal del parto hacen que la mayoría de los bebés nazca con poca reserva de O_2. Entre ellos se incluyen los siguientes:

1. Disminución del flujo sanguíneo a la placenta debido a contracciones uterinas, cierto grado de compresión del cordón, deshidratación materna y alcalosis materna debida a hiperventilación

2. Disminución del aporte de O_2 al feto por reducción del flujo sanguíneo placentario

3. Aumento del consumo de O_2 tanto en la madre como en el feto

B. La hipoxia-isquemia provoca una serie de alteraciones fisiológicas y bioquímicas:

1. Con la **asfixia breve** se produce un aumento transitorio, seguido de una disminución de la frecuencia cardiaca (FC), una leve elevación de la presión arterial (PA), un aumento de la presión venosa central (PVC) y casi ningún cambio en el gasto cardiaco (GC). Esto va acompañado de una redistribución del CO, con un aumento de la proporción que se dirige al cerebro, el corazón y las glándulas suprarrenales (reflejo de inmersión). Cuando se produce una asfixia grave pero breve (p. ej., desprendimiento prematuro de la placenta y posterior cesárea), se cree que no se produce este desvío del flujo sanguíneo a las estructuras nucleares profundas vitales del cerebro, lo que da lugar al patrón típico de lesión de los núcleos subcorticales y del tronco encefálico.

2. Con la **asfixia prolongada** puede producirse una pérdida de la autorregulación de la presión o de la vasorreactividad del CO_2. Esto, a su vez, puede conducir a alteraciones adicionales de la perfusión cerebral, en particular cuando hay afectación cardiovascular con hipotensión o disminución del CO. La disminución del flujo sanguíneo cerebral (FSC) da lugar a un metabolismo anaeróbico y, finalmente, a un fallo energético celular debido al aumento de la utilización de glucosa en el cerebro y a la disminución de la concentración de glucógeno, fosfocreatina y adenosín trifosfato (ATP). La asfixia prolongada suele provocar lesiones difusas en las estructuras corticales y subcorticales, con mayores lesiones en las poblaciones neuronales en particular susceptibles a las lesiones por HI.

C. La disfunción celular se produce como resultado de una disminución de la fosforilación oxidativa y de la producción de ATP. Este fallo energético altera la función de la bomba de iones, provocando la acumulación intracelular de Na^+, Cl^-, H_2O y Ca^{2+}; K^+ extracelular, y neurotransmisores excitatorios (p. ej., glutamato). El deterioro de la fosforilación oxidativa puede producirse durante la lesión primaria por HI, así como durante el fallo energético secundario que suele comenzar entre 6 y 24 horas después de la lesión primaria por HI. La muerte celular puede ser inmediata o retardada, es decir, típicamente necrótica o apoptótica, en ese orden.

1. La muerte neuronal inmediata (necrosis) puede producirse debido a una sobrecarga osmótica intracelular de Na^+ y Ca^{2+} por fallo de la bomba de iones, como se ha indicado antes, o por la acción de neurotransmisores excitadores sobre receptores ionotrópicos (como el receptor de N-metil-D-aspartato [NMDA]).

2. La muerte neuronal retardada (apoptosis) se produce como consecuencia de la activación incontrolada de enzimas y sistemas de segundos mensajeros dentro de la célula (p. ej., lipasas dependientes de Ca^{2+}, proteasas y caspasas), la perturbación del transporte de la cadena de electrones respiratorios mitocondriales, la generación de radicales libres y leucotrienos, la generación de óxido nítrico (NO) a través de la NO sintasa y el agotamiento de las reservas de energía.

3. La reperfusión de un tejido previamente isquémico puede provocar lesiones adicionales al promover la formación de un exceso de especies reactivas de O_2 (p. ej., superóxido, peróxido de hidrógeno, hidroxilo, O_2 singlete), que pueden superar los mecanismos de eliminación endógenos, causando así daños en los lípidos, las proteínas y los ácidos nucleicos celulares, así como en la barrera hematoencefálica. Esto puede dar lugar a una afluencia de neutrófilos que, junto con la microglía activada, liberan citocinas nocivas (p. ej., interleucina 1-β y factor de necrosis tumoral α).

V. DIAGNÓSTICO

A. **La evaluación perinatal del riesgo** incluye el conocimiento de los problemas maternos o fetales preexistentes que puedan predisponer a la asfixia perinatal (véase la secc. III) y de los cambios en las condiciones placentarias y fetales (véase capítulo 1) determinados mediante examen econográfico, perfil biofísico y pruebas no estresantes.

B. **Las puntuaciones de Apgar bajas** y la necesidad de reanimación en la sala de partos son hallazgos comunes pero inespecíficos. Muchas características de la puntuación de Apgar están relacionadas con la integridad cardiovascular y **no** con la disfunción neurológica derivada de la asfixia.

1. Además de la asfixia perinatal, el diagnóstico diferencial de un recién nacido a término con puntuaciones de Apgar bajas incluye depresión por anestesia o analgesia materna, traumatismo, infección, trastornos cardiacos o pulmonares, neuromusculares y otros trastornos o malformaciones del sistema nervioso central (SNC).

2. Si la puntuación de Apgar es > 6 a los 5 minutos, la asfixia perinatal no es probable.

C. **Determinación de la gasometría del cordón umbilical o de la primera gasometría posnatal.** El déficit de pH y de bases en la gasometría del cordón umbilical o en la primera gasometría posnatal es útil para determinar qué neonatos presentan una asfixia que indique la necesidad de una evaluación adicional para el desarrollo de EHI. Lo ideal es que el gas del cordón se envíe desde la arteria umbilical. En los ensayos clínicos aleatorizados de hipotermia para la EHI neonatal, la acidosis grave se definió como pH ≤ 7.0 o déficit de bases ≥ 16 mmol/L. Si no se dispone de gases del cordón umbilical, debe obtenerse una gasometría posnatal en la primera hora tras el nacimiento para evaluar la asfixia, incluyendo de manera ideal la medición del lactato.

D. **Presentación clínica y diagnóstico diferencial.** La EHI debe sospecharse en recién nacidos encefalopáticos con antecedentes de sufrimiento fetal o neonatal y pruebas de laboratorio de asfixia. El diagnóstico de EHI no debe pasarse por alto en situaciones como la aspiración de meconio, la hipertensión pulmonar, el trauma del nacimiento o la hemorragia feto-materna, en las que la EHI puede pasar desapercibida debido a la gravedad de la disfunción pulmonar, la anemia u otras manifestaciones clínicas. El diagnóstico diferencial de la encefalopatía neonatal incluye muchas etiologías además de la hipoxia-isquemia perinatal, como sepsis/meningitis, infección *in utero*, accidente cerebrovascular perinatal, errores congénitos del metabolismo, malformaciones cerebrales y trastornos neuromusculares y otros trastornos neurogenéticos.

VI. SIGNOS NEUROLÓGICOS.
El espectro de la EHI se describe como leve, moderado o grave, basándose en el examen clínico del recién nacido. El EEG es útil para proporcionar datos objetivos que permitan graduar la gravedad de la encefalopatía.

A. **Encefalopatía.** Un nivel anormal de conciencia es el sello distintivo de la encefalopatía y, por lo tanto, es necesario para la definición de la EHI neonatal, ya sea leve, moderada o grave. La encefalopatía puede consistir en un aparente estado de hiperalerta o nerviosismo, pero el recién nacido no responde de manera adecuada a los estímulos y, por lo tanto, la conciencia es anormal. La encefalopatía de moderada a grave se caracteriza por respuestas más alteradas a estímulos como la luz, el tacto o incluso estímulos nocivos. El patrón de fondo detectado mediante EEG o electroencefalograma de amplitud integrada (EEGa) es útil para determinar la gravedad de la encefalopatía, ya que proporciona datos objetivos.

En la práctica clínica es difícil cuantificar la gravedad de la encefalopatía mediante exámenes inherentemente subjetivos, que varían según la experiencia del examinador y pueden mejorar o empeorar a lo largo de horas o días. Sarnat y Sarnat describieron en 1974 las características del examen de la encefalopatía tras distintos grados de sufrimiento perinatal en 21 neonatos. La tabla de esa publicación se ha utilizado a menudo para clasificar la encefalopatía como leve, moderada o grave, aunque su artículo describía una progresión ("estadios") de los hallazgos de la exploración durante los primeros días tras el nacimiento. En concreto, los siete neonatos descritos al inicio como hiperalerta (estadio 1) evolucionaron a encefalopatía de estadio 2 en < 24 horas. Así pues, un estado de hiperalerta no indicaba una encefalopatía leve en el sentido de una encefalopatía persistentemente leve. Estas definiciones se han empleado como criterios de inclusión en ensayos clínicos de hipotermia y han sido aceptadas y utilizadas por muchos centros para definir la encefalopatía moderada y grave. En contraste, los neonatos con encefalopatía leve no se consideraron o solo se incluyeron en pequeñas cantidades en estos ensayos clínicos. Además, hasta la fecha, la encefalopatía leve no se ha definido con claridad en la literatura. Algunos estudios la han definido como la presencia de una o dos anomalías neurológicas en la exploración (p. ej., letargo, postura o tono anormales). Es necesario seguir trabajando para definirla y determinar el umbral óptimo para el que los beneficios de la hipotermia justifiquen el costo y superen los riesgos.

B. **Anomalías del tronco encefálico y de los nervios craneales.** Los recién nacidos con EHI pueden presentar disfunción del tronco encefálico, que puede manifestarse como reflejos del tronco encefálico anormales o ausentes, incluidos los reflejos pupilar, corneal, oculocefálico, de la tos y nauseoso. Puede haber movimientos oculares anormales como mirada desconjugada, preferencia de mirada, balanceo ocular u otros patrones anormales de movimientos oculares, o ausencia de fijación visual o parpadeo a la luz. Los recién nacidos pueden mostrar debilidad facial (por lo regular simétrica) y tener una succión y deglución débiles o ausentes, con una alimentación deficiente. Pueden presentar apnea o patrones respiratorios anormales.

C. **Anomalías motoras.** A mayor gravedad de la encefalopatía, suele haber mayor hipotonía, debilidad y postura anormal con falta de tono flexor, que suele ser simétrico. Con la EHI grave, los reflejos primitivos como el reflejo de Moro o de prensión pueden estar disminuidos o ausentes. En el transcurso de días o semanas, la hipotonía inicial puede evolucionar hacia la espasticidad y la hiperreflexia si existe una lesión cerebral HI significativa. Obsérvese que si un recién nacido muestra hipertonía significativa en el primer día después del nacimiento, la lesión cerebral por HI puede haber ocurrido antes en el periodo preparto y haber dado lugar a una lesión cerebral por HI establecida.

D. **Las convulsiones** se producen hasta en 50% de los recién nacidos con EHI y suelen comenzar entre 12 y 24 horas después de la lesión por HI; indican que la gravedad de la encefalopatía es moderada o grave, no leve.

1. Las convulsiones pueden tener cualquier semiología y suelen ser breves (< 30 a 60 segundos de duración), por lo que pueden pasar desapercibidas con facilidad. A veces puede ser difícil diferenciar las convulsiones de la agitación o el clonus, aunque estos dos últimos suelen suprimirse sujetando con firmeza la extremidad o extremidades afectadas.

2. Dado que las convulsiones suelen ser subclínicas (solo electrográficas) y que los episodios de movimientos anormales pueden no ser convulsiones, el video

EEG sigue siendo el estándar de oro para el diagnóstico de las convulsiones neonatales, en especial en la EHI. Las directrices de la American Clinica Neurophysiology Society recomiendan un mínimo de 24 horas de monitorización con EEG con videorregistro continuo en cualquier recién nacido con encefalopatía o sospecha de convulsiones.

3. Las convulsiones y algunos medicamentos anticonvulsivos (MAC) pueden implicar apnea o hipoventilación, en especial en los recién nacidos que no reciben ventilación mecánica. Es importante apoyar de manera adecuada la respiración para evitar exacerbar la hipoxemia y la acidosis.

E. El **aumento de la presión intracraneal (PIC)** resultante de un edema cerebral difuso grave en la EHI suele reflejar una necrosis cerebral extensa más que una inflamación de las neuronas intactas e indica un mal pronóstico. Si la PIC está gravemente elevada, pueden realizarse esfuerzos para evitar su exacerbación (p. ej., sobrehidratación), pero el tratamiento para reducir la PIC no mejora el pronóstico.

VII. DISFUNCIÓN MULTIORGÁNICA.
Otros sistemas orgánicos, además del cerebro, suelen mostrar signos de disfunción o daño por hipoxia-isquemia sistémica. En una minoría de casos (estimada en < 15%), el cerebro puede ser el único órgano que presente disfunción, pero en la mayoría de los casos, uno o más órganos se ven afectados por la hipoxia-isquemia sistémica. La frecuencia de afectación de órganos en la asfixia perinatal varía entre las series publicadas, dependiendo en parte de las definiciones utilizadas para asfixia y disfunción de órganos.

A. El **riñón** es el órgano que con mayor frecuencia se ve afectado en el contexto de la asfixia perinatal. El túbulo proximal del riñón se ve en especial afectado por la disminución de la perfusión, lo que provoca necrosis tubular aguda (NTA) con oliguria y aumento de la creatinina sérica (Cr) (véase capítulo 28).

B. La disfunción **cardiaca** está causada por una isquemia miocárdica transitoria. El electrocardiograma (ECG) puede mostrar depresión del sgmento ST en el *precordium* medio e inversión de la onda T en el *precordium* izquierdo. Los hallazgos ecocardiográficos incluyen disminución de la contractilidad ventricular izquierda, en especial de la pared posterior; presiones ventriculares telediastólicas elevadas; insuficiencia tricuspídea e hipertensión pulmonar. En los recién nacidos con asfixia grave, la disfunción afecta con mayor frecuencia al ventrículo derecho. Una FC fija puede indicar una lesión grave del tronco encefálico.

C. Los efectos **pulmonares** incluyen el aumento de la resistencia vascular pulmonar que provoca HPPRN, hemorragia pulmonar, edema pulmonar debido a disfunción cardiaca y aspiración de meconio.

D. Los efectos **hematológicos** incluyen coagulación intravascular diseminada (CID), disminución de la producción de factores de coagulación por disfunción hepática y de plaquetas por la médula ósea.

E. La **disfunción hepática** puede manifestarse por una elevación aislada de las enzimas hepatocelulares. Puede producirse un daño más extenso, provocando CID, reservas inadecuadas de glucógeno con la consiguiente hipoglucemia, metabolismo lento o eliminación de medicamentos.

F. Los efectos **gastrointestinales (GI)** incluyen un mayor riesgo de isquemia intestinal y enterocolitis necrosante (véase capítulo 27).

VIII. EVALUACIÓN DE LABORATORIO DE LOS EFECTOS DE LA ASFIXIA

A. **Evaluación cardiaca.** Una elevación de los valores séricos de la **creatincinasa ligada al miocardio** (CK-MB) de > 5 a 10% puede indicar lesión miocárdica. La troponina I cardiaca (cTnI), la troponina T cardiaca (cTnT) y las proteínas reguladoras cardiacas que controlan la interacción de la actina y la miosina mediada por el calcio son marcadores de daño miocárdico y, por lo tanto, los niveles elevados de estas proteínas podrían apoyar la exposición a la asfixia; sin embargo, actualmente no se utilizan en la práctica clínica.

B. **Marcadores neurológicos de lesión cerebral**

1. La CC-CL sérica puede aumentar en los recién nacidos asfixiados en las 12 horas siguientes a la agresión, pero no se ha correlacionado con los resultados del desarrollo neurológico a largo plazo. La CC-CL también se expresa en la placenta, los pulmones, el tracto gastrointestinal y los riñones. Se han medido otros marcadores séricos como la proteína S-100, ENE y marcadores urinarios en recién nacidos con asfixia e EHI.

2. En la práctica, los marcadores de lesiones cerebrales en suero y orina no se utilizan para evaluar la presencia de lesiones cerebrales ni para predecir el resultado.

C. **Evaluación renal**

1. El nitrógeno ureico en sangre (NUS) y la Cr sérica pueden estar elevados en la asfixia perinatal. Por lo general, la elevación se observa entre 2 y 4 días después de la lesión.

2. La excreción fraccional de Na^+ (FENa) o el índice de insuficiencia renal pueden ayudar a confirmar la insuficiencia renal (véase capítulo 28).

3. Los niveles urinarios de β2-microglobulina se han utilizado como indicador de disfunción tubular proximal, aunque no de forma rutinaria. Esta proteína de bajo peso molecular se filtra libremente a través del glomérulo y se reabsorbe casi por completo en el túbulo proximal.

D. **Evaluación hepática**

1. La aspartato transaminasa (AST)/alanina aminotransferasa (ALT) puede estar elevada en los primeros días tras un episodio de asfixia.

2. El tiempo de protrombina (TP)/tiempo parcial de tromboplastina (TPT) y el cociente internacional normalizado (INR, por sus siglas en inglés) pueden estar elevados debido a una disfunción hepática más grave. La interpretación de los resultados de laboratorio debe tener en cuenta los efectos de la hipotermia terapéutica, que puede contribuir aún más a la coagulopatía.

IX. IMÁGENES CEREBRALES

A. El examen ecográfico craneal puede demostrar edema como pérdida de diferenciación gris-blanco y ventrículos pequeños cuando es grave, pero en general es insensible para la detección de lesión cerebral por HI, en particular en los primeros días tras el nacimiento. Puede ser útil para descartar una gran hemorragia intracraneal, sobre todo porque puede ser una contraindicación para la hipotermia terapéutica.

B. La TC puede utilizarse para detectar edema cerebral, hemorragia y, eventualmente, lesión cerebral por HI. Debido al grado de exposición a la radiación, la TC solo está indicada si se necesita con urgencia un diagnóstico por imagen para determinar el tratamiento clínico (p. ej., sospecha de hemorragia intracraneal de gran tamaño), y no se dispone de ecografía ni de IRM de urgencia.

C. **La RM** es la mejor modalidad de imagen para determinar la presencia, gravedad y distribución de la lesión cerebral irreversible por HI. La lesión no es por completo evidente en las secuencias convencionales de RM ponderadas en T1 y T2 en los primeros días tras la lesión por HI, a menos que la lesión sea más antigua de lo sospechado o muy grave. En su lugar, las secuencias de RM convencionales obtenidas al menos entre 10 y 14 días después del nacimiento son las mejores para la detección de lesiones cerebrales, y a veces puede ser necesaria una exploración a más de 2 semanas de edad para mostrar el alcance completo de la lesión, en especial si la RM temprana muestra menos lesión de la que se sospecha por el examen clínico o los hallazgos del EEG.

1. Las secuencias de imágenes ponderadas por difusión (IPD) pueden mostrar anomalías a las pocas horas de una lesión por HI que pueden ser útiles en el diagnóstico de la EHI neonatal aguda y un indicador temprano de una posible lesión cerebral. Sin embargo, la IPD puede tanto subestimar como sobreestimar la gravedad de la lesión cerebral por HI, dependiendo del momento del estudio. Las exploraciones IPD tempranas suelen mostrar una difusión restringida en las regiones cerebrales afectadas por la hipoxia-isquemia. Entre los 7 y 10 días de edad, se produce una seudonormalización de la difusión, por lo que la IPD puede parecer normal a pesar de la presencia de lesión por HI. Después de 7 a 10 días, la difusión suele aumentar en las regiones de lesión cerebral por HI. La hipotermia parece retrasar el tiempo de seudonormalización de la difusión. Por lo tanto, los datos de la IPD deben interpretarse con cuidado en el contexto de la historia y el curso clínico del recién nacido con EHI.

2. La espectroscopia de resonancia magnética de protones (ERM), también denominada *ERM de protones* o *ERM-H*,[1] mide las concentraciones relativas de diversos metabolitos en los tejidos. La elevación del lactato, la disminución del *N*-acetilaspartato (NAA) y las alteraciones de las proporciones de estos dos metabolitos en relación con la colina o la creatina pueden indicar EHI y ayudar a determinar el pronóstico neurológico.

3. Las imágenes ponderadas por susceptibilidad pueden ser útiles para la detección de hemorragias, incluidas aquellas dentro de las zonas de lesión isquémica.

4. La angiografía por resonancia magnética (RM) o la venografía pueden ser útiles en ocasiones si hay sospecha de anomalías vasculares, enfermedad tromboembólica o trombosis venosa sinusal, esta última puede encontrarse a veces asociada a la EHI.

X. EEG. El EEG se utiliza tanto para detectar y monitorizar la actividad convulsiva como para definir patrones de fondo anormales, como patrones discontinuos, de supresión de ráfagas, de bajo voltaje o isoeléctricos. Cuando no se dispone fácilmente de un EEG neonatal convencional de 8 o 16 canales, se ha utilizado el EEGa para evaluar el patrón de fondo, en particular para la evaluación rápida con el fin de determinar la presencia o gravedad de la encefalopatía para el tratamiento con hipotermia terapéutica. Este método consiste en un montaje reducido con EEG de uno o dos canales con electrodos parietales, y un énfasis en la evaluación del voltaje mínimo y máximo, y la variación del patrón de fondo. Aunque el EEGa puede detectar algunas convulsiones, hay datos que demuestran que detecta muchas menos en comparación con el EEG convencional y que la calidad de la interpretación del EEGa depende en gran medida de la experiencia y los conocimientos del lector.

XI. HALLAZGOS PATOLÓGICOS DE LA LESIÓN CEREBRAL

A. La neuropatología puede reflejar el tipo de lesión(es) asfíctica(s), aunque el patrón preciso no es predecible.

1. Los episodios parciales prolongados de asfixia tienden a causar necrosis cerebral difusa (en especial cortical), aunque a menudo también hay afectación de estructuras subcorticales ± troncoencefálicas.

2. La asfixia aguda total/profunda, cuando es relativamente breve, afecta sobre todo al tronco encefálico, el tálamo y los ganglios basales y tiende a prescindir en gran parte de la corteza, salvo la perirolándica.

3. La asfixia parcial prolongada seguida de un evento asfíctico agudo terminal (combinación) está presente en muchos casos.

B. Puede observarse neuropatología específica tras una EHI moderada o grave.

1. La necrosis neuronal selectiva es el tipo más común de lesión observada tras la asfixia perinatal. Se debe a la vulnerabilidad diferencial de tipos celulares específicos a la hipoxia-isquemia; por ejemplo, las neuronas se lesionan más fácilmente que la glía. Las regiones específicas con mayor riesgo son la región CA1 del hipocampo, las neuronas del tálamo y los ganglios basales (en particular el putamen), las células de Purkinje del cerebelo y los núcleos del tronco encefálico. Los recién nacidos prematuros muestran lesiones predominantes en la sustancia blanca cerebral tras un HI, pero las lesiones graves por HI también pueden provocar lesiones neuronales subcorticales y corticales.

2. En las zonas limítrofes entre las arterias cerebrales se produce un patrón de lesión isquémica en forma de cuenca, en especial tras una hipotensión significativa, por ejemplo, con lesiones prolongadas y parciales. Esta lesión refleja una perfusión deficiente de las zonas vulnerables del borde periventricular en el *centrum semiovale* y produce predominantemente lesión de la sustancia blanca en los recién nacidos prematuros. En el recién nacido a término, la hipotensión prolongada produce lesiones corticales y subcorticales parasagitales bilaterales de la sustancia blanca.

3. La necrosis cortical focal o multifocal que afecta a todos los elementos celulares puede dar lugar a encefalomalacia quística o ulegiria (lesión de la corteza en profundidad de los surcos) debido a la pérdida de perfusión en uno o más lechos vasculares.

XII. TRATAMIENTO

A. Tratamiento perinatal de los embarazos de alto riesgo

1. Las anomalías de la FCF pueden aportar pruebas de asfixia, en especial si van acompañadas de la presencia de meconio espeso. Sin embargo, aportan pocos datos sobre la duración o la gravedad de un episodio de asfixia.

2. La medición del pH del cuero cabelludo fetal es un mejor determinante de la oxigenación fetal que la presión parcial de oxígeno (PO_2). Con hipoxia-isquemia intermitente, la, PO_2 puede mejorar de manera transitoria, mientras que el pH desciende de forma progresiva. Se ha sugerido que el lactato sanguíneo del cuero cabelludo fetal es más fácil y fiable que el pH, pero no ha obtenido una amplia aceptación.

3. Es importante vigilar de cerca el progreso del parto y detectar otros signos de sufrimiento *in utero*.

4. La presencia de sufrimiento fetal puede indicar la necesidad de movilizar al equipo perinatal para atender a un recién nacido que podría requerir una inter-

vención inmediata. Puede estar indicada la alteración de los planes de parto; cada centro médico debe disponer de directrices para la intervención en casos de sospecha de sufrimiento fetal (véase capítulo 1).

B. Manejo en la sala de partos. El manejo inicial del recién nacido con HI en la sala de partos se describe en el capítulo 4.

C. Tratamiento posnatal de los efectos neurológicos de la asfixia

1. **Ventilación.** El CO_2 debe mantenerse en el rango normal. La hipercapnia puede causar acidosis cerebral y vasodilatación cerebral. Esto puede dar lugar a un mayor flujo en las zonas no lesionadas y a una isquemia relativa en las zonas dañadas ("fenómeno de robo"). La hipocapnia excesiva ($CO_2 < 25$ mm Hg) disminuye la perfusión cerebral, por lo que también debe evitarse.

2. **Oxigenación.** Los niveles de O_2 deben mantenerse en el rango normal, aunque una perfusión periférica deficiente puede limitar la precisión de la monitorización continua no invasiva. La hipoxemia debe tratarse con O_2 suplementario o ventilación mecánica. La hiperoxia puede causar una disminución del FSC o exacerbar el daño causado por los radicales libres, por lo que debe evitarse.

3. **Temperatura.** El enfriamiento pasivo mediante el apagado de las luces de calentamiento es una forma eficaz de iniciar la hipotermia terapéutica lo antes posible si se sospecha una lesión HI importante. Siempre debe evitarse la hipertermia.

4. **Perfusión.** La estabilidad cardiovascular y una PA sistémica media adecuada son importantes para mantener una presión de perfusión cerebral adecuada.

5. **Estado metabólico**
   a. La hipocalcemia es una alteración metabólica frecuente tras la asfixia neonatal. Es importante mantener el calcio en el rango normal porque la hipocalcemia puede comprometer la contractilidad cardiaca y causar o exacerbar las convulsiones (véase capítulo 25).
   b. La hipoglucemia se observa a menudo en recién nacidos asfixiados. El nivel de glucosa en sangre debe mantenerse en el rango normal para los recién nacidos a término. La hipoglucemia puede aumentar el FSC, agravar el déficit energético y provocar o exacerbar las convulsiones; puede provocar un aumento del lactato cerebral, daños en la integridad celular, edema cerebral o una mayor alteración de la autorregulación vascular.

6. **Los líquidos** deben administrarse con criterio; deben evitarse tanto la sobrecarga de líquidos como un volumen circulante inadecuado. Dos procesos predisponen la sobrecarga de líquidos en los recién nacidos asfixiados:
   a. La NTA (véase capítulo 28) puede ser consecuencia del "reflejo de inmersión" y provocar oliguria seguida de poliuria.
   b. El síndrome de secreción inadecuada de la hormona antidiurética (SIADH, por sus siglas en inglés) (véase capítulo 23) suele aparecer entre 3 y 4 días después del episodio de HI. Se manifiesta por hiponatremia e hipoosmolaridad en combinación con baja diuresis y orina inapropiadamente concentrada (gravedad específica de la orina, osmolaridad y Na^+ elevados).
   c. La restricción de líquidos puede ayudar a minimizar el edema cerebral, aunque se desconoce su efecto sobre el resultado a largo plazo en recién nacidos que no presentan insuficiencia renal.

7. **Manejo de las convulsiones.** Las convulsiones causadas por la EHI suelen comenzar entre las 12 y las 24 horas del nacimiento, aumentan en frecuencia y suelen resolverse en cuestión de horas o días, aunque pueden persistir en casos

graves. Las convulsiones causadas por la EHI pueden ser difíciles de controlar y puede que no sea posible eliminarlas por completo con los MAC disponibles actualmente. Es importante recordar que las convulsiones en la EHI suelen ser subclínicas (solo electrográficas) y que las convulsiones en recién nacidos con bloqueo musculoesquelético pueden manifestarse solo por cambios bruscos en la PA, la FC y la oxigenación o no presentar signos clínicos. Por lo tanto, la monitorización con EEGcv es necesaria para detectar las convulsiones y monitorizar la respuesta al tratamiento con MAC, y es superior a la EEGa para este fin.[1] Cada vez hay más pruebas de que las convulsiones agravan las lesiones cerebrales,[2] pero los MAC suelen tener una eficacia incompleta, y aún no se ha demostrado que un mejor control de las convulsiones se traduzca en un mejor resultado neurológico.[2] Deben corregirse las alteraciones metabólicas como la hipoglucemia, la hipocalcemia y la hiponatremia que puedan causar o agravar la actividad convulsiva.

a. Tratamiento agudo con MAC

   i. El fenobarbital es el fármaco inicial de elección. Se administra como dosis de carga de 20 mg/kg por vía intravenosa (IV). Si continúan las convulsiones, pueden administrarse dosis de carga adicionales de 5 a 10 mg/kg IV según sea necesario para controlar las convulsiones. Debe iniciarse una dosis de mantenimiento de 3 a 5 mg/kg/día por vía oral (VO) o IV dividida dos veces al día 24 horas después de la dosis de carga si persisten las convulsiones. Durante las dosis de carga de fenobarbital, debe vigilarse de manera estrecha al recién nacido por si sufre depresión respiratoria. Los niveles séricos terapéuticos son de 15 a 40 mg/dL. Debido a una vida media sérica prolongada, que puede aumentar por disfunción hepática y renal, es necesario monitorizar los niveles séricos y ajustar en consecuencia la dosis de mantenimiento. Si las convulsiones se controlan de manera satisfactoria con las dosis de carga de fenobarbital, es posible que no se necesiten más dosis de mantenimiento, de nuevo porque la vida media prolongada a menudo da lugar a niveles terapéuticos durante varios días después de la(s) carga(s) de fenobarbital.

   ii. La fenitoína suele añadirse cuando las convulsiones no se controlan con fenobarbital. La dosis de carga es de 15 a 20 mg/kg IV seguida de una dosis de mantenimiento de 4 a 8 mg/kg/día dividida cada 8 h. En muchos centros, la fosfenitoína se utiliza en lugar del fármaco de origen (fenitoína) debido a un menor riesgo de hipotensión, y la extravasación no tiene efectos adversos. La dosis se calcula y se escribe en términos de equivalentes de fenitoína para evitar errores de medicación. El nivel sérico terapéutico suele ser de 15 a 20 mg/dL, aunque los niveles en el rango de 20 a 25 pueden ser eficaces y debe considerarse la medición del nivel de fenitoína libre.

   iii. Las benzodiacepinas como el lorazepam pueden administrarse en dosis de 0.05 a 0.1 mg/kg/dosis IV. Algunos clínicos utilizan bolos e infusiones IV de midazolam para tratar el estado epiléptico o las convulsiones frecuentes, pero hay pocos datos que respalden su seguridad y eficacia.

   iv. El levetiracetam se ha utilizado recientemente debido a su disponibilidad en forma IV y a su relativa seguridad y eficacia para las crisis agudas y la epilepsia en lactantes y niños mayores. Un ensayo aleatorizado, doble ciego de levetiracetam comparado con fenobarbital mostró que el levetiracetam parecía ser seguro, al menos a corto plazo, pero era mucho menos eficaz que el fenobarbital ($\sim 1/2$ a $< 1/3$ tan eficaz), como terapia de primera o segunda línea (NCT01720667).

b. Manejo de la MAC a largo plazo. Por lo general, los MAC pueden retirarse cuando el EEGcv indica que el recién nacido ha estado libre de convulsiones durante al menos 24 horas. Si un recién nacido está recibiendo más de un MAC, el destete debe realizarse en el orden inverso al de inicio, siendo el fenobarbital el último en destetarse, a menos que existan pruebas sólidas de que un fármaco en particular fue más eficaz. Ha habido controversia con respecto a cuándo debe interrumpirse el fenobarbital, ya que algunos están a favor de interrumpirlo al alta de la unidad de cuidados intensivos neonatales (UCIN) y otros están a favor de continuar el tratamiento durante 1 a 6 meses o más. Un estudio comparativo de eficacia para abordar esta cuestión no mostró diferencias en la aparición de la epilepsia o en el resultado del neurodesarrollo a los 2 años con la interrupción del MAC al alta frente a varios meses de edad (NCT02789176). La mayoría de los expertos en neurología neonatal suspende los MAC al alta de la UCIN para disminuir los posibles efectos adversos sobre el neurodesarrollo de la administración prolongada de MAC y porque las convulsiones recurrentes (p. ej., espasmos) a menudo requieren diferentes MAC. Los recién nacidos que tienen un mayor riesgo de desarrollar epilepsia en la infancia o la niñez son aquellos con un gran volumen de lesión cerebral HI y aquellos con una alta carga de convulsiones neonatales.

8. **Tratamiento de lesiones de otros órganos diana**

    a. La disfunción **cardíaca** debe tratarse corrigiendo la hipoxemia, la acidosis, la hipocalcemia y la hipoglucemia y evitando la depleción o la sobrecarga de volumen. Los diuréticos pueden ser menos eficaces si existe insuficiencia renal concomitante. Los recién nacidos requerirán monitorización de la presión arterial media sistémica y de la diuresis. Los recién nacidos con compromiso cardiovascular pueden requerir fármacos inotrópicos como la dopamina (véase capítulo 40) y reducción de la poscarga (p. ej., milrinona) para mantener la PA y la perfusión.

    i. La PA debe mantenerse en el rango normal para favorecer una perfusión sistémica y cerebral adecuada.

    ii. La monitorización de la PVC puede ser útil para evaluar la adecuación de la precarga (es decir, que el recién nacido no esté hipovolémico debido a vasodilatación o espaciamiento de tercios); un objetivo razonable es de 5 a 8 mm Hg en recién nacidos a término.

    b. La disfunción **renal** debe monitorizarse midiendo la diuresis, con electrolitos séricos, osmolaridad emparejada orina/suero, análisis de orina y gravedad específica de la orina.

    i. En presencia de oliguria o anuria, evitar la sobrecarga de líquidos limitando la administración de agua libre a la reposición de las pérdidas insensibles (~ 40 mL/kg/día) más la diuresis. Considerar el uso de infusión de dopamina a dosis bajas (≤ 2.5 μg/kg/minuto) (véanse capítulos 23 y 28).

    ii. El estado del volumen debe evaluarse antes de instituir una restricción estricta de líquidos. Si la diuresis es escasa o nula, puede ser útil administrar de 10 a 20 mL/kg de fluidos seguido de un diurético de asa como la furosemida.

    iii. Para evitar la sobrecarga de líquidos, así como la hipoglucemia, puede ser necesario administrar infusiones concentradas de glucosa a través de una vía central. Los niveles de glucosa deben controlarse de manera estrecha y deben evitarse los bolos rápidos de glucosa. Las infusiones deben retirarse poco a poco para evitar hipoglucemias de rebote.

    c. Efectos GI. La alimentación debe suspenderse hasta que la PA sea estable, los ruidos intestinales activos sean audibles y las heces sean negativas para sangre (véase capítulo 27). La alimentación durante la hipotermia terapéutica sigue siendo controvertida debido a la posibilidad de exposición reciente a HI de órganos terminales no vitales como el intestino. Si se ofrece alimentación enteral durante la hipotermia terapéutica, debe haber un umbral bajo para la interrupción con cualquier evidencia de intolerancia.

d. Anomalías hematológicas (véanse capítulos 42 a 47). El perfil de coagulación debe monitorizarse con TPT y TP, fibrinógeno y plaquetas. Puede ser necesario corregir las anomalías con plasma fresco congelado, crioprecipitado o infusiones de plaquetas.

e. Debe monitorizarse la **función hepática** con medición de transaminasas (AST, ALT), coagulación (TP, TPT, fibrinógeno), albúmina, bilirrubina y amoniaco. Deben controlarse los niveles de fármacos que se metabolizan o eliminan por el hígado.

f. Pulmón (véanse capítulos 29, 30 y 36). El tratamiento de los efectos pulmonares de la asfixia depende de la etiología específica. La hipertensión pulmonar persistente, el síndrome de aspiración de meconio y la neumonía neonatal deben tenerse en cuenta en los recién nacidos con EHI que presentan dificultad respiratoria.

XIII. ESTRATEGIAS NEUROPROTECTORAS. Se han propuesto varias estrategias neuroprotectoras o se están probando en ensayos con animales o en ensayos clínicos con humanos.

A. Se ha demostrado que la **hipotermia terapéutica** durante 72 horas iniciada dentro de las 6 horas siguientes al nacimiento disminuye el riesgo de lesión cerebral en recién nacidos expuestos a daño(s) perinatal(es) por lesiones HI.[3-5] Tanto el enfriamiento corporal total como el craneal han demostrado ser seguros y eficaces y se recomiendan para el tratamiento de recién nacidos con EHI de moderada a grave. El enfriamiento corporal total tiene la ventaja de permitir la monitorización EEGcv necesaria para detectar convulsiones frecuentes ($\sim$ 50% de los recién nacidos con EHI de moderada a grave). Cabe destacar que un ensayo aleatorizado publicado en 2014 demostró que ni el enfriamiento durante una duración más prolongada de 120 horas (frente a 72 horas) ni el enfriamiento a una temperatura inferior de 32 °C (frente a 33.5 °C) ofrecían beneficios adicionales y, en cambio, mostraban una tendencia a empeorar los resultados, por lo que el ensayo se interrumpió antes de tiempo por inutilidad.

1. Criterios de inclusión. La hipotermia terapéutica está indicada en recién nacidos con los siguientes criterios:

a. Edad posmenstrual (EPM) $\geq$ 36 semanas, PC $\geq$ 2 000 g

b. Evidencia de sufrimiento fetal o neonatal evidenciado por **uno** de los siguientes:

i. Antecedentes de acontecimientos perinatales agudos (p. ej., desprendimiento de la placenta, prolapso del cordón umbilical, anomalía grave de la FCF).

ii. pH $\leq$ 7.0 o déficit de bases $\geq$ 16 mmol/L en los gases del cordón umbilical o en los gases sanguíneos posnatales obtenidos en la primera hora tras el nacimiento.

iii. Puntuación de Apgar a los 10 minutos $\leq$ 5.

iv. Ventilación asistida iniciada en el nacimiento y continuada durante al menos 10 minutos.

c. Evidencia de encefalopatía neonatal de moderada a grave por examen o EEGa como sigue:

i. El método principal para determinar la encefalopatía neonatal es el examen físico.

ii. Si el examen muestra encefalopatía, se puede realizar un EEG para proporcionar una evaluación adicional de la gravedad de la encefalopatía y la

monitorización. Un examen neurológico normal no requiere confirma
ción por EEGa.

iii. En circunstancias en las que el examen físico no sea fiable (p. ej., parálisi
química), debe realizarse un EEGa o EEG para determinar si existe ence
falopatía.

iv. Los patrones en EEGa que indican encefalopatía moderada o grave
incluyen los siguientes, con un mínimo de 20 minutos de tiempo de
registro con trazado libre de artefactos:

    a) Gravemente anormal: margen superior < 10 μV

    b) Moderadamente anormal: margen superior > 10 μV y margen in-
ferior < 5 μV

    c) Convulsiones identificadas por EEGa (o EEG)

d. A medida que la hipotermia terapéutica se utiliza más fuera del ámbito de
la investigación, algunos proveedores han ampliado los criterios de tamizaje
y aplicación de la hipotermia. Existen muchos menos datos que respalden algunos de los criterios de selección e inclusión más liberales que se enumeran
en el texto siguiente. Dicho esto, algunos centros consideran la posibilidad
de ofrecer hipotermia terapéutica a los recién nacidos que cumplen los criterios anteriores con cierta ampliación de determinadas categorías, como:

i. **Criterios de tamizaje más liberales.** Tamizaje neonatal con pH ≤ 7.1
o déficit de bases ≥ 10 mmol/L en gas del cordón umbilical o gasometría posnatal obtenida en la primera hora tras el nacimiento.

ii. **EHI leve.** Tal vez el área de mayor controversia es si ofrecer hipotermia
a los recién nacidos que presentan un grado leve de encefalopatía. Aunque existen algunos criterios objetivos como el pH, el exceso de bases
o el voltaje por EEGa, otros criterios son necesariamente subjetivos,
como la determinación del sufrimiento fetal/neonatal o la gravedad de
la encefalopatía por examen clínico. El umbral para el que la hipotermia puede proporcionar beneficios sin efectos adversos puede ser algo
diferente del estudiado en los ensayos clínicos publicados, que incluyeron pocos o ningún recién nacido con encefalopatía leve. Es evidente
que se necesitan más datos sobre el resultado neurológico de los recién
nacidos con EHI leve y los riesgos y beneficios de la hipotermia para
la EHI leve; hay estudios y ensayos prospectivos en curso que pueden proporcionar estos datos en los próximos años (NCT01747863,
NCT04176471, NCT03409770).

iii. **Inicio tardío de la hipotermia.** Existen datos que demuestran que
la hipotermia se asocia a un mejor resultado si se inicia entre < 3 y 4
horas después del nacimiento, lo que concuerda con los datos obtenidos en animales, pero no está claro si la hipotermia iniciada > 6 horas
después del nacimiento aporta algún beneficio. Esta cuestión se ana-
lizó en un ensayo (financiado por el National Institute of Child Health
and Human Development) que mostró una pequeña probabilidad de
beneficio adicional del enfriamiento iniciado entre 6 y 24 horas después del nacimiento (NCT00614744). Muchos centros consideran el
enfriamiento de los neonatos a partir de las 6-12 horas si se cumplen
otros criterios.

iv. **Recién nacidos prematuros tardíos con EPM de 34 a 36 semanas.**
En la actualidad no está claro cuál es la edad de gestación mínima para
la que la hipotermia sigue siendo eficaz y segura, pero algunos centros

considean enfriar a los recién nacidos de 34 a 36 semanas si se cumplen otros criterios, los recién nacidos tienen un peso normal y se puede realizar oportunamente una EC para descartar una hemorragia intraventricular, que se produce con más frecuencia en los recién nacidos prematuros que en los nacidos a término.

v. **Recién nacidos con paro cardiorrespiratorio posnatal** en lugar de asfixia perinatal como causa de la lesión por HI, por ejemplo, colapso posnatal o presentación tipo síndrome de muerte súbita del lactante (SMSL).

vi. **Afecciones médicas subyacentes.** Existe controversia sobre la administración de hipotermia a recién nacidos con afecciones quirúrgicas o genéticas subyacentes. Es poco probable que esta cuestión se aborde en grandes ensayos clínicos, por lo que requiere una cuidadosa consideración clínica de los posibles riesgos y beneficios.

2. **Criterios de exclusión**
   a. Los recién nacidos pueden ser excluidos de este protocolo según el criterio de los médicos tratantes. Los recién nacidos con las siguientes condiciones tal vez serían excluidos del enfriamiento:
   i. Anomalías congénitas graves o síndrome genético con una esperanza de vida previsiblemente corta o contraindicación para la hipotermia (p. ej., algunos casos de trisomía 13 o 18, malformación cerebral grave y cardiopatía congénita compleja)
   ii. Infección viral congénita sistémica sintomática (p. ej., hepatoesplenomegalia, microcefalia)
   iii. Infección bacteriana congénita sistémica sintomática (p. ej., meningitis, CID)
   iv. Diátesis hemorrágica significativa
   v. Hemorragia intracraneal grave
   b. Si se identifica un criterio de exclusión durante la terapia, se debe calentar al recién nacido de acuerdo con el procedimiento de recalentamiento descrito en el texto siguiente (véase la secc. XIII.A.3.a.iii a continuación):

3. **Cuidados** del recién nacido durante 72 horas de hipotermia terapéutica y recalentamiento
   a. **Temperatura**
   i. El enfriamiento debe iniciarse antes de las 6 horas de edad; por lo tanto, el reconocimiento oportuno es esencial. El objetivo de temperatura central durante el enfriamiento es de 33.5 °C (33 a 34 °C) con un rango aceptable: 32.5 a 34.5 °C.
   ii. La temperatura central debe controlarse de forma continua y documentarse cada 15 minutos hasta 1 hora después de alcanzar la temperatura objetivo de 33.5 °C y, a continuación, cada hora; suele medirse con una sonda de temperatura esofágica.
   iii. Al cabo de 72 horas de hipotermia inducida, se **vuelve a calentar** al recién nacido a razón de 0.5 °C cada 2 horas hasta que alcance 36.5 °C. Esto debería llevar alrededor de 10 a 12 horas.
   iv. Si se descubre que un recién nacido cumple un criterio de exclusión o sufre un acontecimiento adverso importante mientras recibe tratamiento de hipotermia, volver a calentar según el mismo procedimiento.
   v. Durante el procedimiento de recalentamiento, la temperatura central debe monitorizarse de forma continua y documentarse cada hora.

b. Estado respiratorio

    i. La gasometría arterial y el lactato sérico deben monitorizarse al inicio y después a las 4, 8, 12, 24, 48 y 72 horas de tratamiento y según esté clínicamente indicado.

    ii. Dado que las diferencias entre la gasometría a 33.5 °C y a 37 °C son mínimas, no es necesario registrar la temperatura central del recién nacido en las solicitudes de gasometría.

c. Cardiovascular/acceso

    i. Los signos vitales deben ser monitorizados y documentados según la rutina.

    ii. Los accesos arterial y venoso central deben obtenerse antes del inicio del protocolo de hipotermia terapéutica si es posible. La obtención de un acceso central en estado de hipotermia puede ser en extremo difícil.

d. Fluido, equilibrio electrolítico y renal/GI

    i. Nada por la boca cuando comience el enfriamiento pasivo, por lo regular hasta que se vuelva a calentar a temperatura normal. Deben monitorizarse la glucosa, los electrolitos séricos con calcio, BUN/Cr y AST/ALT al inicio y a las 24, 48 y 72 horas de tratamiento, y según se indique clínicamente. Hay algunos centros que proporcionan alimentación "trófica" o de "cebado intestinal" de bajo volumen de unos 10 mL/kg/día, si no hay contraindicaciones directas como hipotensión.

    ii. Por lo general, debe proporcionarse nutrición parenteral siguiendo las pautas estándar de inicio y avance, y con objetivos estándar que incluyan proteínas de 3 a 3.5 g/kg/día y lípidos de 3 g/kg/día. Cabe destacar que la restricción de líquidos puede limitar la capacidad de alcanzar el objetivo nutricional.

    iii. Para evitar el edema cerebral en esta población de riesgo, el nivel de Na objetivo debe estar en el extremo superior del rango normal. Dado que muchos de estos recién nacidos presentan una disminución de la diuresis de etiología multifactorial, anticipar la necesidad de una restricción relativa de líquidos ayudará a evitar un Na sérico inferior a 140.

e. Hematología. TP/TPT, INR, fibrinógeno y recuento de plaquetas deben medirse diariamente durante el enfriamiento y según indicación clínica. La coagulopatía debe tratarse según la rutina, con la excepción del recuento de plaquetas que debe mantenerse > 100 000 para compensar la disminución de la función plaquetaria. Una consulta hematológica puede ser beneficiosa.

f. Enfermedad infecciosa

    i. Los antibióticos deben iniciarse después de realizar un hemograma completo (HC) y un hemocultivo de rutina.

    ii. En caso de preocupación por la función renal, cambiar de gentamicina a cefotaxima.

g. Estado neurológico

    i. La consulta de neurología debe solicitarse lo antes posible, siempre que esté disponible. Las directrices de 2014 de la American Academy of Pediatrics (AAP) recomiendan de manera específica que los centros que ofrezcan hipotermia dispongan de consulta de neurología, monitorización EEGcv, neuroimagen, incluida IRM, y seguimiento longitudinal del neurodesarrollo.[6]

    ii. Debe iniciarse una monitorización EEGa o, de preferencia, EEGcv completa en el momento del ingreso y continuarse durante al menos las primeras 24 horas, el periodo de recalentamiento de 12 horas y, potencialmente, durante todo el protocolo de hipotermia, en especial si hay convulsiones frecuentes. Debe vigilarse con cuidado el cuero cabelludo por si se produce una ruptura de la piel, dada la combinación de alto riesgo de isquemia, hipotermia y disminución de la movilidad del recién nacido. Los recién nacidos con encefalopatía leve y EEG de fondo normal o ligeramente anormal en las primeras 24 horas tienen un riesgo bajo de desarrollar convulsiones, por lo que podrían ser monitorizados con EEGa después de las primeras 24 horas.

iii. Se debe obtener una EC lo antes posible después de iniciar la hipotermia terapéutica para evaluar si hay hemorragia intracraneal.

iv. Deben obtenerse una o más resonancias magnéticas cerebrales para evaluar la gravedad y la localización de cualquier lesión HI. Las resonancias magnéticas en recién nacidos pueden obtenerse a menudo sin el uso de sedantes adicionales. Las resonancias magnéticas cerebrales deben aplazarse si el recién nacido presenta inestabilidad cardiorrespiratoria significativa, convulsiones continuas o cualquier otra condición en la que el equipo médico considere que el transporte y la resonancia magnética no son seguros. Lo ideal es que la IRM incluya lo siguiente:

a) Imágenes ponderadas en T1 y T2 para detectar cualquier lesión irreversible u otras anomalías congénitas o adquiridas del parénquima cerebral

b) IPD para detectar lesiones agudas HI

c) Imágenes ponderadas por susceptibilidad para detectar hemorragias

d) ERM de protones para detectar lactato u otros metabolitos que sugieran una etiología metabólica distinta de la EHI

e) La venografía o arteriografía por RM puede ser útil si hay evidencia de lesión isquémica venosa o arterial focal sugestiva de enfermedad tromboembólica

v. La IRM cerebral oportuna obtenida en los primeros 1 a 5 días tras el nacimiento (o tras una lesión por HI) es útil para lo siguiente:

a) Detección de difusión restringida como indicador temprano de lesión HI

b) Evaluar si la lesión ya está bien establecida (p. ej., lesión prenatal en lugar de perinatal).

c) Establecer cualquier etiología potencial de la encefalopatía además de la HI

d) Empezar a evaluar la presencia/gravedad de cualquier lesión por HI
Nota: las exploraciones tempranas pueden subestimar la lesión HI, dependiendo del momento de la lesión y de la imagen.

vi. Las resonancias magnéticas cerebrales tardías son útiles para detectar la gravedad y la localización de la lesión cerebral por HI, que se determina mejor mediante secuencias convencionales de imágenes ponderadas en T1 y T2 a los 10 o 14 días de vida o más. Esta RM cerebral tardía puede obtenerse como IRM ambulatoria, sin sedación, si el recién nacido ya ha sido dado de alta de la UCIN. Tenga en cuenta que las anomalías de difusión detectadas por IPD se seudonormalizarán (es decir, parecerán normales) entre 7 y 10 días después de una lesión por HI en recién nacidos, y después de eso, las secuencias de IPD pueden mostrar un aumento de la difusión en áreas de lesión por HI establecida.

h. Sedación

i. Establecer el objetivo de sedación y medirlo con una herramienta de sedación validada.

ii. Administrar la dosis mínima para alcanzar el objetivo de sedación y temperatura. Ajustar la dosis según sea necesario durante el periodo de enfriamiento y recalentamiento.

iii. En general, la morfina o el fentanilo a dosis bajas son eficaces. La hipotermia y la posible disfunción hepática reducen el metabolismo de los narcóticos, por lo que debe prestarse especial atención para evitar niveles excesivos de narcóticos. Algunos centros utilizan dexmedetomidina, aunque existen pocos datos sobre su uso/seguridad en recién nacidos.

iv. Los diagnósticos adicionales, como la aspiración de meconio con hipertensión pulmonar, pueden requerir un mayor grado de sedación y control del dolor.

B. Existen agentes neuroprotectores potenciales como la eritropoyetina, la melatonina, el xenón y las células madre que están siendo evaluados en ensayos de fase I/II/III, pero actualmente no hay datos que apoyen el uso de ningún agente además de la hipotermia terapéutica para la neuroprotección. Los agentes probados en animales con pocos o ningún dato en recién nacidos humanos incluyen antagonistas de los receptores de neurotransmisores excitotóxicos como el bloqueo del receptor NMDA con ketamina o MK-801; eliminadores de radicales libres como alopurinol, superóxido dismutasa y vitamina E; bloqueadores de los canales de Ca^{2+}, como sulfato de magnesio, nimodipino, nicardipino; inhibidores de la ciclooxigenasa, como indometacina; estimulantes de los receptores de benzodiacepinas, como midazolam, y potenciadores de la síntesis proteica, como dexametasona.

XIV. RESULTADOS DE LA ASFIXIA PERINATAL

A. La tasa de mortalidad global es de alrededor de 20%. La frecuencia de secuelas del neurodesarrollo en los recién nacidos supervivientes oscila entre 30 y 50%, dependiendo de la población, el tratamiento con hipotermia y los criterios de elegibilidad utilizados para el tratamiento con hipotermia.

B. El riesgo de parálisis cerebral (PC) en supervivientes de asfixia perinatal es de 5 a 10%, frente 0.2% en la población general. **Cabe destacar que la mayoría de los casos de PC no está relacionada con la asfixia perinatal y que la mayoría de las asfixias perinatales no causa PC.**

C. Los resultados específicos dependen de la gravedad de la encefalopatía, el tratamiento con hipotermia, la presencia o ausencia de convulsiones, los resultados del EEG y los hallazgos de neuroimagen. Nótese que la gravedad de la encefalopatía no siempre se correlaciona con la de la lesión cerebral por HI. Por ejemplo, un recién nacido con encefalopatía moderada puede presentar lesiones significativas en los núcleos subcorticales que den lugar a PC cuadriparética, discapacidad intelectual y epilepsia, mientras que un neonato con EHI grave tratado con hipotermia podría no presentar alteraciones neurológicas o presentarlas de forma leve.

1. La gravedad de la encefalopatía predice mejor el pronóstico que la asfixia, pero el EEG y la IRM aportan muchos más detalles sobre el pronóstico neurológico a largo plazo.

a. EHI leve: < 1% de mortalidad; entre 98 y 100% de los recién nacidos tendrán un resultado neurológico normal. El mayor estudio realizado hasta la fecha sobre la evolución de la EHI leve en recién nacidos (datos agrupados de cuatro estudios prospectivos diferentes) muestra una disminución estadísticamente significativa, aunque pequeña, de las puntuaciones cognitivas compuestas en el examen de Bayley a los 2 años de edad.[7]

b. EHI moderada: entre 20 y 37% fallecen o presentan un desarrollo neurológico anormal. El pronóstico puede afinarse mediante el uso de estudios de

EEG y RM para detectar la gravedad de la encefalopatía, las convulsiones y la gravedad y localización de la lesión cerebral por HI. Este grupo es el que más puede beneficiarse de la hipotermia terapéutica.

c. EHI grave: la muerte por los efectos de una asfixia sistémica grave es más frecuente en la EHI grave. La retirada electiva de la tecnología médica puede discutirse con la familia cuando existe una lesión cerebral grave que dará lugar a una discapacidad neurológica profunda. Es probable que los supervivientes con IRM que evidencie una lesión cerebral importante por HI presenten una o más discapacidades importantes del neurodesarrollo, como PC, discapacidad intelectual, deficiencia visual cerebral o epilepsia. Dicho esto, la EHI grave tratada con hipotermia a veces puede dar lugar a una lesión cerebral nula o mínima, con un buen resultado neurológico.

2. La presencia de convulsiones se asocia a un riesgo significativamente mayor de epilepsia posterior y de discapacidad intelectual y motora. La mortalidad y la morbilidad a largo plazo son mayores en las crisis que comienzan en las 12 horas siguientes al nacimiento, son electrográficas o graves (alta frecuencia o duración).[8] En un estudio se observó que una carga convulsiva de > 40 minutos totales o > 13 minutos/hora de actividad convulsiva se asociaba con mayores probabilidades de resultados anormales entre 1 y 2 años de edad.[9]

3. La actividad de bajo voltaje persistente o fondo isoeléctrico por EEG es un indicador pronóstico de mala evolución neurológica. Aunque un patrón transitorio de supresión de ráfagas puede asociarse a un buen resultado, un patrón persistente de supresión de ráfagas se asocia a un alto riesgo de muerte o discapacidad del neurodesarrollo. Cabe destacar que algunos medicamentos maternos pueden alterar transitoriamente el EEG neonatal en las primeras horas tras el nacimiento.

4. La IRM añade una gran cantidad de información pronóstica a los datos clínicos y del EEG porque el patrón de lesión cerebral HI demostrado por la IRM en general se correlaciona con el resultado neurológico cuando se realiza a la edad adecuada y es interpretada por un médico con experiencia en la interpretación de las IRM cerebrales neonatales. Una lesión significativa en el córtex o en los núcleos subcorticales puede asociarse a discapacidad intelectual o motora, pero la gravedad puede variar de manera considerable en función de las regiones implicadas y de la gravedad de la lesión en cada región. En particular, las lesiones pequeñas y discretas en los núcleos subcorticales o las lesiones menos graves en el patrón de cuenca/parasagital pueden asociarse a un resultado cognitivo y motor normal o ligeramente anormal. En general, el resultado motor es más fácil de predecir a partir de los hallazgos de la IRM que el resultado cognitivo o sensorial, y puede ser muy difícil predecir qué recién nacidos tendrán más adelante epilepsia o dificultades de alimentación. Por lo tanto, estos estudios deben ser interpretados con detalle por médicos con experiencia en el cuidado de niños que han sufrido EHI neonatal.

Referencias

1. Shellhaas RA, Soaita AI, Clancy RR. Sensitivity of amplitude-integrated electroencephalography for neonatal seizure detection. *Pediatrics* 2007;120(4):770–777.

2. Soul JS. Acute symptomatic seizures in term neonates: etiologies and treatments. *Semin Fetal Neonatal Med* 2018;23(3):183–190.

3. Gluckman PD, Wyatt JS, Azzopardi D, et al. Selective head cooling with mild systemic hypothermia after neonatal encephalopathy: multicentre randomised trial. *Lancet* 2005;365(9460):663–670.

4. Shankaran S, Laptook AR, Ehrenkranz RA, et al. Whole-body hypothermia for neonates with hypoxic–ischemic encephalopathy. *N Engl J Med* 2005;353:1574–1584.

5. Azzopardi DV, Strohm B, Edwards AD, et al. Moderate hypothermia to treat perinatal asphyxial encephalopathy. *N Engl J Med* 2009;361:1349–1358.

6. Papile L-A, Baley JE, Benitz W, et al; for the Committee on Fetus and Newborn. Hypothermia and neonatal encephalopathy. *Pediatrics* 2014;133(6):1146–1150.

7. Finder M, Boylan G, Twomey D, et al. Two-year neurodevelopmental outcomes after mild hypoxic ischemic encephalopathy in the era of therapeutic hypothermia. *JAMA Pediatr* 2021;174(1):48–55.

8. McBride MC, Laroia N, Guillet R. Electrographic seizures in neonates correlate with poor neurodevelopmental outcome. *Neurology* 2000;55(4):506–513.

9. Kharoshankaya L, Stevenson N, Livingstone V, et al. Seizure burden and neurodevelopmental outcome in neonates with hypoxic-ischemic encephalopathy. *Dev Med Child Neurol* 2016;58(12):1242–1248.

Lecturas recomendadas

Bednarek N, Mathur A, Inder T, et al. Impact of therapeutic hypothermia on MRI diffusion changes in neonatal encephalopathy. *Neurology* 2012;78(18):1420–1427.

Boylan GB, Kharoshankaya L, Wusthoff CJ. Seizures and hypothermia: importance of electroencephalographic monitoring and considerations for treatment. *Semin Fetal Neonatal Med* 2015;20(2):103–108.

Jacobs SE, Berg M, Hunt R, et al. Cooling for newborns with hypoxic ischaemic encephalopathy. *Cochrane Database Syst Rev* 2013;(1):CD003311.

Johnston MV, Trescher WH, Ishida A, et al. Neurobiology of hypoxic-ischemic injury in the developing brain. *Pediatr Res* 2001;49(6):735–741.

Mallard EC, Williams CE, Gunn AJ, et al. Frequent episodes of brief ischemia sensitize the fetal sheep brain to neuronal loss and induce striatal injury. *Pediatr Res* 1993;33(1):61–65.

Martinez-Biarge M, Diez-Sebastian J, Kapellou O, et al. Predicting motor outcome and death in term hypoxic-ischemic encephalopathy. *Neurology* 2011;76(24):2055–2061.

Martinez-Biarge M, Diez-Sebastian J, Rutherford MA, et al. Outcomes after central grey matter injury in term perinatal hypoxic-ischaemic encephalopathy. *Early Hum Dev* 2010;86(11):675–682.

Murray DM, Boylan GB, Ryan CA, et al. Early EEG findings in hypoxic-ischemic encephalopathy predict outcomes at 2 years. *Pediatrics* 2009;124(3):e459–e467.

Myers RE. Four patterns of perinatal brain damage and their conditions of occurrence in primates. *Adv Neurol* 1975;10:223–234.

Sarkar S, Bhagat I, Dechert RE, et al. Predicting death despite therapeutic hypothermia in infants with hypoxic–ischaemic encephalopathy. *Arch Dis Child Fetal Neonatal Ed* 2010;95(6):F423–F428.

Sarnat HB, Sarnat MS. Neonatal encephalopathy following fetal distress. A clinical and electroencephalographic study. *Arch Neurol* 1976;33(10):696–705.

Shankaran S, Laptook AR, Pappas A, et al. Effect of depth and duration of cooling on deaths in the NICU among neonates with hypoxic ischemic encephalopathy: a randomized clinical trial. *JAMA* 2014;312(24):2629–2639.

Smit E, Liu X, Jary S, et al. Cooling neonates who do not fulfil the standard cooling criteria—short- and long-term outcomes. *Acta Paediatr* 2015;104(2): 138–145.

Thoresen M, Hellström-Westas L, Liu X, et al. Effect of hypothermia on amplitude-integrated electroencephalogram in infants with asphyxia. *Pediatrics* 2010;126(1):e131–e139.

Volpe JJ, Inder T, Darras BT, et al. *Volpe's Neurology of the Newborn*. 6th ed. Philadelphia, PA: Elsevier; 2017.

Wilkinson DJ, Thayyil S, Robertson NJ. Ethical and practical issues relating to the global use of therapeutic hypothermia for perinatal asphyxial encephalopathy. *Arch Dis Child Fetal Neonatal Ed* 2011;96(1):F75–F78.

56 Convulsiones neonatales

Arnold J. Sansevere y Ann M. Bergin

PUNTOS CLAVE

- Las convulsiones neonatales suelen deberse a una lesión o trastorno subyacente. Deben buscarse trastornos tratables.
- La encefalopatía hipóxico-isquémica (EHI) y la isquemia focal/accidente cerebrovascular (ACV) son responsables de la mayoría de los casos de convulsiones neonatales.
- Las convulsiones neonatales y su tratamiento pueden comprometer la estabilidad respiratoria y cardiovascular.
- Una elevada proporción de las convulsiones neonatales son subclínicas.
- El electroencefalograma continuo (EEGc) es el estándar de oro para la detección/confirmación y cuantificación de las convulsiones neonatales y la evaluación del efecto del tratamiento.

I. INTRODUCCIÓN.

Las convulsiones son más frecuentes en el periodo neonatal que en cualquier otro momento de la vida. Las estimaciones de la incidencia de las crisis neonatales varían según la definición de caso, el método de determinación y la definición del periodo neonatal, y oscilan entre 1 y 5/1 000 nacidos vivos. En los neonatos, la gran mayoría de las crisis se debe a trastornos subyacentes, aunque en este grupo de edad también se presentan trastornos epilépticos primarios. La aparición de convulsiones puede ser el primer indicio clínico de trastorno neurológico.

La inmadurez del desarrollo influye en muchos aspectos del diagnóstico, el tratamiento y el pronóstico de las convulsiones en el recién nacido: i) los patrones de convulsiones clínicas en el neonato reflejan la "conectividad reducida" en el cerebro neonatal, con prominencia de características ictal focales y rareza de patrones generalizados de convulsiones clínicas. ii) El equilibrio de los procesos excitatorios e inhibitorios en el cerebro inmaduro se inclina hacia la excitación, con un exceso de sinapsis glutamatérgicas sobre las sinapsis inhibitorias (por lo regular ácido gamma-aminobutírico [GABA]-érgico). De hecho, en algunas regiones del cerebro neonatal, el GABA actúa como neurotransmisor excitador a través de una alteración del gradiente de cloruro y del transporte en el cerebro inmaduro. Estas características del desarrollo pueden subyacer a la tendencia del neonato a padecer convulsiones con frecuencia recurrentes y pueden explicar la escasa eficacia de los agentes antiepilépticos GABA-érgicos utilizados tradicionalmente (fenobarbital, benzodiacepinas). iii) Los procesos sistémicos también son inmaduros, lo que conduce a un manejo alterado de los fármacos en comparación con los niños mayores. iv) El cerebro inmaduro puede ser más susceptible a los efectos evolutivos de los medicamentos anticonvulsivos.

II. DIAGNÓSTICO. Una crisis epiléptica es una alteración de la función neurológica (motora, sensitiva, vivencial o autonómica) asociada a una descarga sincrónica anormal de las neuronas corticales. Esta descarga eléctrica anormal puede registrarse mediante electroencefalograma (EEG). En todas las edades, incluso en el recién nacido, pueden producirse comportamientos paroxísticos que hacen sospechar una crisis eléctrica, pero que carecen de patrones correlativos en el EEG del cuero cabelludo. El tratamiento de estos episodios es difícil a cualquier edad y controvertido en el recién nacido. Para esta revisión, solo se consideran aquellos eventos paroxísticos asociados a un patrón electrográfico de convulsiones.

El diagnóstico temprano de las convulsiones neonatales es importante para permitir i) la identificación y el tratamiento de los trastornos subyacentes, ii) el tratamiento para prevenir convulsiones adicionales y efectos sistémicos relacionados con las convulsiones, como la hipoxemia y la hipertensión, y iii) el tratamiento de las convulsiones para prevenir posibles lesiones neuronales excitotóxicas relacionadas con las convulsiones. El diagnóstico de las convulsiones en el neonato requiere el conocimiento de los patrones clínicos asociados a las convulsiones electrográficas a esta edad y la confirmación con EEG, de manera ideal acompañado de videotelemetría. El EEG suele mostrar un correlato rítmico focal asociado al evento clínico, pero por lo regular de mayor duración que este. Puede observarse un foco de origen y propagación a zonas adyacentes (fig. 56-1). Cuanto más grave es la encefalopatía del lactante, menos tiende a evolucionar el patrón convulsivo en forma de onda y propagación topográfica.

Los episodios paroxísticos no epilépticos son frecuentes en el lactante encefalopático y, a diferencia de las crisis, carecen de un patrón de crisis en el EEG. Los eventos no epilépticos suelen ser evocados por estímulos y pueden alterarse o detenerse mediante una contención suave o un cambio de posición (tabla 56-1).

Además, los registros electroencefalográficos en video han revelado que hasta 80% de las crisis electrográficas en neonatos carecen de un correlato clínico. Esto es en especial probable en los recién nacidos encefalopáticos. Este fenómeno se describe como disociación o desacoplamiento electroclínico. Hasta la fecha no se ha demostrado si las crisis electrográficas subclínicas causan lesiones cerebrales adicionales en el recién nacido. Estudios recientes han sugerido que un mayor grado de carga convulsiva y de estado epiléptico neonatal puede repercutir en el resultado neurológico, así como en la mortalidad.

A. Patrones electroclínicos comunes de convulsiones

1. **Crisis clónicas focales.** Este patrón puede ocurrir de manera unilateral, secuencial en diferentes extremidades, o simultánea pero asincrónicamente. El movimiento es rítmico y bifásico, con una fase de contracción rápida y una de relajación más lenta. Un correlato clínico puede estar presente solo durante una pequeña parte de la duración total de la crisis electrográfica. Puede afectar a la cara, las extremidades superiores o inferiores, los ojos o el tronco.

2. **Crisis tónicas focales.** Los patrones incluyen una postura sostenida de una sola extremidad, desviación tónica horizontal del ojo o posturas tónicas asimétricas del tronco. A diferencia de los eventos tónicos focales, los movimientos tónicos generalizados no suelen ir acompañados de patrones convulsivos en el EEG.

3. **Crisis mioclónicas.** Se caracterizan por un movimiento rápido por lo general de flexión. De las variedades de mioclonías que se producen en el recién nacido, la generalizada, que suele afectar a ambas extremidades superiores y, con menor frecuencia, a las inferiores, es la que se asocia con mayor frecuencia a un patrón de crisis en el EEG. Los eventos mioclónicos focales o multifocales no suelen asociarse a estos patrones.

4. **Crisis autonómicas.** Eventos autonómicos como apnea, a menudo con taquicardia asociada en lugar de bradicardia (en particular en recién nacidos a término), hipertensión o dilatación pupilar.

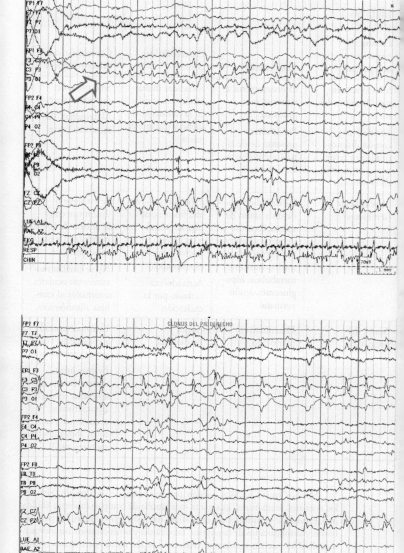

Figura 56-1. Convulsión neonatal parasagital izquierda con clonus focal. La convulsión electrográfica comienza en el área parasagital izquierda (*flecha abierta*) y, 12 segundos después, se observa clonus focal del pie derecho.

Tabla 56-1. Diagnóstico diferencial de las convulsiones neonatales

Evento paroxístico no epiléptico	Antecedentes	Características clínicas	Características diferenciadoras
Mioclonía neonatal benigna del sueño Entidad más común diagnosticada por error como convulsión en el neonato	El neonato está a término, sano y próspero Puede estar presente desde el nacimiento hasta los 3 meses	Sacudidas multifocales observadas en la transición al sueño y durante el mismo	Solo presente durante el sueño Al despertar, las sacudidas cesan
Nerviosismo (temblores)	Puede haber exposición a abuso de sustancias o uso de medicamentos por parte de la madre, trastorno metabólico, hipoglucemia, lesión perinatal	Estímulo sensible, alta frecuencia, baja amplitud y oscilatorio (movimiento no espasmódico) Activado/exacerbado por la excitación	Se extingue o disminuye con la flexión de la extremidad y una sujeción suave No se asocian movimientos oculares anormales ni cambios autonómicos
Apnea del prematuro	El neonato es prematuro	Apnea y bradicardia	La apnea asociada a taquicardia sugiere convulsiones Evaluar otras características asociadas (es decir, automatismos, eventos oculomotores, movimientos motores, etc.)

Muchos recién nacidos pueden presentar más de un tipo de crisis. En los neonatos prematuros, una gama más amplia de comportamientos clínicos puede asociarse a patrones electrográficos de crisis; por ejemplo, los periodos breves y autolimitados de taquipnea, taquicardia y otros cambios autonómicos inexplicables pueden representar crisis en el recién nacido prematuro, al igual que los movimientos de masticación, succión y pedaleo, que por lo regular no se asocian a crisis en el EEG en el recién nacido a término.

B. **Diagnóstico EEG.** El electroencefalograma continuo (EEGc), definido como > 3 horas de monitorización, se considera el estándar de oro para el diagnóstico de las convulsiones neonatales. El EEGc es en particular importante dado que hasta 80% de las convulsiones neonatales es subclínico y pasaría desapercibido sin monitorización continua debido al desacoplamiento/disociación electroclínica.

Incluir el análisis de video puede ser muy útil para caracterizar de maner[a] correcta los eventos, previniendo el tratamiento de eventos clínicamente sospe[-] chosos pero no epilépticos y evitando la interpretación errónea de patrones EEG artefactuales, que pueden observarse con la succión, los eventos de ventilación [y] la fisioterapia/patología.

Muchas unidades de cuidados intensivos neonatales (UCIN) confían tant[o] en el EEG rutinario como en el electroencefalograma de amplitud integrad[a] (EEGa) para evaluar la función cerebral en neonatos.

1. El registro **rutinario del EEG neonatal**, por lo regular de 1 hora de duración permite evaluar la actividad de fondo, incluidos los cambios del estado cíclico, la madurez del desarrollo y, tal vez, el potencial epiléptico (descargas rítmica[s] breves). Estos registros pueden identificar a los pacientes con alto riesgo de convulsiones y, en especial si se realizan en serie, son útiles para el pronóstico. Sin embargo, es poco probable que un acontecimiento clínico típico pued[a] captarse en tan poco tiempo. Siempre que sea posible, es preferible un registr[o] continuo de 24 horas.

2. **El EEGa** es una técnica de cabecera cada vez más utilizada por los neonatólogos para la neuromonitorización. La actividad EEG de fondo procedente de u[n] número limitado de electrodos (por lo regular uno o dos canales, de dos a cuatro electrodos) se amplifica, filtra, rectifica, comprime (6 cm/hora) y muestra en una escala semilogarítmica. Un minuto de EEG está representado por 1 mm de EEGa. Los electrodos suelen colocarse en zonas de cuenca en las regiones central y temporal. Esta técnica permite al neonatólogo evaluar de manera continua las características del EEG de fondo y juzgar así la gravedad de la encefalopatía, la mejoría o el deterioro a lo largo del tiempo y la respuesta a las terapias. Las convulsiones que se producen durante el registro de estos datos comprimidos pueden alterar el trazado de forma reconocible, siempre que estas se produzcan en la región de los electrodos utilizados para el registro y tengan una duración suficiente. La presencia de convulsiones puede confirmarse con una revisión inmediata del EEG sin procesar de uno o dos canales disponibles, y debe evaluarse después con un registro de EEG estándar (fig. 56-2). La sensibilidad y especificidad del EEGa varía con la experiencia del usuario.

III. **ETIOLOGÍA.** Una vez identificada la presencia de convulsiones electrográficas, deben buscarse las etiologías subyacentes, en particular las causas reversibles. Los detalles del embarazo (desde la concepción hasta el parto), los antecedentes maternos y familiares son muy importantes para dirigir la evaluación inicial. Por ejemplo, una historia de parto traumático, con buenas puntuaciones de Apgar en un bebé a término, plantea la posibilidad de hemorragia intracraneal (HIC). La edad de inicio de las convulsiones en relación con el momento del nacimiento también es en extremo importante y puede sugerir posibles etiologías. La encefalopatía hipóxico-isquémica (EHI), que es la causa más frecuente de convulsiones neonatales, suele provocar convulsiones en las primeras 24 horas de vida. Las convulsiones focales en el contexto de un recién nacido no encefalopático de buen aspecto hacen sospechar un infarto perinatal. Cuando las convulsiones se presentan después de las primeras 48 horas de vida, y en especial tras un periodo de bienestar inicial, debe considerarse la posibilidad de una infección o de trastornos bioquímicos. Las convulsiones que se presentan más tarde (p. ej., > 10 días de vida) tienen más probabilidades de estar relacionadas con trastornos del metabolismo del calcio (ahora raros en Estados Unidos), malformación cortical o síndromes de epilepsia neonatal, que pueden ser benignos (p. ej., convulsiones neonatales familiares benignas) o graves (p. ej., encefalopatía epiléptica infantil temprana [EEIT]).

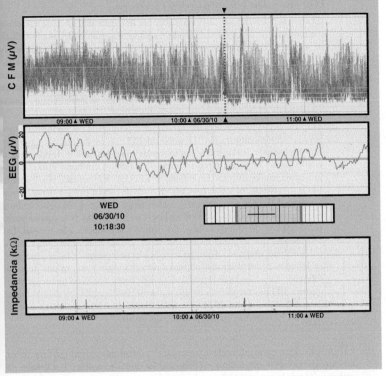

Figura 56-2. Electroencefalograma de amplitud integrada (EEGa). **Panel superior:** Datos EEG comprimidos con banda ancha de actividad, ocasionalmente con elevación súbita del margen inferior —un marcador de posible convulsión—. **Panel central:** EEG sin procesar en el punto temporal indicado por el cursor en el panel superior. EEG monocanal con ritmicidad preocupante para una posible convulsión. Se requiere un EEG completo para la confirmación. **Panel inferior:** indicación de la impedancia del electrodo, que es adecuadamente baja. Los patrones observados en los datos del EEG comprimido son ininterpretables en presencia de una impedancia de electrodo elevada.

En un neonato con convulsiones pueden identificarse múltiples etiologías posibles (tabla 56-2), como EHI con hipoglucemia, hipocalcemia o HIC, y cada una de ellas debe tratarse de manera adecuada.

A. Etiologías específicas

1. **EHI** (véase cap. 55). Es la causa más frecuente de convulsiones neonatales, representando entre 50 y 75% de los casos. En la asfixia perinatal, las convulsiones

Tabla 56-2. Etiologías de las convulsiones neonatales

Lesión hipóxico-isquémica
  Asfixia perinatal

Infarto focal
  Arterial
  Venoso

Hemorragia intracraneal
  Intraventricular
  Parenquimatosa
  Subdural
  Subaracnoidea

Infección del SNC (p. ej., *Escherichia coli*, EGB, *Listeria monocytogenes*, VHS)

Malformaciones y otras lesiones estructurales
  Trastornos de la migración neuronal
  Disgenesia cerebral
  Trastornos neurocutáneos, p. ej., síndrome de Sturge-Weber, esclerosis tuberosa

Trastornos metabólicos agudos
  Hipoglucemia
  Hiponatremia
  Hipocalcemia
  Hipomagnesemia

Errores innatos del metabolismo
  Aminoacidopatías
  Acidurias orgánicas
  Enfermedades peroxisomales
  Trastornos mitocondriales
  Trastorno del transporte de glucosa (deficiencia de GLUT-1)
  Convulsiones dependientes de la piridoxina
  Convulsiones que responden al ácido folínico

Síndromes epilépticos
  Síndromes familiares benignos
  Encefalopatías epilépticas neonatales graves (EEIT, síndrome de Ohtahara, EMT)

EEIT, encefalopatía epiléptica infantil temprana; EGB, estreptococo del grupo B; VHS, virus del herpes simple; GLUT-1, transportador de glucosa 1; EMT, epilepsia mioclónica temprana.

se producen en el contexto de un recién nacido con antecedentes de dificultad durante el parto, con alteraciones de la frecuencia cardiaca fetal, disminución del pH de la arteria umbilical y puntuación de Apgar < 5 a los 5 minutos. Suele haber hipotonía y alteración temprana del estado mental, a veces con coma, además de las convulsiones, que suelen observarse en las primeras 12 a 24 horas. Aunque la lesión es global, las crisis suelen ser focales y pueden ser multifocales. Suelen ser de corta duración (< 1 minuto), pero pueden ser muy frecuentes y refractarias, en especial en las primeras 24 horas. El tratamiento es urgente y se complica en muchos lactantes por los efectos de la lesión hipóxica en otros sistemas orgánicos (hepático, pulmonar, renal y cardiovascular). Además, los medicamentos anticonvulsivos pueden contribuir a la hipotensión y la hipoventilación. Esta subpoblación tiene un alto riesgo de sufrir convulsiones electrográficas subclínicas-disociación electroclínica (la incidencia en este grupo es de 22 a 65%). Siempre que sea posible, el EEG prolongado es muy valioso para identificar las convulsiones subclínicas en curso.

En años recientes, la hipotermia terapéutica se ha convertido en el tratamiento estándar para los neonatos con sospecha de lesión hipóxica. La hipotermia terapéutica puede reducir la tasa de mortalidad y discapacidad en neonatos con lesiones hipóxicas. También puede disminuir la carga global de convulsiones en pacientes con lesión hipóxica moderada. Se ha documentado un aumento de rebote en la frecuencia de convulsiones durante el recalentamiento en algunos neonatos. Aunque es poco frecuente, también se ha descrito la aparición de una primera convulsión neonatal durante el recalentamiento.

El ACV perinatal es la segunda causa más frecuente de convulsiones en el periodo neonatal y representa hasta 20% de las convulsiones neonatales. En las **lesiones isquémicas focales**, como el ACV de la arteria cerebral media, el bebé suele tener buen aspecto y presenta convulsiones clónicas focales. Dichos ACV arteriales pueden haberse producido antes del parto o en el parto prematuro. En estos lactantes suelen faltar asimetrías en la exploración motora. Si no presentan convulsiones neonatales, el diagnóstico puede retrasarse hasta más tarde en su primer año, cuando la asimetría de la función de las extremidades se hace evidente. Las convulsiones electrográficas focales, así como la atenuación focal de la actividad de fondo del EEG y las ondas agudas focales apoyan la sospecha clínica de infarto.

2. **HIC.** Las HIC son responsables de 10 a 15% de las convulsiones neonatales. En el recién nacido a término, la **hemorragia subaracnoidea** primaria (no debida a la extensión de una hemorragia cerebral o intraventricular más profunda) es quizá más frecuente de lo que se cree. La mayoría no tiene importancia clínica y no produce síntomas. Los partos con o sin instrumentación o traumatismo pueden asociarse a hemorragias subaracnoideas más importantes, que pueden cursar con convulsiones, por lo regular en el segundo día de vida. Estos lactantes parecen clínicamente bien entre convulsiones y tienen un pronóstico muy bueno. Las **hemorragias subdurales** están relacionadas con el gran tamaño del neonato, el parto de nalgas y la instrumentación. Se deben a desgarros en la hoz del cerebro, el tentorio o las venas cerebrales superficiales. A menudo se asocian a contusiones cerebrales subyacentes, que pueden ser responsables de las convulsiones en algunos casos. Las convulsiones que se presentan suelen ser focales y se producen en los primeros días de vida. Si son grandes, los hematomas subdurales pueden requerir tratamiento quirúrgico, por lo que el diagnóstico es importante. En el recién nacido a término que presenta hemorragia, también debe considerarse la trombosis sinovenosa. En el **recién nacido prematuro, las hemorragias de la matriz germinal, intraventriculares y**

parenquimatosas son las complicaciones neurológicas prototípicas de la lesión hipóxica prematura. Las convulsiones pueden producirse con la extensión de la hemorragia de la matriz germinal al parénquima hipóxico adyacente, por lo regular después de los 3 primeros días de vida. Los eventos tónicos generalizados no suelen asociarse a patrones electrográficos de convulsiones, sino que reflejan alteraciones de la presión intracraneal. El registro del EEG puede confirmar patrones convulsivos con fenómenos autonómicos o movimientos motores cíclicos en estos neonatos prematuros y también ha identificado convulsiones electrográficas subclínicas en asociación con estas hemorragias. Las convulsiones que se producen en el contexto de lesiones hemorrágicas prematuras no suelen asociarse a un buen pronóstico.

3. **Infección del sistema nervioso central (SNC).** Las infecciones del SNC representan alrededor de 5% de las convulsiones neonatales. Las **infecciones congénitas intrauterinas**, como las causadas por citomegalovirus (CMV), toxoplasma, rubéola y herpesvirus, pueden presentarse de manera temprana (en los 2 primeros días) con convulsiones en los casos graves. El cuadro clínico puede incluir microcefalia, crecimiento intrauterino deficiente, prematuridad y otros hallazgos cutáneos, oftálmicos y sistémicos. La meningoencefalitis, la calcificación cerebral y la disgenesia (en casos de infección intrauterina temprana) contribuyen a la patogénesis de las convulsiones en estos casos. La **sepsis posnatal**, por ejemplo, con estreptococos del grupo B o *Escherichia coli*, a menudo se complica con meningitis y puede asociarse a convulsiones. En este contexto, el recién nacido suele estar bien durante unos días, para deteriorarse más tarde y presentar convulsiones después de las primeras 48 a 72 horas.

4. **Trastornos metabólicos agudos.** Estas condiciones rápidamente remediables son el foco de las investigaciones iniciales en las convulsiones neonatales e incluyen hipoglucemia, hipocalcemia, hipomagnesemia e hiponatremia. Representan alrededor de 5% de las convulsiones neonatales.

   a. Hipoglucemia. Incluso cuando ocurre en asociación con otras causas potenciales de convulsiones, como la EHI, la hipoglucemia debe ser tratada (véase la tabla 56-2). La definición de hipoglucemia es controvertida, pero los umbrales razonables para el tratamiento son < 40 mg/dL (< 2.2 mmol/L) en las primeras 24 horas y < 50 mg/dL (< 2.8 mmol/L) después de 24 horas. La mayoría de los lactantes hipoglucémicos es asintomática, pero en cualquier momento, los síntomas de neuroglucopenia deben incitar al tratamiento inmediato. Estos síntomas son agitación/temblor, hipotonía, alteración de la conciencia, mala alimentación, apnea y convulsiones. Entre las causas de hipoglucemia neonatal se incluyen las siguientes:

   i. Disminución del aporte de glucosa, en especial en el lactante prematuro y pequeño para la edad de gestación.

   ii. Aumento en su utilización, como en los estados hiperinsulinémicos, más comúnmente observados en el lactante de madre con diabetes, pero también debido al síndrome de sobrecrecimiento, el síndrome de Beckwith-Wiedemann, la eritroblastosis y la rara hipoglucemia hiperinsulinémica primaria.

   iii. Trastornos en los que las vías de la gluconeogénesis son deficientes o están suprimidas (p. ej., trastornos del almacenamiento de glucógeno, aminoacidopatías como la enfermedad de la orina con olor a jarabe de arce y defectos de oxidación de ácidos grasos).

   b. Hipocalcemia. El calcio ionizado (iCa) en sangre total es la mejor medida del estado del calcio en lactantes enfermos. Se considera que existe hipocalcemia cuando el iCa en recién nacidos a término o prematuros > 1 500 g de peso al nacer es < 4.4 mg/dL (< 1.1 mmol/L) y en neonatos prematuros < 1500 g al nacer, < 4.0 mg/dL (< 1 mmol/L). La hipocalcemia de **aparición temprana** se produce en los 3 primeros días de vida y está asociada a la prematuridad, a los lactantes de madres con diabetes, a la restricción del crecimiento intrauterino y a la asfixia perinatal. La mayoría son asintomáticas. Los síntomas de hipocalcemia incluyen nerviosismo, sacudidas musculares inducidas por estímulos, convulsiones y, en raras ocasiones, laringoespasmo. La hipocalcemia de **aparición tardía** (> 10 días de vida) puede deberse a hipoparatiroidismo, alimentación con fórmulas ricas en fosfatos, síndrome de DiGeorge (deleción del cromosoma 22q11.2), algunas citopatías mitocondriales e hipomagnesemia. Los casos sintomáticos o persistentes deben tratarse (véase tabla 56-2).

c. Hipomagnesemia. La causa más frecuente es la hipomagnesemia neonatal transitoria. Provoca resistencia a la hormona paratiroidea y, por lo tanto, hipocalcemia. La hipomagnesemia debe corregirse antes de que pueda corregirse la hipocalcemia (véase la tabla 56-2). Los niveles < 1.4 mg/dL (< 0.6 mmol/L) se consideran bajos.

5. Malformaciones/lesiones estructurales. De las convulsiones neonatales, 5% está causado por disgenesia cerebral. La **disgenesia cerebral** puede causar convulsiones desde el primer día de vida. Esto es más probable en los trastornos más graves, como la hemimegalencefalia, la lisencefalia y la polimicrogiria. Las crisis suelen ser refractarias a la medicación. Algunos trastornos, como la hemimegalencefalia y la polimicrogiria focal, pueden ser susceptibles de tratamiento quirúrgico. En general, estos lactantes no presentan encefalopatías interictales. Los indicios de enfermedades neurocutáneas pueden ser evidentes en la exploración del recién nacido; por ejemplo, el hemangioma en la distribución del nervio craneal V1 en el síndrome de Sturge-Weber, que en ocasiones puede causar convulsiones en el periodo neonatal. Pueden observarse máculas hipopigmentadas en forma de "hoja de fresno" en la esclerosis tuberosa, aunque las convulsiones neonatales son raras en este trastorno. La neuroimagen es fundamental para realizar estos diagnósticos.

6. Errores congénitos del metabolismo. Aunque de modo individual son muy raros, los errores congénitos del metabolismo como grupo causan al menos 1% de los casos de convulsiones en el recién nacido. Por lo regular causados por un defecto enzimático en las vías metabólicas de los hidratos de carbono, las proteínas o las grasas, muchos provocan enfermedades debido a la acumulación de productos tóxicos incapaces de seguir las vías metabólicas apropiadas. En estos trastornos, los neonatos parecen inicialmente sanos, debido a los beneficios de la eliminación placentaria de toxinas hasta el nacimiento, y solo se vuelven encefalopáticos y presentan convulsiones al cabo de 2 o 3 días. El informe de los padres de "hipo" *in utero* puede correlacionarse con convulsiones posnatales o mioclonías. Los marcadores bioquímicos de estos trastornos incluyen hipoglucemia, acidosis metabólica, hiperamonemia, así como patrones específicos de alteración en los perfiles de aminoácidos o ácidos orgánicos. Otros trastornos causan enfermedad debido a un defecto relacionado con una mutación en una función vital, por ejemplo, en la deficiencia del transportador de glucosa 1 (GLUT-1), que impide el transporte de glucosa a través de la barrera hematoencefálica, con el consiguiente retraso del desarrollo y convulsiones. Este trastorno ilustra la importancia de identificarlo, ya que, al igual que otros, es tratable y ofrece la oportunidad de prevenir lesiones cerebrales. El diagnóstico también permite el asesoramiento reproductivo para embarazos posteriores. Entre los trastornos metabólicos, la **encefalopatía por glicina (hiperglicinemia no cetósica)** suele causar eventos mioclónicos, con o sin correlato EEG, encefalopatía con sensorio

deprimido, compromiso respiratorio e hipotonía. El fondo de EEG revela a menudo un patrón "ráfaga-supresión" muy anormal. La glicina está elevada en el líquido cefalorraquídeo (LCR) y por lo general, pero no siempre, en el plasma. El defecto se encuentra en el sistema de escisión de la glicina y, dado que la glicina es un coagonista del glutamato excitador, da lugar a un aumento de la excitabilidad cortical. A pesar de los esfuerzos por bloquear a nivel farmacológico la neurotransmisión de glutamato con dextrometorfano, la mayoría de estos neonatos tienen muy mala evolución. **La dependencia de la piridoxina,** aunque rara, es una causa importante de convulsiones neonatales, ya que se dispone de tratamiento. La forma más común se debe a un defecto en el gen ALDH7A1/antiquitina, que provoca la deficiencia de alfa amino-adípico semialdehído (α-AASA) deshidrogenasa y la acumulación de α-AASA en sangre, orina y LCR, proporcionando así un marcador biológico del trastorno. Esta enzima interviene en la degradación de la lisina en el cerebro y se cree que afecta al metabolismo de los neurotransmisores glutamato y GABA. Las convulsiones aparecen pronto, a veces en el útero, y los bebés son irritables. Una dosis de prueba de piridoxina 100 mg IV, con monitorización EEG y cardiorrespiratoria que resulta en el cese inmediato de las convulsiones y la resolución de las anomalías EEG en cuestión de horas, es diagnóstica. Dado que algunos neonatos no responden a la dosis IV inicial, se recomienda un ensayo de 3 días de piridoxina oral (30 mg/kg/día) para los que no responden. Si tiene éxito, la suplementación es de por vida, ya que las convulsiones reaparecen al retirar la piridoxina. Recién se ha demostrado que un trastorno poco conocido, las **convulsiones que responden al ácido folínico,** es genética y bioquímicamente idéntico a la dependencia de la piridoxina. Antes, este trastorno, identificado al inicio por nuevos picos en la cromatografía del LCR, se trataba con suplementos de ácido folínico (de 3 a 5 mg/kg/día). Esto fue eficaz para detener las convulsiones en algunos de estos casos, pero no evitó secuelas graves en el desarrollo. Del mismo modo, muchos pacientes con dependencia de la piridoxina, aunque libres de convulsiones, presentaban déficits de desarrollo a largo plazo. Por esta razón, y basándose en su naturaleza alélica, se ha sugerido que los pacientes diagnosticados con cualquiera de estos trastornos sean tratados con ambos suplementos.

7. **Síndromes epilépticos.** Estos síndromes son poco frecuentes y representan en conjunto alrededor de 1% de los casos de convulsiones en el periodo neonatal. Las **convulsiones neonatales familiares benignas** ocurren en neonatos por lo demás sanos el segundo o tercer día de vida. Las convulsiones pueden ser clónicas focales o tónicas (en general asimétricas). Deben buscarse antecedentes familiares porque a menudo no se reportan. Las convulsiones se resuelven tras un periodo variable, por lo regular en 6 meses. Este trastorno se asocia a una anomalía de los canales de potasio dependientes de voltaje, normalmente KCNQ2 y con menos frecuencia KCNQ3. El desarrollo es normal, pero entre 5 y 15% pueden presentar convulsiones no febriles posteriores. Las **convulsiones neonatales infantiles benignas** ("crisis del quinto día") se presentan de repente entre los días 4 y 6 de vida, a menudo con crisis frecuentes que conducen al estado epiléptico. Las convulsiones son inicialmente clónicas focales, a menudo con apnea. No se esperan convulsiones tónicas en este trastorno. Las crisis suelen cesar en 2 semanas. La etiología es desconocida. También se observan síndromes epilépticos más graves, que se presentan en este periodo. Estos incluyen los siguientes:

a. **EEIT con supresión de estallidos (EEIT + SE).** Antes, este grupo se dividíean i) **epilepsia mioclónica temprana** (EMT) o ii) EEIT (síndrome de Ohtahara) basándose sobre todo en el tipo de crisis predominante, mioclónicas +/− focales en la EMT y tónicas/espasmódicas en la EEIT/síndrome de Ohtahara, y también porque se pensaba que la etiología tal vez era más metabólica en la EMT y estructural en el síndrome de Ohtahara. Sin embargo, cada vez se considera más que existen en un espectro, aunque todavía se desconoce la base fisiopatológica de las diferencias clínicas. Ahora está más claro que el síndrome epiléptico (características clínicas y electrográficas) no predice la etiología. Las crisis suelen ser muy refractarias a la medicación anticonvulsiva, y el pronóstico para un desarrollo normal es malo. Existe una elevada mortalidad temprana en los primeros 1 o 2 años de vida. Las anomalías estructurales son una etiología frecuente. En las personas sin malformación, puede identificarse una alteración patogénica en los genes de la epilepsia hasta en 60% (p. ej., KCNQ2, STXBP1, SCN2A, ARX y otros), y es probable que esta proporción aumente con los avances en el conocimiento molecular de las epilepsias. El establecimiento de una etiología genética es útil para el asesoramiento familiar, las consideraciones reproductivas y, cada vez más, para orientar la elección de los fármacos y enfoques anticonvulsivos. Con respecto a los tipos de crisis, las mioclonías tempranas suelen ser fragmentarias, pueden ser sutiles y suelen afectar la cara y las extremidades. Las convulsiones tónicas se desarrollan más tarde en los lactantes supervivientes. En especial en aquellos con convulsiones tónicas, la epilepsia puede evolucionar a otros síndromes con el tiempo, por ejemplo, síndrome de West/espasmos infantiles o síndrome de Lennox-Gastaut. El EEG se caracteriza por un patrón ráfaga-supresión, que puede observarse solo durante el sueño y, si está presente durante todo el ciclo sueño-vigilia, se exacerba con el sueño. A veces, un niño con EHI presenta un curso de convulsiones y EEG inusualmente grave e incesante para el grado de lesión. En este caso, las pruebas genéticas pueden ser reveladoras. La proporción de estos casos en los que se encuentra un diagnóstico genético sigue aumentando.

b. La epilepsia infantil con crisis focales migratorias (EICFM/Síndrome de Coppola) puede presentarse entre el primer y el décimo mes de vida. Se producen crisis motoras focales que se intensifican de forma agresiva, desplazándose clínica y electrográficamente de un lado a otro y resultando muy refractarias a la medicación anticonvulsiva. El estado de desarrollo se ve afectado de forma aguda y el pronóstico de evolución normal es malo, aunque se han descrito casos con resultados menos devastadores. La mortalidad temprana también es elevada en los casos graves en esta situación. Un estudio reciente describe las etiologías genéticas subyacentes, la mayoría debida a cambios patogénicos en el gen KCNT1, seguido del gen SCN2A, con otros 31 genes implicados en otros casos.

8. **Otras subpoblaciones de alto riesgo**

   a. Oxigenación por membrana extracorpórea (OMEC). Los neonatos en estado crítico que requieren OMEC han sido identificados por las guías recientes como una población de alto riesgo de convulsiones debido al alto riesgo de lesión cerebral durante la transición a OMEC. Estos pacientes suelen permanecer químicamente paralizados y sedados, lo que enmascara aún más los signos clínicos de convulsiones. Varios estudios unicéntricos han identificado convulsiones electrográficas que oscilan entre 16 y 40% en neonatos y niños sometidos a OMEC. Las convulsiones y la elevada carga de convulsiones se han asociado con la mortalidad y un mal resultado del desarrollo neurológico. Además, las convulsiones electrográficas se asocian a lesiones cerebrales, y el fondo EEG puede ayudar en el pronóstico.

   b. Cardiopatías congénitas. Se sabe que los neonatos operados de cardiopatías congénitas corren el riesgo de sufrir convulsiones, en especial en el periodo posoperatorio. Se ha documentado la aparición de convulsiones electrográficas en entre 5 y 26% de esta población. Los estudios sugieren que el tiempo medio hasta la primera crisis es de 20 a 22 horas en el posoperatorio.

IV. ESTUDIO DIAGNÓSTICO. El enfoque de las investigaciones debe ser individualizado, haciendo hincapié en la identificación temprana de los trastornos corregibles. Las pruebas se guían por una historia detallada del embarazo, parto y evolución posterior. Deben realizarse de forma paralela a la estabilización de las funciones vitales, incluida la respiración asistida si es necesario, la confirmación del EEG de las convulsiones si está disponible y el tratamiento anticonvulsivo de las convulsiones en curso. El tamiz metabólico general y la evaluación de la evidencia de sepsis (que puede incluir la punción lumbar o el tamiz de errores innatos del metabolismo) deben tenerse en cuenta y el enfoque debe modificarse en función de la historia clínica individual. Debe tenerse en cuenta la neuroimagen. La ecografía craneal puede realizarse a pie de cama y puede identificar la HIC, en especial en prematuros. Sin embargo, su capacidad para identificar hemorragias de la convexidad y anomalías corticales es muy limitada. La tomografía computarizada (TC) craneal y, sobre todo, la resonancia magnética (RM) cerebral son más útiles para confirmar estos trastornos, siendo preferible la RM para evitar la exposición a la radiación y, por lo general, proporciona vistas superiores. Sin embargo, pueden no estar disponibles y, si lo están, suelen requerir transporte, con el riesgo de desestabilización de los lactantes enfermos, y a menudo deben aplazarse hasta después de que el lactante esté estabilizado y se haya iniciado el tratamiento.

V. TRATAMIENTO. Las convulsiones en sí mismas y el tratamiento con medicación anticonvulsiva pueden alterar el impulso respiratorio y la capacidad de mantener una circulación adecuada. Por lo tanto, es imperativo un tratamiento de apoyo para asegurar el mantenimiento de una ventilación y perfusión adecuadas (véase la tabla 56-3 para el tratamiento de las alteraciones metabólicas agudas comunes; véanse los capítulos 23 y 60).

La decisión de tratar las convulsiones neonatales con medicación anticonvulsiva depende del riesgo de descompensación respiratoria o cardiaca aguda relacionada con las convulsiones en un recién nacido en estado crítico, así como del potencial de lesión neurológica a largo plazo relacionada con las convulsiones, sopesado con los posibles efectos adversos de la medicación anticonvulsiva. Algunos recién nacidos pueden no necesitar tratamiento con medicación anticonvulsiva, por ejemplo, aquellos con convulsiones debidas a alteraciones metabólicas reversibles y tratadas de manera adecuada o aquellos con eventos raros y de corta duración. Sin embargo, al considerar la decisión de no tratar, es importante reconocer que una proporción significativa de recién nacidos, con convulsiones electroclínicas, tienen eventos subclínicos adicionales. En el contexto de una encefalopatía neonatal grave, estos eventos

Tabla 56-3. Tratamiento inicial de los trastornos metabólicos agudos

Hipoglucemia	Dextrosa 10%, 2-3 mL/kg IV
Hipocalcemia	Gluconato de calcio, 5% (50 mg/mL) 100-200 mg/kg IV; 10% (100 mg/mL) 50-100 mg/kg IV si no hay tiempo suficiente para la dilución
Hipomagnesemia	Sulfato de magnesio, 12.5% (125 mg/mL) 50-100 mg/kg IV

IV, intravenoso.

pueden ser prolongados y refractarios al tratamiento, y los esfuerzos por eliminarlos pueden verse limitados por la vulnerabilidad sistémica a los efectos circulatorios de los anticonvulsivos. También es importante reconocer que la mayoría de las convulsiones neonatales es sintomática aguda y que su historia natural es aumentar, alcanzar un pico y luego disminuir en frecuencia durante un periodo de días, un marco de tiempo que a veces se prolonga por el uso de la hipotermia. Por lo tanto, en los casos refractarios, los agentes de tercera y cuarta línea pueden parecer más eficaces debido a la coincidencia del descenso natural del número de crisis en el momento de su introducción.

Los efectos adversos de los anticonvulsivos, aparte de la supresión respiratoria y cardiovascular, también son preocupantes en el cerebro en desarrollo. En estudios con animales inmaduros normales, muchos anticonvulsivos, como el fenobarbital, la fenitoína, el diazepam, el clonazepam, el ácido valproico y la vigabatrina, aumentaron la tasa de muerte apoptótica de células neuronales, al igual que los antagonistas de los receptores de N-metil-D-aspartato (NMDA). Se desconoce cómo se relaciona esto con el balance riesgo-beneficio en neonatos humanos con convulsiones, y se requieren más estudios. El antagonista AMPA, topiramato, así como el levetiracetam no parecen tener este efecto.

Varios factores alteran la farmacocinética de los anticonvulsivos en los neonatos. La inmadurez fisiológica retrasa la eliminación del fármaco, y las lesiones hepáticas y renales por asfixia pueden retrasar aún más el metabolismo. La maduración de las diversas vías implicadas en el metabolismo de los fármacos se produce a ritmos variables durante las primeras semanas de vida, y la recuperación de las lesiones perinatales mejora la función hepática y renal. En general, se produce un aumento drástico de la capacidad de eliminación de los medicamentos anticonvulsivos de uso común, de modo que se requieren cambios en la dosificación para mantener los niveles terapéuticos del fármaco durante las primeras semanas de vida.

Cuando está indicado el tratamiento anticonvulsivo, el fenobarbital es el fármaco más utilizado como terapia de primera línea. Otras opciones de primera línea son las benzodiacepinas (diazepam, lorazepam) y la fenitoína o, si está disponible, su profármaco fosfenitoína. Painter y cols. compararon el tratamiento con fenobarbital y fenitoína y no encontraron diferencias de eficacia entre ambos fármacos, con menos de 50% de los lactantes que lograba el control con cualquiera de ellos. En la tabla 56-3 se indican las dosis iniciales típicas de los fármacos de primera línea, y en el texto siguiente se ofrece información adicional sobre cada uno de ellos.

A. **Fenobarbital.** El fenobarbital afecta a los receptores GABA$_A$ para potenciar la inhibición relacionada con GABA. También puede inhibir la transmisión de aminoácidos excitadores y bloquear las corrientes de calcio activadas por voltaje. Es un ácido débil, de baja solubilidad en lípidos. El fenobarbital está sujeto a la unión a proteínas, y es la fracción no unida (libre), no ionizada la que es activa. Por este motivo, las alteraciones del equilibrio ácido-base en el recién nacido pueden afectar la eficacia del fármaco. El fenobarbital se metaboliza en el hígado y se excreta por el riñón. Su semivida es larga, de 100 a 300 horas, o más en prematuros, pero disminuye a 100 horas o menos durante las primeras semanas de vida. Una dosis de carga IV inicial de 20 mg/kg puede ir seguida de incrementos de 5 a 10 mg/kg IV hasta un total de 40 mg/kg, con dosis más altas asociadas a una mayor eficacia. En caso necesario, la dosis de mantenimiento debe iniciarse con 5 mg/kg/día divididos dos veces al día. En lactantes vulnerables se requiere una monitorización cuidadosa de la función cardiaca y respiratoria.

B. **Fenitoína/fosfenitoína.** La fenitoína actúa bloqueando los canales de sodio dependientes de voltaje, quizás uniéndose a canales inactivados y estabilizando el estado inactivo. Esto disminuye la tendencia de las neuronas a disparos repetitivos de alta frecuencia y, por lo tanto, su excitabilidad. La fenitoína es un ácido débil y poco soluble en agua. Su alta solubilidad en lípidos hace que entre rápido en el cerebro, pero se redistribuye rápidamente y sus niveles disminuyen, por lo que es necesaria una administración continuada para restablecer los niveles cerebrales. Se une a las proteínas, aunque en menor grado en recién nacidos que en niños mayores y adultos. La fenitoína se metaboliza en el hígado y se elimina en el riñón. Su semivida varía con la concentración, aumentando con las concentraciones más altas debido a la disminución del aclaramiento a medida que aumentan los niveles. Una dosis de carga IV de 20 mg/kg de fenitoína administrada a no más de 1 mg/kg/minuto (para evitar la arritmia cardiaca y la hipotensión) va seguida de una dosis de mantenimiento de 2 a 3 mg/kg/día IV dividida entre dos y cuatro dosis. La fosfenitoína es un profármaco de la fenitoína. Sus ventajas son su mayor solubilidad en agua y su pH más bajo, que, además de la ausencia de vehículos tóxicos necesarios para su formulación, reducen la irritación local de la piel y los vasos sanguíneos en el lugar de infusión. La fosfenitoína se convierte en fenitoína por las enzimas fosfatasas plasmáticas tanto en neonatos como en adultos. Debe tenerse en cuenta la ocupación de enzimas hepáticas por la fenitoína cuando se intente mantener agentes adicionales en un rango terapéutico.

C. **Benzodiacepinas.** El diazepam, el lorazepam y el midazolam, al igual que otras benzodiacepinas, se unen al receptor GABA$_A$ postsináptico para aumentar las corrientes de cloruro inhibitorias activadas por GABA. A niveles elevados, las benzodiacepinas también pueden influir en los canales de sodio y de calcio activados por voltaje. Las benzodiacepinas son solubles en lípidos. La solubilidad diferencial en lípidos confiere cierta ventaja al lorazepam, que es menos soluble en lípidos y por lo tanto no se redistribuye fuera del cerebro tan rápido como el diazepam. Las benzodiacepinas se metabolizan en el hígado, y la mayor parte del fármaco se elimina por la orina. La semivida plasmática tanto del lorazepam como del diazepam es de cerca de 30 horas y puede ser mayor en recién nacidos prematuros o asfixiados. Ambos fármacos inician su acción en cuestión de minutos; sin embargo, la duración de la acción es mayor en el caso del lorazepam (hasta 24 horas). El diazepam puede ser más eficaz en infusión continua. El lorazepam se administra por vía IV a una dosis de 0.05 a 0.1 mg/kg. La dosis de diazepam es de 0.3 mg/kg IV. Se ha descrito una velocidad de infusión de 0.3 mg/kg/hora IV. El midazolam es una benzodiacepina de acción corta que se ha utilizado como infusión IV continua (0.1 a 0.4 mg/kg/hora) tras una dosis inicial de carga (0.15 mg/kg). Las benzodiacepinas suelen utilizarse como agentes de segunda o tercera línea en las convulsiones neonatales, pero también pueden emplearse como tratamiento inicial debido a su inicio de acción más temprano en previsión del efecto de una dosis concurrente de fenobarbital.

Más de 90% de las convulsiones neonatales se controlará en última instancia mediante el uso combinado de los medicamentos anticonvulsivos anteriores. La historia natural y la evolución/resolución de la lesión cerebral subyacente en los primeros días de vida neonatal también pueden contribuir a reducir las crisis.

D. **Levetiracetam (Keppra).** El uso de levetiracetam en el tratamiento de las convulsiones neonatales sigue aumentando. Su formulación IV, su perfil benigno de efectos secundarios y sus interacciones limitadas lo convierten en una opción terapéutica atractiva. Sin embargo, un reciente ensayo multicéntrico, controlado, con asignación al azar, doble ciego, de comparación de la eficacia de primera línea del levetiracetam (hasta 60 mg/kg) frente al fenobarbital (hasta 40 mg/kg) reveló una mejor eficacia del fenobarbital (80% libre de crisis durante 24 horas frente a 28% del levetiracetam, $P < 0.001$). Es probable que se siga utilizando en casos refractarios como opción tardía. Las dosis de carga comunicadas varían de 10 a 20 mg/kg hasta 40 a 60 mg/kg. Las dosis de mantenimiento descritas también varían ampliamente de 10 a 80 mg/kg/día; la mayoría de los clínicos tratantes comienzan con 20 mg/kg/día, mientras que otros sugieren 40 mg/kg/día. Aunque la dosis habitual es dos veces al día, se ha sugerido una dosis tres veces al día.

E. **Topiramato.** El topiramato se utiliza a menudo de forma adyuvante después de la fase aguda de las convulsiones neonatales para las convulsiones neonatales refractarias continuadas. El topiramato es un antagonista de los receptores AMPA del glutamato que puede ser potenciado por la hipoxia, y se cree que tiene propiedades neuroprotectoras. Se carece de estudios sobre el topiramato en neonatos humanos y no se dispone de una formulación intravenosa. No se ha establecido la dosis adecuada para neonatos.

Se han utilizado muchos otros fármacos para intentar controlar los casos refractarios. El apoyo a su uso se basa en informes de eficacia en series pequeñas no controladas. La lidocaína se ha utilizado, sobre todo en Europa, como infusión IV de 4 mg/kg/hora con dosis decrecientes durante 4 a 5 días. Este fármaco tiene un estrecho margen terapéutico y puede inducir convulsiones a niveles más altos.

Los medicamentos anticonvulsivos administrados por vía oral que se han utilizado de forma complementaria incluyen carbamazepina (10 mg/kg inicialmente seguidos de 15 a 20 mg/kg/día), primidona (dosis de carga de 15 a 25 mg/kg seguida de 12 a 20 mg/kg/día) y ácido valproico (3 de 6 neonatos desarrollaron hiperamonemia).

No existen directrices sobre la duración adecuada del tratamiento anticonvulsivo de los recién nacidos con crisis, y la práctica varía mucho. Existe una tendencia hacia una terapia más corta, teniendo en cuenta la naturaleza efímera de las causas precipitantes, la recuperación de la EHI aguda en muchos casos y el posible efecto perjudicial de los anticonvulsivos en el cerebro inmaduro. Los recién nacidos con convulsiones persistentes y difíciles de controlar, EEG o examen neurológico persistentemente anormales deben ser considerados para un tratamiento a más largo plazo tras el alta hospitalaria.

VI. PRONÓSTICO. Los avances en el tratamiento obstétrico y en los cuidados intensivos neonatales han permitido reducir la mortalidad de los neonatos con convulsiones neonatales de 40 a < 20%, con una mortalidad < 10% en los neonatos a término en una serie reciente. Las tasas de morbilidad han cambiado menos, en parte debido al mayor número de supervivientes entre los recién nacidos prematuros enfermos que tienen un mayor riesgo de secuelas neurológicas. Las secuelas a largo plazo en neonatos con convulsiones neonatales, como parálisis cerebral y discapacidad intelectual, siguen presentándose en una tasa elevada de hasta 35%, y las convulsiones posneonatales (epilepsia) se dan hasta en 20%. El factor más importante que afecta al pronóstico de los lactantes con crisis neonatales es la **etiología subyacente**. Por ejemplo, cabe esperar un desarrollo normal en los lactantes con convulsiones neonatales idiopáticas benignas y en 90% de los que padecen hemorragia subaracnoidea primaria, mientras que solo 50% de los que padecen EHI, e incluso menos con una malformación cerebral, tendrán un resultado normal. La **edad de gestación** también es un factor importante, ya que la mortalidad y la morbilidad aumentan con la inmadurez.

Los indicadores clínicos útiles para un buen resultado incluyen un examen neurológico neonatal normal, actividad de fondo del EEG neonatal normal o ligeramente anormal y neuroimagen normal o anomalías limitadas a lesiones extraparenquimatosas (tabla 56-4).

Tabla 56-4. Dosis de medicación anticonvulsiva para el tratamiento inicial de las convulsiones neonatales

Medicamento	Dosis inicial	Mantenimiento
Fenobarbital	20 mg/kg IV Considerar otros incrementos de 5-10 mg/kg hasta un total de 40 mg/kg	Compruebe los niveles del fármaco: es posible que no necesite más dosis durante muchos días 5 mg/kg/día dividido bid
Fenitoína	20 mg/kg IV Fosfenitoína: 20 mg EF/kg IV (véase texto, secc. V.B)	5 mg/kg/día dividido bid a tid
Benzodiacepinas	Lorazepam: 0.05-0.1 mg/kg IV Diazepam: 0.3 mg/kg IV Midazolam: 0.15 mg/kg en bolo	
Levetiracetam	40-60 mg/kg en bolo (véase texto, secc. V.D)	40-80 mg/kg divididos bid o tid

bid, dos veces al día; EF, equivalente de fenitoína; IV, intravenoso; tid, tres veces al día.

Lecturas recomendadas

Abend NS, Jensen FE, Inder TE, et al. Neonatal seizures. En: Volpe JJ, Inder TE, Darras BT, et al, eds. *Volpe's Neurology of the Newborn.* 6th ed. Philadelphia, PA: Elsevier; 2018:275–322.

Glass HC, Shellhaas RA, Wusthoff CJ, et al. Contemporary profile of seizures in neonates: a prospective cohort study. *J Pediatr* 2016;174:98.e1–103.e1.

Mizrahi EM, Hrachovy RA. *Atlas of Neonatal Electroencephalography.* 4th ed. New York, NY: Demos Medical; 2016.

Mizrahi EM, Kellaway P. Characterization and classification of neonatal seizures. *Neurology* 1987;37:1837–1844.

Painter MJ, Scher MS, Stein AD, et al. Phenobarbital compared with phenytoin for the treatment of neonatal seizures. *N Engl J Med* 1999;341(7):485–489.

Sansevere AJ, DiBacco ML, Akhondi-Asl A, et al. EEG features of brain injury during extracorporeal membrane oxygenation in children. *Neurology* 2020;95(10):e1372–e1380.

Sharpe C, Reiner GE, Davis SL, et al. Levetiracetam versus phenobarbital for neonatal seizures: a randomized controlled trial. *Pediatrics* 2020;145(6):e20193182.

Soul JS. Acute symptomatic seizures in term neonates: etiologies and treatments: etiologies and treatments. *Sem Fetal Neonatal Med* 2018;23(3):183–190.

Tsuchida TN, Wusthoff CJ, Shellhaas RA, et al. American Clinical Neurophysiology Society standardized EEG terminology and categorization for the description of continuous EEG monitoring in neonates: report of the American Clinical Neurophysiology Society Critical Care Monitoring Committee. *J Clin Neurophysiol* 2013;30(2):161–173.

Wusthoff CJ. Diagnosing neonatal seizures and status epilepticus. *J Clin Neurophysiol* 2013;30(2):115–121.

57

Defectos del tubo neural

Anne R. Hansen y Benjamin C. Warf

I. **DEFINICIONES Y PATOLOGÍA.** El sistema nervioso central (SNC) comienza como un tubo neural y se pliega en el cerebro y la médula espinal mediante un complejo mecanismo durante el desarrollo embriológico temprano. Un fallo en el cierre normal da lugar a defectos del tubo neural, una de las malformaciones congénitas más graves en los neonatos. El término se refiere a un grupo de trastornos heterogéneos con respecto al momento embriológico, la afectación de elementos específicos del sistema nervioso, la presentación clínica y el pronóstico.

A. **Tipos de defectos del tubo neural**

1. **Los defectos primarios del tubo neural** constituyen la mayoría de los defectos del tubo neural y se deben a un fallo primario del cierre del tubo neural o a la interrupción de un tubo neural ya cerrado entre los 18 y 25 días de gestación. Estas anomalías suelen manifestarse en dos lesiones anatómicas: una placoda neural expuesta (abierta o *aperta*) a lo largo de la línea media de la espalda, de forma caudal, y de forma rostral la malformación de Chiari tipo 2 (Chiari II), que es una malformación cerebral global marcada por el desplazamiento hacia abajo, hacia la región cervical superior, del cerebelo, del tronco encefálico y del cuarto ventrículo. Puede haber una disfunción asociada del tronco encefálico, intrínseca o exacerbada por presión externa sobre estas estructuras apiñadas. En la mayoría de los casos se desarrolla hidrocefalia, normalmente secundaria a una disfunción del flujo de salida del líquido cefalorraquídeo (LCR) desde el cuarto ventrículo. Puede haber anomalías neuronales migratorias del cerebro que se califican de leves a graves.

a. **El mielomeningocele** es el defecto primario del tubo neural más frecuente. Consiste en una herniación dorsal del segmento defectuoso de la médula espinal (placoda neural) a través de un defecto en la duramadre, el hueso (el defecto de la espina bífida) y los tejidos blandos de las regiones torácica posterior, sacra o con mayor frecuencia lumbar. La aracnoides (meningo) suele estar incluida en el saco lleno de LCR (cele), que contiene tejido visible de la médula espinal (mielo); la piel es discontinua sobre el saco. La hidrocefalia se produce en alrededor de dos tercios de estos niños; la malformación de Chiari II se produce en aproximadamente 90%, aunque la relación entre la hidrocefalia y la malformación se ha reevaluado significativamente en los últimos años con implicaciones terapéuticas que se discuten en el siguiente texto. Se observan varias anomalías asociadas al SNC, la más importante es la displasia cortical cerebral en hasta 92% de los casos.

b. **Encefalocele.** Este defecto se suele agrupar con los defectos del tubo neural, pero es probable que se trate de un defecto mesenquimatoso y no de una falla en el cierre del tubo neural. Se trata de una evaginación de la duramadre, con o sin cerebro, debida a un defecto craneal. En Norteamérica y Europa se produce en la región occipital en 80% de los casos y con menor frecuencia en las regiones frontal, parietal o temporal. El tamaño del defecto puede variar de unos pocos milímetros a varios centímetros, y el saco lleno de líquido y cubierto por la piel puede evaluarse de pequeño a muy grande.

c. **Anencefalia.** Es la forma más grave de defecto del tubo neural. El cuero cabelludo, la bóveda craneal y la duramadre resultan defectuosos, por lo que quedan al descubierto derivados del tubo neural que deberían ser cerebro. El defecto suele extenderse a través del foramen magno y afecta al tronco encefálico. No permite la supervivencia a largo plazo. La raquisquisis es una forma aun más grave de este defecto, en la que la columna vertebral también se ve afectada debido a la no fusión de la mayor parte del tubo neural primario.

2. **Defectos secundarios del tubo neural.** Tras la neurulación primaria, que forma la mayor parte del SNC, se produce un proceso denominado neurulación secundaria. En suma, la masa celular caudal (yema de la cola), formada por células pluripotentes, da lugar a un pequeño tubo neural secundario que se fusiona con el extremo del tubo neural primario. La mayor parte de esta estructura retrocede por apoptosis (un proceso denominado diferenciación regresiva), y deja atrás el *filum terminale* y el extremo distal del cono medular. Las anomalías de este proceso pueden generar varios tipos de lesiones de espina bífida cubiertas por piel (espina bífida oculta) que provocan un "anclaje" de la médula espinal, lo que puede causar una tracción anómala perjudicial sobre la médula caudal, que empeora con el crecimiento axial normal del niño. Este grupo heterogéneo de anomalías rara vez se asocia con la hidrocefalia o con una malformación de Chiari. Dado que la anomalía del rombencéfalo de la malformación de Chiari II es evidente en las exploraciones prenatales, este hallazgo radiográfico es útil para distinguir las lesiones de espina bífida abierta (*aperta*) de las cerradas (*occulta*).

a. **El meningocele** es una herniación dorsal del saco medular a través de una espina bífida y un defecto fascial. Está cubierto por piel y no contiene elementos neurales aparte de una banda comúnmente asociada de tejido neurovascular no funcional o fibroso que conecta la médula espinal dorsal con el interior del saco y que provoca un anclaje de la médula espinal.

b. **El lipomielomeningocele** es, en términos generales, una lesión compleja que implica una masa lipomatosa, intrínseca al cono de la médula espinal, que se extiende dorsalmente a través de defectos en la duramadre, el hueso (defecto de espina bífida) y la fascia hacia un lipoma subcutáneo cubierto de piel.

c. **El lipoma del filum** es la anomalía de neurulación secundaria más simple. Se cree que una anomalía de diferenciación retrógrada da lugar a un *filum terminale* malformado que suele contener grasa y tejido fibroso anormal, y es más grueso y tenso de lo normal. Esto puede provocar un anclaje sintomático de la médula espinal a medida que el niño crece.

d. **La diastematomielia** (o malformación de la médula dividida) no es un defecto del tubo neural, sino más bien un percance embriológico anterior durante la gastrulación. El **mielocistocele** es una anomalía muy rara de la médula espinal que suele asociarse con regresión caudal y extrofia cloacal.

B. Etiologías. La causa exacta del cierre fallido del tubo neural (defectos primarios del tubo neural) es desconocida, y las etiologías propuestas para los defectos primarios y secundarios del tubo neural son heterogéneas. Entre los factores implicados se encuentran la deficiencia de ácido fólico, la ingestión materna de los anticonvulsivantes carbamazepina y ácido valproico, de antagonistas del ácido fólico como la aminopterina y ciertos fármacos antipalúdicos, la diabetes materna e influencias perturbadoras como la irradiación prenatal y la hipertermia materna. La existencia de un componente genético está respaldada por el hecho de que existe concordancia para el defecto del tubo neural en gemelos monocigóticos y una mayor incidencia por consanguinidad y en casos de una historia familiar positiva. Los defectos del tubo neural pueden aparecer con las trisomías 13 y 18, la triploidía y el síndrome de Meckel (síndrome autosómico recesivo de encefalocele, polidactilia, riñones poliquísticos, labio leporino y paladar hendido), así como con otras alteraciones cromosómicas. Aunque genes específicos (en particular el gen MTHFR y los de la vía folato-homocisteína, así como genes implicados en la polaridad celular plana) han sido implicados como factores de riesgo, es probable que la genética sea compleja y multifactorial (véase capítulo 10).

C. Epidemiología y riesgo de recurrencia. La incidencia de los defectos del tubo neural varía significativamente según la geografía y el origen étnico. En Estados Unidos, la frecuencia global de defectos del tubo neural es de aproximadamente 0.6 a 1 por cada 2 000 nacidos vivos.[1] Esta cifra subestima la incidencia real debido a los embarazos interrumpidos prenatalmente. Se sabe que existe un aumento de la incidencia entre las personas que viven en zonas de Irlanda y Gales, que se transmite a sus descendientes que viven en otras partes del mundo. Lo mismo puede decirse de otros grupos étnicos, como los indios sijs y algunos grupos de Egipto. Más de 95% de todos los defectos del tubo neural ocurre en parejas sin antecedentes familiares conocidos. Los defectos primarios del tubo neural conllevan un mayor riesgo de recurrencia empírica de 2 a 3% para las parejas con un embarazo afectado, con un riesgo aun mayor si hay más de un hermano afectado. Del mismo modo, los individuos afectados tienen un riesgo del 3 al 5% de tener descendencia con un defecto primario del tubo neural. El riesgo de recurrencia depende en gran medida del nivel de la lesión en el caso índice, con riesgos de hasta 7.8% para lesiones por encima de T11. En 5% de los casos, los defectos del tubo neural pueden estar asociados con trastornos poco frecuentes; algunos, como el síndrome de Meckel, se heredan de forma autosómica recesiva, lo que da lugar a un riesgo de recurrencia de 25%. Los defectos secundarios del tubo neural suelen ser esporádicos y no conllevan un mayor riesgo de recurrencia conocido. Sin embargo, al asesorar a las familias en cuanto a la recurrencia, es fundamental obtener una cuidadosa historia familiar y de exposición a fármacos.

D. Prevención. Los estudios clínicos controlados aleatorios sobre la administración prenatal de multivitamínicos, tanto para la prevención secundaria en madres con descendencia afectada previamente como para la prevención primaria en aquellas sin antecedentes, han demostrado una reducción de 50 a 70% en la incidencia de defectos del tubo neural en mujeres que toman multivitamínicos durante al menos 3 meses antes de la concepción y durante el primer mes de embarazo.[2] En Estados Unidos, los Centers for Disease Control and Prevention recomiendan que las mujeres en edad fértil que puedan quedar embarazadas consuman 0.4 mg de ácido fólico al día para reducir el riesgo de tener un feto afectado de mielomeningocele u otros defectos del tubo neural. Se recomiendan dosis más altas para las mujeres que ya tengan descendencia afectada. Además, la U.S. Food and Drug Administration (FDA) ha ordenado la administración de suplementos de folato en los productos de cereales enriquecidos; sin embargo, el nivel de ingesta de folato procedente de esta fuente no es suficiente como para que la gran mayoría de las mujeres renuncien a la administración de suplementos adicionales. Se calcula que alrededor de 30% de los defectos del tubo neural no son sensibles al folato.

II. DIAGNÓSTICO

A. **Diagnóstico prenatal.** La combinación de determinaciones de alfa fetoproteína (AFP) en suero materno, ecografía prenatal, resonancia magnética (RM) fetal de adquisición rápida y determinaciones de AFP y acetilcolinesterasa en líquido amniótico, si está indicado, mejora enormemente la capacidad de realizar un diagnóstico prenatal y distinguir los defectos de la pared abdominal. Las mediciones de AFP en suero materno de 2.5 múltiplos de la mediana (MDM) en el segundo trimestre (16 a 18 semanas) tienen una sensibilidad de 80 a 90% para el mielomeningocele. El momento exacto de esta medición es crítico, ya que los niveles de AFP cambian a lo largo del embarazo. El cariotipo también puede realizarse en el momento de la amniocentesis para detectar anomalías cromosómicas asociadas. El diagnóstico ecográfico a través de la visualización directa del defecto vertebral o a través de signos indirectos relacionados con la malformación de Chiari II tiene una sensibilidad > 90%. La malformación de Chiari se observa como un cerebelo aplanado que se curva alrededor del tronco encefálico, llamado "signo del plátano", y una anomalía ósea frontal transitoria llamada "signo del limón". La ecografía también puede demostrar el nivel de terminación del cordón y la placoda normales. La resonancia magnética prenatal puede definir el defecto con mayor precisión. Determinar el pronóstico con base en la ecografía prenatal sigue siendo difícil, excepto en casos evidentes de encefalocele o anencefalia (véase capítulo 1). El nivel de disfunción motora puede valorarse por el nivel espinal del mielomeningocele. Sin embargo, algunos pacientes con lesiones torácicas o cervicales superiores poco frecuentes presentan una notable preservación de la función; a menudo, la continuación de la médula espinal por debajo de la lesión es evidente por RM en estos casos. Es probable que la embriopatología de estas lesiones sea diferente.

B. **Diagnóstico posnatal.** Con excepción de algunos defectos secundarios del tubo neural, la mayoría de los defectos del tubo neural, especialmente el meningomielocele, son evidentes al nacer. De forma ocasional algunas masas saculares, por lo general en la parte baja del sacro, incluidos los teratomas sacrococcígeos, pueden confundirse con un defecto del tubo neural. En raras ocasiones, pueden producirse meningoceles sacros anteriores que no son evidentes al nacer.

III. EVALUACIÓN

A. **Antecedentes.** Obtenga una historia familiar detallada. Pregunte sobre la existencia de defectos del tubo neural y otras anomalías congénitas o síndromes de malformación. Debe tenerse en cuenta cualquiera de los factores de riesgo descritos en el texto anterior, incluido el uso de medicación materna en el primer trimestre o la diabetes materna.

B. **Exploración física.** Es importante realizar un examen físico completo, incluido un examen neurológico. Es probable que las siguientes partes del examen revelen anomalías.

1. **Espalda.** Inspeccione el defecto y anote si se filtra LCR. Utilice un guante de goma estéril sin látex cuando toque un saco con fuga (en la mayoría de las circunstancias, solo el neurocirujano necesita tocar la espalda). Observe la ubicación, la forma y el tamaño del defecto y la fina piel "apergaminada" que lo recubre, aunque esta guarda poca relación con el tamaño del saco. A menudo, el saco está desinflado y tiene un aspecto arrugado. Es importante observar la curvatura de la columna y la presencia de una giba ósea subyacente al defecto. En caso de sospecha de lesiones cerradas, si se presentan documente el hemangioma, la mancha vellosa, el hoyuelo profundo o el tracto sinusal; la ecografía de la parte inferior de la columna vertebral puede mostrar el nivel del cono y la presencia de movimiento radicular normal en casos en que lo anterior se cuestione.

2. **Cabeza.** Registre el perímetro cefálico diariamente hasta que se estabilice en el posoperatorio. Al nacer, algunos neonatos tendrán macrocefalia debido a la hidrocefalia, incluso desarrollarán hidrocefalia tras el cierre del defecto en la espalda. La ecografía es útil para evaluar el tamaño ventricular. Evalúe la presión intracraneal (PIC) palpando la fontanela anterior con la cabeza del bebé elevada unos 30 grados. Una fontanela normal se presenta nivelada con el cráneo circundante o ligeramente hundida. En la hidrocefalia, las fontanelas pueden ser bastante grandes y distendidas, con ensanchamiento de las suturas craneales.

3. **Ojos.** Son frecuentes las anomalías en el movimiento conjugado de los ojos e incluyen esotropías, esoforias y paresia abducens. El hallazgo clásico en la hidrocefalia infantil es el signo del ocaso, en el que los ojos se desvían hacia abajo.

4. **Exploración neurológica.** Observe la actividad espontánea del niño y su respuesta a estímulos sensoriales en todas las extremidades. Predecir la deambulación y la fuerza muscular basándose en el "nivel" del déficit neurológico puede ser engañoso, y, muy a menudo, el reflejo anal o "guiño" estará presente al nacer y ausente en el posoperatorio debido al choque medular y al edema.

5. **Extremidades inferiores.** Busque deformidades (p. ej. pie equino varo), así como debilidad muscular y limitación de la amplitud de movimiento. Examine las posiciones de los muslos y los pliegues cutáneos, y realice las maniobras de Ortolani y Barlow en busca de evidencias de displasia congénita de las caderas. En las lesiones abiertas, este examen debe aplazarse hasta después de la reparación del meningomielocele. La luxación de caderas también puede diagnosticarse mediante ecografía (véase capítulo 58).

Las exploraciones neurológicas repetidas a intervalos periódicos son más útiles para predecir el resultado funcional que una única exploración del neonato. Del mismo modo, la exploración sensorial del neonato puede inducir a error debido a la posible ausencia de respuesta motora al pinchazo. La exploración de los reflejos tendinosos profundos puede ser útil (tabla 57-1).

6. **Vejiga y riñones.** Palpe el abdomen en busca de indicios de distensión vesical o aumento del tamaño de los riñones. Observe el patrón miccional y compruebe la respuesta del neonato a la maniobra de Credé para evaluar la orina residual en la vejiga.

C. **Evaluación general del neonato.** Evalúe a todos los neonatos con defectos del tubo neural para detectar la presencia de cardiopatía congénita (especialmente comunicación interventricular), malformación renal y defectos estructurales de vías respiratorias, tracto GI, costillas o caderas. Aunque son infrecuentes en los defectos primarios del tubo neural, pueden encontrarse y deben considerarse antes de iniciar el tratamiento quirúrgico o del alta hospitalaria. También pueden encontrarse otros hallazgos de anomalías cromosómicas asociadas. Además, debe planificarse un examen oftalmológico y una evaluación auditiva durante la hospitalización o tras el alta.

IV. **CONSULTAS.** El cuidado de un neonato con un defecto del tubo neural requiere los esfuerzos coordinados de una serie de especialistas médicos y quirúrgicos, así como de especialistas en enfermería, fisioterapia y servicio social. Algunos centros cuentan con un equipo de defectos del tubo neural que ayuda a coordinar a los siguientes especialistas.

A. **Consultas especializadas**

1. **Neurocirugía.** La atención inicial del niño con un defecto abierto del tubo neural es predominantemente neuroquirúrgica. El neurocirujano es responsable de la evaluación y cierre quirúrgico del defecto, así como de la evaluación y tratamiento de la PIC elevada.

2. **Neonatología/pediatría.** Es importante realizar una evaluación exhaustiva antes de los procedimientos quirúrgicos, sobre todo para detectar otras anomalías, como anomalías cardiacas congénitas que podrían influir en el riesgo quirúrgico y anestésico.

3. **Genética.** Un genetista clínico debe realizar una evaluación dismorfológica completa durante la primera hospitalización. El seguimiento en visitas externas debe incluir asesoramiento genético.

4. **Urología.** Consulte al urólogo el día del parto debido a riesgo de uropatía obstructiva.

5. **Ortopedia.** El cirujano ortopédico pediátrico es responsable de la evaluación inicial de las anomalías musculoesqueléticas y del tratamiento a largo plazo de la deambulación, la sedestación y la estabilidad de la columna vertebral. El pie equino varo, frecuente en estos neonatos, debe evaluarse y puede tratarse durante la hospitalización inicial.

6. **Fisioterapia.** Implique a los fisioterapeutas en la planificación de los programas de fisioterapia ambulatoria.

Tabla 57-1. Correlación entre inervación segmentaria; función motora, sensitiva y esfinteriana; reflejos, y potencial de deambulación

Lesión	Inervación segmentaria	Sensación cutánea	Función motora	Músculos que trabajan	Función esfinteriana	Reflejo	Potencial de deambulación
Cervicales/ torácicas	Variable	Variable	Ninguno	Ninguno	—	—	Pobre, incluso con ortodoncia completa
Toracolumbar	T12	Bajo vientre	Ninguno	Ninguno	—	—	—
	L1	Ingle	Flexión débil de la cadera	Iliopsoas	—	—	Aparatos ortopédicos completos, deambulación a largo plazo improbable
	L2	Parte anterior del muslo	Fuerte flexión de cadera	Iliopsoas y sartorio	—	—	—
Lumbares	L3	Muslo distal anterior y rodilla	Extensión de rodilla	Cuádriceps	—	Reflejo rotuliano	—
	L4	Pierna medial	Flexión de rodilla y abducción de cadera	Isquiotibiales medios	—	Reflejo rotuliano	Puede deambular con aparatos ortopédicos y muletas

(continúa)

Tabla 57-1. Correlación entre inervación segmentaria; función motora, sensitiva y esfinteriana; reflejos; y potencial de deambulación (*continuación*)

Lesión	Inervación segmentaria	Sensación cutánea	Función motora	Músculos que trabajan	Función esfinteriana	Reflejo	Potencial de deambulación
Lumbosacra	L5	Pierna lateral y rodilla medial	Dorsiflexión y eversión del pie	Tibial anterior y peroneos	—	Reflejo aquíleo	—
	S1	Flexión de la planta del pie	Pie plantar	Gastrocnemio, sóleo y tibial posterior	—	Reflejo aquíleo	Deambular con o sin pierna ortopédica corta
Sacro	S2	Parte posterior de la pierna y muslo	Flexión de los dedos	Flexor del dedo gordo	Vejiga y recto	Reflejo bulbocavernoso (guiño anal)	—
	S3	Parte media del glúteo	—	—	Vejiga y recto	Reflejo bulbocavernoso (guiño anal)	Deambular sin aparatos ortopédicos
	S4	Glúteo medio	—	—	Vejiga y recto	Reflejo bulbocavernoso (guiño anal)	—

Fuente: reimpresa de Noetzel MJ. Myelomeningocele: current concepts of management. *Clin Perinatol* 1989;16:311-329. Copyright © 1989 Elsevier. Con autorización.

7. **Servicio social.** Consiga que un asistente social familiarizado con las necesidades especiales de los niños con defectos del tubo neural se reúna con los padres lo antes posible. Los niños con meningomielocele pueden requerir mucho tiempo y recursos, lo que supone una tensión considerable tanto para los padres como para los hermanos.

V. MANEJO

A. **Cirugía fetal.** La reparación *in utero* se realizó por primera vez en 1994. Los estudios observacionales han revelado que la reparación *in utero* se asocia con menores tasas de hidrocefalia y a una reversión consistente de la hernia cerebral posterior. Los efectos a largo plazo aún son inciertos. Un ensayo controlado aleatorio multicéntrico que comparaba la corrección quirúrgica *in utero* con el tratamiento estándar descubrió que la cirugía prenatal en fetos con mielomeningocele puede conducir a mejores resultados que si la cirugía se realiza de forma posnatal.[3] Después de 12 meses, los 91 neonatos que se sometieron a cirugía prenatal presentaron 30% menos de probabilidades de morir o necesitar procedimientos quirúrgicos adicionales que los 92 neonatos que fueron tratados posnatalmente. El seguimiento a los 2.5 años de edad reveló que los niños tratados prenatalmente presentaban un mejor desarrollo físico y una mejor función motora, como caminar sin ayuda, en comparación con los tratados después del nacimiento. Sin embargo, la cirugía prenatal se asoció con un mayor riesgo de complicaciones durante el embarazo, como parto prematuro y desgarro de la pared uterina a causa de la cicatriz quirúrgica. Cuando el diagnóstico de mielomeningocele es prenatal, la reparación *in utero* es una opción que los padres pueden considerar.

B. **Perinatal.** La cesárea antes del trabajo de parto ha sido el modo preferido de parto porque disminuye la probabilidad de rotura de la bolsa meníngea,[4] pero existen cuestionamientos sobre esta práctica.[5,6]

C. **Tratamiento preoperatorio**

1. **Neurología**

a. Cuidado de la placoda: al nacer, la finísima bolsa suele presentar derrames. Mantenga al neonato en decúbito prono con una esponja de gasa estéril humedecida con solución salina colocada sobre el defecto y cubierta con una envoltura plástica. Esto reduce la contaminación bacteriana y el daño tisular relacionado con la deshidratación.

b. Chiari II: por lo general, debe realizarse una ecografía craneal poco después del nacimiento. Las malformaciones de Chiari II pueden ser el resultado de una fuga de LCR *in utero* y de la deflación del anclaje del cuarto ventrículo. Esto conduce a un desarrollo inadecuado de la fosa posterior. El tronco encefálico y partes del cerebelo pueden herniarse a través del foramen magno hacia el canal espinal cervical superior. La mayoría de las veces, la obstrucción del flujo de LCR provoca hidrocefalia. En ocasiones, la reparación *in utero* puede prevenir o invertir ese proceso.

c. Convulsiones: existe una incidencia de 20 a 25% de convulsiones en esta población debido a las anomalías cerebrales que suelen acompañar a la malformación de Chiari II, como las anomalías de migración neuronal.

2. **Enfermedad infecciosa.** Administre antibióticos intravenosos (ampicilina y gentamicina) para disminuir el riesgo de meningitis, sobre todo a causa de estreptococos del grupo B. Los neonatos con un defecto medular abierto pueden recibir una inoculación masiva de bacterias directamente en el sistema nervioso en el momento del parto vaginal, o incluso *in utero*, si las membranas placentarias se rompen antes de tiempo. La meningitis es una complicación especialmente devastadora.

3. **Líquidos/nutrición.** Dado que las pérdidas insensibles se minimizan cubriendo la lesión con una envoltura plástica, suelen ser apropiados los líquidos de mantenimiento estándar.

4. **Urológico/renal**

a. El cateterismo intermitente limpio (CIL) está indicado para controlar los residuos posmiccionales hasta que se evalúe la función urológica y renal.

b. Si el patrón miccional es anormal, es importante determinar si la etiología es el vaciado anormal de la vejiga, la función renal o ambos. Un nivel de creatinina sérica es útil para hacer esta distinción.

5. **Alergia al látex.** Debido a la posibilidad de desarrollar una alergia grave al látex por exposición repetida en productos sanitarios, no deben utilizarse productos de látex.

D. **Tratamiento quirúrgico.** Los defectos abiertos deben cerrarse urgentemente debido al riesgo de infección. Los recién nacidos cuyo defecto está cubierto por piel y su sistema nervioso, por lo tanto, no corre riesgo de contaminación bacteriana pueden someterse a una reparación electiva, normalmente en los primeros 6 meses de vida. El tratamiento neuroquirúrgico inicial de un mielomeningocele abierto consiste en cerrar el defecto para prevenir la infección. Si es posible hacerlo con seguridad, la espalda debe cerrarse en las primeras 24 a 48 horas de vida para minimizar el riesgo de infección. Existen técnicas para cerrar rápidamente defectos cutáneos muy grandes sin necesidad de injertos de piel. El abordaje quirúrgico varía en función de la anatomía precisa. En suma, el tejido translúcido y la piel demasiado fina se recortan alrededor de la circunferencia del defecto, después se enrolla la placenta para darle una forma más normal y se sujeta suavemente en esta configuración con suturas piales finas. Se identifican los bordes del defecto dural, se reflejan medialmente y se cierran sobre la placoda; a continuación, se cierran la fascia y la piel con el objetivo de conseguir un cierre hermético y bien vascularizado. La cirugía plástica puede ser útil para cubrir los tejidos blandos en los defectos de mayor tamaño.

1. Si la **hidrocefalia** es grave desde el nacimiento, puede tratarse al mismo tiempo que el cierre de la espalda. Lo más habitual es que la hidrocefalia progrese tras el cierre de la espalda, por lo que la tensión de la fontanela anterior y el perímetro cefálico deben controlarse cuidadosamente junto con ecografías craneales seriadas. Debido a las complicaciones frecuentes y problemáticas que conlleva la dependencia de por vida de la derivación, cada vez son más los profesionales que intentan retrasar o evitar la derivación permanente y considerar en su lugar la tercera ventriculocisternostomía endoscópica combinada con cauterización del plexo coroideo (TVE-CPC).[7] Esta combinación de procedimientos puede eliminar la necesidad de derivaciones en aproximadamente 75% de los recién nacidos con mielomeningocele que requiere tratamiento por hidrocefalia.[8-10] En algunos centros, este se ha convertido en el tratamiento inicial primario para la mayoría de estos pacientes.

Independientemente de la estrategia prevista para tratar la hidrocefalia, es importante una estrecha vigilancia y un tratamiento oportuno.

E. **Tratamiento posoperatorio**

1. **Neurología**

a. El neonato debe permanecer en decúbito prono o lateral hasta que cicatrice la herida. El perímetro cefálico debe medirse diariamente, sobre todo en neonatos a quienes no se les haya colocado una derivación.

b. La RM del cerebro y de la columna vertebral debe obtenerse generalmente en el posoperatorio, incluso si no hay evidencia clínica de hidrocefalia. Es especialmente valiosa para evaluar la fosa posterior y la siringomielia. Debido a la exposición relativamente alta a la radiación, la **tomografía computarizada (TC)** debe evitarse a menos que no existan otras opciones.

c. Las alteraciones sensoriales pueden estar asociadas con mielomeningocele. El estrabismo suele asociarse con la malformación de Chiari. Pueden realizarse pruebas de audición y visión antes del alta.

d. Deben vigilarse las **convulsiones** porque existe una incidencia de hasta el 25% en esta población, en parte debido a anomalías cerebrales como las de migración neuronal asociadas a las malformaciones de Chiari II.

e. El estridor sugiere debilidad de las cuerdas vocales, lo que puede provocar obstrucción de las vías respiratorias. Esto puede indicar la necesidad de tratar la hidrocefalia o remediar un fallo del tratamiento, como un mal funcionamiento de la derivación. Si la hidrocefalia se trata adecuadamente, puede estar indicada la descompresión quirúrgica de la fosa posterior.

2. **Nutrición.** Las dificultades de alimentación se asocian con frecuencia a la malformación de Chiari II. El crecimiento y el estado nutricional deben vigilarse estrechamente, así como la capacidad del neonato para succionar y tragar. Al igual que ocurre con el estridor, el deterioro agudo de la capacidad de alimentación puede indicar la necesidad de evaluar el estado de la hidrocefalia y, con menor frecuencia, de considerar la descompresión de la fosa posterior.

   a. Monitorice diariamente el peso, las entradas y las salidas.

   b. Observe si hay escupitajos, arcadas, atragantamiento, regurgitación nasal o episodios de desaturación de oxígeno.

3. **Urológico/renal**

   a. Si no se han medido en el preoperatorio, obtenga un urocultivo, análisis de orina y creatinina sérica como valor de referencia.

   b. La ecografía de las vías urinarias detectará anomalías renales asociadas, así como una posible hidronefrosis por reflujo vesicoureteral.

   c. Los residuos posmiccionales y los estudios urodinámicos deben realizarse al principio de la hospitalización o poco después del alta para documentar el estado de la vejiga, así como la función y la inervación del esfínter urinario. Este estudio servirá de base comparativa más adelante.

   d. Considere la realización de una cistouretrografía miccional para evaluar la presencia de reflujo vesicoureteral si se observa alguna anomalía en el estudio ecográfico o urodinámico o en el contexto de un aumento del nivel de creatinina sérica.

   e. El CIL se recomienda para aquellos recién nacidos que presentan residuos posmiccionales grandes, evidencia de hidronefrosis significativa o aumento de la presión vesical en los estudios urodinámicos. El CIL se inicia en el hospital y se continúa luego del alta. A los neonatos que no presentan estos problemas se les puede dejar evacuar espontáneamente.

4. **Ortopedia**

   a. Obtenga radiografías simples de las extremidades inferiores si existe preocupación con respecto al pie quino varo u otras anomalías planteadas por el examen físico.

   b. Obtenga una radiografía de tórax (RxT). Las deformidades costales son frecuentes, también pueden identificarse malformaciones cardiacas.

   c. Obtenga radiografías simples de la columna vertebral. Son frecuentes las anomalías de los cuerpos vertebrales, la ausencia o el defecto de los arcos posteriores y la evidencia de cifosis.

d. La evidencia de displasia de caderas es frecuente y algunos niños con defectos del tubo neural nacen con caderas dislocadas. La ecografía de las caderas puede ser muy útil para el cirujano ortopédico (véase capítulo 58).

5. **Familia y trabajador social**

   a. Los cuidadores familiares deberán desempeñar un papel activo en la gestión del hogar. Es fundamental que comprendan el estado del niño y las implicaciones para su atención domiciliaria. La participación de múltiples especialistas aumenta la importancia de la identificación de un proveedor de atención primaria (pediatra o médico de familia) para coordinar el flujo de información.

   b. No hay que subestimar el estrés que supone para la familia el cuidado de un niño con mielomeningocele. Un trabajador social debe estar disponible para la familia desde el momento del diagnóstico. Un excelente recurso de información y apoyo es la Spina Bifida Association of America (https://www.spinabifidaassociation.org).

VI. PRONÓSTICO

A. Supervivencia. Casi todos los niños con defectos del tubo neural, incluso los gravemente afectados, pueden sobrevivir muchos años, con una tasa de supervivencia de 78% hasta los 17 años para los que padecen mielomeningocele. En Estados Unidos, las tasas de supervivencia parecen haber aumentado desde que se empezó a enriquecer con ácido fólico el suministro de cereales, posiblemente debido a una disminución general de la gravedad o la localización de las lesiones. Las tasas de supervivencia se ven influidas de forma significativa por el sesgo de selección del diagnóstico prenatal y la interrupción de los fetos gravemente afectados, así como por las decisiones de intervenir frente a la de retener los cuidados médicos y quirúrgicos agresivos en el periodo neonatal temprano. La mayoría de las muertes se producen en los niños más gravemente afectados y probablemente están relacionadas con la disfunción del tronco encefálico.

B. Resultados a largo plazo. Existe una amplia variedad de problemas médicos y de desarrollo asociados con mielomeningocele. Los niños con mielomeningocele requieren un equipo multidisciplinar completo de proveedores que incluya neurocirugía, cirugía ortopédica, urología, fisiatría, gastroenterología, endocrinología, medicina pulmonar y patología física, ocupacional y del lenguaje.

1. **Cuestiones neuroquirúrgicas.** En un estudio de cohortes de pacientes con mielomeningocele, 88% fue sometido a una derivación ventriculoperitoneal (VP), del cual 15% presentó infecciones relacionadas con la derivación; 18% fue sometido a descompresión de Chiari II, y 16%, a liberación de la médula anclada.[11] La ancladura temprana sintomática de la médula parece ser mucho más común en niños en contexto de cierre uterino. La mayoría está afectada de algún modo por la malformación de Chiari II en forma de hidrocefalia, siringomielia o disfunción del tronco encefálico. Además de la hidrocefalia, la apnea del sueño y la disfagia son muy frecuentes en estos pacientes.

   a. El aumento de la PIC puede deberse a la evolución de la hidrocefalia en el niño no tratado, al mal funcionamiento de la derivación, a una infección en el niño con derivación o al fracaso de la TVE-CPC para tratar adecuadamente el problema. La gran mayoría de los fracasos del tratamiento con TVE-CPC se produce en los 6 meses siguientes a la intervención quirúrgica, mientras que el riesgo de fracaso de la derivación continúa durante toda la vida. Más allá de la infancia, la PIC elevada requiere una evaluación urgente porque los síntomas pueden progresar rápidamente y ser mortales. En la población con mielomeningocele, esto se presenta principalmente en forma de síntomas relacionados con disfunción del tronco encefálico o siringomielia en evolución, en lugar de los síntomas clásicos de PIC elevada. Los síntomas y signos más comunes pueden ser los siguientes:

    i. Cefalea, irritabilidad, fontanela abultada, parálisis del sexto nervio, parálisis de la mirada hacia arriba.

    ii. Nueva aparición de complicaciones respiratorias, en particular estridor por parálisis de las cuerdas vocales, apnea central u obstructiva.

    iii. Empeoramiento de la función oromotora, náusea anormal y vómito (a menudo confundidos con reflujo gastroesofágico).

    iv. Cambio en la función cognitiva.

    Estos síntomas pueden indicar hidrocefalia no tratada o fracaso del tratamiento. Tras asegurar un tratamiento adecuado de la hidrocefalia, debe considerarse la descompresión quirúrgica de la malformación de Chiari. Si los síntomas persisten, especialmente en asociación con cianosis, el pronóstico es malo, con riesgo de insuficiencia respiratoria y muerte. En ocasiones es necesaria una traqueotomía. La descompresión de la fosa posterior y la laminectomía cervical son opciones quirúrgicas, pero a menudo no tienen éxito.

  b. Debe sospecharse *infección por la derivación* si los síntomas de PIC se acompañan de fiebre y aumento del recuento de leucocitos periféricos.

    i. Una punción en la derivación es necesaria para descartar una infección.

    ii. Puede ser necesaria una serie de derivaciones e imágenes cerebrales (p. ej., RM de secuencia rápida) junto con la evaluación neuroquirúrgica.

    a) **Las convulsiones** siguen siendo un riesgo y las familias deben estar familiarizadas con los signos y síntomas que hay que vigilar, así como con el tratamiento inicial.

    b) **El anclaje sintomático adquirido de la médula espinal**[11] puede dar lugar a la aparición de nuevos síntomas neurológicos (p. ej., empeoramiento de la disfunción vesical o nueva debilidad motora), nuevas deformidades ortopédicas (p. ej., escoliosis o deformidades progresivas del pie) o dolor. Puede estar indicada la cirugía para liberar la médula espinal de su fijación en la cicatriz en el lugar del cierre original del mielomeningocele.

2. **Resultado motor.** Depende más del nivel de parálisis y de la intervención quirúrgica que de la hidrocefalia congénita. En un estudio de 12 años de pacientes adultos con mielomeningocele, un tercio experimentó un deterioro de su capacidad ambulatoria durante el periodo de estudio. Todos aquellos con lesiones en los niveles neurológicos L5 podían deambular en su comunidad, excepto uno que calificó como deambulador doméstico. En el nivel L4 se produjo un ligero descenso de los deambuladores funcionales. En el caso de los pacientes del nivel L3, menos de un tercio presentaban capacidad de deambulación comunitaria o doméstica al final de los 12 años de observaciones.[12] La mayoría de los niños con defectos del tubo neural tendrá un retraso en el progreso motor, pero una ortesis adecuada, intervenciones de fisioterapia y seguimiento y tratamiento de la cifosis y la escoliosis pueden mitigarlo. Factores como la obesidad, las hospitalizaciones frecuentes, el anclaje de la médula espinal y las úlceras por decúbito también pueden contribuir a reducir la movilidad.

3. **Resultado intelectual.** Aproximadamente 75% de los niños con mielomeningocele tiene puntuaciones de CI > 80. Muchos niños con mielomeningocele requieren algún tipo de educación especial. Los problemas de aprendizaje se deben a dificultades en el procesamiento del lenguaje y a déficits visuales/perceptivos y de motricidad fina. Debe realizarse una evaluación formal del neurodesarrollo si surgen dudas sobre las capacidades sociales y cognitivas del niño. Un mayor riesgo de retraso cognitivo se asocia con lesiones torácicas altas, hidrocefalia grave al nacer, desarrollo de una infección del SNC en una etapa temprana de la vida, hipertensión intracraneal y convulsiones.

4. El estado de audición y visión debe reevaluarse formalmente para descartar cualquier contribución a las dificultades de aprendizaje. La pérdida de audición ha sido históricamente un problema asociado con uso de antibióticos en el contexto de las infecciones de las vías urinarias, pero se ha reducido drásticamente con la llegada de los AIC.

5. **Problemas urológicos/renales**
   a. Aproximadamente 85% de los niños requiere CIL por disfunción vesical; 80% logra continencia vesical social.
   b. **Las infecciones urinarias** son frecuentes. Pueden indicarse antibióticos profilácticos, especialmente si existe reflujo vesicoureteral. La amoxicilina se utiliza habitualmente en neonatos y lactantes pequeños. Otros antibióticos, como el Bactrim y la nitrofurantoína, se utilizan en niños mayores.

6. **Crecimiento y nutrición.** El retraso del crecimiento es un problema frecuente en recién nacidos y niños pequeños.
   a. Algunos niños requieren la colocación de una sonda de alimentación debido al riesgo de aspiración o a la incapacidad de ingerir las calorías adecuadas por vía oral. Un estudio videofluoroscópico de la deglución puede ser útil para evaluar el riesgo de aspiración por alimentación oral.
   b. La envergadura de los brazos puede ser un reflejo más exacto del crecimiento que la estatura porque el crecimiento por debajo de la cintura suele ser desproporcionadamente lento o estar distorsionado por deformidades de las extremidades inferiores o de la columna vertebral.
   c. El grosor de los pliegues cutáneos es una medida valiosa de la nutrición.
   d. La incontinencia intestinal y el estreñimiento son problemas importantes. A menudo se requiere un programa intestinal agresivo y consistente que puede incluir laxantes, supositorios, enemas o incluso enemas colónicos anterógrados.

7. **Complicaciones ortopédicas**
   a. El empeoramiento de la escoliosis o cifosis puede causar enfermedad pulmonar restrictiva.
   b. La osteopenia, especialmente en pacientes no ambulatorios, aumenta el riesgo de fracturas patológicas.
   c. Son frecuentes las contracturas de caderas, rodillas y tobillos, así como la luxación de cadera. Los tratamientos incluyen fisioterapia, órtesis, bloqueos neuromusculares y cirugías.
   d. Pueden aparecer úlceras de decúbito, especialmente en puntos de presión como el sacro, la tuberosidad isquiática y los pies, debido a la limitación de movimientos y la disminución de la sensibilidad periférica. La infección secundaria es un problema adicional. La evaluación periódica del ajuste, el acolchado y la colocación adecuados de las sillas de ruedas y otros sistemas de asiento minimiza el riesgo de úlceras.

8. **Endocrinopatías.** Los niños pueden desarrollar una pubertad precoz, así como una deficiencia en la hormona del crecimiento, que se presenta como crecimiento deficiente a pesar de una nutrición adecuada.

9. Las terapias de **rehabilitación**, incluidos los servicios físicos, ocupacionales y del habla/lenguaje, son fundamentales para optimizar la salud y el desarrollo de un niño con mielomeningocele.

    a. Inicialmente, en Estados Unidos los servicios deben establecerse a través de los programas estatales de intervención temprana (EI), que son obligatorios en virtud de la Individuals with Disabilities Education Act (IDEA). La derivación a servicios de intervencion temprana debe hacerse pronto, durante la hospitalización inicial del neonato, porque puede haber lista de espera.

    b. Después de los 3 años, los servicios se prestan a través del sistema escolar público estadounidense.

10. **Alergia al látex.** A pesar de intentar evitar la exposición al látex, se observa hipersensibilidad a este material en aproximadamente un tercio de los niños con defectos del tubo neural y puede asociarse con anafilaxia potencialmente mortal. El riesgo se minimiza con estas medidas:

    a. Evitar productos que contengan látex.

    b. Evitar alimentos que puedan presentar reacción cruzada con el látex, como el aguacate, el plátano y las castañas de agua.

11. **El médico de atención primaria** desempeña un papel fundamental en la coordinación de los cuidados de un niño con mielodisplasia. Su papel incluye la atención pediátrica general, así como la vigilancia de complicaciones, la comunicación con múltiples subespecialistas y la defensa de programas escolares y en la comunidad.

Referencias

1. Snow-Lisy DC, Yerkes EB, Cheng EY. Update on urological management of spina bifida from prenatal diagnosis to adulthood. *J Urol* 2015;194(2):288–296.

2. Padmanabhan R. Etiology, pathogenesis and prevention of neural tube defects. *Congenit Anom (Kyoto)* 2006;46(2):55–67.

3. Adzick NS, Thom EA, Spong CY, et al; for the MOMS Investigators. A randomized trial of prenatal versus postnatal repair of myelomeningocele. *N Engl J Med* 2011;364(11):993–1004.

4. Luthy DA, Wardinsky T, Shurtleff DB, et al. Cesarean section before the onset of labor and subsequent motor function in infants with meningomyelocele diagnosed antenatally. *N Engl J Med* 1991;324(10):662–666.

5. Greene S, Lee PS, Deibert CP, et al. The impact of mode of delivery on infant neurologic outcomes in myelomeningocele. *Am J Obstet Gynecol* 2016;215(4):495.e1–495.e11.

6. Tolcher MC, Shazly SA, Shamshirsaz AA, et al. Neurological outcomes by mode of delivery for fetuses with open neural tube defects: a systemic review and meta-analysis. *BJOG* 2018;126(2):322–327.

7. Warf BC, Campbell JW. Combined endoscopic third ventriculostomy and choroid plexus cauterization as primary treatment of hydrocephalus for infants with myelomeningocele: long-term results of a prospective intent-to-treat study in 115 East African infants. *J Neurosurg Pediatr* 2008;2(5):310–316.

8. Warf BC. Endoscopic third ventriculostomy and choroid plexus cauterization for pediatric hydrocephalus. *Clin Neurosurg* 2007;54:78–82.

9. Warf BC. Comparison of endoscopic third ventriculostomy alone and combined with choroid plexus cauterization in infants younger than 1 year of age: a prospective study in 550 African children. *J Neurosurg* 2005;103(6 suppl): 475–481.

10. Stone S, Warf BC. Combined endoscopic third ventriculostomy and choroid plexus cauterization as primary treatment for infant hydrocephalus: a prospective North American series. *J Neurosurg Pediatr* 2014;14(5):439–446.

11. Kellogg R, Lee P, Deibert CP, et al. Twenty years' experience with myelomeningocele management at a single institution: lessons learned. *J Neurosurg Pediatr* 2018;22(4):439–443.

12. Esterman N. Ambulation in patients with myelomeningocele: a 12-year follow-up. *Pediatr Phys Ther* 2001;13(1):50–51.

Lecturas recomendadas

Bevan R, Wilson-Jones N, Bhatti I, et al. How much do plastic surgeons add to the closure of myelomeningoceles? *Childs Nerv Syst* 2018;34(4):737–740.

Farmer DL, Tham EA, Cock JW, et al. Management of myelomeningocele study investigators. *Am J Obstet Gynecol* 2018;218(2):256.e1–256.e13.

Fletcher J, Barnes M, Dennis M. Language development in children with spina bifida. *Semin Pediatr Neurol* 2002;9(3):201–208.

Madsen JR, Warf BC. Myelodysplasia. En: Hansen AR, Puder M, eds. *Manual of Neonatal Surgical Intensive Care*. 3rd ed. Shelton, CT: People's Medical Publishing House; 2016:521–533.

Goh YI, Bollano E, Einerson TR, et al. Prenatal multivitamin supplementation and rates of congenital anomalies: a meta-analysis. *J Obstet Gynaecol Can* 2006;28:680–689.

Greene S, Lee PS, Deibert CP, et al. The impact of mode of delivery on infant neurologic outcomes in myelomeningocele. *Am J Obstet Gynecol* 2016;215(4):495. e1–495.e11.

Jobe AH. Fetal surgery for myelomeningocele. *N Engl J Med* 2002;347:230–231.

Johnson MP, Gerdes M, Rintoul N, et al. Maternal-fetal surgery for myelomeningocele: neurodevelopmental outcomes at 2 years of age. *Am J Obstet Gynecol* 2006;194:1145–1150.

Shaer CM, Chescheir N, Schulkin J. Myelomeningocele: a review of the epidemiology, genetics, risk factors for conception, prenatal diagnosis, and prognosis for affected individuals. *Obstet Gynecol Surv* 2007;62(7):471–479.

Thompson DN. Postnatal management and outcome for neural tube defects including spina bifida and encephalocoeles. *Prenat Diagn* 2009;29(4):412–419.

58

Problemas ortopédicos

Craig M. Birch

PUNTOS CLAVE

- **Deformidad del pie:** pie equino varo o "en garrocha", la deformidad fija de los pies o el astrágalo vertical de nacimiento deben tratarse con escayola en las primeras semanas.
- **Caderas:** la inestabilidad o contractura de caderas en el recién nacido debe reconocerse clínicamente y debe realizarse una ecografía diagnóstica para documentar la anomalía estructural.
- **Síndrome compartimental neonatal:** hallazgo poco frecuente pero grave que suele presentarse con hinchazón de las extremidades superiores y ulceración cutánea o lesión bulbosa que requiere tratamiento de urgencia.

I. INTRODUCCIÓN.
Este capítulo trata de las anomalías musculoesqueléticas comunes que pueden detectarse en el periodo neonatal. Para estas anomalías es importante el reconocimiento clínico oportuno dentro del periodo neonatal. La consulta con un cirujano ortopédico suele ser necesaria para proporcionar un tratamiento definitivo tras la evaluación inicial.

II. TORTÍCOLIS MUSCULAR CONGÉNITA

A. La **tortícolis muscular congénita** (TMC) es un trastorno caracterizado por la limitación del movimiento del cuello, la asimetría de la cara y del cráneo, y la inclinación de la cabeza; cuya causa puede ser un acortamiento del **músculo esternocleidomastoideo (ECM)**, que se cree que es secundario a una lesión vascular *in utero*, o perinatal, del músculo o a una adaptación muscular debida a una posición *in utero* anormal de la cabeza y del cuello.

1. La **etiología** del acortamiento del músculo ECM no está clara; en muchos bebés se debe a una posición anormal *in utero* y, en algunos, puede deberse al estiramiento del músculo en el parto. El resultado de esto último es una contractura del músculo relacionada con fibrosis. Una hipótesis es que la anomalía del músculo ECM es secundaria a un síndrome compartimental que se produce en el momento del parto.

2. **Evolución clínica.** La limitación del movimiento suele ser mínima al nacer, pero aumenta durante las primeras semanas. Entre los 10 y los 20 días, es frecuente encontrar una seudomasa, o hinchazón, en el músculo ECM. Esta masa disminuye de modo gradual y las fibras musculares se sustituyen en parte por tejido fibroso, el cual no tiene la capacidad de elongación y contracción

de la fibra muscular, por lo que limita el movimiento de la cabeza. Debido a la rotación limitada de la cabeza, el neonato descansa sobre el lado ipsilateral de la cara en decúbito prono y sobre el occipucio contralateral en decúbito supino. La presión relativamente fija y asimétrica del reposo sobre un lado de la cara y el occipucio contralateral contribuye a la asimetría facial y craneal. El cigoma ipsilateral está deprimido y el occipucio contralateral aplanado, lo que en estos niños da lugar a una plagiocefalia consistente.

3. Tratamiento. La mayoría de los recién nacidos responderá de modo favorable al estiramiento y posicionamiento de la cabeza en la dirección opuesta a la producida por el músculo tenso. La posición mejorada puede mantenerse con almohadillas o soportes blandos hasta que el niño se desarrolle más y sea capaz de moverse de manera activa para liberar la cabeza. El aspecto más relevante del tratamiento es el estiramiento pasivo regular al rotar la cabeza hacia el lado ipsilateral e inclinarla hacia el lado contralateral. Esto ayuda a estirar el tejido fibroso del músculo que limita la función muscular. En la mayoría de los neonatos, la tortícolis se resuelve al año de edad. A veces se utilizan cascos para tratar la plagiocefalia persistente, o asimetría de la cabeza, después de unos meses de edad. Los pacientes que presentan una asimetría persistente de la cara y la cabeza, y un movimiento limitado después de 1 año, deben ser remitidos al cirujano ortopédico para una evaluación más exhaustiva y una posible liberación quirúrgica del músculo ECM.

B. Diagnóstico diferencial. La tortícolis puede ser secundaria a varias otras patologías que requieren evaluación y un tratamiento diferente. La inclinación de la cabeza sin asimetría del músculo ECM o restricción del movimiento puede ser secundaria a anomalías oftalmológicas. En esta situación, la inclinación de la cabeza compensa una mirada desconjugada y es subconscientemente voluntaria sin ninguna cicatriz o movimiento pasivo limitado. La tortícolis con un movimiento limitado del cuello relacionado puede deberse a una anomalía congénita de la región cervical de la columna vertebral. Algunos niños con este trastorno también tienen el músculo ECM tenso. Es probable que estos bebés tengan una limitación significativa del movimiento en el momento del nacimiento, que generalmente no se observa en la TMC. La evaluación radiológica de la región cervical es necesaria para hacer este diagnóstico. La infección en el área retrofaríngea puede presentarse con tortícolis. La seudomasa cervical que se observa en la tortícolis en el músculo ECM puede diferenciarse de otras lesiones cervicales mediante ecografía.

III. POLIDACTILIA

A. La duplicación de un dedo puede variar desde un pequeño bulbo cutáneo hasta un dedo casi perfectamente formado y funcional. El tratamiento de este problema suele ser quirúrgico. Los síndromes relacionados con la polidactilia incluyen el síndrome de Laurence-Moon-Biedl, la displasia condroectodérmica, el síndrome de Ellis-van Creveld y la trisomía 13. La polidactilia suele heredarse de forma autosómica dominante con penetrancia variable como un problema aislado, no sindrómico.

B. Tratamiento

1. El pequeño bulbo cutáneo sin función, sin hueso ni cartílago, en el borde cubital de la mano o en el borde lateral del pie puede ligarse con una sutura o una pinza vascular y dejar que desarrolle necrosis durante 24 horas. Debe retirarse la parte distal a la sutura. En el muñón residual debe aplicarse un antiséptico dos

veces al día para prevenir la infección hasta que sane. Es importante distinguir esto del tratamiento de los dedos accesorios del lado radial (pulgar) y del borde medial de los dedos accesorios del pie. Estos no deben ligarse, sino que requieren una evaluación ortopédica para detectar otras deformidades subyacentes.

2. Cuando los dedos duplicados contienen hueso o músculo unido por más de un pequeño puente de piel, el tratamiento se retrasa hasta que el paciente sea evaluado por un traumatólogo o un cirujano de la mano. En general, la polidactilia se trata quirúrgicamente en el primer año de vida, después de los 6 meses de edad. Las radiografías pueden retrasarse hasta que sean necesarias para el tratamiento definitivo.

IV. LESIONES ORTOPÉDICAS AL NACIMIENTO (véase capítulo 6)

A. Fractura de clavícula

1. La clavícula es el hueso que se fractura con más frecuencia durante el parto.

2. El diagnóstico suele realizarse poco después del nacimiento, cuando el neonato no mueve activamente el brazo del lado afectado o llora al mover de manera pasiva ese brazo. Puede haber sensibilidad, hinchazón o crepitación en la zona afectada. En ocasiones, el hueso está angulado y puede observarse una sutil asimetría en la exploración física. El diagnóstico puede confirmarse mediante un examen radiográfico. Una fractura "indolora" descubierta mediante radiografía de tórax puede ser una seudoartrosis congénita (no unión). Todas las seudoartrosis se producen en el lado derecho, a menos que se relacionen con dextrocardia.

3. El curso clínico de las fracturas perinatales de clavícula es corto y consistente. Básicamente, todas estas fracturas se curan sin dificultad y sin efectos a largo plazo. El **tratamiento** consiste en proporcionar comodidad al neonato. Si el brazo y el hombro quedan desprotegidos, se produce movimiento en el lugar de la fractura cuando se manipula al bebé, lo que provoca dolor. El tratamiento estándar consiste en sujetar con alfileres o cinta adhesiva la manga del lado afectado del bebé al hombro opuesto del mameluco. También puede ser útil colocar un cartel sobre el bebé o cerca de él para recordar al personal que disminuya el movimiento de la clavícula. No es necesaria la reducción. Si la fractura parece dolorosa en exceso, puede ser útil vendar o envolver con suavidad para disminuir el movimiento del brazo.

B. Fractura de húmero

1. El húmero es la segunda fractura que con más frecuencia se produce durante el parto.

2. El diagnóstico se hace de forma similar al de la fractura de clavícula. La extremidad afectada se moverá menos que la contralateral o puede ser dolorosa con el movimiento pasivo o la colocación del bebé. Se requieren radiografías para diagnosticar la lesión. Las fracturas de húmero suelen aparecer anguladas en las radiografías debido a las diversas inserciones musculares óseas. Clínicamente, la deformidad es menos evidente debido a la envoltura de tejido blando de la extremidad superior.

3. El curso clínico es similar al de las fracturas de clavícula. La curación se produce con rapidez en el periodo neonatal. El **tratamiento** es el mismo que el de la fractura de clavícula. Se utiliza la inmovilización con clavos y no es necesaria la reducción. Los métodos de inmovilización más voluminosos, como la

escayola, no son eficaces en este grupo de edad debido a la rápida cicatrización y al pequeño tamaño de la extremidad. La remodelación ósea se produce con rapidez en los neonatos y no se observan déficits a largo plazo.

C. Lesión del plexo braquial al nacer (BPBI)

1. La lesión del plexo braquial es muy poco frecuente, pero es importante reconocerla, ya que su tratamiento difiere del de las lesiones óseas. El plexo braquial es la red de raíces nerviosas responsable de la función de la extremidad superior, y el parto traumático puede causar una lesión de tipo estiramiento o una lesión de tipo avulsión.

2. El diagnóstico de la BPBI requiere un examen neurológico detallado que puede ser difícil de efectuar en el periodo neonatal. Clínicamente, la disminución del movimiento activo de la extremidad superior puede parecerse a una fractura de clavícula o húmero; sin embargo, las radiografías no muestran ninguna lesión ósea. Las fracturas perinatales se curan con rapidez y se espera un aumento del movimiento activo de la extremidad entre los 10 y los 21 días. Si no se observa reanudación del movimiento en este plazo, es necesaria una evaluación ortopédica.

3. El curso clínico de la BPBI varía en función de la gravedad de la lesión.

4. El tratamiento consiste inicialmente en la observación para la reanudación de la función neurológica. La derivación al traumatólogo es esencial para este trastorno. El factor pronóstico más positivo para el tratamiento no quirúrgico es el retorno de la función motora antes de 3 meses. Si no se recupera la función en un plazo de 3 a 6 meses, se recomienda la cirugía.

V. ESCOLIOSIS CONGÉNITA E INFANTIL

A. La escoliosis congénita es una curvatura lateral de la columna vertebral secundaria a una falla en la formación de una vértebra o en la segmentación de una vértebra. La terminología puede ser complicada porque la escoliosis congénita es distinta de la escoliosis infantil. En la escoliosis congénita, siempre existe una malformación ósea que provoca la curvatura. La escoliosis congénita puede diagnosticarse a cualquier edad. La **escoliosis infantil** es una curvatura sin anomalía vertebral y se refiere a una columna vertebral típicamente segmentada con una curvatura diagnosticada en los 2 primeros años de vida. La escoliosis en el recién nacido puede ser difícil de detectar; sin embargo, al flexionar el tronco de manera lateral en decúbito prono, suele observarse una diferencia de movimiento. Algunas escoliosis infantiles pueden mejorar de manera espontánea, aunque la afección puede ser progresiva en neonatos que presentan una curvatura de la columna de > 20 grados. Si la escoliosis es progresiva, está indicado el tratamiento y debe realizarse una resonancia magnética (RM) de la columna en busca de patología de la médula espinal; sin embargo, no están indicados otros estudios. Con la escoliosis congénita, debido a que existe una malformación ósea que se produce durante el desarrollo embriológico, deben examinarse otros sistemas que se desarrollan durante el mismo periodo. Además de una resonancia magnética completa de la columna vertebral, están indicadas una ecografía cardiaca y una ecografía renal. En raras ocasiones, la escoliosis congénita grave puede dar lugar a un *síndrome de insuficiencia torácica* y relacionarse con compromiso pulmonar. Por este motivo, es importante el reconocimiento y la derivación a cirugía ortopédica.

B. Evolución clínica. La escoliosis congénita aumentará en muchos pacientes; sin embargo, depende del tipo de malformación individual, que puede variar mucho. El tratamiento con corsé de las curvas congénitas no suele ser útil porque no se puede corregir la zona de la estructura ósea atípica. Los yesos corporales para la corrección de la alineación y deformidad general de la columna pueden ser beneficiosos, pero siguen sin poder corregir la deformidad focal. El aspecto más importante es el equilibrio general de la columna vertebral y permitir el crecimiento del tórax y los pulmones. La corrección quirúrgica con expansión torácica o fusión limitada puede estar indicada antes de que la curva sea demasiado grave.

VI. LUXACIÓN DEL DESARROLLO DE LA CADERA

A. Examen y tamizaje

1. La mayoría de las caderas luxadas al nacer (aunque no todas) pueden diagnosticarse mediante una exploración física cuidadosa (véase capítulo 8).

2. El *Subcommite on Developmental Dysplasia of the Hip* del *Commite on Quality Improvement* de la *American Academy of Pediatrics* publicó una guía de práctica clínica sobre la detección oportuna de la displasia del desarrollo de la cadera (DDC) (fig. 58-1).

3. El examen ecográfico de la cadera es útil para el diagnóstico en los casos de alto riesgo. La ecografía se retrasa como técnica de tamizaje hasta las 4 o 6 semanas de edad para evitar una alta incidencia de exámenes falsos positivos.

4. El examen radiográfico no conducirá a un diagnóstico en el recién nacido porque la cabeza femoral no está osificada, pero puede revelar una fosa acetabular anormal que se observa en la displasia de cadera. Debido a su limitada utilidad en los recién nacidos, las radiografías solo suelen utilizarse después de los 6 meses de edad.

5. La práctica del triple pañal en neonatos con signos físicos sugestivos de DDC no está recomendada y carece de datos sobre su eficacia.

6. Envolver las extremidades inferiores puede aumentar la incidencia de DDC. El envolvimiento aislado de las extremidades superiores con las piernas libres no se ha relacionado con un aumento de DDC y sigue siendo una práctica segura. Con esta información, casi todos los portabebés y soportes o prendas de vestir disponibles en el mercado no restringen el movimiento de la cadera, y son seguros para las caderas del recién nacido.

B. Existen tres tipos de luxaciones congénitas

1. La **DDC clásica** se diagnostica por la presencia del signo de Ortolani o de Barlow. La cadera es inestable y se luxa con la aducción y extensión de la cadera, pero se reduce con facilidad cuando el fémur se abduce en flexión. No se observa asimetría de la pelvis. Este tipo de luxación es más común en las mujeres y suele ser unilateral, pero puede ser bilateral. Las caderas inestables al nacer suelen estabilizarse al cabo de unos días. El recién nacido con caderas inestables después de 5 días de vida debe ser tratado con algún tipo de soporte que mantenga las caderas flexionadas y abducidas. El **arnés de Pavlik** se ha utilizado con eficacia para tratar a este grupo de pacientes, con tasas de éxito comunicadas de 80% o superiores. La ecografía se utiliza para controlar la cadera durante el tratamiento, por lo normal a intervalos de 4 semanas.

2. El **tipo teratológico de luxación** se produce muy pronto en el embarazo. La **cabeza femoral no se reduce con la flexión y la abducción**; es decir, el

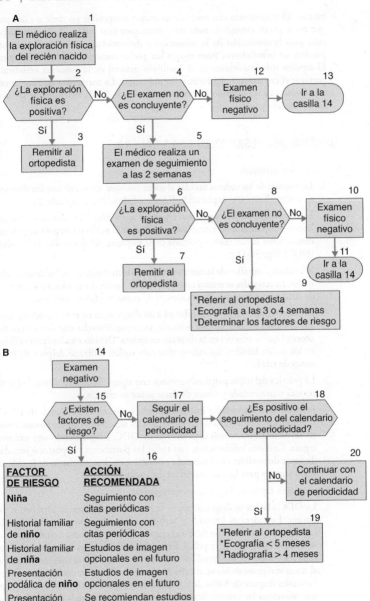

Figura 58-1. Algoritmo clínico para la detección de la displasia del desarrollo de la cadera. (Reproducida con permiso de American Academy of Pediatrics, Committee on Quality Improvement, Subcommittee on Developmental Dysplasia of the Hip. Guía de práctica clínica: detección oportuna de la displasia del desarrollo de la cadera. *Pediatrics* 2000;105[4, pt 1]:896-905. Copyright © 2000 por la American Academy of Pediatrics).

signo de Ortolani no está presente. En esta situación, existe una luxación fija que no es reductible. Si la luxación es unilateral, puede haber asimetría de los pliegues glúteos y movimiento asimétrico, sobre todo abducción limitada. En la luxación bilateral, el perineo es ancho y los muslos dan la impresión de ser más cortos de lo normal. Esto puede ser sutil y puede pasarse por alto con facilidad, por lo que requiere una exploración física cuidadosa en extremo. La abducción limitada al nacer es una característica de este tipo de luxación. El tratamiento de la luxación teratológica de cadera es mediante reducción abierta. El ejercicio para disminuir la contractura está indicado, pero el uso del arnés de Pavlik o de la órtesis de abducción no es beneficioso.

3. El **tercer tipo de luxación** se produce tarde, es unilateral y se relaciona con una **contractura congénita en abducción** de la cadera contralateral. La contractura en abducción provoca una oblicuidad pélvica. La pelvis está más baja en el lado de la contractura, lo que es desfavorable para la cadera contralateral, y el acetábulo puede no desarrollarse bien. Después de las 6 semanas de edad, los neonatos con este tipo de luxación desarrollan una pierna aparentemente corta y presentan pliegues glúteos asimétricos. Algunos bebés desarrollan un acetábulo displásico, que puede permitir que la cadera se subluxe o se salga de manera lenta de la cavidad sin que se produzca una luxación completa. La displasia se trata con el arnés de Pavlik o con una órtesis de abducción. Después de los 8 meses de edad, la órtesis de abducción o el arnés de Pavlik tienen menos éxito, y pueden ser necesarios otros métodos de tratamiento como el enyesado con espica o la intervención quirúrgica.

VII. **EL *GENU RECURVATUM*** o hiperextensión de la rodilla, no es una anomalía grave y se reconoce y trata con facilidad. Sin embargo, debe diferenciarse de la subluxación o luxación de rodilla, que también puede presentarse con hiperextensión de rodilla. Aunque estas dos últimas anomalías no constituyen una urgencia, requieren un tratamiento más amplio.

A. El **genu recurvatum** congénito es secundario a una posición *in utero* con hiperextensión de la rodilla. Puede tratarse con éxito mediante entablillado repetido o enyesado en serie, con flexión progresiva de la rodilla hasta alcanzar los 90 grados de flexión. Los grados menores de *recurvatum* pueden tratarse con ejercicios pasivos de estiramiento. Puede estar relacionado con una DDC, por lo que se recomienda realizar una ecografía de tamizaje de las caderas entre las 4 y las 6 semanas de edad.

B. Todos los recién nacidos con **hiperextensión de la rodilla** deben someterse a un examen físico completo y pueden requerir un examen radiográfico para diferenciar el *genu recurvatum* de una **verdadera luxación de rodilla**. En el *genu recurvatum* congénito, las epífisis tibial y femoral están correctamente alineadas, excepto por la hiperextensión. En la rodilla con luxación verdadera, la tibia está completamente anterior o anterolateral al fémur. La fibrosis congénita del cuádriceps puede limitar el éxito de la colocación de yesos o férulas en serie. Si se trata de una luxación fija de rodilla, puede ser necesaria una reducción abierta, ya que un nuevo intento de estiramiento o enyesado puede dañar la placa epifisaria.

C. Tratamiento. Las rodillas hiperextendidas o subluxadas se tratan con manipulación y ferulización después del parto con flexión y reducción progresiva de la rodilla. La luxación fija de rodilla puede requerir reducción abierta, pero no es necesario realizarla en el periodo neonatal.

VIII. DEFORMIDADES DE LOS PIES

A. **El metatarso aducto (MTA)** es una afección en la que los metatarsianos están en posición de aducción, pero su aspecto no siempre revela la gravedad de la afección. La necesidad de tratamiento viene determinada por el grado de alteración estructural de los metatarsianos y de la articulación tarsometatarsiana.

1. La mayoría de los niños con MTA presenta **deformidades posicionales** que se cree que están causadas por la posición en el útero. El tipo posicional de MTA es flexible, y los metatarsianos pueden corregirse de manera pasiva en abducción con poca dificultad. **Esta afección no requiere tratamiento.**

2. La **MTA estructural** presenta una deformidad de aducción relativamente fija del antepié, y los metatarsianos no pueden abducirse de manera pasiva. La etiología no se ha identificado de manera concluyente, pero es probable que se relacione con la posición *in utero*. Se observa con más frecuencia en el primogénito y en embarazos con oligohidramnios. La mayoría de los neonatos con los tipos estructurales de ATM presenta una deformidad en valgo del retropié. **La deformidad estructural debe tratarse con manipulación e inmovilización con zapato o escayola** hasta que se produzca la corrección. Aunque no hay urgencia para tratar esta afección, es más fácil corregirla antes que después y debe hacerse antes de que el niño esté en edad de andar, pero el ejercicio solo en el periodo neonatal.

B. **Las deformidades en calcáneo valgo** son el resultado de una posición del pie *in utero* que mantiene el tobillo en dorsiflexión y abducción. Al nacer, la parte superior del pie se apoya en la superficie anterior de la tibia. La deformidad calcaneovalga no presenta cambios estructurales en los huesos, sino que se trata solo de un hallazgo posicional. La secuela de esta deformidad parece ser un pie valgo o pronado más prominente que el típico pie pronado que se observa en los niños pequeños. El tratamiento o no de este trastorno es variable, y no hay ningún estudio que apoye uno u otro. **El tratamiento consiste en ejercicios o, con menor frecuencia, en la aplicación de una escayola corta en la pierna** que mantenga el pie plantar flexionado e invertido. Si el pie no puede plantar flexionarse hasta una posición neutra, está indicado el uso de yesos. Los yesos se cambian de forma adecuada al crecimiento y se mantienen hasta que la flexión plantar y la inversión sean iguales a las del pie opuesto. Por lo general, el pie se mantiene escayolado durante alrededor de 6 a 8 semanas. Los pies que permanecen en posición calcaneovalga durante varios meses tienen más probabilidades de presentar un *pie valgo* residual significativo. Si la deformidad calcaneovalga es fija o rígida en lugar de flexible, suele tratarse de un **astrágalo vertical congénito**. En estas situaciones, existe una subluxación o luxación del mediopié en la que los huesos tarsianos están desplazados dorsalmente con respecto al retropié. Un astrágalo vertical congénito siempre requiere una escayola en serie y es necesaria la derivación a un traumatólogo. Con la escayola se intenta llevar el mediopié y el antepié a la posición plantar y luego puede ser necesaria una intervención quirúrgica con fijación para mantener la alineación hasta que se consiga la estabilidad suficiente.

C. **El pie equino varo congénito** es una deformidad de etiología multifactorial. Se produce con una frecuencia aproximada de 1 a 2/1 000 nacidos vivos. Un familiar de primer grado de un paciente con esta deformidad tiene 20 veces más riesgo de tener un pie equino varo que la población normal. El riesgo en los hermanos posteriores es de 3 a 5%. La mayor frecuencia en el primogénito y la relación con el oligohidramnios sugieren también una influencia de la presión intrauterina. A.

veces, el pie equino varo forma parte de un síndrome. Los bebés con disfunción neurológica de los pies (espina bífida) suelen tener pie equino varo.

1. **La deformidad del pie equino varo se compone de una combinación de cuatro componentes.** El pie está en posición equina, cavo y varo, con una aducción del antepié; por lo tanto, el pie equino varo es un *talipes equinocavovarus* con aducción metatarsal. Cada una de estas deformidades es lo suficientemente rígida como para impedir la corrección pasiva a una posición neutra por parte del examinador. El grado de rigidez es variable en cada paciente y se clasifica con la puntuación de Dimeglio.

2. El tratamiento debe iniciarse de manera temprana a las pocas semanas del nacimiento. Un método eficaz de tratamiento consiste en la manipulación y aplicación de yesos o escayolas de fibra de vidrio que se cambian cada semana para corregir de modo gradual las deformidades secuenciales. El método de Ponseti es el tratamiento de elección para el pie equino varo idiopático en el que el mediopié se corrige de manera secuencial con yesos, seguido de una tenotomía del cordón del talón para corregir el equino después de 6 a 8 semanas de corrección con yeso. Después de la tenotomía, se inmoviliza el pie en una posición corregida durante 3 semanas; se coloca una férula a tiempo completo durante 3 meses y se utiliza un programa de férulas nocturnas hasta la edad de 4 años.

IX. SÍNDROME COMPARTIMENTAL DEL RECIÉN NACIDO

A. **El síndrome compartimental del recién nacido** es una enfermedad poco frecuente en la que un neonato presenta edema de las extremidades superiores y lesión cutánea que evoluciona a isquemia por compresión en la mano y el brazo. Aunque es muy infrecuente, es una afección potencialmente devastadora si se retrasa el diagnóstico, lo que la convierte en una de las pocas urgencias ortopédicas neonatales. En el momento de la presentación, todos los pacientes presentan edema distal de las extremidades con una lesión cutánea bulbosa o ulcerosa de tamaño variable, desde 1 cm hasta todo el brazo. Puede relacionarse con gangrena distal de las puntas de los dedos o de la mano y con equimosis e hinchazón de la extremidad.

1. Etiología. Se desconoce la causa exacta de este síndrome. Se sospecha que la compresión mecánica de la extremidad superior, combinada con la posición fetal, desempeña un papel importante en la evolución del síndrome compartimental neonatal. Las anomalías intrauterinas o los traumatismos del nacimiento pueden estar relacionados con esta anomalía.

2. Tratamiento. Si se reconoce a tiempo, el tratamiento quirúrgico con fasciotomía de urgencia o revascularización de la extremidad ha sido beneficioso. La isquemia prolongada provoca cicatrices (lo que se conoce como contractura isquémica muscular de Volkmann), lesiones nerviosas, discapacidad permanente y la posible pérdida de una parte de la extremidad.

Lecturas recomendadas

Jones KL, Jones MC, Del Campo M. *Smith's Recognizable Patterns of Human Malformation*. 7th ed. Philadelphia, PA: Elsevier Saunders; 2013.

Mahan ST, Kasser JR. Does swaddling influence developmental dysplasia of the hip? *Pediatrics* 2008;121(1):177–178.

Morcuende JA, Dolan LA, Dietz FR, et al. Radical reduction in the rate of extensive corrective surgery for clubfoot using the Ponseti method. *Pediatrics* 2004;113(2):376–380.

Ragland R III, Moukoko D, Ezaki M, et al. Forearm compartment syndrome in the newborn: report of 24 cases. *J Hand Surg Am* 2005;30(5):997–1003.

Thompson GH, et al. Part 20: neonatal orthopedics. En: Martin RJ, Fanaroff AA, Walsh MC, eds. *Fanaroff & Martin's Neonatal Perinatal Medicine*. 11th ed. Philadelphia, PA: Elsevier; 2020:1979–2015.

Weinstein SL, Flynn JM, Crawford HA, eds. *Lovell and Winter's Pediatric Orthopaedics*. 8th ed. Philadelphia, PA: Wolters Kluwer; 2021.

59 Osteopenia (enfermedad ósea metabólica) del prematuro

Sarah N. Taylor

PUNTOS CLAVE

- La osteopenia aún representa un problema frecuente en los recién nacidos muy prematuros. La causa más común es una dieta inadecuada en minerales.
- Otros factores que pueden contribuir a la osteopenia son el uso de diuréticos, esteroides, movimiento físico limitado y deficiencia de vitamina D.
- La mejor forma de prevenir la osteopenia es prestar atención al aporte de calcio y fósforo en la nutrición parenteral, utilizar fortificantes de la leche humana y fórmulas para neonatos prematuros, y minimizar el uso de esteroides y diuréticos.

I. PRINCIPIOS GENERALES

A. Definición

1. La osteopenia se define como una mineralización ósea posnatal inadecuada para mineralizar los huesos por completo. La osteopenia es frecuente en neonatos de muy bajo peso al nacer (MBPN). Antes del uso de dietas con alto contenido mineral para los neonatos prematuros, que es la práctica actual, se observaban cambios radiográficos significativos en alrededor de la mitad de los neonatos con un peso al nacer < 1 000 g.

2. La incidencia actual es desconocida y es probable que tenga gran relación con la gravedad de la enfermedad general y al grado de prematuridad. Todavía puede observarse en hasta la mitad de todos los recién nacidos de < 600 g de peso al nacer.

B. Etiología

1. **La deficiencia de calcio y fósforo es la causa principal.** Las demandas de crecimiento rápido en el tercer trimestre se satisfacen mediante tasas de acumulación mineral intrauterina de casi 120 mg de calcio y 60 mg de fósforo/kg/día. Una ingesta y absorción deficientes de minerales tras el nacimiento dan lugar a un hueso nuevo y remodelado inframineralizado.

   a. **Suministro parenteral de aminoácidos.** Con el suministro de aminoácidos se activa el catabolismo celular y, por lo tanto, se necesita fósforo parenteral para evitar la hipofosfatemia y el agotamiento de las reservas óseas de fósforo.

   b. **Dietas pobres en minerales.** Estas dietas predisponen a los recién nacidos prematuros a padecer enfermedades óseas metabólicas.

c. Leche humana no fortificada. En esta circunstancia, el calcio urinario aumenta, lo que sugiere una deficiencia de fósforo mayor que la de calcio.

d. Restricción excesiva de líquidos. Esto puede conducir a una baja ingesta de minerales.

e. Uso prolongado de nutrición parenteral.

f. Fórmulas no diseñadas para su uso en niños prematuros (p. ej., a término, elementales, a base de soja, sin lactosa). Las fórmulas a base de soja deben evitarse también después del alta hospitalaria.

g. Terapia diurética. Los diuréticos, en concreto la furosemida, provocan una pérdida renal de calcio, pero no es probable que sean el principal factor contribuyente a la osteopenia en la mayoría de los recién nacidos prematuros. Cuando se suministra sodio suplementario, la recaptación de calcio inducida por la tiazida puede verse afectada.

h. Uso prolongado de esteroides.

2. **Deficiencia de vitamina D.** En madres no suplementadas con cantidades elevadas de vitamina D (p. ej., > 4 000 UI/día), la leche humana tiene un contenido total de vitamina D de 25 a 50 UI/L, lo cual es insuficiente para mantener los niveles de 25-hidroxivitamina D (25(OH)D) en recién nacidos prematuros en > 20 ng/mL. Sin embargo, cuando la ingesta de vitamina D es adecuada, incluso los recién nacidos con MBPN pueden sintetizar 1,25-dihidroxivitamina D.

a. La carencia materna de vitamina D puede causar raquitismo congénito (poco frecuente) o hipocalcemia (más frecuente).

b. Una ingesta o absorción inadecuada de vitamina D produce raquitismo nutricional, pero esta no es la causa principal de osteopenia o raquitismo en los recién nacidos prematuros.

c. La malabsorción de vitamina D y la conversión inadecuada de vitamina D a 25(OH)D pueden empeorar la osteopenia en neonatos con resección intestinal y enfermedad hepática colestásica.

d. Insuficiencia renal crónica (osteodistrofia renal).

e. El uso crónico de fenitoína o fenobarbital aumenta el metabolismo de la 25(OH)D.

f. El estado de 25(OH) para evitar la osteopenia y optimizar la mineralización ósea no está establecido.

3. **Movimiento físico limitado**

a. En ensayos aleatorizados y controlados de programas de ejercicio para niños prematuros, el aumento del movimiento físico se relaciona con una mayor mineralización ósea.

II. DIAGNÓSTICO

A. Presentación clínica

1. La osteopenia (caracterizada por huesos poco mineralizados o "lavados") se desarrolla durante las primeras semanas posnatales. Los signos de raquitismo (displasia epifisaria y deformidades esqueléticas) suelen hacerse evidentes a partir de las 6 semanas de edad posnatal. El riesgo de enfermedad ósea es mayor en los neonatos más enfermos y prematuros.

B. Historia

1. Son muy frecuentes los antecedentes de MBPN, en especial < 26 semanas u 800 g de peso al nacer, y restricción de líquidos, nutrición parenteral prolongada o el uso de esteroides a largo plazo.

2. Es común un aumento rápido del valor de la fosfatasa alcalina.

3. Pueden observarse antecedentes de una fractura detectada por los cuidadores o incidentalmente en radiografías tomadas con otros fines.

C. Examen físico

1. Los signos clínicos incluyen insuficiencia respiratoria o falta de destete de un ventilador; hipotonía; dolor a la manipulación debido a fracturas patológicas; disminución del crecimiento lineal con incremento sostenido de la cabeza; protuberancia frontal; fontanela anterior agrandada y suturas craneales ensanchadas; craneotabes (aplanamiento posterior del cráneo); "rosario raquítico" (hinchazón de las uniones costocondrales); surcos o ranuras de Harrison (hendidura de las costillas en las inserciones diafragmáticas), y agrandamiento de muñecas, rodillas y tobillos.

D. Estudios de laboratorio

1. Evaluación de laboratorio. Los primeros indicios de osteopenia suelen ser una disminución de la concentración sérica de fósforo, por lo normal < 4 a 5.6 mg/dL (1.3 a 1.8 mmol/L), y un aumento de la actividad de la fosfatasa alcalina. Los valores de fosfatasa alcalina > 800 UI/L son preocupantes, en particular si se combinan con valores de fósforo sérico < 5.6 mg/dL (1.8 mmol/L). Sin embargo, a menudo es difícil distinguir el aumento normal de la actividad de la fosfatasa alcalina con respecto a la mineralización ósea rápida del aumento patológico relacionado con la osteopenia precoz. En estas circunstancias, la disminución de la mineralización ósea que se observa en una radiografía ayuda al diagnóstico.

a. Para recién nacidos con un peso < 800 g, que requieran nutrición parenteral total (NPT) durante ≥ 2 semanas, que reciban tratamiento diurético, que les administren esteroides sistémicos o que tengan dificultad para tolerar nutrición enteral fortificada a ≥ 120 kcal/kg/día, el calcio y el fósforo séricos deben evaluarse cada 15 días a partir de las 2 semanas posnatales, y la fosfatasa alcalina debe evaluarse entre las 4 y 6 semanas posnatales (fig. 59-1). Si los niveles séricos están, de manera sistemática, dentro del rango normal con nutrición enteral fortificada sin diuréticos ni esteroides, no es necesario ningún otro control rutinario.

b. El nivel de calcio sérico (bajo, normal o un poco elevado) no es un buen indicador de la presencia o gravedad de la enfermedad ósea metabólica. Sin embargo, debe controlarse al evaluar el fósforo sérico y el estado de la fosfatasa alcalina sérica.

c. El nivel sérico de fosfatasa alcalina (un indicador de la actividad de los osteoclastos) se correlaciona a menudo, pero no de modo invariable, con la gravedad de la enfermedad (> 1 000 UI/L en el raquitismo grave).

d. El rango neonatal normal de fosfatasa alcalina es mucho más alto que en los adultos. Valores de 400 a 600 UI/L son comunes en neonatos con MBPN sin evidencia de osteopenia.

e. Las enfermedades intestinales y hepatobiliares también elevan el nivel de fosfatasa alcalina. La determinación de isoenzimas óseas puede ser útil pero no suele ser necesaria a nivel clínico.

f. La elevación solitaria de la fosfatasa alcalina no ocurre con frecuencia en ausencia de enfermedad ósea o hepática (hiperfosfatasemia transitoria de la infancia). Esta elevación puede ser > 2 000 UI/L y persistir durante varios meses. No se relaciona con ninguna patología y se desconoce su etiología.

g. No es necesario evaluar de forma rutinaria los niveles séricos de 25(OH)D en los neonatos prematuros. Se desconoce la concentración de 25(OH)D necesaria para optimizar la mineralización ósea de los neonatos prematuros.

Control de la enfermedad ósea metabólica en cuidados neonatales

¿Es el neonato de alto riesgo según lo definido en uno o varios de estos factores?
- Peso corporal < 800 g
- TPN ≥ 2 semanas
- Terapia diurética
- Esteroides sistémicos
- Dificultad para tolerar la nutrición enteral enriquecida en ≥ 120 kcal/kg/día

Si la respuesta es afirmativa

- Compruebe el calcio y el fósforo al menos dos veces por semana a partir de las 2 semanas de edad posnatal (puede evaluar estos minerales antes por otras razones).
- Compruebe la fosfatasa alcalina de manera quincenal a partir de las 4 semanas de edad posnatal.

Si algún valor es anormal según se define como
- Calcio < 8.5 mg/dL
- Fósforo < 5.6 mg/dL
- Fosfatasa alcalina > 600 UI/L

Si la respuesta es negativa | *Si la respuesta es afirmativa*

Control quincenal hasta que el neonato reciba nutrición enteral fortificada (al menos 120 mg/kg/día de calcio, 70 mg/kg/día de fósforo y 400 UI/día de vitamina D) sin diuréticos ni corticoterapia

Para investigar la etiología y las posibles intervenciones, considere la posibilidad de
- Suero 25(OH)D para diagnosticar la deficiencia de vitamina D
- Magnesio sérico para garantizar que es adecuado para la función paratiroidea
- PTH sérica intacta para diagnosticar la deficiencia de calcio corporal total (PTH elevada)
- Radiografía de muñeca o rodilla para evaluar el cartílago de crecimiento epifisario

Para tratar, maximizar la suplementación disponible a través de la nutrición.
- Calcio 120-220 mg/kg/día
- Fósforo 70-120 mg/kg/día
- Magnesio 8-15 mg/kg/día
- Vitamina D 400-1 000 UI/día

Continúe la monitorización quincenal de calcio, fósforo y fosfatasa alcalina.

¿El calcio, el fósforo, la fosfatasa alcalina aún poseen niveles anormales?

Si la respuesta es afirmativa

- Considerar hasta 40 mg/kg/día de calcio elemental o hasta 20 mg/kg/día de fósforo elemental (como fósforo sódico o potásico).
- Considerar consulta de endocrinología pediátrica.
- Continúe la monitorización quincenal de calcio, fósforo y fosfatasa alcalina.

¿Aún persiste la anormalidad de calcio, fósforo y fosfatasa alcalina?

Si la respuesta es afirmativa

Consultar endocrinología pediátrica.

Figura 59-1. Monitorización de enfermedades óseas metabólicas en cuidados neonatales. PN, peso al nacer; NPT, nutrición parenteral total; 25(OH)D, 25-hidroxivitamina D; PTH, hormona paratiroidea.

Con base en estudios realizados en neonatos mayores, un nivel de 25(OH)D < 20 ng/mL se define como deficiencia de vitamina D.

h. Un nivel sérico elevado de hormona paratiroidea (PTH) puede ser indicativo de osteopenia, pero no suele utilizarse como herramienta de tamizaje de primera línea. Cuando existe osteopenia, la evaluación de la PTH en suero puede ayudar a identificar la causa, ya que la elevación de la PTH se produce cuando un recién nacido presenta déficit de calcio o vitamina D.

E. Imágenes

1. Los **signos radiográficos** incluyen el ensanchamiento de las placas de crecimiento epifisarias; ahuecamiento, deshilachamiento y rarefacción de la metáfisis; formación de hueso nuevo subperióstico; osteopenia, en particular del cráneo, la columna vertebral, la escápula y las costillas, y, de modo ocasional, osteoporosis o fracturas patológicas.

   a. Puede producirse una pérdida de hasta 40% de la mineralización ósea sin cambios radiográficos. Las placas de tórax pueden mostrar osteopenia y, a veces, cambios raquíticos.

   b. Las radiografías de muñeca o rodilla pueden ser útiles. Por lo general, si se observan anomalías marcadas, las radiografías deben obtenerse de nuevo entre 4 y 6 semanas después de una intervención clínica.

   c. La absorciometría de rayos X de doble energía o la tomografía computarizada (TC) cuantitativa son medidas fiables de la mineralización ósea, pero no son herramientas clínicas de gran disponibilidad.

   d. La ecografía ósea, que mide la resistencia de los huesos, requiere más investigación para determinar su utilidad en la evaluación ósea del neonato prematuro.

III. TRATAMIENTO

A. Gestión

1. En los neonatos con MBPN, la alimentación enteral precoz mejora de manera significativa el establecimiento de una ingesta enteral de volumen completo, lo que conduce a un aumento de la acumulación de calcio y fósforo, y a una disminución de la osteopenia.

2. La leche humana enriquecida con minerales es la dieta adecuada para los neonatos prematuros que pesan entre < 1 800 y 2 000 g. Cuando no se dispone de leche humana, la fórmula para prematuros es la dieta adecuada para estos recién nacidos. La alimentación con estos regímenes a 120 kcal/kg/día, cuando se estima la leche humana como 20 kcal/oz, puede prevenir y tratar la enfermedad ósea metabólica del prematuro.

3. La formación ósea depende de una combinación de disponibilidad adecuada de calcio y fósforo; la suplementación de calcio o fósforo por sí solos no proporciona el equilibrio correcto para prevenir la osteopenia.

4. La suplementación con minerales elementales de la leche materna es menos aconsejable que el uso de fortificantes preenvasados multicomponentes que contengan calcio y fósforo, debido a la preocupación por los errores de medicación y la posible hiperosmolaridad. En circunstancias especiales, incluidos los bebés con evidencia radiológica de raquitismo que no responden a la leche humana enriquecida o a la fórmula para prematuros, se pueden suministrar cantidades menores de calcio (por lo regular hasta 40 mg de calcio elemental/kg/día) o fosfato sódico o potásico (por lo general hasta 20 mg de fósforo elemental). Esto suele ser necesario en bebés cuyo peso al nacer fue < 800 g o

que tuvieron un curso hospitalario prolongado que incluyó NPT a largo plazo, restricciones de líquidos o displasia broncopulmonar. Debido a la preocupación por la tolerancia, es habitual añadir las formas intravenosas de fósforo (fosfato sódico o potásico) por vía oral a la dieta. Esto también puede hacerse cuando el fósforo sérico tiene niveles persistentes < 4.0 mg/dL, aunque faltan pruebas que apoyen esta práctica.

5. Debe desaconsejarse el uso a largo plazo de fórmulas especializadas en neonatos con MBPN, incluidas las fórmulas de soja y elementales, porque pueden aumentar el riesgo de osteopenia.

6. Garantizar unas reservas adecuadas de vitamina D mediante una ingesta de al menos 400 UI/día una vez que el recién nacido tolere la alimentación enteral. Para ello puede ser necesario administrar un suplemento de vitamina D tanto a los neonatos amamantados como a los alimentados con fórmula durante toda la hospitalización y tras el alta hospitalaria. La ingesta de vitamina D debe mantener un nivel < 1 000 UI/día, a menos que se observe deficiencia de vitamina D incluso con este nivel de suplementación.

7. Evitar las manipulaciones no esenciales y la fisioterapia torácica enérgica en los recién nacidos prematuros con huesos gravemente remineralizados.

8. La actividad física pasiva diaria (amplitud de movimiento, de 5 a 10 minutos) puede mejorar tanto el crecimiento como la mineralización ósea.

9. En los recién nacidos con riesgo de osteopenia deben controlarse con periodicidad los niveles séricos de calcio, fósforo y fosfato alcalino hasta que los valores se establezcan como normales con una nutrición enteral fortificada en su totalidad sin diuréticos ni esteroides. La medición de los niveles de metabolitos de la vitamina D y los niveles de PTH rara vez son útiles en este contexto. La medición de la fosfatasa alcalina es más útil entre las 4 y 6 semanas de edad posnatal.

   a. El uso de leche de fórmula para neonatos prematuros suele interrumpirse cuando el recién nacido alcanza las 36 semanas de edad de gestación (EG) y los 2 200 g, y tolera bien la alimentación enteral. Puede continuarse durante más tiempo en el caso de neonatos con restricción de líquidos o con una notoria elevación de fosfatasa alcalina o evidencia radiológica de osteopenia. Si se continúa con la fortificación o la fórmula para prematuros cuando > 2 200 g, debe vigilarse el calcio y el fósforo séricos para evitar un exceso de suplementos.

   b. El enriquecimiento multicomponente de la leche humana puede cambiarse por el suplemento de leche humana con leche artificial en polvo cuando el neonato alcance las 36 semanas de EG y los 2 200 g. El suplemento de leche humana con leche artificial añade una cantidad mínima de calcio, fósforo y vitamina D. Por lo tanto, en el caso de recién nacidos con osteopenia o alto riesgo de osteopenia, se debe considerar la posibilidad de continuar con el enriquecimiento multicomponente de la leche humana durante al menos una parte de la alimentación. En un estudio clínico se demostró que continuar con la adición de la fortificación de la leche materna multicomponente de 50% de las tomas de leche humana durante 12 semanas tras el alta hospitalaria mejoraba el contenido mineral óseo a los 12 meses de edad corregida.

   c. Para los neonatos alimentados con leche humana con osteopenia, si no se dispone de fortificación con leche humana multicomponente después del alta hospitalaria, debe considerarse la adición de unas pocas tomas de leche de fórmula para proporcionar calcio y fósforo hasta que mejoren la mineralización ósea y los valores de laboratorio.

d. La fórmula enriquecida tras el alta no se relaciona con una mejora de la mineralización ósea o de la resistencia ósea en los neonatos prematuros sin osteopenia. Sin embargo, los recién nacidos prematuros dados de alta antes de la edad corregida a término pueden beneficiarse de la fórmula enriquecida durante 12 semanas. Los neonatos diagnosticados de osteopenia deben recibir una fórmula enriquecida al menos hasta la normalización de los valores radiográficos y de laboratorio.

e. Consultar con endocrinología si los valores de laboratorio no mejoran con una suplementación adecuada de calcio, fósforo y vitamina D, o al alta hospitalaria si el recién nacido necesita un control adicional.

Lecturas recomendadas

Abrams SA, Hawthorne KM, Placencia JL, et al. Micronutrient requirements of high-risk infants. *Clin Perinatol* 2014;41(2):347–361.

Aimone A, Rovet J, Ward W, et al. Growth and body composition of human milk-fed premature infants provided with extra energy and nutrients early after hospital discharge: 1-year follow-up. *J Pediatr Gastroenterol Nutr* 2009;49(4):456–466.

Lee J, Park HK, Kim JH, et al. Bone mineral density according to dual energy x-ray absorptiometry is associated with serial serum alkaline phosphatase level in extremely low birth weight infants at discharge. *Pediatr Neonatol* 2017;58(3):251–257.

Rayannavar A, Calabria AC. Screening for metabolic bone disease of prematurity. *Semin Fetal Neonatal Med* 2020;25(1):101086. doi:10.1016 /j.siny.2020.101086.

Rigo J, Pieltain C, Salle B, et al. Enteral calcium, phosphate and vitamin D requirements and bone mineralization in preterm infants. *Acta Paediatr* 2007;96(7):969–974.

Taylor SN. Calcium, phosphorus, magnesium and vitamin D requirements of the preterm infant. In: Koletzko B, Cheah FC, Domellöf M, et al, eds. *Nutritional Care of Preterm Infants: Scientific Basis and Practical Guidelines*. 2nd ed. Basel, Switzerland: Karger; 2021:122–139.

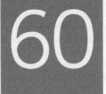

60 Errores congénitos del metabolismo

Monica H. Wojcik

PUNTOS CLAVE

- Los errores congénitos del metabolismo (ECM) representan un grupo de trastornos en los que el reconocimiento oportuno y la intervención rápida pueden salvar vidas. Sin embargo, muchos neonatos con ECM presentan inicialmente un buen aspecto con signos y síntomas inespecíficos.
  - La gasometría, los electrolitos séricos, la glucosa, el lactato, el amoniaco, las pruebas de función hepática y el análisis de orina con cetonas en orina son pruebas de laboratorio razonables para comenzar cuando se sospecha un ECM debido a otras características clínicas (patrón respiratorio anormal, hipotonía, convulsiones, antecedentes familiares), ya que los resultados se obtienen rápidamente y pueden orientar el tratamiento.
  - Si es posible, obtenga los resultados del tamizaje neonatal y haga un historial familiar.
- El tratamiento agudo de muchas afecciones conlleva:
  - Interrupción temporal de la alimentación enteral.
  - Proporcionar una ingesta calórica superior a la habitual para detener el catabolismo (normalmente con dextrosa intravenosa [IV]).
  - Reintroducir la alimentación enteral con una fórmula adecuada por lo regular en un plazo de 24 a 48 horas para evitar deficiencias nutricionales que provocarían catabolismo. Si esto no es posible, considerar la nutrición parenteral (idealmente bajo la supervisión de un especialista en trastornos metabólicos).

I. INTRODUCCIÓN. Los errores congénitos del metabolismo (ECM) suelen implicar la alteración de la función de una enzima específica en una vía metabólica, lo que conduce a la acumulación de metabolitos anteriores y al agotamiento de los posteriores. Aunque esta función enzimática es deficiente en todo el organismo, el tejido afectado puede variar dependiendo del trastorno. La edad de aparición también puede variar en función de la afección y la gravedad del defecto enzimático, con formas más leves que no se presentan hasta la edad adulta y trastornos graves que se presentan en el periodo neonatal o incluso en el útero. Las presentaciones neonatales pueden ser difíciles de detectar, sobre todo al principio, debido a signos inespecíficos como mala alimentación, letargo, vómito, patrón respiratorio anormal, convulsiones o hipotonía, todos los cuales pueden observarse en afecciones más comunes como la sepsis. Tener un umbral bajo para enviar análisis básicos como gasometría, bioquímica, lactato y amoniaco puede ayudar a detectar estos casos lo antes posible. Debido a que los ECM están causados por variantes genéticas que pueden ser hereditarias, los antecedentes familiares pueden ser útiles para generar la sospecha clínica, al igual que la detección prenatal de portadores. Por último, muchos trastornos están incluidos en los paneles estatales de detección neonatal, cuyos resultados pueden estar disponibles a los 3 o 4 días de vida, aunque para entonces puede haberse producido ya una descompensación clínica.

II. PRESENTACIÓN CLÍNICA.
Muchos recién nacidos con ECM parecen normales y sanos al nacer, pero empiezan a presentar síntomas en los primeros días o semanas de vida. En el siguiente texto se describen algunas presentaciones clínicas comunes:

A. **Neurológicas.** Las alteraciones metabólicas como la hipoglucemia, la hiper-amonemia y la acidosis metabólica grave pueden dar lugar a una alteración del estado mental, que en los neonatos suele manifestarse como mala alimentación, disminución del nivel de alerta o letargo y puede progresar a apnea o falta de respuesta. Otros signos neurológicos incluyen convulsiones, patrón respiratorio anormal e hipotonía (tabla 60-1).

B. **Hepática.** La enfermedad hepática puede observarse clásicamente en la galactosemia, que puede presentarse con insuficiencia hepática y coagulopatía. Otros ECM también pueden presentarse con hepatomegalia, insuficiencia hepática o colestasis (tabla 60-2).

C. **Cardíaca.** La miocardiopatía es una característica de presentación de muchos trastornos mitocondriales, así como de otros ECM como la enfermedad de Pompe (tabla 60-3).

D. **Otras manifestaciones.** Otros signos como olor anormal (tabla 60-4), rasgos faciales distintivos (tabla 60-5) o hidropesía fetal no inmune también pueden ser indicios de un ECM (tabla 60-6).

III. EVALUACIÓN Y TRATAMIENTO.
Cuando se sospecha la existencia de un ECM, ya sea por un resultado de laboratorio anormal, como hipoglucemia o hiperamonemia, o por un cuadro clínico, como insuficiencia hepática inexplicable, la evaluación debe incluir una anamnesis y una exploración física específicas, además de un análisis de laboratorio, a menudo con la orientación de un especialista en trastornos metabólicos genéticos. Al mismo tiempo, el apoyo nutricional y el manejo de las alteraciones de laboratorio son fundamentales, incluso mientras se espera un diagnóstico.

A. **Evaluación y tratamiento prenatal.** Deben hacerse planes especiales para un parto seguro del bebé con sospecha prenatal de algún ECM. Esta sospecha puede surgir si existen antecedentes familiares de un ECM, en particular una afección recesiva (25% de riesgo de recurrencia) o una afección ligada al cromosoma X (como la deficiencia de ornitina transcarbamilasa [OTC], 50% de riesgo de recurrencia en varones). Otro antecedente familiar preocupante sería una historia de muerte inexplicable de un bebé o de la primera infancia, sobre todo en un país que no disponga de detección neonatal ampliado. Debido a que muchos padres se están sometiendo a una detección ampliada de portadores genéticos, esto también puede identificar a las parejas con riesgo de tener un bebé afectado. En este caso, la familia debe recibir el asesoramiento adecuado y puede realizarse un diagnóstico prenatal (mediante biopsia de vellosidades coriónicas o amniocentesis). Si se sabe que el feto está afectado o no es posible realizar pruebas prenatales del embarazo, el parto debe tener lugar en un centro con acceso a pruebas de laboratorio adecuadas y capacidad para tratar a neonatos con ECM. Los trastornos con alto

Tabla 60-1. Errores congénitos del metabolismo asociados a manifestaciones neurológicas en neonatos

Deterioro de la conciencia

- Acidosis metabólica

  □ Acidemias orgánicas

  □ Enfermedad de la orina con olor a jarabe de arce (EOOJA)

  □ Trastornos del metabolismo del piruvato

  □ Defectos de oxidación de los ácidos grasos

  □ Deficiencia de fructosa-1,6-bifosfatasa

  □ Enfermedad por almacenamiento de glucógeno tipo I

  □ Enfermedades mitocondriales

  □ Trastornos del metabolismo de los cuerpos cetónicos

- Hiperamonemia

  □ Trastornos del ciclo de la urea

  □ Acidemias orgánicas

  □ Trastornos del metabolismo del piruvato

- Hipoglucemia

  □ Defectos de oxidación de los ácidos grasos

  □ Deficiencia de fructosa-1,6-bifosfatasa

  □ Enfermedad por almacenamiento de glucógeno tipo I

  □ Acidemias orgánicas

  □ Enfermedades mitocondriales

  □ Trastornos del metabolismo de los cuerpos cetónicos

Crisis convulsivas

- Deficiencia de biotinidasa

- Epilepsia dependiente de piridoxina

- Epilepsia sensible al fosfato de piridoxal

- Encefalopatía por glicina

- Enfermedades mitocondriales

- Síndrome de Zellweger

(continúa)

Tabla 60-1. (*continuación*)

- Deficiencia de sulfito oxidasa/cofactor de molibdeno

- Trastornos del metabolismo de purinas y pirimidinas

- Trastornos de la biosíntesis y el transporte de creatina

- Defectos de los neurotransmisores

- Trastornos congénitos de la glucosilación

Tabla 60-2. Errores congénitos del metabolismo asociados con manifestaciones hepáticas neonatales

Hepatomegalia con hipoglucemia

- Deficiencia de fructosa-1,6-bifosfatasa

- Enfermedad por almacenamiento de glucógeno tipo I

Ictericia colestásica

- Deficiencia de citrina

- Síndrome de Zellweger

- Deficiencia de α1-antitripsina

- Enfermedad de Niemann-Pick tipo C

- Errores congénitos del metabolismo de los ácidos biliares

- Trastornos congénitos de la glucosilación

Insuficiencia hepática

- Galactosemia

- Tirosinemia tipo I

- Intolerancia hereditaria a la fructosa

- Enfermedades mitocondriales

- Defectos de oxidación de los ácidos grasos

Tabla 60-3. Errores congénitos del metabolismo asociados con miocardiopatía neonatal

Trastornos de la oxidación de los ácidos grasos

- Deficiencia de acil-CoA deshidrogenasa de cadena muy larga (VLCAD)
- Deficiencia de hidroxiacil-CoA deshidrogenasa de cadena larga (LCHAD)
- Deficiencia de proteínas trifuncionales
- Defecto del transporte de carnitina
- Deficiencia de carnitina-acilcarnitina translocasa (CAT)
- Deficiencia de carnitina palmitoiltransferasa II (CPT II)

Enfermedad por almacenamiento de glucógeno tipo II (enfermedad de Pompe)

Defectos del ciclo de los ácidos tricarboxílicos: deficiencia de α-cetoglutarato deshidrogenasa

Enfermedades mitocondriales

Trastornos congénitos de la glicosilación

Tabla 60-4. Errores congénitos del metabolismo asociados con olor anormal de la orina en recién nacidos

Error congénito del metabolismo	Olor
Acidemia glutárica tipo II	Pies sudorosos
Acidemia isovalérica	Pies sudorosos
Enfermedad de la orina con olor a jarabe de arce	Jarabe de arce
Cistinuria	Azufre
Tirosinemia tipo I	Azufre
Hipermetioninemia	Col hervida
Deficiencia múltiple de carboxilasa	Orina de gato
Fenilcetonuria	Humedad, "moho"
Trimetilaminuria	Pescado viejo
Deficiencia de dimetilglicina deshidrogenasa	Pescado viejo

Tabla 60-5. Errores congénitos del metabolismo asociados a rasgos faciales distintivos

Desorden	Características únicas
Síndrome de Zellweger	Fontanela grande, frente prominente, puente nasal plano, pliegues epicánticos, rebordes supraorbitarios hipoplásicos.
Deficiencia de piruvato deshidrogenasa	Epicanto, puente nasal plano, nariz pequeña con ensanchamiento de las aletas nasales en anteversión, surco nasolabial alargado.
Aciduria glutárica de tipo II	Macrocefalia, frente alta, puente nasal plano, nariz corta, anomalías en las orejas, hipospadias, pies de balancín.
Defectos de la biosíntesis del colesterol (síndrome de Smith-Lemli-Opitz)	Pliegues epicánticos, puente nasal aplanado, sindactilia del segundo y tercer dedos del pie, anomalías genitales, cataratas.
Trastornos congénitos de la glucosilación	Pezones invertidos, lipodistrofia (amplia variedad de hallazgos entre muchos trastornos).
Síndrome de Miller (deficiencia de dihidroorotato deshidrogenasa)	Micrognatia, labio leporino/paladar hendido, hipoplasia malar, coloboma del párpado, fisuras palpebrales inclinadas hacia abajo y ausencia del quinto dedo.

Tabla 60-6. Errores congénitos del metabolismo asociados a hidropesía fetal

Trastornos lisosómicos
■ Mucopolisacaridosis tipos I, IVA y VII
■ Esfingolipidosis: gangliosidosis GM1, enfermedad de Gaucher, enfermedad de Farber, enfermedad de Niemann-Pick tipo A, deficiencia múltiple de sulfatasa
■ Trastornos por almacenamiento de lípidos: enfermedad de Wolman, enfermedad de Niemann-Pick de tipo C
■ Oligosacaridosis: galactosialidosis, enfermedad por almacenamiento de ácido siálico, mucolipidosis I (sialidosis), mucolipidosis II (enfermedad de células I)
Síndrome de Zellweger
Enfermedad por almacenamiento de glucógeno de tipo IV
Trastornos congénitos de la glucosilación
Enfermedades mitocondriales

riesgo de descompensación metabólica, como un recién nacido varón con posible deficiencia de OTC, pueden requerir tratamiento inmediato mientras se realizan los estudios diagnósticos.

B. **Evaluación inicial.** Una vez que se sospecha la presencia de ECM, se deben obtener inmediatamente ciertos estudios de laboratorio (tabla 60-7), ya que pueden ayudar a reducir el diagnóstico diferencial y dirigir el tratamiento incluyendo pruebas diagnósticas adicionales más especializadas.

1. **Gasometría, electrolitos, glucosa.** Muchos ECM provocan una acidosis metabólica por déficit aniónico debido a la presencia de metabolitos anormales como el ácido propiónico o el ácido metilmalónico. La hiperamonemia, como se observa en los defectos del ciclo de la urea, puede presentarse como una alcalosis respiratoria debido al patrón de respiración anormal, pero progresa a acidosis metabólica en las etapas posteriores. La hipoglucemia también se observa en muchos ECM, clásicamente los trastornos de oxidación de ácidos grasos (TOAG).

2. **El amoniaco plasmático** debe enviarse en todo neonato sospechoso de padecer un ECM, ya que el tratamiento para reducir los niveles de amoniaco es fundamental para prevenir lesiones cerebrales (véase V.A.4.b). Para que sea exacta, la muestra debe extraerse de un vaso sanguíneo que fluya libremente sin torniquete, colocarse inmediatamente en hielo y analizarse lo antes posible para evitar falsas elevaciones.

Tabla 60-7. Estudios de laboratorio iniciales para un recién nacido con sospecha de error congénito del metabolismo
Recuento sanguíneo completo con diferencial
Glucosa y electrolitos séricos
Gasometría
Pruebas de función hepática y perfil de coagulación
Amoniaco plasmático
Lactato plasmático
Aminoácidos plasmáticos
Perfil plasmático de carnitina y acilcarnitina
Sustancias reductoras de la orina, pH, cetonas
Ácidos orgánicos en orina
Estudios de laboratorio adicionales considerados en las convulsiones neonatales
Aminoácidos del líquido cefalorraquídeo (LCR)
Neurotransmisores del LCR
Sulfocisteína en orina
Ácidos grasos de cadena muy larga

3. **El lactato plasmático** puede ayudar a identificar la causa de una acidosis metabólica. La acidosis láctica primaria se observa en los trastornos de la gluconeogénesis, el metabolismo del piruvato y las enfermedades mitocondriales, mientras muchos otros ECM pueden causar una acidosis láctica secundaria. Debido a que muchos otros trastornos de los neonatos en estado crítico pueden dar lugar a acidosis láctica debido a una perfusión tisular deficiente, la elevación persistente del lactato plasmático > 3 mmol/L en un neonato sin otros indicios de lesión o falla de órganos terminales debe despertar la sospecha de la presencia de un ECM. Igual que con el amoniaco plasmático, la muestra debe extraerse de una muestra que fluya libremente sin utilizar un torniquete para evitar falsas elevaciones.

4. **Pruebas de la función hepática.** La disfunción hepática puede observarse en muchos ECM.

5. **Hemograma completo.** Algunos ECM se asocian a neutropenia (acidemias orgánicas, trastornos mitocondriales, glucogenosis Ib) o trombocitopenia (acidemias orgánicas).

6. **Análisis de orina, cetonas en orina, sustancias reductoras en orina.** Un pH en orina > 5 en presencia de una acidosis metabólica sugiere una acidosis tubular renal (que puede observarse en ciertos ECM que causan el síndrome de Fanconi renal). La presencia de sustancias reductoras en orina positivas puede indicar galactosemia. La presencia de cetonas en orina en un neonato es inusual y es motivo de preocupación.

7. **Análisis de aminoácidos en plasma, homocisteína, análisis de ácidos orgánicos en orina, perfil de carnitina y acilcarnitina en plasma y acilglicinas en orina.** Estos pueden dar lugar a patrones anormales característicos de un ECM concreto. Cabe destacar que la deficiencia secundaria de carnitina puede observarse en muchas enfermedades metabólicas y que también puede observarse carnitina alta o baja en recién nacidos con nutrición parenteral total (NPT) en función del contenido de carnitina.

8. **Ácidos grasos de cadena muy larga (AGCML).** Un patrón anormal puede sugerir trastornos peroxisomales como el síndrome de Zellweger.

C. **Manejo de la descompensación metabólica aguda.** Debido a que los neonatos con ECM pueden no metabolizar adecuadamente las proteínas, las grasas o los carbohidratos en función del trastorno, el tratamiento agudo implica la eliminación de las fuentes exógenas de estos sustratos (suspensión de la alimentación enteral) y la inversión de los procesos catabólicos que pueden producir estos sustratos de forma endógena (aporte elevado de calorías, normalmente mediante dextrosa intravenosa [IV]). Por lo tanto, en el contexto agudo, muchos ECM se manejan mediante los siguientes principios básicos:

1. **Disminuir la producción de metabolitos tóxicos** interrumpiendo la alimentación enteral durante 24 a 48 horas. Se inician fluidos con alto contenido en dextrosa (es decir, D_{10} a 1.5 veces la tasa de mantenimiento habitual, aunque pueden ser necesarias concentraciones de dextrosa más elevadas, especialmente si deben restringirse los líquidos totales) para detener el catabolismo y promover el anabolismo a través de la liberación de insulina endógena. Es importante un aporte calórico elevado. Si el trastorno sospechado no es un TOAG, los lípidos pueden ser otra fuente de calorías.

   a. Se puede utilizar una infusión de insulina para detener el catabolismo y promover el anabolismo, en particular en el contexto de la hiperglucemia observada en respuesta a los líquidos IV con alto contenido de dextrosa.

   b. Si es posible, reintroducir la alimentación enteral en un plazo de 24 a 48 horas utilizando una fórmula especializada para el trastorno en cuestión. De lo contrario, ciertos nutrientes importantes pueden ser deficientes en la dieta, lo que puede conducir al catabolismo y a una mayor producción de intermediarios tóxicos. También puede considerarse la NPT si no es posible la alimentación enteral, bajo la orientación de un especialista en metabolismo.

2. **Eliminación de metabolitos tóxicos** mediante hidratación y otras terapias específicas:

    a. La suplementación con carnitina (100 a 300 mg/kg/día) puede ayudar a excretar metabolitos tóxicos producidos por acidemias orgánicas.

    b. Pueden proporcionarse otros cofactores en función del trastorno, ya que algunas enzimas pueden ser sensibles a las vitaminas, como la tiamina en el caso de la enfermedad de la orina con olor a jarabe de arce (EOOJA).

    c. El amoniaco puede reducirse mediante el uso de quelantes intravenosos como el benzoato sódico y el fenilbutirato sódico y mediante agentes secuestrantes enterales. También pueden administrarse suplementos de arginina o citrulina para ciertos defectos del ciclo de la urea.

    d. La hemodiálisis está indicada en caso de amoniaco > 500 o > 300 μmol/L con síntomas; también puede utilizarse para eliminar la leucina tóxica en caso de EOOJA.

3. **Corrección de la acidosis metabólica.** Si el neonato está acidótico (pH < 7.22) o el nivel de bicarbonato es < 14 mEq/L, puede administrarse bicarbonato de sodio en dosis de 1 a 2 mEq/kg en bolo seguido de una infusión continua.

4. **Corrección de la hipoglucemia** (véase capítulo 24)

5. **Tratamiento de factores precipitantes** como infecciones u otras fuentes de estrés metabólico.

D. **Monitorización de la respuesta al tratamiento.** Los niveles de gases en sangre, electrolitos, glucosa y amoniaco pueden requerir un seguimiento estrecho a lo largo del tiempo. Los aminoácidos plasmáticos son otro laboratorio importante para monitorizar (particularmente para EOOJA), aunque no todas las instalaciones pueden acceder a resultados oportunos.

E. **Recuperación y transición a la gestión a largo plazo**

1. Una vez reiniciada la alimentación enteral, suele ser necesaria una dieta especializada. La lactancia materna puede suponer un reto en función de la gravedad del trastorno, aunque las madres pueden extraerse leche y guardarla para un posible uso futuro.

2. Si el recién nacido no puede alimentarse por la boca, puede recurrirse a la alimentación por sonda nasogástrica. Los neonatos con trastornos graves con alto riesgo de descompensación pueden requerir la colocación quirúrgica de una sonda de gastrostomía antes de ser dados de alta a su domicilio para disponer de una forma fiable de administrar la alimentación.

3. Los neonatos con ECM pueden necesitar medicamentos especializados además de su dieta específica. Otros trastornos disponen de terapia enzimática, y además se están desarrollando terapias génicas. También se utilizan trasplantes para tratar ciertos trastornos como la adrenoleucodistrofia ligada al cromosoma X (trasplante de células madre hematopoyéticas) y la EOOJA, la deficiencia de OTC y la acidemia propiónica (AP) (trasplante de hígado).

IV. ECM CON ACIDOSIS METABÓLICA. A menudo se sospecha un ECM en un neonato con acidosis metabólica por brecha aniónica, sobre todo si no parece ser secundaria a mala perfusión o isquemia tisular por sepsis o lesión hipóxica. Las acidemias orgánicas, la EOOJA, los TOAG, los trastornos del metabolismo del piruvato, las enfermedades de almacenamiento de glucógeno y los trastornos mitocondriales (véase la tabla 60-1) pueden presentarse con una acidosis metabólica por brecha aniónica relacionada con lac-

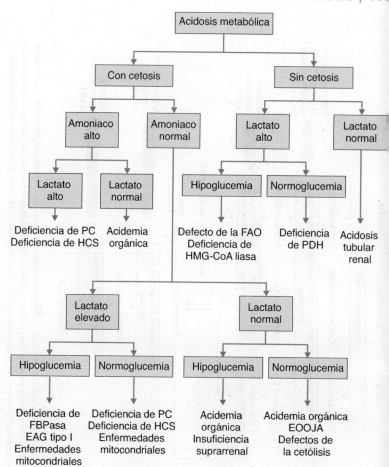

Figura 60-1. Enfoque de la acidosis metabólica neonatal. Obsérvese que, aunque una elevación significativa del lactato se asocia con más frecuencia con las enfermedades mitocondriales y a los trastornos del metabolismo del piruvato, pueden observarse elevaciones más leves del lactato en las acidemias orgánicas y en la enfermedad de la orina con olor a jarabe de arce (EOOJA). PC, piruvato carboxilasa; HCS, holocarboxilasa sintetasa; FAO, oxidación de ácidos grasos; HMG-CoA, 3-hidroxi-3-metilglutaril coenzima A; PDH, piruvato deshidrogenasa; FBPasa, deficiencia de fructosa-1,6-bisfosfatasa; EAG I, enfermedad por almacenamiento de glucógeno tipo I.

tato elevado u otro metabolito tóxico. Estos trastornos se describen y sus características distintivas (en particular la cetosis) se presentan en el texto siguiente (fig. 60-1).

A. EOOJA

1. Trastorno autosómico recesivo debido a la deficiencia de α-cetoácido deshidrogenasa de cadena ramificada (fig. 60-2).

2. **Manifestaciones.** La forma grave de EOOJA se presenta durante la primera semana de vida con mala alimentación, vómito, irritabilidad, cetosis, letargo,

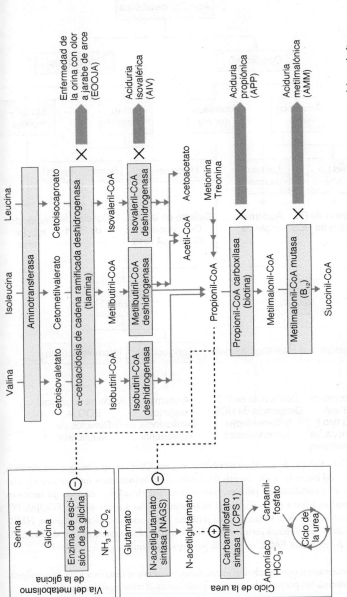

Figura 60-2. Metabolismo de los aminoácidos de cadena ramificada y defectos enzimáticos asociados a errores congénitos del metabolismo. Obsérvese que el ácido propiónico inhibe la enzima de escisión de la glicina y la N-acetilglutamato sintetasa, lo que da lugar a una elevación de la glicina y a hiperamonemia en las acidemias propiónica y metilmalónica. ⊖, efecto negativo/inhibición; ⊕, efecto positivo/aceleración.

crisis convulsivas, hipertonía, opistótono, coma y olor a jarabe de arce de la orina y el cerumen (véase la tabla 60-4).

3. **Diagnóstico.** La EOOJA puede diagnosticarse bioquímicamente mediante la identificación de niveles plasmáticos elevados de aminoácidos de cadena ramificada (leucina, isoleucina, aloisoleucina y valina con perturbación de la proporción normal 1:2:3 de isoleucina:leucina:valina) y la presencia de cetoácidos e hidroxiácidos de cadena ramificada en el análisis de ácidos orgánicos en orina. La mayoría de los programas de tamizaje neonatal incluye la EOOJA. El diagnóstico bioquímico puede confirmarse mediante pruebas genéticas o enzimáticas.

4. **Manejo.** La leucina, un aminoácido, es el principal metabolito neurotóxico. El tratamiento de la presentación aguda implica eliminar las proteínas de la dieta y revertir el catabolismo con infusión de glucosa (+/− infusión de insulina). También es necesario administrar suplementos de isoleucina y valina (20 a 120 mg/kg/día) y una ingesta calórica adecuada, además de la reintroducción de una fórmula sin aminoácidos de cadena ramificada para evitar la degradación endógena de las proteínas. Puede recurrirse a la hemodiálisis en caso de elevación grave de la leucina. Puede considerarse un ensayo con tiamina (10 mg/kg/día) durante 4 semanas. El tratamiento a largo plazo requiere una dieta restringida en aminoácidos de cadena ramificada y suplementos de isoleucina/valina.

B. **Acidemias orgánicas**

1. Las acidemias orgánicas son trastornos autosómicos recesivos que se caracterizan por la excreción de ácidos orgánicos en la orina. Las acidemias orgánicas más frecuentes en el período neonatal, la AP, la acidemia metilmalónica (AMM) y la acidemia isovalérica (AIV), son el resultado de defectos enzimáticos en el metabolismo de ciertos aminoácidos de cadena ramificada (véase fig. 60-2).

2. **Manifestaciones.** Las acidemias orgánicas pueden presentarse en el período neonatal con letargia, alimentación deficiente, vómito, hipotonía troncal con hipertonía de las extremidades, sacudidas mioclónicas, hipotermia, edema cerebral, coma, falla multiorgánica y olor inusual (véase la tabla 60-4).

3. **Diagnóstico.** Las pruebas de laboratorio suelen revelar una acidosis metabólica con una elevada brecha aniónica y, en ocasiones, hiperamonemia, hiperglucinemia, hipoglucemia, neutropenia, trombocitopenia, pancitopenia y transaminasas elevadas. Puede realizarse un diagnóstico bioquímico específico mediante el análisis de ácidos orgánicos en orina y el perfil de acilcarnitina en suero (tabla 60-8). Para la confirmación se dispone de pruebas genéticas moleculares y ensayos enzimáticos. Los programas de tamizaje neonatal que han ampliado la detección metabólica pueden detectar AIV, AP y AMM.

4. **Manejo.** El tratamiento de la descompensación aguda incluye mantener la ingesta de proteínas, suprimir el catabolismo con infusiones de glucosa (e insulina), corregir la acidosis con infusión de bicarbonato de sodio y administrar carnitina (100 a 300 mg/kg/día IV) para aumentar la excreción de ácidos orgánicos en la orina. El carbamilglutamato (Carbaglu®) también puede utilizarse para tratar la hiperamonemia en estas condiciones. Si estas medidas fracasan, puede considerarse la hemodiálisis. El tratamiento crónico incluye carnitina oral y control dietético. Una dieta baja en aminoácidos productores de ácido propiónico (isoleucina, valina, metionina y treonina) se utiliza para la AP y la AMM, y una dieta restringida en leucina se utiliza para la AIV. La vitamina B_{12} (adenosilcobalamina) es un cofactor de la metilmalonil-coenzima A (CoA) mutasa, y puede administrarse hidroxocobalamina inyectable (1 mg al

Tabla 60-8. Diagnóstico bioquímico de acidemias orgánicas

Acidemias orgánicas	Enzimas	Análisis de ácidos orgánicos en orina	Perfil de acilcarnitina en plasma
Acidemia propiónica (APP)	Propionil-CoA carboxilasa	Ácido 3-hidroxipropiónico, ácido metilcítrico y propionilglicina elevados	Propionilcarnitina (C3) elevada
Acidemia metilmalónica (AMM)	Metilmalonil-CoA mutasa	Ácidos metilmalónico y metilcítrico elevados	Propionilcarnitina (C3) elevada
Acidemia isovalérica (AIV)	Isovaleril-CoA deshidrogenasa	Ácido 3-hidroxiisovalérico e isovalerilglicina elevados	Pentanoil carnitina (C5) elevada

CoA, coenzima A.

día) como prueba en la AMM. La glicina (150 a 250 mg/kg/día) aumenta la excreción de ácido isovalérico en la orina y debe utilizarse en el AIV. También puede considerarse el trasplante de órganos para estas afecciones.

C. **Los defectos del metabolismo del piruvato** pueden presentarse con acidosis metabólica neonatal grave con lactato elevado e incluyen deficiencias de piruvato deshidrogenasa (PDH), piruvato carboxilasa (PC) y holocarboxilasa sintetasa (HCS) (fig. 60-3).

1. Deficiencia de PDH

   a. La deficiencia de PDH suele heredarse de forma ligada al cromosoma X, siendo la enfermedad más grave en los niños varones.

   b. **Manifestaciones.** Los neonatos con deficiencia de PDH suelen presentar acidosis láctica grave, hipotonía, dificultades de alimentación, apnea, convulsiones, letargo, coma, cambios cerebrales (atrofia cerebral, hidrocefalia, agenesia del cuerpo calloso, lesiones quísticas, gliosis e hipomielinización) y rasgos faciales distintivos (véase la tabla 60-5).

   c. **Diagnóstico.** El lactato muy elevado en varios fluidos corporales sugiere el diagnóstico. El diagnóstico se confirma mediante pruebas genéticas moleculares con estudios enzimáticos si es necesario.

   d. **Tratamiento.** El pronóstico es muy malo y el tratamiento no suele ser eficaz. La corrección de la acidosis con bicarbonato y la hidratación con infusión de glucosa son necesarias durante la presentación aguda. Sin embargo, la administración excesiva de glucosa puede empeorar la acidosis, y una dieta cetogénica (en la que ~80% de la ingesta calórica procede de grasas) puede reducir la acidosis láctica. Puede utilizarse tiamina, un cofactor de la PDH (10 mg/kg/día).

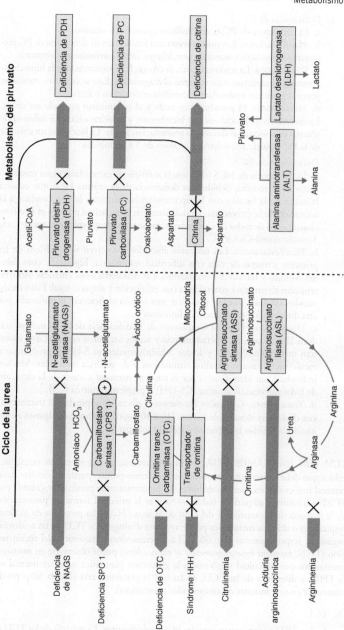

Figura 60-3. Vías metabólicas para el ciclo de la urea y el piruvato con los errores congénitos del metabolismo relacionados. CoA, coenzima A; HHH, hiperornitinemia-hiperamonemia-homocitrulinuria.

2. **Deficiencia de PC**

a. La deficiencia de PC es un trastorno autosómico recesivo.

b. **Manifestaciones.** Los neonatos con una forma grave de deficiencia de PC presentan acidosis láctica neonatal grave, letargo, coma, convulsiones e hipotonía.

c. **Diagnóstico.** La acidosis láctica, la cetosis, la hiperamonemia, la hipercitrulinemia y el aspartato bajo sugieren el diagnóstico. Este se confirma mediante pruebas genéticas moleculares o estudios enzimáticos o ambos.

d. **Tratamiento.** El pronóstico es malo y el tratamiento no suele ser eficaz. La corrección de la acidosis con bicarbonato y la hidratación con infusión de glucosa son necesarias durante la presentación aguda. La biotina es un cofactor de la PC y puede administrarse en dosis de 5 a 20 mg/día.

3. **Deficiencia de HCS**

a. La deficiencia de HCS (deficiencia múltiple de carboxilasa) es un trastorno autosómico recesivo debido a la deficiencia de la enzima HCS que cataliza la unión de la biotina con las apocarboxilasas inactivas, lo que conduce a la activación de la carboxilasa. La deficiencia de esta enzima provoca el mal funcionamiento de todas las carboxilasas, incluyendo propionil-CoA, acetil-CoA, 3-metilcrotonil-CoA y PC.

b. **Manifestaciones.** Los neonatos afectados se vuelven sintomáticos en las primeras semanas de vida con dificultad respiratoria, hipotonía, convulsiones, vómito y retraso del crecimiento. Las manifestaciones cutáneas incluyen erupción eritematosa generalizada con exfoliación y alopecia total. Estos recién nacidos también pueden presentar una inmunodeficiencia manifestada por una disminución del número de linfocitos T.

c. **Diagnóstico.** El perfil bioquímico de la deficiencia de HCS incluye acidosis láctica, cetosis, hiperamonemia y ácidos orgánicos en orina que muestran metilcrotonilglicina y ácidos 3-hidroxisovalérico, 3-hidroxipropiónico y metilcítrico. Existen estudios enzimáticos y de genética molecular. Muchos individuos son identificados por el tamizaje neonatal a través de la elevación de hidroxipentanoilcarnitina (C5-OH) o propionilcarnitina (C3).

d. **Tratamiento.** Casi todos los neonatos afectados responden al tratamiento con dosis muy elevadas de biotina (10 a 40 mg/día), aunque en algunos recién nacidos afectados la respuesta puede ser solo parcial.

V. ECM CON HIPERAMONEMIA.

La hiperamonemia es una alteración metabólica crítica que debe reconocerse en un neonato enfermo porque puede producirse daño cerebral irreversible en cuestión de horas. La hiperamonemia puede estar causada por ECM o trastornos adquiridos (tabla 60-9) y es la principal forma de presentación de la mayoría de los trastornos del ciclo de la urea (TCU). La presencia de alcalosis respiratoria o acidosis metabólica puede ayudar a distinguir los TCU de las acidemias orgánicas, respectivamente (fig. 60-4). La hiperamonemia transitoria del recién nacido (THN, *transient hyperammonemia of the newborn*) puede observarse en neonatos prematuros con dificultad respiratoria; la glutamina plasmática suele ser normal en la THN, a diferencia de las ECU, en las que la glutamina está elevada (esto puede observarse en una muestra de aminoácidos plasmáticos).

A. **TCU**

1. Los TCU se encuentran entre las ECM más comunes. La mayoría de los TCU se heredan como enfermedades autosómicas recesivas, con la excepción del trastorno ligado al cromosoma X deficiencia de OTC. Los TCU son el resultado de defectos en las enzimas del ciclo de la urea que conducen a la acumulación de amoniaco e intermediarios del ciclo de la urea (véase la fig. 60-3).

Tabla 60-9. Diagnóstico diferencial de la hiperamonemia

Errores congénitos del metabolismo

- Defectos de las enzimas del ciclo de la urea
  - ☐ Deficiencia de N-acetilglutamato sintasa (NAGS)
  - ☐ Deficiencia de carbamoil fosfato sintasa 1 (CPS 1)
  - ☐ Deficiencia de ornitina transcarbamilasa (OTC)
  - ☐ Deficiencia de argininosuccinato sintasa (ASS) (citrulinemia)
  - ☐ Deficiencia de argininosuccinato liasa (ASL) (aciduria argininosuccínica)
  - ☐ Deficiencia de arginasa
- Defectos de transporte de los intermediarios del ciclo de la urea
  - ☐ Transportador mitocondrial de ornitina (síndrome de HHH)
  - ☐ Deficiencia del transportador aspartato-glutamato (citrina)
  - ☐ Intolerancia lisinúrica a las proteínas
- Acidemias orgánicas
  - ☐ Acidemia propiónica
  - ☐ Acidemia metilmalónica
  - ☐ Acidemia isovalérica
- Deficiencia de piruvato carboxilasa
- Trastornos de la oxidación de los ácidos grasos
  - ☐ Deficiencia de acil-coenzima A deshidrogenasa de cadena muy larga (VLCAD)
  - ☐ Defecto del transporte de carnitina
- Tirosinemia tipo I
- Galactosemia
- Deficiencia de ornitina aminotransferasa
- Síndrome de hiperinsulinismo-hiperamonemia
- Defectos de la cadena respiratoria mitocondrial

(continúa)

Tabla 60-9. Diagnóstico diferencial de la hiperamonemia (*continuación*)

Trastornos adquiridos

- Hiperamonemia transitoria del recién nacido
- Trastornos del hígado y del tracto biliar
  - ☐ Infección por el virus del herpes simple
  - ☐ Atresia biliar
  - ☐ Insuficiencia hepática
  - ☐ Derivación vascular del hígado (derivación portosistémica)
- Enfermedad neonatal sistémica grave
  - ☐ Sepsis neonatal
  - ☐ Infección por bacterias ureasa-positivas (con estasis de las vías urinarias)
  - ☐ Síndrome de Reye
- Medicamentos (ácido valproico, ciclofosfamida, ácido 5-pentanoico, asparaginasa)
- Técnica
  - ☐ Muestra inadecuada (p. ej., sangre capilar)
  - ☐ Muestra no analizada inmediatamente

HHH, hiperornitinemia-hiperamonemia-homocitrulinuria.

2. **Manifestaciones.** Los TCU pueden presentarse a cualquier edad. Los neonatos con formas graves de TCU suelen presentar síntomas rápidamente progresivos que aparecen entre las 48 y 72 horas de vida tras un breve intervalo libre de síntomas. Estos síntomas incluyen mala alimentación, vómito, letargo, hipotonía, hipotermia e hiperventilación. Los neonatos afectados también pueden desarrollar convulsiones, apnea, coma y aumento de la presión intracraneal, a menos que la hiperamonemia se diagnostique y se trate con prontitud.

3. **Diagnóstico.** En los TCU de inicio neonatal, los niveles de amoniaco suelen ser > 300 μmol/L y a menudo están en el rango de 500 a 1 500 μmol/L. La alcalosis respiratoria secundaria a la hiperventilación (el amoniaco estimula el centro respiratorio) es una pista inicial importante para el diagnóstico de un TCU. Otras anomalías de laboratorio pueden incluir nitrógeno ureico en sangre (NUS) bajo, transaminasas hepáticas leve/moderadamente elevadas y coagulopatía. El análisis de aminoácidos plasmáticos y el ácido orótico urinario pueden ayudar al diagnóstico bioquímico (véase fig. 60-4), que suele confirmarse mediante pruebas genéticas moleculares (también se dispone de ensayos enzimáticos). Los programas de tamizaje neonatal que han ampliado el tamizaje metabólico suelen detectar la mayoría de los TCU, aunque los trastornos proximales como los OTC y las deficiencias de carbamoil fosfato

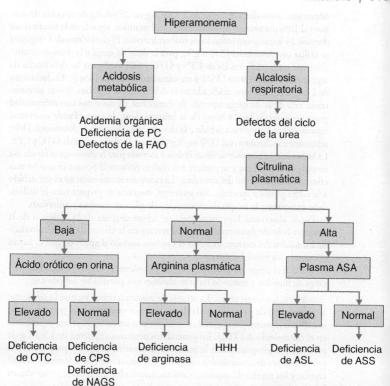

Figura 60-4. Enfoque de la investigación de la hiperamonemia neonatal. PC, piruvato carboxilasa; FAO, oxidación de ácidos grasos; ASA, ácido argininosuccínico; OTC, ornitina transcarbamilasa; CPS, carbamil fosfato sintetasa; NAGS, N-acetil glutamato sintasa; HHH, hiperornitinemia-hiperamonemia-homocitrulinuria; ASL, ácido argininosuccínico liasa; ASS, ácido argininosuccínico sintetasa.

sintasa (CPS)/N-acetilglutamato sintasa (NAGS) no se detectan mediante el tamizaje neonatal.

4. **Manejo agudo.** Los objetivos del tratamiento agudo son reducir los niveles de amoniaco para minimizar las lesiones neurológicas:

a. *Disminuir la producción* de amoniaco a partir de la ingesta y descomposición de proteínas mediante la restricción de proteínas en la dieta y la administración de glucosa intravenosa (posible infusión de insulina) e intralípidos. La fórmula especializada suele reintroducirse en un plazo de 24 a 48 horas para proporcionar los aminoácidos esenciales necesarios para evitar la descomposición proteica endógena.

b. *Eliminación del amoniaco* mediante fármacos eliminadores de amoniaco por vía intravenosa (Ammonul®) o diálisis. Se puede intentar eliminar el amoniaco para tratar niveles de amoniaco > 300 µmol/L, aunque también se debe considerar la diálisis, particularmente si el neonato tiene síntomas neurológicos. Ammonul (benzoato sódico 100 mg/mL y fenilacetato sódico 100 mg/mL) se administra como dosis de carga de 2.5 mL/kg en 25 mL/kg de solución de dextrosa al 10% durante un periodo de 60 a 120 minutos, seguida de la misma dosis durante 24 horas como infusión de mantenimiento. El clorhidrato de L-arginina se utiliza con Ammonul (200 mg/kg para la dosis de carga y la dosis de mantenimiento en las deficiencias de CPS y OTC y 600 mg/kg en las deficiencias de argininosuccinato sintasa [ASS] y argininosuccinato liasa [ASL]). El clorhidrato de L-arginina está contraindicado en la deficiencia de arginasa. Puede administrarse una dosis de carga repetida de Ammonul en neonatos con enfermedad grave no antes de las 24 horas de la primera dosis de carga. Puede observarse hipernatremia iatrogénica debido a la elevada carga de sodio de Ammonul. Debe administrarse citrulina oral (170 mg/kg/día) para las deficiencias de OTC y CPS. La hemodiálisis/hemofiltración es el único método para la eliminación rápida del amoniaco de la sangre y se prefiere a la diálisis peritoneal porque es mucho más eficaz en la eliminación del amoniaco. La exanguinotransfusión no es útil debido a la carga proteica asociada. Sin embargo, mientras se prepara para la diálisis, debe mantenerse la terapia de eliminación de glucosa, insulina y amoniaco.

c. Puede observarse hiperamonemia de rebote después de la diálisis o de la dosis en bolo de Ammonul debido al retraso en la eliminación del amoniaco de los tejidos del cuerpo, incluido el cerebro, incluso después de que se hayan eliminado los niveles séricos.

d. Reducir el riesgo de daño neurológico por edema cerebral evitando la sobrecarga de líquidos y tratando las convulsiones que pueden ser subclínicas.

5. **Tratamiento a largo plazo.** La terapia de mantenimiento incluye lo siguiente:

a. Restricción de proteínas en la dieta. Una vez estabilizado el paciente, debe iniciarse la alimentación enteral en consulta con un nutriólogo con experiencia en el tratamiento del TCU. En general, los neonatos requieren de 1.2 a 2 g de proteína por kilogramo con la mitad de la proteína requerida proporcionada por la fórmula de aminoácidos esenciales y la otra mitad por la fórmula infantil regular y los niveles de amoniaco son monitorizados mientras se reintroducen las proteínas.

b. Los medicamentos para eliminar el amoniaco por vía oral incluyen benzoato de sodio (250 a 400 mg/kg/día), fenilbutirato de sodio (250 a 500 mg/kg/día) y fenilbutirato de glicerol (Ravicti) (4.5 a 11.2 mL/m²/día divididos en tres dosis).

c. Sustitución de arginina (200 a 600 mg/kg/día para las deficiencias de ASS y ASL) y citrulina (100 a 200 mg/kg/día para las deficiencias de OTC y CPS).

d. El carbamilglutamato (Carbaglu) es un análogo sintético del N-acetilglutamato, que es el activador natural del CPS. Por lo tanto, Carbaglu puede ser eficaz en la deficiencia de NAGS y puede ser probado en individuos con deficiencia de CPS.

e. En niños con formas graves de TCU, puede considerarse el trasplante de hígado.

VI. ECM CON HIPOGLUCEMIA.
Aunque la hipoglucemia es un hallazgo frecuente en neonatos, puede sospecharse un ECM si la hipoglucemia es grave y persistente sin otra etiología (véase capítulo 24). La presencia o ausencia de cetosis puede ayudar a orientar la evaluación diagnóstica (fig. 60-5).

A. Defectos de la oxidación de ácidos grasos. Los TOAG pueden presentarse en el periodo neonatal con hipoglucemia hipocetósica, y el diagnóstico bioquímico se basa en las anomalías encontradas en el perfil de acilcarnitina (tabla 60-10),

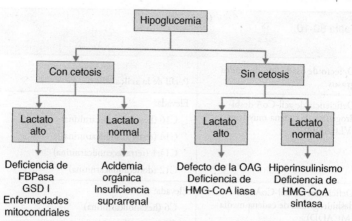

Figura 60-5. Abordaje de la hipoglucemia persistente en el recién nacido con sospecha de errores congénitos del metabolismo. FBPasa, fructosa-1,6-bifosfatasa; GSD I, enfermedad por almacenamiento de glucógeno tipo I; FAO, oxidación de ácidos grasos; HMG-CoA, 3-hidroxi-3-metil-glutaril coenzima A.

los estudios enzimáticos y las pruebas genéticas moleculares. Los programas ampliados de tamizaje neonatal detectan la mayoría de los TOAG.

1. **TOAG de cadena larga.** Acil-coenzima A deshidrogenasa de cadena muy larga (VLCADD), hidroxiacil-CoA deshidrogenasa de cadena larga (LCHADD), proteína trifuncional (PTF), deficiencia de carnitina-acilcarnitina translocasa (CACT) y deficiencias de carnitina palmitoiltransferasa II (CPTII).

   a. Manifestaciones. Los recién nacidos con las formas graves suelen presentar en los primeros meses de vida miocardiopatía, arritmias, hipotonía, hepatomegalia, rabdomiólisis e hipoglucemia.

   b. Manejo. La hipoglucemia debe evitarse mediante alimentación frecuente y tratarse con infusión de glucosa. Las restricciones dietéticas con una fórmula baja en grasas y suplementos de triglicéridos de cadena media (TCM) deben iniciarse en forma temprana. Estas terapias revertirán idealmente la disfunción cardiaca. La triheptanoína (Dojolvi) es un medicamento recientemente aprobado para tratar los TOAG de cadena larga que proporciona una grasa de cadena media de carbono impar, lo que permite aumentar los intermediarios del ciclo del ácido cítrico (terapia anaplerótica).

2. **TOAG de cadena media.** Deficiencia de acil-CoA deshidrogenasa de cadena media (MCAD).

   a. Manifestaciones. Los neonatos con deficiencia de MCAD suelen presentarse entre los 3 y los 24 meses de edad con hipoglucemia hipocetósica, vómito, hepatomegalia, transaminasas hepáticas elevadas, letargo y convulsiones. La muerte súbita e inexplicada puede ser la primera manifestación de la deficiencia de MCAD.

   b. Manejo. La hipoglucemia debe tratarse con infusión de glucosa y evitarse con alimentación frecuente. También puede utilizarse maicena cruda para prevenir la hipoglucemia.

Tabla 60-10. Perfil de acilcarnitina en defectos de oxidación de ácidos grasos

Defecto de oxidación de ácidos grasos	Perfil de la acilcarnitina
Deficiencia de acil-CoA deshidrogenasa de cadena muy larga (VLCADD)	Elevada: C16 (hexadecanoilcarnitina) C14 (tetradecanoilcarnitina) C14:1 (tetradecenoilcarnitina) C12 (dodecanoilcarnitina)
Deficiencia de acil-CoA deshidrogenasa de cadena media (MCADD)	Elevada: C6 (hexanoilcarnitina) C8 (octanoilcarnitina) C10 (decanoilcarnitina) C10:1 (decenoilcarnitina)
Deficiencia de acil-CoA deshidrogenasa de cadena corta (SCADD)	Elevada: C4 (butirilcarnitina)
Deficiencia de hidroxiacil-CoA deshidrogenasa de cadena larga (LCHADD)	Elevado: C14OH (hidroxitetradeñoilcarnitina) C16OH (hidroxihexadecanoilcarnitina) C18OH (hidroxiestearoilcarnitina) C18:1OH (hidroxioleilcarnitina)
Deficiencia de carnitina palmitoiltransferasa I (CPTI)	Carnitina total elevada Disminuido: C16 (hexadecanoilcarnitina) C18 (octadecanoilcarnitina) C18:1 (octadecenoilcarnitina)
Deficiencia de carnitina palmitoiltransferasa II (CPTII)	Disminución de la carnitina total Elevada: C16 (hexadecanoilcarnitina) C18:1 (octadecenoilcarnitina)
Defecto del transporte de carnitina	Disminución de la carnitina total
CoA, coenzima A.	

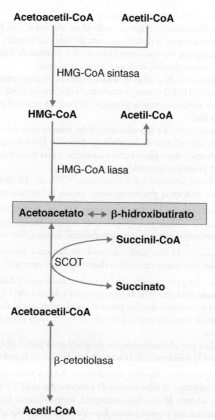

Figura 60-6. Síntesis y degradación de cuerpos cetónicos (acetoacetato y β-hidroxibutiratos). CoA, coenzima A; HMG-CoA, 3-hidroxi-3-metilglutaril coenzima A; SCOT, succinil-coenzima A oxoácido coenzima A transferasa.

B. **Trastornos del metabolismo de los cuerpos cetónicos.** Los cuerpos cetónicos (acetoacetato y β-hidroxibutirato) son un combustible importante para muchos tejidos durante el ayuno. Los cuerpos cetónicos se sintetizan a través de las enzimas 3-hidroxi-3-metilglutaril coenzima A (HMG-CoA) sintasa y liasa, mientras que la succinil-coenzima A oxoácido coenzima A transferasa (SCOT) y la β-cetotiolasa catabolizan los cuerpos cetónicos (fig. 60-6). Los trastornos de la síntesis de cuerpos cetónicos (cetogénesis) suelen cursar con hipoglucemia hipocetósica. Por otro lado, los trastornos de la degradación de los cuerpos cetónicos (cetólisis) cursan con episodios recurrentes de cetoacidosis grave.

1. Deficiencia de HMG-CoA sintasa

   a. **Manifestaciones.** La deficiencia de HMG-CoA sintasa puede presentarse en la infancia con hipoglucemia hipocetósica precipitada por una enfermedad aguda.

   b. **Diagnóstico.** El análisis de ácidos orgánicos en orina muestra aciduria dicarboxílica sin cetosis. El diagnóstico puede confirmarse molecularmente mediante pruebas genéticas.

   c. **Manejo.** La hipoglucemia debe evitarse mediante alimentación frecuente y tratarse con infusión de glucosa.

2. **Deficiencia de HMG-CoA liasa**

    a. Manifestaciones. Algunos individuos afectados con HMG-CoA liasa se presentan durante la primera semana de vida con vómito, hipotonía, letargia, hepatomegalia, hipoglucemia hipocetósica, pruebas de función hepática anormales, lactato elevado, acidosis e hiperamonemia.

    b. Diagnóstico. El análisis de ácidos orgánicos en orina muestra 3-hidroxi-3-metilglutarato (HMG) y metilglutaconato. El diagnóstico puede confirmarse molecularmente mediante pruebas genéticas. El tamizaje neonatal ampliado detecta esta enfermedad.

    c. Tratamiento. La hipoglucemia debe tratarse con infusión de glucosa y la acidosis con infusión de bicarbonato de sodio. También se utiliza carnitina. El tratamiento a largo plazo incluye carnitina y una dieta baja en grasas y restringida en proteínas, evitando el ayuno.

C. Deficiencia de fructosa-1,6-bisfosfatasa (FBPasa). La deficiencia de FBPasa, una enzima clave en la gluconeogénesis, impide la formación de glucosa.

    1. **Manifestaciones.** Durante la primera semana de vida, los neonatos con deficiencia de FBPasa pueden presentar acidosis láctica, hipoglucemia, cetosis, hepatomegalia, convulsiones, irritabilidad, letargia, hipotonía, apnea y coma.

    2. **Diagnóstico.** El diagnóstico se confirma mediante pruebas genéticas moleculares con un ensayo enzimático disponible si es necesario.

    3. **Manejo.** La presentación aguda puede tratarse con infusión de glucosa y bicarbonato para controlar la hipoglucemia y la acidosis. La terapia de mantenimiento tiene como objetivo evitar el ayuno mediante la alimentación frecuente y el uso de almidón crudo. También se recomienda la restricción de fructosa y sacarosa.

D. Enfermedad por almacenamiento de glucógeno tipo I (EAG I). La EAG I está causada por la deficiencia de la actividad de la glucosa-6-fosfatasa (G6Pasa).

    1. **Manifestaciones.** Algunos neonatos con EAG I presentan hipoglucemia grave; sin embargo, la edad común de presentación es de 3 a 4 meses con hipoglucemia, acidosis láctica, hepatomegalia, hiperuricemia, hiperlipidemia, retraso del crecimiento y convulsiones hipoglucémicas. La hipoglucemia y la acidosis láctica pueden desarrollarse tras un ayuno corto (de 2 a 4 horas).

    2. **Diagnóstico.** El diagnóstico puede confirmarse mediante pruebas genéticas moleculares con ensayo enzimático si es necesario.

    3. **Manejo.** El cuadro agudo debe tratarse con infusión de glucosa y bicarbonato para controlar la hipoglucemia y la acidosis. La terapia de mantenimiento tiene como objetivo mantener los niveles normales de glucosa mediante la alimentación frecuente, el uso de almidón de maíz crudo y la alimentación continua intragástrica si es necesario. La dieta debe ser baja en grasas, sacarosa y fructosa, y alta en carbohidratos complejos.

VII. ECM CON CONVULSIONES NEONATALES. Siempre debe considerarse la posibilidad de ECM en neonatos con crisis convulsivas inexplicables y resistentes al tratamiento (véase la tabla 60-1).

A. Deficiencia de biotinidasa

    1. La biotinidasa es esencial para el reciclaje de la vitamina biotina, que es un cofactor para varias enzimas carboxilasas esenciales.

    2. **Manifestaciones.** Los niños no tratados con deficiencia profunda de biotinidasa suelen presentar, entre 1 semana y 10 años de edad, crisis convulsivas, hipotonía,

acidosis metabólica, lactato elevado, hiperamonemia, síntomas cutáneos (erupción cutánea, alopecia) e infecciones virales o fúngicas recurrentes.

3. **Diagnóstico.** Se establece mediante pruebas genéticas moleculares o evaluando la actividad de la enzima biotinidasa en sangre o con ambas. El tamizaje neonatal detecta la deficiencia de biotinidasa.

4. **Manejo.** La descompensación metabólica aguda puede tratarse con infusiones de glucosa y bicarbonato sódico. Los síntomas suelen mejorar con el tratamiento con biotina (5 a 10 mg diarios por vía oral). Los niños con deficiencia de biotinidasa que son diagnosticados antes de desarrollar síntomas (p. ej., mediante tamizaje neonatal) y que son tratados con biotina no suelen desarrollar ninguna manifestación.

B. Epilepsia dependiente de piridoxina

1. La epilepsia dependiente de piridoxina es un trastorno autosómico recesivo que se produce debido a la deficiencia de la enzima antiquitina en la vía del metabolismo de la lisina y altera el metabolismo de los neurotransmisores.

2. **Manifestaciones.** Los recién nacidos con epilepsia dependiente de piridoxina se presentan poco después del nacimiento con crisis difíciles de controlar (las crisis pueden comenzar en el útero).

3. **Diagnóstico.** Se establece clínicamente al mostrar una respuesta a la piridoxina. La administración de 100 mg de piridoxina IV mientras se monitoriza el electroencefalograma (EEG) puede producir el cese de las convulsiones clínicas con los correspondientes cambios en el EEG generalmente en un periodo de varios minutos; sin embargo, se han descrito respuestas retardadas. Si no se demuestra una respuesta clínica, la dosis puede repetirse hasta 500 mg. La piridoxina oral (30 mg/kg/día) puede provocar el cese de las convulsiones en un plazo de 3 a 5 días. El diagnóstico puede confirmarse bioquímicamente demostrando niveles elevados de ácido pipecólico, semialdehído α-aminoadípico y piperideína-6-carboxilato y mediante pruebas genéticas moleculares.

4. **Manejo.** En general, las crisis convulsivas se controlan con 50 a 100 mg diarios de piridoxina.

C. Epilepsia sensible al piridoxal fosfato

1. La epilepsia sensible al piridoxal fosfato es un trastorno autosómico recesivo que resulta de la deficiencia de piridoxamina fosfato oxidasa (PNPO), una enzima que intercambia las formas fosforiladas de piridoxina y piridoxamina al piridoxal fosfato con actividad biológica.

2. **Manifestaciones.** Los neonatos con epilepsia sensible al piridoxal fosfato se presentan típicamente de forma similar a aquellos con epilepsia dependiente de piridoxina, pero no responden al tratamiento con piridoxina.

3. **Diagnóstico.** Se establece el diagnóstico demostrando el cese de las crisis convulsivas con la administración de piridoxal fosfato (50 mg por vía oral) con los correspondientes cambios en el EEG, normalmente en el plazo de 1 hora. La glicina y la treonina están elevadas en plasma y líquido cefalorraquídeo (LCR), mientras que los metabolitos monoaminérgicos y el fosfato de piridoxal están bajos en el LCR. Existen pruebas genéticas moleculares.

4. **Manejo.** Por lo general, las crisis convulsivas pueden controlarse con piridoxal fosfato 30 a 50 mg/kg/día divididos en cuatro dosis.

D. Encefalopatía por glicina (hiperglicinemia no cetósica)

1. La encefalopatía por glicina es un trastorno autosómico recesivo que se produce debido a la deficiencia del sistema enzimático de escisión de la glicina, lo que provoca una degradación defectuosa de la glicina y su acumulación en los tejidos.

2. Manifestaciones. Los individuos con la forma neonatal de la encefalopatía por glicina presentan letargia, hipotonía, mala alimentación, convulsiones y apnea a los pocos días de nacer; los síntomas también pueden comenzar en el útero, donde se informa de hipo frecuente. El electroencefalograma muestra un patrón característico de estallido-supresión. Muchos neonatos mueren a las pocas semanas de vida, normalmente por apnea; los supervivientes desarrollan un retraso global profundo del desarrollo. En la encefalopatía transitoria por glicina, secundaria a la inmadurez de las enzimas de escisión de la glicina, las anomalías clínicas y de laboratorio se normalizan entre las 2 y 8 semanas de edad.

3. Diagnóstico. El diagnóstico bioquímico se basa en la demostración de niveles elevados de glicina en plasma y en la relación glicina en LCR/plasma (las muestras de plasma y LCR deben obtenerse casi al mismo tiempo para calcular con precisión la relación; lo normal es ≤ 0.02 y pueden observarse relaciones de 0.09 a 0.45 en la forma grave). Para confirmar el diagnóstico pueden utilizarse pruebas genéticas moleculares y análisis enzimáticos.

4. Manejo. No se conoce ningún tratamiento eficaz para la encefalopatía por glicina. Puede utilizarse benzoato sódico (250 a 750 mg/kg/día) para reducir los niveles de glicina. Los antagonistas de los receptores N-metil-D-aspartato (NMDA) dextrometorfano, memantina, ketamina y felbamato pueden utilizarse en un intento de bloquear los efectos neuroexcitatorios de la glicina sobre los receptores NMDA y posiblemente mejorar el control de las convulsiones. Sin embargo, estos tratamientos han sido de beneficio limitado para el resultado final del neurodesarrollo.

E. Deficiencia de sulfito oxidasa y deficiencia de cofactor de molibdeno

1. La deficiencia de sulfito oxidasa es un trastorno autosómico recesivo debido a la deficiencia de la enzima sulfito oxidasa. El molibdeno es un cofactor tanto de la sulfito oxidasa como de la xantina oxidasa.

2. Manifestaciones. Las deficiencias de la sulfito oxidasa y del cofactor molibdeno pueden presentarse con crisis convulsivas neonatales, letargo, microcefalia y retraso psicomotor progresivo.

3. Diagnóstico. El diagnóstico bioquímico se establece por la demostración de una elevada sulfocisteína en orina y una disminución de homocisteína y cisteína en plasma. Además, el ácido úrico sérico es bajo en la deficiencia del cofactor molibdeno. Para confirmar el diagnóstico se dispone de estudios enzimáticos y pruebas genéticas moleculares.

4. Tratamiento. No se conoce ningún tratamiento eficaz.

F. Trastornos del metabolismo de las purinas. Los nucleótidos de purina son constituyentes celulares esenciales, que intervienen en la transferencia de energía, la regulación metabólica y la síntesis de ADN y ARN. Algunos trastornos del metabolismo de las purinas pueden presentarse con convulsiones neonatales.

1. Deficiencia de adenilosuccinato liasa (ADSL). La ADSL cataliza dos pasos en la síntesis de purinas: la conversión del succinilaminoimidazol carboxamida ribotida (SAICAR) en AICAR y la del adenilosuccinato en AMP (S-AMP).

a. **Manifestaciones.** La ADSL puede presentarse con crisis convulsivas intra tables a partir de los primeros días o semanas de vida. Otras manifestacione incluyen hipotonía, microcefalia, retraso psicomotor y atrofia cerebral, hipo mielinización y atrofia cerebelosa en las imágenes cerebrales.

b. **Diagnóstico.** El diagnóstico bioquímico se basa en la presencia de SAICAF y succiniladenosina en LCR y orina. El diagnóstico puede confirmarse me diante un ensayo enzimático y pruebas genéticas moleculares.

c. **Tratamiento.** No se conoce ningún tratamiento eficaz.

VIII. ECM CON HIPOTONÍA. La hipotonía es un hallazgo inespecífico, aunque puede ser una característica predominante de ciertos ECM (véase la tabla 60-1).

A. Enfermedades mitocondriales

1. La función principal de las mitocondrias es producir adenosín trifosfato (ATP) a partir de la oxidación de ácidos grasos y azúcares mediante la cadena de transporte de electrones. Por lo tanto, los tejidos más dependientes del metabolismo aeróbico, como el cerebro, los músculos y el corazón, tienen más probabilidades de verse afectados en estos trastornos.

2. **Manifestaciones.** Las manifestaciones de las enfermedades mitocondriales pueden comenzar a cualquier edad. Los neonatos con enfermedades mito condriales pueden presentar apnea, letargo, coma, crisis convulsivas, hipoto nía, espasticidad, debilidad y atrofia muscular, cardiomiopatía, tubulopatía renal, hepatomegalia, disfunción o insuficiencia hepática, acidosis láctica, hipoglucemia, anemia, neutropenia o pancitopenia. Algunos neonatos con enfermedades mitocondriales muestran un conjunto de características clínicas que se engloban en un síndrome clínico discreto (tabla 60-11); sin embargo, a menudo existe una variabilidad clínica considerable, y muchos individuos afectados no encajan en un síndrome concreto.

3. **Diagnóstico.** Los trastornos mitocondriales pueden ser difíciles de diagnos ticar. Las anomalías bioquímicas en las enfermedades mitocondriales pueden incluir acidosis láctica, cetosis y niveles elevados de intermediarios del ciclo del ácido tricarboxílico en el análisis de ácidos orgánicos en orina. La histología de los músculos afectados en individuos de edad avanzada puede mostrar fibras rojas irregulares que representan la acumulación periférica e intermiofibrilar de mitocondrias anormales, pero este hallazgo es poco frecuente en neonatos y niños pequeños. La actividad enzimática de los complejos de la cadena respi ratoria puede evaluarse en músculo esquelético, fibroblastos cutáneos o tejido hepático, pero esto puede no ser diagnóstico. Las pruebas moleculares para determinar el contenido de ADN mitocondrial y la secuenciación del ADN mitocondrial y de los genes de ADN nuclear mitocondrial conocidos son el modo preferido de realizar las pruebas debido a las limitaciones de los análisis bioquímicos e histológicos.

4. **Tratamiento.** En la actualidad, no se dispone de terapias satisfactorias para la gran mayoría de los trastornos mitocondriales. El tratamiento aún es en gran medida sintomático y no altera significativamente el curso de la enfermedad.

B. Síndrome de Zellweger

1. El síndrome de Zellweger es un trastorno de la biogénesis del peroxisoma. Los peroxisomas son orgánulos celulares que poseen funciones anabólicas y catabólicas, incluyendo la síntesis de plasmalógenos, que son constituyentes

Tabla 60-11. Síndromes mitocondriales asociados con presentación neonatal

Síndrome de Barth

- Miocardiopatía hipertrófica
- Miopatía esquelética
- Neutropenia
- Afecta a varones (ligado al cromosoma X)

Síndrome de Pearson

- Anemia sideroblástica
- Neutropenia
- Trombocitopenia
- Disfunción pancreática exocrina
- Tubulopatía renal

Síndromes hepatocerebrales de depleción del ADN mitocondrial

- Disfunción o insuficiencia hepática
- Hipotonía
- Crisis convulsivas
- Acidosis láctica
- Hipoglucemia

Insuficiencia hepática infantil transitoria debida a un defecto de traducción mitocondrial (mutación *TRMU*)

- Disfunción o insuficiencia hepática
- Hepatomegalia
- Mala alimentación y vómito
- Acidosis láctica
- Hipotonía
- La función hepática se normaliza al cabo de 3 a 4 meses

importantes de las membranas celulares y la mielina, la β-oxidación de los AGCML, la oxidación del ácido fitánico y la formación de ácidos biliares.

2. **Manifestaciones.** Los neonatos con síndrome de Zellweger suelen presentar debilidad grave e hipotonía, mala alimentación, suturas muy abiertas, convulsiones, hepatomegalia, ictericia, transaminasas elevadas, extremida-

des proximales cortas, epífisis punteadas y rasgos faciales distintivos (véase la tabla 60-5).

3. Diagnóstico. Las anomalías bioquímicas incluyen ácido fitánico y AGCML elevados y plasmalógenos bajos. Muchas proteínas están implicadas en la biogénesis peroxisomal y, por lo tanto, se secuencian múltiples genes, en un panel de genes o mediante secuenciación del exoma, para identificar el diagnóstico genético.

4. Tratamiento. No existe un tratamiento eficaz, y el manejo es principalmente sintomático.

IX. ECM CON DISFUNCIÓN HEPÁTICA.
Varios ECM pueden tener manifestaciones hepáticas en el periodo neonatal (véase la tabla 60-2). La galactosemia es la causa metabólica más frecuente de enfermedad hepática en neonatos. Algunas enfermedades mitocondriales pueden presentar hepatopatía en el periodo neonatal (véase tabla 60-11).

A. Galactosemia (véase capítulo 26)

1. La galactosemia es una enfermedad autosómica recesiva debida a la deficiencia de galactosa-1-fosfato uridiltransferasa (GALT), que funciona en la vía catabólica de la galactosa.

2. Manifestaciones. Los síntomas típicos de la galactosemia en el recién nacido se desarrollan tras la ingestión de lactosa (disacárido glucosa-galactosa) a través de la leche materna o las fórmulas infantiles típicas. Las manifestaciones clínicas incluyen vómito, diarrea, dificultades de alimentación, retraso del crecimiento, hipoglucemia, ictericia, hepatomegalia, elevación de las transaminasas, coagulopatía, ascitis, insuficiencia hepática, tubulopatía renal, letargo, irritabilidad, convulsiones, cataratas y mayor riesgo de sepsis neonatal por *Escherichia coli*.

3. Diagnóstico. El perfil bioquímico de la galactosemia incluye galactosa elevada en plasma, galactosa-1-fosfato en eritrocitos y galactitol en orina. El diagnóstico se confirma mediante un ensayo enzimático y pruebas genéticas moleculares. Todos los programas de tamizaje neonatal detectan la galactosemia.

4. Manejo. La fórmula sin lactosa (soya) debe iniciarse durante los primeros 3 a 10 días de vida para obtener resultados óptimos.

B. Intolerancia hereditaria a la fructosa

1. La intolerancia hereditaria a la fructosa es un trastorno autosómico recesivo debido a la deficiencia de FBPasa aldolasa (aldolasa B), que forma parte de la vía catabólica de la fructosa.

2. Manifestaciones. Las manifestaciones clínicas se desarrollan cuando el neonato está expuesto a la fructosa de la sacarosa (disacárido glucosa-fructosa) de las fórmulas a base de soya o, más tarde, en el momento del destete, cuando el neonato está expuesto a la fructosa de frutas y verduras. Las primeras manifestaciones incluyen vómito, hipoglucemia, irritabilidad, crisis convulsivas, letargo, coma, hepatomegalia, ictericia, elevación de las transaminasas, coagulopatía, edema, ascitis, insuficiencia hepática y tubulopatía renal.

3. Diagnóstico. Mediante pruebas genéticas moleculares y ensayos enzimáticos se establece el diagnóstico.

4. Manejo. El tratamiento se basa en la eliminación de la sacarosa, la fructosa y el sorbitol de la dieta.

C. Tirosinemia de tipo I

1. La tirosinemia de tipo I es un trastorno autosómico recesivo debido a la deficiencia de fumarilacetoacetato hidrolasa, que funciona en la vía catalítica de la tirosina.

2. Manifestaciones. La tirosinemia tipo I puede presentarse en la primera infancia con vómito, diarrea, hipoglucemia, septicemia, hepatomegalia, elevación de las transaminasas, ictericia, coagulopatía, ascitis, insuficiencia hepática, tubulopatía renal y olor anormal (véase la tabla 60-4).

3. Diagnóstico. Las anomalías bioquímicas incluyen succinilacetona elevada en orina y metabolitos de tirosina (p-hidroxifenilpiruvato, p-hidroxifenilactato y p-hidroxifenilacetato) y tirosina y metionina elevadas en plasma. La alfa fetoproteína sérica está marcadamente elevada. El diagnóstico puede confirmarse mediante análisis enzimáticos y pruebas genéticas moleculares. Los programas de tamizaje de recién nacidos pueden detectar tirosina o succinilacetona en la mancha de sangre para diagnosticar la tirosinemia; sin embargo, muchos casos pueden pasarse por alto cuando el tamizaje utiliza solo tirosina.

4. Tratamiento. La nitisinona (NTCB, 1 a 2 mg/kg/día divididos en dos dosis) y una dieta con restricción de tirosina son eficaces para prevenir los síntomas si se inicia en forma temprana.

D. Colestasis intrahepática neonatal causada por deficiencia de citrina (CIHNDC)

1. La CIHNDC es un trastorno autosómico recesivo debido a la deficiencia de citrina, que es un transportador mitocondrial de aspartato-glutamato (véase fig. 60-3).

2. Manifestaciones. La CIHNDC puede presentarse en el periodo neonatal con colestasis intrahepática transitoria, ictericia prolongada, hepatomegalia, transaminasas elevadas, hipoproteinemia, coagulopatía, retraso del crecimiento, anemia hemolítica e hipoglucemia. Por lo general, la CIHNDC no es grave y la mayoría de los síntomas desaparecen al año de edad con un tratamiento adecuado.

3. Diagnóstico. Las anomalías bioquímicas incluyen citrulina plasmática elevada, arginina, metionina, tirosina lisina y aumento de la relación treonina:serina. Se dispone de pruebas genéticas moleculares. La citrulina elevada en el tamizaje neonatal puede conducir al diagnóstico.

4. Manejo. Incluye la suplementación de vitaminas liposolubles y el uso de fórmulas sin lactosa y con alto contenido en MCT. Posteriormente, se recomienda una dieta con alto contenido en lípidos y proteínas bajas en carbohidratos.

X. ERROR CONGÉNITO DEL METABOLISMO CON MIOCARDIOPATÍA. Algunos trastornos metabólicos pueden presentarse predominantemente con miocardiopatía (véase la tabla 60-3).

A. Enfermedad por almacenamiento de glucógeno tipo II (EAG II) (enfermedad de Pompe)

1. La GSD II está causada por la deficiencia de la enzima lisosomal α-glucosidasa ácida (GAA, maltasa ácida). El defecto enzimático provoca la acumulación de glucógeno dentro de los lisosomas en diferentes órganos.

2. Manifestaciones. Los neonatos con la GSD II clásica de aparición infantil suelen presentar en los 2 primeros meses de vida hipotonía, debilidad muscular, hepatomegalia, cardiomiopatía hipertrófica, dificultades de alimentación, retraso del crecimiento, macroglosia, dificultad respiratoria y pérdida de audición.

3. **Diagnóstico.** Las pruebas inespecíficas que apoyan el diagnóstico incluyen un nivel elevado de creatinina cinasa en suero y oligosacáridos en orina. El diagnóstico se confirma mediante un ensayo enzimático y pruebas genéticas moleculares. En la actualidad, algunos estados incluyen la enfermedad de Pompe en el panel de tamizaje neonatal.

4. **Tratamiento.** El tratamiento enzimático de restitución con alglucosidasa alfa (Myozyme®) debe iniciarse en cuanto se establezca el diagnóstico. La respuesta a la terapia de sustitución enzimática es mejor en aquellos en los que la terapia se inicia antes de los 6 meses de edad y antes de la necesidad de asistencia ventilatoria.

XI. DIAGNÓSTICO *POST MORTEM*.

Si se sospecha que la muerte de un neonato se debe a un trastorno metabólico genético, es importante identificar el diagnóstico para proporcionar a la familia información que pueda ayudarles a planificar el futuro de sus hijos. Las pruebas genéticas que utilizan la secuenciación del exoma o del genoma ofrecen ahora la oportunidad de realizar un diagnóstico molecular con unos requisitos mínimos de tejido, aunque una autopsia completa también es extremadamente útil. Si la familia rechaza una autopsia completa, se pueden recoger muestras mínimamente invasivas que pueden ayudar a aclarar los resultados de las pruebas genéticas. Entre las muestras que deben recogerse se incluyen las siguientes:

A. **Sangre**, tanto coagulada como heparinizada. La muestra debe centrifugarse y el plasma congelarse. Los linfocitos pueden conservarse para cultivo.

B. **Orina**, congelada

C. **LCR**, congelado

D. **Biopsia de piel** para cultivo de fibroblastos que se utilizará para análisis de ADN o ensayo enzimático. Deben tomarse dos muestras de una zona bien perfundida del torso. La piel debe limpiarse bien con alcohol (no con clorhexidina, que mata las células) y cualquier resto de solución limpiadora debe lavarse con agua estéril. La piel puede colocarse brevemente en solución salina estéril hasta que se disponga de medios especiales.

E. **Las muestras de biopsia de hígado o músculo**, tanto las muestras *pre mortem* como las muestras *post mortem* de tamaño generoso, deben congelarse rápidamente para preservar la integridad enzimática así como la histología del tejido.

F. **Otros.** Dependiendo de la naturaleza de la enfermedad, deben conservarse otros tejidos como el músculo cardiaco, el cerebro y el riñón. Pueden tomarse fotografías, así como una exploración radiológica esquelética completa de los recién nacidos con rasgos dismórficos. Como ya se ha mencionado, debe realizarse una autopsia completa si está permitido.

XII. TAMIZAJE RUTINARIO DE RECIÉN NACIDOS.

Cada estado de Estados Unidos tiene su propio programa obligatorio de tamizaje neonatal, y los estados utilizan ahora la espectrometría de masas en tándem (MS/MS) para evaluar el tamizaje neonatal de una variedad de ECM. El panel recomendado puede consultarse aquí: https://www.hrsa.gov/advisory-committees/heritable-disorders/rusp/index.html. En el sitio web del American College of Medical Genetics puede encontrarse información útil para el seguimiento del tamizaje neonatal ("Hojas ACT") y para la confirmación de un trastorno identificado mediante tamizaje neonatal ("Algoritmos"): https://www.acmg.net/ACMG/Medical-Genetics-Practice-Resources/ACT_Sheets_and_Algorithms.aspx. La tabla 60-12 incluye los analitos del tamizaje neonatal y los diagnósticos sospechosos con cada analito.

Tabla 60-12. Analitos primarios del tamizaje neonatal y diagnósticos sospechados

Analito	Condición
Enzima biotinidasa	Deficiencia de biotinidasa
Galactosa elevada o enzima GALT deficiente	Galactosemia clásica
Galactosa elevada y GALT normal	Deficiencia de galactocinasa
	Deficiencia de galactosa epimerasa
C0	Defecto del transporte de carnitina
C0; C0/C16 + C18	Deficiencia de carnitina palmitoiltransferasa I (CPT I)
C3	Acidemias metilmalónicas
	Acidemia propiónica
C3DC	Acidemia malónica
C4	Deficiencia de acil-CoA deshidrogenasa de cadena corta (SCAD)
	Encefalopatía etilmalónica
	Deficiencia de isobutiril-CoA deshidrogenasa
C4OH	Deficiencia de hidroxiacil-CoA deshidrogenasa de cadena media/corta (M/SCHAD)
C4, C5	Acidemia glutárica 2
	Encefalopatía etilmalónica
C5	Acidemia isovalérica
	Deficiencia de acil-CoA deshidrogenasa de cadena corta o ramificada
C5DC	Acidemia glutárica tipo I
C5OH	Deficiencia de β-cetotiolasa
	Deficiencia de biotinidasa
	Deficiencia de holocarboxilasa
	Deficiencia de HMG-CoA liasa
	Deficiencia de metilcrotonil-CoA carboxilasa (MCC)
C8, C6, C10	Deficiencia de acil-CoA deshidrogenasa de cadena media (MCADD)
C14:1	Deficiencia de acil-CoA deshidrogenasa de cadena muy larga (VLCADD)

(continúa)

Tabla 60-12. (*continuación*)

Analito	Condición
C16 o C18:1	Deficiencia de carnitina palmitoiltransferasa II (CPT II)
C16OH ± C18:1-OH	Deficiencia de hidroxiacil-CoA deshidrogenasa de cadena larga (LCHADD)
	Deficiencia de proteína trifuncional (PTF)
Arginina	Argininemia
Citrulina	Deficiencia de argininosuccinato liasa (aciduria argininosuccínica)
	Deficiencia de argininosuccinato sintetasa (citrulinemia I)
	Deficiencia de citrina (citrulinemia II)
	Deficiencia de piruvato carboxilasa
Metionina	Homocistinuria
	Hipermetioninemia
	Deficiencia de glicina N-metiltransferasa (GNMT)
	Deficiencia de adenosilhomocisteína hidrolasa
Leucina	Enfermedad de la orina con olor a jarabe de arce (EOOJA)
	Hidroxiprolinuria
Fenilalanina	Fenilcetonuria (PKU)
	Defecto del metabolismo del cofactor biopterina
Tirosina elevada y succinil-acetona normal	Tirosinemia II
	Tirosinemia III
Tirosina normal/elevada y succinilacetona elevada	Tirosinemia I

GALT, galactosa-1-fosfato uridiltransferasa; DC, dicarboxílico; CoA, coenzima A; HMG-CoA, 3-hidroxi-3-metilglutaril coenzima A.

AGRADECIMIENTOS

El autor desea expresar su agradecimiento a la Dra. Amy Kritzer por sus comentarios sobre el contenido de este capítulo y a los autores previos, los Dres. Ayman W. El-Hattab y V. Reid Sutton.

Lecturas recomendadas

Ah Mew N, Simpson KL, Gropman AL, et al. Urea cycle disorders overview. En: Adam MP, Ardinger HH, Pagon RA, et al, eds. *GeneReviews*. Seattle, WA: University of Washington; 1993–2020. https://www.ncbi.nlm.nih.gov/books/NBK1217/. Consultada el 2 de noviembre de 2020.

Chinnery PF. Primary mitochondrial disorders overview. En: Adam MP, Ardinger HH, Pagon RA, et al, eds. *GeneReviews*. Seattle, WA: University of Washington; 1993–2020. https://www.ncbi.nlm.nih.gov/books/NBK1224/. Consultada el 2 de noviembre de 2020.

New England Consortium of Metabolic Programs. https://www.newengland consortium.org/. Consultada el 13 de enero de 2020.

Saudubray JM, Baumgartner M, Walter J, eds. *Inborn Metabolic Diseases: Diagnosis and Treatment*. Heidelberg, Germany: Springer-Verlag; 2016.

Saudubray JM, Nassogne MC, de Lonlay P, et al. Clinical approach to inherited metabolic disorders in neonates: an overview. *Semin Neonatol* 2002;7(1):3–15.

Valle D, Vogelstein B, Kinzler KW, et al, eds. *Scriver's OMMBID: The Online Metabolic & Molecular Bases of Inherited Disease*. https://ommbid.mhmedical.com/. Consultada el 2 de noviembre de 2020.

Van Hove JLK, Coughlin C II, Swanson M, et al. Nonketotic hyperglycinemia. In: Adam MP, Ardinger HH, Pagon RA, et al, eds. *GeneReviews*. Seattle, WA: University of Washington, Seattle; 1993–2021. https://www.ncbi.nlm.nih.gov/books/NBK1357/. Consultada el 13 de enero de 2020.

61 Trastornos tiroideos

Christine E. Cherella y Ari J. Wassner

PUNTOS CLAVE

- Las mujeres con hipotiroidismo preexistente que reciben un tratamiento adecuado suelen dar a luz a bebés sanos.
- El hipotiroidismo congénito es una de las causas prevenibles más frecuentes de discapacidad intelectual.
- Los recién nacidos prematuros y de bajo peso tienen un mayor riesgo de padecer hipotiroidismo congénito (HC).
- El hipertiroidismo fetal y neonatal se produce en aproximadamente 1 a 2% de los recién nacidos de madres con enfermedad de Graves y casi siempre es transitorio.

I. FISIOLOGÍA TIROIDEA EN EL EMBARAZO.

Durante el embarazo normal se producen múltiples cambios en la fisiología tiroidea materna.

A. **Aumento del aclaramiento de yodo.** Desde las primeras etapas del embarazo, el aumento del flujo sanguíneo renal y de la filtración glomerular conduce a un aumento de la eliminación de yodo del plasma materno. El yodo también se transporta a través de la placenta para permitir la síntesis de yodotironina por la glándula tiroides fetal, que comienza después del primer trimestre. Estos procesos aumentan las necesidades alimentarias de yodo de la madre, pero tienen escasa repercusión en la concentración de yodo en el plasma materno o en la función tiroidea materna o fetal en las regiones con insuficiencia de yodo. Por el contrario, en regiones con una ingesta insuficiente de yodo, el aumento del aclaramiento de yodo y la transferencia transplacentaria pueden provocar una disminución de la tiroxina (T_4), un aumento de la hormona estimulante de la tiroides (TSH) y un aumento del volumen de la glándula tiroides tanto en la madre como en el feto. Aunque históricamente se ha considerado que en Estados Unidos se cuenta con una cantidad suficiente de yodo, los datos indican que la mitad de las mujeres embarazadas estadounidenses pueden tener una deficiencia leve de yodo. Para garantizar una ingesta adecuada, se recomienda un suplemento de 150 µg de yodo al día para todas las mujeres embarazadas y recién nacidos; cabe destacar que muchas vitaminas prenatales carecen de la cantidad suficiente de yodo.

B. **La gonadotropina coriónica humana (hCG) tiene una débil actividad intrínseca similar a la TSH.** El alto nivel circulante de hCG en el primer trimestre conduce a un aumento leve y transitorio de la T_4 libre acompañado de una supresión parcial de la TSH que se resuelve aproximadamente en la semana 14 de gestación.

C. **Aumento de los niveles de globulina fijadora de tiroxina (TBG, por sus siglas en inglés).** Los niveles de TBG aumentan al principio del embarazo. La TBG se duplica a mediados de la gestación y luego se estabiliza en un nivel alto. Este

931

aumento de la TBG se debe en gran medida a la disminución del aclaramiento hepático de la TBG debido al aumento de la sialilación de la proteína TBG estimulada por los estrógenos. El estrógeno también estimula la síntesis de TBG en el hígado.

D. Aumento de los niveles totales de triyodotironina (T_3) y T_4. Este se produce al principio de la gestación junto con el rápido aumento de los niveles de TBG (véase la secc. I.C). Los niveles de T_4 libre aumentan mucho menos que los de T_4 total al principio del embarazo (véase secc. I.B) y luego disminuyen progresivamente en el segundo y tercer trimestres. Este descenso fisiológico es mínimo (< 10%) en las regiones con una ingesta de yodo suficiente, pero puede ser más pronunciado en aquellos lugares donde hay una ingesta de yodo limítrofe o deficiente. Los ensayos que miden directamente la T_4 libre pueden verse afectados por cambios en la TBG y deben utilizarse para monitorizar la función tiroidea materna solo si se dispone de rangos normales específicos para el ensayo y el trimestre; de lo contrario, se debe llevar a cabo una prueba de T_4 total.

E. Disminución de los niveles de TSH en el primer trimestre. Disminuyen en el contexto de niveles elevados de hCG (véase secc. I.B) y pueden caer transitoriamente por debajo del rango normal para mujeres no embarazadas en cerca de 20% de los embarazos sanos. Después del primer trimestre, los niveles de TSH vuelven al intervalo normal para mujeres no embarazadas.

F. Los mecanismos de control de retroalimentación negativa del eje hipotalámico-hipofisario-tiroideo (HHT) permanecen intactos durante todo el embarazo.

G. Metabolismo placentario y paso transplacentario. El yodo y la hormona liberadora de tirotropina (TRH) atraviesan libremente la placenta. Esta también es permeable a los fármacos antitiroideos y a los anticuerpos inmunoglobulina G (IgG) estimulantes del receptor de TSH y bloqueadores del receptor de TSH, pero es impermeable a la TSH. La T_4 atraviesa la placenta en cantidades limitadas debido a su inactivación por la enzima placentaria de tipo 3 deiodinasa (D3), que convierte la T_4 en T_3 inversa inactiva. La T_3 es igualmente inactivada por la D3 placentaria y su paso transplacentario es mínimo. En caso de hipotiroxinemia fetal, aumenta la transferencia materno-fetal de T_4, sobre todo en el segundo y tercer trimestres, lo que ayuda a proteger al feto en desarrollo de los efectos del hipotiroidismo fetal.

II. HIPERTIROIDISMO MATERNO. El hipertiroidismo complica entre 0.1 y 1% de los embarazos.

A. Enfermedad de Graves. Representa ≥ 85% del hipertiroidismo clínico en el embarazo. La hiperémesis gravídica se asocia con un hipertiroidismo subclínico o leve transitorio que puede deberse a los efectos de la hCG similares a los de la TSH y que suele resolverse sin tratamiento.

B. Signos y síntomas del hipertiroidismo. Pueden incluir taquicardia, palpitaciones, aumento del apetito, temblor, ansiedad y fatiga. La presencia de bocio, oftalmopatía o mixedema sugiere enfermedad de Graves.

C. Asociación del hipertiroidismo materno mal controlado con complicaciones graves del embarazo. Algunas de las complicaciones son aborto espontáneo, parto prematuro, retraso del crecimiento intrauterino, muerte fetal, preeclampsia, desprendimiento de la placenta, tormenta tiroidea e insuficiencia cardiaca congestiva.

D. Tratamiento. El tratamiento del hipertiroidismo materno reduce sustancialmente el riesgo de complicaciones maternas y fetales asociadas.

1. **Fármacos antitiroideos.** Están indicados para el tratamiento del **hipertiroidismo de moderado a grave.** En el primer trimestre, se recomienda el uso de

propiltiouracilo (PTU) en lugar de metimazol (MMI) debido a los posibles efectos teratogénicos del MMI, que se han asociado con aplasia cutis congénita, fístula traqueoesofágica y atresia coanal. Aunque el PTU también se ha asociado con malformaciones congénitas como quistes de cara/cuello y anomalías de las vías urinarias, estas son menos frecuentes y generalmente menos graves que las causadas por el MMI, y el PTU sigue siendo el fármaco de elección en el primer trimestre. Sin embargo, dado que el PTU puede causar una disfunción hepática materna grave, en el segundo trimestre el PTU debe cambiarse por MMI. Ambos fármacos atraviesan la placenta, y el feto es más sensible que la madre a los efectos de los fármacos antitiroideos, por lo que puede producirse hipotiroidismo fetal y bocio incluso con dosis dentro del rango terapéutico para la madre. Los médicos deben utilizar la dosis más baja posible y realizar un seguimiento estrecho, con el objetivo de mantener los niveles de T_4 en el rango normal alto y los niveles de TSH en el rango normal bajo o suprimido. El **hipertiroidismo leve** puede controlarse sin tratamiento.

2. **Agentes bloqueadores adrenérgicos beta.** Algunos de ellos, como el propranolol, pueden ser útiles para controlar los síntomas hipermetabólicos; sin embargo, debe evitarse su uso a largo plazo debido a las posibles morbilidades neonatales, como hipotensión, bradicardia y alteración de la respuesta a la hipoglucemia.

3. **Tiroidectomía quirúrgica.** Puede ser necesaria para controlar el hipertiroidismo en mujeres que no pueden tomar fármacos antitiroideos debido a alergia o agranulocitosis o en casos de incumplimiento materno del tratamiento médico. Si la tiroidectomía es necesaria, debe realizarse durante el segundo trimestre si es posible, en lugar de en el primer o tercer trimestre cuando los riesgos para el feto son mayores.

4. **Yodo.** Administrado a dosis farmacológicas, está generalmente contraindicado porque su administración prolongada puede causar hipotiroidismo fetal y bocio. Sin embargo, un tratamiento corto con yodo como preparación para la tiroidectomía parece ser seguro, y los médicos también pueden utilizar yodo en casos seleccionados en los que no se pueden utilizar fármacos antitiroideos. El **yodo radiactivo (RAI)** está contraindicado durante el embarazo.

E. **Hipertiroidismo fetal y neonatal.** Ocurre en aproximadamente 1 a 2% de los niños nacidos de madres con enfermedad de Graves. En estos casos, el hipertiroidismo es el resultado del paso transplacentario de anticuerpos estimulantes del receptor de TSH. Los niveles elevados de estos anticuerpos en el suero materno durante el tercer trimestre son predictivos de hipertiroidismo fetal y neonatal, al igual que los antecedentes maternos de haber tenido un hijo con esta enfermedad. Todas las mujeres embarazadas con enfermedad de Graves deben someterse a pruebas de detección de anticuerpos estimulantes del receptor de TSH y a un seguimiento del hipertiroidismo fetal mediante mediciones seriadas de la frecuencia cardiaca fetal, así como a ecografías prenatales para evaluar la presencia de bocio fetal y controlar el crecimiento fetal. El hipertiroidismo fetal puede tratarse mediante la administración de fármacos antitiroideos a la madre, pero un tratamiento excesivo puede suprimir la glándula tiroides fetal y causar hipotiroidismo.

F. **Hipotiroidismo fetal y neonatal en la enfermedad de Graves materna.** La exposición fetal a MMI o PTU puede causar hipotiroidismo transitorio que se resuelve rápidamente y no suele requerir tratamiento (véase secc. VI.A.2.a). En madres con antecedentes de enfermedad de Graves, el paso transplacentario de anticuerpos bloqueadores del receptor de TSH puede causar hipotiroidismo fetal (véase secc. VI.A.2.e). Un resultado neonatal poco frecuente de la enfermedad de Graves materna es el hipotiroidismo central transitorio, que puede deberse a la supresión hipofisaria por hipertiroidismo intrauterino prolongado.

G. **Neonatos de madres con enfermedad de Graves.** Pueden presentar tirotoxicosis o hipotiroidismo en el periodo neonatal y requieren una estrecha vigilancia tras el nacimiento (véase secc. VII).

III. HIPOTIROIDISMO MATERNO. El hipotiroidismo materno en el embarazo puede ser manifiesto (0.3 a 0.5% de los embarazos) o subclínico (2 a 2.5% de los embarazos).

A. **Causas de hipotiroidismo materno.** En regiones con suficiencia de yodo la causa más común de hipotiroidismo materno es la tiroiditis autoinmune crónica. Otras causas son el tratamiento previo de la enfermedad de Graves o el cáncer de tiroides con tiroidectomía quirúrgica o ablación con radioyodo, el hipotiroidismo inducido por fármacos o radiación, el hipotiroidismo congénito (HC) y la disfunción hipofisaria. La tiroiditis autoinmune crónica es más frecuente en pacientes con diabetes mellitus tipo 1. Ocasionalmente, las madres con antecedentes de enfermedad de Graves se vuelven hipotiroideas debido al desarrollo de anticuerpos bloqueadores del receptor de TSH.

B. **Signos y síntomas del hipotiroidismo en el embarazo.** Incluyen aumento de peso, intolerancia al frío, piel seca, debilidad, fatiga y estreñimiento. Estos pueden pasar inadvertidos en el contexto del embarazo, sobre todo si el hipotiroidismo es leve.

C. **Hipotiroidismo no reconocido o no tratado.** Se asocia con aborto espontáneo y complicaciones maternas del embarazo como anemia, preeclampsia, hemorragia posparto, desprendimiento de placenta y necesidad de cesárea. Los resultados adversos fetales y neonatales asociados incluyen parto prematuro, retraso del crecimiento intrauterino, anomalías congénitas, sufrimiento fetal durante el parto y muerte fetal y perinatal. Sin embargo, estas complicaciones se evitan con un tratamiento adecuado del hipotiroidismo, idealmente desde las primeras etapas del embarazo. **Los fetos afectados pueden experimentar alteraciones del neurodesarrollo, sobre todo si tanto el feto como la madre padecen hipotiroidismo durante la gestación** (p. ej., deficiencia de yodo, anticuerpos bloqueadores del receptor de TSH).

D. **Las mujeres con hipotiroidismo preexistente que reciben un tratamiento adecuado suelen dar a luz a niños sanos.** Estas pacientes deben aumentar su dosis habitual de L-tiroxina entre 25 y 30% inmediatamente después de la ausencia del periodo menstrual o de obtener un resultado positivo en una prueba de embarazo. Las pruebas de función tiroidea deben medirse tan pronto como se confirme el embarazo, cada 4 semanas durante la primera mitad del embarazo, al menos una vez entre las semanas 26 y 32 de gestación, y 4 semanas después de cualquier cambio de dosis de L-tiroxina. El nivel de TSH debe mantenerse dentro de los rangos normales específicos del trimestre según la población. A finales del primer trimestre (semanas 7 a 12), el intervalo de referencia inferior de TSH puede reducirse en aproximadamente 0.4 mU/L, y el intervalo de referencia superior puede presentar una reducción de cerca de 0.5 mU/L en comparación con el intervalo de no embarazo, con un retorno gradual hacia el intervalo de no embarazo en el segundo y tercer trimestres. El logro de este objetivo a menudo requiere una dosis de L-tiroxina de 20 a 50% mayor que en el estado no gestante.

E. **Pruebas rutinarias de la función tiroidea en el embarazo.** Se recomiendan actualmente solo para las mujeres con alto riesgo de hipotiroidismo, incluidas las sintomáticas, mayores de 30 años, que viven en una zona con deficiencia de yodo, con antecedentes familiares o personales de enfermedad tiroidea, o con antecedentes de positividad conocida de anticuerpos tiroideos, diabetes tipo 1, irradiación del cuello, obesidad mórbida, uso de amiodarona o litio, embarazos previos múltiples, infertilidad, aborto espontáneo o parto prematuro. Dado que esta estrategia puede pasar por alto a algunas mujeres con hipotiroidismo, algunos autores abogan por el tamizaje universal al inicio del embarazo, pero no se ha demostrado que esto mejore los resultados, y el tema sigue siendo controvertido.

F. **Anticuerpos bloqueadores del receptor de TSH.** Atraviesan la placenta y pueden causar hipotiroidismo fetal y neonatal transitorio (véase secc. VI.A.2.e).

IV. BOCIO FETAL Y NEONATAL

A. **Ecografía fetal.** Realizada por un ecografista experimentado, es una herramienta excelente para el diagnóstico intrauterino y el seguimiento del bocio fetal.

B. **La enfermedad de Graves materna es la causa más común de bocio fetal y neonatal.** Esta enfermedad resulta con mayor frecuencia de hipotiroidismo fetal debido a MMI o PTU, incluso cuando se administran a dosis relativamente bajas. El bocio fetal y neonatal también puede ser consecuencia de hipertiroidismo fetal debido a anticuerpos estimulantes del receptor de TSH. Los anticuerpos del receptor de TSH pueden estar presentes tanto en mujeres con enfermedad de Graves activa como en mujeres tratadas previamente por enfermedad de Graves con tiroidectomía quirúrgica o ablación con RAI. Los antecedentes maternos y las pruebas de anticuerpos séricos suelen ser diagnósticos. En raras ocasiones, es necesario tomar muestras de sangre del cordón umbilical para determinar si el bocio fetal se debe a hipotiroidismo fetal inducido por MMI o PTU o a hipertiroidismo fetal inducido por anticuerpos estimulantes del receptor de TSH. Tras el parto, los neonatos expuestos *in utero* a PTU o MMI eliminan el fármaco rápidamente. Las pruebas de función tiroidea suelen normalizarse a la semana de vida y no es necesario administrar tratamiento.

C. **Otras causas de bocio fetal y neonatal:** los trastornos fetales de la hormonogénesis tiroidea (generalmente hereditarios), la ingestión excesiva de yodo por parte de la madre y la deficiencia de yodo por parte de la madre. Todas estas afecciones se asocian con hipotiroidismo fetal o neonatal, y el bocio se resuelve tras la normalización de la concentración sérica de TSH con tratamiento con L-tiroxina.

D. **El bocio fetal debido a hipotiroidismo suele tratarse con la administración materna de L-tiroxina.** En raras ocasiones, el tratamiento con inyecciones intraamnióticas de L-tiroxina se utiliza durante el tercer trimestre para reducir el tamaño de un bocio fetal cuando es necesario para **prevenir complicaciones de la compresión traqueal/esofágica**, incluyendo polihidramnios, hipoplasia pulmonar y compromiso de las vías respiratorias al nacer.

V. FISIOLOGÍA TIROIDEA EN EL FETO Y EL RECIÉN NACIDO

A. **Eje HHT fetal.** Se desarrolla de forma relativamente independiente de la madre debido a la elevada expresión placentaria de D3, que inactiva la mayor parte de la T_4 y T_3 que se presenta desde la circulación materna (véase la secc. I.G).

B. **Embriogénesis tiroidea.** Se completa entre las 10 y 12 semanas de gestación, momento en el que la glándula tiroides fetal empieza a concentrar yodo y a sintetizar y secretar T_3 y T_4. Las concentraciones de T_4 y TBG aumentan gradualmente a lo largo de la gestación. Los niveles circulantes de T_3 siguen siendo bajos, aunque los niveles de T_3 en el cerebro y la hipófisis son considerablemente más elevados debido a la expresión local de la deiodinasa de tipo 2 (D2), que convierte la T_4 en la hormona tiroidea activa, la T_3. En el contexto del hipotiroidismo fetal, el aumento de la actividad de la D2 en el cerebro mantiene la concentración local de T_3, lo que permite el desarrollo normal.

C. **Aumento de la TSH de la hipófisis fetal a partir de la mitad de la gestación.** El **mecanismo de retroalimentación negativa del eje HHT** comienza a madurar a las 26 semanas de gestación. Los niveles circulantes de TRH son elevados en el feto en relación con la madre, aunque la importancia fisiológica de este hecho no está clara.

D. **Yodo exógeno suprime la síntesis de la hormona tiroidea.** Una propiedad conocida como efecto Wolff-Chaikoff. Sin embargo, la capacidad de la glándula tiroides para escapar del efecto supresor de una carga de yodo no madura hasta las 36 a 40 semanas de gestación. Por lo tanto, los bebés prematuros son más susceptibles que los bebés nacidos a término al hipotiroidismo inducido por yodo.

E. **Fisiología neonatal.** Dentro de los 30 minutos después del parto, hay un aumento dramático en el suero TSH, con niveles máximos de hasta 80 mU/L a las 6 horas de vida. A continuación, la TSH disminuye rápidamente en 24 horas y de manera más lenta durante la primera semana de vida. El aumento de TSH provoca una marcada estimulación de la glándula tiroides neonatal, lo que conduce a un aumento brusco de los niveles séricos de T_3 y T_4, que alcanzan su máximo a las 24 horas de vida y luego disminuyen lentamente.

F. En el recién nacido prematuro, el patrón de cambios hormonales tiroideos posnatales es similar al observado en el neonato a término, pero el aumento de TSH es menos marcado y los aumentos de T_4 y T_3 resultantes son más leves. En los recién nacidos muy prematuros (< 31 semanas de gestación), no se produce aumento de TSH, y la T_4 circulante puede disminuir en lugar de aumentar durante los primeros 7 a 10 días. Los niveles de hormona tiroidea en la sangre del cordón umbilical están relacionados con la edad de gestación y el peso al nacer (tabla 61-1).

VI. HIPOTIROIDISMO CONGÉNITO

A. El HC es una de las **causas prevenibles más frecuentes de discapacidad intelectual.** La incidencia del HC varía en todo el mundo. En Estados Unidos, la incidencia es de aproximadamente 1/2 500 y parece estar en aumento. El HC es más frecuente entre los neonatos hispanos (1/1 600) e indios asiáticos (1/1 757), pero menos frecuente entre los neonatos negros no hispanos (1/11 000). La proporción entre mujeres y hombres es de 2:1. El HC también es más frecuente en bebés con trisomía 21, cardiopatías congénitas y otras malformaciones congénitas, como paladar hendido y anomalías renales, esqueléticas o gastrointestinales. El HC puede ser permanente o transitorio. La hipotiroxinemia con aumento retardado de TSH puede estar causada por afecciones permanentes o transitorias.

1. Causas de **HC permanente** (tabla 61-2)

a. **Disgenesia tiroidea.** El desarrollo anormal de la glándula tiroides es la causa del HC permanente en cerca de 85% de los casos. La disgenesia tiroidea incluye agenesia, hipoplasia y ectopia (falla en el descenso normal al cuello). Casi siempre es esporádica y no aumenta el riesgo para los hermanos posteriores. En raras ocasiones, la disgenesia tiroidea se asocia con una mutación en uno de los factores de transcripción necesarios para el desarrollo de la glándula

Tabla 61-1. Rangos de referencia de la hormona tiroidea ($M \pm SD$) para recién nacidos a término y prematuros

Edad de gestación (semanas)	Edad			
	Nacimiento	7 días	14 días	28 días
T$_4$ total (µg/dL)				
23-27	5.4 ± 2.0	4.0 ± 1.8	4.7 ± 2.6	6.1 ± 2.3
28-30	6.3 ± 2.0	6.3 ± 2.1	6.6 ± 2.3	7.5 ± 2.3
31-34	7.6 ± 2.3	9.4 ± 3.4	9.1 ± 3.6	8.9 ± 3.0
≥ 37	9.2 ± 1.9	12.7 ± 2.9	10.7 ± 1.4	9.7 ± 2.2
T$_4$ libre (ng/dL)				
23-27	1.3 ± 0.4	1.5 ± 0.6	1.4 ± 0.5	1.5 ± 0.4
28-30	1.4 ± 0.4	1.8 ± 0.7	1.6 ± 0.4	1.7 ± 0.4
31-34	1.5 ± 0.3	2.1 ± 0.6	2.0 ± 0.4	1.9 ± 0.5
≥ 37	1.4 ± 0.4	2.7 ± 0.6	2.0 ± 0.3	1.6 ± 0.3
T$_3$ total (ng/dL)				
23-27	19.5 ± 14.9	32.6 ± 20.2	41.0 ± 24.7	63.1 ± 27.3
28-30	28.6 ± 20.8	56.0 ± 24.1	72.3 ± 28.0	87.2 ± 31.2
31-34	35.2 ± 23.4	91.8 ± 35.8	109.4 ± 41.0	119.8 ± 40.1
≥ 37	59.9 ± 34.5	147.8 ± 50.1	167.3 ± 31.2	175.8 ± 31.9
TSH (mU/L)				
23-27	6.8 ± 2.9	3.5 ± 2.6	3.9 ± 2.7	3.8 ± 4.7
28-30	7.0 ± 3.7	3.6 ± 2.5	4.9 ± 11.2	3.6 ± 2.5
31-34	7.9 ± 5.2	3.6 ± 4.8	3.8 ± 9.3	3.5 ± 3.4
≥ 37	6.7 ± 4.8	2.6 ± 1.8	2.5 ± 2.0	1.8 ± 0.9
TBG (mg/dL)				
23-27	0.19 ± 0.06	0.17 ± 0.04	0.19 ± 0.05	0.23 ± 0.06
28-30	0.20 ± 0.05	0.20 ± 0.05	0.21 ± 0.05	0.22 ± 0.06
31-34	0.24 ± 0.08	0.24 ± 0.08	0.23 ± 0.08	0.23 ± 0.08
≥ 37	0.29 ± 0.06	0.34 ± 0.11	0.28 ± 0.04	0.27 ± 0.07

T$_4$, tiroxina; T$_3$, triyodotironina; TSH, hormona estimulante de la tiroides; TBG, globulina fijadora de tiroxina.

Fuente: adaptada de Williams FL, Simpson J, Delahunty C, et al. Developmental trends in cord and postpartum serum thyroid hormones in preterm infants. *J Clin Endocrinol Metab* 2004;89(11):5314-5320. Copyright © 2004 Endocrine Society, con permiso de Oxford University Press.

Tabla 61-2. Interpretación de los resultados de las pruebas de función tiroidea y de imagen en el hipotiroidismo congénito y trastornos relacionados

Causas del hipotiroidismo	T₄ total	T₄ libre	TSH	TG	Imagen tiroidea	Tratamiento	Comentarios
Permanentes							
Disgenesia	↓	↓	↑	↓	Ausente, pequeña o ectópica	Sí	Casi siempre esporádica
Dishormonogénesis	↓	↓	↑	*	Normal o grande	Sí	Generalmente autosómica recesiva
Resistencia a TSH	Normal o ↓	Normal o ↓	↑	↓	Normal o pequeña	Depende de la gravedad	Autosómica dominante o recesiva
Hipotiroidismo central	↓	↓	Normal o ↓	↓	Normal	Sí	No se detectan en el tamizaje primario de TSH RN; suelen tener otras deficiencias hormonales hipofisarias
Transitorias							
Medicación antitiroidea materna (MMI, PTU)	↓	↓	↑	Normal o ↑	Normal o grande	Normalmente no	Se resuelve en 1 semana
Anticuerpos bloqueadores del receptor de TSH	↓	↓	↑	↓	Normal o pequeña	Sí	Suele resolverse en 2-3 meses

							Polémico	
Hipotiroxinemia del prematuro	↓	↓	↓	Normal	↓	Normal	Normal		Algunos médicos tratan a bebés < 27 semanas de gestación
Carencia de yodo	↓	↓	↓	Normal	↓	↑	Normal o grande	Sí†	↓ Yodo urinario
Exceso de yodo	↓	↓	↓	Normal	↓	↑	Normal o grande	Sí	↑ Yodo urinario; los neonatos < 36 semanas de gestación son los más susceptibles
Deficiencia de TBG	↓	Normal	↓	Normal	Normal	Normal	Normal	No	—
Hemangioma hepático	↓	↓	↓	Normal	↓	↑	Normal	Sí	Poco frecuente, suele presentarse después del periodo neonatal. Puede requerir altas dosis de L-tiroxina ± T_3

*Ausente o ↓ en defecto de síntesis de tiroglobulina (TG), ↑ en otras formas de dishormonogénesis.

†Tratar con yodo, no con L-tiroxina.

T_4, tiroxina; TSH, hormona estimulante de la tiroides; RN, recién nacido; MMI, metimazol; PTU, propiltiouracilo; TBG, globulina fijadora de tiroides.

tiroides (*PAX8, FOXE1, NKX2.1, NKX2.5*). Clínicamente, los lactantes con disgenesia tiroidea no presentan bocio, niveles bajos de T_4 total y libre, TSH elevada y TBG normal. La concentración sérica de tiroglobulina (TG) refleja la cantidad de tejido tiroideo presente y es baja en los casos de agenesia o hipoplasia tiroidea. La ecografía confirma la presencia o ausencia de una glándula tiroides de localización normal, mientras que la gammagrafía con RAI o pertecnetato ($^{99m}TcO4^-$) puede localizar una glándula de ubicación normal o ectópica capaz de concentrar yodo.

b. Defectos en la síntesis y secreción de la hormona tiroidea (dishormono-génesis tiroidea). Son responsables de la mayor parte de 15% restante de casos de HC permanente. La mayoría son recesivos y conllevan un riesgo de recurrencia de 25% en los hermanos posteriores. Los defectos más frecuentes son la actividad anómala de la TPO o la DUOX2, que dan lugar a una deficiente organificación del yodo. Otros defectos afectan a otros pasos clave en la síntesis de la hormona tiroidea, como la síntesis de TG, el atrapamiento de yodo y la deiodinación de yodotirosina. El **síndrome de Pendred** es una causa importante de sordera neurosensorial asociada al bocio debido a un defecto leve de organificación; sin embargo, rara vez se produce hipotiroidismo en el periodo neonatal. En la dishormonogénesis tiroidea, el bocio puede estar presente. Los niveles de T_4 total y libre son bajos, la TSH está elevada y la TBG es normal. Los defectos en la síntesis de TG pueden distinguirse de otras anomalías en la formación de hormonas tiroideas mediante la medición de la TG sérica, que es baja en los defectos de síntesis de TG y alta en otras formas de dishormonogénesis. A diferencia de lo que ocurre en la disgenesia tiroidea, las imágenes tiroideas suelen revelar una glándula tiroidea de ubicación normal que puede ser de tamaño normal o grande.

c. Resistencia a la TSH. Suele ser causada por mutaciones en el receptor de TSH. En raras ocasiones se debe a una mutación de pérdida de función en la subunidad estimuladora $G_s\alpha$ que vincula la unión de la TSH a la acción del receptor de TSH (osteodistrofia hereditaria de Albright). En la resistencia a la TSH, la glándula tiroides es pequeña. La T_4 es normal o baja y la TSH está elevada; la gravedad del hipotiroidismo depende del grado de resistencia a la TSH.

d. Hipotiroidismo central (hipotálamo-hipofisario). Es menos frecuente que el hipotiroidismo primario. Aunque anteriormente se pensaba que era raro, esta afección puede ser más común de lo que generalmente se aprecia, con una incidencia de entre 1/16 000 y 1/50 000 recién nacidos. Aunque los defectos genéticos en la señalización hipotálamo-hipofisaria pueden dar lugar a un HC central aislado, en la mayoría de los casos, los lactantes afectados presentan otros déficits hormonales hipofisarios y pueden presentar signos de disfunción hipofisaria como hipoglucemia, microfalo y anomalías faciales de la línea media. La displasia septoóptica es una causa importante de hipotiroidismo central. No hay bocio. La T_4 total y libre son bajas, la TSH es baja o inapropiadamente normal y la TBG es normal. Si se sospecha hipotiroidismo central, deben medirse los niveles de cortisol y hormona del crecimiento y realizarse una resonancia magnética para visualizar el hipotálamo y la hipófisis. Si no se identifican los defectos hipofisario-hipotalámicos asociados, en particular las deficiencias adrenocorticotrópicas y de la hormona del crecimiento, puede producirse morbilidad o mortalidad.

2. Causas del **HC transitorio** (véase la tabla 61-2)

a. Fármacos antitiroideos. Como se discutió en la sección IV.B, la exposición intrauterina a MMI o PTU puede causar hipotiroidismo transitorio que típicamente se resuelve en 1 semana y no requiere tratamiento. La vida media de eliminación del MMI es de 4 a 6 horas y la del PTU es de 1.5 a 5 horas.

b. Exceso de yodo. Los neonatos pueden estar expuestos a un exceso de yodo en el periodo perinatal o neonatal. Los recién nacidos prematuros son particularmente susceptibles a los efectos supresores de la tiroides del exceso de yodo (véase la secc. V.D), como el derivado de soluciones antisépticas tópicas (p. ej., povidona yodada), soluciones de contraste radiográfico y medicamentos (p. ej., amiodarona). El yodo se excreta en la leche materna y puede ser excesivo en madres que ingieren grandes cantidades de yodo (p. ej., algas marinas). En los neonatos con hipotiroidismo debido a un exceso de yodo, puede haber bocio, la T_4 es baja y la TSH está elevada. La captación de RAI y $^{99m}TcO4^-$ está bloqueada por el exceso de yodo, y la ecografía muestra una glándula tiroides de posición normal que puede estar agrandada.

c. Carencia de yodo. Es la causa más frecuente de hipotiroidismo transitorio en todo el mundo, especialmente en los recién nacidos prematuros, pero es menos frecuente en Estados Unidos, una región generalmente yodada. Los recién nacidos prematuros que no están expuestos a productos de limpieza de la piel que contienen yodo (p. ej., povidona yodada) pueden correr el riesgo de sufrir una carencia de yodo debido al bajo contenido en yodo de su dieta, incluida la nutrición parenteral, muchas fórmulas estándar para prematuros y suplementos calóricos, y parte de la leche materna (p. ej., de mujeres con una ingesta inadecuada de yodo en la dieta).

d. Hipotiroxinemia transitoria del prematuro. Es más frecuente en neonatos nacidos antes de las 31 semanas de gestación. Los factores etiológicos incluyen inmadurez hipotálamo-hipofisaria (en particular en neonatos < 27 semanas de gestación), enfermedad aguda y medicamentos (p. ej., dopamina, esteroides). La T_4 es baja, normalmente con la T_4 total más afectada que la T_4 libre. A diferencia del hipotiroidismo primario, la TSH es inadecuadamente normal en lugar de estar elevada.

Estudios observacionales en niños prematuros han demostrado una asociación de la hipotiroxinemia transitoria con resultados adversos a corto y largo plazos, incluyendo muerte neonatal, hemorragia intraventricular, leucomalacia periventricular, parálisis cerebral, deficiencia intelectual y deficiencias académicas. Sin embargo, los ensayos aleatorizados de suplementación con L-tiroxina no han mostrado un efecto beneficioso, por lo que no está claro hasta qué punto los niveles bajos de T_4 causan directamente estos resultados adversos. El tratamiento es controvertido pero, si se administra, puede ser más beneficioso para los neonatos nacidos antes de las 27 semanas de gestación.

e. Anticuerpos bloqueadores del receptor de TSH. Representan entre 1 y 2% de todos los casos de HC y se producen en 1/180 000 nacidos vivos, normalmente en el contexto de una enfermedad tiroidea autoinmune materna. Estos anticuerpos IgG atraviesan la placenta y persisten en la circulación neonatal con una vida media de aproximadamente 2 semanas. Los anticuerpos bloqueadores del receptor de TSH y los estimulantes del receptor de TSH pueden estar presentes simultáneamente, y sus proporciones relativas pueden cambiar con el tiempo. El hipotiroidismo neonatal suele persistir de 2 a 3 meses y depende del título inicial y de la potencia de la actividad bloqueadora del receptor. En estos recién nacidos no se presenta bocio. La T_4 es baja, la TSH está elevada y la TBG es normal. Se pueden medir altas concentraciones de anticuerpos bloqueadores del receptor de TSH en el suero materno y neonatal. La captación es baja o inexistente en la gammagrafía tiroidea, pero en la ecografía se observa una glándula tiroides normal.

f. **Hemangiomas hepáticos grandes.** Pueden asociarse a hipotiroidismo primario grave refractario debido a la expresión masiva de D3 inactivador de la hormona tiroidea por el hemangioma. Los recién nacidos suelen presentarse después del periodo neonatal a medida que el hemangioma aumenta de tamaño. El tratamiento requiere grandes dosis de L-tiroxina y, en ocasiones, la adición de T_3. El hipotiroidismo se resuelve con el tiempo a medida que el hemangioma retrocede.

3. **Hipotiroxinemia con elevación retardada de TSH (HC atípica).** Suele deberse a la recuperación de un síndrome eutiroideo enfermo, pero debe distinguirse del hipotiroidismo transitorio y de una forma leve de HC permanente. Este trastorno es más frecuente en recién nacidos con un peso extremadamente bajo al nacer (< 1 000 g, incidencia notificada de 1.7 a 3.9%), en recién nacidos con un peso muy bajo al nacer (< 1 500 g, incidencia notificada de 1.1 a 2.5%) y en otros recién nacidos con enfermedades graves, incluidos aquellos con cardiopatías congénitas. Los gemelos monocigóticos discordantes para HC pueden presentar un retraso en la elevación de TSH porque la mezcla de sangre fetal antes del nacimiento permite que la tiroides del gemelo normal compense el HC en el gemelo afectado. La elevación retardada de TSH puede pasar inadvertida en el tamizaje inicial del recién nacido, especialmente en los programas que utilizan TSH como tamizaje primario (véase secc. VI.B.1). Para los recién nacidos con alto riesgo de elevación tardía de TSH, se recomienda repetir el tamizaje neonatal a las 2 o 4 semanas de vida y de nuevo 4 semanas más tarde o a las 36 semanas de edad de gestación corregida, lo que ocurra antes.

B. **Diagnóstico.** Más de 95% de los recién nacidos con HC son asintomáticos al nacer, pero el tamizaje neonatal universal permite un diagnóstico y tratamiento tempranos, lo que se traduce en un resultado óptimo del neurodesarrollo. En Estados Unidos, el tamizaje neonatal del HC evita 1 600 casos de discapacidad intelectual al año.

1. **Tamizaje neonatal del HC.** Es rutinario en la mayoría de los países de altos recursos, pero todavía no se realiza en algunos países de medianos y bajos recursos. El tamizaje es obligatorio por ley en Estados Unidos, pero los protocolos específicos de tamizaje y los valores de corte varían según el estado. Algunos programas miden la TSH como tamizaje primario, mientras que otros miden la T_4 como tamizaje primario, seguida de la TSH cuando la T_4 es baja. Cada enfoque tiene ventajas e inconvenientes. Algunos estados miden tanto la T_4 como la TSH en el tamizaje inicial para todos los recién nacidos, o para un subconjunto de recién nacidos de alto riesgo, lo que constituye una estrategia ideal pero costosa.

2. **Muestra de sangre.** Debe enviarse una muestra de sangre de todos los recién nacidos, idealmente entre las 24 y las 72 horas de vida, aunque a menudo no es factible en dicho momento debido al alta temprana de muchos recién nacidos sanos. En el caso de los recién nacidos dados de alta antes de las 48 horas de vida, debe enviarse una muestra antes del alta. Los neonatos a los que se les haya realizado la prueba y que fueron dados de alta antes de las 24 horas de vida deben volver a someterse a la prueba entre las 48 y las 72 horas para minimizar el riesgo de resultados falsos negativos. Para los recién nacidos trasladados a otro hospital, la clínica receptora debe enviar una muestra si no se puede confirmar que el hospital de nacimiento envió una. Para los neonatos < 1 500 g de peso al nacer, deben enviarse muestras repetidas a las 2 a 4 semanas y de nuevo 4 semanas después o a las 36 semanas de edad de gestación

corregida, lo que ocurra antes, debido al riesgo de elevación retardada de TSH (véase secc. VI.A.3).

3. **Si se presentan signos clínicos de hipotiroidismo** (p. ej., estreñimiento hipotermia, tono deficiente, piel moteada, ictericia prolongada, alimentación deficiente, lengua grande, fontanela posterior abierta), deben enviarse inmediatamente pruebas de la función tiroidea en suero, **incluso si el tamizaje inicial fue normal**. En raras ocasiones, los programas de tamizaje pasan por alto casos de HC como resultado de un alta temprana, una toma de muestras inadecuada o nula (p. ej., traslados hospitalarios, partos en casa, neonatos enfermos o prematuros), errores de laboratorio, retraso en la elevación de TSH o errores humanos en la notificación de los resultados. Los programas de tamizaje primario de TSH pueden pasar por alto a neonatos con hipotiroidismo central (hipofisario). El hipotiroidismo adquirido (p. ej., debido a una exposición posnatal excesiva al yodo) tampoco se detectará en el tamizaje neonatal.

4. **Seguimiento del tamizaje neonatal del HC.** En la figura 61-1 se describe el seguimiento del tamizaje neonatal del HC en recién nacidos prematuros hospitalizados. Los protocolos de tamizaje y los valores de corte para los niveles de T_4 y TSH varían según el programa de tamizaje (véase secc. VI.B.2).

a. Todo neonato con resultados de tamizaje anormales debe ser evaluado sin demora. Se recomienda consultar a un endocrinólogo pediátrico. Deben revisarse los antecedentes maternos y familiares, y realizarse una exploración física. La TSH y la T_4 libre deben medirse en una muestra de suero en un plazo de 24 horas. La mayoría de los neonatos con un nivel inicial de TSH > 50 mU/L tiene una forma permanente de HC. El tratamiento debe iniciarse tan pronto como se confirme el diagnóstico. Si la TSH de tamizaje del recién nacido es > 40 mU/L, la terapia debe iniciarse tan pronto como se extraigan las pruebas de suero confirmatorias, sin esperar a los resultados. Si la T_4 total es baja pero el nivel de TSH no está elevado, debe medirse un nivel de T4 libre en suero para excluir la deficiencia de TBG. Los pacientes con deficiencia de TBG suelen tener niveles normales de T_4 libre y casi siempre son varones (la enfermedad está ligada al cromosoma X); este diagnóstico debe confirmarse midiendo el nivel sérico de TBG. Si tanto la T_4 total como la T_4 libre son bajas pero la TSH no está elevada, debe sospecharse un hipotiroidismo central o una hipotiroxinemia transitoria del prematuro. En tales casos, la consulta con un endocrinólogo puede ser útil para orientar la evaluación diagnóstica y el tratamiento.

b. La medición del **nivel sérico de TG** y la **ecografía tiroidea o la gammagrafía tiroidea, o ambas, con RAI o $^{99m}TcO4^-$** puede ayudar a diferenciar la disgenesia tiroidea de los defectos en la síntesis de la hormona tiroidea, y las afecciones que pueden ser transitorias de las que probablemente sean permanentes. Estas pruebas no son necesarias si se sospecha una hipotiroxinemia transitoria del prematuro (véase secc. VI.A.2.d). La gammagrafía tiroidea es útil para detectar tejido tiroideo disgénico o ectópico siempre que el nivel sérico de TSH sea > 30 mU/L en el momento de la gammagrafía. **No debe retrasarse el tratamiento para realizar la gammagrafía tiroidea.** Si la gammagrafía no puede realizarse en los 5 días siguientes al diagnóstico, debe aplazarse hasta que el niño tenga 3 años, momento en el que puede suspenderse con seguridad la sustitución de la hormona tiroidea durante un breve periodo. A diferencia de la gammagrafía tiroidea, la ecografía puede realizarse en cualquier momento, independientemente de la concentración de TSH.

c. La edad ósea puede ser útil para evaluar la gravedad y la duración del hipotiroidismo intrauterino, pero no suele alterar el tratamiento y se realiza con poca frecuencia.

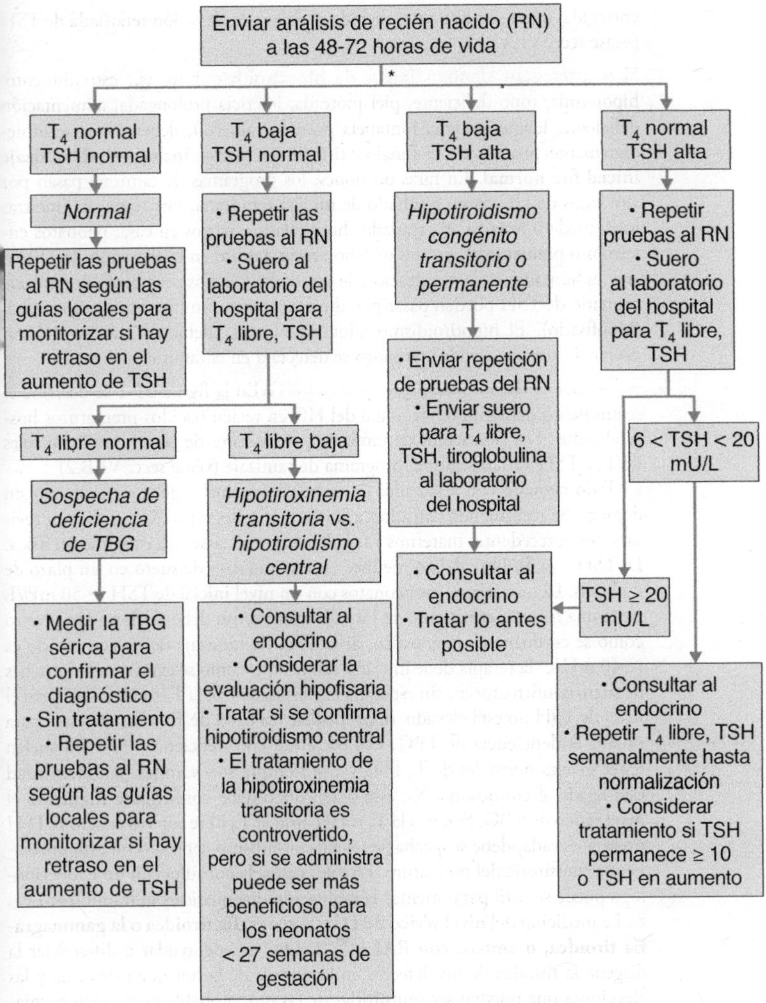

Figura 61-1. Enfoque sugerido para el seguimiento del tamizaje neonatal del hipotiroidismo en el recién nacido prematuro hospitalizado. *En Estados Unidos, los protocolos de tamizaje y los valores de corte varían ligeramente según el estado. T_4, tiroxina; TSH, hormona estimulante de la tiroides; TBG, globulina fijadora de tiroxina. (Modificada de Brodsky D, Ouellette MA, eds. *Primary Care of the Premature Infant.* Philadelphia, PA: Elsevier Saunders; 2008.)

C. **Tratamiento y monitorización.** El resultado óptimo del neurodesarrollo depende del tratamiento temprano y adecuado del HC.

1. **Neonatos con sospecha de HC transitorio o permanente.** La L-tiroxina debe iniciarse a **10 a 15 µg/kg/día**, con dosis en el extremo superior de este rango utilizadas para los neonatos con los niveles más bajos de T_4 y más altos de TSH. El objetivo del tratamiento es normalizar los niveles de hormonas

tiroideas lo antes posible. Lo ideal es que el nivel de T_4 se normalice en el plazo de 1 semana y el de TSH en las 2 semanas siguientes al inicio del tratamiento. Deben repetirse las mediciones de T_4 y TSH 1 semana después de iniciar el tratamiento, cada 1 o 2 semanas hasta que los niveles de hormonas tiroideas se hayan normalizado, de 2 a 4 semanas después de cualquier cambio de dosis y cada 1 o 2 meses durante el primer año de vida. Las pruebas de la función tiroidea sérica deben realizarse al menos 4 horas después de la administración de L-tiroxina y al menos 4 horas después de la administración de medicamentos que puedan causar interferencias en los análisis (como aspirina, furosemida y heparina). El incumplimiento del tratamiento puede tener consecuencias graves y permanentes para el desarrollo neurológico del neonato y siempre debe tenerse en cuenta cuando las pruebas de la función tiroidea no se normalizan con el tratamiento.

2. **L-tiroxina.** Los comprimidos de L-tiroxina deben triturarse y administrarse directamente al neonato, o mezclarse con una pequeña cantidad de agua, leche materna o fórmulas no basadas en soja. Las fórmulas a base de soja, el sulfato ferroso, los suplementos de calcio y la fibra que interfieren con la absorción deben administrarse con al menos 2 horas de diferencia de la dosis de L-tiroxina. A partir de 2017, la FDA ha aprobado una solución farmacéutica líquida de L-tiroxina, pero la dosificación óptima en neonatos puede diferir de la de los comprimidos de L-tiroxina.

3. **Recién nacidos prematuros con hipotiroxinemia transitoria del prematuro.** En estos casos las decisiones terapéuticas se complican por la falta de datos sobre los riesgos y beneficios del tratamiento. Aunque la mayoría de los estudios observacionales ha encontrado en los recién nacidos prematuros una asociación entre una baja concentración sérica de T_4 y un aumento de la morbilidad y la mortalidad, al menos un estudio demostró por el contrario que los niveles más altos de T_4 libre se asocian con peores resultados en el desarrollo. Además, los ensayos de distribución aleatoria no han logrado demostrar un beneficio a corto o largo plazo de la administración sistemática de suplementos de L-tiroxina a todos los neonatos prematuros. Algunos médicos prefieren tratar a los neonatos < 27 semanas de gestación debido a la presunta inmadurez hipotálamo-hipofisaria, pero esta práctica es controvertida. Si se opta por el tratamiento, la dosis inicial de L-tiroxina es de **8 µg/kg/día**, inferior a la dosis inicial habitual para el HC.

4. Recién nacidos con **sospecha de HC transitorio.** En ellos **puede intentarse una breve prueba sin medicación a los 3 años de edad**, una vez completado el desarrollo cerebral dependiente de la hormona tiroidea. Por lo general, en los neonatos con hipotiroidismo transitorio, la dosis necesaria para mantener una función tiroidea normal no aumenta con la edad, como suele ocurrir en el HC permanente.

D. **Pronóstico.** Con un diagnóstico y tratamiento rápidos, los resultados del desarrollo neurológico a largo plazo de los niños con HC son excelentes. Se han descrito defectos sutiles en el procesamiento visuoespacial, la memoria y la función sensoriomotora, especialmente en niños con HC grave, pero la significancia clínica de estas diferencias es controvertida. Por otro lado, los neonatos en los que se retrasa el diagnóstico pueden presentar defectos cognitivos y conductuales sustanciales que van de leves a graves, en función de la gravedad del HC y del retraso en el inicio del tratamiento.

VII. HIPERTIROIDISMO NEONATAL. Es poco frecuente (representa < 1% del hipertiroidismo infantil) y casi siempre es transitorio. La mayoría de los recién nacidos

con hipertiroidismo es hijo de madre con enfermedad de Graves. En raras ocasiones, el hipertiroidismo permanente puede estar causado por una mutación activadora del receptor de TSH, una afección que suele heredarse de forma autosómica dominante y que puede requerir la extirpación o ablación de la glándula tiroides.

A. **Incidencia.** La incidencia global del hipertiroidismo neonatal es de aproximadamente 1/25 000. De los recién nacidos de madres con enfermedad de Graves, entre 1 y 2% desarrollan hipertiroidismo.

B. **Patogenia.** La mayoría de los hipertiroidismos neonatales es el resultado de anticuerpos estimulantes del receptor de TSH maternos adquiridos transplacentariamente. En raras ocasiones llegan a estar presentes de manera simultánea anticuerpos estimulantes del receptor de TSH y anticuerpos bloqueadores del receptor de TSH. En tales casos, los neonatos pueden presentar en un principio hipotiroidismo debido a los potentes anticuerpos bloqueadores, apareciendo más tarde el hipertiroidismo debido a la eliminación más rápida de los anticuerpos bloqueadores en comparación con los estimulantes. Más comúnmente, el hipertiroidismo neonatal debido a la persistencia de anticuerpos estimulantes del receptor de TSH puede seguir al hipotiroidismo inicial causado por el paso transplacentario de MMI o PTU, por lo regular se eliminan en la primera semana de vida.

C. **Hipertiroidismo neonatal.** Generalmente ocurre en el contexto de una enfermedad de Graves materna activa, pero también puede presentarse en bebés de madres con enfermedad de Graves que antes fueron sometidas a tiroidectomía quirúrgica o ablación con RAI. Estas madres ya no son hipertiroideas, pero pueden seguir produciendo autoanticuerpos del receptor de TSH. Los niveles séricos maternos elevados de anticuerpos estimulantes del receptor de TSH aumentan el riesgo de hipertiroidismo en el recién nacido, pero los valores precisos difieren en función de la sensibilidad del ensayo utilizado.

D. **Hallazgos clínicos.** El hipertiroidismo neonatal suele presentarse hacia el final de la primera semana de vida, a medida que la medicación antitiroidea materna se elimina de la circulación del recién nacido, pero puede ocurrir antes. Las manifestaciones clínicas incluyen prematuridad, restricción del crecimiento intrauterino, taquicardia, irritabilidad, escaso aumento de peso, bocio, ojos prominentes, hipertensión y craneosinostosis. Las arritmias y la insuficiencia cardiaca congestiva pueden ser potencialmente mortales. En raras ocasiones, el hipertiroidismo neonatal puede presentarse con signos y síntomas sugestivos de infección viral congénita, como hepatoesplenomegalia, petequias, insuficiencia hepática fulminante y coagulopatía. El diagnóstico se basa en los antecedentes maternos de enfermedad de Graves, supresión de TSH, elevación de los niveles de T_4 total y libre, y títulos elevados de anticuerpos estimulantes del receptor de TSH.

E. **Tratamiento**

1. MMI (0.5 a 1 mg/kg/día en tres dosis divididas). Se utiliza para tratar el hipertiroidismo neonatal. La PTU (5 a 10 mg/kg/día en tres dosis divididas) también es eficaz, pero no se recomienda como tratamiento de primera línea debido al riesgo de hepatotoxicidad.

2. En caso de hipertiroidismo grave, puede utilizarse un **preparado de yodo** para bloquear inmediatamente la liberación de T_4. Puede administrarse solución de Lugol (yoduro potásico 100 mg/mL y yodo 50 mg/mL) o SSKI (yoduro potásico 1 g/mL) en dosis de 1 gota tres veces al día durante 10 a 14 días.

3. β **Bloqueador** con propranolol (2 mg/kg/día en tres dosis divididas). Se utiliza para controlar la taquicardia. Si se desarrolla insuficiencia cardiaca

congestiva, debe suspenderse el β bloqueador y considerar el tratamiento con digoxina en consulta con un cardiólogo.

4. El tratamiento adicional para los casos graves puede incluir **prednisolona** (1 a 2 mg/kg/día).

5. Cuidados de apoyo. Mantienen una oxigenación adecuada, el equilibrio de líquidos, la ingesta de calorías y nutrientes para el crecimiento y la regulación de la temperatura.

6. Curso del tratamiento. Inicialmente, las pruebas de función tiroidea (T_4 libre, T_3 total y TSH) se repiten cada pocos días, y la dosis del fármaco antitiroideo se ajusta para mantener los niveles dentro del intervalo normal. El tratamiento suele ser necesario durante 2 o 3 meses, pero puede prolongarse más. Una vez conseguido el control, el neonato puede ser dado de alta con un seguimiento estrecho. Las soluciones de yodo se administran durante 10 a 14 días. Se retira el β bloqueador a los neonatos según lo indique la frecuencia cardiaca y, a continuación, se reduce la dosis del fármaco antitiroideo según lo permitan el nivel de T_4 y los síntomas clínicos.

F. **Pronóstico.** El diagnóstico tardío y el tratamiento inadecuado se asocian con graves consecuencias a largo plazo, como craneosinostosis, retraso del crecimiento, retraso del desarrollo e hiperactividad. Las series de casos de mayor antigüedad reportan una tasa de mortalidad de 10 a 20%, pero con un diagnóstico temprano y un tratamiento adecuados, la mayoría de los recién nacidos mejoran rápidamente y el tratamiento puede retirarse en 2 o 3 meses. En raras ocasiones, puede producirse un hipotiroidismo central transitorio como resultado de la exposición del hipotálamo y la hipófisis fetales a niveles elevados de hormona tiroidea en un periodo crítico del desarrollo.

VIII. MEDICACIÓN TIROIDEA MATERNA Y LACTANCIA MATERNA

A. **MMI y PTU.** Se excretan en la leche materna pero solo en pequeñas cantidades. La lactancia se considera segura para las madres que toman dosis de MMI < 30 mg/día o de PTU < 300 mg. Se prefiere MMI a PTU en mujeres lactantes debido al riesgo de hepatotoxicidad por PTU.

B. **Propranolol.** Se excreta en la leche materna solo en cantidades muy pequeñas. En general, se considera seguro amamantar mientras se toma propranolol sin ninguna precaución especial.

C. **L-tiroxina.** Se transfiere mínimamente a la leche materna, de forma similar a la T_4 endógena en mujeres eutiroideas. Por lo tanto, la lactancia es segura para las mujeres que toman L-tiroxina sustitutiva.

D. **Yodo.** El yodo se excreta en la leche materna, y el **estado de yodo del neonato alimentado de manera exclusiva con leche materna depende del estado de yodo de la madre.** Incluso en regiones consideradas suficientes en yodo, como Estados Unidos, las mujeres embarazadas y neonatos deben tomar 150 μg diarios de suplementos de yodo. Cabe destacar que muchas vitaminas prenatales no contienen yodo. Los recién nacidos prematuros son especialmente susceptibles a los efectos supresores de la tiroides del exceso de yodo, que pueden provocar hipotiroidismo subclínico o manifiesto. El exceso de yodo en la madre puede proceder de la dieta (p. ej., algas marinas) o de la exposición a agentes antisépticos tópicos que contienen yodo (como la povidona yodada) utilizados durante el parto.

Lecturas recomendadas

Alexander EK, Pearce EN, Brent GA, et al. 2017 Guidelines of the American Thyroid Association for the diagnosis and management of thyroid disease during pregnancy and the postpartum. *Thyroid* 2017;27(3):315–389.

Rose SR, Brown RS, Foley T, et al. Update of newborn screening and therapy for congenital hypothyroidism. *Pediatrics* 2006;117(6):2290–2303.

Segni M. Disorders of the thyroid gland in infancy, childhood, and adolescence. http://www.thyroidmanager.org. Updated March 2012. Consultada el 15 de junio de 2021.

van Trotsenburg AS, Stoupa A, Léger J, et al. Congenital hypothyroidism: a 2020–2021 consensus guidelines update—an ENDO-European Reference Network initiative endorsed by the European Society for Pediatric Endocrinology and the European Society for Endocrinology. *Thyroid* 2020;31(3):387–419. doi:10.1089/thy.2020.0333.

62

Efectos neonatales de la diabetes materna

Karen O'Brien

PUNTOS CLAVE

- La mayoría de los hijos de madres con diabetes (HMD) nace de mujeres con diabetes gestacional, y las tasas de diabetes pregestacional de tipo 2 eclipsan ahora a las de tipo 1.
- La diabetes mellitus pregestacional (DMPG) tiene una fuerte asociación con anomalías congénitas, mortalidad perinatal y prematuridad con tasas vinculadas al control glucémico periconcepcional.
- Entre las morbilidades neonatales frecuentes asociadas a la diabetes durante el embarazo se encuentran la macrosomía, la hipoglucemia posnatal, la prematuridad y los traumatismos del parto.
- La exposición prenatal a la hiperglucemia aumenta las complicaciones metabólicas a largo plazo, como la obesidad, el deterioro del metabolismo de la glucosa y la posible disminución de los resultados del desarrollo neurológico.

I. **ANTECEDENTES.** La diabetes en el embarazo se asocia a un mayor riesgo de complicaciones fetales, neonatales y, potencialmente, de por vida. Aunque los efectos adversos de la diabetes y la hiperglucemia en el embarazo se han observado durante cientos de años, la historia moderna de la clasificación de la diabetes en el embarazo comenzó en 1949 con la clasificación de Priscilla White de la diabetes materna, que abarca desde la diabetes gestacional hasta la diabetes insulinodependiente de larga evolución con complicaciones sistémicas (tabla 62-1). Y lo que es más importante, White destacó la relación entre la enfermedad de órganos terminales materna y los malos resultados perinatales. En 1952, Jorgen Pedersen avanzó en el estudio de la diabetes en mujeres embarazadas y su descendencia al proponer un mecanismo de hiperglucemia materna que conduce a hiperinsulinismo fetal, explicando muchas de las complicaciones neonatales. Los esfuerzos realizados desde entonces han permitido mejorar el control prenatal y la gestión de la diabetes en el embarazo, reduciendo la incidencia de resultados perinatales adversos. Sin embargo, a medida que eleva la incidencia de la obesidad y la diabetes de tipo 2, y conforme comprendemos mejor el impacto metabólico a largo plazo de la exposición a la obesidad y la diabetes en el feto en desarrollo, estamos entrando en una nueva era que requerirá vigilancia tanto para las madres como para su descendencia.

II. **CLASIFICACIÓN DE LA DIABETES EN EL EMBARAZO.** El propio embarazo se caracteriza por un aumento de la resistencia a la insulina a medida que avanza la gestación, con un pico máximo de resistencia a la insulina durante el tercer trimestre. Durante el embarazo se produce un estado de resistencia relativa a la insulina como

Tabla 62-1. Clasificación blanca de la diabetes materna

Diabetes gestacional (DG):	Diabetes no conocida antes del embarazo
	Prueba de tolerancia a la glucosa anormal en el embarazo
Dieta para la DG	Euglucemia mantenida solo con dieta
Insulina en la DG	La dieta por sí sola es insuficiente; se necesita insulina
Clase A:	Diabetes química; intolerancia a la glucosa antes del embarazo; tratada solo con dieta; se observa raramente
	Prediabetes; antecedentes de bebés grandes > 4 kg o mortinatos inexplicados después de 28 semanas
Clase B:	Insulinodependiente; aparición después de los 20 años; duración < 10 años
Clase C:	C1: Inicio a los 10-19 años de edad
	C2: Duración 10-19 años
Clase D:	D1: Inicio antes de los 10 años
	D2: Duración 20 años
	D3: Calcificación de los vasos de la pierna (enfermedad macrovascular)
	D4: Retinopatía benigna (enfermedad microvascular)
	D5: Hipertensión (no preeclampsia)
Clase F:	Nefropatía con > 500 mg/día de proteinuria
Clase R:	Retinopatía proliferativa o hemorragia vítrea
Clase RF:	Los criterios de las clases R y F coexisten
Clase G:	Muchos fracasos reproductivos
Clase H:	Evidencia clínica de cardiopatía arteriosclerótica
Clase T:	Trasplante renal previo

Nota: todas las clases inferiores a la A requieren insulina. Las clases R, F, RF, H y T no tienen criterios de edad de inicio o duración de la enfermedad, pero suelen darse en diabetes de larga duración.

Fuente: modificado con permiso de John Wiley & Sons; de Hare JW. Gestational diabetes. En: *Diabetes Complicating Pregnancy: The Joslin Clinic Method.* Nueva York, NY: Alan R. Liss; 1989; permiso concedido a través de Copyright Clearance Center, Inc.

resultado de las acciones de varias hormonas placentarias, entre las que se incluyen el lactógeno placentario humano, la progesterona, la prolactina, la hormona de crecimiento placentario y el cortisol. Mientras que las hormonas del embarazo permiten un entorno para el desarrollo normal del feto, el estado de gestación deja un margen de error más estrecho en el que puede manifestarse la propensión de la mujer a la intolerancia a los carbohidratos. En este capítulo se revisan los efectos tanto de la diabetes mellitus (DM) diagnosticada antes de la concepción (diabetes mellitus pregestacional

[DMPG]) como de la diabetes diagnosticada durante el embarazo, sobre todo en (segundo o tercer trimestre (diabetes mellitus gestacional [DMG]).

A. DMPG. La DMPG complica entre 1 y 2% de todos los embarazos y comprend entre 13 y 21% de la diabetes durante el embarazo. Esta categoría de DMP(incluye a mujeres con diabetes tipos 1 y 2 que han sido diagnosticadas y tratada antes de la concepción. La DMG tipo 2 es ahora más frecuente que la tipo 1 debid(al aumento de la prevalencia de la obesidad y sus asociaciones. La DM tipo 1 se diagnostica normalmente a una edad temprana y se caracteriza por una deficienci relativa o absoluta de insulina. La DM tipo 2 suele diagnosticarse más tarde en la vida y se asocia a obesidad y resistencia periférica a la insulina.

Un mal control glucémico precoz se correlaciona con resultados materno: y neonatales adversos, como preeclampsia, macrosomía, anomalías congénitas fetales, prematuridad y mortalidad perinatal. La monitorización del control de la glucosa y de los niveles de hemoglobina glucosilada (Hgb A1C) es esencial para mejorar los resultados maternos y neonatales. Por lo tanto, el asesoramiento preconcepcional debe ser una parte importante del manejo materno para toda: las mujeres con DM preexistente. Desafortunadamente, menos de un terci(de las mujeres con DM tipo 1 o 2 buscan de forma activa asesoramiento pre-concepcional. Los impactos de la DMPG deben ser discutidos durante las visitas ginecológicas de rutina o de atención primaria.

El tratamiento obstétrico de las mujeres con DMPG incluye el control de las glucemias con un objetivo de control de la glucosa casi normal (glucosa en ayu-nas ≤ 95 mg/dL, glucosa posprandial a 1 hora ≤ 140 mg/dL y glucosa pos-prandial a 2 h ≤ 120 mg/dL). La mayoría de las mujeres con DMPG ya estarán recibiendo tratamiento con insulina, y las necesidades de insulina aumentarán del primer al tercer trimestre.

Aunque las mujeres con DM tipo 2 tienden a presentar alteraciones más leves de la glucosa, en general, los resultados neonatales son similares a los de las mujeres con DM tipo 1. Las mujeres con DM tipo 1 tienen más probabilidades de presentar complicaciones microvasculares pregestacionales, mayor riesgo de hiper e hipoglucemia y cetoacidosis diabética, que en conjunto contribuyen a incrementar el riesgo de retraso del crecimiento fetal.

1. **Complicaciones maternas.** Las complicaciones obstétricas de la DMPG incluyen aborto espontáneo, preeclampsia, hipertensión gestacional, polihi-dramnios, parto prematuro, empeoramiento de la retinopatía y la nefropatía diabéticas y mayor riesgo de requerir una cesárea. El parto prematuro no suele asociarse a un parto prematuro, sino más bien a signos de sufrimiento fetal, como una restricción del crecimiento o hipertensión materna que hace nece-sario un parto prematuro.

2. **Malformaciones congénitas.** Las malformaciones congénitas se producen entre el doble y el cuádruple en las mujeres con DMPG en comparación con aquellas sin diabetes, con una incidencia para la DM tipo 1 de 2.9 a 7.5% de la descendencia y para la DM tipo 2 de 2.1 a 12.3% de la descendencia. La hiperglucemia durante la organogénesis (semanas 5 a 8 de gestación) reflejada por un aumento de los niveles de Hgb A1C se correlaciona directamente con la frecuencia de anomalías. La tasa de anomalías congénitas con Hgb A1C de 5.5% es de 2%; esta cifra sube a 2.7% con Hgb A1C de 6.2%, a 4% con Hgb A1C de 7.6%, y hasta 20% con Hgb A1C ≥ 14%. Con un buen control glu-cémico, la tasa de malformaciones congénitas en la DMPG puede descender hasta aproximarse a los niveles de las madres sin diabetes, y puede producirse una reducción del riesgo de 30% por cada 1% de descenso de la Hgb A1C.

Las anomalías congénitas en orden de prevalencia incluyen cardiopatías congénitas, defectos del sistema nervioso central (SNC), defectos urogenitales, defectos de las extremidades, hendiduras orofaciales, y rara vez, aunque muy asociado con DM, agenesia sacra/displasia caudal (15 a 25% de todos los casos son resultado de DM). Los defectos cardiacos más prevalentes incluyen tetralogía de Fallot, transposición de las grandes arterias, defectos septales y retorno venoso pulmonar anómalo. Los defectos del SNC incluyen anencefalia, espina bífida, encefalocele, hidrocefalia y anotia/microtia.

3. **Restricción del crecimiento intrauterino (RCIU).** Aunque la macrosomía es un riesgo de la DM, un entorno intrauterino deficiente también puede provocar una restricción del crecimiento. En las embarazadas con DMPG más hipertensión preexistente o complicaciones microvasculares, el riesgo de tener un feto con restricción del crecimiento es de 6 a 10 veces mayor que en las que no padecen enfermedad vascular.

4. **Otras complicaciones.** Las complicaciones mencionadas con anterioridad se asocian más específicamente a la DMPG. Otras complicaciones que se solapan con la fetopatía diabética y que se producen debido a trastornos glucémicos más adelante en el embarazo se abordan más adelante en este capítulo.

B. **DMG.** La DMG se define como cualquier intolerancia a los carbohidratos diagnosticada por primera vez durante el embarazo. Esto no excluye la posibilidad de alguna DMPG no diagnosticada. La prevalencia de la DMG ha ido aumentando en asociación con el incremento de la obesidad en la sociedad y está directamente relacionada con la prevalencia de la DM tipo 2 en una población determinada. En la actualidad, la DMG complica hasta 14% de todos los embarazos y representa la gran mayoría de todos los casos de diabetes durante el embarazo. Además, entre 15 y 50% de las mujeres diagnosticadas de DMG será diagnosticado de DM de tipo 2 más adelante. Así pues, todas las mujeres con DMG deben someterse a un tamizaje posparto para detectar una intolerancia persistente a la glucosa.

1. **Detección y diagnóstico.** La detección y el diagnóstico adecuados son los primeros pasos cruciales para minimizar los riesgos de DMG para la madre y el neonato. Los factores de riesgo para DMG deben ser tamizados en la primera visita prenatal (tabla 62–2). Las mujeres en riesgo de DM tipo 2 no diagnosticada típicamente ameritan el tamizaje en la primera visita prenatal por posible intolerancia preexistente a la glucosa. El tamizaje para todas las mujeres se realiza mediante una prueba de glucosa a las 24-28 semanas. Este tamizaje fue desarrollado por primera vez por O'Sullivan y Mahan en 1950 con criterios establecidos en 1964. Desde entonces, se han introducido modificaciones en los criterios iniciales, y existen controversias en la determinación de los umbrales exactos para la detección y el diagnóstico de la diabetes.

Actualmente, en Estados Unidos, la mayoría de las mujeres se somete al tamizaje mediante un método de dos pasos. El primer paso consiste en una carga oral de glucosa de 50 g en ayunas con un punto de corte posprandial de 1 hora de $\leq$ 140 o $\leq$ 130 mg/dL. Los puntos de corte basados en el trabajo de Carpenter y Coustan entre 130 y 140 mg/dL demuestran una mejor sensibilidad en comparación con el uso del límite de 130 mg/dL. Es muy importante conocer las prácticas obstétricas locales a la hora de interpretar la evaluación prenatal. Para quienes están por encima del límite, el segundo paso es una carga oral de glucosa de 100 g después de un ayuno de 12 horas, con glucosas de 1, 2 y 3 horas después de la carga.

Tabla 62-2. Factores de riesgo de la diabetes mellitus gestacional
Edad materna avanzada
Obesidad materna
Multiparidad
Parto anterior de un neonato macrosómico
Antecedentes familiares de DM tipo 2
Baja estatura materna
Síndrome de ovario poliquístico
DMG previa
Muerte neonatal previa
Cesárea previa
Anteriores mortinatos o malformaciones congénitas
Hipertensión durante el embarazo
Embarazo múltiple
DM, diabetes mellitus; DMG, diabetes mellitus gestacional.

El estudio Hyperglycemia and Adverse Pregnancy Outcome (HAPO) publicado en 2008 fue el primero en relacionar el aumento de las glucemias plasmáticas posprandiales de 1 y 2 h con un peso al nacer > 90%, cesárea primaria, hipoglucemia neonatal, parto prematuro, distocia de hombros, ingreso en cuidados intensivos neonatales, hiperbilirrubinemia y preeclampsia. Más tarde, la International Association of Diabetes and Pregnancy Study Groups (IADPSG) elaboró recomendaciones basadas en el estudio HAPO para establecer un tamizaje de un solo paso para todas las mujeres. Su recomendación implicaba una carga de glucosa de 75 g en ayunas con una evaluación de la glucosa 1 y 2 horas después de la carga. El proceso de tamizaje en un solo paso es relativamente estándar en todo el mundo, con el apoyo de la Organización Mundial de la Salud (OMS) y la American Diabetes Association (ADA). Sin embargo, una Consensus Development Conference de 2013 de los National Institutes of Health (NIH) evaluó los datos actuales y apoyó el uso continuado de un enfoque escalonado de dos pasos para el diagnóstico, citando la preocupación de que la transición al método actual de un solo paso sin duda aumentaría el diagnóstico de DMG con todos sus costes asociados de aumento de la monitorización y la intervención, pero con beneficios poco claros para los resultados maternos y neonatales. Así pues, la mayoría de los embarazos en Estados Unidos se evalúan mediante el método de los dos pasos. Es importante conocer las prácticas locales de tamizaje y diagnóstico obstétrico para mantener la coherencia de la atención desde el periodo prenatal hasta el posnatal.

2. Tratamiento. El tratamiento estándar de la DMG se ha centrado en el control estricto de los niveles de glucosa materna para disminuir el potencial de hiperinsulinemia fetal. Esto puede lograrse de tres maneras, escalando según lo dicte el escenario clínico, desde el control de la dieta hasta los agentes antidiabéticos orales y la terapia con insulina. Un control dietético adecuado incluye el cálculo cuidadoso de la ingesta calórica diaria total en función del índice de masa corporal (IMC), así como la gestión de los componentes dietéticos de hidratos de carbono, proteínas y grasas para optimizar el aumento de peso adecuado durante el embarazo. La ADA recomienda la insulina como tratamiento de primera línea para los casos refractarios a la terapia nutricional y al ejercicio. Aunque deben tenerse en cuenta múltiples factores de decisión a la hora de considerar el uso de insulina para la DMG, una circunferencia abdominal fetal > 70% después de 29 a 30 semanas de gestación es una indicación de la necesidad de tratamiento con insulina. Los fármacos antidiabéticos orales no están aprobados por la FDA para el tratamiento de la DMG, atraviesan la placenta y carecen de datos de seguridad neonatal a largo plazo. No obstante, aunque se prefiere la insulina cuando es necesario el tratamiento farmacológico de la DMG, puede haber situaciones clínicas en las que estén indicados los agentes orales. Se trata de alternativas razonables a la insulina en el contexto de la discusión de los datos de seguridad y el riesgo de fracaso del tratamiento que finalmente requiera insulina. La gliburida es una sulfonilurea que se une a los receptores del canal de calcio del trifosfato de adenosina de las células beta pancreáticas para aumentar la secreción de insulina y la sensibilidad de los tejidos periféricos. La metformina es una biguanida que inhibe la gluconeogénesis hepática y la absorción de glucosa y estimula la captación de glucosa en los tejidos periféricos.

III. CONTROL MATERNO Y PARTO. El control prenatal de la madre es vital para los resultados tanto para ella como para el neonato y por lo regular incluirá la siguiente vigilancia:

A. Seguimiento estrecho con el obstetra durante todo el embarazo, con especial atención al control de la glucosa.

B. Consulta con un dietista titulado y, potencialmente, con medicina materno-fetal y endocrinología en función de las prácticas locales de derivación, así como de la gravedad de la enfermedad.

C. Pruebas prenatales del primer trimestre, incluyendo Hgb A1C, TSH, orina de 24 horas y electrocardiograma.

D. El ácido acetilsalicílico a dosis bajas se inicia entre las 12 y las 18 semanas, de preferencia antes de las 16 semanas.

E. Ecografía detallada de la anatomía fetal entre las semanas 18 y 20, con consideración de ecocardiograma fetal.

F. Ecografías seriadas de crecimiento fetal a lo largo del tercer trimestre para vigilar la macrosomía.

G. Monitorización fetal mediante pruebas no estresantes o perfiles biofísicos, en general a partir de las 32 semanas en pacientes con insulina.

H. Sin complicaciones vasculares y con valores de glucemia bien controlados, la mayoría de las pacientes con DM dan a luz a las 39 0/7 a 39 6/7 semanas. Si los valores de glucemia están mal controlados o en mujeres con complicaciones vasculares, se considera el parto a las 36 0/7 a 38 6/7 semanas, o antes en casos seleccionados.

I. El parto por cesárea debe considerarse si el peso fetal estimado es > 4 500 g en mujeres con diabetes.

IV. EFECTOS FETALES Y NEONATALES DE LA DIABETES MELLITUS MATERNA

A. **Efectos fetales de la DM materna.** En el primer trimestre, y por lo tanto principalmente en mujeres con DMPG, la hiperglucemia materna aumenta el riesgo de embriopatía diabética con las anomalías congénitas antes descritas, así como el riesgo de aborto espontáneo.

La hiperglucemia materna en el segundo y tercer trimestres puede dar lugar a una fetopatía diabética caracterizada por hiperglucemia fetal, hiperinsulinemia y macrosomía. La hiperinsulinemia fetal crónica eleva las tasas metabólicas fetales, lo que conduce a un mayor consumo de oxígeno. Las necesidades de oxígeno pueden no ser cubiertas por el flujo sanguíneo placentario, y esto provoca hipoxemia fetal. Esta secuencia de acontecimientos contribuye a incrementar la mortalidad, la acidosis metabólica y la eritropoyesis en el feto. El aumento de la síntesis de eritropoyetina ocasiona policitemia y un aumento de la producción de catecolaminas. Las catecolaminas elevadas causan hipertensión fetal e hipertrofia cardiaca. Además, la policitemia propicia la redistribución de las reservas de hierro de los órganos en desarrollo hacia la masa de glóbulos rojos; a su vez, el desarrollo cardiaco y neurológico puede verse afectado.

La hiperinsulinemia se ha relacionado con un deterioro de la maduración pulmonar, lo cual aumenta el riesgo de dificultad respiratoria neonatal. La hiperinsulinemia también estimula el crecimiento excesivo de los tejidos sensibles a la insulina, incluidos el corazón, el hígado, el músculo y la grasa subcutánea, y eso genera macrosomía con asimetría troncal, en la que existe una relación desproporcionada entre el hombro y la cabeza o entre el abdomen y la cabeza (índice ponderal). Esta desproporción relativa acrecenta el riesgo de distocia de hombros, lesión del plexo braquial, fracturas y depresión neonatal debido a la dificultad de extracción. Una serie de cohortes demostró que, debido al aumento del índice ponderal, los resultados obstétricos y neonatales son peores en los hijos de madres con diabetes (HMD) que son grandes para la edad de gestación (GEG) en relación con los hijos de madres que no tiene diabetes que son GEG.

B. **Efectos neonatales de la DM materna.** Como se explicó antes, por los mecanismos *in utero*, los efectos neonatales de la DM incluyen los siguientes:

1. **Mortalidad.** Los HMD tienen un mayor riesgo de muerte fetal intrauterina o mortalidad posnatal.

   a. Para las mujeres con DMPG, el riesgo de aborto espontáneo, muerte intrauterina y mortalidad perinatal aumenta de modo concomitante con elevaciones Hgb A1C > 6. En las mujeres con DM tipo 1, la mortalidad es atribuible en gran medida a complicaciones de la prematuridad y anomalías congénitas. En las mujeres con DM tipo 2, la mortalidad es atribuible a mortinatos, asfixia del parto o encefalopatía isquémica hipóxica e infecciones intraamnióticas.

   b. En el caso de las mujeres con DMG, la mortalidad es atribuible con mayor frecuencia a la muerte fetal intrauterina en el contexto de un mal control glucémico.

2. **Prematuridad.** De los HMD 36% nace con menos de 38 semanas de gestación; algo más de la mitad nace prematuros tardíos, entre 34 y 37 semanas, y el resto nace con menos de 34 semanas. La mayoría de los casos de prematuridad están asociados a complicaciones maternas de hipertensión o preeclampsia, o a un RCIU fetal que requiere un parto prematuro. En el pasado reciente, se inducían en forma electiva más partos antes de las 39 semanas debido a la preocupación por la macrosomía. Sin embargo, con los esfuerzos obstétricos por

reducir las inducciones innecesarias prematuras tardías y prematuras, se espera que disminuya la incidencia de partos prematuros tardíos de hijos de madres con diabetes.

3. GEG. Un recién nacido grande para la gestación se define como aquel que tiene un peso al nacer superior al percentil 90 para la edad de gestación y se da en 36 a 47% de HMD, en relación con 7 a 9% de los recién nacidos de mujeres sin diabetes. Debido a la distribución del peso en HMD, existe un riesgo tres veces mayor de distocia de hombros y 10 veces mayor de lesión del plexo braquial en el momento del parto.

4. Dificultad respiratoria. Aproximadamente entre 30 y 40% de HMD la presentan. Esto puede explicarse en parte por las mayores tasas de prematuridad, pero los HMD tienen más probabilidades de desarrollar el síndrome de dificultad respiratoria (SDR) a cualquier edad de gestación, ya que la hiperinsulinemia interfiere con la inducción de la síntesis de surfactante por glucocorticoides. La disminución del surfactante puede aumentar las tasas de SDR y neumotórax debido a la menor capacidad de distensión pulmonar de los neonatos de mayor tamaño. La taquipnea transitoria del recién nacido (TTRN) es de 2 a 3 veces más frecuente en HDM, con un aumento tanto de las tasas de cesárea como en la eliminación reducida inherente de líquidos.

5. La hipoglucemia se produce en alrededor de 25% de HMD, y depende en parte, aunque no del todo, del control glucémico prenatal y durante el parto. Incluso en mujeres con DM tipo 1 controladas de modo riguroso, 14% de los neonatos experimenta hipoglucemia tras el nacimiento. Como señaló Pederson en 1952 en su hipótesis de hiperglucemia-hiperinsulinismo, la hiperglucemia materna se perpetúa a través de la placenta hasta la hiperglucemia fetal, que induce la hipertrofia del tejido de los islotes pancreáticos fetales con hipersecreción de insulina en un intento fetal de reducir la glucosa plasmática. Al nacer, el suministro de glucosa materna se interrumpe de manera brusca con el pinzamiento del cordón umbilical, pero el neonato no puede disminuir de forma aguda la secreción de insulina, lo que provoca una hipoglucemia neonatal. La hipoglucemia suele aparecer en las primeras horas tras el nacimiento y dura de 2 a 4 días, a medida que se ajustan los niveles neonatales de insulina. Estos neonatos suelen necesitar suplementos de glucosa intravenosa (IV) para mantener niveles normales de glucosa plasmática. No es necesario realizar pruebas rutinarias de los niveles de insulina en la mayoría de los HMD, ya que se sabe que el nivel es inicialmente elevado, pero disminuirá de forma adecuada con el tiempo. Por lo tanto, los cuidados de apoyo y la estrecha vigilancia de la glucosa antes de la alimentación son la norma para los HMD. Los neonatos que requieran tasas de infusión de glucosa superiores a 8-10 mg/kg/minuto más allá de la primera semana de vida requieren una evaluación adicional de su hipoglucemia, incluidas pruebas de insulina y cortisol durante un periodo de hipoglucemia relativa. La hipoglucemia sintomática grave y prolongada puede originar lesiones neurológicas permanentes; en consecuencia, la detección y la intervención oportunas son importantes para los resultados a largo plazo (véase capítulo 24).

6. Hipocalcemia. Definida como calcio sérico total < 7 µg/dL (1.8 mmol/L) o calcio ionizado < 4 mg/dL (1 mmol/L), la hipocalcemia se produce entre 5 y 30% de los HMD. El nadir de calcio suele producirse entre las 24 y las 72 horas de vida. En la mayoría de los neonatos a término que se alimentan bien, la hipocalcemia es asintomática y se resuelve con la alimentación oral. Por consiguiente, no es necesario realizar un tamizaje rutinario en todos los

HMD. Sin embargo, debe realizarse una evaluación en todos los neonatos con nerviosismo, dificultad respiratoria o apnea, convulsiones, depresión neonatal, sospecha de infección o prematuridad (véase capítulo 25). Para el neonato enfermo en el que no es posible la suplementación enteral, puede administrarse calcio en forma de bolo intravenoso, normalmente 200 mg/kg de gluconato cálcico o mediante infusión continua de líquidos intravenosos con calcio.

7. **Hipomagnesemia.** Definida como una concentración sérica de magnesio < 1.5 mg/dL (0.75 mmol/L), la hipomagnesemia se produce en hasta 40% de los HMD en las primeras 72 horas de vida. Entre los factores contribuyentes se incluyen la hipomagnesemia materna relacionada con las pérdidas urinarias y la prematuridad. Con el aumento del uso de magnesio materno antes del parto para la neuroprotección en la población de prematuros, la hipomagnesemia es ahora menos frecuente. Al igual que ocurre con la hipocalcemia, esta deficiencia suele ser transitoria, asintomática y no requiere tratamiento. Sin embargo, cualquier neonato al que se le realice un tamizaje de hipocalcemia también debe someterse a un tamizaje de hipomagnesemia. La hipomagnesemia puede reducir la secreción y la capacidad de respuesta de la hormona paratiroidea (PTH), lo que a su vez exacerbará la hipocalcemia hasta que se corrija la hipomagnesemia.

8. **La hiperbilirrubinemia** se produce en cerca de 25% de HMD. Los factores que contribuyen son la prematuridad, la macrosomía y la policitemia. Todos los HMD deben someterse a un tamizaje rutinario de ictericia, ya sea con pruebas transcutáneas o sanguíneas, con fototerapia según esté indicado (véase capítulo 26).

9. **La policitemia,** definida como un hematocrito venoso central > 65%, ocurre en 5% de HMD. En una serie, 17% de HMD tenía hematocritos > 60%. La policitemia es el resultado del aumento de eritropoyetina debido a la hipoxemia fetal crónica. Otros factores pueden ser la transfusión de sangre de la placenta y el sufrimiento materno o fetal en el momento del parto.

   La policitemia puede asociarse a hiperviscosidad, que a su vez puede producir sedimentación vascular, isquemia e infarto de órganos vitales. Esto puede explicar la mayor incidencia de trombosis de la vena renal (TVR) observada en HMD. Por ello, los neonatos con DM mal controlada deben someterse a un tamizaje de hematocrito venoso central en las 12 horas siguientes al nacimiento. Los hematocritos de rutina no son necesarios para todos los HMD, pero los neonatos deben ser tamizados si el control glucémico materno fue deficiente, si el neonato es notablemente macrosómico o si el neonato presenta otros signos clínicos, como una apariencia bastante rubicunda o signos tempranos de ictericia.

10. **La TVR** puede presentarse *in utero* o posparto debido a policitemia e hiperviscosidad. La presentación posnatal incluye hematuria, masa en el flanco, hipertensión o fenómenos embólicos. Mientras que la mitad de las TVR se asocian a prematuridad y a vías venosas centrales, los HMD representan casi 15% de los casos.

11. **El síndrome del colon izquierdo hipoplásico** es una forma rara de obstrucción intestinal muy asociada a la DM materna. De 40 a 50% de todos los casos de síndrome del colon izquierdo hipoplásico ocurren en HMD. Como la presentación es típicamente distensión abdominal con incapacidad para evacuar las heces, un diagnóstico diferencial alternativo incluye la enfermedad de Hirschsprung. Los neonatos con síndrome del colon izquierdo hipoplásico

tienen células ganglionares adecuadas en el recto, pero el colon izquierdo, pasada la flexura esplénica, es de pequeño calibre. El diagnóstico se realiza mediante enema de contraste hiperosmótico, que a menudo también provoca la evacuación del colon. El colon izquierdo hipoplásico puede tratarse a menudo de forma conservadora con enemas.

12. La miocardiopatía hipertrófica se caracteriza por el engrosamiento del tabique intraventricular o de las paredes ventriculares, con reducción del tamaño de las cámaras ventriculares del corazón. La miocardiopatía hipertrófica se produce con mayor frecuencia en la DMPG y la DMG, pero se ha demostrado que es más prevalente en la DMPG (hasta 40% en una serie), incluso en el contexto de un control glucémico estricto. La hipertrofia puede detectarse entre finales del segundo y principios del tercer trimestre, por lo que se recomienda una ecografía cuidadosa o una ecocardiografía fetal centrada en el tamaño ventricular. El hiperinsulinismo fetal desencadena un aumento de la síntesis de grasas y proteínas, lo cual da lugar a miocitos cardiacos hipertrofiados y desorganizados. La hipertrofia estructural puede conducir a la obstrucción del flujo de salida del ventrículo izquierdo. Aunque la mayoría de los neonatos con miocardiopatía hipertrófica es asintomático, entre 5 y 10% pueden presentar dificultad respiratoria, signos de insuficiencia cardiaca o bajo gasto cardiaco. La norma para el diagnóstico es la ecocardiografía, que debe reservarse para los neonatos sintomáticos o aquellos con hipertrofia intraventricular notable en la ecografía prenatal. Para los neonatos con obstrucción del tracto de salida, los cuidados de apoyo incluyen el aumento del llenado ventricular mediante la administración intravenosa de líquidos y propranolol para reducir la frecuencia cardiaca y permitir un mejor llenado ventricular. Es probable que los inotrópicos empeoren la obstrucción del tracto de salida al disminuir el tamaño ventricular, motivo por el cual en general deben evitarse. La mayoría de los neonatos mejorará con cuidados de apoyo a las 2 o 3 semanas de nacer, y la mayor parte de la hipertrofia ecocardiográfica se resolverá en un plazo de 6 a 12 meses.

Con menor frecuencia, los HMD pueden desarrollar una miocardiopatía congestiva con una hipertrofia más difusa relacionada con la hipoxemia perinatal o alteraciones metabólicas como la hipoglucemia o la hipocalcemia, que dan lugar a un corazón poco contráctil. Los cuidados de apoyo y la corrección de las alteraciones metabólicas pueden revertir la miocardiopatía congestiva.

13. La mala alimentación es un problema importante, sobre todo en los casos mal controlados de HMD, que provoca estancias hospitalarias prolongadas y la interrupción del vínculo afectivo entre padres e hijos. La mala alimentación puede estar relacionada con la prematuridad o la dificultad respiratoria asociada con HMD; sin embargo, a menudo está presente en ausencia de otros factores de complicación. En una serie de 150 HMD del Brigham and Women's Hospital, 37% de los HMD experimentó una alimentación deficiente.

V. MANEJO NEONATAL DE HMD.
Así como el manejo prenatal de un embarazo complicado por DM es un esfuerzo combinado de obstetras, especialistas en medicina materno-fetal, endocrinólogos y dietistas, el manejo neonatal de HMD debe ser un esfuerzo multidisciplinario. Es imprescindible que el obstetra comunique al equipo pediátrico las anomalías diagnosticadas prenatalmente, así como las complicaciones previstas en etapa prenatal. Puede estar justificada la consulta adicional de un neonatólogo y otros

subespecialistas pediátricos durante el periodo prenatal o una vez que el neonato hay nacido para ayudar en el tratamiento posnatal. Hay que encontrar un equilibrio entre l detección y la evaluación adecuadas y la promoción del vínculo materno-infantil.

A. **Atención en la sala de partos.** Debe realizarse una evaluación adecuada de la necesidad de reanimación neonatal basándose en la edad de gestación, el peso previsto al nacer, las anomalías congénitas diagnosticadas prenatalmente, el modo de parto y cualquier complicación del parto. Debe asistir el equipo adecuado formado en el Programa de Reanimación Neonatal (PRN) para prestar cuidados específicos al neonato. La evaluación inicial enseguida del nacimiento determinará la necesidad de nuevas intervenciones. Si el neonato no requiere medidas de reanimación, debe recibir cuidados piel con piel e iniciarse la lactancia materna en la sala de partos.

Cualquier neonato con cianosis en la sala de partos debe someterse a una evaluación de oximetría de pulso con atención específica a los sistemas cardiovascular y respiratorio, dado el riesgo del neonato de SDR, TTRN, cardiopatía congénita y miocardiopatía hipertrófica.

B. **Tratamiento posparto.** Los HMD presentan un mayor riesgo de hipoglucemia posnatal y deben someterse a una evaluación sistemática de las mediciones de glucosa sérica. Los neonatos deben alimentarse poco después de nacer con leche materna o artificial, con preferencia por la lactancia materna, con monitorización de la glucosa a pie de cama en las primeras 1 o 2 horas de vida. Se ha observado que las prácticas anteriores de administrar agua con glucosa aumentan la liberación de insulina, por lo que no se recomienda. El Committee on the Fetus and Newborn proporciona orientación en su informe clínico de 2011 sobre los objetivos de glucosa en el recién nacido. El objetivo de glucosa en las primeras 24 horas de vida es ≥ 45 mg/dL antes de las tomas rutinarias. Las glucemias previas a la alimentación deben seguirse durante las primeras 36 horas de vida con la alimentación establecida y los niveles de glucosa normalizados.

Cualquier neonato con letargo, dificultad respiratoria, nerviosismo, apnea o convulsiones debe someterse inmediatamente a una prueba de glucosa a pie de cama, ya que un subgrupo de HMD requerirá un tratamiento inmediato y agresivo de la hipoglucemia. Cualquier prueba de cabecera baja también debe tener muestras de glucosa en suero realizadas por el laboratorio para su confirmación, pero dicha confirmación no debe retrasar el tratamiento oportuno de la hipoglucemia. Para neonatos con glucosa < 25 mg/dL o con glucosa persistente < 40 mg/dL a pesar de una alimentación adecuada en las primeras 4 horas de vida, o < 35 mg/dL o < 45 mg/dL persistente después de la alimentación en las primeras 24 horas de vida, se justifica la administración de glucosa IV. Deben administrarse bolos iniciales de dextrosa al 10% en agua ($D_{10}W$) de 2 mL/kg (200 mg/kg) para situar la glucosa en el intervalo de 40 a 50 mg/dL. A continuación, debe iniciarse una infusión continua de $D_{10}W$. Una infusión de 60 mL/kg/día de $D_{10}W$ resultará en una TIG de alrededor de 4 mg/kg/minuto, y una tasa de infusión de $D_{10}W$ de 100 mL/kg/día resultará en una TIG de alrededor de 7 mg/kg/minuto. De los que requieren infusión IV de glucosa, un pequeño subgrupo necesitará una TIG superior a 8-10 mg/kg/minuto, lo que requerirá la colocación de un catéter central, normalmente un catéter venoso umbilical, para mantener la euglucemia (véase capítulo 24).

Tras la transición desde la sala de partos, la evaluación continua del HMD debe incluir la detección de hiperbilirrubinemia, policitemia, hipocalcemia e hipomagnesemia, según esté indicado. El hematocrito venoso debe obtenerse dentro de las primeras 12 horas de vida en los casos de riesgo. Una mayor atención al potencial de icteria debe incluir una estrecha monitorización clínica de la bilirrubina, ya sea mediante un tamizaje transcutáneo de bilirrubina a pie de cama o mediante un tamizaje sérico. Muchas unidades realizan un tamizaje rutinario de todos los neonatos a las 36 horas de vida con un bilirrubinómetro transcutáneo, con un tamizaje más temprano si se observa ictericia. Para los neonatos que entran en la zona de riesgo alto o alto-intermedio en el nomograma de bilirrubina, se envía una bilirrubina sérica para confirmación y se inicia la fototerapia cuando está indicada.

VI. EFECTOS A LARGO PLAZO. Se ha demostrado que la exposición prenatal a la hiperglucemia aumenta los resultados metabólicos y del neurodesarrollo a largo plazo en la descendencia de mujeres con DM.

A. **El síndrome metabólico** se clasifica como una combinación de obesidad, hipertensión, dislipidemia e intolerancia a la glucosa. Este síndrome se describió originalmente en los indios Pima, una población con altas tasas de diabetes gestacional. En la descendencia de estas mujeres con DMG, 45% desarrolló DM tipo 2 a mediados de la veintena y más de dos tercios a mediados de la treintena. El aumento del riesgo persistió a pesar de tener en cuenta la diabetes paterna (factor de riesgo genético), el IMC de la descendencia y la edad de inicio de la DM en los padres, lo cual apunta a una contribución del entorno intrauterino. En la actualidad se ha demostrado que el síndrome metabólico tiene una mayor incidencia en los neonatos que nacieron GEG o de mujeres con diabetes gestacional. En un estudio poblacional realizado en Dinamarca se observó que el riesgo de síndrome metabólico era cuatro veces mayor en los hijos de mujeres con DMG y 2.5 veces mayor en los hijos de mujeres con DMPG.

B. **Obesidad.** Múltiples estudios han mostrado una asociación entre DM y obesidad en su descendencia. Aunque la macrosomía al nacer suele resolverse en el primer año de vida, más adelante en la infancia, los HMD cuyas madres tenían DM tipo 1 o 2 tienden a tener IMC más elevados que los controles. También se ha demostrado que los hijos de mujeres con diabetes gestacional tienen un IMC más elevado, mayor riesgo de sobrepeso y niveles más altos de insulina en ayunas que los hijos de mujeres sin diabetes. En general, el riesgo de sobrepeso es aproximadamente el doble para los hijos de mujeres con DMPG y DMG.

C. **Diabetes.** Los HMD tienen un mayor riesgo de desarrollar diabetes en etapas posteriores de la vida. Se sabe que tanto la DM de tipo 1 como la de tipo 2 están influidas por la genética, y que la diabetes de tipo 1 se da cuatro veces más a menudo en los hijos de mujeres con DM de tipo 1. El riesgo a lo largo de la vida de un hijo con DM tipo 2 es de cinco a 10 veces superior al de los controles de la misma edad y peso sin antecedentes familiares. También se ha demostrado que el entorno *in utero* contribuye al deterioro de la tolerancia a la glucosa en etapas posteriores de la vida, correlacionándose la presencia de intolerancia a la glucosa con concentraciones elevadas de insulina en el líquido amniótico durante el embarazo.

D. **Deterioro de los resultados del neurodesarrollo.** Un mal control glucémico materno puede afectar de modo negativo al cerebro en desarrollo. Sin embargo, es importante señalar que los resultados del neurodesarrollo de la DM bien controlada son similares a los de los neonatos de madres sin diabetes.

El aumento de los niveles de Hgb A1C se asocia con la disminución del perímetro cefálico y del rendimiento intelectual a los 3 años de edad. Otro estudio correlacionó disminuciones en el desarrollo psicomotor a los 6-9 años, con concentraciones elevadas de cetonas maternas durante el segundo y tercer trimestres.

Lecturas recomendadas

American College of Obstetricians and Gynecologists. ACOG Practice Bulletin. Clinical management guidelines for obstetrician-gynecologists. Number 60, March 2005. Pregestational diabetes mellitus. *Obstet Gynecol* 2005;105(3): 675–685.

American College of Obstetricians and Gynecologists. ACOG Practice Bulletin No. 190: gestational diabetes mellitus. *Obstet Gynecol* 2018;131(2):e49–e64.

Ashwal E, Hod M. Gestational diabetes mellitus: where are we now? *Clin Chim Acta* 2015;451(pt A):14–20.

Metzger BE, Lowe LP, Dyer AR, et al; for HAPO Study Cooperative Research Group. Hyperglycemia and adverse pregnancy outcomes. *N Engl J Med* 2008;358(19):1991–2002.

Nold JL, Georgieff MK. Infants of diabetic mothers. *Pediatr Clin North Am* 2004;51(3):619–637.

63 Diferencias en el desarrollo sexual

Jonathan M. Swartz y Yee-Ming Chan

PUNTOS CLAVE

- Las diferencias en el desarrollo sexual (DDS) son un grupo heterogéneo de afecciones definidas, en términos generales, por un desarrollo atípico del sexo genético, gonadal o anatómico. Las DDS suelen manifestarse en el periodo neonatal mediante un aspecto genital atípico.

- La evaluación rápida de los neonatos con aspecto genital atípico es fundamental para identificar y, en caso necesario, tratar la hiperplasia suprarrenal congénita (HSC) con pérdida de sal, padecimiento potencialmente mortal.

- El principal objetivo de la designación de sexo/género en pacientes con DDS es intentar que esta coincida con la futura identidad de género del paciente. Se trata de una tarea difícil, imperfecta y humilde.

I. **DEFINICIÓN Y NOMENCLATURA.** El término original *trastornos del desarrollo sexual* (TDS) se introdujo en 2006 en sustitución de otros anteriores, como *genitales ambiguos, seudohermafroditismo* e *intersexualidad,* para denotar el desarrollo atípico del sexo genético, gonadal o anatómico. Sin embargo, el término *trastornos* ha sido criticado por ser estigmatizante (lo que ha llevado a muchos a utilizar "diferencias" en su lugar). Encuestas realizadas a pacientes y familiares demostraron su malestar con el término y algunas organizaciones de pacientes lo rechazan por completo. Cuando se habla con un paciente y su familia, suele ser mejor referirse a la condición concreta del paciente.

Algunos ejemplos de aparición de DDS en el periodo neonatal son los que se mencionan a continuación:

A. Aspecto genital atípico

B. Pene y testículos bilaterales no palpables (criptorquidia)

C. Criptorquidia unilateral con hipospadias

D. Hipospadias penoscrotal, escrotal o perineal grave, con o sin microfalo, aun con testículos descendidos

E. Aparente aspecto femenino con clitorofalo agrandado (clitoromegalia), hernia(s) inguinal(es) o gónada(s) palpable(s)

F. Asimetría en el tamaño, pigmentación o rugosidad de los pliegues labioescrotales

G. Discordancia del aspecto genital externo con el cariotipo prenatal

Es necesaria una evaluación exhaustiva debido a que la anatomía genital interna, el cariotipo y la designación del sexo/género no pueden determinarse a partir del aspecto externo del bebé. La evaluación debe acelerarse debido a la posibilidad de hiperplasia suprarrenal congénita (HSC) con pérdida de sal, que puede poner en peligro la vida durante la primera semana de vida, y debido a la urgencia que siente la mayoría de los padres por designar el sexo/género para consideraciones de crianza.

II. CONSIDERACIONES PREVIAS A LA DESIGNACIÓN DEL SEXO EN EL PERIODO POSNATAL INMEDIATO.

El descubrimiento de una DDS en el momento del nacimiento puede ser inquietante para los padres, incluso si ya se ha identificado dicha posibilidad en etapa prenatal, porque el nacimiento puede ser la primera vez en que los padres se enfrenten realmente a los problemas planteados por las DDS. El equipo asistencial debe equilibrar el reconocimiento y la discusión de la posible angustia de los padres proporcionando una adecuada tranquilidad y validez a su ansiedad, preocupación y sentimientos de incertidumbre. Las necesidades de cada familia son diferentes, por lo que comprobar de forma frecuente y explícita el apoyo que el equipo presta a los padres puede ayudar a encontrar un equilibrio y a mantenerlo.

El equipo médico debe evitar decir a los padres que la cirugía puede "arreglar" el problema del paciente, porque esto implica que la preocupación atañe solo a las características anatómicas de la DDS y pasa por alto los problemas médicos, funcionales y psicosociales a largo plazo que plantea la DDS. Centrarse principalmente en la cirugía genital puede interferir con el asesoramiento sobre estos problemas a largo plazo y puede hacer que los padres sientan que se desestiman sus otras preocupaciones.

Aunque los retrasos en la designación del sexo/género pueden preocupar a los padres, hay que cuidar no llegar a conclusiones prematuras. Hasta que se realice la designación de sexo/género, es mejor evitar nombres, pronombres u otras referencias específicas de género. La pronta consulta con un endocrinólogo pediátrico facilitará la evaluación y, en la mayoría de los casos, en 2 o 4 días se puede recopilar suficiente información para permitir la designación inicial de sexo/género, aunque en algunos casos la decisión puede tardar 1 a 2 semanas o más. El médico debe examinar los genitales del recién nacido en presencia de los padres y, a continuación, explicarles el proceso de desarrollo genital típico, la forma en que el desarrollo de los genitales de su neonato se produjo de forma diferente y aclarar que será necesario realizar más pruebas antes de tomar una decisión sobre el sexo. La circuncisión está contraindicada hasta que se determine la necesidad de una reparación quirúrgica.

III. DESARROLLO SEXUAL NORMAL.

En la figura 63-1 se representa el proceso de diferenciación gonadal y desarrollo genital.

A. **El sexo genético** se refiere al complemento cromosómico sexual.

B. **El sexo gonadal** se refiere al desarrollo de las gónadas como ovarios, testículos u ovotestes normales o disgenéticos. Las crestas genitales bilaterales dan lugar a gónadas indiferenciadas en torno a las 6 semanas de gestación y comienzan a diferenciarse hacia las 7 semanas. El gen *SRY*, que codifica el principal factor de transcripción determinante de los testículos en el brazo corto del cromosoma Y, promueve el desarrollo de las gónadas en testículos; en ausencia de *SRY*, las gónadas suelen desarrollarse como ovarios. Varios genes contribuyen al desarrollo testicular u ovárico, entre ellos *NR5A1* (*SF1*), *NR0B1* (*DAX1*), *SOX9*, *WNT4* y *RSPO1*.

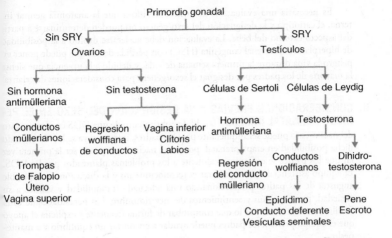

Figura 63-1. Proceso de diferenciación gonadal, genital interno y genital externo. (Reimpresa con permiso de Holm IA. Ambiguous genitalia in the newborn. En: Emans SJ, Laufer M, Goldstein D, eds. *Pediatric and Adolescent Gynecology.* Philadelphia, PA: Lippincott Williams & Wilkins; 1998:53.)

C. **El sexo anatómico** se refiere a los genitales externos e internos. Los testículos segregan dos hormonas que afectan al desarrollo genital: las células de Sertoli producen la hormona antimülleriana (AMH, también llamada sustancia o factor inhibidor mülleriano, MIS o MIF) y las células de Leydig producen testosterona.

1. **Genitales internos.** Los conductos müllerianos dan lugar al útero, las trompas de Falopio, el cuello uterino y la parte superior de la vagina; la AMH provoca la regresión de los conductos müllerianos. La testosterona impide la regresión de los conductos müllerianos y favorece su desarrollo en los conductos deferentes, las vesículas seminales y el epidídimo; en ausencia de testosterona, los conductos müllerianos retroceden. La regresión de los conductos müllerianos y el desarrollo de los conductos wolffianos requieren altas concentraciones *locales* de AMH y testosterona, respectivamente. La ausencia asimétrica de estos factores en un lado (debido a la ausencia de un testículo o a una función testicular deficiente) puede provocar la retención ipsilateral de las estructuras müllerianas y la regresión de las estructuras wolffianas.

2. **Genitales externos.** La enzima 5α-reductasa, presente en altas concentraciones en la piel genital, convierte la testosterona en dihidrotestosterona (DHT). La DHT es la principal hormona responsable de la virilización de los genitales externos, incluidos el tubérculo genital y los pliegues labioescrotales, que en presencia de DHT dan lugar al pene y al escroto, respectivamente. En ausencia de DHT, estas estructuras se convierten en el clítoris y los labios mayores. El descenso testicular desde el abdomen hasta el anillo inguinal requiere el péptido similar a la insulina 3 (INSL3), y el descenso desde el anillo inguinal hasta el escroto requiere testosterona. Esto ocurre por lo general en las últimas 6 semanas de gestación.

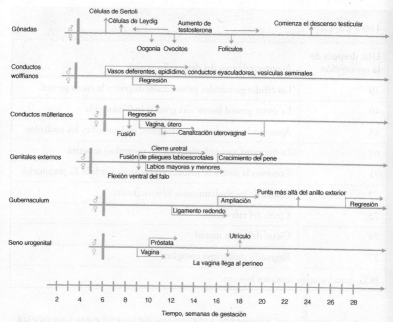

Figura 63-2. Líneas de tiempo de seis aspectos de la diferenciación sexual. (Adaptada de White PC, Speiser PW. Congenital adrenal hyperplasia due to 21-hydroxylase deficiency. *Endocr Rev* 2000;21[3]:245-291 y Barthold JS, Gonzalez R. Intersex states. En: Gonzalez ET, Bauer SB, eds. *Pediatric Urology Practice.* Philadelphia, PA: Lippincott Williams & Wilkins; 1999:547-578).

D. Curso temporal. La línea de tiempo del desarrollo del sexo fetal se representa en la figura 63-2 y en la tabla 63-1.

1. **Primer trimestre.** La síntesis testicular de testosterona es estimulada por la gonadotropina coriónica humana (hCG) producida por la placenta, que actúa a través del receptor común de la hormona luteinizante (LH) y la hCG. El primer trimestre es el único periodo durante el cual los pliegues labioescrotales son susceptibles de fusión. Si un feto XX está expuesto a un exceso de andrógenos durante el primer trimestre, el clitorofalo y los pliegues labioescrotales se virilizarán y pueden parecer indistinguibles de un pene y un escroto masculinos normales, aunque estos últimos estarán vacíos en ausencia de descenso gonadal.

2. **Segundo y tercer trimestres.** La producción de andrógenos testiculares es estimulada por la LH de la hipófisis fetal y es responsable del crecimiento del pene, la maduración escrotal (rugación, pigmentación y adelgazamiento) y el descenso testicular. Se cree que las altas concentraciones intrauterinas de testosterona influyen en el desarrollo cerebral y afectan al comportamiento posterior, la orientación sexual y la identidad de género.

Tabla 63-1. Cronología del desarrollo normal del sexo masculino	
Días después de la concepción	**Acontecimientos del desarrollo sexual**
19	Las células germinales primordiales migran a la cresta genital
40	La cresta genital forma una gónada indiferenciada
44	Aparecen los conductos müllerianos; se desarrollan los testículos
62	La hormona antimülleriana (de los testículos) se activa
71	Comienza la síntesis de testosterona (inducida por la hCG placentaria)
72	Fusión de los abultamientos labioescrotales
73	Cierre del rafe medio
74	Cierre del surco uretral
77	Regresión mülleriana completa
hCG, gonadotropina coriónica humana.	

IV. EVALUACIÓN EN NEONATOLOGÍA DE UN NEONATO CON SOSPECHA DE DIFERENCIA DEL DESARROLLO SEXUAL

A. Historia

1. **Exposición materna a fármacos** durante el embarazo, por ejemplo andrógenos (como testosterona y danazol, entre otros), fármacos que interfieren en la síntesis o acción de los andrógenos (p. ej., finasterida, espironolactona) o anticonvulsivos (p. ej., fenitoína, trimetadiona).

2. **Virilización materna** durante el embarazo a causa de una HSC materna suprimida de forma incompleta, un tumor suprarrenal u ovárico virilizante, o una deficiencia de aromatasa placentaria.

3. **Hallazgos prenatales** de ambigüedad genital; mosaicismo/quimerismo cromosómico sexual; un complemento cromosómico sexual discordante con el sexo fenotípico (ya sea evaluado en ecografía prenatal o en el momento del nacimiento), y posibles afecciones asociadas a DDS, como oligohidramnios, anomalías renales o anomalías esqueléticas (p. ej., displasia campomélica asociada a mutaciones *SOX9*).

4. **Antecedentes familiares de HSC**, hipospadias, criptorquidia, infertilidad, retraso puberal, cirugía genital, síndromes genéticos o consanguinidad. La muerte de un varón de la familia por vómito o deshidratación en la primera infancia puede sugerir una HSC no diagnosticada.

B. Examen físico

1. **Genitales externos.** El examinador debe observar la longitud clitorofálica extendida, la anchura de los cuerpos, la congestión, la presencia de curvatura hacia abajo, la posición del orificio uretral, la presencia o ausencia de un orificio vaginal diferenciado y la pigmentación y simetría de los pliegues

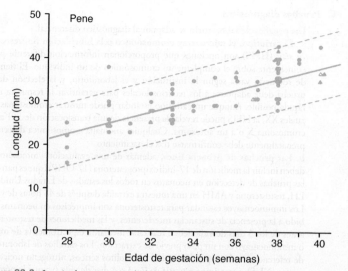

Figura 63-3. Longitud peneana estirada de bebés prematuros y nacidos a término (*círculos cerrados*), que muestra las líneas de media ± 2 desviación estándar. Se superponen los datos de dos neonatos pequeños para la edad de gestación (*triángulos abiertos*), siete neonatos grandes para la edad de gestación (*triángulos cerrados*) y cuatro gemelos (*recuadros cerrados*), todos ellos dentro del intervalo de referencia. (Reimpresa de Feldman KW, Smith DW. Fetal phallic growth and penile standards for newborn male infants. *J Pediatr* 1975;86[3]:395-398. Copyright © 1975 Elsevier. Con autorización.)

labioescrotales. Un neonato masculino a término suele tener una longitud peneana estirada de al menos 2.5 cm, la cual se mide desde la rama púbica hasta la punta del glande (fig. 63-3), y normalmente 1 cm o más de anchura. Un neonato femenino a término suele tener un clítoris de < 1 cm de longitud y < 0.5 cm de anchura. La fusión posterior de los pliegues labioescrotales se evalúa determinando la **relación anogenital**, que es la distancia entre el ano y la cuarteta posterior dividida por la distancia entre el ano y la base del clítoris. Una relación anogenital > 0.5 indica una exposición a los andrógenos en el primer trimestre.

2. Debe observarse con cuidado el tamaño, la posición y el descenso de las gónadas. Una gónada por debajo del ligamento inguinal suele ser un testículo (normal o disgenético), pero puede ser un ovotestis o incluso una porción del útero herniado en el canal inguinal. Un aspecto genital atípico con gónadas bilaterales no palpables debe suscitar una preocupación inmediata por probable HSC con pérdida de sal.

3. Deben señalarse las anomalías asociadas. Otros rasgos adicionales pueden indicar un trastorno más generalizado, aunque pueden estar ausentes al nacer. El síndrome de Denys-Drash (tumor de Wilms o glomeruloesclerosis difusa) o el síndrome WAGR (tumor de Wilms, aniridia, anomalías genitourinarias y retraso mental), ambos debidos a mutaciones de *WT1* (11p13), pueden causar DDS en bebés XY. Algunos ejemplos de otras afecciones asociadas a la DDS son los síndromes de Smith-Lemli-Opitz, Robinow, Antley-Bixler, Goldenhar, la displasia campomélica y la trisomía 13.

C. Pruebas diagnósticas

1. Las pruebas de laboratorio se adaptan al diagnóstico diferencial.

   a. El cariotipo, el microarray cromosómico o la hibridación fluorescente *in situ* (HFIS) son opciones que proporcionan información diferente pero coincidente sobre el complemento cromosómico de un individuo. El tiempo de respuesta varía según la institución y el laboratorio, y la elección de la prueba debe adaptarse a los recursos locales para garantizar la respuesta más rápida posible. Aunque un cariotipo estándar puede mostrar cromosomas sexuales XX, la HFIS puede revelar la presencia de una translocación de *SRY* a un cromosoma X o a un autosoma. Cualquier anomalía cromosómica detectada prenatalmente debe confirmarse tras el nacimiento.

   b. Las pruebas de primera línea, además de una evaluación cromosómica, deben incluir la medición de 17-hidroxiprogesterona (17-OHP) (que es parte de las pruebas de detección en neonatos en todos los estados de Estados Unidos), LH, testosterona y AMH en una muestra extraída después de 48 horas de vida. Los inmunoensayos estándar para testosterona son imprecisos en neonatos debido a la presencia de sustancias interferentes, y las mediciones de testosterona antes de los 5 días de vida deben realizarse mediante espectrometría de masas o inmunoensayo con un paso previo de extracción. Los estudios de laboratorio de referencia también pueden incluir electrolitos séricos, nitrógeno ureico en sangre (NUS) y creatinina a partir de los 3 o 4 días de vida (ya que la pérdida de sal se manifiesta a partir de los 5 días de vida, pero no antes), con un seguimiento frecuente de electrolitos (cada 1 o 2 días) para controlar la pérdida de sal hasta que se descarte la HSC con pérdida de sal.

   c. En determinadas circunstancias pueden estar indicadas otras pruebas, como la actividad de la renina plasmática, la hormona foliculoestimulante (FSH) u otros precursores y hormonas suprarrenales.

   d. Las pruebas específicas del panel de genes de DDS o la micromatriz cromosómica pueden identificar causas específicas de DDS. *SRY, SOX9, WT1, NR5A1* (antes llamado *SF1*) y *NR0B1* (antes llamado *DAX1*) son algunos ejemplos de genes con variantes asociadas con la DDS. Se han descrito duplicaciones en las regiones potenciadoras de *SOX9* y *SOX3* en la DDS testicular XX. Las pruebas genéticas dirigidas a uno o más genes específicos pueden ser apropiadas para muchos casos de DDS. Algunas instituciones utilizan la secuenciación del exoma completo o pruebas de panel de genes de DDS para ayudar en su diagnóstico. Aunque el costo, la cobertura de los seguros y el conocimiento incompleto de la genética de la DDS son factores limitantes, las pruebas genéticas son las únicas capaces de establecer algunos diagnósticos y pueden impulsar la detección de problemas clínicos asociados.

2. La ecografía pélvica, en especial cuando la vejiga está llena, puede determinar la presencia de útero. Sin embargo, esta determinación puede ser difícil y tanto los falsos negativos como los falsos positivos son posibles incluso con ecografistas experimentados. Los testículos descendidos pueden visualizarse a menudo mediante ecografía, pero es menos probable que se identifiquen las gónadas intraabdominales. A causa de la asociación entre malformaciones urológicas y genitales, la evaluación ecográfica debe incluir los riñones, los uréteres y la vejiga. A menudo puede encontrarse hiperplasia suprarrenal en bebés con HSC, pero no es diagnóstica. Las imágenes por resonancia magnética (IRM) pueden ser necesarias para localizar gónadas intraabdominales o para confirmar la pre-

sencia de útero cuando la ecografía es indeterminada, pero existe posibilidad de que no sean concluyentes.

3. La cistouretrografía miccional (CUM) o el genitograma puede revelar una vagina con un cuello uterino en su vértice (lo que indica la presencia de un útero) o un utrículo (un resto de conducto mülleriano). También puede revelar la presencia de una conexión entre las vías urinarias y las genitales (p. ej., un seno urogenital).

En la tabla 63-2 se resumen las causas y en la figura 63-4 se describe un abordaje de los pacientes con DDS.

V. TRASTORNOS DE LA DIFERENCIACIÓN GONADAL

A. **Disgenesia gonadal mixta (DGM).** El rasgo distintivo de la DGM es la presencia de un testículo (que puede ser normal o disgenético) en un lado del cuerpo y una gónada más marcadamente disgenética (quizá una gónada en estría) en el otro lado. Este trastorno por lo general se debe a un cariotipo mosaico 45,X/46,XY.

1. **Hallazgos físicos.** La combinación de genitales externos asimétricos y un testículo palpable en el pliegue labioescrotal sugiere una DGM. Sin embargo, el mosaicismo 45,X/46,XY puede dar lugar a un aspecto de los genitales externos que oscila entre el típico masculino y el típico femenino. De hecho, 90% de los neonatos 45,X/46,XY diagnosticados prenatalmente tiene una apariencia genital masculina típica al nacer. En los pacientes con DGM, cada gónada rige la diferenciación de las estructuras genitales internas ipsilaterales. Las trompas de Falopio y el útero suelen estar presentes en el lado de la estría/gónada disgenética, y estas estructuras pueden herniarse en el pliegue labioescrotal. Los neonatos con un cariotipo en mosaico que incluye un cariotipo 45,X en algunas células pueden presentar rasgos del síndrome de Turner, como cuello palmeado, linfedema, baja estatura, anomalías renales y defectos cardiacos (p. ej., coartación de la aorta).

2. **Manejo.** Si la AMH es medible, o si la prueba de estimulación con hCG provoca un aumento significativo de la testosterona sérica, indicativo de tejido testicular, debe buscarse el testículo mediante diagnóstico por imagen o cirugía. Véase la sección VIII para la discusión en torno a la designación de sexo/género. Las estrías gonadales y los testículos disgenéticos intraabdominales que producen un mínimo de testosterona o AMH deben extirparse en la infancia porque pueden generar tumores de células germinales en hasta 30% de casos, y a veces en los primeros años de vida. Todos los neonatos con DGM deben ser evaluados por un endocrinólogo pediátrico porque muchos tendrán un crecimiento lineal deficiente y pueden ser candidatos a terapia con hormona del crecimiento.

B. **Disgenesia gonadal XY.** La disgenesia gonadal completa (DGC) XY, también denominado síndrome de Swyer, puede ser el resultado de un funcionamiento anormal del *SRY* o de factores que regulan o son regulados por este gen. Las gónadas estriadas bilaterales por lo general están presentes, así como las estructuras reproductivas femeninas internas, debido a la ausencia de AMH y testosterona. Los genitales externos suelen tener un aspecto típicamente femenino. Estos pacientes suelen ser criados como niñas. Algunos pueden no ser diagnosticados hasta que no inician la pubertad y presentan gonadotropinas elevadas, compatibles con insuficiencia gonadal primaria. Hasta 30% de los pacientes con DGC XY puede desarrollar tumores de células germinales, por lo que se les deben extirpar las estrías gonadales en la infancia.

Tabla 63-2. Causas de las diferencias de desarrollo sexual (DDS)

| Desorden | Fenotipo | | Cariotipo |
	Genitales externos	Gónadas	
Diferenciación gonadal atípica			
DDS ovotesticular	Variable	Tejido ovárico y testicular	46,XX; 46,XY; 46,XX/ 46,XY; otros
Disgenesia gonadal mixta	Variable	Estría gonadal y testículo disgenético	45,X/ 46,XY; otros
Disgenesia gonadal completa XY	Mujer o atípica	Testículos disgenéticos o estrías gonadales	46,XY
DDS testicular XX	Masculino o atípico	Testículos (normales o disgenéticos)	46,XX
Otros DDS XX (virilización atípica)			
Hiperplasia suprarrenal congénita			
Deficiencia de 21α-hidroxilasa	Atípico	Ovarios	46,XX
Deficiencia de 11β-hidroxilasa	Atípico	Ovarios	46,XX
Deficiencia de 3β-hidroxiesteroide deshidrogenasa	Atípico	Ovarios	46,XX
Deficiencia de aromatasa placentaria	Atípico	Ovarios	46,XX
Exceso de andrógenos maternos	Atípico	Ovarios	46,XX
Otras DDS XY (virilización incompleta)			
Falta de respuesta testicular a la hCG y la LH (mutación del receptor LH/CG)	Mujer o atípica	Testículos	46,XY

(continúa)

Tabla 63-2. (*continuación*)

| Desorden | Fenotipo | | Cariotipo |
	Genitales externos	Gónadas	
Trastornos de la síntesis de testosterona/ dihidrotestosterona			
Deficiencia aguda de proteína reguladora esteroidogénica	Mujer o atípica	Testículos	46,XY
Deficiencia de la enzima de escisión de la cadena lateral	Mujer o atípica	Testículos	46,XY
Deficiencia de 17α-hidroxilasa/17,20-liasa	Mujer o atípica	Testículos	46,XY
Deficiencia de 3β-hidroxiesteroide deshidrogenasa	Atípico	Testículos	46,XY
Deficiencia de 17β-hidroxiesteroide deshidrogenasa	Atípico	Testículos	46,XY
Deficiencia de 5α-reductasa	Atípico	Testículos	46,XY
Resistencia de los órganos finales a la testosterona			
Síndrome de insensibilidad androgénica completa	Mujer	Testículos	46,XY
Síndrome de insensibilidad parcial a los andrógenos	Atípico	Testículos	46,XY
Síndrome de regresión testicular (antes llamado "síndrome de desaparición de los testículos")	Hombre	Ausencia de gónadas	46,XY

hCG, gonadotropina coriónica humana; LH, hormona luteinizante; CG, gonadotropina coriónica.

Fuente: modificada con permiso de Wolfsdorf JI, Muglia L. Endocrine disorders. En: Graef JW, ed. *Manual of Pediatric Therapeutics*. Philadelphia, PA: Lippincott-Raven; 1997:381–413.

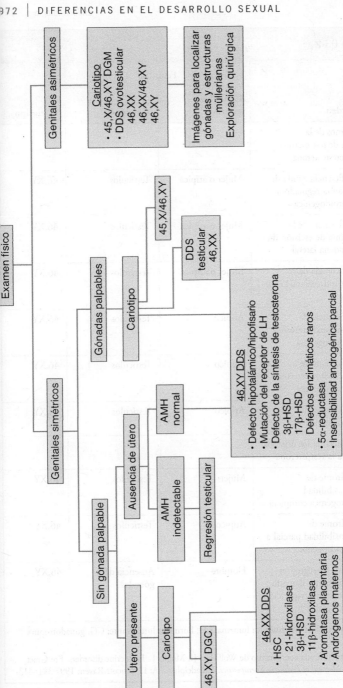

Figura 63-4. Algoritmo para la evaluación de las diferencias de desarrollo sexual (DDS). DGC, disgenesia gonadal completa; HSC, hiperplasia suprarrenal congénita; 3β-HSD, 3β-hidroxiesteroide deshidrogenasa; AMH, hormona antimülleriana; LH, hormona luteinizante; 17β-HSD, 17β-hidroxiesteroide deshidrogenasa; DGM, disgenesia gonadal mixta.

La disgenesia gonadal parcial se produce cuando hay un desarrollo o diferenciación testicular parcial pero incompleto, lo que conduce a diversos grados de virilización externa y regresión mülleriana en función de la producción de testosterona y AMH, respectivamente. El riesgo de tumor de células germinales también es elevado en la disgenesia gonadal parcial, pero existe una falta de consenso sobre el grado de riesgo tumoral y sobre si es adecuado un seguimiento estrecho en caso de que la gónada presente una localización extraabdominal y, por lo tanto, pueda evaluarse mediante exploración física y ecografía.

C. **DDS testicular XX.** Estos individuos pueden tener genitales con apariencia masculina típica o pueden tener apariencia genital atípica. La causa es con frecuencia la translocación de *SRY* al cromosoma X o a un autosoma. En los individuos *SRY*-negativos, la duplicación de *SOX9* (17q24) puede detectarse mediante HFIS. Otros genes asociados al DDS testicular u ovotesticular son *SOX3*, *WNT4*, *RSPO1* y *NR5A1*.

D. **DDS ovotesticular.** El complemento cromosómico sexual en esta rara enfermedad es variable: 70% de los pacientes tiene cromosomas XX, < 10% tiene cromosomas XY, y el resto muestran mosaicismo o quimerismo con una línea celular que contiene cromosomas Y (con mayor frecuencia 46,XX/46,XY).

1. **Hallazgos físicos.** Los genitales externos pueden tener un aspecto típicamente femenino o masculino, o mostrar una fusión labioescrotal parcial, pliegues labioescrotales asimétricos o hipospadias. El hecho de que las estructuras internas contengan elementos wolffianos o müllerianos depende de la presencia local de testosterona y AMH en ese lado del abdomen.

2. **Evaluación.** Una prueba de estimulación con hCG que produzca un aumento de la testosterona sérica confirma la presencia de células de Leydig, mientras que un nivel de AMH en el rango típico masculino indica la presencia de células de Sertoli. La inhibina A se ha propuesto como marcador potencial del tejido ovárico, pero puede requerir la estimulación mediante FSH exógena para detectarlo.

3. **El diagnóstico** se basa en la histología de las gónadas, que por definición contienen tejido testicular y ovárico. Para el diagnóstico puede ser necesaria una laparoscopia, una biopsia gonadal o ambas.

4. **Manejo.** El tejido gonadal disgenético que contiene un cromosoma Y debe ser evaluado también mediante examen o diagnóstico por imagen. La tasa de tumores en los ovotestes es menor que en la disgenesia gonadal, pero aun así puede ser elevada con respecto al tejido testicular típico. Más allá del riesgo tumoral, la producción hormonal en la pubertad puede ser preocupante. Las niñas con ovotestes intactos pueden experimentar virilización y los niños pueden desarrollar mamas. Lo ideal sería que el equipo médico, la familia y el paciente abordaran con diligencia este tema antes del inicio de la pubertad. Para más detalles sobre la designación de sexo/género, véase la sección VIII.

VI. **OTRAS DDS XX.** Los neonatos con DDS XX han presentado virilización debido a la exposición excesiva a andrógenos, de origen suprarrenal o gonadal (o, en raras ocasiones, de origen materno o exógeno).

A. **HSC.** La DDS más común que se presenta en el periodo neonatal es la HSC en un neonato XX. La forma más común de HSC (> 90%) es la deficiencia de 21-hidroxilasa (21-OHasa en la fig. 63-5) causada por mutaciones en *CYP21A2*. La virilización puede ocurrir en formas más raras de HSC debido a la deficiencia

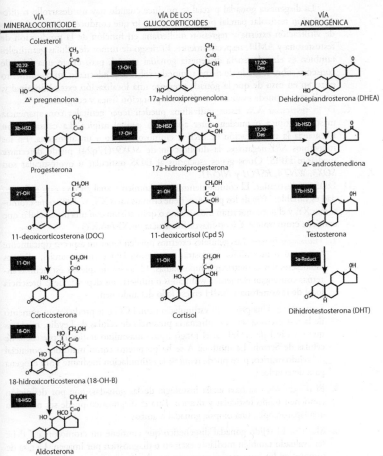

| VÍA MINERALOCORTICOIDE | VÍA DE LOS GLUCOCORTICOIDES | VÍA ANDROGÉNICA |

Colesterol

20,22-Des

Δ⁵ pregnenolona — 17-OH → 17a-hidroxipregnenolona — 17,20-Des → Dehidroepiandrosterona (DHEA)

3b-HSD

Progesterona — 17-OH → 3b-HSD → 17a-hidroxiprogesterona — 17,20-Des → Δ⁴-androstenediona

21-OH

11-deoxicorticosterona (DOC) — 21-OH → 11-deoxicortisol (Cpd S) — 17b-HSD → Testosterona

11-OH

Corticosterona — 11-OH → Cortisol — 5a-Reduct → Dihidrotestosterona (DHT)

18-OH

18-hidroxicorticosterona (18-OH-B)

18-HSD

Aldosterona

Figura 63-5. Vías de biosíntesis de esteroides. 3β-HSD, 3β-hidroxiesteroide deshidrogenasa; 17β-HSD, 17β-hidroxiesteroide deshidrogenasa. (De Esoterix, Calabasas Hills, CA.)

de 11β-hidroxilasa (11-OHasa, codificada por *CYP11B1*) o 3β-hidroxiesteroide deshidrogenasa (3β-HSD, codificada por *HSD3B2*). Los individuos con HSC suelen no tener tejido testicular y, por lo tanto, presentan estructuras müllerianas desarrolladas con normalidad y no estructuras wolffianas.

1. **Epidemiología.** La incidencia de la deficiencia de 21-OHasa es de 1:16 000 nacimientos según los datos de los programas mundiales de tamizaje neonatal. Los pacientes con pérdida de sal superan en 3:1 a aquellos con HSC "virilizante simple". La proporción de sexos XY:XX es de 1:1, pero los individuos XX se detectan con más facilidad al nacer debido al desarrollo genital atípico; los individuos XY tienen una apariencia genital masculina típica y, por lo tanto, pueden no llamar la atención si se considera el examen clínico (aunque la hiperpigmentación del escroto puede ser una pista).

2. **Diagnóstico.** En Estados Unidos, todos los programas estatales de tamizaje neonatal incluyen el tamizaje de la deficiencia de 21-OHasa. Para ello, se obtienen manchas de sangre en papel de filtro, idealmente entre las 48 y 72 horas de edad, y se mide la 17-OHP. Los valores normales deben determinarse para cada programa de tamizaje individual porque dependen del grosor del papel de filtro y del inmunoensayo utilizado. En 99% de los neonatos con deficiencia de sal o deficiencia virilizante simple de 21-OHasa, la 17-OHP aparece elevada en el tamizaje neonatal.

a. **Resultados falsos positivos.** La obtención de una muestra de sangre antes de las 48 horas de edad puede causar un resultado falso positivo. Debido a que los valores normales de 17-OHP están inversamente relacionados con la edad de gestación y el peso al nacer, también pueden producirse falsos positivos en recién nacidos prematuros y de bajo peso al nacer, así como en recién nacidos enfermos con gravedad.

b. **Resultados falsos negativos.** La administración prenatal de esteroides (p. ej., betametasona) puede suprimir los niveles de 17-OHP y causar falsos negativos; volver a examinar a los neonatos expuestos a tales medicamentos puede reducir las tasas de falsos negativos.

c. **La evaluación rápida** de la sospecha de deficiencia de 21-OHasa es crítica para evitar la crisis de pérdida de sal por deficiencia de glucocorticoides y mineralocorticoides no tratada, que puede aparecer desde los 5 días de edad. La sospecha clínica o los resultados anormales del tamizaje neonatal deben confirmarse de inmediato mediante la medición de 17-OHP en suero. Un nivel de hormona adrenocorticotrópica (ACTH) puede ayudar al diagnóstico, y la medición de la actividad de la renina plasmática y la aldosterona puede ayudar a diferenciar entre las formas de pérdida de sal y las formas virilizantes simples. Deben controlarse los electrolitos séricos al menos cada 2 días a partir de los 3 o 4 días de edad hasta que se confirme o descarte la pérdida de sal.

d. **Formas raras de HSC.** En un neonato con deficiencia de 11-OHasa, los niveles de 11-deoxicortisol y 11-deoxicorticosterona se encuentran elevados y pueden causar hipertensión. Un recién nacido con deficiencia de 3β-HSD puede presentar una leve elevación de 17-OHP en el tamizaje neonatal; la 17-hidroxipregnenolona y el cociente 17-hidroxipregnenolona-cortisol se presentan notablemente elevados en estos neonatos.

e. El tamizaje neonatal puede no detectar una deficiencia leve de 21-OHasa virilizante simple. Por lo tanto, en un individuo virilizado XX sospechoso de tener una forma de HSC o con niveles equívocos de 17-OHP, puede ser necesaria una **prueba de estimulación de ACTH** para demostrar el defecto enzimático suprarrenal (véase fig. 63-5).

3. **Manejo.** En un neonato con sospecha de deficiencia de 21-OHasa, el tratamiento debe iniciarse tan pronto como se hayan obtenido las pruebas de laboratorio mencionadas.

a. **Glucocorticoides.** A todos los neonatos con sospecha de deficiencia de 21-OHasa, debe administrarse 20 mg/m²/día de hidrocortisona, dividida en dosis, cada 8 horas.

$$\text{Superficie corporal (m}^2) = \sqrt{\frac{\text{Talla (cm)} \times \text{Peso (kg)}}{3\,600}}$$

  b. **Mineralocorticoides.** En casos de HSC con pérdida de sal, debe administrarse acetato de fludrocortisona (Florinef) en dosis de 0.1 a 0.2 mg al día. Las crisis de pérdida de sal suelen desarrollarse entre los 5 y los 14 días de edad, pero pueden producirse hasta el mes y pueden ocurrir incluso en neonatos cuya virilización no es grave. El peso, el equilibrio de líquidos y los electrolitos deben vigilarse con meticulosidad, con muestras de sangre al menos cada 2 días durante las primeras semanas de vida para detectar hiponatremia o hiperpotasemia. Si se produce pérdida de sal, las pérdidas agudas de líquidos deben reponerse en un inicio con solución salina al 0.9% intravenosa con glucosa añadida. La pérdida de sal debida al déficit de aldosterona suele requerir la reposición de unos 8 mEq/kg/día de sodio. Una vez estabilizado el recién nacido, debe añadirse a la dieta cloruro sódico (NaCl) en dosis de 1 a 2 g diarios, divididos en dosis cada 6 horas (cada gramo de NaCl contiene 17 mEq de sodio).

B. **Condiciones hiperandrogénicas maternas.** La HSC materna, los tumores virilizantes suprarrenales u ováricos o la exposición a medicamentos androgénicos durante el embarazo son causas poco frecuentes de virilización fetal, ya que las concentraciones de andrógenos deben ser muy elevadas para superar la aromatasa placentaria, que protege al feto de los andrógenos maternos y los convierte en estrógenos.

C. **Deficiencia de aromatasa placentaria.** Este trastorno poco frecuente se caracteriza por la virilización de la madre y el bebé debido a la incapacidad de convertir los andrógenos en estrógenos.

D. **Deficiencia de citocromo P450 oxidorreductasa (*POR*).** Las mutaciones en el gen *POR* dan lugar a una forma de HSC. Este trastorno de la esteroidogénesis afecta a múltiples enzimas microsomales P450 implicadas en la síntesis de hormonas esteroides, incluyendo *CYP21A2* (21-OHasa), *CYP17A1* (17α-OHasa y 17,20-liasa) y *CYP19A1* (aromatasa). Los pacientes pueden dar positivo en las pruebas de detección para neonatos con niveles elevados de 17-OHP y también pueden presentar virilización materna durante el embarazo.

E. Véase la sección V para lo concerniente a DDS XX ovotesticular y testicular.

VII. OTROS DDS XY.

La evaluación del neonato con DDS XY es compleja y la consulta temprana con un endocrinólogo pediátrico ayudará a dirigir la evaluación. Solo entre 20 y 50% de los neonatos con DDS XY recibirá un diagnóstico molecular específico, aunque las pruebas genéticas demuestren la presencia de material cromosómico. No se debe afirmar con precipitación a los padres que la designación de sexo/género masculino es apropiada.

A. **Trastornos del desarrollo testicular.** La disgenesia gonadal y la DDS ovotesticular se abordan en la sección V.

B. **Defectos en la síntesis o acción de los andrógenos.** Estos individuos suelen no tener estructuras müllerianas porque la producción de AMH no está afectada.

  1. **Hipoplasia de las células de Leydig.** La alteración de la función de las células de Leydig puede deberse a la falta de respuesta a la hCG y la LH por mutaciones en el receptor de la LH/gonadotropina coriónica (CG).

  2. **Los defectos enzimáticos en la síntesis de testosterona** incluyen la deficiencia de 17β-hidroxiesteroide deshidrogenasa tipo 3 (17β-HSD en fig. 63-5, codificada por *HSD17B3*), 3β-HSD (codificada por *HSD3B2*), 17α-hidroxi-

lasa/17,20-liasa (17-OHasa o *CYP17*), 17,20-liasa aislada (17,20 Des en fig. 63-5) o de manera ocasional enzima de escisión de la cadena lateral (20,22 Des o *CYP11A1*) o proteína reguladora aguda esteroidogénica (StAR).

3. **Defecto en el metabolismo de la testosterona.** Los pacientes con deficiencia de 5α-reductasa tipo 2 (*SRD5A2*) presentan alteraciones en cuanto al proceso de conversión de testosterona en DHT. Aunque en general es poco frecuente, este defecto tiene una mayor prevalencia en la República Dominicana y Oriente Medio. La DHT también puede producirse por una vía alternativa, de "puerta trasera", que comienza con 17-OHP. También se han descrito mutaciones en las enzimas de esta vía secundaria en la DDS XY.

4. **La resistencia de los órganos finales** a la testosterona y la DHT se debe a mutaciones del receptor androgénico. Dichas mutaciones están ligadas al cromosoma X. El grado de resistencia es variable, por lo cual existe un espectro clínico que va desde el síndrome de insensibilidad androgénica parcial (SIAP) hasta el síndrome de insensibilidad completa a los andrógenos (SICA).

C. **Trastornos ambientales.** La ingestión materna de fármacos antiandrógenos (p. ej., espironolactona) e inhibidores de la 5α-reductasa (p. ej., finasterida) puede causar un desarrollo genital atípico. La exposición materna a la fenitoína se ha asociado con un aspecto genital atípico en raros casos.

D. **La evaluación** se centra en establecer la presencia o ausencia de testículos y su capacidad para producir andrógenos.

1. **Presencia de testículos.** Si los testículos no son palpables, su presencia debe determinarse por imagen o medición de la AMH (véanse las seccs. VII.F y VII.H).

2. **La evaluación de laboratorio** se centra en determinar si la causa de la subvirilización se debe a un defecto en el desarrollo gonadal, o bien en la síntesis, metabolismo o acción de la testosterona. Deben obtenerse muestras de sangre para medir electrolitos, FSH, LH, testosterona, DHT, androstenediona, 17-OHP, 17-hidroxiprenolona, cortisol y AMH. Los electrolitos séricos pueden revelar hiponatremia e hiperpotasemia debido a HSC causada por deficiencia de 3β-HSD.

3. Puede ser necesaria una **prueba de estimulación con hCG** si los resultados anteriores no conducen a un diagnóstico.

   a. **Técnica.** La hCG se administra por vía intramuscular a diario o cada 2 días para un total de tres dosis. Las concentraciones de androstenediona, testosterona y DHT se miden antes de la primera dosis y 24 horas después de la dosis final de hCG.

   b. **Interpretación.** La incapacidad para aumentar el nivel de testosterona en respuesta a la hCG es característica de disgenesia testicular, mutaciones del receptor de LH/CG, pérdida de tejido testicular (síndrome de regresión testicular) o un defecto enzimático en la síntesis de testosterona. Una relación testosterona:DHT elevada (> 20:1) tras la estimulación con hCG sugiere una deficiencia de 5α-reductasa, mientras que una relación testosterona:androstenediona baja (< 0.8:1) sugiere una deficiencia de 17β-HSD.

4. Puede ser necesaria una **prueba de estimulación con ACTH** para definir defectos en pasos enzimáticos de la síntesis de testosterona que también afectan a la síntesis de cortisol, como deficiencias de 3β-HSD, enzima de escisión de la cadena lateral, StAR o 17-OHasa, que dan lugar a HSC (véase fig. 63-5). Las tres primeras deficiencias se asocian a pérdida de sal; la deficiencia de 17-

OHasa se asocia a retención de sal e hipertensión, aunque estas no suelen estar presentes en el periodo neonatal.

5. **Síndrome de insensibilidad a los andrógenos (SIA).** Si las pruebas de laboratorio iniciales muestran niveles elevados de testosterona y los cocientes testosterona-androstenediona y testosterona-DHT son normales, es probable que el recién nacido presente SIA.

   a. **La evaluación adicional** puede incluir la administración mensual de 25 a 50 mg de testosterona intramuscular de depósito durante 3 meses. Si la longitud del pene estirado no aumenta 1.5 cm, se confirma el diagnóstico de SIA.

   b. **Los estudios genéticos del receptor androgénico** detectarán mutaciones en algunos casos clínicos de SIA, pero no necesariamente en todos.

   c. Los neonatos con **SICA** tienen genitales externos femeninos de apariencia normal (incluido el tercio inferior de la vagina) y ausencia de estructuras müllerianas y wolffianas. Pueden identificarse por un cariotipo XY anteparto o por la presencia de una aparente hernia inguinal que resulta ser un testículo. Lo más frecuente es que se presenten en la pubertad tardía con amenorrea primaria.

E. **El microfalo** (< 2.5 cm en un neonato a término) con o sin criptorquidia tiene muchas causas además de las antes mencionadas, entre las que se incluyen trastornos hipotalámico-hipofisarios de la producción de gonadotropinas, como el síndrome de Kallmann, la holoprosencefalia, la hipoplasia del nervio óptico (también denominada displasia septoóptica) y otras causas de deficiencias hormonales hipofisarias múltiples. La deficiencia de la hormona del crecimiento también puede asociarse al microfalo. Los neonatos con panhipopituitarismo suelen presentar hipoglucemia neonatal e hiperbilirrubinemia directa. Entre otras muchas afecciones asociadas al microfalo se encuentran el síndrome CHARGE, la trisomía 21, los síndromes de Prader-Willi, Robinow, Klinefelter, Carpenter, Meckel-Gruber, Noonan, de Lange, Fanconi y de hidantoína fetal. El tratamiento con enantato o cipionato de testosterona, 25 a 50 mg, por vía intramuscular administrado de forma mensual durante 3 meses puede aumentar sustancialmente la longitud del pene en estos pacientes.

F. **Criptorquidia bilateral.** La criptorquidia bilateral al nacer se da en 3 de cada 1 000 recién nacidos, la mayoría de los cuales es prematuro. Al mes de vida, los testículos aún no han descendido en 1 de cada 1 000 recién nacidos.

   1. **Imágenes.** Tanto la ecografía como la resonancia magnética pueden revelar gónadas inguinales o intraabdominales; la resonancia magnética es más sensible para localizar estas últimas, pero puede fallar en localizar las primeras.

   2. **Evaluación de laboratorio.** Si no se puede encontrar tejido testicular mediante examen o diagnóstico por imagen, deben medirse los niveles séricos de FSH, LH, testosterona y AMH. La testosterona y las gonadotropinas descienden transitoriamente tras el nacimiento y luego se recuperan entre 3 y 10 días después del nacimiento y permanecen en niveles puberales hasta, más o menos, los 6 meses de edad en los varones

      a. La elevación de las gonadotropinas séricas con una concentración baja de testosterona sugiere ausencia de testículos o testículos no funcionales.

      b. La **AMH** sérica indetectable es indicativa de anorquia bilateral más que de testículos no descendidos (véase la secc. VII.H).

3. **Manejo.** Debe consultarse a un urólogo y, si la cirugía está indicada, debe realizarse una orquidopexia antes del primer año de vida. Si los testículos intraabdominales no pueden introducirse en el escroto, debe considerarse su extirpación debido al riesgo entre 3 y 10 veces mayor de tumores en potencia malignos en los testículos criptórquidos.

4. **El síndrome del conducto mülleriano persistente (SCMP)** en individuos XY es causado por defectos en la AMH o su receptor. La criptorquidia es frecuente en los neonatos con SCMP, que conservan el útero y las trompas de Falopio, pero por lo demás tienen un aspecto genital típicamente masculino.

5. **Otras afecciones** asociadas a la criptorquidia son la trisomía 21, los defectos del tubo neural, las malformaciones renales y de las vías urinarias, así como numerosos síndromes: Prader-Willi, Bardet-Biedl, Aarskog, Cockayne, Fanconi, Noonan, Klinefelter y de hidantoína fetal.

6. **La presencia de cualquiera de los siguientes** hallazgos físicos también justifica la evaluación de una DDS:
   a. Criptorquidia unilateral con hipospadias, en especial hipospadias proximal (p. ej., perineoscrotal o peneana)
   b. Criptorquidia unilateral con microfalo

G. **El síndrome de regresión testicular,** antes conocido como "síndrome de desaparición testicular", se refiere a la ausencia de tejido testicular funcional, presumiblemente secundaria a atrofia/pérdida durante la vida fetal. Las estructuras del cordón espermático están presentes y los genitales externos tienen una apariencia típicamente masculina, consistente con la evidencia de tejido testicular funcional en etapas anteriores del desarrollo. La comprensión de la fisiopatología sigue siendo incompleta, pero se presume que implica anomalías vasculares o intrínsecas que conducen a la pérdida de tejido. El tratamiento consiste en la sustitución de testosterona en edades apropiadas.

H. **Uso de mediciones de AMH.** La prueba de estimulación con hCG se utiliza para evaluar la presencia y la función del tejido testicular, en concreto de las células de Leydig. No obstante, puede resultar engorrosa y costosa y, en ocasiones, requiere una dosificación prolongada para estimular un testículo refractario. La AMH es un marcador alternativo de la presencia de tejido testicular, en concreto de células de Sertoli. La AMH se produce de forma sexualmente dimórfica. A partir del nacimiento, la AMH de las células de Sertoli se eleva por encima de ~ 60 ng/mL a los 6 meses de edad; se mantiene por encima de ~ 30 ng/mL durante la infancia, y luego disminuye durante la adolescencia hasta un nivel de 4 ng/mL en el varón adulto. Por el contrario, las células de la granulosa del ovario no producen cantidades significativas de AMH hasta la pubertad, cuando los niveles en las niñas también alcanzan aproximadamente 4 ng/mL. Por lo tanto, la medición de la AMH en un neonato puede distinguir si el tejido testicular está presente o ausente. La AMH por encima del rango típico femenino tiene un valor predictivo positivo de 100% para la presencia de tejido testicular; el valor predictivo para la anorquia es de 94% si la AMH es indetectable.

VIII. **CONSIDERACIONES SOBRE LA DESIGNACIÓN DE SEXO/GÉNERO.** En la actualidad, la mayoría de los clínicos coincide en que el objetivo principal de la designación de sexo/género es intentar que coincida con la futura identidad de género del paciente, pero se trata de una tarea difícil, imperfecta y humilde. Varios factores influyen en la identidad de género, entre ellos el sexo cromosómico y la exposición fetal (y posiblemente neonatal) a los andrógenos (cuyo grado se infiere del aspecto de los genitales externos), o el sexo/género del proceso de crianza, no obstante, sin duda hay otros factores, desconocidos en la actualidad, que afectan a la formación de la identidad de género. Los datos sobre los resultados en materia de género de las distintas condiciones de DDS son limitados, y a menudo se basan en evaluaciones rudimentarias de la identidad de género, por lo tanto pueden no reflejar los conceptos contemporáneos relacionados con la identidad de género y las identidades de género no binarias en particular. Algunos conceptos tradicionales, por ejemplo que los individuos con CAIS XY se identifican universalmente como niñas/mujeres, han sido cuestionados por estudios más recientes.

Otros factores a tener en cuenta en la designación de sexo/género son las perspectivas de fertilidad y las consideraciones para una genitoplastia. En el pasado, uno de los principales criterios para criar a un neonato como varón era el tamaño del pene, que se consideraba adecuado para la función sexual. Tradicionalmente, los neonatos XY que nacían con poco o ningún tejido peneano eran criados como niñas y feminizados quirúrgica y hormonalmente mediante genitoplastia y gonadectomía a una edad temprana y mediante tratamiento con estrógenos en la pubertad. Sin embargo, algunos individuos cambiaron su designación de género a masculino, y esta práctica hoy ya no es rutinaria.

También es objeto de debate la cuestión de la designación de sexo/género en los neonatos XX con HSC más marcadamente virilizados y que presentan pliegues labioescrotales fusionados por completo así como una uretra peneana. Una opinión minoritaria recomienda la designación de sexo/género masculino y la eventual gonadectomía, con lo que se elimina la necesidad de una genitoplastia feminizante. No obstante, muchos genetistas, endocrinólogos y las directrices existentes siguen recomendando la designación de sexo/género femenino, motivados, al menos en parte, por la perspectiva de la fertilidad femenina.

Otro tema de controversia es si realizar, y cuándo, cirugías gonadales o genitales, como la recesión del clítoris en bebés XX virilizados que se crían como mujeres o la gonadectomía en bebés con SICA. Las opiniones de los adultos con DDS son muy variadas: algunos están satisfechos de haberse sometido a cirugía a una edad temprana y otros se sienten perjudicados por ella. Los procedimientos quirúrgicos en una sola fase que preservan el haz neurovascular pueden realizarse en la infancia, y los resultados han mejorado mucho en comparación con las clitorectomías que se realizaban de forma rutinaria hace varias décadas, pero cada vez hay más reticencias a extirpar estructuras de forma irreversible cuando la identidad de género futura es incierta. No obstante, existe un consenso general sobre la importancia de extirpar una gónada abdominal disgenética que contenga material cromosómico Y debido al alto riesgo de una gonadoblastoma. Por el contrario, la extirpación de gónadas en individuos con SICA suele aplazarse hasta la adolescencia porque el mayor riesgo de tumores de células germinales aparece hasta la edad adulta temprana.

Los padres deben recibir una explicación exhaustiva del estado de su hijo cuando se cuente con datos de laboratorio e imágenes. Deben participar con el equipo interdisciplinario en la toma de decisiones relativas a las opciones de tratamiento médico y quirúrgico, considerando cada opción de tratamiento por separado, debatiendo las perspectivas del aspecto genital, el funcionamiento sexual y la fertilidad, y considerando todas las posibles identidades futuras de género. El equipo médico completo debe incluir un pediatra/neonatólogo, un endocrinólogo pediátrico, un cirujano pediátrico o un urólogo pediátrico, un genetista y un orientador con experiencia en el tratamiento de la DDS. Por último, se necesitan estudios imparciales y a largo plazo sobre la identidad de género, el funcionamiento sexual y los resultados quirúrgicos en individuos nacidos con diversas formas de DDS para comprender mejor la difícil tarea de designar el sexo/género de estos neonatos.

Lecturas recomendadas

Arboleda VA, Sandberg DE, Vilain E. DSDs: genetics, underlying pathologies and psychosexual differentiation. *Nat Rev Endocrinol* 2014;10(10):603–615.

Cools M, Nordenström A, Robeva R, et al; for COST Action BM1303 working group 1. Caring for individuals with a difference of sex development (DSD): a consensus statement. *Nat Rev Endocrinol* 2018;14(7):415–429.

El-Maouche D, Arlt W, Merke DP. Congenital adrenal hyperplasia. *Lancet* 2017;390(10108):2194–2210.

Hughes IA, Houk C, Ahmed SF, et al; for the Lawson Wilkins Pediatric Endocrine Society/European Society for Paediatric Endocrinology Consensus Group. Consensus statement on management of intersex disorders. *Arch Dis Child* 2006;91(7):554–563.

Lee PA, Nordenström A, Houk CP, et al; and the Global DSD Update Consortium. Global disorders of sex development update since 2006: perceptions, approach and care. *Horm Res Paediatr* 2016;85(3):158–180.

Ono M, Harley VR. Disorders of sex development: new genes, new concepts. *Nat Rev Endocrinol* 2013;9(2):79–91.

64 Afecciones quirúrgicas en el recién nacido

K. Taylor Wild, Natalie E. Rintoul, Mark Puder
y Anne R. Hansen

PUNTOS CLAVE

- La emesis biliosa es un vólvulo del intestino medio hasta que se demuestre lo contrario y debe tratarse como una urgencia quirúrgica.
- Las lesiones abiertas (p. ej., mielomeningocele [MMC] y defectos de la pared abdominal) requieren atención inmediata a la colocación del recién nacido y de la lesión, con especial atención a las pérdidas de líquidos y al control de las infecciones.
- Los pacientes con hernia diafragmática congénita (HDC) conocida deben ser intubados inmediatamente después del nacimiento y se les debe insertar una sonda para la descompresión gástrica.
- A los pacientes con sospecha de obstrucción intestinal por cualquier causa se les debe insertar una sonda para descompresión gástrica.
- El diagnóstico prenatal permite a las familias obtener información, prepararse para el parto y asegurarse de que este se produzca en un centro capaz de proporcionar el apoyo y las intervenciones necesarias para la transición posnatal.

I. HALLAZGOS PRENATALES ASOCIADOS CON ENFERMEDAD QUIRÚRGICA

- **A. Polihidramnios** (volumen de líquido amniótico > 2 L). Se produce en 1 de cada 1 000 nacimientos.

    1. La obstrucción gastrointestinal (GI) (incluida la atresia esofágica [AE]) es la causa quirúrgica más frecuente de polihidramnios.

    2. Otras causas de polihidramnios son los defectos de la pared abdominal (onfalocele y gastrosquisis); la anencefalia; la hernia diafragmática congénita (HDC); la diabetes materna con la consiguiente hiperglucemia y glucosuria fetales, así como otras afecciones que alteran la capacidad del feto para concentrar la orina, el cordón nucal tenso y otras causas de deglución fetal deficiente, y la muerte fetal.

    3. Todas las mujeres con sospecha de polihidramnios deben someterse a un examen ultrasonográfico. Este es el estudio de elección para el diagnóstico de obstrucción intestinal, defectos de la pared abdominal, HDC y anomalías no quirúrgicas que conducen a la incapacidad del feto para tragar.

    4. La consulta quirúrgica pediátrica debe obtenerse antes del parto.

- **B. Peritonitis por meconio.** Puede diagnosticarse prenatalmente mediante ecografía, observándose típicamente como áreas de calcificación dispersas por el abdomen.

Posnatalmente, las calcificaciones se confirman mediante radiografía simple de abdomen. Suele deberse a una perforación prenatal del tracto intestinal; por lo tanto este diagnóstico debe dar lugar a la evaluación de una lesión congénita causante de obstrucción intestinal, ya sea anatómica o funcional (véase la secc. V.A).

C. Ascitis. Suele estar asociada con anomalías de las vías urinarias (p. ej., obstrucción de la vía urinaria inferior debido a válvulas uretrales posteriores). Otras causas posibles son cualquier anemia grave, peritonitis, obstrucción del conducto torácico, enfermedad cardiaca, obstrucción hepática o de la vena porta, hepatitis e infección congénita (p. ej., infecciones TORCH; véanse capítulos 48 a 53), así como otras causas de hidropesía fetal (véase capítulo 26). La ecografía prenatal es importante y puede conducir a intervenciones fetales para alterar la historia natural de la enfermedad, por ejemplo, descompresión vesical con derivación vesicoamniótica para minimizar la lesión del parénquima renal (véanse capítulos 1 y 28).

II. POSIBLES INTERVENCIONES PRENATALES PARA EVITAR URGENCIAS QUIRÚRGICAS POSNATALES

A. Cirugía fetal. Las posibilidades de intervención quirúrgica durante la vida fetal siguen evolucionando. Depende en gran medida de la disponibilidad de técnicas precisas de diagnóstico prenatal y de la experiencia en la caracterización exacta de los trastornos, incluido el uso de la ecografía y la resonancia magnética (RM) rápida. La cirugía fetal puede implicar la apertura del útero para operar al feto o puede ser mínimamente invasiva. Las opciones mínimamente invasivas incluyen el uso de pequeñas incisiones guiadas por fetoscopia y ecografía o la colocación de catéteres percutáneos bajo guía ecográfica continua. Para algunas afecciones, como obstrucciones complejas de las vías respiratorias o masas de gran tamaño, puede ofrecerse un tratamiento intrauterino *ex utero* (EXIT, por sus siglas en inglés).

Los avances en la gestión obstétrica y anestésica también han contribuido a la viabilidad de la realización de procedimientos *in utero*. Se han desarrollado medicamentos que reducen la irritabilidad uterina, lo que minimiza el riesgo de que el útero se contraiga durante y después del procedimiento. Los criterios para la consideración de un procedimiento incluyen los siguientes:

1. **Consideraciones éticas.** Son importantes, incluido el equilibrio entre el riesgo potencial y el beneficio para el feto con el riesgo potencial para la madre, así como el impacto en la familia en su conjunto.

2. **Viabilidad técnica.** Depende de la edad de gestación, la posición del feto y la placenta, y los detalles de las afecciones subyacentes.

3. **Gravedad de la afección fetal.** Inicialmente, la mayoría de los casos que se atendían eran afecciones que ponían en peligro la vida del feto o bien provocaban la muerte *in utero* o poco después del nacimiento. Actualmente, se abordan algunos casos en los que la afección no pone en peligro la vida, pero es grave o la afección en sí misma es progresiva (como el crecimiento de un tumor grande que obstruye de manera parcial las vías respiratorias del feto), o bien las consecuencias de la afección empeoran progresivamente (como la hidropesía secundaria a un teratoma grande o el daño nervioso y la hernia cerebral derivados de un mielomeningocele [MMC] grande).

4. **Recursos necesarios.** Debe haber un equipo quirúrgico y de medicina materno-fetal con experiencia para atender a la madre y al feto durante la intervención, así como un equipo experto en reanimación posnatal capacitado

para atender a bebés con anomalías graves que hayan sido sometidos a una intervención fetal. Este equipo debe estar cerca en caso de que el feto requiera un parto urgente o prematuro.

5. **Intervenciones quirúrgicas fetales.** Cada vez hay más intervenciones fetales posibles. Algunas de las más comunes son:

a. **Lesión pulmonar.** La cirugía fetal se ha realizado con éxito para la extirpación de lesiones pulmonares de gran tamaño, como las malformaciones congénitas de la vía aérea pulmonar (MCVAP), cuando estas lesiones provocan complicaciones potencialmente mortales, como la hidropesía fetal.

b. **Teratoma sacrococcígeo (TSC).** Los TSC diagnosticados prenatalmente se han tratado con citorreducción fetal. De nuevo, este tipo de intervención solo se considera cuando la lesión está causando complicaciones potencialmente mortales, como insuficiencia cardiaca de alto gasto e hidropesía. El gasto cardiaco combinado (la suma del gasto de los lados izquierdo y derecho del corazón) es una medida útil en la circulación fetal, en la que el gasto cardiaco de ambos lados del corazón funciona en parte en paralelo debido al foramen oval y al conducto arterioso, y debe monitorizarse estrechamente durante todo el embarazo.

c. **Obstrucción ureteral.** La obstrucción ureteral fetal progresiva se ha mejorado mediante el uso de derivaciones vesicales percutáneas.

d. **Síndrome de transfusión fetofetal (STFF)** o perfusión arterial inversa gemelar (TRAP, por sus siglas en inglés). Se ha utilizado con éxito la ablación fetoscópica con láser para separar los vasos conectores.

e. **HDC.** La oclusión traqueal endoluminal fetoscópica (FETO, por sus siglas en inglés) es un procedimiento quirúrgico que se realiza en casos seleccionados de HDC grave. El objetivo de la FETO es promover el crecimiento pulmonar obstruyendo el flujo de salida del líquido pulmonar fetal. En una intervención de FETO, se realiza una pequeña incisión en el útero entre las semanas 27 y 30 de gestación, se inserta quirúrgicamente un globo en la tráquea del feto y se infla con líquido para ocluir la tráquea. El globo se retira quirúrgicamente a las 34 semanas. La FETO se está estudiando en ensayos clínicos en curso.

f. **MMC.** Un ensayo controlado aleatorizado multicéntrico que comparaba la corrección quirúrgica *in utero* con el tratamiento estándar halló que la realización de cirugía prenatal conducía a mejores resultados que la cirugía posnatal. Entre los hallazgos significativos de ese informe se incluía un mayor riesgo de parto prematuro, pero una menor necesidad de derivación de líquido cefalorraquídeo a los 12 meses, con una menor hernia de rombencéfalo en el grupo de cirugía prenatal. De los neonatos con cirugía prenatal, 40% necesitó una derivación ventriculoperitoneal en comparación con 82% reparado posnatalmente. La necesidad de derivación fue independiente del nivel de la lesión y del grado de hernia cerebral posterior. Sin embargo, la cirugía prenatal no redujo la necesidad de derivación en aquellos fetos con un tamaño ventricular cerebral ≥ 15 mm en el tamizaje inicial. A los 2.5 años de seguimiento, los tratados prenatalmente mostraron un mejor desarrollo físico y función motora, como caminar sin ayuda, en comparación con los tratados después del nacimiento. Los beneficios, incluida la mejora de la función motora y la disminución del número de intervenciones quirúrgicas, han persistido hasta la edad escolar. Cuando el diagnóstico de MMC es prenatal, la cirugía maternofetal es una opción de tratamiento.

g. Procedimientos cardiacos. Entre los procedimientos cardiacos fetales realizados con éxito se incluyen la septostomía auricular, la dilatación de la válvula aórtica para la estenosis aórtica crítica y la colocación de endoprótesis para el tabique auricular intacto con síndrome de ventrículo izquierdo hipoplásico.

h. Los procedimientos EXIT pueden considerarse para obstrucciones complejas de las vías respiratorias o lesiones intratorácicas que no permitan una transición segura desde la placenta antes de la citorreducción de la lesión ± colocación de una vía respiratoria quirúrgica.

III. TRASTORNOS QUIRÚRGICOS POSNATALES: DIAGNÓSTICO POR EL SÍNTOMA DE PRESENTACIÓN

A. Dificultad respiratoria (véanse las seccs. IV.B y IV.C; véanse capítulos 29 a 39). Aunque la mayoría de las etiologías de la dificultad respiratoria se tratan médicamente, algunos trastornos respiratorios requieren intervención quirúrgica.

1. Atresia de coanas (véase la secc. IV.C.1).
2. Hendiduras laringotraqueales (véase la secc. IV.C.3).
3. Agenesia traqueal.
4. AE con o sin fístula traqueoesofágica (FTE) (véase la secc. IV.A).
5. Enfisema lobar congénito.
6. MCVAP, secuestro pulmonar.
7. HDC (véase la secc. IV.B).

B. Escafoides abdominal

1. HDC (véase la secc. IV.B).
2. AE sin FTE (véase la secc. IV.A).

C. Mucosidad y salivación excesivas. AE con o sin FTE (véase la secc. IV.A).

D. Distensión abdominal. Puede deberse a ascitis, obstrucción intestinal (mecánica o funcional) o neumoperitoneo. La descompresión gástrica debe considerarse en todos los pacientes con distensión abdominal.

1. **Descompresión gástrica.** Puede realizarse por vía orogástrica o nasogástrica con distintos tipos de sondas. En general, las sondas orogástricas son menos estables y más propensas al desplazamiento, pero pueden ser preferibles si se teme que la oclusión de una fosa nasal pueda obstruir parcialmente la respiración.

    a. Salem Sump. Es un tubo enteral con dos lúmenes diseñados específicamente para la descompresión del estómago. Un lumen central dominante (el orificio de drenaje) se coloca para succionar, mientras que un lumen lateral más pequeño actúa como ventilación de aire para evitar la oclusión del tubo y el traumatismo de la mucosa. Hay varios orificios de drenaje situados a lo largo del extremo distal de la sonda. En un bebé a término puede utilizarse un Salem Sump de 10 o 12 French; en un bebé prematuro, uno de 6 u 8 French.

    b. Tubo Replogle. También tiene dos lúmenes, pero los orificios de drenaje están situados más juntos en el extremo más distal del catéter, y todos en un lado. Un Replogle es el tubo preferido para el drenaje continuo de saliva de una bolsa esofágica proximal en FTE, donde un lumen es para el drenaje de saliva y el otro funciona como un respirador. El drenaje adecuado de la bolsa esofágica proximal es esencial para evitar que la saliva se derrame en la tráquea, lo que puede provocar aspiración o neumonía. Para ello, se recomienda un Replogle de 10 French. Un Replogle también puede utilizarse para la descompresión gástrica en bebés prematuros porque la proximidad de todos los orificios de drenaje a lo largo del extremo más distal puede permitir que todos ellos se sitúen dentro del estómago, en comparación con el Salem Sump, en el que los orificios de drenaje están más espaciados.

c. Sonda Vygon. Se recomienda para la descompresión gástrica. La de 10 French tiene cinco orificios a cada lado, los dos inferiores de ventilación y los ocho superiores son para succión.

d. Debe evitarse una sonda de alimentación con fines de descompresión, ya que solo tiene un orificio y es propensa a la obstrucción.

2. **Neumoperitoneo.** Es una urgencia quirúrgica que puede resultar de cualquier perforación del tubo digestivo. El intestino viable puede depender del tiempo transcurrido hasta la intervención (véase capítulo 27).

a. Cualquier porción del tracto gastrointestinal puede potencialmente perforarse por una variedad de razones que incluyen una integridad deficiente de la pared intestinal (p. ej., enterocolitis necrosante o isquemia localizada del estómago o intestino delgado asociada con algunos medicamentos como la indometacina) y presión excesiva (p. ej., obstrucción, FTE o instrumentación [p. ej., con una sonda nasogástrica]). El estómago perforado se asocia con grandes cantidades de aire intraabdominal libre. La fuga de aire GI activa requiere un cierre quirúrgico urgente. Puede ser necesario aspirar aire de la cavidad abdominal para aliviar la dificultad respiratoria antes de la reparación quirúrgica definitiva.

b. El aire de una fuga de aire pulmonar puede disecarse en la cavidad peritoneal de los recién nacidos que reciben ventilación mecánica. El tratamiento del neumoperitoneo transmitido por fuga de aire pulmonar debe centrarse en el manejo de la fuga de aire pulmonar.

3. **Síndrome compartimental abdominal.** Se refiere a la disfunción de múltiples órganos que surge como consecuencia del aumento de la presión intraabdominal. Puede producirse como consecuencia grave de una enterocolitis necrosante. Los signos clínicos incluyen un abdomen tenso con eritema evolutivo. Se requiere una intervención quirúrgica inmediata para reducir la presión intraabdominal.

4. **Obstrucción intestinal**

a. AE con FTE distal (véase la secc. IV.A) puede presentarse como distensión abdominal. La obstrucción del intestino proximal (p. ej., atresia duodenal completa) típicamente produce una distensión rápida del cuadrante superior izquierdo. La obstrucción del intestino distal provoca una distensión más generalizada, que varía con la localización de la obstrucción.

b. Se puede sospechar obstrucción cuando la progresión de la columna de aire a través del intestino se ralentiza o se detiene. Normalmente, cuando se evalúa mediante radiografías simples, el aire se observa 1 hora después del nacimiento en un punto más allá del estómago y hacia el yeyuno superior; 3 horas después del nacimiento, se encuentra en el ciego; 8 a 12 horas después del nacimiento, se observa en el rectosigmoides. Esta progresión es más lenta en el recién nacido prematuro.

E. **Vómito.** Las causas del vómito pueden diferenciarse por la presencia o ausencia de bilis.

1. **Emesis biliosa.** La presencia de emesis biliosa en el recién nacido debe tratarse como una emergencia quirúrgica potencialmente mortal. La emesis biliosa

puede ser de color amarillo o verde y se produce en caso de obstrucción dista a la ampolla de Vater. Debe consultarse inmediatamente al cirujano. De lo pacientes con malrotación, el vólvulo se produce en la primera semana de vida en 30% y en el primer mes de vida en 50%. Las radiografías simples suelen ser normales. En neonatos estables debe realizarse una Rx gastrointestinal (GI, superior para documentar la localización del duodeno y el ligamento de Treitz

La obstrucción intestinal puede deberse a malrotación con o sin vólvulo del intestino medio; atresias duodenal, yeyunal, ileal o colónica; páncreas anular; enfermedad de Hirschsprung; arteria mesentérica superior aberrante vena porta preduodenal; bandas peritoneales; conducto onfalomesentérico persistente, o duplicación duodenal.

Ocasionalmente se observa vómito teñido de bilis en recién nacidos sin obstrucción intestinal que presentan una motilidad disminuida (véase la secc. III.E.2.c). En estos casos, el vómito teñido de bilis solo ocurrirá una o dos veces y se presentará sin distensión abdominal. Sin embargo, una afección no quirúrgica es un diagnóstico de exclusión; la emesis biliosa es malrotación con vólvulo hasta que se demuestre lo contrario.

2. **Emesis no biliosa**
   a. Alimentación de volumen excesivo.
   b. Intolerancia a la leche (humana o de fórmula).
   c. Disminución de la motilidad.
      i. Prematuridad.
      ii. Exposición prenatal a sulfato de magnesio ($MgSO_4$) o exposición prenatal o posnatal a narcóticos.
      iii. Sepsis con íleo.
      iv. Lesión del sistema nervioso central (SNC).
   d. Lesión sobre la ampolla de Vater.
      i. Estenosis pilórica.
      ii. Estenosis duodenal superior.
      iii. Páncreas anular (raro).

F. **Imposibilidad de eliminar meconio.** Puede producirse en bebés enfermos o prematuros con motilidad intestinal disminuida. También puede ser el resultado de los siguientes trastornos:
   1. Ano imperforado.
   2. Microcolon.
   3. Tapón mucoso.
   4. Íleo meconial (véase la secc. V.D.3).
   5. Otras causas de obstrucción intestinal.

G. **No desarrollo de heces de transición** tras el paso del meconio.
   1. Vólvulo, otra obstrucción intestinal.

H. **Hematemesis o hematoquecia**
   1. **Condiciones no quirúrgicas.** Muchos pacientes con hematemesis, y la mayoría de los pacientes con **hematoquecia** (heces sanguinolentas), tienen una condición no quirúrgica. El diagnóstico diferencial incluye lo siguiente:
      a. Intolerancia/alergia a la leche (normalmente alergia a la proteína de la leche de vaca).
      b. Instrumentación (p. ej., sonda nasogástrica, tubo endotraqueal).

    c. Sangre materna ingerida.

       i. En ocasiones, el recién nacido ingiere sangre materna durante el parto. Esto puede diagnosticarse mediante una prueba Apt realizada en sangre aspirada del estómago del recién nacido.

       ii. En los recién nacidos amamantados, la sangre micro- o macroscópica observada varios días después del nacimiento en la emesis o en las heces puede deberse a la ingestión de sangre durante la lactancia en caso de grietas en los pezones maternos. La inspección de los pechos de la madre o de la leche extraída suele ser diagnóstica. Si no es así, se procede a aspirar el contenido del estómago del bebé después de una toma y se envía la leche recién ingerida para realizar una prueba de Apt.

    d. Trastornos de la coagulación, incluida la coagulación intravascular diseminada (CID), falta de inyección posnatal de vitamina K (véase capítulo 43).

  2. Condiciones quirúrgicas que provocan hematemesis y heces sanguinolentas.

    a. Enterocolitis necrosante (causa más frecuente de hematemesis y heces sanguinolentas en prematuros; véase capítulo 27).

    b. Úlceras gástricas o duodenales (debidas a estrés, terapia con esteroides).

    c. Obstrucción GI: signo tardío, preocupante en caso de amenaza o necrosis intestinal.

    d. Vólvulo.

    e. Invaginación.

    f. Pólipos, hemangiomas.

    g. Divertículo de Meckel.

    h. Duplicaciones del intestino delgado.

I. Masas abdominales (véase la secc. IX).

  1. Anomalías genitourinarias, incluida vejiga distendida (véase la secc. VIII; véase capítulo 28).

  2. Hepatoesplenomegalia: puede confundirse con otras masas; requiere evaluación médica.

  3. Tumores (véase la secc. VIII).

J. Traumatismo al nacer (véase capítulo 6).

  1. Fractura de clavícula/húmero (véase capítulo 58).

  2. Hemorragia intracraneal (véase capítulo 54).

  3. Fractura de cráneo.

  4. Órganos sólidos lacerados: hígado, bazo.

  5. Transección medular con tetraplejia.

IV. LESIONES QUE CAUSAN DIFICULTAD RESPIRATORIA

A. AE y FTE. Al menos 85% de los niños con AE tiene también una FTE. Una AE proximal con una FTE distal es lo más común. La AE pura y la AE con FTE proximal pueden sospecharse en la ecografía prenatal por la ausencia de una burbuja estomacal.

  1. Presentación posnatal. La presentación posnatal depende de la presencia o ausencia, así como de la localización de una FTE.

    a. Los neonatos suelen presentar salivación excesiva y vómito poco después de la toma. Pueden desarrollar dificultad respiratoria debido a lo siguiente:

       i. Obstrucción de las vías respiratorias por exceso de secreciones.

       ii. Aspiración de saliva y leche.

iii. Capacidad pulmonar comprometida debido a la elevación diafragmática secundaria a la distensión abdominal.

iv. Reflujo del contenido gástrico por el esófago distal hacia los pulmones a través de la fístula.

b. Si no hay fístula, o si la fístula conecta la tráquea con el esófago proximalmente a la atresia, no se observarán gases gastrointestinales en el examen radiográfico y el abdomen será escafoideo.

c. Una fístula distal a la AE permite la entrada de aire en el tracto gastrointestinal. Debe evitarse la ventilación con presión positiva para evitar la distensión del estómago.

d. La FTE sin AE (fístula tipo H) es extremadamente rara y suele presentarse después del periodo neonatal. El diagnóstico se sugiere por una historia de neumonías frecuentes o dificultad respiratoria relacionada temporalmente con las comidas.

2. Diagnóstico

a. AE. La AE propiamente dicha se diagnostica por la incapacidad de pasar una sonda desde la boca o la nariz hasta el estómago. El catéter se introduce en el esófago hasta encontrar resistencia. A continuación se inyecta aire en el catéter mientras se ausculta (por falta de aire) sobre el estómago. El diagnóstico se confirma mediante estudios radiográficos que muestran el catéter enrollado en la bolsa esofágica superior. Las radiografías simples pueden demostrar una bolsa esofágica superior ciega distendida y llena de aire que no puede progresar hacia el estómago. (Las radiografías simples también pueden mostrar anomalías vertebrales asociadas de la región cervical o torácica superior de la columna vertebral).

b. Fístula tipo H. Este trastorno puede demostrarse a menudo con la administración de un medio de contraste hidrosoluble no iónico (Omnipaque®) durante una cinefluoroscopia. El examen definitivo es una combinación de broncoscopia de fibra óptica y esofagoscopia con paso de un catéter de balón fino desde la tráquea hasta el esófago. La fístula de tipo H suele encontrarse en la parte alta de la tráquea (zona cervical).

3. Problemas y anomalías asociados. Los bebés con FTE y AE suelen tener bajo peso al nacer. Otras anomalías pueden estar presentes en hasta 50% de los pacientes con FTE y AE, incluyendo anomalías cromosómicas y la asociación VACTERL: defectos vertebrales, ano imperforado, defectos cardiacos, FTE con AE, displasia o defectos renales y anomalías de las extremidades (limb).

4. Manejo. El manejo preoperatorio se centra en minimizar el riesgo de aspiración y evitar la distensión gaseosa del tracto gastrointestinal con el paso de presión positiva de la tráquea al esófago.

a. Se coloca un catéter de succión de múltiples orificios terminales (Replogle o Vygon) en la bolsa proximal y se somete a succión continua inmediatamente después de realizar el diagnóstico. El drenaje adecuado de la bolsa esofágica proximal es esencial para evitar que la saliva se derrame en la tráquea, lo que puede provocar aspiración o neumonía.

b. La cabecera de la cama debe elevarse entre 30 y 45 grados. Esta maniobra es para reducir el reflujo del contenido gástrico hacia la fístula y la aspiración de secreciones orales. Estas secreciones orales pueden acumularse en la bolsa esofágica proximal provocando distensión gástrica.

c. Si es posible, debe evitarse la ventilación mecánica de estos recién nacidos hasta que se controle la fístula, ya que la presión positiva puede provocar una distensión abdominal grave que comprometa la función respiratoria. Si se requiere intubación, el caso debe considerarse una emergencia. Las pautas para la intubación son las mismas que para otros tipos de dificultad respiratoria. El avance del tubo endotraqueal hasta justo por encima de la carina puede disminuir el flujo de aire a través de la fístula. Lo más frecuente es que la fístula se conecte a la tráquea cerca de la carina. Hay que tener cuidado para evitar la intubación accidental de la fístula. En el mejor de los casos, si se requiere ventilación mecánica, esta debe realizarse con una frecuencia relativamente alta y una presión baja para minimizar la distensión gastrointestinal. Debe evitarse la sedación intensa porque compromete el esfuerzo respiratorio espontáneo del paciente, que genera presión intratorácica negativa, minimizando el paso de aire a través de la fístula hacia el esófago, lo que provoca distensión gástrica.

d. El tratamiento quirúrgico suele consistir en la colocación inmediata de una sonda de gastrostomía. Si el paciente tiene el tamaño y la estabilidad adecuados, se divide la fístula y, si es posible, se anastomosan principalmente los extremos proximal y distal del esófago.

e. La prematuridad coincidente o la presencia de defectos asociados pueden aconsejar retrasar la reparación primaria. La ventilación mecánica y el manejo nutricional pueden ser difíciles en estos neonatos debido a la FTE. Estos pacientes requieren cuidados de enfermería escrupulosos para evitar la aspiración y gastrostomía con alimentación por sonda nasogástrica, y se logre el crecimiento hasta que sea posible la reparación. En algunos casos, la fístula puede dividirse, con aplazamiento de la reparación definitiva.

f. Se realiza un ecocardiograma (ECO) preoperatorio para determinar el lado de abordaje. Si el neonato tiene una cardiopatía que requiere cirugía, suele ser mejor reparar primero la fístula. Si no, el manejo ventilatorio posoperatorio puede ser muy difícil.

g. Los pacientes con AE de brecha larga pueden ser extremadamente difíciles de manejar y en ocasiones requieren múltiples intervenciones quirúrgicas. Debe considerarse el traslado a un centro de referencia especializado en AE de brecha larga. Se utilizan bolos de alimentación al estómago para promover el crecimiento de la bolsa distal durante meses antes de la anastomosis definitiva. Algunos centros han desarrollado técnicas innovadoras de inducción del crecimiento esofágico que pueden permitir reparaciones primarias, evitando así la necesidad de interposición gástrica, colónica o yeyunal.

B. HDC

1. **Anatomía.** La localización más frecuente es el hemitórax izquierdo, con un defecto posterior en el diafragma (foramen de Bochdalek), en 70% de los neonatos. También puede ocurrir en el derecho, con un defecto anterior o posterior. La HDC bilateral es extremadamente rara.

2. **Incidencia.** La HDC se produce aproximadamente en 1 de cada 2 500 nacidos vivos. Entre 30 y 40% de estas hernias están asociadas con otras malformaciones, especialmente defectos cardiacos, del tubo neural, intestinales, esqueléticos y renales. La HDC se ha asociado con aneuploidías como la trisomía 13, la trisomía 18 y la monosomía X (síndrome de Turner), así como a varias microdeleciones como 22q11.2, 15q26, 8p23.1 y 1q41-42, entre otras. La HDC también se ha descrito como parte de muchos síndromes, incluyendo Goldenhar, síndrome de Beckwith-Wiedemann (SBW), Wolf-Hirschhorn

(deleción 4p), Pallister-Killian (tetrasomía 12p), Fryns, Cornelia de Lange craneofrontonasal, Donnai-Barrow, Simpson-Golabi-Behmel, Goltz-Gorlin y rubéola congénita. En raras ocasiones, la HDC es familiar.

3. **Síntomas.** Al nacer, los recién nacidos con una HDC grande suelen presentar cianosis, dificultad respiratoria, abdomen escafoide, disminución o ausencia de ruidos respiratorios en el lado de la hernia y ruidos cardiacos desplazados hacia el lado opuesto a la hernia. Las hernias pequeñas (tanto del lado derecho como del izquierdo), las hernias tipo saco, las eventraciones y las hernias subesternales centrales de Morgagni pueden tener una presentación más sutil, más tardía, o ambas, manifestada como problemas de alimentación y dificultad respiratoria leve. Las malformaciones estructurales asociadas incluyen cardiopatías congénitas, defectos del tubo neural, anomalías esqueléticas, atresias intestinales y anomalías renales.

4. **Diagnóstico**

   a. **Diagnóstico prenatal.** Las HDC suelen desarrollarse en torno a las 10-12 semanas de gestación y la mayoría de las veces se diagnostican en una ecografía anatómica rutinaria de las 20 semanas. Si no se detecta, el desarrollo de polihidramnios debe motivar una ecografía fetal posterior que detectará la HDC. Un diagnóstico más temprano en la gestación puede correlacionarse con un peor pronóstico debido a la gravedad de la afección. En raras ocasiones, una HDC se diagnostica en una ecografía de las 12 semanas.

      i. La ventaja pronóstica del diagnóstico prenatal es que generalmente conduce al parto en un centro equipado para optimizar las posibilidades de supervivencia. Si es probable el parto antes de término, debe evaluarse la madurez pulmonar fetal para valorar la necesidad de terapia materna con betametasona (véase capítulo 33).

      ii. Existen varios marcadores prenatales para evaluar la gravedad de la hipoplasia pulmonar y predecir los resultados en niños con HDC, como la relación área de pulmón contralateral/circunferencia cefálica (LHR, por sus siglas en inglés), la LHR observada/esperada (O/E) y la hernia hepática. Estos parámetros se miden mejor en manos expertas mediante ecografía fetal y resonancia magnética. La LHR se calcula dividiendo el área bidimensional del pulmón contralateral (tomada a nivel de la vista de cuatro cámaras del corazón) por el perímetro cefálico. Aunque estudios anteriores utilizaban un LHR de 1.4 como umbral para un mal pronóstico, estudios más recientes han demostrado que una LHR < 1.0 es un factor predictivo de malos resultados. Los estudios en fetos normales han demostrado que entre las semanas 12 y 32 de gestación se produce un aumento de 16 veces en el área pulmonar frente a un aumento de 4 veces en el perímetro cefálico. Para corregir la edad de gestación, la LHR se expresa ahora como un porcentaje de lo que cabe esperar en un feto normal o LHR O/E, que se ha clasificado además en extrema (< 15%), grave (15 a 25%), moderada (26 a 35%) y leve (36 a 45%). La estimación de los volúmenes pulmonares fetales absolutos y relativos mediante RM también se ha utilizado para predecir la supervivencia en fetos con HDC. Los fetos con un porcentaje de volumen pulmonar previsto (VPP) < 15% presentaban un uso significativamente mayor de oxigenación por membrana extracorpórea (OMEC) y peores resultados. De acuerdo con los datos de O/E LHR y hernia hepática de un registro prenatal de HDC en Europa, las tasas de supervivencia global para la HDC izquierda aislada fueron aproximadamente de 0, 20, 30 a 60% y > 75% para O/E LHR extrema, grave, moderada o leve.

La OMEC es necesaria en aproximadamente 30 a 40% de todos los neonatos con HDC, incluido 80% con hernia hepática frente a 25% sin hernia hepática.

b. Diagnóstico posnatal. El diagnóstico se realiza o confirma mediante radiografía.

c. Diagnóstico diferencial. Eventración diafragmática, MCVAP, secuestro pulmonar, quiste broncogénico.

5. Tratamiento

a. En los casos graves de HDC diagnosticados antes del nacimiento se ha intentado un procedimiento EXIT con implantación inmediata de OMEC, pero no se ha demostrado que proporcione un beneficio para la supervivencia (véase capítulo 39).

b. Intubación. Todos los niños con HDC conocida son intubados inmediatamente después del parto o en el momento del diagnóstico posnatal. La ventilación con bolsa y máscara está contraindicada. Inmediatamente después de la intubación, debe insertarse una sonda gástrica de sumidero grande y conectarse a succión **continua.** Hay que tener cuidado con la ventilación asistida para mantener bajas las presiones inspiratorias, a fin de evitar daños o la rotura del pulmón contralateral. Algunos centros colocan vías venosas y arteriales periféricas, ya que las vías umbilicales pueden requerir ser retiradas durante la cirugía. Sin embargo, si las vías umbilicales son el único acceso práctico, deben colocarse inicialmente. Una vía venosa umbilical puede ser difícil de colocar dependiendo de la posición del hígado.

c. Manejo preoperatorio. Se centra en evitar el barotrauma con hipercapnia permisiva. El modo óptimo de ventilación sigue siendo controvertido, incluido el papel de la ventilación de alta frecuencia. Evitar la hipoxia y la acidosis ayuda a minimizar la hipertensión pulmonar. El tratamiento con óxido nítrico inhalado se ha asociado con una mejor oxigenación y una menor necesidad de OMEC en una subpoblación de pacientes con HDC e hipertensión pulmonar con función sistólica ventricular izquierda normal. Así pues, un ensayo con óxido nítrico inhalado puede ser beneficioso en determinados pacientes antes de escalar a OMEC. El surfactante exógeno debe reservarse para el parto prematuro.

6. Reparación quirúrgica. El recorte de los intestinos en la cavidad abdominal se realiza por vía abdominal o torácica.

7. Mortalidad y pronóstico

a. Mortalidad. La mortalidad por HDC está relacionada en gran medida con el grado de hipoplasia pulmonar, el tamaño del defecto diafragmático, la hipertensión pulmonar y cualquier otra anomalía asociada, especialmente la cardiopatía coronaria. El tamaño del defecto diafragmático conlleva una importancia especial; la agenesia completa del diafragma se asocia con la hipoplasia pulmonar subyacente más grave y con la hipertensión pulmonar, que a su vez se asocia con una menor supervivencia. La supervivencia global es de aproximadamente 65 a 70% a nivel nacional, con una supervivencia de hasta 90% en algunos centros de atención terciaria. El grado de hipoplasia pulmonar e hipertensión pulmonar subyacentes son responsables en gran medida de la mortalidad global (véase capítulo 36).

b. Pronóstico. Entre los factores asociados con un mejor pronóstico se encuentran la herniación del intestino en el tórax más tarde en la gestación, la ausencia de herniación hepática y la ausencia de anomalías coexistentes, especialmente cardiacas. La gravedad de la hipertensión pulmonar es en extremo importante en el pronóstico.

C. Otras causas mecánicas de dificultad respiratoria

1. **Atresia de coanas.** La atresia bilateral se presenta en la sala de partos como una dificultad respiratoria que se resuelve con el llanto, durante el cual la respiración es oral, en lugar de la respiración nasal obligada habitual de los lactantes menores de 4 meses aproximadamente. Una vía aérea oral es un tratamiento inicial eficaz. El tratamiento definitivo consiste en la extirpación transnasal de la placa atrésica con el uso de un telescopio y un pequeño taladro o una reparación transpalatina con una incisión intraoral a través del paladar que permita la visualización directa y la reparación. En algunos casos puede utilizarse un láser. La atresia de coanas puede estar asociada con otras anomalías y formar parte de los síndromes CHARGE, Treacher Collins o Tessier. El síndrome CHARGE, que consiste en colobomas, cardiopatías, atresia de coanas, retraso del crecimiento y del desarrollo, anomalías genitales, y anomalías auditivas, es el más frecuente y se da en aproximadamente 25% de los niños con atresia de coanas bilateral.

2. **Secuencia de Pierre Robin (SPR).** Consiste en una mandíbula hipoplásica asociada con un paladar hendido secundario en forma de U en la línea media. A menudo, la lengua ocluye la vía aérea produciendo una obstrucción. La posición prona o la tracción forzada de la lengua hacia delante aliviarán la obstrucción. Estos neonatos pueden necesitar presión positiva continua de la vía aérea si los síntomas obstructivos son relativamente leves, o requerir intubación si estos son más graves. Si el neonato puede recibir apoyo durante unos días, a veces se adapta y pueden evitarse procedimientos agresivos. Una polisomnografía puede ser útil para determinar el grado de obstrucción. En algunos casos, la distracción mandibular puede evitar la necesidad de presión positiva continua de la vía aérea o de traqueostomía, o puede permitir una decanulación más temprana si se requiere traqueostomía. Un alimentador especializado (Breck) facilita la alimentación oral del neonato, pero a veces es necesaria una sonda de gastrostomía. Los bebés gravemente afectados necesitarán una traqueostomía y una sonda de gastrostomía. Los recién nacidos con SRP se beneficiarán de un equipo multidisciplinar que incluye cirugía plástica, medicina pulmonar, otorrinolaringología y genética. Aproximadamente 60% de los recién nacidos con SPR tienen un síndrome genético asociado, incluyendo el síndrome de Stickler en > 30% de los recién nacidos con SPR. Otros síndromes asociados frecuentes son el síndrome de microdeleción 22q11.2 y el síndrome cerebrocostomandibular.

3. **Hendiduras laringotraqueales.** Durante la cuarta semana de desarrollo, el tracto respiratorio comienza a brotar de un tubo único conocido como intestino anterior. La tráquea y el esófago se separan progresivamente entre sí, empezando caudalmente y avanzando hacia la laringe. La alteración de este proceso de desarrollo puede dar lugar a la formación de hendiduras o fístulas entre ambas estructuras. Las hendiduras laríngeas se encuentran casi siempre en la cara posterior de la laringe y la tráquea, en comunicación con el esófago. La longitud de la hendidura determina los síntomas. El diagnóstico se realiza mediante broncoscopia directa bajo anestesia.

   a. Las hendiduras laringotraqueales suelen dividirse en cinco tipos:
      i. Tipo I: hendidura interaritenoidea supraglótica.
      ii. Tipo II: hendidura cricoidea parcial que se extiende por debajo de las cuerdas vocales.

iii. Tipo III: hendidura cricoidea completa que se extiende hasta la tráquea cervical.

iv. Tipo IV: hendidura completa que se extiende hasta la tráquea torácica.

v. Tipo V: hendidura hasta o más allá de la carina.

b. Aunque las hendiduras de tipo I pueden observarse de forma aislada, las hendiduras laringotraqueales más graves se asocian con otras anomalías del árbol traqueobronquial, como FTE/AE, estenosis focal de las vías respiratorias (estenosis subglótica, estenosis traqueal), quistes o hamartomas. Labio leporino/paladar hendido, cardiopatías congénitas, y malformaciones del tracto gastrointestinal o de las vías genitourinarias. Las hendiduras laringotraqueales pueden asociarse con el síndrome de Down, el síndrome de Opitz G/BBB, el síndrome de Pallister-Hall, y con las deleciones en mosaico que afectan al brazo largo del cromosoma 13.

4. Red laríngea que ocluye la laringe. La perforación de la membrana con un tubo endotraqueal rígido o un instrumento de broncoscopia puede salvar la vida.

5. Agenesia traqueal. Esta rara lesión se sospecha cuando no se puede pasar un tubo por la tráquea. El recién nacidos ventila por medio de bronquios que salen del esófago. El diagnóstico se realiza mediante broncoscopia directa. El pronóstico es malo, ya que la reconstrucción traqueal es difícil.

6. Estenosis traqueal. Puede producirse de forma congénita por manguitos cartilaginosos traqueales o por anillos traqueales completos. La estenosis traqueal adquirida puede ocurrir como resultado de intubaciones prolongadas o traumáticas u otras causas de irritación y lesión. Algunos anillos traqueales pueden resecarse quirúrgicamente; sin embargo, los segmentos largos de anillos traqueales completos pueden requerir una traqueoplastia en portaobjetos.

7. Síndrome de alta resistencia congénita de las vías respiratorias altas (CHAOS, por sus siglas en inglés). Se produce en pacientes con atresia o estenosis laríngea o traqueal. La obstrucción puede deberse a teratomas, hemangiomas o malformaciones linfáticas cervicofaciales complejas.

a. Diagnóstico. El CHAOS se detecta típicamente mediante hallazgos ecográficos de polihidramnios, pulmones grandes y ecogénicos, tráquea dilatada, y diafragma aplanado o invertido. También puede haber ascitis e hidropesía no inmune debida a un edema grave del cuello. La lesión puede confirmarse y caracterizarse mejor en la RM fetal. El campo pulmonar fetal obstruido produce distensión del árbol bronquial traqueal y pulmones agrandados y ecogénicos.

b. Parto. Debido a la alta probabilidad de requerir una vía aérea quirúrgica, estos pacientes suelen nacer mediante un procedimiento EXIT, que permite la derivación placentaria para oxigenar al neonato mientras se asegura la vía aérea. En muchos casos, la intubación endotraqueal se realiza mediante broncoscopia rígida o colocación inmediata de una traqueostomía. Si un paciente se presenta sin diagnóstico prenatal, la traqueostomía rápida es la única opción de tratamiento.

c. Incidencia. Debido al alto riesgo de muerte fetal, se desconoce la verdadera incidencia del CHAOS. Puede ocurrir esporádicamente o como parte de un síndrome, más comúnmente, el síndrome de Fraser, *Cri-du-Chat*, síndrome de polidactilia de costillas cortas o síndrome velocardiofacial.

8. Enfisema lobar congénito. Puede deberse a una malformación, un quiste en el bronquio o un tapón mucoso o de meconio en el bronquio. Estas

lesiones producen atrapamiento de aire, compresión de las estructuras circundantes y dificultad respiratoria. Puede haber una malformación primaria
del lóbulo (lóbulo polialveolar). La sobredistensión debida a la ventilación
mecánica puede provocar enfisema lobar. La presión extrínseca sobre un
bronquio también puede causar obstrucción. Los lóbulos inferiores suelen
estar relativamente intactos. El diagnóstico se realiza mediante radiografía
de tórax.

a. Ventilación de alta frecuencia. Puede permitir la recuperación del enfisema lobar (véase capítulo 29).

b. Intubación selectiva. Después de consultar con un cirujano, se puede
intentar la intubación selectiva del bronquio opuesto en un esfuerzo por descomprimir el lóbulo enfisematoso si se cree que la causa es la sobreinflación.
En general, debe considerarse una terapia temporal y no debe emplearse durante más de unas horas. Muchos neonatos no tolerarán este procedimiento
debido a la sobredistensión del pulmón ventilado y al profundo desajuste ventilación-perfusión; por lo tanto, debe considerarse y controlarse cuidadosamente. En raras ocasiones, la intubación selectiva tiene éxito y el enfisema
lobar no reaparece. Con mucha más frecuencia, aunque la intubación selectiva sea útil en un principio, el recién nacido desarrolla recurrencia y progresión del enfisema y mayor compromiso respiratorio. De manera ocasional,
la aspiración selectiva del bronquio del lado del enfisema puede eliminar el
moco o meconio obstructivo.

c. Broncoscopia, resección. Si el neonato está sintomático y fracasan las
medidas conservadoras, debe realizarse una broncoscopia para eliminar
cualquier material obstructivo o para romper un quiste broncogénico.
Si este procedimiento falla, debe considerarse la resección quirúrgica del
lóbulo afectado.

9. **MCVAP y secuestro broncopulmonar (SBP).** Tanto las MCVAP como los
SBP son masas de tejido pulmonar no funcionantes. La mayoría de las MCVAP
reciben su irrigación sanguínea de la arteria pulmonar y drenan a través de las
venas pulmonares. Esto contrasta con un SBP, que carece de comunicación
normal con el árbol traqueobronquial y recibe su suministro de sangre arterial
de la circulación sistémica. Las lesiones híbridas, que son una combinación de
MCVAP y SBP, se caracterizan por una irrigación sanguínea anormal procedente de dos fuentes: un vaso sanguíneo arterial que se ramifica desde la aorta
y un vaso procedente de los pulmones. El tipo no es tan importante como el
tamaño y cuánto se agranda durante el embarazo. La dificultad respiratoria está
relacionada con el efecto de la masa sobre el pulmón no afectado, que puede
provocar un desplazamiento de las estructuras mediastínicas. Dependiendo
del tamaño y el efecto de la MCVAP, puede resecarse prenatalmente con
cirugía fetal abierta, en el parto con un procedimiento EXIT, inmediatamente después del parto o posnatalmente. Si el neonato se encuentra estable después del parto, la resección suele retrasarse hasta que el neonato tiene entre 6
y 12 semanas de edad. En ausencia de dificultad respiratoria, la resección se
realiza para reducir el riesgo infeccioso y oncológico.

10. **Anillos vasculares.** La sintomatología de los anillos vasculares está relacionada con la anatomía del anillo. Pueden aparecer síntomas respiratorios
(estridor) y gastrointestinales (vómito, dificultad para tragar). La radiografía
de deglución con bario puede ser diagnóstica. La RM puede ser útil para
delinear más claramente la anatomía, sobre todo en el caso de doble arco
aórtico. Puede ser necesario un ECO para descartar anomalías intracardiacas.
La broncoscopia puede ser útil si se sospecha estenosis traqueal.

V. LESIONES CAUSANTES DE OBSTRUCCIÓN INTESTINAL. La lesión más crítica a descartar es la malrotación con vólvulo del intestino medio. A todos los pacientes con sospecha de obstrucción intestinal se les debe colocar una sonda de sumidero gástrico para succión continua sin demora. Todo neonato con obstrucción gastrointestinal tiene mayor riesgo de hiperbilirrubinemia exacerbada debido al aumento de la circulación enterohepática.

A. Obstrucción mecánica congénita

1. Los tipos intrínsecos incluyen áreas de atresia o estenosis, íleo meconial (más comúnmente asociado con fibrosis quística [FQ]), síndrome de colon izquierdo pequeño, quistes dentro de la luz del intestino y ano imperforado.

2. Las formas extrínsecas de obstrucción mecánica congénita incluyen bandas peritoneales congénitas con o sin malrotación, páncreas anular, duplicaciones del intestino, vasos aberrantes (generalmente la arteria mesentérica o la vena porta preduodenal), hidrometrocolpos y bandas obstructivas (conducto onfalomesentérico persistente).

B. Obstrucción mecánica adquirida

1. Malrotación con vólvulo.

2. Estenosis secundaria a enterocolitis necrosante.

3. Adherencias peritoneales.
   a. Tras peritonitis meconial.
   b. Tras cirugía abdominal.
   c. Idiopáticas.

4. Hernia inguinal encarcelada (relativamente frecuente en prematuros).

5. Estenosis pilórica hipertrófica.

6. Trombosis mesentérica.

7. Invaginación; inusual en el periodo neonatal.

C. Obstrucción intestinal funcional. Constituye la principal causa de obstrucción intestinal observada en la unidad neonatal.

1. Motilidad intestinal inmadura.

2. Inervación defectuosa (enfermedad de Hirschsprung) u otros defectos intrínsecos de la pared intestinal.

3. Íleo paralítico.
   a. Inducido por medicamentos.
      i. Narcóticos (exposición pre- o posnatal).
      ii. Hipermagnesemia debida generalmente a la exposición prenatal al sulfato de magnesio.
   b. Íleo séptico.

4. Íleo meconial, 90% de los casos asociados con FQ.

5. Meconio y tapones mucosos.

6. Formación de concreciones intestinales anormales no asociadas con la FQ.

7. Trastornos endocrinos (p. ej., hipotiroidismo).

D. Las causas más comunes de obstrucción GI justifican una discusión más detallada.

1. **Atresia duodenal.** El 70% de los casos presenta otras malformaciones asociadas, incluidas anomalías cardiovasculares y anomalías GI, como páncreas

anular, AE, malrotación del intestino delgado, otras atresias del intestino delgado y ano imperforado. El 25% de los casos presenta trisomía 21.

a. Puede haber antecedentes de polihidramnios.

b. Suele diagnosticarse prenatalmente mediante ecografía.

c. El vómito de material teñido de bilis suele comenzar pocas horas después del nacimiento.

d. La distensión abdominal se limita a la parte superior del abdomen.

e. El **recién nacido** puede expulsar meconio en las primeras 24 horas de vida y después cesan las deposiciones.

f. El diagnóstico se sugiere si la aspiración del estómago produce > 30 mL de contenido gástrico antes de la alimentación.

g. Una radiografía simple del abdomen mostrará aire en el estómago y en la parte superior del abdomen ("doble burbuja"), sin aire en el intestino delgado o grueso. Las radiografías con contraste de la parte superior del intestino no son obligatorias.

h. El tratamiento preoperatorio incluye la descompresión gástrica.

i. Reparación quirúrgica con duodenoduodenostomía.

2. **Atresias yeyunales e ileales.** Se cree que la mayoría son el resultado de accidentes vasculares intrauterinos, pero entre 15 y 30% están asociadas con la FQ; por lo tanto, estos pacientes deben someterse a tamizaje (véase la secc. V.D.3.b).

3. **El íleo meconial es una causa frecuente de peritonitis meconial.** A diferencia de la mayoría de las otras causas de obstrucción en las que las radiografías planas y verticales mostrarán niveles de líquido, en los casos de íleo meconial no perforado, el intestino distendido puede tener un aspecto granular o mostrar burbujas diminutas mezcladas con meconio.

a. No pasa meconio por el recto, ni siquiera tras estimulación digital.

b. De los bebés con íleo meconial 90% tiene FQ. Los niveles de tripsinógeno inmunorreactivo se utilizan para detectar FQ en los recién nacidos en el tamizaje neonatal. Si son elevados, el tamizaje se reflejará en pruebas para las mutaciones más comunes de FQ. Sin embargo, la prueba del sudor sigue siendo la prueba de referencia para el diagnóstico. Cualquier recién nacido que pese > 2 kg y tenga ≥ 36 semanas de edad posmenstrual y ≥ 10 días de edad cronológica debe someterse a una prueba del sudor lo antes posible. Las pruebas del sudor en bebés de menor edad o más pequeños corren el riesgo tanto de dar resultados falsos positivos debido al alto contenido de cloruro de sodio (NaCl) del sudor de los recién nacidos como de dar resultados falsos negativos o no interpretables cuando no se puede obtener un volumen adecuado de sudor. En el caso de los recién nacidos con presunta fibrosis quística identificados mediante el tamizaje neonatal, no debe retrasarse el tratamiento de esta mientras se inician los esfuerzos para establecer el diagnóstico de la enfermedad.

c. La descompresión gástrica con succión continua minimizará la distensión adicional. Los enemas de contraste con agentes hidrosolubles pueden ser tanto diagnósticos como terapéuticos. El diatrizoato meglumina diluido (1:3 a 1:4) (Gastrografin®) todavía es utilizado por algunos radiólogos, pero más comúnmente se emplea el diatrizoato sódico (Hypaque™). Debido a que estos agentes de contraste son hipertónicos, el bebé debe comenzar el procedimiento bien hidratado, y debe prestarse cuidadosa atención al balance de fluidos después del procedimiento. Si el diagnóstico es seguro y el neonato está estable, pueden administrarse enemas terapéuticos repetidos en un esfuerzo por aliviar la impactación.

   i. La terapia quirúrgica es necesaria si el enema de contraste no consigue aliviar la obstrucción.

  ii. El microcolon distal a la atresia por lo general se dilata espontáneamente con el uso.

4. **Ano imperforado.** El 50% presenta otras anomalías, incluidas aquellas en asociación con VACTERL. Los neonatos con ano imperforado pueden expulsar meconio si existe una fístula rectovaginal o rectourinaria. La fístula está presente en 80 a 90% de los varones afectados y en 95% de las mujeres. La fístula puede tardar 24 horas en hacerse evidente. La presencia o ausencia de una fístula visible en el perineo es la distinción crítica en el diagnóstico y tratamiento del ano imperforado.

a. **Fístula perineal.** En ocasiones se visualiza meconio en el perineo. Puede encontrarse en los pliegues rugosos o en el escroto en los niños y en la vagina en las niñas. Esta fístula puede dilatarse para permitir el paso del meconio y aliviar temporalmente la obstrucción intestinal. Cuando el recién nacido ha superado el periodo neonatal, el ano imperforado suele poder repararse de forma primaria.

b. **No hay fístula perineal.** Puede haber una fístula que penetre en las vías urinarias o, en el caso de las niñas, en la vagina. La presencia de partículas de meconio en la orina es diagnóstica de fístula rectovesicular. El examen vaginal con un espéculo nasal o un cistoscopio puede revelar una fístula. Un cistograma puede mostrar una fístula y documentar el nivel del recto distal, que también es factible definir mediante ecografía. A veces es necesaria una colostomía temporal en neonatos con ano imperforado sin fístula perineal. La reparación primaria de estos recién nacidos sin colostomía se realiza actualmente en algunas instituciones.

5. **Malrotación del intestino.** Se produce cuando los intestinos no giran en sentido contrario a las agujas del reloj al volver al abdomen en las primeras etapas de la gestación.

a. La malrotación puede estar asociada con otras anomalías GI como HDC, páncreas anular, atresias intestinales y onfalocele.

b. Después del nacimiento, la aparición súbita de vómito bilioso en un recién nacido que ha realizado algunas deposiciones normales puede indicar un vólvulo del intestino malrotulado como causa de la obstrucción intestinal. Se trata de una urgencia quirúrgica porque está en juego la viabilidad intestinal. La **emesis biliosa equivale a malrotación con vólvulo del intestino medio hasta que se demuestre lo contrario.** Deben iniciarse antibióticos de amplio espectro si hay sospecha de vólvulo o cualquier duda sobre la integridad intestinal. Si el nivel de obstrucción es alto, puede no haber mucha distensión abdominal. Puede haber o no signos de choque y sepsis. Una radiografía del abdomen mostrará a menudo un intestino delgado dilatado, aunque una radiografía normal no descarta el vólvulo y es el hallazgo más común. El vólvulo también puede ser intermitente. La prueba de elección es una radiografía del tracto gastrointestinal, buscando específicamente la posición anormal del ligamento de Treitz para evaluar la malrotación, y la obstrucción intestinal para evaluar el vólvulo. Si un recién nacido presenta un abdomen agudo con un diagnóstico poco claro, puede realizarse una laparotomía.

6. **Síndrome del tapón mucoso y meconial.** Sucede en neonatos prematuros (enfermos (véase la secc. III.F). Puede observarse en aquellos con inmadure: funcional del intestino con un colon izquierdo pequeño, como se observa er hijos de madres que presentan diabetes o enfermedad de Hirschsprung (véase la secc. V.D.7). También debe descartarse la fibrosis quística. El tratamiento puede consistir simplemente en un supositorio de glicerina, enemas de suerc salino caliente (5 a 10 mL/kg) y estimulación rectal con una sonda de goma blanda. Más típicamente, y si estas maniobras no tienen éxito, un enema de contraste con un material de contraste hiperosmolar puede ser tanto diag- nóstico como terapéutico. La evacuación del tapón debe ir seguida de una deposición normal.

7. **Enfermedad de Hirschsprung.** Debe sospecharse en todo recién nacido que no expulse meconio espontáneamente entre 24 y 48 horas después del nacimiento y que presente distensión que se alivie con la estimulación rectal. Esto es especialmente cierto si el recién nacido no es prematuro ni ha nacido de una madre con diabetes. El diagnóstico debe considerarse hasta que el desarrollo futuro muestre una función intestinal normal sostenida.

a. Cuando se sospecha el diagnóstico, debe hacerse todo lo posible para descartar o confirmar la afección. Si se considera el diagnóstico, pero parece muy poco probable, los padres que lleven al recién nacido a casa deben entender específicamente la importancia de informar de inmediato acerca de cualquier constipación, diarrea, mala alimentación, distensión, letargia o fiebre. El desarrollo de un megacolon tóxico puede ser mortal.

b. El enema de contraste frecuentemente no muestra la zona de transición característica en el recién nacido, y una radiografía de seguimiento 24 horas después del estudio inicial puede revelar material de contraste retenido.

c. Se obtiene una biopsia rectal para confirmar el diagnóstico. La ausencia de células ganglionares y de axones hipertróficos no mielinizados es diag- nóstica. Las pruebas histoquímicas de las muestras de biopsia muestran un aumento de la acetilcolina. Si la biopsia por aspiración muestra células gan- glionares en la zona submucosa, se descarta el diagnóstico y no se indican más pruebas. Si la biopsia por aspiración tiene una profundidad adecuada y no muestra células ganglionares, es prueba suficiente para pasar al quiró- fano. Las biopsias intraoperatorias se envían para determinar la extensión de la resección con base en la función de la zona de transición entre el intestino histológicamente normal y el aganglionico.

d. El estreñimiento puede aliviarse mediante suaves irrigaciones rectales con solución salina tibia. Si el paciente se somete a un enema de bario, los lavados rectales suaves con solución salina son útiles para eliminar el aire y el bario atrapados. Una vez descomprimido el abdomen, se puede ofrecer alimentación.

e. Los neonatos requieren intervención quirúrgica cuando se realiza el diag- nóstico. Las opciones quirúrgicas incluyen un procedimiento primario de ex- tracción o una ostomía de nivelación con reanastomosis retardada. La elección del procedimiento quirúrgico depende de la cantidad de colon afectado, la preferencia del cirujano y el grado general de enfermedad del recién nacido. Un procedimiento primario de extracción evita la necesidad de una colos- tomía. Sin embargo, en muchas instituciones, la colostomía sigue siendo la norma, y está indicada cuando hay enterocolitis o no se puede lograr una des- compresión adecuada. La reparación definitiva con reanastomosis se pospone hasta que el neonato tenga el tamaño y la estabilidad adecuados.

    f. Incluso después de extirpar el segmento agangliónico, el intestino que queda no es completamente normal. Estos pacientes siguen teniendo riesgo de estreñimiento, encopresis e incluso enterocolitis potencialmente mortal (megacolon tóxico).

8. **Estenosis pilórica.** Suele presentarse con vómito no bilioso, clásicamente en un varón primogénito. Por lo general, los síntomas aparecen después de las 2 o 3 semanas de edad, pero se ha descrito en la primera semana de vida. El examen radiográfico mostrará un estómago grande con poco o ningún gas por debajo del duodeno. A menudo, la masa pilórica, o "aceituna", logra palparse en el recién nacido, lo cual tiene mayor probabilidad de ocurrir después de que ocurre el vómito. El neonato puede presentar ictericia y hematemesis asociadas. Por lo general, el diagnóstico se confirma mediante ecografía, lo que limita la necesidad de realizar una serie GI superior y la consiguiente exposición a la radiación.

9. **Páncreas anular.** Se produce cuando la segunda parte del duodeno está rodeada por un anillo de tejido pancreático continuo con la cabeza del páncreas. Esta porción del páncreas puede constreñir el duodeno y dificultar el flujo intestinal. Puede presentarse ya sea como una obstrucción intestinal alta o de una forma no obstructiva, *similar a* la atresia o estenosis duodenal.

10. **Hidrometrocolpos.** En esta rara afección, una membrana que atraviesa la vagina impide el drenaje de líquido y la consiguiente acumulación provoca la distensión del útero y la vagina.
    a. El himen se abomba.
    b. Las secreciones acumuladas en el útero pueden causar obstrucción intestinal por compresión del intestino.
    c. Esta obstrucción intestinal puede, a su vez, causar peritonitis meconial o hidronefrosis.
    d. Puede observarse edema y cianosis de las piernas.
    e. Si el hidrometrocolpos no se diagnostica al nacer, las secreciones disminuirán, el abultamiento desaparecerá y el diagnóstico se retrasará hasta la pubertad.

VI. OTRAS AFECCIONES QUIRÚRGICAS GASTROINTESTINALES

A. **Onfalocele.** Los intestinos, el hígado u otros órganos abdominales, o a veces todos ellos, son externos y están cubiertos por una fina bolsa. En raras ocasiones, el saco puede romperse. El diagnóstico suele realizarse mediante ecografía prenatal. La cesárea puede evitar la rotura del saco, pero no está específicamente indicada a menos que el defecto sea grande (> 5 cm) o contenga hígado.

1. **Saco intacto.** El tratamiento de emergencia incluye lo siguiente:
    a. Proporcionar succión continua del sumidero gástrico.
    b. Utilizando una técnica estéril, cubra el saco con Xeroform™, o gasa con vaselina, y luego envuelva el saco en el abdomen con gasa enrollada Kerlix™. Algunas instituciones prefieren encerrar el contenido intestinal en una bolsa intestinal (p. ej., Vi-Drape® o bolsa de aislamiento Lahey), antes de realizar el transporte a un hospital de referencia para una atención quirúrgica continuada. Considere la posibilidad de colocar al recién nacido en decúbito lateral mientras sujeta el defecto de la pared abdominal para evitar la compresión de los vasos sanguíneos, especialmente la vena cava. Tenga mucho cuidado para evitar que se retuerza el riego sanguíneo mesentérico.

c. No intente reducir el saco porque puede romperse, interferir con el retorno venoso o provocar compromiso respiratorio. La viabilidad intestinal puede verse comprometida con un pequeño defecto de la pared abdominal y un segmento obstruido de intestino eviscerado. En estas circunstancias, con consulta quirúrgica, puede ser necesario, antes de la transferencia, ampliar el defecto mediante incisión de la pared abdominal para aliviar las vísceras estranguladas.

d. Coloque una vía intravenosa (IV) fiable en una extremidad superior.

e. Monitorice la temperatura, el pH y los electrolitos.

f. Inicie antibióticos de amplio espectro (ampicilina y gentamicina).

g. Obtenga una consulta quirúrgica; el cierre quirúrgico definitivo frente al cierre por etapas dependerá del estado pulmonar del neonato. En presencia de otras anomalías más graves (respiratorias o cardiacas), puede posponerse la atención definitiva mientras el saco permanezca intacto.

2. **Rotura del saco.** En caso de compromiso del saco, la cirugía es más urgente y el intestino debe colocarse inmediatamente en una bolsa intestinal con suero salino caliente. También deben iniciarse los antibióticos.

3. **Anomalías asociadas.** Ocurren hasta en 80% de los casos; la exploración física debe incluir una búsqueda cuidadosa de rasgos fenotípicos de anomalías cromosómicas, en particular trisomía 13, 18 o SBW. El SBW incluye un onfalocele (normalmente pequeño), macroglosia, hemihipertrofia e hipoglucemia. La macroglosia en bebés con SBW puede variar de sutil a manifiesta. En los casos sutiles, la macroglosia es difícil de apreciar, pero la intubación puede ser un reto. En todos los partos con onfalocele debe disponerse de una mascarilla laríngea (ML). Otras anomalías asociadas son la CC (hasta en 50%) y defectos genitourinarios como la extrofia cloacal, anomalías craneofaciales, musculoesqueléticas, vertebrales o de las extremidades.

B. **Gastrosquisis.** Por definición, no contiene saco y el intestino está eviscerado.

1. Para una gastrosquisis no complicada, no hay ninguna ventaja en una vía de parto específica. Tratamiento preoperatorio según onfalocele con rotura de bolsa (véase la secc. VI.A.2). El bebé debe colocarse en decúbito lateral para evitar la compresión de los vasos sanguíneos mesentéricos. Debe colocarse un sumidero gástrico para succión continua, y el recién nacido se coloca de inmediato en una bolsa intestinal hasta el pecho para cubrir el intestino con suero salino caliente.

2. Estos recién nacidos corren un mayor riesgo de ver comprometida su termorregulación. Mantenga caliente al bebé con una sala de reanimación caliente, la aplicación temprana de un gorro, un colchón térmico y mantas calientes para evitar la pérdida de calor.

3. Consiga consulta quirúrgica inmediata para colocar el intestino en un silo. El retorno del intestino al abdomen puede, en ocasiones, reducirse inmediatamente después del parto. Si no es así, se coloca un silo y las descompresiones se producirán en el silo durante unos días hasta que pueda producirse el cierre quirúrgico definitivo o el cierre sin sutura. El cierre sin sutura consiste en dejar abierto el defecto de la pared abdominal y cubrirlo con un apósito sintético para permitir el cierre por segunda intención. No existen estudios aleatorizados que describan los resultados de esta técnica.

4. Alrededor de 12% de estos recién nacidos presentará otras anomalías GI, como vólvulo, atresias, estenosis intestinal o perforación. Presentan una mayor tasa de intolerancia alimentaria posoperatoria en comparación con los pacientes con onfalocele.

5. A diferencia del onfalocele, la gastrosquisis no suele asociarse con anomalías no relacionadas con el tracto gastrointestinal. Todos los pacientes con gastrosquisis presentan trastornos de la rotación intestinal.

C. **Apendicitis.** Es extremadamente rara en los recién nacidos. Su presentación puede ser la de un neumoperitoneo. El apéndice suele perforarse antes de que se realice el diagnóstico, por lo que el bebé puede presentar obstrucción intestinal, sepsis o incluso CID relacionada con la infección intraabdominal. En los recién nacidos con perforación del apéndice, está indicada la evaluación de la enfermedad de Hirschsprung.

VII. TRASTORNOS RENALES (véase capítulo 28)

A. **Anomalías genitourinarias.** Debe observarse la primera micción en todos los recién nacidos. Alrededor de 90% de los bebés defecan en las primeras 24 horas de vida y 99% en las primeras 48 horas. Deben sospecharse anomalías genitourinarias en bebés con distensión abdominal, ascitis, masas en los flancos, vejiga persistentemente distendida, bacteriuria, piuria o crecimiento deficiente. Los neonatos varones que tengan estos síntomas deben ser observados para ver si presentan el patrón de micción vigorosa normal.

1. **Válvulas uretrales posteriores.** Pueden producir obstrucción uretral. Dependiendo del grado de obstrucción de la vía urinaria inferior, puede desarrollarse oligohidramnios e hipoplasia pulmonar, que van de leves a graves. En casos graves de oligohidramnios, puede desarrollarse la secuencia de Potter con pies zambos y anomalías craneales, además de hipoplasia pulmonar (para las intervenciones fetales, véase la secc. II.5.c).

2. **Trombosis de la vena renal.** Debe considerarse en caso de hematuria con una masa en el flanco. Es más frecuente entre los recién nacidos de madres con diabetes.
   a. La ecografía renal mostrará inicialmente un riñón grande en el lado de la trombosis. El riñón volverá a su tamaño normal en las semanas o meses siguientes.
   b. La ecografía Doppler mostrará una disminución o ausencia de flujo sanguíneo al riñón afectado.
   c. El tratamiento actual en la mayoría de los centros comienza con apoyo médico, habiendo posibilidad de evitar la cirugía. En general, la heparina no está indicada, pero algunos han defendido su uso (véanse capítulos 28 y 44).

3. **Extrofia de la vejiga.** Se detecta típicamente en la ecografía fetal por la incapacidad de visualizar la vejiga, la presencia de un volumen normal de líquido amniótico, una inserción baja del cordón umbilical en el abdomen y arterias umbilicales que entran por encima del defecto de la pared abdominal inferior. Ocurre aproximadamente en 1 de cada 50 000 nacidos vivos, con una proporción hombre:mujer de 2 a 5:1. Oscila entre un epispadias y la extrusión completa de la vejiga en la pared abdominal.
   a. Si la rotura de la membrana cloacal se produce después del descenso del tabique urorrectal, se produce extrofia vesical. Si la rotura de la membrana cloacal se produce en ausencia del tabique urorrectal, se produce una extrofia cloacal. En la extrofia vesical clásica (EVC), la vejiga está abierta en la parte infe-

rior del abdomen con la mucosa totalmente expuesta a través de un defecto triangular en la fascia. La pared abdominal parece alargada debido a la inserción baja del cordón umbilical en el borde superior de la placa vesical. La distancia entre la inserción del cordón umbilical y el ano está escorzada. Los músculos rectos son divergentes distalmente, uniéndose a los huesos pélvicos muy separados. Las hernias inguinales indirectas son frecuentes, se dan en > 10% de las mujeres y > 80% de los hombres, secundarias a anillos inguinales anchos y a la falta de una posición oblicua del canal inguinal. En la **mujer** el clítoris es uniformemente bífido con labios divergentes superiormente. La vagina está desplazada anteriormente. El ano también está desplazado anteriormente, pero mantiene un mecanismo esfinteriano normal. En el **varón** el pene está abierto dorsalmente como en el epispadias. Los cuerpos son más cortos y anchos de lo normal. El ano también está desplazado anteriormente, pero mantiene un mecanismo esfinteriano normal. El diagnóstico prenatal de extrofia vesical no altera el manejo del embarazo y el parto vaginal no está contraindicado.

b. Tratamiento preoperatorio

   i. Proteger la mucosa vesical expuesta cubriéndola con suero fisiológico y envoltura de plástico transparente.
   ii. Trasladar al recién nacido a un centro para su atención definitiva lo antes posible.
   iii. Proporcionar una hidratación adecuada en caso de aumento de las pérdidas insensibles; monitorizar los electrolitos y la función renal.
   iv. Realizar ecografía renal.

c. Manejo intraoperatorio. Una evaluación urológica cuidadosa tras el nacimiento es fundamental para determinar si la anomalía es la forma clásica de extrofia vesical o una forma de extrofia cloacal que requeriría un enfoque alternativo para el cierre. Existen muchos enfoques para cerrar una extrofia vesical, incluida la reparación inmediata en las 72 horas siguientes al nacimiento para evitar osteotomías, un enfoque por etapas para cerrar inicialmente la vejiga y posteriormente realizar la reparación del epispadias, y una reparación completa con cierre simultáneo de la vejiga y el epispadias. Existe un Consorcio Multiinstitucional de Extrofia Vesical (MIBEC, por sus siglas en inglés) que trabaja para mejorar los resultados de los niños con extrofia vesical. La mayoría de los centros realizan una reparación primaria completa de la extrofia con un equipo multidisciplinar, con osteotomías ilíacas, cierre primario de la vejiga, uretroplastia y reconstrucción genital en una sola fase, generalmente entre las 6 y las 12 semanas de edad. Esto ha mejorado el ciclo vesical precoz, de forma que algunos pacientes han logrado la continencia sin necesidad de reconstrucción del cuello vesical. La creación de un neoumbilicus también es importante para muchos de estos pacientes. Los objetivos del tratamiento incluyen la continencia urinaria con preservación de la función renal y la reconstrucción de unos genitales funcionales y estéticamente aceptables. A los varones se les suele dejar una uretra con hipospadias, ya que esta condición puede repararse posteriormente para conseguir la mejor longitud del pene.

4. **Complejo OEIS** (**o**nfalocele, **e**xtrofia de la cloaca, ano **i**mperforado y defectos espinales [*spinal defects*]). Representa la manifestación más grave de la secuencia extrofia-epispadias. Una porción del intestino grueso queda fuera del cuerpo, y a ambos lados se encuentran las dos mitades de la vejiga. En los varones, el pene suele ser plano y corto y cada mitad peneana está separada.

En las mujeres, el clítoris también está separado en una mitad derecha y otra izquierda, con una vagina ausente.

a. Manejo preoperatorio

i. La asignación de género es un debate importante y controvertido que sigue evolucionando.

Históricamente, a un niño genéticamente varón con un falo de tamaño inadecuado para la reconstrucción se le solía asignar el sexo femenino, practicándole una orquidectomía precoz con posterior sustitución hormonal en la pubertad. Con los avances en la reconstrucción quirúrgica, algunos abogan por asignar el sexo en función del cariotipo. Sin embargo, una mejor comprensión de los efectos psicológicos a largo plazo de estas prácticas ha hecho que esta decisión sea extremadamente controvertida, y no existe un enfoque correcto para todos los pacientes. La consulta endocrina es fundamental a la hora de decidir la asignación fenotípica del sexo (véase capítulo 63), y las decisiones solo deben tomarse tras un debate en colaboración que incluya a los padres, el urólogo, el cirujano, el endocrinólogo, el neonatólogo y los consejeros apropiados.

ii. La descompresión gástrica alivia la obstrucción intestinal parcial. El recién nacido expulsa las heces a través de una fisura vesicointestinal que suele estar parcialmente obstruida.

iii. Se requiere una serie de operaciones complejas por etapas para lograr los resultados más satisfactorios.

b. Manejo quirúrgico

i. En primer lugar, se trata de separar el tracto gastrointestinal del genitourinario. Se cosen y cierran las hemivejigas. Se crea una colostomía y se cierra el onfalocele.

ii. Las fases posteriores se centran en la reconstrucción de la vejiga, que a menudo requiere un aumento con intestino o estómago.

iii. Los procedimientos posteriores están diseñados para reducir el número de estomas y crear genitales, aunque esto sigue siendo controvertido, como se ha descrito anteriormente.

VIII. TUMORES

A. **Los teratomas son el tumor más frecuente en el periodo neonatal.** Aunque lo más frecuente es encontrarlos en la zona sacrococcígea, pueden surgir en cualquier parte, incluida la zona retroperitoneal o los ovarios. Aproximadamente 10% contiene elementos malignos. El diagnóstico prenatal suele realizarse mediante ecografía. Debe considerarse prenatalmente la posibilidad de distocia o compromiso de las vías respiratorias. Las masas que comprometen las vías respiratorias se han tratado con éxito con un procedimiento EXIT (véase la secc. IV.B.5.a) con establecimiento de una vía respiratoria antes del parto completo del bebé. Dependiendo del tamaño y de los efectos hemodinámicos del teratoma, la resección puede realizarse como cirugía fetal abierta, como cesárea para resección inmediata o como resección hasta unos días después del parto (véase la secc. II.5.b).

Tras el parto, la evaluación puede incluir tacto rectal, ecografía, tomografía computarizada (TC), resonancia magnética, así como medición de alfa fetoproteína sérica y beta gonadotropina coriónica humana. A menudo se observan calcificaciones en las radiografías simples. La pérdida excesiva de calor y el atrapamiento de plaquetas son posibles complicaciones.

1. Los TSC se clasifican en los cuatro tipos siguientes:

   a. Tipo 1: completamente externo con un pequeño componente presacro.

   b. Tipo 2: predominantemente externo, pero con una parte intrapélvica significativa.

   c. Tipo 3: parcialmente externo, con predominancia intrapélvica y extensión abdominal.

   d. Tipo 4: completamente interno sin componente externo visible.

   La resección puede realizarse como cirugía fetal abierta, como cesárea para resección inmediata, o como resección hasta unos días después del parto dependiendo del tamaño y tipo de TSC. El gasto cardiaco combinado debe monitorizarse estrechamente durante todo el embarazo (véase la secc. II.E.2).

B. **Neuroblastoma.** Es el tumor neonatal maligno más frecuente, representando aproximadamente 50% de los tumores malignos, aunque la incidencia global es rara. La masa es irregular, dura y su tamaño varía de diminuto a masivo. Existen muchas localizaciones de origen; la zona suprarrenal-retroperitoneal es la más común. En raras ocasiones, este tumor puede causar hipertensión o diarrea por la liberación de subproductos tumorales, especialmente catecolaminas o péptidos vasointestinales. Deben medirse los niveles séricos de catecolaminas y sus metabolitos. Las calcificaciones pueden observarse a menudo en las radiografías simples. La ecografía es la prueba diagnóstica más útil. El diagnóstico prenatal mediante ecografía se asocia con un mejor pronóstico. Cabe destacar que muchos neuroblastomas diagnosticados prenatalmente se resuelven de manera espontánea antes del nacimiento. Después del nacimiento, también existe un tipo único de neuroblastoma en estadio 4S ("Especial"), en el que las células tumorales están aisladas en un lado del cuerpo y no afectan a más de 10% de la médula ósea. Los niños con enfermedad en estadio 4S tienen un pronóstico excelente y suelen experimentar una remisión espontánea sin tratamiento.

C. **Tumor de Wilms.** Es el segundo tumor maligno más frecuente en el recién nacido. Se presenta como una masa lisa y plana y puede ser bilateral. Se debe palpar suavemente para evitar la rotura. La ecografía es la prueba diagnóstica más útil.

D. **Hemangiomas.** Son el tumor más frecuente de la infancia, aunque rara vez se presentan en el neonato. En los recién nacidos pueden observarse precursores como protuberancias o telangiectasias. Pueden aparecer en cualquier parte del cuerpo, incluso en órganos sólidos o en el tracto gastrointestinal. La incidencia se estima entre 4 y 5%, y la mayoría son benignos y se resuelven de manera espontánea. Dependiendo del tamaño, la localización (vías respiratorias, órbita, órganos viscerales) y la velocidad de crecimiento, un hemangioma infantil puede tratarse con propranolol tópico u oral. Otros tumores como malformaciones linfáticas, hepatoblastomas, hepatomas, hamartomas y nefromas y sarcoma botrioides pueden observarse en recién nacidos, pero son extremadamente raros (véase capítulo 66).

IX. MASAS ABDOMINALES

A. **Masas renales** (véase la secc. VII; véase capítulo 28). Las causas más frecuentes son: riñones poliquísticos, riñón displásico multiquístico, hidronefrosis, y trombosis de la vena renal.

B. **Otras causas de masas abdominales:** tumores (véase la secc. VIII), hemorragia suprarrenal, tumor o quistes ováricos, quiste pancreático, quiste coledociano, hidrometrocolpos, quiste mesentérico u omental, duplicaciones intestinales, y hepatoesplenomegalia, entre otras.

X. HERNIAS INGUINALES.

Se encuentra una hernia inguinal en 5% de los niños prematuros con un peso al nacer $< 1\,500$ g y hasta en 30% de los niños con un peso al nacer $< 1\,000$ g. Es más frecuente en niños pequeños para la edad de gestación y en niños varones. En las mujeres, el ovario suele estar en el saco.

A. **Reparación quirúrgica.** La reparación de la hernia inguinal es la intervención quirúrgica más frecuente en los niños nacidos en forma prematura. En general, las hernias en esta población de pacientes pueden repararse poco antes del alta hospitalaria si son fácilmente reducibles y no causan otros problemas.

1. Reparación antes del alta. A menudo, la reparación de la hernia se programa antes del alta hospitalaria para evitar el riesgo de encarcelamiento en casa. En un recién nacido a término, la reparación suele programarse cuando se realiza el diagnóstico. En los prematuros estables, la reparación por lo común se retrasa hasta justo antes del alta. Por lo general, una hernia encarcelada puede reducirse con sedación, presión firme y constante y elevación de los pies. Si se ha encarcelado una hernia, se repara una vez que se ha resuelto el edema. La operación puede ser difícil y debe realizarla un cirujano pediátrico experimentado. El uso de anestesia raquídea ha simplificado los cuidados posoperatorios de algunos neonatos con enfermedad pulmonar. Como los niños nacidos prematuramente suelen desarrollar apnea posoperatoria, se les vigila en el hospital durante al menos 24 horas después de la intervención.

2. Reparación después del alta. Algunos neonatos con EPC pueden ser reparados más adelante, cuando su estado respiratorio haya mejorado. Algunos padres bien instruidos pueden llevar a su hijo a casa y volver a ingresarlo más tarde para su reparación. Los riesgos y beneficios de esta opción deben sopesarse cuidadosamente porque existe un riesgo real de que la hernia se encarcele en casa.

XI. INFLAMACIÓN ESCROTAL

A. **El diagnóstico diferencial incluye lo siguiente:**

1. Torsión testicular. Aproximadamente 70% de los casos de torsión testicular que se diagnostican en el periodo neonatal se produce en realidad antes del nacimiento. En el recién nacido, la torsión testicular generalmente es extravaginal (la torsión se produce fuera de la túnica vaginal) y está causada por una unión incompleta del gubernáculo al testículo, lo que permite la torsión y el infarto.

a. **El diagnóstico se realiza mediante exploración física.** Por lo general, el testículo no está sensible, es firme, indurado e hinchado, y el lado afectado del escroto presenta una coloración ligeramente azulada u oscura. Si la torsión es aguda, en lugar de presentación prolongada, será extremadamente sensible a la palpación. El testículo puede estar en posición transversal o alta. La piel suprayacente, limitada al escroto, puede estar eritematosa o edematosa. La transiluminación es negativa y el reflejo cremastérico está ausente. La ecografía que emplea estudios de flujo Doppler puede ser útil si está disponible, pero las pruebas no deben retrasar la derivación para cirugía si existe alguna posibilidad de que la torsión sea reciente.

b. **Tratamiento.** En la gran mayoría de los casos, el testículo torsionado ya está necrótico al nacer; por lo tanto, la intervención quirúrgica no salvará el testículo. Sin embargo, si existe la *posibilidad* de que la torsión se haya producido recientemente, y el niño está sano, la exploración quirúrgica y la destorsión deben realizarse de forma urgente con un objetivo en las 6 horas siguientes. Esto puede permitir salvar el testículo torsionado. Dado que se han descrito casos de torsión testicular bilateral, la exploración quirúrgica debe incluir una orquiopexia contralateral. Incluso si la exploración urgente no está indicada debido a la evidencia definitiva de cronicidad de la torsión, la exploración debe realizarse de forma no urgente para descartar un tumor con hallazgos clínicos y de imagen idénticos a la torsión testicular.

c. **Pronóstico.** Existen prótesis testiculares. Se ha descrito oligospermia tras una torsión testicular unilateral.

2. **Hidrocele.** Es la causa más frecuente de inflamación escrotal en el recién nacido, y afecta hasta a 2% de los neonatos. El hidrocele se forma cuando queda líquido dentro del *processus vaginalis* a medida que el testículo desciende al escroto durante el desarrollo normal. El líquido puede estar loculado (sin comunicación), en cuyo caso la hinchazón permanece inalterada, o puede haber una comunicación que permita que el volumen de líquido acumulado (y el tamaño del hidrocele) varíe con el tiempo.

3. **Hernias encarceladas.** Se producen cuando el intestino queda atrapado y pueden provocar estrangulamiento u obstrucción intestinal.

4. **Traumatismo/hematoma escrotal.** Suele ser secundario a un parto de nalgas. Por lo general es bilateral y puede presentarse con hematocele, tumefacción escrotal y equimosis. Normalmente, la transiluminación es negativa. La resolución suele ser espontánea, pero los casos graves pueden requerir exploración quirúrgica, evacuación del hematocele y reparación de los testículos.

5. **Torsión del apéndice testicular.** La inflamación suele ser menos marcada y puede presentarse a la palpación o como un punto azul en el escroto. Los reflejos cremastéricos están conservados y la ecografía de flujo Doppler puede ser útil para descartar una torsión testicular. No es necesario ningún tratamiento.

6. **Hemorragia escrotal idiopática espontánea.** Es más frecuente en recién nacidos grandes para la edad de gestación (GEG). Se distingue de la torsión por la aparición de una pequeña pero marcada equimosis sobre el anillo inguinal superficial.

7. **Tumor.** Suelen ser no sensibles, sólidos y firmes. La transiluminación es negativa.

XII. CONDICIONES NEUROQUIRÚRGICAS

A. **MMC** (véase capítulo 57). Un MMC se produce cuando hay un cierre incompleto de la columna vertebral que deja una sección de la médula espinal y los nervios espinales expuestos a través de una abertura en la espalda. La médula espinal y los nervios expuestos están contenidos en un saco expuesto al líquido amniótico. El baño continuo de la frágil médula espinal en desarrollo en líquido amniótico a lo largo de la gestación provoca lesiones neurológicas progresivas. Un MMC casi siempre se diagnostica prenatalmente mediante ecografía. Una resonancia magnética fetal proporcionará información adicional sobre el nivel de la lesión y el grado de ventriculomegalia y hernia cerebral posterior. Muchos bebés necesitarán una derivación ventriculoperitoneal y tendrán una función motora alterada. La reparación fetal del MMC reduce la necesidad de una derivación (40% frente a 82% con reparación posnatal) y mejora los resultados motores.

1. **Reparación prenatal.** Puede ser una opción para algunos fetos en función de diversos factores, como la edad de gestación, el nivel de la lesión MMC en la columna vertebral, la presencia de una malformación de Chiari II y una serie de importantes factores de salud materna. Existe un mayor riesgo de parto prematuro tras la cirugía fetal, con un parto medio a las 34 semanas de gestación. Si aún no se ha producido el parto, las cesáreas se programan a las 37 semanas de gestación (véase la secc. II.E.6).

   a. **Manejo en la sala de partos.** El manejo en la sala de partos tras la reparación fetal es la reanimación rutinaria del recién nacido. Debe evaluarse la integridad de la incisión. Algunas reparaciones se realizan con un parche AlloDerm™. No es necesario cubrir el parche a menos que la gestación sea < 30 semanas, en cuyo caso se debe colocar una gasa Xeroform™ sobre el parche.

2. **Reparación posnatal.** Suele producirse entre las 24 y las 48 horas de vida, por lo que los recién nacidos deben nacer en una institución equipada para realizar la reparación. La cesárea se realiza a las 37 semanas de gestación.

   a. **Manejo en la sala de partos.** El manejo en la sala de partos tras la reparación posnatal consistirá a menudo en la reanimación rutinaria del recién nacido. Los neonatos con lesiones torácicas altas pueden presentar insuficiencia respiratoria y requerir intubación. El recién nacido debe colocarse en decúbito lateral o prono mientras se succiona, seca y evalúa el esfuerzo respiratorio. Si es necesario colocar al recién nacido en decúbito supino para el manejo de las vías respiratorias o el acceso vascular, debe colocarse sobre un "donut" de posicionamiento de espuma u otro aparato de soporte para evitar la rotura del saco. La lesión debe vendarse con un paño estéril y una gasa estéril empapada en suero salino caliente. Se requiere reaplicar continuamente suero salino caliente para mantener la lesión húmeda. Deben evitarse los materiales de látex. Es preciso que el recién nacido permanezca sin ingerir nada por vía oral (ayuno) con líquidos intravenosos hasta la evaluación neuroquirúrgica. Es probable que aumenten las pérdidas insensibles. Debe colocarse una vía intravenosa periférica, preferiblemente en una extremidad superior. Debe administrarse cobertura antibiótica con ampicilina y cefotaxima a dosis de meningitis lo antes posible. Si se rompe el saco, se debe contactar de inmediato con neurocirugía.

XIII. PRUEBAS COMUNES UTILIZADAS EN EL DIAGNÓSTICO DE AFECCIONES QUIRÚRGICAS

A. **Radiografías abdominales.** Una radiografía de placa plana del abdomen riñón-uréter-vejiga (RUV) es suficiente para evaluar los patrones de gas intraluminal y el grosor de la mucosa. Para determinar la presencia de aire libre en el abdomen se obtiene una radiografía en decúbito lateral izquierdo o lateral cruzada.

   1. El enema con contraste puede ser diagnóstico en casos sospechosos de enfermedad de Hirschsprung. Puede revelar microcolon en el recién nacido con obstrucción completa del intestino delgado y puede mostrar un segmento estrecho en el sigmoides en el recién nacido con síndrome de tapón de meconio debido a inmadurez funcional.

   2. Las series GI superiores con contraste pueden utilizarse para demostrar obstrucciones del tracto UGI.

   3. En pacientes con sospecha de malrotación, puede ser necesaria una combinación de estudios de contraste, comenzando con un estudio de contraste GI superior.

En combinación con aire o medios de contraste, una serie GI superior determinará la presencia o ausencia del ligamento de Treitz normalmente colocado. Un enema con contraste puede mostrar malposición del ciego pero no siempre descartará malrotación. Los neonatos con obstrucción intestinal presuntamente secundaria a malrotación requieren cirugía urgente para aliviar un posible vólvulo del intestino medio.

B. **Ecografía.** Es el método preferido para evaluar las masas abdominales en el recién nacido. Es útil para definir la presencia de masas, junto con su tamaño, forma y consistencia.

C. **RM.** Es útil para definir mejor la anatomía y la localización de las masas.

D. **TC.** Es una modalidad que se utiliza cada vez con menor frecuencia debido a la gran exposición a la radiación. Es una modalidad excelente para evaluar masas abdominales, así como su relación con otros órganos. El realce del contraste puede delinear el intestino, los vasos sanguíneos, los riñones, el uréter y la vejiga.

E. **Pielografía intravenosa (PIV).** Debe limitarse a evaluar la anatomía genitourinaria si no se dispone de otras modalidades (ecografía y TC con contraste). El colorante de la PIV se concentra mal en el recién nacido.

F. **Exploración con radionúclidos de los riñones.** Puede ayudar a determinar la función. Esto es especialmente útil en la evaluación de anomalías genitourinarias complejas y en la evaluación de la contribución de cada riñón a la función renal.

XIV. TRATAMIENTO PREOPERATORIO GENERAL

A. **Planificación preoperatoria.** Es fundamental para el éxito de la cirugía y la recuperación.

B. **Analítica.** Lo ideal es que los análisis se realicen el día anterior a la intervención para determinar la hemoglobina preoperatoria óptima y optimizar los electrolitos.

C. **Líquidos y alimentos.** El paciente debe estar en ayuno. La leche materna se considera generalmente un líquido claro, y muchos centros permitirán que el bebé reciba leche materna hasta 3 horas antes de la operación y leche de fórmula hasta 4 horas antes de esta.

D. **Acceso vascular.** Deben establecerse al menos uno, e idealmente dos, puntos de acceso intravenoso.

E. **Productos sanguíneos.** Si existe preocupación por la pérdida de sangre durante la cirugía, como en las cirugías intratorácicas e intraabdominales mayores, deben solicitarse productos sanguíneos, incluidos concentrados de hematíes, plaquetas y plasma fresco congelado, si están indicados.

F. **Termorregulación.** Debe prestarse especial atención a la termorregulación durante el transporte hacia y desde el quirófano.

G. **Localización.** Los recién nacidos inestables pueden beneficiarse de una intervención quirúrgica a pie de cama.

XV. MANEJO INTRAOPERATORIO GENERAL

A. **Dispositivos de monitorización**

1. Sensor de temperatura.

2. Electrocardiograma (ECG) o monitor cardiovascular (CVR), o ambos.

3. La pulsioximetría responde rápidamente a los cambios en el estado del paciente, pero está sujeta a artefactos.

4. Cánula arterial para monitorizar los gases sanguíneos y la presión.

B. **Vía intravenosa en buen estado.** Los bebés con onfalocele, gastrosquisis o MMC deben tener la vía intravenosa en las extremidades superiores, el cuello o el cuero cabelludo.

C. **Mantenimiento de la temperatura corporal**
1. Quirófano calentado.
2. Agentes anestésicos humidificados y calentados.
3. Sangre caliente y otros fluidos utilizados intraoperatoriamente.
4. Cubrir las partes expuestas del bebé, especialmente la cabeza (con un gorro); dispositivos térmicos (colchón térmico, Bair Hugger, etc.).

D. **Sustitución de líquidos**
1. Reemplace la pérdida de ascitis con solución salina al 0.9% mL por mL para mantener la presión arterial normal.
2. El neonato pierde aproximadamente 5 mL de líquido por kilogramo por cada hora que el intestino está expuesto. Por lo general, este líquido debe reponerse con solución de Ringer lactato.

E. El manejo anestésico del neonato se revisa en el capítulo 70.

F. En el posoperatorio, deben controlarse estrechamente las necesidades de líquidos del recién nacido, incluida la reposición de las pérdidas estimadas debidas al edema intestinal, así como las pérdidas a través de los drenajes.

Lecturas recomendadas

Achildi O, Grewal H. Congenital anomalies of the esophagus. *Otolaryngol Clin North Am* 2007;40(1):219–244.

Adzick NS, Thom EA, Spong CY, et al; for the Management of Myelomeningocele Study Investigators. A randomized trial of prenatal versus postnatal repair of myelomeningocele. *N Engl J Med* 2011;364(11):993–1004.

American Academy of Pediatrics Committee on Bioethics. Fetal therapy—ethical considerations. *Pediatrics* 1999;103(5, pt 1):1061–1063.

Baumgarten HD, Flake AW. Fetal surgery. *Pediatr Clin North Am* 2019;66(2):295–308.

Chandler JC, Gauderer MW. The neonate with an abdominal mass. *Pediatr Clin North Am* 2004;51(4):979–997.

Chatterjee D, Ing RJ, Gien J, et al. Update on congenital diaphragmatic hernia. *Anesth Analg* 2019;131(3):808–821.

Cohen AR, Couto J, Cummings JJ, et al; for the MMC Maternal-Fetal Management Task Force. Position statement on fetal myelomeningocele repair. *Am J Obstet Gynecol* 2014;210(2):107–111.

Committee on Practice Bulletins—Obstetrics. Practice Bulletin No. 187: neural tube defects. *Obstet Gynecol* 2017;130(6):e279–e290.

Deprest JA, Hyett JA, Flake AW, et al. Current controversies in prenatal diagnosis 4: should fetal surgery be done in all cases of severe diaphragmatic hernia? *Prenat Diagn* 2009;29:15–19.

Desai AA, Ostlie DJ, Juang D. Optimal timing of congenital diaphragmatic hernia repair in infants on extracorporeal membrane oxygenation. *Semin Pediatr Surg* 2015;24(1):17–19.

Farmer DL, Thom EA, Brock JW III, et al; for Management of Myelomeningocele Study Investigators. The Management of Myelomeningocele Study: full cohort 30-month pediatric outcomes. *Am J Obstet Gynecol* 2018;218(2): 256.e1–256.e13.

Farrell PM, White TB, Ren CL, et al. Diagnosis of cystic fibrosis: consensus guidelines from the Cystic Fibrosis Foundation. *J Pediatr* 2017;181(suppl): S4–S15.E1.

Glick RD, Hicks MJ, Nuchtern JG, et al. Renal tumors in infants less than 6 months of age. *J Pediatr Surg* 2004;39(4):522–525.

Grivell RM, Andersen C, Dodd JM. Prenatal versus postnatal repair procedures for spina bifida for improving infant and maternal outcomes. *Cochrane Database Syst Rev* 2014;(10):CD008825.

Hansen A, Puder M. *Manual of Surgical Neonatal Intensive Care.* 3rd ed. Shelton, CT: People's Medical Publishing House; 2016.

Harter N, Mancini AJ. Diagnosis and management of infantile hemangiomas in the neonate. *Pediatr Clin North Am* 2019;66(2):437–459.

Hedrick HL, Danzer E, Merchant AM, et al. Liver position and lung-to-head ratio for prediction of extracorporeal membrane oxygenation and survival in isolated left congenital diaphragmatic hernia. *Am J Obstet Gynecol* 2007;197(4): 422.E1–422.E4.

Houtrow AJ, Thom EA, Fletcher JM, et al. Prenatal repair of myelomeningocele and school-age functional outcomes. *Pediatrics* 2020;145(2):e20191544.

Irish MS, Pearl RH, Caty MG, et al. The approach to common abdominal diagnosis in infants and children. *Pediatr Clin North Am* 1998;45(4):729–772.

Izumi K, Konczal LL, Mitchell AL, et al. Underlying genetic diagnosis of Pierre Robin sequence: retrospective chart review at two children's hospitals and a systematic literature review. *J Pediatr* 2012;160(4):645–650.e2.

Keckler SJ, St Peter SD, Valusek PA, et al. VACTERL anomalies in patients with esophageal atresia: an updated delineation of the spectrum and review of the literature. *Pediatr Surg Int* 2007;23(4):309–313.

Kunisaki SM, Barnewolt CE, Estroff JA, et al. Ex utero intrapartum treatment with extracorporeal membrane oxygenation for severe congenital diaphragmatic hernia. *J Pediatr Surg* 2007;42(1):98–106.

Laje P, Hedrick HL. Operative surgical management of fetuses with CHAOS: management at delivery. In: Lioy J, Sobol SE, eds. *Disorders of the Neonatal Airway: Fundamentals for Practice.* New York, NY: Springer Publishing; 2015:181–188.

Lawrence KM, Monos S, Adams S, et al. Inhaled nitric oxide is associated with improved oxygenation in a subpopulation of infants with congenital diaphragmatic hernia and pulmonary hypertension. *J Pediatr* 2020;219:167–172.

Miscia ME, Lauriti G, Lelli Chiesa P, et al. Duodenal atresia and associated intestinal atresia: a cohort study and review of the literature. *Pediatr Surg Int* 2019;35(1):151–157.

Mong A, Johnson AM, Kramer SS, et al. Congenital high airway obstruction syndrome: MR/US findings, effect on management, and outcome. *Pediatr Radiol* 2008;38(11):1171–1179.

Nuchtern JG. Perinatal neuroblastoma. *Semin Pediatr Surg* 2006;15(1):10–16.

Patel MJ, Bell CS, Lally KP, et al. Lowest PaCO2 on the first day of life predicts mortality and morbidity among infants with congenital diaphragmatic hernia. *J Perinatol* 2019;39(2):229–236.

Prickett K, Javia L. Fetal evaluation and airway management. *Clin Perinatol* 2018;45(4):609–628.

Roybal JL, Liechty KW, Hedrick HL, et al. Predicting the severity of congenital high airway obstruction syndrome. *J Pediatr Surg* 2010;45(8):1633–1639.

Ruano R, Yoshisaki CT, da Silva MM, et al. A randomized controlled trial of fetal endoscopic tracheal occlusion versus postnatal management of severe isolated congenital diaphragmatic hernia. *Ultrasound Obstet Gynecol* 2012;39(1):20–27.

Sheldon CA. The pediatric genitourinary examination. Inguinal, urethral, and genital diseases. *Pediatr Clin North Am* 2001;48(6):1339–1380.

Slater BJ, Pimpalwar A. Abdominal wall defects. *Neoreviews* 2020;21(6):e383–e391.

Soni S, Moldenhauer JS, Rintoul N, et al. Perinatal outcomes in fetuses prenatally diagnosed with congenital diaphragmatic hernia and concomitant lung lesions: a 10-year review. *Fetal Diagn Ther* 2020;47(8):630–635.

Stec AA, Baradaran N, Schaeffer A, et al. The modern staged repair of classic bladder exstrophy: a detailed postoperative management strategy for primary bladder closure. *J Pediatr Urol* 2012;8(5):549–555.

Sulkowski JP, Cooper JN, Congeni A, et al. Single-stage versus multi-stage pull-through for Hirschsprung's disease: practice trends and outcomes in infants. *J Pediatr Surg* 2014;49(11):1619–1625.

Tulipan N, Wellons JC III, Thom EA, et al; for the Management of Myelomeningocele Study Investigators. Prenatal surgery for myelomeningocele and the need for cerebrospinal fluid shunt placement. *J Neurosurg Pediatr* 2015;16(6):613–620.

65

Cuidados y afecciones de la piel

Denise Casey y Arin K. Greene

PUNTOS CLAVE

- El tratamiento primario de las lesiones por extravasación intravenosa (IV) es la elevación de la zona afectada.
- No deben aplicarse compresas calientes o frías en una zona de extravasación.
- No existen pruebas que demuestren la eficacia de los antídotos para las lesiones por extravasación.
- La extravasación intravenosa rara vez causa morbilidad significativa si se produce pérdida de piel; esta se cura secundariamente con cuidados locales de la herida.

I. **INTRODUCCIÓN.** La piel desempeña un papel vital en el periodo neonatal. Proporciona una barrera protectora que contribuye a la prevención de infecciones, facilita la termorregulación y ayuda a controlar la pérdida insensible de agua y el equilibrio electrolítico. Otras funciones son la sensación táctil y la protección frente a toxinas. El entorno de la unidad de cuidados intensivos neonatales (UCIN) tiene numerosos retos para mantener la integridad de la piel. Los cuidados rutinarios, como el baño, la aplicación de dispositivos de monitorización, la inserción y retirada de catéteres intravenosos (IV), la aplicación de esparadrapos y la exposición a sustancias tóxicas en potencia, alteran la función de barrera normal y predisponen a los recién nacidos, tanto prematuros como a término, a presentar lesiones cutáneas. En este capítulo se describen los aspectos de la integridad cutánea relacionados con el desarrollo del recién nacido, las prácticas de cuidado de la piel en el periodo neonatal inmediato y los trastornos cutáneos frecuentes.

II. **ANATOMÍA.** Las dos capas de la piel son la epidermis y la dermis. La epidermis es la capa más externa y constituye la primera línea de protección contra las lesiones. Desempeña una función de barrera fundamental, reteniendo el calor y los líquidos y protegiendo de las infecciones y las toxinas ambientales. Su desarrollo estructural ha tenido lugar a las 24 semanas de gestación, pero la función de barrera epidérmica no se completa hasta después del nacimiento. La maduración suele tardar entre 2 y 4 semanas tras la exposición al entorno extrauterino. La epidermis está compuesta principalmente por queratinocitos, que maduran para formar el estrato córneo. La dermis está compuesta por fibras de colágeno y elastina que proporcionan elasticidad y conectan la dermis con la epidermis. Los vasos sanguíneos, los nervios, las glándulas sudoríparas y los folículos pilosos son otra parte integrante de la dermis. La capa subcutánea, compuesta de tejido conjuntivo graso, proporciona aislamiento, protección y almacenamiento de calorías.

El recién nacido prematuro tiene muchas menos capas de estrato córneo que los nacidos a término y los adultos, lo que puede apreciarse por el aspecto translúcido y rubicundo de su piel. Los neonatos con menos de 30 semanas pueden tener entre 2 y 3 capas de estrato córneo, frente a las 10 o 20 de los adultos y los recién nacidos a término. La maduración del estrato córneo se acelera tras el nacimiento prematuro y la mejora de la función de barrera, y la integridad de la piel suele estar presente en un plazo de 10 a 14 días. Otras diferencias en la integridad de la piel de los neonatos prematuros incluyen una menor cohesión entre la epidermis y la dermis, menos colágeno y un marcado aumento de la pérdida transepidérmica de agua.

III. PRÁCTICAS DE CUIDADO DE LA PIEL. La evaluación rutinaria, la identificación y la evitación de exposiciones nocivas, combinadas con un tratamiento oportuno, pueden eliminar o minimizar las lesiones cutáneas neonatales. La identificación de los posibles factores de riesgo de lesiones y el desarrollo de políticas y directrices para el cuidado de la piel son una parte esencial de la atención a los recién nacidos, tanto prematuros como a término.

La National Association of Neonatal Nurses (NANN) y la Association of Women's Health, Obstetric and Neonatal Nurses (AWHONN)[1] crearon una guía de cuidados neonatales de la piel basada en la evidencia con el fin de ofrecer recomendaciones de práctica clínica a los profesionales que atienden a recién nacidos desde el nacimiento hasta los 28 días de vida. Esta guía constituye una referencia exhaustiva para el desarrollo de políticas unitarias de cuidados de la piel.

A. **Evaluación**

1. La inspección y evaluación diaria de todas las superficies cutáneas es una parte esencial del cuidado de la piel neonatal. El uso de una herramienta validada de evaluación del cuidado de la piel proporciona un método estandarizado para realizar la evaluación y desarrollar planes de tratamiento adecuados. Una herramienta ampliamente utilizada es la Neonatal Skin Condition Score (NSCS), desarrollada y validada como parte de las directrices de cuidados cutáneos de la AWHONN/NANN (tabla 65-1).

2. Identificación de los factores de riesgo.
   a. Prematuridad
   b. Uso de equipos de monitorización (sondas de saturación de oxígeno, cables de electroencefalograma, etcétera)
   c. Adhesivos utilizados para fijar vías de acceso central y periférico, tubos endotraqueales
   d. Edema
   e. Inmovilidad secundaria a la oxigenación por membrana extracorpórea (OMEC), bloqueo neuromuscular y ventilación de alta frecuencia, que puede causar lesiones por presión
   f. Uso de medicamentos de alto riesgo, incluidos vasopresores y vesicantes (calcio, bicarbonato sódico)
   g. Dispositivos con potencial para provocar lesiones térmicas, como los calentadores radiantes. La temperatura de cualquier producto en contacto con la piel no debe superar los 41 °C (106 °F)

3. Evitar prácticas que puedan causar lesiones

B. **Baño**

1. El baño inicial debe retrasarse de 2 a 4 horas después del nacimiento, cuando la temperatura se haya estabilizado, para evitar el riesgo de hipotermia. Proporcionar un entorno controlado utilizando luces de calentamiento y mantas calientes. El baño suele aplazarse durante las primeras 24 horas en recién nacidos < 36 semanas de gestación.

Tabla 65-1. Puntuación de la condición cutánea neonatal de la Association of Women's Health, Obstetric and Neonatal Nurses

Sequedad

1 = Normal, sin signos de piel seca

2 = Piel seca, descamación visible

3 = Piel muy seca, grietas/fisuras

Eritema

1 = Sin evidencia de eritema

2 = Eritema visible, < 50% de la superficie corporal

3 = Eritema visible, ≥ 50% de la superficie corporal

Avería

1 = Ninguna evidente

2 = Zonas pequeñas y localizadas

3 = Amplio

Nota: puntuación perfecta = 3; peor puntuación = 9.

Fuente: utilizada con permiso de la Association of Women's Health, Obstetric and Neonatal Nurses. *Evidence-Based Clinical Practice Guideline: Neonatal Skin Care.* 4th ed. Copyright 2018 Washington, DC: Association of Women's Health, Obstetric and Neonatal Nurses.

2. Utilizar jabón suave, no alcalino y sin conservadores. Evitar el uso de colorantes o perfumes.

3. El baño diario no está indicado. En general, basta con 2 o 3 veces por semana. El agua tibia es suficiente para los recién nacidos prematuros durante las primeras semanas de vida.

C. **Adhesivos**

1. Reducir al mínimo el uso de adhesivos y cinta adhesiva.

2. Utilizar productos no adhesivos junto con apósitos transparentes y esparadrapo de doble cara para fijar los catéteres intravenosos.

3. Evitar el uso de agentes adhesivos que puedan absorberse con facilidad a través de la piel.

4. Deben aplicarse barreras de pectina a la piel antes de aplicar adhesivos cuando se fijen vías umbilicales, sondas endotraqueales, sondas de alimentación, cánulas nasales y bolsas de orina. Retirar con cuidado utilizando una gasa suave o bolas de algodón empapadas en agua tibia.

5. Utilizar agua para retirar los adhesivos de la piel y evitar la descamación epidérmica. Se puede considerar el uso de una barrera antihielo para ayudar a retirar el esparadrapo.

6. Los removedores adhesivos contienen derivados de hidrocarburos o destilados del petróleo que pueden resultar tóxicos para los recién nacidos prematuros y a término.

D. Cuidado del cordón umbilical

1. Limpiar la zona del cordón umbilical con agua y jabón neutro durante el primer baño. Manténgala limpia y seca. Limpiar suavemente con agua si la zona se ensucia con heces u orina.

2. La aplicación rutinaria de alcohol no está recomendada y puede retrasar la separación del cordón. Hay algunas pruebas de que la clorhexidina puede ser beneficiosa cuando aumenta el riesgo de infección, pero puede retrasar la separación del cordón.

3. No se recomienda el uso rutinario de pomadas y cremas antibióticas.

4. Evaluar si hay signos de hinchazón o enrojecimiento en la base del cordón.

E. Humedad

1. Considerar el uso de humidificación en recién nacidos < 32 semanas de gestación o < 1 200 g para disminuir la pérdida transepidérmica de agua, mantener la integridad de la piel, disminuir las necesidades de líquidos y minimizar el desequilibrio electrolítico. La humidificación suele utilizarse durante 10 a 14 días de vida hasta que madura la epidermis.

2. La humedad relativa (HR) recomendada suele fijarse entre 60 y 80%, dependiendo de la situación clínica.

3. La humidificación requiere un destete gradual a lo largo de unos días. Disminuir los niveles de HR entre 5 y 10% cada 12 horas hasta alcanzar 30% y, a continuación, interrumpir la humidificación. Vigilar de cerca la temperatura durante este tiempo y ajustar la temperatura de la incubadora según sea necesario para mantener la eutermia.

4. Deben aplicarse protocolos estrictos de limpieza del equipo durante la humidificación (p. ej., cambio semanal de la incubadora y de la cámara de humidificación, y cambio de la ropa de cama cada 12 horas).

F. Cuidado de la circuncisión

1. Mantener el vendaje con gasa de petróleo durante las primeras 24 horas.

2. Una vez retirado el apósito, limpiar la zona con agua y secarla de forma suave durante los primeros días.

G. Desinfectantes

1. En general, utilizar alcohol o clorhexidina como desinfectantes primarios antes de los procedimientos. En recién nacidos prematuros, utilizar agua estéril para eliminar el desinfectante residual después del procedimiento para evitar el riesgo de quemaduras químicas. La recomendación actual para la clorhexidina es utilizarla con precaución en lactantes menores de 2 meses. No hay datos que respalden su uso en el neonato prematuro, pero se utiliza en gran medida en las UCIN de todo el país.

   Debido a la inmadurez de la piel de los recién nacidos, la exposición prolongada a la yodopovidona se ha asociado con hipotiroidismo. Debe limitarse el tiempo de exposición y, si es prolongada, debe vigilarse la función tiroidea.

H. Emolientes

1. Los emolientes se utilizan para prevenir y tratar la rotura y la sequedad de la piel.

2. Los emolientes no deben utilizarse de forma rutinaria en recién nacidos extremadamente prematuros porque su uso puede aumentar el riesgo de infección sistémica.

3. Deben utilizarse recipientes de un solo uso o específicos para cada paciente a fin de minimizar el riesgo de contaminación.

4. El producto no debe contener perfumes, colorantes ni conservadores.

IV. CUIDADO DE LAS HERIDAS.

Las heridas adquiridas en el periodo neonatal inmediato suelen estar relacionadas con intervenciones quirúrgicas, traumatismos o excoriaciones. Los protocolos de cuidado de la piel y una cuidadosa atención al posicionamiento pueden prevenir muchas de las heridas comunes que requieren tratamiento. La exfoliación epidérmica es frecuente y puede evitarse reduciendo al mínimo el uso de adhesivos y aplicando barreras protectoras. La evaluación rutinaria y el tratamiento rápido maximizan la curación.

A. Causas comunes de las heridas neonatales

1. Procedimientos quirúrgicos

2. Trauma

3. Lesión por presión

4. Extravasación IV

5. Contacto prolongado con humedad o productos químicos

6. Excoriación cutánea

B. Tres fases de la cicatrización de heridas

1. La fase inflamatoria (días 1 a 7) comienza con la hemostasia y conduce a la inflamación. Esta fase elimina el tejido necrótico, los restos y las bacterias de la herida.

2. La fase proliferativa (días 7 a 21) se caracteriza por la producción de colágeno, el aumento de la resistencia de la herida, la creación de nuevos capilares y la epitelización.

3. La fase de remodelación (días 21 a 365) incluye la remodelación del colágeno, el aumento de la resistencia de la herida y su contracción.

C. Tratamiento.

Una evaluación precisa seguida de un tratamiento inmediato y eficaz favorece la cicatrización de la herida y previene daños mayores. Deben elaborarse y aplicarse planes de cuidados individualizados y multidisciplinares teniendo en cuenta la etiología, el tipo de herida y la edad posmenstrual del recién nacido. El tratamiento óptimo de las heridas se consigue mediante una evaluación, limpieza y elección de apósitos adecuadas. En la actualidad se dispone de múltiples productos para el cuidado de las heridas que optimizan la cicatrización y previenen nuevas lesiones.

1. Evaluación de la herida

   a. Evaluar la herida en cuanto a localización, color, profundidad, tamaño, olor y exudados, junto con la caracterización del tipo de tejido que recubre la base de la herida y la descripción de la piel circundante, a fin de proporcionar una documentación coherente y objetiva.

2. **Limpieza de heridas**

    a. Una incisión quirúrgica que se cierra después de un procedimiento quirúrgico requiere una técnica estéril.

    b. Por el contrario, las heridas que se dejan cicatrizar por segunda intención, ya sean de espesor parcial o total, no son estériles y, por lo tanto, no requieren limpieza con materiales estériles.

    c. Evitar el uso de antisépticos en heridas abiertas. Es preferible utilizar agua limpia del grifo y champú para bebés, utilizando una fricción suave o irrigación para la limpieza con el fin de eliminar los restos y el tejido desvitalizado. El proceso de cicatrización se facilita humedeciendo la herida cada 4 a 6 horas hasta que se limpie la superficie de la herida.

    d. Los signos clínicos de infección (eritema, fiebre, dolor, secreción purulenta) pueden requerir cultivo y tratamiento con antibióticos locales o sistémicos.

3. **Apósitos y productos comunes para heridas**

    a. Es muy improbable que una herida de espesor total se infecte siempre que esté "abierta" y se deje drenar sin vendajes oclusivos.

    b. Los apósitos oclusivos no adherentes proporcionan un entorno húmedo para favorecer la cicatrización y proteger la zona de nuevas lesiones. Estos apósitos solo deben considerarse para heridas de espesor parcial que afecten únicamente a la epidermis o la dermis. Los apósitos oclusivos no deben utilizarse en heridas de espesor total que atraviesen la dermis.

    c. Gasas

    d. Apósitos de espuma

    e. Hidrocoloides

    f. Hidrogeles

    g. Cremas de barrera

V. EXTRAVASACIÓN INTRAVENOSA. Las lesiones por extravasación intravenosa pueden reducirse al mínimo con una evaluación frecuente del lugar y una intervención rápida.

A. Prevención

    1. Evaluar y documentar el aspecto de la vía intravenosa periférica cada hora.

    2. Las infusiones intravenosas periféricas no deben superar concentraciones de dextrosa de 12.5%.

    3. Utilizar el acceso central siempre que sea posible para los vasopresores y otros medicamentos de alto riesgo.

B. Tratamiento

    1. Cuando se produzca una infiltración o extravasación, detener la infusión e intentar aspirar el líquido, si es posible. Elevar la extremidad por encima del nivel del corazón para facilitar el retorno venoso del fluido y *no* aplicar calor o frío porque puede producirse más daño tisular. No se suele recomendar el uso rutinario de antídotos. No existen pruebas convincentes de que los antídotos mejoren los resultados de las lesiones por extravasación. Aunque los cirujanos plásticos en general no abogan por el uso de antídotos, de los que se siguen utilizando, los dos que se eligen con más frecuencia son la hialuronidasa (utilizada para facilitar la difusión subcutánea de un extravasado) y la fentolamina (utilizada para tratar lesiones causadas por extravasación de agentes vasoconstrictores como dopamina, epinefrina o dobutamina).

    2. Considerar la consulta con cirugía plástica en caso de lesiones graves.

VI. LESIONES CUTÁNEAS COMUNES. Las lesiones cutáneas transitorias son frecuentes en el periodo neonatal. Entre las más comunes se encuentran las siguientes:

A. Eritema tóxico

1. Dispersión de máculas, pápulas e incluso algunas vesículas o pequeñas pústulas blancas o amarillas, que no solo suelen aparecer en el tronco, sino también con frecuencia en las extremidades y la cara. Se da hasta en 70% de los recién nacidos a término, pero rara vez en los prematuros.

2. El contenido de la vesícula, cuando se unta y tiñe con la tinción de Wright, mostrará un predominio de eosinófilos.

3. La etiología es desconocida y no es necesario ningún tratamiento.

B. Dermatitis asociada con la incontinencia (DAI)

1. Trastorno cutáneo común en recién nacidos y niños que afecta con mayor frecuencia a la ingle, las nalgas, el perineo y la zona anal. Es multifactorial y la causa más frecuente es la fricción o la exposición a la orina y las heces, la sensibilidad a las sustancias químicas contenidas en el detergente, la ropa o los pañales. El ambiente húmedo aumenta el pH de la piel, lo que provoca un deterioro de la función de barrera y la ruptura de la piel.

2. La prevención es el mejor tratamiento, que incluye cambios frecuentes de pañal, mantener la zona del pañal limpia con agua tibia y aplicar productos de barrera si es necesario. Puede utilizarse vaselina de forma preventiva sobre la piel intacta. En caso de que aparezcan signos de DAI (enrojecimiento, excoriación, sangrado), iniciar el tratamiento con productos barrera. Limpiar la piel con agua o un limpiador con pH equilibrado y paños suaves. Reevaluar el régimen de pomadas cada 48 horas; si no hay mejoría, considerar regímenes alternativos. Empezar con la aplicación de cremas finas para proporcionar una barrera cutánea; cuando la piel no responda, pasar a pastas espesas. Si hay erupción por *Candida*, utilizar primero pomada o polvo antimicótico y después aplicar crema de barrera. Considerar los baños astringentes y de avena para secar y calmar la piel irritada. Limpiar suavemente el exceso de heces y volver a aplicar la crema protectora con cada cambio de pañal. Retirar todos los productos de barrera al menos una vez al día para evaluar la piel.

C. Milia

1. Múltiples pápulas o quistes de color blanco nacarado o amarillo pálido que se encuentran sobre todo en la nariz, la barbilla y la frente en los recién nacidos a término.

2. Consiste en quistes epidérmicos de hasta 1 mm de diámetro que se desarrollan en conexión con el folículo pilosebáceo.
   a. Desaparece en las primeras semanas sin necesidad de tratamiento.

D. Hiperplasia de las glándulas sebáceas

1. Similar a la milia, con lesiones más pequeñas y numerosas, principalmente confinadas a la nariz, el labio superior y la barbilla

2. Ocurre rara vez en recién nacidos prematuros

3. Relacionada con la estimulación androgénica materna

4. Desaparece en las primeras semanas sin necesidad de tratamiento

E. Infección

1. Infecciones causadas por organismos bacterianos (en especial estafilococos, *Pseudomonas, Listeria*), virales (herpes simple) o fúngicos (p. ej., por cándida);

también pueden causar manifestaciones vesiculares, ampollosas u otras manifestaciones cutáneas.

VII. ANOMALÍAS VASCULARES (véase capítulo 66). Las anomalías vasculares se producen hasta en 40% de los recién nacidos.

A. **Hemangiomas infantiles.** Afectan a 5% de los lactantes en las primeras semanas de vida. Los prematuros tienen una mayor incidencia, en particular los nacidos con < 1 000 g. La intervención solo es necesaria en raras ocasiones cuando el hemangioma interfiere con las funciones vitales. Las opciones de tratamiento para las lesiones problemáticas en la infancia incluyen timolol tópico, triamcinolona intralesional, prednisolona oral o propranolol oral. Las lesiones crecen durante los primeros 5 meses de edad y empiezan a remitir a los 12 meses. Mejoran hasta los 3.5 años de edad. Algunas dejan una deformidad que requiere intervención en la infancia.

B. **Desvanecimiento de las manchas capilares.** La lesión vascular más frecuente en el recién nacido, que se da en 30 a 40% de los recién nacidos; también llamada "beso del ángel" o "mordedura de la cigüeña". Son lesiones maculares planas y rosadas en la frente, el párpado superior, la zona nasolabial, la glabela o la nuca. La mayoría se resuelve a los 2 años de edad.

C. **Malformación capilar (tinción de vino de Oporto).** Lesión rosada que puede afectar a cualquier zona del tegumento. La lesión es una malformación vascular de capilares dilatados que no involucionan. La asociación de malformación capilar en la región de la primera rama del nervio trigémino con lesiones corticales del cerebro y anomalías oculares se conoce como síndrome de Sturge-Weber.

D. **Trastornos de los vasos linfáticos**
   1. Malformación linfática microquística ("linfangioma")
   2. Malformación linfática macroquística ("higroma quístico")
   3. Linfedema

VIII. ANOMALÍAS DE LA PIGMENTACIÓN. Las lesiones pigmentarias pueden estar presentes al nacer y la mayoría de las veces son benignas. Algunas de las más frecuentes se describen de manera breve en el texto siguiente. Un patrón difuso de hiperpigmentación que se presenta en el periodo neonatal es inusual y puede indicar una variedad de trastornos hereditarios, nutricionales o metabólicos. La hipopigmentación que se presenta en un patrón difuso puede estar relacionada con enfermedades endocrinas, metabólicas o genéticas.

A. **Manchas mongólicas.** Lesiones pigmentadas benignas que se encuentran entre 70 y 90% de los neonatos negros, hispanos y asiáticos. Las lesiones pueden ser pequeñas o grandes y de color azul grisáceo o negro azulado. Causadas por la presencia aumentada de melanocitos, se encuentran con mayor frecuencia en la región lumbosacra.

B. **Manchas café con leche.** Lesiones planas, marrones, redondas u ovaladas con bordes lisos que aparecen en 10% de los neonatos. Suelen ser poco o nada significativas, pero pueden ser indicativas de neurofibromatosis si miden entre 4 y 6 cm o si miden más de 6 cm.

C. **Albinismo.** Suele ser una enfermedad autosómica recesiva en la que se produce una síntesis anormal de melanina que da lugar a una deficiencia en la producción de pigmento. El único tratamiento eficaz es la protección frente a la luz.

D. **Piebaldismo (albinismo parcial).** Trastorno autosómico dominante presente al nacer caracterizado por máculas blanquecinas (lesiones despigmentadas con bordes hiperpigmentados) en el cuero cabelludo y la frente, el tronco y las extremidades.

También puede afectar al cabello. Un rasgo característico de este trastorno es el "antepecho" blanco, como en el síndrome de Waardenburg.

E. Nevos de la unión. Lesiones marrones o negras, planas o ligeramente elevadas, presentes al nacer en la unión de la dermis y la epidermis. Son lesiones benignas que no requieren tratamiento.

F. Nevos compuestos. Más grandes que los nevos de la unión, afectan a la dermis y la epidermis. Se recomienda su extirpación para disminuir la posibilidad de progresión posterior a melanoma maligno.

G. Nevos gigantes. Presentes al nacer y definidos como lesiones que cubren > 2% de la superficie corporal total. La melanosis neurocutánea puede estar asociada con estas lesiones. La extirpación quirúrgica está indicada siempre que sea posible para mejorar la deformidad y reducir el riesgo de melanoma maligno. Si la lesión es demasiado difícil de extirpar, los pacientes son controlados anualmente por un dermatólogo para detectar signos de cambios malignos.

IX. ANOMALÍAS DEL DESARROLLO DE LA PIEL

A. Los hoyuelos y senos cutáneos pueden aparecer en cualquier parte del cuerpo, pero son más frecuentes sobre prominencias óseas como la escápula, la articulación de la rodilla y la cadera. Pueden ser simples depresiones en la piel sin importancia patológica o verdaderos tractos sinusales que conectan con estructuras más profundas.

1. En la zona sacra puede aparecer un hoyuelo o seno pilonidal. Un seno profundo pero que no se comunica con las estructuras subyacentes suele ser insignificante.

2. Algunos senos profundos conectan con el sistema nervioso central. En ocasiones, un hoyuelo, a veces acompañado de un nevo o un hemangioma, puede significar un trastorno medular subyacente. Por lo general, para diagnosticarlas es necesario realizar exploraciones de neuroimagen.

3. Los senos dérmicos o quistes a lo largo de la mejilla o la mandíbula o que se extienden hasta el cuello pueden representar restos de las estructuras de la hendidura branquial del embrión temprano.

4. El seno preauricular es la localización más frecuente y puede ser unilateral o bilateral. Aparece en la porción superior más anterior del tragus del oído externo. El seno no suele causar problemas, pero si se producen infecciones repetidas más adelante en la vida, puede extirparse.

B. Pequeños **papilomas cutáneos** pueden aparecer en la pared torácica cerca de la mama y no tienen importancia.

C. La aplasia cutis (ausencia congénita de piel) se produce con mayor frecuencia en la línea media de la parte posterior del cuero cabelludo. El tratamiento consiste en la protección frente a traumatismos e infecciones. Pueden asociarse otras malformaciones, como la trisomía 13.

X. OTROS TRASTORNOS CUTÁNEOS. La identificación y descripción completa de todos los trastornos dermatológicos está fuera del alcance de este capítulo; sin embargo, los trastornos hereditarios y del desarrollo más comunes son los siguientes:

A. Trastornos de descamación

1. Las causas más comunes de descamación en el periodo neonatal están relacionadas con la descamación que se encuentra en los recién nacidos posmaduros y dismaduros. Se trata de una afección limitada en el tiempo y transitoria sin

consecuencias a largo plazo.

2. Entre los trastornos descamativos menos comunes que aparecen en el primer mes de vida se encuentran la ictiosis arlequín, el bebé colodión, la ictiosis ligada al cromosoma X y la ictiosis bullosa.

B. Erupciones vesicobulosas

1. La epidermólisis bullosa es un grupo de trastornos genéticos caracterizados por lesiones que aparecen al nacer o en las primeras semanas. La gravedad de los síntomas varía desde simples bullas no cicatriciales hasta formas más graves con lesiones grandes y numerosas que provocan cicatrices, contracciones y pérdida de grandes áreas de epidermis. El diagnóstico específico requiere una biopsia cutánea. El objetivo del tratamiento es prevenir la infección y proteger las superficies cutáneas frágiles.

Referencia

1. Association of Women's Health, Obstetric and Neonatal Nurses. *Evidence-Based Clinical Practice Guideline: Neonatal Skin Care*. 3rd ed. Washington, DC: Association of Women's Health, Obstetric and Neonatal Nurses; 2013.

Lecturas recomendadas

Doellman D, Hadaway L, Bowe-Geddes L, et al. Infiltration and extravasation: update on prevention and management. *J Infus Nurs* 2009;32(4):203–211.

Eichenfield LF, Frieden IJ, Esterly NB, eds. *Textbook of Neonatal Dermatology*. 2nd ed. Philadelphia, PA: Saunders Elsevier; 2008.

McNichol L, Lund C, Rosen T, et al. Medical adhesives and patient safety: state of the science: consensus statements for the assessment, prevention, and treatment of adhesive-related skin injuries. *J Wound Ostomy Continence Nurs* 2013;40(4):365–380.

Tamma PD, Aucott SW, Milstone AM. Chlorhexidine use in the neonatal intensive care unit: results from a national survey. *Infect Control Hosp Epidemiol* 2010;31(8):846–849.

66 Anomalías vasculares

Arin K. Greene y Christopher L. Sudduth

PUNTOS CLAVE

- Las anomalías vasculares son relativamente frecuentes y afectan a alrededor de 5% de la población.
- Existen dos grandes tipos de anomalías vasculares: los tumores y las malformaciones.
- A pesar de la mejora de los tratamientos para las anomalías vasculares, muchas lesiones siguen causando una morbilidad significativa y no son curables.

I. INTRODUCCIÓN.
Las anomalías vasculares afectan aproximadamente a 5% de la población y pueden involucrar a cualquier componente de la vasculatura. El campo es confuso porque diferentes lesiones pueden parecer similares y la terminología es difícil. Las anomalías vasculares se clasifican en función de su comportamiento clínico y sus características celulares (tabla 66-1). Se puede diagnosticar 90% de las lesiones mediante la historia clínica y la exploración física. Existen dos grandes tipos de anomalías vasculares: tumores y malformaciones. Los tumores suelen aparecer después del nacimiento y muestran proliferación endotelial. Hay cuatro lesiones principales: i) hemangioma infantil (HI), ii) hemangioma congénito, iii) hemangioendotelioma kaposiforme (HEK) y v) granuloma piógeno (PG) (fig. 66-1). Las malformaciones vasculares son errores en el desarrollo vascular, están presentes al nacer y tienen un recambio endotelial menos rápido. Existen cuatro categorías principales: i) malformación capilar, ii) malformación linfática, iii) malformación venosa y iv) malformación arteriovenosa (fig. 66-2).

I. TUMORES VASCULARES

A. **HI.** El HI es el tumor más común de la infancia: afecta a cerca de 5% de los recién nacidos. Es más frecuente en niños prematuros y en las niñas. La edad media de aparición es de 2 semanas. El HI es rojo cuando afecta a la dermis superficial y puede parecer azulado si se localiza bajo la piel. Los HI crecen más rápido que el niño durante los primeros 9 meses de edad (fase proliferativa); 80% de su tamaño se alcanza a los 3.2 (±1.7) meses. La mayoría de los HI son lesiones pequeñas e inofensivas que pueden controlarse bajo la atenta mirada de un pediatra. Sin embargo, una minoría de HI proliferantes puede causar deformidades o complicaciones importantes. Los recién nacidos con cinco o más tumores pequeños (< 5 mm) tienen más probabilidades de sufrir un HI hepático, aunque el riesgo es bajo (~ 16%). Después de 12 meses, el tumor empieza a remitir (fase de involución). La involución cesa en la mayoría de los niños a la edad de 4 años (fase involutiva). Tras la involución, la mitad de los niños presentará una deformidad residual.

Tabla 66-1. Clasificación de las anomalías vasculares y sus mutaciones asociadas

| Tumores | Malformaciones | | Síndromes de sobrecrecimiento |
	Flujo lento	Flujo rápido	
Hemangioma infantil	Malformación capilar (*GNAQ, GNA11, PIK3CA*)	Malformación arteriovenosa (*BRAF, HRAS, KRAS, MAP2K1*)	CLOVES (*PIK3CA*)
Hemangioma congénito (*GNAQ, GNA11*)	Malformación linfática (*PIK3CA*)		Klippel-Trenaunay (*PIK3CA*)
Hemangioendotelioma kaposiforme (*GNA14*)	Malformación venosa (*MAP3K3, PIK3CA, TIE2*)		Parkes Weber (*EPHB4, RASA1*)
Granuloma piogénico (*BRAF, NRAS*)			Sturge-Weber (*GNAQ*)

CLOVES, sobrecrecimiento lipomatoso congénito, malformaciones vasculares, nevos epidérmicos y escoliosis/anomalías esqueléticas/espinales.

La mayoría de los HI es simplemente observado. Para evitar la ulceración, los HI de alto riesgo deben mantenerse húmedos con vaselina durante la fase proliferativa. Si se produce ulceración, la herida se lava de forma suave con agua y jabón al menos dos veces al día. Las zonas pequeñas y superficiales se tratan con la aplicación de una pomada antibiótica tópica y, en ocasiones, con una barrera de gasa vaselinada. Las úlceras grandes y profundas requieren cambios de apósito de húmedo a seco. El sangrado de un HI ulcerado suele ser menor y se trata aplicando presión directa. Las ulceraciones suelen curarse con cuidados locales de la herida en un plazo de 2 a 3 semanas.

B. Un hemangioma difuso que sustituye al parénquima hepático requiere la monitorización de la hormona estimulante de la tiroides (TSH) para evitar efectos en potencia devastadores e irreversibles en la función neurológica. El hipotiroidismo es el resultado de la expresión de una deiodinasa por el hemangioma, que escinde el yodo de la hormona tiroidea y la inactiva. Puede ser necesario un reemplazo tiroideo intravenoso masivo hasta que el hemangioma remita. A diferencia del hemangioma hepático difuso, un hemangioma hepático único de gran tamaño suele ser un hemangioma congénito de involución rápida (RICH, por sus siglas en inglés) y no requiere intervención. Del mismo modo, los hemangiomas hepáticos pequeños múltiples no causan morbilidad a menos que exista una derivación arterio-venosa significativa.

1. **Farmacoterapia tópica.** El timolol tópico (solución en forma de gel al 0.5%) es eficaz para las lesiones superficiales que se tratan de modo oportuno, antes de las

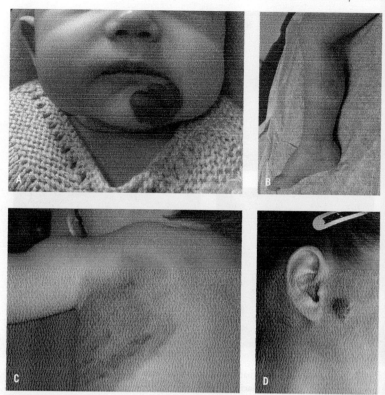

Figura 66-1 Ejemplos de los cuatro tipos principales de tumores vasculares. **A.** Hemangioma infantil. **B.** Hemangioma congénito. **C.** Hemangioendotelioma kaposiforme. **D.** Granuloma piógeno.

12 semanas de edad. Normalmente se aplica una gota dos veces al día sobre la lesión. El fármaco no afecta a los hemangiomas con un componente subcutáneo.

2. **Corticoesteroide intralesional.** Los HI problemáticos bien localizados (< 3 cm) que no se pueden tratar con timolol (es decir, demasiado gruesos o con un componente subcutáneo) se tratan mejor con corticoesteroides intralesionales. La triamcinolona (no más de 3 mg/kg) detendrá el crecimiento de la lesión; dos tercios disminuirán de tamaño. El corticoesteroide dura de 2 a 3 semanas, por lo que los lactantes pueden necesitar de dos a tres inyecciones durante la fase proliferativa.

3. **Farmacoterapia sistémica.** Los HI problemáticos de más de 3 cm de diámetro que no pueden tratarse con corticoesteroides intralesionales se tratan con propranolol oral. La dosis suele ser de 2 mg/kg/día. Aproximadamente 90% de los tumores dejan de crecer o remiten. Los riesgos (< 3%) incluyen broncoespasmo, bradicardia, hipotensión, hipoglucemia, convulsiones e hiperpotasemia. Los neonatos prematuros y los menores de 3 meses tienen más probabilidades de presentar efectos adversos. Durante el inicio del tratamiento

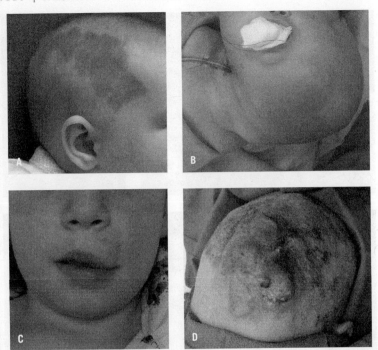

Figura 66-2 Ejemplos de los cuatro tipos principales de malformaciones vasculares. **A.** Malformación capilar. **B. Malformación** linfática. **C. Malformación** venosa. **D.** Malformación arteriovenosa.

se monitoriza la presión arterial y la frecuencia cardiaca de los pacientes. El inicio del tratamiento con hospitalización está indicado para lactantes prematuros o menores de 3 meses. Las contraindicaciones potenciales incluyen asma, anomalías de la glucosa, cardiopatías, hipotensión, bradicardia o asociación PHACES (fosa posterior; hemangioma; lesiones arteriales; anomalías cardiacas, oculares o endocrinas). La prednisona oral es eficaz para los hemangiomas que no responden al propranolol o si existe contraindicación para un betabloqueador. Se administra a los pacientes 3 mg/kg/día durante 1 mes; a continuación, el fármaco se reduce lentamente por volumen (0.5 mL cada 2 a 4 semanas) hasta que se suspende entre los 10 y los 12 meses de edad. El crecimiento de todos los tumores se estabilizará y 88% se reducirá. Entre los lactantes, 20% desarrollará un aspecto cushingoide que se resuelve durante la reducción del tratamiento. Alrededor de 12% de los lactantes tratados después de los 3 meses de edad presenta una disminución del aumento de estatura, pero vuelven a su curva de crecimiento previa al tratamiento a los 24 meses de edad.

4. Terapia láser. El láser de impulso con color no está indicado para un HI proliferante. El láser solo afecta a la parte superficial del tumor. Aunque puede producirse un aclaramiento, la masa no se ve afectada. Los pacientes tienen un mayor riesgo de atrofia cutánea, ulceración, dolor, hemorragia, cicatrices e

hipopigmentación. El láser de impulso con color es eficaz durante la fase de involución para desvanecer las telangiectasias residuales.

5. Resección. En general no se recomienda la resección del HI durante la fase de crecimiento inicial. El tumor es muy vascular y existe un riesgo de pérdida de sangre, lesiones iatrogénicas y un resultado inferior, en comparación con la extirpación del tejido residual después de que el tumor haya remitido. Es preferible intervenir quirúrgicamente entre los 3 y 4 años de edad. Durante este periodo, el HI ya no retrocederá de forma significativa, y la intervención se realiza antes de que la memoria a largo plazo y la autoestima del niño empiecen a formarse, cerca de los 4 años de edad.

C. Hemangioma congénito. Los hemangiomas congénitos están desarrollados por completo al nacer y no tienen crecimiento posnatal. Son de color rojo violáceo con un halo pálido periférico. Las lesiones son más frecuentes en las extremidades, tienen igual distribución por sexos y un diámetro medio de 5 cm. Existen dos formas: RICH y *hemangioma congénito no involutivo* (NICH, por sus siglas en inglés). El RICH involuciona de modo rápido tras el nacimiento, y 50% de las lesiones ha completado la regresión a los 7 meses de edad; los tumores restantes están completamente involucionados a los 14 meses. El NICH, por el contrario, no involuciona y permanece inalterado. El RICH no suele requerir resección en la infancia debido a su rápida regresión. Tras la involución, el RICH puede dejar piel y tejido subcutáneo atróficos. El NICH rara vez es problemático en la infancia; la resección puede estar indicada para mejorar el aspecto de la zona.

D. HEK. El HEK es una neoplasia vascular rara que no hace metástasis. El HEK está presente al nacer en 50% de los pacientes; tiene una distribución igualitaria por sexos, y afecta a la cabeza/cuello (40%), tronco (30%) o una extremidad (30%). El tumor suele tener unas dimensiones superiores a 5 cm y aparece como una lesión edematosa, plana y de color rojizo-púrpura. Entre los pacientes, 70% presenta el fenómeno de Kasabach-Merritt (FKM) (trombocitopenia $< 25\,000/mm^3$, petequias, hemorragias). El HEK remite de modo parcial a los 2 años de edad, aunque a menudo persiste a largo plazo causando dolor y rigidez crónicos.

La mayoría de las lesiones es extensa, afecta a múltiples tejidos y supera con creces los límites de la resección. El sirolimus oral es el tratamiento de primera línea, y la vincristina, el de segunda. La trombocitopenia no mejora en forma significativa con la transfusión de plaquetas, que debe evitarse a menos que haya una hemorragia activa o se planifique una intervención quirúrgica. A los 2 años, el tumor suele haber involucionado parcialmente y el recuento de plaquetas se ha normalizado.

E. PG. El PG es una pápula roja solitaria que crece rápido sobre un tallo. Es pequeña, con un diámetro medio de 6 mm; la edad media de aparición es de 6 años. A menudo, el PG se complica con hemorragias y ulceraciones. La lesión afecta a la piel o a las mucosas. Se distribuye en la cabeza o el cuello (62%), el tronco (19%), la extremidad superior (13%) o la extremidad inferior (5%). En la región de la cabeza y el cuello, las zonas afectadas incluyen la mejilla (29%), la cavidad oral (14%), el cuero cabelludo (11%), la frente (10%), el párpado (9%) o los labios (9%).

Los PG requieren intervención para controlar la probable ulceración y hemorragia. Dado que la lesión se extiende hasta la dermis reticular, los tratamientos como el láser de impulso con color, el cauterio o la escisión por afeitado tienen una tasa de recurrencia de aproximadamente 50%. La extirpación completa es el tratamiento definitivo.

III. MALFORMACIONES VASCULARES

A. **Malformación capilar.** La malformación capilar se conocía antes como "mancha de vino de Oporto". La lesión es evidente al nacer, y la decoloración rosada-púrpura de la piel puede causar angustia psicosocial. Con el tiempo, la lesión se oscurece y el tejido blando y el hueso pueden agrandarse bajo la mancha. La base del tratamiento es el láser de colorante pulsado. Se recomienda la intervención durante la lactancia o la primera infancia porque se consigue un aclaramiento superior de la lesión. El láser de impulso con color es menos eficaz en las malformaciones capilares que han evolucionado a un color oscuro con engrosamiento cutáneo. Los procedimientos quirúrgicos están indicados para corregir el crecimiento excesivo causado por la malformación.

B. Esta marca de nacimiento denominada "beso de ángel" o "mordisco de cigüeña", presente en la mitad de los recién nacidos caucásicos, se localiza en la frente, los párpados, la nariz, el labio superior o la parte posterior del cuello. Esta lesión es una mancha capilar difuminada, que se aclara durante los 2 primeros años de vida.

C. **Malformación linfática.** La malformación linfática se define por el tamaño de sus canales: macroquística, microquística o combinada. Las zonas más afectadas son el cuello y la axila. La malformación linfática puede causar infecciones, hemorragias y morbilidad psicosocial. Las lesiones macroquísticas contienen quistes lo bastante grandes como para acceder a ellos con una aguja (normalmente ≥ 5 mm) y son susceptibles de escleroterapia. Las lesiones microquísticas tienen quistes demasiado pequeños para ser canulados por una aguja (normalmente < 5 mm) y, por lo tanto, no pueden tratarse con escleroterapia. Alrededor de la mitad de las malformaciones linfáticas contienen tanto macroquistes como microquistes. Las malformaciones linfáticas pequeñas y superficiales no requieren una evaluación diagnóstica adicional. Las lesiones grandes o profundas se evalúan mediante resonancia magnética (RM).

La malformación linfática es benigna, por lo que no es obligatorio intervenir. Pueden observarse lesiones pequeñas y asintomáticas. El tratamiento de primera línea para una malformación linfática macroquística/combinada grande o problemática es la escleroterapia. De manera general, la escleroterapia ofrece resultados superiores y tiene una morbilidad menor en comparación con la resección. La resección de una malformación linfática macroquística está indicada si la escleroterapia ya no es posible o si la escisión puede ser curativa porque la lesión es pequeña. Las lesiones microquísticas sintomáticas suelen tratarse mediante resección, que con frecuencia es subtotal. Otras modalidades de tratamiento de las lesiones microquísticas son el sirolimus oral, el láser de dióxido de carbono, la ablación por radiofrecuencia y la inyección intralesional de bleomicina.

D. **Malformación venosa.** Las lesiones son azules, blandas y compresibles. Pueden palparse flebolitos duros calcificados. Las malformaciones venosas causan morbilidad psicosocial, así como dolor secundario a la congestión, trombosis y formación de flebolitos. Los pacientes con malformaciones venosas no corren riesgo de tromboembolismo a menos que una gran vena varicosa esté conectada al sistema venoso profundo. Las malformaciones venosas pequeñas y superficiales no requieren más pruebas diagnósticas. Las lesiones grandes o profundas se evalúan mediante RM.

A los individuos con molestias recurrentes se les administra aspirina diaria a dosis bajas para prevenir la flebotrombosis. La intervención se reserva para las lesiones sintomáticas o las zonas flebectásicas asintomáticas con riesgo de tromboembolia. Si es posible, la intervención debe posponerse hasta después de los 12 meses de edad, cuando el riesgo de anestesia es menor. El tratamiento de las malformaciones venosas que causan una deformidad debe considerarse antes de los 4 años de edad para limitar la morbilidad psicológica. La escleroterapia suele ser el tratamiento de primera línea y a menudo es más segura y eficaz que la resección. La resección de una malformación venosa debe considerarse en el caso de lesiones pequeñas que puedan extirparse por completo o de síntomas persistentes tras completar la escleroterapia.

E. **Malformación arteriovenosa.** La malformación arteriovenosa tiene un lecho capilar ausente que provoca la derivación de sangre directamente de la circulación arterial a la venosa a través de una fístula (conexión directa de una arteria a una vena) o nido (canales anormales que unen la arteria de alimentación con las venas de drenaje). Las lesiones presentan una mancha cutánea rosa-rojiza, están calientes y pueden tener pulsaciones palpables. Los pacientes presentan riesgo de desfiguración, destrucción de tejidos, dolor, ulceración, hemorragia e insuficiencia cardiaca congestiva. El examen Doppler muestra un flujo rápido. Suele realizarse RM para confirmar el diagnóstico y determinar la extensión de la lesión. Se efectúa una angiografía si el diagnóstico sigue sin estar claro tras la ecografía y la RM o si se planea una embolización. Dado que la lesión con frecuencia es difusa y afecta a múltiples planos tisulares, la curación es poco frecuente. Una malformación arteriovenosa asintomática debe observarse a menos que pueda extirparse para su posible curación con una morbilidad mínima. La embolización suele ser el tratamiento de primera línea para una lesión sintomática. La embolización no es curativa, y la mayoría de las malformaciones arteriovenosas volverá a expandirse tras el tratamiento.

La resección de una malformación arteriovenosa tiene una tasa de recurrencia menor que la embolización. Las indicaciones para la resección incluyen i) una lesión bien localizada, ii) la corrección de una deformidad focal o iii) una malformación arteriovenosa sintomática que ha fracasado con la embolización. Cuando se planifica la escisión, la embolización preoperatoria facilitará el procedimiento al minimizar la pérdida de sangre. La escisión debe realizarse en el plazo de una semana tras la embolización, antes de que la recanalización restablezca el flujo sanguíneo a la lesión.

AGRADECIMIENTOS

Los autores desean agradecer al Dr. Steven Fishman sus comentarios sobre el contenido de este capítulo.

Lecturas recomendadas

Adams DM, Trenor CC III, Hammill AM, et al. Efficacy and safety of sirolimus in the treatment of complicated vascular anomalies. *Pediatrics* 2016;137(2):e20153257. doi:10.1542/peds.2015-3257.

Chang LC, Haggstrom AN, Drolet BA, et al. Growth characteristics of infantile hemangiomas: implications for management. *Pediatrics* 2008;122(2):360–367. doi:10.1542/peds.2007-2767.

Couto RA, Maclellan RA, Zurakowski D, et al. Infantile hemangioma: clinical assessment of the involuting phase and implications for management. *Plast Reconstr Surg* 2012;130(3):619–624. doi:10.1097/PRS.0b013e31825dc129.

Drolet BA, Frommelt PC, Chamlin SL, et al. Initiation and use of propranolol for infantile hemangioma: report of a consensus conference. *Pediatrics* 2013;131(1):128–140. doi:10.1542/peds.2012-1691.

Greene AK, Liu AS, Mulliken JB, et al. Vascular anomalies in 5,621 patients: guidelines for referral. *J Pediatr Surg* 2011;46(9):1784–1789. doi:10.1016/j.jpedsurg.2011.05.006.

Hassanein AH, Mulliken JB, Fishman SJ, et al. Evaluation of terminology for vascular anomalies in current literature. *Plast Reconstr Surg* 2011;127(1):347–351. doi:10.1097/PRS.0b013e3181f95b83.

Krowchuk DP, Frieden IJ, Mancini AJ, et al. Clinical practice guideline for the management of infantile hemangiomas. *Pediatrics* 2019;143(1):e20183475. doi:10.1542/peds.2018-3475.

Mulliken JB, Glowacki J. Hemangiomas and vascular malformations in infants and children: a classification based on endothelial characteristics. *Plast Reconstr Surg* 1982;69(3):412–422. doi:10.1097/00006534-198203000-00002.

Wassef M, Blei F, Adams D, et al. Vascular anomalies classification: recommendations from the International Society for the study of vascular anomalies. *Pediatrics* 2015;136(1):e203–e214. doi:10.1542/peds.2014-3673.

67

Retinopatía del prematuro

Kristen T. Leeman y Deborah K. VanderVeen

PUNTOS CLAVE

- La retinopatía del prematuro (RP) suele desarrollarse en neonatos prematuros ≤ 30 semanas de gestación o con un peso ≤ 1 500 g al nacer. Otros factores de riesgo son la exposición prolongada o lábil al oxígeno y la mayor gravedad de la enfermedad.
- El riesgo de RP aumenta a medida que disminuye la edad de gestación (EG).
- El momento de la primera revisión por un oftalmólogo es crítico y se basa en la edad posmenstrual.

PRINCIPIOS GENERALES

I. **DEFINICIÓN.** La **retinopatía del prematuro (RP)** es un trastorno vasoproliferativo multifactorial de la retina cuya incidencia aumenta a medida que disminuye la edad de gestación (EG). Según las directrices de tamizaje actuales, alrededor de 43% de los neonatos desarrolla RP y 12.5% desarrolla RP grave. Sin embargo, el riesgo es mayor en aquellos con menor peso al nacer y EG más temprana (p. ej., > 95% de los neonatos con un peso al nacer ≤ 900 g o EG ≤ 24 semanas desarrolla RP).

II. **PATOGENIA**

A. **Desarrollo normal.** Una vez desarrolladas la esclerótica y la coroides, los elementos de la retina, incluidas las fibras nerviosas, las células ganglionares y los fotorreceptores, migran desde el disco óptico situado en el polo posterior del ojo y se desplazan hacia la periferia. A las 28 semanas de gestación, los fotorreceptores han recorrido 80% de la distancia hasta su lugar de reposo en la ora serrata. Antes de que se desarrollen los vasos retinianos, la retina avascular recibe su suministro de oxígeno por difusión a través de la retina desde los vasos coroideos. Los vasos retinianos, que nacen de las células fusiformes de la adventicia de los vasos hialoides en el disco óptico, comienzan a migrar hacia el exterior a las 16 semanas de gestación. La migración se completa a las 36 semanas en el lado nasal y a las 40 semanas en el lado temporal.

B. **Posibles mecanismos de lesión.** Aunque son muchos los factores que contribuyen a su desarrollo y gravedad, la RP es principalmente una retinopatía inducida por el oxígeno. Las observaciones clínicas sugieren que la aparición de la retinopatía del prematuro consta de dos etapas:

1. La **primera fase** consiste en una o varias agresiones iniciales, como la hiperoxia, la hipoxia o la hipotensión, en un punto crítico de la vascularización

retiniana que provoca vasoconstricción y disminución del flujo sanguíneo a la retina en desarrollo, con la consiguiente detención del desarrollo vascular. Se cree que la hiperoxia relativa tras el nacimiento regula a la baja la producción de factores de crecimiento, como el factor de crecimiento endotelial vascular (FCEV), que son esenciales para el desarrollo normal de los vasos retinianos.

2. Durante la **segunda fase** se produce la neovascularización. Se piensa que este crecimiento aberrante de los vasos retinianos está impulsado por un exceso de factores angiogénicos (como el FCEV) regulados por la retina hipóxica avascular. Los nuevos vasos crecen dentro de la retina y en el vítreo. Estos vasos son permeables, por lo que pueden producirse hemorragias y edemas. Una proliferación fibrovascular extrarretiniana extensa y grave puede provocar un desprendimiento de retina y una función retiniana anormal. En la mayoría de los recién nacidos afectados, por fortuna, el proceso de la enfermedad es leve y remite de manera espontánea.

C. **Factores de riesgo.** La retinopatía del prematuro se ha asociado sistemáticamente a una baja EG, un bajo PN y una exposición prolongada al oxígeno. Además, entre los factores de riesgo potenciales o confirmados se incluyen la labilidad en las necesidades de oxígeno y los marcadores de gravedad de la enfermedad neonatal, como la ventilación mecánica, la infección sistémica, la transfusión de sangre, la hemorragia intraventricular y el escaso aumento de peso posnatal. En entornos con menos recursos, la RP grave puede producirse con una prematuridad menos grave, sobre todo debido a la administración de oxígeno no mezclado, por lo cual es necesario modificar los criterios de tamizaje. En este capítulo, nos referimos principalmente a estudios y directrices de Estados Unidos y otros países con recursos.

III. DIAGNÓSTICO

A. **Tamizaje.** Dado que no hay signos o síntomas extraoculares que indiquen el desarrollo de RP, es necesario realizar un examen de retina oportuno y periódico. El momento de aparición de la RP está relacionado con la madurez de los vasos retinianos y, por lo tanto, con la edad posnatal. El estudio Postnatal Growth and Retinopathy of Prematurity (G-ROP) informó de la incidencia de RP y RP grave en una gran cohorte norteamericana de bebés prematuros que cumplían los criterios de tamizaje actuales durante los años 2006 a 2011. En general, 43.1% de los neonatos desarrolló alguna RP, y se observó una relación inversa entre la EG o el PN y la incidencia y gravedad de la RP. Del ~ 12.5% de la cohorte de estudio que desarrolló RP grave, esta se produjo casi exclusivamente entre aquellos con un PN ≤ 1 250 g. Todos los grandes estudios multicéntricos han demostrado que la aparición de la RP y la RP grave están correlacionadas con la edad posmenstrual (EPM). En el estudio G-ROP, los estadios 1, 2 y 3 de RP se diagnosticaron por primera vez a una EPM media de 34.8 ± 2.9, 35.5 ± 2.7 y 36.4 ± 2.6 semanas, respectivamente. Del mismo modo, la EPM media en el momento del diagnóstico de la RP de tipo 1 fue de 36.4 semanas de EPM. Esta información ha dado lugar a las actuales recomendaciones de tamizaje que se exponen en el texto siguiente. Dado que la RP que cumple los criterios de tratamiento puede alcanzarse tras el alta de la unidad de cuidados intensivos neonatales (UCIN), todos los recién nacidos prematuros que cumplan los criterios de tamizaje y sean dados de alta antes de que muestren resolución de la RP o tengan una vasculatura retiniana madura deben seguir sometiéndose a exámenes oftalmológicos ambulatorios.

B. **Diagnóstico.** La RP se diagnostica mediante un examen de la retina con oftalmoscopia indirecta, que debe realizar un oftalmólogo con experiencia en el tamizaje de la RP. En algunos entornos de UCIN, el tamizaje se realiza mediante imagen digital, y solo se realiza un examen de cabecera con oftalmoscopia indirecta cuando se observan hallazgos de imagen preocupantes. La recomendación actual es realizar el tamizaje a todos los neonatos con PN ≤ 1 500 g o una EG ≤ 30 semanas. Los recién nacidos después de las 30 semanas de EG pueden someterse a tamizaje si han estado enfermos (p. ej., si han presentado un síndrome de dificultad respiratoria grave, hipotensión que requiera vasopresores o una intervención quirúrgica en las primeras semanas de vida). Dado que el momento de aparición de la RP está relacionado con la EPM, los neonatos que nacen a las ≤ 27 semanas de gestación se examinan a una EPM de 31 semanas, pero los nacidos a las ≥ 28 semanas se examinan a una edad cronológica de 4 semanas. Los pacientes sin RP en la oftalmoscopia indirecta se examinan cada 2 semanas hasta que sus vasos hayan crecido hasta la ora serrata y la retina se considere madura. Los neonatos sujetos a teleobservación suelen someterse a exploraciones semanales, a menos que se considere que presentan un riesgo muy bajo (p. ej., neonatos ≥ 30 semanas de EG). Si se diagnostica RP, la frecuencia del examen de tamizaje depende de la gravedad y la rapidez de progresión de la enfermedad.

IV. CLASIFICACIÓN Y DEFINICIONES

A. Clasificación.
Para clasificar la RP se utiliza la International Classification of Retinopathy of Prematurity (ICROP). Este sistema de clasificación consta de cuatro componentes (fig. 67-1).

1. **La localización** se refiere a la progresión de los vasos sanguíneos retinianos en desarrollo. La retina se divide en tres círculos concéntricos o zonas.

   a. **La zona 1** consiste en un círculo imaginario con el nervio óptico en el centro y un radio de dos veces la distancia del nervio óptico a la mácula.

   b. **La zona 2** se extiende desde el borde de la zona 1 hasta la ora serrata del lado nasal del ojo y aproximadamente la mitad de la distancia hasta la ora serrata del lado temporal.

   c. **La zona 3** consiste en el área externa en forma de media luna que se extiende desde la zona 2 hasta la ora serrata temporalmente.

2. **La gravedad** se refiere al **estadio** de la enfermedad.

   a. **Estadio 1.** Aparece una línea de demarcación como una delgada línea blanca que separa la retina normal de la retina avascular no desarrollada.

   b. **Estadio 2.** Una cresta de tejido fibrovascular de altura y anchura sustituye a la línea del estadio 1. Se extiende hacia el interior del plano de la retina.

   c. **Estadio 3.** La cresta presenta proliferación fibrovascular extrarretiniana a medida que se desarrollan vasos sanguíneos anormales y tejido fibroso en el borde de la cresta y se extienden hacia el vítreo.

   d. **Estadio 4.** Puede producirse un desprendimiento parcial de retina cuando el tejido fibrovascular tira de la retina. El estadio 4A es un desprendimiento parcial que no afecta a la mácula, por lo que aún existe la posibilidad de una buena visión. El estadio 4B es un desprendimiento parcial que afecta a la mácula, limitando así la probabilidad de una buena visión en ese ojo.

   e. **Estadio 5.** Se produce el desprendimiento completo de retina. La retina adopta un aspecto en forma de embudo y se describe como abierta o cerrada en las regiones anterior y posterior.

3. **La extensión** se refiere a la localización circunferencial de la enfermedad y se indica en horas de reloj en la zona correspondiente.

Children's Hospital Boston

**CONSULTA OFTALMOLÓGICA PARA LA
RETINOPATÍA DE LA PREMATURIDAD (RP)**

Edad de gestación (semanas) _____ Peso al nacer _____ g

Fecha del examen _____ Edad ajustada (semanas) _____

Oftalmólogo _____
(NOMBRE)

EXAMEN:
☐ Revisión pertinente de la historia

Oftalmoscopia amplia

Ojo derecho

Ojo izquierdo

Zona 3
Zona 2
Zona 1

Zona 3
Zona 2
Zona 1

**Examen con linterna de bolsillo
(ambos ojos)**

☐ Externo   ☐ Cámara anterior
☐ Párpados   ☐ Iris
☐ Conjuntiva   ☐ Cristalino
☐ Córnea   ☐ _____

COMENTARIOS: _____
_____
_____

Ojo derecho	Otros hallazgos *(marcar con una "X")*	Ojo izquierdo
	Dilatación/tortuosidad	
☐	Leve	☐
☐	Moderada	☐
☐	Grave	☐
_____	Dilat. de los vasos del iris	_____
_____	Rigidez de la pupila	_____
_____	Enturbiamiento del vítreo	_____
_____	Hemorragias	_____

Penachos neovasculares posteriores a la cresta

_____   _____

Cilindros neovasculares posteriores a la cresta

_____   _____

Resumen diagnóstico

Ojo derecho		Ojo izquierdo
	Retina madura	_____
_____ Zona	Retina inmadura, sin RP	Zona _____
	RP	

Estadio	Zona	N.° de sectores horarios	Estadio	Zona	N.° de sectores horarios

Otros: _____
_____
_____

Plan: repetir el examen en _____

Examinado por: _____
                          (firma)

Número de identificación del médico   03241 25/pkg 05/06

Figura 67-1 Ejemplo de formulario para consulta oftalmológica. (Del Boston Children's Hospital, Departamento de Oftalmología).

4. La **enfermedad plus** es una denominación adicional que hace referencia a la presencia de dilatación vascular y tortuosidad de los vasos retinianos posteriores en al menos dos cuadrantes. Indica un grado más grave de RP y puede asociarse también a congestión vascular del iris, rigidez pupilar y opacidad vítrea. La **enfermedad pre-plus** describe anomalías vasculares del polo posterior (dilatación venosa leve o tortuosidad arterial) que están presentes pero son insuficientes para el diagnóstico de enfermedad plus.

B. **Definiciones**

1. La **RP posterior agresiva** es una forma grave de RP poco frecuente, que progresa rápido y se caracteriza por su localización posterior (normalmente la zona 1) y la prominencia de la enfermedad plus fuera de proporción respecto de la retinopatía periférica. La RP en estadio 3 puede aparecer como una red plana intrarretiniana de neovascularización. Cuando no se trata, este tipo de RP suele progresar al estadio 5.

2. La **RP umbral** es un término histórico utilizado para la clasificación de la RP que requiere tratamiento según las directrices antiguas, pero en la actualidad se recomienda el tratamiento para la RP "preumbral". En el estudio Cryotherapy for Retinopathy of Prematurity (CRYO-ROP) se recomendó el tratamiento si se presentaban cinco o más horas de reloj contiguas u ocho acumuladas (sectores de 30 grados) de estadio 3 con enfermedad plus en las zonas 1 o 2. Se predijo que el riesgo de ceguera era de al menos 50% para los neonatos con retinopatía del prematuro. Se predijo que el riesgo de ceguera era de al menos 50% con RP "umbral", y el estudio CRYO-ROP demostró que el riesgo de ceguera podía reducirse a aproximadamente 25% con tratamiento.

3. La **RP preumbral** es cualquier RP en la zona 1 inferior a la RP umbral, y en la zona 2, la RP en estadio 2 con enfermedad plus, en estadio 3 sin enfermedad plus, o en estadio 3 con enfermedad plus pero menos de las horas de reloj requeridas que definen la RP umbral. En la actualidad, la RP grave se clasifica en RP de tipo 1 y de tipo 2 de la siguiente manera:

   a. La **RP de tipo 1** incluye (p. ej., fig. 67-2):
      i. En la zona 1, cualquier RP y enfermedad plus o estadio 3 con o sin enfermedad plus
      ii. En la zona 2, RP en estadio 2 o 3 con enfermedad plus
   b. La **RP de tipo 2** incluye:
      i. En la zona 1, RP en estadio 1 o 2 sin enfermedad plus
      ii. En la zona 2, RP en estadio 3 sin enfermedad plus

V. CRONOLOGÍA DEL TRATAMIENTO

A. Las recomendaciones actuales son considerar el tratamiento para los ojos con **RP tipo 1** basándose en el estudio aleatorizado Early Treatment for ROP (ETROP) que mostró un beneficio significativo en los resultados visuales y anatómicos para el tratamiento de los ojos con RP tipo 1 en comparación con los ojos que recibían tratamiento solo si se desarrollaba una RP umbral.

B. En la actualidad se recomienda la observación estrecha para la **RP de tipo 2**. Debe considerarse el tratamiento de un ojo con RP de tipo 2 cuando se produce la progresión a RP de tipo 1. Alrededor de 15% de los ojos con RP de tipo 2 evoluciona a RP de tipo 1.

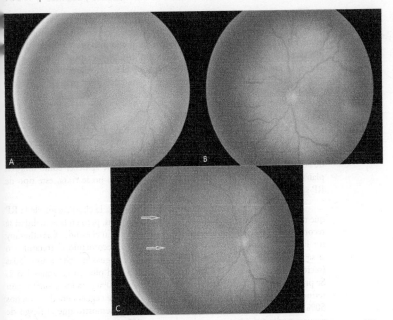

Figura 67-2 Imágenes digitales de RP tipo 1. Recién nacido previo de 25 2/7 semanas y 650 g después a la edad posmenstrual de 36 3/7 semanas. **A, B.** La enfermedad plus está presente tanto en el ojo derecho como en el izquierdo, con RP de estadio 2 en la zona 2. **C.** Las *flechas* muestran ejemplos de tejido fibrovascular prerretiniano posterior a la cresta del estadio 2 en el extremo de los vasos retinianos.

VI. PRONÓSTICO

A. **Pronóstico a corto plazo.** Los factores de riesgo de RP que requieren tratamiento incluyen la localización posterior (zona 1 o zona 2 posterior), la presencia de RP en el primer examen debidamente programado, la gravedad creciente del estadio, la afectación circunferencial, la presencia de enfermedad plus y la progresión rápida de la enfermedad. La mayoría de los neonatos con RP en estadio 1 o 2 experimentará una regresión espontánea. Se recomienda el tratamiento para los ojos de tipo 1 y, en el estudio ETROP, este redujo los resultados visuales desfavorables de 33 a 25%. Lamentablemente, solo 35% de los pacientes mantenía una agudeza visual a los 6 años de 20/40 o mejor, lo que sugiere que es necesario seguir trabajando para prevenir el desarrollo de la RP. Cualquier enfermedad de la zona 3 tiene un pronóstico excelente de recuperación completa.

B. **Pronóstico a largo plazo.** Los neonatos con RP significativa tienen un mayor riesgo de miopía, anisometropía, astigmatismo, estrabismo, ambliopía, desprendimiento de retina tardío y glaucoma. La **enfermedad cicatricial** se refiere a cicatrices residuales en la retina y puede asociarse a desprendimiento de retina años más tarde. El pronóstico de la RP en estadio 4 depende de la afectación de la mácula; la probabilidad de una buena visión es mayor cuando la mácula no está afectada. Una vez que la retina se ha desprendido, el pronóstico de buena visión es malo incluso con una reimplantación quirúrgica, aunque puede conservarse algo de visión útil. Todos los recién nacidos prematuros que cumplen los criterios de tamizaje, sea cual sea el diagnóstico de RP, corren el riesgo de presentar problemas de visión a largo plazo, ya sea por anomalías oculares o neurológicas. Recomendamos una evaluación de seguimiento por un oftalmólogo experto en secuelas neonatales aproximadamente al año de edad o antes si se han observado anomalías oculares o visuales.

VII. PREVENCIÓN.

Hoy en día no se dispone de métodos probados para prevenir la RP. Se han realizado múltiples ensayos clínicos a gran escala para prevenir la RP en los que se ha evaluado el uso de terapia profiláctica con vitamina E, la reducción de la exposición a la luz brillante y la administración de penicilamina, pero ninguno de ellos ha mostrado un beneficio claro. Estudios no aleatorizados sugirieron que unos límites de saturación de oxígeno más bajos o más estrictamente regulados en el curso neonatal temprano pueden reducir la gravedad de la RP sin efectos adversos sobre la mortalidad, la displasia broncopulmonar o las secuelas neurológicas. Sin embargo, metaanálisis más recientes han sugerido que en el grupo de neonatos con oxígeno restringido hay una mayor tasa de mortalidad. Aunque los metaanálisis también confirmaron tasas más elevadas de RP que requerirían tratamiento para los recién nacidos en el intervalo objetivo de saturación de oxígeno más elevado, esto no se asoció a una tasa más elevada de ceguera a los 24 meses.

VIII. TRATAMIENTO

A. **Terapia láser.** La terapia de fotocoagulación con láser para la RP ha sido el tratamiento inicial preferido en la mayoría de los centros. El tratamiento con láser se administra a través de un oftalmoscopio indirecto y se aplica en 360 grados en la retina avascular, por delante de la cresta de proliferación fibrovascular extrarretiniana. Se coloca una media de 1 000 puntos en cada ojo, pero el número puede oscilar entre unos cientos y cerca de 2 000. El procedimiento puede realizarse en la UCIN, y normalmente con anestesia local y sedación, evitando los posibles efectos adversos de la anestesia general. Las observaciones clínicas y los estudios comparativos sugieren que la terapia láser es al menos tan eficaz como la crioterapia para lograr resultados visuales favorables, y aunque la tasa de éxito es buena en lo que respecta a provocar la regresión de la RP, ninguna de las dos es 100% eficaz. Las complicaciones conocidas incluyen el desarrollo de cataratas, glaucoma o isquemia del segmento anterior tras la cirugía láser o la crioterapia.

B. **Terapia anti-FCEV.** La inyección intravítrea de inhibidores del FCEV se utiliza de forma habitual para la RP en la zona 1 o la zona posterior 2, la RP posterior agresiva, como tratamiento de rescate tras la terapia con láser o junto con la cirugía vitreorretiniana. Aunque el uso de estos agentes para el tratamiento de la RP no está indicado, varios estudios han demostrado la eficacia de este tratamiento. Sin embargo, siguen existiendo dudas sobre qué agente y qué dosis deben utilizarse, ya que la absorción sistémica puede reducir el FCEV sistémico e impedir potencialmente la vascularización normal de otros órganos en desarrollo, como el cerebro o los pulmones, y puede retrasar la cicatrización de heridas en pacientes quirúrgicos. Además, es posible que la retina nunca llegue a vascularizarse por completo, lo cual requiere un seguimiento estrecho a largo plazo tras el alta de la UCIN, con riesgo de reactivación tardía. Por este motivo, muchos oftalmólogos se plantean realizar un tratamiento con láser tras la terapia anti-FCEV. No obstante, el perfil de seguridad ocular es razonablemente bueno, aunque la endoftalmitis es una complicación poco frecuente pero en potencia devastadora. Algunas de las ventajas de la inyección intravítrea son la brevedad del procedimiento, el menor estrés/malestar, que solo requiere anestesia tópica, y los posibles beneficios a largo plazo, como la disminución de las tasas de miopía alta.

C. **Crioterapia.** Se aplica una criosonda a la superficie externa de la esclerótica y se congelan las zonas periféricas a la cresta de la RP hasta que se haya tratado toda la retina avascular anterior. Se requieren alrededor de 35 a 75 aplicaciones para cada ojo cuando se realiza como monoterapia. El procedimiento suele realizarse bajo anestesia general. La crioterapia causa más inflamación y requiere más analgesia que la terapia con láser, pero puede ser necesaria en casos especiales.

D. **Reimplantación de la retina.** Una vez que la mácula se desprende en los estadios 4B o 5 de la RP, puede realizarse una cirugía de retina para intentar fijar de nuevo la retina. Se realiza una vitrectomía con o sin lensectomía y, si es necesario, se pela la membrana para eliminar las fuerzas traccionales que causan el desprendimiento de retina. Para los desprendimientos más periféricos puede ser útil un procedimiento de abrochamiento escleral, con drenaje del líquido subretiniano para los desprendimientos efusivos. Son frecuentes las operaciones repetidas por desprendimientos de retina recidivantes. Incluso si la retina puede fijarse con éxito, con raras excepciones, el resultado visual se sitúa en el rango de la ceguera legal. A pesar de la baja agudeza visual medida, los niños encuentran útil cualquier cantidad de visión, y la RP en estadio 5 no tratada conduce finalmente a una visión sin percepción de la luz. Conseguir incluso una visión mínima puede suponer una gran diferencia en la calidad de vida general del niño.

Lecturas recomendadas

Askie LM, Darlow BA, Finer N, et al. Association between oxygen saturation targeting and death or disability in extremely preterm infants in the neonatal oxygenation prospective meta-analysis collaboration [published correction appears in *JAMA* 2018;320(3):308]. *JAMA* 2018;319(21):2190–2201. doi:10.1001/jama.2018.5725.

Early Treatment for Retinopathy of Prematurity Cooperative Group. Revised indications for the treatment of retinopathy of prematurity: results of the early treatment for retinopathy of prematurity randomized trial. *Arch Ophthalmol* 2003;121(12):1684–1694.

Fierson WM; for American Academy of Pediatrics Section on Ophthalmology, American Academy of Ophthalmology, American Association for Pediatric Ophthalmology and Strabismus, American Association of Certified Orthoptists. Screening examination of premature infants for retinopathy of prematurity. *Pediatrics* 2018;142(6):e20183061. doi:10.1542/peds.2018-3061. Erratum in: *Pediatrics* 2019;143(3):e20183810.

Good WV, Hardy RJ, Dobson V, et al; for Early Treatment for Retinopathy of Prematurity Cooperative Group. Final visual acuity results in the early treatment for retinopathy of prematurity study. *Arch Ophthalmol* 2010;128(6):663–671.

Hellström A, Smith LE, Dammann O. Retinopathy of prematurity. *Lancet* 2013;382(9902):1445–1457. doi:10.1016/S0140-6736(13)60178-6.

International Committee for the Classification of Retinopathy of Prematurity. The International Classification of Retinopathy of Prematurity revisited. *Arch Ophthalmol* 2005;123(7):991–999.

Manja V, Lakshminrusimha S, Cook DJ. Oxygen saturation target range for extremely preterm infants: a systematic review and meta-analysis. *JAMA Pediatr* 2015;169(4):332–340. doi:10.1001/jamapediatrics.2014.3307. Erratum in: *JAMA Pediatr* 2015;169(5):507.

Mintz-Hittner HA, Kennedy KA, Chuang AZ; for the BEAT-ROP Cooperative Group. Efficacy of intravitreal bevacizumab for stage 3+ retinopathy of prematurity. *N Engl J Med* 2011;364(7):603–615.

Quinn GE, Ying GS, Bell EF, et al; for G-ROP Study Group. Incidence and early course of retinopathy of prematurity: secondary analysis of the Postnatal Growth and Retinopathy of Prematurity (G-ROP) study. *JAMA Ophthalmol* 2018;136(12):1383–1389. doi:10.1001/jamaophthalmol.2018.4290.

Quinn GE, Ying GS, Daniel E, et al; for e-ROP Cooperative Group. Validity of a telemedicine system for the evaluation of acute-phase retinopathy of prematurity. *JAMA Ophthalmol* 2014;132(10):1178–1184.

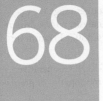

68 Salud auditiva tras el alta de la unidad de cuidados intensivos neonatales

Arielle Spellun, Jane E. Stewart y Jennifer E. Bentley

PUNTOS CLAVE

- Directrices 1-3-6: tamizaje antes de 1 mes, diagnóstico antes de 3 meses, intervención basada en el lenguaje iniciada antes de 6 meses.
- Los pacientes que reciben el alta de la unidad de cuidados intensivos neonatales (UCIN) corren un mayor riesgo de tener umbrales auditivos elevados.
- Incluso los umbrales auditivos bilaterales ligeramente elevados y cualquier elevación de los unilaterales pueden causar retrasos significativos en el desarrollo como consecuencia del acceso limitado al lenguaje hablado.
- Los niños con factores de riesgo de pérdida de audición de aparición tardía y progresiva deben ser controlados por un audiólogo.
- Cuanto antes empiecen las intervenciones encaminadas a restablecer el acceso al lenguaje, mayores serán las posibilidades de que el niño alcance las habilidades lingüísticas y comunicativas propias de su edad.

I. DEFINICIÓN

A. **Terminología.** Con el fin de transmitir un lenguaje culturalmente sensible a lo largo de este capítulo, los autores sustituyeron términos de uso común como "*pérdida auditiva*" o "*deficiencia auditiva*" por terminología como "umbrales auditivos en el rango leve, moderado, severo o profundo" y "umbrales auditivos elevados". Los umbrales de audición elevados se refieren a que el nivel más suave de sonido detectable se encuentra dentro del rango leve, moderado, grave o profundo en el audiograma (véase la fig. 68-1 para referencia del audiograma). El término "pérdida auditiva" puede utilizarse en relación con conceptos audiológicos, de aparición tardía o cambios progresivos en los umbrales auditivos.

Los pacientes que reciben el alta de la unidad de cuidados intensivos neonatales (UCIN) tienen un mayor riesgo de presentar umbrales auditivos congénitos dentro del rango leve, moderado, grave o profundo, así como de desarrollar pérdida auditiva posnatal. Cuando no se detectan, los umbrales auditivos elevados pueden retrasar el desarrollo lingüístico, comunicativo y cognitivo.

La audición se define por tipo, grado y configuración.

1. **El tipo** se refiere a la relación la audición por conducción aérea (a través del oído externo, medio e interno/sistema central) y la audición por conducción

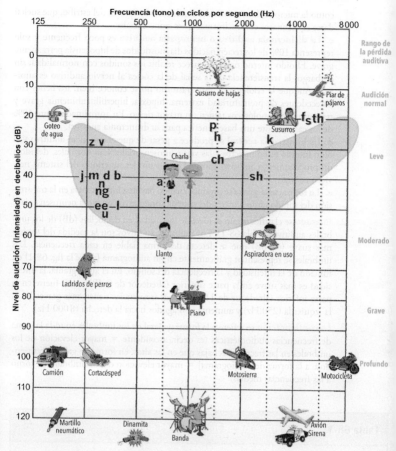

Figura 68-1 Audiograma de sonidos familiares. [Adaptada de American Academy of Audiology, www.audiology.org, y Northern, J. & Downs, M. (2002). Audiograma de sonidos familiares; y Ling, D. & Ling, A (1978). Habilitación auditiva. Reimpresa con permiso del John Tracy Center, www.jtc.org. Disponible en https://s3.amazonaws.com/www.jtc.org/Ideas-Advice/hearing-loss/New+Audiogram+de+FS+Inglés+2019.pdf].

ósea (solo oído interno/sistema central). Existen cinco categorías principales de tipo de pérdida auditiva:

a. La pérdida neurosensorial es el resultado de un desarrollo anormal o de una lesión de las células ciliadas cocleares (órgano sensorial terminal) o del nervio auditivo.

b. La pérdida conductiva es el resultado de una interferencia en la transmisión del sonido desde el conducto auditivo externo al oído interno. La causa más frecuente de hipoacusia conductiva es la presencia de líquido en el oído medio o derrame del oído medio. Menos frecuentes son las causas anatómicas, como la microtia, la estenosis del conducto o la fijación del estribo, que suelen darse en neonatos con malformaciones craneofaciales.

c. **La disincronía auditiva o neuropatía auditiva** es poco frecuente y solo representa 10% de los recién nacidos diagnosticados de hipoacusia permanente grave. El oído interno o cóclea parece recibir los sonidos con normalidad; sin embargo, la transferencia de la señal de la cóclea al nervio auditivo es anormal. Aunque la etiología de este trastorno no se conoce bien, los bebés con antecedentes de prematuridad extrema, hipoxia, hiperbilirrubinemia grave y trastornos inmunológicos tienen un mayor riesgo. En aproximadamente 40% de los casos, existe una base genética para su disincronía auditiva.

d. **La hipoacusia central** se produce a pesar de que el conducto auditivo y el oído interno estén intactos y las vías neurosensoriales sean normales, debido a un procesamiento auditivo anormal en los niveles superiores del sistema nervioso central.

e. **La hipoacusia mixta** se produce cuando hay una interferencia en la transmisión del sonido tanto a través del sistema conductivo como del neurosensorial.

2. **El grado** se clasifica según el nivel de intensidad en decibelios (dB) de los umbrales auditivos (tabla 68-1). Los umbrales auditivos son la medida del sonido más suave (en dB) que se detecta de forma fiable en cada frecuencia. Los umbrales se representan gráficamente en un audiograma (véase la fig. 68-1) en función de la intensidad y la frecuencia del sonido. En el audiograma, la intensidad es más suave en la parte superior (alrededor de 0 dB) y más fuerte en la parte inferior (alrededor de 110 dB). Las frecuencias tienen más graves hacia la izquierda (250 Hz) y aumentan en agudos hacia la derecha (8 000 Hz).

3. **La configuración** se refiere a la forma general de los umbrales en toda la gama de frecuencias audiométricas (es decir, ascendente = mayor elevación de los umbrales en las frecuencias bajas que en las altas, en forma de galleta [refiriéndose a la forma del audiograma] = mayor elevación de los umbrales en torno a las frecuencias medias).

Tabla 68-1. Grado y gravedad de los umbrales auditivos

Grado de umbral auditivo	Rango auditivo (dB HL)
Normal	−10-15
Muy leve	16-25
Leve	26-40
Moderado	41-55
Moderadamente grave	56-70
Grave	71-90
Profundo	91+

dB, decibelio; HL, pérdida auditiva.
Fuente: reimpresa de Clark JG. Uses and abuses of hearing loss clasification. *ASHA* 1981;23(7):493-500. Con autorización.

II. INCIDENCIA. La incidencia global de umbrales auditivos congénitos elevados es de 1 a 3 por cada 1 000 nacidos vivos. Sin embargo, entre 20 y 40 de cada 1 000 recién nacidos que sobreviven a los cuidados intensivos neonatales tienen una audición dentro del rango de leve, moderada, grave o profunda.

III. ETIOLOGÍA

A. **Genética.** Se cree que aproximadamente 50% de las etiologías relacionadas con la sordera o la hipoacusia es de origen genético (30% sindrómicas y 70% no sindrómicas). De las no sindrómicas, entre 75 y 85% son autosómicas recesivas, entre 15 y 24% autosómicas dominantes y entre 1 y 2% ligadas al cromosoma X. La causa genética autosómica recesiva no sindrómica más común es una mutación en el **gen de la conexina 26 (Cx26) (GJB2)**, situado en el cromosoma 13q11-12 (se han asociado al menos 90 deleciones con umbrales de audición elevados). La tasa de portadores de una mutación de Cx26 es de 3%, y es responsable de umbrales de audición elevados en alrededor de 20 a 30% de esa población. La deleción del **gen mitocondrial** 12SrRNA, A1555G, se asocia con una predisposición a umbrales de audición elevados tras la exposición a antibióticos aminoglucósidos. Cerca de 30% de los recién nacidos sordos o con dificultades auditivas tiene otros problemas médicos asociados que forman parte de un **síndrome**. Se conocen más de 400 síndromes asociados a umbrales de audición elevados (p. ej., secuencia de Robin, Usher, síndrome de Waardenburg, neurofibromatosis tipo 2, síndrome branquio-oto-renal, trisomía 21). Los neonatos identificados con un síndrome que tenga asociada una pérdida de audición congénita o progresiva deben someterse a una evaluación auditiva diagnóstica antes de los 9 meses de edad de acuerdo con el Joint Committee on Infant Hearing (JCIH).

B. **No genético.** En aproximadamente 25% de los niños sordos o con dificultades auditivas se identifica una causa no genética. Se cree que los umbrales de audición elevados son secundarios a una lesión del sistema auditivo en desarrollo durante el periodo intraparto o perinatal. Esta lesión puede deberse a una infección, hipoxia, isquemia, enfermedad metabólica, hiperbilirrubinemia o medicación ototóxica. Los recién nacidos prematuros y los que requieren ingreso en una unidad de cuidados intensivos neonatales o en una sala de cuidados especiales suelen estar expuestos a estos factores.

1. La infección congénita por citomegalovirus (CMV) es la causa más frecuente de hipoacusia neurosensorial no hereditaria. Alrededor de 1% de todos los recién nacidos de Estados Unidos nace con infección por CMV. De estos ~ 40 000 neonatos al año, 10% presenta signos clínicos de infección al nacer (pequeño para la edad de gestación, hepatoesplenomegalia, ictericia, trombocitopenia, neutropenia, calcificaciones intracraneales o erupciones cutáneas), y entre 50 y 60% de estos recién nacidos desarrollan umbrales de audición elevados u otras secuelas del neurodesarrollo. Aunque la mayoría (90%) de los neonatos nacidos con infección por CMV no presenta signos clínicos de infección, entre 10 y 15% de ellos desarrollan pérdida de audición, que suele ser progresiva. El tratamiento con el agente antiviral valganciclovir administrado por vía oral durante 6 meses después del nacimiento se asocia a una mejora de la función auditiva a largo plazo, así como a una mejora de los resultados del neurodesarrollo a los 2 años de vida. Los recién nacidos deben someterse a pruebas en las 3 primeras semanas para distinguir entre la infección congénita y la adquirida. El diagnóstico temprano del CMV congénito es esencial para determinar si el neonato es un posible candidato a tratamiento; lo ideal

es iniciar el tratamiento en el plazo de 1 mes tras el nacimiento. Para facilitar este diagnóstico, muchos hospitales han implantado el tamizaje CMV con orina o saliva en todos los bebés que no superan la prueba de audición neonatal. Es de esperar que el tamizaje universal sea factible en un futuro próximo, de modo que los neonatos asintomáticos que no superen el primer tamizaje auditivo sean detectados en el periodo neonatal. Educar a las mujeres sobre estrategias para evitar la exposición al CMV durante el embarazo es igualmente importante. Todos los neonatos diagnosticados de CMV congénito cuyos umbrales auditivos iniciales sean normales deben someterse a un estrecho seguimiento auditivo por parte de un audiólogo pediátrico durante al menos los primeros 4 años de vida.

C. **Factores de riesgo.** El JCIH enumera los indicadores de riesgo asociados a la pérdida de audición en la primera infancia. Los calendarios y métodos de vigilancia recomendados se resumen en la tabla 68-2, adaptada de la declaración de posición del JCIH 2019. Todos los recién nacidos con uno o más factores de riesgo deben someterse a un tamizaje auditivo continuo apropiado para su desarrollo y al menos a una evaluación audiológica diagnóstica no más tarde de los 3 a los 9 meses de edad, como se indica en la tabla 68-2. Los factores de riesgo que están altamente asociados con la pérdida de audición de aparición tardía o la pérdida de audición progresiva, como el CMV congénito o el tratamiento con hipotermia para la encefalopatía hipóxico- isquémica (EHI), justifican un seguimiento más temprano y más frecuente.

IV. PRUEBAS DE TAMIZAJE.
Los métodos aceptables en la actualidad para el tamizaje fisiológico de la audición en recién nacidos son la respuesta auditiva del tronco encefálico (RATE) y las emisiones otoacústicas evocadas (EOAE). Se ha establecido un umbral ≥ 35 dB como umbral de tamizaje para la realización de pruebas adicionales.

Se recomienda el tamizaje auditivo universal de los recién nacidos para determinar la función auditiva lo antes posible. El JCIH y la American Academy of Pediatrics (AAP) respaldan el objetivo de realizar pruebas a 100% de los neonatos durante su ingreso hospitalario al nacer. El porcentaje de recién nacidos examinados en Estados Unidos antes del mes de edad ha aumentado de 46% en 1999 a 98% en 2017.

A. Los **RATE** miden las ondas electroencefalográficas generadas por el sistema auditivo en respuesta a los clics a través de tres electrodos colocados en el cuero cabelludo del recién nacido. La forma de onda característica registrada por los electrodos se define mejor a medida que aumenta la edad posnatal. El RATE es fiable a partir de las 34 semanas de edad posnatal. La versión automatizada del RATE permite que esta prueba sea realizada de forma rápida y sencilla por personal hospitalario formado. Aunque la emisión otoacústica (EOA) es aceptable para el tamizaje rutinario de los neonatos de bajo riesgo, la AAP recomienda el RATE sobre la OEA en los recién nacidos de alto riesgo, incluidos los pacientes de la UCIN y los que reciben el alta. Esto se debe a que el RATE evalúa la vía auditiva más allá de la cóclea y detecta disfunciones neurales, incluida la disincronía auditiva.

B. Las **EOAE** registran la "retroalimentación" acústica desde la cóclea a través de los huesecillos hasta la membrana timpánica y el conducto auditivo externo tras un clic o un estímulo de tono. La EOAE es incluso más rápida de realizar que la RATE. Sin embargo, es más probable que la EOAE se vea afectada por la presencia de residuos o líquido en el oído externo y medio, lo que da lugar a tasas de remisión más elevadas. Además, la EOAE no puede detectar algunas formas de disfunción neural, como la disincronía auditiva. La EOAE suele combinarse con el RATE automatizado en un sistema de tamizaje en dos pasos.

Tabla 68-2. Calendarios de vigilancia recomendados

Indicador de riesgo	Tiempo de seguimiento diagnóstico recomendado
Preocupación del cuidador por el retraso auditivo, del habla, del lenguaje o del desarrollo	Remisión inmediata
Oxigenación por membrana extracorpórea (OMEC)	A más tardar 3 meses después de producirse
Infecciones in utero por CMV	A más tardar 3 meses después de producirse
Infecciones posnatales con cultivo positivo asociadas a la hipoacusia neurosensorial, incluidas las meningitis bacterianas y virales (especialmente herpesvirus y varicela)	A más tardar 3 meses después de producirse
Traumatismos craneoencefálicos, sobre todo fracturas basales de cráneo/óseo temporal que requieran hospitalización	A más tardar 3 meses después de producirse
Quimioterapia	A más tardar 3 meses después de producirse
Infecciones in utero por Zika (madre y bebé)	Tamizaje con RATE al mes; diagnóstico a los 4-6 meses
Cuidados intensivos neonatales > 5 días	Antes de 9 meses
Hiperbilirrubinemia que requiere exanguinotransfusión (independientemente de la duración de la estancia)	Antes de 9 meses
Administración de aminoglucósidos durante > 5 días	Antes de 9 meses
Asfixia o encefalopatía hipóxico-isquémica (EHI), en especial si requiere tratamiento con hipotermia	Antes de 9 meses
Infecciones in útero, como herpes, rubéola, sífilis o toxoplasmosis	Antes de 9 meses
Anomalías craneofaciales, incluidas las que afectan al pabellón auricular, el conducto auditivo externo, los pabellones auriculares, las fosas auriculares y las anomalías de los huesos temporales, como microtia/atresia, displasia de orejas, microftalmia, microcefalia, hidrocefalia congénita o adquirida o anomalías de los huesos temporales.	Antes de 9 meses

(continúa)

Tabla 68-2. Calendarios de vigilancia recomendados (*continuación*)

Indicador de riesgo	Tiempo de seguimiento diagnóstico recomendado
Síndromes asociados a la pérdida de audición progresiva o de aparición tardía, como la neurofibromatosis, la osteopetrosis y el síndrome de Usher. Otros síndromes identificados con frecuencia son Waardenburg, Alport, Pendred y Jervell y Lange-Nielsen	Antes de 9 meses

CMV, citomegalovirus; RATE, respuesta auditiva del tronco encefálico.

Fuente: reimpresa con permiso de Year 2019 position statement: principles and guidelines for early hearing detection and intervention programs. *J Early Hear Detect Interv* 2019;4(2):1-44. doi:10.15142/fptk-b748.

V. PRUEBAS DE SEGUIMIENTO.

Las pruebas diagnósticas de seguimiento de los recién nacidos que no superan el tamizaje auditivo inicial son fundamentales y lo ideal es que se realicen antes de los 3 meses de edad, de acuerdo con las directrices 1-3-6. A pesar del elevado éxito del tamizaje en recién nacidos (98%), los datos más recientes indican que 26% de los neonatos que no supera el tamizaje auditivo inicial se pierde durante el seguimiento y no recibe un diagnóstico. Casi 18% de los que reciben un diagnóstico se pierde durante el seguimiento y no participa en la intervención temprana. Los problemas familiares asociados a un seguimiento deficiente incluyen la edad de la madre, la situación del seguro, el nivel de pobreza y la falta de educación de la familia en relación con el tamizaje. La pérdida de seguimiento también varía geográficamente. Los recién nacidos que nacen en casa o en zonas más remotas tienen más probabilidades de perderse o renunciar a la exploración auditiva y los servicios de seguimiento.

Los recién nacidos que no superen la prueba de tamizaje deberán someterse a un RATE diagnóstico realizado por un especialista en audiología pediátrica en las 3 semanas siguientes a la prueba inicial. En el caso de los recién nacidos que permanezcan hospitalizados y necesiten más pruebas auditivas, el departamento de audiología del hospital deberá realizar las evaluaciones diagnósticas en el mismo plazo o de inmediato después del alta si no se dispone de departamento de audiología. El formato de las pruebas diagnósticas debe incluir medidas para descartar o identificar la disincronía auditiva, así como la pérdida auditiva neurosensorial o conductiva. Las pruebas deben incluir un RATE de frecuencia específica de diagnóstico completo para medir los umbrales auditivos, los EOAE y la evaluación de la función del oído medio (timpanometría utilizando un tono de sonda de 1 000 Hz). También debe incluirse la observación de la respuesta conductual del niño al sonido y el informe de los padres sobre las conductas comunicativas y auditivas emergentes.

A. Las definiciones del grado y la gravedad de los umbrales de audición figuran en la tabla 68-1.

B. Los recién nacidos que presentan factores de riesgo de hipoacusia neurosensorial o conductiva progresiva o de aparición tardía requieren una vigilancia continuada, incluso si se supera el tamizaje auditivo neonatal inicial. Los calendarios y métodos de vigilancia recomendados se resumen en la tabla 68-2, adaptada de la declaración de posición del JCIH 2019.

C. Los neonatos con **umbrales auditivos bilaterales ligeramente elevados o cual quier elevación de los umbrales auditivos unilaterales** también deben ser objeto de un estrecho seguimiento con evaluaciones audiológicas repetidas y recibir servicios de intervención temprana, ya que corren un mayor riesgo tanto de pérdida auditiva progresiva como de desarrollo retrasado y anormal del lenguaje y las habilidades comunicativas.

D. Todos los recién nacidos deben ser controlados por sus proveedores de atención primaria para comprobar el desarrollo típico de la audición y el lenguaje.

VI. EVALUACIÓN MÉDICA.
Un recién nacido diagnosticado con umbrales auditivos en el rango leve, moderado, severo o profundo debe someterse a las siguientes evaluaciones adicionales:

A. La evaluación completa debe ser realizada por un otorrinolaringólogo u otólogo con experiencia en neonatos. Cuando sea necesario, se debe derivar al paciente a un radiólogo para que realice una tomografía computarizada (TC) o una resonancia magnética (RM).

B. Se debe proporcionar evaluación y asesoramiento genéticos.

C. La exploración debe ser realizada por un oftalmólogo pediátrico para detectar anomalías oculares que puedan estar asociadas a umbrales auditivos elevados.

D. Deberá remitirse a pediatría del desarrollo, neurología, cardiología y nefrología según esté indicado.

VII. INTERVENCIONES PARA OPTIMIZAR EL DESARROLLO DEL LENGUAJE

A. **Intervención temprana.** Los neonatos con elevación confirmada de los umbrales auditivos, independientemente del grado o la lateralidad, deben ser derivados a servicios de intervención temprana para mejorar la adquisición por parte del niño de habilidades lingüísticas adecuadas para su desarrollo.

1. La derivación a intervención temprana constituye el último paso de las directrices 1-3-6 y debe producirse lo antes posible tras la identificación y antes de los 6 meses de edad para obtener resultados óptimos en el desarrollo.

2. Los servicios adecuados de intervención oportuna deben incluir la terapia de logopedas, audiólogos y especialistas en desarrollo con conocimientos de educación de personas sordas y lenguas de signos.

3. Los recursos de intervención temprana y la información para que los padres tomen decisiones sobre las oportunidades de comunicación deben proporcionarse lo antes posible.

B. **Amplificación y tecnologías auditivas.** Si los padres dan su consentimiento, los neonatos que sean candidatos apropiados para sistemas de amplificación personal (es decir, audífonos o prótesis auditivas osteointegradas [BAHA, por sus siglas en inglés]) deben ser adaptados a tecnologías auditivas lo antes posible. Los recién nacidos con umbrales auditivos bilaterales de severos a profundos pueden ser candidatos a implantes cocleares a los 9 meses de edad y, si los padres lo desean, deben ser evaluados por otorrinolaringólogos especializados para este procedimiento.

1. La capacidad de un niño sordo o hipoacúsico para desarrollar el lenguaje utilizando tecnologías auditivas depende de que dichas tecnologías le devuelvan o no el acceso completo a los elementos del lenguaje hablado (todas las frecuencias durante la mayor parte del tiempo).

2. En el caso del inglés, los elementos fonológicos clave del habla necesarios para acceder al lenguaje hablado se designan en la figura 68-1 mediante la zona sombreada. No acceder a los elementos del habla dentro de esta zona sombreada puede dar lugar a un desarrollo inadecuado del lenguaje y, por consiguiente, a malos resultados en todos los ámbitos del desarrollo. También hay una serie de dispositivos de ayuda a la audición disponibles para ayudar en las aulas, los hogares y los lugares públicos. Los sistemas de modulación de frecuencia, infrarrojos y bucle inductivo permiten minimizar el ruido de fondo y pueden ayudar a contrarrestar una acústica deficiente.

C. **Lenguaje de signos.** Además de las tecnologías auditivas, los apoyos lingüísticos visuales son una intervención clave para garantizar el acceso temprano al lenguaje de los niños sordos o con dificultades auditivas.

1. Un ejemplo son los lenguajes de signos, como el American Sign Language, que son lenguajes naturales completos que activan estructuras neurológicas para el lenguaje sin impedir el desarrollo del lenguaje hablado en niños con capacidades visuales intactas.

2. Otros ejemplos son el *Signing Exact English, Manually Coded English and Simultaneous Communication* (conocida como Sim-Com), que son formas manuales del inglés hablado y pretenden complementar la enseñanza del inglés hablado, pero por sí solas no proporcionan acceso lingüístico para la activación y el desarrollo neurológicos.

D. **Acceso al lenguaje.** Teniendo en cuenta lo que se sabe sobre el desarrollo del lenguaje a partir del primer día de vida, la inclusión de un lenguaje de signos accesible durante los primeros meses al primer año de vida, antes y además de otras tecnologías auditivas según desee la familia, puede ser beneficiosa para el desarrollo cognitivo general.

1. La evidencia emergente ha demostrado mejores resultados en el desarrollo de los niños con acceso temprano completo al lenguaje de signos a partir de modelos de lenguaje fluido.

2. La percepción auditiva y la producción del habla se desarrollan de forma similar tanto en los niños que aprenden conjuntamente los modos de comunicación oral y manual como en los que solo se centran en el modo oral. El acceso a la lengua de signos no entraña ningún riesgo, y probablemente solo sea beneficioso garantizar que los niños sordos o con dificultades auditivas no pasen periodos sin estimulación lingüística.

3. Existe el riesgo de que se produzcan resultados deficientes desde el punto de vista del desarrollo, cognitivo, lingüístico y psicológico si los niños no tienen un acceso lingüístico adecuado, ya sea a través de la lengua hablada o de signos; hay que esforzarse por dar prioridad al lenguaje accesible en los objetivos de la intervención temprana.

VIII. **RESULTADOS.** Los resultados dependen en gran medida del grado de elevación de los umbrales auditivos, del momento del diagnóstico y de la provisión de acceso al lenguaje, así como de la presencia de síndromes u otras anomalías congénitas. Para un desarrollo cerebral auditivo óptimo, la maduración normal de las vías auditivas centrales depende de la maximización temprana de la entrada auditiva. Además, para optimizar el desarrollo de las estructuras cerebrales lingüísticas, se requiere un acceso completo al lenguaje, tanto en la modalidad de signos como en la oral. Cuanto antes se inicie la habilitación, mayores serán las posibilidades de que el niño alcance las habilidades lingüísticas y comunicativas propias de su edad. La adaptación de audífonos antes de los 6 meses de edad se ha asociado a mejores resultados en el habla. También son muy prometedores los resultados en cuanto a lenguaje y comunicación de los niños que reciben implantes cocleares tempranos, la terapia intensiva en equipo multidisciplinar que los acompaña y el acceso completo y temprano al lenguaje de signos. El inicio de los servicios de intervención temprana antes de los 3 meses de edad también se ha asociado a mejores resultados en el desarrollo cognitivo a los 3 años. Por último, la participación de la familia es fundamental para el éxito. La identificación oportuna, junto con una intervención temprana y una familia activamente implicada, dan lugar a mejores resultados en el desarrollo y el lenguaje a los 5 años.

Lecturas recomendadas

Hall WC, Levin LL, Anderson ML. Language deprivation syndrome: a possible neurodevelopmental disorder with sociocultural origins. *Soc Psychiatry Psychiatr Epidemiol* 2017;52(6):761–776. doi:10.1007/s00127-017-1351-7.

Joint Committee on Infant Hearing. Year 2019 position statement: principles and guidelines for early hearing detection and intervention programs. *J Early Hear Detect Interv* 2019;4(2):1–44. doi:10.15142/fptk-b748.

Levine D, Strother-Garcia K, Golinkoff RM, et al. Language development in the first year of life: what deaf children might be missing before cochlear implantation. *Otol Neurotol* 2016;37(2):e56–e62.

Lieu JEC, Kenna M, Anne S, et al. Hearing loss in children: a review. *JAMA*. 2020;324(21):2195–2205. doi:10.1001/jama.2020.17647.

Yinru L, Hermione L. Congenital cytomegalovirus—who, when, what-with and why to treat? *J Infect* 2017;74(suppl 1):S89–S94. doi:10.1016/S0163-4453(17)30197-4.

Recursos en línea

American Academy of Audiology. http://www.audiology.org. Consultado en 2022.

American Speech-Language-Hearing Association. http://www.asha.org. Consultado en 2022.

Boys Town National Research Hospital. http://www.babyhearing.org. Consultado en 2022.

Centers for Disease Control and Prevention. Hearing loss in children. http://www.cdc.gov/ncbddd/hearingloss/index.html. Consultado en 2022.

Hands & Voices. http://www.handsandvoices.org/. Consultado en 2022.

Harvard Medical School Center for Hereditary Deafness. http://hearing.harvard.edu. Consultado en 2022.

Laurent Clerc National Deaf Education Center, Gallaudet University. http://www.gallaudet.edu/clerc-center.html. Consultado en 2022.

Marion Downs Center. http://www.mariondowns.org. Consultado en 2022.

National Association of the Deaf: http://www.nad.org. Consultado en 2022.

National Center for Hearing Assessment and Management. http://www.infanthearing.org. Consultado en 2022.

69 Procedimientos neonatales: principios básicos y consideraciones

Anne Ades y Kristen T. Leeman

PUNTOS CLAVE

- La realización de procedimientos en neonatos requiere una atención diligente en cuanto al mantenimiento de los principios de atención al paciente, incluido el perfil riesgo-beneficio del procedimiento, el conocimiento de los pasos críticos, sus complicaciones potenciales, la monitorización del paciente y el tratamiento analgésico adecuado (farmacológico y no farmacológico).
- Todos los procedimientos deben realizarse con estricta atención a las prácticas de seguridad y control de infecciones.
- La atención procedimental debe individualizarse en función del paciente y del contexto clínico.

I. INTRODUCCIÓN. Los procedimientos invasivos son una parte necesaria y de alto riesgo de los cuidados intensivos neonatales. Para proporcionar el máximo beneficio y el mínimo daño, deben realizarse utilizando directrices basadas en la evidencia y la seguridad.

II. PRINCIPIOS GENERALES

A. **Consideración de alternativas.** Para cada procedimiento, se deben considerar todas las alternativas y evaluar la relación riesgo-beneficio. Por ejemplo, después de evaluar los riesgos y beneficios específicos del paciente, los proveedores pueden elegir un procedimiento menos invasivo, por ejemplo, una toracocentesis con aguja, en lugar de la colocación de una sonda de toracostomía. Muchos procedimientos implican la colocación de dispositivos permanentes de plástico. Los dispositivos basados en cloruro de polivinilo filtran un plastificante, el di(2-etilhexil)-ftalato (DEHP), que puede ser tóxico a largo plazo. Existen alternativas y, siempre que sea posible, deben utilizarse dispositivos sin DEHP para los procedimientos en neonatos. Además, varios catéteres permanentes pueden contener látex; por lo tanto, se debe tener cuidado al seleccionar catéteres para procedimientos invasivos en una población con alto riesgo de desarrollar alergias al látex, por ejemplo, los pacientes con mielomeningocele.

B. **Control de infecciones.** Para cualquier procedimiento, se debe garantizar la antisepsia. La mayoría de las unidades tiene directrices específicas en su institución respecto a los agentes antisépticos apropiados. Estas directrices deben incluir e antiséptico específico de elección para el procedimiento, así como el tiempo de aplicación y de secado. Otras consideraciones incluyen el manejo rutinario de los dispositivos permanentes, como las especificaciones para el vendaje y la fijación de los dispositivos, así como para los cambios de vendaje. No existe un agente óptimo para los neonatos; pero las soluciones de clorhexidina, alcohol y povidona yodada son las más habituales. Debe documentarse con claridad cualquier reacción cutánea considerada producto del antiséptico utilizado y deben discutirse alternativas. Dado que las fórmulas de las soluciones, como la clorhexidina, cambian con frecuencia para permitir su uso en más neonatos prematuros con piel menos madura, es difícil recomendar un método sobre otro salvo en circunstancias únicas. Otras consideraciones para el control de infecciones incluyen el uso de cobertura estéril completa del campo, según proceda; el uso de guantes, mascarillas y batas estériles, y el uso de gorros quirúrgicos, en función del procedimiento.

C. **Monitorización y homeostasis.** Lo ideal es que el operador delegue en otro profesional sanitario la responsabilidad de la monitorización y el tratamiento continuos del paciente durante el procedimiento. Esta persona debe centrarse en el paciente y no en el procedimiento. Específicamente, debe evaluar la estabilidad cardiorrespiratoria y termorreguladora durante todo proceso. La monitorización cardiorrespiratoria continua puede realizarse mediante una combinación de técnicas invasivas (p. ej., monitorización de la presión arterial) o no invasivas (p. ej., oxímetro). En los procedimientos que requieren esterilidad, una función especialmente importante de este segundo proveedor de cuidados es garantizar la integridad del campo estéril.

D. **Control del dolor.** El tratamiento de las molestias asociadas al procedimiento puede llevarse a cabo con métodos farmacológicos y no farmacológicos (véase capítulo 70). Debe tenerse en cuenta el posible impacto negativo de cualquier medicación sobre el estado cardiorrespiratorio del paciente. La sacarosa oral (p. ej., solución al 24%, 0.2 a 0.4 mL/kg) es muy eficaz para reducir el dolor causado por procedimientos menores, incluida la extracción de sangre. También puede utilizarse como tratamiento complementario en procedimientos más dolorosos, si el paciente puede tolerar la medicación oral. Antes de iniciar procedimientos potencialmente dolorosos se suele administrar morfina o fentanilo. Además, se pueden utilizar preparados de lidocaína tópica o lidocaína intradérmica dependiendo del procedimiento, y de la integridad de la piel del paciente para el uso de preparados de lidocaína tópica. Se recomienda el uso de escalas de dolor adecuadas a la edad para evaluar la necesidad de medicación.

E. **Informar a la familia.** Salvo en el caso de verdaderas emergencias, los padres deben ser notificados de la necesidad de procedimientos invasivos en el cuidado de sus hijos antes de que se lleven a cabo. Las directrices institucionales y unitarias deben especificar si es necesario el asentimiento o el consentimiento en función del procedimiento que se vaya a realizar. Por ejemplo, algunas instituciones solo exigen el consentimiento para las punciones lumbares, mientras que otras pueden exigir un consentimiento informado. En cualquier caso, la conversación con la familia debe documentarse y los consentimientos firmados deben guardarse en la historia del paciente. En caso de urgencia, cuando no sea posible informar a la familia, se debe notificar después de cualquier procedimiento que se haya intentado realizar. En algunos casos en los que se prevé la realización de procedimientos invasivos pero existen dudas sobre el pronóstico final del paciente, es útil mantener conversaciones preventivas con la familia para comentar las posibles limitaciones de los cuidados.

F. **Equipo de protección individual (EPI).** El operador debe utilizar precauciones universales para evitar la exposición a sangre y líquidos corporales que puedan estar contaminados con agentes infecciosos. Como mínimo, esto debe incluir el uso de guantes, con el agregado de batas impermeables, máscaras y protección ocular según el procedimiento en cuestión. Además, todos los profesionales que se encuentren en la zona de atención inmediata, que suele definirse como un radio de 1.80 m alrededor del paciente, deben llevar también un EPI.

G. **Tiempos muertos y listas de comprobación.** Antes de iniciar cualquier procedimiento, todo el equipo debe tomarse un "tiempo muerto" o "pausa de seguridad" para asegurarse de que se va a realizar el procedimiento correcto en el paciente correcto y, si es el caso, en el lado correcto. Esta pausa debe incorporarse a una lista de comprobación completa que incluya todos los pasos del procedimiento. El uso de una lista de este tipo ayuda a garantizar que no se omita inadvertidamente un paso o evaluación clave.

H. **Formación y supervisión.** Las personas deben recibir formación sobre la realización de procedimientos, tanto desde el punto de vista del trabajo en equipo como de las habilidades psicomotoras, antes de llevarlos a cabo en los pacientes. Esta formación debe incluir una discusión sobre las indicaciones, las contraindicaciones, las posibles complicaciones y su tratamiento, así como las técnicas que deben utilizarse. Para algunos procedimientos existen maniquíes u otras opciones de formación mediante simulación, que también ofrecen la oportunidad de perfeccionar las habilidades psicomotoras y de equipo. Los operadores experimentados deben estar disponibles en todo momento para proporcionar orientación y asistencia necesaria. Para procedimientos poco frecuentes o en caso de que la persona que realizará el procedimiento no lo haya hecho con frecuencia o recientemente, la formación "justo a tiempo" es beneficiosa como repaso, si el tiempo lo permite. El equilibrio entre la minimización de la exposición del paciente a múltiples intentos de procedimiento y la necesidad de que el alumno adquiera experiencia es muy difícil. El número de intentos permitidos por proveedor debe considerarse a nivel de proveedor individual, paciente y procedimiento.

I. **Documentación.** La documentación cuidadosa de los procedimientos mejora la atención al paciente. Por ejemplo, anotar las dificultades encontradas en la intubación o el tamaño y la profundidad de inserción de un tubo endotraqueal (TET) proporciona información importante si debe repetirse el procedimiento. La documentación debe incluir fecha y hora, la indicación del procedimiento elegido, la analgesia y la antisepsia utilizadas, el número de intentos (con éxito y sin éxito), el equipo y la técnica empleados, las complicaciones encontradas, la documentación de la colocación del dispositivo, si procede, y los estudios de seguimiento o radiológicos, tanto realizados como pendientes (fig. 69-1).

J. **Maximizar el éxito.** Deben tomarse medidas que puedan mejorar el éxito de la ejecución de procedimientos. Entre ellas se incluyen las medidas farmacológicas, incluida la parálisis química (con asistencia respiratoria) cuando proceda; la atención prestada a la colocación del paciente; el personal de apoyo adecuado, incluida la supervisión apropiada de los proveedores que aún no están preparados para la práctica independiente; así como el uso de otras herramientas. Estas otras herramientas podrían incluir transiluminadores y ecografías para el acceso vascular, identificación ecográfica de la localización o guía (punciones lumbares, para-, pericardio-, toracocentesis), y videolaringoscopia para intubaciones.

INTUBACIÓN TRAQUEAL, HOJA DE PROCEDIMIENTO

Campos generales	Ejemplos de datos a rellenar en los campos
Indicación:	Hipoxemia, insuficiencia respiratoria, hernia diafragmática congénita en la sala de partos
Monitorización:	Cardiaca, de oximetría de pulso, de dióxido de carbono transcutáneo
Anestesia/analgesia:	
Bloqueo neuromuscular:	No despolarizante o despolarizante
Otros medicamentos:	Sedantes
Número de intentos:	
Tamaño del tubo endotraqueal y manguito presente o no:	
Profundidad en labio/encía:	
Equipo utilizado:	Videolaringoscopia, uso de estiletes, etc.
Puesto confirmado por:	Auscultación, capnografía (cualitativa o cuantitativa), radiografía de tórax
Hallazgos en la radiografía de tórax:	
Observaciones:	"Procedimiento bien tolerado sin eventos significativos" o "Bradicardia con el primer intento, intento abortado con recuperación de la frecuencia cardiaca antes del siguiente intento"
Consentimiento obtenido:	Sí/no/no procede
Lista de comprobación previa al procedimiento (tiempo muerto):	Sí
Difícil de ventilar:	Sí/no y, en caso afirmativo, éxito si se utilizaron adjuntos para mejorar
Vía aérea difícil o crítica:	Sí/no y, en caso afirmativo, por qué y qué debería hacerse la próxima vez

Figura 69-1. Ejemplo de nota de procedimiento.

III. **EXTRACCIÓN DE SANGRE.** La elección del lugar, la técnica, el sitio y la preparación para el procedimiento de extracción de sangre dependen de consideraciones como el tipo de estudios necesarios, el tamaño del paciente, la frecuencia y el volumen de sangre necesario.

   A. **Consideraciones analgésicas.** Los procedimientos que implican roturas en la piel o la compresión de una extremidad (en particular las muestras de pinchazo en el talón) son dolorosos. Deben tomarse medidas para reducir el dolor, como el uso de soluciones orales de sacarosa, preparados tópicos de lidocaína, pañales y otras medidas no farmacológicas. Solo en raras ocasiones se administran medicamentos como los opioides.

B. **Antisepsia.** En general, puede utilizarse alcohol (alcohol isopropílico al 70%) para limpiar el lugar previsto de punción y la piel circundante. Si se van a obtener hemocultivos, el lugar debe limpiarse con povidona yodada o gluconato de clorhexidina. Si se van a obtener hemocultivos, debe utilizarse una aguja estéril nueva o un sistema sin aguja para introducir la sangre en el frasco o frascos de cultivo.

C. **Tipos de extracciones de sangre**

1. **La sangre capilar** se extrae cuando no es necesario un gran volumen de sangre (normalmente solo 1 o 2 mL por vez). Lo más frecuente es extraerla de los talones de neonatos; solo en contadas ocasiones se obtendría una muestra capilar de un dedo.

   a. **Técnica**

      i. Las punciones capilares del pie deben realizarse en la cara medial o lateral del talón, evitando en lo posible los sitios anteriores (fig. 69-2).

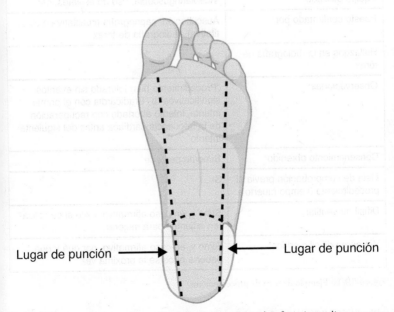

Lugar de punción → ← → Lugar de punción

Figura 69-2. Lugares de punción capilar del talón. Son puntos de referencia una *línea* que parte de un punto entre el cuarto y el quinto dedos del pie y discurre paralela al talón lateral y una *línea* que parte de la mitad del dedo gordo y discurre paralela al talón medial. Se recomienda realizar las punciones del talón en las regiones *sombreadas en azul*. (Jain A, Rutter N. Ultrasound study of heel to calcaneum depth in neonates. *Arch Dis Child Fetal Neonatal Ed* 1999;80[3]:F243-F245.)

ii. Debe calentarse la extremidad a punzar para aumentar el flujo sanguíneo periférico mediante dispositivos homologados.

iii. La piel debe limpiarse cuidadosamente con un antiséptico antes de la punción para evitar la infección del tejido blando o del hueso subyacente. Si se utiliza una solución a base de alcohol, es fundamental dejarla secar durante el tiempo adecuado para evitar la hemólisis de la muestra debida al alcohol residual.

iv. Debe utilizarse una lanceta con resorte porque minimiza el dolor y garantiza una punción adecuada para la obtención de sangre. La lanceta debe ser del tamaño adecuado para el peso del paciente. La sangre debe fluir libremente con una compresión mínima o nula. Esto garantizará valores de laboratorio más precisos.

2. La sangre venosa puede obtenerse de una vena periférica cuando se necesitan volúmenes de sangre mayores o para hemocultivos y algunos laboratorios metabólicos. Es útil contar con un ayudante que evite que el paciente retire o mueva excesivamente la extremidad para disminuir el riesgo de desprendimiento accidental de la aguja. Este asistente también puede ayudar en la aspiración de la jeringa una vez obtenida la sangre.

   a. Técnica

   i. Las venas dorsales de la mano, antecubitales y safenas, son lugares utilizados con frecuencia.

   ii. Generalmente se emplean agujas de seguridad de mariposa de 23G o 25G unidas a un conector en T y a una jeringa.

   iii. Se coloca un torniquete proximal al lugar previsto de entrada de la aguja. Este torniquete debe soltarse antes de la extracción de sangre para las muestras que requieran un flujo libre de sangre, como los niveles de lactato y amoniaco.

   iv. La visibilidad de la vena puede aumentar con transiluminación si no es visible con facilidad. La ecografía es un complemento útil para ayudar al éxito de la venopunción.

   v. La piel debe limpiarse con el agente deseado siguiendo las directrices del hospital y del fabricante en cuanto a la duración de la limpieza y los tiempos de secado.

   vi. La aguja se introduce normalmente en un ángulo de unos 15 grados con respecto a la piel hasta que se produzca un chorro de sangre. A continuación, la persona que realiza el procedimiento o un ayudante debe retirar suavemente la jeringa hasta obtener el volumen adecuado de sangre.

   vii. Una vez obtenido el volumen adecuado de sangre, se debe liberar el torniquete (si sigue atado) y retirar la aguja de la piel. Debe mantenerse una presión suave para asegurar la hemostasia.

3. La sangre arterial puede ser necesaria para una gasometría, para algunos estudios metabólicos y cuando el volumen de sangre necesario sea difícil de obtener de una vena periférica y no se disponga de un catéter permanente. Para disminuir el riesgo de desprendimiento accidental de la aguja, es útil contar con un ayudante que evite que el paciente retire o mueva excesivamente la extremidad. Este ayudante también puede aspirar la jeringa una vez obtenida la sangre.

   a. Técnica

   i. La arteria radial o la arteria tibial posterior son lugares habituales para la punción arterial. En raras ocasiones, cuando no se dispone de otro sitio, el riesgo potencial de la punción de la arteria braquial puede justificarse. Tradicionalmente, se realiza una prueba de Allen para garantizar la perfusión colateral.

ii. Generalmente se utilizan agujas de seguridad de mariposa de 23G o 25G unidas a un conector en T y a una jeringa.

iii. La visibilidad de la arteria puede aumentar con transiluminación si no es visible con facilidad. La ecografía se está convirtiendo en un complemento cada vez más útil para ayudar al éxito de la punción arterial.

iv. La piel debe limpiarse con el agente deseado siguiendo las directrices del hospital y del fabricante en cuanto a la duración de la limpieza y los tiempos de secado.

v. Se identifica la arteria y se introduce con el bisel de la aguja hacia arriba y en un ángulo de 15 grados en dirección contraria al flujo. Una vez que se produzca el retorno de la sangre, se debe aspirar suavemente con la jeringa hasta obtener el volumen adecuado de sangre.

vi. Una vez retirada la aguja de la piel, debe mantenerse una presión suave para asegurar la hemostasia.

Las complicaciones de los procedimientos anteriores incluyen la necesidad de repetir las punciones si el volumen de sangre obtenido es inadecuado, muestras hemolizadas (mayor incidencia con muestras capilares), hematomas, infección, moretones, punción accidental de un vaso equivocado (es decir, arteria en lugar de vena) y secuelas a largo plazo con sensibilización.

D. Muestras de sangre por catéter

1. Los catéteres de la arteria umbilical o de la arteria radial se utilizan a menudo para muestras de sangre repetitivas, especialmente para estudios de gases en sangre.

2. Técnica

a. Debe utilizarse un sistema sin aguja para la toma de muestras de sangre de catéteres arteriales. Las técnicas específicas de uso varían según el producto; deben seguirse las directrices del fabricante.

b. El catéter debe limpiarse adecuadamente del infusado antes de extraer las muestras para evitar lecturas falsas. Una vez extraída la muestra, debe limpiarse la sangre del catéter infundiendo un pequeño volumen de solución salina heparinizada.

c. Para los estudios de gases en sangre, se utiliza una jeringa especialmente diseñada para este propósito o una jeringa preheparinizada de 1 mL para extraer la muestra, a menos que se utilice un dispositivo de punto de atención. Si se utiliza un dispositivo de punto de atención para la muestra de gas en sangre, no es necesaria una jeringa heparinizada. La extracción de la muestra debe ser lenta para evitar alterar la perfusión arterial.

IV. CATETERISMO VASCULAR (véanse en la fig. 69-3 los diagramas de los sistemas venoso y arterial del neonato).

A. **Colocación de catéteres intravenosos (IV) periféricos.** La inserción y el manejo de catéteres intravenosos requiere de gran cuidado. Los lugares de colocación de los catéteres intravenosos periféricos incluyen las venas dorsales de la mano, las venas de la fosa antecubital, las venas dorsales del pie o las venas safenas. Si no hay otras opciones, se puede considerar el uso de una vena del cuero cabelludo. La transiluminación y las ecografías son útiles para facilitar la colocación.

1. Indicaciones y contraindicaciones. Los catéteres intravenosos periféricos están indicados para el uso a corto plazo de líquidos intravenosos o terapia farmacológica, especialmente medicaciones intermitentes. También se utilizan para la transfusión de hemoderivados si no se dispone de un catéter venoso

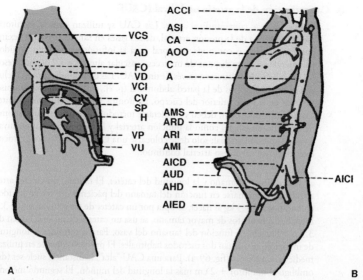

Figura 69-3. A. Diagrama del sistema venoso umbilical del neonato. VCS, vena cava superior; AD, aurícula derecha; FO, foramen oval; VD, ventrículo derecho; VCI, vena cava inferior; CV, conducto venoso; SP, seno portal; H, hígado; VP, vena porta; VU, vena umbilical. **B.** Diagrama del sistema arterial del neonato, incluida la arteria umbilical. ACCI, arteria carótida común izquierda; ASI, arteria subclavia izquierda; CA, conducto arterioso; APP, arteria pulmonar principal; C, corazón; A, aorta; AMS, arteria mesentérica superior; ARD, arteria renal derecha; ARI, arteria renal izquierda; AMI, arteria mesentérica inferior; AICD, arteria iliaca común derecha; AICI, arteria iliaca común izquierda; AUD, arteria umbilical derecha; AHD, arteria hipogástrica derecha; AIED, arteria iliaca externa derecha. (Reimpresa de Kitterman JA, Phibbs RH, Tooley WH. Catheterization of umbilical vessels in newborn infants. *Pediatr Clin North Am* 1970;17[4]:895-912. Copyright © 1970 Elsevier. Con autorización).

central de tamaño adecuado. Las contraindicaciones incluyen el uso con medicamentos extravasantes o irritantes de alto riesgo.

2. **Consideraciones analgésicas.** Se puede utilizar sacarosa oral y vendaje, excluyendo la extremidad a la que se accede para el intento. Si el tiempo lo permite y el paciente no presenta contraindicaciones, un preparado tópico de lidocaína puede ayudar a minimizar el dolor.

3. **Técnica.** La técnica para colocar un catéter intravenoso periférico sigue la técnica para la extracción de sangre venosa excepto en lo siguiente:

   a. Uso de un catéter intravenoso periférico específicamente diseñado de tamaño 22G o 24G.

   b. Una vez que se observa el retorno de la sangre, se avanza el catéter sobre la aguja. A continuación, se conecta un conector en T prelavado al catéter y se introduce en este lentamente para garantizar una infusión sin problemas. El catéter debe fijarse con un adhesivo de silicona.

4. **Las complicaciones** incluyen extravasación del infusado con el consiguiente daño cutáneo, émbolo aéreo y, en raras ocasiones, infección. Es necesario evaluar de cerca la permeabilidad del catéter para evitar riesgo significativo de infiltración intravenosa periférica.

B. Cateterización de la arteria umbilical (CAU)

1. **Indicaciones y contraindicaciones.** Las CAU se utilizan para la monitorización continua de la presión arterial, de los gases en sangre arterial, la exanguinotransfusión o como vía temporal para la infusión de algunos líquidos parenterales si no se dispone de un acceso vascular alternativo. Los vasopresores no deben administrarse a través de una CAU. Las contraindicaciones incluyen onfalitis, defectos de la pared abdominal (p. ej., onfalocele), compromiso vascular de la parte inferior del cuerpo, peritonitis y enterocolitis necrosante. Como primera opción, deben considerarse métodos alternativos para la toma de muestras de sangre, como la punción arterial y la monitorización no invasiva de la presión arterial; solo debe colocarse una CAU a los pacientes críticos que requieran un acceso arterial continuo.

2. **Técnica**

   a. Determinar el tamaño y la longitud del catéter. El tamaño del catéter arterial debe determinarse en función del tamaño del paciente. En recién nacidos con un peso < 1.5 kg al nacer, se opta por un catéter de un solo lumen de 3.5 French. En neonatos de mayor tamaño, se usa un catéter de un solo lumen de 3.5 o 5 French, en función del tamaño del vaso. Para determinar la longitud de inserción, se utilizan dos métodos habituales. El primero consiste en utilizar mediciones externas (fig. 69-4). Para una CAU "alta", la distancia suele ser (del ombligo al hombro) + 2 cm más la longitud del muñón. El segundo método consiste en el cálculo de la profundidad de inserción de la CAU (cm) = [peso al nacer (kg) × 3] + 9 más la longitud del muñón umbilical. La ubicación u objetivo para la punta de una CAU "alta" es entre la sexta y la décima vértebras torácicas. Las CAU instaladas en posición alta se asocian a menos complicaciones vasculares que las colocados en posiciones más bajas, con la punta entre la tercera y cuarta vértebras lumbares.

   b. El catéter se prepara de acuerdo con las directrices de la unidad. Dos ejemplos son i) la colocación de una llave de paso de tres vías y ii) la colocación de un conector en T en el conector del catéter. Independientemente del método utilizado, el catéter y los accesorios deben lavarse con una solución salina estéril. El catéter nunca debe dejarse expuesto a la atmósfera porque la presión intratorácica negativa podría provocar una embolia gaseosa. En algunos casos, pueden utilizarse soluciones no heparinizadas para el lavado, pero las infusiones continuas suelen ser heparinizadas.

   c. El paciente se coloca en decúbito supino y se envuelve para limitar la contaminación del campo estéril. Se utiliza una técnica estéril que incluye el lavado de manos del proveedor y el uso de EPI por parte de todo el personal en la zona de procedimientos.

   d. El muñón umbilical se suspende con pinzas. Un ayudante puede ayudar a sostener el muñón por encima del abdomen utilizando las pinzas. El propio muñón umbilical y 3 o 4 cm de la piel abdominal circundante se lavan cuidadosamente con una solución antiséptica, como se explica en la sección III.B. A continuación, se cubre el abdomen con toallas estériles.

   e. La cinta umbilical (de sarga) se coloca a continuación como un simple lazo alrededor de la piel en la base del cordón. Se debe cuidar aflojar la cinta después del procedimiento. La cinta se utiliza para constreñir suavemente el cordón y evitar hemorragias. A continuación, el muñón del cordón se corta limpiamente en horizontal con un bisturí hasta una longitud de 1.0 a 1.5 cm para revelar una sección transversal de los vasos umbilicales.

   f. Se estabiliza el cordón con una pinza o una pinza hemostática y se identifican las arterias.

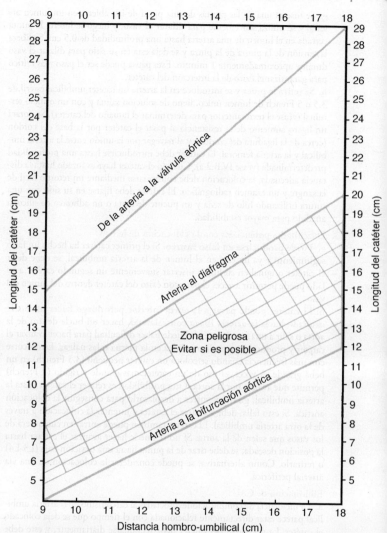

Figura 69-4. Distancia del hombro al ombligo medida desde encima del extremo lateral de la clavícula hasta el ombligo, comparada con la longitud del catéter de la arteria umbilical necesaria para alcanzar el nivel designado. (Dunn PM. Localization of the umbilical catheter by postmortem measurement. *Arch Dis Child* 1969;41[215]:69. Copyright © 1966.)

g. Se inserta una de las puntas de una pinza de iris abierta en un lumen arterial y se utiliza suavemente para **dilatar el vaso**, y luego se inserta la punta cerrada en el lumen de una arteria hasta una profundidad de 0.5 cm. Se libera la tensión de la punta de la pinza y se deja esta en su sitio para dilatar el vaso durante aproximadamente 1 minuto. Esta pausa puede ser el paso más crítico para garantizar el éxito de la inserción del catéter.

h. **Se retira la pinza** y se introduce en la arteria un catéter umbilical estéril de 3.5 o 5 French de lumen único, lleno de solución salina y con un orificio terminal (véase el texto anterior para determinar el tamaño del catéter). Se notará un ligero aumento de la resistencia al pasar el catéter por la base del cordón (cerca de la ligadura del cordón) y al navegar por la unión entre la arteria umbilical y la arteria femoral. El catéter debe introducirse hasta una profundidad predeterminada (véase IV.B.2.a). Cuando el catéter haya avanzado hasta la distancia adecuada, la colocación debe confirmarse mediante un retorno fácil de la sangre y un examen radiográfico. El catéter debe fijarse en su sitio con una sutura utilizando hilo de seda y un puente de cinta o un adhesivo de silicona añadido para mayor estabilidad.

3. Dificultades potenciales con la colocación de la CAU

a. **Puede producirse un falso rastreo.** Si el primer catéter ha hecho un falso seguimiento y ya no está en el lumen de la arteria umbilical, se debe dejar el catéter original en su lugar; insertar suavemente un segundo catéter a su lado puede permitir a veces el paso con éxito del catéter dentro del lumen del vaso.

b. **El catéter puede pasar a la aorta inferior pero luego hacer un bucle caudado hacia la arteria ilíaca contralateral,** hacer un bucle dentro de la aorta o salir a una arteria lateral. Puede haber dificultad para hacer avanzar el catéter y producirse cianosis o palidez en la pierna o las nalgas. Esto ocurre con más frecuencia cuando se coloca un catéter pequeño (3.5 French) en un bebé grande. A veces, el uso de un catéter más grande y rígido (5 French) permite que avance por la aorta. Otra posibilidad es retraer el catéter hasta la arteria umbilical, girarlo y volver a desplazarlo para conseguir la colocación aórtica. Si esto falla, debe retirarse el catéter e intentar la colocación a través de la otra arteria umbilical. El catéter también puede entrar en cualquiera de los vasos que salen de la aorta. Si no se puede hacer avanzar el catéter hasta la posición deseada, se debe tirar de la punta hasta una posición baja (L3-L4) o retirarlo. Como alternativa, se puede considerar la colocación de una vía arterial periférica.

4. Eliminación de CAU

a. La incidencia de complicaciones asociadas al cateterismo de la arteria umbilical parece estar directamente relacionada con el tiempo que se deja colocado el catéter. La necesidad del catéter debe reevaluarse diariamente, y este debe retirarse lo antes posible. La CAU debe retirarse cuando se cumpla alguno de los siguientes criterios:

i. El neonato mejora hasta el punto de que ya no es necesaria la monitorización continua ni las extracciones de sangre frecuentes.

ii. Los Centers for Disease Control and Prevention (CDC), de Estados Unidos, recomiendan un máximo de permanencia de 7 días para reducir las complicaciones infecciosas y trombóticas.

iii. Retirada inmediata si se produce alguna complicación.

b. Método de retirada del catéter. El catéter se retira lentamente durante un periodo de 30 a 60 segundos, lo cual permite que la arteria umbilical se contraiga en su extremo proximal mientras el catéter sigue ocluyendo el extremo distal. La retirada puede prolongarse aún más si existe riesgo de hemorragia, como en el caso de una coagulopatía. Esto suele evitar hemorragias profusas. Deben retirarse las suturas antiguas. Si se produce una hemorragia a pesar de este método, debe mantenerse la presión pellizcando el muñón de la arteria umbilical hasta que cese la hemorragia, cuidando no aplicar una presión abdominal directa excesiva. Esto puede llevar varios minutos. En algunos casos, el uso de un agente hemostático tópico o material inductor de coágulos sanguíneos puede ser útil para la supuración en curso.

5. **Complicaciones asociadas al cateterismo de la arteria umbilical.** La cateterización de la arteria umbilical puede conllevar una morbilidad importante. Estas complicaciones se deben principalmente a accidentes vasculares, incluidos fenómenos tromboembólicos en el riñón, el intestino, las piernas o, raramente, la médula espinal. Pueden manifestarse como hematuria, hipertensión, signos de enterocolitis necrosante o infarto intestinal y cianosis o palidez de la piel de la espalda, las nalgas o las piernas. Otras complicaciones potenciales son la infección, la coagulación intravascular diseminada y la perforación vascular. Todas estas complicaciones son indicaciones para la retirada del catéter. La observación minuciosa de la piel, la monitorización de la orina para detectar hematuria, la medición de la tensión arterial y el seguimiento del recuento de plaquetas pueden alertar a los proveedores de las complicaciones.
   a. El escaldamiento de una pierna tras la colocación de un catéter es la complicación más frecuente observada clínicamente. Aunque a menudo ocurre de forma transitoria, merece una atención especial. Una técnica que puede revertir esta situación es calentar la pierna contraria. Si el vasoespasmo desaparece, puede dejarse colocado el catéter. Si no hay mejoría, debe retirarse el catéter.
   b. Trombos. Si existe preocupación clínica por complicaciones vasculares, debe realizarse una ecografía Doppler de la aorta y los vasos renales. Si se observan trombos, el equipo clínico debe considerar la retirada del catéter previa consulta con radiología intervencionista o hematología sobre los riesgos/beneficios del uso de terapia anticoagulante local como activador tisular del plasminógeno. Para trombos pequeños o síntomas clínicos menores como hipertensión, a menudo se indica el tratamiento médico de la hipertensión (véase capítulo 28) y el seguimiento de los trombos mediante ecografía hasta su resolución. En caso de compromiso vascular importante en el contexto de una trombosis significativa (como pérdida de pulsos y deterioro de la perfusión), puede considerarse la anticoagulación con monitorización estrecha del tiempo de tromboplastina parcial (TTP) o de los niveles de heparina no fraccionada y agentes fibrinolíticos (véase capítulo 44) en consulta con hematología si no está contraindicado (p. ej., coagulopatía o hemorragia intraventricular [HIV]). El tratamiento quirúrgico de la trombosis es poco frecuente.

C. **Cateterización de la vena umbilical** (véanse figs. 69-3 y 69-5)
   1. **Indicaciones y contraindicaciones.** Los **catéteres venosos umbilicales (CVU)**, cuando pasan a través del ductus venoso y cerca de la aurícula derecha, se utilizan para la monitorización de la presión venosa central, la infusión de vasopresores y como vía principal de acceso venoso para la infusión de líquidos. Los CVU bajos pueden utilizarse para la exanguinotransfusión o como acceso vascular de emergencia para la infusión de líquidos, sangre o medicamentos hasta que pueda obtenerse un acceso alternativo. Las contraindi-

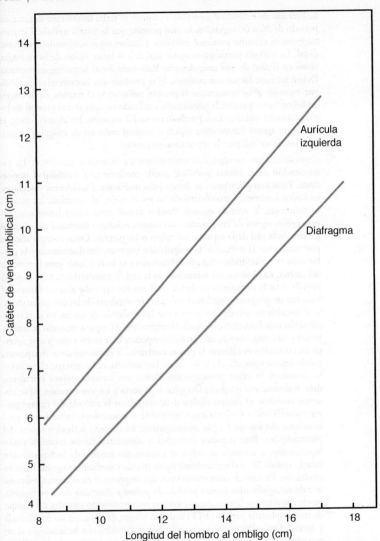

Figura 69-5. Longitud del catéter para la cateterización de la vena umbilical. La punta del catéter debe colocarse entre el diafragma y la aurícula izquierda. (Dunn PM. Localization of the umbilical catheter by post-mortem measurements. *Arch Dis Child* 1966;41[215]:69. Copyright © 1966.)

caciones incluyen onfalitis, defectos de la pared abdominal (p. ej., onfalocele) y peritonitis.

2. Técnica

a. **Determinar el tamaño del catéter y la longitud de inserción** para el cateterismo de la arteria umbilical (véase fig. 69-5). En bebés < 1.5 kg, se suele utilizar un catéter de 3.5 French y en bebés más grandes se coloca un catéter de 5 French. La colocación de un catéter de doble o triple lumen en la vena umbilical proporciona un acceso venoso adicional para la administración de soluciones incompatibles (p. ej., las que contienen agentes vasopresores, bicarbonato sódico o calcio). El uso de un catéter de múltiples lúmenes reduce significativamente la necesidad de múltiples catéteres intravenosos periféricos y punciones cutáneas, además suele preferirse en neonatos de muy bajo peso al nacer. La desventaja es que las infusiones deben mantenerse a través de lúmenes que ya no son necesarios, lo que puede alterar la capacidad de proporcionar un soporte nutricional completo o ajustar adecuadamente la liquidoterapia. Normalmente se utilizan dos métodos para determinar la longitud de la colocación. El primero considera la profundidad de inserción de dos tercios de la distancia desde el hombro hasta el ombligo. El segundo emplea la ecuación de longitud de inserción de la CVU (cm) = [(peso al nacer (kg) × 3) + 9]/2. Debe añadirse la longitud del muñón umbilical a la longitud de inserción calculada.

b. **El catéter se prepara** de acuerdo con las directrices de la unidad. Algunos proveedores usan conectores en T en cada lumen y luego lavan los lúmenes con solución salina estéril heparinizada a través de una jeringa conectada. Otros colocan una llave de paso en el extremo de los lúmenes del catéter, conectores en T en cada extremo de la llave de paso y, a continuación, conectan una jeringa para purgar los lúmenes del catéter. El catéter nunca debe dejarse expuesto a la atmósfera porque la presión intratorácica negativa podría provocar una embolia gaseosa. En algunos casos, pueden utilizarse soluciones no heparinizadas para el lavado, pero las infusiones continuas suelen ser heparinizadas.

c. **Se realiza la técnica estéril y la preparación del ombligo y del campo de procedimiento** (véase el texto anterior).

d. **Se identifica la vena umbilical y se retira cualquier coágulo visible** con pinzas. La vena umbilical se dilata suavemente como se hizo con la arteria umbilical en la sección IV.B.2.g.

e. **El CVU se inserta** mientras se ejerce una suave tracción sobre el cordón umbilical. Una vez que el catéter está en la vena, se debe intentar deslizar el catéter en dirección cefálica justo por debajo de la piel, donde la vena discurre muy superficialmente. Si el catéter se está colocando para un acceso vascular de emergencia, debe avanzarse solo lo necesario para establecer el buen flujo sanguíneo (normalmente de 2 a 4 cm más la longitud del muñón umbilical). Si el catéter se utiliza para infusión continua o para monitorizar la presión venosa central, debe introducirse a través del ductus venoso hasta la vena cava inferior y su posición debe verificarse mediante radiografía.

f. **CVU debe fijarse** en su sitio con una sutura utilizando hilo de seda y un puente de cinta, o adhesivo de silicona añadido para mayor estabilidad (véase capítulo 65).

3. **Posibles dificultades con la colocación del CVU.** Si se producen dificultades durante el avance del catéter a través del ductus venoso, una solución consiste en tirar del catéter hacia atrás unos 4 cm y luego avanzar mientras se gira el catéter en el sentido de las agujas del reloj. Un segundo método consiste en

colocar un segundo catéter al lado del catéter mal posicionado. El catéter mal posicionado puede "bloquear" funcionalmente el trayecto aberrante permitiendo que el segundo catéter pase a través del ductus venoso y entre en la VCI. Si esto ocurre, el catéter original mal colocado debe retirarse con cuidado una vez que el segundo catéter se haya colocado en la posición correcta. Una tercera opción que ha tenido éxito con o sin el uso de ecografías es utilizar la manipulación externa del hígado presionando suavemente el cuadrante superior derecho del abdomen en un esfuerzo por alinear el catéter con el ductus venoso y permitir el paso del catéter a la VCI.

4. Consideraciones. **Solo deben infundirse soluciones isotónicas** hasta que se verifique la posición del catéter mediante estudios radiográficos. Si la punta del catéter está en la vena cava inferior, pueden infundirse soluciones hipertónicas.

5. Retirada del catéter. **Lo ideal es retirar los catéteres a los 7 días y, si es necesario, no después de los 10 días de edad.** En el caso de que un bebé necesite unos días de acceso para alcanzar una nutrición enteral suficiente, para evitar la colocación de una segunda vía central, debe considerarse la posibilidad de una vía intravenosa periférica. Si esto no es posible o factible, el CVU podría mantenerse hasta 14 días. Después de este plazo, el aumento del riesgo de infecciones u otras complicaciones es excesivo. En los recién nacidos de muy bajo peso al nacer, a menudo se colocan catéteres venosos centrales periféricos después de la primera semana de vida y se retiran los CVU.

6. Complicaciones. Puede producirse mal posicionamiento y extravasación del catéter, y causar complicaciones graves como taponamiento cardiaco, si se produce en el espacio pericárdico, o daño hepático y ascitis, si se produce en el abdomen. Para evitar estas complicaciones graves, se indica suspender inmediatamente la administración de líquidos y retirar el CVU si se produce una mala posición. Si se teme un derrame pericárdico, el profesional puede intentar extraer el líquido antes de retirar el catéter. Otras complicaciones son la trombosis y la infección.

7. Puede ser necesaria la colocación de un CVU de emergencia en situaciones como la de un neonato sometido a reanimación cardiopulmonar. Los pasos clave son i) utilizar un lazo umbilical (esparadrapo) para evitar hemorragias; ii) enjuagar el catéter antes de la colocación para evitar émbolos de aire; iii) prestar atención a la seguridad de las personas que se encuentren en la zona inmediata debido al uso del bisturí al cortar el cordón; iv) utilizar el EPI adecuado para los proveedores que se encuentren al lado, y v), si es posible, limpiar rápidamente el cordón con un agente como la yodopovidona, aunque normalmente sin esperar a una aplicación completa y un tiempo de secado. Algunos facultativos administran antibióticos tras la colocación de una CVU de emergencia. La vía debe retirarse lo antes posible si se colocó de forma no estéril y sustituirse de forma estéril por un acceso venoso alternativo.

D. Cateterismo arterial periférico

1. Indicaciones y contraindicaciones. La colocación de un catéter arterial periférico permanente es una alternativa útil a la cateterización de la arteria umbilical para monitorizar la presión arterial y los niveles de gases en la sangre arterial. Los catéteres arteriales periféricos están indicados si no se pueden canular las arterias umbilicales, si se necesita acceso arterial tras la extracción de la CAU, si se precisa un muestreo arterial preductal o para evitar cualquier

riesgo de trombosis de los vasos principales, que es un riesgo propio del cateterismo de los vasos umbilicales. Las contraindicaciones incluyen circulación inadecuada en la extremidad o ausencia de pulso, infección cutánea local o coagulopatía no corregida.

2. Técnica

a. Determinar el tamaño y la ubicación del catéter para su colocación. En neonatos, una cánula intravenosa 22G o 24G con un estilete y un conector en T debe lavarse con solución salina heparinizada. Si se utiliza un catéter de seguridad que no permite acoplar un conector en T antes de la punción, debe disponerse de uno lavado para acoplarlo al conector de la cánula una vez colocado en el lugar adecuado. Las arterias radial, tibial posterior y pedia dorsal son lugares habituales de colocación en bebés.

b. Se recomienda evaluar que la circulación colateral presente un estado adecuado antes de la canulación de las arterias periféricas.

c. La extremidad debe colocarse antes del procedimiento para optimizar el acceso a la arteria y evitar su oclusión, así como para permitir la observación de la perfusión de la extremidad distal. Por ejemplo, para las líneas arteriales radiales, la muñeca debe estar suavemente extendida; para las arterias del pie, debe estar ligeramente dorsiflexionada. Se deben dejar expuestas todas las puntas de los dedos de las manos o de los pies para observar los cambios de color.

d. Se prepara el lugar con **técnica antiséptica** y se palpa el sitio de máxima pulsación arterial. Puede utilizarse transiluminación o ecografía para identificar la posición del vaso. El catéter se introduce a través de la piel en un ángulo < 30 grados respecto a la horizontal y se avanza lentamente hasta la arteria. Cuando se penetra en la arteria, lo que se evidencia por el retorno de sangre al centro del catéter, se retira el estilete y se hace avanzar el catéter en la arteria. Si no hay retorno de sangre, es posible que la aguja haya perforado la pared distal de la arteria. En ese caso se puede retirar el estilete y tirar lentamente del catéter hasta que se produzca el retorno de la sangre; luego, se puede hacer avanzar el catéter en el vaso.

e. Se infunde solución salina heparinizada a través del catéter con una velocidad de infusión mínima de 0.5 a 0.8 mL/hora y máxima de 1 a 2 mL/hora.

3. Las complicaciones son poco frecuentes e incluyen la trombosis arterial y el consiguiente deterioro de la perfusión tisular. Si se observan signos de deterioro de la perfusión en cualquier momento (extremidad distal fría, pálida, oscura o moteada), debe retirarse inmediatamente el catéter. Cuando se retire el catéter, debe aplicarse presión en el lugar para asegurar la hemostasia. Otras complicaciones podrían ser aneurisma de la arteria perforada, hematoma, hemorragia, infección, daño a los nervios periféricos, infección o émbolo aéreo.

E. Cateterización venosa central percutánea

1. Indicaciones y contraindicaciones. Los catéteres venosos centrales se utilizan a largo plazo para nutrición parenteral prolongada, antibióticos o sedación; para la administración de vasopresores, u ocasionalmente para monitorizar la presión venosa central. No existen contraindicaciones absolutas para su colocación, pero debe corregirse la coagulopatía grave.

2. Técnica

a. El catéter venoso central se inserta en una vena periférica y se hace avanzar hasta la circulación central. Un equipo especializado de enfermeras, enfermeras neonatales o médicos responsables de la colocación de estas vías mejora las tasas de éxito y de cumplimiento de las medidas de control de infecciones.

b. La selección del **catéter** depende del tamaño del recién nacido y del vaso; normalmente, se utiliza un catéter de silicona o poliuretano de doble luz de 1.1, 1.9 o 2.7 French.

c. Se debe medir la distancia para la inserción del catéter utilizando una cinta métrica no estéril. Para la colocación de la punta de la vena cava superior, mida desde el lugar de inserción a lo largo del trayecto de la vena hasta la cabeza de la clavícula en el lado derecho. A continuación, mida hacia abajo desde la cabeza de la clavícula derecha hasta el tercer espacio intercostal, justo a la derecha del esternón. Para la colocación de la punta de la vena cava inferior, mida a lo largo del trayecto de la vena hasta el nivel de la apófisis xifoides.

d. Se requiere una cuidadosa atención a la **técnica aséptica**. El operador debe contar con la asistencia de otro cuidador que pueda obtener equipo adicional necesario, garantizar la integridad del campo estéril y supervisar el progreso del procedimiento paso a paso mediante una lista de comprobación específica. Se coloca al neonato en decúbito supino. Se selecciona una vena de entrada adecuada. Puede ser una vena basílica, safena mayor o, más raramente, axilar o femoral. Debe evitarse la vena cefálica porque la colocación central es más difícil. Se puede utilizar una ecografía para identificar el vaso o para la colocación del catéter. El exceso de longitud del catéter puede recortarse a la longitud de inserción medida con no más de 1 a 2 cm de sobrante antes de la colocación para evitar una porción externa del catéter demasiado extensa. Deben seguirse las recomendaciones del fabricante para el recorte y la longitud final total del catéter debe documentarse en la nota de procedimiento. Se prepara el lugar de entrada con una solución antiséptica como clorhexidina (para neonatos con piel madura) o alcohol, y se penetra la aguja introductora en la vena hasta que la sangre fluya libremente. El catéter de silicona se introduce a través de la aguja con unas pinzas y se hace avanzar lentamente la distancia predeterminada para el posicionamiento venoso central. Se retira la aguja introductora, se enrolla la longitud sobrante del catéter en la piel cerca del lugar de inserción y se cubre el lugar con adhesivo de silicona. La punta del catéter se coloca en la unión de la vena cava y la aurícula derecha, como se confirma mediante radiografía. Especialmente con los catéteres de menor calibre, una mejor visualización se logra mediante una radiografía oblicua para separar la posición del catéter de la de la silueta cardiotímica. Es importante tener en cuenta la posición del brazo del recién nacido en el momento de la radiografía, ya que si cambia puede provocar un emplazamiento en la posición de la punta. La inyección de una pequeña cantidad de medio de contraste isotónico puede ayudar a la visualización.

e. Si no es posible canular el vaso con intentos periféricos, pueden utilizarse técnicas quirúrgicas que incluyan el corte del vaso.

3. **Las complicaciones** son poco frecuentes e incluyen hemorragia durante la inserción, infección y trombosis del catéter. Algunos bebés desarrollan una tromboflebitis, normalmente en las 24 horas siguientes a la colocación del catéter. Si la punta del catéter está en la aurícula derecha, una complicación poco frecuente pero potencialmente letal es el taponamiento pericárdico. El diagnóstico y tratamiento precoces mediante pericardiocentesis son fundamentales. Hay que tener cuidado al realizar el lavado o la infusión para minimizar la presión sobre el catéter, pues podría causar su rotura. Utilizando una jeringa más grande (10 mL), la presión de infusión se reduce con respecto a la obtenida con una jeringa más pequeña (3 mL).

F. Colocación de agujas intraóseas (IO)

1. **Indicaciones y contraindicaciones.** Una aguja/línea IO debe colocarse en situaciones de emergencia en las que se necesite acceso vascular y este no pueda obtenerse por otros medios. Las contraindicaciones incluyen infecciones locales, deformidades óseas o fracturas.

2. **Técnica**

   a. **Identifique el lugar de inserción** y prepárelo con una técnica aséptica. Las posibles ubicaciones incluyen la tibia proximal (superficie anteromedial 1 a 2 cm por debajo de la tuberosidad tibial) o la tibia distal (proximal al maléolo medial).

   b. **Coloque la aguja IO** mediante el uso de un conductor accionado por batería o manualmente. Con ambos métodos, la aguja se inserta en un ángulo de 90 grados con respecto al hueso. Si se coloca manualmente, utilice presión hacia abajo y un movimiento de torsión. En ambos métodos, la aguja se hace avanzar solo hasta que se note una pérdida repentina de resistencia al atravesar la corteza del hueso. No avance más para evitar que la aguja atraviese la parte distal del hueso. A continuación se retira el estilete y se comprueba la posición mediante aspiración del contenido de la sangre y la médula o por la capacidad de enjuagar fácilmente sin evidencia de extravasación.

   c. **Después, la aguja se lava** lentamente con solución salina y puede utilizarse para la administración de medicación o líquidos de emergencia.

3. **Las complicaciones potenciales** incluyen la extravasación de líquido en la piel, el periostio o el compartimento muscular, infección, fractura ósea o microembolias.

V. CATETERISMO VESICAL

A. **Indicaciones y contraindicaciones.** Se usa para obtención de muestras de orina para cultivo y para alivio de la retención urinaria. La coagulopatía y la anticoagulación terapéutica son contraindicaciones relativas (especialmente en el paciente sometido a oxigenación por membrana extracorpórea [OMEC]). En estas situaciones, si se considera que los beneficios superan el riesgo, debe considerarse la posibilidad de que un profesional con experiencia, como un urólogo, realice un cateterismo. Además, si hay anomalías visibles o preocupación por anomalías uretrales, debe consultarse a urología, si es posible, antes de intentar el sondaje vesical.

B. **Consideraciones analgésicas.** Se puede administrar sacarosa oral para aliviar el dolor durante el cateterismo.

C. **Técnica**

1. Se han diseñado catéteres específicos para el sondaje vesical, incluidos los de sondaje recto (es decir, no concebidos como catéteres permanentes) y los catéteres de Foley, pensados para mantenerse en su sitio. Debe aplicarse lubricante hidrosoluble a la sonda para facilitar el avance.

2. Debe utilizarse un antiséptico (povidona yodada) para limpiar la zona. Se establece un campo estéril y el profesional usa guantes estériles.

3. Con frecuencia se necesita un segundo proveedor para ayudar a mantener la visualización del meato uretral y ayudar a mantener la esterilidad, especialmente en pacientes femeninas. En los varones, hay que tener cuidado de no

retraer excesivamente el prepucio debido al riesgo de fimosis. El prepucio solo debe retraerse hasta que se visualice el meato uretral.

4. Una vez identificado el meato uretral, se introduce suavemente la sonda en la vejiga hasta obtener orina. La resistencia a la inserción debe ser mínima. Si se detecta obstrucción, suele ser mejor abortar el procedimiento y consultar a urología según se indique.

D. **Complicaciones.** Traumatismo de la uretra o la vejiga, procedimiento fallido, introducción de agentes infecciosos y posterior infección urinaria.

VI. PUNCIÓN LUMBAR

A. **Indicaciones y contraindicaciones.** El líquido cefalorraquídeo se necesita con mayor frecuencia para evaluar la presencia de meningitis en neonatos. Otras indicaciones incluyen estudios metabólicos o para el alivio temporal de la hidrocefalia posthemorrágica en pacientes pretérmino (aunque más frecuentemente se colocan reservorios ventriculares específicamente diseñados para ello). Las contraindicaciones incluyen coagulopatía, trombocitopenia grave y anticoagulación terapéutica, así como cualquier problema anatómico como mielomeningocele o cordón umbilical anclado. Además, aunque es poco frecuente en el neonato, si existe algún problema que pueda aumentar el riesgo de herniación debe evitarse la punción lumbar y consultarse al neurocirujano.

B. **Consideraciones analgésicas.** Se han estudiado varios regímenes de analgésicos para su uso durante la punción lumbar. Las opciones incluyen sacarosa oral, lidocaína tópica, lidocaína intradérmica, así como agentes intravenosos. La elección del agente dependerá del estado clínico del paciente, así como de la urgencia del procedimiento. Por ejemplo, para un paciente intubado, el uso de un opioide IV puede ser el más eficaz. Para un paciente no intubado, en el que se dispone de tiempo suficiente para lograr la eficacia, sería apropiado utilizar lidocaína tópica con sacarosa oral.

C. **Técnica**

1. El recién nacido debe colocarse en decúbito lateral o sentado con las piernas estiradas. El ayudante debe sujetar firmemente al recién nacido por los hombros y las nalgas, de modo que la parte inferior de la columna vertebral quede curvada. Debe evitarse la flexión del cuello para no comprometer las vías respiratorias.

2. Se prepara un campo estéril, se cubre con toallas y se limpia la piel de la espalda con una solución antiséptica, normalmente povidona yodada. La clorhexidina no debe utilizarse en la piel antes de una punción lumbar porque no está específicamente destinada a introducirse en el sistema nervioso central.

3. Debe utilizarse una aguja espinal de 22G a 24G con estilete. Evite el uso de una aguja sin estilete, como una aguja de mariposa de 25G, ya que podría introducir tejido cutáneo en el espacio subaracnoideo.

4. La aguja se inserta en la línea media en el espacio entre la cuarta y la quinta apófisis espinosas lumbares y se inclina ligeramente hacia arriba para seguir el espacio intervertebral. La aguja avanza gradualmente en dirección al ombligo y el estilete se retira con frecuencia para detectar la presencia de líquido cefalorraquídeo. En los neonatos, la distancia de inserción es de solo unos milímetros. Normalmente se siente un ligero "pop" cuando la aguja entra en el espacio subaracnoideo.

5. El líquido cefalorraquídeo (**LCR**) se recoge en tres o cuatro tubos, cada uno con un volumen de 0.5 a 1 mL.

6. Se retira la aguja y se coloca un vendaje oclusivo sobre la zona.

D. **Complicaciones.** Fuga de LCR, infección, resultados no interpretables debido a una muestra sanguinolenta.

E. **Examen del líquido cefalorraquídeo.** El LCR debe inspeccionarse inmediatamente en busca de turbidez y color. En muchos neonatos, el LCR normal puede ser ligeramente xantocrómico, pero siempre debe ser claro. A continuación se ofrece una guía general sobre los estudios que deben obtenerse de los tubos secuenciales:

1. **Tubo 1.** Recuento celular y diferencial

2. **Tubo 2.** Glucosa y proteínas

3. **Tubo 3.** Cultivo y estudios de sensibilidad

4. **Tubo 4.** Repetir el recuento celular si el líquido es sanguinolento. El líquido puede enviarse para otras pruebas (como la amplificación de la reacción en cadena de la polimerasa para el virus del herpes simple, estudios metabólicos, etcétera).

Si el líquido obtenido es limitado y el paciente no ha sido premedicado con antibióticos, los estudios enviados deben priorizarse por los estudios más importantes para ese paciente (es decir, estudios virales, recuento celular en caso de premedicación o cultivo si no ha sido premedicado). Si se puede obtener más líquido, es preferible enviar los estudios de cultivos de los tubos posteriores para minimizar el riesgo de contaminación sanguínea que podría dar lugar a un falso positivo.

VII. INTUBACIÓN

A. **Intubación endotraqueal**

1. **Indicaciones y contraindicaciones.** La intubación endotraqueal está indicada en neonatos con insuficiencia respiratoria cuando ha fracasado la asistencia no invasiva; para la reanimación neonatal en caso de que la ventilación con bolsa y mascarilla no tenga éxito; ante anomalía congénita como la hernia diafragmática congénita, así como para procedimientos quirúrgicos electivos. La única contraindicación son los pacientes con una directiva avanzada que estipule la no intubación. Las contraindicaciones relativas son circunstancias en las que el procedimiento puede resultar difícil, como anomalías de las vías respiratorias, en cuyo caso deben considerarse alternativas como los enfoques no invasivos de la ventilación.

2. **Consideraciones analgésicas.** La intubación endotraqueal es un procedimiento doloroso y estresante. Se ha demostrado que la premedicación, incluyendo específicamente un relajante muscular, mejora el éxito de la intubación. En caso de intubación no urgente, debe administrarse premedicación. Idealmente, el régimen exacto se estandariza a nivel de unidad o institucional. Los componentes de los regímenes generalmente incluyen un vagolítico, un analgésico, un ansiolítico o un relajante muscular, a menos que la condición del paciente sea una contraindicación para cualquiera de estos medicamentos (véase capítulo 70).

3. **Técnica**

a. **Elección del tamaño y longitud del tubo.** El tamaño correcto del tubo (véase capítulo 4) y la profundidad de inserción pueden estimarse mediante diversos métodos. Para los TET orales, la estimación más común de la profundidad de inserción es el peso en kilogramos + 6 cm. Otros métodos se basan en la edad de gestación o en la longitud nasotragal + 1 cm. Es muy importante recordar que todos estos métodos son estimaciones y que la profundidad de inserción debe confirmarse mediante exploración física y radiografía para que la sonda permanezca en su sitio.

b. Elección del equipo de laringoscopia y tamaño. En general, se utilizan palas de Miller de tamaño 00, 0 o 1 en función del tamaño del paciente. Cada vez se utilizan más los videolaringoscopios para la intubación de neonatos. Estos dispositivos ofrecen la posibilidad de observación simultánea de la colocación del tubo por parte de otros observadores, así como una inserción del tubo más fácil y fiable. Entre los dispositivos disponibles, cada uno tiene sus características particulares en cuanto a tamaño o diseño.

c. Vía. Existen datos contradictorios sobre si es preferible la intubación endotraqueal oral o nasal. Los TET orales pueden provocar un surco palatino, y los TET nasales pueden causar asimetría de las narinas y erosión nasal. En la mayoría de los casos, la práctica local y la experiencia del proveedor deben guiar esta selección.

d. Si es posible, **se debe ventilar al paciente con bolsa y mascarilla** para asegurarse de que presenta saturaciones de oxígeno normales (adecuadas para la edad de gestación) antes de la laringoscopia.

e. Durante todo el procedimiento de intubación, la **observación del paciente y la monitorización de la frecuencia cardiaca son obligatorias**. También debe utilizarse la pulsioximetría cuando esté disponible. La monitorización electrónica con pulsómetro audible permite al equipo conocer la frecuencia cardiaca durante todo el procedimiento. Si se observa bradicardia, especialmente si va acompañada de hipoxia, debe interrumpirse el procedimiento y ventilar al bebé con bolsa y mascarilla.

f. El cuello del bebé debe estar ligeramente extendido (posición de "olfateo") con el cuerpo alineado en línea recta. El operador debe permanecer de pie mirando hacia la línea media del cuerpo.

g. El laringoscopio debe sostenerse en la mano izquierda del operador y la boca debe abrirse con la mano derecha. A continuación, la pala del laringoscopio se introduce suavemente en la orofaringe por el lado derecho de la boca y por encima de la lengua, apartándola. La punta de la cuchilla debe introducirse en la vallécula y el mango del laringoscopio debe elevarse hasta un ángulo de aproximadamente 60 grados con respecto al lecho. A continuación, la pala debe levantarse manteniendo el mismo ángulo, con cuidado de no balancear la pala del laringoscopio. La visualización de las cuerdas vocales puede mejorarse ejerciendo presión cricoidea, empujando ligeramente hacia abajo la laringe con el cuarto o quinto dedo de la mano izquierda (o haciendo que lo haga un ayudante) para desplazar la tráquea hacia atrás. Las estructuras anatómicas de la laringe y la faringe tienen apariencias diferentes. El esófago es una hendidura muscular horizontal posterior. La glotis, por el contrario, consiste en una abertura triangular anterior formada por las cuerdas vocales que se unen anteriormente en el ápice. Este orificio se encuentra directamente debajo de la epiglotis, que se levanta mediante una suave tracción hacia arriba con el laringoscopio (fig. 69-6).

h. El tubo endotraqueal se sujeta con la mano derecha y se introduce entre las cuerdas vocales hasta la profundidad estimada adecuada y la marca del tubo endotraqueal. Durante la intubación nasotraqueal, el tubo puede guiarse con unas pequeñas pinzas tipo Magill o moviendo ligeramente la cabeza del bebé.

i. La posición del tubo endotraqueal se comprueba auscultando el tórax para garantizar la misma aireación de los dos pulmones y observando el movi-

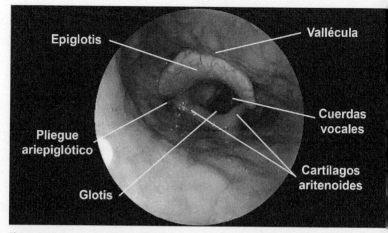

Figura 69-6. Puntos de referencia anatómicos de la vía aérea neonatal. (Imagen atribuida a Med Chaos, CC BY-SA 3.0, vía Wikimedia Commons; Creative Commons Attribution-ShareAlike 3.0 Unported license. https://creativecommons.org/licenses/by-sa/3.0/.)

miento del tórax con el inflado a presión positiva. Normalmente, se observará una columna de aire en el TET si está correctamente colocado en la tráquea. Se recomiendan dispositivos cualitativos (colorimétricos) o cuantitativos (end-tidal) de dióxido de carbono (CO_2) para confirmar la posición intratraqueal del tubo. Una vez determinada la posición correcta, el tubo debe sujetarse contra los labios/nariz o el paladar hasta que pueda fijarse con cinta adhesiva; la posición del tubo debe confirmarse mediante radiografía lo antes posible.

4. **Complicaciones.** Las complicaciones asociadas a la intubación endotraqueal incluyen la intubación del tronco principal, bradicardia, parada cardiaca, intubación esofágica y traumatismo orofaríngeo/glótico/traqueal.

B. Dispositivos de mascarilla supraglótica/laríngea

1. **Indicaciones y contraindicaciones.** La colocación de dispositivos supraglóticos está indicada cuando la ventilación con bolsa de mascarilla o la intubación no tienen éxito o cuando no hay profesionales formados en intubación neonatal. No existen contraindicaciones reales para la colocación de una mascarilla laríngea. Las limitaciones incluyen el uso en pacientes con anomalías de las vías respiratorias a nivel o por debajo del nivel de las cuerdas vocales, como la estenosis subglótica, debido a la colocación de la máscara del dispositivo por encima de estas estructuras, así como la posibilidad de incapacidad para transmitir presiones adecuadas a la tráquea si se necesitan presiones altas para la reanimación. Además, la capacidad de colocar el dispositivo supraglótico puede verse limitada en pacientes con apertura bucal restringida o pequeño tamaño de la cavidad oral, como en los pacientes con peso extremadamente bajo al nacer.

2. **Consideraciones analgésicas.** En general, la colocación de un dispositivo supraglótico no es doloroso. Sin embargo, puede inducir una bradicardia mediada vagalmente; por lo tanto, se puede considerar un agente vagolítico como la atropina antes de la colocación, si el tiempo lo permite.

3. **Técnica**

a. Una mascarilla laríngea de tamaño 1 es adecuada para la mayoría de los neonatos y se recomienda para neonatos de 1.5 a 5 kg de peso. Existen muy pocos informes sobre el uso satisfactorio de mascarillas laríngeas en pacientes de menos de 1.5 kg. Tenga en cuenta que las dimensiones y la forma del dispositivo dependen del fabricante. Es útil utilizar lubricante hidrosoluble en el lado del dispositivo que se hará avanzar contra el reborde palatino (la superficie posterior). La integridad del manguito, si existe, debe comprobarse añadiéndole aire y desinflándolo antes de la colocación.

b. Debe utilizarse una monitorización similar a la de la intubación endotraqueal.

c. Para colocar la mascarilla laríngea, debe abrirse la boca con cualquiera de las dos manos. Con frecuencia, también es útil sujetar la lengua con el pulgar de la mano que no se utiliza para hacer avanzar el dispositivo. A continuación, se hace avanzar el dispositivo a lo largo del paladar duro y hacia la hipofaringe hasta notar resistencia. Si el dispositivo tiene un manguito, debe inflarse hasta que se note una ligera elevación. Los ruidos respiratorios con ventilación con presión positiva o la detección de CO_2 mediante dispositivos cualitativos o cuantitativos son indicios de que el dispositivo está situado correctamente. A continuación, se puede fijar la mascarilla laríngea con cinta adhesiva para asegurarla en su sitio si es necesaria para una asistencia respiratoria continuada.

4. **Complicaciones.** Aparte de la bradicardia vagal mediada y la imposibilidad de obtener una posición adecuada, se han descrito muy pocas complicaciones causadas por la colocación de una mascarilla laríngea.

VIII. TORACOCENTESIS Y COLOCACIÓN DE SONDA PLEURAL
(véase capítulo 38)

IX. PARACENTESIS ABDOMINAL PARA LA EXTRACCIÓN DE LÍQUIDO ASCÍTICO

A. **Indicaciones y contraindicaciones.** Las indicaciones terapéuticas incluyen la dificultad respiratoria causada por la distensión abdominal (p. ej., neonatos con hidropesía o ascitis urinaria) para los que la eliminación de la ascitis reducirá la capacidad toracoabdominal. Además, la paracentesis puede mejorar la interferencia con la producción de orina o la perfusión de las extremidades inferiores como consecuencia del síndrome compartimental abdominal. Las indicaciones diagnósticas incluyen la evaluación de sospecha de peritonitis, ascitis quilosa o para diferenciar la ascitis urinaria de otros procesos. No existen contraindicaciones absolutas en caso de indicación urgente. Algunas contraindicaciones relativas incluyen grandes defectos de la pared abdominal, hepatoesplenomegalia masiva o coagulopatía no corregida.

B. **Técnica**

1. Un catéter intravenoso 18G o 22G se conecta a una llave de paso de tres vías y a una jeringa de 10 a 50 mL. En algunos casos, se utiliza un catéter de seguridad que se acopla a un conector en T, a una llave de tres vías y a jeringas para extraer el líquido.

2. Se prepara la parte inferior del abdomen con una solución antiséptica y se colocan paños estériles. Si la vejiga está distendida, se drena con presión manual o con una sonda urinaria.

3. Cuando es posible, se infiltra un anestésico local como lidocaína al 1% (Xylocaine) en los tejidos subcutáneos.

4. Se conecta una jeringa al catéter y se inserta justo lateral a la vaina del recto (aproximadamente 1.5 cm lateral a la línea media), a un tercio de la distancia entre el ombligo y la sínfisis púbica. También es aceptable una entrada por la línea media.

5. A medida que se introduce el catéter a través de la pared abdominal, se aspira con la jeringa. El catéter se hace avanzar aproximadamente 1 cm hasta que disminuye la resistencia al paso a través de la pared abdominal o se obtiene líquido. Se extraen de 5 a 10 mL de líquido para la paracentesis diagnóstica, mientras que para la terapéutica deben extraerse de 10 a 20 mL/kg.

6. Se retira el catéter y se venda la zona. La guía ecográfica puede ser útil, sobre todo en situaciones en las que el volumen de líquido intraperitoneal es mínimo y puede ser difícil de localizar, o podría perforarse accidentalmente una víscera abdominal durante el procedimiento.

C. Posibles complicaciones

1. Los efectos cardiovasculares, como taquicardia, hipotensión y disminución del gasto cardiaco, pueden deberse a la rápida redistribución del líquido intravascular al espacio peritoneal tras la eliminación de grandes cantidades de ascitis.

2. La aspiración vesical o intestinal se produce con mayor frecuencia en presencia de una vejiga o un intestino dilatados. Estos puntos de punción suelen curarse espontáneamente y sin hallazgos clínicos significativos.

X. PERICARDIOCENTESIS

A. Indicaciones y contraindicaciones. Puede ser necesario un drenaje de emergencia si se sospecha un derrame pericárdico basándose en la exploración física (ruidos cardiacos apagados, taquicardia sinusal, presión de pulso estrecha y signos de disminución del gasto cardiaco), radiografía de tórax (cardiomegalia [no siempre presente]), evidencia de insuficiencia cardiaca o en situaciones de actividad eléctrica sin pulso carentes de otra explicación. La descompensación cardiorrespiratoria súbita cuando hay una vía central colocada, especialmente si la punta está en la aurícula derecha o cerca de ella, debe hacer pensar seriamente en un derrame pericárdico con fisiología de taponamiento. En la mayoría de los casos, incluso los derrames importantes producen pocos o ningún síntoma o signo. El diagnóstico puede sospecharse basándose en la exploración física, los signos vitales y los hallazgos radiográficos, y debe confirmarse mediante ecografía antes de intentar el drenaje si el tiempo lo permite. No existen contraindicaciones absolutas para el procedimiento, pero una coagulopatía no corregida es una contraindicación relativa.

B. Técnica

1. Hay que preparar al paciente y limpiar la zona con una solución antiséptica siguiendo una técnica estéril estándar. Esto debe incluir la zona subxifoidea que se extiende hacia arriba por la parte anterior izquierda del tórax.

2. Si el tiempo lo permite, el procedimiento debe realizarse con guía ecográfica; sin embargo, esta intervención potencialmente salvadora de vidas a menudo no puede demorarse.

3. El drenaje suele realizarse con un catéter intravenoso 22G o 24G. La aguja se inserta justo por debajo de la apófisis xifoides y a la izquierda de la línea media

(para evitar la punción de la aurícula derecha) y se inclina entre 30 y 45 grados hacia el hombro izquierdo. La aguja avanza hacia delante hasta penetrar en el saco pericárdico mientras se vigila la aparición de arritmias que puedan indicar el avance de la aguja hacia el miocardio. Una vez obtenido líquido o aire, se avanza ligeramente el catéter, se retira la aguja introductora y se coloca una jeringa de 10 mL y una llave de paso de tres vías. A continuación, se aspira líquido o aire a través del catéter. Cuando ya no se puede aspirar más líquido o aire, se cierra la llave de tres vías del catéter y se retira este. El lugar de entrada se cubre con una gasa oclusiva y un apósito transparente. Un método alternativo es utilizar una aguja 20G o 23G (p. ej., una aguja de mariposa) con una jeringa de 10 mL y una llave de paso de tres vías conectada para el procedimiento.

C. **Posibles complicaciones.** Puede producirse punción cardiaca, neumopericardio, neumotórax o disritmias transitorias. La guía ecográfica puede reducir el riesgo de estas complicaciones.

Lecturas recomendadas

Anderson J, Leonard D, Braner DA, et al. Videos in clinical medicine. Umbilical vascular catheterization. *N Engl J Med* 2008;359(15):e18.

Bansal S, Caoci S, Dempsey E, et al. The laryngeal mask airway and its use in neonatal resuscitation: a critical review of where we are in 2017/2018. *Neonatology* 2018;113(2):152–161.

Barrington KJ. Umbilical artery catheters in the newborn: effects of position of the catheter tip. *Cochrane Database Syst Rev* 1999;(1):CD000505. doi:10.1002/14651858.CD000505.

Committee on Fetus and Newborn and Section on Anesthesiology and Pain Medicine Prevention and management of procedural pain in the neonate: an update. *Pediatrics* 2016;137(2):e20154271. doi:10.1542/peds.2015-4271.

Fraga MV, Stoller JZ, Glau CL, et al. Seeing is believing: ultrasound in pediatric procedural performance. *Pediatrics* 2019;144(5):e20191401.

Garland JS, Henrickson K, Maki DG. The 2002 Hospital Infection Control Practices Advisory Committee Centers for Disease Control and Prevention guideline for prevention of intravascular device-related infection. *Pediatrics* 2002;110(5):1009–1013.

Johnston L. Neonatal tracheal intubation. https://www.youtube.com/watch?v =lGTaA_UdIXw. Consultada en 2022.

Latini G. Potential hazards of exposure to di-(2-ethylhexyl)-phthalate in babies. A review. *Biol Neonate* 2000;78(4):269–276.

McCay AS, Elliott EC, Walden N. Videos in clinical medicine. PICC placement in the neonate. *N Engl J Med* 2014;370(11):e17.

Pronovost P, Needham D, Berenholtz S, et al. An intervention to decrease catheter-related bloodstream infections in the ICU. *N Engl J Med* 2006;355(26):2725–2732.

Ramasethu J, Seo S. *MacDonald's Atlas of Procedures in Neonatology.* 6th ed. Philadelphia, PA: Lippincott Williams & Wilkins; 2019.

Ruoss JL, Smith-Raska M, Doherty E. Emergent pericardiocentesis: video corner. *Neoreviews* 2016;17(10):e627–e629.

Wang T-C, Kuo L-L, Lee C-Y. Utilizing nasal-tragus length to estimate optimal endotracheal tube depth for neonates in Taiwan. *Indian J Pediatr* 2011;78(3):296–300.

Weiner G, Zaichkin J, Kattwinkel J, eds. *Textbook of Neonatal Resuscitation*. 7th ed. Elk Grove Village, IL: American Academy of Pediatrics; 2016.

70

Prevención y tratamiento del dolor y el estrés de los neonatos en la unidad de cuidados intensivos neonatales

Carol Turnage Spruill y Michelle A. LaBrecque

PUNTOS CLAVE

- El dolor y los efectos de la analgesia pueden evaluarse mediante instrumentos validados.
- La ausencia de respuestas físicas y conductuales a una enfermedad o estímulo doloroso no indican ausencia de dolor.
- El tratamiento del dolor se selecciona en función del tipo, la localización, la intensidad y la duración del estímulo doloroso.
- La exposición al dolor se reduce minimizando la frecuencia y duración de los procedimientos dolorosos.
- Se proporciona analgesia preventiva para el tratamiento del dolor posoperatorio y para procedimientos dolorosos previstos.
- Las intervenciones no farmacológicas se utilizan independientes o como complemento del tratamiento farmacológico.
- La vigilancia de los efectos adversos de los opioides y las benzodiacepinas, como la depresión respiratoria y la hipotensión, es una parte esencial del control seguro del dolor.

I. **ANTECEDENTES.** El reconocimiento de que tanto los neonatos prematuros como los nacidos a término experimentan dolor ha llevado a valorar cada vez más el problema prevalente del tratamiento insuficiente del estrés y el dolor de los neonatos hospitalizados. Tanto las consideraciones humanitarias como los principios científicos favorecen la mejora de las estrategias de tratamiento para prevenir el dolor y el estrés siempre que sea posible y, cuando las molestias sean inevitables, proporcionar un tratamiento rápido y adecuado. El tratamiento óptimo del dolor debe ser individualizado y requiere un conocimiento de la farmacología analgésica del desarrollo, la fisiología neonatal, la evaluación del dolor y las técnicas para aliviarlo.

A. **Respuestas fisiológicas del feto y del neonato al dolor.** A finales del segundo trimestre se produce una maduración considerable de las vías neurológicas periféricas, espinales y supraespinales necesarias para la nocicepción. A las 20 semanas de gestación, ya hay terminales nerviosas sensoriales cutáneas en todas las zonas del cuerpo y un complemento completo de neuronas corticales en el sistema nervioso central. Las investigaciones realizadas con espectroscopia del infrarrojo cercano (NIRS, *near-infrared spectroscopy*) muestran un patrón específico de activación de la corteza somatosensorial en bebés prematuros tras una estimulación nociva, lo que sugiere que los estímulos dolorosos llegan a la corteza cerebral. Las fibras sensoriales periféricas tienen campos receptivos más grandes y superpuestos y vías corticales descendentes inhibitorias, como el funículo dorsolateral, que modulan el dolor luego del nacimiento, lo que indica que los neonatos y los lactantes pequeños presentan una respuesta más intensa al dolor.

Los neonatos muestran patrones predecibles de respuesta al dolor respecto a los niveles de la hormona del estrés, los cambios en la frecuencia cardíaca, la presión arterial y la saturación de oxígeno. Aunque el feto es capaz de generar una respuesta de estrés alrededor de las 23 semanas de gestación, los parámetros fisiológicos son inespecíficos y no son necesariamente indicadores fiables de dolor, en particular entre los neonatos en estado crítico que pueden estar hemodinámicamente inestables, sépticos o con ventilación mecánica. En consecuencia, las herramientas de evaluación del dolor en neonatos son escalas compuestas que suelen combinar parámetros fisiológicos con conductas de sufrimiento observadas. Las respuestas fisiológicas y conductuales son menos fiables entre los neonatos expuestos a estímulos nocivos crónicos o persistentes.

B. **Evolución médica y del desarrollo**

1. **Evolución médica y quirúrgica neonatales.** Las respuestas neonatales al dolor pueden empeorar estados fisiológicos comprometidos como la hipoxia, la hipercarbia, la acidosis, la hiperglucemia, la disincronía respiratoria y el neumotórax. Los cambios en la presión intratorácica debidos a la ferulización diafragmática y las respuestas vagales producidas en respuesta al dolor tras procedimientos invasivos precipitan episodios hipoxémicos y alteraciones en el aporte de oxígeno y el flujo sanguíneo cerebral. Los primeros estudios sobre respuestas quirúrgicas mostraron un curso intraoperatorio más estable y una mejor recuperación posoperatoria entre los neonatos que recibieron analgesia y anestesia perioperatorias.

2. **Resultados en el neurodesarrollo.** Existen evidencias de que los neonatos tienen capacidad de formar una memoria implícita del dolor y de que existen consecuencias conductuales negativas del dolor no tratado. Los estudios conductuales y neurológicos sugieren que los niños prematuros que experimentan numerosos procedimientos dolorosos y estímulos nocivos responden menos a los estímulos dolorosos a los 18 meses de edad corregida. Los neonatos varones que fueron circuncidados con poca analgesia o sin ella mostraron respuestas al dolor significativamente mayores cuando fueron inmunizados a los 2, 4 y 6 meses de edad en comparación con los varones neonatos que no fueron circuncidados o que recibieron una analgesia adecuada. Las pruebas sugieren que el dolor y el estrés neonatales influyen en el neurodesarrollo y afectan a las percepciones posteriores de los estímulos dolorosos y las respuestas conductuales, y que es probable que la prevención y el control del dolor beneficien a los neonatos. Los recién nacidos sometidos a cirugía cardíaca para la ligadura de la persistencia del conducto arterioso (PCA) que recibieron menos analgesia con opioides experimentaron una respuesta al estrés significativamente mayor y más morbilidad posoperatoria en comparación con los recién nacidos que recibieron una analgesia con opioides adecuada.

Existen pocos ensayos clínicos aleatorizados de gran tamaño sobre el tratamiento del dolor en neonatos. Uno de estos ensayos (ensayo NEOPAIN) evaluó la analgesia preventiva con infusión de morfina hasta 14 días entre los recién nacidos prematuros ventilados y no mostró diferencias globales en el resultado primario compuesto (es decir, muerte neonatal, hemorragia intraventricular [HIV] grave o leucomalacia periventricular) entre los grupos tratados con placebo y con morfina preventiva. Sin embargo, surgieron preocupaciones cuando los análisis *post hoc* revelaron un mayor riesgo de HIV grave entre los neonatos tratados con infusión de morfina en el subgrupo nacido entre las semanas 27 y 29 de gestación. Análisis posteriores sugirieron que los resultados adversos se limitaban a los neonatos que estaban hipotensos antes de iniciar el tratamiento con morfina. Estos datos indican que el tratamiento con infusión profiláctica de morfina debe limitarse a los recién nacidos normotensos. Existen pocos datos sobre las consecuencias a largo plazo de la analgesia con opioides en recién nacidos, y los estudios preliminares muestran resultados dispares. El riesgo potencial asociado al uso de morfina como se indica en el ensayo NEOPAIN debe sopesarse frente al riesgo conocido del dolor no tratado en la población neonatal, incluido el aumento de la sensibilidad a estímulos dolorosos posteriores y los posibles efectos negativos en el neurodesarrollo. La investigación en animales sugiere que la morfina puede ser neuroprotectora o neurotóxica dependiendo de la presencia o ausencia de dolor, pero se desconoce cómo se traduce esto a los recién nacidos. Es necesario seguir investigando para identificar opciones seguras y eficaces para el tratamiento del dolor en recién nacidos a término y prematuros.

II. NORMAS DE PREVENCIÓN Y DE PROCEDIMIENTO EN EL TRATAMIENTO DEL DOLOR EN EL NEONATO DEL COMMITTEE ON FETUS AND NEW BORN Y LA SECCIÓN DE ANESTESIOLOGÍA Y MEDICINA DEL DOLOR DE LA AMERICAN ACADEMY OF PEDIATRICS (AAP).

Cada institución debe disponer de normas escritas, basadas en la evidencia existente y emergente, para un plan escalonado de prevención y tratamiento del dolor, que incluya la minimización de la frecuencia y duración de los procedimientos invasivos, la evaluación rutinaria del dolor, el uso de terapias farmacológicas y no farmacológicas para la prevención del dolor asociado a procedimientos menores rutinarios, y medicaciones eficaces para minimizar el dolor asociado a la cirugía y otros procedimientos mayores. Deben utilizarse sistemáticamente instrumentos validados de evaluación del dolor neonatal antes, durante y después de los procedimientos dolorosos para controlar la eficacia de las intervenciones analgésicas. Las estrategias no farmacológicas, como el arrullo facilitado, el contacto piel con piel, la succión no nutritiva, la lactancia materna o el suministro de leche materna extraída, o la estimulación sensorial, han demostrado ser útiles para disminuir las puntuaciones de dolor durante procedimientos a corto plazo de leves a moderadamente dolorosos y deben utilizarse sistemáticamente. Las soluciones orales de sacarosa o glucosa pueden ser eficaces en neonatos sometidos a procedimientos leves o moderadamente dolorosos, solas o en combinación con otras estrategias de alivio del dolor.

Los profesionales sanitarios que atienden neonatos deben sopesar los beneficios y las cargas potenciales y reales cuando utilicen métodos de tratamiento farmacológico basados en las pruebas disponibles. Algunos medicamentos pueden potenciar la depresión respiratoria y la hipotensión que pueden producirse con los opioides, por lo que los neonatos que los reciban deben vigilarse cuidadosamente.

Debe tenerse precaución al considerar medicamentos más nuevos para los que los datos en neonatos son escasos o inexistentes. Los profesionales sanitarios neonatales deben recibir formación continuada sobre el reconocimiento, la evaluación y el tratamiento del dolor en los neonatos, incluidas las nuevas pruebas disponibles. Para subsanar las lagunas de conocimiento, debe investigarse más sobre las herramientas de evaluación del dolor y las estrategias farmacológicas y no farmacológicas para prevenir o aliviar el dolor. Se necesitan estudios sobre la farmacocinética y la farmacodinámica de los medicamentos más nuevos para evitar desajustes terapéuticos en los pacientes más vulnerables en la práctica pediátrica. Con una formación adecuada, los familiares pueden desempeñar un papel fundamental y gratificante en la prevención, la evaluación y el tratamiento del dolor.

III. **EVALUACIÓN DEL DOLOR Y DEL ESTRÉS DEL NEONATO.** Existen varias escalas validadas y fiables para evaluar el dolor. Los indicadores conductuales (p. ej., expresión facial, llanto y movimiento del cuerpo o las extremidades), así como los fisiológicos (p. ej., taquicardia o bradicardia, hipertensión, taquipnea o apnea, desaturación de oxígeno, sudoración palmar, signos vagales) son útiles para evaluar el nivel de malestar del neonato. Los marcadores bioquímicos del dolor y el estrés, como los niveles plasmáticos de cortisol o catecolaminas, no suelen utilizarse en el ámbito clínico, pero pueden ser útiles para la investigación.

Las respuestas fisiológicas a los estímulos dolorosos incluyen la liberación de catecolaminas circulantes con aumento de la frecuencia cardiaca, la presión arterial y la presión intracraneal. Dado que la respuesta al estrés del feto inmaduro o del neonato prematuro es menos robusta que la del neonato o niño más maduro, al evaluar la respuesta al dolor deben tenerse en cuenta la edad de gestación y la edad posmenstrual (EPM). Entre los neonatos prematuros que experimentan dolor, no se observa sistemáticamente un cambio en los signos vitales asociado a la respuesta de estrés (p. ej., taquicardia, hipertensión) ni agitación. Incluso entre los recién nacidos con una respuesta intacta al dolor, un estímulo doloroso que persiste durante horas o días agota la producción del sistema nervioso simpático y oscurece la capacidad del clínico para evaluar objetivamente el nivel de malestar del neonato.

Los cambios en los signos vitales no son específicos del dolor y pueden ser poco fiables cuando se utilizan como único indicio para identificar el dolor. Los cambios en la actividad facial y la frecuencia cardiaca son las medidas más sensibles del dolor observadas en neonatos a término y prematuros. Entre las semanas 25 y 26, la expresión facial que transmite dolor es la misma que en los niños y los adultos. Antes de eso, pueden observarse por separado varios componentes faciales de una mueca, como el apretón de ojos. El Premature Infant Pain Profile (PIPP) puntúa los componentes faciales por separado para captar al recién nacido prematuro que puede tener una capacidad limitada para producir y mantener una expresión de color completa.

A. **Evaluación del dolor y el estrés en el recién nacido**

1. El dolor de los recién nacidos debe ser evaluado de forma rutinaria (al menos cada 4 o 6 horas y antes y después de procedimientos invasivos) por cuidadores formados para evaluar el dolor utilizando herramientas multidimensionales. Las escalas de dolor utilizadas deben servir de guía a los cuidadores para proporcionar un alivio eficaz del dolor. Dado que las pequeñas variaciones en la puntuación pueden dar lugar a un tratamiento insuficiente o excesivo, debe reevaluarse periódicamente la competencia de cada cuidador en el uso de la escala de dolor elegida para mantener la fiabilidad.

2. La selección de la herramienta más adecuada para evaluar el dolor neonatal es esencial para un tratamiento eficaz. Los médicos, el personal de enfermería y los padres tienen distintas percepciones de las señales de dolor cuando se les presentan las mismas respuestas de dolor infantil. Los prejuicios del cuidador pueden influir tanto en el juicio como en la actuación a la hora de evaluar y tratar el dolor. Una herramienta de puntuación del dolor con un intervalo de edad apropiado, propiedades psicométricas aceptables, utilidad clínica y viabilidad puede reducir los sesgos. Existen muchas herramientas, y algunas de las más comunes se muestran en la tabla 70-1.

3. La documentación del dolor es fundamental. En general, las puntuaciones de dolor que se documentan junto con los signos vitales pueden supervisarse más fácilmente para detectar tendencias y patrones sutiles, de modo que el dolor no aliviado o la tolerancia a los opioides puedan identificarse oportunamente.

4. Debido a que ningún instrumento para el dolor es completamente preciso para identificar todos los tipos de dolor en cada niño, deben incluirse otros datos del paciente en la evaluación del dolor. El dolor persistente o prolongado, asociado con los cuidados al final de la vida o influido por la medicación, no puede medirse de forma fiable con los instrumentos actuales para el dolor.

B. **Neonatos en estado crítico.** Las respuestas al dolor están influidas por la EPM y el estado conductual del neonato. La mayoría de las escalas de dolor que se han empleado utiliza el dolor agudo como estímulo (pinchazo en el talón), y se han probado adecuadamente muy pocas herramientas que midan el dolor prolongado o crónico. Es posible que los neonatos en estado crítico no puedan mostrar indicadores de dolor debido a la gravedad de su enfermedad. Pocas escalas incluyen parámetros de falta de respuesta al dolor que pueden estar presentes cuando un recién nacido está enfermo de gravedad o es extremadamente prematuro. La falta de respuesta no significa que el neonato no sienta dolor. El cuidador debe basar las decisiones de tratamiento en otros datos, como el tipo de enfermedad, el estado de salud, los factores de riesgo de dolor, la madurez, las medidas invasivas (p. ej., sondas torácicas), los medicamentos que atenúan la respuesta y los procedimientos dolorosos programados. Los instrumentos existentes para el dolor no tienen en cuenta al recién nacido extremadamente prematuro, cuyas respuestas fisiológicas y conductuales inmaduras son difíciles de interpretar. Los niños con alteraciones neurológicas pueden presentar una respuesta al dolor similar a la de los niños sanos a término, aunque la intensidad de dicha respuesta puede estar disminuida. La respuesta al dolor puede aumentar en cada neonato en función de sus antecedentes de dolor y de la manipulación previa a un episodio doloroso.

C. **Dolor crónico o prolongado.** Los indicadores fisiológicos y conductuales pueden ser muy distintos cuando el dolor es prolongado. Los neonatos pueden volverse pasivos, con pocos o ningún movimiento corporal, poca o ninguna expresión facial, disminución de la frecuencia cardiaca y de la variación respiratoria y, en consecuencia, menor consumo de oxígeno. Los cuidadores pueden interpretar erróneamente que estos recién nacidos no sienten dolor debido a su falta de respuestas fisiológicas o conductuales. La calidad y duración del sueño, la alimentación, la calidad de las interacciones y la respuesta ante el consuelo, combinadas con factores de riesgo de dolor, pueden ser más indicativas de dolor persistente. Una herramienta prometedora para la evaluación del dolor prolongado en recién nacidos prematuros es la Échelle de la Douleur Inconfort Noveau-Né (EDIN [Escala de Dolor e Incomodidad Neonatal]), aunque su evaluación psicométrica es incompleta. Existen pruebas de que la exposición repetitiva o prolongada al dolor puede aumentar la respuesta dolorosa (hiperalgesia) a futuros estímulos dolorosos e incluso puede provocar sensación de dolor ante estímulos que no lo son (alodinia).

Tabla 70-1. Resumen de los instrumentos de evaluación del dolor neonatal con pruebas psicométricas

Instrumento de evaluación del dolor (frecuencia de uso en los estudios)	Edades validadas	Indicadores fisiológicos y de comportamiento	Datos sobre validez y fiabilidad	Tipo de dolor Procedimiento quirúrgico prolongado	Ajustes para prematuros	Escala métrica
PIPP, PIPP-R (154) (Premature Infant Pain Profile: Revisado)	28-48 semanas 26-37 semanas	EG Estado de comportamiento Frecuencia cardiaca máxima, saturación de oxígeno Alerta, cejas arqueadas, ojos apretados, surco nasolabial	Construcción Contenido Cara IR: 0.94-0.98 IC: 0.71	Procedimiento	Sí	Prematuro: 0-21 Término: 0-18
CRIES (7) (Cries, Requires Oxygen, Increased Vital Signs expression, Sleeplessness)	32-56 semanas	Presión arterial, frecuencia cardiaca, saturación de oxígeno Llanto, expresión, insomnio	Cara Contenido Discriminar IR: > 0.72	Posoperatorio	No	0-10
NIPS (84) (Neonatal Infant Pain Scale)	26-47 semanas	Patrón respiratorio Expresión facial, llanto, brazos, piernas, estado de alerta	Cara Construcción IC: 0.87-0.95 IR: 0.92-0.97	Procedimiento	No	0-7
NFCS (33) (Neonatal Facial Coding System)	25 semanas para el parto	Frente abultada, ojos apretados, surco nasolabial, apertura labial, estiramiento labial (vertical y horizontal), labios fruncidos, tensión lingual, temblor mentoniano	—	Procedimiento Prolongado Quirúrgico (ventilado)	No	0-10

(*continúa*)

Tabla 70-1. Resumen de los instrumentos de evaluación del dolor neonatal con pruebas psicométricas (*continuación*)

Instrumento de evaluación del dolor (frecuencia de uso en los estudios)	Edades validadas	Indicadores fisiológicos y de comportamiento	Datos sobre validez y fiabilidad	Tipo de dolor Procedimiento quirúrgico prolongado	Ajustes para prematuros	Escala métrica
N-PASS (10) (Neonatal Pain, Agitation, and Sedation Scale)	23-42 semanas 0-100 días	Frecuencia cardiaca, frecuencia respiratoria, presión arterial, saturación de oxígeno Llanto/irritabilidad, estado de comportamiento, expresión facial, extremidades/tono	Construcción IR: 0.86-0.93 IC: 0.84-0.89	Procedimiento Prolongada (ventilación) Sedación	Sí	Dolor: 0-10 Sedación: 10-0
EDIN (6) (Échelle de la Douleur Noveau-Né [Escala de dolor y malestar en el neonato])	25-36 semanas	Actividad facial, movimientos corporales, calidad del sueño, calidad del contacto con las enfermeras, consolabilidad	Construir: $P = 0.0009$ IR: 0.59-0.74 IC: 0.86-0.94	Prolongado	No	0-15
BPSN (16) (Escala de dolor de Bernese para neonatos)	27-41 semanas	Patrón respiratorio, frecuencia cardiaca, saturación de oxígeno Estado de alerta, duración del llanto, tiempo para calmarse, color de la piel, abultamiento de las cejas al apretar los ojos, postura	Construcción: $P < 0.001$ IR: 0.86-0.97	Procedimiento	No	0-27

EG, edad de gestación; IC, consistencia interna (*Internal consistency*); IR, confiabilidad entre evaluadores (*Inter-rater reliability*).

Fuente: adaptada de Walden M, Spruill CT. Pain in newborn and infant. En: Kenner C, Altimier L, Boykova M, eds. *Comprehensive Neonatal Nursing Care*. 6th ed. Nueva York, NY: Springer; 2019:539-555.

IV. MANEJO: PREVENCIÓN Y TRATAMIENTO DEL DOLOR.

La atención a la intensidad de los procedimientos diagnósticos, terapéuticos o quirúrgicos que se realizan en forma habitual en la unidad de cuidados intensivos neonatales (UCIN) es fundamental para el desarrollo de estrategias adecuadas a los niveles de dolor leve, moderado o intenso. Para ello deben tenerse en cuenta los antecedentes, el estado clínico y la EPM del paciente. La elección de la opción de tratamiento del dolor depende del procedimiento invasivo que se realice (tabla 70-2).

Los cuidadores suelen subutilizar las medidas no farmacológicas para el alivio del dolor. Cuando se utilizan adecuadamente, estos enfoques para el alivio del dolor han demostrado ser eficaces, ya sea por sí solos o como complemento del tratamiento farmacológico del dolor. Siempre que sea posible, debe recurrirse a la participación de los padres para facilitar el arrullo, el CPP, la succión no nutritiva y la lactancia materna durante y después de procedimientos dolorosos, con el fin de reducir el estrés y el dolor.

A. **Modificación del entorno.** Los procedimientos dolorosos o estresantes deben revisarse diariamente para eliminar los que sean redundantes o injustificados (p. ej., la toma de muestras de sangre). La combinación de procedimientos dolorosos con cuidados no urgentes, rutinarios o manipulación previa puede intensificar la experiencia dolorosa.

1. Proteger de la luz los ojos del neonato, en especial cuando se utilizan luces para algún procedimiento o se coloca al bebé en una posición en la que la luz se dirige hacia su cara.

2. El sonido suele producirse a niveles y frecuencias que perturban el descanso y el sueño de los pacientes neonatales. Se hacen esfuerzos por minimizar los niveles de sonido para promover un entorno de descanso en la unidad y alrededor de la cabecera de la cama.

3. Colocar en una posición cómoda a los neonatos es una habilidad que todos los cuidadores deberían adquirir, independientemente de la disciplina. Es aún más importante cuando existen factores de riesgo de dolor. Puede ser necesario el uso de ayudas para el posicionamiento con el fin de facilitar las posiciones de confort y potenciar los efectos de otras formas de tratamiento del dolor.

4. El arropamiento facilitado o "arropamiento con la mano" consiste en colocar una mano sobre la cabeza o la espalda y los pies del neonato, manteniendo las extremidades flexionadas y contenidas cerca del tronco, donde el bebé no está restringido, sino que puede empujar contra la suave contención, moviéndose según sea necesario. Esta técnica ha logrado aliviar el dolor de la aspiración endotraqueal y del pinchazo en el talón.

B. **Contacto piel con piel (CPP).** Los cuidados canguro consisten en colocar a un neonato sobre el pecho de sus padres dentro de la ropa, vestido nada más con un pañal y un gorro, normalmente con una manta caliente sobre el bebé. Las enzimas y hormonas que se liberan durante el CPP elevan químicamente el umbral del dolor, lo que mejora la tolerancia a los procedimientos dolorosos y disminuye la respuesta de llanto. Tanto en el CPP como en el arrullo facilitado, el efecto analgésico solo se mantiene mientras se sostiene al bebé.

La estimulación multisensorial, el masaje y la musicoterapia pueden ayudar a controlar el dolor. Estas intervenciones necesitan mucha más investigación para comprender cómo funcionan y cómo se comparan con otras opciones tanto en términos de eficacia como de seguridad.

C. **La analgesia mediada por el gusto** con frecuencia se combina con modificaciones ambientales, contención con las manos, arropamiento facilitado o sujeción CPP y succión no nutritiva. En los procedimientos dolorosos repetitivos, la analgesia mediada por el gusto es más eficaz que la modificación del entorno por sí sola.

Tabla 70-2. Resumen de procedimientos y recomendaciones para el alivio del dolor

Procedimientos que penetran la piel*,†	Intervenciones propuestas	Comentarios
Pinchar el talón	Utilizar medidas no farmacológicas + lanza mecánica, apretar el talón es la fase más dolorosa	La venopunción es más eficaz y menos dolorosa; los anestésicos locales, el paracetamol y el calentamiento del talón no reducen el dolor del pinchazo en el talón
Venopunción	Medidas no farmacológicas, uso de anestésicos locales tópicos	Requiere menos tiempo y menos remuestreo que el pinchazo del talón
Punción arterial	Medidas no farmacológicas, uso de anestésicos locales tópicos y subcutáneos	Más dolorosa que la venopunción
Canulación IV	Medidas no farmacológicas, uso de anestésicos locales tópicos	—
Colocación de la vía central	Medidas no farmacológicas, utilizar anestésicos locales tópicos, considerar opioides a dosis bajas o sedación profunda en función de factores clínicos	Algunos centros prefieren utilizar anestesia general
Pinchar el dedo	Medidas no farmacológicas y uso de dispositivo mecánico	La venopunción es más eficaz, menos dolorosa; los anestésicos locales, el paracetamol o el calentamiento pueden no reducir el dolor del pinchazo en el dedo
Inyección subcutánea	Evitar si es posible, utilizar medidas no farmacológicas y anestésicos locales tópicos si no se puede evitar el procedimiento	—
Inyección intramuscular	Evitar si es posible, utilizar medidas no farmacológicas y anestésicos locales tópicos si no se puede evitar el procedimiento	—
Punción lumbar	Medidas no farmacológicas y anestesia local tópica, infiltración de lidocaína, posicionamiento cuidadoso	Utilizar analgesia/sedación IV, si los pacientes están intubados y ventilados

(*continúa*)

Tabla 70-2. (continuación)

Procedimientos que penetran la piel*,†	Intervenciones propuestas	Comentarios
Línea arterial periférica	Medidas no farmacológicas y anestésico local tópico, infiltración de lidocaína, considerar opioides IV	—
Circuncisión	Medidas no farmacológicas y anestesia local tópica, infiltración de lidocaína, paracetamol IV/VO antes y después del procedimiento	Infiltración con lidocaína para el bloqueo distal del nervio dorsal o anular del pene (BNDP); la lidocaína liposomal es más eficaz que el BNDP
Aspiración vesical suprapúbica	Medidas no farmacológicas y anestésico local tópico, infiltración de lidocaína, considerar fentanilo IV (0.5-1.0 μg/kg)	—
Disección arterial o venosa	Medidas no farmacológicas y anestésico local tópico, infiltración de lidocaína, fentanilo IV (1-2 μg/kg), considerar sedación profunda	La mayoría de los cortes arteriales o venosos puede evitarse, considere la derivación a radiología intervencionista
Catéter central de inserción periférica (CCIP)	Medidas no farmacológicas y anestesia local tópica, infiltración de lidocaína, considerar fentanilo IV (1 μg/kg) o ketamina IV (1 mg/kg)	Algunos centros prefieren utilizar sedación profunda o anestesia general
Canulación OMEC	Propofol 2-4 mg/kg, ketamina 1-2 mg/kg, fentanilo 1-3 μg/kg, relajante muscular según necesidad	—
Intubación traqueal (p. ej., para ventilación mecánica)	Administrar fentanilo (1 μg/kg) o morfina (10-30 μg/kg), con midazolam (50-100 μg/kg), ketamina (1 mg/kg) usar relajante muscular solo si el clínico tiene experiencia, considerar atropina	No se ha investigado la superioridad de un régimen farmacológico sobre otro
Inserción de sonda gástrica	Medidas no farmacológicas, considerar gel anestésico local	Realizar con rapidez, utilizar lubricante, evitar lesiones
Fisioterapia torácica	Posicionamiento suave, fentanilo (1 μg/kg) si hay un tubo torácico	Evitar zonas de piel lesionada o inflamada, zonas con drenajes o catéteres permanentes

(*continúa*)

Tabla 70-2. Resumen de procedimientos y recomendaciones para el alivio del dolor (*continuación*)

Procedimientos que penetran la piel*,†	Intervenciones propuestas	Comentarios
Retiro del catéter intravenoso	Hisopo con disolvente, medidas no farmacológicas	—
Tratamiento de heridas	Medidas no farmacológicas, utilizar anestésicos locales tópicos, considerar opioides a dosis bajas o sedación profunda en función de la extensión de la lesión	Ver también "Cambio de apósito"
Cateterismo umbilical	Medidas no farmacológicas, paracetamol IV (10 mg/kg), evitar suturas en la piel	El tejido del cordón umbilical no está inervado, pero hay que evitar lesionar la piel
Compresión vesical	Considerar medidas no farmacológicas o paracetamol IV (10 mg/kg) si es grave o prolongado	—
Extubación traqueal	Utilizar un hisopo con disolvente para el esparadrapo, considerar medidas no farmacológicas	—
Cambio de apósito	Medidas no farmacológicas y anestesia local tópica, considerar sedación profunda si es extensa	—

*Las medidas no farmacológicas incluyen chupón, sacarosa oral, envolver al bebé y contacto piel a piel con la madre.

†La frecuencia de los procedimientos se puede reducir sin sacrificar la calidad de los cuidados intensivos neonatales.

Fuente: reimpresa de Hall RW, Anand KJS. Pain management in newborns. *Clin Perinatol* 2014;41(4):895–924. Copyright © 2014 Elsevier. Con autorización.

1. La analgesia con sabor dulce (ASD) (sacarosa o glucosa) administrada por vía oral 2 minutos antes y de nuevo justo antes de un procedimiento doloroso disminuye la respuesta al dolor en lactantes de hasta 12 meses de edad (fig. 70-1).

   a. Para procedimientos que duren más de 5 minutos, se debe considerar la dosificación repetida.

   b. No se ha establecido la dosis óptima de ASD. Se desconocen los resultados a largo plazo de la dosificación repetida de ASD en la primera infancia y en neonatos prematuros. Recientemente, una revisión Cochrane ha expresado su preocupación por el uso o la administración repetida de sacarosa en neonatos extremadamente prematuros o con enfermedad crítica, debido a la escasez de datos sobre los resultados a largo plazo.

   c. La ASD debe administrarse en la lengua, donde se concentran las papilas gustativas del sabor dulce. No es eficaz si se administra por sonda nasogástrica.

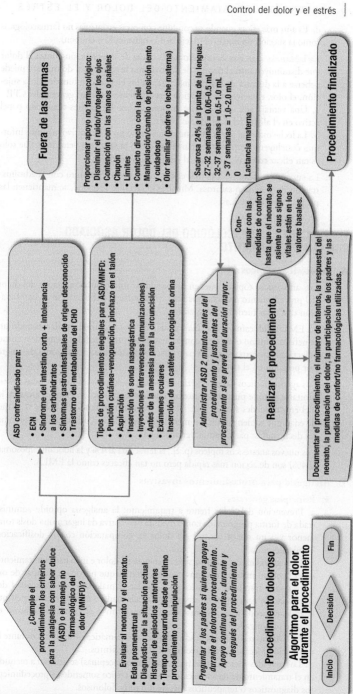

Figura 70-1. Algoritmo para el manejo del dolor en procedimientos menores. ECN, enterocolitis necrosante; CHO, carbohidratos.

d. Es aún más eficaz cuando se combina con otras estrategias no farmacológicas como la succión no nutritiva (p. ej., dedo enguantado o chupón).

2. **La lactancia materna** es una estrategia eficaz de intervención contra el dolor que disminuye tanto el tiempo de llanto como la reacción al dolor. Esto puede deberse a la dulzura de la leche materna o a los efectos combinados de la sujeción, el olor, el tacto, la contención y el ambiente sensorial general del CPP.

a. Una ventaja adicional de este enfoque es que las madres tienen un papel activo en el alivio del dolor de sus bebés.

b. La leche materna por sí sola como analgésico no es definitivo: algunos informes concluyen que puede ser tan eficaz como la sacarosa, pero otros que solo es tan eficaz como el agua para el tratamiento del dolor.

3. **La succión no nutritiva** es más eficaz cuando se utiliza junto con la administración de glucosa o sacarosa. Mientras el lactante succione, se mantienen las propiedades analgésicas.

V. TRATAMIENTO FARMACOLÓGICO DEL DOLOR ASOCIADO CON EL PROCEDIMIENTO

A. Anestésicos tópicos

1. Los anestésicos tópicos pueden proporcionar una reducción menor del dolor del procedimiento en neonatos pero, si se utilizan, debe hacerse en combinación con otras medidas analgésicas.

2. La EMLA (lidocaína-prilocaína), un agente tópico común, ha demostrado un beneficio mínimo o nulo en comparación con otras medidas analgésicas como la lactancia materna o la STA para la venopunción y las extracciones de sangre por punción en el talón.

3. Los agentes tópicos deben utilizarse con precaución y las dosis repetidas deben limitarse porque pueden ser tóxicos cuando se utilizan en grandes áreas de la piel en cantidades sustanciales. EMLA está contraindicado en bebés < 1 año de edad que tomen simultáneamente agentes inductores de metahemoglobina (es decir, sulfas, paracetamol, fenobarbital).

4. Los nuevos anestésicos tópicos (p. ej., la tetracaína al 4% y la lidocaína liposomal al 4%) son de acción más rápida pero no tan eficaces como la EMLA.

B. Analgesia para procedimientos invasivos

1. **Principios generales**

a. **Prevención del dolor frente a tratamiento:** la analgesia opioide administrada de forma programada como medida preventiva da lugar a una dosis total menor y a un mejor control del dolor en comparación con la dosificación "según necesidad".

b. **Prematuridad:** debe asumirse la existencia de dolor e iniciarse el tratamiento en el neonato inmaduro y gravemente enfermo que puede ser incapaz de organizar una respuesta de estrés para señalar el malestar. La incapacidad del recién nacido para organizar una respuesta adecuada es especialmente relevante cuando el neonato es extremadamente inmaduro o el estímulo doloroso es grave o prolongado.

c. La AAP no recomienda la administración sistemática de opioides durante la ventilación mecánica de los recién nacidos prematuros.

d. Los opioides y los sedantes (p. ej., las benzodiacepinas) se utilizan a menudo en el tratamiento de recién nacidos en estado crítico sometidos a procedimientos diagnósticos o terapéuticos invasivos o muy dolorosos.

e. Aliviar el dolor es el objetivo más importante. Por lo tanto, se recomienda el tratamiento con analgésicos frente a la sedación sin analgesia.

f. Los opioides más utilizados son la morfina y el fentanilo; sin embargo, se utilizan otros como el sufentanilo, el tramadol y opioides de acción corta como el alfentanilo y el remifentanilo.

g. Para la mayoría de los procedimientos invasivos se recomienda la **premedicación** farmacológica. Excepto en casos de intubación de urgencia, en los que puede no ser factible, los recién nacidos deben ser premedicados para procedimientos invasivos. Algunos ejemplos de procedimientos para los que está indicada la premedicación son la intubación electiva, la inserción o extracción de una sonda pleural, la colocación de un catéter arterial periférico, la cirugía láser y la circuncisión.

2. Intubación (véanse las directrices de sedación para la intubación en el Apéndice B)

a. La AAP recomienda la medicación con fentanilo de 1 a 3 µg/kg. El fentanilo debe infundirse lentamente (no más rápido de 1 µg/kg/minuto) para evitar la complicación de la rigidez de la pared torácica. Como alternativa al fentanilo, se ha recomendado el uso de remifentanilo en lugar de morfina cuando se desea un opioide de acción corta. El fentanilo intranasal puede ser una alternativa si no se puede obtener un acceso intravenoso (IV) a tiempo.

b. Entre los recién nacidos > 35 semanas de EPM, puede utilizarse midazolam 0.1 mg/kg además de la analgesia opioide para disminuir la agitación y el traumatismo potencial relacionado con el movimiento. Al igual que con el fentanilo, el midazolam intranasal 0.2 mg/kg puede ser una alternativa en pacientes sin acceso IV. Se recomienda la administración con un dispositivo de atomización intranasal de la mucosa para una administración óptima.

c. La adición de un relajante muscular de acción corta administrado tras el suministro de analgesia puede reducir la duración del procedimiento y el número de intentos necesarios, disminuyendo así la posibilidad de desaturación grave de oxígeno. Antes de añadir un relajante muscular de acción corta (rocuronio, succinilcolina) para la intubación, debe asegurarse el control de la vía aérea y la capacidad de realizar una ventilación eficaz con bolsa y máscara. El bloqueo inducido por rocuronio puede revertirse con sugammadex si está indicado.

3. Durante la ventilación mecánica

a. Las normas de la AAP sobre el tratamiento del dolor no recomiendan las infusiones continuas rutinarias de opioides en recién nacidos con ventilación mecánica debido a la preocupación por los efectos adversos a corto plazo y a la falta de datos sobre los resultados a largo plazo.

b. Si se necesita analgesia, se puede administrar medicación con fentanilo 0.5 a 2 µg/kg o morfina 0.02 a 0.1 mg/kg en infusión continua o intermitente cada 4 horas.

4. Circuncisión

a. El tratamiento previo incluye analgesia oral (24%) con sacarosa y paracetamol 15 mg/kg y, para el procedimiento, bloqueo dorsal del pene o bloqueo en anillo con una dosis máxima de lidocaína al 0.5% de 0.5 mL/kg.

b. El posicionamiento evolutivo de las extremidades superiores utilizando una manta y sujetando solo las extremidades inferiores puede disminuir el estrés de la inmovilización médica.

c. Tras el procedimiento, el neonato puede beneficiarse de una dosis de paracetamol adecuada para la EPM durante 24 horas.

5. Drenajes torácicos
   a. **La analgesia para la inserción de un drenaje torácico comprende todo lo siguiente:**
      i. Medidas generales no farmacológicas
      ii. Analgesia sistémica con un opioide de acción rápida como el fentanilo
      iii. Infiltración lenta de la zona de la piel con un anestésico local, como lidocaína tamponada, antes de la incisión, a menos que exista inestabilidad potencialmente mortal
   b. **Drenajes torácicos permanentes**
      i. Las molestias de los drenajes torácicos permanentes varían. El tratamiento del dolor con medidas generales no farmacológicas, paracetamol y opioides se individualiza en función de la evaluación del dolor del recién nacido
   c. **La analgesia para la extracción del drenaje torácico comprende lo siguiente:**
      i. Medidas generales no farmacológicas (especialmente posición/removimiento)
      ii. Analgesia sistémica de acción rápida y corta duración

6. Procedimientos oftalmológicos
   a. Los datos muestran que las gotas anestésicas, la sacarosa y la contención reducen la respuesta de dolor a los exámenes oculares (p. ej., para la retinopatía del prematuro).
   b. El fentanilo intranasal redujo significativamente el dolor de los exámenes de retina en un ensayo controlado aleatorizado (ECA) doble ciego de neonatos prematuros de entre 30 y 34 semanas de EPM sin aumentar la incidencia de depresión respiratoria. Se necesitan más investigaciones con ECA amplios para corroborar que el fentanilo intranasal es seguro y eficaz para el dolor agudo de procedimiento en neonatos.
   c. No hay datos sobre los efectos de la iluminación brillante después de la dilatación para exámenes oculares. Para minimizar las molestias posteriores a un examen, se puede reducir la iluminación o proteger los ojos del neonato de la luz durante 4 a 6 horas.
   d. La cirugía de retina debe considerarse una cirugía mayor, y debe proporcionarse un alivio eficaz del dolor a base de opioides.

C. **Analgesia posoperatoria.** Las lesiones tisulares, que se producen durante todas las formas de cirugía, provocan profundas respuestas fisiológicas. Cuanto más marcadas son estas respuestas, mayor es la morbilidad. Por lo tanto, se ha demostrado que minimizar las respuestas endocrinas y metabólicas a la cirugía disminuyendo el dolor mejora significativamente los resultados tras la cirugía neonatal. La anticipación y la planificación del tratamiento del dolor son esenciales para el éxito de cualquier programa de tratamiento del dolor. Debe adaptarse a cada paciente individual teniendo en cuenta la EPM, la agudeza, las comorbilidades, el tipo de procedimiento o cirugía y la asistencia respiratoria, junto con una comunicación de traspaso estándar para reducir la variación en el tratamiento del dolor.

1. Los centros sanitarios que realizan intervenciones quirúrgicas a neonatos deben establecer un protocolo para el tratamiento del dolor con la colaboración de anestesia, cirugía, neonatología, enfermería y farmacia. Se proporciona suficiente anestesia y analgesia para prevenir el dolor perioperatorio y las respuestas de estrés y controlar adecuadamente el dolor posoperatorio.

2. La mejora del tratamiento del dolor y de los resultados en el neonato requiere un enfoque de equipo y una estrategia multidimensional coordinada de re-

ducción del dolor. Un algoritmo del dolor posoperatorio guía la práctica y proporciona un estándar de cuidados para la mayoría de los neonatos durante el periodo posoperatorio (fig. 70-2). Los factores que se tienen en cuenta al elaborar un plan de tratamiento del dolor posoperatorio son los siguientes:

a. Historia de dolor y uso de opioides/sedantes
b. Gravedad del procedimiento (invasividad, tiempo de anestesia y cantidad de manipulación tisular)
c. Manejo posoperatorio de la vía aérea (intubación prolongada prevista, intubación a corto plazo o no intubado)
d. Nivel deseado de sedación posoperatoria

3. El objetivo del tratamiento del dolor posoperatorio es la analgesia preventiva en lugar de intentar "ponerse al día" cuando el dolor ya ha comenzado. La sensibilización central es inducida por estímulos nocivos, y la administración de fármacos analgésicos en el posoperatorio inmediato (antes de "despertar" de la anestesia general) puede prevenir la hiperexcitabilidad espinal y supraespinal causada por el dolor agudo, con la consiguiente disminución del uso de analgésicos.

4. Los opioides son la base de la analgesia posoperatoria tras una intervención quirúrgica moderada/mayor en ausencia de anestesia regional. Durante el posoperatorio inmediato, los opioides son más eficaces cuando se programan a intervalos regulares o se administran en forma de goteo continuo; los datos son limitados sobre cuál ofrece más beneficios. La dosificación según necesidad (PRN) puede provocar un retraso en el tratamiento, una dosis omitida o niveles fluctuantes del fármaco que no proporcionan un alivio del dolor adecuado de forma constante. La morfina y el fentanilo proporcionan un grado similar de analgesia. La morfina tiene un mayor efecto sedante, menos riesgo de rigidez de la pared torácica y produce menos tolerancia, pero conlleva un mayor riesgo de hipotensión. El fentanilo tiene un inicio más rápido, una duración de acción más corta y un menor efecto sobre la motilidad gastrointestinal (GI), la hemodinámica y la retención urinaria.

5. La eliminación de los opioides puede verse influida por la recirculación enterohepática y las concentraciones plasmáticas elevadas; por lo tanto, los efectos secundarios deben vigilarse durante varias horas después de suspender los opioides.

6. El paracetamol se utiliza a menudo como complemento de los anestésicos regionales y los opioides para el tratamiento del dolor posoperatorio. Se ha demostrado que el paracetamol proporciona una analgesia eficaz como complemento de la anestesia regional o del tratamiento con opioides y disminuye la exposición acumulativa a opioides en neonatos posoperados. El paracetamol puede administrarse inmediatamente después de la cirugía como complemento cuando esté indicado. No se recomienda el paracetamol si la EPM es < 28 semanas debido a la falta de datos farmacocinéticos adecuados para el cálculo de la dosis apropiada. El paracetamol debe utilizarse con precaución en pacientes con insuficiencia hepática; pueden estar indicadas dosis más bajas o un tratamiento alternativo. Se evita la vía de administración rectal en pacientes tras procedimientos anorrectales; alternativamente, puede utilizarse la vía enteral si la motilidad GI es adecuada. El paracetamol IV se utiliza cuando las vías rectal y enteral no son óptimas. No se ha establecido la eficacia de la administración de paracetamol para el tratamiento del dolor durante el procedimiento.

7. La analgesia posoperatoria se utiliza mientras las escalas de evaluación del dolor y el juicio clínico indiquen que es necesaria. La dosis o el intervalo

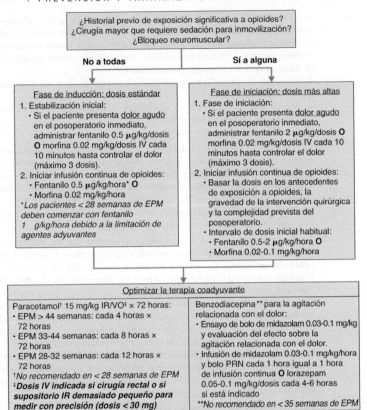

¿Historial previo de exposición significativa a opioides?
¿Cirugía mayor que requiere sedación para inmovilización?
¿Bloqueo neuromuscular?

No a todas | **Sí a alguna**

Fase de inducción: dosis estándar
1. Estabilización inicial:
   • Si el paciente presenta <u>dolor agudo</u> en el posoperatorio inmediato, administrar fentanilo 0.5 µg/kg/dosis **O** morfina 0.02 mg/kg/dosis IV cada 10 minutos hasta controlar el dolor (máximo 3 dosis)
2. Iniciar infusión continua de opioides:
   • Fentanilo 0.5 µg/kg/hora* **O**
   • Morfina 0.02 mg/kg/hora
   Los pacientes < 28 semanas de EPM deben comenzar con fentanilo 1 g/kg/hora debido a la limitación de agentes adyuvantes

Fase de iniciación: dosis más altas
1. Fase de iniciación:
   • Si el paciente presenta <u>dolor agudo</u> en el posoperatorio inmediato, administrar fentanilo 2 µg/kg/dosis **O** morfina 0.02 mg/kg/dosis IV cada 10 minutos hasta controlar el dolor (máximo 3 dosis)
2. Iniciar infusión continua de opioides:
   • Basar la dosis en los antecedentes de exposición a opioides, la gravedad de la intervención quirúrgica y la complejidad prevista del posoperatorio.
   • Intervalo de dosis inicial habitual:
     • Fentanilo 0.5-2 µg/kg/hora **O**
     • Morfina 0.02-0.1 mg/kg/hora

Optimizar la terapia coadyuvante

Paracetamol† 15 mg/kg IR/VO‡ × 72 horas:
• EPM > 44 semanas: cada 4 horas × 72 horas
• EPM 33-44 semanas: cada 8 horas × 72 horas
• EPM 28-32 semanas: cada 12 horas × 72 horas
†*No recomendado en < 28 semanas de EPM*
‡***Dosis IV indicada si cirugía rectal o si supositorio IR demasiado pequeño para medir con precisión (dosis < 30 mg)***

Benzodiacepina** para la agitación relacionada con el dolor:
• Ensayo de bolo de midazolam 0.03-0.1 mg/kg y evaluación del efecto sobre la agitación relacionada con el dolor.
• Infusión de midazolam 0.03-0.1 mg/kg/hora y bolo PRN cada 1 hora igual a 1 hora de infusión continua **O** lorazepam 0.05-0.1 mg/kg/dosis cada 4-6 horas si está indicado
**No recomendado en < 35 semanas de EPM*

Fase de mantenimiento
• Premedicación para todos los procedimientos/cuidados rutinarios.
  • Bolo de opioides igual a 1 hora de infusión continua cada 1 hora PRN
• Administrar bolos PRN o infusiones tituladas para alcanzar el **objetivo SBS −1 a 0 y el objetivo FLACC ≤ 4**.
  • Si se requieren > 3 dosis de bolo no procedimentales en 8 horas **O** si se requiere > 1 dosis de bolo en 1 hora, aumentar las dosis de infusión y bolo en 10 a 20%.
  • Si se planea la extubación en las próximas 24 horas, titule o interrumpa las infusiones para lograr un objetivo de SBS −1 a 0 y respiraciones espontáneas efectivas.

Fase de destete
• Para el protocolo de dosis estándar: evaluar como mínimo cada 12 horas. Si el paciente avanza hacia la extubación y el dolor está bien controlado, suspender las infusiones continuas. Por lo general, no es necesario interrumpir las infusiones si el paciente recibió infusiones durante menos de 5 días. Optimizar el confort con paracetamol y opioides PRN según esté indicado.
• Para el protocolo de dosis más altas o ≥ 5 días de exposición a opioides, desarrollar un plan de destete de opioides y sedantes.

Figura 70-2. Algoritmo para manejo del dolor posoperatorio para cirugía moderada/mayor. EPM, edad posmenstrual; IR, intrarrectal; VO, vía oral; PRN, por razón necesaria; SBS, *State Behavior Scale*; FLACC, caras, piernas, actividad, llanto, escala de consolabilidad.

pueden reducirse cuando sea necesario para mantener un control adecuado del dolor.

8. Además de minimizar los estímulos nocivos, deben optimizarse los métodos no farmacológicos de tratamiento del dolor. El uso de técnicas de distracción y otras medidas no farmacológicas ayuda a disminuir la ansiedad.

D. Naloxona para revertir los efectos secundarios de los opioides. La naloxona (Narcan) se utiliza para tratar los efectos secundarios de un exceso de opioides, sobre todo la depresión respiratoria. En un neonato que recibe analgesia opiácea, puede utilizarse naloxona cuidadosamente dosificada para revertir los efectos adversos sin exacerbar el dolor. Si el estado clínico del neonato lo permite, un enfoque es titular la administración de naloxona, administrándola en incrementos de 0.05 mg/kg hasta que se reviertan los efectos secundarios. Cabe destacar que, para revertir el efecto adverso de la rigidez de la pared torácica y laríngea, debe disponerse inmediatamente de un equipo de manejo de las vías respiratorias y de un agente bloqueador neuromuscular en caso de hipoxemia grave e incapacidad para ventilar; la naloxona no revertirá inmediatamente estos efectos potencialmente mortales.

E. Tolerancia a los opioides. La administración prolongada de opioides puede provocar tolerancia manifestada como recurrencia de conductas de dolor, alteración del sueño, disminución de la interacción o, potencialmente, un llanto agudo o temblores durante la manipulación. En este caso, aumente la dosis, normalmente en incrementos de 10 a 20%, para aliviar los síntomas.

F. Las benzodiacepinas se administran a menudo junto con analgésicos en el posoperatorio de neonatos intubados o para enfermedades que requieren sedación, como la hipertensión pulmonar o el mantenimiento seguro de una vía aérea crítica.

1. Los sedantes (es decir, las benzodiacepinas) no proporcionan analgesia, pero pueden administrarse para controlar la agitación relacionada con otros factores, como la ventilación mecánica.

2. Los sedantes posoperatorios pueden administrarse en combinación con analgesia para reducir las necesidades de opioides y los efectos adversos asociados.

3. Los sedantes y opioides con propiedades sedantes (fentanilo, morfina) pueden causar depresión respiratoria, por lo que su uso debe restringirse a entornos en los que la depresión respiratoria pueda ser rápidamente reconocida y tratada por clínicos con experiencia en el manejo de las vías respiratorias.

4. Debe tenerse precaución al administrar benzodiacepinas en pacientes < 35 semanas de EPM debido al potencial de neurotoxicidad incluyendo la inducción de movimientos espasmódicos mioclónicos.

5. La exposición a las benzodiacepinas en modelos de roedores prolonga la apoptosis cortical, altera los receptores del ácido γ-aminobutírico (GABA) en desarrollo y provoca alteraciones cognitivas y del comportamiento a largo plazo. Así pues, se recomienda un uso prudente de los sedantes durante el desarrollo temprano del cerebro. Otros estudios sobre el uso de infusiones de midazolam en neonatos prematuros han mostrado resultados contradictorios sobre los resultados neurológicos.

G. Dexmedetomidina, un agonista α2-adrenérgico de acción central altamente selectivo que ha demostrado proporcionar una sedación adecuada con mínimos efectos depresores respiratorios en comparación con otros agentes sedantes.

1. La activación de los receptores α2-adrenérgicos en el centro vasomotor medular conduce a una reducción del recambio de norepinefrina y de la señali-

zación del sistema nervioso simpático desde el *locus coeruleus*, lo que provoca un aumento de la actividad GABAérgica endógena, que causa sedación. La liberación separada de sustancia P desde el asta dorsal de la médula espinal produce analgesia y puede potenciar el efecto de los opioides.

2. Varios informes han descrito el uso satisfactorio de la dexmedetomidina en neonatos poscirugía cardiaca, neonatos prematuros y neonatos con encefalopatía isquémica hipóxica, sin complicaciones significativas. En particular, la dexmedetomidina es prometedora como agente sedante neuroprotector que previene la apoptosis neuronal, en contraste con los posibles efectos negativos de las benzodiacepinas sobre la migración neuronal. Estudios anteriores han demostrado la capacidad de la dexmedetomidina para reducir la exposición posoperatoria de los pacientes a agentes sedantes como el midazolam y la morfina en pacientes con cardiopatías congénitas.

3. Con el objetivo de reducir la exposición a las benzodiacepinas entre los neonatos que requieren sedación, la dexmedetomidina se ha incorporado con éxito a las pautas de sedación como alternativa a las benzodiacepinas. Estas pautas han logrado objetivos de sedación adecuados sin efectos adversos clínicamente significativos, incluidas las tasas de extubaciones no planificadas. Han conseguido reducir la exposición a las benzodiacepinas y no han tenido ningún efecto sobre la exposición a los opioides.

4. La monitorización cardiopulmonar continua y la pulsioximetría se utilizan durante la infusión de dexmedetomidina. Se evalúan con más frecuencia las presiones sanguíneas con las titulaciones, ya que la hipotensión, la hipertensión y la bradicardia son efectos adversos conocidos.

5. La dosis inicial típica de dexmedetomidina es de 0.2 a 0.5 μg/kg/hora, incrementándose para alcanzar el objetivo de sedación en incrementos de 0.2 μg/kg/hora hasta una dosis máxima de 2 μg/kg/hora.

6. La interrupción brusca de la dexmedetomidina puede provocar síndrome de abstinencia, que se manifiesta por hipertensión, taquicardia, agitación y nerviosismo. Se recomienda una pauta de deshabituación de 0.2 a 0.3 μg/kg/hora cada 12 horas, según tolerancia, para pacientes con dexmedetomidina > 5 días o con dosis > 1 μg/kg/hora.

H. **Suspensión de opioides y sedantes.** El uso prolongado de opioides y sedantes puede resultar en una dependencia física iatrogénica. Los opioides y sedantes se retiran con el objetivo de evitar tanto la exposición excesiva a estos medicamentos como los síntomas inseguros de la abstinencia. Los efectos a largo plazo de la exposición a estos agentes sobre el neurodesarrollo neonatal no se conocen del todo (véase capítulo 12 sobre el síndrome de abstinencia neonatal debido a la exposición intrauterina).

1. Los neonatos expuestos a dosis continuas o superiores de opioides durante más de 5 días presentan un mayor riesgo de síndrome de abstinencia de opioides; por lo tanto, se recomienda el destete en lugar de la interrupción brusca. El síndrome de abstinencia de opioides es más frecuente y puede aparecer antes en los neonatos que reciben fentanilo que en los que reciben morfina.

2. Debe elaborarse un plan general de deshabituación de opioides y sedantes, que debe individualizarse antes de su aplicación. Entre los factores que se tienen en cuenta al elaborar un plan de deshabituación de opioides y sedantes se incluyen los siguientes:
   a. Duración de la exposición a opioides y sedantes
   b. Antecedentes de exposición previa a opioides y sedantes y retiro

c. Estabilidad del paciente y capacidad para tolerar los síntomas de abstinencia

d. Alimentación enteral

e. Acceso intravenoso

3. Los opioides y sedantes se destetan en un porcentaje de la dosis original que el paciente está recibiendo cuando comienza el destete, normalmente en incrementos de 10%. Por ejemplo, un paciente que recibe morfina 0.2 mg/kg/hora se deshabituaría en un 10% o 0.02 mg/kg en cada deshabituación.

a. La frecuencia del destete se adapta a cada paciente: cada 8 a 12 horas para exposiciones moderadas y cada 24 a 48 horas para exposiciones prolongadas. Esta estrategia continúa durante el destete a menos que se produzcan síntomas de abstinencia o un cambio en el estado del paciente.

b. El destete se individualiza aún más mediante el uso de una herramienta de evaluación de la abstinencia, como el sistema Modified Finnegan Neonatal Abstinence Scoring (NAS) o la Withdrawal Assessment Tool-1 (WAT-1), para controlar los síntomas y orientar la frecuencia del destete y la posible necesidad de dosis de rescate.

4. Además de reducir al mínimo los estímulos nocivos, son esenciales los métodos no farmacológicos de alivio. Para ayudar a los recién nacidos que tienen síndrome de abstinencia se ha recurrido a la eliminación de los estresores ambientales nocivos, la protección del sueño, el envolvimiento en pañales y el balanceo.

5. En general, debe fomentarse la alimentación, y puede considerarse la alimentación continua si no se tolera la alimentación en bolo.

6. La evaluación de la abstinencia continúa hasta que se hayan suspendido los opioides o sedantes o ambos durante un mínimo de 72 horas y no haya indicios de síntomas de abstinencia.

7. La clonidina, un agonista α2-adrenérgico, puede utilizarse durante el destete de opioides para aliviar los síntomas de abstinencia. La clonidina debe tenerse en cuenta en el plan de deshabituación para recién nacidos con exposición prolongada (p. ej., > 20 días) a opioides y sedantes. La clonidina se administra en forma de parche subdérmico o por vía enteral con una dosis inicial típica de 5 μg/kg/día. La dosis puede aumentarse en incrementos de 2.5 μg/kg/día si las puntuaciones de la evaluación de la abstinencia son superiores a la puntuación objetivo. La clonidina puede reducirse en último lugar, normalmente en 20% al día, hasta que desaparezca. La presión arterial se controla mientras se retira la clonidina.

I. La analgesia epidural consiste en la administración de analgésicos y anestésicos locales en el espacio epidural en forma de bolo único o intermitente o de infusión continua.

1. Las ventajas de la anestesia epidural y la analgesia posoperatoria en neonatos prematuros y a término son una analgesia eficaz con dosis más bajas de opioides sistémicos y una extubación más temprana. Puede ser una opción mejor que la anestesia general para los neonatos pretérmino con enfermedad pulmonar crónica, ya que disminuye la necesidad de intubación durante procedimientos quirúrgicos como la reparación de hernias o el desmontaje/reparación de ileostomías.

2. En algunas instituciones, un servicio del dolor gestiona a los pacientes con analgesia epidural y se encarga de la infusión continua y de cualquier necesidad de bolos hasta que se interrumpe la epidural.

3. Las complicaciones posoperatorias incluyen la inyección accidental de agentes anestésicos locales en el sistema intravascular, la embolia aérea venosa, la infección local o sistémica y la meningitis.

4. Son esenciales la monitorización cardiorrespiratoria y la evaluación del estado respiratorio del neonato, las respuestas sensoriales, los comportamientos dolorosos, la integridad del vendaje, la diuresis y cualquier cambio en los ajustes de la bomba o necesidad de bolos adicionales.

VI. CONCLUSIONES.

La investigación sobre la seguridad y eficacia de los fármacos actuales y nuevos es continua en la búsqueda de un mejor tratamiento del dolor con menor potencial de efectos indeseables. El trabajo en equipo con planificación anticipada antes de procedimientos dolorosos e invasivos optimiza el tratamiento oportuno y eficaz del dolor (tablas 70-3 y 70-4).

Tabla 70-3. Opioides

Medicamento	Ventajas	Desventajas
Morfina	Potente analgésico Mejor sincronía del ventilador Sedación Hipnosis Relajación muscular Barato	Depresión respiratoria Hipotensión arterial Estreñimiento, náusea Retención urinaria Depresión del sistema nervioso central Tolerancia, dependencia Resultados a largo plazo no estudiados Uso prolongado de ventilador
Fentanilo	Acción rápida Menos hipotensión	Depresión respiratoria Vida media corta Rápida tolerancia y dependencia Rigidez de la pared torácica Inadecuadamente estudiado
Remifentanil	Acción rápida Degradado en el plasma No se ve afectado por el metabolismo hepático	—

Fuente: reimpresa de Hall RW, Anand KJS. Pain management in newborns. *Clin Perinatol* 2014;41(4):895-924. Copyright © 2014 Elsevier. Con autorización.

Tabla 70-4. Benzodiacepinas

Medicamento	Ventajas	Desventajas
Benzodiacepinas	Mejor sincronía del ventilador Ansiolíticos Sedación Hipnosis Relajación muscular Amnesia Anticonvulsivo	No alivia el dolor Hipotensión arterial Depresión respiratoria Estreñimiento, náusea Retención urinaria Mioclono Crisis convulsivas Depresión del sistema nervioso central Tolerancia, dependencia Altera el metabolismo de la bilirrubina Exposición al propilenglicol y al alcohol bencílico
Midazolam	La benzodiacepina más estudiada Se metaboliza rápidamente	Acción corta Exposición al alcohol bencílico
Lorazepam	Acción más prolongada Mejor anticonvulsivo	Reportan más mioclonías Exposición al propilenglicol
Diazepam	—	No recomendado en neonatos

Fuente: reimpresa de Hall RW, Anand KJS. Pain management in newborns. *Clin Perinatol* 2014;41(4):895-924. Copyright © 2014 Elsevier. Con autorización.

Lecturas recomendadas

American Academy of Pediatrics Committee on Fetus and Newborn, Section on Anesthesiology and Pain Medicine. Prevention and management of procedural pain in the neonate: an update. *Pediatrics* 2016;137(2):e20154271.

Franck LS, Harris SK, Soetenga DJ, et al. The Withdrawal Assessment Tool-1 (WAT-1): an assessment instrument for monitoring opioid and benzodiazepine withdrawal symptoms in pediatric patients. *Pediatr Crit Care Med* 2008;9(6):573–580.

Gursul D, Hartley C, Slater R. Nociception and the neonatal brain. *Semin Fetal Neonatal Med* 2019;24(4):101016.

Kumar P, Denson SE, Mancuso T; for the American Academy of Pediatrics Committee on Fetus and Newborn, Section on Anesthesiology and Pain Medicine. Premedication for nonemergency endotracheal intubation in the neonate. *Pediatrics* 2010;125(3):608–615.

McGrath P, Stevens BJ, Walker S, et al, eds. *Oxford Textbook of Paediatric Pain*. Oxford, United Kingdom: Oxford University Press; 2014.

McPherson C, Miller SP, El-Dib M, et al. The influence of pain, agitation, and their management on the immature brain. *Pediatr Res* 2020;88(2):168–175.

Shahid S, Florez ID, Mbuagbaw L. Efficacy and safety of EMLA cream for pain control due to venipuncture in infants: a meta-analysis. *Pediatrics* 2019;143(1):e20181173.

Stevens B, Yamada J, Lee GY, et al. Sucrose for analgesia in newborn infants undergoing painful procedures. *Cochrane Database Syst Rev* 2013;(1):CD001069.

Walden M, Spruill CT. Pain assessment in the newborn. En: Tappero EP, Honeyfield ME, eds. *Physical Assessment of the Newborn: A Comprehensive Approach to the Art of Physical Examination*. 5th ed. New York, NY: Springer; 2019:239–254.

Walden M, Spruill CT. Pain in the newborn and infant. En: Kenner C, Altimier L, Boykova M, eds. *Comprehensive Neonatal Nursing Care*. 6th ed. New York, NY: Springer; 2019:539–555.

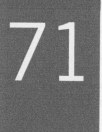

71 Disparidades raciales en la unidad de cuidados intensivos neonatales

Heather H. Burris

PUNTOS CLAVE

- En Estados Unidos, los bebés negros no hispanos nacen de forma desproporcionada prematuros, con bajo peso y tienen más del doble de probabilidades de morir en el primer año de vida que los bebés blancos.
- El racismo arraigado ha provocado una segregación residencial, educativa y laboral que da lugar a diferentes exposiciones ambientales sociales y físicas según la raza.
- La exposición excesiva a factores de estrés social (racismo, discriminación, violencia) y físico (contaminación del aire y el agua) provoca múltiples trastornos complejos, como enfermedades cardiovasculares, cáncer y, en el caso de los neonatólogos, partos prematuros.
- En la unidad de cuidados intensivos neonatales (UCIN) existen pruebas de que la calidad de la atención difiere en función de la raza o etnia, a menudo en función del suministro de leche materna.

I. **ANTECEDENTES.** Los neonatos negros no hispanos mueren en Estados Unidos a un ritmo más de dos veces superior al de los neonatos blancos (11.4 frente a 5.0 por cada 1 000 nacidos vivos, respectivamente). La mayor parte de la disparidad en la mortalidad se debe a diferencias en los nacimientos prematuros y, en concreto, en los muy prematuros; las mujeres negras tienen tres veces más probabilidades de dar a luz antes de las 28 semanas de gestación. Por ello, las unidades de cuidados intensivos neonatales (UCIN) están en desproporción pobladas por bebés negros y sus familias. Aunque la resolución de las disparidades en los nacimientos prematuros requerirá un movimiento para abordar el racismo, los médicos neonatólogos pueden trabajar para rectificar las consecuencias del racismo en sus unidades mediante la diversificación de su fuerza laboral, mientras que se asocian y empoderan a las familias de color y las familias desfavorecidas para optimizar los resultados para sus bebés.

II. **DISPARIDADES EN LAS CAUSAS DE MORTALIDAD INFANTIL.** En Estados Unidos existen disparidades raciales en cada una de las cinco causas principales de mortalidad infantil (fig. 71-1). Los neonatos negros representan 15% de todos los nacimientos, pero 29% de todas las muertes infantiles. Aunque las anomalías congénitas son la principal causa de muerte en general, el **parto prematuro** es la principal

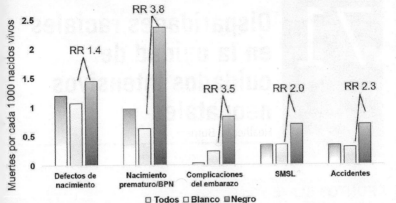

Figura 71-1. Disparidades entre negros y blancos en las cinco causas principales de mortalidad infantil en Estados Unidos. RR, riesgo relativo; BPN, bajo peso al nacer; SMSL, síndrome de muerte súbita del neonato.

causa de muerte entre los neonatos negros. Esto se debe a que 14% de los bebés negros nacen prematuros, frente a solo 9% de los bebés blancos. La disparidad racial es aún más pronunciada en las edades gestacionales más bajas con mayor riesgo de mortalidad. Los bebés negros (1.5%) tienen más de tres veces más probabilidades que los blancos (0.4%) de nacer con menos de 28 semanas de gestación. Aunque los datos sobre disparidades raciales en otros países son limitados, los datos del Reino Unido también demuestran tasas más elevadas de nacimientos prematuros entre las mujeres negras en comparación con las blancas. Cabe destacar que las tasas de nacimientos prematuros en el Reino Unido son más bajas para las mujeres negras y blancas que en Estados Unidos, lo que apunta a posibles factores ambientales como impulsores de las diferencias en las tasas de nacimientos prematuros entre poblaciones.

III. CAUSAS DE LAS DISPARIDADES RACIALES EN LOS PARTOS PREMATUROS

A. La fisiopatología del parto prematuro no se conoce por completo. El parto prematuro es el resultado de un conjunto heterogéneo de afecciones que van desde infecciones como la corioamnionitis, que puede conducir a un parto prematuro espontáneo, hasta la preeclampsia, que puede conducir a un parto prematuro indicado médicamente mediante inducción o cesárea. Del mismo modo que ocurre con otras enfermedades fenotípicamente heterogéneas y multifactoriales, como las enfermedades cardiovasculares, el asma y el cáncer, las contribuciones genéticas al parto prematuro son pequeñas. Los factores ambientales, tanto a nivel individual como poblacional, son los principales factores de riesgo del parto prematuro. Fundamentalmente, la causa principal de las diferencias en los nacimientos prematuros por raza en Estados Unidos es el racismo. Debido a generaciones de segregación formal e informal, así como a la discriminación permanente, las familias negras están expuestas en forma desproporcionada a muchos factores ambientales adversos que conducen a la desigualdad de oportunidades de tener un parto a término sano.

B. **Las disparidades raciales en los nacimientos prematuros no se deben a diferencias genéticas raciales.** La raza es un **constructo social** en Estados Unidos. Los efectos biológicos de la raza se deben principalmente a diferencias en las experiencias vividas. Este puede ser un concepto difícil para los médicos que aprendieron sobre enfermedades como la anemia falciforme (AF) y la fibrosis quística (FQ), que se deben a mutaciones de un solo gen y en gran medida siguen la pista de la raza o la ascendencia. Todas las enfermedades humanas se sitúan en un continuo que va desde las totalmente genéticas (como la anemia falciforme y la fibrosis quística) a las totalmente ambientales, como la muerte por accidente de tráfico o violencia armada. El solo hecho de que una enfermedad esté relacionada con la raza no significa que se deba a la genética. En el continuo de lo genético a lo ambiental, el parto prematuro está mucho más cerca del extremo ambiental del espectro debido a su fenotipo complejo y heterogéneo. Aunque se han identificado pequeñas contribuciones genéticas al parto prematuro en poblaciones homogéneas, las diferencias entre grupos raciales no pueden atribuirse a la genética. Esto se debe a varios factores: i) Hay más variación genética en el genoma dentro de los grupos raciales que entre grupos. Los marcadores ancestrales, que rastrean (aunque de forma incompleta) la raza, no se han identificado como secuencias patogénicas del parto prematuro. ii) Entre las mujeres negras, el riesgo de parto prematuro no es uniforme en todos los estratos socioeconómicos. Restringido a mujeres negras solteras, no fumadoras, en 2016 a 2018 en Estados Unidos, las mujeres negras con menos de una educación secundaria tenían un riesgo de parto prematuro de 12.6%. Las mujeres negras con un diploma de escuela secundaria o alguna educación universitaria tenían un riesgo de 11.8%, y las mujeres que se graduaron de la universidad tenían un riesgo de 9.6%. Aunque estas tasas son superiores a las de las mujeres blancas, el gradiente demuestra que no es de origen genético, sino que se debe a exposiciones y experiencias vividas. iii) Los datos más convincentes para apoyar que las disparidades raciales en los nacimientos prematuros son en gran medida ambientales proceden de los datos que comparan a las mujeres negras inmigrantes con las mujeres negras nacidas en Estados Unidos. Los nacimientos de las inmigrantes negras en Estados Unidos son similares a los de las estadounidenses blancas. Solo en las generaciones posteriores los bebés negros tienen más probabilidades de nacer prematuros. La secuencia genética no cambia tan rápidamente. Aunque algunos han argumentado que se trata de una interacción gen-ambiente entre las mujeres negras de Estados Unidos, el hecho de que las mujeres negras de Canadá tengan mejores resultados al nacer que en Estados Unidos refuta esa hipótesis. Hay algo en el hecho de ser negro en Estados Unidos durante al menos una generación que conduce a una mayor tasa de nacimientos prematuros. El racismo estructural en Estados Unidos afecta a la vida de innumerables maneras, dando lugar a exposiciones diferenciales que confieren riesgo a las mujeres negras y protección a las blancas.

IV. DISPARIDADES RACIALES EN LA UCIN

A. Además de poblar de manera desproporcionada las UCIN debido a las mayores tasas de nacimientos prematuros, existen pruebas de disparidad racial en la atención a los neonatos en la UCIN. Concretamente, los hospitales que atienden a una elevada proporción de neonatos de raza negra tienen más probabilidades de contar con una dotación de personal de enfermería menos favorable y tasas de mortalidad infantil ajustadas al riesgo más elevadas.

B. También existen pruebas de diferencias en la atención a los pacientes dentro de las UCIN en función de la raza. Una de las unidades de medida de calidad que más difiere por raza/etnia es la provisión de leche materna en la UCIN. Aunque los factores sociales afectan a la lactancia materna y el suministro de leche materna, queda mucho trabajo por hacer en las UCIN para lograr la equidad en este importante parámetro de calidad.

C. En cuanto a los cuidados tras el alta, existen pruebas de que las tasas de derivación a clínicas de seguimiento de recién nacidos de alto riesgo y a programas de intervención oportuna son más bajas entre los pacientes de raza negra.

V. RECOMENDACIONES

A. El racismo estructural y los prejuicios implícitos están presentes en todos los aspectos de la vida en Estados Unidos, y la medicina perinatal no es una excepción.

B. Entre las recomendaciones para abordar estos factores estructurales y culturales figuran las siguientes:

   1. Diversificar la plantilla (profesorado, enfermería, personal sanitario, personal en prácticas, personal de apoyo).

   2. Dar prioridad a la equidad.
      a. Medir y notificar los indicadores de calidad por raza/etnia.
      b. Desarrollar proyectos de mejora de la calidad centrados en la equidad.

C. Asociarse con las familias y las comunidades.

   1. Hacer preguntas sobre experiencias de racismo y discriminación en la UCIN.

   2. Pagar a las familias por su tiempo para consultar sobre mejoras en la UCIN (no depender únicamente de padres voluntarios que a menudo son blancos y privilegiados).

   3. Superar las barreras para participar en los cuidados en la UCIN.
      a. Transporte
      b. Puericultura
      c. Vales de comida

D. Reconocer que los mismos entornos que provocaron un mayor riesgo de parto prematuro también conferirán riesgos tras el alta y, como tales, *capacitar* a las familias para mejorar los resultados tras el alta.

   1. Dotar a las familias de tareas viables para optimizar los resultados, por ejemplo, visitas de seguimiento, servicios integrales con barreras administrativas mínimas, como las oficinas del WIC (Special Supplemental Nutrition Program for Women, Infants, and Children) ubicadas en las oficinas pediátricas, y asistencia para la programación de citas complejas.

   2. Garantizar la satisfacción de las necesidades humanas básicas de las familias durante la hospitalización y tras el alta, estableciendo vínculos con recursos comunitarios para abordar la inseguridad alimentaria y energética, así como la seguridad en el hogar.

Lecturas recomendadas

Blencowe H, Cousens S, Chou D, et al. Born too soon: the global epidemiology of 15 million preterm births. *Reprod Health* 2013;10(suppl 1):S2.

Boyd RW, Lindo EG, Weeks LD, et al. On racism: a new standard for publishing on racial health inequities. https://www.healthaffairs.org/do/10.1377/forefront.20200630.939347/full/. Consultada el 7 de febrero de 2022.

Burris HH, Lorch SA, Kirpalani H, et al. Racial disparities in preterm birth in USA: a biosensor of physical and social environmental exposures. *Arch Dis Child* 2019;104(10):931–935.

David RJ, Collins JW Jr. Differing birth weight among infants of U.S.-born blacks, African-born blacks, and U.S.-born whites. *N Engl J Med* 1997;337(17):1209–1214.

Elo IT, Vang Z, Culhane JF. Variation in birth outcomes by mother's country of birth among non-Hispanic black women in the United States. *Matern Child Health J* 2014;18(10):2371–2381.

Martin JA, Hamilton BE, Osterman MJK, et al. Births: final data for 2018. *Natl Vital Stat Rep* 2019;68(13):1–47.

McKinnon B, Yang S, Kramer MS, et al. Comparison of black-white disparities in preterm birth between Canada and the United States. *CMAJ* 2016;188(1):E19–E26.

Parker MG, Garg A, McConnell MA. Addressing childhood poverty in pediatric clinical settings: the neonatal intensive care unit is a missed opportunity. *JAMA Pediatr* 2020;174(12):1135–1136.

Rosenberg NA, Pritchard JK, Weber JL, et al. Genetic structure of human populations. *Science* 2002;298(5602):2381–2385.

Sigurdson K, Mitchell B, Liu J, et al. Racial/ethnic disparities in neonatal intensive care: a systematic review. *Pediatrics* 2019;144(2):e20183114.

- Las organizaciones sanitarias tratan de ayudar a los pacientes y sus familias a obtener los mejores resultados en materia de salud. Históricamente, la mejora de los resultados fue impulsada por los esfuerzos de investigación para ampliar el conocimiento de las enfermedades o desarrollar nuevas terapias. Hoy, se reconoce que los resultados de los pacientes también dependen de los sistemas asistenciales. Garantizar que nuestros sistemas ofrezcan una atención óptima, de forma fiable y sistemática, atañe a la seguridad del paciente y la mejora de la calidad (MC).

- En un principio, la calidad de la atención sanitaria se centró en la seguridad del paciente, con especial atención a la contribución de las acciones y comportamientos individuales en cuanto a errores y daños. Sin embargo, la atención se ha desplazado del fomento de la responsabilidad individual al desarrollo de procesos y sistemas de atención fiables.

- La seguridad del paciente y la mejora de la calidad están estrechamente relacionadas. La seguridad se centra tradicionalmente en sucesos aislados y en evitar errores, mientras que la calidad se centra en los resultados para poblaciones de pacientes; ambas se esfuerzan por mejorar los resultados mediante esfuerzos organizados para examinar los sistemas y procesos asistenciales.

- Numerosas herramientas y marcos pueden ayudar a las organizaciones y a las unidades de cuidados intensivos neonatales (UCIN) a desarrollar una sólida infraestructura de calidad y seguridad.

I. SEGURIDAD DEL PACIENTE

A. Introducción y definiciones

1. En 1999, el informe del Institute of Medicine (IOM) *To Err Is Human: Building a Safer Health System* contribuyó a crear el campo de la seguridad del paciente que conocemos hoy. En este informe, el comité calculaba que entre 44 000 y 98 000 estadounidenses morían cada año a causa de un error médico.

2. Un error se define como el hecho de que una acción planificada no se lleve a cabo según lo previsto o de que se utilice un plan erróneo para alcanzar un objetivo. Muchos errores no provocan lesiones ni repercuten en los pacientes. Se han descrito dos tipos de errores: errores activos, que resultan de actos cometidos por personas, y errores latentes o condiciones, que son debilidades en sistemas y estructuras que predisponen a errores y equivocaciones. Los

sistemas de atención sanitaria tienen muchas capas, y cada capa tiene muchas defensas inherentes diseñadas para evitar errores. Sin embargo, cada capa tiene puntos débiles que pueden manifestarse como errores activos o condiciones latentes. Un marco utilizado con frecuencia considera que estas capas son como rebanadas de queso suizo, con debilidades a modo de agujeros en cada rebanada; en ocasiones, los agujeros en múltiples capas se alinearán y un error puede llegar al paciente y causar un evento adverso.

3. Un acontecimiento adverso se define como una lesión que resulta de una intervención médica no debida a la enfermedad subyacente del paciente. Algunos acontecimientos adversos son complicaciones conocidas de la prestación de asistencia médica, mientras que otros se deben a errores y se consideran evitables. En la figura 72-1 se muestra la relación entre errores médicos, acontecimientos adversos y acontecimientos adversos evitables.

4. Un error activo se produce cuando una persona comete un error, como pedir un medicamento equivocado o una dosis incorrecta. Los errores activos son más fáciles de detectar, pero pueden ser más difíciles de prevenir. Un **error latente** también se denomina condición insegura. Un ejemplo puede ser un historial clínico electrónico (HCE) que no comprueba la dosis de los medicamentos con barandillas, pues esto garantiza que una dosis de medicación se encuentra dentro de un intervalo adecuado para un paciente. Estos errores son más difíciles de detectar, pero puede ser más importante atenderlos.

5. Para abordar los errores latentes y evitar que lleguen al paciente, es importante comprender que los resultados (así como los acontecimientos adversos)

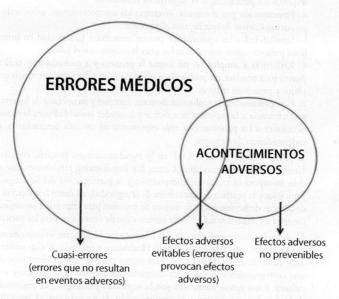

Figura 72-1. Errores médicos, acontecimientos adversos y acontecimientos adversos evitables. (Reimpresa con permiso de Nature: Raju TN, Suresh G, Higgins RD. Patient safety in the context of neonatal intensive care: research and educational opportunities. *Pediatr Res* 2011;70[1]:109-115.)

son producidos por sistemas. Un sistema se define como la combinación de personas, procesos y herramientas que se unen para producir un resultado. Para cambiar un resultado (o prevenir un acontecimiento adverso), hay que cambiar el sistema que lo produce. Para modificar un resultado (o prevenir un acontecimiento adverso), hay que cambiar el sistema que lo produce.

6. Aunque es importante reconocer la importancia de rediseñar los sistemas para prevenir errores y no culpar a los individuos, existen ciertas normas de práctica acordadas de las que los individuos deben forzosamente ser responsables. Al investigar los errores médicos, es importante diferenciar si un individuo se desvió de una norma aceptable con conciencia o si cometió un error honesto. La respuesta punitiva a todos los errores interferirá con una cultura de seguridad sanitaria que permita a las personas informar de forma abierta los errores cuando se produzcan.

B. Organizaciones de alta fiabilidad (OAF)

1. Las industrias aeronáutica y nuclear son ejemplos de un sistema de notificación de errores abierto y saludable. Saben que, para seguir identificando oportunidades de mejora, deben ser conscientes de cuándo se producen sucesos precursores.

2. Una OAF es aquella que persigue continuamente un funcionamiento sin defectos o, en el ámbito de la atención sanitaria, cero daños a nuestros pacientes. En el ámbito sanitario, existen dos conceptos diferentes pero estrechamente relacionados que nos ayudan a definir lo que significa ser una OAF. Más allá del concepto utilizado, estos cinco comportamientos o principios clave son importantes para alcanzar el objetivo de cero daños:

   a. Preocupación por el fracaso: investigar los acontecimientos, sobre todo los precursores, antes de que lleguen al paciente.

   b. Sensibilidad a las operaciones: prestar atención a la actividad en primera línea para ver cómo interactúan los seres humanos con el sistema.

   c. Reticencia a simplificar: no tomar la primera y a menudo más fácil respuesta para resolver un problema porque estos con frecuencia son más complejos y presentan matices.

   d. Compromiso con la resiliencia: detectar, contener y recuperarse de los errores.

   e. Deferencia a la experiencia: solicitar y conceder autoridad para la toma de decisiones a las personas con más experiencia en un área determinada, con independencia de su rango.

3. El primer constructo de la OAF en la atención sanitaria procede, en Estados Unidos, del Joint Commission Center for Transforming Healthcare. Este modelo incorpora la tríada del compromiso y la participación del liderazgo, los principios y la práctica de una cultura de la seguridad, así como la adopción y el despliegue de herramientas de mejora de procesos para impulsar a las organizaciones a ser altamente fiables en la consecución de cero daños para los pacientes.

4. El segundo constructo procede del Institute for Healthcare Improvement en colaboración con Safe and Reliable Healthcare y se titula *A Framework for Safe, Reliable, and Effective Care*. Este marco contiene nueve elementos clave que corresponden a dos grandes categorías: un sistema de aprendizaje y una cultura. Estos nueve elementos son la seguridad psicológica, la responsabilidad, el trabajo en equipo y la comunicación, la negociación, el aprendizaje continuo, la mejora y la medición, la fiabilidad, la transparencia y el liderazgo. El elemento de liderazgo corresponde a ambas categorías. La implicación del paciente y su familia ocupa un lugar central en este marco.

C. Herramientas de seguridad del paciente

1. Los departamentos clínicos usan con frecuencia las **conferencias sobre morbilidad y mortalidad** para revisar los errores y los acontecimientos adversos. Estas conferencias deben utilizar herramientas de seguridad del paciente para investigar los sucesos que provocan morbilidad o mortalidad, con el objetivo de identificar las causas contribuyentes y los problemas basados en el sistema que pueden abordarse para minimizar el riesgo futuro y mejorar la atención.

2. El **análisis de la causa raíz** es un ejercicio diseñado para investigar un error grave después de que se produjo. Como parte de este ejercicio, suelen utilizarse herramientas como el diagrama de espina de pescado y los 5 porqués, de forma individual o conjunta, para identificar las causas clave del error. Otra herramienta es el Análisis Modal de Fallos y Efectos (AMFE), que se utiliza de forma proactiva para reflexionar sobre los errores que podrían producirse en un determinado conjunto de procesos de alto riesgo.

a. Diagrama causa-efecto

i. El diagrama de causa y efecto, también conocido como diagrama de espina de pescado o diagrama de Ishikawa, es una herramienta utilizada para describir las numerosas causas o factores que podrían haber dado lugar al problema o "efecto" investigado. El diseño del diagrama se asemeja a un pez, con el problema o efecto situado en la "cabeza", normalmente a la derecha, y las causas o factores colocados a lo largo de las "espinas". Las principales "espinas" del pez representan categorías de factores que contribuyen a resolver el problema. Tradicionalmente, estas categorías incluyen i) personas, ii) entorno, iii) materiales, iv) métodos y v) equipos. Sin embargo, es más importante que los nombres de las categorías ayuden al equipo a agrupar sus factores en un marco que les resulte comprensible; los nombres de las categorías pueden modificarse según sea necesario.

ii. Una vez determinadas las categorías, el equipo debe empezar a identificar las causas específicas de cada categoría y colocarlas en el diagrama en "huesos de ramificación". Las subcausas también pueden identificarse y representarse a lo largo de "huesos" de ramificación adicionales. Es importante identificar las subcausas, ya que a menudo los factores originales identificados pueden no conducir a la identificación de la verdadera "causa raíz" del problema. En la figura 72-2 se muestra un ejemplo de diagrama de espina de pescado que aborda un problema de control de infecciones en una unidad de cuidados intensivos neonatales (UCIN).

b. 5 porqués

i. Cuando los equipos empiezan a investigar las causas de un problema, a menudo llegan con velocidad a soluciones que pueden representar solo otro síntoma del problema y no la verdadera causa raíz. Una herramienta para ayudar a los equipos a llegar a la causa raíz y crear una contramedida adecuada son los 5 porqués. La teoría en la que se basan los 5 porqués es que el primer factor en el que se piensa durante la investigación de un error a menudo no identifica la razón principal por la que se produjo el error. Preguntando "¿por qué?" repetidamente, el equipo tendrá más posibilidades de identificar la causa principal de la falla.

ii. En el cuadro 72-1 se ofrece un ejemplo de utilización de los 5 porqués para abordar un error relacionado con la leche materna. Si la investigación se hubiera detenido en la primera o la segunda pregunta, en las que se identificaban los errores del personal al llevar la leche materna equivocada a la cabecera del paciente, las intervenciones podrían haberse centrado en la formación del personal o en las políticas del personal. Al continuar con los niveles adicionales de preguntas, se identificaron pro-

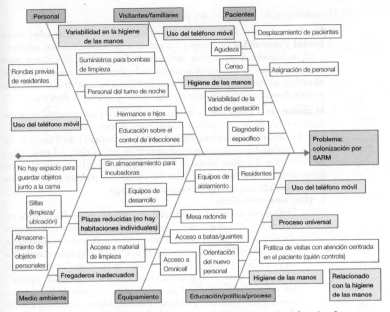

Figura 72-2. Ejemplo de diagrama causa-efecto utilizado para identificar los factores que pueden contribuir a aumentar la colonización por *Staphylococcus aureus* resistente a la meticilina (SARM) en la unidad de cuidados intensivos neonatales. El equipo destacó los factores relacionados con la higiene de las manos, su primera área objetivo.

Tabla 72-1. Ejemplo de utilización de los 5 porqués

Problema: un neonato recibió leche materna extraída de otra madre	
1. ¿Por qué se administró al neonato una leche materna equivocada?	Le llevaron leche materna equivocada
2. ¿Por qué se llevó a la cama leche materna equivocada?	La leche materna se extrajo del contenedor de otro bebé
3. ¿Por qué se extrajo leche materna del contenedor de otro bebé?	El contenedor estaba justo al lado de la de otro bebé, y todos los contenedores se parecen, salvo por la etiqueta de bebé
4. ¿Por qué había contenedores diferentes uno al lado del otro?	En el frigorífico de la leche materna hay muchos contenedores, uno para cada neonato
5. ¿Por qué hay tantos contenedores en el refrigerador de la leche materna?	Solo hay un refrigerador de leche materna para esa sección de la UCIN
Posibles soluciones: mejorar el sistema de almacenamiento para reducir el riesgo de extracción accidental de leche materna de un recipiente diferente; se pueden considerar recipientes de colores diferentes, etiquetas más grandes, barreras entre los recipientes y refrigeradores individuales para recién nacidos.	

blemas estructurales en torno al almacenamiento de la leche materna; es probable que las intervenciones que aborden estos problemas estructurales tengan un mayor impacto a la hora de mitigar futuros riesgos.

c. **AMFE**

i. El AMFE es otra poderosa herramienta para la investigación de errores. Puede aplicarse a cualquier proceso de la atención sanitaria en el que pueda producirse un error o un acontecimiento adverso. A diferencia de muchas herramientas de seguridad del paciente que evalúan las causas de un error después de que se haya producido (como un diagrama de espina de pescado y 5 porqués), esta herramienta se utiliza de forma proactiva para evaluar cada paso de un proceso y anticipar los errores que pueden acontecer en el proceso como existe en la actualidad. La mejor forma de realizar un AMFE es con un equipo multidisciplinar en el que estén representados todos los que intervienen en el proceso asistencial a evaluar. Dado que el objetivo es la prevención, a menudo se considera que el proceso es de alto riesgo de fallo o que un fallo causaría un daño sustancial. Una vez que se han analizado todos los pasos y se han identificado los errores potenciales, estos se evalúan más a fondo para priorizar cómo deben abordarse. El objetivo es identificar y eliminar las áreas propensas a errores antes de que se produzcan efectos adversos significativos. Esta herramienta es la piedra angular de las OAF debido a su naturaleza proactiva y a la mitigación de los sucesos precursores.

ii. Los pasos para realizar un AMFE se enumeran y describen en la tabla 72-2. El Institute for Healthcare Improvement ofrece una herramienta interactiva para realizar un AMFE en su sitio web (http://app.ihi.org/workspace/tools/fmea/).

D. Seguridad del paciente en neonatología

1. Desgraciadamente, los pacientes neonatales no son inmunes a los errores médicos ni a los acontecimientos adversos subsiguientes. De hecho, los neonatos pueden correr un riesgo muy elevado de presentar errores y acontecimientos adversos. Un taller organizado en 2010 por el National Institute of Child Health and Human Development (NICHD) examinó la seguridad del paciente, específicamente en el contexto de los cuidados intensivos neonatales, e identificó numerosas preocupaciones específicas de estos pacientes. El tamaño y la fragilidad de los neonatos en la UCIN hacen que los márgenes de seguridad sean reducidos; los errores o complicaciones tendrán más probabilidades de provocar lesiones y daños.

2. No se dispone de datos definitivos sobre la frecuencia de errores y lesiones en la atención neonatal, aunque es probable que todas las UCIN puedan confirmar que los acontecimientos adversos no son infrecuentes.

II. MEJORA DE LA CALIDAD

A. Definiciones y marcos

1. No existe una definición universal de calidad de la atención sanitaria. Muchas de las definiciones actuales se basan en el informe del IOM de 2001, en el que se definen seis dominios de calidad: segura, eficaz, centrada en el paciente, oportuna, eficiente y equitativa. Estos dominios se describen en la tabla 72-3.

2. No existe una definición universal de mejora de la calidad (MC). Una definición citada con frecuencia, proporcionada por Batalden y Davidoff en

Tabla 72-2. Pasos para realizar un análisis modal de fallos y efectos
1. Identificar el proceso que requiere investigación.
2. Convocar un equipo multidisciplinar representativo de las disciplinas implicadas en el proceso.
3. Enumerar cada paso del proceso con el mayor detalle posible.
4. Evaluar los errores o fallos que pueden producirse en cada paso utilizando el siguiente constructo:
a. Modos de fallo (¿qué puede fallar?)
b. Causas del fallo (¿por qué se produce el fallo?)
c. Efectos del fallo (¿cuál sería la consecuencia de cada fallo?)
5. Valorar cada modo de fallo utilizando los criterios y la escala siguientes:
a. Probabilidad de ocurrencia (1-10), donde 10 es la mayor probabilidad de ocurrencia.
b. Probabilidad de detección (1-10), donde 10 es más probable que NO se detecte.
c. Gravedad (1-10), donde 10 es el daño más grave para el paciente.
6. Calcular el número de perfil de riesgo (NPR) para cada modo de fallo multiplicando la probabilidad de ocurrencia × la probabilidad de detección × la gravedad; se obtendrá una puntuación entre 1 y 1 000.
7. Desarrollar acciones para abordar los modos de fallo de mayor prioridad identificados según su NPR.

2007, describe la MC como "los esfuerzos combinados e incesantes de todos —profesionales sanitarios, pacientes y sus familias, investigadores, pagadores, planificadores y educadores— para realizar los cambios que conducirán a mejores resultados para los pacientes (salud), mejor rendimiento del sistema (atención) y mejor desarrollo profesional (aprendizaje)".

3. Varios elementos clave de esta definición son i) la mejora de la calidad es continua; ii) la mejora de la calidad busca mejoras cuantificables, y iii) la mejora de la calidad es responsabilidad de todos los profesionales sanitarios.

4. Numerosos marcos ofrecen enfoques estructurados y herramientas para la mejora. Aunque los marcos difieren en elementos específicos, comparten los fundamentos de la mejora continua, la medición y el aprendizaje a través de pequeñas pruebas de cambio. Entre los marcos más comunes se encuentran el Modelo de Mejora, Lean y Six Sigma.

   a. El **Modelo de Mejora** se basa en el trabajo de W. Edwards Deming y se fundamenta en el aprendizaje continuo a través de pequeñas pruebas de cambio. Fue formalizado por los Associates in Process Improvement y el Institute for Healthcare Improvement, y se presentó por primera vez en el libro de texto de 1996 *The Improvement Guide*. Acaso es el enfoque más utilizado en la atención sanitaria.

Tabla 72-3. Dimensiones de la calidad de la atención sanitaria del Institute of Medicine

Dimensión	Definición
Seguro	Evitar que los pacientes presenten lesiones a causa de los cuidados que se pretende dispensarles
Eficaz	Prestar servicios basados en conocimientos científicos a todos los que puedan beneficiarse, y abstenerse de prestarlos a quienes no puedan beneficiarse
Centrado en el paciente	Prestar una atención que respete y responda a las preferencias, necesidades y valores individuales del paciente y garantizar que los valores del paciente guíen todas las decisiones clínicas
A tiempo	Reducir las esperas y los retrasos, a veces perjudiciales, tanto para los que reciben asistencia como para los que la proporcionan
Eficaz	Evitar el despilfarro, incluido el de equipos, suministros, ideas y energía
Equitativo	Prestar una atención cuya calidad no varíe en función de características personales como el sexo, la etnia, la ubicación geográfica y la situación socioeconómica

Fuente: publicada con permiso de National Academy Press, a partir de Institute of Medicine Committee on Quality of Health Care in America. *Crossing the Quality Chasm: A New Health System for the 21st Century*. Washington, DC: National Academies Press; 2001:5-6; permiso concedido a través de Copyright Clearance Center, Inc.

    b. Six Sigma: esta metodología se centra en la mejora de un proceso mediante la reducción de la variabilidad no deseada. El término se refiere a seis desviaciones estándar de la media, con el objetivo de lograr < 3.4 defectos entre 1 millón de eventos. El enfoque más común de Six Sigma para la mejora suele denominarse DMAIC (por sus siglas en inglés): definir, medir, analizar, mejorar y controlar.
    c. Lean aborda la mejora centrándose en el valor del paciente, la eliminación del despilfarro y el respeto por las personas. Las herramientas básicas de la mejora Lean incluyen la observación directa de los procesos de trabajo actuales y el uso de la experiencia del personal de primera línea.

B. El Modelo de Mejora

    1. El Modelo de Mejora solicita a los equipos que inicien los esfuerzos de mejora al formular y responder tres preguntas.
      a. Objetivo: la primera pregunta es "¿qué tratamos de lograr?". Esta pregunta pide a los equipos que determinen los objetivos y metas del esfuerzo de mejora de la calidad.
        i. Los proyectos de mejora de la calidad deben centrarse en los problemas de calidad y seguridad que se consideren prioritarios para una determinada unidad u hospital. Numerosos sistemas y enfoques pueden ayudar a identificar posibles objetivos de mejora, entre ellos los siguientes:
          a) Revisión local de acontecimientos adversos y resultados imprevistos, a menudo identificados mediante las herramientas de seguridad del paciente descritas con anterioridad

    b) Evaluación de la calidad de la atención prestada utilizando los dominios de calidad del IOM

    c) Supervisión de los parámetros de calidad, incluidos los parámetros comunicados externamente a los grupos reguladores y los parámetros seguidos al interior

    d) Evaluación comparativa del rendimiento local utilizando datos de redes externas como Vermont Oxford Network, Children's Hospitals Neonatal Consortium, Pediatrix y National Healthcare Safety Network

    e) Áreas específicas identificadas como oportunidades de mejora por las familias o el personal

  ii. A menudo, los objetivos iniciales de mejora serán bastante generales y será necesario reducir su enfoque y alcance. A continuación, el enfoque reducido puede refinarse aún más en una declaración de objetivos específicos, que debe establecer de forma clara y explícita los propósitos del esfuerzo de mejora, incluidas las medidas de éxito y tiempo para su consecución. Un marco utilizado con frecuencia es el desarrollo de objetivos "SMART" (por sus siglas en inglés): específicos, mensurables, alcanzables, pertinentes y limitados en el tiempo.

  iii. En la figura 72-3 se ofrece un ejemplo de elaboración de un objetivo general de mejora y una declaración de objetivos específicos en torno a un proyecto de participación familiar.

b. Medidas: la segunda pregunta es "¿cómo sabremos que un cambio es una mejora?". Esta pregunta pide a los equipos que identifiquen medidas que puedan utilizarse para guiar y evaluar los esfuerzos de mejora.

  i. La medición es fundamental para mejorar.

  ii. Varios tipos de medidas pueden ser útiles en la mejora de la calidad.

    a) **Las medidas estructurales** describen el entorno sanitario y el medio ambiente. No suelen ser específicas de cada paciente, sino que describen los recursos generales del sistema sanitario.

    b) **Las medidas de proceso** examinan el rendimiento del sistema sanitario y las actividades de los proveedores de asistencia sanitaria.

Objetivo de mejora general:
Las familias de la UCIN afirman sentirse separadas de su bebé y desinformadas durante el proceso de ingreso en la unidad.

↓

Objetivo de mejora focalizado:
En el caso de los neonatos que requieren ingreso en la UCIN, nos gustaría mejorar la comunicación entre el equipo de la unidad y la familia para mantenerla mejor informada y comprometida.

↓

Objetivo específico:
Para finales de 2022, un proveedor de la UCIN habrá puesto al día a la familia antes de que transcurra una hora desde el nacimiento de 100% de los neonatos que requieran ingreso en nuestra unidad después del parto.

Figura 72-3. Ejemplo de paso de un objetivo general de mejora a un objetivo específico. UCIN, Unidad de Cuidados Intensivos Neonatales.

Las medidas de proceso pueden estar estrechamente vinculadas a los procesos asistenciales y suelen utilizarse para probar y aplicar cambios e intervenciones.

c) **Las medidas de resultados** evalúan el impacto de la atención en los pacientes o las poblaciones. Suelen ser las medidas que más interesan a los pacientes y sus familias, pero a menudo son complejas y presentan múltiples factores, por lo que pueden tardar en mostrar mejoras relacionadas con cambios en la práctica.

d) **Las medidas de equilibrio** vigilan los efectos negativos de los esfuerzos de mejora o las explicaciones alternativas de la mejora en las medidas de resultados. Aunque por lo general la mejora de la calidad no debería aplicar cambios cuyos beneficios se desconocen, la complejidad de los sistemas de atención sanitaria justifica que se tengan en cuenta las consecuencias imprevistas de los cambios en los procesos.

e) Aunque las medidas de resultados representan intuitivamente los objetivos más importantes de la atención sanitaria en general, así como de la mejora de la calidad, las medidas de estructura y proceso pueden ser más eficaces para orientar y evaluar los esfuerzos de mejora. Esto requiere, sin embargo, que las medidas de estructura y proceso se vinculen con solidez a los resultados.

f) En el cuadro 72-4 se ofrecen ejemplos de este tipo de medidas para un proyecto hipotético de cuidados respiratorios.

iii. La medición para la mejora difiere de la medición para la investigación. Para la mejora de la calidad, la recopilación de datos debe centrarse en lo que se necesita para orientar la mejora, y el objetivo debe ser la utilidad de los datos más que la perfección. Lo ideal es que la recolección de datos se incorpore al flujo de trabajo diario en lugar de requerir recursos específicos. El muestreo puede ser una estrategia útil para limitar la carga de la recolección de datos.

iv. El análisis de los datos también es diferente en la mejora de la calidad que en la investigación. Mientras que la investigación suele utilizar pruebas estadísticas de significación para comparar dos poblaciones en un momento dado, la mejora de la calidad utiliza técnicas que examinan los cambios dinámicos en el rendimiento a lo largo del tiempo. El análisis de datos de series temporales puede ser una de las herramientas más potentes de que disponen los equipos de mejora de la calidad para comprender el rendimiento del sistema. El control estadístico de procesos (CEP) es un enfoque comúnmente utilizado para el análisis de datos de series temporales para la mejora de la calidad e incorpora varias herramientas estadísticas, incluidos gráficos de ejecución y gráficos de control.

c. **Cambios:** la tercera pregunta es "¿qué cambio podemos hacer que resulte en una mejora?". Esta pregunta pide a los equipos que consideren e identifiquen posibles cambios o intervenciones que puedan conducir a su objetivo de mejora.

i. Los cambios en la práctica son necesarios para mejorar. Por otra parte, no todos los cambios conducirán a una mejora. Una selección meditada de las posibles ideas de cambio aumentará la probabilidad de que los cambios conduzcan a una mejora.

ii. Las mejores ideas de cambio suelen generarse examinando y comprendiendo los procesos y contextos locales. Numerosas herramientas pueden ayudar a los equipos a analizar los procesos actuales; tres de ellas son la lluvia de ideas, los diagramas de causa y efecto, y los mapas de procesos. Los diagramas de control, que vinculan las ideas de cambio a los objetivos del proyecto, también pueden servir de apoyo al análisis de procesos.

Tabla 72-4. Tipos de medidas en la mejora de la calidad

Tipo	Descripción	Ejemplos de proyectos de mejora de los cuidados respiratorios neonatales
Estructura	Medidas del entorno sanitario	■ Participación del terapeuta respiratorio en las rondas ■ Disponibilidad de CPAP de burbujas en la sala de parto
Proceso	Medidas de la prestación de asistencia y actividades del sistema sanitario	■ Porcentaje de neonatos de muy bajo peso al nacer que precisaron asistencia respiratoria con presión positiva cuyo primer modo de asistencia fue la CPAP ■ Tiempo medio hasta la administración de surfactante tras la intubación entre neonatos de muy bajo peso al nacer que reciben surfactante
Resultado	Medidas del impacto de la asistencia en pacientes o poblaciones	■ Porcentaje de neonatos de muy bajo peso con displasia broncopulmonar, definida como necesidad de oxígeno o de asistencia respiratoria con presión positiva a las 36 semanas de edad posmenstrual
Equilibrio	Medidas de las posibles consecuencias negativas o imprevistas de los esfuerzos de mejora en otros resultados u otras partes del sistema	■ Porcentaje de neonatos de muy bajo peso con neumotórax

CPAP, presión positiva continua de la vía aérea.

Fuente: Reimpresa con permiso de Nature: Gupta M, Kaplan HC. Measurement for quality improvement: using data to drive change. *J Perinatol* 2020;40(6):962-971.

 iii. Más allá de la comprensión de los procesos locales, las experiencias de otras instituciones son valiosas fuentes de ideas para el cambio. Además de aprender de las conversaciones informales con colegas de otras instituciones, la creciente bibliografía sobre la mejora de la calidad ofrece descripciones detalladas de otras iniciativas de mejora.

 iv. Los conceptos de cambio son enfoques generales del cambio que también pueden ayudar a los equipos a desarrollar ideas específicas para sus esfuerzos concretos de mejora. Los conceptos de cambio que han resultado útiles en la atención sanitaria incluyen simplificar un proceso, mejorar el flujo de trabajo, hacer que los procesos sean más fáciles de seguir, identificar y reducir las variaciones y cambiar el entorno de trabajo. Un ejemplo de utilización de un concepto de cambio en una iniciativa específica de mejora de la calidad podría ser abordar la variación en un proyecto de mejora dirigido a la comunicación familiar tras el ingreso en la UCIN mediante la observación de los ingresos para identificar la variación actual y, a continuación, probar una lista de comprobación con el objetivo de estandarizar la práctica.

2. Una vez planteadas y respondidas estas tres preguntas, el Modelo de Mejora pide a los equipos que introduzcan cambios en la práctica mediante pruebas de ciclo rápido.

   a. Probar los cambios antes de aplicarlos es una base fundamental de la mejora de la calidad.

   b. **El ciclo Planificar-Hacer-Estudiar-Actuar (PDSA, Plan-Do-Study-Act)** ofrece un enfoque estructurado de las pruebas y el aprendizaje. Se basa en el método científico de generar y luego probar una hipótesis.

      i. Planificar: definir los objetivos de la prueba y las preguntas que el ciclo va a abordar, predecir los resultados y aprendizajes, aclarar cómo se llevará a cabo la prueba e identificar los datos que se recogerán para evaluar la prueba.

      ii. Hacer: llevar a cabo la prueba y recopilar los datos pertinentes, incluidas las observaciones del personal implicado sobre los éxitos o los retos.

      iii. Estudio: analizar los datos y las observaciones del personal para evaluar la prueba y comparar los resultados con las predicciones originales, incluidos los hallazgos inesperados.

      iv. Actuar: con base en el análisis de los datos y los aprendizajes de la prueba, determinar los siguientes pasos para el cambio probado, incluidos los planes para la siguiente prueba.

   c. Un enfoque comúnmente utilizado para actuar en un ciclo PDSA es decidir si el cambio debe ser adaptado (si la prueba sugirió que se necesitan modificaciones al cambio), adoptado (si la prueba tuvo éxito y el siguiente paso sería probar a mayor escala o implementar) o abandonado (si la prueba no tuvo éxito y se necesita una nueva idea de cambio).

   d. Las pruebas iniciales de los cambios suelen ser más útiles cuando se realizan en la menor escala posible. A menudo, las mejores pruebas iniciales se efectúan a escala uno, como una prueba en un paciente, un proveedor o un día. El tamaño de la prueba inicial puede basarse en el grado de creencia en la idea del cambio, el coste del fracaso y la resistencia al cambio; los cambios con un alto grado de creencia, un bajo coste del fracaso y una baja resistencia al cambio pueden empezar con pruebas más grandes.

   e. Tras la prueba inicial, pueden realizarse pruebas a mayor escala utilizando el modelo PDSA, en las que el cambio se prueba con más pacientes y más proveedores y en más condiciones; esto se conoce comúnmente como rampa PDSA. A medida que aumenta la confianza en que el cambio conduce a una mejora, el cambio puede implantarse como parte del flujo de trabajo estándar.

C. **Diagrama de control**

1. Un diagrama de control puede ser una poderosa herramienta para los esfuerzos de mejora. Ayuda a un equipo a desarrollar y resumir su teoría del conocimiento sobre cómo los cambios en el proceso pueden conducir al objetivo de mejora deseado. Además, vincula los objetivos del trabajo de mejora con las estructuras y procesos actuales y los cambios potenciales. Un diagrama de control incorpora algunos o todos los elementos del Modelo de Mejora en un documento que puede convertirse en un modelo mental compartido para el equipo de mejora y el personal de la unidad en general.

2. Los diagramas de control suelen tener una estructura común, aunque esta puede adaptarse a las necesidades de los distintos proyectos de mejora. El objetivo o resultado específico del proyecto de mejora se vincula a los impulsores, que son elementos del sistema actual que se cree que influyen en el resultado de interés. Estos impulsores se vinculan a conceptos o ideas de cambio. Las medidas pueden asociarse al objetivo y a los impulsores y cambios seleccionados; a menudo, una medida de resultado se asociará al objetivo, mientras que las medidas de proceso y estructura se asociarán a los impulsores y cambios.

3. Los diagramas de control deben ser dinámicos y revisarse a medida que se actualiza la teoría del conocimiento en el transcurso de un proyecto de mejora.

4. En la figura 72-4 se ofrece un ejemplo de diagrama de control clave para una iniciativa de mejora de la displasia broncopulmonar.

III. CUADROS DE MANDO DE CALIDAD

A. Los cuadros de mando de calidad son herramientas visuales que resumen el rendimiento de un conjunto seleccionado de medidas. Su finalidad es presentar datos, a los dirigentes y a los proveedores clínicos, en un formato comprensible, conciso, pertinente y oportuno. Se utilizan en todos los niveles de la atención sanitaria, desde sistemas nacionales o regionales hasta grandes organizaciones sanitarias o unidades clínicas individuales. En el caso de las UCIN, pueden ser un elemento importante de la infraestructura de la unidad para apoyar la seguridad del paciente, la garantía de calidad y los esfuerzos de mejora de la calidad.

B. Existe una amplia bibliografía que describe el uso de cuadros de mando en el ámbito empresarial y sanitario. No parece existir un formato de cuadro de mando que sea el mejor o el preferido. Algunos principios generales para el diseño y uso de cuadros de mando son los siguientes:

1. Debe limitarse el número total de medidas incluidas.

2. Las medidas elegidas para un cuadro de mando de calidad suelen ser estáticas, es decir, no se modifican con frecuencia. Las medidas incluidas deben reflejar áreas de seguridad y calidad que se consideren prioridades permanentes para la unidad.

3. Las medidas de un cuadro de mando pueden organizarse en categorías para facilitar su comprensión e interpretación. Lo ideal es que estas categorías estén en consonancia con los objetivos estratégicos o los valores fundamentales de la unidad u organización. Un enfoque común es organizar las medidas utilizando los dominios de calidad del IOM (seguro, eficaz, centrado en el paciente, oportuno, eficiente y equitativo).

4. Los datos deben representarse gráficamente a lo largo del tiempo.

5. Los cuadros de mando deben actualizarse y revisarse con frecuencia, con los datos más recientes disponibles. Muchos cuadros de mando sanitarios se actualizan y revisan mensualmente. En las UCIN, algunas medidas de resultados para poblaciones más pequeñas (como los neonatos con muy bajo peso al nacer [MBPN]) pueden actualizarse trimestralmente o incluso cada año, pero también las UCIN pequeñas tendrán probablemente algunas medidas estructurales o de proceso que deberán revisarse cada mes.

6. Los objetivos pueden ser útiles, aunque debe limitarse la dependencia excesiva de umbrales predeterminados. Muchos cuadros de mando utilizan colores para indicar los niveles de rendimiento, como rojo, amarillo o verde; aunque esto permite un método visualmente potente para identificar con rapidez las áreas que necesitan atención, este método puede ocultar en los datos tendencias importantes que revelen algo más que si el rendimiento actual está o no en un determinado nivel.

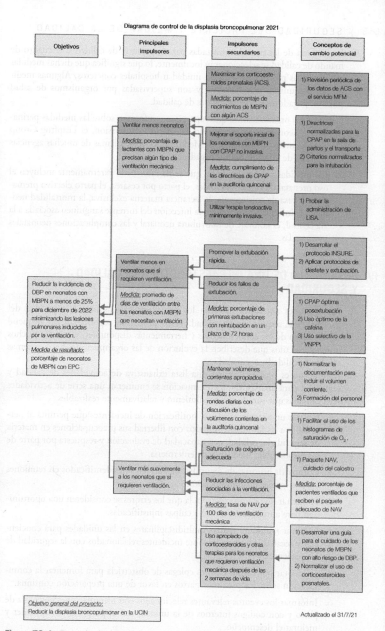

Diagrama de control de la displasia broncopulmonar 2021

Objetivos	Principales impulsores	Impulsores secundarios	Conceptos de cambio potencial

Maximizar los corticoesteroides prenatales (ACS).

Medida: porcentaje de nacimientos de MBPN con algún ACS

1) Revisión periódica de los datos de ACS con el servicio MFM

Ventilar menos neonatos

Medida: porcentaje de lactantes con MBPN que precisan algún tipo de ventilación mecánica

Mejorar el soporte inicial de los neonatos con MBPN con CPAP no invasiva.

Medida: cumplimiento de las directrices de CPAP en la auditoría quincenal

1) Directrices normalizadas para la CPAP en la sala de partos y el transporte
2) Criterios normalizados para la intubación

Utilizar terapia tensioactiva mínimamente invasiva.

1) Probar la administración de LISA.

Ventilar menos en neonatos que sí requieren ventilación.

Medida: promedio de días de ventilación entre los neonatos con MBPN que necesitan ventilación

Promover la extubación rápida.

1) Desarrollar el protocolo INSURE.
2) Aplicar protocolos de destete y extubación.

Reducir los fallos de extubación.

Medida: porcentaje de primeras extubaciones con reintubación en un plazo de 72 horas

1) CPAP óptima posextubación
2) Uso óptimo de la cafeína
3) Uso selectivo de la VNPPI

Reducir la incidencia de DBP en neonatos con MBPN a menos del 25% para diciembre de 2022 minimizando las lesiones pulmonares inducidas por la ventilación.

Medida de resultado: porcentaje de neonatos de MBPN con EPC

Ventilar más suavemente a los neonatos que sí requieren ventilación.

Mantener volúmenes corrientes apropiados.

Medida: porcentaje de rondas diarias con discusión de los volúmenes corrientes en la auditoría quincenal

1) Normalizar la documentación para incluir el volumen corriente.
2) Formación del personal

Saturación de oxígeno adecuada

1) Facilitar el uso de los histogramas de saturación de O_2.

Reducir las infecciones asociadas a la ventilación.

Medida: tasa de NAV por 100 días de ventilación mecánica

1) Paquete NAV, cuidado del calostro

Medida: porcentaje de pacientes ventilados que reciben el paquete adecuado de NAV

Uso apropiado de corticoesteroides y otras terapias para los neonatos que requieren ventilación mecánica después de las 2 semanas de vida

1) Desarrollar una guía para el cuidado de los neonatos de MBPN con alto riesgo de DBP.
2) Normalizar el uso de corticoesteroides posnatales.

Objetivo general del proyecto:
Reducir la displasia broncopulmonar en la UCIN

Actualizado el 31/7/21

Figura 72-4. Ejemplo de diagrama de control para un proyecto de mejora de la displasia broncopulmonar. Ejemplo de diagrama conductor desarrollado por un equipo de mejora que pretendía reducir la incidencia de displasia broncopulmonar en su unidad de cuidados intensivos neonatales (UCIN) centrándose en las lesiones pulmonares inducidas por la ventilación. MMF, medicina materno-fetal; MBPN, muy bajo peso al nacer; CPAP, presión positiva continua de la vía aérea; LISA, administración menos invasiva de tensioactivo; INSURE, intubar, tensioactivo, extubar; DBP, displasia broncopulmonar; VNPPI, ventilación nasal con presión positiva intermitente; EPC, enfermedad pulmonar crónica; NAV, neumonía asistida por ventilador.

C. La mayoría de las medidas utilizadas para la garantía de calidad o el cuadro de mando de calidad se seleccionarán localmente, lo que significa que dichas medidas reflejan áreas prioritarias para esa unidad u hospitales concretos. Algunas medidas se comunican externamente y son supervisadas por organismos de salud pública, pagadores y organizaciones de calidad.

1. Entre las organizaciones que supervisan e informan sobre las medidas perinatales y neonatales se encuentran The Joint Commission, el Leapfrog Group y los Centers for Medicare & Medicaid Services, además de muchas agencias estatales de salud pública y pagadores.

2. Las medidas perinatales de las que se ha informado externamente incluyen el uso prenatal de corticoesteroides, el parto por cesárea, el parto electivo prematuro, la tasa de episiotomía, la lactancia materna exclusiva, la mortalidad neonatal, la infección nosocomial, la infección del torrente sanguíneo asociada a la vía central, el tamizaje de bilirrubina neonatal y las complicaciones neonatales inesperadas.

IV. DESARROLLO DE UNA INFRAESTRUCTURA DE CALIDAD Y SEGURIDAD

A. Las secciones anteriores destacan los principios básicos para la seguridad del paciente y la mejora de la calidad. Estos principios representan un pequeño subconjunto de los conocimientos y herramientas disponibles, y existen muchos libros y artículos que describen la evolución de las organizaciones hacia sistemas sólidos de calidad y seguridad.

B. Aunque no es posible elaborar una lista exhaustiva de actividades de calidad y seguridad para una UCIN, a continuación se enumeran una serie de actividades seleccionadas que son de alto rendimiento y relativamente realizables.

1. Utilizar un sistema sólido de notificación de incidentes que permita al personal (y a las familias) compartir con libertad sus preocupaciones en materia de seguridad y calidad, con capacidad de evaluación y respuesta por parte de los responsables médicos y de enfermería.

2. Compartir historias de seguridad de pacientes desidentificados en reuniones y otras formas de comunicación.

3. Fomentar una cultura justa en la que los errores se consideren una oportunidad para aprender sin temor a culpas injustificadas.

4. Celebrar reuniones diarias multidisciplinares en las unidades para concienciar y recabar información sobre incidentes relacionados con la seguridad de los pacientes.

5. Colaborar por turnos con los colegas de obstetricia para fomentar la comunicación sobre los próximos partos en favor de una preparación continua.

6. Informar los eventos relevantes relacionados con reanimaciones en la sala de parto y con códigos internos de la unidad, con el propósito de aprender y mejorar el desempeño.

7. Revisar los casos significativos de mortalidad y morbilidad en un foro multidisciplinar, protegido por los pares, con el fin de aprender de los acontecimientos y crear elementos de acción para los procesos de atención modificables. Deben utilizarse herramientas de análisis de causa-raíz. Es importante hacer una declaración de seguridad al principio de la conferencia para crear un espacio seguro de debate.

8. Utilizar un marco estándar para el traspaso de turnos como SBAR, ISBARQ o I-PASS para permitir una comunicación clara y bidireccional.

9. Celebrar periódicamente rondas de seguridad del paciente en las que la dirección de la unidad interactúe con los profesionales de primera línea, demostrando así el compromiso de la dirección con la seguridad del paciente y aprendiendo de quienes tienen más experiencia a pie de cama.

10. Comparar los datos de rendimiento con redes como Vermont Oxford Network, Pediatrix y Children's Hospitals Neonatal Consortium.

11. Utilizar un cuadro de mandos de calidad para seguir y mostrar los parámetros de calidad y seguridad, y ponerlo a disposición del personal de primera línea.

12. Desarrollar un marco normalizado para los esfuerzos de mejora de la calidad y formar ampliamente al personal en este marco.

13. Establecer como objetivo una o dos iniciativas de mejora de la calidad al año. La mejora continua contribuirá a la cultura de la unidad; sin embargo, demasiadas iniciativas simultáneas serán difíciles de gestionar y pueden limitar la implicación y el compromiso del personal.

14. Permitir y capacitar a los miembros del personal de primera línea para que participen y dirijan iniciativas de mejora de la calidad.

15. Implicar a los padres en todos los niveles de seguridad y calidad, con un consejo de pacientes y familiares o similar. Debe proporcionarse apoyo para el tiempo y el compromiso de la familia.

Lecturas recomendadas

Batalden PB, Davidoff F. What is "quality improvement" and how can it transform healthcare? *Qual Saf Health Care* 2007;16(1):2–3.

Chassin MR, Loeb JM. High-reliability health care: getting there from here. *Milbank Q* 2013;91(3):459–490.

Deming WE. *The New Economics for Industry, Government, Education*. 3rd ed. Cambridge, MA: MIT Press; 2018.

Frankel A, Haraden C, Federico F, et al. *A Framework for Safe, Reliable, and Effective Care* (White Paper). Cambridge, MA: Institute for Healthcare Improvement and Safe and Reliable Healthcare; 2017.

Gupta M, Kaplan HC. Measurement for quality improvement: using data to drive change. *J Perinatol* 2020;40(6):962–971.

Institute for Healthcare Improvement. *Patient Safety Essentials Toolkit*. Cambridge, MA: Institute for Healthcare Improvement; 2019.

Institute of Medicine Committee on Quality of Health Care in America. *Crossing the Quality Chasm: A New Health System for the 21st Century*. Washington, DC: National Academies Press; 2001.

Katakam L, Suresh GK. Identifying a quality improvement project. *J Perinatol* 2017;37(10):1161–1165.

Kohn LT, Corrigan JM, Donaldson MS, eds. *To Err Is Human: Building a Safer Health System*. Washington, DC: National Academies Press; 2000.

Kugelman A, Inbar-Sanado E, Shinwell ES, et al. Iatrogenesis in neonatal intensive care units: observational and interventional, prospective, multicenter study. *Pediatrics* 2008;122(3):550–555.

Langley GJ, Moen R, Nolan KM, et al. *The Improvement Guide: A Practical Approach to Enhancing Organizational Performance.* 2nd ed. San Francisco, CA: Jossey-Bass; 2009.

Ogrinc GS, Headrick LA, Moore SM, et al. *Fundamentals of Health Care Improvement: A Guide to Improving Your Patients' Care.* 3rd ed. Oak Brook Terrace, IL: Joint Commission Resources; 2018.

Provost LP, Murray SK. *The Health Care Data Guide: Learning from Data for Improvement.* San Francisco, CA: Jossey-Bass; 2011.

Raju TN, Suresh G, Higgins RD. Patient safety in the context of neonatal intensive care: research and educational opportunities. *Pediatr Res* 2011;70(1):109–115.

Reason J. Human error: models and management. *BMJ* 2000;320(7237):768–770.

Sharek PJ, Horbar JD, Mason W, et al. Adverse events in the neonatal intensive care unit: development, testing, and findings of an NICU-focused trigger tool to identify harm in North American NICUs. *Pediatrics* 2006;118(4):1332–1340.

Guía de dosificación de fármacos para urgencias neonatales

Nombre: _____ Peso: _____ kg

Elaborado por: _____ Fecha: _____

Medicación	Dosis	DEPCP	Indicación	Comentarios
Epinefrina IV: 0.1 mg/mL TET: 1 mg/mL	0.01-0.03 mg/kg inyección IV 0.05-0.1 mg/kg vía TET		Asistolia o bradicardia grave (FC < 60 latidos/ minuto)	Repetir PRN cada 3-5 minutos. No aplicar en la arteria. No mezclar con bicarbonato de sodio (NaHCO₃).
Expansores de volumen ▪ Solución salina normal ▪ Sangre total ▪ PRBC	10-20 mL/kg IV durante 5-10 minutos		PRBC: pérdida de sangre conocida o sospechada y FC que no responde a otras medidas de reanimación	
Glucosa D₁₀W	2 mL/kg IV		Hipoglucemia	Administrar más lentamente si no es urgente.
Naloxona (Narcan) 0.4 mg/mL (véase capítulo 67)	0.1 mg/kg para la exposición aguda a opioides Intravenoso, vía TET (Si TET, dar 0.2 mg/kg), IM, SC		Depresión narcótica	Repetir PRN cada 2-3 minutos. Puede ser necesario repetir la dosis cada 20-60 minutos. Absorción IM/SC retardada especialmente si la perfusión es deficiente.
NaHCO₃ 0.5 mEq/mL	1-2 mEq/kg IV **(no vía TET)** en 2 minutos		Acidosis metabólica en un contexto de ventilación adecuada	Administrar más despacio si no es urgente o si el lactante es prematuro.
Gluconato de calcio al 10% 100 mg/mL	100 mg/kg IV durante 10 minutos		Hipocalcemia sintomática o hiperpotasemia	Interrumpir la infusión si la FC es < 100 latidos/minuto.

Siempre es preferible la vía intravenosa.

Si está en la sala de partos, utilice la dosificación del Neonatal Resuscitation Program (NRP).

DEPCP, dosis específica para cada paciente; TET, tubo endotraqueal; FC, frecuencia cardiaca; PRN, por razón necesaria; PRBC, concentrado de eritrocitos; D₁₀W, dextrosa al 10% en agua.

Guía de sedación para la intubación (véase capítulo 70)

Nombre: _____ Peso: _____ kg

Elaborado por: _____ Fecha: _____

Medicación	Dosis	Dosis específica para cada paciente	Duración del efecto	Comentarios
Medicamentos analgésicos				
Fentanilo	IV: 0.5-3 µg/kg/dosis		30-60 minutos	Infundir en 1 a 3 minutos. Puede causar rigidez de la pared torácica con una infusión rápida. Bloqueador neuromuscular si se sospecha rigidez de la pared torácica. Antídoto: naloxona
Morfina	IV: 0.05-0.1 mg/kg/dosis		2-4 horas	Infundir durante 5 minutos. Utilizar con precaución en pacientes con hipotensión. Antídoto: naloxona
Medicamentos sedantes				
Midazolam (Versed)	IV: 0.05-0.1 mg/kg Puede administrarse por vía IM: 0.1 mg/kg Intranasal (5 mg/mL conc.): 0.2-0.3 mg/kg		1-4 horas	Infundir de 2 a 5 minutos. No usar si < 35 semanas de edad posmenstrual. Antídoto: flumazenil

(continúa)

Medicación	Dosis	Dosis específica para cada paciente	Duración del efecto	Comentarios
Bloqueadores neuromusculares de acción corta: utilizar únicamente si se puede proporcionar una VPP facial/mascarilla adecuada				
Rocuronio	IV: 0.6-1.2 mg/kg/dosis		20-40 minutos (efecto máximo 30-60 segundos)	Bolo intravenoso rápido. Antídoto: sugammadex o neostigmina
Succinilcolina	IV: 2 mg/kg/dosis Puede administrarse IM		4-6 minutos (efecto máximo 30-60 segundos)	Administrar siempre primero atropina (véase dosis en el texto siguiente). Bolo intravenoso rápido. No repetir la dosis. No utilizar en pacientes con antecedentes de enfermedades musculo-esqueléticas, hiperpotasemia, disfunción renal o traumatismos.
Medicación anticolinérgica				
Atropina	IV: 0.02 mg/kg/dosis		4-6 horas	Infundir durante 1 minuto. Sin peso ni dosis mínimos adicionales.

Tamaño del tubo endotraqueal: _____ Distancia desde la punta del tubo hasta ☐ las narinas ☐ el labio _____.

VPP: ventilación con presión positiva; TET: tubo endotraqueal.

Índice alfabético de materias

Nota: Los números de página seguidos de una "*f*" denotan figuras; los seguidos de una "*t*" denotan tablas.